Schinz

Radiologische Diagnostik
in Klinik und Praxis

Band I – Teil 1

Schinz

Radiologische Diagnostik
in Klinik und Praxis

In sechs Bänden
7., neubearbeitete Auflage

Herausgegeben von
W. Frommhold, W. Dihlmann,
H.-St. Stender, P. Thurn

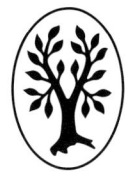

Georg Thieme Verlag Stuttgart · New York

Band I
Teil 1

Allgemeine Grundlagen der
radiologischen Diagnostik

Spezielle
radiologische Diagnostik:

Hals, Mediastinum,
Zwerchfell, Mamma,
kindlicher Thorax

Herausgegeben von H.-St. Stender

Wissenschaftlicher Beirat:
G. Breitling, H. Fabel, J. Lissner

Bearbeitet von

A. Brase
R. Buchmann
H. Creutzig
M. Friedrich
H. Frommhold
D. Hahn
W. Hoeffken
H. Hundeshagen
G. Jötten
D. Koischwitz
M. Lanyi
M. A. Lassrich

H. Lenz
M. Lenz
G. Linke
J. Lissner
M. Pfeiler
D. Richter
E. Richter
S. Schmidt
U. Speck
F.-E. Stieve
V. Taenzer

1390 Abbildungen
48 Tabellen

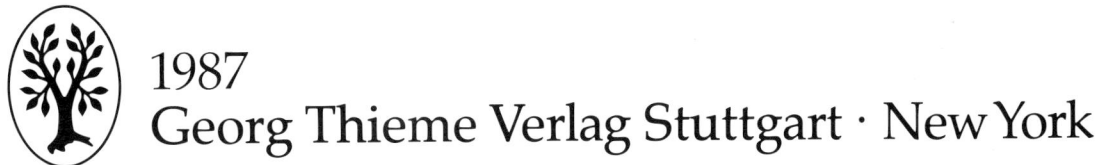
1987
Georg Thieme Verlag Stuttgart · New York

CIP-Kurztitelaufnahme der Deutschen Bibliothek

Radiologische Diagnostik in Klinik und Praxis: in 6 Bd./
Schinz. Hrsg. von W. Frommhold . . .
Stuttgart; New York: Thieme
   Bis 6. Aufl. u. d. T.: Lehrbuch der Röntgendiagnostik

NE: Schinz, Hans R. [Begr.]; Frommhold, Walter [Hrsg.]

Bd. I – Teil 1: Allgemeine Grundlagen der radiologischen Diagnostik –
Spezielle radiologische Diagnostik: Hals, Mediastinum, Zwerchfell,
Mamma, kindlicher Thorax
Hrsg. von H.-St. Stender.
Wiss. Beirat: G. Breitling . . .
Bearb. von A. Brase . . . –
7., neubearb. Aufl. – 1987.

NE: Stender, Hans-Stephan [Hrsg.]; Brase, Alfred [Bearb.]

Wichtiger Hinweis:

Medizin als Wissenschaft ist ständig im Fluß. Forschung und klinische Erfahrung erweitern unsere Kenntnisse, insbesondere was Behandlung und medikamentöse Therapie anbelangt. Soweit in diesem Werk eine Dosierung oder eine Applikation erwähnt wird, darf der Leser zwar darauf vertrauen, daß Autoren, Herausgeber und Verlag größte Mühe darauf verwandt haben, daß diese Angabe genau dem **Wissensstand bei Fertigstellung des Werkes** entspricht. Dennoch ist jeder Benutzer aufgefordert, die Beipackzettel der verwendeten Präparate zu prüfen, um in eigener Verantwortung festzustellen, ob die dort gegebene Empfehlung für Dosierungen oder die Beachtung von Kontraindikationen gegenüber der Angabe in diesem Buch abweicht. Das gilt besonders bei selten verwendeten oder neu auf den Markt gebrachten Präparaten und bei denjenigen, die vom Bundesgesundheitsamt (BGA) in ihrer Anwendbarkeit eingeschränkt worden sind. Benutzer außerhalb der Bundesrepublik Deutschland müssen sich nach den Vorschriften der für sie zuständigen Behörde richten.

1. Auflage 1928	Die 6. Auflage erschien	1. englische Auflage 1952
2. Auflage 1928	unter dem Titel:	1. italienische Auflage 1953
3. Auflage 1932	Schinz, H. R., W. E. Baensch,	1. französische Auflage 1956–1959
4. Auflage 1939	W. Frommhold, R. Glauner,	2. italienische Auflage 1965–1981
5. Auflage 1952	E. Uehlinger, J. Wellauer:	1. spanische Auflage 1969–1978
6. Auflage 1965–1981	Lehrbuch der Röntgendiagnostik	2. englische Auflage 1968–1975

© 1928, 1987 Georg Thieme Verlag, Rüdigerstraße 14, D-7000 Stuttgart 30 – Printed in Germany
Satz: Konrad Triltsch GmbH, Würzburg (Fototronic) – Druck: Karl Grammlich, Pliezhausen
Einband: Heinrich Koch, Tübingen

ISBN 3-13-614107-5   1 2 3 4 5 6

Anschriftenverzeichnis

Herausgeber

Frommhold, W., Prof. Dr. med. Dr. h. c.
Direktor der Radiologischen Klinik der Universität Tübingen
Röntgenweg 11, 7400 Tübingen

Dihlmann, W., Prof. Dr. med.
Chefarzt des Röntgeninstituts am Allgemeinen Krankenhaus Barmbek
Rübenkamp 148, 2000 Hamburg 60

Stender, H.-St., Prof. Dr. med.
ehem. Direktor der Abteilung Diagnostische Radiologie I
der Medizinischen Hochschule Hannover
Konstanty-Gutschow-Straße 8, 3000 Hannover 61

Thurn, P., Prof. Dr. med.
Direktor der Radiologischen Klinik der Universität Bonn
Venusberg, 5300 Bonn 1

Wissenschaftlicher Beirat

Breitling, G., Prof. Dr. rer. nat.
ehem. Vorstand der Abteilung Strahlenphysik der
Radiologischen Klinik der Universität Tübingen
Röntgenweg 11, 7400 Tübingen

Fabel, H., Prof. Dr. med.
Abteilung Pneumologie, Zentrum für Innere Medizin
der Medizinischen Hochschule Hannover
Podbielskistraße 380, 3000 Hannover 51

Lissner, J., Prof. Dr. med.
Direktor der Radiologischen Klinik und Poliklinik der Universität München
Klinikum Großhadern, Marchioninistraße 15, 8000 München 70

Mitarbeiter

Brase, A., Dr. med.
Röntgenpraxis am Marstall
Am Marstall 14, 3000 Hannover 1

Buchmann, R., Dr. rer. nat.
Firma C. H. F. Müller
Röntgenstraße 24, 2000 Hamburg 63

Creutzig, H., Prof. Dr. med. †
ehem. Abteilung für Nuklearmedizin der Universität Essen

Friedrich, M., Prof. Dr. med.
Abteilung Röntgendiagnostik Universitätsklinikum Steglitz
Hindenburgdamm 30, 1000 Berlin 45

Frommhold, H., Prof. Dr. med.
Vorstand der Universitätsklinik für Strahlentherapie
Anichstraße 35, A-6020 Innsbruck

Hahn, D., Priv.-Doz. Dr. med.
Zentrale Röntgenabteilung der Universitäts-Poliklinik
Pettenkoferstraße 8 a, 8000 München 2

Hoeffken, W., Prof. Dr. med.
Leitender Arzt des Strahleninstituts
Machabäerstraße 19–27, 5000 Köln 1

Hundeshagen, H., Prof. Dr. med. Dr. h.c.
Direktor der Abteilung IV – Nuklearmedizin und spezielle Biophysik
im Zentrum Radiologie der Medizinischen Hochschule Hannover
Konstanty-Gutschow-Straße 8, 3000 Hannover 61

Jötten, G., Dr. rer. nat.
Bockhorst 121, 2000 Hamburg 55

Koischwitz, D., Prof. Dr. med.
Direktor des Instituts für Röntgendiagnostik
Städtische Krankenanstalten Krefeld
Lutherplatz 40, 4150 Krefeld 1

Lanyi, M., Dr. med.
Facharzt für Röntgenologie und Strahlenheilkunde
Kaiserstraße 17/19, 5270 Gummersbach

Lassrich, M. A., Prof. Dr. med.
ehem. Direktor der Röntgenabteilung der Kinderklinik der Universität Hamburg
Martinistraße 52, 2000 Hamburg 20

Lenz, H., Prof. Dr. med.
Chefarzt der Radiologischen und Nuklearmedizinischen Abteilung
am St.-Antonius-Hospital
Dechant-Deckers-Straße 8, 5180 Eschweiler

Lenz, M., Dr. med.
Radiologische Klinik der Universität Tübingen
Röntgenweg 11, 7400 Tübingen

Linke, G.
Firma Siemens AG, Abteilung RDMS 42
Henkestraße 127, 8520 Erlangen

Lissner, J., Prof. Dr. med.
Direktor der Radiologischen Klinik und Poliklinik der Universität München
Klinikum Großhadern, Marchioninistraße 15, 8000 München 70

Pfeiler, M., Dr.-Ing., Dipl.-Ing.
Firma Siemens AG, Geschäftsbereich Röntgen ‚RCE‘
Henkestraße 127, 8520 Erlangen

Richter, D., Dr. rer. nat.
Firma C. H. F. Müller
Unternehmensbereich der Philips GmbH.
Medizinisch-Technische Systeme
Röntgenstraße 24–26, 2000 Hamburg 63

Richter, E., Prof. Dr. med.
Direktor der Röntgenabteilung der Kinderklinik der Universität Hamburg
Martinistraße 52, 2000 Hamburg 20

Schmidt, S., Dr.-Ing.
Firma C. H. F. Müller
Unternehmensbereich der Philips GmbH. Abt. T80
Medizinisch-Technische Systeme
Borsteler Chaussee 85–99, 2000 Hamburg 61

Speck, U., Dr. rer. nat.
Schering AG
Vorklinische Entwicklung, Kontrastmittel-Pharmakologie
Postfach 65 03 11, 1000 Berlin 65

Stieve, F.-E., Prof. Dr. med.
Gesellschaft für Strahlen- und Umweltforschung mbH. München
Ingolstädter Landstraße 1, 8042 Neuherberg

Taenzer, V., Prof. Dr. med.
Chefarzt der Abteilung Röntgendiagnostik
Krankenhaus Moabit, Berlin-Tiergarten
Turmstraße 21, 1000 Berlin 21

1

Vorwort

Die Fortführung des Lehrbuches muß die Entwicklungen und Ergebnisse von mehr als 20 Jahren in die aktuelle radiologische Diagnostik einfügen, ihren Wert herausarbeiten und in den Kontext des klinischen Denkens und Handelns stellen. Das Lehrbuch soll, wie H. R. SCHINZ es 1965 forderte, „den Weg zu einer weitgehenden Integration aller Befunde im Dienst der Diagnose weisen, wobei in einem Fall das röntgenologische Ergebnis den Ausschlag geben, im anderen eine wichtige Ergänzung oder einen Nebenbefund bieten mag".

Die Fortschritte der Röntgentechnik stellen leistungsfähige Strahlenerzeugungs- und empfindliche Abbildungssysteme zur Verfügung, die eine hohe diagnostische Bildqualität gewährleisten. Die Computertomographie und Kernspintomographie haben die diagnostischen Möglichkeiten entscheidend erweitert. Die Sonographie gewinnt mit Verfeinerung der Technik zunehmend an diagnostischem Umfang. Die nuklearmedizinischen Methoden ergänzen die Röntgendiagnostik durch wichtige funktionelle Informationen.

Die Grundlagen und technischen Anwendungsmethoden der bildgebenden Verfahren sind im Hinblick auf den medizinischen Einsatz eingehend besprochen. Die Entwicklung der Röntgenkontrastmittel hat zu einer besseren Verträglichkeit und deutlichen Risikominderung geführt. Die Fragen des Strahlenschutzes und der Strahlenexposition werden kritisch erörtert. Der allgemeine Teil gibt einen Überblick über die radiologischen Untersuchungsverfahren und soll das Verständnis der speziellen Techniken und ihrer rational bestimmten Anwendung vertiefen.

Der folgende spezielle Teil wendet sich der Organdiagnostik im Bereich des Halses und des Thorax zu. Die Basis bildet allgemein die konventionelle Röntgenuntersuchung. Der große Informationszuwachs durch die neuen bildgebenden Verfahren wird bei der Diagnostik der Halsweichteile deutlich. Computertomographie und Kernspintomographie eröffnen den Blick in die Feinstrukturen des Mediastinums. Die Mammographie ist ein Untersuchungsverfahren, das mit großer Zuverlässigkeit auch kleine Karzinome erfassen kann. Die Sonographie und auch die Kernspintomographie leisten in der Differentialdiagnose der Brustdrüsenveränderungen einen wesentlichen Beitrag.

Die Erkrankungen des Respirationstraktes der Neugeborenen, Säuglinge, Klein- und Schulkinder weisen vielfältige Veränderungen bei der Röntgenuntersuchung auf, deren Analyse eingehende Kenntnisse erfordert. Gezielte Indikationen, Untersuchungsmethoden und Beurteilungskriterien werden daher umfassend dargestellt.

Der richtige Einsatz der bildgebenden Verfahren in der Organdiagnostik erfordert eine kritisch-kontrollierte Strategie, die die Wahl der Verfahren und ihre Reihenfolge festlegt. Nur so sind unnötige Kosten, aber auch nichtvertretbare Risiken zu vermeiden. Die Anforderungen an Wissen und Können, aber auch an rational begründbare Entscheidungen bei der Indikationsstellung, technischen Durchführung sowie Bildanalyse, Beurteilung und klinischen Integration erfordern vom radiologischen Diagnostiker eine intensive Fortbildung. Hierzu wollen die mit Erfahrung, Sorgfalt und Übersicht bearbeiteten Beiträge des vorliegenden Bandes helfen.

Dem Verlag, Herrn Dr. med. h.c. G. HAUFF und seinen Mitarbeitern gilt der Dank für die umsichtige Bearbeitung und hervorragende Ausstattung.

Hannover, im Herbst 1987   *H.-St. Stender*

Inhaltsverzeichnis

Allgemeine Grundlagen der radiologischen Diagnostik

Spezielle radiologische Diagnostik

Inhaltsübersicht

Allgemeine Grundlagen
der radiologischen Diagnostik

Physikalisch-technische Grundlagen der Röntgendiagnostik

D. Richter, S. Schmidt und G. Jötten

Physik der Röntgenstrahlung

D. Richter

Wesen der Röntgenstrahlung

Nach der Entdeckung einer neuen Art von Strahlung durch WILHELM CONRAD RÖNTGEN am 8. November 1895 standen Anwendung und Ergründung der Natur dieser Strahlung im Vordergrund wissenschaftlichen Interesses. Das in vielen Fällen ähnliche Verhalten von Röntgenstrahlung und Licht hat schon frühzeitig dazu geführt, in beiden Erscheinungen den gleichen Grundvorgang zu suchen. Aber erst 1912 gelang es VON LAUE, FRIEDRICH und KNIPPING durch Interferenz an der Gitterstruktur dünner Kristallblättchen eindeutig nachzuweisen, daß die Röntgenstrahlung zum ausgedehnten Spektrum elektromagnetischer Wellenstrahlung gehört – wie auch das sichtbare Licht. Von diesem unterscheidet sie sich dem Wesen nach nicht, wohl aber in ihrem Verhalten der Materie gegenüber.

Zur Maßangabe für Wellenlängen der Röntgenstrahlung wurden früher die Einheit Ångström (1 Å = 10^{-10} m) und die X-Einheit (1 XE = 10^{-13} m) verwendet. Nach der gesetzlichen Verankerung des internationalen Einheitsystems der Meterkonvention (Système International d'Unités: SI) ist nur das Nanometer (1 nm = 10^{-9} m) gebräuchlich geworden, primär im Bereich sichtbarer Strahlung. Der zur Beschreibung der Wellenlängen von Röntgenstrahlung passende Teil der Basiseinheit Meter, das Picometer (1 pm = 10^{-12} m), ist bei der medizinischen Anwendung unüblich; hier hat sich die wegen des Dualismus zwischen Wellen- und Teilchenbeschreibung mögliche Charakterisierung durch die Photonenenergie mit der Einheit Elektronenvolt (1 eV = 1602 · 10^{-19} J) durchgesetzt.

Da sich alle für die Röntgendiagnostik wichtigen Phänomene der Röntgenstrahlung durch das Teilchenbild beschreiben lassen, kann der Wellencharakter im folgenden unberücksichtigt bleiben.

Abb. 1 zeigt eine Übersicht über das heute bekannte Spektrum elektromagnetischer Strahlung. Die den menschlichen Sinnen direkt zugängliche *Infrarot-* und *sichtbare Strahlung* gehören wie die *Ultraviolettstrahlung* noch zum Bereich nichtionisierender Photonenstrahlung. Ionisierende Strahlung beginnt bei Energien größer als 30 eV, bei denen die Photonen dann dank ihrer Energie in der Lage sind, Gase zu ionisieren.

Der in der Kristallographie für die Erforschung der Materie wichtigen *charakteristischen Röntgenstrahlung* und der etwa 1 Dekade überdeckenden *Röntgenstrahlung,* die wegen ihrer kontrastgebenden Eigenschaft in der Röntgendiagnostik verwendet wird, schließt sich die früher in der Tiefentherapie eingesetzte konventionelle Röntgenstrahlung an. Über die hochenergetische *Gammastrahlung* gelangen wir in den Energiebereich der *ultraharten Röntgenstrahlung,* die mit Elektronenbeschleunigern erzeugt wird und heute in der Tiefentherapie dominiert. Hierauf folgt der Spektralbereich der *kosmischen Strahlung,* deren Ursprung in Evolutionsprozessen kosmischer Strukturen liegt, und die bis zu Energien von 10^{21} eV experimentell nachgewiesen wurde.

Die meisten biologischen, chemischen und physikalischen Wirkungen der Röntgenstrahlung beruhen auf der wichtigsten Eigenschaft der Röntgenquanten, ihrem *Ionisationsvermögen,* d.h. ihrer Fähigkeit, Elektronen aus der Elektronenhülle der betroffenen Atome abzuspalten.

Daneben sind es folgende phänomenologische Eigenschaften, welche beim Aufbau des diagnostischen Röntgenbildes mitwirken:

- Die *Durchdringungsfähigkeit* der Röntgenstrahlen entsprechend ihrer effektiven Energie, die primär durch die an die Röhre gelegte Hochspannung bedingt ist.
- Die unterschiedliche *Schwächung* der Röntgenstrahlen, welche sie innerhalb des durchstrahlten Körpers entsprechend seiner Zusammensetzung nach *Dicke, Dichte* und *Ordnungszahl* seiner Atome (im Perioden-System der Elemente) erfahren.
- Die *allseitig geradlinige Ausbreitung* vom Orte ihrer Entstehung (dem Brennfleck der Röhre oder dem Ursprung der Streustrahlung) aus.
- Die meist störende *Erzeugung von Streustrahlung* beim Durchgang durch ein Medium.

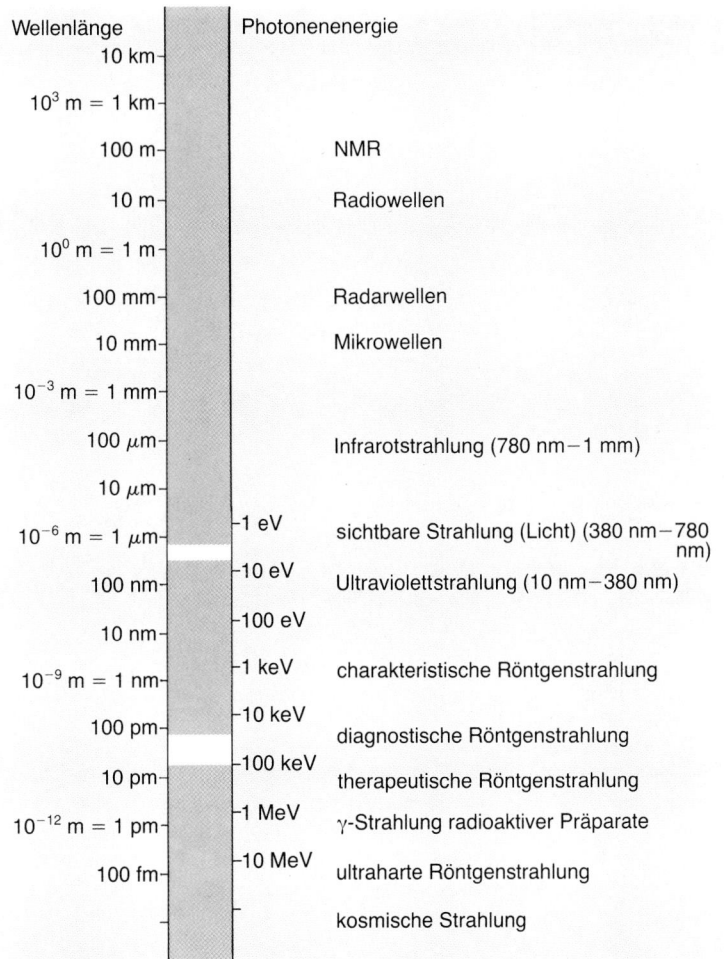

Abb. **1** Elektromagnetisches Strahlungsspektrum mit Wellenlängen, Photonenenergie und Anwendungen.
Die Umrechnung der Wellenlänge λ (nm) in Energie E (keV) erfolgt über die Gleichung (E = 1,24/λ)

Wellenlänge
10 km
10^3 m = 1 km
100 m
10 m
10^0 m = 1 m
100 mm
10 mm
10^{-3} m = 1 mm
100 μm
10 μm
10^{-6} m = 1 μm
100 nm
10 nm
10^{-9} m = 1 nm
100 pm
10 pm
10^{-12} m = 1 pm
100 fm

Photonenenergie

NMR
Radiowellen

Radarwellen
Mikrowellen

Infrarotstrahlung (780 nm−1 mm)

-1 eV   sichtbare Strahlung (Licht) (380 nm−780 nm)
-10 eV   Ultraviolettstrahlung (10 nm−380 nm)
-100 eV
-1 keV   charakteristische Röntgenstrahlung
-10 keV diagnostische Röntgenstrahlung
-100 keV therapeutische Röntgenstrahlung
-1 MeV   γ-Strahlung radioaktiver Präparate
-10 MeV ultraharte Röntgenstrahlung
         kosmische Strahlung

– Die Erregung von *Fluoreszenz* und *Phosphoreszenz*.
– Die Einwirkung auf *photographische Schichten.*
– Die Erregung *innerer Photoleitung* in Halbleiterdetektoren.

Entstehung von Röntgenstrahlen

Röntgenstrahlen entstehen bei der Abbremsung schnell bewegter Elektronen in Materie; dabei wird ein Teil ihrer kinetischen Energie in die Energie der emittierten Photonen umgesetzt.

Eine Röntgenröhre ist die gebräuchlichste Form einer Röntgenquelle und wird auf S. 54 eingehend behandelt. Sie besteht als Diodenröhre (Abb. 2) aus:
– der Katode als Quelle der Elektronen,
– der Anode als bombardierte Gegenelektrode.

Die aus der Katode austretenden Elektronen werden im elektrischen Feld zwischen der negativen Katode und der positiven Anode beschleunigt. Nach Durchlauf der Potentialdifferenz U ist die potentielle Energie $E_{pot} = eU$ (e Elementarla-

dung) des Elektrons in kinetische Energie umgewandelt worden. Bei einer Hochspannung von z. B. U = 30 kV erreichen die Elektronen die Geschwindigkeit 10^8 ms^{-1}, d.h. ⅓ der Lichtgeschwindigkeit. Beim Eindringen der Elektronen in die obersten Atomlagen der Anode entsteht Röntgenstrahlung durch zwei unabhängige Prozesse: durch Abbremsung der Elektronen im Coulomb-Feld der Atomkerne wird *Röntgenbremsstrahlung* in Form eines kontinuierlichen Bremsspektrums emittiert. Daneben entsteht *charakteristische Röntgenstrahlung* – ein Linienspektrum mit einem elementspezifischen Aufbau –

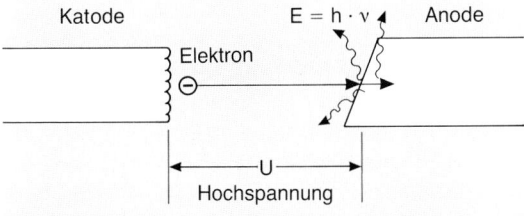

Abb. **2** Prinzip der Erzeugung von Röntgenstrahlung durch Energieumwandlung von Elektronen

durch Wechselwirkung mit Elektronen der Atomhülle. Die obere Grenze der Photonenenergie

$$E = h \nu = h \cdot \frac{c}{\lambda} \tag{1}$$

wobei:

$h = 6{,}63 \cdot 10^{-34}\,\text{Js}$ Plancksches Wirkungsquantum,
$c = 3 \cdot 10^{8}\,\text{ms}^{-1}$ Lichtgeschwindigkeit,
ν s^{-1} Frequenz des Photons,
λ m Wellenlänge

des emittierten Röntgenquants wird über das Energieerhaltungsgesetz durch die angelegte Hochspannung U bestimmt:

$$E_{grenz} = h\,\nu_{grenz} = eU \tag{2}$$

Das heißt, für diese seltenen Einquantenprozesse stimmen die numerischen Werte der Hochspannung in kV und die der maximalen Photonenenergie in keV überein.

Neben dieser in der Röntgentechnik fast ausschließlich angewandten Form der Strahlenerzeugung ist auf die Entstehung energiereicher Photonen bei natürlicher oder künstlich induzierter Kernumwandlung hinzuweisen. Die Photonen dieser als Gammastrahlung bezeichneten Strahlung unterscheiden sich nicht von Röntgenphotonen, nur bezüglich ihrer Entstehung durch Kernprozesse im Gegensatz zu Elektronenhüllenprozessen bei Röntgenphotonen. Der Hauptanwendungsbereich für Gammastrahlung liegt in nuklearmedizinischen Verfahren.

Röntgenbremsstrahlung

Dringt das negativ geladene Elektron in das Coulomb-Feld des positiv geladenen Atomkerns, so unterliegt es Anziehungskräften, die vom Abstand der Ladungen und somit sowohl vom atomaren Aufbau des Anodenmaterials als auch von der genauen Bahn des Elektrons abhängen. Durch die Coulombschen Kräfte wird das Elektron abgelenkt, es wird abgebremst (negativ beschleunigt). Die dabei emittierte elektromagnetische Strahlung kann durch die Maxwellschen Gleichungen beschrieben werden. Dieser Prozeß setzt sich fort, bis das Elektron seine gesamte kinetische Energie verloren hat. Dabei ist die Erzeugung von Röntgenquanten beliebiger Energiewerte unterhalb der Grenzenergie E_{grenz} (nach Gl. 2) möglich. Da die Umwandlung der gesamten kinetischen Energie in einem Schritt seltener ist als eine mehrstufige Energieübertragung, ergeben sich Bremsspektren, mit wie in Abb. 3 idealisierten Intensitätsverteilungen für 150 kV nach KRAMERS und KUHLENKAMPF: dabei ist der Energiefluß für die betrachtete Photonenenergie E proportional zur Energiedifferenz $E - E_{grenz}$.

Die Gesamtintensität I_0 der Bremsspektren – in der gewählten Darstellung die Fläche unter den jeweiligen Kurven – verändert sich mit der Ordnungszahl Z des Anodenmaterials, mit der Hochspannung U und mit dem Röhrenstrom i entsprechend der Gleichung

$$I_0 \sim i\,Z\,U^2 \tag{3}$$

Bei realen Spektren (s. Abb. 3, untere Kurve) verändert sich die spektrale Verteilung aufgrund von Absorptionsprozessen bereits im Anodenmaterial und in den durchstrahlten Schichten des Röntgenstrahlers (z.B. Röhrenfenster); bevorzugt absorbiert werden dabei Photonen niedriger Quantenenergie. Als Folge davon steigt der Exponent in Gleichung (3) auf Werte zwischen 2 und 3, zugleich verringert sich natürlich I_0.

Betrachtet man experimentell den Entstehungsprozeß für Bremsstrahlung, so wird deutlich, daß die Erwärmung des Anodenmaterials als störender Prozeß stets damit gekoppelt ist. Stellen wir deshalb die Frage nach dem Wirkungsgrad der Bremsstrahlungserzeugung, d.h. nach dem Verhältnis des Energieflusses der Bremsstrahlung zum Energiefluß des auslösenden Elektronenstrahls. Der Wirkungsgrad η dieser Umwandlung im Bereich diagnostischer Röntgenstrahlung ist

$$\eta \approx 10^{-6}\,Z\,U \tag{4}$$

wobei die Hochspannung U in kV einzusetzen ist. Die numerischen Werte von η sind stets sehr klein. Bei 100 kV ergibt sich für eine Wolframanode (Z = 74) $\eta = 0{,}74\%$, für eine Kupferanode (Z = 29) $\eta = 0{,}29\%$.

Für die Wahl des Anodenmaterials sind also die Ordnungszahl Z wegen des Wirkungsgrads und ein möglichst hoher Schmelzpunkt von Bedeutung, da mehr als 99% der Elektronenenergie in Wärme umgesetzt werden.

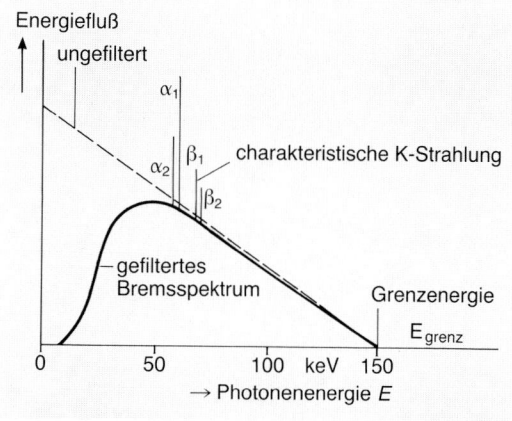

Abb. 3 Röntgenbremsspektrum: Idealisierte und reale spektrale Intensitätsverteilung (schematisch) für 150 kV Anregungsspannung (W-Anode)

Charakteristische Röntgenstrahlung

Für die Deutung der charakteristischen Strahlung gehen wir vom Bohrschen Atommodell aus, bei dem die Elektronen der Atomhülle auf Schalen angeordnet sind. Die Elektronen der innersten Schale, der sogenannten K-Schale, haben die höchste Bindungsenergie E_B, bei Wolfram z.B. 70 keV. Die der 2. Schale, der L-Schale 10–12 keV, die der weiteren Schalen N, M, O jeweils abnehmende Werte (Abb. 4). Durchdringt nun ein beschleunigtes Elektron einer Energie eU > 70 keV die Atomhülle, so kann es in Wolfram durch Stoßionisation ein Elektron der K-Schale herauslösen. Der freie Platz auf der K-Schale kann dann spontan durch ein Elektron z.B. aus der L-Schale aufgefüllt werden; dieser Übergang ist verbunden mit der Emission eines Röntgenquants der Energie 58 bzw. 59 keV, der Differenz der Bindungsenergien der K- und der L-Schalen. Möglich sind auch Übergänge aus den anderen Schalen der Hülle. So entstehen die elementspezifischen (charakteristischen) Linien K_α, K_β, . . . , die K-Serie. Die geleerten Plätze auf den äußeren Schalen können wiederum durch Elektronen von Schalen jeweils niedrigerer Bindungsenergie unter Emission der charakteristischen Linien L_α usw. besetzt werden.

Man sieht, daß dann, wenn ein Atom in der K-Schale ionisiert werden konnte, sämtliche Serien mit allen möglichen Linien angeregt werden. Dieses charakteristische Röntgenspektrum ist dem Röntgenbremsspektrum überlagert und durch die direkte Verknüpfung mit den Werten der Bindungsenergie auf den Schalen elementspezifisch.

Wechselwirkungsprozesse mit der Materie

Eine herausragende Eigenschaft von Röntgenstrahlen ist das Vermögen, Körper auch größerer Dicke zu durchdringen. Die Möglichkeit, Röntgenstrahlen nun auch zur Abbildung von Strukturen einzusetzen, beruht auf atomaren Wechselwirkungsprozessen, die von der Energie der Strahlung und von der Dichte und Ordnungszahl der Materie abhängen. Diese Prozesse bewirken, daß ein Teil der eindringenden Photonen des Nutzstrahlenbündels verlorengeht, die Strahlung wird geschwächt. An dieser Schwächung sind stets Absorptions- und Streuprozesse beteiligt, die nachfolgend im einzelnen erklärt werden.

Durch die Absorption eines Quants wird dessen Energie in eine andere Energieform überführt. Streuung bedeutet primär eine Richtungsänderung des Röntgenquants. Damit kann im Fall des Comptoneffekts eine Verringerung der Quantenenergie verbunden sein.

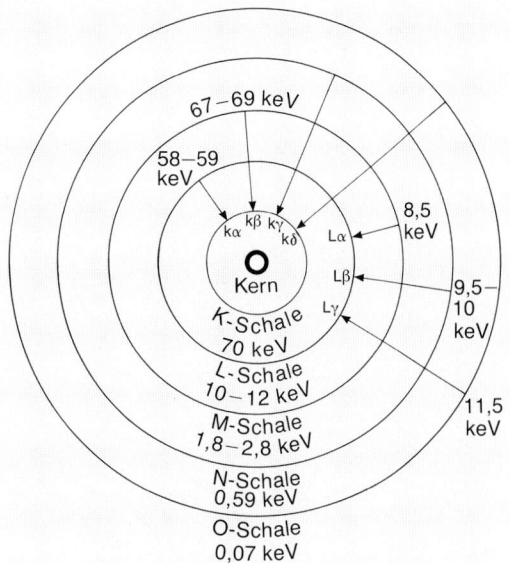

Abb. 4. Die Deutung der K-, L-, . . . -Serien der charakteristischen Röntgenspektren aus dem Bohrschen Atommodell am Beispiel des Wolfram-Atoms (Z = 74)

Die Energiedifferenz wiederum wird absorbiert und führt – wenn auch kaum nachweisbar – zur Erwärmung der Materie oder zur Anregung.

Nachfolgend werden die elementaren Wechselwirkungsprozesse unter der Annahme *monochromatischer* Strahlung erläutert. Durch Kenntnis der Energieabhängigkeit von Absorptions- und Streuprozessen wird dann später die Abbildung als Resultat von Absorptions- und Streuvorgängen auch bei Anwendung von polychromatischen Röntgenspektren beschreibbar sein.

Betrachten wir die *Schwächung* von Röntgenstrahlen.

Dringen Röntgenquanten in einen Körper ein, so verringert sich die Zahl N der primären Quanten durch Wechselwirkung während der Wegstrecke dx um den Anteil $dN = -\mu\, N\, dx$. Unter Voraussetzung homogenen Materials und monochromatischer Strahlung ist der Schwächungskoeffizient μ unabhängig von der Eindringtiefe d. Durch mathematische Integration ergibt sich das exponentielle Schwächungsgesetz

$$N = N_0\, e^{-\mu d} \qquad (5)$$

Dieses beschreibt den exponentiellen Abfall der von N_0 in der Tiefe d verbleibenden Zahl N von Quanten. Der Koeffizient μ, gemessen in der Einheit m^{-1}, wird genauer als *linearer Schwächungskoeffizient* bezeichnet.

Oftmals ist es günstiger, ihn durch den *Massenschwächungskoeffizienten* μ/ϱ (mit ϱ als Materialdichte) zu ersetzen, der vom physikalischen Zustand des Materials (fest, flüssig oder gasförmig) unabhängig ist.

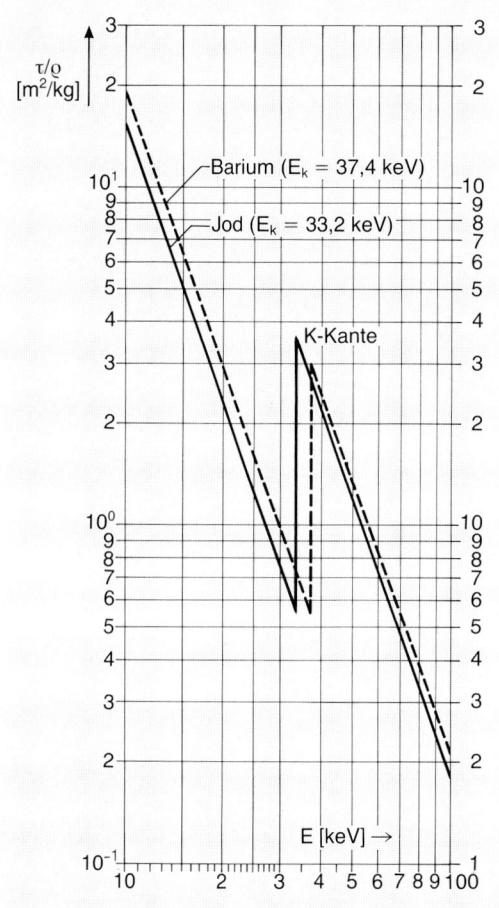

Abb. 5   Massen-Photoschwächungskoeffizient für Jod (Z = 53) und Barium (Z = 56) im Bereich 10–100 keV

Die graphische Darstellung des Schwächungskoeffizienten μ erlaubt die phänomenologische Betrachtung des Vorgangs, ohne auf die partiellen Beiträge der beteiligten physikalischen Einzelprozesse – des Photoeffektes, der Streuung und der Paarbildung – einzugehen.

Photoeffekt

Wie die Entstehung der charakteristischen Röntgenstrahlung ist auch der Schwächungsprozeß durch den Photoeffekt eng mit dem elementspezifischen Aufbau der Elektronenhülle gekoppelt: trifft ein Röntgen- oder γ-Quant der Energie $E = h\nu$ auf ein Elektron der inneren Schalen, so kann dieses durch den photoelektrischen Effekt aus seiner Bindung befreit werden. Es entsteht ein freies Photoelektron mit der kinetischen Energie

$$E_{kin} = E - E_B \qquad (6)$$

Die Bindungsenergie E_B ist die potentielle Energie, mit der das Elektron an den Kern gebunden ist.
Dabei wird das Quant vollständig absorbiert, die

Strahlung also geschwächt. Da die kinetische Energie beliebige Werte annehmen kann, sind von diesem Prozeß alle Quanten betroffen, deren Energie größer als E_B ist. Der Photoschwächungskoeffizient τ, der diesen Effekt beschreibt, ist damit eine kontinuierliche Funktion der Energie: sein Verlauf ist proportional $1/E^3$.

Wie in Abb. 4 angegeben, nimmt die Bindungsenergie von Elektronen der K, L, M, . . . -Schalen diskrete Werte an. Beim Wolfram sind für Photonenenergien von 12 keV < E < 70 keV nur Elektronen der L, M, . . . -Schalen vom Photoeffekt betroffen. Übersteigt die Photonenenergie jedoch 70 keV, so ist auch die K-Schale ionisierbar: der Photoschwächungskoeffizient nimmt sprunghaft zu. Im Energieverlauf des Photoschwächungskoeffizienten findet man deshalb Absorptionskanten bei den diskreten Bindungsenergien der Elektronenschalen, nach denen sie dann auch bezeichnet werden. Der Schwächungskoeffizient z. B. von Jod (Z = 53) hat die K-Kante bei 33,2 keV (Abb. 5). Hier ändert sich der Photoschwächungskoeffizient sprunghaft um den Faktor 6,2. Dieses hat zur Folge, daß Jod für Röntgenphotonen der Energie unmittelbar unterhalb der Kante wesentlich transparenter ist als für Energiewerte direkt oberhalb 33,2 keV. Die Konsequenzen für die Wahl der Aufnahmespannung werden auf S. 35 erläutert.

Betrachten wir das Verhalten der Atome, nachdem ein inneres Elektron durch den Photoeffekt ionisiert worden ist. Die Auslösearbeit A, die der Bindungsenergie E_B entspricht, ist im Atom als Anregungsenergie verblieben. Das entstandene Loch in der betreffenden Elektronenschale wird nun durch ein Elektron einer äußeren Schale wieder aufgefüllt.
Der Photoeffekt führt also wiederum zur Emission charakteristischer Linien des Elements. Da diese Strahlung bei Einstrahlung von Röntgenstrahlung angeregt wird, wird sie als *Fluoreszenzstrahlung* bezeichnet. Sie tritt vornehmlich bei Atomen hoher Ordnungszahl Z auf. Bei Atomen niedriger Ordnungszahl konkurriert damit der *Auger-Effekt*, ein strahlungsloser Übergang, bei dem die Anregungsenergie des Atoms in die Ionisation eines weiteren Elektrons umgesetzt wird. Der Auger-Effekt überwiegt bei Elementen der Ordnungszahl < 30.
Der Abbildungsprozeß in der Radiologie wird entscheidend vom absoluten und relativen Verlauf der Photoschwächungskoeffizienten der Elemente verschiedener Ordnungszahlen beeinflußt. Neben der erwähnten starken Abnahme des Photoeffektes mit steigender Photonenenergie steigt der Photoeffekt mit der Ordnungszahl Z stark an:

$$\tau/\varrho \sim \frac{Z^3}{E^3} \qquad (7)$$

So überwiegt der Photoeffekt gegenüber den Streuprozessen in Wasser ($Z_{eff} = 7,42$) bis 30 keV, in Aluminium (Z = 13) bis 50 keV und in Blei (Z = 82) sogar bis 500 keV.

Abb. **6** Röntgenabsorptionskanten: Lage der K- und L-Kanten in Abhängigkeit von der Ordnungszahl

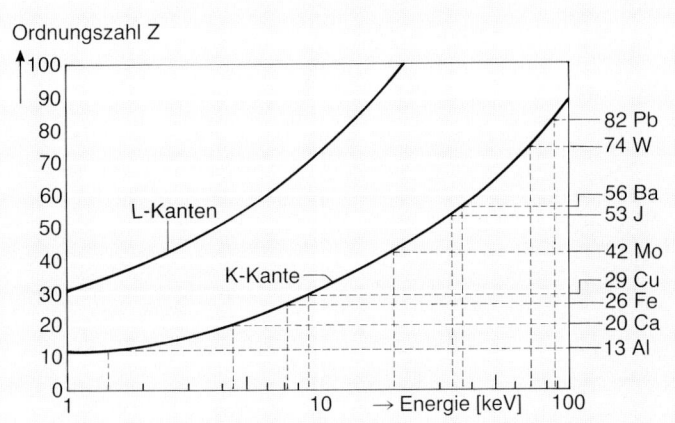

Wichtig sind die Lage und das Ausmaß der Absorptionskanten: bedingt durch den Aufbau der Atomhülle verschieben sich die K- und L-Kanten mit zunehmendem Z zu höheren Energien (Abb. **6**), gleichzeitig nimmt jedoch das Ausmaß des Sprungs im Schwächungskoeffizienten ab.

Bei für die Röntgendiagnostik typischen Energien von 20–80 keV sind die K-Kanten aller Materialien im Strahlengang bei Kontrastmitteln wichtig für den Abbildungsvorgang. Die L-Kanten und die K-Kanten bei kleinem Z beeinflussen den niederenergetischen Teil der Eintrittsspektren und damit primär die Strahlenexposition der Patienten. Im Gegensatz zu der K-Kante besitzt die L-Kante stets eine Feinstrukturierung in drei Absorptionskanten, da die Bindungsenergie der 8 Elektronen auf der L-Schale entsprechend der Nebenquantenzahlen drei Niveaus annimmt.

Streuprozesse

Ein Beitrag zur Schwächung von Röntgenstrahlung in Materie erfolgt auch dadurch, daß Photonen des primären Strahls in andere Raumwinkel emittiert werden. Dieses sind *Streuprozesse*, die ohne und mit Änderung der Quantenenergie ablaufen können. Da damit die Aufrechterhaltung bzw. Auftrennung der Phasenbeziehung zwischen dem einfallenden und emittierten Quant eindeutig gekoppelt ist, verwendet man aus der Wellenoptik bekannte Bezeichnungen: bei der *kohärenten Streuung* hat das gestreute Photon dieselbe Energie und schwingt phasengleich wie das einfallende Photon; bei der *inkohärenten Streuung* sind die Phasen unabhängig voneinander, und das gestreute Photon hat eine kleinere Energie als das einfallende Photon.

Kohärente Streuung

Die kohärente Streuung läßt sich als klassischer Streuprozeß beschreiben. Gerät ein Atom in das Feld einer elektromagnetischen Welle, so schwingen die Hüllenelektronen in der Frequenz der anregenden Welle mit.

Gleichzeitig werden die Elektronen ihrerseits als schwingende Dipole zur Quelle elektromagnetischer Strahlung, die mit gleicher Frequenz (d.h. ohne Energieverlust der Photonen) und phasengleich emittiert wird.

Unter der vereinfachenden Annahme, daß alle Hüllenelektronen als frei beweglich zu betrachten seien, berechnete J. J. THOMSON den klassischen Massenstreukoeffizienten für alle Elemente

$$\frac{\sigma_{coh}}{\varrho} \approx 0{,}2 \, \frac{cm^2}{g} \tag{8}$$

als unabhängig von der Ordnungszahl Z und der Energie. Dieser Zusammenhang wurde bei mittleren Energien für Atome niedriger Ordnungszahlen experimentell bestätigt. Diese Untersuchungen haben heute nur noch historische Bedeutung, da in der Entstehungsphase der Quantentheorie aus den Streukoeffizienten erstmals die Zahl der Elektronen in Atomhüllen bestimmt werden konnte. In der Literatur wird deshalb die kohärente Streuung oftmals auch *Thomson-Streuung* genannt, desgleichen wird dieser Effekt auch als *Rayleigh-Streuung* bezeichnet.

Inkohärente Streuung

Die von A. H. COMPTON 1922/23 entdeckte *inkohärente Streuung*, nach ihm auch *Compton-Streuung* benannt, ist im Energiebereich der Röntgendiagnostik der wichtigste Absorptions- und Streuprozeß für organisches Gewebe und Materialien niedriger Ordnungszahl.

Mit der Beschreibung durch den Energie- und Impulserhaltungssatz liefert der Compton-Effekt einen Beweis für die Teilchennatur der Photonen. Das eingestrahlte primäre Photon der Energie E

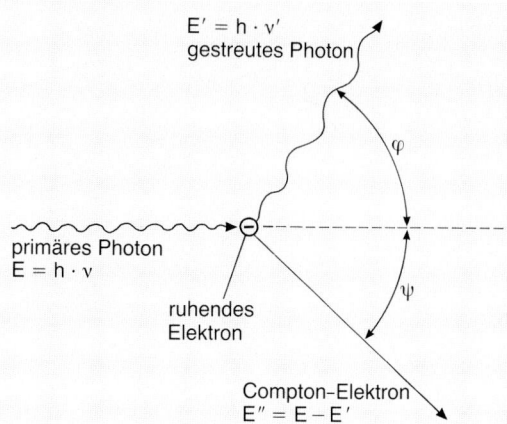

$E' = h \cdot \nu'$
gestreutes Photon

φ

primäres Photon
$E = h \cdot \nu$

ruhendes
Elektron

ψ

Compton-Elektron
$E'' = E - E'$

Abb. 7 Compton-Effekt: Ein primäres Röntgenquant der Energie $E = h\,\nu$ trifft auf ein ruhendes Elektron. Nach dem Stoß bewegen sich das losgelöste Compton-Elektron mit der Energie $E'' = E - E'$ in Richtung ψ, das gestreute Photon der nun niedrigeren Energie $E' = h\,\nu'$ in Richtung φ

kollidiert mit einem „ruhenden" Elektron der Atomhülle (Abb. 7), überträgt diesem einen Teil seiner Energie und erfährt eine Richtungsänderung um den Winkel φ. Die Bewegungsrichtung des losgelösten Compton-Elektrons ergibt sich aus der Impulsübertragung. COMPTON hat gezeigt, daß die Photonenstreuung inkohärent ist und der durch die Energieübertragung bedingte Anstieg der Wellenlänge nur vom Streuwinkel φ des Photons abhängt, nicht jedoch von der Energie des stoßenden Photons:

$$\Delta\lambda = \lambda' - \lambda = \frac{h}{m_0\,c}\,(1 - \cos\varphi) \qquad (9)$$

Die für die Wellenlängenänderung maßgebende Länge $\dfrac{h}{m_0\,c} = 2{,}43 \cdot 10^{-12}\,\text{m}$ wird als Compton-Wellenlänge des Elektrons bezeichnet; der zweifache Wert tritt zugleich als maximal mögliche Wellenlängenänderung beim Streuwinkel $\varphi = 180$ Grad, d. h. bei rückgestreuten Röntgenquanten auf $\left(\Delta\lambda_{180°} = \dfrac{2h}{m_0\,c}\right)$.

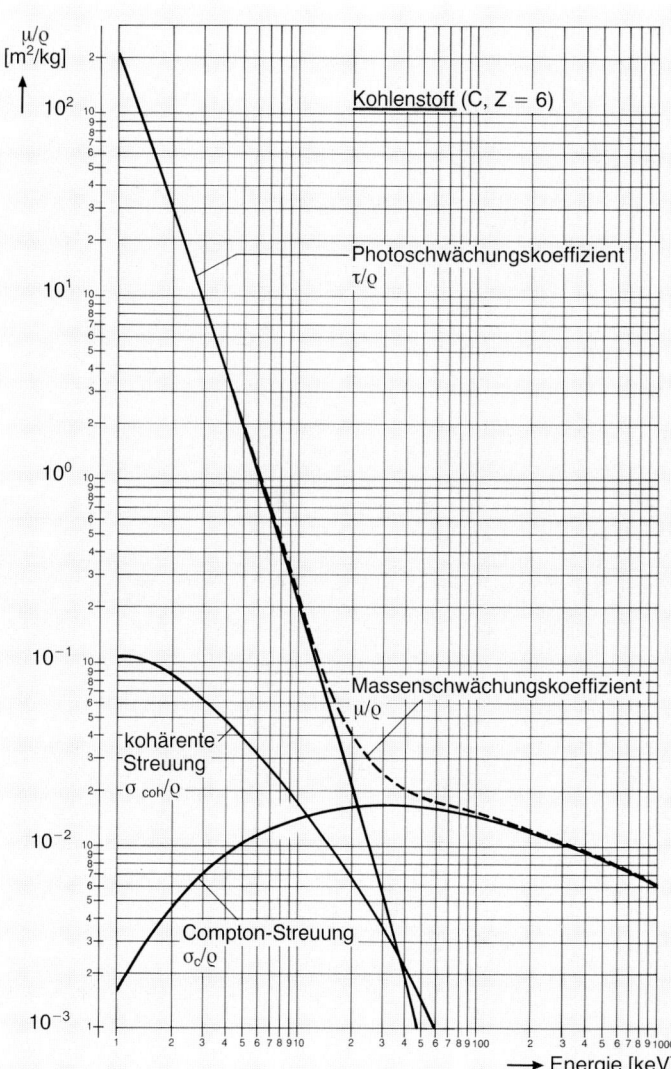

μ/ϱ
$[\text{m}^2/\text{kg}]$

Kohlenstoff (C, Z = 6)

Photoschwächungskoeffizient
τ/ϱ

Massenschwächungskoeffizient
μ/ϱ

kohärente
Streuung
$\sigma_{\text{coh}}/\varrho$

Compton-Streuung
σ_c/ϱ

Energie [keV]

Abb. 8 Massenschwächungskoeffizient für Kohlenstoff (Z = 6): Gesamtverlauf und Einzelbeiträge

Abb. **9** Massenschwächungskoeffizient für Kalzium (Z = 20)

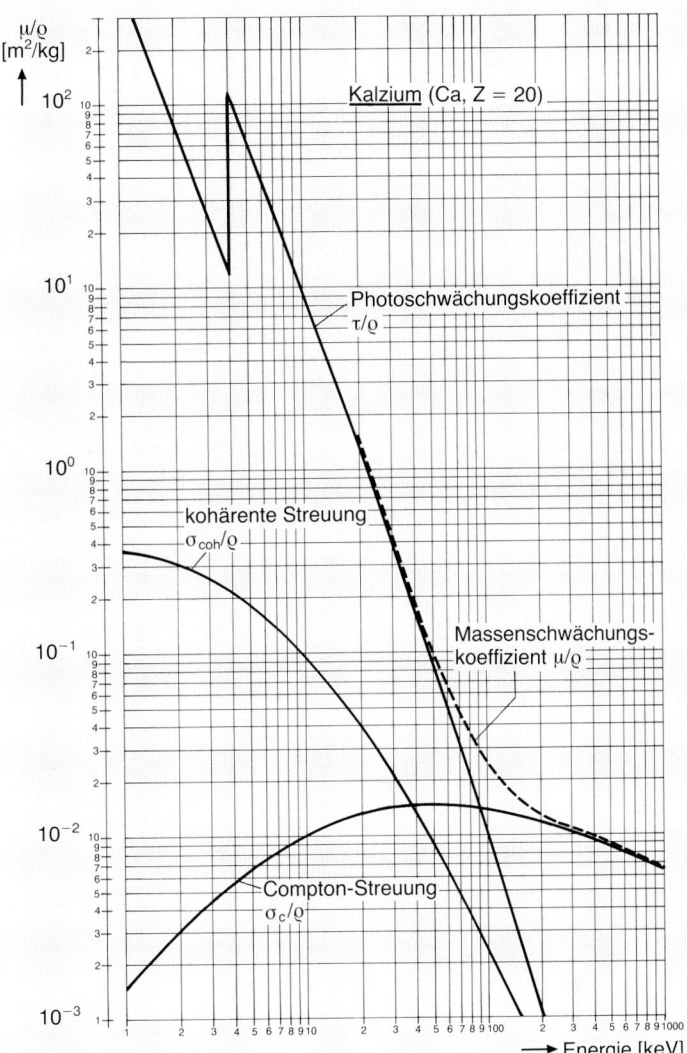

Paarbildung

Sobald die Photonenenergie mehr als 1,022 MeV beträgt, tritt mit wachsender Energie der Quanten immer häufiger der Prozeß der *Paarbildung* auf: bei Wechselwirkung des Quants mit dem Coulomb-Feld des Atomkerns entsteht ein Elektron-Positron-Paar. Wegen der dazu benötigten hohen Energie ist dieser Prozeß jedoch für die Röntgendiagnostik ohne Bedeutung.

Massenschwächungskoeffizient: Abhängigkeit von Energie und Ordnungszahl

Der bereits eingeführte Massenschwächungskoeffizient μ/ϱ läßt sich bei Kenntnis der Einzeleffekte als Summe der zugeordneten Massenkoeffizienten ausdrücken:

τ/ϱ Photoschwächungskoeffizient
σ/ϱ Streukoeffizient
$\varkappa/\varrho$ Paarbildungskoeffizient

$$\mu/\varrho = \tau/\varrho + \sigma/\varrho + \varkappa/\varrho \qquad (10)$$

Der Streukoeffizient σ ist die Summe des kohärenten Streukoeffizienten σ_{coh} und des Compton-Koeffizienten σ_c der inkohärenten Streuung. Die Abb. **8, 9** und **10** zeigen exemplarisch für C, Ca und Pb den Verlauf der Massenschwächungskoeffizienten und deren Zusammensetzung aus den diskutierten Einzeleffekten nach Tabellenwerten von MCMASTER (1969).

Die in der Literatur früher übliche Einheit für μ/ϱ war cm²/g. Die Umrechnung auf die Basiseinheiten Meter und Kilogramm des SI-Systems erfolgt über die Gleichung 1 cm²/g = 10⁻¹ m²/kg.

Beim Element Kohlenstoff C (Z = 6) als Beispiel für niederatomige Bausteine des Gewebes dominiert im für die Röntgendiagnostik wichtigen Energiebereich die inkohärente Streuung (Abb. **8**); die Beiträge des Photoeffekts und der

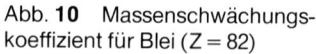

Abb. 10 Massenschwächungskoeffizient für Blei (Z = 82)

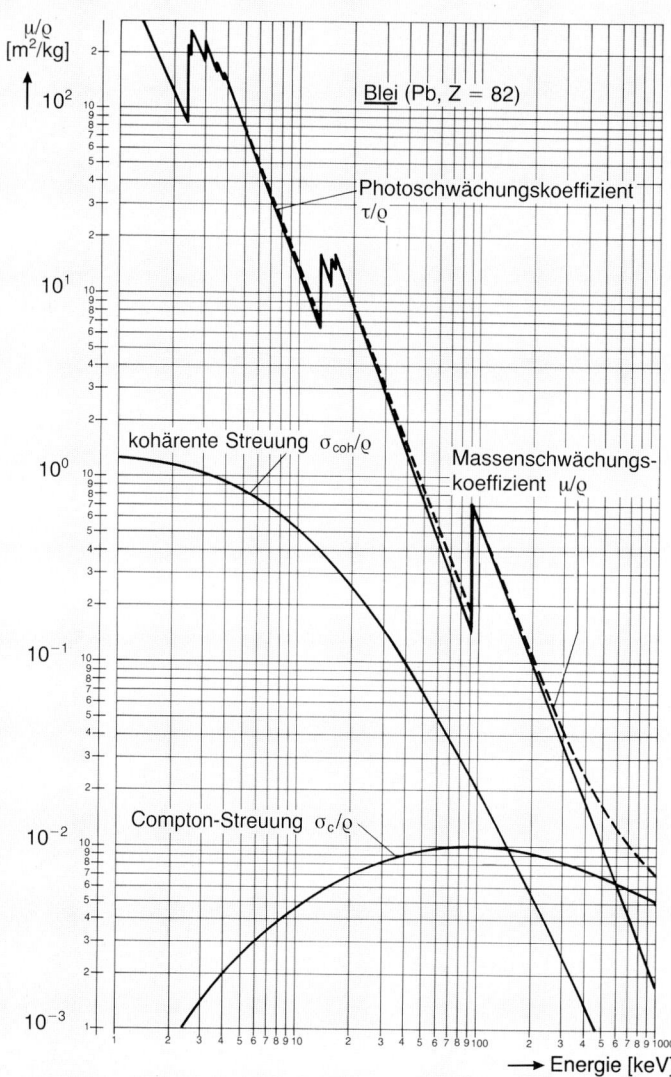

Wirkung der Quantelung

Bevor auf den Abbildungsvorgang im einzelnen eingegangen wird, soll die prinzipielle Grenze diskutiert werden, die durch die Quantisierung

kohärenten Streuung sind um mehr als eine Größenordnung kleiner. Beim Kalzium Ca (Z = 20) als Hauptabsorber in Knochen wird der Verlauf des Massenschwächungskoeffizienten (Abb. 9) bereits durch den $1/E^3$-Verlauf des Photoschwächungskoeffizienten geprägt.

Beim Blei Pb (Z = 82) sind die Streuprozesse gegenüber dem Photoschwächungskoeffizienten unbedeutend (Abb. 10). Die Kante liegt jetzt im relevanten Bereich: bei 88,0 keV ändert sich τ/ϱ sprunghaft um den Faktor 4.8. Der Vergleich bei den drei Elementen zeigt den deutlichen Anstieg von τ/ϱ mit der Ordnungszahl.

der Röntgenstrahlung in einzelne Photonen gegeben ist.

Da in der Röntgendiagnostik Strahlenschutzaspekte stets eine wichtige Rolle spielen, wird die Zielsetzung verfolgt, die Dosis oder Dosisleistung auf das notwendige Maß zu begrenzen. Da die primäre Aufgabe der Röntgendiagnostik in der Absicherung eines Befundes liegt und dieses eine ausreichend gute Darstellung wichtiger Bilddetails voraussetzt, muß andererseits eine genügende Zahl von Photonen zur Übertragung des Signals zur Verfügung stehen, um dieses vom Hintergrund sicher abzuheben. Eine quantitative Beurteilung wird möglich, wenn die Photonenzahl zu den bekannten dosimetrischen Größen in Bezug gesetzt wird: So entspricht die Zahl von 2×10^5 Photonen mit der Energie von 60 keV auf einer Bezugsfläche von 1 mm² der Kerma 10 µGy (entsprechend der Dosis 1 mR).

Entsprechend einer Empfehlung der ICRU (International Commission on Radiation Units and Measurements) werden zukünftig die dosimetrischen Größen in der Röntgendiagnostik auf die Einheit Kerma (Kinetic energy released in matter) zurückgeführt. Die früher gebräuchliche Standardionendosis J mit der Einheit Röntgen wird ab 1985 durch die SI-Einheit Luftkerma K_a in Gray gemessen in Luft ersetzt; die genaue Umrechnung erfolgt über die Gleichung

$$\frac{K_a}{J} = 8{,}74 \ \frac{mGy}{R} \qquad (11)$$

Für die meist qualitativen Betrachtungen wird in diesem Artikel die Annäherung 1 R = 10 mGy verwendet.

Bei der Reduktion der Dosisleistung wird im Fernsehdurchleuchtungsbild oder durch Registrierung auf höchstverstärkenden Film-Folien-Systemen deutlich, daß die Verteilung der Photonen in der Detektorebene zeitlich und örtlich nicht konstant ist. Die statistisch schwankende Zahl der Photonen auf einer Meßfläche bewirkt das Quantenrauschen mit der Standardabweichung $\sqrt{N}$ entsprechend einer Poisson-Verteilung; mit anderen Worten: bei einem Signal, das durch N-Photonen übertragen wird und zur Erzeugung einer bestimmten optischen Dichte auf dem Film benötigt wird, muß also mit einem Rauschen entsprechend der Standardabweichung

gerechnet werden. Das Signal-Rausch-Verhältnis beträgt demnach

$$SNR = N/\sqrt{N} = \sqrt{N} \qquad (12)$$

Dieses Quantenrauschen führt also auch bei homogen schwächenden Objekten zu einer statistischen Strukturierung des Bildes, einer Art Körnigkeit, welche um so störender wird, je stärker die Dosis abnimmt.

Die quantitative Vorgabe einer absoluten Grenze, an der das Quantenrauschen eine Abbildung unterbindet, ist nicht möglich, da diese Grenze von der Fragestellung, von der Art des Objektes und von der Effizienz des Detektors abhängt; aus der Erfahrung stammende Grenzwerte sind etwa 1 µGy (= 100 µR) beim Einsatz der leistungsfähigsten Film-Folien-Systeme auf Basis von Selten-Erden-Phosphoren und 0,2–0,4 µGy/s ($\triangleq$ 20 bis 40 µR/s) bei der Röntgendurchleuchtung über Bildverstärker-Fernsehketten. Die Wiedergabe einer Bildreihe (Abb. 11a–f) mit abgestufter Belichtungsgröße (zwischen 0,3 µGy und 9,6 µGy entsprechend etwa 30 µR bis 0,96 mR) zeigt den Bildeinfluß des Quantenrauschens bei einem Detektorsystem der Empfindlichkeit 300 auf Basis eines Europium dotierten Bariumhalogenid-Phosphors.

Literatur s. S. 37.

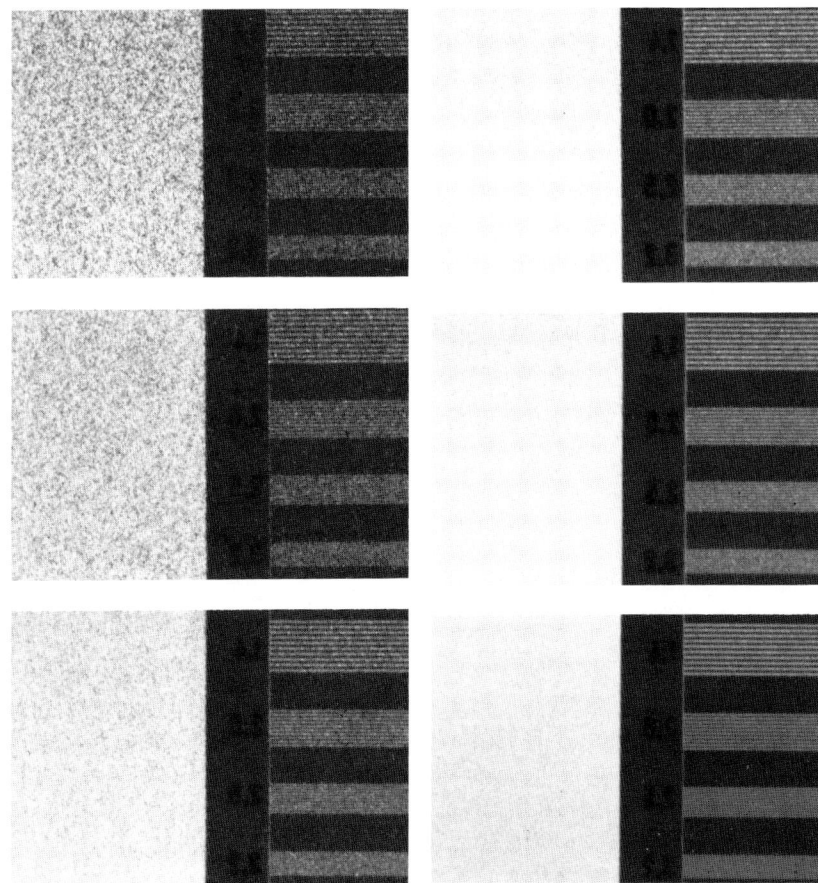

Abb. **11a–f**
Einfluß des Quantenrau-
schens auf die Abbildung
eines Bleistrichrasters;
Abstufung der Kerma am
Detektor
a   0,3 µGy
b   0,6 µGy
c   1,2 µGy
d   2,4 µGy
e   4,8 µGy
f   9,6 µGy

Die Röntgenabbildung

D. Richter

Der schematische Querschnitt durch ein Röntgenuntersuchungsgerät (Abb. 1) verdeutlicht eine technische Lösung, die unter Berücksichtigung der diskutierten strahlenphysikalischen Wechselwirkungsprozesse Röntgenabbildungen hoher Qualität ermöglicht. Bestimmend dafür sind die im konstruktiven Konzept festgelegte geometrische Anordnung, die Wahl der Materialien im Strahlengang (z. B. auch die Wahl des bildregistrierenden Systems) als auch die konstruktiven und anwendungstechnischen Maßnahmen zur Streustrahlenreduktion.

Der Vorgang der Röntgenabbildung läßt sich begrifflich und inhaltlich anhand von zwei extremen Abbildungsfällen erläutern: der Abbildung eines ausgedehnten gestuften Objekts und der Abbildung eines Objekts mit einer feinen Strukturierung.

Photonen einer bestimmten Intensität und Energieverteilung durchdringen ein ausgedehntes *Objekt*, das zwei Bereiche unterschiedlicher Strahlenschwächung aufweist. Dementsprechend wird die Strahlung hinter den beiden Objektbereichen unterschiedliche Intensitäten und Energieverteilungen aufweisen. Die Gesamtheit aller durch die Wechselwirkung der Photonen mit dem Objekt entstandenen Informationen im Strahlenfeld wird als *Bild* bezeichnet. Ein Bild ist also bereits ein für menschliche Sinne noch unsichtbares Strahlenrelief hinter einem Körper.

Das Bild kann durch Wechselwirkung des Photonenfeldes mit einem Strahlendetektor (z. B. einer Film-Folien-Kombination) aufgenommen und dann sichtbar gemacht werden. Mit der ebenfalls energieabhängigen Wechselwirkung des Strahlungsfeldes mit dem Detektor ist die *Energieübertragung* beim Abbildungsvorgang abgeschlossen. Die zwischen den beiden Objektbereichen bestehende relative Signaldifferenz wird als *Kontrast* oder *Modulationsgrad* bezeichnet. Dieser ist damit bei einem bestimmten Strahlenfeld nicht nur von der Beschaffenheit des Objektes, sondern auch von der Energieabhängigkeit des Detektors abhängig.

Der zweite wichtige Aspekt des Abbildungsvorgangs betrifft die *Geometrie* des Abbildungssystems und deren quantitative Beschreibung durch *Unschärfen* oder physikalisch genauer durch die räumliche *Modulationsübertragung*. Betrachten wir folgendes Modell: Das abzubildende Objekt beinhaltet stark absorbierende Details geringer räumlicher Ausdehnung. Das Ziel der Röntgenabbildung, eine *formgetreue* Abbildung größerer Objektbereiche bei gleichzeitig maximalem, d. h. nur von der Energieübertragung bedingtem Kontrast für kleine Details, ist nur unter idealen Bedingungen erreichbar. In realen physikalischen Systemen bewirken z. B. die räumliche Ausdehnung des Brennflecks, Bewegungen des Objektes oder Unschärfen im bildregistrierenden System eine Verminderung des Detailkontrasts bis hin zum Verschwinden der Information bestimmter Ortsfrequenzen im Bilddokument. Zur Beschreibung der Qualität des Abbildungsvorgangs dienen die *Modulationsübertragungsfunktion* und einzelne *Bildgütekriterien*, die auf S. 19/20 beschrieben werden.

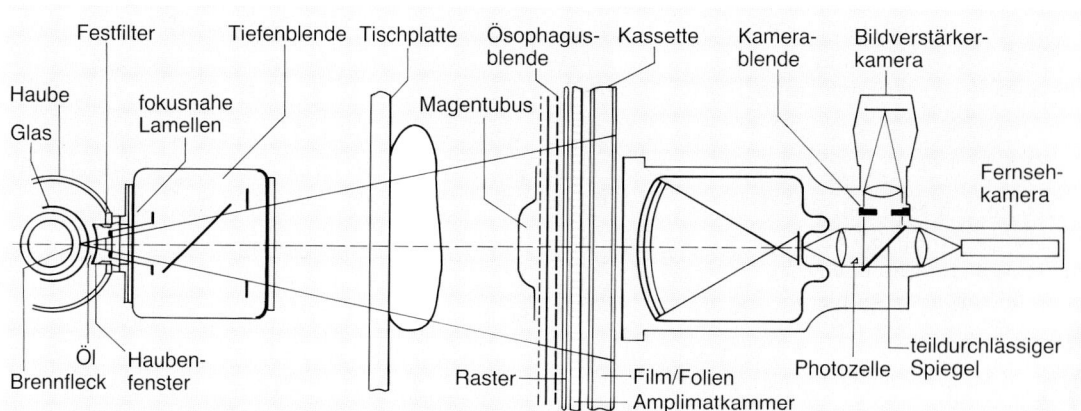

Abb. 1   Querschnitt im Strahlengang eines Röntgenuntersuchungsgeräts mit wahlweise Kassetten- oder Mittelformat-Aufnahmetechnik

Energieübertragung

Röntgenspektren

Die Nutzstrahlungsspektren realer Diagnostik-Röntgenstrahler mit W-Anode (Abb. 2) setzen sich aus dem Bremsspektrum und der charakteristischen Röntgenstrahlung des Wolframs zusammen. Abgebildet sind Spektren für 50 kV, 70 kV, 100 kV und 150 kV Gleichspannung. Die Zuordnung der Spannungswerte ist eindeutig, da die maximale Photonenenergie dem Produkt aus Elementarladung und Spannungswert entspricht. Als Ordinate ist die Anzahl von Photonen in einem bestimmten Energiebereich aufgetragen.

Alle Spektren der Abb. 2 stehen zueinander im natürlichen Größenverhältnis. Gegenüber dem idealisierten (ungefilterten) Bremsspektrum (s. Abb. 3, S. 4) ist die Photonenfluenz durch die Eigenabsorption im Anodenmaterial und im Gesamtfilter im Bereich kleiner Energien deutlich unterdrückt. Bei Spektren mit Hochspannungswerten > 70 kV erfolgt die Anregung der charakteristischen K-Linien (entsprechend Abb. 4, S. 5), deren relativer Beitrag zum gesamten Strahlungsspektrum mit der Spannung zunimmt (für den Hochspannungsbereich in der Röntgendiagnostik); für 100 kV trägt die Linienstrahlung bei der gewählten Gesamtfilterung von 2,5 mm Al 5% zur Gesamtdosis bei, für 150 kV bereits 10%. Bei Spektren mit Photonenenergien > 70 keV wird im Bremsspektrum die Einprägung der K-Absorptionskante des Wolfram bei 70 keV durch den Sprung im Kontinuum deutlich. Während bei den W-Spektren das Bremsspektrum genutzt wird, gewinnt bei Molybdän (Mo, Z = 42) als Anodenmaterial das Linienspektrum an Bedeutung, besonders wenn, wie in Abb. 3 dargestellt, die Strahlung mit z. B. 30 µm Mo vorgefiltert wird.

Durch die K-Kante des Filters bei 20,0 keV – bei einer Energie also kurz oberhalb der K-Linien (K$_{\alpha_1}$ 17,5 keV, K$_{\beta_1}$ 19,6 keV) – wird hauptsächlich der höherenergetische Teil des Bremsspektrums unterdrückt. So liefern in diesem 30 kV-Spektrum die K-Linien des Molybdäns 30% der Gesamtdosis. Das zum Vergleich angeführte W-Spektrum bei gleicher Anregungsspannung wird durch das Bremsspektrum beherrscht. Wegen der im Vergleich zu den Spektren der Abb. 2 geringen Vorfilterung von nur 0,5 mm Al werden die niederenergetischen Photonen unter 20 keV nicht so stark absorbiert; so bleiben die L-Linien noch wirksam.

Vorfilterung

Da im Photonenenergiebereich der Röntgendiagnostik der Massenschwächungskoeffizient aller biologisch relevanten Elemente stets mit zuneh-

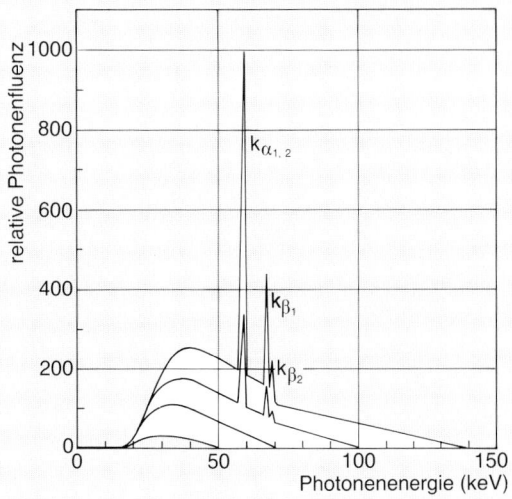

Abb. 2 Röntgenspektren von Diagnostikstrahlern mit W-Anode für 50, 70, 100 und 150 kV Gleichspannung (Anodenwinkel 17 Grad, Gesamtfilter 2,5 mm Al; Spektrendaten nach *Birch* u. Mitarb.)

menender Energie abnimmt, werden aus einem Spektrum die Photonen niedriger Energie einen Körper weniger gut durchdringen und damit auch weniger zur Abbildung beitragen können als die Photonen höherer Energie. Das *Austrittsspektrum* (Abb. 4) hinter einem 15 cm dicken Wasserphantom hat gegenüber dem *Eintrittsspektrum* eine verschobene Spektralverteilung, besonders deutlich in dem 50fach überhöht dargestellten Austrittsspektrum: die Strahlung wurde *aufgehärtet*. Die Photonen mit Energien unterhalb etwa 25 keV sind also in diesem Beispiel für die Abbil-

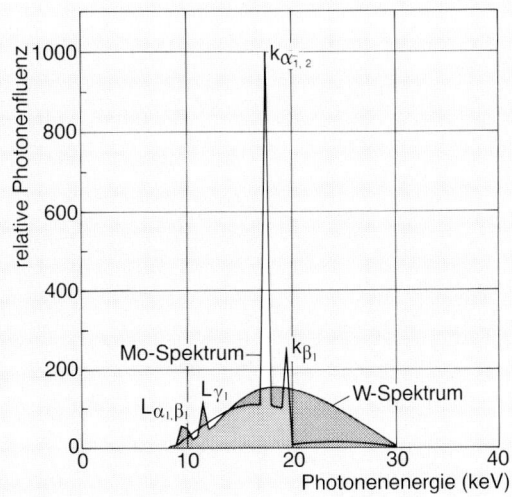

Abb. 3 Röntgenspektren für Weichstrahldiagnostik: Vergleich des Mo-Spektrums bei 30 µm Mo-Vorfilterung mit einem W-Spektrum bei 0,5 mm Al-Vorfilterung (Anodenwinkel 17 Grad, 30 kV Gleichspannung)

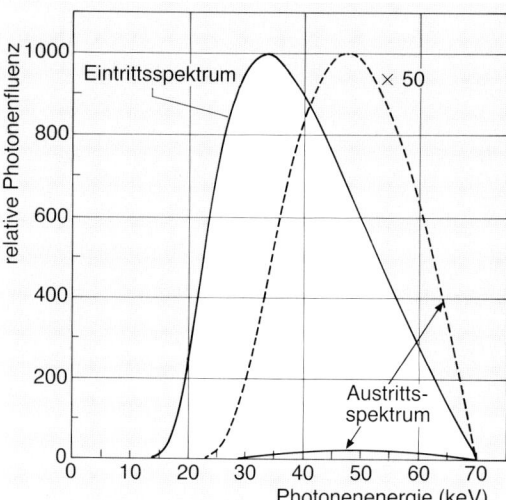

Abb. 4 Schwächung und Aufhärtung des Spektrums: Eintrittsspektrum (70 kV, Gesamtfilter 2,5 mm Al) und Austrittsspektrum hinter 15 cm H_2O in Originalgröße und 50facher Überhöhung (gestrichelte Linie)

Tabelle 1 Gesamtfilter von Diagnostikstrahlern nach IEC 407 (1973)

Nennspannung U (kV)	Gesamtfilter (mm Al)
U ≦ 70	1,5
70 < U ≦ 110	2,0
U > 110	2,5

Hochspannungswertes, für den die Anlage ausgelegt ist. Ausgehend von dieser Basis, ist eine weitergehende Optimierung bei speziellen Anwendungstechniken durch die Addition weiterer Zusatzfilter möglich. Abb. 5 zeigt eine Palette praktizierter Lösungen bei 70 kV Spektren: die normgemäße Mindestgesamtfilterung von 2,5 mm Al, daneben Gesamtfilterungen von 4,0 mm Al bzw. 2,5 mm Al plus 0,1 mm Cu und die Wirkung eines additionellen Kantenfilters 0,1 mm Gadolinium Gd (Z = 64), einem zu den Seltenen Erden zählenden Element mit der K-Kante bei 50,24 keV. Alle zusätzlichen Filter nehmen einen Teil der sonst im Objekt ablaufenden Strahlenaufhärtung vorweg und verringern somit die Strahlenbelastung. Dieses geht zu Lasten der Photonenfluenz auch bei abbildungswirksamen Photonenenergien und führt so zu höheren Leistungsanforderungen an die Röntgenanlage. Da die Zusatzfilter in ihrer Wirkung nicht ideal selektiv arbeiten, sondern auch spektrale Verschiebungen in Energiebereichen verursachen, die für die Wechselwirkung mit Objektstrukturen oder mit dem Detektor wichtig sind, ist mit einer Veränderung des Bildcharakters zu rechnen.

dung unwirksam: sie werden im Objekt absorbiert oder durch Streuung aus dem Primärstrahl entfernt und führen zur erhöhten Strahlenbelastung des Patienten.

Dieser unerwünschte Effekt wird durch geeignete *Vorfilterung* gemindert. Ein solches durch Abwägung von Aspekten des Strahlenschutzes und der Bildqualität geprägtes Gesamtfilterkonzept ist durch Normen festgelegt (Tab. **1**). Sie definieren Mindestwerte der Gesamtfilterung in Abhängigkeit der Nennspannung, d. h. des maximalen

Strahlungsbild und Objektkontrast

Das in einen Körper eindringende Photonenfeld wird als isotrop vorausgesetzt, d. h. innerhalb des Nutzstrahlenbündels unstrukturiert und nach allen Richtungen gleich wirksam. Vernachlässigen wir im Moment den Einfluß der Streustrahlung, so ergibt sich die Information im Strahlungsbild an einem Bildpunkt hinter dem Objekt als Überlagerung aller Schwächungsprozesse auf der Projektionslinie vom Brennfleck.

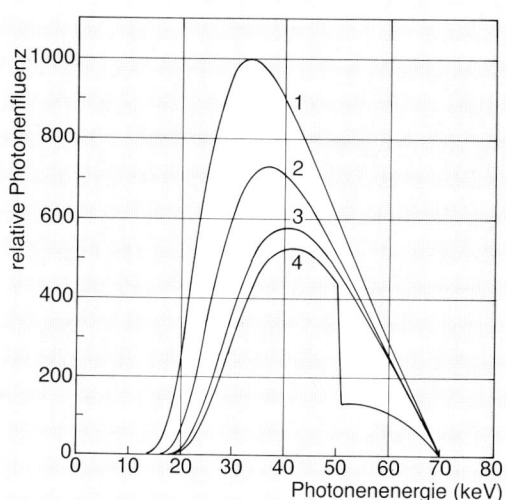

Abb. 5 Aufhärtung von Strahlenspektren durch Zusatzfilter: Gesamtfilterung 2,5 mm Al (1), 4,0 mm Al (2), 2,5 mm Al + 0,1 mm Cu (3) und 2,5 mm Al + 0,1 mm Gd (4) (W-Anode, 17 Grad Anodenwinkel, 70 kV Gleichspannung)

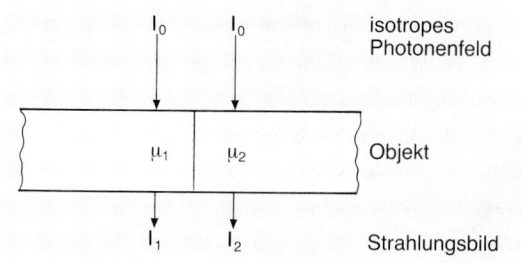

Abb. 6 Modell zur Definition des Objektkontrasts

Die Intensität hinter dem durch den Schwächungskoeffizienten μ_1 beschriebenen Objektbereich (Abb. 6) sei I_1, entsprechend I_2 im anderen Bereich. Ein Detail hebt sich gegenüber seiner Umgebung nur ab, wenn sich die Intensität hinter dem Detail ausreichend von der umgebenden unterscheidet. Diese Unterschiede im Strahlungsbild werden durch den *Objektkontrast*, auch *Modulationsgrad* genannt, beschrieben. Im hier idealisierten Fall – bei fehlender Streustrahlung – wird er durch

$$M = \left| \frac{I_1 - I_2}{I_1 + I_2} \right| \qquad (13)$$

definiert; er kann Werte zwischen 0 und 1 annehmen. Bei feinen Strukturen spricht man vom *Detailkontrast*, ohne daß die Begriffe eindeutig gegeneinander abgegrenzt werden könnten.

Für eine bestimmte Schwächungsdifferenz im Objekt wird der Grad der Modulation im Strahlenfeld von der Geometrie des Abbildungssystems und von der Struktur des Objekts bestimmt; diese Abhängigkeit wird durch die Modulationsübertragungsfunktion beschrieben (s. S. 20).

Als *Objektumfang* wird der Signalumfang zwischen dem größten und dem kleinsten Signal innerhalb eines Objekts bezeichnet. Diese Größen beschreiben das Strahlungsbild hinter dem Objekt und lassen sich im Prinzip mittels einer Dosimetersonde messen. Der Objektumfang ist begrifflich deutlich vom *Bildumfang* zu unterscheiden, da dieser zudem von den Übertragungseigenschaften des darstellenden Systems (z. B. Bildverstärker, Fernsehkette und Monitor, Röntgenfilm und Leuchtkasten) abhängt. Abb. 7 veranschaulicht für die Bildregistrierung auf einem Film-Folien-System die Umsetzung des Objektumfangs über die Gradationskurve (s. S. 102) auf den Bildumfang.

Bilderzeugung im Detektor

Die Umwandlung des den menschlichen Sinnen unzugänglichen Strahlungsbilds in eine diagnostizierbare Form verläuft über die gleichen elementaren Wechselwirkungsprozesse zwischen Röntgenphotonen und Materie (s. S. 5), die auch schon die Erzeugung des Strahlungsbildes ermöglichten. Hauptträger der Informationsübertragung ist wiederum die durch den Photoeffekt hervorgerufene Ionisation des Empfängermaterials.

Wichtig für die Empfindlichkeit des Detektors ist, daß ein möglichst hoher Anteil der auf den Detektor einfallenden Photonen des Strahlungsbilds absorbiert wird, sei es durch direkte Absorption im Röntgenfilm oder indirekt über die Absorption in Verstärkungsfolien mit Lichtbelichtung über spontane Lumineszenz (s. S. 107).

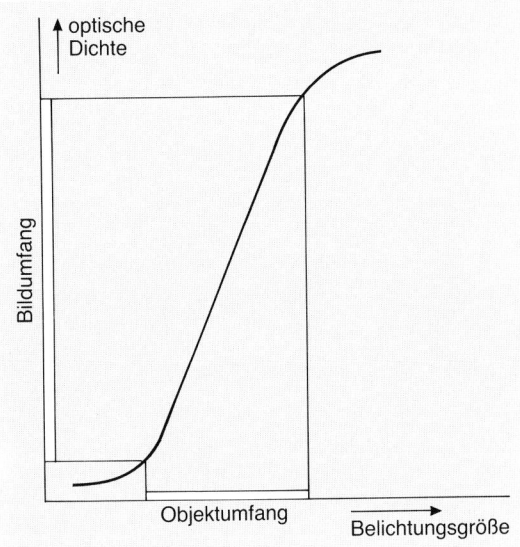

Abb. 7   Objektumfang und Bildumfang bei der Gradationskurve einer Film-Verstärkungsfolien-Kombination

Nach Gl. 5 wird dieses Ziel durch einen hohen Wert des Exponenten μd erreicht.

Der Faktor d, die Schichtdicke des Detektors, wird meistens durch das geforderte Auflösungsvermögen des Detektorsystems begrenzt. In Verstärkungsfolien z. B. führt die diffuse Streuung der durch Lumineszenz erzeugten Lichtphotonen zur inneren Unschärfe der Folie. Bei anderen Detektoren wie Selenplatten für elektroradiographische Systeme gibt es technologische Grenzen für die Schichtdicke.

Der zweite Weg für die Optimierung der Absorption führt über den Schwächungskoeffizienten μ. Den entscheidenden Beitrag liefert der Photoschwächungskoeffizient τ, der nach Gl. 8 stark mit der Ordnungszahl Z ansteigt. Vorzugsweise werden deshalb in Detektoren Materialien mit hohem Z eingesetzt: Wolfram in Form des Kalziumwolframats $CaWO_4$ in Verstärkungsfolien, Silber als Silberbromid $AgBr$ in folienlosen Filmen, Cäsium und Jod als Cäsiumjodid im Eingangsschirm von Röntgenbildverstärkern. Gleichbedeutend mit der Materialwahl ist die Dichte der hochatomigen Komponente: Verstärkungsfolien werden charakterisiert durch die Belegungsdichte des Phosphors in mg/cm^2, folienlose Filme durch ihren Silbergehalt in g/m^2.

Eine weitere, jedoch am Anwendungsfall orientierte Optimierung bietet sich durch Ausnutzung der Absorptionskanten, bei denen sich die Absorption sprunghaft um Faktoren 2 bis 6 ändert. Damit steigt normalerweise auch das Ausgangssignal des Detektors an. Die Optimierung geschieht, indem man für einen Anwendungsfall den Detektortyp so wählt, daß dessen Absorp-

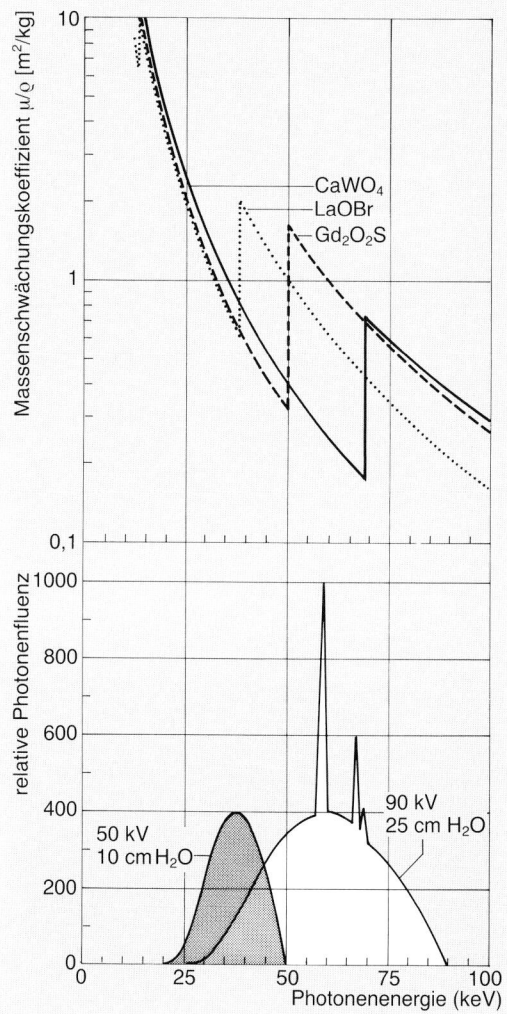

Abb. **8** Massenschwächungskoeffizient einiger gebräuchlicher Phosphore in Verstärkungsfolien: Energieabhängigkeit im Vergleich zu simulierten Austrittsspektren (17 Grad W-Anode, 2,5 mm Al Gesamtfilter; 50 kV, 10 cm H_2O; 90 kV, 25 cm H_2O)

tionskante in günstiger Lage zum typischen Austrittsspektrum liegt. Allgemein gilt, daß das Maximum der Photonenfluenz gerade oberhalb der Energie der Absorptionskante liegen sollte.

Vielfach muß jedoch pragmatisch gehandelt werden: so fand bei der Mammographie mit Mo-Anoden lange Zeit ausschließlich der folienlose Silberfilm Verwendung, obwohl die K-Kante des Silbers bei 25,5 keV gerade oberhalb der Molybdänlinien (17,5 keV, 19,6 keV) liegt.

Abb. **8** vermittelt eine Gegenüberstellung von typischen Austrittsspektren in der Röntgendiagnostik und den Massenschwächungskoeffizienten einiger in Verstärkungsfolien eingesetzten Phosphore. Die Spektren, basierend auf W-Spektren einer 17- Grad-Anode mit 2,5 mm Al-Gesamtfilter, berücksichtigen eine mit der Dicke des durch-

strahlten Objektes zum Ausgleich der Schwächung ansteigende Röhrenspannung; die Photonenzahlen der Spektren stehen zueinander im natürlichen Größenverhältnis. Deutlich wird die günstigere Abstimmung der Absorptionskanten der Seltene-Erden-Phosphore auf die Photonenverteilungen der typischen Austrittsspektren, die Absorptionskante des Kalziumwolframats (70 keV) liegt ungünstig oberhalb der Spektrenschwerpunkte. Darauf gründet sich ein Anteil des Empfindlichkeitsnachteils von $CaWO_4$ gegenüber den Seltene-Erden- Phosphoren.

Charakterisierung der Strahlenqualität

Die Darstellung von Röntgenspektren veranschaulicht in einfacher Form Aufhärtungseffekte oder auch die Abstimmung auf die Energieabhängigkeit von Detektoren. Die meßtechnische Erfassung von Spektren ist in jedem Fall sehr aufwendig. Sie erfolgt mit Szintillations- oder Halbleiterspektrometern mit Impulshöhenauswertung in Vielkanalanalysatoren und nachfolgender rechnerischer Korrektur, um Detektoreigenschaften zu eliminieren.

Diese Meßmittel sind jedoch zur praktischen Bewertung von Strahlungsbildern ungeeignet, da sich diese als Bilder eines realen Objektes von Punkt zu Punkt in der Intensität, aber auch in der spektralen Photonenverteilung unterscheiden können.

Eine ausreichende Charakterisierung kann statt dessen auch durch integrale Größen wie z.B. durch die Schwächungskurve erfolgen, bei deren Bestimmung stets die Wechselwirkung mit dem gesamten Spektrum beiträgt. Betrachten wir die Schwächung von Röntgenstrahlung in einem homogenen Körper. Monoenergetische Strahlung wird nach (5) exponentiell geschwächt. Bei Röntgenspektren, in denen die charakteristischen Linien gegenüber dem Bremsspektrum deutlich dominieren, läßt sich die Schwächung des Spektrums angenähert durch (5) beschreiben. Bremsspektren hingegen, innerhalb deren der Massenschwächungskoeffizient des durchstrahlten Körpers keine Absorptionskante aufweist, unterliegen beim Durchdringen der Materialschichten einem Aufhärtungseffekt: mit steigender Schichtdicke verschiebt sich die spektrale Verteilung hin zur höherenergetischen Seite, da die energieärmeren Photonen stärker geschwächt werden als die höherenergetischen Photonen.

Bestimmt man die relative Abnahme der Dosisleistung z.B. in einem Meßaufbau nach DIN 6809 Teil 1 und trägt die Meßwerte über der Schichtdicke auf, so entsteht eine *Schwächungskurve*, die im halblogarithmischen Maßstab in Abweichung zu (5) keine Gerade, sondern eine Kurve abnehmender Steilheit ist (Abb. **9**): hinter einer be-

stimmten Schichtdicke ist das Spektrum aufgehärtet und wird deshalb von nachfolgenden
Schichten weniger geschwächt. Die Schichtdicke
des schwächenden Materials, bei der die Bezugs-
dosisleistung auf ihren halben Wert geschwächt
wird, wird als *1. Halbwertschichtdicke* (HWD) s_1
bezeichnet. Die nachfolgende Schichtdicke, nach
der die Dosisleistung erneut halbiert wurde, wird
als *2. HWD* s_2 bezeichnet. Der Quotient $H = s_1 / s_2$
beider Größen ist ein Maß für den Aufhärtungseffekt im Schwächungskörper. Er wird *Homogenitätsgrad* H genannt. Er ist stets < 1,0 und nähert
sich in stark aufgehärteten Spektren dem Wert
1,0. Zur Messung von Schwächungskurven bei
Diagnostikspektren bis 150 kV dient Aluminium
als Schwächungskörper, bei Spektren oberhalb
150 kV wird Kupfer verwendet.

Aus der Messung von Schwächungskurven lassen
sich indirekt auch Größen herleiten, die zur Charakterisierung des schwächenden Materials dienen. So wird als *Schwächungsgleichwert* eines
Testkörpers die Schichtdicke des Standardmate-
rials Al, Cu oder Pb bezeichnet, die die Dosisleistung im gleichen Ausmaß schwächt wie der Prüf-
ling. Derartige Schwächungsgleichwerte werden
für Materialien im Strahlengang z. B. hinter dem
Patienten angegeben (für Tischplatten, Meßkam-
mern für Belichtungsautomatik usw.) oder auch
als Blei-Schwächungsgleichwert für Strahlen-
schutzmittel.

Besonders für Materialien, die sich im Strahlengang vor dem Patienten befinden, ist neben dem
Schwächungsgleichwert auch der *Härtungsgleichwert* bedeutend. Dieser gibt die Dicke des Stan-
dardmaterials Al oder Cu an, die für die betrachtete Strahlenqualität die gleiche Aufhärtung der
Strahlung und damit die gleiche Austrittsstrahlenqualität erzeugt wie das zu beschreibende Material. So wird die Eigenfilterung eines Röntgen-
diagnostikstrahlers, die sich z. B. durch Schichten
aus Glas, Öl und einem Kunststoffenster aufbaut,
mit ihrem Härtungsgleichwert in mm Al angegeben. Alle die Filterung charakterisierenden Werte
beziehen sich auf Härtungsgleichwerte. Bei Kantenfiltern sind diese Gleichwerte stets auf der niederenergetischen Seite der K-Kante zu bestimmen.

Bei reinem Aluminium sind der Härtungs- und der
Schwächungsgleichwert bezogen auf Aluminium definitionsgemäß identisch. Bei Kunststoffen beträgt der
Schwächungsgleichwert teilweise ein Vielfaches des
Härtungsgleichwerts, wie Abb. **10** exemplarisch für Plexiglas zeigt. Die Schwächungsgleichwerte ändern sich
also deutlich mit der Strahlenqualität, deshalb ist zu jedem Wert die Prüfstrahlenqualität anzugeben. Demgegenüber ist der Härtungsgleichwert von Materialien, die
sich auf der Eintrittsseite vor dem Patienten befinden,
nahezu unabhängig von der Strahlenqualität.

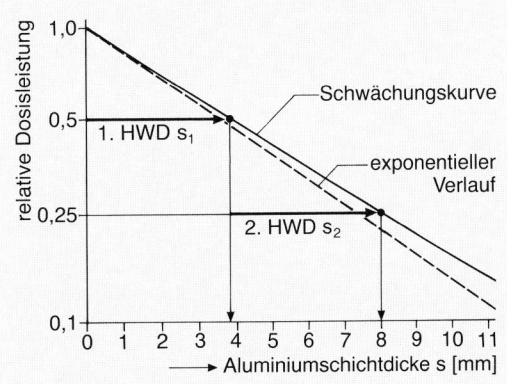

Abb. **9** Schwächungskurve eines Röntgenspektrums
und Ermittlung der 1. und 2. Halbwertschichtdicke:
$s_1 = 3,8$ mm Al, $s_2 = 4,2$ mm Al, Homogenitätsgrad
$H = 0,90$

Praktische Bedeutung gewinnt diese Betrachtung,
wenn für Konstanz- oder Zustandsprüfungen im
Rahmen der Qualitätssicherung von Röntgen-
Diagnostikeinrichtungen der „Patient" durch
Prüfkörper simuliert werden muß. Wichtig ist,
daß sowohl die Schwächungs- als auch die Härtungsgleichwerte typischen Betriebsbedingungen
entsprechen.

In nationalen und internationalen Normen und
Vorschriften wird es mehr und mehr üblich,
Strahlenqualitäten nicht mehr über die Gesamtfilterung, sondern über die meßtechnisch besser
zugängliche HWD zu definieren. Meist be-

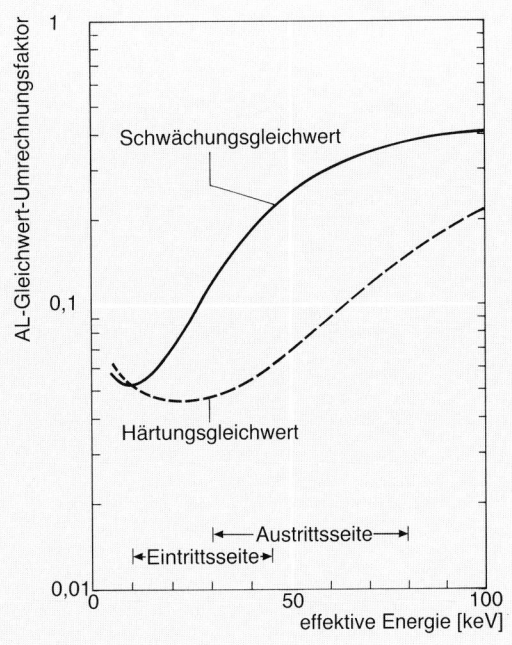

Abb. **10**
Schwächungs- und Härtungsgleichwert von Plexiglas

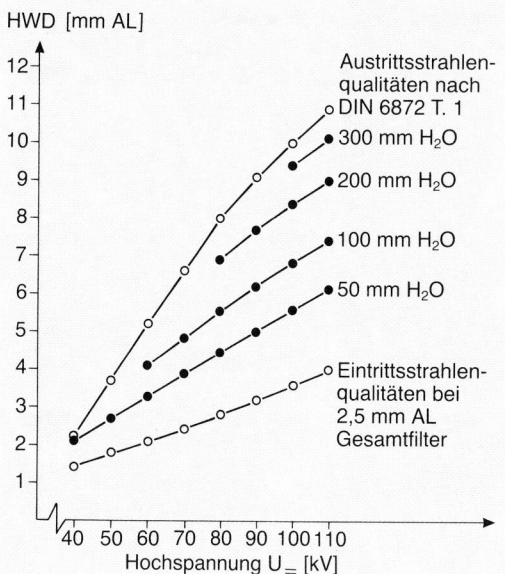

Abb. **11** Typische Strahlenqualitäten in der Röntgendiagnostik: Eintrittsstrahlenqualitäten bei 2,5 mm Al-Gesamtfilterung und Austrittsstrahlenqualitäten hinter Wasserschichten verschiedener Dicke in Anlehnung an DIN 6872 Teil 1

schränkt man sich dabei auf die Angabe des Gleichspannungswertes der Hochspannung und der 1. HWD; bei Strahlenschutzvorschriften betrifft dieses stets die Mindesthärte der Strahlung. Abb. **11** zeigt typische Strahlenqualitäten von Patienteneintritts- und Austrittsspektren in der Röntgendiagnostik.

Die Eintrittsspektren basieren auf W-Spektren einer 17-Grad-Anode bei einer Gesamtfilterung von 2,5 mm Al-Härtungsgleichwert. Praktisch feststellbare Abweichungen in der Strahlenqualität werden durch z.B. zusätzliche Filterschichten, abweichende Anodenwinkel, Aufrauhung und Alterung der Anodenoberfläche oder durch Welligkeit der Hochspannung bewirkt; zudem sei

auf Unsicherheiten in der Meßtechnik zur Bestimmung der Halbwertschichtdicken verwiesen.

Die Patientenaustrittsstrahlenqualitäten sind der Norm DIN 6872 Teil 1 entnommen; diese repräsentieren einen oberen Bereich praktisch vorkommender Strahlenqualitäten. Dieser Ansatz, eine Aufnahme durch eine einzige Austrittsstrahlenqualität zu charakterisieren, ist immer schwierig, da hinter dem abgebildeten Objekt die Strahlenqualitäten stets einen weiten Bereich überstreichen: von Strahlenqualitäten nahe der Eintrittsstrahlenqualität am Objektrand bis hin zu stark aufgehärteter Strahlung hinter stark absorbierenden Bereichen wie Knochen oder kontrastmittelgefüllten Organen.

Für viele Abschätzungen ist es nützlich, statt mit der gesamten Photonenverteilung mit der Charakterisierung durch einen Zahlenwert, der *effektiven Energie*, zu arbeiten. Ein solcher Wert E_{eff} läßt sich aus der Schwächungskurve ableiten, indem bei einem Schichtdickenwert ein mittlerer Schwächungskoeffizient $\bar{\mu}$ aus der Steigung der Schwächungskurve ermittelt wird: durch Vergleich dieses Wertes mit Tabellenwerten des Massenschwächungskoffizienten für das gleiche Schwächungsmaterial erhält man den Energiewert E_{eff}. Für diese Energie gleicht μ/ϱ dem aus der Schwächungskurve ermittelten mittleren Schwächungskoeffizienten $\bar{\mu}$ – geteilt durch die Dichte ϱ des Materials.

Bedingt durch die Art der Ableitung von E_{eff} ist offensichtlich, daß der Wert das Spektrum nur bei der betrachteten Filterung charakterisiert. Bei zunehmender Filterung steigt der Wert E_{eff} als Folge der Aufhärtung.

Die geometrische Abbildung

Zentralprojektion

Die geradlinige Ausbreitung der Röntgenstrahlen von der Quelle ihrer Entstehung her bis zum Bilddetektor erzeugt eine *Zentralprojektion* der Objektstrukturen. Durch die Divergenz des Strahlengangs (Abb. **12**) werden Objektbereiche stets mit einer *Vergrößerung* m = p/q abgebildet, wobei m stets größer als 1 ist. Objekte in einer zur Bilddetektorebene parallelen Objektebene werden stets im gleichen Maßstab abgebildet.

Für röhrennähere oder -fernere Objektstrukturen können sich hingegen die Vergrößerungsmaßstäbe und dadurch bedingt die Güte der Abbildung deutlich unterscheiden. Dieser Vergrößerungsunterschied heißt *radiographische Verzeichnung*. Die für die Wahl des Vergrößerungsmaßstabs anzulegenden Optimierungskriterien für die Bildqualität werden später unter dem Aspekt der Unschärfe diskutiert. Offensichtlich sind aber die Auswir-

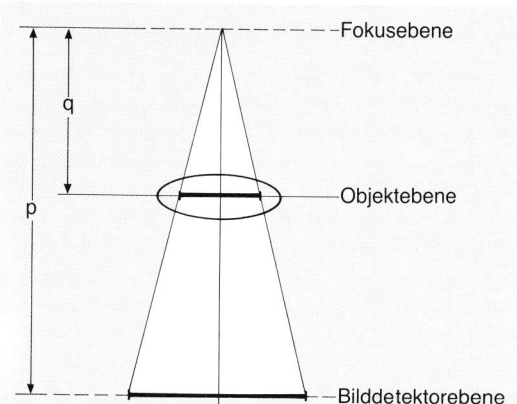

Abb. **12** Zentralprojektion: Vergrößerung durch den divergenten Strahlengang mit dem Vergrößerungsfaktor m = p/q

kungen auf die Größe und Formtreue abgebilde-
ter Objektstrukturen. So erscheinen röhrennahe
Objekte stärker vergrößert als filmnahe Objekte.
Räumliche Strukturen außerhalb des Senkrecht-
strahls werden verzeichnet wiedergegeben. Diese
Effekte aufgrund differentieller Vergrößerung
werden durch Vergrößerungsfaktoren nahe 1
weitgehend vermieden; für die praktische Arbeit
ist zudem zu bedenken, daß die auszuwertende
Bildfläche mit dem Vergrößerungsmaßstab ansteigt.

Die Divergenz des Strahlenfeldes ist zudem die Ursache
für die Abnahme der Photonenfluenz oder auch der
Kerma (oder Dosis) nach dem Abstandsquadrat-Gesetz
(Abb. 13). Diese das Strahlenfeld oder deren Wirkung
beschreibenden Größen sind auf die Maßeinheit der
Empfängerfläche bezogen; betrachtet man hingegen bei
der Zentralprojektion für Primärstrahlung das Produkt
aus Dosis (die mit dem Abstand quadratisch abnimmt)
und der bestrahlten Fläche (die mit dem Abstand quadratisch zunimmt), so ist dieses Produkt abstandsunab-
hängig. Dieser Zusammenhang wird zur Bestimmung
des Flächendosisproduktes als Ausgangsgröße zur Beurteilung der Strahlenexposition angewandt.

Verschiebt man den Röhrenbrennfleck in einer
parallelen   Ebene   zur   Bilddetektorebene
(Abb. 14), so wandern fokusnahe Objektdetails
stärker als filmnahe Details: Dieser als räumliche
Parallaxe bezeichnete Effekt gibt also einen Hinweis über die räumliche Lage von Details. Auf
diesem Zusammenhang beruht auch die Stereoaufnahmetechnik (s. S. 50) und die räumliche Lagebestimmung durch Photogrammetrie.
Die Verschiebung des Brennflecks bietet weiterhin die Möglichkeit, einen Nachteil der Zentralprojektion, die Überlagerung gemeinsam auf einer Projektionslinie liegender Strukturen, zu vermeiden: Durch Veränderung der Projektionsrichtung z. B. auch durch Schrägeinstrahlung in einer
C-Arm-Geometrie gelingt eine *Freiprojektion*
auch von niedrig kontrastierenden Details, die
sonst von Grobstrukturen überdeckt wurden. Das
Auffinden geeigneter Projektionsrichtungen erfolgt vorzugsweise unter Durchleuchtungskontrolle.

Röntgenbildunschärfe

Zeitlich parallel zur Einführung und Verfeinerung der Röntgenuntersuchungstechnik hat es
stets Ansätze gegeben, Theorien und Testmetho-
den zur quantitativen Bewertung der Abbildungsgüte zu entwickeln. Wichtig sind die Grundlagen
zur Beschreibung des geometrischen Abbildungsvorgangs z. B. in der Röntgenvergrößerungstech-
nik. So wurden z. B. unterschiedliche Definitionen der Unschärfe in der Literatur beschrieben,
die nicht in jedem Falle mit der modernen Kon-
trastübertragungstheorie in Übereinstimmung
stehen.

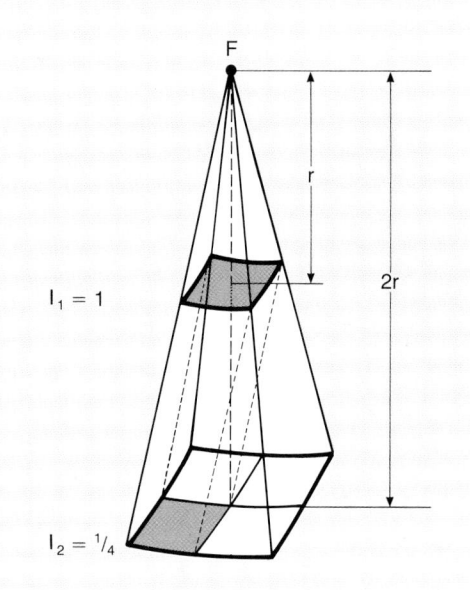

Abb. **13** Abstandsquadrat-Gesetz: Abnahme der Dosis mit $1/r^2$

Erfolgreich ist das Konzept von RÖHLER (1958),
das die Röntgenbildunschärfe einerseits aus verschiedenen unabhängigen Unschärfebeiträgen
aufzubauen gestattet und andererseits die Unschärfe als Standardabweichung einer Verwa-
schungsfunktion definiert.
Da der Brennfleck der Röntgenquelle aus physikalischen Gründen nicht punktförmig ist, sondern eine endliche Flächenausdehnung besitzt, ist
die *geometrische Unschärfe* zu berücksichtigen.
Dieses gilt speziell für die Abbildung kleiner Objektdetails und für die Vergrößerungstechnik:

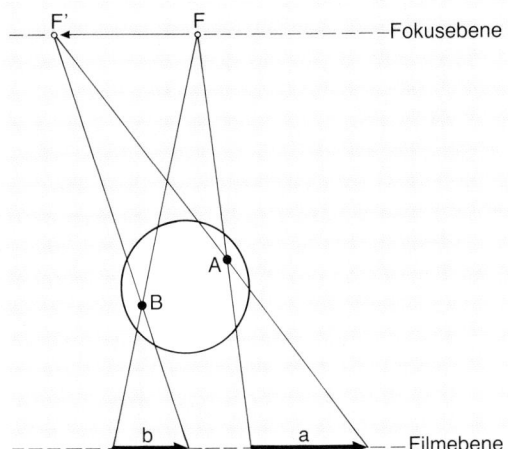

Abb. **14** Bildparallaxe durch Fokusverschiebung: Das
röhrennähere Objektdetail A wandert um die größere
Strecke a als die Strecke b des filmnäheren Details B

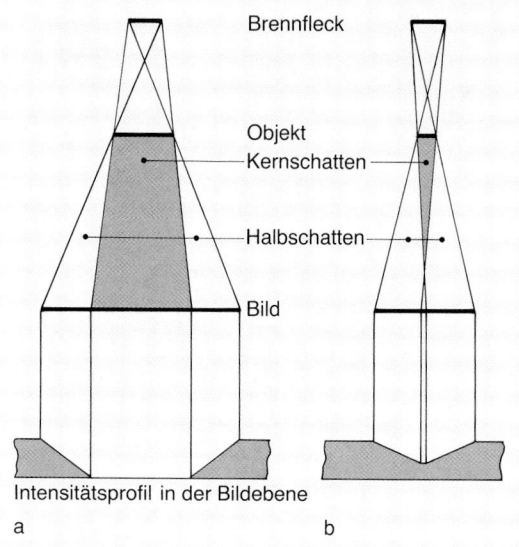

Brennfleck

Objekt
Kernschatten

Halbschatten

Bild

Intensitätsprofil in der Bildebene

a   b

Abb. **15a** u. **b**   Abbildung von kleinen Objekten durch einen Brennfleck der Ausdehnung F für Objekte größer als F (**a**) bzw. kleiner als F (**b**)

durch die Brennfleckausdehnung F entsteht ein Objektbild aus Kernschatten und Halbschattenbereichen (Abb. **15a**). Um eine solche Abbildung noch als formtreu (oder ähnlich) zu bezeichnen, muß der Halbschattensaum deutlich schmaler sein als das Kernschattenbild. Ist die Ausdehnung des Objektes hingegen kleiner als die des Brennflecks (Abb. **15b**), ist eine solche Abbildung nicht mehr möglich: Die Strukturen des Objektes werden nicht mehr dargestellt, lediglich eine Modulation durch die Schwächung könnte bemerkt werden. Die Ausdehnung des Halbschattengebiets entspricht der geometrischen Unschärfe U_g und berechnet sich nach dem Strahlensatz zu

$$U_g = F(m - 1) \tag{14}$$

aus der Brennfleckgröße F in mm und dem Vergrößerungsfaktor.

Ein weiterer Beitrag, die *Bewegungsunschärfe*, folgt aus der Translationskomponente der Bewegung des Objektes während der Aufnahmezeit. Quantitative Angaben zu Organbewegungen (BERGER 1961, 1963) deuten auf erhebliche Unschärfebeiträge, wenn die Aufnahmezeiten nicht genügend kurz gehalten werden können. Unter der Annahme konstanter Bewegung v während der Expositionsdauer t beträgt der Beitrag U_b der Bewegungsunschärfe

$$U_b = m v t \tag{15}$$

Neben einer kurzen Expositionszeit ist also die Ruhigstellung eine weitere Maßnahme zur Verminderung dieses Unschärfebeitrags: durch Kompression und Fixierung oder durch Kooperation zwischen Patient und Untersucher (Stillhalten, Atemanhalten, Triggerung der Aufnahme in ruhiger Bewegungsphase, z.B. EKG-Triggerung). Die nächste Ursache für Unschärfe liegt in der *inneren Unschärfe* der bildwandelnden Schicht, sei es im Film, in einer Film-Folien-Kombination oder im Eingangsleuchtschirm eines Röntgenbildverstärkers. Die dort wirkenden Einzelprozesse, wie z.B. Lichtstreuung zwischen Vorder- und Rückfolie, Fluoreszenzstrahlung beim Überschreiten der Photonenenergie der K-Absorptionskante oder Lichtstreuung im Ausgangsschirm des Röntgenbildverstärkers, sind nicht in einfacher Form zu formulieren.

Dieses gilt auch für das Zusammenwirken der drei aufgeführten Unschärfebeiträge; hingegen bietet die Modulationsübertragungsfunktion einen wirkungsvollen Ansatz, um die gesamte Abbildungseigenschaften zu beschreiben.

Modulationsübertragungsfunktion

Die Abbildungseigenschaften von bildübertragenden Systemen bzw. von Teilsystemen lassen sich unabhängig von einem abzubildenden Objekt durch Angabe der optischen Übertragungsfunktion darstellen. Dafür muß das Abbildungssystem einige Voraussetzungen erfüllen (siehe DIN 6814 Teil 14): es muß linear und isoplanatisch sein.

Unter linear versteht man, daß sich Einflüsse aus der Nachbarschaft eines Objektpunktes im Bild dem zugeordneten Bildpunkt durch lineare Addition überlagern. Isoplanatisch heißt, daß innerhalb des betrachteten Bildfeldes sich das Abbildungsverhalten des Systems nicht ändert.

Wird zum Beispiel ein enger Spalt – geformt aus hochabsorbierenden Kanten – abgebildet (Abb. **16**), so entsteht ein Linienbild in Form einer optischen Dichteverteilung auf dem Film einer Film-Folien-Kombination. Um das System zu linearisieren, wird die optische Dichte über die Gradationskurve des Films in relative Belichtungsgrößen umgerechnet: es entsteht die Linienbildfunktion. Wendet man die Fourier-Transformation auf diese Funktion an, so erhält man die optische Übertragungsfunktion, deren Betrag als *Modulationsübertragungsfunktion* – in Anlehnung an die englische Bezeichnung Modulation Transfer Function oft durch MTF abgekürzt – bezeichnet wird. Jede Funktion – so auch diese Linienbildfunktion – kann nämlich nach der Entdekkung von FOURIER in eine unendliche Reihe von Kosinus- und Sinusfunktionen unterschiedlicher Frequenz, Amplitude und Phase (Anfangsposition) zerlegt werden. Ein Beispiel für die Zerlegung einer Rechteckfunktion in solche harmonischer Funktionen wird in Abb. **17** angedeutet:

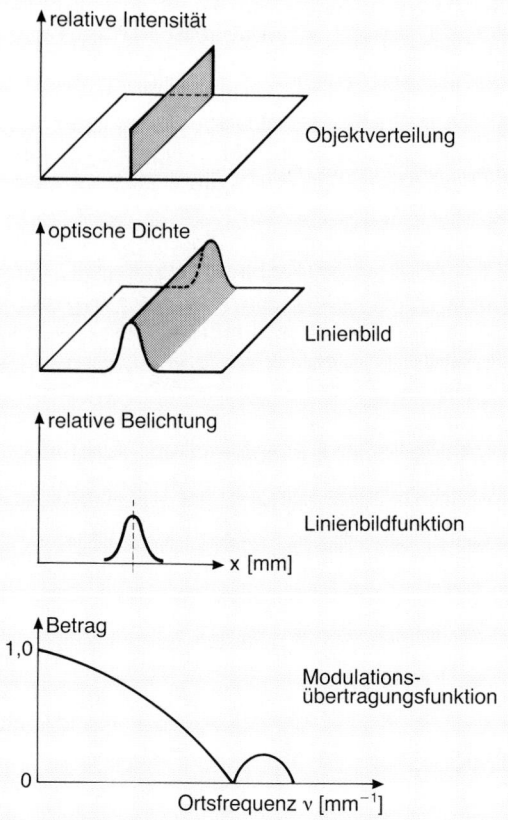

Abb. 16   Beschreibung einer Spaltabbildung im physikalischen und Fourier-Raum

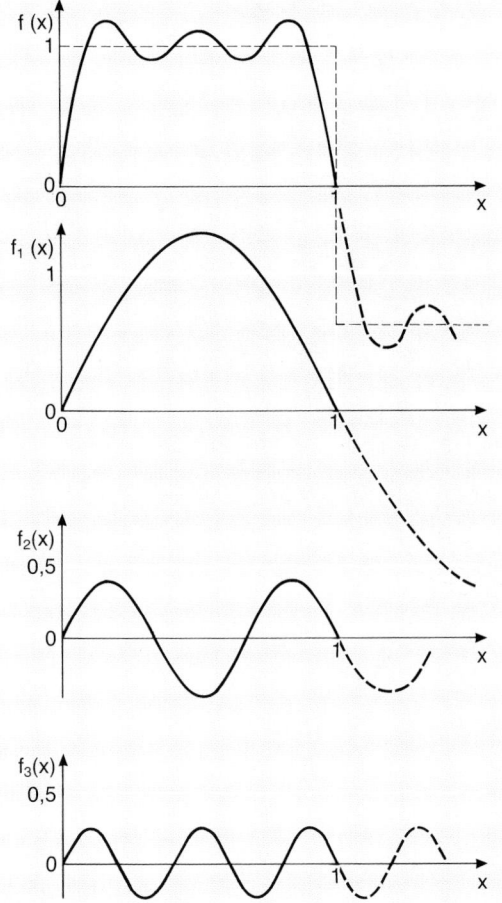

Abb. 17   Zerlegung der eine Rechteckfunktion approximierenden Funktion f (x) in ihre harmonischen Bestandteile f_1, f_2, f_3 (x)

Diese Funktionen mit zunehmender Ortsfrequenz tragen mit abnehmender Amplitude zum Aufbau der Ausgangsfunktion f(x) bei.

Zerlegt man die Linienbildfunktion durch ein kontinuierliches Spektrum von harmonischen Funktionen, so wird die Verteilung der Amplituden über der Ortsfrequenz der beteiligten Frequenzen als MTF im Sinne von DIN 6814 bezeichnet. Dabei werden die Amplituden so normiert, daß bei der Ortsfrequenz 0 der Amplitudenwert 1,0 beträgt. Sie beschreiben den Modulationsgrad, mit dem eine sinusförmige Objektverteilung der betrachteten Frequenz übertragen wird. In Anlehnung an die exemplarische Frequenzzerlegung in Abb. 17 ist deutlich, daß großflächige Objekte sich primär durch niedrige Ortsfrequenzen, feine Strukturen sich durch höhere Ortsfrequenzen beschreiben lassen. Die Abbildungsgüte für diese Strukturen wird demnach durch den Betrag der MTF bei niedrigen bzw. höheren Ortsfrequenzen bestimmt.

Der übergreifende Nutzen der Charakterisierung der Abbildungseigenschaften durch die MTF liegt darin, daß sich die Einzelbeträge, die sich durch Brennfleckunschärfe, Bewegungsunschärfe oder innere Unschärfe des bildregistrierenden Systems ergeben, durch einfache Multiplikation der Modulationsfaktoren bei einer Frequenz zur System-MTF zusammenfügen lassen. Zur Umrechnung der MTF-Beiträge des Brennflecks und des Detektors auf die betrachtete Objektebene wird auf die grundlegenden Arbeiten von ROSSMANN (1969), METZ u. DOI (1979) oder auf gezielte Anwendungsbeispiele wie z.B. die Ermittlung der Brennfleck-MTF in der IEC-Standard Publikation 336 (1982) verwiesen.

Literatur s. S. 37.

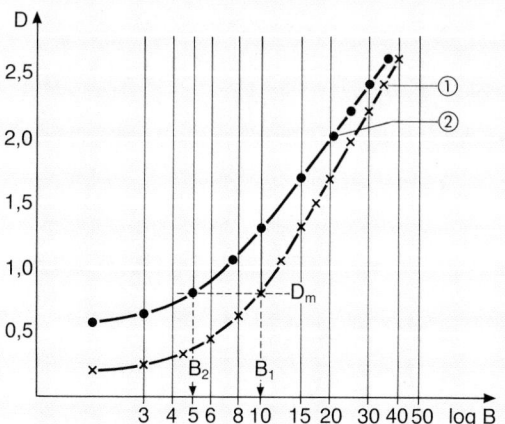

Abb. 18 Wirkung der Streustrahlung auf den Detail-kontrast (nach *Stieve* u. *Widemann*)
1 = Gradationskurve ohne Streustrahleneinfluß
2 = Gradationskurve mit Streustrahleneinfluß bei gleichzeitig reduzierter Belichtungsdosis

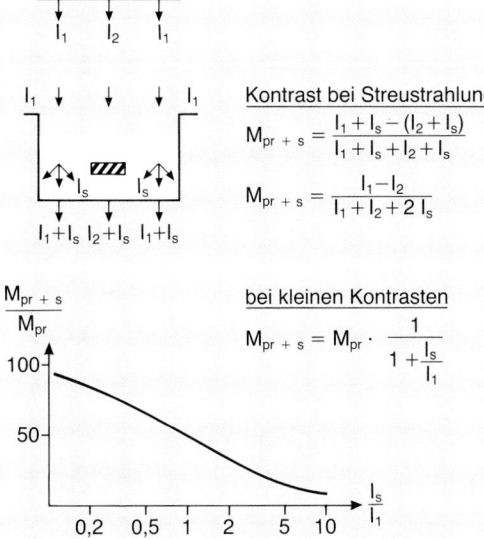

Abb. 19 Einfluß der Streustrahlung auf den Kontrast

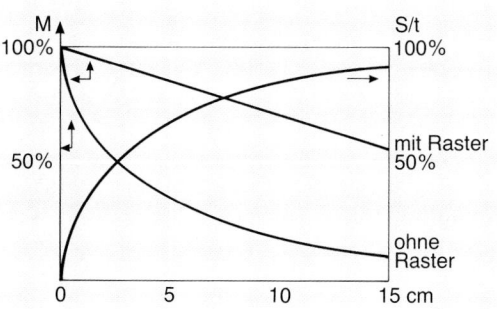

Streustrahlung

G. Jötten

Wirkung der Streustrahlung

Die Schwächung der Röntgenstrahlen wird bei Elementen mit hohem Atomgewicht bzw. großer Ordnungszahl, wie sie im Knochen vorkommen, hauptsächlich durch Absorption hervorgerufen. Das menschliche Gewebe besteht aber zu einem großen Teil aus Elementen mit niedriger Ordnungszahl (Wasserstoff, Stickstoff, Sauerstoff und Kohlenstoff), und hier überwiegt der Beitrag von Streuung zur gesamten Schwächung. Diese Streustrahlung ruft nun je nach Aufnahme- bzw. Durchleuchtungstechnik einen mehr oder weniger starken Schleier auf dem Film oder im Durchleuchtungsbild hervor. Hierdurch tritt eine Kontrastherabsetzung ein, d.h. die relativen Schwärzungs- bzw. Helligkeitsunterschiede zweier für Röntgenstrahlen unterschiedlich durchlässiger Objektdetails werden vermindert.

Die Wirkung der Streustrahlung auf den Detailkontrast ist anhand der Filmkurven in Abb. **18** dargestellt. Die Streustrahlung wirkt wie eine unstrukturierte Zusatzbelichtung. Um in beiden Fällen auf gleiche mittlere Schwärzung zu belichten, wird die Belichtungsdosis bei der Aufnahme mit Streustrahleneinfluß reduziert. Wie aus der Kurve 2 zu ersehen, wird der Bereich niedriger Schwärzungen weit mehr beeinflußt, d.h. der Detailkontrast wird in diesem Bereich deutlicher vermindert als bei höheren Schwärzungen. Der Streuzusatz wirkt zwar wie eine Zusatzbelichtung, aber kontrastmindernd.

Der primäre Strahlenkontrast M_{pr} ist durch die Gleichung (Abb. **19** oben) definiert. Wird zu den Intensitäten I_1 und I_2 eine Streustrahlung der Intensität I_s hinzugefügt, so verringert sich der Kontrast M_{pr+s} (Abb. **19** unten); dies um so mehr, je kleiner die Intensitätsdifferenzen I_1 und I_2 sind und je höher die Streustrahlenintensität I_s ist. Wird beispielsweise $I_s = I_1$, d.h. Streustrahlenintensität gleich primäre Strahlenintensität, so halbiert sich der primäre Strahlenkontrast.

Von Einfluß auf den resultierenden Kontrast ist auch die Lage des Objektes im Streukörper. In Abb. **20** sind die Meßwerte für den Kontrast auf eine unmittelbar an das Streuobjekt distal angrenzende Fläche bezogen. Schon bei einem Abstand von 5 cm zwischen Objekt und Bildempfängerebene geht der Strahlenkontrast auf ein Drittel

Abb. **20** Kontrast in Abhängigkeit von der Lage des Details im untersuchten Objekt
M = Kontrast
S = Streustrahlung
t = totale Strahlung

zurück, den er bei der Lage des Detailkontrastes direkt an der Strahlenaustrittsfläche haben würde. Bei bildempfängernaher Lage wirkt die Streustrahlung in großem Maße mit bildgebend. Bei größerem Abstand dagegen wirkt die Streustrahlung, die in den Schichten des Streukörpers entsteht, die zwischen Detailobjekt und Bildempfängerfläche liegen, nur noch verschleiernd, d.h. kontrastmindernd.

Qualität und Quantität der Streustrahlung und Streustrahlenanteil

Die Qualität und die Quantität der Streustrahlung ist sowohl für die Aufnahmetechnik als auch für die Strahlenbelastung des Patienten und des Untersuchers bei diagnostischen Untersuchungen von Bedeutung.

Die Energie der vom Patienten bzw. von einem Phantom austretenden Streustrahlung hängt qualitativ außer von der Primärstrahlung auch von der Größe der Strahlenausblendung, den Abmessungen des untersuchten Objektes sowie von der Beobachtungsrichtung ab. Die durch Compton-Prozeß entstehende Streustrahlung ist weicher als die Primärstrahlung (s. S. 7). Ihre Energie und der Streuanteil sind aber vom Streuwinkel abhängig und erfahren auf ihrem Weg bis zum Austritt eine unterschiedliche Aufhärtung. Es lassen sich nach SCHAAL für den Spannungsbereich von 60–150 kV und Phantomdicken von 10–20 cm die nachstehenden Aussagen machen (Abb. **21** und Tab. **2** und **3**).

a) Die HWD der in einem Phantom gestreuten Strahlung ist im Bereich von 100–150 kV weitgehend gleich und beträgt im Mittel etwa 4 mm Al; bei 60 kV ergeben sich geringere Werte.

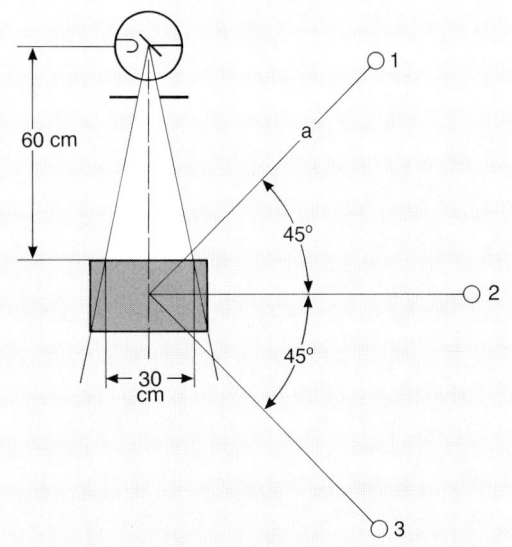

Abb. **21** Anordnung zur Messung der HWD der Phantomstreustrahlung in verschiedenen Richtungen; s. Tab. **2** und **3** (nach *Schaal*)

b) Die Streustrahlenintensitäten sind in den seitlichen Richtungen in etwa gleich, aber sehr stark von der Objektdicke abhängig (Tab. **3**).

c) Die vom Phantom zurückgestreute Strahlung ist energieärmer, aber wesentlich intensiver.

Das heißt, das Maximum der Streustrahlenverteilung liegt in rückwärtiger Richtung, also zwischen Strahlenquelle und Objekt, und zwar um so mehr, je niedriger die Röhrenspannung ist. In den seitlichen und rückwärtigen Richtungen sind also bezüglich des Strahlenschutzes für den Untersucher besondere Vorkehrungen zu treffen, u.a. Verkleidungen an Untertisch-Röntgenröh-

Tabelle **2** HWD der Phantom-Streustrahlung in verschiedenen Richtungen in mm Al

Röhren-spannung	Gesamtfilter	Primär-HWS mm Al	Streustrahlen-HWD mm Al			Luft-streuung
			Punkt 1	Punkt 2	Punkt 3	
60 kV	2 mm Al	1,6	2,2	2,6	2,8	1,4
100 kV	3 mm Al	3,3	3,5	4	4,2	2,8
150 kV	4 mm Al	6	3,8	4,5	4,6	4,2

Tabelle **3** Phantom-Streustrahlendosisleistungen in verschiedenen Richtungen, bezogen auf 0,2 R/min Austrittsdosisleistung im Nutzstrahlenkegel, Abstand Phantommitte-Zählrohr 1 m

Röhren-spannung	Gesamt-filter	10 cm Wasser			20 cm Wasser		
		Punkt 1	Punkt 2	Punkt 3	Punkt 1	Punkt 2	Punkt 3
60 kV	2 Al	72 μR/s	16 μR/s	12 μR/s	340 μR/s	60 μR/s	32 μR/s
100 kV	3 Al	48 μR/s	17 μR/s	14 μR/s	180 μR/s	52 μR/s	30 μR/s
150 kV	4 Al	40 μR/s	18 μR/s	16 μR/s	135 μR/s	48 μR/s	28 μR/s

Tabelle **4**   Streustrahlenanteile medizinischer Objekte

Objekt	kV	Format cm	Anteil der Streustrahlung an der Gesamtstrahlung in %
Schädel p.-a.	70	18 × 24	45
Lunge (normal) p.-a.	120	35,6 × 35,6	55
Lunge (dick) p.-a.	120	35,6 × 35,6	65
Darmübersicht	80	35,6 × 35,6	70
Becken (normal) p.-a.	80	35,6 × 35,6	80
Becken (dick) p.-a.	80	35,6 × 35,6	85
Becken lateral	80	35,6 × 35,6	90 – 95

rengeräten. Besonders bei Übertisch-Röntgenröhrengeräten und bei einigen Spezialgeräten für die Angiographie, bei denen die an einem U-Arm befindliche Röntgenröhre oberhalb des Patienten positioniert ist, ist Schutzkleidung zu tragen, wenn absorbierende Schutzschichten wegen der Zugänglichkeit des Patienten nicht möglich sind. Vergleichende Messungen in der Umgebung von angiographischen Arbeitsplätzen mit Obertischröhre und mit Untertischröhre zeigen, daß gemittelt über die Meßorte Kopf, Gonaden und Schienbein, die Ortsdosisleistung mit der Übertischröhre 3mal so hoch ist wie bei der Durchleuchtung mit der Untertischröhre (STARGARDT u. ANGERSTEIN 1975).

Um einen Eindruck zu geben, wie groß bei diagnostischen Untersuchungen der Streustrahlenanteil in der Empfängerfläche ist, sind in Tab. 4 je nach Aufnahmeobjekt, Aufnahmespannung und Feldgröße die prozentualen Streustrahlenanteile für diesen Ort angegeben (KRESTEL 1980).

Faktoren, die den Streustrahlenanteil bestimmen

Welche Faktoren bestimmen nun die Intensität und die Menge der auftretenden Streustrahlung? Die Streustrahlung ist um so intensiver, je größer das primäre Strahlenbündel und je dicker das durchstrahlte Objekt ist. Der dominierende Faktor ist die Feldgröße. Dagegen ist die Zunahme des Streustrahlenanteils mit der Röntgenröhrenspannung – im Gegensatz zu älteren Literaturangaben – gering und praktisch zu vernachlässigen.

Einfluß der Feldgröße

In der Abb. **22** ist der Streustrahlenanteil hinter dem Objekt in Abhängigkeit von der Strahlenhärte und der Feldgröße für 10 cm Wasserdicke dargestellt. Man erkennt, daß die Streustrahlung mit der Feldgröße zunächst stark zunimmt und asymptotisch einem Maximalwert zustrebt. Unter den Bedingungen einer Thoraxaufnahme – etwa 10 cm Wasseräquivalent und Feldgröße 35 × 35 cm – beträgt der Streustrahlenanteil in der Bildempfängerebene bei 60 kV etwa 60% und bei 125 kV etwa 70%.

In der Magendiagnostik werden Übersichtsaufnahmen mit etwa 85–100 kV belichtet, während die entsprechenden Zielaufnahmen mit einem Kompressionstubus in Hartstrahltechnik (125 kV) exponiert werden. Beide Aufnahmen weisen annähernd den gleichen Kontrast auf. Der geringere Objektkontrast bei 125 kV bleibt durch die enge Ausblendung „erhalten", während der hohe Ausgangskontrast bei 85 kV durch den relativ hohen Streustrahlenanteil reduziert wird.

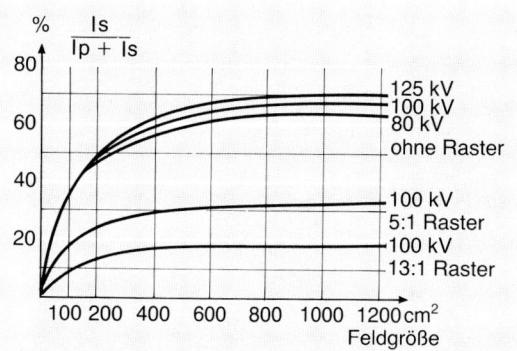

Abb. **22** Streustrahlenanteil in Abhängigkeit von der Aufnahmespannung und der Feldgröße für 10 cm Wasserdicke (nach *Gajewski*)

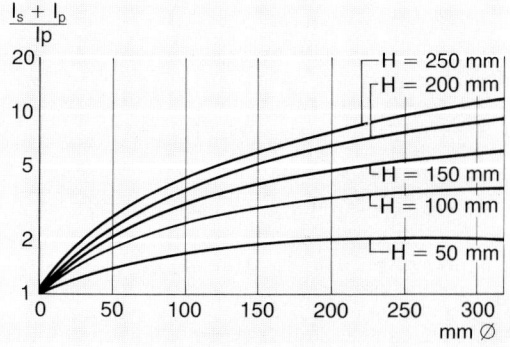

Abb. **23** Verhältnis der Gesamtstrahlung zur Primärstrahlung in Abhängigkeit von Objektdurchmesser und Objektdicke

Der Streustrahlenanteil bei unterschiedlichen Einblendungen spielt auch für die Belichtung eine wesentliche Rolle. Um die Filmschwärzung bei einer eng ausgeblendeten Aufnahme (9 × 12 cm = 18 × 24 cm 4mal unterteilt) gegenüber einer Übersichtsaufnahme (35 × 35 cm) konstant zu halten, muß unter sonst gleichen Aufnahmeparametern das mAs-Produkt um den Faktor 1,8 erhöht werden (JANKER).

Abhängigkeit von der Objektdicke

Ein weiterer wesentlicher Faktor, der den Streustrahlenanteil bestimmt, ist die Dicke der durchstrahlten Schicht. Dies ist in Abb. **23** dargestellt. Während ein 50 mm dickes Wasserphantom auch bei größtmöglichem Durchmesser nur eine Streustrahlenintensität liefert, die etwa gleich der Primärstrahlenintensität ist, wird das Verhältnis zwischen Streu- und Primärstrahlenintensität bei 250 mm Phantomdicke schon etwa 10. Im letzteren Falle stellt also die bildgebende Primärstrahlung nur noch einen sehr geringen Bruchteil der Gesamtintensität dar.

Röntgenröhrenspannung und Streustrahlenanteil

Wie bereits auf S. 24 angedeutet, ist bei der Aufnahmetechnik die Zunahme des Streustrahlenanteils mit wachsender Röntgenröhrenspannung gering und praktisch zu vernachlässigen. Die Abb. **24** zeigt das Verhältnis von Streustrahlung I_s zur Primärstrahlung I_p in Abhängigkeit von der Aufnahmespannung, und zwar für 15 cm Objektdicke und für unterschiedliche Feldgrößen. Die relative Intensität der Streuzusatzstrahlung ohne Raster ist im diagnostisch wichtigen Spannungsbereich praktisch spannungsunabhängig.

Dies beruht darauf, daß die gleiche Filmschwärzung durch die gleiche auf die Film-Folien-Kombination auftreffende Belichtungsdosis hervorgerufen wird. Bei Anwendung höherer Aufnahmespannungen ist dafür eine wesentlich geringere Eintrittsdosis erforderlich. Infolge der geringeren Eintrittsdosis entsteht somit ein geringer Anteil Streustrahlung. Der geringere Bildkontrast bei Aufnahmen mit höherer Aufnahmespannung wird durch geringere Absorptionsunterschiede im durchstrahlten Objekt hervorgerufen. Aus

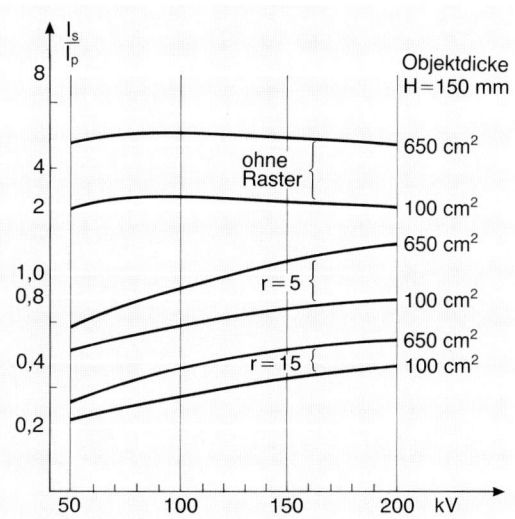

Abb. **24** Verhältnis von Streustrahlenintensität zu Primärstrahlenintensität in Abhängigkeit von der Aufnahmespannung

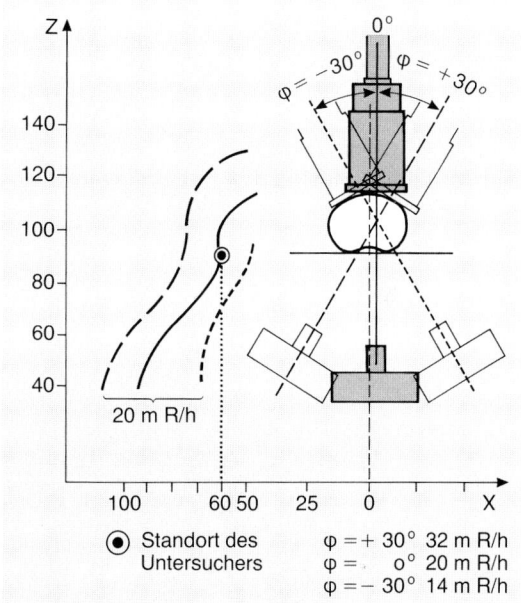

Abb. **25** Dosisverteilung in der XZ-Ebene bei Messungen an einem Phantom; s. Tab. **5**

Tabelle **5**   Korrekturfaktoren

Für unterschiedliche Projektionen		Für Durchleuchtung und Aufnahmespannung		Für verschiedene Durchmesser des Primärstrahlenbündels
$\varphi = \ \ \ 0°$	Faktor 1	90 kV	Faktor 1	6″ (8,5 × 11 cm) = 1
$\varphi = -30°$	Faktor 0,7	65 kV	Faktor 0,4	7,5″ $\phi = 2$
$\varphi = +30°$	Faktor 1,6	110 kV	Faktor 1,65	9″ $\phi = 4$

Abb. **24** ist ferner zu ersehen, daß der Anteil der Streustrahlung hinter einem Streustrahlenraster (r = 15) bei Spannungserhöhung zunimmt.

Diese Aussagen beziehen sich auf die Aufnahmebelichtung. Die Streustrahlenanteile für den Untersucher bei der Durchleuchtung müssen anders betrachtet werden, vor allem in Verbindung mit Spezialgeräten, da von anderen Ausgangsparametern ausgegangen wird (Abb. **25**). Es wird nicht auf gleiche aus dem Patienten austretende Dosis bezogen, sondern auf konstanten Röntgenröhrenstrom, z. B. 1 mA. Unter diesen Durchleuchtungsbedingungen haben Messungen am Phantom gezeigt, daß die Streustrahlendosis und damit die Streustrahlenintensität in der Umgebung des zu durchstrahlenden Objektes – vor allem für den Ort des Untersuchers – etwa quadratisch mit der Röntgenröhrenspannung zunimmt (Abb. **25** und Tab. **5**).

Methoden zur Unterdrückung des Streustrahlenanteils in der Empfängerfläche

Um den Streustrahlenanteil bei einer diagnostischen Untersuchung so klein wie möglich zu halten, sind zwei unterschiedliche Maßnahmen von hohem praktischen Nutzen: Zum einen muß man versuchen, das Entstehen von Streustrahlung möglichst gering zu halten, zum anderen ist die

entstandene Streustrahlung von der Bildempfängerfläche fernzuhalten.

Methoden zur Verminderung der Entstehung von Streustrahlen sind:

a) Einblendung mit der Röntgenröhren-Tiefenblende: Die Feldgröße ist der dominierende Faktor, der den Streustrahlenanteil bestimmt (S. 24). Aufnahme und Durchleuchtung sollten jeweils mit dem kleinstmöglichen Strahlenfeld durchgeführt werden. Es sollte exakt auf die minimal zulässige Objektgröße eingeblendet werden.

b) Kompression: Je dicker das durchstrahlte Objekt ist, um so höher wird der Streustrahlenanteil. Es ist deshalb wünschenswert, die Dicke innerhalb des durchstrahlten Feldes durch Kompression bzw. durch Verdrängung von Teilen des Objektes aus dem Strahlenbündel zu verringern, z. B. durch Anwendung von Kompressionstuben oder -bändern. Die Anwendung dieser Einrichtungen ist besonders bei dicken Objekten für die Bildqualität von Bedeutung.

Methoden zur Vermeidung, daß gestreute Strahlung auf die Bildempfängerfläche auftrifft, sind:

a) Filter und selektive Absorption zwischen Objekt und Film: Durch geeignete Filter, z. B.

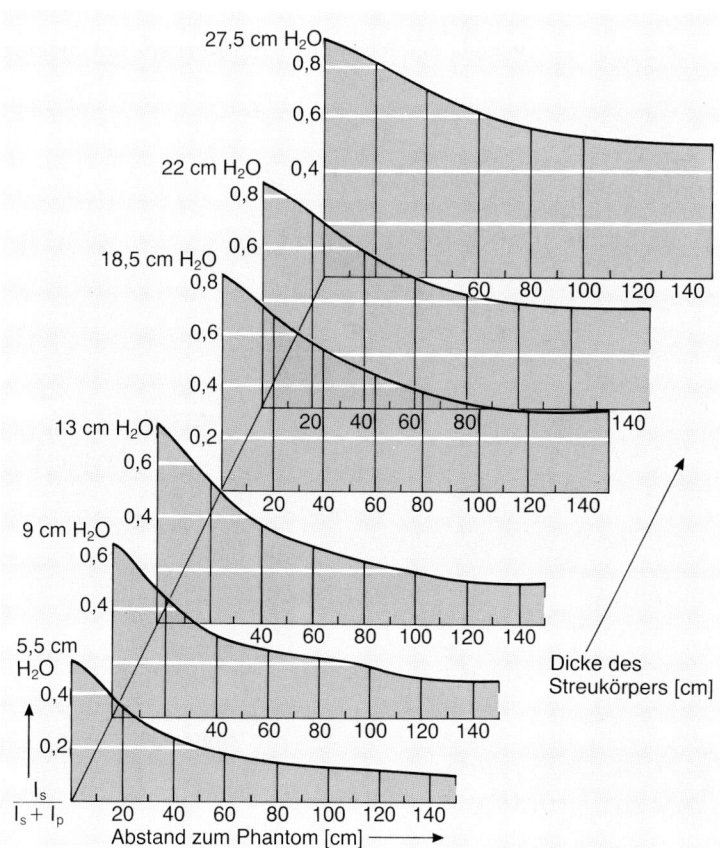

Abb. **26** Streustrahlenanteil in Abhängigkeit vom Abstand zum Phantom für unterschiedliche Streukörper (nach *Stargardt*)

Abb. **27a–c** Anordnung, Aufbau und Kenngrößen eines Streustrahlenrasters

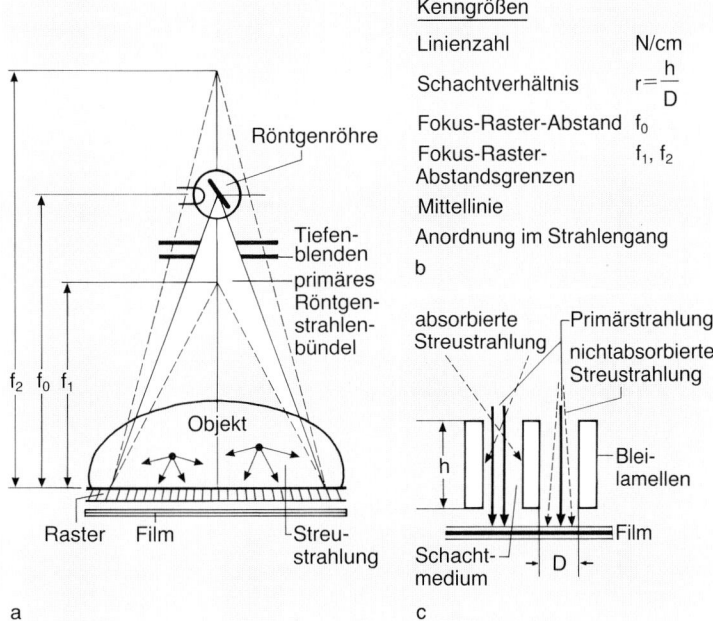

Kenngrößen

Linienzahl   N/cm

Schachtverhältnis $r = \dfrac{h}{D}$

Fokus-Raster-Abstand f_0

Fokus-Raster- f_1, f_2
Abstandsgrenzen

Mittellinie

Anordnung im Strahlengang

b

a   c

Folien aus Zinn, Kupfer, Eisen oder ähnlichen Metallen kann im Prinzip eine Verringerung der Streustrahlung erzielt werden, da diese eine größere Wellenlänge als die Primärstrahlung aufweist und ihre Weglänge im Filter wegen der veränderten Ausbreitungsrichtung im allgemeinen größer als die der Primärstrahlung ist. Infolge zu geringer Wirkung hat sich die Methode nicht durchgesetzt.

b) Vergrößerung des Objekt-Film-Abstandes, sogenannte Abstandstechnik: Die aus dem Objekt austretende Streustrahlung hat gegenüber der austretenden Primärstrahlung eine sehr divergierende Strahlenrichtung. Mit zunehmendem Abstand zwischen Objekt und Bildempfängerfläche vermindert sich der Streustrahlenanteil in der Bildebene. Die Kurven in Abb. **26** zeigen den Abfall der Streustrahlung hinter Streukörpern unterschiedlicher Dicke (Stargardt, Angerstein 1975). Es ist eine merkliche Abnahme des Streustrahlenanteils mit zunehmendem Abstand festzustellen. Diese Abnahme ist bei dünnerem Phantom stärker als bei hohen Wasserdicken. Unter lungenäquivalenten Bedingungen – etwa 10 cm Wasser – hat man in 30 cm Abstand einen Streustrahlenanteil von etwa 35–40%. Diese Maßnahme findet in der Praxis als *Groedel-Technik* für die Lungenaufnahme vereinzelt Anwendung.

Streustrahlenraster

Das wirksamste Mittel, die im Objekt entstandene Streustrahlung von der Bildempfängerfläche fernzuhalten, besteht darin, zwischen Objekt und Bildempfängerfläche einen Streustrahlenraster einzusetzen. Daher wird diese Methode ausführlicher beschrieben.

Aufgaben und Aufbau des Streustrahlenrasters

Der Streustrahlenraster hat die Aufgabe, die bei Röntgenuntersuchungen im Körper des Patienten entstandene Streustrahlung vor dem Auftreffen auf die Bildempfängerfläche zu reduzieren und dadurch den Bildkontrast zu erhöhen.

Es war der Gedanke von Bucky, die verschiedenen Richtungen von Streustrahlung und Primärstrahlung auszunutzen. Wenn der Raster also Streustrahlung beseitigt, so nicht deswegen, weil diese Streustrahlung andere Eigenschaften aufweist, sondern nur, weil sie aus anderen Richtungen als die Nutzstrahlung kommt. In Abb. **27a–c** ist der prinzipielle Aufbau des Streustrahlenrasters dargestellt. Die Streustrahlenraster bestehen aus einem System hochkantstehender Absorberlamellen. Als Absorbermaterial wird hauptsächlich Blei verwendet. Das zwischen den Bleilamellen befindliche Schachtmedium besteht aus einem niedrig absorbierenden Stoff, der für die Primärstrahlung praktisch strahlendurchlässig ist. Vereinzelt wird auch Aluminium als Zwischenstoff angewendet. Aus der Abb. **27c** ist schematisch die Wirkung der Rasterlamellen auf die Streustrahlung zu entnehmen. Die Primärstrahlung geht durch das Schachtmedium annähernd ungehindert durch, während die Streustrahlung aufgrund ihrer Divergenz, also ihrer ungerichteten Ausbreitung, in hohem Maße durch die Bleilamellen absorbiert wird.

Ausführungsformen und Typen von Streustrahlenrastern

Im Prinzip gibt es zwei Typen von Streustrahlenrastern, die Linienraster und die Kreuzraster. Letztere sind Raster, die aus zwei übereinander gelegten, gekreuzten Linienrastern hergestellt sind. Beide Typen können als fokussierte und als Parallelraster ausgeführt sein. Unter einem fokussierten Raster versteht man einen Raster, bei dem sich die Ebenen der Rasterlamellen in einer Geraden im Fokussierungsabstand f_0 von der Rasterebene schneiden. Damit erreicht man eine optimale Ausrichtung der Lamellen parallel zu den durchzulassenden Primärstrahlen. Die Raster werden als bewegte bzw. Laufraster oder als stillstehende bzw. stationäre Raster angewendet. In der Praxis werden hauptsächlich fokussierte Raster als Laufraster verwendet; dadurch vermeidet man eine scharfe Abbildung der Lamellen.

Der Bewegungsablauf erfolgt z.B. nach einer Translation oder oszillierend in Form einer gedämpften Schwingung. Beide Antriebe verleihen dem Raster eine sehr hohe Anfangsgeschwindigkeit, die für Kurzzeitaufnahmen wichtig ist. Die mit zunehmender Ablaufzeit langsamer werdende Bewegung sichert auch bei längeren Belichtungszeiten eine gute Lamellenverwischung.

Geometrische Kenngrößen

Der Streustrahlenraster wird durch den geometrischen Aufbau – geometrische Kenngrößen – und durch die aufnahmetechnische Wirksamkeit – physikalische Kenngrößen – charakterisiert. In den Empfehlungen DIN 6826 sind die Kenngrößen festgelegt und auch die Meßmethoden beschrieben.

Linienzahl, Anzahl der Lamellen pro Zentimeter:
$N = 1/(D+d)$ mit d = Dicke der Absorberlamellen und D = Dicke des Schachtmediums. Als Material für die Lamellen wird hauptsächlich Blei verwendet (hohe Ordnungszahl und geringe Materialkosten).
Es werden Raster mit einer Linienzahl von etwa 27 cm^{-1} u.a. für die Schirmbildphotographie, von 40 bzw. 44 cm^{-1} für den Routinebetrieb und von 60 cm^{-1} für besondere Aufnahmetechniken verwendet. Bei Rastern mit hoher Linienzahl ($N > 40$) kann auf die Bewegung verzichtet werden. Die Bleistärken variieren von etwa 0,025 –0,07 mm Stärke.

Schachtverhältnis r: Darunter versteht man das Verhältnis Lamellenhöhe zu Lamellenabstand. Das Schachtverhältnis bestimmt in einem hohen Maße die streustrahlenunterdrückende Wirksamkeit eines Rasters. Je höher das Schachtverhältnis, um so „wirksamer" ist die Streustrahlenunter-

drückung. In der Praxis werden je nach Aufgabenstellung und Anforderung Raster mit einem Schachtverhältnis von 5 bis etwa 12/14 verwendet.

Fokussierungsabstand f_0 und Fokus-Raster-Abstandsgrenzen f_1 und f_2 (Abb. 27a). Im Fokussierungsabstand f_0 erhält man eine gleichmäßige Streustrahlenunterdrückung bis zum Rasterrand hin. Aus verschiedenen Gründen – aufnahmetechnischer und gerätetechnischer Art – ist es nicht immer möglich, im Fokussierungsabstand zu arbeiten. Ist der Brennfleck der Röhre nicht in f_0 des Rasters angeordnet, werden die zu den Rändern hin angeordneten Bleilamellen verbreitert auf dem Film wiedergegeben. Hierdurch tritt eine erhöhte Absorption und somit eine geringere Filmschwärzung am Rasterrand gegenüber der Rastermitte auf. In der Praxis hat sich gezeigt, daß eine 40%ige Reduktion der primären Strahlendurchlässigkeit die Filmbildqualität noch nicht entscheidend beeinflußt. Läßt man eine solche Toleranz zu – DIN 6826 – so kann man einen auf f_0 fokussierten Raster in einem „Arbeitsbereich" von f_1–f_2 (Abb. 27a) anwenden. Dieser Arbeitsbereich ist um so kleiner, je höher das Schachtverhältnis ist und um so größer, je kleiner das eingeblendete Film- und damit Rasterformat senkrecht zu den Lamellen ist. Der Arbeitsbereich ist ferner noch abhängig von dem Betrag von f_0, d.h. je größer f_0 ist, um so größer ist der Arbeitsbereich f_1–f_2.

Physikalische Kenngrößen

Die Erfahrung hat gezeigt, daß die Rasterwirksamkeit durch die Anzahl der Lamellen je Zentimeter und durch das Schachtverhältnis nicht eindeutig bestimmt werden kann. Es bleibt unter anderem der Einfluß der Aufnahmespannung bei einer Charakterisierung nur durch die geometrischen Kenngrößen unberücksichtigt. Aus Abb. 24 ist zu ersehen, daß das Verhältnis von Streustrahlung zu Primärstrahlung von der Spannung unabhängig ist, daß aber bei Anwendung von Streustrahlenrastern eine gewisse Abhängigkeit für die verschiedenen Rastertypen besteht, die nicht durch die geometrischen Kenngrößen zu erklären ist.

Primärstrahlendurchlässigkeit T_P: Jeder Raster zeigt eine meßbare Durchlässigkeit oder Transparenz für die bildgebende oder Primärstrahlung.

Streustrahlendurchlässigkeit T_S: Man versteht darunter das Verhältnis der Intensität der vom Raster durchgelassenen Streustrahlung zu der Intensität der ohne Raster vorhandenen Streustrahlung.

Abb. **28a** u. **b** Defokussierung und Dezentrierung bei Anwendung von Streustrahlenrastern

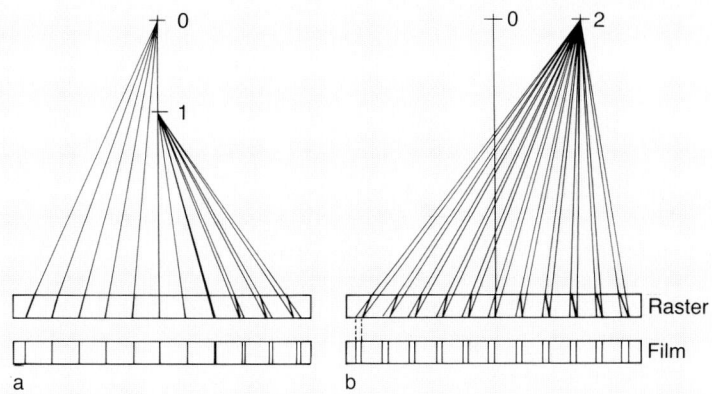

Selektivität: Die Selektivität ist das Verhältnis von Primärstrahlendurchlässigkeit zu Streustrahlendurchlässigkeit. Die Raster sollen bevorzugt die Streustrahlen schwächen, d.h. selektiv wirksam sein. Die Selektivität ist eine Art wirksames Schachtverhältnis. Die Zahlenwerte für die Selektivität reichen von 2–3 bei leichten Rastern, bis zu Werten von 12–15 bei schweren Rastern.

Kontrastverbesserungsfaktor k_n und Buckyfaktor B_n: Diese Größen sind in DIN 6826 (s. Erläuterung zu diesem DIN-Blatt) nicht übernommen worden, obwohl sie in der Literatur manchmal verwendet werden. Bei Einführung dieser Kenngrößen können Interpretationsschwierigkeiten auftreten, die bei der praktischen Anwendung zu Mißverständnissen führen.

Zur Anwendung von Streustrahlenrastern

Bei der praktischen Anwendung fokussierter Raster muß die Defokussierung – das ist die Verschiebung des Röhrenfokus aus der Normallage (f_0) in Richtung Zentralstrahl – und die Dezentrierung – die seitliche Verschiebung in Richtung senkrecht zu den Lamellen – vermieden werden. In der Abb. **28a** u. **b** sind schematisch die beiden Effekte dargestellt. Während eine Defokussierung eine von der Mittellinie zu den Rändern hin symmetrische Primärstrahlenabschattung hat, bewirkt eine Dezentrierung einen gleichmäßigen erhöhten Primärstrahlenverlust (Abb. **28b**). Dieser Verlust, der in jedem Bildpunkt gleichgroß ist, ist dem Schachtverhältnis und der seitlichen Abweichung des Fokus proportional. Dieser Effekt tritt mit der gleichen Wirksamkeit auf, wenn im fokussierten Abstand die Laufrastereinrichtung (z.B. Rasterwandgerät) verkantet oder der Raster im Gerät eine Neigung aus der Senkrechten gegen den Zentralstrahl hat. Die Verluste an Primärstrahlentransparenz sind über die Rasterfläche konstant. Die Abb. **29** zeigt, wie sich die Durchlässigkeit der Primärstrahlung mit dem Winkelfehler ändert. Der Quotient $D/(D+d)$ entspricht

der unvermeidlichen Absorption von Primärstrahlung durch die Bleilamellen bei richtiger Rastereinstellung (Ledin).

Spezialraster

In diesem Zusammenhang soll nur auf einige Spezialraster hingewiesen werden, die in der Praxis von Bedeutung sind.

Rundraster für Bildverstärker: Bei diesen Rastern handelt es sich um fokussierte Linienraster und nicht etwa um spiral- oder kreisförmig angeordnete Lamellen. Der fokussierte Raster ist dem Eingangsfeld des Bildverstärkers angepaßt. Er hat

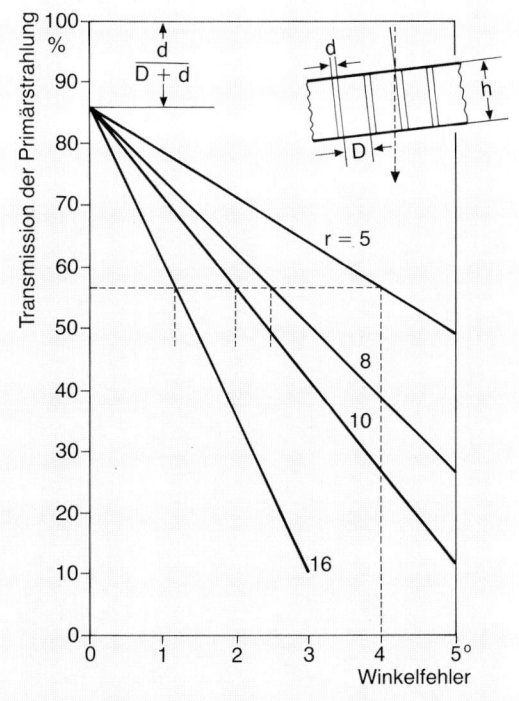

Abb. **29** Absorption der Primärstrahlung bei Winkelung des Rasters
r = Schachtverhältnis (nach *Ledin* u. *Wasser*)

eine relativ hohe Linienzahl mit einem Schachtverhältnis von etwa 10–12. Diese Raster werden als stationäre Raster angewendet.

Mammographieraster: Für die Weichstrahlaufnahmetechnik im Spannungsbereich von 25 –50 kV werden zunehmend Streustrahlenraster angewendet. Es handelt sich hierbei größtenteils um fokussierte Bleilamellenraster mit einem niedrigen Schachtverhältnis und einem besonders schwach absorbierenden Schachtmedium. Für die Abdeckung der Raster (Rasterhülle) wird ein Material sehr hoher Strahlendurchlässigkeit verwendet. Die Linienzahl beträgt etwa 32 cm^{-1}, Schachtverhältnis 3–5.

Grenzen der Streustrahlenminderung durch Raster

Jeder Raster hat eine Richtwirkung, auf der die Absorption der Streustrahlen beruht. Diese ist um so ausgeprägter, je höher das Schachtverhältnis ist. Daraus könnte man folgern, daß jede Erhöhung des Schachtverhältnisses den Streustrahlenanteil verringert. Dies ist nicht der Fall. Grund hierfür ist, daß in den Bleilamellen des Rasters selbst Streustrahlung entsteht. Diese ist bei den hochwirksamen Rastern mit der Reststreustrahlung hinter dem Raster vergleichbar. Es ist daher schon aus rein physikalischen Gründen nicht sinnvoll, das Schachtverhältnis über ein bestimmtes Maß hinaus zu steigern, da dadurch kein Gewinn an Streustrahlenreduzierung zu erzielen ist, sondern nur die praktische Anwendung erschwert wird. Auch bezüglich der Linienzahl sind den Streustrahlenrastern aus physikalischen Gründen Grenzen gesetzt. Wird die Zahl der Bleilamellen pro Zentimeter bei gleichem Schachtverhältnis erhöht, steigt die Absorption für die Primärstrahlung an, denn bei erhöhter Linienzahl muß das Schachtmedium dünner werden, so daß ein größerer Teil der auftreffenden Primärstrahlung absorbiert wird, die Primärstrahlentransparenz also merklich sinkt. Ein „idealer" Raster wäre ein Raster, der aus unendlich dünnen Lamellen aufgebaut ist, die jede nicht vom Röntgenfokus ausgehende Strahlung völlig absorbieren, während die bildgebende Strahlung ungeschwächt den Raster passieren kann. Ein solcher Raster dürfte darüber hinaus keine Eigenstrahlung abgeben. Da ein Raster, der diese Anforderungen erfüllt, nicht gebaut werden kann, muß aus einer geeigneten Kombination von geometrischen und physikalischen Kenngrößen der „praktisch wirksamste" Raster für die entsprechenden Anwendungen ausgewählt werden.

Doppelspalttechnik

Blendet man das primäre Röntgenstrahlenbündel in einer Richtung mehr und mehr ein, so entsteht ein schmaler Strahlenfächer. Dieser wird für die Dauer der Belichtung über das aufzunehmende Objekt geführt. Benutzt man hierzu ein Blendenpaar, bestehend aus einem Spalt vor und hinter dem Objekt, dann wird der Streustrahlenanteil am Bildempfänger bedeutend reduziert. Die wirksame Streustrahlung ist so gering, daß auf Streustrahlenraster zur Reduzierung von Streustrahlung verzichtet werden kann.

Es sind zwei technische Lösungen zur *Doppelspalttechnik* in der diagnostischen Praxis bekannt. Das System aus Röntgenröhre und Blendenschlitzen wird parallel bzw. linear zum Aufnahmeobjekt bewegt (Abb. **30a**); es werden relativ größere Massen verschoben, wodurch gelegentlich eine Bewegungsunschärfe durch den mechanischen Ablauf der Strahlenquelle verursacht wird. Es treten in Richtung der Translationsbewegung und in

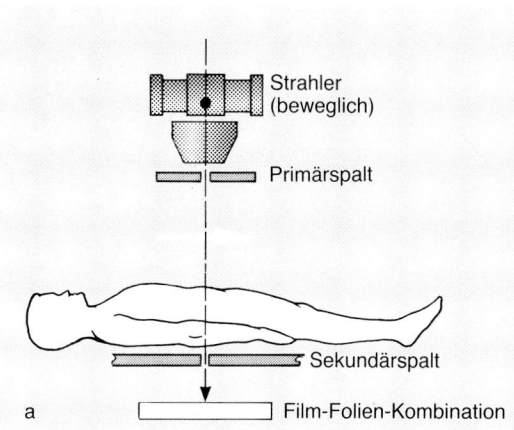

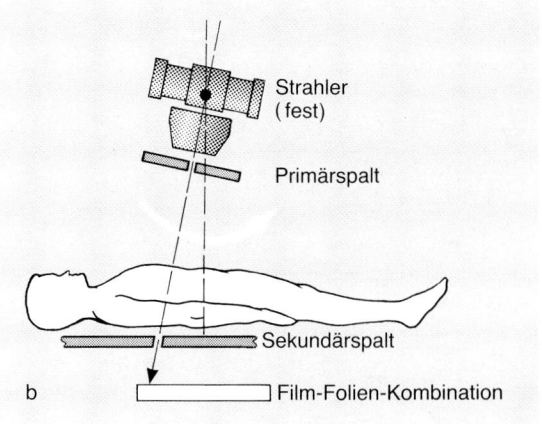

Abb. 30a u. b.   Prinzip der Doppelspalttechnik
a   Translationsbewegung
b   Schwenkbewegung

der Richtung senkrecht dazu – in der Fächerebene – unterschiedliche Projektionsbedingungen auf; Orthogonalprojektion. Das andere Verfahren besteht darin, daß die Strahlenquelle um den Fokus gedreht wird und nur das Blendenpaar bewegt wird. Die Projektionsbedingungen sind in diesem Fall ähnlich der Röntgenzentralprojektion (Abb. **30 b**).

In der Praxis hat sich gezeigt, daß Spaltbreiten von etwa 10 mm einen guten Kompromiß darstellen zwischen Streustrahlenreduktion, verminderter Strahlenbelastung für den Patienten und erhöhter Röntgenröhrenbelastung. Die Reduktion der Streustrahlung bei Spaltbreiten von 5, 10, 15 und 20 mm im Vergleich zu einem Streustrahlenraster 40/12 für einen 10 cm dicken Streukörper ist aus Tab. **6** zu entnehmen. Gegenüber einem hochwirksamen Streustrahlenraster mit 40/12 bewirkt ein 10 mm breiter Spalt in etwa eine Halbierung des verbleibenden Streustrahlenanteiles. Nach den in der Literatur gegebenen Aussagen (u.a. PANZER u. WIDEMANN 1983) hat man bei der Doppelspalttechnik gegenüber der konventionellen „Raster"-Aufnahme eine Reduktion der Patientenstrahlenbelastung. Je nach Objektdicke und kV-Bereich wird ein Faktor 1,5–1,8 angeführt.

Tabelle **6** Reduktion der Streustrahlung bei Spaltbreiten von 5 – 20 mm im Vergleich zu einem 40/12-Raster

Spaltbreite [mm]	5	10	15	20	Raster 40/12
I_s/I_t [%]	4,4	6,4	7,9	9,6	11,8

An die Röntgenröhre werden für die Doppelspalttechnik bezüglich der Röhrenbelastung höhere Anforderungen gestellt. Das Blendenpaar wird für die Dauer der Belichtung (Zeitbereich zwischen 1,5 und 4 s) entlang dem Patienten geführt. Die Belichtungsdaten werden wesentlich durch die Breite des Spaltes bestimmt. Da die Belichtung aber für die Dauer des Blendenablaufes über das jeweilige Filmformat wirksam wird, müssen diese Daten deutlich erhöht werden; dies führt zu einer hohen Röhrenbelastung.

Für die Bildqualität bezüglich der Bewegungsunschärfe ist die lokale (momentane) Belichtungszeit maßgebend; diese resultiert aus dem Verhältnis von Spaltbreite zum gesamten Ablaufvorgang und beträgt nur einen Bruchteil der totalen Expositionszeit.

Literatur

Streustrahlung

Birken, H., G. Jötten, F. Weske: Röntgenuntersuchung und Strahlenschutz. In Maatz, R., W. Lentz, W. Arens, H. Beck: Die Marknagelung und andere intramedulläre Osteosynthesen. Schattauer, Stuttgart 1983

Ewen, K., B. J. O. Fiebach, F. J. Roth: Vergleich der Strahlenexposition des Untersuchers bei Angiographiearbeitsplätzen mit Obertisch- und Untertischbildverstärker. Fortschr. Röntgenstr. 131 (1979) 2

Gajewski, H.: Die physikalischen und aufnahmetechnischen Grundlagen der Röntgendiagnostik mit hohen Spannungen. Röntgenpraxis 8 (1954) 9

Grotemeyer, P., N. Schad, G. Seyler: Slot-Technik, verbesserte Bildqualität bei reduzierter Strahlenbelastung. Röntgenpraxis 35 (1982) 5

Janker, R.: Röntgenaufnahmetechnik, Bd. I. Barth, München 1966

Krestel, E.: Bildgebende Systeme für die medizinische Diagnostik. Medizinische Technik, Siemens, München 1980

Ledin, S., E. Wasser: Bekämpfung der Streustrahlung. In Diethelm, L. u. Mitarb.: Handbuch der medizinischen Radiologie, Bd. I/1. Springer, Berlin 1968

Panzer, W., L. Widenmann: Slot Technique, an alternative method of scatter reduction in radiography. Radiography 49 (1983) 582

Schaal, A.: Qualität und Quantität der Streustrahlung sowie Strahlenhärte innerhalb eines Phantoms bei Diagnostikspannungen. Fortschr. Röntgenstr. 88 (1958) 4

Stieve, F.-E., L. Widenmann: Die Beurteilung der Güte eines Röntgenbildes. Röntgen-Bl. 20 (1967) 4

Stargardt, A., W. Angerstein: Über die Strahlenverminderung bei der Röntgenvergrößerung. Fortschr. Röntgenstr. 123 (1975) 4

Zieler, E.: Welche Faktoren beeinflussen das Strahlenrelief? In Stieve, F.-E.: Bildgüte in der Radiologie. Fischer, Stuttgart 1966

Spezielle Abbildungsverfahren

D. Richter

Prinzipiell sind bei jeder Abbildung sowohl die Energieübertragung als auch die Modulationsübertragung von Bedeutung. Mit den Bereichen Mammographie, Hartstrahltechnik und Kontrastmittelaufnahmen wird auf einige Anwendungstechniken eingehender eingegangen, die bezüglich der Energieübertragung besonders bemerkenswerte Eigenschaften aufweisen.

Anders verhält es sich mit der Vergrößerungstechnik, der Tomographie und der Stereoaufnahmetechnik: hier dominieren die Aspekte des geometrischen Abbildungsvorgangs.

Mammographie

Die Mammographie als verbreitetste Anwendungsform der Weichteildiagnostik erfuhr ab Ende der sechziger Jahre durch eine Vielzahl grundlegender Untersuchungen (s. GROS 1967, GAJEWSKI u. HEILMANN 1971, HACH 1972, FRIEDRICH 1975, LOGAN 1977) fördernde Impulse, auf denen heute der Stand der Technik basiert oder von denen er sich direkt ableitet.

Primäre Aufgabe der Mammographie ist die optimale Darstellung kleiner Weichteilkontraste und von Mikrokalzifikationen einer Strukturgröße bis hinunter zu 100 µm Abmessung.

Bei typischen Objektdicken (nach Kompression) zwischen 3 cm und 7 cm sind Strukturen bis zum Modulationsgrad von etwa 1% darzustellen.

Der entscheidende Fortschritt gelang mit der Einführung von speziellen Mammographiestrahlern mit Mo-Anode, Berylliumfenstern und zusätzlichem Mo-Kantenfilter. Bei typischen Anregungsspannungen zwischen 25 kV und 35 kV dominieren die K-Linien des Molybdäns (s. Abb. 3, S. 13). Das Bremsspektrum wird durch das Kantenfilter unterdrückt. Die charakteristischen Kenngrößen des Mo-Spektrums und des zum Vergleich angegebenen weich vorgefilterten W-Spektrums bei 30 kV Anregungsspannung sind in Tab. 1 aufgeführt. Bei etwa gleichen 1. Halbwertschichten ist die 2. HWD bei der Mo/Mo- Kombination deutlich kleiner als im W-Spektrum: durch den Einfluß der Mo-Linien $K_{\alpha_{1,2}}$ und K_{β_1} bleibt die Strahlenqualität auch in größeren Objekttiefen weicher als die des W-Spektrums (Tab. 2). Dadurch ist der Strahlenkontrast (Abb. 1) feiner Details wie z.B. von Mikrokalken deutlich größer.

Die Mo-Anoden haben jedoch gegenüber W-Anoden einen speziellen Nachteil: wegen des niedrigeren Schmelzpunkts – 2600°C für Mo gegenüber 3370°C für W – ist die spezifische Belastbarkeit von Mo-Anoden geringer (s. Tab. 3, S. 74). Durch den Einsatz von Drehanodenröhren

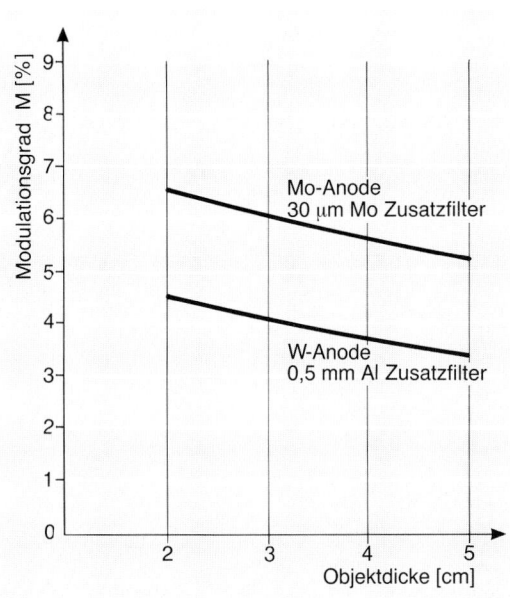

Abb 1   Weichstrahldiagnostik: Abhängigkeit des Strahlenkontrastes von der Objektdicke für typische Spektren (30 kV Gleichspannung, Detail: 0,05 mm Ca, Objekt: Plexiglas)

Tabelle 1   Charakteristische Kenngrößen von Spektren für Weichstrahlradiographie: 1. und 2. Halbwertschichtdicke auf der Objekteintrittsseite (30 kV Gleichspannung, 17 Grad Anodenwinkel, Gesamtfilter = Zusatzfilter + 1 mm Beryllium)

Anodenmaterial	Zusatzfilter	Halbwertschichtdicken		Homogenitätsgrad
		s_1	s_2	$H = s_1/s_2$
Mo	30 µm Mo	0,32 mm Al	0,42 mm Al	0,76
W	0,5 mm Al	0,34 mm Al	0,53 mm Al	0,64

konnte in Mammographiegeräten dieser Nachteil abgebaut werden: durch kleine Brennflecke (typisch 0,6 mm Nennwert) und die Verwendung feinzeichnender folienloser Filme entstanden kontrastreiche, aber dennoch rauscharme Radiogramme, deren Bildumfang bis zur optischen Dichte 3,0 reicht. Die Auswertung erfolgt vor Spezialschaukästen hoher Leuchtdichte, bei Bedarf mit zweifacher Lupenvergrößerung.

Bedingt durch die geringe Empfindlichkeit des folienlosen Films (etwa 1 mGy [≙ 100 mR] für optische Dichte 1,0) liegt die Hautdosis zwischen 10 und 100 mGy (≙ 1 bis 10 R). Durch Einsatz von hochtransparenten Mammographiekassetten mit einer feinzeichnenden Verstärkungsfolie und Filmen mit ein- oder zweiseitig gegossener Emulsion konnte inzwischen die Strahlenbelastung auf etwa $\frac{1}{20}$ bis $\frac{1}{10}$ des früheren Wertes reduziert werden.

Der von FRIEDRICH (1978) vorgeschlagene Einsatz von Streustrahlenrastern hat sich inzwischen als Standardtechnik für die Mammographie durchgesetzt. Dazu wurden spezielle Mammographieraster entwickelt, die sich durch hohe Primärstrahltransparenz und kleines Schachtverhältnis auszeichnen.

Die Verbesserung des Kontrasts durch Verringerung der Streustrahlung ist mit einer Erhöhung der Dosis um den Faktor 2 bis 3 verbunden; aus der Kombination von feinzeichnenden Verstärkungsfolien mit der Rastertechnik resultiert also eine Dosisersparnis um einen Faktor 3–10.

Wichtig ist die Erfahrung, daß durch die Maßnahmen zur Kontrastanhebung eine deutliche Bildgüteverbesserung in der Mammographie erreicht wird.

Parallel zur Rastertechnik wird auch die Vergrößerungstechnik (ARNOLD u. Mitarb. 1979) mit Vergrößerungsfaktoren zwischen m = 1,6 bis 2,0 zur Streustrahlenunterdrückung eingesetzt. Begrenzend erwies sich bislang die Leistungsfähigkeit der Mikrofokusröhren.

Ein erneuter Ansatz für die Reduktion der Patientenexposition liegt im gezielten Einsatz von Kantenfiltern (JENNINGS u. Mitarb. 1981). Diese Technik besitzt Vorteile im Bereich größerer Objektdicken, bei denen die K-Strahlung des Molybdäns nicht mehr abbildungsdominierend ist. Das in Abb. 2 gezeigte Spektrum einer W-Anode mit 0,05 mm Palladium-Kantenfilter erzeugt bei 32 kV hinter einem 8 cm Objekt (50% Gewebe/ 50% Fett) die gleichen Kenndaten der Austrittsstrahlung (HWD und Dosis) wie ein Mo-Spektrum mit 30 µm Mo-Kantenfilter bei 35 kV; gleichzeitig ist die Patientenbelastung bei Verwendung einer W-Anode deutlich reduziert: die Eintrittsdosis nimmt nur 33%, die Integraldosis nur 50% der Werte bei der Mo/Mo-Kombination an.

Tabelle 2 Halbwertschichtdicken von Spektren für Weichstrahlradiographie hinter Plexiglasschichten der Dicke 3 cm, 5 cm und 7 cm (30 kV Gleichspannung, 17 Grad Anodenwinkel, Gesamtfilter = Zusatzfilter + 1 mm Beryllium)

Anoden-material	Zusatz-filter	Halbwertschichtdicken (mm Al) hinter einer Plexiglasschicht der Dicke		
		3 cm	5 cm	7 cm
Mo	30 µm Mo	0,58	0,68	0,80
W	0,5 mm Al	0,86	1,03	1,15

Hartstrahltechnik

Ist für eine Röntgenabbildung der Objektumfang sehr groß, d.h. müssen sehr große Dichteunterschiede dargestellt werden, so muß das abbildende System einen großen Dynamikumfang aufweisen.

Abb. 3 demonstriert anhand eines einfachen Wasserphantoms die Abnahme des Objektumfangs mit zunehmender Strahlenhärte. Setzt man den Objektumfang in Beziehung zum Dynamikbereich einer typischen Film-Verstärkungsfolien-Kombination, so wird die Verwendung von Spannungen > 100 kV notwendig, um den gesamten Objektumfang von Objekten mit großen Schwächungsunterschieden darzustellen.

Die Aufnahmetechnik in diesem Spannungsbereich (meist zwischen 125 kV und 150 kV) wird als Hartstrahltechnik bezeichnet. Die Wahl dieses Hochspannungsbereichs allein zum Ziel der Dynamikanpassung könnte auch alternativ durch die Wahl einer Film-Folien-Kombination mit

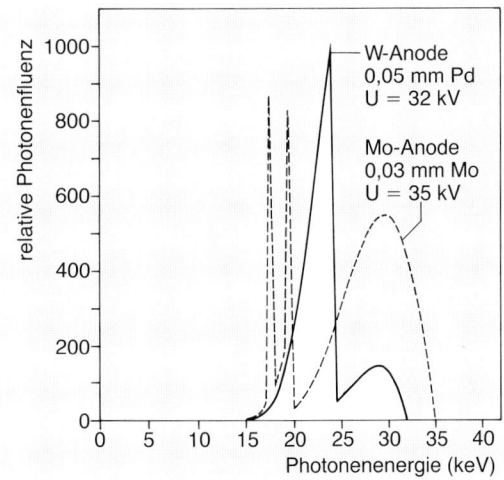

Abb. 2 Mammographieaustrittsspektren hinter 8 cm Objekt: Vergleich einer Mo/Mo-Kombination bei 35 kV und einer Kombination W-Anode und 50 µm Pd-Kantenfilter (nach *Jennings* u. Mitarb.) bei 32 kV

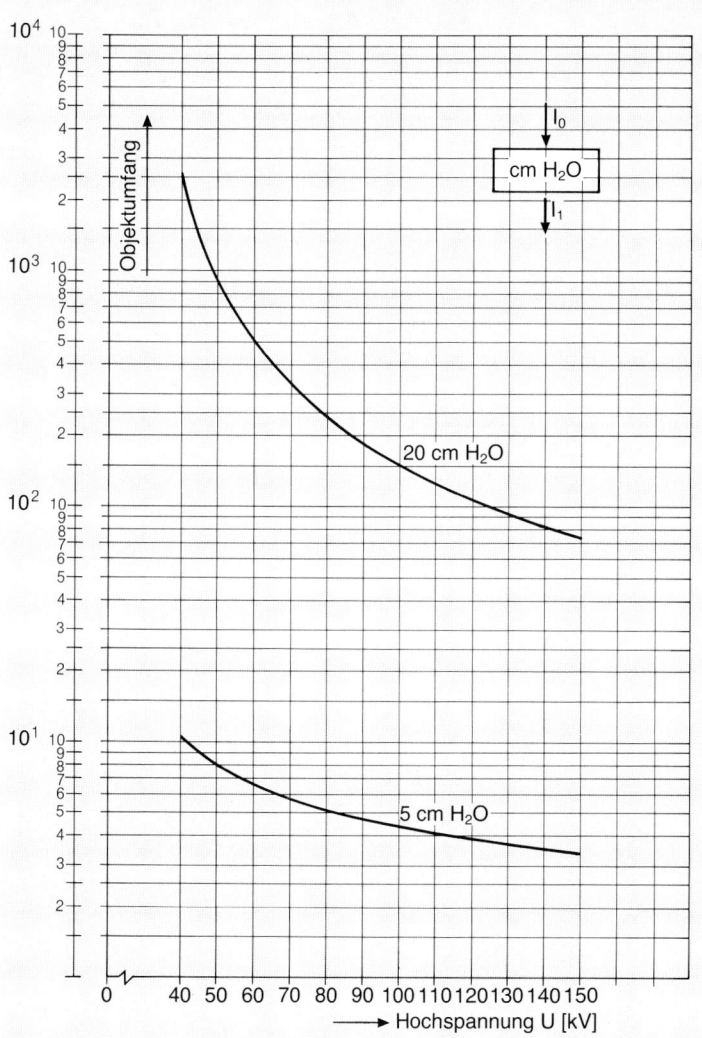

Abb. **3**   Objektumfang I_0 / I_1 durch Primärstrahlungsschwächung bei Phantomdicken von 5 cm bzw. 20 cm H_2O in Abhängigkeit von der Strahlenqualität (Eintrittsstrahlenqualität wie Abb. **11**, S. 40)

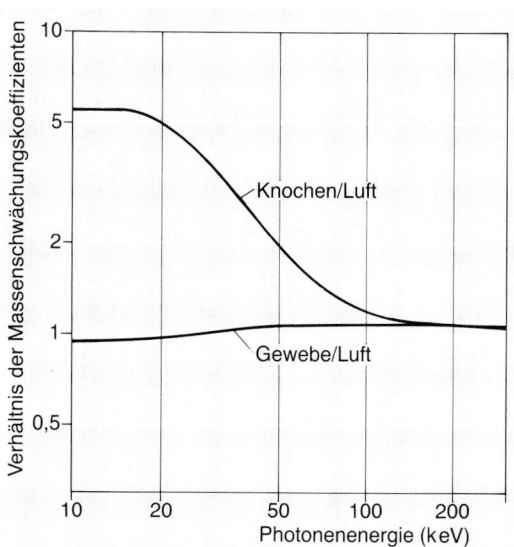

Abb. **4**   Knochen-Luft- und Gewebe-Luft-Kontraste in Abhängigkeit der Strahlenqualität

kleinerem mittleren Gradienten (ca. $\bar{G} = 2,5$) erreicht werden, sprächen nicht weitere anwendungstechnische Vorteile für die Hartstrahltechnik.

Im Hauptanwendungsbereich für Hartstrahltechnik, der Lungendiagnostik, sollen Weichteilstrukturen optimal dargestellt werden. Neben dem oben diskutierten großen Objektumfang von Lungenaufnahmen – extreme Schwächung im Bereich des Herzens und Mediastinums bis hin zu nahezu ungeschwächter Strahlung im Zwischenrippenbereich – wird die Abbildung der Weichteilstrukturen durch die der überlagerten Rippen gestört: bei Lungenaufnahmen bei 65 kV sind die relativen Knochen-Luft-Kontraste sehr viel höher als die Gewebe-Luft-Kontraste (Abb. **4**). Erhöht man hingegen die Strahlenhärte, so reduziert sich die Schwächung im Knochen durch den $1/E^3$-Verlauf des Photoschwächungskoeffizienten deutlich im Vergleich zum Verlauf des im Wasser dominierenden Streukoeffizienten.

Dieser Effekt wird in der Lungenhartstrahltechnik ausgenutzt, um auch im Schatten der Rippen ausreichende Weichteildarstellung zu erzielen. Ansatzpunkte zu einer noch weitergehenden Verbesserung bieten sich durch spezielle Vorfilterung über die gesetzlich geforderte Gesamtfilterung von 2,5 mm Al hinaus oder durch Detektoren mit noch größerem Dynamikbereich (Filme oder Festkörperdetektoren) mit nachfolgender digitaler Bildverarbeitung.

Diese Maßnahmen im Bereich der Energieübertragung können mit Maßnahmen zur Streustrahlenunterdrückung verbunden werden. So können die überwiegend eingesetzten Streustrahlenraster höherer Selektivität bei der Hartstrahltechnik durch die Abstandstechnik nach GROEDEL u. Mitarb. (1926) ersetzt werden, die – wie auf S. 27 näher ausgeführt – das Verhältnis von Primär- zu Streustrahlung verbessert. Bedingt durch den notwendigen Abstand zwischen Objekt und Film vergrößert sich der Vergrößerungsfaktor und beschränkt so bei vorgegebenem maximalen Filmformat von 35 × 43 cm² bzw. 40 × 40 cm² die abgebildete Objektfläche.

Der dritte wesentliche Vorteil der Hartstrahltechnik liegt in der Kurzzeitigkeit der Aufnahmen. Während die Lungenaufnahmen bei 65 kV Belichtungszeiten von 100–200 ms erfordern, können in der Hartstrahltechnik 20 ms als obere Zeitgrenze eingehalten werden. Dadurch werden lokale Bewegungsunschärfen am Herzrand und am Zwerchfell mit Sicherheit unterbunden. So erklärt sich auch der scheinbare Widerspruch bei Lungenarbeitsplätzen, daß trotz der verglichen mit anderen Organen geringen Strahlenschwächung durch die Lungen stets Röntgenanlagen der höchsten Leistungsklasse eingesetzt werden. Ein technischer Vorteil wegen der Kurzzeitigkeit der Aufnahmen ist eine geringe thermische Belastung des Strahlers.

Ein weiterer wichtiger Anwendungsbereich der Hartstrahltechnik sind die Aufnahmen des Magen-Darm-Traktes, insbesondere die Kontrastmitteluntersuchungen mit Bariumsulfat. Hier werden Röhrenspannungen > 110 kV gewählt, um eine partielle Durchstrahlung des Kontrastmittels zu erzielen und so Differenzen in der Schichtdicke des Kontrastmittels zu erkennen. Auch hier ist eine weitere Zielsetzung die Kurzzeitigkeit der Aufnahme, um Artefakte infolge von Organbewegungen zu vermeiden.

Kontrastmittelaufnahmen

Bei einer Zahl von medizinischen Fragestellungen reicht der natürliche Strahlenkontrast einer anatomischen Struktur relativ zu ihrer Umgebung

nicht aus, um deren Beschaffenheit oder Funktionalität ausreichend deutlich darzustellen. Zur Abklärung wurden deshalb Untersuchungsmethoden (wie z. B. Doppelkontrasttechnik bei Magen und Kolon, Angiographie, Galaktographie) entwickelt, bei denen durch Einführung positiver oder negativer Kontrastmittel die Strukturen bzw. deren Oberflächenrelief für den Zeitraum der Untersuchung verstärkt dargestellt werden.

Positive Kontrastmittel beinhalten hochatomige Substanzen wie Jod oder Bariumsulfat und erhöhen die Strahlenschwächung relativ zum natürlichen Füllmedium.

Negative Kontrastmittel – Gase wie Luft oder CO_2 – reduzieren die Schwächung durch die Umgebung der abzubildenden Struktur und bewirken durch Aufblähung des Organs wie zum Beispiel bei der Doppelkontrastuntersuchung des Magen-Darm-Traktes eine Oberflächenvergrößerung und damit Freiprojektion von sonst nicht darstellbaren Strukturen. Zudem wird erst durch die Gasfüllung eine dünne Benetzung mit positivem Kontrastmittel möglich.

Während die Wahl des Kontrastmittels, dessen Verabreichungsform und speziell auch die Dosierung der Kontrastmittelmenge gezielt im Rahmen der medizinischen Untersuchungstechnik zu diskutieren sind, sollen hier die sich aus der Wahl des Kontrastmittels ergebenden strahlenphysikalischen und gerätetechnischen Aspekte angesprochen werden.

Die beiden am häufigsten verwendeten Substanzen zur Erhöhung der Schwächung sind im Falle „positiver" Kontrastmittel das Bariumsulfat für die Untersuchung des Magen-Darm-Traktes und

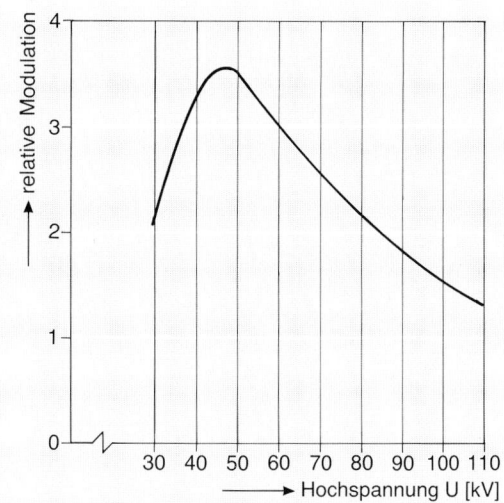

Abb. 5   Relative Modulation durch 1 mm Jod-Kontrastmittel (Urografin 60%) in einem 15 cm Wasser-Phantom bei diagnostischen Röntgenspektren

Jodverbindungen für die Angiographie und andere Anwendungen.

Beide Kontrastmittel besitzen K-Absorptionskanten mit einem Sprung des Photoschwächungskoeffizienten etwa um einen Faktor 6 bei mittleren Photonenenergien (s. Abb. 5, S. 6). Bei der Anwendung in Durchleuchtungs- und Aufnahmetechnik sind die technischen Parameter (Röhrenspannung, Röhrenstrom und Vorfilterung) so zu wählen, daß die mittleren Energien der Strahlenspektren am Ort des Kontrastmittels oberhalb dieser K-Kanten liegen. Dieses wird in Abb. 5 durch Simulationsrechnungen zur Strahlenschwächung durch Jod in einem Wasserphantom erläutert: unter Vernachlässigung der Kontrastminderung durch Streustrahlung erreicht der Jodkontrast bei der Röhrenspannung $U \approx 50 \, kV$ durch die Absorptionskante ein Maximum und fällt dann nach höheren Spannungen wieder ab. Bei den Kontrastmitteluntersuchungen ist also zu beachten, daß nicht nur zu hohe, sondern auch zu niedrige Röhrenspannungen zu vermindertem Bildkontrast führen.

Um mit möglichst geringen Kontrastmittelmengen eine ausreichende Bildqualität zu erzielen, ist bei der Benutzung der Anlagen ein optimales Signal-Rausch-Verhältnis anzustreben. Maßnahmen zur Signalsteigerung wurden bereits oben besprochen.

Betrachten wir nun die Wege zur Reduzierung der Rauschbeiträge durch Quantenrauschen und Streustrahlung. Der Einfluß des Quantenrauschens speziell bei der Röntgendurchleuchtung läßt sich nur durch die Zahl der im Eingangsschirm des Röntgenbildverstärkers absorbierten Photonen beeinflussen: nach einer herstellerseitigen Optimierung der Gerätebauart in Hinblick auf eine minimale Primärstrahlenabsorption – wichtig z.B. ist die Wahl des Streustrahlenrasters mit höchster Primärstrahlentransparenz bei ausreichender Selektivität – müssen die Durchleuchtungsparameter (Röhrenspannung und -strom) angemessen gewählt werden. Speziell bei der später beschriebenen digitalen Subtraktionsangiographie (DSA) werden bei mittleren Durchleuchtungsspannungen höhere Durchleuchtungsströme (> 10 mA) erforderlich.

Die Maßnahmen zur Reduktion der Streustrahlenanteile wie Kompression oder starke Einblendung des Strahlenfelds werden auf S. 26 behandelt. Speziell der Einblendung kommt bei Kontrastmitteluntersuchungen besondere Bedeutung zu: Neben dem üblichen streustrahlenreduzierenden Effekt durch Verkleinerung des Streuvolumens ist die Einblendung deshalb so wichtig für ausreichende Bildqualität, weil z.B. die Detaildarstellung in mit Kontrastmittel gefüllten Bereichen mit hoher Strahlenschwächung durch Einstreuung aus angrenzenden Bereichen geringerer Schwächung verschlechtert wird (Abb. 6). Die rechts skizzierte Einstreuung in den Schattenbereich hinter dem Kontrastmittel glättet das Strahlenrelief und vermindert damit das Signal-Rausch-Verhältnis im untersuchten Objektbereich. Bei Aufzeichnung auf einem Röntgenfilm liegen hier die Schwärzungen der durch Kontrastmittel dargestellten Strukturen im unteren Bereich der Gradationskurve – der besonders auf Untergrundanhebung mit einer deutlichen Bildverschlechterung reagiert.

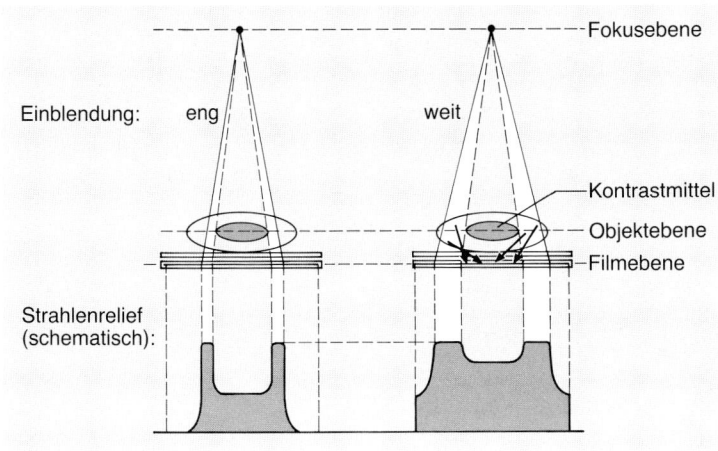

Abb. 6 Schematisches Strahlenrelief einer Kontrastmittelaufnahme bei enger und weiter Einblendung

Literatur

Physik der Röntgenstrahlung – Röntgenabbildung – Spezielle Abbildungsverfahren

Arnold, B. A., H. Eisenberg, B. Bjarngard: Magnification Mammography: A Low-Dose-Technique. Radiology 131 (1979)
743–749

Berger, A.: Zum Problem der Bewegungsunschärfe im Röntgenbild der Lunge und des Herzens. I: Untersuchungen über die
bei der Herzaktion am Herzrand auftretenden Bewegungsge-
schwindigkeiten. Röntgen-Bl. 14 (1961) 369

Berger, A.: Zum Problem der Bewegungsunschärfe im Röntgenbild der Lunge und des Herzens. II: Die Bewegungsgeschwin-
digkeiten in der Lunge. Röntgen-Bl. 16 (1963) 122

Birch, R., M. Marschall, G. M. Ardran: Catalogue of Spectral
Data for Diagnostic X-rays. Scientific Report Series,
vol. XXX. Hospital Physicists' Association, 1979

Friedrich, M.: Der Einfluß der Streustrahlung auf die Abbildungsqualität bei der Mammographie. Fortschr. Röntgenstr.
123 (1975) 556–566

Friedrich, M.: Neuere Entwicklungstendenzen der Mammographie-Technik: Die Raster-Mammographie. Fortschr. Röntgenstr. 128 (1978) 207–256

Gajewski, H., H.-P. Heilmann: Experimentelle Untersuchungen
zur optimalen Aufnahmetechnik bei der Mammographie.
Fortschr. Röntgenstr. 115 (1971) 249–256

Groedel, F. M., Wachter: Diagnostische Bedeutung der (Röh-
ren-)Fern- und (Platten-)Abstandsaufnahmen. Verh. dtsch.
Röntg.-Ges. 17 (1926) 134

Gros, Ch. M.: Radiodiagnostic. J. Radiol. 4 (1967) 638–655

Hach, G.: Betrachtung zur optimalen Mammographie-Technik.
Fortschr. Röntgenstr. 117 (1972) 298–305

Jaeger, R. G., W. Hübner: Dosimetrie und Strahlenschutz, 2.
Aufl. Thieme, Stuttgart 1974

Jennings, R. J., T. R. Fewell: Filters-photon energy control and
patient exposure. In Logan, W. W., E. P. Muntz: Reduced
dose mammography. Masson, Paris 1979

Jennings, R. J., R. J. Eastgate, M. P. Siedband, D. L. Ergun: Optimal x-ray spectra for screen-film mammography. Med.
Phys. 8 (1981) 629–639

Logan, W. W.: Breast Carcinoma. Wiley, New York 1977

McMaster, W. H., N. Kerr Del Grande, J. H. Mallett, J. H. Hub-
bel: Compilation od X-ray Cross Sections. UCRL-50174,
sect. II, rev. 1 (1969)

Metz, C. E., K. Doi: Transfer Function Analysis of Radiographic Imaging Systems. Phys. Med. Biol. 24 (1979)
1079–1106

Röhler, R.: Zur Definition und Messung der Unschärfe im
Röntgenbild. Z. angew. Physik 10 (1958) 43–47

Rossmann, K.: Point spread-function, line spread-function, and
modulation transfer functions. Radiology 93 (1969) 257

Vergrößerungstechnik

G. Jötten

Die radiographische Abbildung eines Objektes erfolgt nach den Gesetzen der Zentralprojektion. Hiermit verbunden ist jeweils eine vergrößerte Darstellung des aufzunehmenden Objektes, eine „ungewollte" Vergrößerung

$m = p/q$ (s. S. 18 und Abb. **12**)

Bei der radiographischen Vergrößerung dagegen strebt man absichtlich Werte von „m" an, die deutlich größer sind als die bei der normalen Aufnahmetechnik zwangsläufig gegebene Vergrößerung. Das erreicht man durch einen größeren Objekt-Film-Abstand. Aus strahlengeometrischen Gründen werden an die Röntgenstrahlenquelle bei der Vergrößerungstechnik besondere Anforderungen gestellt, unter anderem kleine Brennflecke bei großer Leistung. Die technische Entwicklung auf dem Gebiet der Röntgenröhren, unter anderem Fokusbelegung, Fokusgröße, elektronenoptische Fokussierung, hat zu einer bedeutenden Erhöhung der Leistungsfähigkeit der Röhren hinsichtlich der Bildgüte und erreichbaren Dosisleistung geführt (s. S. 68). Damit sind für die Vergrößerungstechnik wesentlich günstigere geometrische Bedingungen und vielseitige Anwendungsmöglichkeiten geschaffen worden, unter anderem Angio-Vergrößerung, Vergrößerungstechnik kleinerer Knochen und Gelenke, ferner Vergrößerungstechnik in der Mammographie.

Man kann die grundsätzlichen Aspekte für die radiographische Vergrößerungstechnik wie folgt formulieren: Der erste ist, daß der Vergrößerungsfaktor und die Größe des darzustellenden Objektdetails gewisse Forderungen in bezug auf die zulässige Brennfleckgröße stellen. Zum zweiten wird die im Aufzeichnungsmaterial inhärente Unschärfe relativ reduziert, wenn das Objekt vergrößert projiziert wird; dabei kommt dem Aufzeichnungsmaterial, ob Film-Folien-System oder folienloser Röntgenfilm eine hohe Bedeutung zu. Der dritte für die Röntgenstrahlen typische Aspekt ist, daß die Verminderung des Bildkontrastes durch Streustrahlung vom Objekt bei größeren Abständen zwischen der Bildebene und der distalen Objektebene, d. h. mit zunehmendem Vergrößerungsfaktor abnimmt (Groedel-Technik, s. S. 27). Diesen positiven Aspekten der direkten Vergrößerung steht aber die höhere Strahlenbelastung im Vergleich zur Normalaufnahme gegenüber. Im folgenden sollen die Aspekte, die sich aus den geometrischen und den aufnahmetechnischen Faktoren unter unterschiedlichen Praxisbedingungen ergeben, näher betrachtet werden.

Die geometrische Unschärfe ist wie auf S. 19 näher beschrieben, von Einfluß auf die Abbildung kleiner Objektdetails, und sie ist der limitierende Faktor bei der Vergrößerungstechnik. Bei Objektdetails, die kleiner als der Brennfleck sind, ist es anschaulicher, die Bildgebungscharakteristik durch die Begriffe Kernschatten, Halbschatten und Pseudokernschatten als mit Hilfe der Modu-

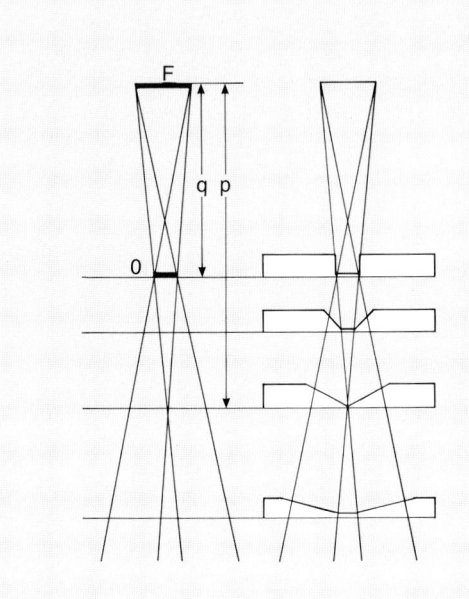

Abb. **7** Radiographische Vergrößerungstechnik von Details die kleiner als die Brennfleckgröße sind

lationsübertragungsfunktionen (MÜF) (s. S. 20 und Abb. **15 a** u. **b**) zu beschreiben. Für die radiographische Vergrößerungstechnik ergibt, wie Abb. **7** zeigt, ein Objekt, dessen eine Ausdehnung kleiner als der Brennfleck ist, keinen Kernschatten, wenn der Vergrößerungsfaktor einen bestimmten Wert überschreitet.

Die „formtreuen" ähnlichen Strukturen des Objektes (s. S. 20) werden nicht mehr dargestellt. Die Abbildungsforderung, daß der Halbschattensaum deutlich schmaler sein muß als das Kern-

Abb. **8**   Besonderheiten der zentralperspektiven Röntgenabbildung infolge des nicht punktförmigen Projektionszentrum (nach *Köhnle*). Links: der abzubildende Körper ist kleiner als der Fokus; rechts: der abzubildende Körper ist größer als der Fokus

l   = Lichtquelle
e   = abzubildender Körper
E   = Abbildungsebene
a   = Abstand Körper–Lichtquelle
d   = Abstand Körper–Bildebene
h   = Abstand Spitze-Kernschattenkegel von e
h′ = Abstand Spitze-Halbschattenkegel von e
h″ = Abstand Spitze des „theoretischen" Kernschat-
▼   tenkegels von 1

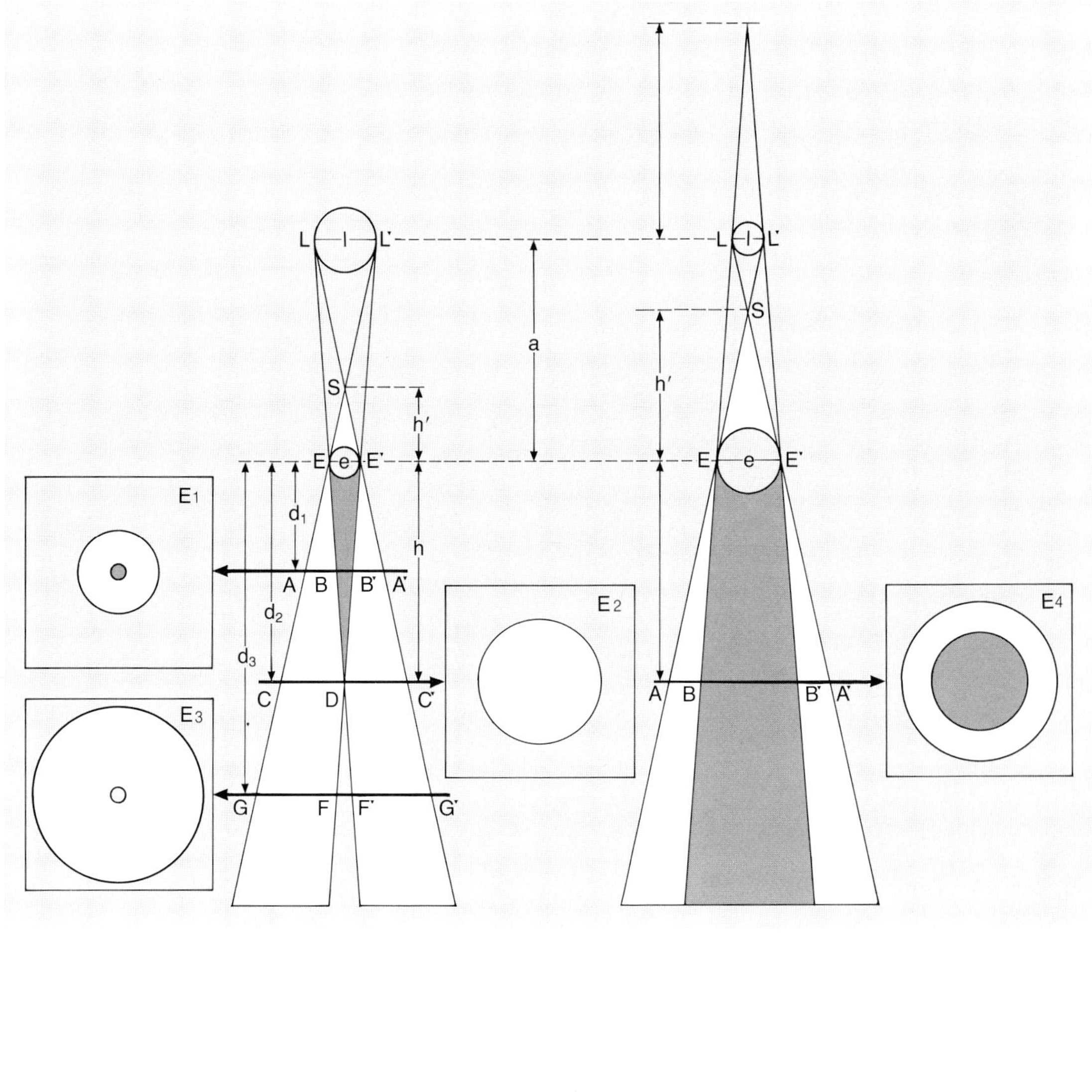

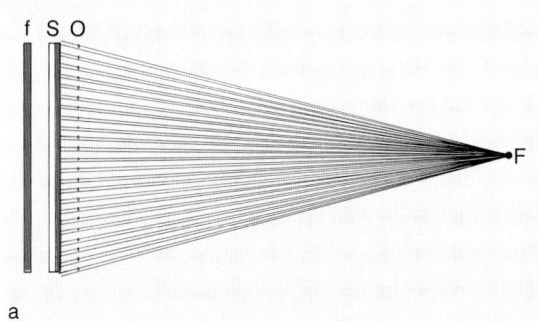

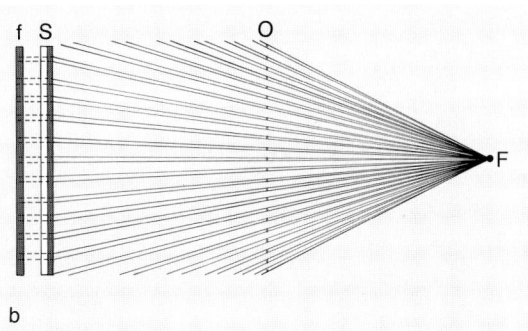

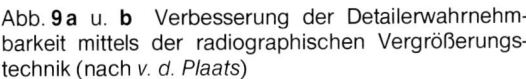

a   b

Abb. **9 a** u. **b** Verbesserung der Detailerwahrnehm-
barkeit mittels der radiographischen Vergrößerungstechnik (nach *v. d. Plaats*)
a Unvergrößert, **b** radiographisch vergrößert

F = Fokus
O = Objekt
S = Verstärkerfolie
f = Film

schattenbild, ist nicht mehr erfüllt. Es bleibt jedoch ein „Bild", das sich aus Halbschatten und
Pseudokernschatten zusammensetzt und das einige Eigenschaften des Objektes zeigt, obgleich keine direkte Korrelation mit der Form besteht. In
etwas abgeänderter Darstellung wird dies von
KÖHNLE (1967) in Abb. **8** schematisch gezeigt. Es
können infolge des vergrößerungsabhängigen
Halbschattens recht unterschiedliche Abbildungen zustande kommen.
Unter der Voraussetzung, daß die Bewegungsunschärfe vernachlässigbar klein ist, haben Ver-
größerungsaufnahmen folgende Vorteile:
In gewissen Grenzen ist es möglich, die Detailerkennbarkeit zu verbessern, weil Objektdetails, die
bei der normalen Aufnahme kleiner als die Unschärfe des Empfängersystems sind, und die deshalb nicht zu erkennen sind, dadurch sichtbar gemacht werden, daß man sie radiographisch vergrößert (Abb. **9 a** u. **b**). Das Bild ist dann größer
als die innere Unschärfe des Empfängersystems
U_f und ist somit wahrnehmbar. Nach Untersuchungen von BÜCHNER (1964) kommen diese
Vorteile bei folienlosem Filmmaterial weniger
zum Tragen. Bei folienlosen Aufnahmen ist die
normale Aufnahme zum Beispiel mit einem
1–2 mm Fokus hinsichtlich der Darstellung kleiner Details und feiner Strukturen der direkten
Röntgenvergrößerung mit dem 0,3 mm Fokus
und einer Vergrößerung von 2 : 1 in jedem Fall
überlegen.
Ein weiterer Vorteil der Vergrößerungstechnik
besteht darin, daß Details, deren Größe auf der
Normalaufnahme gerade über der Sichtbarkeits-
schwelle des Auges liegen, auf der Vergröße-
rungsaufnahme leichter und deutlicher erkennbar
werden. Wie schon oben angeführt, wird infolge
des vergrößerten Abstandes Objekt–Bildebene
der Streustrahlenanteil an der bildgebenden
Strahlung vermindert, d. h. der Strahlenkontrast
erhöht.

Neben der Reduzierung der Streustrahlung wird
auch das „effektive" Bildrauschen bei der Vergrößerungstechnik vermindert. Speziell beim Film-
Folien-System tritt ein verrauschter Bilduntergrund auf, der von der unregelmäßigen Korngröße und Kornverteilung herrührt, wodurch kleine
Details unsichtbar werden. Mit zunehmender
Vergrößerung treten diese Körnigkeitsschwan-
kungen zurück, wobei die Detailerkennbarkeit
zunimmt. Dieser „effektive Rauscheffekt" spielt
in der Mammographie eine Rolle (FRIEDRICH
1981).
Die Abbildungseigenschaften von bildübertragenden Systemen lassen sich, wie auf S. 20 ausführlich beschrieben, durch Angabe der optischen
Übertragungsfunktion darstellen. Für die Anwendung der radiographischen Vergrößerung auf
dem Gebiet der zerebralen Angiographie hat ZIE-
LER (1975) eingehende Untersuchungen durchgeführt, die auch auf andere Untersuchungsverfahren übertragbar sind. Es wurden unterschiedliche
Brennfleckgrößen von 0,6–0,1 mm mit unterschiedlicher Vergrößerung bei gleichen Film-Folien-Kombinationen verwendet. Die Röntgenröhrenbelastung betrug beim 0,6 mm Fokus 25 kW
und beim 0,15 mm Fokus 3 kW. Die entsprechenden MÜF-Kurven sind in Abb. **10a** für die Vergrößerung m = 1,15, in Abb. **10b** für m = 2 und in
Abb. **10c** – repräsentativ für die Angiovergröße-
rung – für m = 4 dargestellt. Beim Vergleich der
Kurve 7 in Abb. **10b** und der Kurve 6 in Abb. **10c**
erkennt man, daß zwar die Grenzauflösung des
0,15-mm-Fokus bei vierfacher Vergrößerung geringer ist als bei zweifacher Vergrößerung, daß
aber im Frequenzbereich bis 5 LP/mm eine vier-
fache Vergrößerungstechnik unter den gegebenen
Bedingungen eine verbesserte Detailerkennbarkeit liefert. Vergleicht man dagegen die Abbil-
dungsverhältnisse an einem Universaluntersu-
chungsgerät mit denen bei zweifacher Vergrößerung, also m = 1,15 und m = 2 in Verbindung mit

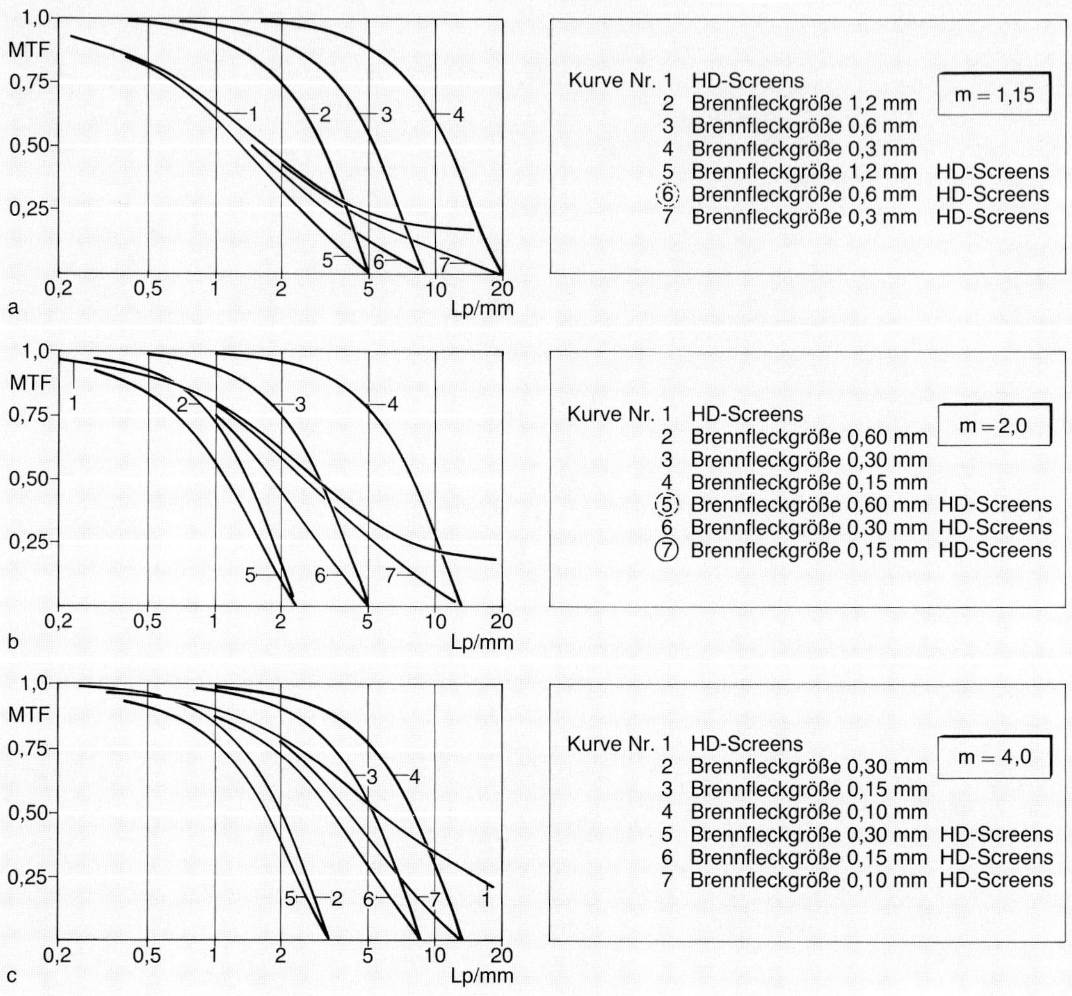

a

Kurve Nr.	1	HD-Screens	m = 1,15
	2	Brennfleckgröße 1,2 mm	
	3	Brennfleckgröße 0,6 mm	
	4	Brennfleckgröße 0,3 mm	
	5	Brennfleckgröße 1,2 mm	HD-Screens
	⑥	Brennfleckgröße 0,6 mm	HD-Screens
	7	Brennfleckgröße 0,3 mm	HD-Screens

b

Kurve Nr.	1	HD-Screens	m = 2,0
	2	Brennfleckgröße 0,60 mm	
	3	Brennfleckgröße 0,30 mm	
	4	Brennfleckgröße 0,15 mm	
	⑤	Brennfleckgröße 0,60 mm	HD-Screens
	6	Brennfleckgröße 0,30 mm	HD-Screens
	⑦	Brennfleckgröße 0,15 mm	HD-Screens

c

Kurve Nr.	1	HD-Screens	m = 4,0
	2	Brennfleckgröße 0,30 mm	
	3	Brennfleckgröße 0,15 mm	
	4	Brennfleckgröße 0,10 mm	
	5	Brennfleckgröße 0,30 mm	HD-Screens
	6	Brennfleckgröße 0,15 mm	HD-Screens
	7	Brennfleckgröße 0,10 mm	HD-Screens

Abb. 10 a–c   Modulationsübertragungsfunktionen (MÜF-Kurven) unterschiedlicher Brennfleckgrößen bei verschiedenen radiographischen Vergrößerungen (nach *Zieler*)

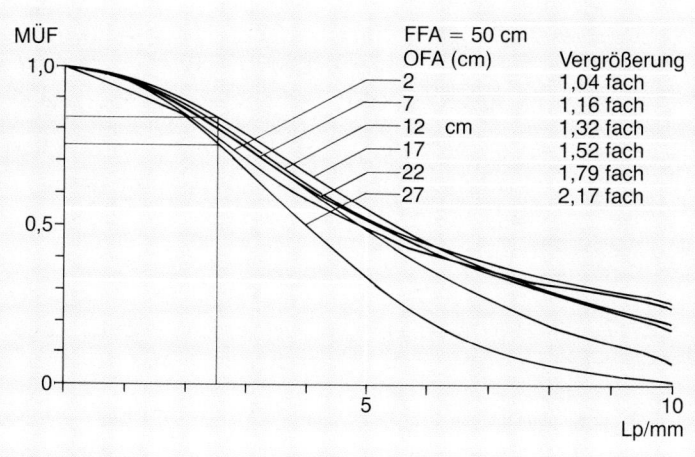

Abb. 11 Berechnete Gesamt-MÜF für Vergrößerungstechnik bei verschiedenen Objekt-Film-Abständen (nach *Friedrich*)
Untersuchung am Philips Mammo-Diagnost:
Mikrofokusröhre 0,2 mm, Cronex 75 M-Film, MR-50 Rückfolie

dem 0,3 mm Fokus, so ist die verbesserte Qualität deutlich von der Objektbeschaffenheit und der Detailgröße abhängig. Zur Darstellung feinster Strukturen darf die Vergrößerung nicht zu hoch gewählt werden, während bei nicht so feinen Details (kleiner 2 LP/mm) die zweifache Vergrößerung zu bevorzugen ist. Für eine gegebene Brennfleckgröße gibt es eine optimale Vergrößerung. Wird diese überschritten, so nimmt das Auflösungsvermögen wieder ab.

Wie oben aufgeführt, wird die Vergrößerungstechnik in der Mammographie zur Erzielung einer verbesserten Bildinformation diskutiert; unter anderem unter Verwendung von großformatigen Film-Folien-Kombinationen oder als Zieltubus-Aufnahmetechnik. Untersuchungen zur Vergrößerungstechnik sind von FRIEDRICH an handelsüblichen Aufnahmematerialien durchgeführt worden. Die entsprechenden Modulationsübertragungsfunktionen sind in Abb. 11 dargestellt. Die Kurven gelten für eine Mikrofokusröhre von 0,2 mm Brennfleckgröße und sind am Mammo-Diagnost durchgeführt worden. Die Ergebnisse aus den Abbildungseigenschaften, verbessertem Signal-Rausch-Verhältnis und reduziertem Streustrahlenanteil lassen sich für die Mammographie wie folgt zusammenfassen: Mit der Vergrößerungstechnik unter Verwendung von handelsüblichen Film-Folien-Kombinationen läßt sich eine verbesserte Bildqualität, insbesondere bessere diagnoatische Differenzierung feinerer gruppierter Mikroverkalkungen, erzielen.

In diesem Zusammenhang dürfte der Qualitätsvergleich einer radiographisch vergrößerten Aufnahme zu der einer nachträglich optisch vergrößerten Normalaufnahme von praktischem Interesse sein. Dies gilt besonders bei Aufnahmen von sehr kleinen Knochen und Gelenken, also für ruhende Aufnahmeobjekte. Bei Anwendung einer Feinfokusröhre von 0,3 mm Brennfleckgröße ist bei Anwendung von feinzeichnenden Folienkombinationen die optisch nachvergrößerte Normalaufnahme der radiographisch vergrößerten Aufnahme überlegen. Bei Verwendung von Mikrofokusröhren mit Brennflecken von 0,1 mm und 0,15 mm zeigt dagegen die radiographisch vergrößerte Film-Folien-Aufnahme eine verbesserte Bildqualität gegenüber der nachträglich photographisch vergrößerten Aufnahme. Es besteht allerdings in der Literatur keine übereinstimmende Aussage darüber, ob dies schon bei feinzeichnenden Folienkombinationen oder erst bei den empfindlicheren Universal-Folienkombinationen zutrifft (KUHN 1971, SCHMIDT-HIEBER 1975).

Durch optische Vergrößerung einer normalen Film-Folien-Aufnahme (Lupenbetrachtung s. S. 106) kann man nur im Bild vorhandene kleine Details deutlicher erkennbar machen; unterschwellige Details, die bei der radiographischen Vergrößerung deutlicher erkennbar werden und teilweise zusätzlich darzustellen sind, lassen sich durch die Lupenbetrachtung nicht wahrnehmen, da die auflösungsbegrenzende Körnigkeit des Bildes mit vergrößert wird.

Literatur

Büchner, H.: Direkte Röntgenvergrößerung und Normal-Aufnahme, Teil 1 u. 2. Fortschr. Röntgenstr. 80 (1954) 71, 504

Friedrich, M.: Untersuchungstechnik der Mamma. Röntgen-Bl. 34 (1981) 151

Friedrich, M., P. Weskamp: Neue Methoden der Bildaufzeichnung in der Mammographie: Vergleich von Raster- und Vergrößerungstechnik. Röntgenstrahlen 38 (1978) 4–23

Frommhold, W., H. Gajewski, D. Schoen: Medizinische Röntgentechnik, Bd. I: Physikalische und technische Grundlagen. Thieme, Stuttgart 1979

Jötten, G.: Drehanoden mit hoher Drehzahl. Deutscher Röntgenkongreß, Nürnberg 1965. Bericht über die 46. Tagung der Deutschen Röntgengesellschaft. Teil A, Thieme, Stuttgart 1965 (S. 119)

Köhnle, H.: Röntgenstereoverfahren. In Diethelm, L. u. Mitarb.: Handbuch der medizinischen Radiologie, Bd. III. Springer, Berlin 1967

Kuhn, H., O. Dünisch, M. Pfeiler: Probleme und Aspekte der radiologischen Vergrößerung. Electro med. 39 (1971) 114

van der Plaats, G. J.: Prinzipien, Techniken und medizinische Anwendung der radiologischen Vergrößerungstechnik. Fortschr. Röntgenstr. 77 (1952) 605

Schmidt-Hieber, M., E. P. Strecker: Kritische Anmwerkungen zur Vergrößerungstechnik in der Röntgendiagnostik. Fortschr. Röntgenstr. 123 (1975) 175

Stargardt, A., W. Angerstein: Der optimale Abbildungsmaßstab bei der direkten Röntgenvergrößerung. Fortschr. Röntgenstr. 123 (1975) 77

Wende, S., E. Zieler, N. Nakayama: Cerebral Magnification Angiography. Springer, Berlin 1974

Zieler, E.: Physikalische Aspekte der Vergrößerungstechnik in der cerebralen Angiographie. Röntgenstrahlen 32 (1975) 16

Tomographie

Abbildungs- und Verwischungsprinzipien

Für die Projektionsradiographie sind im Laufe der Jahre unterschiedliche Methoden angegeben worden, um einzelne Körperpartien und -querschnitte isoliert darstellen zu können; nur das Röntgenschichtverfahren hat sich als wirklich brauchbare Lösung durchgesetzt.

In der radiologischen Aufnahmetechnik ist die sehr störende Erscheinung der Bewegungsunschärfe bekannt. Infolge der mehr oder weniger längeren Aufnahmezeit für das Röntgenbild werden kleine Details durch die unvermeidlichen Bewegungen im menschlichen Körper ein wenig vergrößert und im Kontrast vermindert dargestellt. Der verbleibende Kontrast reicht teilweise nicht mehr für eine Erkennbarkeit des Details aus. Genau diesen Effekt wendet man bei der Schichtaufnahme gezielt und nutzbringend an. Mit Hilfe der Schichtaufnahme gelingt es somit, wie Abb. **12** zeigt, nur eine Schicht des Aufnahmeobjektes scharf abzubilden, während Gebiete außerhalb dieser Schicht unscharf, d. h. verwischt zur Darstellung kommen. Die Lage der Schicht innerhalb des Objektes sowie ihre Dicke sind ebenso frei wählbar wie die geometrische Form der Verwischung und deren relative Lage zum Objekt.

Der Grundgedanke der Körperschichtverfahren wurde erstmals von A. E. M. BOCAGE (1922) in einer französischen Patentschrift aus dem Jahre 1921 niedergelegt. Er hat die für die Bewegung von Röhre und Film notwendigen Forderungen und Voraussetzungen aufgestellt:
Synchron, parallel, einander entgegengesetzt und in konstanten Größenverhältnissen zueinander. Vom Prinzip unabhängig, kann entweder das Objekt, der Fokus oder der Film in Ruhe bleiben, während die anderen beiden Komponenten die koordinierte Bewegung ausführen.

Einige für die Schichtaufnahme grundlegende geometrische Aspekte und Faktoren werden im folgenden näher behandelt. Bezüglich weiterer für die Schichtaufnahmetechnik wichtiger Fragen wird auf das Schrifttum verwiesen.

In Abb. **12** ist das Prinzip der Tomographie erläutert. Ein Testkörper hat in verschiedenen Schichthöhen unterschiedliche Details, ein Stäbchen, eine Kreisscheibe und ein Quadrat. Die Kreisscheibe ist der Schichtebene zugeordnet. Für drei Positionen von Röhre und Film ist die entsprechende Projektion dargestellt. Während die Kreisscheibe auf dem sich bewegenden Film immer an gleicher Stelle dargestellt wird, bewegen sich Stäbchen und Quadrat, die sich außerhalb der Schicht befinden, über den ganzen Film. Die Kreisscheibe ist scharf dargestellt, während Stäbchen und Quadrat einen mehr oder weniger großen Wischschatten erzeugen und sich somit der Darstellung entziehen.

Voraussetzung für die tomographische Abbildung ist, wie bereits oben angeführt, daß beim Tomographieablauf für die Details in der Schicht das Verhältnis

$$\frac{\text{Abstand: Fokus} - \text{Drehpunkt}}{\text{Abstand: Drehpunkt} - \text{Bildpunkt}} = \text{konstant ist.}$$

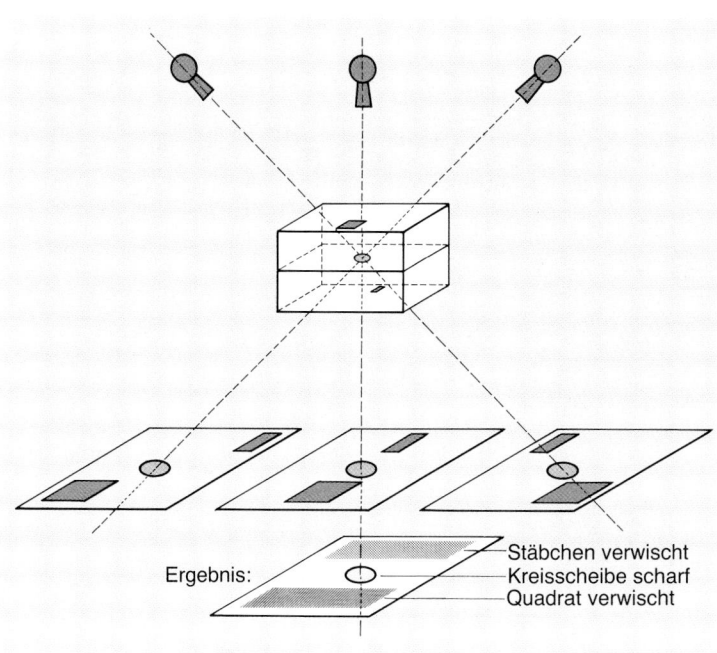

Ergebnis:
Stäbchen verwischt
Kreisscheibe scharf
Quadrat verwischt

Abb. **12**
Prinzip der Tomographie

Wird, wie aus Abb. **13** hervorgeht, der Röhrenfokus von F_1 nach F_2 verschoben, während der Film gleichzeitig von f_1 nach f_2 bewegt wird, so wird der Punkt A in der Schicht nur dann scharf abgebildet, wenn für den gesamten Tomographieablauf das soeben dargestellte Verhältnis unverändert bleibt. Es muß gelten

$$\frac{a}{b} = \text{konst. (s. Abb. } \mathbf{13}).$$

Aus Abb. **13** ist ferner zu entnehmen, daß die Unschärfe U um so größer ist, je größer die Strecke ist, über die die Röhre bewegt wird. Die Bewegungsunschärfe vom Punkt B beträgt bei einer Röhrenbewegung F_1 nach F_2 U_1; für die Röhrenbewegung von F_1 nach F_3 U_2; dabei ist U_2 deutlich größer als U_1, also eine höhere Verwischung. Zur Dimensionierung eines Tomographiesystems geht man zweckmäßigerweise von 3 Punkten aus, nämlich der Filmmitte, dem projizierten Fokus und dem auf die Filmmitte projizierten Punkt der Schicht. Dieser Punkt der Schicht kann dann für die Konstruktion des entsprechenden Gerätes als Koordinationspunkt angesehen werden. Er wird auch Fulcrum genannt.

Aus der Vielzahl der theoretisch möglichen und technisch realisierbaren Einrichtungen und Verfahren für die Tomographie haben sich für die praktische Anwendung die folgenden Gerätekonzeptionen durchgesetzt.

Geräte mit eindimensionaler Verwischung

Erfolgt eine gegensinnige Bewegung von Fokus und Film auf planparallelen Ebenen, so spricht man von einer Tomographie nach dem Planparallelprinzip (plan-plan). Bewegen sich hingegen Filmmitte und Fokus auf Kreisbögen, welche das Fulcrum zum gemeinsamen Mittelpunkt haben, so spricht man vom Großmann-Prinzip (Bogen-Bogen). Die geometrische Verwandtschaft von Parallel- und Großmann-Prinzip wird deutlich, wenn man sich vorstellt, daß Geraden als Kugelkalotten mit unendlich großem Radius angesehen werden können. Beim Großmann-Prinzip bleibt neben der grundsätzlich erforderlichen konstanten Vergrößerung der Schicht auch der Abstand Fokus–Film für den gesamten Tomographieablauf konstant. Beim Planparallel-Prinzip nimmt der Fokus–Film-Abstand mit wachsender Auslenkung der Röhre aus der Mittelposition zu; es ergibt sich somit eine Abnahme des Dosiszustromes nach dem Abstandsquadratgesetz (s. weiter unten).

Der Schichtwinkel ist der Winkel, in dem während der Bewegung des Röntgenstrahlers und des Filmes die Belichtung erfolgt; auch Belichtungswinkel genannt. Je länger dabei der Verwischungsweg ist, desto größer ist die Bewegungs-

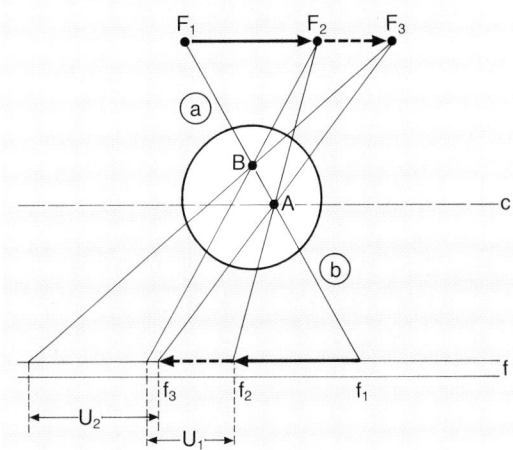

Abb. **13** Zur Strahlengeometrie bei der linearen Tomographie
a = Fokus–Drehpunkt-Abstand
b = Drehpunkt–Bildpunkt-Abstand
c = Schichtebene
Der Drehpunkt liegt in der Schichtebene, der Bildpunkt liegt in der Filmebene

unschärfe (Abb. **13**) bzw. desto stärker ist die Dämpfung des Bildanteils einer außerhalb der Schicht liegenden Struktur.

Ein besonderes Verfahren der eindimensionalen Tomographie geht von einem ortsfesten Fokus und von der Bewegung von Patient und Film aus: Die Transversal-Verwischungs-Tomographie. Es werden dabei Körperschichten senkrecht zur Längsachse erhalten, wie es das Prinzip der Abb. **14** zeigt. Die Achsen A_1 und A_2 sind parallel angeordnet.

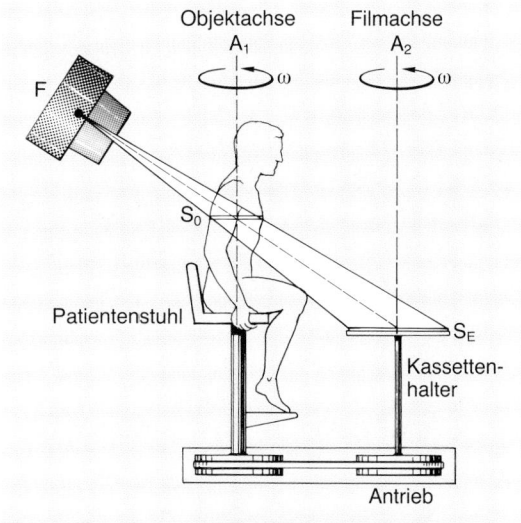

Abb. **14** Zum Prinzip der Transversal-Verwischungstomographie

Bei gleichsinniger Rotationsbewegung mit gleicher Winkelgeschwindigkeit von Patient und Film wird die Schicht S_O auf den Empfänger S_E abgebildet, während darüber- und darunterliegende Strukturen auf die mit „abweichender" Winkelgeschwindigkeit sich bewegenden Teile des Films projiziert und somit verwischt werden.

Geräte mit mehrdimensionaler, flächenförmiger Verwischung

Auch bei diesen Einrichtungen werden beide Schichtprinzipien plan–plan und Bogen–Bogen angewendet. Als Bewegungs- bzw. Schichtfiguren sind Kreise, Ellipsen („bidirektionale" Verwischungen), ferner Hypozykloiden, kreisförmige und elliptische Spiralen („polydirektionale" Verwischungen) im praktischen Gebrauch. Bei flächenförmiger Verwischung werden die Bilder von Details außerhalb der Schichtebene entsprechend der gewählten Bewegungsformen in verschiedenen Richtungen verwischt. Ein Maß für den Wischschatten bzw. für die Verwischung ist unter anderem der Verwischungsgrad, der bereits von GROSSMANN als „geometrischer Verwischungsgrad" eingeführt worden ist; er ist definiert als

$$g = \frac{\text{Fläche des Verwischungsschattens}}{\text{Fläche des Ruheschattens}}$$

Je größer dieser Faktor ist, desto besser werden die Details außerhalb der Schicht verwischt und desto geringer ist deren Schwärzung auf dem Film. Der Verwischungsgrad g ist für unterschiedliche Objekte unterschiedlich groß; für große Objekte fast immer gleich 1. Wegen des längeren Verwischungsweges bei der mehrdimensionalen Verwischung bzw. des höheren Verwischungsgra-

des gegenüber der linearen Schicht wird der Untergrund homogener und die Details der Schicht sind daher besser abgrenzbar.

In diesem Zusammenhang sei noch auf einen weiteren strahlengeometrischen Aspekt hingewiesen, der für den Bildaufbau in der Tomographie von Bedeutung ist, das Tangentialphänomen, dessen Entdeckung auf Ziedses des Plantes und seine Schule zurückgeht und das von weiteren Autoren sehr eingehend und teilweise unterschiedlich analysiert und interpretiert worden ist (STIEVE 1967, MEILER 1969).

Auf dem Standard-Röntgenogramm werden von ausgedehnten Organen unter anderem nur Grenzflächen abgebildet, die eine bestimmte Richtung haben, nämlich Flächen, die auf den Fokus gezielt sind (Gesetz der Tangenten, WESTRA 1962). Wenn der Fokus aber eine große Bewegung macht, wie es bei der üblichen Tomographie der Fall ist, so werden Grenzflächen mancherlei Richtungen dargestellt. Von STIEVE wurde festgestellt, daß dies im Prinzip für Projektionsstrahlen zutrifft, daß aber die Grenzen nur annähernd tangential getroffen werden müssen. Damit ist klar, daß diejenigen Bewegungsfiguren die günstigsten sind, bei denen während des Bewegungsablaufes möglichst viele Richtungen durchlaufen werden.

Dicke der Schicht, Wahl der Schicht im Objekt und praktische Realisierung

Die Schichtdicke innerhalb des Objektes, die auf der Schichtaufnahme „scharf" abgebildet wird, kann, wie näher noch ausgeführt wird, nur annähernd genau angegeben werden. Wie bereits oben gezeigt, werden nur die Details in der Schicht mit maximaler Schärfe abgebildet. Ob an einer Stelle

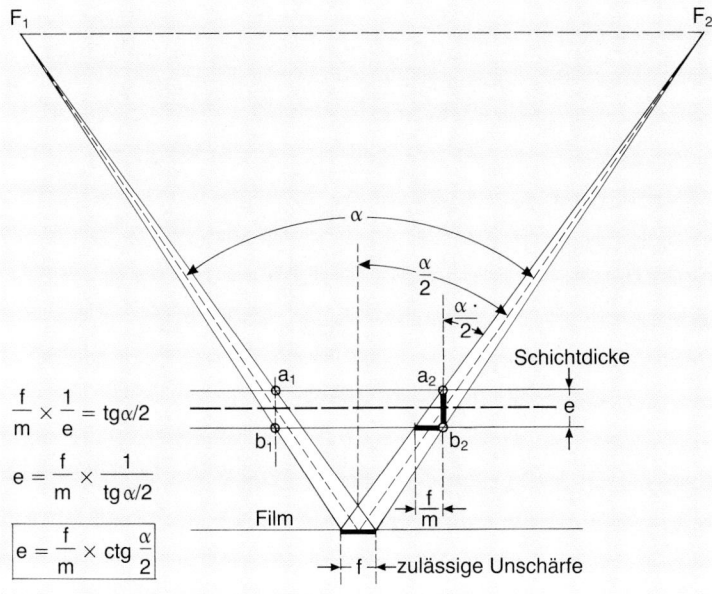

$$\frac{f}{m} \times \frac{1}{e} = tg\,\alpha/2$$

$$e = \frac{f}{m} \times \frac{1}{tg\,\alpha/2}$$

$$e = \frac{f}{m} \times ctg\frac{\alpha}{2}$$

Abb. 15 Zur Ermittlung der Schichtdicke bei der Tomographie

im Objekt, die außerhalb der Schichtebene liegt, bereits eine Verwischung von wahrnehmbarem Umfang erfolgt, hängt vom Schichtwinkel, von der Verwischungsfigur, vom Abstand des Objektes von der Schichtebene und von der Gesamtunschärfe des Schichtverfahrens ab.

Ohne die Verwischung besteht aber bereits bei der Projektionsradiographie eine bestimmte minimale Bildunschärfe (s. S. 19 u. a. geometrische oder Fokusunschärfe, Folienunschärfe). Als Schichtdicke wird nun die Zone beiderseitig der Schichtebene bezeichnet, innerhalb derer die Unschärfe, welche durch die tomographische Verwischung entsteht, kleiner ist als die eben erwähnte Bildunschärfe in der Schichtebene. Bei der linearen Verwischung ist die Schichtdicke wie folgt in Abb. **15** zu berechnen:

$$e = \frac{f}{m} \cdot ctg \frac{\alpha}{2}$$

f sei die zulässige Unschärfe des Projektionsradiogramms,
α = Gesamtschichtwinkel,
m = Vergrößerung.

Bei Annahme einer bestimmten, akzeptierten Unschärfe ist also eine Aussage über die Dicke der Schicht zu machen.

Die Schichtdicke kann experimentell mit Hilfe von Phantomen ermittelt werden. Der entsprechende Meßwert hängt in jedem Fall vom Meßverfahren ab. Man beobachtet, daß die Schichtdicke bei der Tomographie mit wachsendem Schichtwinkel zunächst stark abnimmt – s. Abb. **16** –, später aber infolge des Einflusses der Parallaxenunschärfe wieder ansteigt. Die Bewegungen von 2 Teilen des tomographischen Systems werden so koordiniert, daß für die dargestellte Schicht die Unschärfe infolge der tomographischen Bewegung geringer ist als für andere Schichten (DIN 6814 Teil 9).

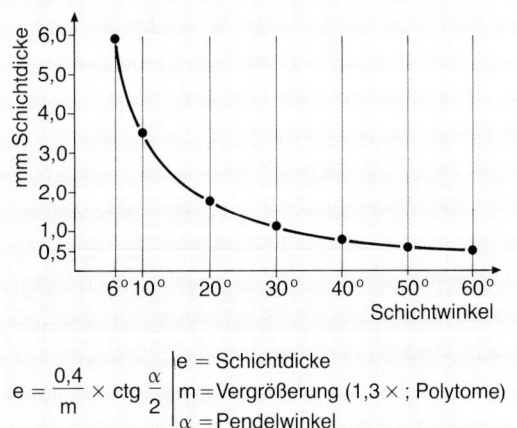

$$e = \frac{0{,}4}{m} \times ctg \frac{\alpha}{2} \quad \begin{cases} e = \text{Schichtdicke} \\ m = \text{Vergrößerung } (1{,}3 \times ; \text{Polytome}) \\ \alpha = \text{Pendelwinkel} \end{cases}$$

Abb. **16**
Abhängigkeit der Schichtdicke vom Pendelwinkel

Die Darstellbarkeit der Details in der Schichtebene hängt nach STIEVE (1967) hauptsächlich von folgenden Faktoren ab:
1. von der Größe der Details in der Schichtebene,
2. vom Kontrast, den sie gegenüber der Umgebung erzeugen und
3. von der Art des Überganges zwischen dem Detail und der Umgebung.

Gerade dieser Übergang spielt in der Tomographie eine wichtige Rolle, weil er nicht nur von den oben aufgeführten üblichen Unschärfekomponenten abhängt, sondern auch noch von der Neigung der Objektbegrenzung zur Abbildungsebene bestimmt wird. Die Neigung der Objektbegrenzung zur Darstellungsebene ist dabei ein wesentlicher Faktor für die Erkennbarkeit einer Kontur. Somit hat auch für die Praxis eine komplizierte mehrdimensionale Verwischung bei ruhenden Objekten große Vorteile, da bei diesen Bewegungsabläufen, wie oben angeführt, viele dieser Projektionen durchlaufen werden; bei bewegten Objekten dagegen ist wegen der kürzeren Belichtungszeit die lineare Verwischung vorzuziehen.

Abb. **17** Drei Möglichkeiten zur Verstellung der Schichthöhe h:
I = Höhenverstellung der Tischplatte,
II = Höhenverstellung des Filmes einschließlich Tischplatte,
III = Höhenverstellung des Fulcrums, des Drehpunktes,
a = Fokus–Drehpunkt-Abstand,
b = Drehpunkt–Bildpunkt-Abstand

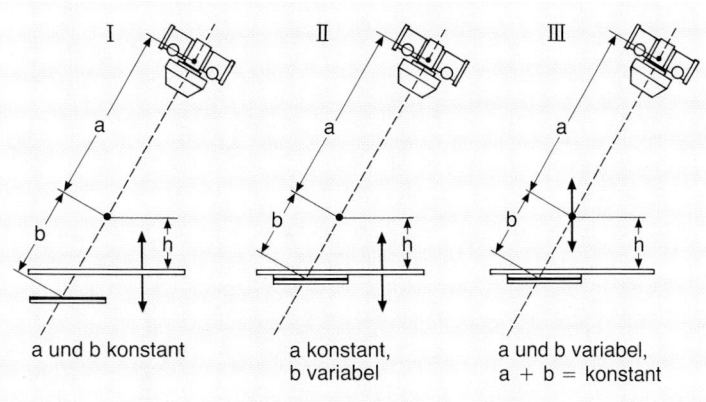

a und b konstant   a konstant, b variabel   a und b variabel, a + b = konstant

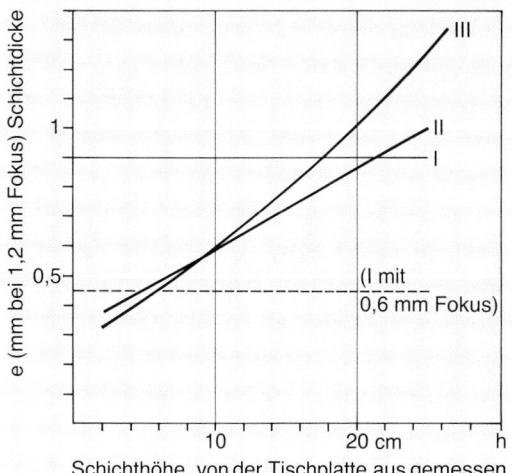

Abb. 18 Zusammenhang zwischen Schichtdicke und Schichthöhe (Verschiedene Methoden zu Einstellung von h; s. Abb. **17**)

Im folgenden werden die Möglichkeiten zur Positionierung der Schicht im Patienten aufgeführt. Das Schichtverfahren soll an einem Gerät nach dem Planparallelprinzip durchgeführt werden. Die Bewegungen von Strahler und Film werden über eine Koppelstange koordiniert, wobei dem Fulcrum im Patienten ein mechanisches Lager mit einem definierten Drehpunkt für die Koppelstange zugeordnet ist. Es ergeben sich, wie Abb. **17** zeigt, die folgenden Möglichkeiten der Schichthöheneinstellung:

I. Höhenverstellung der Tischplatte: Die Lösung besteht darin, das Objekt relativ zum Drehpunkt zu schieben. Durch die Höhenverstellung der Tischplatte kommt die gewählte Schicht in den Drehpunkt des Röhren-Film-Systems. Der Fokus-Schichtebenen-(Objektebene-)Abstand und der Schichtebene-Film-Abstand bleiben konstant.

II. Höhenverstellung des Filmes einschließlich Tischplatte: Bei dieser Lösung bleibt der Fokus-Schichtebenen-Abstand konstant, während der Abstand Schichtebene–Film je nach einzustellender Schichthöhe sich verändert. Als Schichthöhe versteht man dabei den Abstand der Schichtebene von der Tischplatte.

III. Höhenverstellung des Fulcrums, des Drehpunktes: Bei dieser Lösung erfolgt die Verschiebung des Drehpunktes relativ zum Patienten. Der Patient bleibt auf der Tischplatte in Ruhe. Der Fokus-Film-Abstand, d. h. die Addition von Fokus-Schichtebenen- und Schichtebenen-Film-Abstand bleibt konstant, während die jeweiligen Abstände variabel sind.

Die verschiedenen Lösungen zur Schichthöheneinstellung haben Einfluß auf den Vergröße-

rungsmaßstab und auf die Dicke der darzustellenden Schicht. In Abb. **18** ist der Zusammenhang zwischen Schichtdicke e und Schichthöhe h für die verschiedenen Methoden zur Schichthöheneinstellung (Abb. **17**) dargestellt. Bei I hat man eine konstante Vergrößerung und für alle Schichthöhen wird die gleiche Schichtdicke dargestellt. Bei II und III ändert sich der Vergrößerungsmaßstab von Schicht zu Schicht. Die Dicke der darzustellenden Schicht verändert sich, wie aus Abb. **18** hervorgeht, in Abhängigkeit von der Schichthöhe.

Zonographie, Simultantomographie und Belichtungssteuerung bei der Tomographie

Die Tomographie mit sehr geringer Verwischung – die Zonographie – ist ebenso alt wie die übliche Tomographie mit großen Belichtungswinkeln. Die beiden niederländischen Radiologen D. L. BARTELINK und B. G. ZIEDSES DES PLANTES, die das tomographische Prinzip für die Praxis vorbereitet haben, sind auch die ersten gewesen, die Tomogramme mit kleinen Belichtungswinkeln eingeführt haben. Eine definierte Winkelangabe ist nicht festgelegt; im allgemeinen spricht man von Zonographie bei Belichtungswinkeln etwa zwischen 3 Grad und 8 Grad (DIN 6814 Teil 9). Das geringe Interesse für dieses Verfahren läßt sich vielleicht durch die Tatsache erklären, daß zu Anfang nur Geräte mit linearer Verwischung zur Verfügung standen. Die Ergebnisse waren unbefriedigend. Erst mit Einführung der pluridirektionalen Verwischung hat die Zonographie eine verbreitetere Anwendung erhalten und ist für bestimmte Indikationen als Routineverfahren anerkannt (z. B. bei Nieren- und Gallenuntersuchungen, Sternumdarstellung).

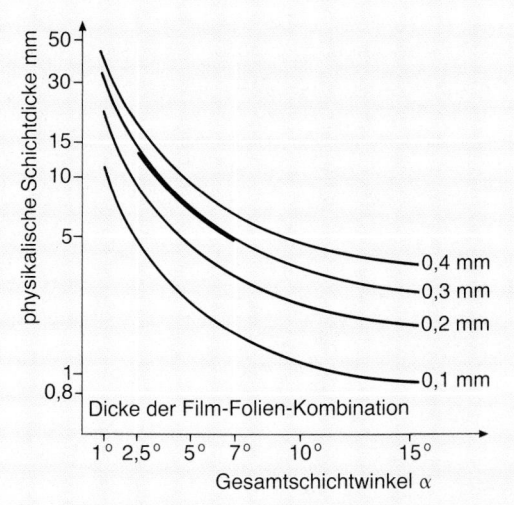

Abb. 19 Physikalische Schichtdicke und Verwischungswinkel bei der Zonographie

Verknüpft man – wie auf S. 44 erläutert – den Begriff der tomographischen Schichtdicke mit der Gesamtunschärfe des Abbildungssystems, so ergibt sich auch für die Anforderungen in der Zonographie eine ähnliche Beziehung von Schichtdicke zu Schichtwinkel; dies ist in Abb. **19** dargestellt. Als Parameter ist die Gesamtunschärfe angegeben. Die Dicke der verwendeten Film-Folien-Kombination entspricht der kleinsten überhaupt möglichen physikalischen Schichtdicke bei der Tomographie unter ähnlichen Bedingungen.

Vergleicht man die bei der Zonographie wirksamen Schichtdicken mit denen, die bei der Tomographie auftreten, so hat man z.B. bei einem Objekt mit nicht allzu großer Ausdehnung und mit dem in Abb. **20** aufgeführten 1 cm Schichtabstand eine vollständige zonographische Erfassung des Objektes. Die Bereiche maximaler Schärfe schließen sich unmittelbar aneinander an. Unter sonst gleichen Schichtabständen könnten bei der Tomographie mit größerem Belichtungswinkel kleine Details eventuell nicht erfaßt werden.

Eine weitere Besonderheit der Zonographie ist die Tatsache, daß bei der Abbildung die Summation im Objekt wesentlich ähnlicher der einer Übersichtsaufnahme ist als im Falle der Tomographie. So kann vor allem bei kreisförmigen und elliptischen Verwischungen das zonographische Bild aufgrund der Summation außerhalb der

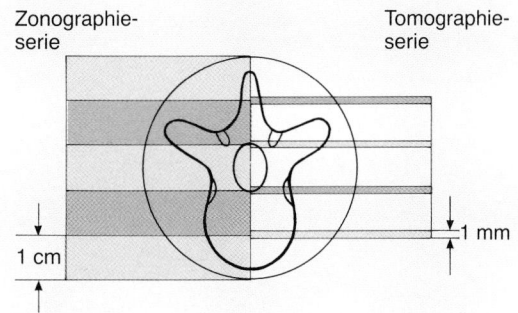

Abb. **20** Schematischer Vergleich zwischen einer Zonographie- und einer Tomographieserie

Schicht Detailverdoppelungen und andere Strukturen erhalten, die nur aus der genauen Kenntnis der Verwischungsart deutbar sind. Daraus erklärt sich z.B. so mancher Unterschied in der Feinstruktur von Zonogrammen des gleichen Objektes, aber mit verschiedenen Verwischungsbewegungen. Es sollte daher die Zonographie ebenfalls als Serienverfahren wie die Tomographie ausgeführt werden.

Für die gleichzeitige Aufnahme mehrerer Schichten gibt es zwei Verfahren, das Simultan-Folienbuch-Verfahren und das Synchroplanverfahren. Schon 1930 hat ZIEDSES DES PLANTES auf die Möglichkeit hingewiesen, in einem Belichtungs-

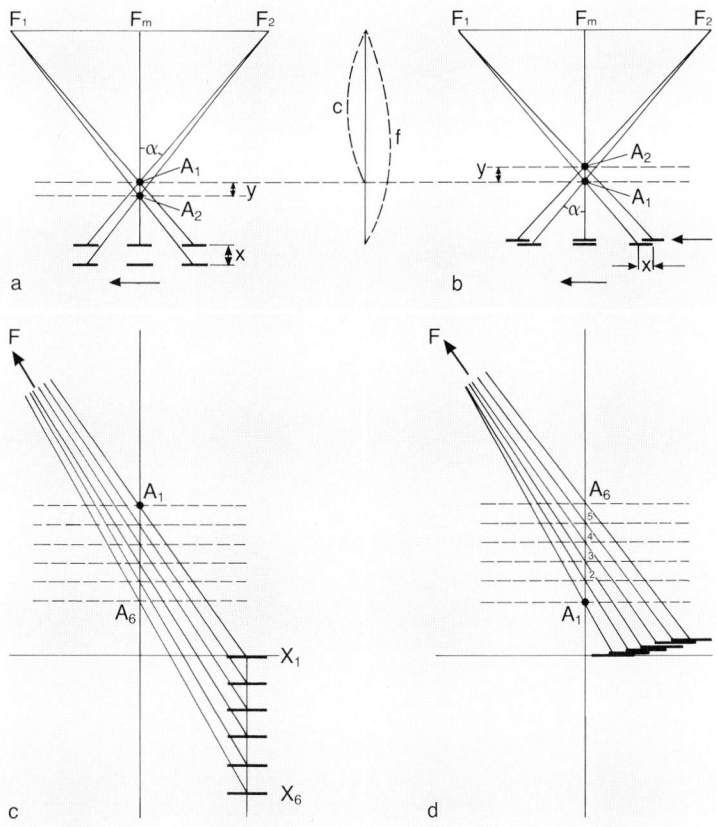

Abb. **21** Simultantomographie mit Simultanschichtkassette und Synchroplan
a u. **c** Folienbuch in Simultankassette,
b u. **d** Synchroplan

vorgang gleichzeitig mehrere parallele Körperschichten darzustellen. Das zweite Verfahren ist ebenfalls schon lange bekannt, ist aber erst in neuerer Zeit durch den Synchroplan nach Dr. LANDAU verwirklicht worden.

Das Schema des Simultanschichtverfahrens für die lineare Verwischung und die prinzipielle Anordnung für die beiden Methoden ist in Abb. **21a** und **21b** dargestellt. In einer Spezialkassette (Abb. **21c**) sind für das Verfahren (Abb. **21a**) mehrere Filme in bestimmten Abständen parallel zueinander angeordnet. Alle Filme werden beim Schichtablauf um dieselbe Strecke verschoben. F_1 F_2 Röhrenverschiebung, c Fokus-Schichtebenen-Abstand, f Fokus-Film-Abstand, A_1 bis A_6 Schichtebenen im Objekt, X_1 bis X_6 zugehörige Bildebenen. Aus Abb. **21a** ist ersichtlich, daß die Bilder von Punkten der Drehpunktebene bzw. der Objektebene beim Schichtablauf stets auf die gleiche Stelle des mitbewegten Filmes bzw. Bildebene fallen (s. hierzu auch Abb. **13**), d.h. scharf abgebildet werden. Aus dem Schema in Abb. **21a** ergeben sich zwei praktische Folgerungen für die Simultanschichtserie

a) äquidistanten Körperebenen entsprechen für einen bestimmten Fokus-Drehpunkt-Abstand äquidistante Bildebenen,
b) die Objektvergrößerung V ist für alle Aufnahmen einer Simultanschichtserie konstant.

Das Prinzip in Abb. **21b** besteht darin, daß die Filme für die Darstellung der verschiedenen Körperebenen direkt aufeinandergelegt und mit unterschiedlicher Geschwindigkeit bewegt werden. Dieses Verfahren hat neben einer verbesserten Bildqualität den Vorteil, daß die Simultanschichtkassette nicht viel dicker als eine normale Röntgenfilmkassette zu sein braucht und deshalb in die üblichen Kassettenladen von Schichtgeräten paßt (Abb. **21d**). Es muß jedoch eine besondere Bewegung für die zusätzliche Verschiebung der Filme erfolgen.

Für die Simultanschichtaufnahme müssen Spezialfoliensätze mit abgestuften Verstärkungsfaktoren benutzt werden, weil in jeder vorangehenden Folie Strahlung geschwächt wird. Der Verstärkungsfaktor bzw. die Empfindlichkeit muß entsprechend der Anordnung in der Kassette zunehmen. Da aber gleichzeitig mit zunehmender Empfindlichkeit die Zeichenschärfe einer Verstärker-Folien-Kombination abnimmt, haben die einzelnen Aufnahmen einer Simultanschichtserie nicht gleiche Bildqualität. Beim Synchroplanverfahren ist die Differenz deutlich geringer als beim Simultan-Folienbuch-Verfahren. Diesen Nachteilen gegenüber den entsprechenden Einzelschichten stehen aber deutliche Vorteile gegenüber, unter anderem Darstellung des Objektes in gleichem Zustand, z.B. bei Lungenuntersuchungen in gleicher Inspirationsphase, Patientendosisreduzierung, verringerter Zeitaufwand für die Anfertigung einer Serie.

Zur Erzielung einer guten Bildqualität und um die einzelnen Aufnahmen einer Schichtserie sicher und gut miteinander vergleichen zu können, ist eine gleichmäßige Belichtung von Bedeutung. Die Anwendung der Belichtungsautomatik bzw. die Einführung der Belichtungssteuerung für die Tomographie brachte diesbezüglich eine deutliche Verbesserung.

Die Grundlagen der Belichtungsautomatik für die Übersichtsaufnahme und die Bedingungen beim Schichtaufnahmeverfahren sind in Abb. **22a** u. **b** dargestellt. Links ist schematisch die Anordnung bei der Übersichtsaufnahme wiedergegeben. Der Belichtungsautomat integriert die einfallende Röntgenstrahlenintensität und schaltet bei Erreichen der voreingestellten Belichtungsdosis – der Soll-Dosis – die Aufnahme ab. Als zu steuernde Größe steht die Belichtungszeit in Verbindung mit dem Röhrenstrom zur Verfügung.

Die Belichtungszeit ist bei der Schichtaufnahme vorgegeben. In dieser bekannten Zeit muß die

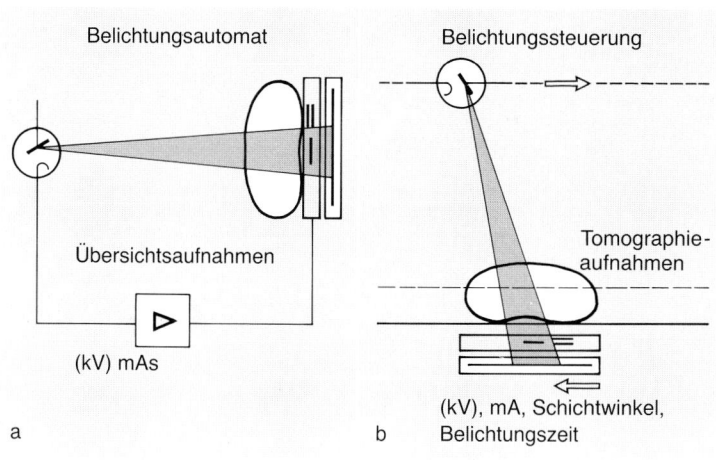

Belichtungsautomat

Belichtungssteuerung

Übersichtsaufnahmen

(kV) mAs

Tomographie-aufnahmen

(kV), mA, Schichtwinkel, Belichtungszeit

a   b

Abb. **22a** u. **b** Gegenüberstellung: Übersichtsaufnahme mit Belichtungsautomat und Tomographieaufnahme in Verbindung mit der Belichtungssteuerung
a Am Ende der Belichtung wird die erforderliche Dosis erreicht. Der Belichtungsautomat integriert die einfallende Intensität und schaltet bei Erreichen der voreingestellten Dosis die Aufnahme ab
b Über den gesammten Verwischungsweg bleibt die Dosisleistung konstant: Dosisleistung × Zeit = Dosis. Die Ionisationskammer mißt die Dosisleistung und regelt diese auf einen konstanten vorgewählten Wert (Soll-Wert)

Abb. 23 Prinzip der Belichtungssteuerung bei der Tomographie
(geregelt) und der konventionellen Belichtungstechnik bei der Tomographie (ungeregelt)

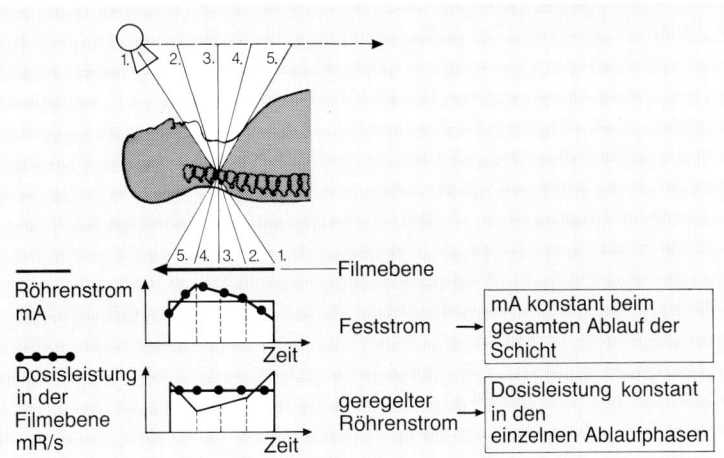

Soll-Dosis erreicht werden. Diese Forderung kann durch eine Regelung der Dosisleistung erfüllt werden. Nach Beginn der Schichtaufnahme wird die den Anfangsbedingungen entsprechende Dosisleistung am Filmort gemessen. Danach wird der Belichtungswert so lange automatisch korrigiert, bis die momentan gemessene Ist-Dosisleistung und die Soll-Dosisleistung übereinstimmen. Diese Bedingung wird während des gesamten Schichtablaufes aufrechterhalten.

Eine technisch mögliche Realisierung geht aus dem Prinzip in Abb. 23 hervor. Bei der bisher üblichen Schichtaufnahmetechnik werden die Aufnahmedaten kV, mA und s konstant gehalten. Das entsprechende Diagramm zeigt für den gesamten Schichtablauf einen konstanten Röntgenröhrenstrom (geradlinige Kurve). Durch die unterschiedliche Absorption in den verschiedenen Positionen hat man aber in der Filmebene einen stark variierenden Dosisleistungsverlauf (punktierter Kurvenverlauf). Der Dosiszustrom auf den Film ist nicht konstant.

Bei der beschriebenen Belichtungssteuerung (geregelter Röhrenstrom in Abb. 23 unten) wird erreicht, daß die mittlere Dosisleistung in der Filmebene konstant bleibt. Eine relativ einfache Lösungsmöglichkeit erhält man über die Regelung des Röntgenröhrenstromes. Der kV-Wert wird von Hand eingestellt, der mA-Wert wird durch die Belichtungssteuerung geregelt. Bei diesem Verfahren erhält man eine wesentlich gleichmäßigere Filmschwärzung und dadurch eine bessere Objekterfassung. Je nach Belichtungs- bzw. Ablaufzeit auch für die Anforderungen bei der mehrdimensionalen Verwischung muß die Dosisleistung unterschiedliche Werte erhalten, d. h. die Dosisleistung muß entsprechend der Belichtungszeit vorprogrammiert werden. Die Belichtungssteuerung beim Schichtaufnahmeverfahren ist also an bestimmte Voraussetzungen gebunden. Neben der Regelung über den Röhrenstrom wird bei modernen Generatoren auch die sehr rasche kV-Regelung zur Dosisleistungsregelung verwendet.

Literatur

Bocage, A. E. M.: Franz. Patentschr. 536464, 1922

Buchmann, F.: Detailwiedergabe und Schichtdicke bei der Tomographie. Röntgenblätter 18 (1965) 361

Buchmann, F., H.-G. Stössel: Besonderheiten der zonographischen Abbildung. Fortschr. Röntgenstr. 115 (1971) 99

Buchmann, F.: Darstellung von Körperschichten. In Maurer, H.-J., E. Zieler: Physik der bildgebenden Verfahren in der Medizin. Springer, Berlin 1984

DIN 6814, Teil 9: Begriffe und Benennungen in der radiologischen Technik, Abschnitt 6: Röntgenverwischungstomographie

Fenz, K. J.: Geometrie und Kinematik der Schichtaufnahme. Radiologe 2 (1962) 431

Gajewski, H.: In Frommhold, W., H. Gajewski, H. D. Schoen: Medizinische Röntgentechnik, 4. Aufl., Bd. I: Physikalische und technische Grundlagen. Thieme, Stuttgart 1979

Gajewski, H., E. Lise: Das Simultanschichtverfahren, aufnahmetechnische Grundlagen und medizinische Anwendung. Fortschr. Röntgenstr. 83 (1955) 562

Meiler, J.: Der Einfluß des Fokusweges auf die Schichtdicke. Röntgen-Bl. 22 (1969) 229

Mohr, H.: Zur Frage der mehrdimensionalen Verwischung. Röntgen-Bl. 17 (1964) 1

van der Plaats, G. J.: Leitfaden der medizinischen Röntgentechnik. Philips Technische Bibliothek, Eindhoven 1961

Stieve, F.-E.: Bevorzugte Darstellung einzelner Körperschichten. In Diethelm, L. u. Mitarb.: Handbuch der medizinischen Radiologie, Bd. III. Springer, Berlin 1967 (S. 716)

Stieve, F.-E.: Über den Bildaufbau in der Tomographie bei ein- und mehrdimensionaler Verwischung. Fortschr. Röntgenstr. 116 (1972) 253

Westra, D.: Zonographie, die Tomographie mit sehr geringer Verwischung. Fortschr. Röntgenstr. 97 (1962) 601

Ziedses des Plantes B.G.A.: Planigraphie, Fortschr. Röntgenstr. 47 (1933) 407

Stereoaufnahmetechnik

Die Röntgenstereoaufnahmen und die Röntgenstereoskopie wurden als Lokalisationsverfahren,
d.h. als Methoden des räumlichen Orientierens
schon kurz nach der Entdeckung der Röntgenstrahlen aus der Lichtbildphotographie übernommen. Bereits 1897 wurden von LEVY-DORN Ste-
reoröntgenaufnahmen demonstriert.

Auf S. 19 ist bereits darauf hingewiesen worden,
daß durch die räumliche Parallaxe im Röntgenbild die Lage eines Details im darzustellenden
Objekt beschrieben werden kann und daß somit
ein enger Zusammenhang zur Stereoaufnahmetechnik besteht. Dies soll im folgenden strahlen-
geometrisch näher behandelt werden.

Unter der räumlichen Parallaxe versteht man die
Ortsveränderung des Schattenbildes als Folge einer seitlichen Verschiebung des Objektes bei feststehender Strahlenquelle oder den Betrag bzw.
die Wegstrecke, um die ein Objektschatten auf
dem Film wandert, wenn die Röhre in einer film-
parallelen Ebene verschoben wird (BÜCHNER). Es

gilt dabei die Regel: Was bei der Verschiebung
wenig wandert, liegt näher zum Film (Abb. **24**).
Auf den Gesetzen der Parallaxe beruht sowohl
die Möglichkeit einer exakten Lagebestimmung
der Objektelemente auf photogrammetrischem
Wege („monokulare Tiefenwahrnehmung") als
auch der direkten räumlichen Orientierung durch
stereoskopische Betrachtung. Abb. **24** veranschaulicht eine solche photogrammetrische Ermittlung. Es soll die Lage der Fremdkörper A
und B bestimmt werden. Zu diesem Zweck stellt
man zwei Aufnahmen auf dem gleichen Film her,
wobei sich bei der ersten Exposition der Fokus
bei F_1 und bei der zweiten Exposition der Fokus
bei F_2 befindet. Durch Rekonstruktion, z.B. mit
einem Lokalisationsgerät kann die genaue Lage
der Fremdkörper im Objekt ermittelt werden.

Gegenüber der beschriebenen „monokularen Tiefenwahrnehmung" wird beim beidäugigen stereo-
skopischen Sehen durch Verschmelzen zweier um
den Augenabstand in ihren Perspektiven verschiedener Teilbilder die räumliche Darstellung
der aufzunehmenden Objekte eindeutig und unmittelbar geliefert. In Analogie zur bildmäßigen
Stereophotographie werden Röntgenstereobilder
gewonnen, indem man zwei Aufnahmen des Objektes mit nur wenig verschiedenen Projektionsrichtungen anfertigt und bei der Betrachtung jedem Auge dann nur eines der beiden Bilder dar-
bietet. Das Prinzip der Anfertigung von stereo-
skopischen Röntgenbildern ist in Abb. **25a** u. **b**
schematisch wiedergegeben. Die beiden Punkte P
und Q innerhalb des Objektes sollen in ihrer Lage
zueinander erfaßt werden. Die erste Aufnahme
erfolgt bei Stellung F_L des Röhrenfokus; gestri-
chelter Strahlengang mit den Bildpunkten P'_L und

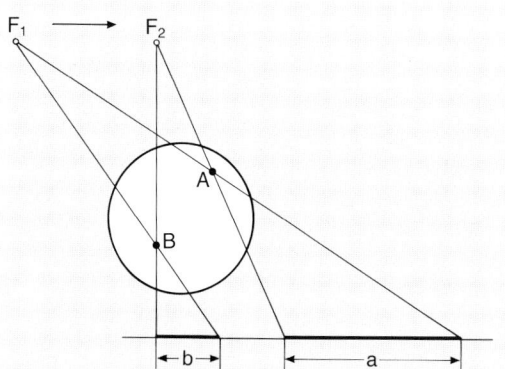

Abb. **24** Räumliche Parallaxe durch seitliche Verschiebung des Brennflecks bei feststehendem Objekt
(monokulare Tiefenwahrnehmung)

Abb. **25** Prinzip der Stereoröntgenaufnahmetechnik.
a Belichtung der Stereoaufnahmen
b Betrachtung der Stereoaufnahmen (nach *Wheat-
stone*)
▼

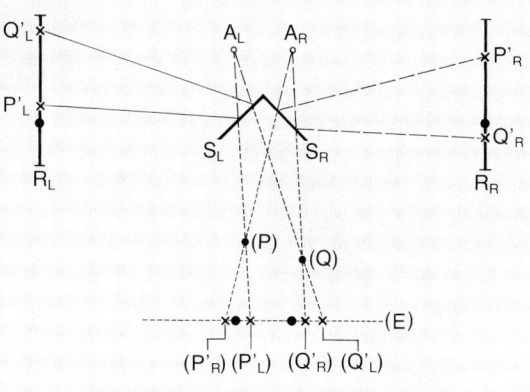

a   b

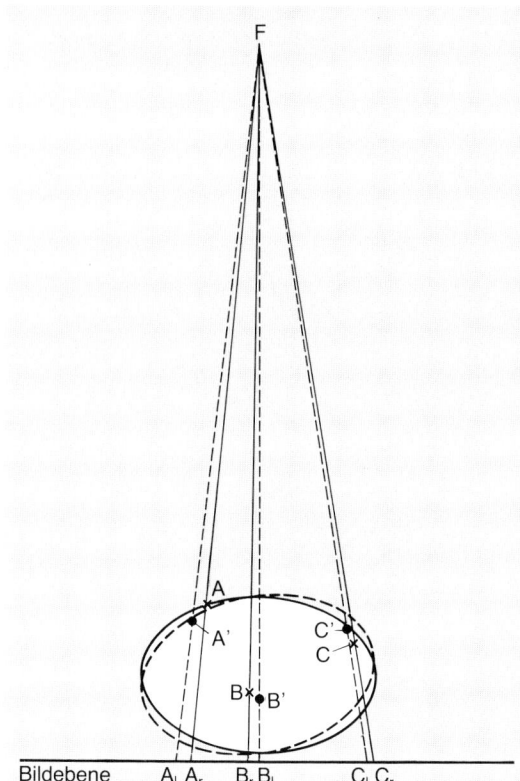

Abb. **26** Erzeugung von Röntgenstereoaufnahmen durch Drehung des Objektes bei feststehender Röhre

Q'_L. Für die zweite Aufnahme wird der Film gewechselt und an die gleiche Stelle ein neuer Film gebracht. Die zweite Aufnahme erfolgt vom Ort F_R; der Brennfleck wird also parallel zur Filmebene um die Basis b (Augenabstand etwa 6,5 cm) verschoben. Die entsprechenden Bildpunkte sind P'_R und Q'_R, – strichpunktierter Strahlengang.

Die für den Raumeindruck notwendige Bildparallaxe kann auch dadurch gewonnen werden, daß bei unveränderter Röhrenstellung das Aufnahmeobjekt um einen kleinen Winkel etwa 4–6 Grad gedreht wird. Dies ist in Abb. **26** dargestellt. Die für den räumlichen Eindruck notwendige Bildparallaxe hängt hierbei nicht nur von der Tiefenlage der Objektpunkte, sondern auch von der Lage des Punktes ab, um den das Objekt gedreht wurde. Im vorliegenden Falle liegt der Drehpunkt in der Mitte des Objektes. Die Bilder von Objektpunkten oberhalb und unterhalb des Drehpunktes wandern dann in entgegengesetzte Richtungen.

Das in Abb. **25a** u. **b** sowie Abb. **26** dargestellte Prinzip erfordert eine Ruhigstellung des Patienten bzw. ist nur bei unbewegten Aufnahmeobjekten anzuwenden. Bei Röntgenstereoaufnahmen bewegter Objekte müssen die beiden Bilder in

sehr kurzen Zeitabständen nacheinander angefertigt werden. Dies wird z. B. dadurch realisiert, daß anstelle einer Röhrenverschiebung zwei Röntgenröhren oder eine Röntgenstereoröhre mit zwei Brennflecken in einem der Basis b entsprechenden Abstand verwendet werden; die Expositionen erfolgen dann kurz nacheinander.

Die Auswertung der Röntgenstereoaufnahmen kann durch einfaches Betrachten der Stereobilder erfolgen (Röntgenstereoskopie) oder durch exaktes Ausmessen mittels stereoskopischer Hilfsgeräte (Stereophotogrammetrie). Es muß dafür gesorgt werden, daß jedem Auge jeweils nur ein Bild dargeboten wird. Manche Beobachter, die durch Übung gelernt haben, die beim normalen Sehen automatische Kopplung von Akkommodation und Konvergenz der Augenachsen unabhängig voneinander zu machen, erreichen das ohne instrumentelle Hilfsmittel. Die Schwierigkeit der Trennung von Akkommodation und Konvergenz wird bei den Stereobetrachtungsgeräten umgangen, wobei meist die Akkommodation optisch korrigiert wird.

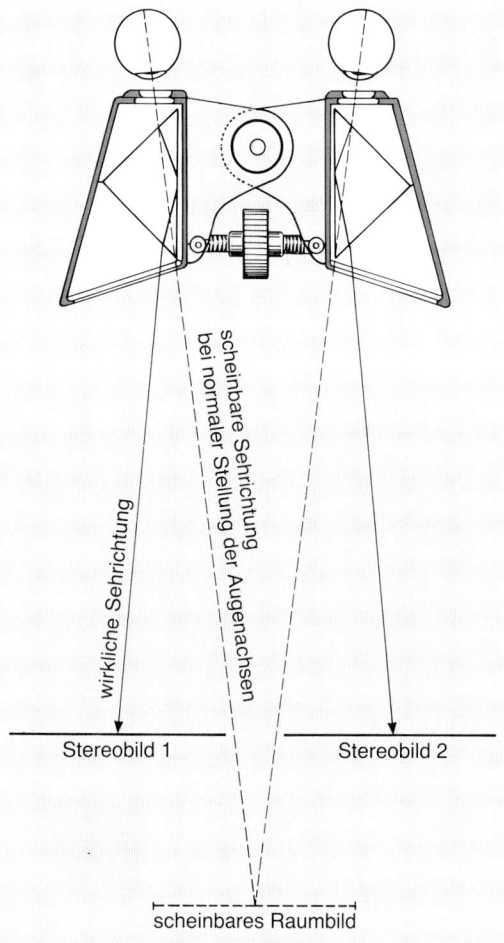

Abb. **27**
Strahlengang beim Stereobinokel (nach *Stumpf*)

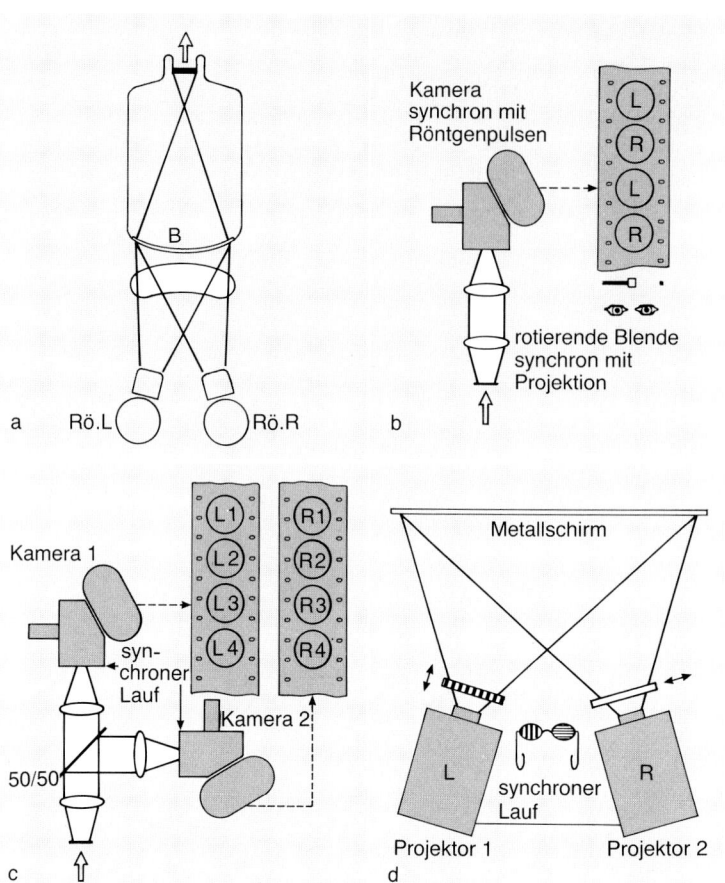

Am Beispiel des Spiegelstereoskops nach WHEAT-STONE wird die Betrachtung stereoskopischer Aufnahmen kurz erläutert (s. Abb. 25 b). Die Augen des Betrachters befinden sich in A_L und A_R und blicken getrennt über die Winkelspiegel S auf die vor einem erleuchteten Lichtkasten angebrachten Teilbilder R_L und R_R. Dann baut sich im Raum hinter den Spiegeln das virtuelle Bild des dargestellten Körpers im Sinne der gestrichelten, der strichpunktierten und der punktierten Linien vor der scheinbaren Bildebene E seitenrichtig und raumrichtig auf. Ein weiteres einfaches Gerät zur Betrachtung nebeneinander vor einem Lichtkasten hängender Stereobilder ist das Stereobinokel von P. STUMPF. Der Strahlengang und die Anordnung zur Auswertung der beiden Aufnahmen sind in Abb. 27 dargestellt.

Die Anwendung von Röntgenstereoaufnahmen ist vor allem nützlich, wenn sich im normalen Röntgensuperpositionsbild zahlreiche Konturen und Details überlagern. Für Röntgenaufnahmen des Schädels, insbesondere bei otologischen und ophthalmologischen Fragestellungen, wird gelegentlich die Stereotechnik angewendet. Ferner wird diese Technik vereinzelt bei Angiogrammen angewendet; die Orientierung über den räumli-chen Verlauf von sich überkreuzenden Gefäßen dürfte erleichtert werden. Angiographische Stereoaufnahmen sollten nur bei Objekten mit geringer Organbewegung verwendet werden, z. B. Nierenangiogramme bei Atemstillstand, zerebrale Angiographien und Beinphlebographien. Bei schnellbewegten Aufnahmeobjekten, z. B. in der Herz- und Koronarangiographie, wird vereinzelt die Röntgenstereokinematographie verwendet. Sie erfordert aber für die Aufnahme- wie auch für die Betrachtungsseite einen hohen apparativen Aufwand und wird daher für einige wenige Institute unter anderem auch für wissenschaftliche Untersuchungen vorbehalten sein. Eine technische Lösungsmöglichkeit für die Röntgenstereokinematographie über den Bildverstärker ist in Abb. 28 a–d dargestellt. Das Grundprinzip mit zwei Röntgenröhren und einem Bildverstärker ist in Abb. 28 a wiedergegeben. Über Pulskontakte an der Kamera wird die jeweilige Röntgenröhre angesteuert. Die Bilder der beiden Röhren L und R werden, wie in Abb. 28 b gezeigt, nacheinander auf demselben Film aufgezeichnet. Die Auswertung erfolgt mit Hilfe einer rotierenden Blende, die synchron mit der Projektion abläuft. Eine weitere Lösung ist in Abb. 28 c dargestellt. Es werden zwei Kinokameras in Verbindung mit einem halbdurchlässigen Spiegel (50/50) im Bildverteiler des Bildverstärkers angebracht. Auch hierbei erfolgt wieder über Pulskontakte eine synchrone Bewegung von Kamerablende und Röntgenstrahlung. Durch diese optische Trennung der R- und L-Bilder erhält man bereits bei der Kinoaufnahme zwei „stereoskopische" Filme. Die Wiedergabe erfolgt, wie in Abb. **28d** gezeigt, über zwei Projektoren mit entsprechenden Polarisationsfiltern; für die Betrachtung sind Polarisationsbrillen erforderlich.

Literatur

Bette, L., R. F. Bergmans, G. Jötten: Aufnahmetechnische Möglichkeiten der räumlichen Darstellung von Gefäßen. Röntgenstrahlen 19, 1968

Dietz, K., H. Kuhn: Stereo-Vergrößerungsangiographie. Electro med. 4 (1980) 124

Gajewski, H.: In Frommhold, W., H. Gajewski, H. D. Schoen: Medizinische Röntgentechnik, 4. Aufl., Bd. I: Physikalische und technische Grundlagen. Thieme, Stuttgart 1979

Georgie, M., Scheidel, A., M. Akisada: Experimentelle und klinische Untersuchungen zur stereometrischen Auswertung von Angiographien. Fortschr. Röntgenstr. 113 (1970) 157

Köhnle, H.: Röntgenstereoverfahren. In Diethelm, L. u. Mitarb.: Handbuch der medizinischen Radiologie, Bd. III. Springer, Berlin 1967 (S. 220–330)

Schinz, H. R.: Lehrbuch der Röntgendiagnostik, Bd. I: Allgemeine Grundlagen und Methoden. Thieme, Stuttgart 1975

Wenz, W., M. Kuntze: Zur Röntgenstereoskopie. Radiologe 25 (1985) 237

Röntgengeräte
S. Schmidt

Röntgenstrahler

Röntgenröhren

Auf S. 3 ist das Prinzip der Röntgenstrahlenerzeugung beschrieben. Bei modernen Röntgenröhren für die Diagnostik werden Elektronen im Hochvakuum erzeugt, in einer Stufe beschleunigt und abgebremst. Im Prinzip sind es Elektronenröhren mit Glühkatode und Anode im Hochvakuumgefäß. Bevor auf den Aufbau von Katode, Anode und Vakuumgefäß und auf die physikalisch-technischen Gesetzmäßigkeiten eingegangen wird, seien die ganz besonderen Anforderungen an die Röntgenröhren dargestellt.

Anforderungen an die Röntgenröhre

Für die Diagnostik werden Röntgenstrahlen mit einer Photonenenergie im Bereich von etwa 20–150 keV benötigt. Die Röntgenröhre muß deshalb für Anodenspannungen bis 150 kV ausgelegt werden. Für die Therapie und Materialuntersuchung benötigt man sogar noch weit höhere Spannungen.

Röntgenaufnahmen fordern von der Röntgenröhre kurzzeitig eine hohe Leistungsaufnahme. Erforderlich ist eine bestimmte Strahlendosis zur Schwärzung des Films. Sie bedingt eine bestimmte elektrische Energie, die der Röntgenröhre zugeführt werden muß. Sie variiert stark in Abhängigkeit von der Empfindlichkeit des Films bzw. der Film-Folien-Kombination, des verwendeten Streustrahlenrasters, der Objektdicke und -art, des Film-Fokus-Abstandes und der durch Spannung und Filterung gegebenen Strahlenqualität.

Um mögliche Bewegungsunschärfen klein zu halten, wünscht man eine kurze Belichtungszeit. Daraus resultiert die Forderung nach einer hohen Kurzzeitleistung der Röntgenröhre. Steht eine höhere Leistung zur Verfügung, so kann die Aufnahmequalität verbessert werden: Eine kürzere Belichtungszeit verringert die Bewegungsunschärfe, ein größerer Film-Fokus-Abstand die Verzeichnungen und ein Streustrahlenraster höherer Selektivität die Streustrahlung. Von der Anwendung ergibt sich daher die Forderung nach einer möglichst großen Kurzzeitleistung der Röntgenröhre. Dabei betragen die Aufnahmezeiten Bruchteile von Sekunden bzw. einige Sekunden wie bei Tomographien.

Die Grenze wird durch das technisch Erreichbare bzw. durch den zulässigen Aufwand gegeben. In der Regel wird die Kurzzeitnennleistung für 0,1

Sekunde angegeben. Sie beträgt bei gebräuchlichen Röntgenröhren bis zu 100 kW.

So wie es bei der Aufnahme auf die Dosis ankommt, ist zur Erzielung eines brauchbaren Durchleuchtungsbildes eine bestimmte *Dosisleistung* erforderlich. Der Durchleuchtungsbetrieb belastet die Röntgenröhre mit einer kleineren Leistung aber über längere Zeit. Gebräuchlich sind mittlere Röhrenströme bis zu 3 mA und maximale Spannungen von 110 kV. Es muß mit Durchleuchtungszeiten von 10 Minuten und länger gerechnet werden. Daraus folgt die Forderung nach einer Langzeitleistung von etwa 300 W, die praktisch oft der Dauerleistung entspricht. Üblicherweise wird die Langzeitnennleistung für eine Einschaltzeit von 2,5 Stunden angegeben. Hohe Anforderungen sowohl an die Kurzzeitleistung als auch an die mittlere Leistung der Röntgenröhre werden bei Serienaufnahmen, wie sie bei der Angiographie und Röntgenkinematographie vorkommen, gestellt.

Besonders wichtig und hart ist die Forderung, daß die Röntgenstrahlen an einem räumlich möglichst kleinen Ort, dem Brennfleck, entstehen müssen. Die Ausmaße des Brennflecks beeinflussen unmittelbar die Schärfe der Abbildung, wie auf S. 19 gezeigt wurde.

Funktion der Röntgenröhre

In der Röntgenröhre werden die Elektronen in einer Beschleunigungsstufe auf die benötigte Geschwindigkeit gebracht. Hierzu befinden sich in einem Hochvakuumgefäß zwei Elektroden, die Anode und die Katode. An diese Elektroden wird die Hochspannung gelegt. Ein Strom fließt durch diese Zweielektrodenröhre (Diode) zunächst nicht, denn das Hochvakuum ist ein extrem guter Isolator, solange keine Ladungsträger vorhanden sind. Diese müssen erst an der Katode als Elektronen erzeugt werden. Hierzu muß die Katode aufgeheizt werden. Die mittlere Energie der Elektronen bleibt dabei selbst bei Temperaturen nahe dem Schmelzpunkt von Wolfram relativ klein. Bei 2320 K erreicht sie 0,2 eV. Da die einzelnen Elektronen jedoch Energien entsprechend dem Maxwellschen Verteilungsgesetz annehmen, gibt es mit steigender Temperatur immer mehr Elektronen mit genügend Energie, um aus dem Katodenmaterial ins Vakuum austreten zu können. Die Grenzenergie, bei der gerade ein Elektronenaustritt möglich ist, nennt man die Austrittsarbeit

E_a. Sie ist vom Material der Katode abhängig und beträgt für das bei Röntgenröhren verwendete Wolfram 4,5 eV.

Liegt an der Anode eine genügend hohe positive Spannung, so fliegen alle emittierten Elektronen zur Anode. Es fließt der Sättigungsstrom i_s durch die Röhre, der nur durch die Emission der Katode bestimmt wird.

Wichtig für die Anwendung ist, daß sich mit der Temperatur der Katode der Röhrenstrom steuern läßt. Wie die Temperatur erzeugt wird, ist an sich gleichgültig. Praktisch wird immer elektrisch geheizt. Wie bei Glühlampen wird ein dünner Wolframdraht durch den Heizstrom i_h, der durch ihn fließt, erhitzt. Aus ihm treten die Elektronen aus. Er ist also gleichzeitig Katode und Heizfaden. Diese direkte Heizung ist bei Röntgenröhren üblich.

Als Beispiel ist für eine Wolframkatode das Sättigungsstromgesetz in Abb. 1 als Diagramm dargestellt. In der halblogarithmischen Darstellung erkennt man, daß bei Temperaturen unter 1700 K praktisch kein Strom fließt ($i_s < 10^{-5}$ A). Darüber steigt der Strom sehr steil mit zunehmender Temperatur an. Eine Temperaturerhöhung um etwa 10% bewirkt einen Stromanstieg auf etwa das Zehnfache! Eine Heizstromänderung von 1% bewirkt eine Sättigungsstromänderung von etwa 15%.

Bisher hatten wir angenommen, daß die Anodenspannung so hoch ist, daß der Sättigungsstrom fließt. Ist die Spannung niedriger, so können nicht alle Ladungsträger sehr schnell zur Anode bewegt werden, so daß die durch die Ladungsträger bedingte Raumladung so groß wird, daß das elektrische Feld zwischen Anode und Katode wesentlich von ihr beeinflußt wird. Bei Röntgenröhren spielt die Raumladung nur bei verhältnismäßig niedrigen Betriebsspannungen eine Rolle.

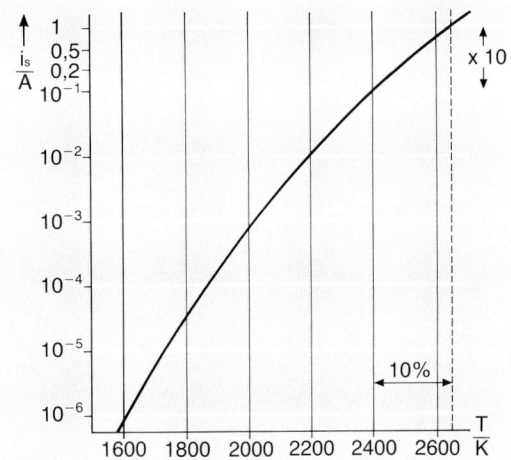

Abb. 1 Sättigungsstrom i_s einer Wolframkathode mit 1 cm² Oberfläche als Funktion der Temperatur T

Dabei spricht man von großem Durchgriff, wenn die i_a–u_a-Kennlinien steil sind, weil die Anode stark auf die Katode „durchgreift". Das i_a–u_a-Diagramm einer realen Röntgenröhre ist in Abb. 2 dargestellt.

Bei den höheren Spannungen arbeitet die Röhre im Sättigungsbereich. Der verbleibende geringe Einfluß der Spannung auf den Strom ist darauf zurückzuführen, daß bei hohen Feldstärken an der Katode die Austrittsarbeit für die Elektronenemission erniedrigt wird.

Kurz zusammengefaßt gilt für den Strom in Röntgenröhren das Sättigungsstromgesetz, so daß der Strom fast nur von der Heizung abhängt. Nur für die relativ niedrigen Spannungen gilt das Raumladungsgesetz, bei dem der Strom fast nur von der Spannung abhängt.

Die Elektronenoptik lehrt, daß sich durch geeignete Feldformen „elektrische Linsen" herstellen

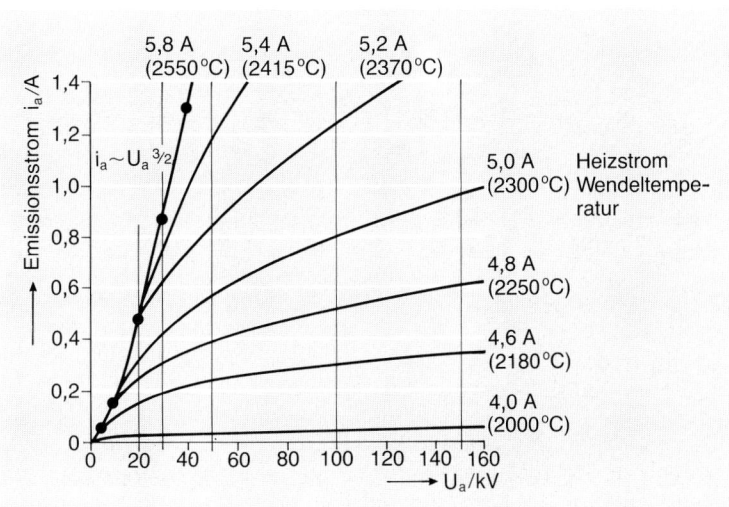

Abb. 2 Abhängigkeit des Röntgenröhrenstromes (Emissionsstromes) von der Anodenspannung mit dem Heizstrom als Parameter (nach *Geldner*)

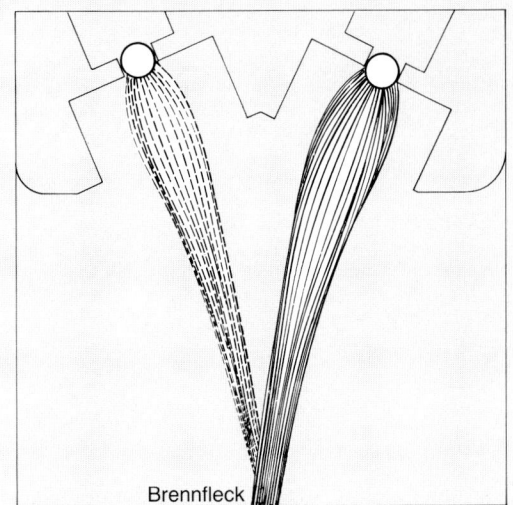

a

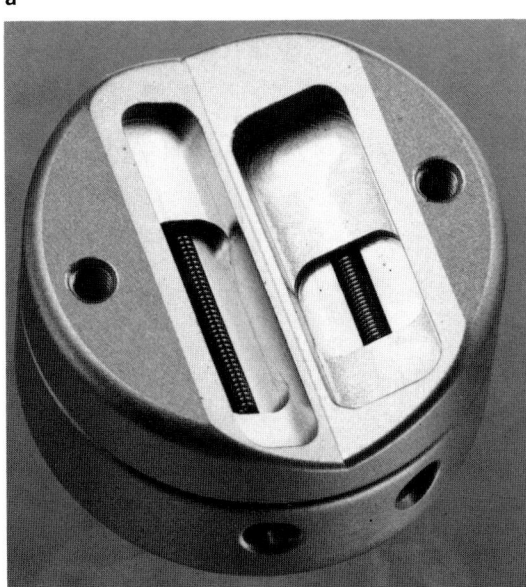

b

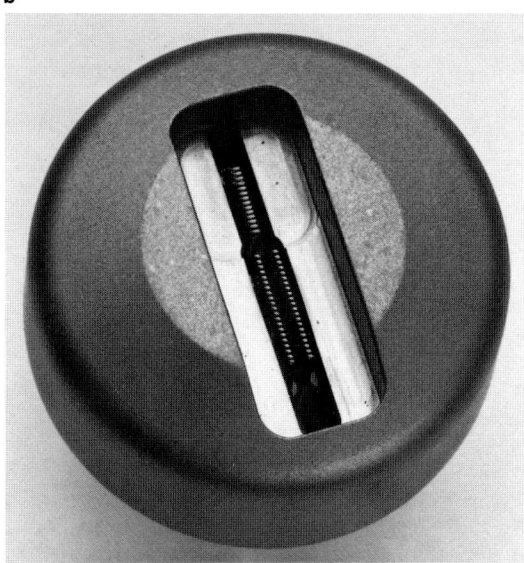

c

lassen, die auf Elektronenbahnen wirken wie optische Linsen auf Lichtstrahlen. Beeinflussen läßt sich das elektrische Feld durch die Form von Anode und Katode und durch zusätzliche Elektroden. Es muß in der Röntgenröhre so gestaltet werden, daß die Elektronen auf einen möglichst kleinen, definierten Fleck der Anode – dem Brennfleck – auftreffen.

Aufbau der Röntgenröhre

Katode

Für die Katoden der Röntgenröhren wird bisher ausschließlich Wolfram verwendet. Die relativ hohe Austrittsarbeit bei Wolfram erfordert hohe Temperaturen der Katode. Dies bedingt eine relativ hohe Heizleistung und auch einen Verschleiß der Katode durch Verdampfung. Diese Nachteile von Wolfram muß man in Kauf nehmen, da es bisher keine leistungsfähigeren Katoden, wie z.B. Oxydkatoden, gibt, die den Belastungen in einer Röntgenröhre standhalten.

Form und elektrische Umgebung der Katode sind bestimmend für die Form und Größe des Brennflecks. In der Regel besteht die Katode aus einer enggewickelten Wendel aus Wolframdraht. Sie ist in einem metallischen Katodenbecher angeordnet, wie es Abb. 3a–c zeigt. Üblicherweise ist der Katodenbecher mit einem Ende der Katodenwendel elektrisch verbunden. Die Dimensionierung der Heizwendel ergibt sich wesentlich aus den Anforderungen für den Brennfleck. Übliche Heizfadendicken sind 200 . . . 300 μm.

Bei typischen Röntgenröhren für die Diagnostik findet man die in Tab. 1 angegebene Dimensionierung für die Katode.

Anode

Material der Anode. Für den Wirkungsgrad η_B der Bremsstrahlenerzeugung gilt im Röntgendiagnostikbereich

$$\eta_B = \frac{\text{Bremsstrahlenleistung}}{\text{Elektronenstrahlleistung}} = 1{,}1 \cdot 10^{-6} \cdot Z \cdot \frac{U}{kV}$$

Dabei ist U die Betriebsspannung der Röntgenröhre und Z die Ordnungszahl des Anodenmaterials.

Hieraus entnehmen wir zwei für die Auswahl des Anodenmaterials wichtige Aussagen:

Abb. 3a–c Katodenanordnung
a Schematischer Querschnitt mit Elektronenbahnen für zwei überlagerte Brennflecke. Der auf Katodenpotential liegende Katodenbecher beeinflußt durch seine Form das elektrische Feld so, daß die Elektronen gebündelt werden und von beiden Glühwendeln auf die gleiche Stelle auftreffen (nach *Zieler*)
b Kathodenkopf für überlagerte Brennflecke
c Katodenkopf für nicht überlagerte Brennflecke

Tabelle 1 Typische Daten von Röntgenröhrenkathoden. Werte in Klammern gelten für den 0,6 Brennfleck der Drehanodenröhre SRO 2550 von CHF Müller

Abmessungen der Wolframwendel			Maximalwerte für die Heizung				Maximaler Emissionsstrom
Durchmesser in mm	Länge in mm	Drahtdicke in mm	Strom in A	Spannung in V	Leistung in W	Temperatur in K	in A
1 – 2 (1,7)	6 – 15 (6,5)	0,2 – 0,3 (0,25)	5 – 8 (6,5)	7 – 21 (12,8)	35 – 160 (83)	2400 – 2650 (2500)	0,1 – 2,6 (0,6)

1. Der Wirkungsgrad ist der Ordnungszahl des Anodenmaterials proportional.

2. Der Wirkungsgrad ist sehr klein. Praktisch die gesamte Energie des Elektronenstrahls wird auf der Anode in Wärme umgesetzt.

Es muß also ein Material mit hoher Ordnungszahl und einer hohen Temperaturbeständigkeit gewählt werden. Das geeignete Material ist Wolfram. Es besitzt die Ordnungszahl 74 und schmilzt erst bei 3380 °C.

Die hohe Belastung im Brennfleck führt zu einem Rückgang der Dosisausbeute. Dies ist auf ein Aufrauhen der Wolframoberfläche im Brennfleck infolge der hohen Temperaturwechselbeanspruchung zurückzuführen. Sobald die Rauhtiefe größer als die sehr kleine Eindringtiefe (einige Mikrometer) der Elektronen wird, vermindert sich die Dosisausbeute. Die in den Rauhigkeitstälern entstehenden Röntgenstrahlen werden im Wolfram absorbiert. Die Schwächung ist um so stärker, je kleiner der Winkel zwischen Strahlungsrichtung und Anodenfläche ist.

Legiert man Rhenium zum Wolfram, so erhält man ein Material, bei dem der Aufrauhungseffekt stark reduziert ist (SEDLATSCHEK u. ELSASS 1963). Das Diagramm (Abb. **4**) zeigt dies deutlich. Das Legieren setzt zwar den Schmelzpunkt ein wenig herab, so daß die Röhrenleistung nicht erhöht werden kann, steigert dafür aber die Dosisausbeute insbesondere bei flachem Abstrahlwinkel.

Technisch wird für das die Elektronen abbremsende Material der Röntgenröhrenanoden fast ausschließlich Wolfram und rheniumlegiertes Wolfram verwendet. Eine Ausnahme bilden nur Röntgenröhren, bei denen man die charakteristische Röntgenstrahlung ausnutzt. So verwendet man für die Mammographie Röntgenröhren mit Molybdänanoden (s. S. 32).

Strichfokus. Beim Brennfleck hat man zwischen dem elektronischen Brennfleck und dem für die Röntgenabbildung wirksamen optischen Brennfleck zu unterscheiden. Der elektronische Brennfleck ist die Schnittfläche des Elektronenstrahls mit der Anodenoberfläche (DIN 6814 Bl. 6, IEC-Projekt 404 1983). Ihn möchte man möglichst groß machen, um bei gegebener spezifischer Be-

lastbarkeit (Leistung pro Brennfleckfläche) eine hohe Leistung erreichen zu können. Der optische Brennfleck ist für die Röntgenabbildung maßgebend und sollte möglichst klein sein. Seine Größe und Form hängt von der Strahlrichtung ab. Die Abbildungscharakteristika der Strahlenquelle werden deshalb für eine durch die Mitte des Brennflecks gehende Bezugsachse angegeben, die Referenzachse genannt wird (DIN 6823 Teil 1). Sie fällt meist mit der Mittelachse des Nutzstrahlenbündels, dem *Zentralstrahl*, zusammen. Der optische Brennfleck ist die Parallelprojektion des elektronischen Brennflecks in Richtung der Referenzachse auf einer zu ihr senkrecht stehenden Ebene. Meistens steht die Röntgenbildebene senkrecht zur Referenzachse, die oft durch die Mitte des Bildfeldes geht und dann mit dem Zentralstrahl zusammenfällt.

Der Winkel zwischen einer Ebene senkrecht zur Symmetrie- bzw. Rotationsachse und der Ebene des elektronischen Brennflecks ist der mechanische Anodenwinkel. Er ist durch die konstruktive Gestaltung der Anode gegeben. Die Neigung des Zentralstrahls bzw. der Referenzachse gegen die

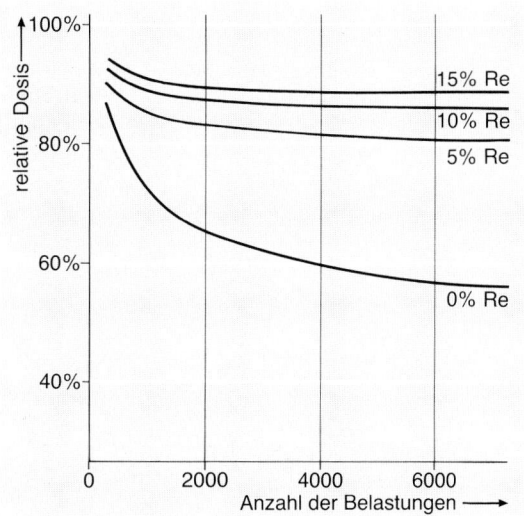

Abb. **4** Dosisabfall in Abhängigkeit von der Anzahl der Aufnahmen bei Wolframanoden mit verschieden großem Rheniumanteil (nach *Sedlatschek* u. *Elsaß*)

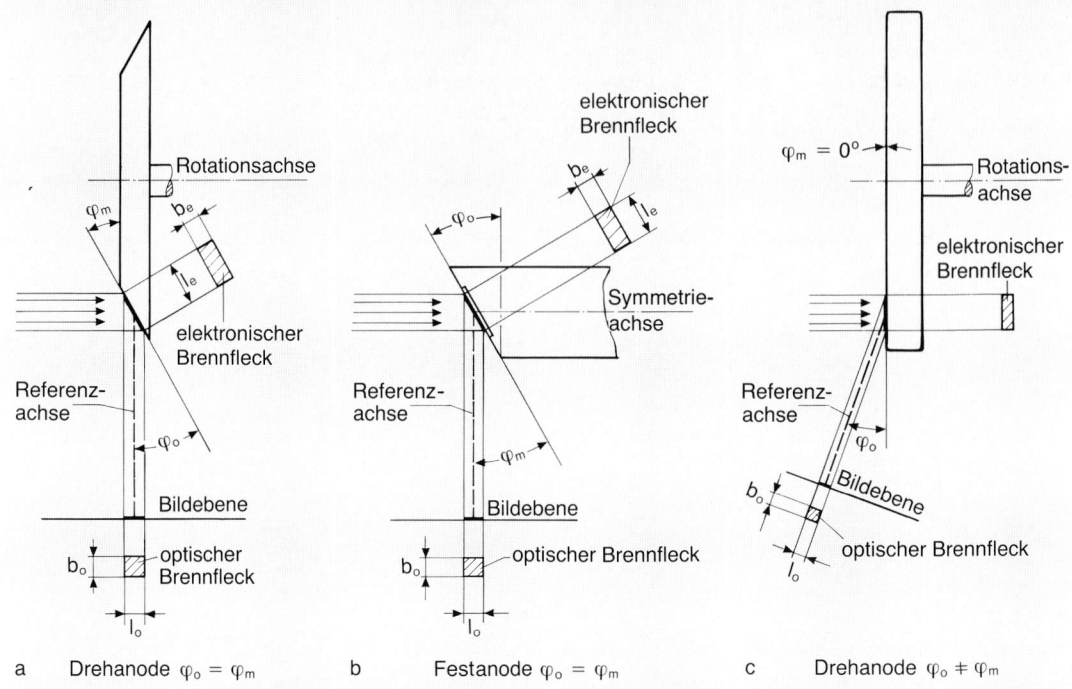

a   Drehanode $\varphi_o = \varphi_m$ b   Festanode $\varphi_o = \varphi_m$ c   Drehanode $\varphi_o \neq \varphi_m$

Abb. **5a–c** Strichfokus. Zusammenhang zwischen Referenzachse, Anodenwinkel und elektronischem und optischem Brennfleck. Mechanischer (φ_m) und optischer (φ_o) Anodenwinkel fallen praktisch meistens zusammen (**a** und **b**). Das muß jedoch nicht sein, wie **c** mit einem mechanischen Anodenwinkel von 0 Grad zeigt

Ebene des elektronischen Brennflecks bildet den optischen Anodenwinkel. Die Wahl des optischen Anodenwinkels ist willkürlich. Mit Rücksicht auf die technische Ausführung der Röntgenröhren fallen mechanischer (φ_m) und optischer (φ_o) Anodenwinkel durchweg zusammen. Wir sprechen kurz vom Anodenwinkel φ. In Abb. **5a–c** sind die geometrischen Verhältnisse für drei Beispiele dargestellt. Genaue Definitionen sind in den Normen (DIN 6814 Teil 6, DIN 6823 Teil 1, DIN Wörterbuch . . .) festgelegt.

Bei vorgegebener Länge l_0 des optischen Brennflecks, die in der Regel gleich seiner Breite sein soll, ist die Länge des elektronischen Brennflecks l_e um so größer, je kleiner der Anodenwinkel φ ist. Es gilt $l_e = l_0/\sin\varphi$. Da die Belastbarkeit P des elektronischen Brennflecks seiner Länge proportional ist, wächst sie bei konstanter Brennfleckbreite mit abnehmendem Anodenwinkel entsprechend

$$P \sim (1/\sin\varphi)$$

Der elektronische Brennfleck hat bei kleinem Anodenwinkel die Form eines langgestreckten Rechtecks. Die Einführung dieses Strichfokus hat wesentlich zur Erreichung hoher Röntgenröhrenleistungen beigetragen.

Nur in Richtung der Referenzachse wird aus dem rechteckigen elektronischen Brennfleck der annä-hernd quadratische optische Brennfleck. Je nach Strahlrichtung erhält man unterschiedliche Formen und Abmessungen des optischen Brennflecks. Dies führt zum *Astigmatismus*, denn in der Bildebene wird die Abbildungseigenschaft durch die variierenden optischen Brennflecke vom Ort abhängig. Die Abb. **6** nach ELSASS u. Mitarb. (1971) zeigt die Brennfleckformen in Abhängigkeit von der Strahlrichtung für eine Röhre mit einem Anodenwinkel von 10 Grad. Bei größeren Anodenwinkeln wirkt sich der Astigmatismus im Bildfeld relativ wenig aus.

Die Intensität der Röntgenstrahlung ist theoretisch im ausgenutzten Bereich von der *Abstrahlrichtung* kaum abhängig. Praktisch ist die Abstrahlung jedoch begrenzt durch die Anode. Die Strahlung entsteht nicht nur unmittelbar an der Oberfläche der Anode. Sie kommt aus einer Schicht von einigen Mikrometern Dicke. Bei flachem Abstrahlwinkel muß die Strahlung soviel Anodenmaterial durchdringen, daß eine merkliche Schwächung erfolgt. Wesentlich verstärkt wird dieser Effekt durch eine Rauhigkeit der Anode. Typische Abhängigkeiten der Strahlenintensität von der Abstrahlrichtung zeigt Abb. **7**. Hier erkennt man deutlich die Überlegenheit der mit Rhenium legierten Wolframanoden. Wegen ihrer geringen Rauhigkeit sind merklich kleinere Anodenwinkel möglich. Praktisch rechnet man

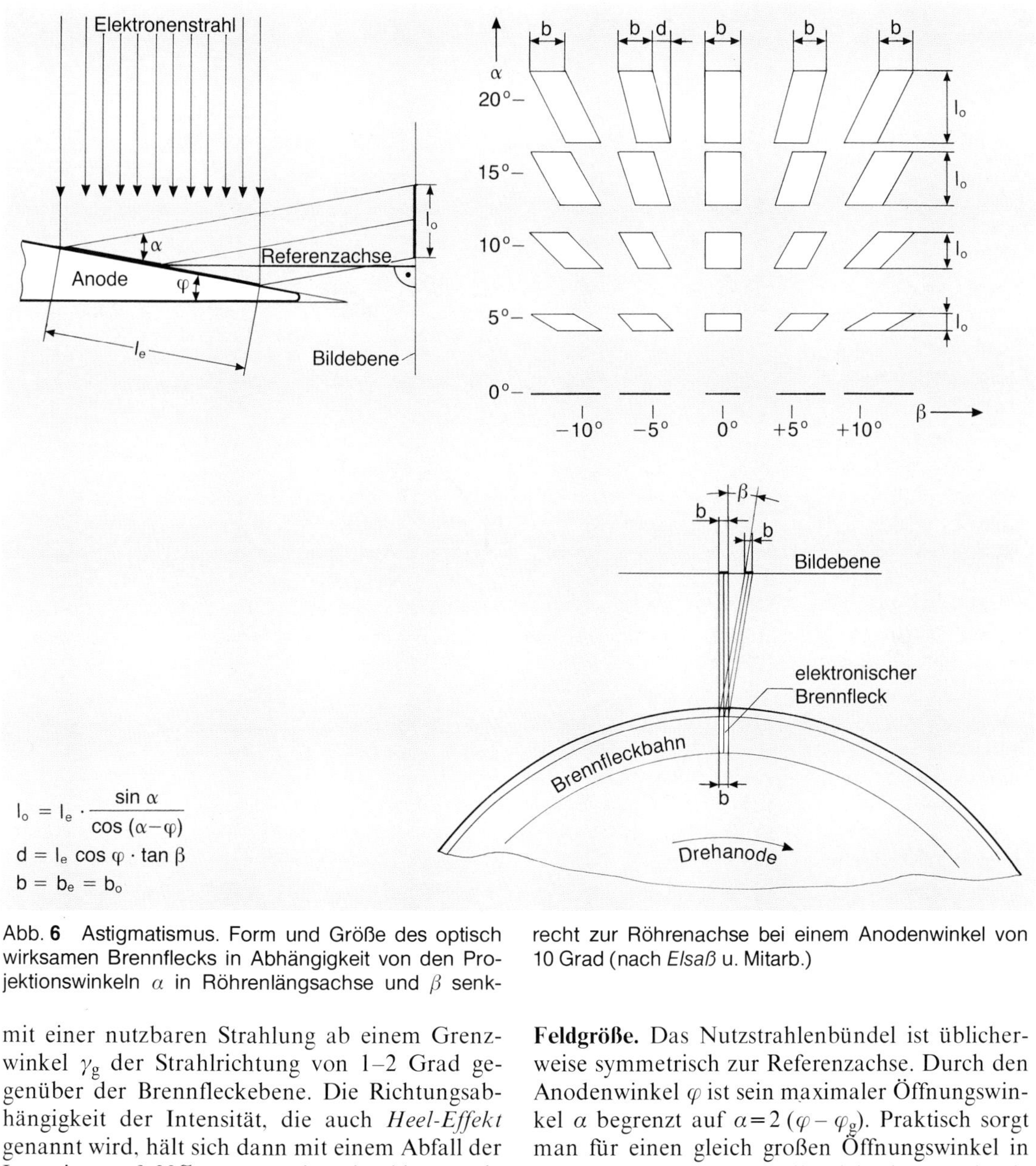

$$l_o = l_e \cdot \frac{\sin \alpha}{\cos (\alpha - \varphi)}$$

$$d = l_e \cos \varphi \cdot \tan \beta$$

$$b = b_e = b_o$$

Abb. **6** Astigmatismus. Form und Größe des optisch wirksamen Brennflecks in Abhängigkeit von den Projektionswinkeln α in Röhrenlängsachse und β senkrecht zur Röhrenachse bei einem Anodenwinkel von 10 Grad (nach *Elsaß* u. Mitarb.)

mit einer nutzbaren Strahlung ab einem Grenzwinkel γ_g der Strahlrichtung von 1–2 Grad gegenüber der Brennfleckebene. Die Richtungsabhängigkeit der Intensität, die auch *Heel-Effekt* genannt wird, hält sich dann mit einem Abfall der Intensität auf 30% zur Anodenseite hin gerade noch in erträglichen Grenzen. Bezogen wird dabei auf die Intensität in Richtungen von über 10 Grad gegenüber der Brennfleckebene.

Feldgröße. Das Nutzstrahlenbündel ist üblicherweise symmetrisch zur Referenzachse. Durch den Anodenwinkel φ ist sein maximaler Öffnungswinkel α begrenzt auf $\alpha = 2 (\varphi - \varphi_g)$. Praktisch sorgt man für einen gleich großen Öffnungswinkel in allen Richtungen. So ergibt sich eine maximale Feldgröße A im Abstand a vom Brennfleck von

$$A = (2 \cdot a \cdot \tan \alpha/2)^2 = (2a \cdot \tan (\varphi - \varphi_g))^2 .$$

Abb. **7** Heel-Effekt. Abhängigkeit der Strahlungsintensität vom Abstrahl- gleich Projektionswinkel α bei Drehanodenröhren mit einem Anodenwinkel von 15 Grad (nach *Zieler*)
1 = neue
2 = gebrauchte
3 = stark gebrauchte Wolframanode
4 = gebrauchte Wolframanode mit 10% Rhenium

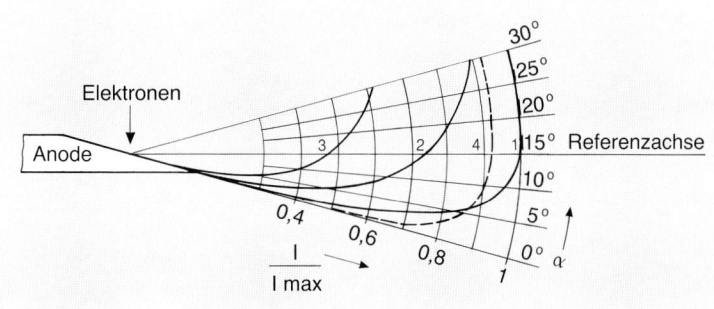

Tabelle 2   Eigenschaften von Materialien für Röntgenröhrenanoden.
Z = Ordnungszahl, ϱ = Dichte, ϑ_s = Schmelzpunkt, λ = Wärmeleitfähigkeit, c = spezifische Wärmekapazität

Material	Z	$\dfrac{\varrho}{g/cm^3}$	$\dfrac{\vartheta_s}{°C}$	$\dfrac{\lambda}{W/m \cdot K}$	bei °C	$\dfrac{c}{J/kg \cdot K}$	bei °C
Wolfram W	74	19,3	3370	130	20	134	20
W mit 5% Re		19,4		98	1000	170	1000
Rhenium Re	75	20,9	3150	71,2	20		
				71,2	1000	164	1000
Molybdän Mo	42	10,2	2600	142	20	270	0 – 100
				96	1000	300	1000
Kupfer Cu	29	8,93	1083	384	20	390	0 – 100
Elektro-graphit C	6	1,85	sub-limiert	120	20	760	0
				44	1000	1900	1000

Danach erhält man z. B. bei einem Anodenwinkel von 15 Grad mit $\varphi_g = 1$ Grad im Abstand von 1 m eine Feldgröße von 50×50 cm.

Wärmeableitung

Bei der Konstruktion einer Röntgenröhre ist die der jeweiligen Anwendung angepaßte Wärmeableitung entscheidend für deren Leistungsfähigkeit. Die Wärme muß abgeführt werden, damit die Temperatur im Brennfleck nicht zu hoch wird. Eine absolute Grenze für die Temperatur ist der Schmelzpunkt des Anodenmaterials. Praktisch muß die Temperatur deutlich unter dem Schmelzpunkt bleiben. Schon vor dem Erreichen des Schmelzpunktes setzt eine merkliche Verdampfung des Wolframs ein. Diese darf nicht so groß werden, daß ionisierter Metalldampf zum Durchzünden der Röhre führt. Auch kann – ähnlich wie beim Heizfaden – die Beeinträchtigung der Isolation durch den sich niederschlagenden Metalldampf schädlicher sein als der Verlust des Materials an der Anode.

Grundsätzlich kann Wärmeenergie durch Leitung, Strahlung oder Konvektion transportiert werden. Bei der *Konvektion* erfolgt die Wärmeableitung durch die natürliche oder künstlich erzwungene Bewegung des flüssigen oder gasförmigen Kühlmittels.

Für die *Wärmestrahlung* gilt das Stefan-Boltzmannsche Gesetz. Danach ist die von einem Körper mit der absoluten Temperatur T_1 an einen umgebenden Körper mit der absoluten Temperatur T_2 abgestrahlte Wärmeleistung P_s der strahlenden Fläche A_s und der Differenz der 4. Potenzen der Temperaturen proportional:

$$P_s = K_s \cdot A_s \cdot (T_1^4 - T_2^4)$$

mit der technischen Strahlungskonstanten des schwarzen Körpers $K_s = 5,67 \cdot 10^{-8}$ W $\cdot$ m^{-2} $\cdot$ K^{-4}. Die Strahlungsleistung steigt also sehr stark mit der Temperatur an. Außerdem ist die Beschaffenheit der Oberfläche für die Strahlung von großem Einfluß. Dunkle Flächen strahlen stärker als helle. Durch das Emissionsverhältnis ε, das für den idealen schwarzen Körper gleich 1 ist, wird dies berücksichtigt. So ist z. B. im thermischen Bereich für eine Metallfläche bei 1000 °C $\varepsilon = 0,25$ und für Graphit oder einen Schwärzungsbelag $\varepsilon = 0,8 \dots 0,9$.

Die Verhältnisse bei der *Wärmeleitung* sind im allgemeinen Fall recht komplex, da das Material die Wärme nicht nur leitet, sondern auch speichert. Die wichtigsten Materialeigenschaften sind hier die Wärmeleitzahl λ und die spezifische Wärme c. Für einige Anodenmaterialien sind die Materialkonstanten in Tab. 2 angegeben.

Unmittelbar aus dem Brennfleck wird die Wärmeenergie durch Strahlung und durch Wärmeleitung im Anodenmaterial abgegeben. Trotz hoher Temperaturen bleibt dabei wegen der kleinen Brennfleckfläche die Abstrahlung meist kleiner als die Ableitung.

Letztlich muß die Wärmeenergie von der Umgebungsluft oder vom Kühlwasser aufgenommen werden. Bei Röntgendiagnostikröhren wird die Wärme über Anodenkörper, Röhrengefäß sowie Isolieröl und Wände des Strahlenschutzgehäuses an die Raumluft abgegeben. Bei Hochleistungsstrahlern wird die Wärme aus dem Strahlenschutzgehäuse auch an ein flüssiges Kühlmittel (Öl, Wasser) abgegeben, wobei meist Wärmetauscher eingesetzt werden. Selten erfolgt die Wärmeabfuhr vom Anodenkörper direkt über ein flüssiges Kühlmittel.

Für die Anode ergibt sich aus den betrachteten Wärmebedingungen die Forderung nach hohem Schmelzpunkt im Brennfleck, guter Wärmeleitung für hohe kurzzeitige Belastungen und zusätzlich nach großer Wärmekapazität für Langzeit- und Serienbelastungen.

Festanodenröhre

Bei der Festanodenröhre wird nur für den Bereich des Brennflecks Wolfram benutzt. Ein wenige Millimeter dickes Wolframplättchen wird in einem Block aus gut wärmeleitendem Material eingebettet. Hier ist Kupfer das geeignete Material. Eine innige, lunkerfreie Verbindung zwischen Wolfram und Kupfer ist Vorbedingung für einen guten Wärmeübergang und für die Haftung auch bei den hohen Temperaturbelastungen. Eine hohe Leistung der Wärmeleitung durch das Wolframplättchen wird vor allem durch einen hohen Temperaturgradienten erreicht. Im Kupfer muß die gleiche Leistung durch die höhere Wärmeleitfähigkeit und einen größeren Querschnitt erreicht werden. Der Temperaturgradient ist hier relativ klein, da die Wärme über etliche Zentimeter transportiert werden muß. Wichtig ist, daß an der Grenzfläche der Metalle die Schmelztemperatur des Kupfers und des Verbindungslots nicht erreicht wird.

Vom Kupferblock wird die Wärme durch Konvektion abgegeben. Hierzu wird die Oberfläche bei Bedarf durch Kühlrippen vergrößert. Im Prinzip könnte die Wärme direkt auf die Raumluft übertragen werden. Röntgenröhren für die Diagnostik befinden sich im Betrieb in einem Schutzgehäuse, das in der Regel zur elektrischen Isolation mit Öl gefüllt ist. Dieses Öl nimmt die Wärme vom Kupferblock der Anode ab. Abb. **8** zeigt den Querschnitt durch eine typische Festanodenröhre. In der Diagnostik wird sie heute nur noch für kleinere Leistungen, z. B. in mobilen Anlagen und Dentalapparaten verwendet, da sie für hohe Kurzzeitbelastungen schlecht geeignet ist.

Drehanodenröhre

Die Drehanodenröhre ist für die Diagnostik die besonders geeignete Bauform der Röntgenröhre. Bei ihr werden zwei Prinzipien angewandt, die entscheidend zur Bewältigung der extremen Kurzzeitbelastungen beitragen, wie sie durch die Forderung nach kleinem Brennfleck und kurzer Belichtungszeit entstehen. Das eine Prinzip ist die Verteilung der Belastung auf eine größere Anodenoberfläche durch das Bewegen der Anode, wobei ein räumlich feststehender, kleiner Brennfleck beibehalten wird. Das andere Prinzip ist die gezielte Anwendung der Strahlungskühlung.

Die Drehanode besteht aus der tellerförmigen Scheibe, dem Anodenteller, der durch den Stiel mit dem Rotor verbunden ist (Abb. **9**). Der Elektronenstrahl trifft nahe dem Rand im Abstand r von der Drehachse auf die Scheibe. Um die Belastung auf den Umfang zu verteilen, rotiert die Anode mit der Drehzahl n. Die Geschwindigkeit

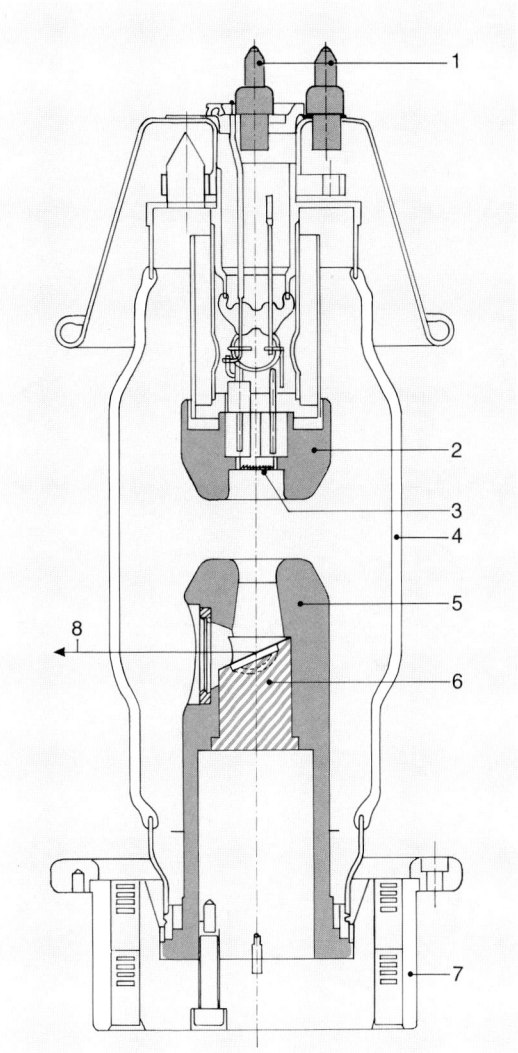

Abb. **8**   Schnitt durch eine Festanodenröhre
1 = Anschlüsse für Katode und Heizung,
2 = Katodenkopf
3 = Katode = Heizwendel
4 = Glaskolben
5 = Elektronenfangkopf
6 = Kupferanode mit Wolframplättchen
7 = Kühlkörper und Anodenanschluß
8 = Referenzachse für den Strahlenaustritt

der Anodenoberfläche am Ort des Brennflecks ist damit

$$v = 2 \cdot \pi \cdot r \cdot n = \pi \cdot d \cdot n$$

wobei d der mittlere Durchmesser der Brennfleckbahn ist. Dem Brennfleck gibt man eine Rechteckform, da die Belastung dann gleichmäßig verteilt wird.
Je nach Belichtungsdauer t sind drei Belastungsfälle zu unterscheiden:

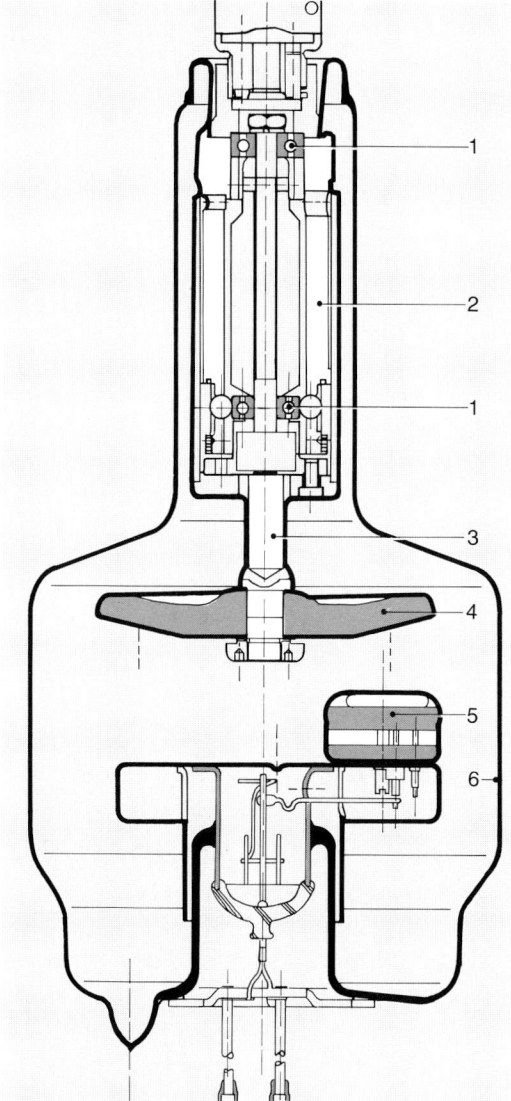

Abb. **9** Schematischer Schnitt durch eine Drehanodenröhre
1 = Kugellager
2 = Rotor
3 = Stiel (Welle aus Molybdän)
4 = Drehanode
5 = Katode mit Glühwendel und Kathodenbecher
6 = Glaskolben

1. Die Zeit t ist so kurz, daß sich die Anodenoberfläche in dieser Zeit nur um maximal die Brennfleckbreite b weiterbewegt:

$$t \leq b/v$$

Für diesen Fall liegen Verhältnisse wie bei der Festanodenröhre vor. Praktisch kommt dieser Fall nicht vor. So müßte z.B. bei d = 76 mm, n = $50\frac{1}{s}$ und b = 1,2 mm die Belichtungsdauer kürzer als 0,1 ms sein.

2. Die Zeit t ist länger als im 1. Fall, erreicht jedoch die Umlaufzeit 1/n nicht:

$$b/v \leqq t \leqq 1/n.$$

In diesem Fall ist die Anodenoberfläche nur während der Zeit b/v dem Elektronenbombardement ausgesetzt. Die Belastung verteilt sich auf eine (v · t)/b größere Fläche als bei stehender Anode. In dem obigen Beispiel ist die belastete Oberfläche bei t = 10 ms um den Faktor 100 und die Belastbarkeit um den Faktor 10 vergrößert.

3. Die Belichtungsdauer t ist länger als eine Umdrehung:

$$1/n < t$$

Da die Anodenoberfläche nach einem Umlauf noch nicht vollständig abgekühlt ist, nimmt die Temperatur von Umdrehung zu Umdrehung zu. Schließlich erhält man für längerdauernde Aufnahmen einen Belastungsfall, bei dem die mittlere Temperatur T_0 des Anodentellers durch den Energiefluß in einen Wärmespeicher bestimmt wird.
Die Drehung der Anode ist auch in diesem Fall von Nutzen. Man hat die Energieeinspeisung nicht im kleinen Brennfleck $A_F = a \cdot b$ konzentriert, sondern auf die Ringfläche $A_R = 2 \cdot \pi \cdot r \cdot a$ verteilt. Das führt zu niedrigeren Maximaltemperaturen oder läßt bei gegebener Maximaltemperatur T_m eine höhere Leistung zu.

Die theoretische Behandlung dieses Übergangsgebietes von der nichtstationären Wärmeleitung zur nahezu stationären Wärmespeicherung ist recht komplex. Abb. **10** veranschaulicht den Temperaturverlauf. Der Theorie sei hier nur das für die Gestaltung der Anode wesentliche Ergebnis entnommen (ZIELER 1979). Danach ist die Belastbarkeit des Brennflecks näherungsweise proportional

– der Temperaturdifferenz $T_m - T_0$,
– der Quadratwurzel aus dem Anodentellerdurchmesser und
– der Quadratwurzel aus der Drehzahl.
Dabei ist T_0 wesentlich durch die Vorbelastung gegeben.

Mit numerischen Methoden läßt sich die Wärmeleitungsgleichung für die Verhältnisse in einer realen Anode lösen (HÜBNER 1982, BAUMANN u. Mitarb. 1978). Dabei erhält man nicht nur die Temperatur im Brennfleck, sondern auch die Temperaturverteilung in dem Anodenteller. Das ist wichtig, denn die kritische, begrenzende Temperatur kann durchaus im Innern des Tellers, insbesondere in den Übergangsflächen zwischen zwei Materialien liegen (SCHREIBER 1983).
Wie bei der Kurzzeitbelastung läßt sich die Leistung durch Vergrößern des Scheibenradius und

der Drehzahl erhöhen. Für längerdauernde Belastungen ist es dann wichtig, die Wärmekapazität des Anodentellers möglichst groß zu machen.
Bei der *Strahlungskühlung* wird die Wärme vom Anodenteller abgestrahlt und vom Röhrengefäß und dem die Röhre umgebenden Öl aufgenommen. Von Vorteil ist dabei, daß kein materieller Kontakt zum Kühlmittel vorhanden sein muß und daß hohe Wärmeleistungen bei entsprechend hohen Temperaturen möglich sind. Eine Energieabfuhr durch Wärmeleitung wie bei der Festanodenröhre wäre bei der sich drehenden Anode sehr schwierig. Die Wärmeleitung zum Rotor wird durch eine möglichst dünne Verbindung, den „Stiel", klein gehalten, so daß die Wärme vom Rotor und von den empfindlichen Lagern weitgehend ferngehalten wird.
Ein geeignetes Material für den *Anodenteller* ist Wolfram. Neben seiner Qualität für den Brennfleck läßt es auch die hohen Temperaturen für die Strahlungskühlung zu und behält dabei eine ausreichende Festigkeit. Massive Wolframanoden werden allerdings nur noch bei einfachen Röhren verwendet.
Eine Steigerung der Kurzzeitleistung ist durch große Durchmesser der Anodenscheibe und eine hohe Drehzahl zu erreichen. Für die Steigerung der Langzeitleistung muß die Wärmekapazität vergrößert werden. Um hierbei das Trägheitsmoment, das wesentlich die Beschleunigungsenergie beim Anlauf der Drehanode bestimmt, in Grenzen zu halten, verwendet man für Hochleistungsröhren Verbundanoden. Diese bestehen aus zwei oder drei Schichten. Die dem Brennfleck zugekehrte Schicht ist relativ dünn, z. B. 0,7 mm dick. Sie besteht aus dem rheniumlegierten Wolfram. Für den Hauptkörper findet meist Molybdän Verwendung, das zur Erhöhung der thermischen Emissionsfähigkeit einen Schwärzungsbelag (z.B. Al_2O_3 und TiO_2) erhalten kann. Bei gleicher Wärmekapazität pro Volumen ist es nur etwa halb so schwer wie Wolfram. Graphit ist sogar nur ein Zehntel so schwer wie Wolfram bei gleicher Wärmekapazität und besitzt von Natur aus eine große Emissionsfähigkeit. Seine geringe Wärmeleitfähigkeit gegenüber Molybdän und technologische Probleme bei der Verbindung mit den Metallen führen zu Einschränkungen bei den zulässigen

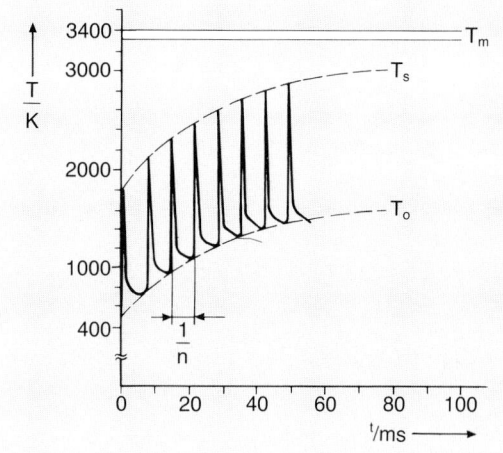

Abb. 10 Zeitlicher Verlauf der Temperatur eines Punktes in der Brennfleckbahn einer rotierenden Anode (nach *Hübner*)
T_m = zulässige Maximaltemperatur im Brennfleck, T_s = erreichte Spitzentemperatur, T_o = mittlere Temperatur der Anodenscheibe

Temperaturen. Meist wird Graphit als dritte Schicht für Röhren mit besonders hoher Wärmekapazität eingesetzt (Abb. 11b).

Die hohen Temperaturunterschiede in der Anode führen zu extrem starken mechanischen Spannungen. Dies tritt besonders bei hoher Belastung einer noch kalten Anode auf. Da die Sintermetalle Wolfram und Molybdän bei Temperaturen unter 200 °C sehr spröde sind, können die mechanischen Spannungen zu radialen Sprüngen im Anodenteller führen. Bei weiterer Belastung wird die Röhre meist zerstört. Elektronen gelangen durch den Spalt auf den Glaskolben und schmelzen ihn an oder die Unwucht wird insbesondere bei hochtourigen Anoden so groß, daß eine mechanische Zerstörung erfolgt. Abhilfe schaffen radiale Schlitze, die so schräg angeordnet werden, daß keine Elektronen durchtreten können oder konzentrische Rillen, die ebenfalls die Spannungen reduzieren und noch auftretende Risse auf die Brennfleckbahn beschränken.
Erreicht der Anodenteller Temperaturen von über 1200 °C, so kommen die Sintermetalle in einen Bereich, in dem ihre Festigkeit stark ab-

Abb. **11a–c**
Schematische Zusammensetzung von Drehanodenscheiben:
a RTM-Anode
b Calorex-Anode
c Trinodex-Anode
W + Re = Wolfram mit Rhenium legiert, Mo = Molybdän, C = Graphit

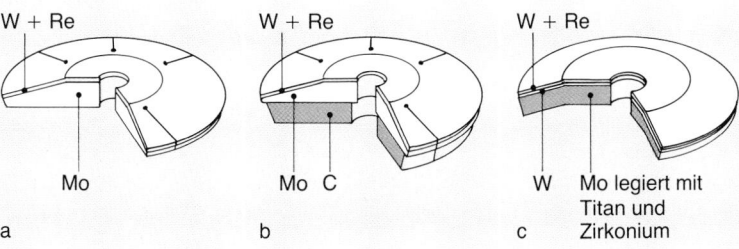

nimmt. Dabei kann es zu bleibenden plastischen Verformungen des Anodentellers kommen. Solche Verziehungen können den Anodenwinkel verändern. Treten sie ungleichmäßig auf, so kann die Rotationssymmetrie gestört werden: der Anodenteller bekommt einen „Schlag". Die Folgen sind ein im Raum schwankender Brennfleck, der wie ein vergrößerter Brennfleck zu Unschärfen der Abbildung führt, und eine Unwucht, die zur mechanischen Zerstörung führen kann.

Üblicherweise werden die Schichten der Verbundanoden durch Sinterprozesse oder Lötungen miteinander verbunden. Seit einigen Jahren gelingt es, mit einem neuen Schmiedeverfahren Metallverbundanodenteller herzustellen, die eine wesentlich verbesserte metallurgische Kornstruktur aufweisen. Sie besitzen eine so stark verbesserte Widerstandsfähigkeit gegen die Bildung von Rissen und Verformungen, daß Schlitze oder Rillen nicht erforderlich sind. Die Oberflächenschicht ist wieder aus Wolfram-Rhenium. Der Grundkörper besteht aus ZTM, einem Molybdän, das mit Zirkon und Titan legiert ist. Zwischen ihm und der 0,7 mm dicken Wolfram-Rhenium-Schicht befindet sich eine 0,7 mm dicke reine Wolframschicht (Abb. 11c). Die Metalle werden durch einen einzigen Schmiedeschlag besonders hoch verdichtet und innig miteinander verbunden. Derartige Trinodex-Anodenteller besitzen neben den mechanischen Vorteilen auch thermische Vorteile und eine besonders geringe Porosität. Letzteres ist eine wichtige Eigenschaft für die Erhaltung des Hochvakuums. Der Gasaustritt bleibt selbst bei starker Belastung so klein, daß er zu keinen Störungen führt.

Eingesetzt werden diese Anodenteller in Hochleistungsröntgenröhren. Eine andere Bauart ist die Metall-Graphit-Anode. Sie besteht aus rheniumlegiertem Wolfram auf einer relativ dünnen Molybdänscheibe, die mit einer dicken Graphitscheibe verbunden ist. Der Standardanodenteller ist die Verbundanode aus rheniumlegiertem Wolfram auf einem Grundkörper aus Molybdän, abgekürzt bezeichnet mit RTM (Rhenium, Tungsten, Molybdän) (Abb. 11a).
Die Drehanode muß gelagert und angetrieben werden. Zur Lagerung verwendet man Wälzlager. Besondere Anforderungen ergeben sich durch das Vakuum und die hohen Temperaturen. Übliche Schmiermittel können nicht verwendet werden. Es muß eine Trockenschmierung mit dünnen Metallschichten angewandt werden. Bewährt haben sich Blei und Silber, mit denen Lagertemperaturen von ca. 300°C bzw. ca. 400°C zulässig sind. Der Verschleiß ist jedoch wesentlich stärker als bei Schmierung mit Ölen oder Fetten. Die Anode soll deshalb in der Regel nur während der Strahlungserzeugung rotieren. Außerdem müssen die kritischen Drehzahlen, bei denen der Rotor in Resonanz gerät, beachtet werden.
Bei der herkömmlichen Konstruktion ist die Anode einseitig gelagert, um die nötige Isolation zu erreichen (s. Abb. 9). Eine neuartige Konstruk-

tion macht die beidseitige Lagerung (s. Abb. 13a u. b) möglich. Dies entlastet die Lager beträchtlich (Kräfte nur 3 bis 20 N).

Der Antrieb erfolgt über den Rotor, der mit dem Anodenteller über den relativ dünnen „Stiel" verbunden ist. Der Rotor besteht aus Kupfer. Er wird durch ein elektromagnetisches Drehfeld in Rotation versetzt, das von „Stator"-Spulen, die sich außerhalb der Röntgenröhre befinden, erzeugt wird (s. Abb. 17). Durch den großen Abstand von Rotor und Stator werden relativ hohe Leistungen für die Erzeugung des Drehfeldes benötigt. Der Rotor erreicht gut 90% der Drehzahl des Drehfeldes, die der Frequenz des die Spulen speisenden Stromes entspricht. Bei Betrieb mit der Netzfrequenz von 50 Hz ergeben sich Drehzahlen um 2800 Umdrehungen pro Minute. Bei Hochleistungsdrehanodenröhren ist es üblich, das Drehfeld mit der dreifachen Frequenz zu betreiben, so daß etwa 8300 Umdrehungen/min erreicht werden. Vereinzelt werden Röntgenröhren mit noch höheren Drehzahlen eingesetzt. Mit der Verbreitung elektronisch gesteuerter Umrichter ist die Verkopplung der Drehfeldfrequenz mit der Netzfrequenz nicht mehr nötig. Es lassen sich vom Antrieb her nahezu beliebige Drehzahlen einstellen.
Bei den Röntgenröhren mit höheren Drehzahlen (über 60 Hz) liegen die kritischen Drehzahlen meist unterhalb der maximalen Drehzahl. Sie müssen schnell durchfahren werden. Es ist deshalb eine elektrische Abbremsung sofort nach der Strahlungserzeugung notwendig, was sich vorteilhaft auf die Lebensdauer der Lager auswirkt.

Vakuumgefäß

Das Vakuumgefäß, das die Elemente der Röntgenröhre umschließt, hat drei wesentliche Funktionen. Es trennt den Innenraum der Röhre hochvakuumdicht von der Umgebung, sorgt für die notwendige elektrische Isolation und verbindet als konstruktives Element die Bauteile der Röntgenröhre miteinander. Die meisten Röntgenröhren besitzen einen Röhrenkolben aus Glas, denn Glas ist hierfür ein ausgezeichneter, gut zu verarbeitender Werkstoff. Es muß allerdings eine besondere Glassorte verwendet werden, die Röntgenstrahlen wenig absorbiert und gegen Röntgenstrahlen und die hohen Temperaturen resistent ist. Außerdem muß das Glas vakuumdichte Glas-Metall-Verbindungen ermöglichen, wie sie für die Durchführung der Elektrodenanschlüsse und die Montage der Drehanodenachse erforderlich sind. Für die Verbindung mit Glas werden besondere Metallegierungen, meist aus Eisen, Nickel und Kobalt (Fernico, Vacon) verwendet, die gleiche Wärmeausdehnung und gute Hochvakuumeigenschaften besitzen.

Abb. **12** Drehanoden-Röntgenröhre in Metall-Glas-Technologie

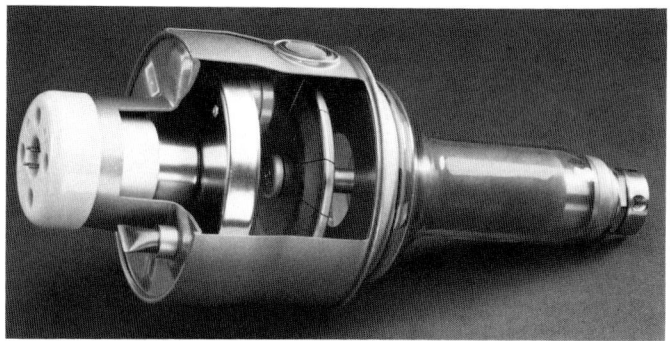

Von der Anode wird ein Teil der auftreffenden Elektronen elastisch reflektiert. Auch werden Sekundärelektronen ausgelöst (s. S. 67). Ein Teil dieser Elektronen trifft die Glaswand. Da sie ein guter Isolator ist, lädt sie sich negativ auf. Dies beeinflußt das elektrische Feld und damit die Bildung des Brennflecks. Es wirkt sich aber auch als Schutzfunktion für die Glaswand aus. Denn wegen der negativen Aufladung können weitere Elektronen nicht auf die Glaswand gelangen. Nur wenn sie leitend wird, was z. B. durch den Niederschlag verdampften Wolframs vom Heizfaden und der Anode geschehen kann, kann ein merklicher Elektronenstrom die Glaswand treffen. Das Bombardement mit den energiereichen Elektronen kann dann so stark werden, daß es zur Zerstörung der Glaswand führt.

Für den Durchtritt der Nutzstrahlung wird kein besonderes Fenster benötigt. Um die Absorption und Streuung klein zu halten, darf die Glaswand allerdings nicht zu dick sein. Sie wird an dieser Stelle bei Bedarf auf eine möglichst geringe Dicke abgeschliffen.

Die Nachteile des Glaskolbens vermeidet eine Konstruktion des Vakuumgefäßes aus einer Kombination von Metall und Glas (Abb. **12**). Der mittlere, rohrförmige Teil des Kolbens, der die Elektronenoptik mit Katode und Anode umschließt, ist aus Metall. Glas verbindet dieses Metallrohr mit der Anoden- und Katodeneinschmelzung. Es sorgt für die notwendige Isolierung. Das Metallrohr wirkt als dritte Elektrode und wird auf Erdpotential gelegt. Katode und Anode liegen wie üblich auf gleichgroßer negativer bzw. positiver Spannung gegen Erde. Durch das Metallrohr erhält man ein definiertes elektrisches Feld in der Röntgenröhre, das weder durch die auf das Metallrohr treffenden Elektronen noch durch Metalldampfniederschläge verändert wird. Die Glasteile werden durch Metallblenden zusätzlich geschützt. Eine höhere Emission der Katode wird erreicht. Die aus dem Brennfleck austretenden Sekundärelektronen treffen zu einem beträchtlichen Teil auf den Metallzylinder auf und werden, ohne Beschädigungen zu verursachen, abgeleitet.

Damit tragen diese sonst zurückfallenden Elektronen nicht zur Erwärmung der Anode bei. Wegen der definierten elektrischen Potentiale und der höheren Temperaturbeständigkeit des Metallrohrs kann der Abstand zur Anodenscheibe verringert werden. Dadurch können bei gleichen Außenabmessungen größere Anodenscheiben verwendet werden. Die Extrafokalstrahlung (s. S. 66) kann in ihrer Wirkung durch fokusnahe Blenden deutlich verringert werden. Als Strahlenfenster wird Beryllium in das Metallrohr eingesetzt. Damit erhält man eine sehr geringe Absorption und Streuung der Nutzstrahlung. Ein weiterer Vorteil des Metallgefäßes ist seine gegenüber Glas wesentlich größere Wärmeleitfähigkeit, die zu einer verbesserten Ableitung der entstehenden Wärme führt.

Eine sowohl in elektrischer wie in mechanischer Hinsicht besonders stabile Ausführung des Vakuumgefäßes wird durch Verwendung von Metall und Keramik erreicht. Die damit mögliche völlig andersartige Konstruktion einer Drehanodenröhre ist in Abb. **13a** u. **b** gezeigt.

Die Anforderungen an das *Vakuum* ergeben sich daraus, daß Stoßionisationen selten bleiben müssen, damit keine unkontrollierten Gasentladungen entstehen. Dies wird erreicht, wenn die mittlere freie Weglänge der Gasmoleküle in die Größenordnung der Gefäßabmessungen kommt. Bei normalem Luftdruck beträgt die mittlere freie Weglänge weniger als ein Zehntel Mikrometer. Sie ist dem Druck umgekehrt proportional und erreicht bei 10^{-2} Pascal ($0{,}76 \cdot 10^{-4}$ Torr) gut einen halben Meter. Das ist ein für den Betrieb der Röntgenröhre ausreichendes Vakuum. Es scheint leicht erreichbar, denn mit den üblichen Hochvakuumpumpen erzielt man ein Vakuum von besser als 10^{-4} Pascal. Die Schwierigkeit besteht darin, das erforderliche Vakuum auch bei den hohen Temperaturen in der Röntgenröhre zu erhalten. Alle Materialien für die Röhre müssen sorgfältig ausgesucht und geprüft werden. Sie dürfen keine Komponente enthalten, deren Dampfdruck bei den Betriebstemperaturen zu hoch liegt. Alle Teile müssen vor ihrem Einbau in aufwendigen Ver-

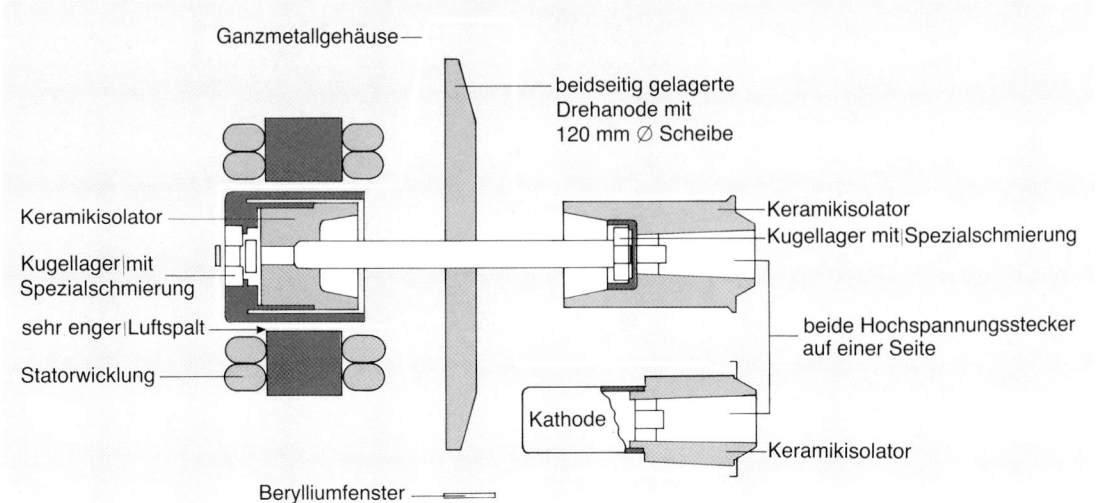

Ganzmetallgehäuse

beidseitig gelagerte
Drehanode mit
120 mm ⌀ Scheibe

Keramikisolator

Kugellager|mit
Spezialschmierung

sehr enger|Luftspalt

Statorwicklung

Keramikisolator
Kugellager mit|Spezialschmierung

beide Hochspannungsstecker
auf einer Seite

Kathode

Keramikisolator

Berylliumfenster

a

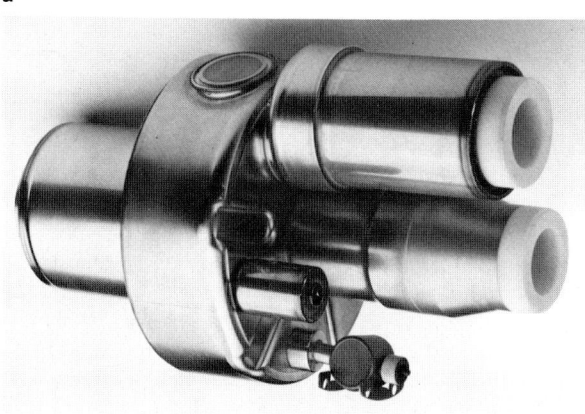

b

Abb. **13a** u. **b**   Metall-Keramik-Röntgenröhre
a Schematisches Schnittbild, **b** Ansicht

fahren gereinigt und entgast werden. Während des Abpumpens wird die Röhre zunächst mit Strahlungs- oder Induktionsheizung erhitzt. Schließlich legt man die Röhre noch vor dem Abschmelzen an Spannung. Durch das Elektronenbombardement erreicht man eine betriebsähnliche Erwärmung. Wegen der dabei entstehenden Röntgenstrahlung müssen die Pumpstände sorgfältig abgeschirmt werden.

Ein „Getter" sorgt für eine weitere Verbesserung des Vakuums. Es besteht z. B. aus aufgedampften Barium- oder Zirkonschichten, die relativ große Mengen von Gasmolekülen durch Adsorption chemisch an sich binden können. Die abgeschmolzene Röhre weist schließlich ein Hochvakuum in der Größenordnung von 10^{-5} Pascal auf. Allerdings gilt das nur für den kalten Zustand. Bei den hohen Betriebstemperaturen geben die Materialien in der Röhre Gas ab oder verdampfen, wenn auch in sehr geringem Maße. Hierdurch steigt der Druck in der Röhre durchaus auf Werte um 10^{-2} Pascal an. Höher darf der Druck nicht werden, denn dann setzen Gasentladungen

ein und die Röhre „stört". Bei Abkühlung wird das gute Hochvakuum wieder erreicht, da die kalten Materialien wieder Gasmoleküle binden und die Dämpfe kondensieren.

Wesentlich für ein stabiles Verhalten der Röntgenröhre ist das „Einfahren" oder „Konditionieren". Hierunter versteht man die erste Inbetriebnahme in der Fabrik, wobei die Belastung systematisch gesteigert wird. Zunächst noch auftretende Gasentladungen werden in ihrer Leistung begrenzt, so daß sie keinen Schaden anrichten können. Schließlich werden die Röhren mit Hochspannung, die über dem Nennwert liegt, betrieben. Dieses Einfahren ist gleichzeitig eine sorgfältige Prüfung der neuen Röntgenröhren.

Extrafokale Strahlung

Unter der extrafokalen Strahlung versteht man alle Röntgenstrahlung, die aus dem Röntgenstrahler (Röntgenröhre und -Schutzgehäuse) austritt und nicht direkt aus dem Brennfleck stammt. Es gibt zwei Ursachen für diese unerwünschte Strahlung.

Alle von Röntgenstrahlen getroffenen Materialien sind durch die Streuung (s. S. 7) wieder Strahlenquellen. Besonders stark streuen Stoffe mit niedriger Ordnungszahl. Im Röntgenstrahler sind dies vor allem das Glas des Röhrenkolbens sowie das Öl und das Kunststoffenster im Röntgenröhren-Schutzgehäuse. Die Menge der Materie im Nutzstrahlenbündel muß so klein wie möglich gehalten werden. Wird dies beachtet, so ist die extrafokale Streustrahlung im allgemeinen relativ schwach und stört nur in ungünstigen Fällen.

Anders ist es mit der zweiten Quelle der Extrafokalstrahlung. Etwa ein Drittel der in dem Brennfleck auftreffenden Elektronen wird elastisch oder mit geringem Energieverlust reflektiert. Diese Elektronen durchlaufen im elektrischen Feld zwischen den Elektroden parabelförmige Bahnen. Sie treffen schließlich zum größten Teil außerhalb des Brennflecks irgendwo auf die Anode. Durch ihre gegenüber der Nutzstrahlung aus dem Brennfleck um etwa 20% energieärmere Bremsstrahlung entsteht eine zusätzliche großflächige Strahlenquelle (Abb. 14). Ihre „Leuchtdichte" beträgt etwa 1% von der im Brennfleck.

Die reflektierten Elektronen tragen nicht zur Strahlung aus dem Brennfleck, aber auch nicht unmittelbar zur Erwärmung des Brennflecks bei. Die hohen Temperaturen im Brennfleck werden also von etwa 70% des Katodenstromes erzeugt. Da die Extrafokalstrahlung, die auch Stielstrahlung genannt wird, von einer großflächigen Quelle ausgeht, verschlechtert sie die Bildqualität. Sie verschleiert das Bild ähnlich wie die Streustrahlung. Außerdem kann sie auch außerhalb des ausgeblendeten Feldes auf den Patienten treffen und damit den Strahlenschutz verschlechtern. Der Anteil der Extrafokalstrahlung an der gesamten ausgestrahlten Dosis beträgt z.B. etwa 18% (Kuhn u. Gajewski 1971; Zieler 1979, Geldner 1980, Birch 1976).

Um die ungünstige Wirkung der Extrafokalstrahlung zu reduzieren, bemüht man sich, sie auszublenden und ihre Entstehung zu vermindern. Durch die Ausrüstung der Anode mit einem Elektronenschutzkopf (s. Abb. 8), der die reflektierten Elektronen abfängt, kann die Extrafokalstrahlung bei Festanoden fast unterdrückt werden. Bei Drehanoden ist dies nicht möglich. Allerdings erreicht man bei Röntgenröhren mit elektrisch leitendem, geerdetem Mittelteil einen ähnlichen Effekt. Ein Teil der reflektierten Elektronen wird von dem Metallrohr aufgenommen, so daß er nur Extrafokalstrahlung der halben Energie, die praktisch vom Metallrohr abgeschirmt wird, erzeugen kann. Wichtig ist eine möglichst brennflecknahe Ausblendung (Kyser u. Müller 1974). Rüstet man die Tiefenblende (s. S. 75) mit brennfleckna-

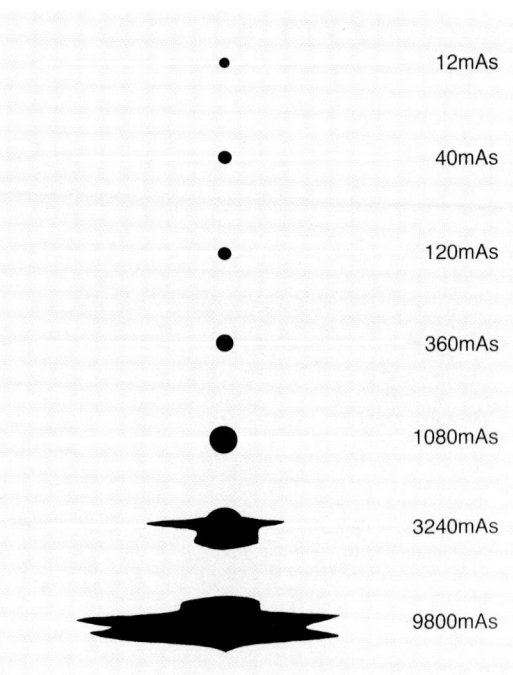

Abb. 14 Veränderung der Lochkameraaufnahme eines Brennflecks mit zunehmender Belichtungszeit unter Wirkung von Extrafokalstrahlung (nach *Geldner*)

hen Lamellen aus, so reduziert sich die Dosis der Extrafokalstrahlung merklich (Zieler 1979).

Technisch ausgeführte Röntgenröhren für die Diagnostik

Eine für alle Anwendungen in der Röntgendiagnostik optimale Röntgenröhre gibt es nicht; zumal nicht nur die technischen Anforderungen, sondern auch der Aufwand in Betracht zu ziehen sind.

Festanodenröhren

Festanodenröhren werden in der Röntgendiagnostik nur noch in Einrichtungen mit kleiner Strahlungsleistung verwendet. Eingesetzt werden sie für Zahnaufnahmen und Durchleuchtungen. Ihr Vorteil ist, daß sie keinen Anodenantrieb benötigen und kleine Abmessungen haben. Sie eignen sich damit besonders gut für Eintankapparate und mobile Geräte.

Abb. 15a zeigt eine Röntgenröhre für Dentalgeräte. Sie wird bei einer Spannung von 65 kV im Einpulsbetrieb verwendet. Ein weiteres typisches Beispiel für eine Diagnostik-Festanodenröhre zeigt Abb. 15b. Sie wird in Eintankapparaten für mobile Geräte, insbesondere für Bildverstärker-Durchleuchtungseinheiten eingesetzt. Sie ist für Gleichspannungen bis 110 kV geeignet. Beide Röhren besitzen einen Anodenblock aus Kupfer, in dem ein Wolframplättchen eingesetzt ist.

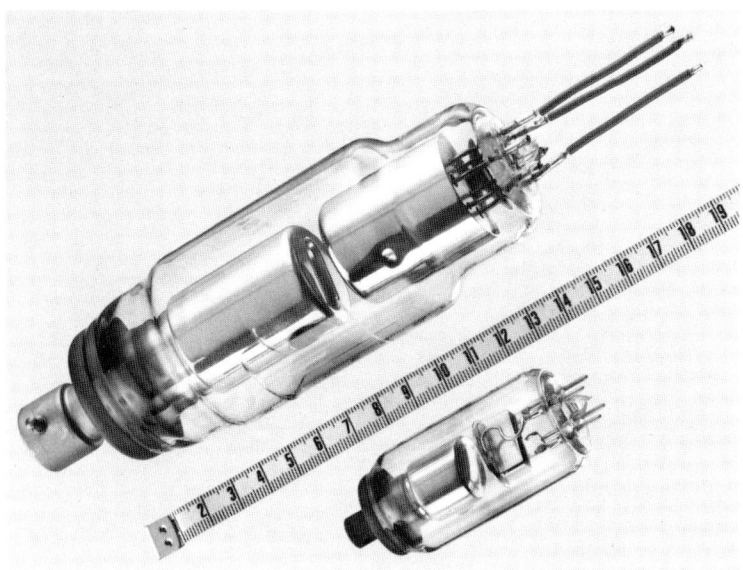

Abb. **15a** u. **b**
Festanodenröhren:
a Für einen Dentalstrahler
b für den Strahler einer Röntgenbildverstärker-Einrichtung für die Chirurgie

Drehanodenröhren

Abgesehen von den Apparaten kleinster Leistung und von mobilen Röntgeneinrichtungen arbeiten fast alle Röntgendiagnostikeinrichtungen mit Drehanodenröhren. Für die verschiedenen Anforderungen gibt es eine große Typenvielfalt. Es wird für die jeweilige Anwendung eine Optimierung von Brennfleck, Kurzzeit- und Langzeitleistung, Feldgröße und Aufwand angestrebt.

Um den Anwendungsbereich einer Röhrentype zu erweitern, stattet man sie mit mehreren, meist zwei verschiedenen Brennflecken aus. Hierzu erhält die Röntgenröhre verschieden große Glühwendeln. Werden sie radial hintereinander angeordnet, so hat jeder Brennfleck seine Bahn auf der Anodenscheibe. Das ist bei reinen Wolframanoden, bei denen die Aufrauhung der Anode mit der Anzahl der Belastungen einen wesentlichen Faktor für die Lebensdauer darstellt, von Vorteil, da sich die Belastungen auf zwei Brennfleckbahnen verteilen. Von Nachteil ist, daß die Brennflecke sich nicht am gleichen Ort in der Röhre befinden. Dadurch erhält man für das mit Hilfe eines Tubus oder einer Tiefenblende ausgeblendete Nutzstrahlenbündel für jeden Brennfleck eine etwas andere Lage. Dieser Nachteil wird durch überlagerte Brennflecke vermieden. Hierbei befinden sich die Glühwendeln für die beiden verschieden großen Brennflecke in Richtung der Brennfleckbahn nebeneinander. Der Katodentopf ist so geformt, daß die Elektronen von beiden Glühwendeln auf denselben Fleck auf der Anode fokussiert werden (s. Abb. **3a–c**). Der kleine Brennfleck entsteht innerhalb der vom großen Brennfleck eingenommenen Fläche. Bei modernen Röntgenröhren mit rhenium-legierten

Wolframanoden, bei denen eine Aufrauhung der Anode keine wesentliche Bedeutung hat, sind überlagerte Brennflecke üblich. Eine weitere Variante verwendet unterschiedliche Anodenwinkel für die beiden Brennflecke. Üblicherweise ordnet man dem kleinen Brennfleck den kleinen Anodenwinkel zu. Man erhält so trotz kleinen Brennfleckes eine relativ hohe Leistung, wobei man allerdings die Begrenzung des ausgeleuchteten Feldes (s. S. 59) in Kauf nehmen muß. Auch ist eine Überlagerung der Brennflecke auf einen Anodenort bei diesen Doppelwinkelröhren natürlich nicht möglich.

Drehanodenröhren mit reinen Wolframanoden haben nur noch eine untergeordnete Bedeutung. Durchweg werden Verbundanoden mit rheniumlegiertem Wolfram als Bremsmaterial verwendet. Üblicherweise wird die Spannung symmetrisch zugeführt, um die Isolationsprobleme klein zu halten. Dabei erhalten Anode und Katode gegenüber dem Strahlenschutzgehäuse und damit gegenüber der berührbaren Umgebung („Erde") je die halbe Anodenspannung mit jeweils umgekehrtem Vorzeichen.

Die maximal zulässige Betriebsspannung beträgt bei Röntgenröhren für die Diagnostik meist 125 kV oder 150 kV. Für die Routinediagnostik sind Doppelfokusröhren mit einem kleinen Brennfleck um 0,6 und einem großen Brennfleck von 1 bis 1,3 verbreitet. Dabei betragen die Nennleistungen für eine Dauer von 0,1 Sekunden je nach Anodenwinkel zwischen 20 und 50 kW für den kleinen und zwischen 50 und 100 kW für den großen Brennfleck. Die Wärmespeicherfähigkeit der Anode liegt bei 200 kWs.

Abb. 16 Standardtyp einer Drehanoden-Röntgenröhre

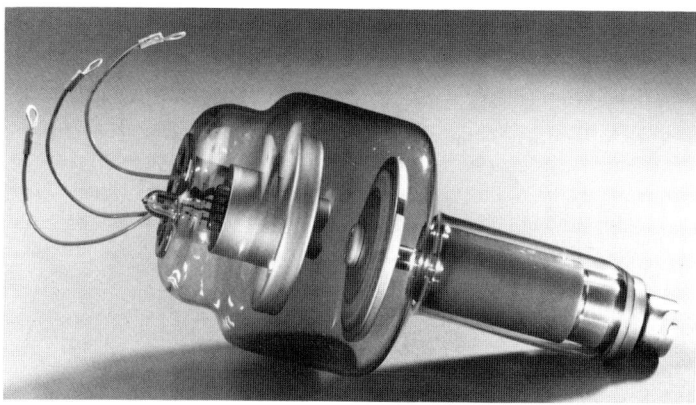

Eine typische Röhre dieser Art zeigt Abb. **16**. Sie besitzt zwei überlagerte Brennflecke von 0,6 und 1 und kann mit 25 bzw. 50 kW belastet werden. Ihre Verbundanode aus rheniumlegiertem Wolfram auf Molybdän (RTM) hat einen Durchmesser von 90 mm und eine Wärmespeicherfähigkeit von 220 kWs. Der Anodenwinkel beträgt 15 Grad und gestattet bei einem Film-Fokus-Abstand (FFA) von 1 m ein Feld von 50×50 cm auszuleuchten. Sie eignet sich damit auch für den Zielbetrieb, bei dem wegen relativ kleinem FFA ein relativ großer Anodenwinkel erforderlich ist. Für Laufrasterarbeitsplätze und fernbediente Untersuchungsgeräte kann man Röhren mit kleinerem Anodenwinkel verwenden und so höhere Leistung erreichen.

Für Vergrößerungstechniken benötigt man einen sehr kleinen Brennfleck von 0,3 oder kleiner. Hierfür werden Röntgenröhren gebaut, die neben dem sehr kleinen Brennfleck mit Leistungen um 10 kW einen Brennfleck um 1 besitzen. Es sind ganz auf die spezielle Anwendung zugeschnittene Röhren wie z. B. für die Angiographie.

Abb. **13a** u. **b** zeigt eine Röntgenröhre völlig neuer Bauart. Es handelt sich um eine Metall-Keramik-Röhre. In das Ganzmetallgehäuse sind die Keramikisolatoren vakuumdicht so eingesetzt, daß die Steckbuchsen für die Hochspannungskabel im Röhrengehäuse integriert sind. Eine zusätzliche Hochspannungsisolation ist nicht mehr erforderlich. Das Öl im Strahlenschutzgehäuse dient nur noch der Kühlung. Die Drehanode ist beidseitig gelagert, wodurch die Belastung der Kugellager gleichmäßiger wird. Der Rotormantel ist durch einen mitrotierenden Keramikkörper von der Anode isoliert, so daß kleine Luftspalte zur Statorspule möglich sind. Das Metallgehäuse erlaubt die Verwendung einer Anodenscheibe von 120 mm Durchmesser, ohne den Außendurchmesser des Röhrenschutzgehäuses zu vergrößern.

Bei der *Computertomographie* wird die Röntgenröhre durch eine große Zahl schnell aufeinanderfolgender Serien („scans") ganz besonders hart belastet. Für diese Anwendung eignet sich eine Metall-Keramik-Röhre mit einem Trinodex-Anodenteller (s. S. 64) ganz besonders gut (Schreiber 1983).

Ganz andere Anforderungen werden an die Röntgenröhren für die *Mammographie* gestellt (s. S. 32). Sie nutzen die charakteristische Strahlung von Molybdän aus, die mit relativ niedrigen Spannungen um 30 kV angeregt wird. Eine typische Mammographieröhre hat einen Anodenteller aus wolframlegiertem Molybdän auf Graphit und besitzt wegen der weichen Nutzstrahlung ein Berylliumfenster. Sie ist für Spannungen bis 50 kV geeignet und einpolig ausgeführt. Das heißt, daß eine symmetrische Spannungszuführung nicht nötig ist. Die Katode wird auf Erdpotential gelegt. Auf die extreme Kurzzeitbelastung kommt es nicht an, da das Objekt sich nicht bewegt. Wichtiger ist ein kleiner Brennfleck. Es wird deshalb die Maximalleistung für eine Belastungsdauer von 4 Sekunden angegeben. Sie beträgt 5 kW für den 0,5 Brennfleck. Die Drehanode wird mit Netzfrequenz angetrieben.

Gittergesteuerte Röntgenröhren

Wie oben beschrieben, beeinflußt der Katodentopf die Elektronenemission und die elektronenoptische Bildung des Brennflecks. Üblicherweise ist er mit dem Heizfaden elektrisch verbunden und liegt damit fest auf Katodenpotential. Isoliert man den Katodentopf vom Heizfaden, so hat man die Möglichkeit, ihn zur Steuerung des Elektronenstromes zu verwenden, ähnlich wie das Steuergitter einer Elektronenröhre. Bei Röntgenröhren nutzt man die Steuerwirkung zum Schalten des Anodenstromes oder zur variablen Formung des Brennflecks aus.

Mit einer Spannung zwischen Katode und dem Katodentopf kann man die elektronenoptische Abbildung so beeinflussen, daß sich die Größe des Brennflecks einstellen läßt. Eine Fokussierung zu einem kleineren Brennfleck mit Hilfe einer gegenüber der Katode negativen Steuerspannung bedingt allerdings auch eine Reduzierung des Emissionsstromes. Hinzu kommt, daß bei dem üblichen Strichfokus die Breite des Brennflecks wesentlich stärker als die Länge beeinflußt wird. Die Anwendung dieses Prinzips ist deshalb auf Spezialröhren mit besonders kleinen Brennflecken beschränkt.

Macht man das Potential des Katodentopfes immer negativer gegen die Katode, so wird schließlich der Elektronenstrom zur Anode vollständig unterdrückt. Da dabei auch zum Katodentopf kein Strom fließt, ist ein leistungsloses, sehr schnelles Ein- und Ausschalten des Röhrenstromes und damit auch der Röntgenstrahlung möglich. Nur die Kapazität zwischen Katode und Katodenkopf muß schnell umgeladen werden. Um die Steuerspannung klein zu halten (einige Kilovolt), wählt man eine Katodenkonfiguration mit besonders kleinem Durchgriff. Damit wird allerdings auch der Maximalstrom und die Leistung derartiger Röhren begrenzt. So haben diese Röhren keine große Bedeutung erlangt, obwohl sie sich ansonsten sehr gut für schnelle Serien eignen, wie sie bei der Röntgenkinematographie vorkommen.

Röntgenröhren-Schutzgehäuse

Die Röntgenröhre wird in ein Röntgenröhren-Schutzgehäuse eingebaut. Diese Einheit nennt man den Röntgenstrahler. Das Röntgenröhren-Schutzgehäuse hat nicht nur mechanische, sondern auch elektrische, thermische und Strahlenschutzaufgaben. Es besteht aus einem metallischen Gehäuse, das außer der Röntgenröhre die Hochspannungssteckanschlüsse und bei Drehanodenröhren auch den Stator mit seinen Anschlußklemmen oder -steckern für den Anodenantrieb aufnimmt. In der Regel sind die verbleibenden Hohlräume mit Öl gefüllt.

Mechanisch dient das Gehäuse dem Schutz und der definierten Fassung der Röntgenröhren. Das Schutzgehäuse besitzt zwei mechanische Anschlüsse: einen zum Befestigen des Röntgenstrahlers an ein Gerät und einen Fensterflansch, der das Strahlenaustrittsfenster umschließt und eine genau definierte Lage zum Brennfleck besitzt. An den Fensterflansch können die Halterungen für Blenden, Tubusse und Filter angebracht werden.

Die elektrische Aufgabe des Röntgenröhren-Schutzgehäuses ist die Isolation der Hochspannung im Gehäuse und gegen das geerdete Gehäuse. Hierdurch wird die elektrische Sicherheit gewährleistet. Berührbare Teile dürfen auch kurzzeitig – etwa während der Strahlung oder eines Röhrendurchschlags – keine elektrische Spannung gegen die Umgebung (Erde) annehmen. Es muß deshalb unter anderem ein gut entgastes Isolieröl für die Füllung verwendet werden.

Thermisch sorgt das Röntgenröhren-Schutzgehäuse für die Zwischenspeicherung der von der Röntgenröhre und den Statorwicklungen abgegebenen Wärme und für ihre Ableitung an die Umgebung. Für beides ist die Ölfüllung wichtig. Da es sich bei Erwärmung ausdehnt, ist der ölgefüllte Raum einseitig mit einer ölbeständigen Gummimembran abgeschlossen, die die Volumenänderung ausgleicht. Meistens ist die Wärmeabgabe von der Oberfläche des Schutzgehäuses durch Konvektion an die Luft ausreichend. Bei hohen Dauerleistungen wird die Konvektion durch einen am Schutzgehäuse angebauten Lüfter verstärkt oder es wird über einen Wärmeaustauscher am Schutzgehäuse das Öl gekühlt.

Eine weitere wichtige Aufgabe des Röntgenröhren-Schutzgehäuses ist der Strahlenschutz. Röntgenstrahlung soll nur durch das dafür vorgesehene Strahlenaustrittsfenster abgegeben werden. Das Schutzgehäuse ist so mit Blei ausgekleidet, daß es gleichzeitig zum Strahlenschutzgehäuse wird. Es schirmt die Primär-, Streu- und Extrafokalstrahlung ab, um eine unnötige Strahlenbelastung von Patient und Personal sowie eine störende zusätzliche Schwärzung des Films zu vermeiden. Jeder Röntgenstrahler wird vor Verlassen der Fabrik sorgfältig darauf geprüft, daß die Dosisleistung der Leckstrahlung in allen Richtungen im Abstand von 1 m vom Brennfleck unter 3,58 nA/kg (50 mR/h) bleibt. Damit ist gewährleistet, daß auch bei zusätzlicher Durchlaßstrahlung durch Tiefenblende oder Tubus die zulässige Grenze von 7,17 nA/kg (100 mR/h) nicht überschritten wird.

Ein Beispiel für einen Röntgenstrahler ohne Zwangskühlung ist in Abb. 17 dargestellt. Bei Röntgenstrahlern mit Metallröntgenröhren läßt sich die Menge streuenden Materials zwischen Brennfleck und Strahlenaustritt besonders klein halten. Typische Werte für die Wärmeabgabe (Langzeitnennleistung) der Röntgenstrahler mit Drehanodenröhren liegen bei 300 W ohne zusätzliche Kühlung, 500 W mit Lüfter und 700 bis 2000 W mit Wasser- oder Ölkühlung. Die Wärmespeicherfähigkeit liegt meist zwischen 1 und 2 Millionen Joule.

Bei Eintankapparaten befindet sich auch der Hochspannungstransformator im Röntgenröhren-Schutzgehäuse. Damit entfallen Hochspannungskabel. Von Nachteil sind allerdings das zusätzliche Gewicht und die zusätzliche Erwärmung durch die Verluste des Transformators (s. S. 96).

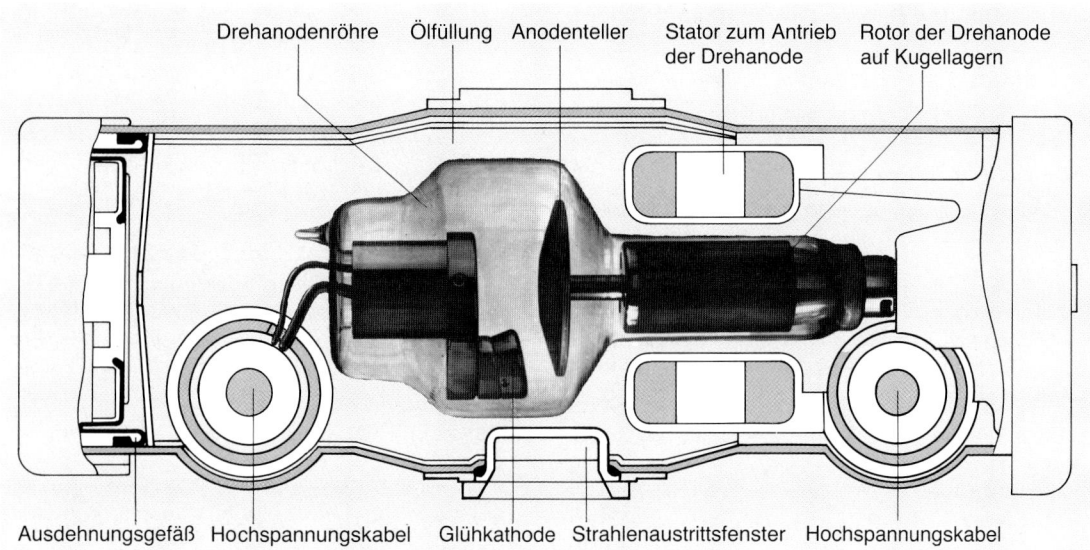

Abb. 17   Schnitt durch einen Standardröntgenstrahler mit einer Wärmekapazität von 1,25 MWs und einer

Wärmeabgabe von 250 W bzw. 350 W mit Ventilatorkühlung

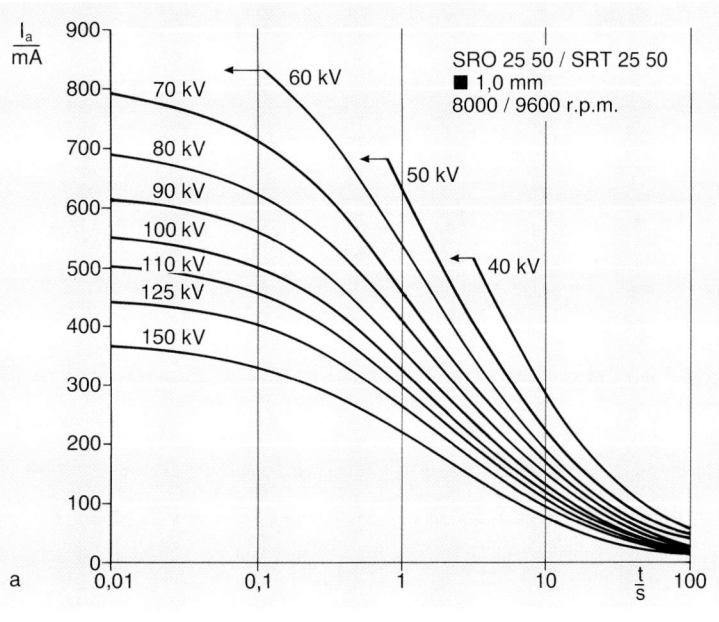

Abb. 18a u. b
Belastungskurven: Röhrenstrom i als Funktion der Aufnahmedauer t mit der Röhrenspannung als Parameter für den 1,0 Brennfleck einer Standarddrehanodenröhre bei einer Anodendrehzahl von 8000 U/min
a   Bei Sechs- und Zwölfpulsbetrieb
b   bei Zweipulsbetrieb

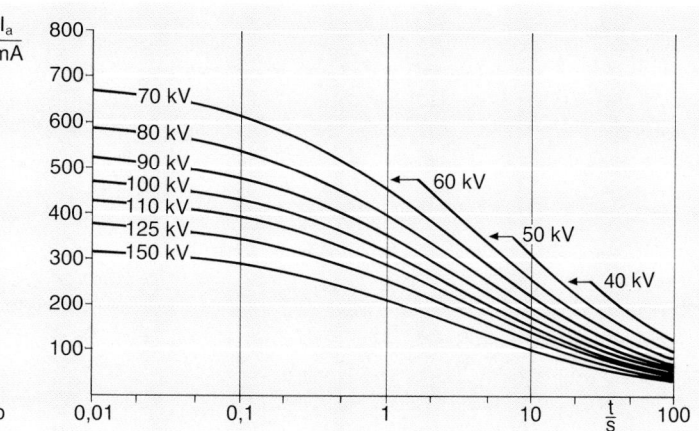

Kenndaten und Betrieb der Röntgenstrahler

In diesem Abschnitt sollen die wichtigsten Daten der Röntgenstrahler (s. auch DIN 6863 Teil 1, IEC 613 1978) zusammengefaßt werden, und es soll auf die Besonderheiten beim Betrieb eines Röntgenstrahlers hingewiesen werden.

Die *Nennspannung* der Röntgenröhre ist der maximal zulässige Scheitelwert der Potentialdifferenz zwischen Katode und Anode.

Als *Röhrenstrom* wird üblicherweise der arithmetische Mittelwert des Stromes durch die Anode angegeben.

Bei der *Leistungsaufnahme* hat man zwischen verschiedenen Angaben zu unterscheiden (DIN 6814 Teil 6, DIN 6863 Teil 1). Die Eingangsnennleistung der Anode ist die zulässige Belastbarkeit bei einer bestimmten Belastungsdauer (meist 0,1 s) und einer bestimmten Vorbelastung (z. B. 250 W). Die Vorbelastung wird thermische Anodenbezugsleistung genannt. Sie ist die mittlere Anodenleistung bis zum Beginn der Aufnahmeleistung, für die die Eingangsnennleistung angegeben wird. Die Eingangsnennleistung gibt nur einen Richtwert für die Belastbarkeit der Röntgenröhre. Vollständige Angaben erhält man aus den Belastungskurven. Sie geben für Einzelaufnahmen den maximal zulässigen Röhrenstrom als Funktion der Belastungszeit mit der Röhrenspannung als Parameter an. Die Belastungskurven in Abb. **18a** gelten für den 1,0 Brennfleck einer typischen Röntgenröhre bei einer mittleren Vorbelastung von 250 W und Betrieb mit Zwölfpulsgenerator.

Die Leistung ergibt sich aus dem Produkt von Spannung U und Strom I. Z. B. entnimmt man dem Diagramm für 0,1 s und 100 kV einen zulässigen Strom von 500 mA entsprechend einer Leistung von $U \cdot I = 50$ kW. Dies gilt exakt nur für Gleichstrombetrieb. Da für die Spannung U der Scheitelwert und für den Strom I der arithmetische Mittelwert angegeben werden und nicht die Effektivwerte, ist die Berechnung der Leistung auch von der Kurvenform von Spannung und Strom abhängig. Es gilt: $P = U \cdot I \cdot k$, wobei k den Einfluß der Kurvenform berücksichtigt. Dieser Korrekturfaktor ist bei Gleichstrom $k = 1$, bei Zwölfpulsgeneratoren $k = 0,98$ und bei Sechspulsgeneratoren $k = 0,95$. Im Beispiel erhält man damit eine Nennleistung von 49 kW.
Bei Ein- und Zweipulsgeneratoren ist die Kurvenform des Stromes von der u_a-i_a-Röhrenkennlinie abhängig, so daß der Korrekturfaktor nicht allgemeingültig angegeben werden kann. Bei normalem Durchgriff (s. S. 55) liegt er bei $k = 0,73$. Bei den pulsierenden Spannungen pulsiert auch die Momentanleistung. Ihr Maximum bestimmt die Grenze für die Belastung der Anode. Die zu-

lässige mittlere Leistung wird dadurch deutlich kleiner. Wie man zum Beispiel aus dem Diagramm in Abb. **18b** für die gleiche Röhre im Zweipulsbetrieb entnimmt, beträgt der maximal zulässige Strom bei 100 kV nur 430 mA. Mit $k = 0,73$ ergibt sich eine Leistung von nur 31 kW. Abgesehen von der ungünstigen Strahlenausbeute bei der pulsierenden Spannung hat der Zweipulsbetrieb also auch hinsichtlich der Belastbarkeit der Anode deutliche Nachteile.
Bei niedrigen Röhrenspannungen (im Beispiel unterhalb 70 kV) ist der Strom durch die maximale Emission der Katode (s. S. 55) begrenzt, so daß die thermische Belastungsgrenze bei kurzen Zeiten nicht erreicht werden kann.

Die *elektrischen Eigenschaften* der Röntgenröhren werden durch Kennlinien dargestellt, die den Strom als Funktion des Heizstromes mit der Anodenspannung als Parameter und die Heizspannung als Funktion des Heizstromes wiedergeben (s. S. 55). Diese Kennlinien liefern die grundlegenden Daten für die Einstellung der gewünschten Betriebswerte Spannung (kV) und Strom (mA) mit Hilfe des Röntgengenerators (s. S. 76).

Die *Wärmespeicherfähigkeit* wird in Joule (1 Joule = 1 Ws) angegeben. Zum Teil ist die Angabe in „Wärmeeinheiten" (HU = Heat Unit) noch gebräuchlich. Die „Wärmeeinheit" ist das Produkt aus Spannung, Strom und Belastungszeit unabhängig von der Kurvenform von Spannung und Strom. Sie hat deshalb kein festes Verhältnis zu physikalischen Größen. Üblich ist es, mit 1 HU = 0,75 Joule entsprechend einem Zweipulsbetrieb zu rechnen. Die Erwärmungs- und Abkühlkurven von Röhre und Strahler zeigen den zeitlichen Verlauf der in ihnen gespeicherten Wärmeenergie, die der Temperatur nahezu proportional ist.
Geht eine Erwärmungskurve für eine bestimmte Leistung im zulässigen Bereich in eine Waagerechte über, so wird das thermische Gleichgewicht erreicht. Diese Leistung ist dauernd zulässig. Ist die Röntgenröhre so belastet worden, daß bei einer nächsten Belastung die maximal zulässige Wärmemenge und damit die zulässige Maximaltemperatur überschritten würde, so muß durch eine Pause Gelegenheit zum Abkühlen der Anode gegeben werden. Die notwendige Pausenzeit kann man der Abkühlkurve entnehmen. Entsprechendes gilt auch für den gesamten Strahler, bei dem auch die Wärmezufuhr durch die Röhrenheizung und durch die Verlustleitung im Antriebssystem zu berücksichtigen ist.
Für die verschiedenen Belastungsfälle wie Einzellasten, Tomographieserien, Angioserien und Kinoaufnahmen leitet man aus den Erwärmungs- und Abkühlkurven die auf den speziellen Fall zu-

geschnittenen Werte für einzuhaltende Belastungsgrenzen und Pausenzeiten ab. Sie werden vom Röntgenstrahler-Hersteller in Form von Diagrammen und Tabellen angegeben. Ihnen entnimmt man die jeweils mögliche Belastung und die nötigen Pausenzeiten.

Die heute zur Verfügung stehenden elektronischen Mittel machen es möglich, den Belastungszustand der Anode aus den tatsächlichen Belastungen durch Simulationsrechnung zu ermitteln. Dabei kann auch eine Temperaturmessung in der Röntgenröhre mitverwendet werden. So wird eine aktuelle Röhrenlastanzeige möglich, durch die sich in vielen Fällen die Ermittlung der Pausenzeiten und Belastungsmöglichkeiten aus den Diagrammen und Tabellen erübrigt.

Der Nennwert der *Brennfleckgröße* wird normgerecht durch eine Zahl (z. B. 0,6) angegeben. Diese Zahl steht für die Seitenlänge in Millimeter des in der Referenzachse optisch wirksamen quadratischen Brennflecks mit konstanter Intensitätsverteilung (s. auch S. 57). Man spricht deshalb z. B. bei der Brennfleckgröße 0,6 auch von einem 0,6-mm-Brennfleck. Die zulässigen Toleranzen wie auch die Meßmethoden für die Brennfleckgröße sind genormt (DIN 6828 1983, IEC 336 1982).
Um die Abbildungsqualität des Brennflecks beurteilen zu können, müßte auch die Belegung des Brennflecks, d. h. die Intensitätsverteilung im Brennfleck, angegeben werden. Dem trägt man insofern Rechnung, als die Abmessungstoleranzen den praktisch vorkommenden Brennfleckbelegungen angepaßt werden. So darf die Länge des Brennflecks wegen der optisch günstigen Belegung in der Längsrichtung durchweg um den Faktor 1,4 größer sein als die Brennfleckbreite. Ein Brennfleck der Nenngröße 1 hat z. B. eine Breite zwischen 1,0 und 1,4 mm und eine Länge zwischen 1,4 und 2 mm.

Der *Anodenwinkel* ist wesentlich für die Begrenzung des Nutzstrahlenbündels (s. S. 59). Üblich ist es, die nutzbare Feldgröße in 1 m Abstand vom Brennfleck zusätzlich anzugeben. Dabei wird ein Abfall der Dosis von der Referenzachse bis zur Feldgrenze auf 30% toleriert (IEC 806 1984).

Das *Eigenfilter* wird durch die nicht entfernbaren Materialien zwischen Brennfleck und Strahlenaustrittsebene gebildet. Es beeinflußt die Strahlenqualität und wird in Aluminium-Gleichwerten angegeben. Typische Werte für Röntgenröhren mit Glas- bzw. Beryllium-Fenster sind 0,7 mm Al bzw. 0,02 mm Al und für Röntgenstrahler 2,5 mm Al (s. auch S. 14).

Angaben über das *Anodenmaterial* sowie über den Aufbau und die Größe der Anode lassen

Rückschlüsse auf Strahlenqualität, Lebensdauer und den technologischen Stand zu. Die Anodendrehzahl ist ein Parameter für die Belastungskurven. Sie hängt ebenso wie die Anlaufzeit wesentlich von den verwendeten elektrischen Geräten für den Antrieb ab.
In der Tab. 3 sind die Kenndaten einiger typischer Röntgenröhren für die Diagnostik zusammengestellt.

Beim *Betrieb der Röntgenröhre* beginnt die Strahlung durch Anschalten der Hochspannung. Vorher muß die Katode durch einen relativ hohen Heizstrom auf die dem gewünschten Emissionsstrom entsprechende Temperatur geheizt werden und die Drehanode muß auf die erforderliche Drehzahl beschleunigt werden. Die hierfür erforderliche „Vorbereitungszeit" soll insbesondere für gezielte Aufnahmen möglichst klein sein. Man hält deshalb durch Vorheizung die Katode dauernd auf einer Temperatur, bei der noch keine Emission und auch keine Metallabdampfung erfolgt. Die Vorbereitungszeit beträgt meist knapp 1 Sekunde. Unmittelbar nach ihrem Ablauf sollte die Aufnahmeauslösung mit anschließender Zurücknahme des Heizstromes und Abbremsung der Drehanode erfolgen. So beschränkt sich die Belastung mit hohem Heizstrom und maximaler Drehzahl auf die meist sehr kurze Aufnahmezeit. Hält man die Röntgenröhre länger in vorbereitetem Zustand, so werden sowohl die Heizwendel durch Metallabdampfung als auch die Lager durch den längeren Lauf der Anode mit höchster Drehzahl meist unnötig verschlissen.
Ist eine Röntgenröhre längere Zeit (einige Wochen) nicht in Betrieb gewesen, so kann sich ihr Vakuum verschlechtert haben. Es empfiehlt sich dann ein „Einfahren" der Röhre. Hierzu belastet man die Röhre mit kleinem Strom und beginnt mit niedriger Spannung, die man langsam bis zur Nennspannung steigert. Bewährte Einfahrprogramme werden vom Hersteller angegeben.

Ist eine Glasröhre längere Zeit betrieben worden, so sollte die höchste Betriebsspannung möglichst etwa 10 kV unter der Nennspannung liegen. Das gibt Sicherheit gegen Entladungen am Glaskolben, die durch metallische Niederschläge ausgelöst werden und zur Zerstörung des Glaskolbens führen können. Bei Metall-Glas-Röhren bleibt die Spannungsfestigkeit auch bei Niederschlag von Metalldampf voll erhalten. Soweit es der für die Diagnostik nötige Röntgenkontrast zuläßt, sollten möglichst hohe Aufnahmespannungen gewählt werden. Die Dosis hinter dem Objekt, die am Strahlenempfänger (Film, Röntgenbildverstärker) wirksam wird, nimmt mit der dritten bis fünften Potenz der Spannung zu. So kann z. B. bei gleicher Empfängerdosis durch eine Spannungserhöhung um 19% die Belastung bis auf die Hälfte reduziert werden. Die Röntgenröhre wird thermisch geschont, und der Patient wird mit einer entsprechend kleineren Dosis belastet. Selbst bei gleicher Leistung wird der Strom durch eine Spannungser-

Tabelle 3 Kenndaten typischer Röntgenröhren für die Diagnostik

Material: W = Wolfram, Mo/Graph = Molybdän/5% W-Graphit, RTM = W/Rhenium-Molybdän, Trinodex = W/Rhenium-W-Molybdän/Titan/Zirkon, Calorex = W/Rhenium-Molybdän-Graphit, U_n = Nennspannung, d = Durchmesser der Drehanodenscheibe, n = Drehzahl der Anode, C_w = Wärmekapazität, φ = Anodenwinkel, f = Brennfleckgröße nach IEC, P_n = Eingangsnennleistung bei der Belastungsdauer t und der Vorbelastung P_b, P_0 = Langzeit-Nennleistung.

Type	U_n / kV	Anode Material	d / mm	n / U/min	C_w / kJ	φ / Grad	f	P_n / kW	t / s	P_b / W	P_0 / W	Typische Anwendung	Anmerkung
FO 11	65	W in Cu		0	5	19	0,7	0,4	3			Dentalstrahler	Festanodenröhre
FO 14	100	W in Cu		0	18,5	12 17	0,6 1,8	0,6 2	3,2 3,2		110	mobile Geräte für Durchleuchtung und Aufnahme	Festanodenröhre Foci nicht überlagert
ROM 17	50	Mo/Graph	73	2600	200	20	0,1 0,2 0,4	0,6 1,2 2,5	4 4 4	200 200 200	200 200 200	Mammographie-Vergrößerung Mammographie-Vergrößerung Mammographie-Vergrößerung	mit Fokussierspannung mit Fokussierspannung
SRT 2550	150	Trinodex	90	2800 +8500	220	15 15	0,6 1,0	25 50	0,1 0,1	250 250	450 450	Routinediagnostik	
SRO 33100	150	RTM	94	8500	230 230	13 13	0,6 1,3	30 85	0,1 0,1	250 250	450 450	fernbediente Untersuchungsgeräte	
SRM 35100	150	RTM	100	8500	280 280	12 12	0,6 1,2	35 100	0,1 0,1	250 250	500 500	hochfrequentierte Lauf-rasterarbeitsplätze	Metall-Glas-Röhre
SRC 120–0508	150	RTM	120	8500	600	9 9	0,5 0,8	45 85	0,1 0,1	250 250	500 500	Kardangiographie Kinobetrieb	Metall-Keramik-Röhre
BI 125/12/40/72PC	125	Calorex	100	2800 + 8500	450	10 12 12	0,3 0,6 1,0	12 40 70	0,1 0,1 0,1	300 300 300		Vergrößerung Angiographie	Dreifokusröhre mit 2 Anodenwinkel
OPTI110/12/50HSG	110	Calorex	100	8500 + 17000	450	10 10 10	0,1 0,2 0,6	7 12 50	0,1 0,1 0,1	300 300 300		Vergrößerung	mit Fokussierspannung Nennleistung bei 300-Hz-Antrieb
OPTI151 CT	150	Calorex	102	2800	1000	0	1,6	30	4		2000	CT-Scanner	Abstrahlwinkel 12 Grad
SRC 120 CT	140	Trinodex	120	8000	1000	7	0,5 1,6	33 82	1 1		2000 2000	CT-Scanner	Metall-Keramik-Röhre Fokus: 0,5 × 0,4 und 1,6 × 0,7

höhung entsprechend herabgesetzt. Das bedeutet deutlich geringere Temperatur der Heizwendel.

Wegen der Kaltsprödigkeit der Sintermetalle sollte eine kalte Anode nicht voll belastet werden. Das kann zu Sprüngen in der Anode führen. Es ist deshalb zweckmäßig, die Anode durch Belastungen mit kleiner Leistung – z. B. mit einigen Minuten Durchleuchtungsbetrieb – anzuwärmen. Die Anode hält die Temperatur für den elastischen Bereich dann über Stunden, so daß das Anwärmen in der Regel nur einmal am Tag erfolgen muß. Bei den modernen, sprungsicheren Anoden ist diese Maßnahme nicht erforderlich (s. S. 64).

Blenden

Das Nutzstrahlenbündel sollte immer auf den für den diagnostischen Zweck unbedingt notwendigen Querschnitt begrenzt werden. Damit wird die Streustrahlung aus dem Objekt möglichst klein gehalten, was der Bildqualität zugute kommt. Auch wird damit die Forderung des Strahlenschutzes, keine Teile des Patienten unnötig zu bestrahlen, erfüllt. Die Begrenzung erfolgt mittels Blenden oder Tubussen.

Tubusse werden verwendet bei gleichbleibenden Feldgrößen wie bei der Mammographie, wobei eine gewisse Anpassung an die Objektgröße durch zusätzliche Steckblenden erfolgen kann.

Eine einstellbare Begrenzung des Strahlenbündels erhält man mit einer Blende, die verstellbare Bleilamellen besitzt. Diese sind paarweise gekoppelt und um 90 Grad gegeneinander versetzt angeordnet, so daß sich zum Referenzstrahl symmetrische, rechteckige Felder ausblenden lassen. Um einen kleinen Halbschattenbereich am Rand des Bildfeldes zu bekommen, ordnet man die bildfeldbegrenzenden Lamellen möglichst brennfleckfern an. Extrafokalstrahlung wird durch möglichst brennflecknahe Blenden begrenzt. Man verwendet deshalb durchweg *Tiefenblenden* (Abb. **19**), die sowohl brennflecknahe wie brennfleckferne Lamellenpaare besitzen. Zur Begrenzung auf das kreisförmige Bildfeld von Bildverstärkerröhren werden zusätzliche, um 45 Grad versetzte Lamellenpaare und auch brennflecknahe Irisblenden aus Bleisegmenten verwendet. Die Blendenlamellen der Tiefenblenden werden von Hand oder elektromotorisch eingestellt. Die Motortiefenblenden gestatten nicht nur eine Fernbedienung, sondern mit Hilfe von Reglern auch eine automatische Einstellung auf das jeweils verwendete Kassettenformat unabhängig vom Film-Fokus-Abstand.

Als Einstellhilfe dient ein *Lichtvisier*, das mit der Tiefenblende kombiniert ist. Über einen röntgenstrahlendurchlässigen Spiegel wird ein Lichtbündel auf das Objekt projiziert, wobei es wie die Röntgenstrahlung von der Blende begrenzt wird. Das Lichtbündel entspricht dem Röntgenstrahlenbündel. Meist enthält die Tiefenblende ver-

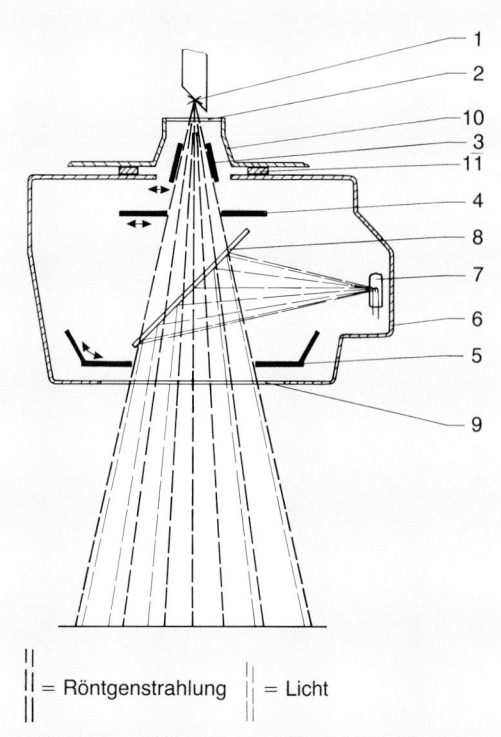

= Röntgenstrahlung   = Licht

Abb. **19** Schematischer Schnitt durch eine Tiefenblende mit Lichtvisier
1 = Brennfleck, 2 = Strahlenaustrittsfenster, 3 = brennflecknahe Bleiblenden: Lamellenpaar oder konische Irisblende, 4 = Bleiblenden, 5 = objektnahe Bleiblenden, 6 = Gehäuse der Tiefenblende, zur Abschirmung mit Blei belegt, 7 = Glühlampe, 8 = röntgendurchlässiger Spiegel, 9 = röntgendurchlässiges Fenster mit Markierungen für Zentrierung, 10 = Wand des Röntgenröhren-Schutzgehäuses, 11 = Befestigung der Tiefenblende am Flansch des Röntgenstrahlers
Das Nutzstrahlenbündel der vom Brennfleck 1 ausgehenden Röntgenstrahlung wird durch die brennflecknahen Bleiblenden 3, die Bleiblenden 4 und die objektnahen Bleiblenden 5 begrenzt. Zum gemeinsamen Einstellen der Größe des Nutzstrahlenbündels sind die Blenden durch mechanische Getriebe miteinander gekuppelt. Das von der kleinen Glühwendel der Lichtquelle 7 ausgehende Licht wird von dem röntgendurchlässigen Spiegel 8 so reflektiert, daß es aus dem Brennfleck zu kommen scheint. Es fällt dadurch mit dem Röntgenstrahlenbündel zusammen und wird wie die Röntgenstrahlung von den Blenden 5 begrenzt. Damit läßt sich das Feld für die Röntgenstrahlung mit diesem Lichtvisier vor Beginn der Strahlung genau einstellen

schiedene in den Strahlengang schwenkbare Filter, die der Beeinflussung des Bildcharakters dienen (s. S. 14).

Halbtransparente Blenden werden zusätzlich angewandt, wenn die Dichteunterschiede im zu untersuchenden Objekt sehr groß sind. Sie verhindern die Überstrahlung durch transparente Objektbereiche und verbessern die Bildqualität und damit die Auswertbarkeit von Röntgenbildern.

Die Strahlenbelastung des Patienten wird vermindert. Die halbtransparenten Blenden sind in der Tiefenblende eingebaut, oder sie werden auf die Tiefenblende aufgesetzt. Ihre Einstellung erfolgt elektromotorisch und wird fernbedient. Bewährt haben sie sich bei chirurgischen Röntgenbildverstärkereinrichtungen, in der Kardangiographie und neuerdings bei der digitalen Subtraktionsangiographie.

Literatur

Baumann, W., H. Dietz, E. Geldner: Temperature distribution in X-ray rotation anodes. Part 2: Mathematical computation for compound anodes. Part 3: Comparison of various types of anodes. Siemens Forsch.- u. Entwickl.-Ber. 7 (1978) 111–117, 235–246

Birch, R.: The spectrum and intensity of extrafocal (off focus) radiation. Brit. J. Radiol. 49 (1976) 951–955

Dietz, H., E. Geldner: Temperature distribution in X-ray rotating anodes. Part 1: Physical principles. Siemens Forsch.- u. Entwickl.-Ber. 7 (1978) 18–23

DIN 6814 Teil 6 (1986): Begriffe und Benennungen in der radiologischen Technik. Technische Mittel zur Erzeugung von Röntgenstrahlen mit Spannungen bis 400 kV

DIN 6823 Teil 1 (1983): Röntgenstrahler für medizinische Zwecke. Abbildung der Intensitätsverteilung von Brennflecken von Diagnostikstrahlern mit der Lochkamera

DIN 6863 Teil 1 (1981): Röntgenröhren und Röntgenröhren-Schutzgehäuse für medizinische Diagnostik. Elektrische, thermische und Belastungs-Kennwerte von Drehanoden-Röntgenröhren und von Röntgenstrahlern mit Drehanoden-Röntgenröhren

DIN, DIN-Manuskriptdruck: Wörterbuch der physikalisch-technischen Begriffe der medizinischen Radiologie, Französisch-Englisch-Deutsch. Übertragung der IEC-Publikation 788 ins Deutsche, 1. Auflage (1986) Beuth Verlag GmbH Berlin, Köln.

Elsaß, A., E. Fenner, R. Friedel, H. Schnitger: Geometrische Unschärfe und Intensitätsverteilung in einem Röntgenaufnahmefeld. Fortschr. Röntgenstr. 115 (1971) 822

Geldner, E.: Extrafokale Strahlung. In Krestel, E.: Bildgebende Systeme für die medizinische Diagnostik. Siemens, München 1980 (S. 164)

Hartl, W., D. Peter, K. Reiber, P. Schreiber: Increased loadability of rotating anode X-ray tubes. Medicamundi 22 (1977) 25

Hübner, H.: Calculation of three-dimensional distributions of temperatures, displacements and stresses in rotation X-ray anodes with finite-element method. Philips J. Res. 37 (1982) 145

IEC-Publication 336 (1982): Characteristics of focal spots in diagnostic X-ray tube assemblies for medical use

IEC-Publication 613 (1978): Electrical, thermal and loading characteristics of rotating anode X-ray tubes for medical diagnosis

IEC-Publication 806 (1984): Determination of the maximum symmetrical radiation field from a rotating anode X-ray tube

Kyser, K., A. Möller: Improving image quality with a new X-ray tube assembly. Medicamundi 19 (1974) 34

Oosterkamp, W. J.: The heat dissipation in the anode of an X-ray-tube. 1. Introduction. 2. Loads of short duration applied to rotating anodes. 3. Continuous loads. Philips Res. Rep. 3 (1948) 49–59, 161–173, 303–317

Schreiber, P.: Über die Wärmespeicherfähigkeit und die Abstrahlfähigkeit von Drehanoden in Hochleistungsröntgenröhren. Computertomogr. Sonogr. 3 (1983) 101–105

Schreiber, P.: New anode disc technology in Super Rotalix tubes. Medicamundi 20 (1975) 83

Sedlatscheck, K., A. Elsas: Höhere Belastung von Drehanodenröhren durch Verwendung von legierten Anoden. Z. angew. Physik 15 (1963) 175–178

Zieler, E.: Röntgenröhren für die Diagnostik. Radiol. diagn. (Berl.) 20/4 (1979)

Röntgengeneratoren

Anforderungen und Prinzip

Die ursprünglichen Aufgaben der Röntgengeneratoren sind die Erzeugung der Betriebsspannung für die Röntgenröhre und die Dosierung der Strahlung durch Einstellen von Spannung, Strom und Einschaltzeit der Röntgenröhre. Hinzu kommen die Bedienungsvereinfachung durch Belichtungsautomatik, programmierte Aufnahmetechnik und Schutzschaltungen für die Röntgenröhre. In modernen Röntgengeneratoren nimmt letzteres einen breiten Raum ein. Weiterhin übernimmt der Röntgengenerator die elektrische Versorgung und die Um- und Zuschaltung von Hilfsgeräten. Nach der Normung (DIN 6814 Teil 6) ist der Röntgengenerator die Gesamtheit aller Komponenten, die notwendig sind für die Erzeugung, Regelung und Steuerung der elektrischen Energie für die Röntgenröhre. In der Regel besteht der Röntgengenerator aus dem Hochspannungserzeuger und den Bedien- und Regelvorrichtungen. Wie aus dem Abschnitt „Röntgenstrahler" hervorgeht, ergeben sich für den Betrieb der Röntgenröhre in der Röntgendiagnostik die folgenden Anforderungen an die elektrische Versorgung: Die *Betriebsspannungen* betragen 20–150 kV. *Kurzzeitig* werden für die Aufnahmen sehr hohe *Leistungen* benötigt. Sie können für Bruchteile von Sekunden über 100 kW betragen. Dabei werden Energien von 1–25 kWs umgesetzt.

Dagegen ist die *mittlere Leistung* entsprechend der Wärmeabgabe der Röntgenstrahler auf relativ kleine Werte begrenzt. Sie beträgt meist einige Hundert Watt und überschreitet nur in Hochleistungsanlagen 1 kW. Die Strahlungsdauer und damit die Einschalt-*Zeit* muß im Betrieb von Millisekunden bis Minuten einstellbar sein.

Für die Heizung der Katode ist ein Strom bis zu 10 A bei einer Spannung um etwa 10–20 V erforderlich (s. Tab. **1**, S. 57). Dabei muß der Heizstrom seinen Sollwert genau einhalten, da die Emission sehr empfindlich auf Heizstromschwankungen reagiert (s. S. 55 und Abb. **2**). Der Antrieb von Drehanoden erfordert Anlaufleistungen von einigen Kilowatt. Ist die Solldrehzahl erreicht, werden nur noch wenige Watt benötigt.

Das Blockschema eines Röntgengenerators ist in Abb. **20** dargestellt. Die Hauptgruppe ist die Hochspannungserzeugung und -formung. Die Spannungseinstellung und Zeitschaltung erfolgt meist vor der Hochspannungserzeugung, kann aber auch auf der Hochspannungsseite erfolgen. Die Stärke des Röhrenstromes wird mit dem Heizstrom eingestellt. Ein dritter Zweig sorgt für den Drehanodenantrieb. Eine separate Einheit ist das Bedien- und Anzeigefeld. Hierüber steuert

Energie-
quelle   Röntgengenerator   Röntgenstrahler

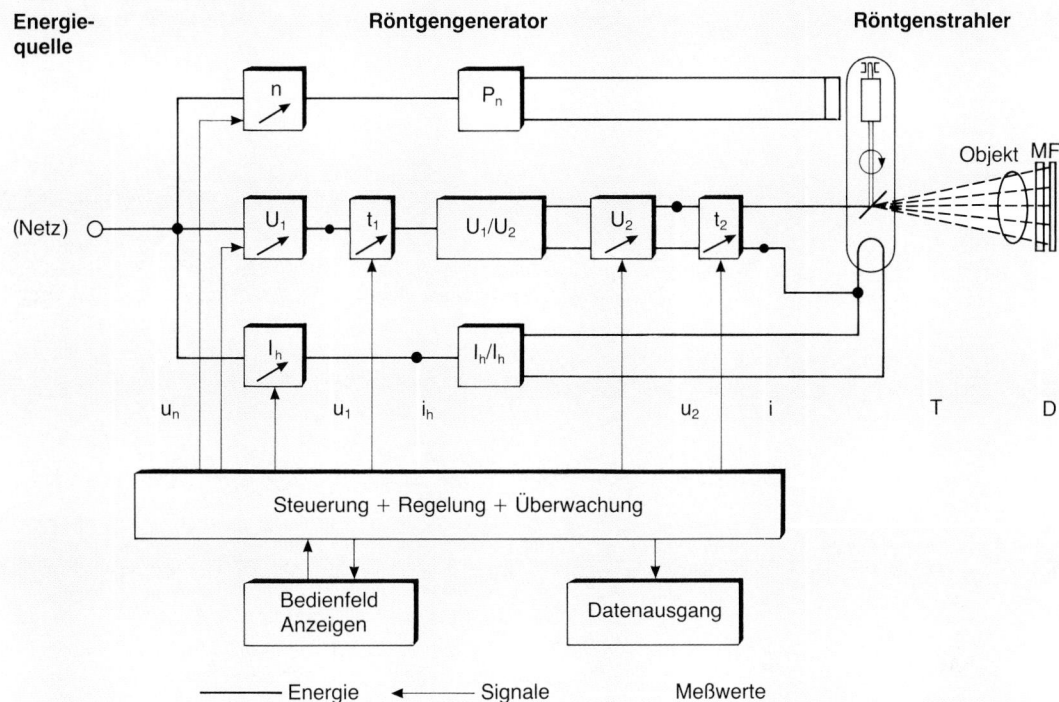

——— Energie   ◄——— Signale   Meßwerte

Abb. **20** Blockschema eines Röntgengenerators (Pfeile markieren Stellglieder)
n = Anodendrehzahl U_1 = Primärspannung, U_2 = Hochspannung, u_n = Netzspannung, i = Röntgenröhrenstrom, I_h = Heizstrom, t_1 und t_2 = nieder- bzw. hochspannungsseitiger Zeitschalter, U_1/U_2 = Hochspannungserzeuger, P_n = Generator für Drehanodenantrieb, I_h/I_h = Heizstromwandler, D = Dosis, T = Temperatur, M = Dosismeßgerät, F = Film

der Bedienende die gewünschte Funktion der Röntgenanlage. Im allgemeinen wirken die Bedienelemente nicht direkt auf die Stellglieder. Eine zentrale Steuer- und Regeleinheit übersetzt die Bedienungssignale zusammen mit den Meßsignalen und den vorgegebenen Grenzwerten in die Einstellsignale.

Energiequellen

Bevor die einzelnen Baugruppen und Funktionen des Röntgengenerators beschrieben werden, soll geklärt werden, welche Energiequellen in Betracht kommen. In den weitaus meisten Fällen wird der Röntgengenerator an das öffentliche Stromversorgungsnetz angeschlossen. Es liefert einphasigen Wechselstrom oder dreiphasigen Drehstrom mit einer Frequenz von 50 Hz (in den USA 60 Hz). Übliche Spannungen sind 220 V bzw. 380 V bis 480 V. In Sonderfällen (z. B. Notstrom bei Netzausfall) kann eine gleichwertige Versorgung durch Stromaggregate, die mit Verbrennungsmotoren betrieben werden, erfolgen.

Hinsichtlich der mittleren Leistung, die der eines Haushalts-Heizlüfters entspricht, ist die Versorgung problemlos. Die sehr hohen Kurzzeitbelastungen stellen allerdings hohe Anforderungen an das Versorgungsnetz.

Wollte man z. B. ein Einphasennetz (220 V) mit 100 kW belasten, was nach Abzug der Verluste im Generator etwa 60 kW an der Röntgenröhre entsprechen würde, so müßte ein Strom von 454 A fließen. Da das Netz einen endlichen Innenwiderstand hat, entsteht im Netz ein Spannungsabfall. In unserem Beispiel würde die Spannung am Verbraucher und damit auch die an ihn abgegebene Leistung auf einen Wert unter 70% zusammenbrechen, wenn man einen realistischen Wert von 0,15 Ohm für den Widerstand eines Netzes annimmt. Allein eine Anschlußleitung aus Kupfer von z. B. 50 m Länge hat selbst bei einem Querschnitt von 25 mm² einen Widerstand von 0,072 Ohm!

Für die Hochleistungsgeneratoren kommt praktisch nur ein Anschluß an ein Drehstromnetz in Betracht. Die Leistung verteilt sich auf drei Phasen und wegen der meist höheren Spannung fließt bei gleicher Leistung ein kleinerer Strom. Zusätzlich entfällt der Spannungsabfall im Rückleiter, da sich die Ströme der 3 Phasen zu Null addieren. Selbst bei gleicher Phasenspannung von 220 V entsprechend einer Spannung von 380 V zwischen den Phasen sinkt in unserem oben angegebenen Beispiel der Strom auf ein Drittel und der Spannungsabfall auf ein Sechstel. Ein noch erträglicher Spannungsabfall wird damit erreicht. Auf einen weiteren prinzipiellen Vorteil eines

Drehstromanschlusses sei hier hingewiesen: Der Momentanwert der Leistung ist konstant! Im Gegensatz dazu pulsiert die Leistung in einem Einphasennetz mit der doppelten Netzfrequenz. Eine Umwandlung von einphasigem Wechselstrom in Gleichstrom setzt deshalb grundsätzlich Energiespeicher voraus.

Die hohe Leistung wird nur für sehr kurze Zeit benötigt. Es ist daher naheliegend, Energie-Zwischenspeicher zu verwenden, aus denen die hohen Leistungen geliefert werden. In den relativ langen Zeiten zwischen den Belastungsstößen können sie wieder aufgeladen werden. Damit entfallen die krassen Stoßbelastungen des Versorgungsnetzes. Als Energiespeicher eignen sich Akkumulatoren auf der Niederspannungsseite und Kondensatoren auf der Hochspannungsseite.

Mit Akkumulatoren ist die benötigte Speicherkapazität selbst für viele Aufnahmen leicht zu erreichen. Kondensatoren eignen sich zur Speicherung der Energie für eine Aufnahme.

Der Aufwand für die Zwischenspeicher und vor allem für die Mittel zur Energieumsetzung und zur Spannungsregelung ist durchweg höher als der für einen leistungsfähigen Netzanschluß. Akkumulator- und Kondensator-Röntgengeneratoren werden deshalb nur für mobile Anlagen kleiner und mittlerer Leistung eingesetzt, wo ihr Vorteil des einfachen Anschlusses an ein normales Netz (Steckdosengerät) besonders zum Tragen kommt. Akkumulatorengeneratoren benötigen sogar zeitweilig überhaupt keinen Netzanschluß.

Hochspannungserzeuger

Transformator

Die für die Röntgendiagnostik erforderliche Hochspannung, die zwischen 20 kV und 150 kV liegt, wird in der Regel mit Hilfe von Transformatoren erzeugt. Der Transformator nutzt das Induktionsgesetz aus, nach dem in einer Spule aus n Windungen, die einen magnetischen Fluß Φ umschließt, eine Spannung u induziert wird, die proportional der Windungszahl und der zeitlichen Änderung des magnetischen Flusses ist:

$$u = n \cdot \frac{d\Phi}{dt}$$

Ein typischer Transformator (Abb. **21**) besteht aus einer Primärspule mit der Windungszahl n_1 und einer Sekundärspule mit der Windungszahl n_2 und einem Kern aus magnetisch weichem Eisen. Die Spulen aus Kupferdraht umschließen den Kern. Legt man eine Spannung an die Primärspule, so fließt ein Strom i_m, der in dem Eisenkern einen magnetischen Fluß $\Phi \sim n_1 \cdot i_m$ erzeugt. Dieser Magnetisierungsstrom i_m ist proportional dem zeitlichen Integral der Spannung:

$$i_m \sim \Phi \sim \int u \cdot dt \qquad (2)$$

Legt man eine Wechselspannung ($u = \hat{U} \cdot \sin \omega t$) an die Primärspule, so erhält man entsprechend Gleichung 2 einen kosinusförmigen Verlauf des Magnetisierungsstromes mit einem endlichen Scheitelwert. Für den je Windung induzierten Scheitelwert der Spannung gilt:

$$\hat{U} = \omega \cdot \hat{\Phi} = 2 \cdot \pi \cdot f \cdot \hat{\Phi} . \qquad (3)$$

Die Windungsspannung ist also dem maximalen magnetischen Fluß, der von Art und Abmessung des Eisenkerns abhängt, und auch der Frequenz f der Wechselspannung proportional. In der Sekundärspule entsteht die gleiche Spannung je Windung, da ihre Windungen den gleichen magnetischen Fluß umschließen. Der magnetische Streufluß sei hier vernachlässigt. Damit verhalten sich Sekundärspannung und Primärspannung zueinander wie die Windungszahlen:

$$\frac{u_2}{u_1} = \frac{n_2}{n_1} .$$

Den Quotienten n_2/n_1 nennt man das Übersetzungsverhältnis.

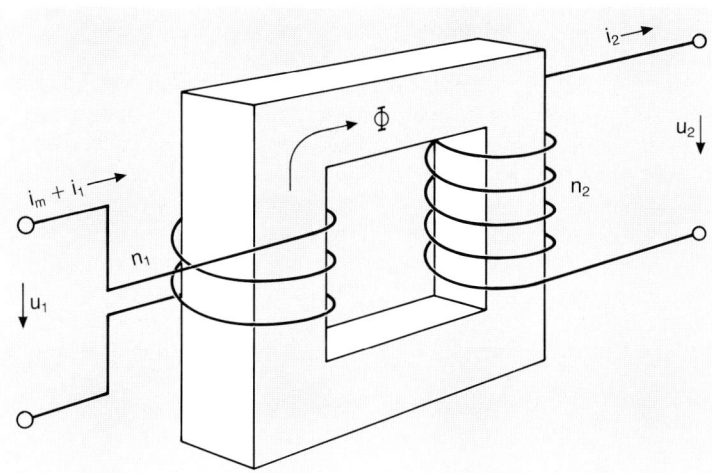

Abb. 21 Prinzipbild eines Transformators
i_m = Magnetisierungsstrom, $i_1 + i_m$ = Primärstrom, i_2 = Sekundärstrom, Φ = magnetischer Fluß im Eisenkern, u_1 und u_2 = Primär- bzw. Sekundärspannung, n_1 und n_2 = Windungszahl der Primär- und Sekundärspule

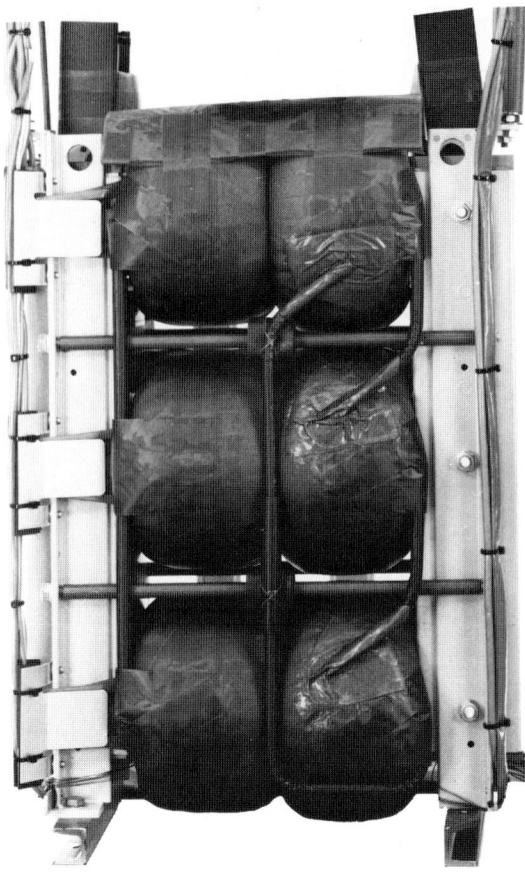

a

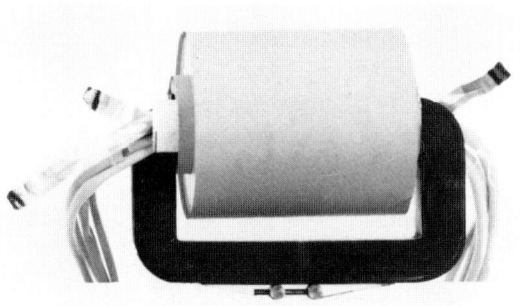

b

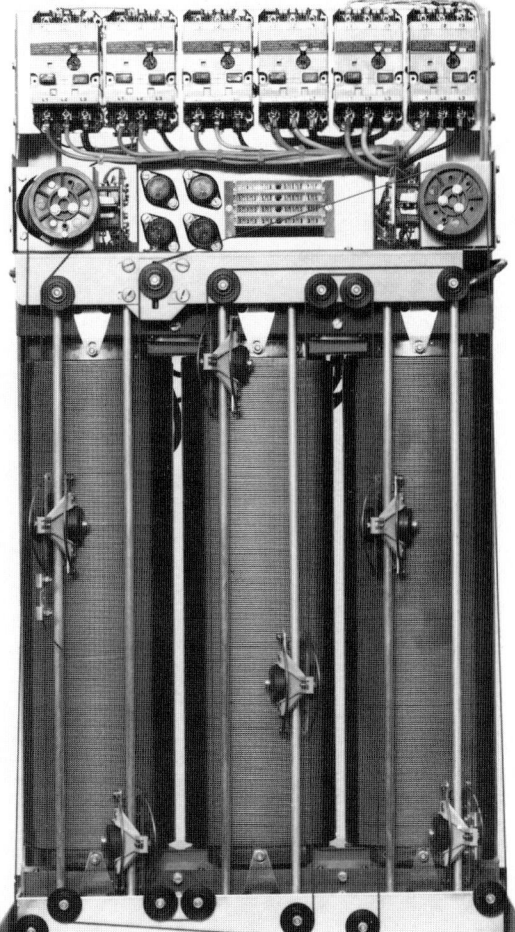

Abb. **23** Stelltransformator („Kohlerollenregler") für Drehstrom mit je zwei Schleifern (Kohlerollen) je Wicklung. Auf dem Transformator befinden sich die Motoren für die Schleifer mit der Antriebselektronik und darüber Schaltschütze

Abb. **22a** u. **b** Hochspannungstransformatoren vergleichbarer Leistung vor dem Einbau in einen ölgefüllten Kessel im gleichen Maßstab
a Drehstrom-Dreischenkel-Transformator für 50 Hz (126 kg Eisen, 45 kg Kupfer)
b Einphasentransformator für Konverterbetrieb mit Schnittbandkern und Kammerwicklungen für Frequenzen von 7–20 kHz (4,6 kg Eisen, 2,4 kg Kupfer)

Belastet man die Sekundärspule mit dem Strom i_2, so fließt zusätzlich in der Primärspule der Strom i_1. Bei Vernachlässigung der Verluste erhält man aus der Leistungsbilanz $u_1 \cdot i_1 = u_2 \cdot i_2$:

$$i_2 = \frac{u_1}{u_2} \cdot i_1 = \frac{n_1}{n_2} \cdot i_1 .$$

Der Strom wird also umgekehrt proportional zum Übersetzungsverhältnis übertragen.

Bisher wird der Hochspannungstransformator (s. Abb. **22**) überwiegend vom öffentlichen Versorgungsnetz gespeist, d.h., er wird mit der Netzfrequenz von 50 Hz (Europa) bzw. 60 Hz (Amerika) betrieben. Verwendet man höhere Frequenzen (s. Gleichung 3), so kann die Windungszahl und damit der gesamte Transformator erheblich kleiner werden. Dies erfordert allerdings die komplizierte Umwandlung der zur Verfügung stehenden Energie mit Netzfrequenz in Energie mit höherer Frequenz. Dieses Konverterprinzip ist jedoch mit den heute zur Verfügung stehenden Mitteln der Leistungselektronik durchaus wirtschaftlich zu realisieren. Es wird bereits angewandt und sich in Zukunft weiter durchsetzen.

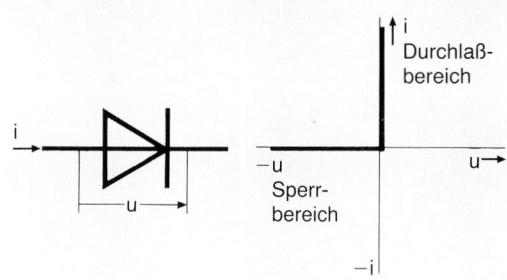

Abb. 24
Gleichrichterschaltsymbol und die ideale Kennlinie
i = Strom durch, u = Spannung am Gleichrichter

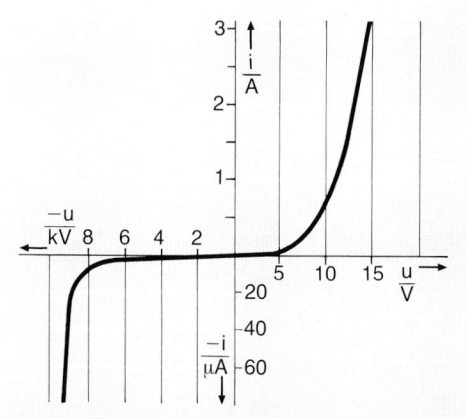

Abb. 25 Kennlinie einer Siliziumhochspannungsdiode. Man beachte die verschiedenen Maßstäbe im Durchlaß- und im Sperrbereich

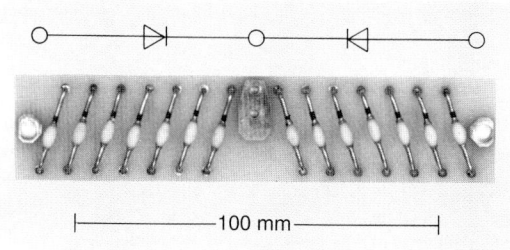

Abb. 26 Siliziumgleichrichtersäule für eine Sperrspannung von $2 \times 37,5$ kV (halbe Graetz-Brücke) und einen zulässigen periodischen Spitzendurchlaßstrom von über 3 A und einem Mittelwert von 0,5 A

Gleichrichter

Der Hochspannungstransformator liefert Wechselspannung. Die Röntgenröhre benötigt aber Gleichstrom. Es ist zwar möglich, die Röntgenröhre selbst als Gleichrichter zu benutzen, doch führt das zu ungünstigen Verhältnissen. Während der Sperrphase oder negativen Halbwelle ist die

Spannung der Anode negativ gegenüber der Katode. Diese Sperrspannung steigt, da kein Strom fließt, auf deutlich höhere Werte an als die für die Röntgenstrahlenerzeugung genutzte Spannung in der positiven Halbwelle. Die maximal zulässige Betriebsspannung einer Röntgenröhre im selbstgleichrichtenden Betrieb ist deshalb deutlich niedriger als bei Gleichspannung. Auch muß die maximale Belastung der Anode kleiner als beim Betrieb mit Gleichspannung gehalten werden, weil sie an keiner Stelle so heiß werden darf, daß merkliche Elektronen-Glühemission entsteht. Die mittlere Leistung ist wesentlich kleiner als beim Gleichspannungsbetrieb, da nur ein Leistungspuls während einer Wechselspannungsperiode entsteht.

Die erzeugte Strahlung enthält relativ viel niederenergetische, weiche Strahlung, da die Beschleunigungsspannung den ganzen Bereich von Null bis zum Scheitelwert durchläuft und die Maximalspannung nur für einen kleinen Bruchteil der Periodendauer der Wechselspannung wirksam wird.

Eine erste Verbesserung wird mit einem Gleichrichter erreicht, der in Serie mit der Röntgenröhre geschaltet wird (s. Abb. 27 a). Es bleibt zwar beim Einpulsbetrieb, aber die Röntgenröhre wird von der Sperrspannung entlastet. Die Einschränkungen hinsichtlich der Maximalspannung und der Anodentemperatur entfallen.

Ein *Gleichrichter* ist ein elektrisches Bauelement, das den Strom nur in einer Richtung, der Durchlaßrichtung, fließen läßt und in der entgegengesetzten Stromrichtung, der Sperrichtung, einen Stromfluß verhindert. Im Idealfall hat der Gleichrichter in Durchlaßrichtung keinen und in Sperrichtung einen unendlich hohen Widerstand.

Das bevorzugte technische Gleichrichterbauelement ist die Silizium-Halbleiterdiode. Die Gleichrichterwirkung beruht auf dem PN-Übergang in einem Siliziumkristall. Spezielle Hochspannungsdioden, die aus mehreren hintereinandergeschalteten PN-Übergängen bestehen, haben nach dem Überschreiten einer Schwellenspannung von einigen Volt einen sehr kleinen Durchlaßwiderstand, so daß selbst bei Stromstärken von mehreren Ampere der Spannungsverlust an der Diode nur wenige Volt beträgt. In Sperrichtung fließt ein sehr kleiner Sperrstrom von z. B. einigen Mikroampere. Das gilt allerdings nur bis zu einer maximal zulässigen Sperrspannung, die beispielsweise bei einigen Tausend Volt liegt. Für einen Hochspannungsgleichrichter müssen deshalb eine Reihe von Siliziumdioden hintereinander geschaltet werden. Solche Gleichrichtersäulen sind aber immer noch kleiner und haben bessere Gleichrichtereigenschaften als die früher verwendeten

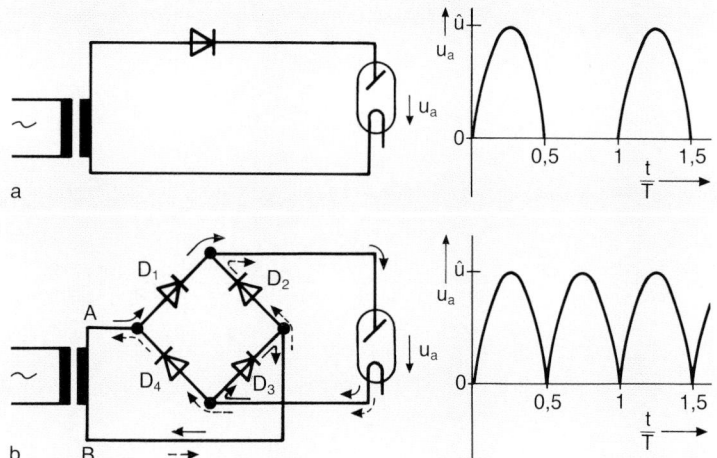

Abb. **27a** u. **b**
Schema von Gleichrichterschaltungen für einphasigen Wechselstrom und zugehöriger zeitlicher Verlauf der gleichgerichteten Spannung (T = Periodendauer der Wechselspannung)
a Einweggleichrichtung des Einpuls-Generators
b Doppelweggleichrichtung (Graetz-Schaltung) des Zweipuls-Generators

Gleichrichterröhren mit Glühkatoden, die von den Siliziumgleichrichtern verdrängt worden sind. Abb. **24–26** zeigen das Gleichrichter-Schaltbildsymbol, ideale und reale Gleichrichterkennlinie und eine Gleichrichtersäule für $2 \times 37{,}5$ kV.

Bei der bisher betrachteten Einweggleichrichtung, die zum Einpulsbetrieb führt, wird nur eine Halbperiode der Wechselspannung ausgenutzt. Eine Doppelweggleichrichtung, bei der in beiden Halbperioden der Wechselspannung ein Nutzstrom fließen kann, erhält man mit der Brücken- oder Graetz-Schaltung (Abb. **27b**), für die man vier Gleichrichter benötigt. Die mittlere Leistung ist bei diesem Zweipulsbetrieb doppelt so hoch wie beim Einpulsbetrieb. Darüber hinaus ergibt sich kein Vorteil, denn die Spannung an der Röntgenröhre schwankt auch hier zwischen Null und dem Maximalwert.

Die Pulsation der Röhrenspannung, die auch Welligkeit genannt wird, ist die Differenz zwischen maximaler und minimaler Spannung bezogen auf die maximale Spannung und wird in Prozenten ausgedrückt:

$$w = \frac{U_{max} - U_{min}}{U_{max}} \cdot 100\% \ .$$

Sie beträgt bei Ein- und Zweipulsgeneratoren 100%.

Wesentlich günstiger sind die Verhältnisse bei Speisung mit dreiphasigem Drehstrom. Die Gleichrichterschaltung benötigt hier sechs Ventile. In der Prinzipschaltung in Abb. **28** ist berücksichtigt, daß die Hochspannung für die Röntgenröhre üblicherweise durch Hintereinanderschaltung von zwei Gleichspannungsquellen, die hier die Gleichrichterschaltungen sind, erzeugt wird. Dies läßt die symmetrische Speisung zu. Gegen das Gehäuse („Erde") entsteht dabei jeweils nur die halbe Spannung. Die Isolation im Transformator, Strahler und in den Hochspannungskabeln wird dadurch wesentlich erleichtert.

Bei dieser *Sechspulsschaltung* sind jeweils zwei der sechs Dioden leitend. Sobald die gleichgerichtete Spannung unter 86,6% des Scheitelwertes der Wechselspannung sinkt, sperrt ein bisher leitendes Ventil und ein Ventil der nächsten Phase wird

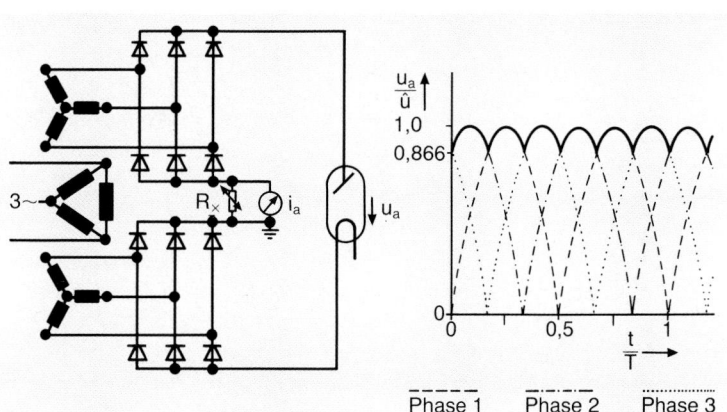

Abb. **28** Dreiphasen-Gleichrichterschaltung für Sechspulsgenerator mit Strommeßeinrichtung

Phase 1   Phase 2   Phase 3

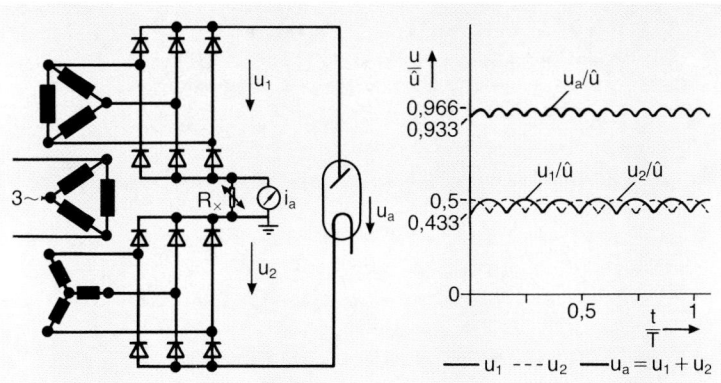

Abb. **29** Dreiphasen-Gleichrichterschaltung für Zwölfpulsgenerator mit Strommeßeinrichtung

leitend, so daß die Spannung wieder ansteigt. Es resultiert eine Spannung mit 6 Maxima (Pulsen) während einer Periode der Netzspannung. Die Pulsation beträgt nur w = 1 – cos (30°) = 13,4%.
Schaltet man die Hochspannungswicklungen für die beiden hintereinandergeschalteten Gleichrichterschaltungen jeweils einmal im Dreieck und einmal im Stern, wie es Abb. **29** zeigt, so erhält man die *Zwölfpulsschaltung*. Bei den beiden Teilspannungen erreicht jeweils die eine ihr Maximum, während die andere ihr Minimum hat. Damit steigt der Maximalwert der Summenspannung zwar nicht ganz (96,6%) auf den Scheitelwert der Sechspulsspannung. Die Pulsation ist aber auf 3,4% reduziert. Damit kommt die Zwölfpulsspannung praktisch für die meisten Zwecke einer Gleichspannung gleich.

Mit Kondensatoren kann man die pulsierende, gleichgerichtete Spannung zusätzlich glätten. Sie speichern Energie und geben sie bei Bedarf wieder ab. Die Spannung am Kondensator sinkt bei vorgegebenem Röhrenstrom um so weniger, je größer der Kondensator ist und je kürzer die Entladezeit, die Zeit zwischen den Ladepulsen, ist. Nachteilig wirkt sich der Glättungskondensator auf die Ein- und Ausschaltzeit aus. Das erste Aufladen dauert um so länger, je größer der Kondensator ist. Ebenso dauert die Entladung nach dem Abschalten der Speisespannung, während der die Röntgenröhre noch strahlt, um so länger, je größer der Kondensator ist. Will man kurze Schaltzeiten erreichen, so ist hierdurch die Glättung mit Kondensatoren begrenzt.
Von besonderer Bedeutung sind Glättungskondensatoren bei Konvertergeneratoren, die eine Einphasenspannung höherer Frequenz erzeugen. Hier können sie wegen der Kürze der Entladezeiten von relativ kleiner Kapazität sein und dennoch sehr wirkungsvoll glätten.

Mit Hilfe von Kondensatoren und Gleichrichtern lassen sich *Spannungsvervielfacherschaltungen* aufbauen. Das Prinzip ist dabei, die durch Aufladung

eines Kondensators entstandene Spannung über Gleichrichter in Reihe mit einer speisenden Wechselspannung zu schalten, um so einen nächsten Kondensator auf entsprechend höhere Spannung aufladen zu können. Schaltungen findet man z. B. in DIN 6814 Teil 6. Für die Spannungsvervielfacherschaltungen gelten in noch stärkerem Maße die für die Anwendung von Glättungskondensatoren genannten Einschränkungen. Sie werden deshalb nur in Röntgengeneratoren für kleine Leistungen und relativ lange Schaltzeiten verwendet.

Konverter

Bei Konverter-Generatoren (WEIGL 1982) soll die Hochspannungserzeugung mit höherer Frequenz erfolgen, die z. B. das Hundertfache der Netzfrequenz betragen kann. Hieraus ergeben sich für Transformator und Hochspannungsgleichrichter wesentliche Vorteile.
Die im Transformator erzeugte Spannung ist der Windungszahl n, dem Eisenquerschnitt A und der Frequenz f proportional:

$$u \sim n \cdot f \cdot A$$

Durch die höhere Frequenz kann also bei vorgegebener Spannung das Produkt $n \cdot A$ entsprechend verkleinert werden. Das bedeutet, daß man einen kleinen Eisenquerschnitt A und weniger Windungen n benötigt, wodurch der Transformator erheblich kleiner wird. So betragen z. B. das Eisen- und Kupfergewicht nur noch etwa 5% und das Gesamtgewicht eines mit Mittelfrequenz von einigen Kilohertz betriebenen Hochspannungserzeugers nur noch 22% eines solchen für Netzfrequenz gleicher Leistung (s. Abb. **22**). Die Volumenreduktion würde noch krasser ausfallen, wenn nicht für die Hochspannungsisolation relativ viel Raum benötigt würde.
Das Blockschema eines Konvertergenerators ist in Abb. **30** dargestellt. Die Netz-Wechselspannung wird zunächst niederspannungsseitig gleichgerichtet. Verwendet werden Gleichrichterschal-

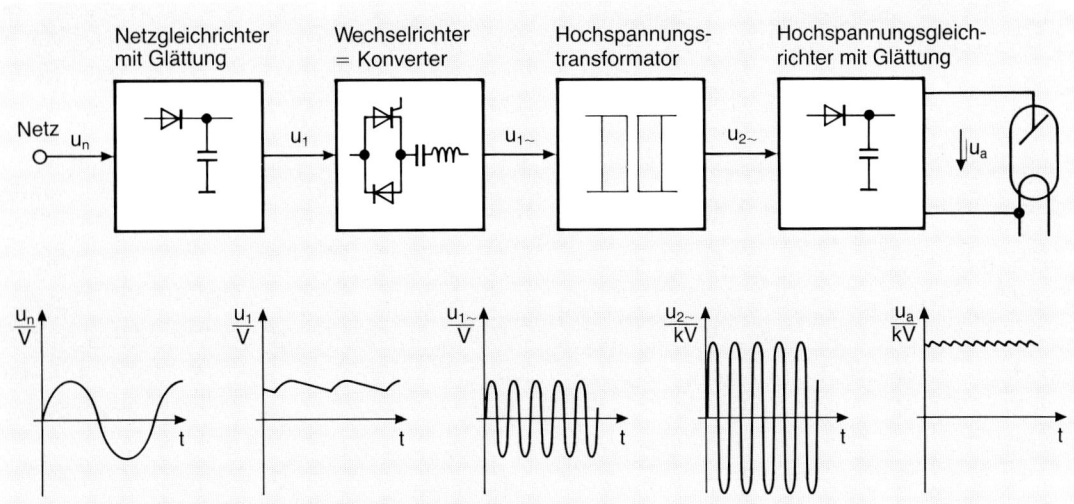

Abb. **30**   Blockschema eines Konvertergenerators

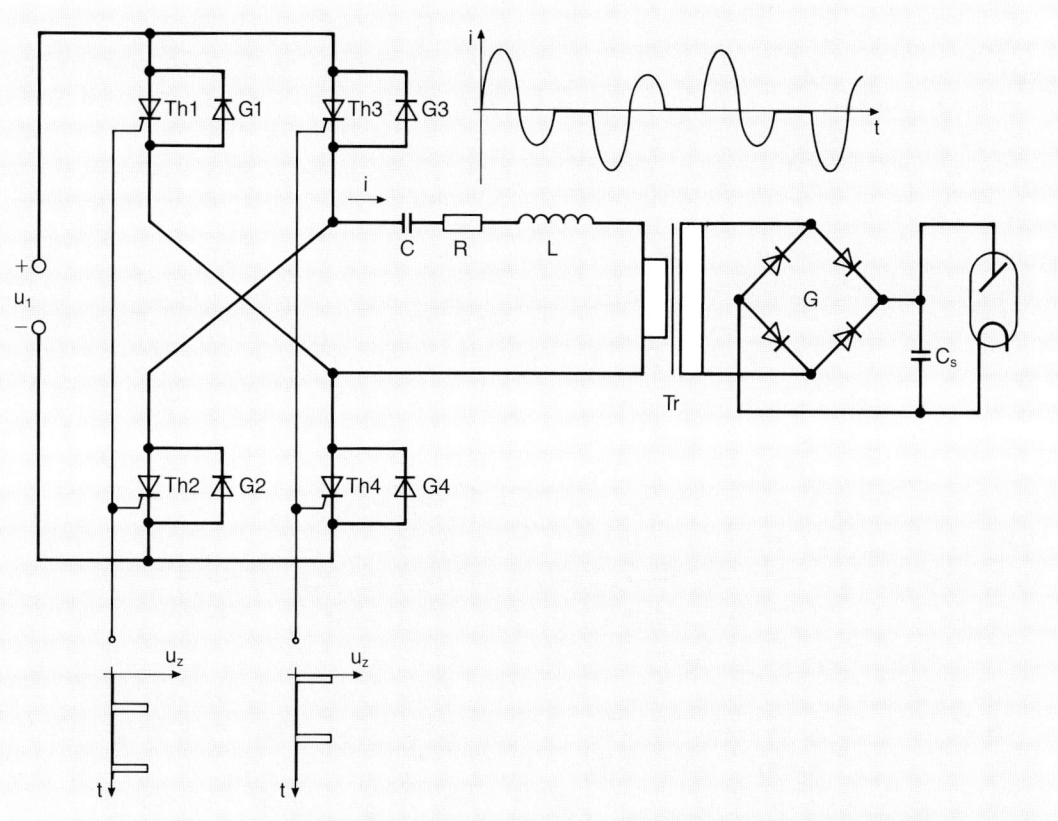

Abb. **31**   Prinzipschaltung eines Serienresonanzkreiskonverters in Brückenschaltung. Der Resonanzkreis besteht aus dem Kondensator C, der Induktivität L, die in der Regel von der Streuinduktivität des Hochspannungstransformators Tr gebildet wird, und dem Widerstand R, der die Wirkung der Nutzlast und der Verluste charakterisiert. Die Thyristoren Th1 und Th2 werden abwechselnd mit den Thyristoren Th3 und Th4 durch die Zündspannung u_z gezündet. Sie legen damit die speisende Gleichspannung U_1 mit wechselnder Polarität an den Serienschwingkreis. Die jeweils zweite Halbwelle des Stromes i sperrt die Thyristoren und fließt über die Gleichrichter G1 und G2 bzw. G3 und G4. Über den Hochspannungstransformator Tr und den Hochspannungsgleichrichter G laden die Strompulse den Hochspannungsglättungskondensator C_s auf und speisen die Röntgenröhre

tungen wie im vorhergehenden Abschnitt beschrieben. Allerdings werden immer Glättungskondensatoren verwendet, um eine sehr geringe Welligkeit zu erhalten. Die Spannung in diesem Gleichstromzwischenkreis beträgt einige Hundert Volt. Mit ihr wird ein Konverter oder Wechselrichter gespeist, der eine Wechselspannung höherer Frequenz erzeugt. Diese wird mit dem Hochspannungstransformator hochtransformiert und dann gleichgerichtet. Im Hochspannungsgleichrichter lassen sich bei den höheren Frequenzen immer Glättungskondensatoren einsetzen. Wegen der schnellen Aufeinanderfolge der gleichgerichteten Pulse z. B. im Abstand von 0,1 ms bei 5 kHz und Graetz-Gleichrichtung reichen bereits relativ kleine Kapazitätswerte aus, um eine ähnlich geringe Pulsation zu erreichen wie bei Sechs- oder Zwölfpulsgeneratoren, die mit Netzfrequenz betrieben werden. Entsprechend der kleinen Kapazität sind trotz der Glättung kurze Ein- und Ausschaltzeiten zu erzielen.

Abb. **31** zeigt das Prinzipschaltbild eines Serienresonanzkonverters in Brückenschaltung. Diese Schaltung ist typisch für Hochleistungskonvertergeneratoren. Das Grundprinzip von Wechselrichtern ist es, die Gleichspannung des Zwischenkreises periodisch mit Hilfe von elektronischen Schaltern umzupolen. Bei Röntgengeneratoren für mittlere und hohe Leistungen fließen Ströme von einigen Hundert bis über 1000 Ampere durch die Schalter. Das elektronische Bauelement für diese Schalter ist der Thyristor, der sich exakt gesteuert mit kleiner Steuerleistung einschalten läßt. Ihn gibt es in Ausführungen für die hohen Ströme und die erforderlichen Sperrspannungen. Das

Ausschalten und damit der Übergang in den Sperrzustand ist nur dadurch möglich, daß man den Strom durch den Thyristor zu Null werden läßt.

Dies erreicht man durch den Serienschwingkreis, der aus der Schwingkreiskapazität C und der Induktivität L besteht, die im wesentlichen von der Streuinduktivität des Transformators gebildet wird. Abwechselnd werden die Thyristorpaare Th 1, Th 2 und Th 3, Th 4 eingeschaltet, wobei vorher jeweils die anderen Thyristorpaare sicher gesperrt sein müssen. Mit jedem Schalten entsteht ein Schwingungszug, wodurch jeweils ein Energiepaket zum Hochspannungsgleichrichter und damit zum Glättungskondensator übertragen wird. Die Folgefrequenz der Schwingungszüge bestimmt die pro Zeiteinheit übertragene Energie und damit die Leistung. Hieraus resultiert ein weiterer Vorteil der Konvertergeneratoren: sie lassen sich sehr gut und bei den in Betracht kommenden Frequenzen auch sehr schnell steuern.

Ein anderer Konvertertyp benutzt Leistungstransistoren als Schalter. Transistoren kann man mit kleiner Steuerleistung sowohl ein- wie ausschalten. Wegen ihrer begrenzten Schaltleistung kommen sie nur für Generatoren kleinerer Leistung in Betracht. Wie die Prinzipschaltung in Abb. **32** zeigt, werden von zwei Transistoren abwechselnd gegensinnig gewickelte Primärwicklungen an die Gleichspannung des Zwischenkreises gelegt. Es entsteht eine Rechteckspannung, die bei entsprechender Dimensionierung des Hochspannungstransformators auch an den Doppelweg-Hochspannungsgleichrichter übertragen wird. Hier entsteht selbst ohne Glättungskondensator eine Gleichspannung, die nur während der relativ kurzen Schaltzeiten unterbrochen wird. Ein Kondensator kleiner Kapazität sorgt für eine Überbrückung der Schaltzeiten, so daß eine fast ideale Gleich-

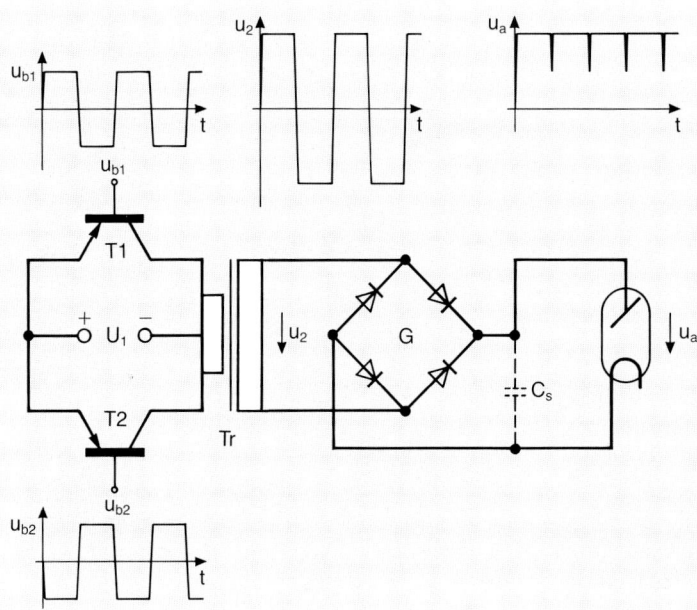

Abb. **32** Prinzipschaltung eines Rechteckspannungskonverters. Durch die Steuerspannungen u_{b1} und u_{b2} werden die Schalttransistoren T1 und T2 abwechselnd leitend, so daß die speisende Gleichspannung U_1 abwechselnd an gegensinnig gewickelte Primärspulen des Hochspannungstransformators Tr geschaltet wird. Die entstehende rechteckförmige Hochspannung u_2 wird mit dem Gleichrichter G gleichgerichtet. Durch die Schalt- oder Zusatzkapazität C_s werden auch die kurzen Umschaltlücken in der Röntgenröhrenspannung u_a überbrückt

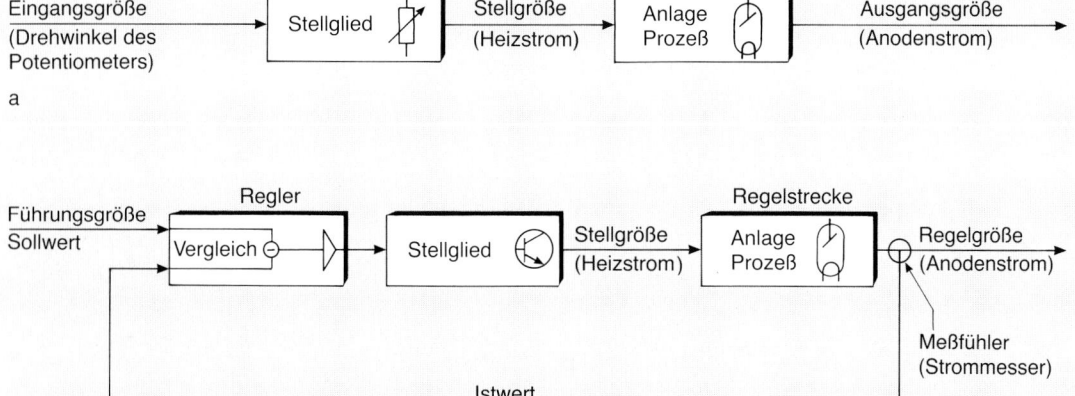

Abb. **33a** u. **b**   Prinzip von Steuerung und Regelung:
a Steuerkette   **b** Regelkreis

spannung entsteht. Dies bringt gegenüber den sonst in diesem Leistungsbereich in Betracht kommenden Zweipulsgeneratoren eine bedeutende Verbesserung. Die von einer Röntgenröhre erzeugte bildgebende mittlere Dosisleistung kann bei gleicher zugeführter Leistung beim Betrieb mit Gleichspannung gut doppelt so groß wie beim Zweipulsbetrieb sein (ZIELER 1954).

Für Einkesselgeneratoren, bei denen Röntgenröhre und Hochspannungserzeuger im Strahlergehäuse zusammengebaut sind, ist das geringe Gewicht und Volumen des Hochspannungserzeugers bei Anwendung des Konverterprinzips von besonderem Vorteil. So können Eintank-Konvertergeneratoren bei Beibehaltung einer erträglichen Größe des Strahlers bis in den Leistungsbereich um 50 kW vordringen.

Auch für Konvertergeneratoren gilt die Regel, daß ein Drehstromanschluß zweckmäßig und für hohe Leistungen ab etwa 30 kW erforderlich ist.

Das Konverterprinzip läßt sich auch bei der Heizung und dem Drehanodenantrieb der Röntgenröhre anwenden (s. S. 88 und S. 95).

Einstellen der Betriebswerte

Für die Röntgendiagnostik wesentlich ist die von der Röntgenröhre abgegebene Dosis und die Strahlenqualität. Im Röntgengenerator einstellbare Größen hierfür sind Röhrenspannung und -strom sowie die Einschaltdauer.

Auf den Unterschied zwischen Stellen, Steuern und Regeln sei hier kurz hingewiesen. Um technische Größen verändern zu können, benötigt man *Stellglieder*, z. B. einen veränderlichen Widerstand. Mit Hilfe eines Stellgliedes läßt sich eine technische Einrichtung *steuern*. Die Einstellung eines bestimmten gewünschten Wertes kann man mit einer *Steuerung* nur erreichen, wenn der einzustellende Wert eindeutig und ausschließlich

von der Stellung des Stellgliedes abhängt. Man kann dann das Stellglied für die gewünschte Größe eichen.

Mißt man die einzustellende Größe und bringt sie zur Anzeige, so kann man den gewünschten Wert mit dem Stellglied nach dem angezeigten Meßwert einstellen. Auf diese Weise erhält man eine *Regelung*.

Im allgemeinen spricht man von einer *Regelung*, wenn die Funktion des Reglers von einer technischen, heute meist elektronischen Einrichtung übernommen wird. Der Bedienende braucht nur noch den Sollwert vorzugeben.

Die mit der Stellgröße zu beeinflussende Einrichtung, die ein technischer Prozeß oder eine Anlage sein kann und die die gewünschte Ausgangsgröße – die Regelgröße – abgibt, nennt man Regelstrecke. In unserem Beispiel ist das die Röntgenröhre. Der technische Regler wird in seinem zeitlichen Verhalten der Regelstrecke angepaßt, wodurch ein optimal schnelles Ausregeln erfolgt, wie es vom Menschen meist nicht erreicht werden kann. Der Regler sorgt nicht nur dafür, daß die Regelgröße einer Veränderung des Sollwertes folgt, sondern gleicht auch die Wirkung von Störgrößen – wie z. B. das Schwanken der Netzspannung – aus. Wesentlich bei einer Regelung ist, daß der Ausgangswert (die Regelgröße) gemessen und auf den Eingang des Reglers zurückgeführt wird, so daß sich ein Regelkreis bildet. Die Blockschemata in Abb. **33a** u. **b** verdeutlichen den Unterschied zwischen Steuerung und Regelung.

Einstellen und Stabilisieren der Röntgenröhrenspannung

Die einfachsten Röntgengeneratoren wie z. B. solche für Dentalgeräte arbeiten mit nur einer festen Spannung an der Röntgenröhre. Die Wirkung von Netzspannungsschwankungen wird über eine gegensinnige Beeinflussung des Stromes mit Hilfe einer Gittersteuerung oder der Aufnahmezeit durch direkte Einwirkung der Netzspannung auf den Zeitschalter kompensiert.

Bei den meisten Röntgengeneratoren wird jedoch ein Einstellungsbereich der Spannung von etwa 40–120 kV verlangt. Für Spezialgeräte werden auch niedrigere (Mammographie) und höhere Spannungen (Hartstrahltechnik) benötigt.

Zur fast verlustlosen Stellung der Spannung bietet sich der Transformator mit veränderlichem Übersetzungsverhältnis in der Form des Stufen- und des Stelltransformators an. Bei einem Stufentransformator sind die Wicklungen mit Anzapfungen versehen, so daß sich stufenweise verschiedene Windungszahlen einschalten lassen. Ein Stelltransformator besitzt einen oder mehrere Schleifkontakte, die sich auf einer Wicklung verschieben lassen. Damit erhält man eine variable Anzapfung von Windung zu Windung, so daß sich das Übersetzungsverhältnis und damit die Spannung fast kontinuierlich einstellen läßt. Die Schleifkontakte für große Ströme werden meist mit Graphitrollen ausgerüstet. Derartige Stelltransformatoren (s. Abb. 23) werden deshalb auch „Kohlerollenregler" genannt. Prinzipiell können die Anzapfungen an der Nieder- oder Oberspannungswicklung oder auch an beiden sein. Praktisch werden sie am Hochspannungstransformator fast nur niederspannungsseitig und auch nur bei kleineren Röntgengeneratoren verwendet. Meist wird für die Spannungsstellung ein zusätzlicher Transformator niederspannungsseitig eingesetzt.

Da die für die Einstellung der Spannung erforderlichen Übersetzungsverhältnisse nicht sehr groß sind (max. ca. 1:5), verwendet man Autotransformatoren, die nur eine Wicklung mit den entsprechenden festen und/oder variablen Abgriffen besitzen. Diese Transformatoren erfordern weniger Aufwand und haben geringere Verluste im Kupfer, da sich die Ströme in der Wicklung zum Teil kompensieren. Sie werden deshalb auch Spartransformatoren genannt.

Die Wahl des Abgriffs am Autotransformator erfolgt manuell entweder mit Stufenschaltern oder mechanisch betätigten Abgriffsschleifern. Flexibler wird die Wahl der Spannung durch eine indirekte Betätigung, womit eine Fernbedienung möglich wird. Für den Stufentransformator werden hierfür Schaltschütze, das sind elektromagnetisch betätigte Schalter für hohe Leistungen, benutzt. Der variable Abgriff beim Stelltransformator wird mit einem Servoantrieb eingestellt. Dabei wird ein elektromotorischer Antrieb für den Abgriffsschleifer („Kohlerolle") so gesteuert, daß die Spannung am Abgriff dem Sollwert entspricht.

Die Anforderungen an die Genauigkeit der Einstellung der Spannung an der Röntgenröhre sind sehr hoch, da die Dosis hinter dem Objekt, die die Filmschwärzung bewirkt, von der 3. bis 5. Potenz der Spannung abhängt (ZIELER 1954). Eine relative Abweichung der Spannung wirkt sich also auf die Dosis drei- bis fünfmal stärker aus! Besonders wichtig ist es, daß jede Einstellung immer wieder die gleiche, jeweils zugehörige Röntgenröhrenspannung erzeugt, damit man reproduzierbare Belichtungsverhältnisse erhält. Die absolute Übereinstimmung der Röhrenspannung mit der eingestellten bzw. angezeigten Spannung ist bei einer einzelnen Röntgenanlage nicht so wichtig, bekommt aber Bedeutung bei der Übertragung der Einstellwerte auf andere Anlagen. Gefordert wird nach DIN IEC (CO) 50, daß die Abweichung unter 10% bleibt.

Mit der bisher besprochenen Spannungsstellung lassen sich die Anforderungen ohne zusätzliche Maßnahmen nur erfüllen, solange keine Störgrößen wirksam werden. Tatsächlich treten ganz erhebliche Störgrößen auf. Es sind dies Einflüsse von Temperaturschwankungen und Veränderungen von Bauelementen sowie vor allem:

– Schwankungen der Leerlauf-Netzspannung, die unabhängig von einer Belastung sind und
– Spannungsabfälle im Netz charakterisiert durch den Netzwiderstand und im Gerät, die von der Belastung abhängen.

Die Schwankungen der Leerlaufspannung des Netzes gleicht man aus, indem man manuell oder durch automatische Regelung für den Netzanschluß eine Anzapfung am Primärtransformator so wählt, daß sich immer die gleiche Spannung pro Windung ergibt.

Wie bereits bei der Betrachtung der Energiequellen (s. S. 77) ausgeführt, hat der Netzwiderstand einen erheblichen Einfluß auf die Spannung bei Belastung. Außerdem entstehen auch an den Bauelementen des Generators wie Transformatoren, Gleichrichter, Zuleitungen und Schalter unvermeidliche Spannungsabfälle, die von der Belastung abhängen. Die Belastungszeiten sind in der Regel so kurz, daß ein Ausgleichen des Spannungsabfalls mit einem Servomechanismus wie bei der Netzkorrektion nicht in Betracht kommt. Die Spannungseinstellung muß vor der Belastung erfolgen. Dabei berücksichtigt man den Spannungsabfall durch das Einstellen einer entsprechend höheren Leerlaufspannung.

Bei den meisten Generatoren wird der Spannungsabfall aus den Einstellungen, die den Strom ergeben, vorausberechnet und automatisch kompensiert. So kann z.B. dem auf die gewünschte Spannung eingestellten Sollwert für den Servoantrieb des Stelltransformators eine aus den Einstellungen für den Röhrenstrom gewonnene Kompensationsspannung hinzugeschaltet werden.

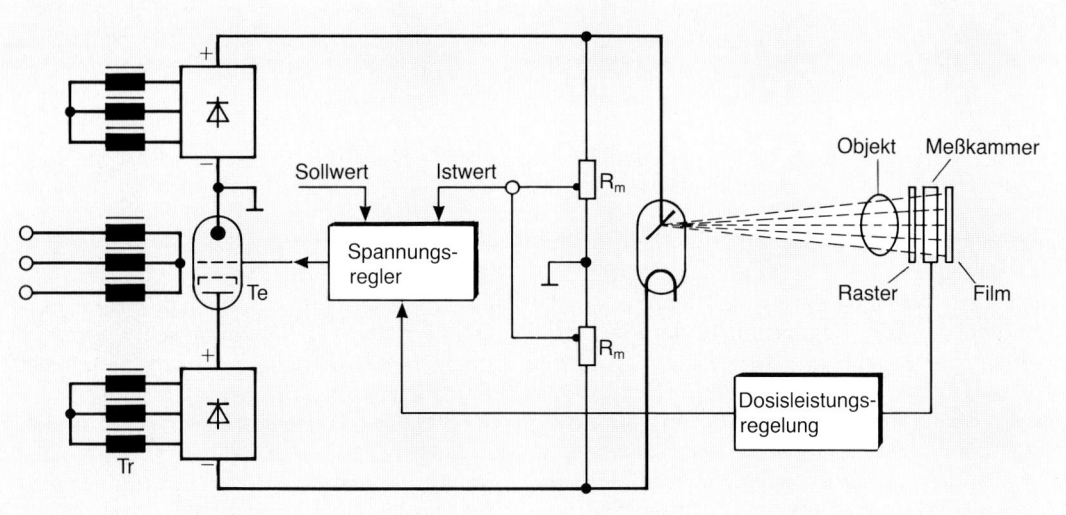

Abb. 34 Prinzipschaltung der Hochspannungsregelung mit einer Tetrode. Die Möglichkeit der Dosisleistungsregelung (s. S. 90 ff) ist schematisch dargestellt

Tr = Hochspannungstransformator, Te = Hochspannungstetrode, Rm = Meßspannungsteiler

Mit einer Regelung läßt sich die Hochspannung trotz Störgrößen sehr genau einstellen. Hierzu ist allerdings neben dem Regler und der Messung der Hochspannung ein schnelles Stellglied erforderlich. Der Stelltransformator ist zu langsam. Ein geeignetes, wenn auch aufwendiges Bauelement ist die Hochspannungstetrode. Sie wird in Reihe mit der Röntgenröhre geschaltet (Abb. 34). Diese Regelung ist nicht verlustlos. In der Tetrode wird eine Leistung umgesetzt, die sich aus dem Produkt von Röhrenstrom und Tetrodenspannung ergibt. Da diese Verlustleistung in der Tetrode nicht beliebig groß sein darf, ist der Regelbereich auf z. B. 70 kV begrenzt. Da die Tetrodenregelung schnell genug ist, sogar die Welligkeit der gleichgerichteten Spannung auszuregeln, erhält man mit ihr einen echten Gleichspannungsgenerator. Dabei werden keine Glättungskondensatoren benötigt, so daß sehr kurze Schaltzeiten zu erreichen sind.

Deutlich anders ist die Spannungseinstellung beim Konverter mit Serienresonanzkreis. Hierbei werden relativ kleine Energiepakete ΔW in relativ schneller Folge über den Hochspannungstransformator und -gleichrichter zur Röntgenröhre übertragen. Die Folgefrequenz f_p bestimmt die Leistung: $P = \Delta W \cdot f_p$. Die Spannung U_a an der Röntgenröhre ergibt sich aus dem mit der Heizung eingestellten Röhrenstrom i_a zu:

$$U_a = P/i_a = \Delta W \cdot f_p/i_a.$$

Mit der Folgefrequenz f_p läßt sich also die Röhrenspannung einstellen. Da Röhrenstromänderungen sich unmittelbar voll auf die Spannung auswirken, ist beim Konverter eine Regelung mit

Messung der Hochspannung erforderlich. Durch diese Regelung werden auch die anderen Störgrößen wie z. B. Netzspannungsabweichungen und thermische Änderungen kompensiert. Wegen der relativ hohen Folgefrequenzen ist die Einstellgeschwindigkeit sehr hoch.

Einstellen und Stabilisieren des Röntgenröhrenstromes

Der Röntgenröhrenstrom läßt sich praktisch nur durch die Heizung der Katode einstellen. Eine prinzipiell mögliche Gittersteuerung des Stromes, die einen Betrieb im Raumladungsgebiet und damit extrem leistungsfähige Katoden voraussetzt, wird bisher wegen Schwierigkeiten bei der Herstellung entsprechender Röntgenröhren nicht ausgeführt.

Die Glühwendel der Katode wird über einen Transformator mit der notwendigen Heizleistung versorgt. Der Heiztransformator dient dabei sowohl der Anpassung der Versorgungsspannung (z. B. 220 V) an die Heizspannung (z. B. 12 V) als auch der Isolierung der in der Regel auf Hochspannungspotential liegenden Katode von der niederspannungsseitigen Stromversorgung.

Die Röntgendosisleistung am Strahlenempfänger (z. B. am Film) ist dem Röntgenröhrenstrom direkt proportional und nicht wie bei der Spannung von einer höheren Potenz abhängig. So sind die Anforderungen an die Genauigkeit und Konstanz des Röhrenstromes entsprechend geringer (15% nach DIN IEC62B[CO]50). Allerdings muß für einen gewünschten Emissionsstrom der Heizstrom sehr genau eingestellt und eingehalten werden, denn eine Heizstromschwankung von nur 1% bedingt eine Emissionsstromschwankung von über 10% (s. S. 55). Es sind deshalb besondere Maßnahmen zur Stabilisierung des Heizstromes erforderlich.

Der Emissionsstrom reagiert auf eine Heizstromänderung wegen der Wärmekapazität der Heizwendel relativ träge. Deshalb sorgt man schon in Bereitschaftsstellung des Röntgengenerators für eine Vorheizung, die so ausgelegt wird, daß noch kein merklicher Emissionsstrom fließt (s. auch Abb. 1, S. 55). Zum Beschleunigen der Hochheizung können kurzzeitig Überströme geschaltet werden. Damit kann die Vorbereitungszeit für die Heizung, in der die Heizwendel auf die hohe Temperatur für Aufnahmestrom gebracht werden muß, deutlich verkürzt werden. Zum Reduzieren des Aufnahmestromes muß auf die Abkühlung der Katode gewartet werden. Dies läßt sich nicht beschleunigen. Die Vorheizung wird allerdings abgeschaltet, wenn es auf eine schnelle Stromreduzierung wie bei der unmittelbaren Umschaltung von Aufnahme auf Durchleuchtung ankommt.

Man kann also vier Phasen für den Heizstrom unterscheiden:

1. Vorstrom während der Bereitschaft,
2. stationärer Strom für Aufnahme oder Durchleuchtung,
3. überhöhter Strom ("Bootstrom") zum schnellen Aufheizen und
4. Strom Null zur schnellen Abkühlung.

Die Einstellung der Heizung kann durch einen Stufen- oder Stelltransformator erfolgen. Meist werden jedoch bei den relativ kleinen Heizleistungen umschaltbare oder kontinuierlich veränderliche Vorwiderstände zum Einstellen benutzt. Zur Stabilisierung werden häufig magnetische Spannungskonstanthalter eingesetzt. Zusätzlich gleicht man den Spannungseinbruch bei der Belastung durch Verringern des Vorwiderstandes während der Aufnahme aus. Die zwar geringe, aber doch merkliche Abhängigkeit des Röhrenstromes von der Röntgenröhrenspannung kompensiert man durch ein Potentiometer im Heizkreis, dessen Widerstand mit dem Einstellen einer höheren Spannung vergrößert wird.

Moderne Röntgengeneratoren besitzen elektronisch geregelte Heizstromkreise. Benutzt werden z. B. Wechselrichter, die nahezu Rechteckspannung mit einer deutlich über der Netzfrequenz liegenden Frequenz erzeugen (s. auch Abb. 32). Hierdurch vermeidet man praktisch eine Modulation des Emissionsstromes durch die Heizung. Bei der Speisung mit sinusförmiger Netzspannung wirkt diese Modulation trotz der Wärmekapazität des Heizwendels und der damit verbundenen Trägheit doch noch so stark, daß sie stören kann. Das tritt besonders bei Aufnahmen und Aufnahmeserien auf, die quantitativ densitometrisch ausgewertet werden.

Zur Regelung des Heizstromes werden zwei überlagerte Regelkreise benutzt. Der Heizstrom wird gemessen und im Heizkreisregler durch Vergleich mit dem Heizstromsollwert auf den gewünschten Wert gebracht. Dieser Regelkreis funktioniert auch in der Bereitschaftsstellung, in der zwar vorgeheizt wird, aber noch kein Emissionsstrom fließt. Fließt ein Röhrenstrom, so wird der Emissionsstromregelkreis zusätzlich wirksam. Er sorgt durch den Vergleich des gemessenen Stromes mit dem Sollwert unmittelbar für die Einhaltung des gewünschten Röntgenröhrenstromwertes.

Die Sollwerte könnten direkt mit entsprechend geeichten Potentiometern manuell eingestellt werden. Praktisch wird der gewählte Stromwert mit Hilfe eines elektronischen Rechenwerkes (Mikroprozessor) in die erforderlichen Führungsgrößen für die Regler umgewandelt. Dabei läßt sich dann auch eine Ablaufsteuerung realisieren, die dafür sorgt, daß die Röhrenheizung schnell auf einen neuen höheren Wert eingestellt wird. Hierzu erhält die Heizung je nach vorangegangenem und einzustellenden Wert kurzzeitig (z. B. für einige Zehntelsekunden) einen Überstrom ("Bootstrom").

Zeitschalter

Die Einschaltdauer der Röntgenstrahlung ist die dritte bestimmende Größe für die erzeugte Röntgendosis. Sie wird meist kurz als "die Zeit" angegeben. Die wirksame Röntgendosis ist ihr direkt proportional. Extrem große relative Genauigkeit wird deshalb nicht gefordert (10% nach DIN IEC62B[CO]50). Erst 25% Abweichung in der Einschaltdauer machen sich in der Filmschwärzung deutlich bemerkbar. Es müssen jedoch hohe Leistungen von bis zu 200 kW in sehr kurzer Zeit (Bruchteile von Millisekunden) geschaltet werden. Die Röntgenstrahlung wird durch das Anlegen der Hochspannung an die vorgeheizte Röntgenröhre eingeschaltet. Dabei befinden sich die elektrischen Schalter meist auf der Primärseite des Hochspannungserzeugers. Nur wenn es auf die schnelle Aufeinanderfolge besonders kurzer Strahlungsimpulse wie bei der Röntgenkinematographie ankommt, wird die Hochspannung unmittelbar geschaltet.

Der Zeitschalter besteht im wesentlichen aus zwei Komponenten:

1. dem Zeitgeber, eine voreinstellbare Kurzzeituhr, die das Signal für die Einschaltdauer bestimmt, und
2. dem Leistungsschalter, der den Leistungskreis einschaltet und auch wieder unterbricht.

Hinzu kommen Mittel zur Beeinflussung der Einschaltvorgänge, wie z. B. die Synchronisation mit dem Netz.

Zur Bestimmung der Zeit verwendete man früher mechanische Uhrwerke, Synchronmotoren und für kurze Zeiten elektrische Auf- und Entladekreise. Durch den Fortschritt der Elektronik werden heute fast nur noch elektronische Digitaluhren eingesetzt, die ihre Zeitbasis meist aus der piezoelektrischen Schwingung eines Quarzkristalls ableiten. Die Genauigkeit und Reproduzierbarkeit dieser Zeitgeber übertrifft die Anforderungen bei weitem.

Der Leistungsschalter wird vom Signal des Zeitgebers gesteuert. Er besteht für den primärseitigen Einsatz meist aus Schaltschützen. Das sind für hohe Ströme konstruierte mechanische Schalter, die elektromagnetisch betätigt werden. Zwischen Ansteuerung und Ein- bzw. Ausschalten entsteht bei ihnen eine Verzögerung. Um zu sehr kurzen Zeiten zu kommen, schaltet man zwei Schütze hintereinander, von denen im Ruhezustand das Einschaltschütz aus- und das Ausschaltschütz eingeschaltet ist. Zum Schalten kurzer Zeiten wird das Ausschaltschütz schon angesteuert, bevor der Einschaltvorgang abgeschlossen ist. Damit erreicht man Einschaltzeiten bis herab zu 3 ms mit ausreichender Reproduzierbarkeit.

Sollen noch kürzere Zeiten geschaltet werden, so verwendet man elektronische Schalter. Niederspannungsseitig werden Thyristoren eingesetzt. Damit läßt sich 1 ms sicher schalten.

Bei Konvertergeneratoren sind die Schaltthyristoren sowieso vorhanden, so daß zusätzliche Leistungsschalter nicht benötigt werden. Durch die Auslösung der Serienkreisentladung läßt sich beim Konverter neben Spannung und Leistung auch die Strahlungsdauer steuern.

Begrenzt wird die Schnelligkeit und Reproduzierbarkeit des Schaltens bei den elektronischen Schaltern nur durch die Schaltvorgänge in den unvermeidlichen Kapazitäten (z. B. Kabel) und Induktivitäten (z. B. Transformator). Dämpfungsschaltungen aus Widerständen und Kondensatoren sorgen dafür, daß die Spannungszeitkurve möglichst rechteckförmig wird. Um die Einschaltströme möglichst klein zu halten, ein Aufmagnetisieren des Transformatorkerns zu vermeiden und um reproduzierbare Verhältnisse zu erreichen, erfolgt das Einschalten und bei genügend langen Zeiten (ein Mehrfaches der Periodendauer der Netzspannung) auch das Ausschalten immer in bestimmten Phasenlagen des Netzes: Das Schalten wird mit der Netzfrequenz synchronisiert.

Schaltet man auf der Hochspannungsseite, so braucht ein großer Teil der störenden Induktivitäten und Kapazitäten nicht mit umgeschaltet zu werden. Es lassen sich dann auch im Millisekundenbereich sehr exakte Schaltzeiten in schneller Folge erreichen. Die elektronischen Hochspannungsschalter sind allerdings aufwendig. Es müssen zwar relativ kleine Ströme, aber die sehr hohen Spannungen geschaltet werden.

Geeignete Schaltmittel sind gittergesteuerte Hochvakuum-Elektronenröhren. Meist werden Tetroden verwendet. Sie können deutlich kleiner als die für die sekundärseitige Spannungsregelung sein, da an ihnen nur geringe Verlustleistungen auftreten.

Belastungstechnik

Mit den beschriebenen Einstellungen von Spannung, Strom und Zeit läßt sich eine Röntgenröhre betreiben. Die optimalen Einstellungen zu wählen ist jedoch nicht ganz einfach. Es muß durch Wahl der Spannung (kV) und des Strom-Zeit-Produktes (mAs) die für das zu untersuchende Objekt geeignete Strahlenqualität und -dosis eingestellt werden. Werte hierfür kann man z. B. Belichtungstabellen entnehmen. Zugleich muß dafür gesorgt werden, daß die Röntgenröhre nicht überlastet wird, wobei eine möglichst kurze Belichtungszeit erreicht werden soll.

Zum Schutz der Röntgenröhre, zur optimalen Ausnutzung von Röhre und Generator und zur Bedienungsvereinfachung enthält ein Röntgengenerator je nach Ausstattung mehr oder weniger aufwendige technische Einrichtungen, die man unter dem Begriff Belastungstechnik zusammenfaßt. Voraussetzung für jede Belastungstechnik ist, daß die Grenzdaten der jeweils angeschlossenen Röntgenröhre im Röntgengenerator technisch auswertbar vorliegen. Bei einfachen und älteren Generatoren werden die Röhrendaten meist durch Justage variabler Widerstände eingegeben. Bei modernen Generatoren, die von Mikroprozessoren gesteuert werden, befinden sie sich in elektronischen Digitalspeichern.

Eine einfache Maßnahme zum Schutz der Röhre ist es, anzuzeigen, wenn die Wahl der drei Parameter zu einer Überlastung führen würde. Meist begnügt man sich hiermit jedoch nicht und sorgt dafür, daß eine Überlastung gar nicht möglich wird. Hierzu werden die Wähler für Zeit, Strom und Spannung mit relativ komplizierten mechanischen Mitteln so gegeneinander verriegelt, daß sich zur Überlastung führende Werte gar nicht einstellen lassen. Diese Methode eignet sich jedoch nur für kleinere Generatoren, bei denen die Wahlmöglichkeiten begrenzt sind.

Eine andere verbreitete Methode wendet eine analoge elektronische Rechentechnik an. Hierbei werden elektrische Spannungen addiert, die dem Logarithmus der gewählten Werte für die Spannung, den Strom und die Zeit entsprechen, und mit einer Spannung verglichen, die dem maximal

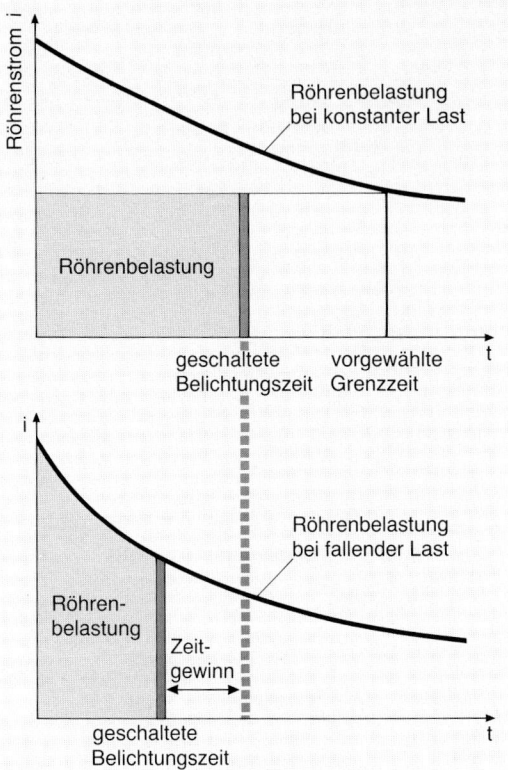

Abb. 35 Wirkung der „fallenden Last", dargestellt anhand der Belastungskurven einer Röntgenröhre für konstanten und abnehmenden Strom

zulässigen Produkt der drei Werte entspricht. Überschreitet die Summenspannung den Grenzwert, so wird die Auslösung der Belastung (z. B. für eine Aufnahme) blockiert. Bei dem zunehmenden Einsatz von Mikroprozessoren wird die Ermittlung der eingestellten Belastung und der Vergleich mit der zulässigen Belastung in digitaler Rechentechnik ausgeführt.

Die bisher beschriebenen Maßnahmen schützen die Röhre nur bei einzelnen Belastungen, wenn die mittlere Belastung der Anode (Anodenbezugsleistung) sich in den zulässigen Grenzen hält. Um die Röhre vor einer Überlastung durch Aufnahmeserien zu bewahren bzw. die Pausenzeiten zwischen den Belastungen zu kontrollieren, werden Röhrenlast-Integratoren eingesetzt, die den Belastungszustand der Anode aus den Aufnahme- und Abkühldaten ermitteln, wobei auch Messungen der Anodentemperatur einbezogen werden können.

Der Belastungszustand wird in einer Röhrenlastanzeige z. B. als Prozentwert der maximal zulässigen Belastung oder als erforderliche Pausenzeit dargestellt. Beim Erreichen eines Grenzwertes kann die Leistung für eine entsprechend lange Zeit, die angezeigt wird, reduziert (z. B. auf 80%)

werden. Ist die Belastung so hoch gestiegen, daß es auch mit reduzierter Leistung zur Überlastung kommen würde, so wird die erneute Auslösung einer Aufnahme blockiert und die erforderliche Wartezeit angezeigt. Erst durch den Fortschritt bei den elektronischen Mitteln läßt sich dieser Röhrenlastschutz kombiniert mit der Zustandsanzeige mit erschwinglichem Aufwand realisieren.

Eine besondere Belastungstechnik wird zweckmäßig, wenn die im folgenden Kapitel beschriebene Belichtungsautomatik verwendet wird. Hierbei erfolgt eine automatische Abschaltung der Aufnahme. Der zulässige Strom muß für die maximal mögliche Zeit gewählt werden, um eine Überlastung in jedem Fall zu vermeiden (s. S. 54 und S. 72).

Damit wird die Röhre meist nicht voll ausgelastet, so daß die Belichtungszeit länger als nötig wird. Mit der Technik der „fallenden Last" wird dieser Nachteil vermieden. Hierbei bleibt der Strom während der Belastung nicht mehr konstant. Eine Aufnahme beginnt immer mit dem höchsten Strom, der dann während der Aufnahme so weit abgesenkt wird, daß zu jedem Zeitpunkt die zulässige Belastung erreicht, aber nicht überschritten wird. Die Röhre wird voll ausgenutzt und die Belichtungszeit kann deutlich kürzer werden. Die maximal mögliche Zeit muß nicht für jede Untersuchung bestimmt und eingestellt werden. Es wird nur noch zur Sicherheit eine Grenzzeit (z. B. 4 s) für alle Untersuchungen fest eingestellt. In Abb. 35 ist der Effekt der kontinuierlich „fallenden Last" veranschaulicht. Bei manchen Röntgengeneratoren wird der kontinuierliche Belastungsverlauf stufenweise angenähert.

Belichtungsautomatik

Ziel einer Belichtungsautomatik ist es, optimale Belichtungswerte unabhängig von einer zwangsläufig mit Fehlern behafteten Vorausschätzung zu erhalten. Das führt neben der Vermeidung von Unter- oder Überbelichtungen auch zu einer wesentlichen Bedienungsvereinfachung. Das Prinzip der Belichtungsautomatik besteht darin, die für die Wirkung im Aufnahmemedium (z. B. im Film) maßgebende Dosis oder Dosisleistung hinter dem Objekt zu messen, mit einem Sollwert zu vergleichen und hieraus Signale zur Beeinflussung von Aufnahmezeit, -strom und/oder -spannung abzuleiten.

Um ein Signal für die belichtende Dosis zu erhalten, mißt man direkt die Röntgenstrahlung mit Ionisationskammern oder indirekt das von ihr erzeugte Licht mit Photovervielfachern oder Halbleiterphotosensoren. Auch über die Röntgenfernseheinrichtung kann die indirekte Messung erfol-

Abb. 36 Schema einer Belichtungsautomatik mit Ionisations-
meßkammer

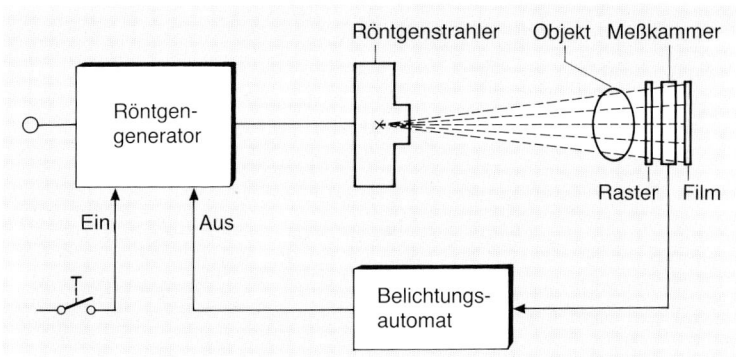

gen. Weit verbreitet sind Röntgenaufnahmesyste-me, bei denen eine Ionisationskammer zwischen dem Objekt und der Kassette mit der Film- Fo-lien-Kombination angeordnet ist (Abb. 36) und bei denen die Aufnahmedauer automatisch be-stimmt wird. Der Strom in der Ionisationskam-mer ist der Dosisleistung der Röntgenstrahlung proportional. Er wird z.B. auf einem Kondensa-tor integriert, so daß eine der Dosis proportionale Spannung entsteht. Diese Spannung steigt wäh-rend der Strahlung an. Erreicht sie einen einmal abhängig von der Empfindlichkeit der Film-Fo-lien-Kombination und der gewünschten Schwär-zung eingestellten Wert, so wird die Strahlung ab-geschaltet.

Eine über der gesamten Filmfläche messende Io-nisationskammer würde zu einer im Mittel richti-gen Schwärzung führen, wobei aber diagnostisch wichtige Bereiche durchaus über- oder unterbe-lichtet sein können. Man muß deshalb nur im diagnostisch wichtigen Bereich messen. Um dies zu ermöglichen, werden einige – meist drei – Teil-flächen der Meßkammer zu Meßfeldern ausgebil-det, die einzeln oder auch kombiniert benutzt werden können. Wichtig ist es also, die Meßfelder objektgerecht auszuwählen und zu positionieren. Diese Wahl der „Dominante" stellt für alle Be-lichtungsautomaten ein gewisses Problem dar. Von ihr hängt die Wirksamkeit der Belichtungs-automatik wesentlich ab.

Die Absorption der Ionisationskammer muß klein und homogen sein, damit sie die informa-tionstragende Nutzstrahlung möglichst wenig schwächt und keine Artefakte erzeugt. Außerdem soll sie möglichst dünn sein, damit der Objekt-Film-Abstand klein gehalten werden kann. Die Ionisationskammer besteht aus zwei Kunst-stoffolien, auf die die Elektroden für die Meßfel-der als dünne leitfähige Schichten aufgetragen sind. Sie werden von einem Kunststoffschaum-kern auf Abstand gehalten, wobei das Volumen im Bereich der Meßfelder ausgespart ist. Zwei dünne Aluminiumbleche schützen das von einem

Rahmen zusammengehaltene Gebilde. Der Vor-verstärker ist meist unmittelbar an die Meßkam-mer angebaut.

Ist die Meßkammer zwischen Objekt und Film von besonderem Nachteil wie z.B. bei niedrigen Röhrenspannungen (Mammographie), so kann man auch hinter der Film-Folien-Kombination bzw. hinter der Kassette messen. Hier lassen sich sowohl Ionisationskammern als auch Photomul-tiplier oder Halbleiterphotosensoren, die das Licht eines Fluoreszensschirms messen, einsetzen. Von Nachteil ist, daß die zum Meßaufnehmer gelangende Strahlung von der Kassette mit der Film-Folien-Kombination gefiltert ist, so daß die Meßempfindlichkeit sehr stark von der Röntgen-röhrenspannung abhängt. Entsprechende Kor-rekturen in Abhängigkeit von der Spannung müs-sen vorgenommen werden. Auch dürfen keine Kassetten mit Bleifolie in der Rückwand verwen-det werden.

Bei der indirekten Röntgenaufnahme über Rönt-genbildverstärker auf Mittelformatfilm wird für die Belichtungsautomatik ein Teil des vom Bild-verstärker ausgehenden Lichtes mit Hilfe eines Photovervielfachers gemessen. Der von der Pho-tokatode ausgehende Elektronenstrom wird in den 6 bis 10 Stufen des Photovervielfachers sehr hoch ($> 10^6$) verstärkt. Der Ausgangsstrom wird integriert und schaltet nach Erreichen eines Soll-wertes die Strahlung ab. Mit der Lichtmessung wird die Aufnahmezeit gesteuert. Man nennt die-se Art der Belichtungsautomatik deshalb auch Phototimer. Die Dominante ist meist eine Kreis-fläche im Zentrum des Bildfeldes, läßt sich aber auch mit optischen Mitteln auf Spezialfälle an-passen.

Liegt die Aufnahmezeit wie z.B. meist bei der Röntgenkinematographie fest, so wird die vorge-gebene Dosis oder Dosisleistung durch Stellen von Spannung (s. Abb. 34) und/oder Strom in Abhängigkeit von der Differenz von Meß- und Sollwert erreicht.

Bei der Tomographie sind die relativ langen Belichtungszeiten vom mechanischen Ablauf vorgegeben. Hier mißt man die Dosisleistung, berechnet zu Beginn der Aufnahme die notwendige Spannung, um bei dem begrenzten Maximalstrom sicher die gewünschte Schwärzung zu erreichen, und korrigiert die eingestellte Spannung entsprechend. Im weiteren Ablauf wird mit dem Strom auf konstante Dosisleistung geregelt.

Eine grundsätzlich andere Belichtungsautomatik ermittelt die Röntgendichte des Objekts durch Messungen während einiger sehr kurzer Testbelichtungen. Die optimalen Aufnahmedaten – z.B. möglichst niedrige Hochspannung für hohen Kontrast bei dem durch Röntgenröhre und Generator vorgegebenen Maximalstrom und vorgegebener Belichtungsdauer – werden aus den Meßdaten berechnet und automatisch eingestellt. Dieses Verfahren wird bei der Röntgenkinematographie mit Hochleistungsanlagen und bei der digitalen Subtraktionsangiographie (DSA, s. S. 127 ff.) angewandt.

Die Belichtungsautomatik bei Durchleuchtung besteht aus einer Spannungs- und Stromregelung und erzeugt eine konstante Dosisleistung von z.B. 0,2 µGy/s am Eingangsschirm des Röntgenbildverstärkers. Der Meßwert für die Dosisleistung wird aus dem Röntgenfernsehsignal gewonnen. Die Dominante ist in der Regel eine zentrische Kreisfläche, deren Größe wählbar ist. Je nach gewünschtem Bildeindruck kann dabei ein Mittelwert über die Dominantenfläche gebildet werden oder die hellsten Stellen (Spitzenwerte) in der Dominantenfläche bestimmen den Meßwert. Gestellt wird die Durchleuchtungsspannung z.B. im Bereich von 40–110 kV. Dabei wird zugleich der Durchleuchtungsstrom – z.B. im Bereich von 0,3–3 mA – fest verknüpft mit der Spannung eingestellt. Umschaltungen auf reine Spannungs- oder reine Stromregelung sind meist möglich, um die Belichtungsautomatik auf Sonderfälle anzupassen.

Eine weitere Automatisierung wird an Untersuchungsarbeitsplätzen mit Durchleuchtung durch die „Durchleuchtungsgesteuerte Radiographie" – auch FCR (*fluoroscopic controlled radiography*) genannt – erreicht (POHLENZ u. Mitarb. 1983). Hierbei nutzt man die während der Durchleuchtung durch die Regelung eingestellten Spannungswerte, um die optimale Aufnahmespannung zu bestimmen, die man sonst nach Erfahrungswerten und unter Beachtung der Patientendicke abschätzen muß. Allerdings ist die einzustellende Aufnahmespannung nicht gleich der Durchleuchtungsspannung, sondern eine Funktion von ihr. Parameter sind dabei z.B. die Art des Empfangsmediums bei der Aufnahme (Film-Folien-Kombination bzw. Mittelformattechnik über Röntgenbildverstärker) und die verwendete Kontrastmittel (jod- oder bariumhaltig; s. S. 35). Bei modernen, rechnergesteuerten Röntgengeneratoren stellt die Ermittlung der optimalen Aufnahmespannung kein technisches Problem dar. Dieses Verfahren ist ähnlich dem Testschußverfahren, wobei hier die Durchleuchtung an die Stelle der Testschüsse tritt.

Bedientechnik

Die Hauptparameter für eine Röntgenaufnahme sind die Hochspannung (kV), der Röntgenröhrenstrom (mA) und die Belichtungszeit (s). Wie sich aus den vorangegangenen Kapiteln ergibt, können sie auf unterschiedliche Weise eingestellt werden.

Drei-, Zwei-, Einknopf-Technik

Technisch am einfachsten ist die freie Einstellung aller drei Parameter durch den Bedienenden. Man nennt diese kV-mA-ms-Technik auch die „Dreiknopf"- oder „Dreipunkt"-Technik, da an drei Knöpfen (Punkten) eingestellt werden muß. Benutzt wird sie außer für Sonderfälle (z.B. Tomographie ohne Belichtungsautomatik) nur noch bei sehr einfachen Generatoren ohne Belastungs- und Belichtungsautomatik.

Mit der kV-mAs-Technik („Zweiknopf"-Technik) erhält man einen ersten Automatisierungsschritt. Eingestellt werden die Hochspannung (kV) und das Produkt Strom mal Zeit (mAs). Dabei wird durch eine Belastungsautomatik (s. S. 89) der jeweils größtmögliche Strom (mA) eingestellt, um zu der kürzesten Belichtungszeit (s) zu kommen.

Bei der kV-Technik („Einknopf"-Technik) wird nur noch die Hochspannung (kV) vom Bedienenden gewählt. Belichtungs- und Belastungsautomatik sorgen für die optimale Einstellung von Strom (mA) und Zeit (s). Die gewünschte Dominante und die verwendete Film-Folien-Kombination müssen zusätzlich eingegeben werden. Dies erfolgt in einfacher Weise meist über Tasten, wobei z.B. jeweils eine von drei Möglichkeiten zu wählen ist. Den Bildcharakter und das Angleichen an die Patientendicke muß der Bedienende bei der Wahl der Spannung berücksichtigen.

Programmierte Aufnahmetechnik

Der Röntgendiagnostiker wünscht vom jeweils zu untersuchenden Organ eine optimal belichtete Röntgenaufnahme. Die technischen Daten wie Spannung, Strom, Belichtungszeit, Brennfleckgröße, Dominante usw. interessieren ihn nur, soweit er sie zur optimalen Einstellung des Röntgengenerators benötigt. Die programmierte Aufnahmetechnik entspricht dem Wunsch des Bedienenden und entlastet ihn von der Beachtung der technischen Parameter.

Abb. **37** Bedienfeld eines mikroprozessorgesteuerten Röntgengenerators mit Leuchttasten und Anwahl der programmierten Aufnahmetechnik mit multiprogrammierbaren Tasten (Philips)

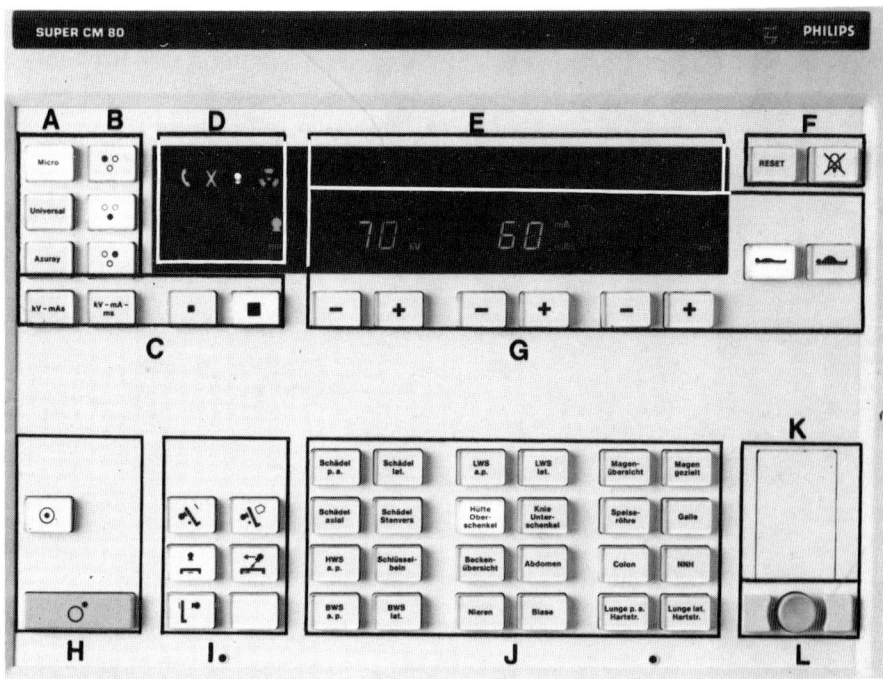

A = Anwahl der Meßfelder bei der kV-Technik mit gleichzeitigem Ein- und Ausschalten der Belichtungsautomatik, B = Folienwahl, C = Technik- und Brennfleckwahl, D = Anzeigen für Bereitschaft, Röntgenstrahlung, Fehlbelichtung, Fehlermeldung, Wartezeit zum Röhrenschutz und Überlastung des Röntgenstrahlers, E = Anzeige von Spannung, Strom und Zeit bei Durchleuchtung, F = Rücksetzen von Durchleuchtungszeit-, Fehlbelichtungs- und Fehleranzeige,

G = Einstellen und Anzeige von kV, mA, mAs, ms und Patientendickenangleich; Anzeige der Nummer eines Fehlers, H = Ein- und Ausschalter des Generators, I = Anwendungsgerätewahl, J = programmierte Aufnahmetechnik (APRT), K = verdeckte Tastatur für die Programmierung des Generators (z.B. APRT) sowie für Prüf- und Servicefunktionen, L = Aufnahmeauslösung

Bei ihr muß nur das für die gewünschte Untersuchung bestimmte Programm gewählt werden. Dies geschieht in einfacher Weise durch den Druck auf eine entsprechend beschriftete Taste (Abb. **37**), Anwahl eines Programmfeldes mit zwei Tasten (Abb. **38**) oder auch durch die Wahl einer Programmnummer mit einer numerischen Tastatur. Hierdurch sind alle notwendigen Einstellungen wie Hochspannung (kV), Strom (mA), Zeit (s), Dominante (Meßfelder), Brennfleckgröße, Schwärzungssollwert und Anpassung an die Film-Folien-Kombination getätigt. Lediglich ein unter Umständen notwendiger Angleich an die Patientendicke muß noch über Tasten erfolgen. Die Wirkung dieser PDA-Tasten auf die Hochspannung oder den Schwärzungssollwert kann dabei ebenfalls je nach Untersuchung programmiert sein.

Die Programme beziehen sich in der Regel auf das zu untersuchende Organ. Man nennt diese Bedientechnik deshalb auch „Organ-Automatik" oder „*a*natomisch *p*rogrammierte *R*adiographie *T*echnik" (APRT). Ein weiterer Beitrag zur Übersichtlichkeit und Bedienungsvereinfachung ist die Mehrfachausnutzung (Multiprogramming) der

Programmtasten. Je nach Wahl von Großformat- oder Mittelformattechnik werden die verschiedenen zugehörigen Programme für das gleiche Organ durch die gleiche Anwahl aktiviert. Weitere unterschiedliche Programme können von der gleichen Taste je nach gewähltem Anwendungsgerät eingeschaltet werden, wobei z.B. auch die Einstellparameter für eine Tomographie ein Programm bilden können.

Technisch realisiert wird die programmierte Aufnahmetechnik durch das einmalige Einstellen aller Parameter in jeweils einen Speicher für ein Programm. Aus dem Signal der betätigten Tasten- bzw. der eingestellten Programmnummer, der Technikwahl (Groß- oder Mittelformat) und der Wahl des Anwendungsgerätes wird ein Code – die „Adresse" – gebildet, der den zugehörigen Programmspeicher ansteuert. Als Speicher wurden Gruppen von voreingestellten Potentiometern und Schaltern benutzt, die über Relais auf die Einstellkreise des Röntgengenerators einwirkten.

Moderne mikroprozessorgesteuerte Röntgengeneratoren benutzen die digitalen Speicher der Pro-

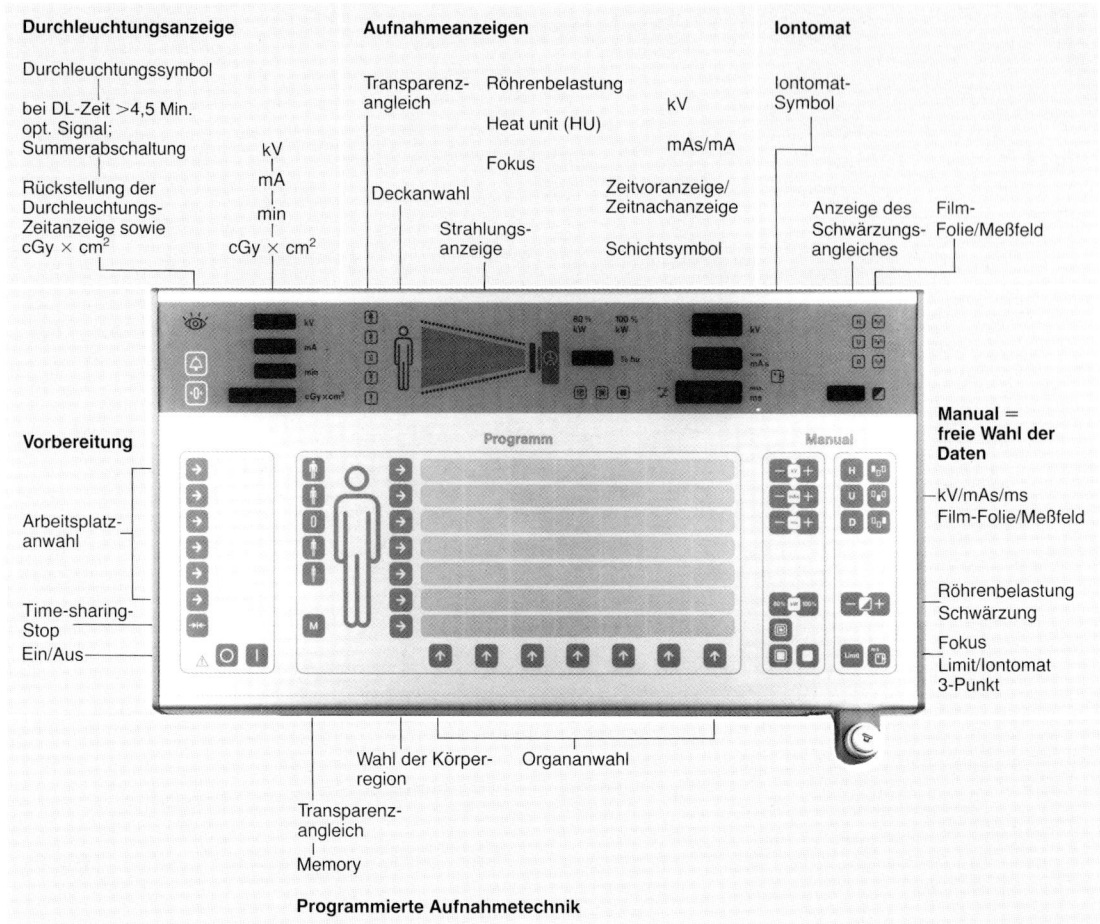

Abb. 38   Bedienfeld eines mikroprozessorgesteuerten Röntgengenerators mit glatter Oberfläche, abgedeckten Tipptasten, Leuchtfeldanzeigen und Anwahl der Körperregion und eines Organs für die programmierte Aufnahmetechnik (Siemens)

zeßrechnertechnik, die mit der „Adresse" jeweils ausgewählt werden. Die Einstellparameter werden als Digitalsignale den Stellgliedern zugeführt und dort z. B. in die Ansteuerung von Schützen, in Steuerfrequenzen und über Digital-Analog-Wandler in analoge Stellsignale umgewandelt. Während bei den älteren Generatoren von einem Techniker programmiert werden mußte, kann bei den mikroprozessorgesteuerten Röntgengeneratoren der Benutzer seine Programme auch selbst eingeben. Nach der Programmwahl werden die eingestellten Parameter (kV, mAs, Brennfleck usw.) angezeigt. Vor der Aufnahmeauslösung können die programmierten Werte noch verändert werden. Dieses Überschreiben ist in Spezialfällen oder z. B. bei Testserien zur Optimierung eines Programms sehr nützlich.

Umfangreichere Programmautomatiken, wie sie z. B. für Angiographien benötigt werden, steuern auch den Ablauf von Bewegungen am Anwendungsgerät, die Filmwechsler bzw. Mittelformatkameras und die Injektionsspritze. Diese Pro-

grammsteuerungen, die das ganze Röntgenaufnahmesystem betreffen, stellen in der Regel eine vom Röntgengenerator getrennte Einheit dar. Der Röntgengenerator muß mit der übergeordneten Programmsteuerung zusammenarbeiten. Auch hierfür bietet die Mikroprozessortechnik elegante Lösungsmöglichkeiten.

Zusatzfunktionen

Neben der Versorgung der Röntgenröhre mit Hochspannungsenergie und deren Steuerung hat der Röntgengenerator noch eine Reihe von zusätzlichen Funktionen zu erfüllen. Hierzu gehören z. B. das Umschalten auf verschiedene Röntgenstrahler an verschiedenen Anwendungsgeräten (Arbeitsplatz- und Hilfsgerätewahl) und das Berechnen des Dosisflächenproduktes aus den Aufnahmeparametern und dem Signal für die Größe der Tiefenblendenöffnung. Auch die Durchleuchtungsuhr gehört hierzu, die die Durchleuchtungszeit mißt und bei Überschreiten einer Grenzzeit (z. B. 5 Minuten) ein Warnsignal abgibt. Auf zwei Zusatzfunktionen soll im folgenden näher eingegangen werden.

Aufnahmevorbereitung und Drehanodenantrieb

Zwischen dem Auslösen einer Aufnahme durch den Benutzer und dem Beginn der Röntgenbelichtung durch das Einschalten der Hochspannung vergeht in der Regel eine Verzögerungszeit von etwa einer Sekunde. Diese Vorbereitungszeit ist vor allem notwendig, um die Katode hochzuheizen (s. S. 88) und die Drehanode auf ihre Solldrehzahl zu beschleunigen (s. S. 64). Mit Beginn des Aufnahmesignals schaltet das Drehanodenanlaufgerät den Anlaufstrom auf die Statorwicklungen. Dabei wird für den schnellen Anlauf innerhalb von etwa einer Sekunde eine Leistung von etwa 1 kW für eine Drehzahl von 2700 U/min bzw. von etwa 3 kW für 9000 U/min benötigt.

Nach dem Anlauf schaltet das Anlaufgerät auf den „Weiterlaufstrom" um. Für den Weiterlauf, wie er für Durchleuchtung mit rotierender Anode erforderlich ist, werden nur knapp 100 W benötigt. Die Belastung der Anode erfolgt in der Regel unmittelbar nach Erreichen der Solldrehzahl, so daß der Antriebsstrom bei den kurzen Aufnahmezeiten ganz abgeschaltet werden kann. Nach 30 Sekunden ohne Energiezufuhr rotiert eine auf 9000 U/min beschleunigte Drehanode z.B. immer noch mit über 8000 U/min. Das Erreichen der Solldrehzahl wird entweder durch Überwachen der Anlaufzeit oder durch einen Soll-Ist-Wert-Vergleich für die Antriebsenergie erkannt. Rotiert die Anode für die Durchleuchtung bei der Aufnahmeanforderung bereits mit z.B. 2700 U/min, so ist die Anlaufzeit für eine Aufnahmedrehzahl von 9000 U/min verkürzt. Für gezielte Aufnahmen, bei denen es auf besonders kurze Verzögerungen zwischen Durchleuchtung und Aufnahme ankommt, verzichtet man auf die maximale Drehzahl und damit auf die maximale Leistung und erreicht Verzögerungszeiten von nur 0,4 Sekunden (fast exposure).

Soll die Aufnahme ohne Verzögerung erfolgen, um z.B. genau dann zu belichten, wenn der Patient sich nicht bewegt oder eine bestimmte Atem- oder EKG-Phase erreicht ist, löst man zunächst nur die Vorbereitung aus und gibt das Aufnahmesignal erst, wenn die mindestens erforderliche Vorbereitungszeit abgelaufen ist. Hierzu ist der Aufnahmeschalter als zweistufiger Druckschalter ausgeführt. Längeres Verweilen in der Vorbereitungsphase geht auf Kosten der Lebensdauer des Heizfadens und der Drehanodenlager, da während der Wartezeit der hohe Heizstrom fließt und die Anode mit der hohen Drehzahl rotiert.

Der Drehanodenantrieb entspricht meist einem Einphasen-Kurzschlußläufermotor mit Hilfspha-se. Die Ströme für den niedertourigen Antrieb (ca. 2700 U/min) werden durch Transformation aus dem Netz gewonnen. Die Ströme höherer Frequenz für die hohen Drehzahlen werden von elektronischen Wechselrichtern aus gleichgerichteter Netzspannung erzeugt. Bei Konvertergeneratoren können dabei die aufwendigen Bauelemente der Leistungselektronik durch Umschalten und entsprechende Ansteuerung zur Erzeugung der Anlaufströme benutzt werden, da während des Anlaufs keine Hochspannungsleistung benötigt wird und während der relativ kurzen Aufnahmezeit auf die Antriebsleistung verzichtet werden kann.

Bevor die Hochspannung an die Röntgenröhre gelegt und damit die Aufnahme tatsächlich geschaltet wird, wird geprüft, ob die technischen Bedingungen wie Anodenanlauf, Hochheizung und die Einhaltung der Belastungsgrenzen erfüllt sind. Darüber hinaus kann der Röntgengenerator das Einschalten der Strahlung von weiteren Bedingungen abhängig machen, wie sie sich aus der Untersuchungstechnik und dem Strahlenschutz ergeben.

Nach erfolgter Aufnahme muß die Drehanode abgebremst werden (s. S. 64). Hierzu werden die Statorwicklungen mit Gleichstrom gespeist, so daß der Rotor durch Wirbelströme abgebremst wird. Die Bremsleistung beträgt dabei z.B. für eine Bremszeit von 2 Sekunden etwa 2 kW.

Datenausgabe

Zur Grundausstattung des Röntgengenerators gehört die Anzeige der Einstellparameter. Im einfachsten Fall geschieht sie durch mechanisch mit dem Einstellknopf gekoppelte Skalen oder Zeiger. Mit Servoantrieben für die Skalen bzw. Zeiger und analogen elektrischen oder elektromechanischen Rechenwerken erreicht man bei Röntgengeneratoren älterer Bauart die Anzeige auch von errechneten Werten. Das betrifft z.B. das mAs-Produkt oder die Zeit bei Vorgabe des mAs-Produktes. Eine Fernbedienung wird damit ebenfalls möglich, so daß Leistungs- und Bedienteil getrennt werden können.

Bei mikroprozessorgesteuerten Röntgengeneratoren werden Berechnungen digital ausgeführt. Sie stellen kein besonderes Problem dar. So können auch kompliziertere Rechnungen z.B. für den momentanen Belastungszustand der Röntgenröhre oder für das Flächendosisprodukt mit relativ einfachen Mitteln ausgeführt werden. Zusätzlich ist eine automatische Selbstüberwachung der Funktionen des Generators möglich. Technische Fehler, deren Art durch eine Nummer charakterisiert wird, können angezeigt werden.

Verwendet werden elektronische Digitalanzeigen wie LED (*l*ichtemittierende *D*ioden), LCD (Flüs-

sigkeitskristall-Anzeigen) und auch Katoden-
strahlröhren. Mit ihnen werden nicht nur die Einstellwerte, sondern auch die errechneten und die
tatsächlichen Werte nach einer Aufnahme angezeigt. Bei programmierter Aufnahmetechnik werden außer dem gewählten Programm alle zugehörigen Parameter angezeigt.

Wesentlich erweitert werden die Möglichkeiten mit der
Mikroprozessortechnik dadurch, daß Daten gespeichert
und als elektronische Digitalsignale ausgegeben werden
können. Gespeichert werden beispielsweise für einen
Patienten alle wesentlichen Untersuchungsdaten, wie
sie im Röntgengenerator entstehen. Während der Untersuchung können aktuelle Werte, wie z. B. die gewählte Spannung (kV), die Durchleuchtungszeit, die Röhrenbelastung in Form der notwendigen Pausenzeit usw.,
vom Röntgengenerator ausgegeben und in das Röntgenfernsehsignal gemischt werden, so daß diese Daten
auf dem Röntgenfernsehmonitor erscheinen.

Nach der Untersuchung des Patienten werden die
gespeicherten Daten auf einen Drucker oder an
ein übergeordnetes Datenerfassungssystem, wie
z. B. an RADOS (Berendt u. Witt 1984), ausgegeben. Diese Datenausgabe dient sowohl der
Pflicht zur Aufzeichnung der die Strahlenexposition des Patienten bestimmenden Daten nach
§ 29 der Röntgenverordnung wie auch zur Lei-
stungserfassung.
Die Aufgaben des Röntgengenerators gehen also
weit über die elektrische Versorgung der Röntgenröhre hinaus.

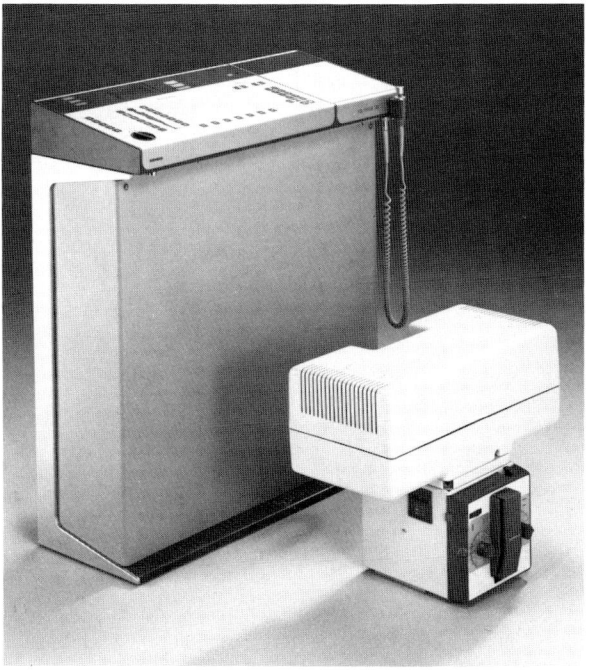

Abb. **39** Einkesselgenerator für 50 kW für Konverter-
betrieb (Polyphos 50) von Siemens bestehend aus dem
Bedienpult mit dem Hochfrequenzerzeuger und dem
Kessel, der Hochspannungserzeuger und Strahler mit
Drehanodenröhre enthält

Technisch ausgeführte Röntgengeneratoren

Die Röntgengeneratoren lassen sich ihrer Bauart
nach in zwei Gruppen einteilen: in die Einkesselgeneratoren und die Kabelgeneratoren.
Bei den *Einkesselgeneratoren* – auch Eintankge-
neratoren genannt – sind Strahler und Hochspannungsgenerator zusammen in ein Gehäuse, in einen ölgefüllten Kessel, eingebaut. Von Vorteil ist,
daß keine Hochspannungskabel verwendet werden müssen und die Herstellung relativ preiswert
ist. Nachteilig sind das höhere Gewicht des Kessels gegenüber einem „Nur"-Strahler und die zusätzliche Erwärmung des Kessels durch die Verluste im Hochspannungserzeuger. Auch kann ein
Einkesselgenerator natürlich nur für einen Strahler verwendet werden. Sein Einsatzgebiet liegt im
Bereich kleinerer Leistungen, wo Abmessungen
und Gewicht so klein bleiben, daß sich kompakte,
handliche Generatoren herstellen lassen, die sich
besonders für mobile Anlagen eignen. Durch die
Konvertertechnik ist der Einkesselgenerator in
den mittleren Leistungsbereich bis zu 50 kW vor-
gedrungen.
Bei den meisten leistungsfähigeren Röntgengeneratoren ist der Hochspannungsgenerator eine getrennte Baugruppe und mit Hochspannungskа-
beln mit dem Röntgenstrahler verbunden. Diese
Kabelgeneratoren lassen sich über Hochspan-
nungsumschalter auf verschiedene Strahler an
verschiedenen Anwendungsgeräten umschalten
und sind damit insbesondere für den stationären
Betrieb universell einsetzbar.
Außer dem Hochspannungsgenerator besteht der
Röntgengenerator aus zwei weiteren wesentlichen
Baugruppen: dem Bedienfeld und der Steuer-
und Regeleinrichtung. Nur das Bedienfeld muß
dem Benutzer zugänglich sein. Es stellt die Verbindung zwischen ihm und dem Röntgengenerator dar. Typische Bedienfelder zeigen die Abb. **37**
und **38**. Die beiden anderen Baugruppen können
getrennt vom Bedienfeld aufgestellt sein. Der
Hochspannungserzeuger, der zur Isolierung in einen ölgefüllten Tank eingebaut ist, sollte sich dabei möglichst nahe den angeschlossenen Strah-
lern befinden. Bei kleineren und mittleren Röntgengeneratoren bilden Bedienfeld und Steuer-
und Regeleinrichtung oftmals eine Einheit
(Abb. **39**). Die raumsparende Konvertertechnik
macht auch die in Abb. **40** gezeigte Bauform
möglich, bei der sowohl die Steuer- und Regel-
richtung als auch der Hochspannungserzeuger in
das Anwendungsgerät eingebaut sind. Bei größeren Röntgengeneratoren sind die Steuer- und Regeleinrichtungen meist in Schaltschränken unter-
gebracht.
Im folgenden werden einige Beispiele für die verschiedenartigen Ausführungen von Röntgengeneratoren gegeben.

Abb. **40** Konvertergenerator (Medio 30CP/50CP) für 30 oder 50 kW eingebaut in ein Röntgenaufnahmegerät (Compakt-Diagnost) von Philips. Die Verkleidung ist abgenommen, der Generator halb herausgezogen

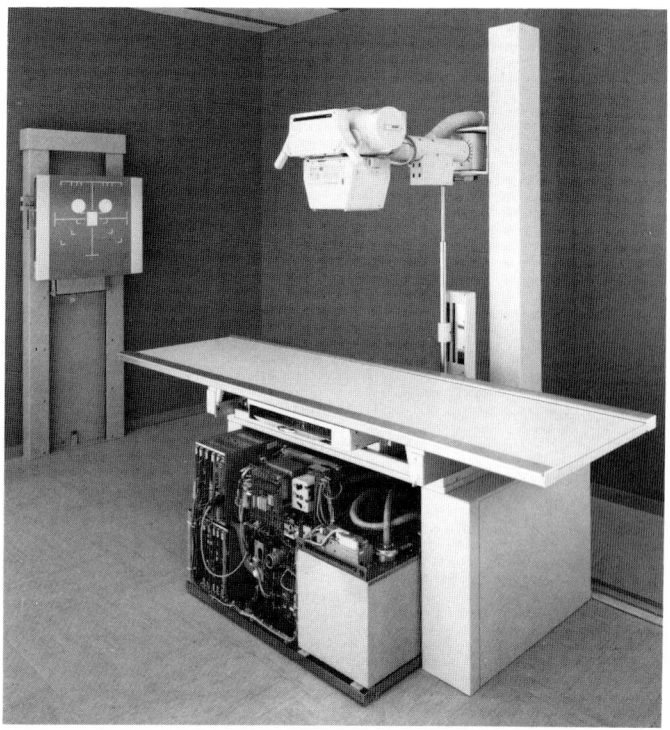

Einkesselgenerator kleiner Leistung

Die einfachsten Generatoren kleiner Leistung arbeiten mit fester Spannung und festem Strom. Variabel bleibt nur die Einschaltdauer. Sie wird im einfachsten Fall von einer mechanischen Schaltuhr bestimmt, die heute jedoch von elektronischen Zeitschaltern verdrängt wird.

Ein solcher Generator ist für alle relativ leicht durchstrahlbaren, unbewegten Objekte geeignet.

Batterie- und Kondensatorgeneratoren

Das Besondere der Batterie- und Kondensatorgeneratoren ist, daß sie aus dem normalen, einphasigen Netz („Steckdosengerät") betrieben werden können und doch relativ große Kurzzeitleistungen erbringen. Batteriegeneratoren kommen zeitweilig sogar ohne Netzanschluß aus. Sie werden fast ausschließlich in mobilen Röntgeneinrichtungen verwendet, wo ihr Vorteil besonders zur Geltung kommt.

Es gibt auch Röntgeneinrichtungen, die primärseitig Kondensatoren als Speicher verwenden und aus ihnen einen Konvertergenerator speisen, der so gesteuert wird, daß trotz abnehmender Kondensatorspannung die Hochspannung konstant bleibt. Kondensatoren haben gegenüber Batterien den Vorteil, daß sie absolut wartungsfrei sind. Batterien werden allerdings bei den größeren mobilen Röntgeneinrichtungen unabhängig vom Generatortyp für den elektromotorischen Antrieb des Gerätes benötigt.

Röntgengeneratoren mittlerer Leistung

Neue Röntgengeneratoren für den Leistungsbereich von etwa 30 bis 50 kW verwenden meist die Konvertertechnik. Die Aufnahmespannung dieser Generatoren ist zwischen 40 kV und 125 kV bzw. 150 kV einstellbar. Die kürzesten Schaltzeiten liegen zwischen 2 ms und 6 ms. Diese Generatoren besitzen eine Belastungsautomatik mit fallender Last. Sie können mit Belichtungsautomatik auch für die Tomographie, mit programmierter Aufnahmetechnik und mit Durchleuchtungseinrichtung (40 kV bis 110 kV) mit Dosisleistungsautomatik ausgerüstet werden. In der Regel wird ein dreiphasiger Netzanschluß benötigt. Die 30-kW-Versionen lassen auch einen Anschluß an ein gutes einphasiges Netz ($Ri < 0,1 \,\Omega$) zu.

Hochleistungs-Röntgengeneratoren

Hochleistungsgeneratoren bieten neben der höheren Leistung gegenüber Generatoren mittlerer Leistung meist auch eine größere Vielfalt von Anschluß- und Einsatzmöglichkeiten. Sie sind die in der gesamten Röntgendiagnostik universell einsetzbaren Geräte. Die konsequente Trennung von Leistungs- und Steuerungsfunktionen hat unter anderem den Vorteil, daß die Fernbedienung von mehreren Röntgenuntersuchungsräumen aus eingesetzt werden kann.

Verwendet werden oft Mikroprozessoren und vereinzelt auch schon Datenübertragung über Lichtleiter. Elektronische Steuerungstechnik wird durchweg eingesetzt. Eine umfassende, programmierte Aufnahmetechnik, eine Selbstkontrolle der Generatorfunktion mit Fehlercode-Anzeige, die Berechnung des Flächendosisproduktes und die Überwachung der Röntgenröhrenbelastung sind übliche Merkmale geworden. Zur optimalen Anpassung der Röntgenröhre können deren Daten in PROMs (programmierbare elektronische Bauelemente) in die Generatorsteuerung eingefügt werden. Die Speicherung und Ausgabe der Aufnahmedaten ist möglich.

Die Konvertertechnik für die höchsten Leistungen hat sich noch nicht vollständig durchgesetzt. So finden oft noch Drehstrom-Hochspannungserzeuger meist in 12-Puls-Schaltung Verwendung.

Röntgengeneratoren für die Angiographie

Beispiele für Hochleistungs-Gleichstromgeneratoren sind der Pandoros 1200 von Siemens und der Optimus M 200 von Philips. Mit Tetroden im Hochspannungskreis wird die Spannung (kV) geregelt und geschaltet (s. S. 87). Das Anwendungsgebiet ist die Angiographie mit Kino-, Mittelformat- und Filmwechslerbetrieb. Für kontrastreiche Aufnahmen auch von dünnen Gefäßen ist eine möglichst niedrige Spannung erwünscht. Um dabei die erforderlichen kurzen Belichtungszeiten zu erreichen, muß mit hohen Strömen gearbeitet werden.

Bei den Angiogeneratoren ist ganz besonderer Wert auf Bedienungsvereinfachung gelegt. So sind z. B. auch die Parameter für die Kino- bzw. Mittelformatkamera in die Programmautomatik einbezogen. Dies ist notwendig, um bei der Vielzahl der einzustellenden technischen Parameter bei einer Röntgenangiographie den Beachtungsaufwand in Grenzen zu halten.

Literatur

Behrendt, D., H. Witt: „RADOS" ein Organisationssystem für eine radiologische Abteilung. Erste Erfahrungen in der Röntgen-Diagnostik des Rudolf-Virchow-Krankenhauses. Röntgenstrahlen 52 (1984) 24–29

DIN 6814 Teil 6 (1986): Begriffe und Benennungen in der radiologischen Technik. Technische Mittel zur Erzeugung von Röntgenstrahlen mit Spannungen bis 400 kV

DIN 6822 (1973): Röntgen-Diagnostik-Transformator-Generatoren. Kennzeichnung der Kurzzeit-Nennleistung

DIN IEC 62B (CO) 50/VDE 0750 Teil 21 (Entwurf Juni 1983) Elektromedizinische Geräte. Röntgengeneratoren von diagnostischen Röntgenstrahlenerzeugern. Besondere Festlegung für die Sicherheit. Deutsche Elektrotechnische Kommission in DIN und VDE (DKE)

Pohlenz, O., J. R. Hagemann, G. Jötten, E. Possel, P. Leichtle, R. Ochmann: A computerized automatic exposure system. Medicamundi 28/3 (1983)

Weigl, W.: A new high-frequency controlled X-ray generator system with multipulse wave shape. J. radiol. Engng 1/1 (1982)

Zieler, E.: Wie ändern sich die Belichtungsdaten von Röntgenaufnahmen mit Spannungsform und Spannungshöhe? Röntgen-Bl. 7 (1954) 292–298

Bilderzeugende Systeme

G. Jötten

Filme

Aufbau des Röntgenfilmes

Viele Substanzen erfahren Strukturveränderungen, wenn man diese mit sichtbarem Licht, Röntgen- oder Gammastrahlen belichtet bzw. bestrahlt. Diese Substanzen nennt man das lichtempfindliche Material. Tab. **4** zeigt typische lichtempfindliche Materialien, wie sie heute für die verschiedenen Anforderungen verwendet werden. Die Lichtempfindlichkeit von Silberhalogeniden wurde 1839 entdeckt. Diese Silberverbindungen haben ihre hohe Bedeutung als lichtempfindliche Substanz beibehalten und sind weiterhin die Basis für die verschiedenartigen in der Diagnostik verwendeten Filmmaterialien.

Der Röntgenfilm dient dazu, das aus dem Patienten austretende, unsichtbare Strahlenrelief zu speichern (latentes Röntgenbild) und über den photographischen Entwicklungsprozeß in ein für das menschliche Auge sichtbares Bild umzuwandeln, d.h. in ein Schwärzungsrelief. Im Gegensatz zur Lichtphotographie ist das „Röntgennegativ" das Originalfilmbild; es erfordert deshalb eine optimale Belichtung; ferner sollte es mit aller Sorgfalt behandelt werden.

Das photographische Aufnahmematerial hat mit den Fortschritten der Röntgenaufnahmetechnik entsprechende Änderungen und Anpassungen erfahren. Der grundlegende Aufbau des Röntgenfilms ist in Abb. **41** dargestellt, und zwar links für einen Röntgenfolienfilm, den sogenannten beidseitig begossenen Filmtyp, und rechts für den photofluorographischen Film, u.a. Schirmbild-, BV- und Kinofilm, sogenannte Filme für die indirekte Aufnahmetechnik.

Bei der Schutzschicht handelt es sich um eine Gelatineschicht, die die Oberfläche der empfindlichen Emulsion gegen chemische und mechanische Schadeinwirkung schützen soll. Die Emulsion ist eine dünne, kolloidale Gelatineschicht, in die feine Silberhalogenidkristalle eingebettet und gleichmäßig verteilt sind. Die Dicke dieser Schicht liegt zwischen 5 und 9 µm. Die Tab. **4** zeigt drei verschiedene Arten von Silberhalogeniden; für den medizinischen Röntgenfilm wird hauptsächlich das Silberbromid verwendet. Die Emulsionsschichten enthalten Silberhalogenide in Dichten pro cm² von 10^{10} Partikeln und mehr. Die Größe der Silberhalogenidpartikel unterscheidet sich bei den verschiedenen Filmtypen: medizinischer Röntgenfilm 0,5–2,0 µm, hochempfindlicher Negativfilm 0,7–0,9 µm, feinkörniger Negativfilm 0,5 µm und Positivfilm 0,3 µm.

In die Emulsionsschicht, in der die Silberhalogenidkristalle zur gewünschten Größe heranwachsen, werden außerdem natürliche Sensibilisatoren und Verzögerer eingebracht, die die Empfindlichkeit erhöhen und die Schleierbildung verhindern. Die Silberhalogenidkristalle sind in ihrer Struktur kieselförmig. In neuester Zeit hat man eine Möglichkeit entwickelt, flache bzw. tafelförmige Silberkristalle auch in Röntgenfilmemulsionen nutzbar zu machen (Kodak T – Mat – Filme). Durch diese Emulsionstechnik wird die Lichtabsorptionsfähigkeit erhöht und die Lichtstreuung innerhalb der Schicht verringert.

Das Substrat bzw. die Haftschicht ist eine Schicht, die für eine gute Bindung zwischen Emulsion und Filmunterlage sorgt. Als Filmunterlage werden vornehmlich zwei Materialien verwendet: Triace-

Tabelle **4** Typische lichtempfindliche Substanzen

Lichtempfindliche Substanz	Anwendung
lichtempfindliche Salze	
– Silberverbindungen (Silberhalogenide) Silber-Bromid (Ag Br) Silber-Jodobromid (Ag Br – Ag I) Silber-Chlorid (Ag Cl)	photographische Filme und Papiere
– Eisenverbindungen	Blaupausen
– Chromverbindungen	Druckplatten
organische Verbindungen	Druckplatten, Kopiermaterialien
lichtempfindliche Harze	Druckplatten
elektrophotographische Metalle	Toner in Kopiermaschinen und Faksimiletechnik

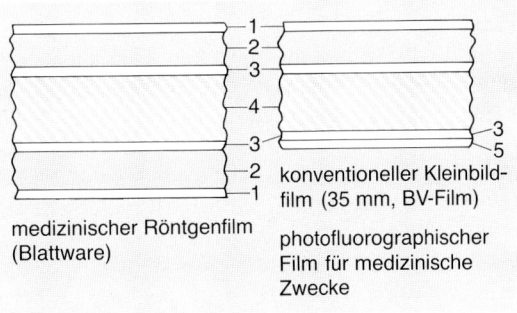

medizinischer Röntgenfilm (Blattware)

konventioneller Kleinbildfilm (35 mm, BV-Film)

photofluorographischer Film für medizinische Zwecke

Abb. **41** Aufbau des Röntgenfilms und des photofluorographischen Films
1 = Schutzschicht
2 = Emulsion
3 = Substrat/Haftschicht
4 = Filmunterlage
5 = Rückschicht

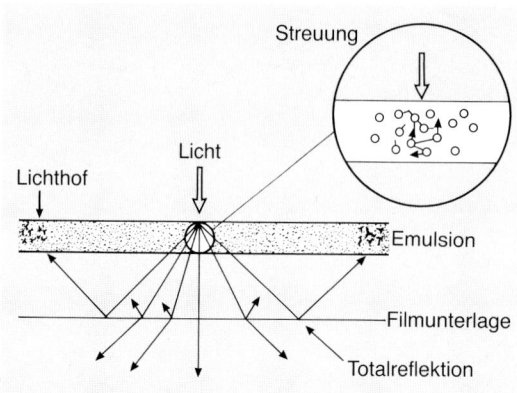

Abb. **42** Lichthofbildung

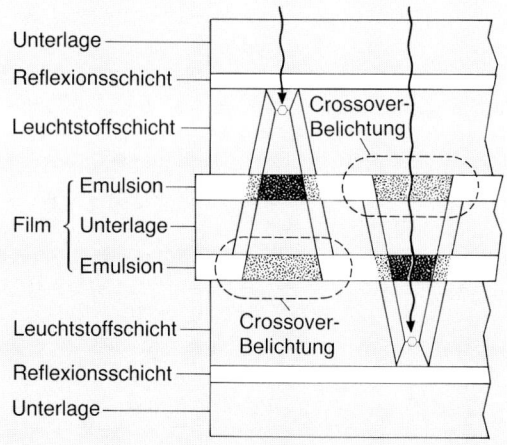

Abb. **43** Crossover-Belichtung

tat und Polyester. Diese beiden Schichtträger sind schwer entflammbar, sogenannte Sicherheitsfilme. Polyester ist außerdem außerordentlich reißfest, sein Quellvermögen ist vernachlässigbar klein. Infolge dieses geringen Quellvermögens haben Filme auf Polyesterbasis sehr gute Trocknungseigenschaften und gute Maßhaltigkeit.

Emulsionsschichten schwellen in nassem Zustand an und schrumpfen im trockenen. Dies würde ein Einrollen einseitig begossener Filme zur Folge haben, wenn sie verarbeitet werden. Um das Einrollen zu verhindern, trägt man rückseitig eine dünne Gelatineschicht auf, die sogenannte Rückschicht. Im allgemeinen wird der Rückschicht ein schwarzer Farbstoff als Lichthofschutz zugesetzt. Fällt intensives Licht auf eine Emulsion, dann geht ein Teil des Lichtes durch die empfindliche Schicht hindurch und trifft auf die Filmunterlage bzw. die Rückschicht bei einseitig begossenen Filmen. Das Licht wird, wie Abb. **42** zeigt, gestreut. Das unter einem Winkel von etwa 45 Grad auf die Unterlage auftreffende Licht wird total reflek-

tiert. Da auch dieses reflektierte Licht die Emulsion belichtet, erscheint ein Ring mit scharfem äußeren Rand, der sogenannte Lichthof.

Auf eine weitere photographische Erscheinung soll in diesem Zusammenhang hingewiesen werden. Das einfallende Licht wird in der lichtempfindlichen Schicht nicht vollständig absorbiert, sondern es durchdringt die Filmunterlage und trifft auf die gegenüberliegende Emulsionsschicht auf, dies ist in Abb. **43** dargestellt. Da sich jeder Lichtpunkt kegelförmig ausbreitet, entsteht auf der gegenüberliegenden Emulsionsseite ein größeres, weniger scharf begrenztes Bildelement und damit eine Bildqualitätseinbuße. Diese Erscheinung nennt man Cross-over. Durch Einfärben der Tärgerunterlage und durch verbesserte Lichtabsorption wird die Cross-over-Belichtung deutlich verringert.

Das latente Bild, der photographische Prozeß, Filmverarbeitung

Das photographische Bild entsteht dadurch, daß das Bromsilber der Filmemulsion durch die auftreffenden Röntgen- bzw. Lichtstrahlen verändert wird. In den AgBr-Kristallen sind die Silber- und Bromionen normalerweise in einer Gitterstruktur geordnet. Bei der Emulsionsherstellung erfährt der Silberbromidkristall eine Veränderung, durch die er in seiner Lichtempfindlichkeit gesteigert wird. Diese Veränderung zeigt sich in zweifacher Hinsicht. Einmal bleibt die Gitterstruktur nicht mehr in idealer Weise erhalten, insbesondere haben Silberionen ihre Gitterplätze verlassen und bewegen sich frei im Gitter. Zum zweiten sind Fremdkeime (Reifkeime), bestehend aus atomarem Silber, Schwefelsilber und Abbauprodukte der Gelatine, im Gitter eingebaut.

Das latente Bild entsteht bei der Belichtung in zwei Phasen, im lichtelektrischen, primären Prozeß (Elektronenprozeß) und im sekundären Zwischengitter-Silberionenprozeß (Abb. **44**). In der Elektronenphase absorbiert ein Bromion des Gitters ein Lichtquant ($h \cdot \nu$), wodurch von diesem das negative Elektron losgelöst wird. Hierbei entsteht atomares Brom, das in die Emulsion abwandert

$$Br^- + h \cdot \nu = Br + e^-.$$

Das Elektron diffundiert mit einer temperaturabhängigen Geschwindigkeit durch das Kristallgitter, bis es auf einen Reifkeim trifft und von ihm festgehalten wird. Durch die in den Reifkeimen festgehaltenen Elektronen entstehen negativ geladene Zentren, die in der Ionenphase die Zwischengitter-Silberionen anziehen und sie unter Bildung von metallischem Silber entladen.

$$Ag^+ + e^- = Ag \text{ (Ionenprozeß)}.$$

Abb. **44**
Schematische Darstellung der Entstehung des latenten Bildes (nach *Mutter*)
1 = Anfangszustand des Gitters vor der Photolyse
2 = Absorption des Quantums und: $Br^- + hv = Br + e$
3 = Einfangen des Elektrons durch den Reifkeim
4 = Annäherung von Ag^+ an den Reifkeim, dort: $Ag^+ + e = Ag$
5 = Endzustand des Gitters nach mehreren gleichen Prozessen

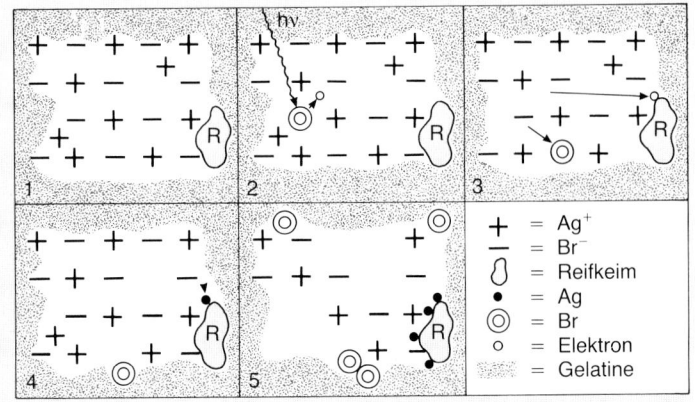

$+$ = Ag^+
$-$ = Br^-
= Reifkeim
$\bullet$ = Ag
= Br
$\circ$ = Elektron
= Gelatine

Mit der Anlagerung des photolytisch gebildeten Silbers an die Reifkeime und durch rasche Wiederholung dieser Vorgänge geht der Reifkeim in den Latentbildkeim über, der bei ausreichender Größe (wahrscheinlich mindestens 4 Atome) als Entwicklungskeim (Entwicklungszentrum) die Entwicklung auslösen kann. Das unsichtbare Entwicklungszentrum wird in einer chemischen Lösung, im Entwickler, vergrößert und sichtbar gemacht. Die Entwicklung ist ein Reduktionsprozeß, die Halogensilbersalze der Emulsion werden zu Silber reduziert. Entscheidend ist hierbei, daß die Reduktion nach dem Grad der vorausgegangenen Belichtung, nach der Größe des vorhandenen latenten Bildes, erfolgt. Das Bromsilberkorn der Schicht besteht aus etwa 100 ... 10 000 Millionen einzelnen Molekülen. Bei der Belichtung werden zur Bildung des latenten Bildes von diesen molekularen Bausteinen etwa 10 ... 100 verbraucht, während durch die Entwicklung das ganze Korn durchgeschwärzt werden kann. Die Entwicklung verstärkt demnach das latente Bild, um 1 ... 100 millionenfach.

Die Vorgänge bei der Entwicklung deutet man heute in ähnlicher Weise wie die Entstehung des latenten Bildes. Die Moleküle der gelösten Entwicklersubstanz geben an die oberflächlichen Entwicklungskeime Elektronen ab, wobei der Entwickler selbst oxidiert wird. Die nunmehr negativ aufgeladenen Entwicklungskeime ziehen Silberionen des Kristallgitters an und entladen sie unter Bildung von metallischem Silber.

Filmverarbeitung ist die Bezeichnung für alle Vorgänge, die ein sichtbares, dauerndes Bild auf einen belichteten Film ergeben. Diese Vorgänge sind Entwickeln, Fixieren, Wässern und Trocknen. Es kann in diesem Zusammenhang nur ein sehr kurzer Überblick über den photographischen Prozeß gegeben werden. Auf die einschlägige Fachliteratur wird im Literaturverzeichnis hingewiesen.

Ein Entwickler ist eine chemische Lösung, die das unsichtbare, latente Bild des Films in ein sichtbares aus kleinsten Körnern metallischen Silbers bestehendes Bild umwandelt. Jeder Röntgenentwickler enthält vier Grundsubstanzen: die eigentliche Entwicklersubstanz, den Beschleuniger, ein Konservierungsmittel und ein Antischleiermittel. Die Entwicklersubstanz besteht aus einer organischen Verbindung, die belichtete Silberhalogenidkristalle zu metallischem Silber reduziert. Unbelichtete Silberhalogenidkristalle reagieren mit der Entwicklersubstanz nicht.

Ein Beschleunigungsmittel, der sogenannte Initiator, besteht aus einer anorganischen Verbindung (z.B. Soda), die in wäßriger Lösung alkalisch wirkt. Durch die alkalische Wirkung kann erst die Entwicklersubstanz reagieren. Da die alkalischen Entwicklerlösungen durch Sauerstoff rasch oxidiert werden, muß ein Schutzmittel gegen die Oxidation, meist Natriumsulfit, enthalten sein. Um die Wirkung der Entwicklersubstanz zu beeinflussen, d.h. eine Entwicklung der nicht belichteten Silberhalogenidkristalle sowie Schleierbildung zu vermeiden, werden entsprechende Mittel wie Kaliumbromid, Kaliumjodid und verschiedene organische Bestandteile beigefügt.

Durch den Entwicklungsvorgang werden die Entwicklersubstanz und das Alkali chemisch verwandelt. Um eine konstante Entwicklerkonzentration zu behalten, müssen daher diese Chemikalien durch eine eigens dafür abgestimmte Regeneratorlösung wieder ersetzt werden.

Für die manuelle Entwicklung hat man nahezu 7 Jahrzehnte lang bei allen Anwendungen der Photographie, z.B. auch in der Kinoindustrie, fast ausschließlich Metol-Hydrochinon-Entwickler benutzt, ist seit den 50er Jahren das Metol (Monomethylparaamido-Phenol) vielfach durch das Phenidon (1-Phenyl-3-Pyrazolidon) verdrängt worden. Bei maschineller Schnellentwicklung kann nur Phenidon-Hydrochinon-Entwickler verwendet werden. Entwickler für Maschinen mit Rollentransport müssen Härtungsmittel (z. B. Dialdehyde) enthalten, um die Gefahr der mechanischen Verletzung der Schichtoberfläche beim häufigen Walzendurchlauf zu vermeiden.

Um bei maschineller Entwicklung die einzelnen Behandlungszeiten möglichst kurz bemessen zu können, muß die Temperatur gegenüber den üblichen und empfohlenen Daten im Handbetrieb (18–20 °C) beachtlich gesteigert werden, und zwar wird das Entwicklerbad auf 28–32 °C und das Fixierbad auf 26 °C eingestellt. Die „Maschinenfilme" sind hierfür besonders präpariert worden, ohne hierbei an Empfindlichkeit, Gradation und maximaler optischer Dichte zu verlieren.

Charakteristische Filmkurve, Dichtekurve

Wird ein Film stufenweise immer mit der doppelten Dosis belichtet, so erscheint auf dem Film nicht immer die doppelte optische Dichte; es entsteht vielmehr je nach auftretender Dosis eine unterschiedliche Zunahme der optischen Dichte. Trägt man in einem Diagramm die zugehörigen Wertepaare von Belichtungsdosis und optischer Dichte auf, so erhält man die für den Film typische Kurve, die auch Dichtekurve des Films genannt wird (charakteristische Kurve). Die Dichtekurve liefert also die Beziehung zwischen Belichtung und sich daraus ergebender optischer Dichte. Die entsprechenden Verfahren zur Aufzeichnung der Dichtekurve nennt man Sensitometrie.

Die *relative Schwärzung* eines Bildes auf einem verarbeiteten Film bezeichnet man als photographische oder *optische Dichte*. Die optische Dichte ist definiert als der dekadische Logarithmus des Verhältnisses der Intensität I_0 des einfallenden Lichtes zur Intensität I_1 des vom geschwärzten Film durchgelassenen Lichtes.

$$D = \log \frac{I_0}{I_1} = \log I_0 - \log I_1 \,.$$

Wenn 1/10 durchgelassen und 9/10 absorbiert werden, ergibt sich die Schwärzung

$$D = \log \frac{10}{1} = \log 10 - \log 1 = \log 10 = 1$$

entsprechend

$$D = 2 = \log 100 = \log \frac{100}{1} \,,$$

d. h. es wird nur 1/100 des einfallenden Lichtes durchgelassen.

Aus dem Verlauf der Dichtekurve lassen sich Qualitätsmerkmale herleiten. Die Steilheit der Dichtekurve wird Gradation bzw. Gradient des Films genannt und gibt an, wie Abb. **45** zeigt, wie stark die optische Dichte D mit der Zunahme des Logarithmus der Belichtung wächst. Diese Steigung nennt man auch Gammawert. Ein Unterschied in der Belichtungsdosis $\Delta \log E$ wird in einen optischen Dichteunterschied ΔD auf dem Film umgewandelt.

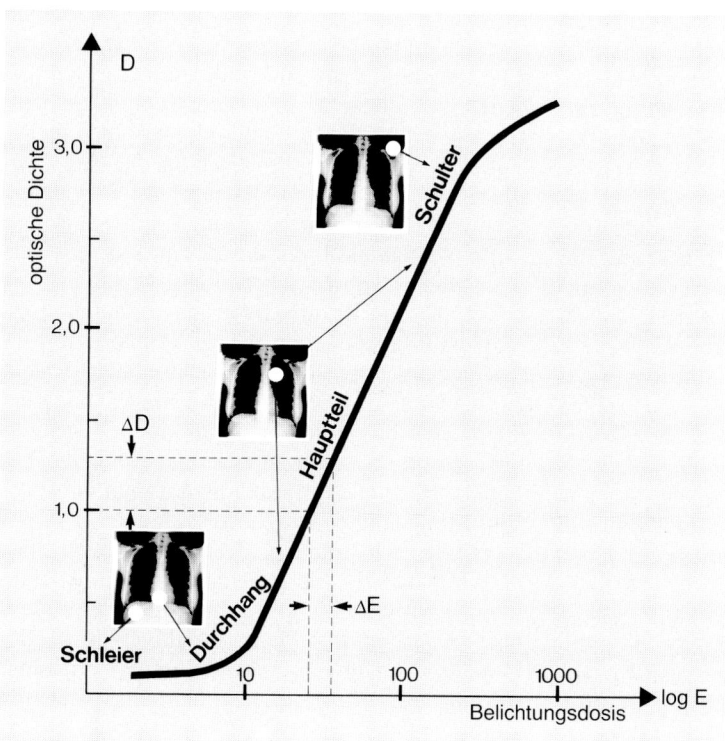

Abb. **45** Dichtekurve des Röntgenfolienfilmes und charakteristische optische Dichten einer Hartstrahllungenaufnahme

Jeder Film hat einen gewissen Grundschleier, d.h. eine Grundschwärzung, die auch schon ohne Belichtung nach dem Entwickeln vorhanden ist. Die Dichtekurve beginnt also nicht bei der optischen Dichte D=0, sondern bei einem bestimmten kleinen Dichtewert. Sie steigt erst flach (Durchhang) und dann steil an (geradliniger Teil der Kurve), biegt dann bei einer bestimmten Belichtung um (Schulter) und verläuft dann zu geringer werdenden optischen Dichtewerten weiter (Solarisation). Für die Belichtung der Aufnahme werden der Durchhang und der Teil des steilen Anstiegs der Kurve ausgenutzt.

Die Differenz der optischen Dichte, d.h. der photographische Kontrast oder auch die Modulation der Schwärzung, eines Filmes (s. S. 15) hängt von seiner Gradation ab. Je steiler die Dichtekurve verläuft, desto kontrastreicher wird das Bild.

Die Gradation eines Filmes ist steiler, wenn er sichtbarem Licht, z.B. dem Licht einer Röntgenverstärkerfolie (s. S. 107), ausgesetzt ist, als wenn er mit Röntgenstrahlen belichtet wird. Das beruht darauf, daß bei Lichtenergie ein Schwellenwert überschritten werden muß, damit die Bromsilberkörner entwickelbar werden. Für Röntgenstrahlenbelichtung besteht diese Schwelle nicht. Da bei Verwendung von Verstärkerfolien das latente Bild in der Emulsion hauptsächlich durch sichtbares Licht zustande kommt, ist die Gradation der Film-Folien-Kombination etwas größer als die eines folienlosen Films.

Kontrastreiche Bilder werden in der allgemeinen Photographie als „hart" bezeichnet, kontrastarme Bilder als „weich". In der Röntgenphotographie dagegen wird ein *kontrastarmes Bild* von einer harten Strahlung erzeugt und demgemäß als „hart" bezeichnet. Umgekehrt wird ein *kontrastreiches Bild* von einer weichen Strahlung hervorgerufen, also als „weich" bezeichnet.

Nach DIN 6867, Teil 1, wird die Empfindlichkeit S definiert als der mit K_0 multiplizierte Reziprokwert, der zum Erreichen der optischen Dichte D=1,0 über Schleier und Unterlage erforderlichen Luftkerma K_a in mGy gemessen in Luft in der Filmebene.

$$S = \frac{K_0}{K_a}$$

mit $K_0 = 1$ mGy. Einheit der Energiedosis 1 Gy = 1 J/kg und 1 rad = 0,01 Gy.

Die *Empfindlichkeit* allein sagt im Gegensatz zur Empfindlichkeitsangabe photographischer Filme noch nichts über die Qualität einer gegebenen Filmtype aus. Zwei unterschiedliche Filme können zwar die gleiche Filmempfindlichkeit aufweisen, weil sie laut Definition bei einer bestimmten Belichtung eine optische Dichte D=1,0 haben,

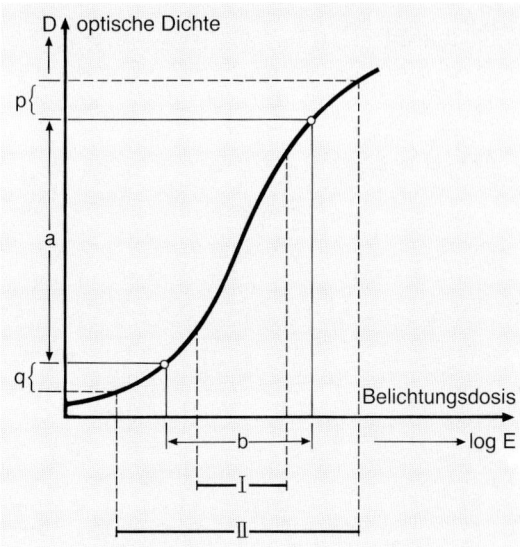

Abb. 46   Bildumfang und Objektumfang des Röntgenfolienfilms (nach *v. d. Plaats*)
a = Bildumfang, b = Objektumfang / Belichtungsspielraum, I = kleiner Objektumfang, II = großer Objektumfang, p = Überbelichtung, q = Unterbelichtung

dabei kann aber die Gradation bzw. der mittlere Gradient an diesem Punkt der Kurve für beide merklich verschieden sein. Aus diesem Grunde hat man beide Begriffe: Empfindlichkeit und mittleren Gradienten, in DIN 6867 zur Charakterisierung von bildregistrierenden Systemen zur Anwendung in der medizinischen Diagnostik eingeführt.

Der ausnutzbare Bereich der *Filmkurve* ist derjenige Teil, der praktisch geradlinig ansteigt. Der Unterschied in der optischen Dichte zwischen den Endpunkten wird nach GOLDBERG der Dichte- oder Bildumfang bezeichnet, als Gegenstück zum Objekt- oder Reliefumfang (s. S. 15). Damit ist der Belichtungsbereich bzw. Belichtungsspielraum des Filmes direkt verknüpft. Er ist gegeben durch die Belichtungswerte, die dem Dichte- oder Bildumfang zugeordnet sind und wie es in Abb. **46** dargestellt ist. Je steiler die Dichtekurve verläuft, um so kleiner ist der Belichtungsbereich. Bei Verwendung eines steileren Films ist daher auf größere Exaktheit bei der Belichtung zu achten.

Der in Abb. **46** aufgezeichnete Kurvenverlauf hat einen Belichtungsspielraum b und einen Bildumfang a. Der Objektumfang I fällt in den Belichtungsspielraum des Films, bei dem Objektumfang II trifft das nicht zu. In dem zweiten Fall wird nur ein Teil des Objektes mit gutem Kontrast auf dem Film dargestellt. Im Bereich der hohen Intensitäten kommt es zu Überbelichtungen (p), im Bereich der niedrigen Intensitäten zu Unterbelichtungen (q).

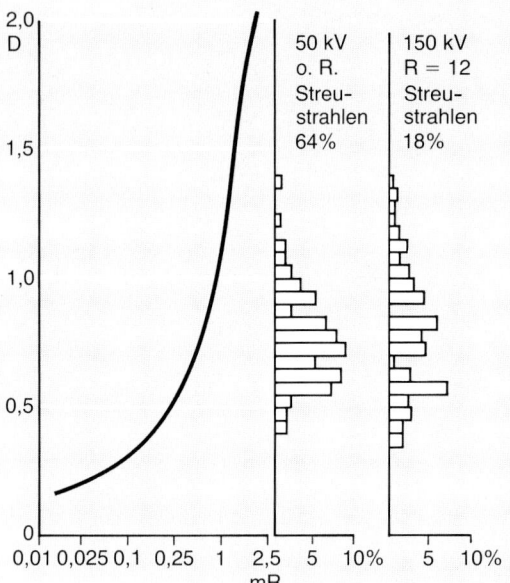

Abb. **47** Dichteverteilung einer p.-a. Aufnahme der Lunge bei verschiedenen Strahlenquellen und Streustrahlenanteilen (nach *Stieve*)

Durch Anwendung höherer Spannungen kann z. B. bei der Lungenaufnahme (s. S. 33) ein größerer Objektumfang dargestellt werden. Dabei wird der Kontrast zwischen der höchsten und der niedrigsten Röntgenstrahlenintensität in dem Strahlungsbild verringert. Die Übertragung des einfallenden Strahlenbildes über die Lichterzeugung in der Verstärkungsfolie auf einen photographischen

Film ist ein nichtlinearer Vorgang. Die Filme sollten daher so belichtet werden, daß zumindest der Hauptteil der bildwichtigsten Details möglichst nicht im unteren Durchhang der Schwärzungskurve liegt. Außerdem sollte der Objektumfang nicht größer sein als der Bereich des Wahrnehmungsvermögens des menschlichen Auges. Diese Größe entspricht etwa einer mittleren optischen Dichte von D = 0,8–1,0 bei einem Gesamthelligkeitsbereich im diagnosewichtigen Teil der Röntgenaufnahme von 1 : 30 (Abb. **47**).

In der Diagnostik verwendete Filmmaterialien

Die Mehrzahl der in der Diagnostik verwendeten Röntgenfilme werden in Verbindung mit Verstärkungsfolien (s. S. 107) belichtet. In der Film-Folien-Kassette liegt ein Folienpaar in engem Kontakt mit dem Röntgenfilm mit doppelseitig begossener Emulsion (s. Abb. **41**). Es gibt unterschiedliche Typen von Röntgenverstärkungsfolien-Filmen. Diese Filme unterscheiden sich z. B. in der Empfindlichkeit, in Kontrast (sog. L-Film), Korngröße und -form (T-Grain) und im Spektralbereich. In Verbindung mit den entsprechenden Röntgen-Verstärkungsfolien hat man Empfindlichkeitsklassen vorgeschlagen (s. S. 111), die z. B. für die Zustandsprüfung von Röntgeneinrichtungen im Rahmen der Qualitätssicherung in der Röntgendiagnostik von Bedeutung sein dürften.

Die *Gammawerte* der Röntgenfolienfilme liegen in der Größenordnung von 2,7 bis 3,5; bei folienlosen Röntgenfilmen etwas geringer. Die photofluorographischen Röntgenfilme, die einseitig be-

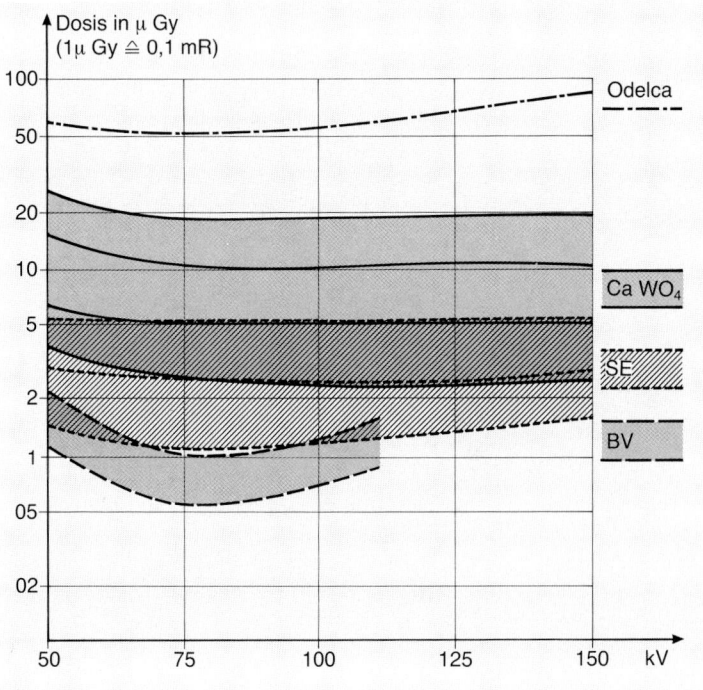

Abb. **48**
Dosisbedarf für optische Dichte D = 0,8 am Empfängersystem und Spannungsgang
– – – Aufnahmen vom Bildverstärker
- - - - 3 Typen eines Folienfabrikates (Seltene-Erden-Folien)
——— 4 Typen eines Folienfabrikates (Ca-WO₄-Folienkombinationen)
- - - - Schirmbildaufnahmen (Oldelca 100 mm)

gossen sind, weisen einen Gammawert von knapp 1,8 auf. Ein Gammawert von 3,0 bedeutet z. B., daß ein bestimmter, minimaler Strahlenkontrast im austretenden Strahlenbündel bzw. Strahlenrelief hinter dem Patienten in der optischen Dichte um den Faktor 3 verstärkt dargestellt wird.

Die Röntgenfilme zeichnen sich ferner dadurch aus, daß diese bis zu einer relativ hohen optischen Dichte belichtet werden können. Bezüglich der *Empfindlichkeit* hat man ebenfalls ein breites Spektrum unterschiedlicher Filmtypen. In Abb. **48** ist die Dosis in µGy (1 µGy = 0,1 mR) für optische Dichten D = 0,8 für verschiedene Empfängersysteme (Film-Folien-Kombination, BV-Aufnahmen und Schirmbildaufnahmen) im Spannungsbereich zwischen 50 und 150 kV aufgetragen.

Unter der *spektralen Empfindlichkeit* versteht man das Ansprechverhalten einer photographischen Emulsion auf die verschiedenen Wellenlängen des Spektrums. Man unterscheidet in dieser Hinsicht zwei Typen von Röntgenfilmen: blauempfindliche und orthochromatische Materialien. Der erstgenannte Typ spricht auf Röntgenstrahlen, Gammastrahlen und blaues Licht an, der andere ist sensibilisiert für den Spektralbereich von UV bis grün (Abb. **49**).

Die photofluorographischen Filme werden für die Schirmbildaufnahmetechnik und die Bildverstärker-, d. h. indirekte Aufnahmetechnik, verwendet. Für die Anforderungen bei der Weichstrahlaufnahmetechnik der *Mammographie* (s. S. 32) gibt es eine Vielzahl von photographischen Aufzeichnungsmaterialien. Bei dieser Aufnahmetechnik muß der durch die Strahlenqualität erreichbare Kontrast sowie die durch die Geometrie erreichbare Auflösung von den Aufzeichnungsmedien in vollem Umfang wiedergegeben werden. Aus diesem Grunde werden für die Mammographie spezielle Filme und seit einer Reihe von Jahren auch spezielle Verstärkungsfolien verwendet. Folgende Filme bzw. Film-Folien-Systeme werden derzeitig verwendet.

F   Filme mit 2-Schicht-Emulsion, sehr hohes Auflösungsvermögen, hoher Kontrastumfang, relativ hohe Dosis.

FFK_a Filme mit 1- oder 2-Schicht-Emulsion in Kombination mit einer Verstärkungsfolie; sogenannte feinzeichnende Aufnahmesysteme; u.a. hohe Auflösung, relativ hoher Kontrastumfang, geringes Rauschen, reduzierte Dosis.

FFK_b Lo-Dose-Systeme; Filme mit 1-Schicht-Emulsion in Kombination mit einer Verstärkungsfolie; u.a. geringer Dosisbedarf, höheres Rauschen, geringeres Auflösungsvermögen.

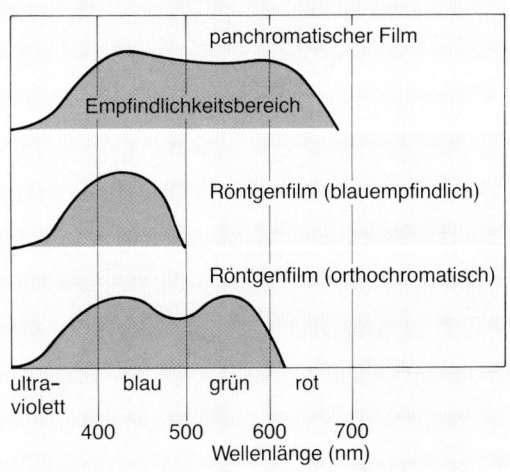

Abb. **49**   Spektrale Empfindlichkeit von Filmen im optischen Bereich

Beispiele einiger Dichtekurven sind in Abb. **50** dargestellt. In der Gradation unterscheiden sich die unter F genannten folienlosen Filme von den unter FFK genannten Film-Folien-Systemen unter anderem dadurch, daß bei F im unteren Schwärzungsbereich ein größerer Durchhang bis zum Übergang in den geraden Teil der Dichtekurve gegeben ist. Im Bereich höherer optischer Dichten dagegen weichen die unter FFK aufgeführten Systeme eher ab und gehen in die Sättigung (Schulter) über. Um bei beiden Systemen im linearen Bereich zu arbeiten, kann die mittlere optische Dichte bei einer Mammographieaufnahme bei den Film-Folien-Systemen FFK niedriger liegen als bei den folienlosen Materialien F.

In der Literatur ist hierüber eingehend von FRIEDRICH u. WESKAMP (1976) berichtet worden. Es wird gezeigt, welche hohe Bedeutung dem Aufnahmematerial für die Anforderungen in der Mammographie zukommt und wie vielseitig gera-

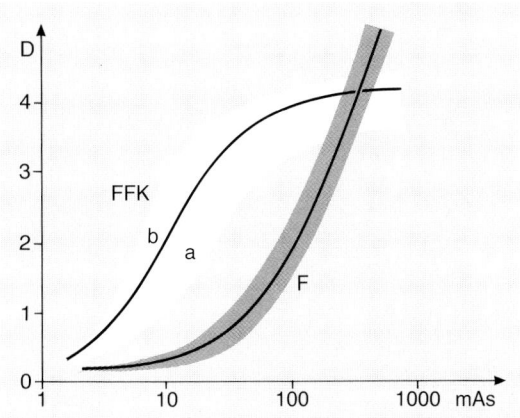

Abb. **50**   Dichtekurven verschiedener Filme F und Filmfolienkombinationen FFK für die Mammographie

de auf diesem Gebiet neuere Entwicklungen und Verbesserungen bezüglich des geeigneten Aufzeichnungssystems sind.

Filmbetrachtung

Bei der Auswertung eines Röntgenbildes spielen neben subjektiven Einflüssen des Beobachters zahlreiche physiologisch wirksame Größen eine wesentliche Rolle. So ist zum Beispiel die Wahrnehmung von Details eine Funktion des Kontrastes, den das Detail gegen seine unmittelbare Umgebung besitzt; sie ist ferner abhängig von der Umfeldleuchtdichte, vom Sehwinkel, unter dem das Detail erscheint, und von der Darbietungszeit. Darüber hinaus hängt sie aber auch von der speziellen Verteilung der Umfeldleuchtdichte, von der Schärfe des Details, von der Milieufarbe und einigen weiteren Parametern ab. Im Hinblick auf die Filmbetrachtung eines Röntgenbildes vor einem Filmbetrachtungsgerät sollen einige dieser Größen behandelt werden.

Das aus dem Patienten austretende Strahlungsrelief – der Strahlungskontrast – erzeugt auf der photographischen Emulsion, wie auf S. 101 angeführt, zunächst ein Schwärzungsrelief – eine optische Dichteverteilung – das im Filmbetrachtungsgerät in ein Leuchtdichteverhältnis umgewandelt wird. Die Filmbetrachtungsgeräte sind mit Leuchtstofflampen ausgerüstet; als Betrachtungsfläche wird eine Art Opalglas verwendet, das ein weitgehend diffuses Licht durchläßt. Um den Informationsgehalt dieser Bilder im Sinne einer optimalen Erkennbarkeit von Bereichen mit kleinen Kontrasten und feinen Details weitgehend ausnutzen zu können, sind die Eigenschaften des Filmbetrachtungsgerätes, u. a. die Leuchtdichte (cd/m² lichttechnische Einheit: Candela/m²) und die Belichtungsstärke (physikalische Größe: Lux) von Bedeutung.

Die Netzhaut des menschlichen Auges hat ihre optimale Kontrastempfindlichkeit bei einer bestimmten Leuchtdichte. Über- und Unterbelichtungen beeinträchtigen die Kontrast- bzw. Unterschiedsempfindlichkeit. Bei Bildbetrachtung vor einem Betrachtungsgerät wird die optimale Unterschiedsempfindlichkeit und Sehschärfe in einem Leuchtdichtebereich zwischen 100 und 1000 cd/m² erreicht (SPIEGLER, SCHOBER 1966, HARTMANN). Eine vor einem Lichtkasten betrachtete Röntgenaufnahme sollte demnach im Durchschnitt eine Leuchtdichte von mindestens 100 cd/m² besitzen. Das würde aber bedeuten, daß zur Aufhellung sehr dunkler Stellen die Leuchtdichte bis auf nahezu 10^4 cd/m² gesteigert werden müßte. Derartig hohe Leuchtdichten werden aber von keinem der heute gebräuchlichen Filmbetrachtungsgeräte erreicht. Es ist daher sehr nützlich, sehr dunkle Stellen zur optimalen Wahrnehmung von Einzelheiten durch eine spezielle Beleuchtung aufzuhellen, zum Beispiel die sogenannten Irisleuchten, die mit einer Halogenlampe ausgerüstet sind und Leuchtdichten bis 180 000 cd/m² bzw. Beleuchtungsstärken von ca. 550 000 Lux aufweisen.

Die Wahrnehmbarkeit wird durch die Raumbeleuchtung und die Umfeldleuchtdichte am Betrachtungsgerät in einem hohen Maße beeinflußt. Wird die Röntgenaufnahme im hellen Zimmer vor einem Betrachtungsgerät betrachtet, so erzeugt das Licht der Raumbeleuchtung eine Schleierleuchtdichte auf dem Film. Infolgedessen sinkt der relative Leuchtdichteunterschied, und einige Details gehen der Erkennung verloren. Man darf aber auch nicht mit dem Abdunkeln des Betrachtungsraumes so weit gehen, daß man bei gedämpftem Raumlicht auswertet oder das Raumlicht sogar abschaltet. Hier müßte man dann das Adaptationsvermögen des Auges berücksichtigen. Die Einstellung der Filmbetrachtungsleuchtdichte muß daher variabel sein, um sie auf das durchschnittliche Beleuchtungsniveau des Betrachtungsraumes und Unterschiede in der mittleren optischen Dichte der Aufnahme anzupassen.

Die Unterschiedsempfindlichkeit ist ferner von der Umfeldleuchtdichte abhängig; wird beispielsweise eine Aufnahme vor einem Betrachtungsgerät ohne jegliche Einblendung betrachtet, so sinkt die Wahrnehmbarkeit sehr stark ab (Abb. **51**). Durch die so erzeugte Umfeldblendung kann vor allem bei stärker geschwärzten Filmen auf diese Weise jede Detailerkennbarkeit verloren gehen.

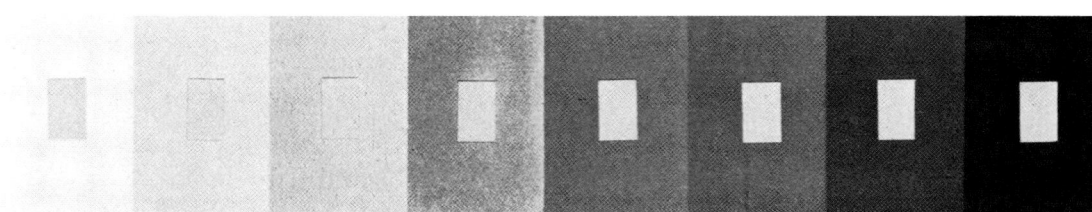

Abb. **51** Einfluß der Umfeldleuchtdichte auf die Wahrnehmung des Infeldes (aus *W. Bergerhoff*: Röntgen-Forschr. 75 [1951] 214)

Je kleiner das Detail ist, um so weniger leicht ist es, bei der Auswertung vor einem Betrachtungsgerät das Detail wahrzunehmen. Wichtig ist hierbei jedoch nicht so sehr die absolute Größe als vielmehr der optische Winkel, unter dem das Detail beobachtet wird; je weiter entfernt es ist, um so schwieriger wird es zu erkennen sein. Bei der Betrachtung von Röntgenbildern wählt man automatisch die kürzeste Entfernung, in der man ohne Schwierigkeiten scharf sehen kann. Bildschärfe und Bildkontrast stehen bei der Detailwahrnehmung in einem funktionellen Zusammenhang. In Abb. 52 ist die Abhängigkeit der Unterschiedsempfindlichkeit des menschlichen Auges von der Sehwinkelgröße eines Details und dem relativen Detailkontrast nach LUCKIESH u. SCHOBER (1966) dargestellt. Je kleiner ein Detail ist, durch desto stärkeren Kontrast muß es sich von seiner Umgebung abheben. Die Kurven zeigen ferner, daß eine Erhöhung des Leuchtdichteniveaus eine Verschiebung der Grenzkurve zugunsten der sichtbaren Detailwelt bewirkt.

In diesem Zusammenhang spielt die Milieufarbe noch eine Rolle. SCHOBER und seine Mitarbeiter haben auf die Unterschiede hingewiesen, die sich bei der Betrachtung von Röntgenbildern durch verschiedene Farbunterlagen ergeben. So erhöht Blaulicht den Schärfeeindruck, während gelbes Licht besonders die Übergänge weicher macht, so daß subjektiv ein unscharfer Eindruck entsteht.
Zur Auswertung von Schirmbildaufnahmen und gelegentlich bei der Mammographie wird zur Erhöhung der Detailerkennbarkeit die Lupenbetrachtung gewählt. Physikalisch bringt die Lupenvergrößerung zunächst keinen nennenswerten Vorteil, da sie das Auflösungsvermögen der Aufnahme nicht steigert; es werden nämlich nicht nur die Objektdetails, sondern auch das Filmkorn vergrößert, das Stör-Nutz-Verhältnis im Sinne der Informationstheorie wird also in keiner Weise verbessert. Hinzu kommt, daß infolge des unvermeidlichen Streulichtes des optischen Systems die Lupenbetrachtung zu einer Kontrastminderung führt. Ein Vorteil kann allerdings darin gesehen werden, daß eine vergrößerte Aufnahme aus großem Abstand betrachtet werden kann und somit ein Sehfehler des Beobachters kompensiert wird.

Film-Verstärkungsfolien-System

Aufbau von Verstärkungsfolien

Verstärkungsfolien sind Lumineszenzschirme, deren Leuchtbild unmittelbar auf dem Wege einer Kontaktbelichtung auf einen lichtempfindlichen Film übertragen wird und die Wirkung der direkten Röntgenstrahlen auf die photographische Emulsion verstärkt. Die Schwärzung des Röntgenfilmes erfolgt zu etwa 95% durch das Licht der

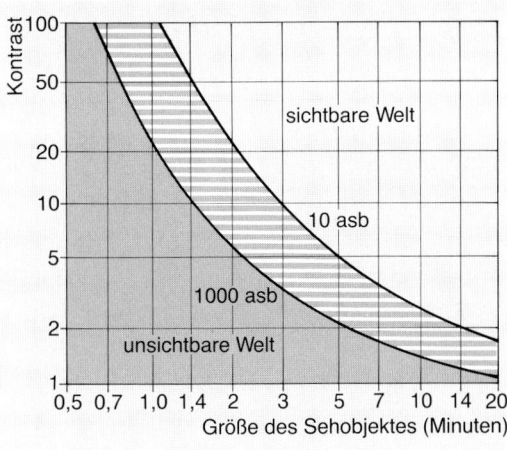

Abb. 52 Die Abhängigkeit der Unterschiedsempfindlichkeit des menschlichen Auges von der Sehwinkelgröße eines Details (Abzisse) und dem relativen Detailkontrast (Ordinate) (nach *Luckiesh*)

Lumineszenzverstärkungsfolie, nur zu etwa 5% durch die Röntgenstrahlung. Das liegt daran, daß in einer einzelnen Verstärkungsfolie etwa 10mal mehr Röntgenquanten absorbiert werden als im Film.

Der erste bekannte Röntgenleuchtschirm bestand aus Barium-Plantincyanür, deren Lumineszenz zur Entdeckung der Röntgenstrahlen führte. Unter Lumineszenz versteht man eine durch Energiezufuhr angeregte Lichtemission eines Körpers ohne jegliche Wärmeabstrahlung. EDISON entdeckte 1896 die Röntgenfluoreszenz von Kalzium-Wolframat ($CaWO_4$) und ihre Einwirkung auf die photographische Platte. Schon 1 Jahr später wurde durch LEVI die Doppelfolie (Vorder- und Rückfolie) in Verbindung mit einem doppelseitig begossenen Film eingeführt.

Wie die Tab. 5 zeigt, stehen heute verschiedene Röntgenleuchtsubstanzen für Verstärkungsfolien zur Verfügung. Die meisten dieser Leuchtstoffe sind erst Anfang der 70er Jahre entdeckt worden. Es ist noch nicht deutlich, ob ein Trend zu einer bevorzugten Leuchtsubstanz besteht.
Bei den Röntgenleuchtstoffen handelt es sich um

Tabelle 5 Röntgenleuchtsubstanzen für Verstärkungsfolien

Jahr	Leuchtstoff	Emissionsfarbe	Emissionsmaximum
1896	$CaWO_4$	Blau	420 nm
1940	$(Ba,Pb)SO_4$	Violett	358 nm
1969	$LaOBr:Tb$	Blau	418, 439 nm
1972	$(Ba,Sr)SO_4:Eu$	Violett	380 nm
1972	$Y_2O_2S:Tb$	Blauweiß	415, 418, 436, 440, 545, 622 nm
1975	$BaFCl:Eu$	Violett	385 nm
1972	$La_2O_2S:Tb$	Grün	545 nm
1972	$Gd_2O_2S:Tb$	Grün	545 nm

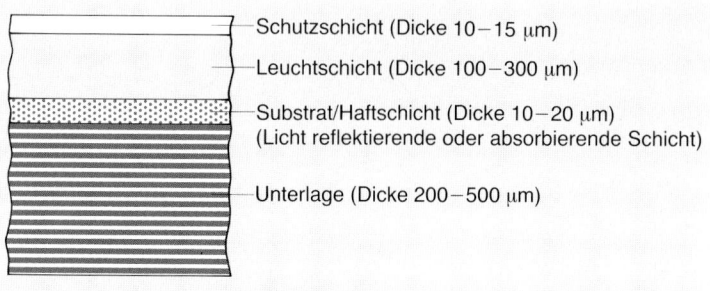

Schutzschicht (Dicke 10–15 μm)

Leuchtschicht (Dicke 100–300 μm)

Substrat/Haftschicht (Dicke 10–20 μm)
(Licht reflektierende oder absorbierende Schicht)

Unterlage (Dicke 200–500 μm)

Abb. 53
Aufbau einer Röntgenverstärkungsfolie

feinkristalline Substanzen mit durchschnittlicher Korngröße von etwa 5–10 μm. Ihre Lumineszenzfähigkeit erlangen viele Leuchtsubstanzen erst durch den Einbau von Fremdatomen, den sogenannten Aktivatoren. Die Umwandlung von Röntgenstrahlenenergie in Lichtenergie wird bei den Röntgenleuchtstoffen durch abgestufte Übertragungsprozesse ermöglicht. Bei der Absorption der energiereichen Röntgenquanten, insbesondere durch die schweren Atome des Röntgenleuchtstoffes, werden im Kristallverband schnelle Elektronen frei, die ihrerseits zahlreiche langsamere Folgeelektronen auslösen.

Der Aufbau einer Röntgenverstärkungsfolie geht aus Abb. **53** hervor. Als Schutzschicht wird eine in sich feste transparente Kunststoffschicht aus Azetat oder Polyester verwendet. Mit Rücksicht auf die Bildschärfe ist die Schutzschicht möglichst dünn, sie beträgt etwa 10–15 μm

Die Leuchtschicht besteht aus mikroskopisch kleinen Kristallen, die in einem Bindemittel gleichmäßig verteilt sind, beispielsweise in Cellulose-Azetat oder Polyurethan. Bei $CaWO_4$ als Leuchtsubstanz sind die Kristalle ca. 20–25 μm groß. Die Schichtdicke der lumineszierenden Schicht beträgt je nach Verstärkerwirkung 0,1–0,5 mm und die Leuchtstoffbelegung steigt von 20 auf 100 mg/cm². Vorder- und Rückfolie sind im allgemeinen mit der gleichen Leuchtsubstanz beschichtet. Zum Erreichen einer maximalen Emission unterscheiden sich doch bei $CaWO_4$-Folien im allgemeinen die Schichtdicken zwischen Vorder- und Rückfolie geringfügig. Wichtigste Aufgabe der Haftschicht ist es, für engen Kontakt zwischen Leuchtschicht und Unterlage zu sorgen.

Als Unterlage oder Träger der Leuchtschicht wird ein Material aus Karton oder Kunststoff vom Typ Polyester verwendet.

Eigenschaften von CaWO₄-Verstärkungsfolien

$CaWO_4$ ist der älteste und bis heute noch am meisten verwendete Röntgenleuchtstoff für Verstärkungsfolien. Unter Röntgenstrahleneinwirkung leuchtet es blauviolett. $CaWO_4$ ist ein sogenann-

ter Reinstoffphosphor, weil er keiner Aktivierung durch Fremdatome bedarf.

Die besonderen Eigenschaften von $CaWO_4$-Folien für die praktische Anwendung sind die Empfindlichkeit bzw. der Verstärkungsfaktor und die Zeichenschärfe bzw. das Auflösungsvermögen. Da Verstärkungsfolien immer in Verbindung mit photographischen Filmen verwendet werden, wird für dieses Film-Folien-Aufzeichnungssystem die auf S. 102 angeführte Empfindlichkeitsdefinition übernommen. Die Hersteller beziehen sich bei der Angabe des Verstärkungsfaktors (reziproker Wert der Empfindlichkeit) immer auf eine ihrer Folientypen, meist auf die Universalfolie, die sie gleich 1 oder 100 setzen. Der Verstärkungsfaktor einer Folie wird durch die gleichen Faktoren beeinflußt wie die Leuchtdichte eines Leuchtschirms, und zwar

– Typ des Leuchtstoffes,
– Höhe der Leuchtstoffbelegung (mg Leuchtstoffschicht/cm²),
– Anteil des Reflektionslichts,
– Korngröße des Leuchtstoffes,
– Transparenz des Bindemittels und
– Strahlenqualität.

Der Zusammenhang von Leuchtdichte und Leuchtstoffbelegung ist von GASPER (1973) und HAMAKER (1947) beschrieben worden. Mit zunehmender Leuchtstoffbelegung steigt die Leuchtdichte bis zu einem Grenzwert. Für Kalziumwolframat liegt dieser Wert bei etwa 90 mg/cm². Bei noch höheren Belegungen sinkt die Leuchtdichte der Vorderfolie wieder ab. Bei der Rückfolie bleibt jedoch die Leuchtdichte trotz weiter steigender Belegung konstant.

Die Schärfe bzw. das Auflösungsvermögen des Film-Folien-Aufnahmesystems hängt weniger von den Eigenschaften des Röntgenfilms ab als vom Auflösungsvermögen der Verstärkungsfolie und von den Eigenschaften der Kassette, d. h. vom Kontakt zwischen Verstärkungsfolie und Film. Ein objektives Maß für die Zeichenschärfe ist die Aufzeichnung der Modulationsübertragungsfunktion (MÜF). Die Zeichenschärfe einer Verstärkungsfolie ist um so besser, je höher die

Ortsfrequenz und je näher die Modulationsübertragungsfunktion im jeweiligen Ortsfrequenzbereich bei dem Wert 1 liegt (s. S. 20). Die Verstärkerwirkung und die MÜF beeinflussen sich gegenseitig so, daß die Steigerung des einen Parameters auf Kosten des anderen Parameters geht. Um das gesamte Spektrum der diagnostischen Aufgaben zu erfassen, setzt man in der medizinischen Radiologie mehrere Typen von Verstärkungsfolien ein, die sich in diesen beiden, kontraren Parametern unterscheiden:

– feinzeichnende Folien, die die höchste Zeichenschärfe bei dem gleichzeitig niedrigsten Verstärkungsgrad aufweisen, wenn es auf die Abbildung feinster Details ankommt.
– Universalfolien, die in bezug auf Verstärkerkung und Bildschärfe den optimalen Kompromiß darstellen,
– hochverstärkende Folien mit maximaler Verstärkerwirkung bei geringerem Auflösungsvermögen.

Hierzu gehören ferner die sog. Spezialfolien, die bei gleich hoher Empfindlichkeit eine verbesserte Zeichenschärfe haben. Dies wurde durch Verringerung der Schutzschicht und durch Reduzierung des Bindemittels erreicht; was eine geringere Lebensdauer zur Folge hat.

In diesem Zusammenhang sind noch einige Sonderfolien von praktischer Bedeutung. Die Gradual-Verstärkungsfolie: Diese werden zur objektgerechten Variation des Verstärkungsgrades für den Ausgleich benachbarter übergroßer Dicken- und Dichteunterschiede verwendet (z.B. seitliche LWS). Eine weitere Sonderfolie ist die Simultan-Verstärkungsfolien-Kombination; darunter versteht man einen Verstärkungsfoliensatz, deren Empfindlichkeit so abgestimmt ist, daß sich bei einer Simultanschichtaufnahme nahezu die gleiche optische Dichte aller belichteten Filme ergibt (s. S. 47).

Folien auf der Basis der seltenen Erden

Seltene Erden als Leuchtsubstanz von Verstärkungsfolien wurden zum ersten Mal 1972 von BUCHANAN verwendet. Wie aus Tab. 5 zu ersehen, werden diese Elemente im allgemeinen als Oxysulfidverbindung eingesetzt und mit Terbium oder Europium als Aktivatoren kombiniert; ferner werden zu diesen neuartigen Leuchtsubstanzen auch die Doppelhalogenide der Erdalkalien, z.B. Barium, gerechnet. Diese Leuchtstoffe brachten eine zum Teil beträchtliche Erhöhung der wirksamen Umsetzung von Röntgenstrahlung in bildgebendes Licht. Bei den seltenen Erden – den sog. Lanthaniden – handelt es sich um eine Gruppe von Elementen mit chemisch gleichen Eigenschaften. Diese Elemente kommen in der Natur

Tabelle 6   Röntgenstrahlenabsorption von 3 Verstärkungsfolien mit je 100 μm Schichtdicke bei 3 verschiedenen Röntgenstrahlenenergien und deren Ausbeute bei der Umwandlung von Röntgenenergie in sichtbares Licht

Verstärkungsfolien	Röntgenstrahlenabsorption in einem 100-μm-Schirm			Ausbeute
	40 keV	60 keV	80 keV	
$CaWO_4$	33%	13%	27%	4%
$La_2O_2S:Tb$	73%	33%	17%	13%
$Gd_2O_2S:Tb$	37%	51%	28%	18%

relativ häufig vor, sind aber nur sehr schwer voneinander zu isolieren; sie sind chemisch mit den Alkalien und Erdalkalien zu vergleichen.

Die verbesserte Lumineszenzwirkung wird durch eine günstige effektive Kernladungszahl, einen besonderen Kristallaufbau und durch spezifische Eigenschaften gegenüber Röntgenstrahlen erreicht, die wie folgt zusammengefaßt werden:

– erhöhte Röntgenstrahlenabsorption $CaWO_4$: 13–33%, seltene Erden: 17–73%;
– verbesserter Wirkungsgrad (hierunter versteht man das Verhältnis von Lichtemission zu absorbierter Röntgenstrahlenenergie) $CaWO_4$: 4%, seltene Erden 13–18% (Tab. 6).

Der Grund für die stärkere Röntgenquantenabsorption liegt in der günstigeren Lage der K-Absorptionskante der Seltenen-Erden-Leuchtstoffe zum Primärstrahlenspektrum der in der Praxis gebrauchten Energien zwischen 25 und 80 keV (s. S. 13). In Abb. 54 ist der Massenschwächungskoeffizient als Funktion der Röntgenstrahlenenergie für einige Röntgenleuchtstoffe aufgetragen.

Die Lage der K-Absorptionskanten hat somit einen bedeutenden Einfluß auf die Absorptionseigenschaften und damit auf die Verstärkungseigenschaften der verschiedenen Folien im diagnostischen Energiebereich. Für die praktische Aufnahmetechnik bedeutet dies, daß je nach Leuchtstoff bzw. Folientyp ein bestimmter Energie- bzw. Spannungsgang besteht. Unter Spannungs- oder Energiegang versteht man die Abhängigkeit der Folienverstärkung von der Aufnahmespannung bzw. die Abhängigkeit der für eine bestimmte Filmschwärzung notwendigen Strahlenmenge (mAs-Produkt) von der Aufnahmespannung. Aus den Kurven in Abb. 55 ist zu entnehmen, daß Seltene-Erden-Folien gegenüber Kalzium-Wolframat-Folien im unteren Spannungsbereich von 40–70 kV einen besonders starken Energiegang bis zum Maximum der Verstärkung haben und im hohen Spannungsbereich einen Verstärkungsabfall zeigen. Diese Spannungscharakteristik und der hohe Verstärkungsgrad sind für die Anwendung von erheblicher Bedeutung; vor allem,

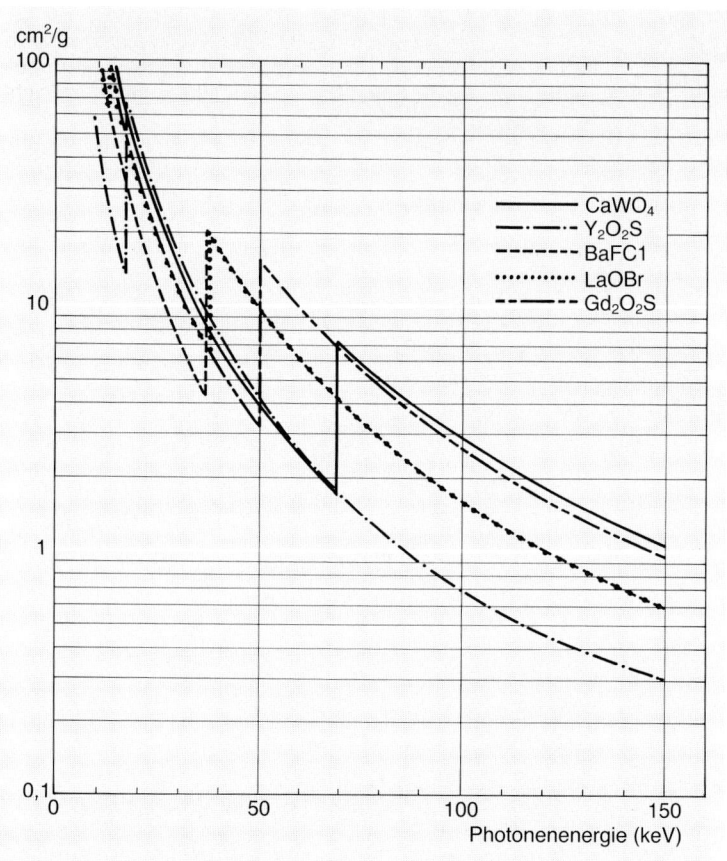

cm²/g

Photonenenergie (keV)

- —— CaWO₄
- —·—· Y₂O₂S
- ------ BaFC1
- ·········· LaOBr
- —·—·— Gd₂O₂S

Abb. 54
Abhängigkeit des Massenschwächungskoeffizienten (cm²/g) von der Energie der Röntgenquanten für unterschiedliche Folien

Tabelle **7**   Empfindlichkeitsklassen für Röntgenverstärkungsfolien (aus *Th. Bronder, J. Jakschik,* DGMP-Arbeitskreis: PTB-MM-3/DGMP-Bericht Nr. 3, Jan. 1985)

7. Verstärkungsfolien

Empfindlichkeitsklasse S_K * (nicht genormt, jedoch i.a. angegeben)	Typ	Unterer Grenzwert der vis. Ortsfrequenzgrenze R_{Gr} bei kleinem Brennfleck und Abstand $\geqq 1$ m sowie Meßanordnung B	Notwendige Dosis K_N für $D_{opt} = 1$ bei Strahlenqualität DN 6
25	Schirmbild (alt?)	$\geqq 4$ Lp/mm (?)	4 mR $\triangleq$ 40 µGy
	CaWO₄ – sehr feinzeichnend	$\geqq 5$ Lp/mm	
50	Schirmbild (neu?)	$\geqq 4$ Lp/mm (?)	2 mR $\triangleq$ 20 µGy
	CaWO₄ – feinzeichnend	$\geqq 4$ Lp/mm	
	SE – sehr feinzeichnend	$\geqq 5$ Lp/mm	
100	CaWO₄ – normal verstärkend (universal)	$\geqq 3{,}5$ IP/mm	1 mR $\triangleq$ 10 µGy
	SE – feinzeichnend, normal verstärkend	$\geqq 4$ Lp/mm	
200	CaWO₄ – hochverstärkend (spezial)	$\geqq 2{,}5$ Lp/mm	0,5 mR $\triangleq$ 5 µGy
	SE – hochverstärkend	$\geqq 3{,}5$ Lp/mm	
400	SE – höchstverstärkend	$\geqq 2{,}5$ Lp/mm	0,25 mR $\triangleq$ 2,5 µGy
	BV – indirekte A. (10 × 10)	(?)	

* Die Empfindlichkeitsklassen entsprechen den Empfindlichkeiten S nach DIN 6867 Teil 1

S_K = Empfindlichkeit eines Film-Verstärkungs-Folien-Systems
R_{Gr} = unterer Grenzwert der Ortsfrequenzgrenze in der Objektebene
K_N = notwendige Dosis zur Erzielung der optischen Dichte $D_{opt} = 1$ für ein gegebenes Film-Verstärkungs-Folien-System
        (zur Kennzeichnung des „Dosisbedarfs") bei vorgegebener Strahlenqualität.
DN 6 = Strahlenqualität nach DIN 6872

Abb. **55**
Energieabhängigkeit von Röntgenverstärkerfolien
Fabrikat der Verstärkerfolien: Philips
Azuray S + N = Ba FCL (seltene Erden)
Ultra S, Universal, Micro = CaWO$_4$;
Fabrikat des Röntgenfilmes: Agfa Gevaert RP 1

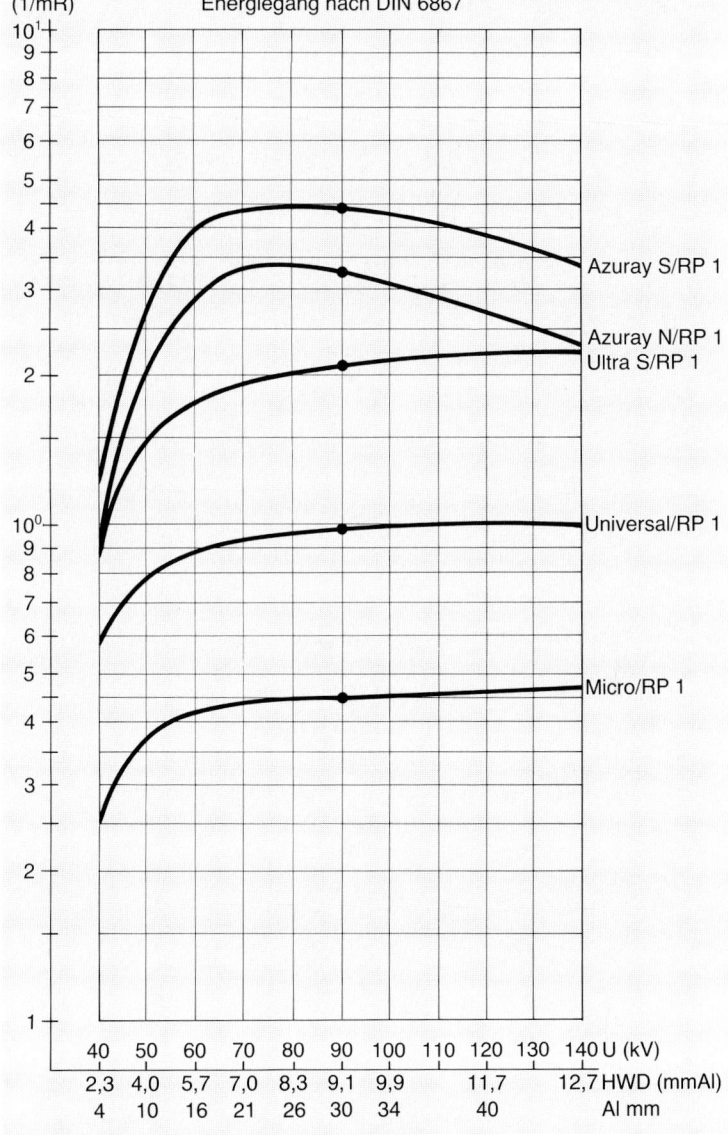

wenn ein Belichtungsautomat bei der Aufnahmeexposition verwendet wird. In DIN 6867 Teil 1 und 2 ist der Verstärkungsfaktor definiert. Folienhersteller sind teilweise auch dazu übergegangen, ihre Film-Folien-Systeme relativen Empfindlichkeitswerten oder Empfindlichkeitsklassen zuzuordnen (s. S. 111).
Die Zeichenschärfe von Folien auf der Basis der seltenen Erden ist bei gleicher Empfindlichkeit gegenüber der Kalzium-Wolframat-Folie deutlich erhöht. Dies ist weniger deutlich bei sehr hoher Verstärkung als bei geringer Verstärkerwirkung. Seltene-Erden-Folien mit geringerer Verstärkerwirkung erreichen eine wesentlich höhere Ortsfrequenz als vergleichbare Kalzium-Wolframat-Folien. Wegen der höheren Röntgenabsorption und Lichtausbeute können die Lumineszenz-

schichten der Seltenen-Erden-Folien dünner gehalten werden als beim Kalzium-Wolframat. Bei geringer werdender Schichtdicke der Lumineszenzschicht vermindert sich dementsprechend der Streulichtanteil und die damit verbundene Unschärfe. Wegen der geringeren Schichtdicke erzielt man mit Folienkombinationen aus ungleichschichtigen Seltenen-Erden-Folien keine wesentliche Verbesserung der MÜF. Deshalb liefern die meisten Folienhersteller Seltene-Erden-Folien gleichschichtig, d.h. Vorder- bzw. Rückfolie haben die gleiche Belegung. Auch bei diesen Verstärkungsfolien gibt es eine Einteilung in verschiedene Empfindlichkeitsbereiche bzw. Empfindlichkeitsklassen. Die physikalisch-technische Bundesanstalt und die Gesellschaft für medizinische Physik haben in ihrem Bericht eine Tabelle

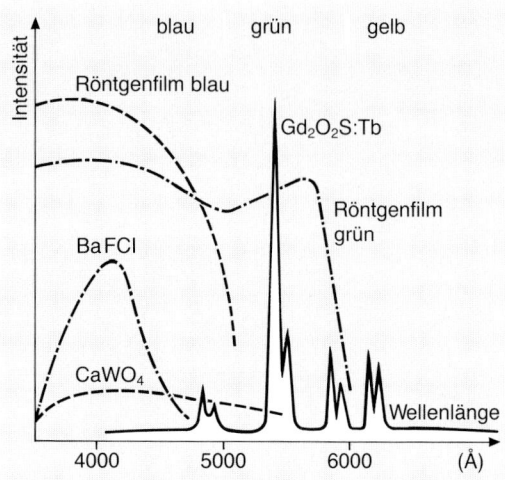

Abb. 56 Spektrale Intensitätsverteilung verschiedener Verstärkungsfolien und spektrale Empfindlichkeit der entsprechenden Röntgenfolienfilme (nach *Buchanan*)

(Tab. 7) für eine Empfindlichkeitsklasseneinteilung publiziert, die eine recht gute Übersicht über das handelsübliche Aufnahmematerial gibt. Diese Vorschläge dürften darüber hinaus auch für die praktische Aufnahmetechnik von Bedeutung sein.

Wie auf S. 101 ausgeführt, ist die Dichtekurve des Filmes eine Filmeigenschaft; sie wird durch die Entwicklungsbedingungen beeinflußt, nicht aber durch den Verstärkerfolientyp. Dies bedeutet, daß Dichtekurven, die mit verschieden empfindlichen Folien hergestellt worden sind, z. B. Micro oder Universal, denselben Gradienten aufweisen. Sie unterscheiden sich lediglich in ihrer Empfindlichkeit bzw. Belichtungsintensität; Abweichungen können allerdings durch die verschiedenen Fabrikate auftreten.

Zu den besonderen Eigenschaften der Verstärkungsfolien, wie Empfindlichkeit und Zeichenschärfe, sind bei den Folien der seltenen Erden und der Doppelhalogenide noch zwei weitere Eigenschaften hinzuzufügen, und zwar die spektrale Lichtemission und die *Körnigkeit* bzw. eine Art Untergrundstruktur.

Die Folien auf der Basis der seltenen Erden zeigen eine unterschiedliche spektrale Lichtemission. In Abb. **56** ist die Lichtemission in Abhängigkeit von der Lichtwellenlänge aufgetragen. Im Gegensatz zu den bisherigen Folien und den Folien auf der Basis von BaFCl (Barium-Fluorchlorid), die ein kontinuierliches Spektrum aufweisen, ist das Emissionsspektrum der Leuchtstoffe der seltenen Erden durch einzelne Peaks gekennzeichnet, die zum Teil im kurzwelligen Blaulicht (Yttrium), zum Teil im grünen Spektralbereich liegen (Gadolinium, Lanthan). Um die maximale Lichtemission auch im grünen Spektralbereich auszunutzen, sind speziell grün sensibilisierte

Röntgenfolienfilme zu verwenden. Für dieses Aufnahmematerial muß für die Verarbeitung in der Dunkelkammer eine gegenüber blauempfindlichen Filmmaterialien geänderte Beleuchtung verwendet werden.

Bei Aufnahmen mit den Seltenen-Erden-Folien wird eine „Untergrundstruktur" und eine gewisse Körnigkeit, vor allem in den weniger geschwärzten Bereichen beobachtet. Dies ist unter anderem auf die innere Kristallstruktur des verwendeten Leuchtstoffs und auf das Quantenrauschen zurückzuführen. Bei höherer Verstärkung sind eine immer geringere Anzahl von Röntgenquanten am Bildaufbau beteiligt. Es ergibt sich eine statistische Intensitätsverteilung, die sich als *Rauschen* im Bild bemerkbar macht. Eine zu hohe Verstärkung führt zu einer Reduzierung der Grenzauflösung.

Kassetten- und Magazintechnik

Aufnahmen mit Verstärkungsfolienkombinationen werden in Verbindung mit einer Kassette durchgeführt. Die Hauptaufgabe der Röntgenkassette besteht darin, den Film und die Verstärkungsfolie für die Aufnahmebelichtung in engem und gleichmäßigem Kontakt miteinander zu halten und einen möglichen Tageslichteinfall auszuschließen. Für die Vorderseite wird ein Material wie Aluminium (etwa 1 mm Stärke) oder Kunststoff gewählt, das von Röntgenstrahlen leicht durchdrungen werden kann, das aber genügend stabil und widerstandsfähig ist. Die rückwärtige Seite – der Deckel – besteht gewöhnlich aus Stahlblech und wird häufig mit einer dünnen Bleischicht versehen. Diese Bleieinlage soll dazu dienen, die vom Film und von der Folie durchgelassene Röntgenstrahlung zu absorbieren und so die Rückstreuung auszuschalten. Eine zwingende Notwendigkeit besteht nach KUHN (1970) nicht. Die entsprechenden Untersuchungen zeigen, daß bei normaler und sorgfältiger Aufnahmetechnik Bleieinlagen überflüssig sind und in extremen Fällen bereits eine Bleidicke von 0,15 mm ausreichend ist.

Die Kassetten sind innen mit Filz oder einer Schaumstoffeinlage belegt, um den gleichmäßigen Film-Folien-Andruck sicherzustellen. Im übrigen sind die Folien gewöhnlich fest eingeklebt. Der Kassettendeckel besteht im allgemeinen, wie angeführt, aus etwa 1 mm Aluminium. Hierdurch wird die aus dem Patienten austretende Strahlung je nach Aufnahmeobjekt aufgehärtet. Dies spielt unter anderem in der Pädiatrie und bei Aufnahmen von kleinen Knochen und Gelenken bereits eine Rolle. Aus diesem Grunde wird gerade für diese Anwendungen für die Kassettenvorderseite mehr und mehr ein Material mit deutlich geringerer Absorption verwendet, und zwar kohlefaser-

Abb. **57**
Empfindlichkeitserhöhung durch Einsatz von kohlefaserverstärktem Kunststoff (CFK) am Beispiel verschiedener Film-Folien-Kombinationen

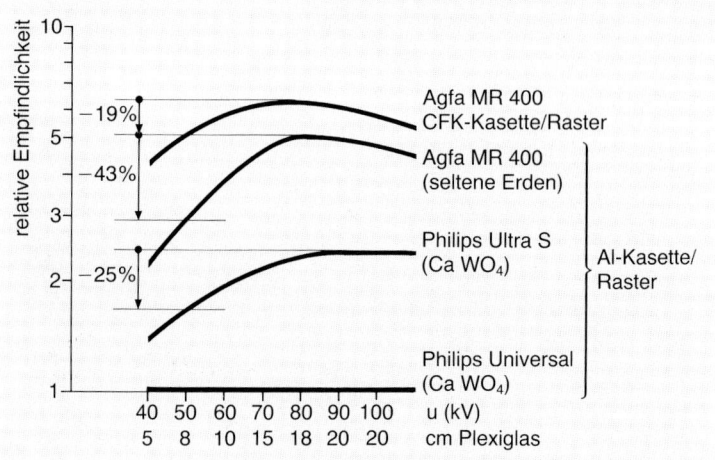

verstärkter Kunststoff (CFK). CFK zeichnet sich gegenüber Aluminium durch einen sehr geringen Massenabsorptionskoeffizienten bei guten mechanischen Eigenschaften aus. Als Vorteil für CFK-Materialien im Strahlengang ist neben der verringerten Absorption vor allem der Einfluß auf die Bildqualität und auf die Patienten-Dosisbelastung anzuführen. Zum letzten Punkt sind Untersuchungen durchgeführt worden, die den Einfluß der Empfindlichkeitserhöhung bei CFK gegenüber den bisherigen Materialien im unteren Aufnahmespannungsbereich zeigen. Im Diagramm der Abb. **57** ist die relative Empfindlichkeit in Abhängigkeit von der Aufnahmespannung bei unterschiedlichen Phantomdicken eingetragen. Die Empfindlichkeitserhöhung im Bereich unter 65 kV beträgt etwa 19%.

Bei bestimmten Aufnahmen bzw. Strahlenrichtungen, z. B. Schädel, lateral im horizontalen Strahlengang, wird die Kassette am Bucky-Tisch über einen Kassettenhalter hochkant eingestellt. Diese Aufnahmen erfordern aber zur Qualitätsverbesserung die Anwendung eines Streustrahlenrasters. Für diese speziellen Anwendungen wird eine sogenannte „Rasterkassette" verwendet; darunter versteht man eine Röntgenkassette, bei der die Vorderseite der Kassette als Streustrahlenraster ausgeführt ist. Die entsprechenden geometrischen Kenngrößen sind auf der Vorderseite aufgedruckt (s. S. 27).

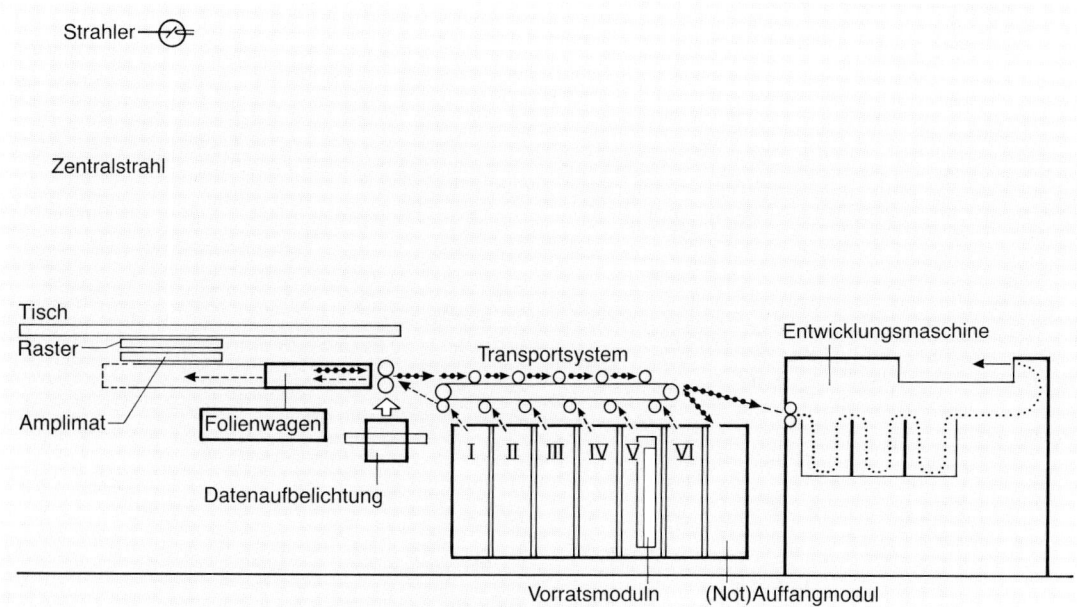

Abb. **58** Prinzipschema eines speziellen Bucky-Aufnahmearbeitsplatzes mit fest eingebauter Verstärkungsfolienkombination

Ein dritter Typ von Kassetten wird für die Anforderungen bei der Mammographie mit Film-Folien-Kombinationen verwendet. Es werden hierbei Kassetten angeboten, die entweder mittels Vakuum oder durch Schaumgummi einen sicheren Andruck von Film und Folie gewährleisten. Bei dieser Aufnahmetechnik ist man infolge der sehr hohen Qualitätsanforderungen auf einen optimalen Film-Folien-Andruck angewiesen.

Bei einigen Aufnahmestativen und -geräten hat man aus Rationalisierungsgründen, um z. B. eine raschere Aufnahmefolge durchzuführen, auf die Anwendung von Film-Folien-Kassetten verzichtet und ist zur *Magazintechnik* übergegangen. Bei diesen Stativen ist die Verstärkungsfolienkombination fest in das Gerät integriert worden, und die Filmzufuhr erfolgt über ein im Gerät einschiebbares Filmmagazin. Als Beispiel ist hier das Lungenaufnahmestativ anzuführen, ferner ein spezieller Bucky-Aufnahme-Arbeitsplatz. In einem Prinzipschema (Abb. 58) sind die Funktionsabläufe dargestellt. Nach dem Einlaufen des Filmes (gestrichelte Linie bzw. Pfeile) in den Folienwagen (schwarze Umrandung) werden die Folien mittels eines Luftkissens homogen an den Film gedrückt. Der Folienwagen läuft sodann in die Aufnahmeposition (gestrichelte Linie bzw. Pfeile). Nach der Aufnahmebelichtung läuft der Folienwagen wieder zurück (punktierte Linie bzw. Pfeile), der Film wird entnommen und läuft über das Transportsystem in die Entwicklungsmaschine.

Für die Anforderungen in der Angiographie mit großformatigen Blatt-Film-Wechslern (u. a. Puck, AOT) ist man auf eine sehr rasche Aufnahmefolge (3–6 B/s) angewiesen. Eine derartige Schnellserientechnik für großformatige Filme erfordert

eine Lösung, bei der ebenfalls die Verstärkerfolien fest in das Gerät einbezogen sind und die Filme über ein Magazin zugeführt werden.

Röntgenbildverstärker

Einführung

Die Röntgenuntersuchung in Verbindung mit dem Röntgenbildverstärker ist heute Stand der Technik. Dabei ist das Durchleuchten mit dem Bildverstärker obligatorisch, die Aufnahmetechnik mit 70 bzw. 100 mm BV-Kameras gewinnt zunehmend an Bedeutung, während für die Anforderungen in der röntgendiagnostischen Kardiologie die BV-Schnellserienaufnahme und die BV-Röntgenkinematographie die bevorzugten Verfahren sind.

Die Untersuchungsergebnisse beinhalten eine hohe Aussagekraft und führen zu einer gesicherten Diagnostik. Hinzu kommt, daß die Strahlenbelastung für Arzt und Patient gegenüber den vorherigen Verfahren reduziert werden konnte.

Im folgenden wird der gegenwärtige Stand der BV-Technik aufgezeigt und die damit zusammenhängenden Ausführungsformen behandelt.

Aufbau und Funktion des Röntgenbildverstärkers

Der Röntgenbildverstärker hat die Aufgabe, das aus dem Patienten austretende Strahlenbündel – das Informationsrelief – möglichst verlustfrei in ein sichtbares Bild umzuwandeln und in seiner Helligkeit zu verstärken.

Das Prinzip der Röntgenbildentstehung in der BV-Röhre zeigt die Abb. 59. Die Röntgenstrahlung durchdringt das zu untersuchende Objekt, und es entsteht ein Strahlenrelief, hervorgerufen

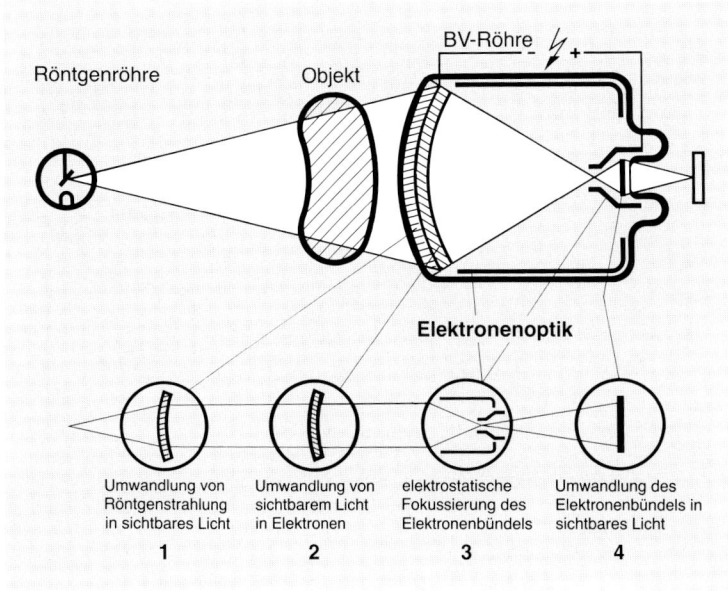

Abb. **59**
Prinzip der Röntgenbildentstehung in der Bildverstärkerröhre

durch die lokale Schwächung im Objekt. In einer evakuierten Röhre befindet sich ein primärer Kristalleuchtschirm und daran angrenzend eine Photokathode. Bei der Absorption von Röntgenstrahlen sendet der Leuchtschirm ein Lumineszenzlicht aus (Abb. **59** – Phase 1). Das Lumineszenzlicht trifft auf die lichtempfindliche Schicht der Photokathode. Dort werden nach dem Prinzip des äußeren Photoeffekts bei Lichteinfall Elektronen frei (Phase 2). Die Zahl der emittierten Elektronen ist proportional der Lichtintensität des Fluoreszenzschirmes. Diese Elektronen werden in einem Hochspannungsfeld beschleunigt (Phase 3) und treffen durch Elektronenlinsen gebündelt auf einen sehr feinkörnigen kleinen Betrachtungsleuchtschirm auf, der in der Mitte einer ringförmig ausgebildeten Anode liegt. Die Elektronen erzeugen hier wieder ein sichtbares Bild (Phase 4), das mit optischen Einrichtungen betrachtet wird.

Die Bildverstärkung kommt dadurch zustande, daß alle vom primären Eingangsschirm ausgehenden Photoelektronen, bevor sie auf den Sekundär- oder Betrachtungsschirm auftreffen, durch das elektrostatische Feld zwischen Photokathode und Anode (25 kV) beschleunigt werden. Als technische Ausführungsform kennt man evakuierte Glasröhren, aber auch Metallgefäße. Das Material ist besonders für die Durchlässigkeit des Strahlenreliefs von Bedeutung. Glas muß mit Rücksicht auf den äußeren Luftdruck relativ dick sein. Dadurch wird das Strahlenrelief sowohl geschwächt als auch gestreut. Durch Verwendung von dünnen Metallfolien (Aluminium oder Titan) vermeidet man diese Nachteile.

Beim Bildverstärker wird die Bildgüte hinsichtlich der Auflösung, der Empfindlichkeit und des Quantenrauschens weitgehend von den Eigenschaften des Eingangsschirmes bestimmt. Für eine gute Ausnutzung der Bildinformation ist eine hohe Absorption erforderlich. Diese hängt unter anderem von der effektiv wirksamen Dicke des Schirmes ab, von der Ordnungszahl des verwendeten Materials und von der Dichte der Schirmsubstanz. Letztere wird durch das spezifische Gewicht der Kristalle und ihre Packungsdichte im Schirm bestimmt.

In modernen Röntgenbildverstärkern wird heute ausschließlich Cäsium-Jodid (CsJ) als Schirmsubstanz verwendet. Diese Schirmsubstanz erhöht bei gleicher Schirmdicke die Absorption. Durch ein Vakuumaufdampfverfahren erhält man einen CsJ-Kristallschirm mit maximaler Packungsdichte (etwa 100%) und durch die Anordnung der Kristalle im Schirm eine bevorzugte Lichtausbreitung (Abb. **60**). Dadurch wird eine minimale laterale Lichtstreuung im CsJ-Kristallschirm erreicht. Die Photoschicht besteht aus chemischen Verbindungen von Natrium, Kalium und Cäsium mit Antimon-Trisulfid. Der Ausgangsleuchtschirm, in dem das Elektronenbild wieder in ein sichtbares Bild umgewandelt wird, besteht aus einer Zink-Kadmium-Schicht oder ähnlichen Leuchtstoffen. Von wesentlicher Bedeutung ist der Träger für den Sekundärleuchtschirm und das Austrittsfenster für das Leuchtschirmbild. Die unterschiedliche Lichtausbreitung in den Trägermaterialien hat einen deutlichen Einfluß auf die Kontrastwiedergabe, wie es in Abb. **61a** u. **b** dargestellt ist. Es werden hier die Streulichtphänomene von einem Glasfenster, Neutralfilterglasfenster und Faseroptikfenster gegenübergestellt.

Für den Anwender sind die Kenngrößen einer Röntgenbildverstärkerröhre von Bedeutung. Es

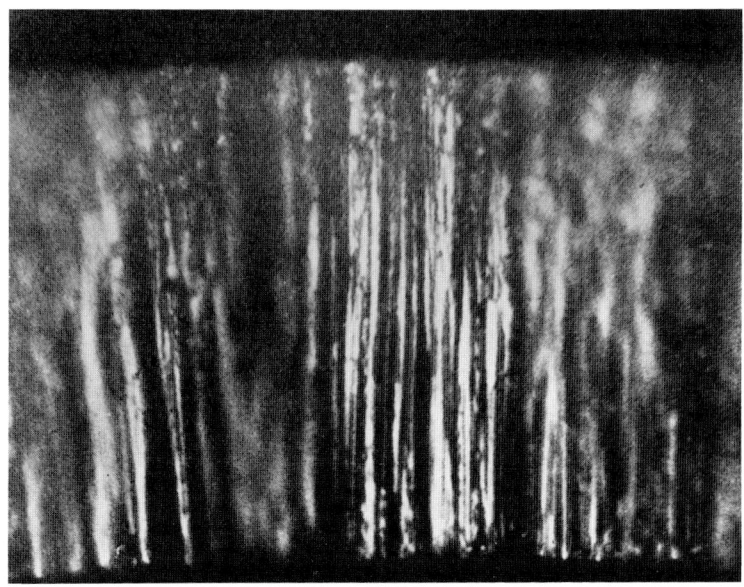

Abb. **60** CsJ-Kristallschirm (mikroskopische Aufnahme)

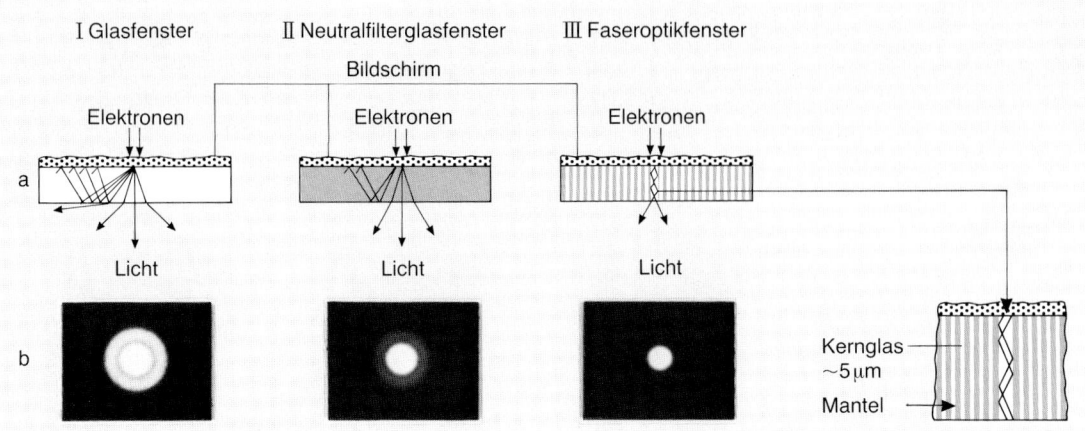

Abb. **61a** u. **b**   Sekundärschirmträger
a Vergleich des Einflusses von Streulicht bei einer Bildpunktübertragung zwischen einem optisch planen Glas (I), einem Neutralfilterglas (II) und einer Faseroptik (III) als Träger für den Sekundärschirm und als Ausgangsfenster von Röntgenbildverstärkern

b Photo einer Bildpunktübertragung eines Röntgenbildverstärkers mit einem optisch planen Glas (I), einem Neutralfilterglas (II) und einer Faseroptik (III) als Ausgangsfenster

werden in DIN 6825 die genormten Begriffe zitiert:

a) BV-Format; Eingangsdurchmesser.
b) Konversionsfaktor (G_x): Der Konversionsfaktor eines BV gibt das Verhältnis der Leuchtdichte des Ausgangsbildes zur Dosisleistung in der Eingangsebene an. Die Leuchtdichte wird in Candela/m² (cd/m²) und die Dosisleistung in mR/s gemessen.
c) Verzeichnung des Bildes.
d) Vignettierung des Bildes.
e) Das Auflösungsvermögen, z. B. durch die Darstellung der Modulationsübertragungsfunktion (Abb. **62** und S. 20).

Bildverteiler

Wie in Abb. **63** aufgeführt, stehen für die Aufzeichnung des vom BV erzeugten Leuchtschirmbildes unterschiedliche Kameras zur Verfügung.

Zur Sichtbarmachung des Durchleuchtungsbildes werden Fernsehkameras verwendet; gleichzeitig können die Durchleuchtungsbilder auf Magnetband oder -platte gespeichert werden. Für die Anfertigung von Filmbildern wird das im BV erzeugte optische Bild mit 70- bzw. 100-mm-Kameras aufgenommen. Man spricht von einem indirekten Aufnahmeverfahren im Gegensatz zum direkten Verfahren, bei dem die Röntgenstrahlung direkt auf das aufzeichnende Film-Folien-System auftrifft. Schnell ablaufende Funktions- bzw. Bewegungsvorgänge werden mit Kinokameras (bis zu 150 B/s) aufgezeichnet oder mit den beschriebenen 70- bzw. 100-mm-Kameras, die eine Schnellserientechnik bis 8 B/s erlauben.
Der Aufbau einer entsprechenden Einrichtung ist in Abb. **64** dargestellt. Das Bild auf dem Sekundärleuchtschirm des BV wird für die Fernsehdurchleuchtung mit dem optischen System, beste-

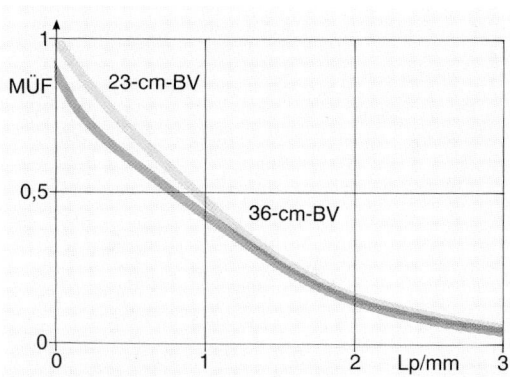

Abb. **62**   Modulationsübertragungsfunktion (MÜF) einer 36-cm- und einer 23-cm-Bildverstärkerröhre

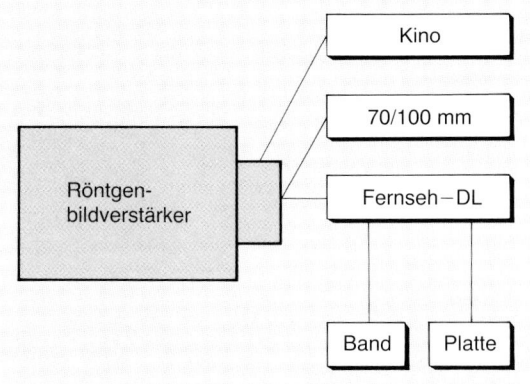

Abb. **63**   Abbildungs- und Registriermethoden für einen Röntgenbildverstärker

Abb. **64** Prinzip der Bildverstär-
kerdurchleuchtung und der -auf-
nahme

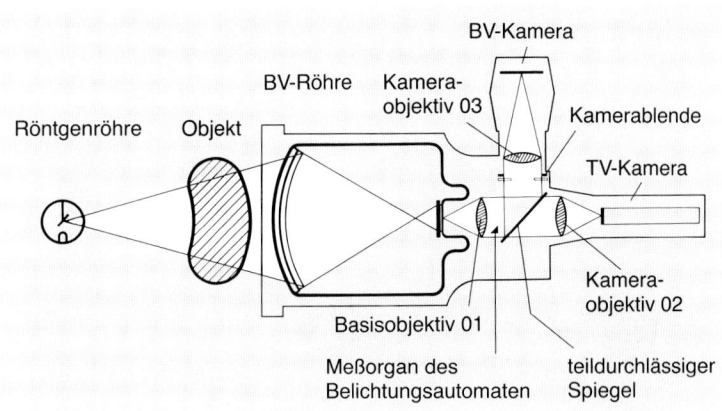

hend aus dem Basisobjektiv O_1 und dem Kameraobjektiv O_2, auf die Fernsehkamera übertragen. Der teildurchlässige Spiegel ist dabei nicht
im optischen Strahlengang, d. h., daß 100 % Licht
auf die Fernsehkamera auftrifft. Der Sekundärschirm des BV und die lichtempfindliche Signalplatte der Fernsehkamera befinden sich jeweils in
der ihnen zugeordneten Brennebene des Objek-
tivs. Zwischen den Objektiven hat man dadurch
ein paralleles – telezentrisches – Lichtbündel. Das
Tandemsystem in Verbindung mit dem telezentri-
schen Strahlengang erlaubt aufnahmetechnische
Vorteile, wie zum Beispiel einen veränderlichen
optischen Abbildungsmaßstab.

Bei der Bildverstärker-Aufnahmetechnik (Indi-
rekttechnik und Kinematographie) wird das Bildverstärkerbild mit dem Tandemsystem O_1 und O_3
(Kameraobjektiv) unter Einbeziehung des durch-
lässigen Spiegels auf die Filmebene der Bildver-
stärkerkamera abgebildet. Der teildurchlässige
Spiegel reflektiert 90 % des Lichtes. Die verbleibenden 10 % Transparenz reichen für die Fernsehkamera aus, um auf dem Fernsehsichtgerät ein
Bild wiederzugeben. Die Aufnahmen werden somit unter Sichtkontrolle des Untersuchers belichtet.

Je nachdem, wieviel optische Systeme angeschlossen sind, verwendet man Zweikanal- oder Drei-
kanalbildverteiler. Im Bildverteiler befindet sich

ferner ein lichtempfindlicher Meßdetektor für die
Belichtungsautomatik bei der Indirektaufnahme-
technik und bei der Kinematographie. Das Prinzip besteht darin, daß ein kleines Prisma aus dem
parallelen Strahlengang zwischen dem Basis- und
dem Kameraobjektiv ein schmales Lichtbündel
ablenkt, das auf eine Photozelle oder die Kathode
eines Sekundär-Elektronen-Vervielfachers (SEV)
fällt. Durch technische Maßnahmen kann man
erreichen, daß nur Licht von einem bestimmten
zentralen Bereich des sekundären Bildverstärker-
bildes für die Messung wirksam wird. Man erhält
dadurch einen bevorzugten Bereich – Dominante
– für die Belichtungsautomatik.

Röntgenfernsehen

Eine Röntgenfernsehkette besteht aus der Fernsehkamera mit Optik und der Aufnahmeröhre,
dem elektronischen Videoverstärker, dem Fernsehsichtgerät und den im Generator eingebauten
Regeleinheiten, die für eine einwandfreie Durch-
leuchtungsbildqualität sorgen. Wie aus Abb. **65**
zu entnehmen ist, wird das Bildverstärkerbild mit
der Tandemoptik auf die lichtempfindliche
Signalplatte der Fernsehkamera projiziert. Während bei der optischen Bildübertragung das gesamte Bild gleichzeitig durch ein Linsensystem
übertragen werden kann, ist dies beim Fernsehen
nicht möglich. Für die Übertragung muß das op-

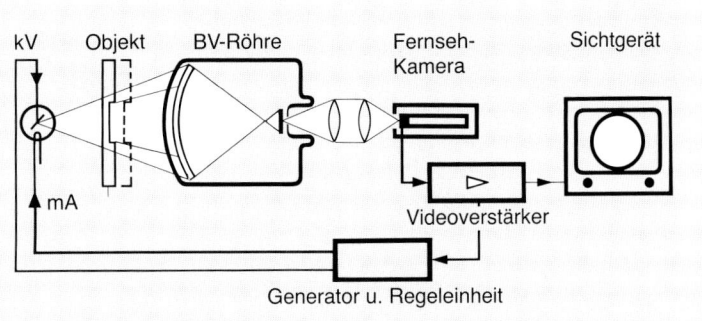

Abb. **65** Schematische Anordnung der technischen Komponenten für die Bildverstärkerfernseh-
durchleuchtung

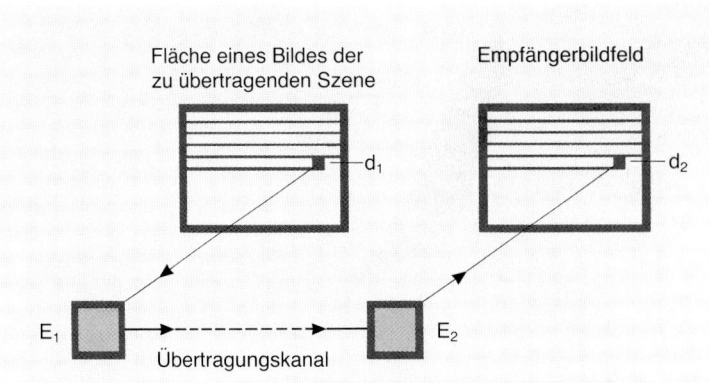

Abb. 66 Schema der Fernsehübertragung mit Zeilenrasterabta-
stung

tische Bild in einzelne Bildelemente zerlegt werden (Abb. **66**). Die verschiedenen Helligkeitswerte werden nacheinander zeilenförmig abgetastet und dabei in eine Folge entsprechender Spannungswerte verwandelt. Der auf diese Weise entstehende zeitliche Spannungsverlauf, das Videosignal, wird im Videoverstärker verstärkt und dem Fernsehsichtgerät zugeführt. Hier werden die elektrischen Signale wieder in ein optisches Bild zurückverwandelt.

Bei der in Europa üblichen Norm wird das Bild in 625 Zeilen zerlegt, die nacheinander abgetastet werden. Dieser Vorgang vollzieht sich 25mal in der Sekunde. Ein 25mal in der Sekunde aufleuchtendes Bild würde für das Auge flimmern. Ähnlich wie bei der Filmprojektion jedes Einzelbild zur Vermeidung des Flimmerns während einer Stillstandzeit 2mal beleuchtet und projiziert wird, müßte auch beim Fernsehbild eine Verdoppelung der Aufleuchtfrequenz erreicht werden. Eine technische Lösung stellt die Aufteilung des Einzelbildes in zwei Halbbilder dar, indem das eine Halbbild aus den ungeraden Zahlen (1, 3, 5 . . .) und das zweite Halbbild aus den geraden Zahlen (2, 4, 6 . . .) aufgebaut wird. Die Abtastdauer für ein Halbbild beträgt $\frac{1}{50}$ s. Dieses Abtastverfahren ist unter dem Namen Zeilensprungverfahren bekannt.

Eine für die Fernsehübertragung wichtige Kenngröße ist die Bandbreite. Darunter versteht man den Frequenzbereich der elektrischen Schwingungen, den eine Fernsehkette übertragen kann. Bei dem Abtastvorgang entlang einer Zeile ändert sich die Höhe des Videosignales außerordentlich rasch, wenn verschieden helle Bildelemente abgetastet werden. Diese zeitliche Änderung der Spannung kann man in Sinusschwingungen zerlegen. Um eine genügend hohe Bildinformation bzw. Bildauflösung zu erhalten, muß ein 625 Zeilensystem in der Lage sein, bis zu 5 Millionen Schwingungen in der Sekunde zu übertragen. Man spricht von einer Bandbreite von 5 MHz.

Als Fernsehkameraröhre dienen das Vidikon mit Antimontrisulfid (Sb_2S_3) als Signalplatte und das Plumbicon mit Bleimonoxyd. Die PbO-Röhren haben eine äußerst geringe Trägheit, wodurch sogenannte Nachzieheffekte bei raschen Organbewegungen vermieden werden. Die PbO-Vidikonröhren haben darüber hinaus wie auch die in jüngerer Zeit auf den Markt gekommenen Vidikonröhren mit Chalkogenid-Halbleiterschichten, z. B. PASECON, CHALNIKON oder SATICON, einen vernachlässigbar kleinen Dunkelstrom. Die Chalkogenid-Vidikone haben bei genügend hoher Beleuchtung eine Trägheit, die zwischen einem Sb_2S_3-Vidikon und einem PbO-Vidikon liegt. Bei sehr kleinen Beleuchtungsstärken sind sie relativ träge.

Bei der Übertragung des Bildsignals ist die Auflösung in horizontaler Richtung durch die Bandbreite des Videoverstärkers und in vertikaler Richtung durch die Zeilenzahl bestimmt. Die Auflösungswerte in horizontaler und vertikaler Richtung sollen etwa gleich sein. Will man die Auflösung erhöhen, so muß dieses in beiden Richtungen geschehen, d. h., eine höhere Zeilenzahl muß auch eine höhere Bildpunktanzahl pro Fernsehzeile haben. Die notwendige Bandbreite muß daher quadratisch mit der Zeilenzahl zunehmen.

Bei der Röntgendurchleuchtung in Verbindung mit einer Fernseheinrichtung hat man durch technische Maßnahmen den Untersuchungsablauf bzw. die Bedienung vereinfacht. Durch Anwendung von Regeleinrichtungen (s. Abb. **65**) ist es möglich, die auf den Bildverstärker auftreffende Röntgenstrahlenintensität (Dosisleistung) und damit die mittlere Bildhelligkeit bei einer Objekt- bzw. Durchstrahlungsänderung konstant zu halten. Dies wird dadurch erreicht, daß man im Videoverstärker aus dem Fernsehsignal ein Regelsignal abgreift und dies in der Regeleinheit mit einem vorgegebenen Sollsignal vergleicht. Treten Abweichungen auf, so erfolgt über den Generator eine Steuerung der Röntgenstrahlenintensität

(Dosisleistungsregelung). Die Dosisleistung ist von der Röntgenröhrenspannung und vom Röhrenstrom abhängig; man kann daher die kV, den mA-Wert oder beides regeln.

Indirekttechnik

Wie schon erwähnt, werden für die BV-Aufnahmetechnik speziell entwickelte 70-, 100- oder 105-mm-Kameras verwendet. Die Bezeichnung bezieht sich auf das jeweilige Filmformat. Die Aufnahmebelichtung erfolgt nach vorheriger Durchleuchtungseinstellung. Der Übergang von der Durchleuchtung zur Aufnahme ist mit einer gewissen Verzögerung verknüpft, unter anderem Anlauf der Drehanode, Hochheizung der Kathode für den erforderlichen Röntgenröhrenstrom. Während bei der direkten Aufnahmetechnik der Filmkassettentransport in einem Zielgerät der begrenzende Faktor ist – die Zeit beträgt etwa 0,8–1,2 Sekunden – kann diese Zeit bei der Bildverstärkertechnik deutlich kürzer sein, denn das mechanische Vorklappen des Spiegels erfolgt sehr rasch. Mit der Fast-Exposure-Technik hat man eine Verzögerungszeit von knapp 0,4 Sekunden. Sobald man das bildwichtige Detail auf dem Monitor erkennt, erfolgt in kürzester Zeit die Belichtung. Die Aufnahme erfolgt – wie oben angeführt – unter Sicht des Beobachters. Der teildurchlässige Spiegel liefert noch genügend Licht für die Fernsehaufnahmekamera und damit ein Bild auf dem Fernsehsichtgerät.

Es werden entweder Kameras für 100 mm Einzelblatt oder für 70 bzw. 105 mm Rollfilm verwendet. Je nach Ausführungsform können mit den Kameras Schnellserien bis zu einer maximalen Bildfrequenz von 12 B/s durchgeführt werden. In der Kamera ist eine Filmmarkierungsvorrichtung eingebaut, die den Patientennamen, Institutsbezeichnung, Tagesdatum und eine laufende Bildnummer auf der Aufnahme abbildet. Diese „Filmbeschriftung" vereinfacht die weitere Verarbeitung und die Identifikation der betreffenden Aufnahme.

Moderne Bildverstärker verfügen über eine unmittelbare elektronenoptische Vergrößerung. Bei einer bestimmten primären Röntgenstrahleneinblendung wird die elektronenoptische Abbildung innerhalb der Bildverstärkerröhre dahingehend geändert, daß nur eine kleine zentrale Fläche des Primärschirmes auf die gesamte Fläche des Sekundärschirmes abgebildet wird. Man erhält auf das Objekt bezogen ein vergrößertes Fernseh- bzw. Filmbild. Wenn man zum Beispiel einen Bildverstärker mit 9″ Eingangsdurchmesser auf ein Eingangsformat von 5″ umschalten kann, spricht man von einem formatumschaltbaren 9″/5″-BV. Großformatige Bildverstärkerröhren sind

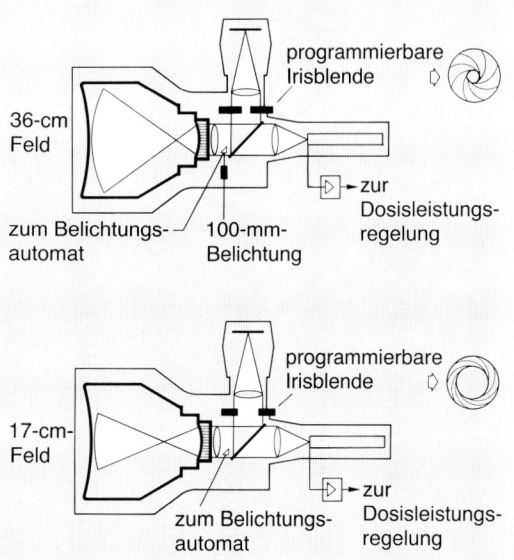

Abb. **67** Prinzip eines formatumschaltbaren Bildverstärkers (36/17) mit programmierbarer Irisblende vor dem Kameraobjekt

grundsätzlich mit einer Formatumschaltung ausgerüstet, z. B. 14″/10″/6″.

Die elektronenoptische Verkleinerung trägt zur Bildverstärkung bei und bestimmt unter anderem den Konversionsfaktor eines Bildverstärkers. Bei der Formatumschaltung ändert man die elektronenoptische Verkleinerung und damit auch den Konversionsfaktor. Für die praktische Anwendung bedeutet dies, daß technische Eingriffe notwendig sind, um wieder eine gleiche Bildhelligkeit zu erzielen. Bei der Formatumschaltung ändert sich der Verstärkungsfaktor flächenproportional, z. B. nimmt er bei der Umschaltung von 14″ auf 10″ um den Faktor 2 ab. Dies erfordert eine Helligkeitserhöhung um den gleichen Faktor. Wie aus Abb. **67** zu ersehen, hat man am Kameraobjektiv eine veränderliche, programmierbare Irisblende angebracht. Je geringer der Verstärkungsfaktor und damit die Lichtintensität ist, um so mehr wird die Blende geöffnet. Die Belichtungsdosis pro Bild kann somit unabhängig vom Verstärkungsfaktor in weiten Grenzen eingestellt werden.

BV-Kinematographie

Für die BV-Röntgenkinematographie werden handelsübliche Kameras für das 35-mm-Format verwendet. Vereinzelt findet man auch Kameras für das 16-mm-Format. Die BV-Kinematographie wird immer mit gepulster Röntgenstrahlung durchgeführt. Technisch ist dies dadurch realisiert, daß von der Kamerasektorenblende die Röntgenröhre gesteuert wird. Diese Blende ist mit

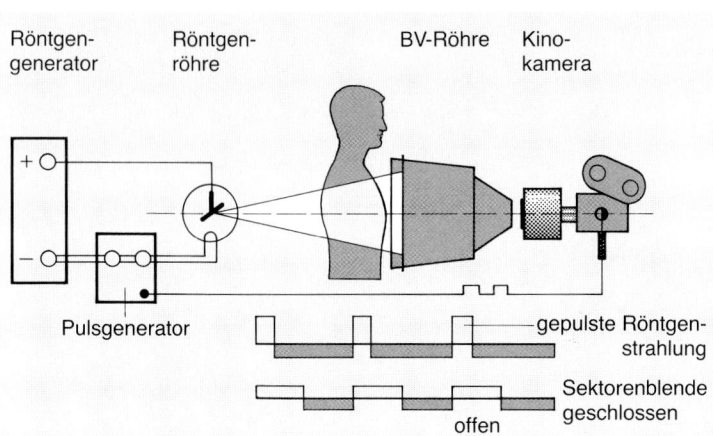

Abb. **68** Schematische Anordnung für die gepulste Bildverstärker-Röntgenkinematographie

einem Kontakt versehen, der nur bei offener Blendenstellung ein Signal zum Einschalten der Röntgenstrahlung an den Röntgengenerator gibt. Es erfolgt also nur im Hellsektor eine Belichtung, während im Dunkelsektor, d.h. bei Filmtransport, die Röntgenstrahlung abgeschaltet ist (Abb. **68**).

Die grundsätzlichen Lösungsmöglichkeiten für die gepulste Kinematographie sind aus Abb. **69** zu ersehen. Je nachdem, ob auf der Eingangsseite (primären Seite), oder auf der Ausgangsseite (sekundären Seite) des Hochspannungsgenerators die Belichtung geschaltet wird, spricht man von der primärseitigen oder von der sekundärseitigen Steuerung. Bei der primärseitigen Steuerung wird der Hochspannungsgenerator primärseitig mit Thyristoren, das sind Halbleiterbauelemente, ein- und ausgeschaltet. Bei der sekundären Steuerung werden die Impulse mit Hilfe von zwei Hochspannungsschaltventilen (Tetroden) erzeugt. Die Hochspannung bleibt für die Dauer der Filmserie eingeschaltet, wird aber nur für die Impulszeit an die Röntgenröhre weitergegeben. Die sekundärseitige Steuerung kann ferner mit einer gittergesteuerten Röntgenröhre durchgeführt werden.

Diese Röhre arbeitet nach dem Prinzip einer Triode, d.h. der Kathodenkopf ist als Steuergitter ausgeführt. Die elektrische Leistung einer solchen Röhre ist aber begrenzt.

Eine der wesentlichen Voraussetzungen für die BV-Kinematographie ist eine einwandfreie Filmbelichtung. Diese erfolgt mit Hilfe einer speziellen Belichtungsautomatik. Das Schema ist in Abb. **64** dargestellt. Es wird also die Helligkeit in einem zentralen mittleren Bereich des BV-Bildes gemessen. Um nun die Helligkeit bei einer Objektänderung konstant zu halten, muß die Dosisleistung, die auf den BV auftrifft, entsprechend geregelt werden. Als Regelgröße hat man die Aufnahmespannung kV und den Röntgenröhrenstrom mA. Die Regelung erfolgt automatisch. Man unterscheidet hierbei die mA-Automatik, d.h. variable mA und feste kV, und die kV-Automatik, d.h. variable kV und fest vorgegebener Röntgenröhrenstrom. Die sekundär geschalteten Generatoren haben darüber hinaus noch die kV-mA-Regelung.

Bei kardiologischen Untersuchungen hat sich insbesondere die kV-Automatik bewährt, da der Regelbereich gegenüber der mA-Automatik größer

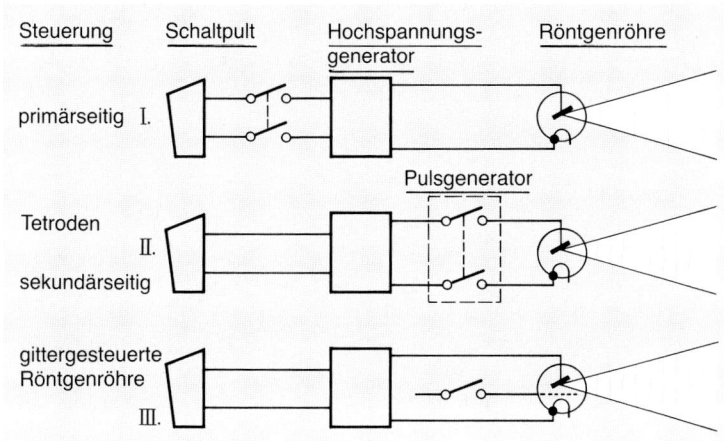

Abb. **69** Technische Lösungen für den Kinepulsbetrieb

ist. Dies ist darauf zurückzuführen, daß der Einfluß der Aufnahmespannung auf die Filmschwärzung wesentlich größer ist als der des Röntgenröhrenstromes.

Das sekundäre Leuchtschirmbild des Bildverstärkers wird mit einem optischen System auf die Filmebene der BV-Kamera projiziert. Das optische System bestimmt somit das Verhältnis von Bildgröße zu Objektgröße, d.h. den Abbildungsmaßstab. Die Objektgröße ist – wie aus Abb. **70** zu ersehen – das Bild auf dem sekundären Leuchtschirmbild. Das Basisobjektiv ist eine durch die Konstruktion des Bildverstärkers und des Bildverteilers vorgegebene Größe; die Brennweite f_1 ist damit festgelegt. Da beide Größen somit fest vorgegeben sind, läßt sich durch Veränderung der Brennweite f_2 des Kameraobjektives der Abbildungsmaßstab und damit die Bildgröße verändern. So ist es möglich, entweder das ganze Ausgangsbild des Bildverstärkers auf dem Film aufzuzeichnen oder unter Verzicht auf periphere Kreisabschnitte die Details deutlicher darzustellen.

Röntgenbildverstärker-Einrichtungen für den Operationsbereich

Die Einführung des Bildverstärkers hat neue Perspektiven für die „chirurgische Radiologie" eröffnet. Für diese Anwendungen werden fahrbare, chirurgische BV-Geräte oder fest installierte BV-Einrichtungen in Kombination mit einer Fernsehkette verwendet. Diese Geräte haben eine große Verbreitung gefunden.

In den letzten Jahren hat man auch für diese Verfahren mit Vorteil die Bildspeichertechnik ange-

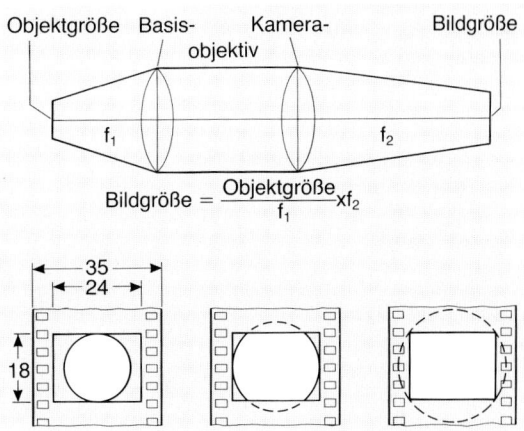

$$\text{Bildgröße} = \frac{\text{Objektgröße}}{f_1} \times f_2$$

Abb. **70** Abbildungsmaß und Filmbildgröße bei der 35-mm-Bildverstärker-Röntgenkinematographie

wendet. In Verbindung mit dem BV-Durchleuchtungssystem läßt sich nach Ausschalten einer Durchleuchtungsszene das letzte Durchleuchtungsbild speichern und sofort auf dem Fernsehsichtgerät wiedergeben. Das Bild bleibt solange stehen, bis die Durchleuchtung wieder eingeschaltet wird. Die Abb. **71** zeigt das Prinzip dieses Speicherverfahrens in Verbindung mit einem Einzelbildspeicher. In Systemen mit zwei Fernsehsichtgeräten ist eine Pseudo-Zwei-Ebenen-Technik möglich. Es lassen sich wahlweise ein „live"- und ein Speicherbild oder zwei Speicherbilder gleichzeitig darstellen. Dies bedeutet eine wesentliche Verbesserung des Ablaufes einer chirurgischen Knochenbruchversorgung.

Moderne „chirurgische BV-Geräte" verwenden seit etwa 2 Jahren digitale Bildspeicher (s. S. 123)

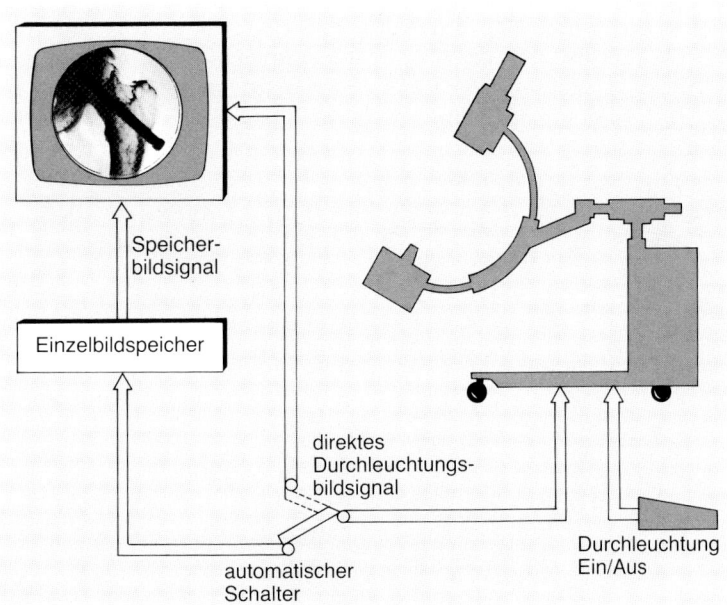

Abb. **71** Prinzip der Speicherung des letzten Durchleuchtungsbildes und eine digitale Echtzeit-Bildverarbeitung. Es stehen eine Reihe von Bildspeichertechniken zur Verfügung, z. B. Ein- bzw. Zwei-Ebenen-Vollbildspeicherung sowie Dosisreduzierung durch gepulste Durchleuchtung und „Schnappschuß"-Technik. Darunter versteht man ein Verfahren, bei dem ein kurzer Strahlungsimpuls gegeben wird. Das sich dabei ergebende Bild wird gespeichert und auf dem Fernsehsichtgerät wiedergegeben.

Verschiedene Bildverarbeitungstechniken werden in Abhängigkeit von den Aufzeichnungskonditionen benutzt. Die Unterschiede bestehen in der Anzahl von Bildern für die Erzeugung eines kompletten Bildes und in dem benutzten Verarbeitungsalgorithmus. So wird z. B. bei einem eingegebenen Bearbeitungsalgorithmus ein rauscharmes, verwischungsfreies Bild erzeugt. Erreicht wird dieses durch anteilige Bildsummierung. Diese Technik ist bekannt als rekursive Filterung (s. S. 125).

Zur Dokumentation von Durchleuchtungs- und Speicherbildern werden in der „chirurgischen Radiologie" Video-Imager-Kameras verwendet (s. S. 127), bei denen das Bild auf einer Wiedergaberöhre optisch auf einem Film abgebildet wird. Je nach Kameratype kann man aus einer Vielzahl von Formatunterteilungsmöglichkeiten auswählen. Als Aufnahmematerial findet ein Kopierblattfilm Verwendung, wie er aus anderen Bereichen bekannt ist, z. B. Duplizierung von Röntgenaufnahmen.

Literatur

Angerstein, W.: Lexikon der radiologischen Technik in der Medizin. Thieme, Stuttgart 1971; 3. Aufl. 1979

Bergerhoff, W.: Der subjektive Bildeindruck. Fortschr. Röntgenstr. RÖFO 75 (1951) 214–223

Beyer, H. K., B. Schulze: Neue Verstärkerfolien in der Röntgendiagnostik. Röntgenpraxis 34 (1981) 387

Birken, H.: Vorteile eines 36 cm Röntgenbildverstärkers. Röntgenberichte 7 (1978) 415

Birken, H., C. J. Bejczy: Eine neue Generation von Röntgenbildverstärkern – Eigenschaften und Ergebnisse. Röntgenstrahlen 27 (1972) 17

Birken, H., B. van der Eijk: Der Röntgenbildverstärker. Physik der bildgebenden Verfahren in der Medizin von Maurer-Zieler. Springer, Berlin 1984

Birken, H., T. Heise: Eine Röntgen-Fernsehanlage mit integrierter Dosisleistungsregelung. Röntgenstrahlen 21 (1969)

Buchanan, R. A., J. Solon, M. D. Finkelstein: X-ray exposure reduction using rare-earth oxysulfide intensifying screens. Radiology 105 (1972) 185

Degenhardt, H.: Leuchtstoffe für Verstärkerfolien. MTA-Praxis 28 (1982) 40

DIN 6867 Teil I: Bestimmung der Empfindlichkeit und des mittleren Gradienten.

DIN 54116: Zerstörungsfreie Prüfverfahren, Betrachtung von Durchstrahlungsaufnahmen, Betrachtungsgeräte.

Freyschmidt, J.: Zu modernen Film-Folien-Systemen aus selteten Erden in der klinischen Radiologie. Röntgenpraxis 34 (1981) 227

Friedrich, M., P. Weskamp: Bildgütefaktoren bei der Filmmammographie. Fortschr. Röntgenstr. 125 (1976) 269

Fuji-Photofilm: Technisches Handbuch. Lichtempfindliche Materialien, Verstärkerfolien.

Gasper, J.: Modulation transfer function and effiency of transparent luminescing materials. J. optic. Soc. Amer. 63 (1973) 714

Hamaker, H. C.: Radiation and head conduction in light-scattering material. Philips Res. Rep. 2 (1947) 55

Jötten, G.: Röntgen-Technik. Koronarographie; Lichtlen. Perimed, Erlangen 1979

Jötten, G.: Zur Aufnahmetechnik mit neuen, hochempfindlichen Verstärkerfolien. Urologe 19 (1979) 724

Kodak-Informationsschrift: Grundsätzliches zur Röntgenaufnahme. Kodak, Stuttgart, 11. Aufl.

Krestel, E.: Bildgebende Systeme für die medizinische Diagnostik. Siemens, München 1980

Kuhn, E.: Bedeutung der Bleieinlage in Kassetten. Röntgen-Bl. 23 (1970) 118

Maurer, H.-J., E. Zieler: Physik der bildgebenden Verfahren in der Medizin. Springer, Berlin 1984

Mutter, E.: Die Grundlagen der Photographie. Verlag Radio-Foto-Kinotechnik, Berlin 1958/1966

van der Plaats, G. J.: Leitfaden der medizinischen Röntgentechnik. Philips techn. Bibliothek, Eindhoven 1961

Schober, H.: Allgemeine physiologische Grundregeln für die Detailwahrnehmung im Röntgenbild. In Stieve, F.-E.: Bildgüte in der Radiologie. Fischer, Stuttgart 1966

Stevels, A.: New phosphors for x-ray screens. Medicamundi 19 (1974) 12

Stieve, F.-E.: Strahlenschutzkurs für Ärzte, Teil 1: Spezialkurs im Strahlenschutz in der Röntgendiagnostik. Hoffmann, Berlin 1982

Stieve, F.-E., W. Panzer: Praktische Beispiele der Qualitätskontrolle: Lungendiagnostik. In: Medizinische Physik 1984. 15. Wiss. Tag. dtsch. Ges. med. Phys. Feller, Erlangen 1984

Digitale Radiographie

D. Richter

Während die digitale Technologie in den Bereichen der Steuerungs- und Regelungstechnik und in Organisationssystemen schon vor mehr als einem Jahrzehnt Einzug in die medizinisch-technischen Systeme hielt, sich aber auf Organisation und Verwaltung von Text und Zahlen beschränkte, werden nun in der *digitalen Radiographie* die Verarbeitung und Speicherung von Bildinformation in digitaler Form bedeutsam. So werden die Vorteile der Digitaltechnik wie die Anwendung mathematischer Operationen zur Bildverarbeitung, die Datenkompression oder der Einsatz optischer Speicherplatten für die Bildarchivierung auch in der Radiographie verfügbar.

Die digitale Radiographie reiht sich damit in die Reihe der digitalen Bildgebungsverfahren wie die Computertomographie (CT), die digitalen nuklearmedizinischen Verfahren oder die Kernspintomographie ein.

Eine Pilotfunktion unter den digitalen Radiographieverfahren nimmt die digitale Subtraktionsangiographie (DSA, s. S. 127) ein. In den letzten Jahren wurden auch im Anwendungsbereich der Projektionsradiographie, der bislang fast ausschließlich großformatigen Kassetten mit Film-Verstärkungsfolien-Systemen vorbehalten war, erste Produkte mit digitalen Verfahren eingeführt (s. S. 131). Speziell dieser universelle Anwendungsbereich stellt an die digitalen Komponenten erhebliche Anforderungen, da hier die größten Datenmengen pro Bild hantiert werden müssen, und sich die Bildqualität an dem gewohnten Qualitätsniveau der Filmtechnik messen lassen muß. Neben der Übernahme der Funktionen des Films wird vom digitalen Abbildungssystem erwartet, daß es bezüglich der applikatorischen und finanziellen Effizienz zusätzliche Vorteile bietet. Dabei ist zu bedenken, daß der Film gleichzeitig das Mittel zur Datendetektion, Bildwiedergabe, Kommunikation und zur Archivierung bei hoher Informationsdichte und akzeptierter Empfindlichkeit verkörpert. Fundiert auf dem hohen Stand der Emulsions- und Filmverarbeitungstechnologie bietet der Film heute eine einfach zu hantierende und zudem kostengünstige Lösung.

Ansatzpunkte für die Einführung digitaler Verfahren finden sich beim Betrachten jener Kompromisse, die durch die Mehrfachfunktion des Films bedingt sind. So wird zum Beispiel nur ein Teil der im Film gespeicherten Bildinformation bei der Betrachtung am Schaukasten unmittelbar zugänglich. Die Nachverarbeitung der Bildinformation in konventionell belichteten Filmen beweist, daß auch Objektbereiche, die bedingt durch geringe Schwächung in der Schulter der Gradationskurve nicht genügend leuchtstark wiedergegeben werden, wichtige diagnostische Information beinhalten kann. Diese kann zum Beispiel durch Kontrastanhebung in einem bestimmten Signalbereich vergleichbar der vom CT bekannten Fenstertechnik sichtbar gemacht werden.

Ein weiterer Nachteil der heutigen Film-Verstärkungsfolien-Systeme liegt in den Genauigkeitsanforderungen an die Wahl der Belichtungsgröße, die durch den Wertebereich der mittleren Gradienten $\bar{G}$ (typisch zwischen 2,5 und 3,0) geprägt werden. Gerade bei Problemaufnahmen wie intraoperative Aufnahmen oder Bettaufnahmen sind häufig Wiederholungsaufnahmen notwendig, um die optische Dichte der Röntgenaufnahmen in den gewünschten Grenzen zu halten.

Schwierigkeiten bietet auch in zunehmendem Maße die bisherige Form der Archivierung, die unter dem Druck wachsender Bildmengen und unterschiedlicher Datenträger immer höheren Raumbedarf und damit Kosten verursacht. Zugleich sinkt die Zuverlässigkeit bei der Ablaufkontrolle des Informations- und Filmflusses.

Die digitalen Bildgebungssysteme bieten demgegenüber die Möglichkeit, die Funktionskette von der Bilddetektion bis hin zur Archivierung in Einzelfunktionen aufzutrennen, jeden einzelnen Schritt jeweils aufgabengerecht zu optimieren und dabei im Verbund mit einem Archivierungs- und Kommunikationssystem stets zuverlässigen Zugriff auf die Bildinformation zu bewahren. Da die Digitalisierung eine Datenverarbeitung ohne Informationsverlust ermöglicht, verlaufen die Prozesse reproduzierbar. So sind bei einer Vervielfältigung Originalaufnahme und Kopien ununterscheidbar.

Begriffe, Strukturen und Funktionen in der digitalen Radiographie

Obwohl die Medizintechnik erst am Beginn der Ära der digitalen bildgebenden Systeme steht und eine stetige Ausweitung auf neue Anwendungsgebiete zu beobachten ist, haben speziell die Archivierungs- und Kommunikationsaspekte diesen Bereich zum vordringlichen Gegenstand nationaler und internationaler Normungsprojekte werden lassen. Dabei ist stets die Absicht verfolgt worden, gemeinsame Definitionen übergreifend für alle digitalen Bildgebungsverfahren zu finden.

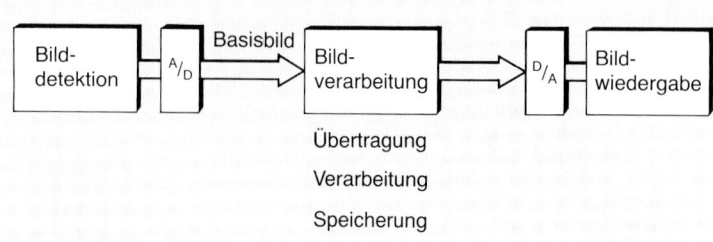

Abb. 1 Strukturierung des Bilddatenflusses digitaler Radiographiesysteme in die Funktionsschritte Detektion, Verarbeitung und Wiedergabe

Die wissenschaftliche Grundlagenforschung hat zu einem weitgehend konsolidierten Gebäude für die Systemstrukturierung und von Definitionen der Basisbegriffe geführt. Wie in jedem neuen Fachgebiet sind jedoch Weiterentwicklungen bei diesen Begriffsdefinitionen zu erwarten; deshalb sei auf die Publikationen der zuständigen Normungsorganisationen (z. B. DIN, IEC und ISO) verwiesen.

Die Begriffe der digitalen Radiographie bauen auf dem Terminologiegebäude der konventionellen Radiologie nach DIN 6814 auf. Die *digitale Radiographie* ist eine Projektionsradiographie, bei der die Bildinformation in digitaler Form verarbeitet wird. Das *digitale Radiographiesystem* ist damit ein Abbildungssystem, bei dem das die Bildinformation tragende Strahlungsbild erfaßt, digitalisiert, verarbeitet, übertragen, gespeichert und dargestellt wird.

Diese Funktionsschritte geben die Leitlinie für die generelle Strukturierung digitaler Radiographiesysteme vor (Abb. 1). Das *Bilddetektionssystem* konvertiert das Strahlungsbild in ein für eine Weiterverarbeitung geeignetes elektrisches Signal. Es umfaßt einen *Röntgenstrahlungsdetektor*, eine *Signalabtastung* und eine nachgeschaltete Stufe zur *Signalaufbereitung*. Zur Konversion im Detektor werden die bekannten Wechselwirkungsprozesse wie der photographische Effekt, die Gasionisation oder die Lumineszenz genutzt. Bezüglich der Speicherfähigkeit der Detektoren findet man eine breite Palette: den *dauerhaft speichernden* Röntgenfilm, *flüchtig speichernde* stimulierbare Lumineszenzbildplatten oder auch *nichtspeichernde* Detektoren wie die Fluoreszenzschicht eines Röntgenbildverstärkers. Abgestimmt auf die Geometrie des Detektors (*Flächen-, Zeilen-* oder *Punktdetektor*) sorgt gegebenenfalls eine Antriebseinheit für Detektor und Blenden für die flächenhafte Erfassung des Strahlungsbildes.

Neben der Messung des Signalwertes setzt die *Signalabtastung* die Ortsverteilung des flächenhaften Signals in eine zeitlich serielle Signalfolge um. Bei komplexen Bilddatenstrukturen liefert die Abtasteinheit simultan zum Signalwert eine Identifikation des zugehörenden Meßortes. Zudem durchlaufen die Signale im Bilddetektionssy-

stem weitere Aufbereitungsschritte zur Kalibrierung und Umsetzung.

Die Wechselwirkung des Photonenfeldes, das die Bildinformation trägt, führt im Detektor – abgesehen von der Quantenstruktur der Strahlung – zu einer kontinuierlichen Signalverteilung. Das *digitale Bild* entsteht daraus durch die Digitalisierung der Signalamplitude und die Einteilung der Bildfläche in eine *Bildmatrix*. Der elektronische Baustein zur Digitalisierung des Meßwertes wird als *Analog-Digital-Wandler* (kurz A/D-Wandler) bezeichnet. Die Bildmatrix wird in *Bildelemente, Pixel* genannt (Pixel steht als Abkürzung für die englische Bezeichnung picture element), aufgeteilt. Jedes Pixel wird also definiert durch zwei Größen: der *Pixelgröße* als Länge · Breite des Flächenelementes und dem *Pixelwert* als digital kodiert angegebener Grauwert in diesem Element. Die kleinste Einheit digitaler Information ist 1 bit (kurz für Binary digit), Rechner hantieren diese Information meist in Gruppen zu 8 bit, genannt 1 Byte. Beträgt die Bit-Tiefe bei der A/D-Wandlung 8 bit, so ist eine Signaleinteilung in $2^8 = 256$ Graustufen möglich.

Das Ergebnis des Digitalisierungsschritts ist das *Basisbild*, welches als Grundlage für die nachfolgende *Bildverarbeitung* dient. Darunter werden Übertragung, Speicherung, Filterung und andere Verarbeitungsformen begrifflich zusammengefaßt.

Die *Übertragung* von Bilddaten innerhalb digitaler bildgebender Systeme erfolgt über spezielle, extrem schnelle Datenleitungen, die auch als Datenbus bezeichnet werden. Normale Übertragungsleitungen (s. S. 136, Tab. 3) sind für diese Aufgabe viel zu langsam. In den Bildrechnern sind diese Datenbusse deshalb häufig als Parallelleitungen ausgeführt. Der Datenfluß über den Bus wird durch Busprotokolle überwacht, durch die die Struktur der Kontroll-, Patienten- und Bilddaten und die zeitliche Folge der Daten kontrolliert wird.

Die nachfolgende Übertragung der Bilddaten dann außerhalb des Bildgebungssystems zum Zweck der Langzeitarchivierung und Kommunikation erfolgt vorzugsweise über eine Standard-

schnittstelle, da hierbei Geräte auch unterschiedlichen Ursprungs verbunden werden müssen.
Die interne *Speicherung* von Bilddaten wird den
spezifischen Systemanforderungen besonders in
Hinsicht auf die Speichergröße und die Zugriffs-
zeit angepaßt. Eine Optimierung gerade der Speichereinheiten ist derzeit noch aus Kostengründen
geboten. Die erzeugten digitalen Bilder werden in
der Regel auf Magnetplatten oder auch in CCD-
Halbleiterspeichern latent eingeschrieben, um sie
für eine mögliche weitere Verarbeitung während
einer begrenzten Zeit verfügbar zu halten.
Die Art der Bilddaten-*Verarbeitung* orientiert sich
an der medizinischen Aufgabenstellung für das
System und der eingesetzten Technik. Erzeugt das
Bilddetektionssystem Bildsequenzen (wie die 50
Halbbilder/s der Röntgenbildverstärker-Fernsehkette in einem DSA-System), so ermöglicht die
bewahrte räumliche Korrelation zwischen Pixeln
aufeinanderfolgender Einzelbilder den Einsatz
zeitlicher Verarbeitungsoperationen. Ein bekann-
tes Beispiel ist die *Bildsubtraktion*, bei der durch
Subtraktion jeweiliger Pixelwerte eines digitalen
Basisbildpaars die Unterschiede sichtbar werden.
Diese Funktion führt bei der DSA (s. S. 127) zur
Kontrastverstärkung von Dichteänderungen in
Blutgefäßen. Die *Bildintegration* als Aufsummierung und erneute Normierung aller Pixelwerte einer zeitlich begrenzten Folge von Basisbildern
bewirkt eine Verminderung des Bildrauschens.
Erfolgt die Aufsummierung mit unterschiedlicher
Gewichtung der Einzelbilder, so ist dieses eine
zeitliche Filterung. Ein Ausführungsbeispiel ist
die *rekursive Filterung* (Abb. 2), die bei der Integration der Bilder dem jeweils neuesten Einzelbild die höchste Gewichtung gibt, während die älteren Bilder mit abnehmender Gewichtung belegt
werden. Dadurch entsteht ein rauscharmes Inte-
grationsbild, bei dem Bewegungsartefakte vermindert worden sind. Eingesetzt wird diese rekursive Filterung bei fahrbaren Röntgenbildverstär-
ker-Einrichtungen für den Operationsbereich und
in komplexerer Form bei DSA.

Bei statischen Einzelbildern, bei denen entsprechende Referenzbilder fehlen, wird eine andere
Kategorie von Filteroperationen angewendet, die
der *Ortsfrequenzfilterung*. Sie bewirkt eine Gewichtung von Ortsfrequenzen in einem Basisbild,
d.h. bei der Modulationsübertragungsfunktion
(s. S. 20) werden bestimmte Ortsfrequenzbereiche
angehoben (auch auf Werte > 1) oder abgesenkt.
Da sich jede Struktur nach FOURIER in ein Orts-
frequenzspektrum zerlegen läßt, kann diese Filterung abgestimmt auf die Objektstruktur gezielt
zur Kantenverstärkung oder zur Glättung von
Grobkontrasten eingesetzt werden. Voraussetzung sind hochaufgelöste rauscharme Basisbilder.
Eine bekannte Ausführungsform der Ortsfre-

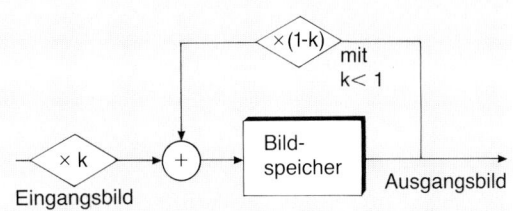

Abb. 2 Prinzip der rekursiven Filterung: Dem aktuellen gewichteten Videoeingangsbild wird vor dem Bildspeicher jeweils ein Teil des Ausgangsbildes zuge-
mischt. Damit wird der Beitrag älterer Bilder zum Spei-
cherinhalt immer geringer. Diese Art der Integration
bewirkt die Verminderung des Rauschens und von Bewegungsartefakten

quenzfilterung ist die *Filterung mit unscharfer
Maske*, bei der von jedem Pixelwert ein bewerte-
ter Mittelwert über einer Umgebungsfläche dieses
Bildelementes subtrahiert wird. Bei Filterung mit
kleinen Masken (z. B. 5 · 5 Pixel) werden Strukturen hoher Ortsfrequenz hervorgehoben; bei großen Masken (z. B. 23 · 23 Pixel) werden mittelfei-
ne Details verdeutlicht (Abb. 3). Die Wahl geeigneter Verarbeitungsparameter erfordert Erfahrung, um bei starken lokalen Pixelwertänderun-
gen wie am Übergang zwischen Knochen und
Metallimplantaten Verarbeitungsartefakte zu vermeiden.
Eine wichtige Ausgangsgröße für Verarbeitungsschritte ist die Grauwertverteilung der Bilddaten.
Dazu wird für die betrachtete Bildmatrix jeweils
die Zahl der Pixel bestimmt, die den gleichen
Pixelwert haben. Die Häufigkeitsverteilung der
Pixelwerte bezeichnet man als *Histogramm*, wobei der Abstand zwischen dem kleinsten und dem
größten relevanten Pixelwert den Bildumfang
(s. S. 15) bestimmt. Solche Histogramme werden
für Gesamtbilder (wie für die Thoraxübersicht als
Abb. 4) aber auch für Teilbilder ermittelt.
Gewichtet man die Pixelwerte einer Bildmatrix
mit einer Bewertungsfunktion, so bezeichnet man
diesen Vorgang als *Grauwerttransformation*. Sie
gehört zur großen Klasse der *Pixeloperationen*,
die z. B. zur besseren Anpassung der Bilddaten an
die Kennlinie von Wiedergabegeräten eingesetzt
werden, um in Objektbereichen mit für die Perzeption ungünstigen Grauwertverteilungen die
Detailerkennbarkeit zu verbessern. Dazu gehören
die bekannten Verarbeitungsfunktionen wie *Invertierung, Grauwertanpassung* oder *Fenstertechnik*.
Nachfolgend zur Bildverarbeitung erfolgt nach einer Digital-Analog-Wandlung die *Bildwiedergabe*
zur Präsentation des Abbildungsergebnisses. Dazu erscheint das Bild in flüchtiger Form auf einem *Bildsichtgerät* oder wird in einem *Bildauf-*

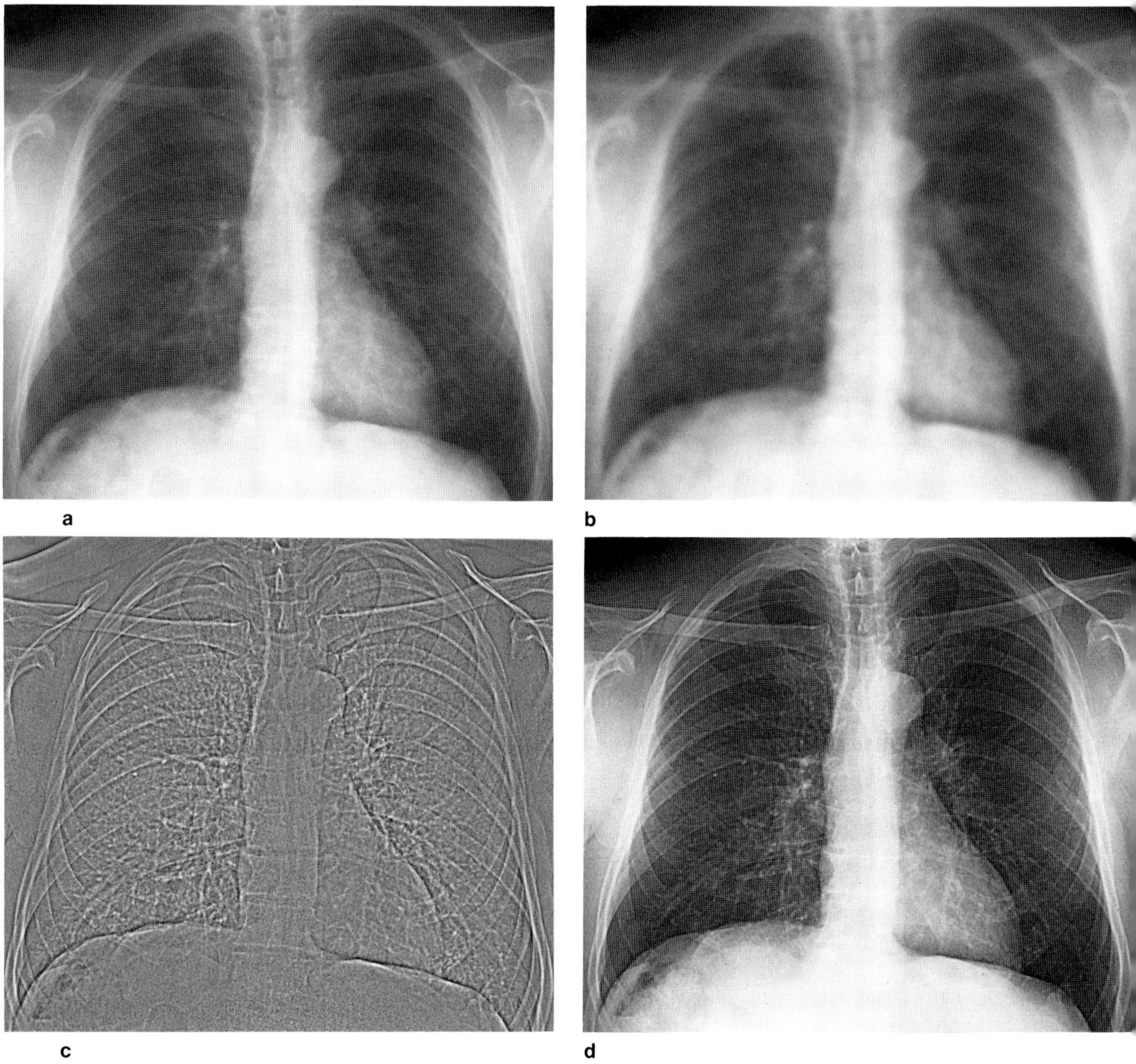

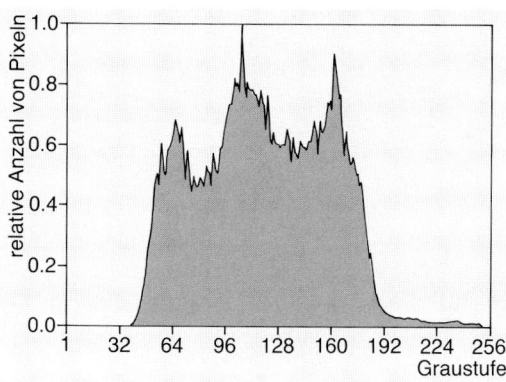

Abb. **3 a–d** Filterung mit unscharfer Maske: Aus dem Basisbild (**a**) wird eine unscharfe Maske erstellt: jedem Pixel wird der Mittelwert der umgebenden 23 × 23 Pixel (**b**) gegeben. Die Subtraktion beider Bilder bewirkt eine Hochpaßfilterung (**c**). Das gefilterte Bild (**d**) entsteht durch die gewichtete Addition des Subtraktionsbilds zum Basisbild. Es zeigt die Anhebung mittelfeiner Details bei gleichzeitiger Reduktion der Grobkontraste

Abb. **4** Histogramm einer p.-a. Thorax-Übersicht: Gesamtbildhistogramm mit 8 bit Tiefe. Das Histogramm zeigt eine typische Struktur mit 3 Spitzen, die den Bildbereich Mediastinum (Grauwertbereich um Stufe 60), Herz (um 100) bzw. Rippen und Zwischenrippenbereich (um 160) zuzuordnen sind

zeichnungsgerät in ein Langzeitdokument umgesetzt (s. S. 137).

Digitale Radiographiesysteme

Applikatorische Anforderungen

Wie auch bei den konventionellen Systemen orientieren sich die Konzepte und Ausführungsspezifikationen von digitalen Radiographiesystemen an den klinischen und organisatorischen Anwendungsanforderungen der jeweiligen Arbeitsplätze. Deren grobe Klassifikation in Radiographiesysteme für morphologische Untersuchungen und in Fluorographiesysteme für Funktionsuntersuchungen bleibt bestehen.

Der prinzipielle Unterschied liegt in der Aufnahme- und Verarbeitungsfähigkeit von Einzelbildern oder Bildfolgen. Speziell zur Aufnahme von Einzelbildern werden bei digitalen Systemen die Lösungsmöglichkeiten vielfältiger, da nun auch nichtspeichernde Detektoren mit digitalen Bildspeichern kombinierbar sind. Mit der Röntgenbildverstärker-Radiographie wird bei intraoperativ eingesetzten Röntgeneinrichtungen oder in Forschungsprojekten wie z.B. bei der elektronischen Tomosynthese (WEISS u. Mitarb. 1977, HAENDLE u. Mitarb. 1981) die für die Fluorographie typische Bildverstärker-Fernsehtechnik in Verbindung mit Bildspeichern eingesetzt. Hinter diesen Ansätzen steht der Wunsch, einen sofort auslesbaren Detektor einzusetzen und damit auch bei Einzelbildern die Zeitspanne zwischen der Erfassung der Bildinformation und deren Präsentation zu verkürzen.

Unterscheidet man die Anforderungen an digitale Radiographiesysteme anhand der Kenngrößen Bildfolgefrequenz, Pixelgröße und Bildformat, so reicht das Spektrum (Tab. 1) von DSA-Systemen für die Kardiologie mit schnellen Bildfolgen bis zur Mammographie mit kleiner Pixelgröße. Hier lassen sich nur typische Daten nennen, da z.B. die Pixelgröße ein Maß für das räumliche Auflösungsvermögen des Detektionssystems ist und da-

mit nur einen Beitrag zur MTF beschreibt. Andererseits definiert die Pixelgröße am Detektor eine absolute obere Grenze für übertragbare Bildfrequenzen: Bei der Pixelgröße 100 μm · 100 μm liegt diese Grenze, in Anlehnung an die Nachrichtentechnik auch als Nyquist-Frequenz bezeichnet, bei 5 Lp/mm. Sie entspricht der Grundfrequenz der Fourier-Zerlegung eines Objektbildes.

Höhere Ortsfrequenzen im Objekt lassen sich also nur durch Einsatz der Vergrößerungstechnik abbilden.

Bei der Übertragung der in der konventionellen Radiographie entwickelten Anforderungen auf digitale Systeme zeigt sich, daß die in diesen Systemen tatsächlich benötigte Pixelgröße wegen der gesteigerten Kontrastübertragung und der gezielten Hervorhebung von Ortsfrequenzbereichen in jedem einzelnen Anwendungsfall zu prüfen ist.

Ein weiterer Gesichtspunkt für die Akzeptanz von digitalen Systemen betrifft die formgetreue Darstellung von Objektstrukturen. Durch die zeitlich serielle Detektion bei Punkt- und Zeilendetektoren können bei Objektbewegung Verzerrungen von Strukturen entstehen; diese sind nicht in jedem Fall klar erkennbar, da Bewegungsunschärfen mit Verwischungseffekten wegen der kurzen lokalen Belichtungszeiten nicht auftreten.

Digitale Subtraktionsangiographie

Unter digitaler Subtraktionsangiographie (DSA) versteht man die Anwendung einer Röntgenbildverstärker-Fernsehkette zur Detektion von Bildern, welche nach Analog-Digital-Wandlung sodann durch Subtraktion von zu verschiedenen Zeitpunkten aufgenommenen Bildern einer Angiographieserie auf digital-elektronischem Wege eine Kontrastverstärkung der Gefäßbilder bewirkt. Diese Kontrastverstärkung kann so stark gewählt werden, daß Arteriographie bei intravenöser Kontrastmittelinjektion möglich und daß auch bei direkter Arteriographie eine erhebliche Reduktion der Kontrastmittelkonzentration anwendbar ist.

Die Einführung der DSA in die Radiologie erfolgte ähnlich vehement wie kaum ein halbes Jahrzehnt davor die der Computertomographie. Seit dem Erscheinen erster Serienprodukte 1980 hat sich die DSA erfolgreich durchgesetzt. Mehr als 1000 Systeme sind seitdem weltweit installiert worden. Hieraus ergab sich eine Fülle von Erfahrungen, die inzwischen einen gefestigten Stand der Technik und der Anwendung schufen. In der konventionellen Angiographie ist die Subtraktionstechnik mit Großfilmen seit langem bekannt (ZIEDSES DES PLANTES 1961). Sie erfolgt nach der Angiographieaufnahmeserie durch Weiterverarbeitung der entwickelten Blattfilme und wird we-

Tabelle 1   Typische Anforderungen an digitale Radiographiesysteme

Anwendungsbereich	Bildfolge (1/s)	Bildmatrix	Bildformat (cm)
DSA Kardiologie	50	256*512*8 bit	φ 23 – 30
DSA vaskular	3	512*512*10 bit	φ 30 – 35
Lungenübersicht	< 1	≥1024*1024*8 bit	35*43
Mammographie	≪ 1	>2000*2000*10 bit	18*24

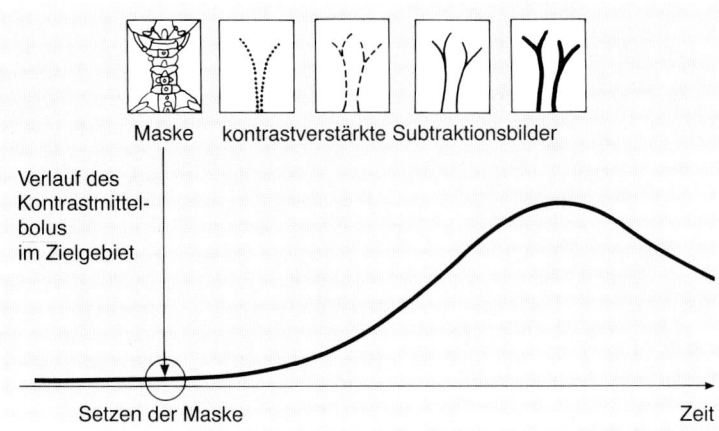

Maske   kontrastverstärkte Subtraktionsbilder

Verlauf des
Kontrastmittel-
bolus
im Zielgebiet

Setzen der Maske   Zeit

Abb. 5   DSA: Ablauf der zeitlichen Subtraktion. Während der Kontrastmittelpassage werden die Füllungsbilder von dem Leerbild (Maske) subtrahiert. Die Subtraktionsbilder zeigen die kontrastverstärkte Gefäßstruktur

gen des zeitlichen Aufwands und des damit verbundenen Komplikationsrisikos nur in Einzelfällen eingesetzt.

Hier liegt ein entscheidender Vorteil für die DSA: Durch die Echtzeit-Bildverarbeitung der hohen Bildsequenzen aus der Röntgenbildverstärker-Fernsehkette und der Darstellung des Subtraktionsbildes auf einem Bildsichtgerät werden die unmittelbare Kontrolle des Kontrastmitteldurchlaufs und damit auch spontane Reaktionen ermöglicht (SCHULER u. Mitarb. 1985, KAMM 1985): die DSA ist damit eine effiziente technische Lösung für diese Funktionsdiagnostik.

Weitere Vorteile der DSA gegenüber der Filmsubtraktion sind die hohe Kontrastverstärkung durch Bildverarbeitung und die genaue räumliche Übereinstimmung der zu subtrahierenden Bilder: hierdurch ergibt sich die Möglichkeit, auch feine Gefäße bei verringerter Kontrastmittelgabe darzustellen.

Daneben erlaubt die digitale Speicherung der Bilddaten eine Datennachverarbeitung z. B. zur Erstellung einer neuen Maske im Falle, daß die Ursprungsmaske durch Bewegungsartefakte unbrauchbar geworden ist, oder für quantitative Analysen.

Subtraktionsarten in der DSA

Viele der grundsätzlich möglichen Methoden der Bildverarbeitung an serieller Bildinformation (s. S. 125) werden in der DSA eingesetzt: die *zeitliche Subtraktion* als Subtraktion zeitlich aufeinanderfolgender Bilder, die *Energiesubtraktion* als Subtraktion zweier mit unterschiedlichem Strahlenspektrum aufgenommener Bilder und die *Hybridsubtraktion* als Kombination beider Prinzipien.

Die in der DSA am meisten verbreitete Methode ist die der zeitlichen Subtraktion (Abb. 5). Dazu wird ein Leerbild als rauscharmes Maskenbild des zu untersuchenden Gefäßbezirks (noch ohne

Kontrastmittel) gespeichert. Danach wird zur Darstellung der Gefäße ein Kontrastmittelbolus intravenös oder intraarteriell injiziert. Mit Hilfe der speziellen Bildverarbeitung der DSA-Einheiten werden nun kontinuierlich die Füllungsbilder von der Maske subtrahiert. Dadurch werden die zeitlich unveränderten Bildanteile beseitigt und die Dichteänderungen im Blutgefäß während der Kontrastmittelpassage hervorgehoben.

Die kontrastverstärkten Subtraktionsbilder werden auf dem Fernsehsichtgerät als Standbild wiedergegeben.

Die zur zeitlichen Subtraktion alternativ einsetzbare Energiesubtraktion wertet als 2-Spektren-Methode bei niedriger und höherer effektiver Energie den Verlauf des Absorptionskoeffizienten des Kontrastmittels einschließlich des Sprungs an der K-Kante (s. S. 6) aus. Voraussetzung ist eine apparative Ausstattung zur Erzeugung von Strahlungspulsen, die in der DSA-Serie unmittelbar aufeinanderfolgende Röntgenaufnahmen mit unterschiedlichen Spektren (durch Wechsel der Röhrenspannung und des Vorfilters) ermöglichen. Durch diesen kurzen zeitlichen Abstand zwischen einem für die Subtraktion verwendeten Bildpaar werden Bewegungsartefakte vermindert. Nachteilig bei der 2-Spektren-Methode sind ein reduziertes Signal-Rausch-Verhältnis (verglichen mit der zeitlichen Subtraktion) und eine geringere Selektivität bei der Abbildung von kontrastmittelgefüllten Gefäßen gegenüber der von überlagerter Hintergrundinformation.

Um diesen prinzipiellen Nachteil zu vermeiden, wird die Energie mit der Zeitsubtraktion als Hybridsubtraktion (BRODY 1981) kombiniert. Dabei wird eine Bildsequenz mit alternierender Röhrenspannung aufgenommen. Wegen der unterschiedlichen Signalwerte im Detektor müssen die Bilder eines Paares gewichtet subtrahiert werden. Durch die nachfolgende zusätzliche Zeitsubtraktion werden beim Durchlaufen des Bolus die mit Kon-

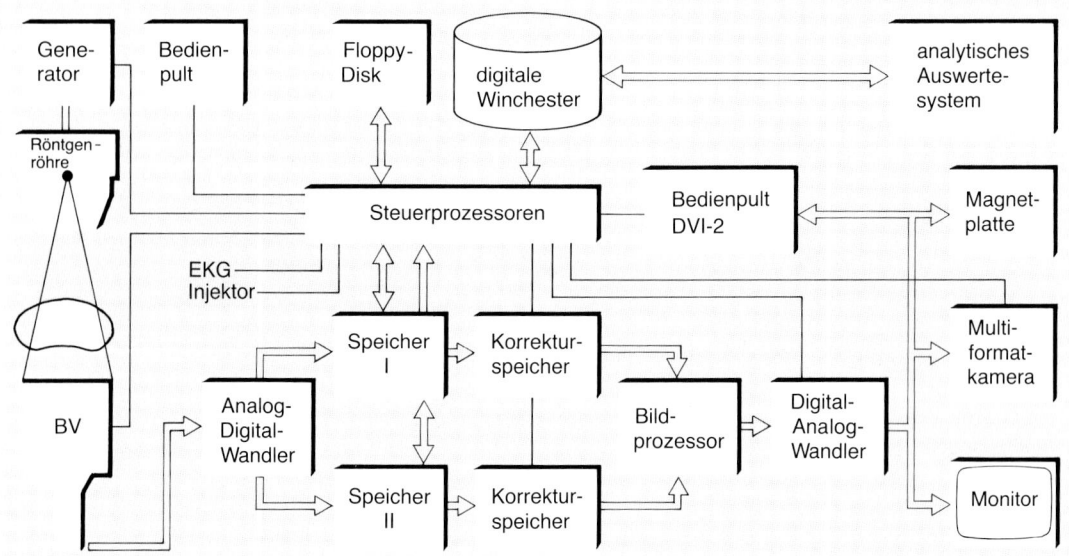

Abb. 6 Schematischer Aufbau des DSA-Systems Philips DVI: Röntgenaufnahme, Bilddatenspeicherung, -verarbeitung und wiedergabe erfolgen unter Kontrolle eines Multiprozessor-Steuersystems. Kern des DVI ist die doppelgleisige Bildverarbeitungsstruktur zur Integration und Subtraktion von Bildern

trastmittel gefüllten Gefäße verstärkt dargestellt. Dieses Kombinationsverfahren unterdrückt weitgehend die Artefakte, die durch Bewegung der die Gefäße umgebenden Weichteile entstehen. Diesem Funktionsvorteil für die Hybridsubtraktion stehen Nachteile wie die höhere technische Komplexität des Systems und eine höhere Patientendosis gegenüber. Vor allem nachteilig ist die Notwendigkeit, bei unterschiedlichen Strahlenqualitäten etwa gleich starke Bildsignale zu erzeugen.

Systemstruktur

Der typische Systemaufbau eines DSA-Systems sei anhand des Philips DVI (Abb. **6**) – einem System zur zeitlichen Subtraktion – erläutert. Das Gesamtsystem operiert unter der Kontrolle schneller Steuerrechner, die sämtliche Funktionen zur Bedienung, Bilderzeugung, Verarbeitung einschließlich der Speicherung und Bildwiedergabe überwachen. Dieses umfaßt auch z. B. die Optimierung der Aufnahmebedingungen, die Steuerung der Fernsehkamera zur Verbesserung des Signal-Rausch-Verhältnisses oder die Synchronisation mit dem EKG zur Vermeidung von Bewegungsartefakten.
Die Fernsehbilder werden im A/D-Wandler in digitale Basisbilder mit Bildmatrizen zwischen 128 · 128 bis zu 1024 · 1024 Bildelementen und einer Auflösung der Grauwerte zwischen 8 bit (256 Stufen) und 10 bit (1024 Stufen) umgewandelt. Als Standard für DSA-Systeme zur Gefäßdarstellung gilt 512 · 512 · 10 bit bei einer Speichertiefe

von 12 bit. Diese digitalisierten Videobilder werden vorzugsweise in digitalen Halbleiter- oder Magnetplattenspeichern zwischengespeichert. Vor der Verknüpfung des Füllungsbildes mit dem Maskenbild laufen die Basisbilder durch Korrekturspeicher mit variabler Kennlinie, um unter anderem eine logarithmische Intensitätskorrektur durchzuführen. Alle Systeme verfügen über schnelle Bildrechner, die diese Bildserien in Echtzeit verarbeiten und ausgeben. Die Bilddokumentation erfolgt meist über den in einer Multiformatkamera belichteten Film. Für die langfristige Speicherung der digitalen Bilddaten stehen Magnetplatten oder optische Speicherplatten zur Verfügung. Vorteile bietet die optische Speicherung (s. S. 137), da jede Platte bis zu 4000 DSA-Aufnahmen speichern kann.

Betriebsarten

Abgestimmt auf die Forderungen der Anwendungsbereiche bieten die DSA-Systeme verschiedene Betriebsarten (Tab. **2**). Sie betreffen die Wahl des Aufnahmebetriebs, aber auch Möglichkeiten der Datennachverarbeitung zur nachträglichen besseren visuellen Auswertung und quantitativen Analyse gespeicherter Bildfolgen.
Beim bereits auf S. 128 angesprochenen *kontinuierlichen Betrieb* (Abb. **7**) wird eine fortlaufende Folge von Fernsehbildern mit kontinuierlicher oder auch gepulster Strahlung aufgenommen und verarbeitet. Nach Erstellung einer rauscharmen Maske wird danach jedes Bild von dieser Maske subtrahiert, so daß eine kontinuierliche Bildfolge

Tabelle **2**   Betriebsarten von DSA-Systemen

Aufnahmebetriebsarten
  – kontinuierlicher Betrieb
    feste Maske
    bewegliche Maske
  – serieller Betrieb
    feste Frequenz
    EKG-Triggerung
Datennachverarbeitung
  – Wiedergabeverbesserung
  – quantitative Auswertung

entsteht. Wegen der hohen Bildfrequenz von 25–50 Bilder/s eignet sich diese Betriebsart bevorzugt zur Darstellung schnellbewegter Bezirke, z.B. für die Herzdiagnostik. Nachteilig in dieser Betriebsart ist, daß bei der kontinuierlichen Bestrahlung die Dosis pro Einzelbild nur gering ist und so das Rauschen die Kontrastauflösung verschlechtert. Zur Rauschminderung wird deshalb rekursive Filterung (s. S. 125) eingesetzt, die durch die gewichtete Integration Bewegungsartefakte unterdrückt. Hierdurch wird allerdings gleichzeitig das zeitliche Auflösungsvermögen verringert.

Im kontinuierlichen Betrieb kann neben mit einer anfangs erstellten festen Maske auch mit einer ständig aktualisierten Maske gearbeitet werden; diese Variante des kontinuierlichen Betriebs wird *Zeitintervall-Differenztechnik* (TID) genannt. Dabei kann der zeitliche Abstand zur Maske als festes Zeitintervall oder als eine feste Zahl von Zwischenbildern gewählt werden.

Fordert die medizinische Fragestellung wie z.B. bei zerebralen Studien stärker nach verbesserter Kontrastauflösung und sind die Objektbewegungen nicht zu stark, so wird der *serielle Betrieb* (Abb. **8**) gewählt. Bei intermittierender Bestrahlung werden während jedes Pulses mehrere Fernsehbilder zu rauscharmen Bildern mit hoher Kontrastauflösung integriert. Derart sind z.B. 3 Aufnahmen/s möglich. Ehe das intravenös oder auch intraarteriell injizierte Kontrastmittel den untersuchten Gefäßbezirk erreicht, wird die Leermaske erstellt und im Bildspeicher A abgelegt. Während der Füllungsphase werden während der Strahlenpulse die Bildsequenzen im Speicher B integriert. Auf dem Bildsichtgerät erscheint anfangs die Leermaske, später wird dieses Bild durch das kontrastverstärkte Subtraktionsbild ersetzt.

Der serielle Betrieb kann durch eine EKG-Triggerung erweitert werden, welche die Auslösung der Röntgenpulse mit dem Rhythmus des Herzens synchronisiert. So werden Randunschärfen durch Gefäßpulsationen vermieden. Dieser *serielle EKG-getriggerte Betrieb* wird deshalb bei der Darstellung des Aortenbogens, der Pulmonalgefäße und der Nieren eingesetzt. Zur *Datennachverarbeitung* wird auf die in der digitalen Winchesterplatte latent gespeicherten Bilddaten zugegriffen. Neben der gezielten Verbesserung der Bildwiedergabe durch Grauwerttransformationen (s. S. 125) können auch neue Masken ausgewählt werden, um bei zwischenzeitlicher Bewegung des Patienten die Serie auswerten zu können.

Daneben bieten alle heutigen DSA-Systeme quantitative Auswerteprogramme (KAMM 1985), um weitere Aussagen zur Funktion der unter-

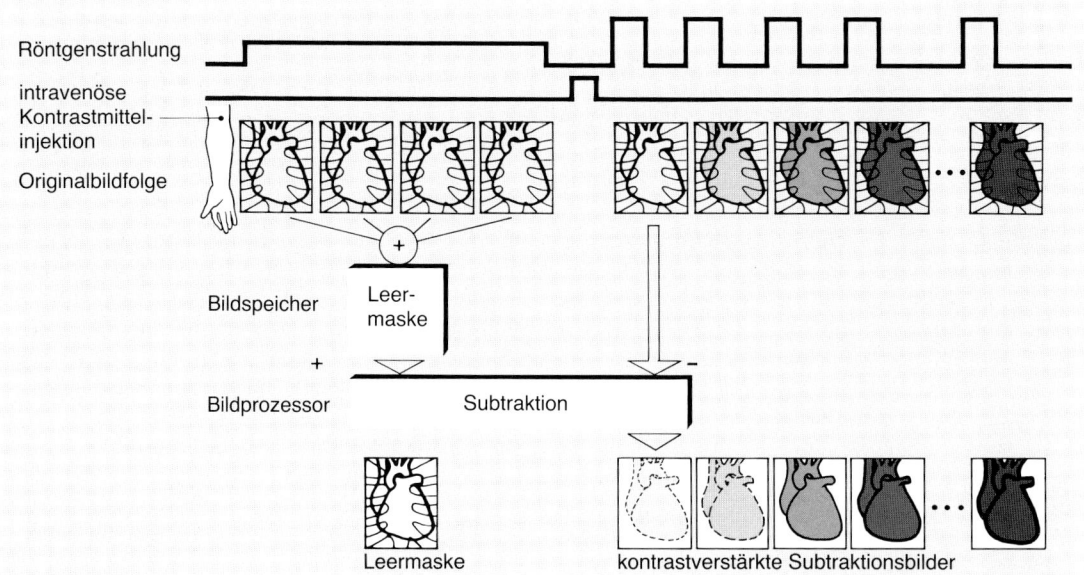

Abb. **7** Kontinuierlicher Betrieb: Aufnahmen mit kontinuierlicher oder gepulster Röntgenstrahlung, Nach der Maskenbildung wird jedes Bild von der Maske subtrahiert, so daß eine kontinuierliche Bildfolge entsteht

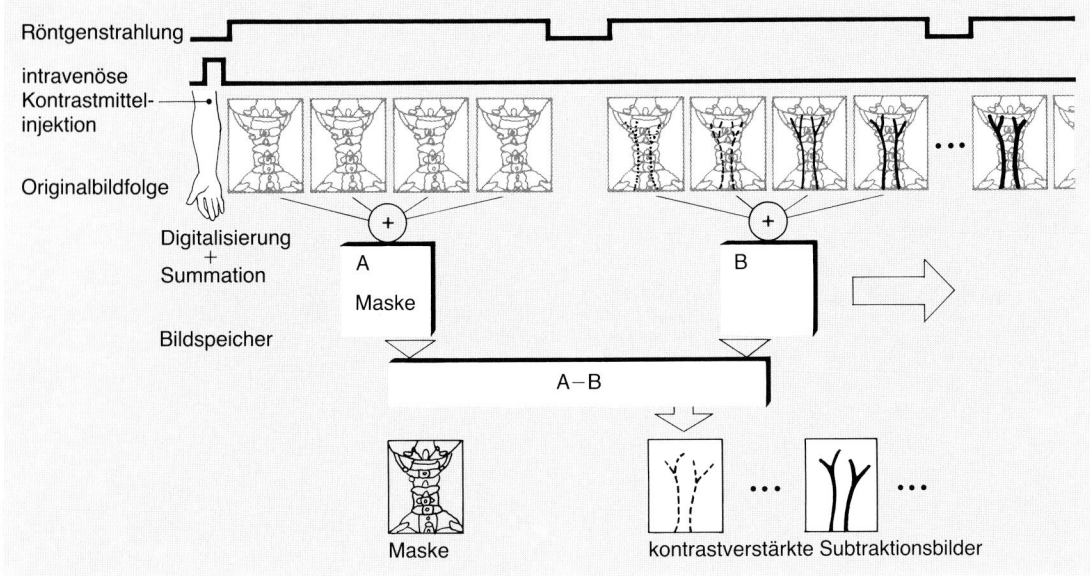

Abb. 8 Serieller Betrieb: Aufnahme mit gepulster Röntgenstrahlung. Sowohl das Leerbild (Maske im Speicher A) als auch die Füllungsbilder (Speicher B) werden zur Rauschunterdrückung durch Integration mehrerer Einzelbilder gebildet

suchten Gefäße zu ermöglichen. Wichtige Programme unterstützen die Bestimmung von Herzfunktionsparametern oder das Studium der Kontrastmittelpassage zur Bestimmung von relativem Fluß, Perfusionszeiten und Flußeinschränkungen in Gefäßen.

Digitale Projektionsradiographie

Das Potential digitaler Technologie für die Radiographie wurde in breiterem Maße durch die Scannogramm- (oder auch Topogramm-) Technik an Computertomographen angedeutet. Dieses ist eine spezielle Aufnahmetechnik am CT, die als Projektionstechnik der digitalen Radiographie zuzuordnen ist. Dabei wird durch Verschiebung der Patientenliege bei feststehendem Strahlenfächer ein Projektionsbild des Patienten zeilenweise aufgenommen. Durch den hohen Dynamikbereich des Detektionssystems beim CT können dabei für Objekte mit einer Ausdehnung von 5 mm Kontraste dargestellt werden, die fast eine Zehnerpotenz kleiner sind als die bislang in der Film-Folien-Technik gewohnte Grenze (Abb. 9). Zudem wird hier Bildinformation, die der gewohnter Zentralprojektionen ähnlich ist, für Bildnachverarbeitung verfügbar: in Kombination mit einer schnellen Änderung der Strahlenspektren durch Pulsung der Strahlung gelangen zudem eindrucksvolle Experimente wie die Energiesubtraktionstechnik zur Darstellung „knochenloser" Lungen. Abgesehen von der in Bewegungsrichtung abweichenden Projektionsgeometrie zeigten diese ersten Schritte digitaler Radiographie, welche hohen Anforderungen gerade bezüglich der Pixelgröße und damit des räumlichen Auflösungsvermögens noch zu erfüllen waren. Diesen werden die beim CT üblichen 256 · 256- oder 512 · 512-Bildmatrizen keineswegs gerecht. Andererseits ist die Erfahrung am CT auch wegen der weitgehenden Streustrahlenfreiheit nicht direkt auf alle digitalen Radiographieverfahren übertragbar, bei denen zum Teil mit hohen Streustrahlenanteilen (etwa bis 30–40%) zu rechnen ist. Alle heute verfügbaren digitalen Radiographiesysteme befinden sich noch in ihrer Einführungsphase, so daß nachfolgend mehr auf die eingesetzten Prinzipien der Bildgebungsverfahren und nicht so sehr auf die heute angebotene System-

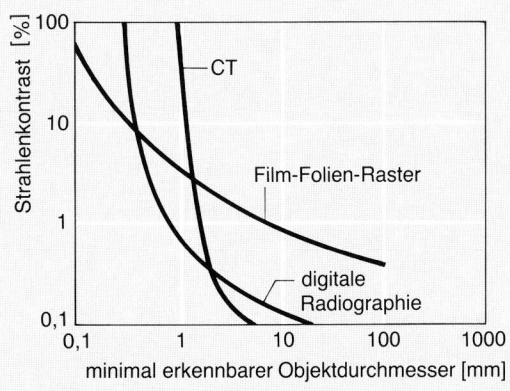

Abb. 9 Kontrast-Detaildiagramm für digitale Radiographie im Vergleich mit CT und Film-Folien-Rastertechnik (nach *Brody*)

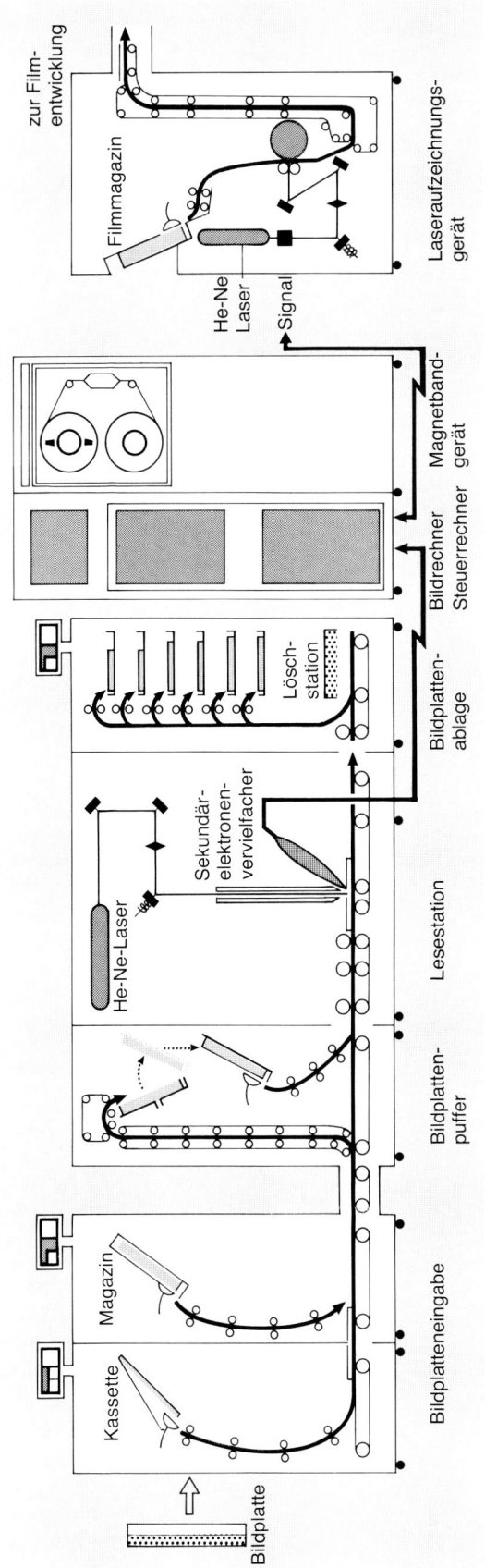

ausführung eingegangen werden soll. Gerade die applikatorischen Forderungen zur Bildverarbeitung, Wiedergabe und Archivierung in der digitalen Radiographie befinden sich noch im Zustand intensiver Forschung und Entwicklung, welche von den nächsten Entwicklungsschritten der Digitaltechnik unmittelbar abhängen.

Systeme mit Flächendetektoren

Die ersten experimentellen Systeme zur digitalen Radiographie mit Flächendetektoren bestanden aus konventionellen Röntgenarbeitsplätzen zur Exposition von Film-Folien-Kassetten und einer nachfolgenden digitalen Verarbeitung der im Röntgenfilm gespeicherten Bildinformation (s. z. B. ISHIDA u. Mitarb. 1982). Dazu wurde der Film mittels eines Mikrodensitometers meistens in Form eines Trommelscanners langwierig ausgelesen. Die Bildinformation wurde danach auf universellen Großrechnern oder auf aufgabenbezogenen Spezialrechnern verarbeitet. Einschränkungen in diesem Verfahren lagen im begrenzten Dynamikumfang des Röntgenfilms – auch bei Verwendung von Spezialfilmen mit niedrigem Gradienten – und dem Zeitaufwand zur Durchführung.

Eine Lösung für den Routineeinsatz bietet hingegen die digitale Lumineszenzradiographie, die von der Firma Fuji Photo Film auf dem ICR Brüssel 1981 als System FCR101 (Abb. **10**) erstmals vorgestellt wurde (SONODA u. Mitarb. 1983). Die Schlüsselkomponente ist eine Bildplatte, welche die Bildinformation latent speichert. Zur Aufnahme befindet sich die Bildplatte in einer Röntgenkassette, die wie eine Film-Folien-Kassette z. B. in einer Laufrasterlade bestrahlt wird. In der dotierten Bariumhalogenid-Phosphorschicht der großflächigen Speicherplatte werden Elektronen durch Röntgenbestrahlung in metastabile Haftstellen angehoben (Abb. **11**). Pro Röntgenquant entstehen so ca. 1000 angeregte Elektronen, die über Stunden in diesem Zustand verbleiben können. Bestrahlt man diese Platten mit rotem Licht, so wird die Bildinformation durch stimulierte Lumineszenz von blauem Licht emittiert. Anschließend werden die restlichen nach diesem Auslesevorgang noch verbliebenen angeregten Haftstellen durch intensive Lichtbestrahlung gelöscht. Damit ist die Bildplatte erneut einsetzbar.

Der Auslesevorgang (Abb. **12**) erfolgt durch zeilenförmiges Abtasten der bewegten Bildplatte mit einem Laserstrahl. Die so freigesetzten Photonen

◀ Abb. **10** Fuji Computed Radiography System FCR 101:
Schematischer Systemaufbau mit Bildplattendurchlauf und Bilddatenfluß

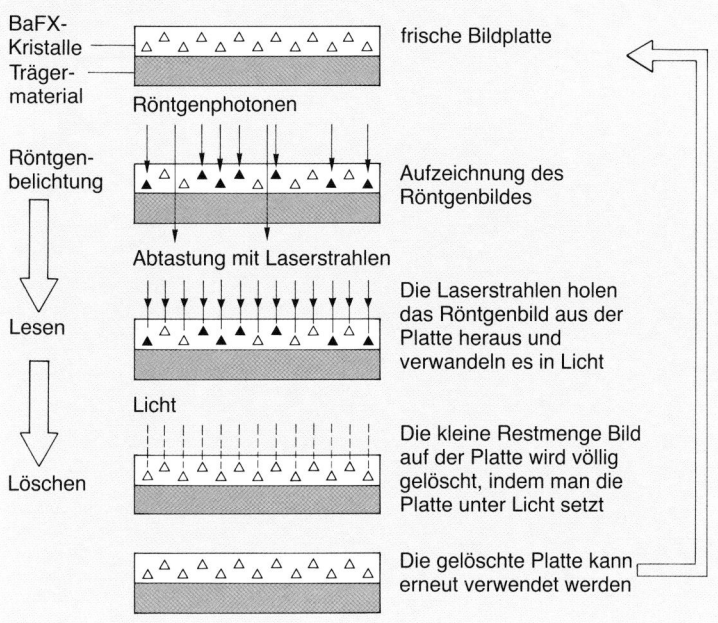

Abb. 11 Digitale Lumineszenzradiographie: Funktionszyklus der
Bildspeicherplatte

werden in einem Lichtleiter gesammelt, über optische Filter von den rückgestreuten Photonen des
Laserlichts getrennt und in einem Sekundärelek-
tronen-Vervielfacher in ein serielles elektrisches
Signal gewandelt. Der Dynamikumfang dieses
Detektors, d.h. der Bereich der zur Röntgenbestrahlung linear proportionalen Lichtemission, erstreckt sich über mehr als 4 Zehnerpotenzen. Um
die Bilddaten mit 8 bit Auflösung verarbeiten zu
können, wird in einem Vorausleseprozeß ein Histogramm der auf der Bildplatte befindlichen Signalverteilung erstellt. In Verbindung mit zusätzlicher Information über den anatomischen Bereich
und die radiographische Methode wird daraus
der Auslesevorgang gesteuert.
Die Bilddaten durchlaufen eine Ortsfrequenzfilterung mit unscharfer Maske (s. S. 125), bei der die
Referenzmatrix bis zu $127 \cdot 127$ Bildelementen
(entsprechend einer Maskenfläche bis zu 2,5 cm ·
2,5 cm) wählbar ist. Durch Einführung einer Ge-
wichtungsfunktion wird die Filterung nicht linear,
d.h. vom Pixelwert abhängig. Damit wird bei
kleinen Pixelwerten (also in Bereichen oftmals
höheren Quantenrauschens) eine störende Anhebung des Rauschens vermieden.
Bei der Bildmatrix aus etwa 4 Millionen Bildelementen betragen die Pixelgrößen je nach Bild-
plattenformat und Plattentyp zwischen 100 µm ·
100 µm und 200 µm· 200 µm. Damit liegt die
prinzipielle Auflösungsgrenze bei 5 Lp/mm.
Simultan zum Lese- und Verarbeitungsprozeß
wird die Bildinformation in einem Laseraufzeichnungsgerät zeilenweise auf einen Silberhaloge-
nidfilm geschrieben. Die Bildinformation wird im

allgemeinen als Bildpaar angeboten, bei denen
sich das Verarbeitungsmenü bezüglich der Grau-
wertübertragung (z.B. in der Wahl der optischen
Dichten oder Gradationskurven), aber auch bezüglich der Ortsfrequenzfilterung unterscheidet.
Die gleichzeitige Verwendung des digitalen Lu-
mineszenz-Radiographiesystems neben der bisherigen Film-Folien-Technik ist ein großer Vorteil,
da die Anforderungen an die Aufnahmetechnik
mit denen der Seltenen-Erden-Folien vergleichbar sind und der vom Laseraufzeichnungsgerät
ausgegebene Film sich wie ein konventionell belichteter Röntgenfilm behandeln läßt. Erste Erfahrungsberichte über den klinischen Einsatz dieses Systems liegen vor (HINTZE u. Mitarb. 1985,
MERRITT 1985). Sie zeigen die Vorteile dieses

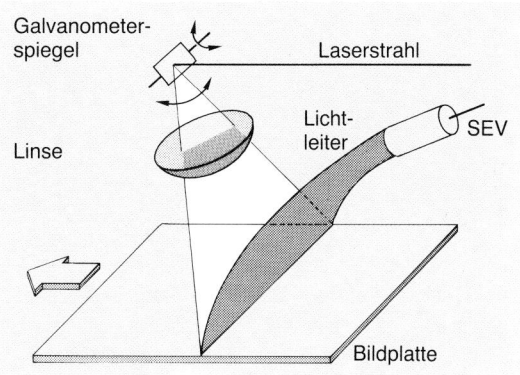

Abb. 12 Digitale Lumineszenzradiographie: Prinzip
der Laserabtastung zur Bildplattenauslesung beim System FCR 101

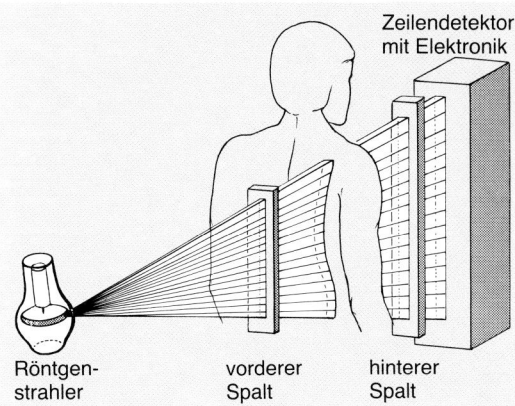

Abb. 13 Schematische Aufnahmegeometrie der Picker DCU: Während der Aufnahme schwenkt der Fächerstrahl quer zum Körperstamm

Bildgebungsverfahrens beim universellen Einsatz. Wegen der gezielten Anpassung des Bildumfangs durch die Maskenfilterung und die Wahl der Wiedergabekennlinie können bei Extremitäten sowohl Knochen- als auch Weichteilstrukturen gut dargestellt werden. Daneben erleichtert die Kantenverstärkung die Perzeption kontrastarmer Details. Gerade bei Problemaufnahmen, z. B. bei

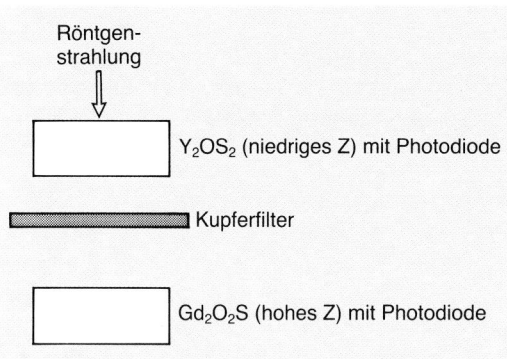

a

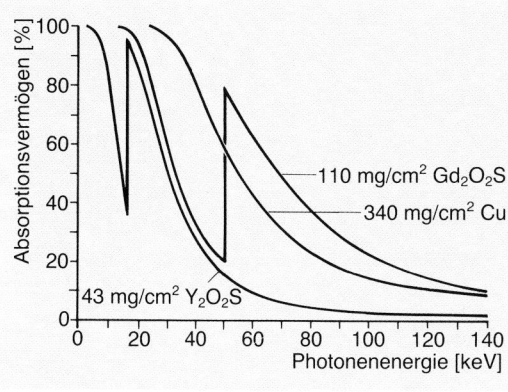

b

Abb. 14 a u. **b**   Detektor für Doppel-Energie-Studie
a   Schematischer Aufbau
b   Absorptionsvermögen der Einzelschichten

Bettaufnahmen, liefert dieses Verfahren wegen der automatischen Ausleseanpassung über die Histogrammanalyse stets gut auswertbare Bilder. Der Einsatz einer gezielten Niedrigdosistechnik, d. h. der Aufnahme mit deutlich reduzierter Patientenexposition unter Inkaufnahme verstärkten Rauschens, steht in der Erprobung.

Systeme mit Zeilendetektoren

Der Vorteil des großen Dynamikumfangs digitaler Detektionssysteme läßt sich für eine bessere Bildgebung nur umsetzen, wenn das dem Detektor angebotene Strahlungsbild ein ausreichendes Signal-Rausch-Verhältnis aufweist, um kleine Objektkontraste von Fluktuationen durch Rauschbeiträge zu unterscheiden. Diese Überlegungen weisen auf die Vorteile streustrahlenvermindernder Aufnahmegeometrien wie die der Spalttechnik für digitale Radiographiesysteme. Anderseits beschränkt die begrenzte Leistungsfähigkeit der Röntgenstrahler (s. S. 54) die Einsatzmöglichkeit der Spaltaufnahmetechnik in der Radiographie, da gleichzeitig auch hohe Forderungen an das räumliche Auflösungsvermögen zu erfüllen sind. Dieses bedeutet insbesondere beim Einsatz von 1-Linien-Zeilendektoren, bei denen die Pixelgröße in der Bewegungsrichtung der Zeile durch die Größe jedes Detektorelements und die während der lokalen Belichtungszeit überstrichene Wegstrecke definiert ist, kleine Flächen, auf denen die Strahlung integriert werden kann. Dieses begrenzt den Einsatz eines solchen Systems auf die Thoraxaufnahmetechnik, bei der wegen der hohen Transmission der Objekte und nur mittlerer Auflösungsanforderungen (s. Tab. **1**) günstige Bedingungen vorliegen.

Ein solches Konzept wurde in der Digital Chest Unit (DCU) der Firma Picker International für Thoraxübersichten am stehenden Patienten realisiert (TESIC u. Mitarb. 1983). Ein schmal ausgeblendeter Fächerstrahl (Abb. **13**) ist auf eine vertikal angeordnete Detektorzeile fokussiert und wird über den Patienten quer zum Körperstamm bewegt. In dem Zeilendetektor sind 1024 diskret aufgebaute Einzeldetektoren auf einer Länge von 512 mm angeordnet. Während der 4,9 s dauernden Belichtung wird durch die Schwenkbewegung eine 1024 · 1024 Bildmatrix aufgebaut. Bewegungsartefakte werden nicht beobachtet, da die lokale Belichtungszeit pro Pixel nur 5 ms beträgt. Mit der vertikalen Zeilenanordnung werden verglichen mit Erfahrungen bei Scannogrammen günstigere Bedingungen bei Bewegung am Herzrand und für die Belichtungstechnik erwartet. Zur Bildwiedergabe wird ein hochauflösendes Bildsichtgerät verwendet.

Die ersten klinischen Erfahrungen mit einem DCU-Prototyp sammelten FRASER u. Mitarb. (1983) durch Studien an 400 Patienten. Sie zeigten Vor-, aber auch Nachteile gegenüber der Film-Folien-Technik auf. Eine abschließende Bewertung bleibt abzuwarten.

Daneben laufen Studien zur Doppel-Energie-Technik, in denen ein Verbunddetektor (BARNES u. Mitarb. 1985) eingesetzt wird. Die Auswahl der Phosphore und der Dicke der Kupferzwischenlage (Abb. **14a** u. **b**) erfolgt derart, daß das Kupfer eine wesentliche Absorption im Spektrum unterhalb der Gadolinium K-Kante verursacht. Alternativ kann die spektrale Trennung auch allein durch den Aufhärtungseffekt der vorderen Phosphorschicht erreicht werden.

Digitale Bildarchivierung und Kommunikation

Die im letzten Jahrzehnt neu eingeführten Arten zur diagnostischen Bildgebung wie CT, DSA oder die Gammakamera sind im wesentlichen digitale Verfahren gewesen. Setzt sich diese Zunahme in den kommenden Jahren in gleichem Maße fort, so werden 1990 mehr als 50% aller Bilder von digitalen Bildgebungssystemen hergestellt werden. Die Hantierung dieser Datenmenge – Abb. **15** zeigt eine Prognose für die USA – stellt weitreichende Anforderungen an Technologie, System-

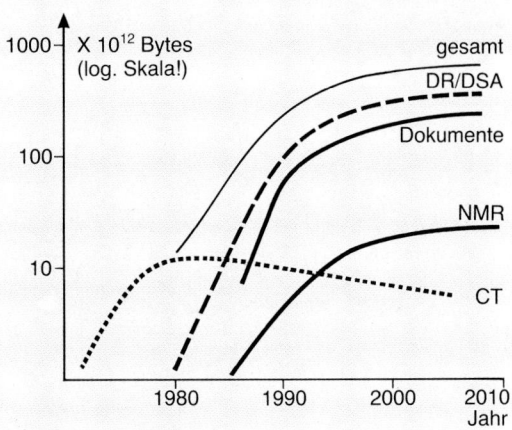

Abb. **15** Prognose der digitalen Datenmenge für die USA: Die Gesamtsumme umfaßt die Bildinformation und zugehörige Textdokumente

architektur und an die organisatorische Einbindung von Rechnersystemen an die Abläufe einer bilddiagnostischen Abteilung (HEILMANN u. Mitarb. 1985).

Heute hat der Röntgenfilm wesentliche Funktionen bei der Bilddetektion, Bildwiedergabe, Archivierung und als Kommunikationsmedium. Da die digitalen Verfahren die Bildinformation bereits in elektronischer Form anbieten – meistens latent auf Magnetplatten zwischengespeichert – erfordern diese Systeme konsequenterweise dann auch

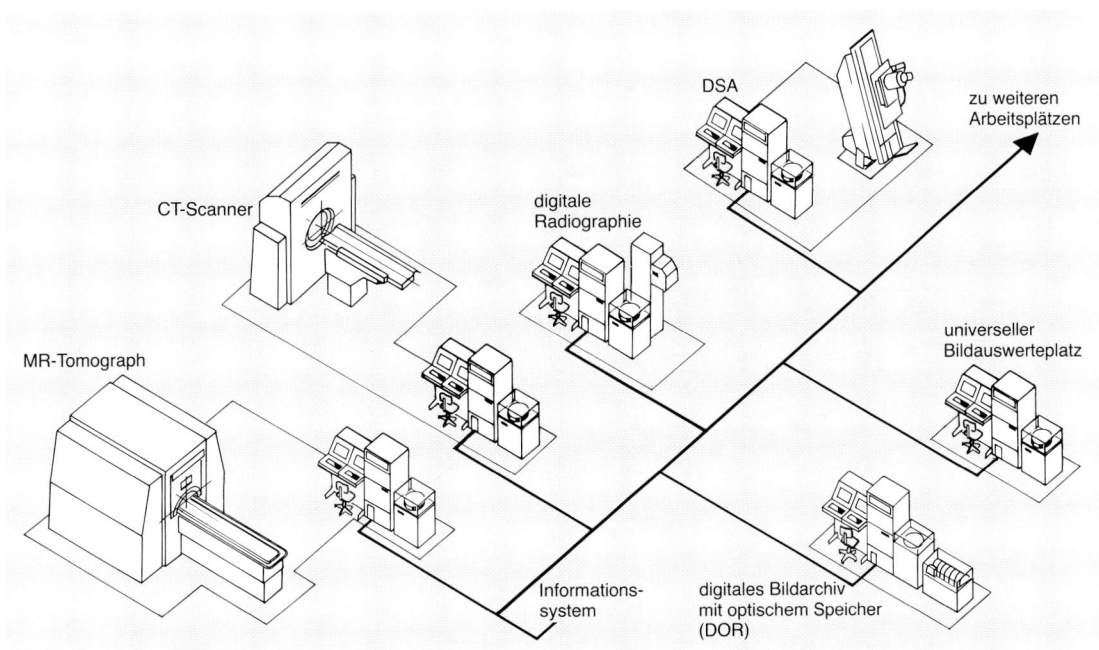

Abb. **16** Struktur und Elemente eines PACS: Verbund von digitalen bildgebenden Systemen wie NMR, CT oder DSA mit zentralen Einrichtungen wie dem digitalen Bildarchiv und universellen Bildauswerteplätzen

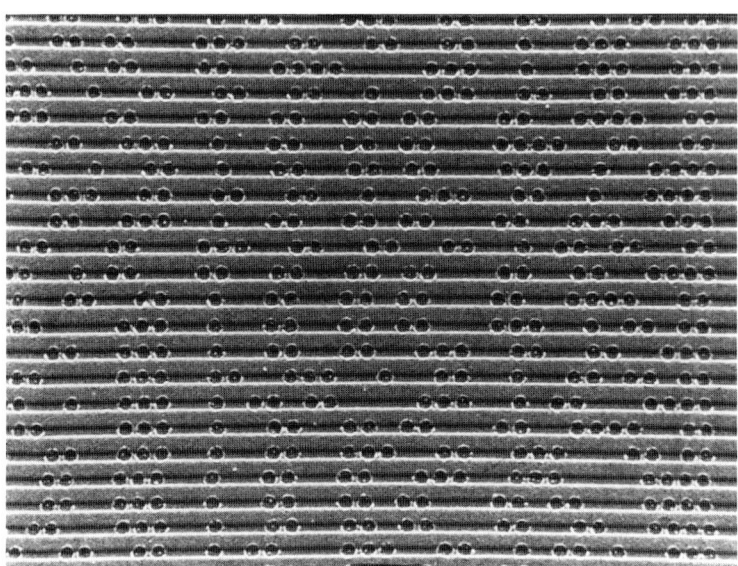

Abb. **17** Kodierte Bildinformation auf einer beschriebenen DOR-Platte in starker Vergrößerung

Tabelle **3** Leistungsfähigkeit von Datenübertragungsstrecken: Übertragungszeit für ein Bild 1024*1024*8 bit (ohne Datenkompression)

Art der Übertragungsstrecke	Datenrate	Zeit/Bild
Telefonleitung	2400 bit/s	58 min
Asynchronstrecke	9600 bit/s	14 min
Netzwerk	2000 kbit/s	4 s
Glasfaserleitung	10000 kbit/s	1 s

elektronische Lösungen für die Wiedergabe, den Transport, die Verwaltung und die dauerhafte Archivierung der Bilder. Damit wird sich die Aufgabenstellung für Filme in Abhängigkeit des Einführungsgrads von PAC-Systemen (Picture Archiving and Communication) verschieben: Während heute in zunehmendem Maße die Aufgabe des Films in Bildgebungsverfahren erst bei der Bildwiedergabe einsetzt, könnte sie schließlich auf die

Kommunikation mit externen Stellen beschränkt sein oder den Charakter reiner Arbeitskopien annehmen.

Die Struktur und Elemente eines vollständigen PACS sind in Abb. **16** dargestellt. Die Erzeugung der Bilder erfolgt in den digitalen bildgebenden Systemen wie CT oder DSA. Auch im Verbund des PACS behalten diese Systeme eine hohe Unabhängigkeit, z.B. durch leistungsfähige Arbeitsspeicher oder zugeordnete Bildwiedergabegeräte, um einen autonomen Betrieb zu ermöglichen. Nach Abschluß des Bildgebungsprozesses werden die Bilddaten über eine genormte Schnittstelle zur Verfügung gestellt.

Um in den Diagnostikabteilungen den Zugriff auf die digitale Bildinformation auch für Radiogramme innerhalb von Sekunden zu ermöglichen, sind Kommunikationsnetze notwendig, deren Leistungsfähigkeit die bisheriger Übertragungslei-

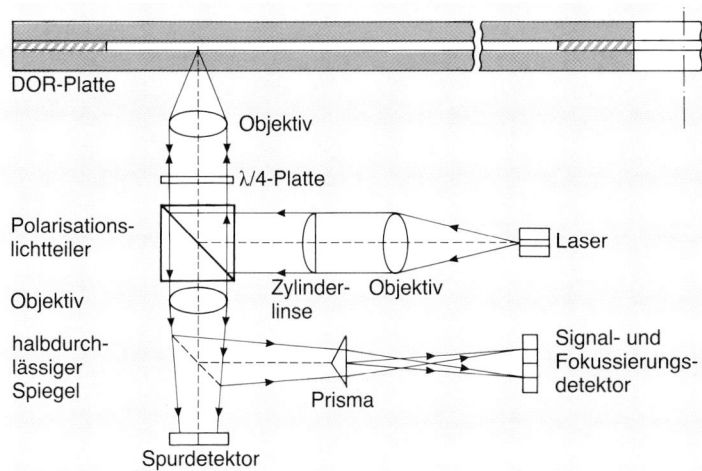

Abb. **18** Funktionsprinzip des Schreib- und Ausleseprozesses für eine DOR-Platte

tungen weit übersteigt (Tab. **3**). Hier wird sich das Glasfaserkabel als Medium durchsetzen. Neben der grundsätzlichen Eignung wegen der hohen Übertragungsgeschwindigkeit empfiehlt sich diese Technologie besonders für den Einsatz in klinischer Umgebung, da auch größere Entfernungen (bis 2000 m) bei geringem Installationsaufwand überbrückt werden können und die optische Übertragung unempfindlich gegen äußere Störungen, z. B. durch Magnetfelder oder Hochspannungspulse, ist.

Als Speichertechnologie setzt sich zunehmend die digitale optische Speicherplatte DOR (Digital Optical Recording) durch, die als einziges Massenspeichermedium sowohl das Mengenproblem als auch die Langzeitarchivanforderungen erfüllt. Technisch handelt es sich bei den DOR-Platten um eine aufgedampfte Metallschicht zwischen zwei Glasplatten, in welche die Bildinformation in kodierter Form eingebrannt wird (Abb. **17**). Die Information ist auf einer spiraligen Spur in der DOR-Platte als ein Muster von Löchern und Rücken entsprechend den Binärziffern 1 und 0 gespeichert, die durch Einbrennen von Löchern eines Durchmessers von etwa 1 µm in der Tellurlegierungsschicht erzeugt wird. Da die Spurabstände nur 1,5 µm betragen, ist die Informationsdichte 10- bis 100mal höher als bei magnetischer Speicherung. Eine einseitige 30 cm DOR-Platte hat eine Speicherkapazität von 1000 MBytes; das entspricht selbst bei Verzicht auf Datenkompression ca. 250 digitalen Radiogrammen (z. B. Magenübersichten) oder ca. 10 000 CT-Bildern. Das Beschreiben und Auslesen der DOR-Platten erfolgt in Plattenlaufwerken, deren optisches Prinzip in Abb. **18** skizziert ist. Das polarisierte Licht des Lasers wird durch den Lichtteiler abgelenkt und auf die Spur fokussiert. Das von der beschriebenen Platte reflektierte Licht dient sowohl zur Führung des Lichtstrahls in der Spur als auch zum Auslesen der Daten. Vorteilhaft sind der schnelle Zugriff auf die Daten – Praxiswerte für Datenraten beim Beschreiben und Auslesen sind 3 Mbit/s – d. h. 1,3 s für eine Magenübersicht mit 4 MB und die geringe bit-Fehlerrate $< 10^{-12}$. Durch den Einsatz von kleinen AlGaAs-Halbleiterlasern wurden inzwischen auch für die kompletten optischen Massenspeichereinheiten kompakte Bauformen erreicht.

Unter Kontrolle eines Bildverwaltungssystems werden die digitalen Daten abgerufen und über die schnelle Übertragungsstrecke zu abteilungsinternen Einrichtungen wie dem zentralen Befundungsraum mit universellen Bildauswerteplätzen oder dem digitalen Bildarchiv transportiert. Durch die Einbettung in das EDV-Konzept eines Informationssystems wird so ein schneller und zuverlässiger Zugriff auf Befunde, Patientenhistorie und Bilddaten geboten. Dieses gilt auch für die Kommunikation mit externen Stellen wie Stationen oder Fachabteilungen. Die Gestaltung der Bildauswerteplätze findet hohes Interesse in Forschung und Entwicklung. Diese Benutzer-System-Schnittstelle ist in ihrer Effizienz entscheidend für die Akzeptanz von PACS. Sie muß an die unterschiedlichen Anforderungen der digitalen Bildgebungssysteme flexibel adaptierbar sein. Im einfachsten Fall ist ein „elektronischer" Lichtkasten zu realisieren, der sich bezüglich der Kosten an heutigen Betrachtungseinrichtungen messen lassen muß; andererseits sind applikatorisch anspruchsvolle Auswertekonsolen für interaktive Bildverarbeitung von hochauflösenden Radiogrammen notwendig, bei denen heute technologische Grenzen erreicht werden. Dieses betrifft z. B. das Auflösungsvermögen von Bildwiedergaberöhren oder die Rechengeschwindigkeit von Arrayprozessoren zur Durchführung räumlicher Filterungen.

Zu den in PACS zentral notwendigen Diensten gehört ein Filmdigitalisierer, durch den in Einzelfällen die Digitalisierung älterer Archivfilme oder mitgebrachter Filme möglich ist. Wegen des mit dem Abtastvorgang verbundenen Zeitaufwands ist eine vollständige Digitalisierung aller im Routinebetrieb erstellter Filme oder gar eine nachträgliche Umsetzung bestehender Archive nicht durchführbar. Das zweite Problem wird sich automatisch durch Filmvernichtung nach Ablauf der gesetzlichen Archivierungsdauer lösen.

Daneben werden schließlich Bildaufzeichnungsgeräte benötigt, um Filmkopien zur Kommunikation mit externen Stellen oder für wissenschaftliche Zwecke zu erstellen. Als Träger wird weiterhin der transparente photographische Film dominieren. Technologisch gibt es zwei Prinzipien, die je nach Anforderung eingesetzt werden: Videokameras wie die Multiformatkameras, in denen das Bild auf einer Wiedergaberöhre optisch auf einen Film abgebildet wird, daneben Laserschreibgeräte, in denen die digitale Information durch Intensitätsmodulation des Laserstrahls zeilenweise direkt auf einen Film geschrieben wird. Zur Umsetzung des latenten Bildes in ein Langzeitdokument durchläuft der Film nachfolgend den bekannten chemischen Filmverarbeitungsprozeß. Zukünftig werden die Bildaufzeichnungsgeräte zunehmend durch Wahlmöglichkeit des Filmformats und durch Kompositionsmöglichkeit von mehreren Teilbildern flexibel an die Anwendungsanforderungen anpaßbar werden.

Literatur

Barnes, G. T., R. A. Sones, M. M. Tesic, D. R. Morgan, J. N. Sanders: Detector for dual-energy digital radiography. Radiology 156 (1985) 537–540

Brody, W. R.: Hybrid subtraction for improved arteriography. Radiology 141 (1981) 828–831

Brody, W. R.: Digital Radiography. Raven, New York 1984

Fraser, R., E. Breatnach, G. T. Barnes: Digital radiography of the chest: clinical experience with a prototype unit. Radiology 148 (1983) 1–5

Haendle, J., W. Wenz, H. Sklebitz, K. Dietz, F. Meinel: Ein neues elektronisches Schichtverfahren. Electromedica 2 (1981) 106–112

Heilmann, H.-P., J. Tiemann: Datenverarbeitung in der Radiologie. Resümee und Ausblick. Fortschr. Röntgenstr. 143 (1985) 675–685

Hintze, A., G. Jötten: Erste Ergebnisse der digitalen Radiographie mit großformatigen Empfängersystemen in der konventionellen Röntgendiagnostik. Röntgenstrahlen 53 (1985) 26–32

Ishida, M., H. Kato, K. Doi, P. H. Frank: Development of a new digital radiographic image processing system. SPIE 347; Appl. optic. Instr. Med. 10 (1982) 42–48

Kamm, K.-F.: Heutiger technischer Stand der Digitalen Subtraktionsangiographie. Röntgenstrahlen 53 (1985) 34–41

Merritt, Ch. R. B.: Computed radiography: a new approach to plain film imaging. Diagn. Imag. Jan. 1985, 58–65

Schuler, M., M. Rath, D. Hahn, R. Rienmüller, J. Lissner: Digitale Radiographie – Methodik und klinische Anwendung. Digit. Bilddiagn. 5 (1985) 22–39

Sonoda, M., M. Takano, J. Miyahara, H. Kato: Computed radiography utilizing scanning laser stimulated luminescence. Radiology 148 (1983) 833–838

Tesic, M. M., R. A. Mattson, G. T. Barnes, R. A. Sones, J. B. Stickney: Digital radiography of the chest: design features and considerations for a prototype unit. Radiology 148 (1983) 259–264

Weiß, H., E. Klotz, R. Linde, G. Rabe, U. Tiemens: Coded aperture imaging with X-rays (flashing tomosynthesis). Optica Acta 24 (1977) 305–325

Ziedses des Plantes, B. G.: Subtraktion. Thieme, Stuttgart 1961

Grundlagen und Verfahren der Röntgen-Computertomographie

G. Linke und M. Pfeiler

Probleme und Grenzen klassischer Röntgentomographie-Verfahren

Bei der Anwendung der Röntgenstrahlung zur Bildgebung in der medizinischen Diagnostik wurden schon sehr frühzeitig Bestrebungen unternommen, anstelle des üblichen Zentralprojektionsbildes nur isolierte Körperschichten zur Darstellung zu bringen (STIEVE 1967). Der Grund für diese Bemühungen lag darin, daß wegen der Superposition zahlreicher Strukturen des dreidimensionalen Körpers im zweidimensionalen Bild interessierende Objektdetails häufig nicht erkennbar waren.

Zunächst wurden Verfahren und Geräte zur Abbildung von im wesentlichen parallel zur Körperlängsachse orientierten Schichten entwickelt (Frontal- und Lateralschichten). Das Prinzip dieser Geräte ist in Abb. 1 dargestellt: Der Fokus und der Bildträger (in der Regel eine Film-Folien-Kombination) werden synchron und gleichsinnig um einen in der interessierenden Schicht gelegenen Punkt bewegt. Dabei wird genau die Schicht des Körpers scharf abgebildet, die parallel zur Bildträgerebene durch eben diesen Punkt verläuft. Alle außerhalb der eingestellten Schicht im abbildenden Strahlenkegel gelegenen Objektdetails werden je nach ihrem Abstand von der Schicht mehr oder weniger stark verwischt auf dem Bildträger abgebildet.

Auch Schichten, die im wesentlichen senkrecht zur Körperlängsachse verlaufen (Transversalschichten), wurden nach einem gerätetechnisch etwas verschiedenen, aber prinzipiell gleichen Verfahren zur Abbildung gebracht (GEBAUER u. SCHANEN 1955). Abb. 2 erläutert das Prinzip des klassischen Transversalschichtverfahrens: Patient und Bildträger rotieren gleichsinnig und synchron um zueinander parallele Achsen. Der Fokus liegt in der von beiden Achsen aufgespannten Ebene. Dabei wird genau die Körperschicht scharf auf dem Bildträger abgebildet, die parallel zur Bildträgerebene durch den Schnittpunkt der Verbindungslinie zwischen Fokus und Filmdrehpunkt mit der Patientendrehachse verläuft. Natürlich läßt sich das gleiche Resultat erzielen, wenn man bei ruhendem Patienten die Fokus-Bildträger-Anordnung um die als Patientendrehachse ge-

kennzeichnete Achse und gleichzeitig den Bildträger gegensinnig und synchron um seine Achse rotieren läßt.

Alle klassischen Röntgenschichtaufnahmeverfahren sind mit dem Nachteil behaftet, daß sie stets

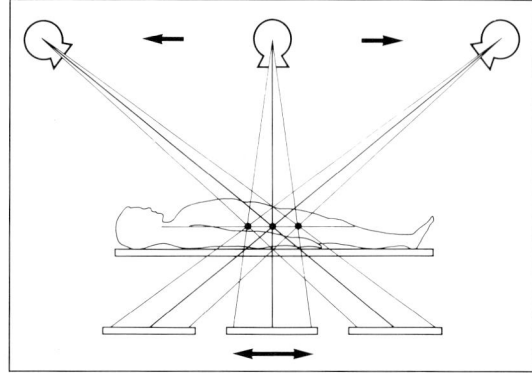

Abb. 1 Prinzip der klassischen Röntgentomographie. Während eines Aufnahmevorganges bewegen sich Röntgenröhre und bildaufzeichnendes System derart, daß der zu untersuchende Körperabschnitt aus unterschiedlichen Richtungen (Projektionen) durchstrahlt wird. Bei der gewählten Aufnahmeanordnung bleiben in der Eingangsebene des bildaufzeichnenden Systems unabhängig von der Durchstrahlungsrichtung die Bildpunkte ortsfest, die den Objektpunkten der Körperschicht zuzuordnen sind, in der der Drehpunkt des Zentralstrahls liegt. Alle anderen Objektpunkte des bestrahlten Körperabschnittes erzeugen Bildpunkte, deren Lage von der Durchstrahlungsrichtung abhängt und die zu mehr oder weniger unscharfen Abbildungen der anderen Körperschichten führen

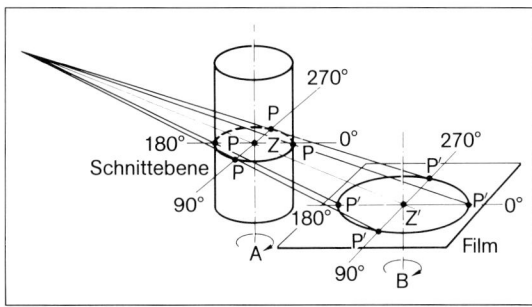

Abb. 2 Prinzip des (klassischen) Transversalschichtverfahrens. Abbildung des in der Schnittebene liegenden Objektpunktes P in den auf dem Film ortsfesten Bildpunkt P′ bei gleichsinniger und gleichzeitiger Rotation von Objekt und Bildträger

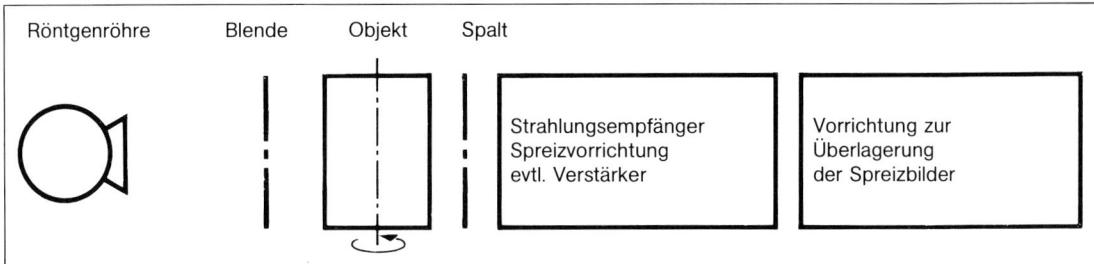

Röntgenröhre   Blende   Objekt   Spalt

Strahlungsempfänger
Spreizvorrichtung
evtl. Verstärker

Vorrichtung zur
Überlagerung
der Spreizbilder

Abb. **3** Heckmann-Verfahren. Prinzipieller Aufbau einer Heckmann-Apparatur für eine Körperschicht-Durchstrahlung gemäß Abb. **2,** jedoch als Grenzfall mit senkrecht zur Objektdrehachse orientierter Strahlungsrichtung

eine Überlagerung des Bildes der interessierenden Schicht mit dem Verwischungsbild der Schichtumgebung liefern. Bestrebungen, diesen Mangel zumindest beim Transversalschichtverfahren zu beseitigen, wurden mit photographischen Mitteln z. B. von FRANK (1940), TAKAHASHI (1957) und HECKMANN (1968) und mit elektronischen Verfahren z. B. von GAJEWSKI u. LINKE (1971) unternommen. Sie alle verfolgten im wesentlichen die Idee, zum Grenzfall des klassischen Transversalschichtverfahrens überzugehen, bei dem die Strahlung parallel zur interessierenden Schicht und deshalb nur in dieser Schicht den Körper durchdringt und entsprechend auch parallel zur Bildträgerebene auf den Bildträger auftrifft. Aus praktischen Gründen ist dieser Grenzfall nicht ideal realisierbar. Daher benutzten alle genannten Autoren in irgendeiner Form eine Vorrichtung zur Aufzeichnung der Schattenbilder der Objektschicht für eine Vielzahl von Projektionen und eine weitere Vorrichtung zur Nachbildung der Originalprojektionen aus den entsprechenden Aufzeichnungen und zur Überlagerung dieser nachgebildeten Projektionen auf dem Bildträger. Abb. **3** zeigt schematisch eine derartige Anordnung, und Abb. **4** veranschaulicht den entsprechenden Abbildungsvorgang beim Grenzfall des klassischen Transversalschichtverfahrens.

Die auf diese Art und Weise gewonnenen Transversalschichtaufnahmen enthalten in der Tat keine Überlagerungen von Verwischungsbildern aus den Nachbarregionen des Körpers mehr, sie weisen jedoch aufgrund des Abbildungsvorgangs eine sich grundsätzlich über das gesamte Bild erstreckende Verschmierung der in der Schicht gelegenen Objektdetails auf. Diese führt dazu, daß das Abbildungsverfahren im wesentlichen nur für hochkontrastige Details (Knochen) brauchbar ist. Eine gute Weichteildarstellung ist hier wegen der weitreichenden Verschmierung ebensowenig möglich wie bei den klassischen Röntgenschichtverfahren mit ihrer Überlagerung von Schichtbild und Verwischungsbild.

Versuche, die weitreichende Unschärfe zu vermeiden, wurden unter anderem im Hinblick auf die medizinische Anwendung von CORMACK (1963, 1964) und auf dem Gebiet der zerstörungsfreien Materialprüfung von KALOS u. Mitarb. (1961) unternommen und führten schließlich zur Entwicklung der Computertomographie (AMBROSE 1973, HOUNSFIELD u. Mitarb. 1973), die unter Verwendung von nur in der interessierenden Objektschicht vorgenommenen Schwächungsmessungen ein von den genannten weitreichenden Unschärfen freies Schichtbild mit außerordentlich hohem Weichteilunterscheidungsvermögen liefert.

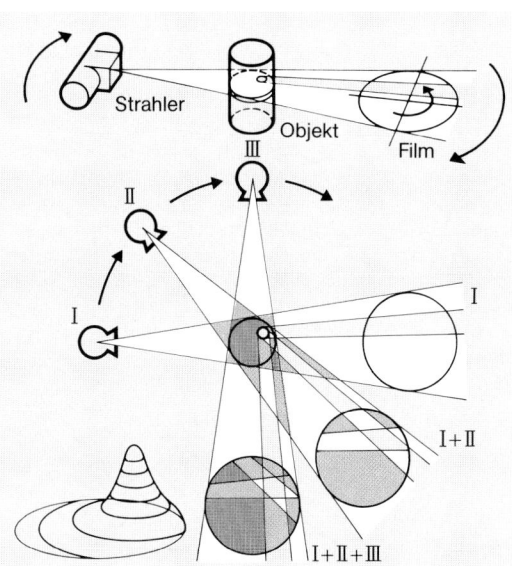

Abb. **4** Klassische Transversaltomographie in Grenzfall-Darstellung. Im Vergleich zu Abb. **3** wird hier lediglich nicht das Objekt, sondern das Aufnahmesystem gedreht. Ansonsten ist der dargestellte Strahlengang als ein solcher aufzufassen, wie er sich für das in Abb. **3** skizzierte Aufnahmesystem ergäbe, also eben als Grenzfall senkrecht zur Drehachse einfallender Strahlung zu dem in Abb. **2** dargestellten Prinzip

Prinzip und Technik der Computertomographie

Die im ersten Abschnitt diskutierten Probleme und Grenzen der klassischen Verfahren, zu einem Transversalschichtbild mit definierter Darstellung der interessierenden Objektschicht, aber ohne überlagertes Verwischungsbild der nicht in der Schicht liegenden Objektstrukturen zu kommen, waren mit der Einführung der Computertomographie im Jahre 1972 (AMBROSE 1973) grundsätzlich überwunden. Grundsätzlich bedeutet hier, daß HOUNSFIELD u. Mitarb. (1973) den Prototyp eines Computertomographen realisierten, dessen Bilder die typische weitreichende Unschärfe der im ersten Abschnitt beschriebenen Transversaltomographen mit Durchstrahlung nur der Objektschicht nicht mehr aufwiesen, dessen Bilder aber doch nur eine Auflösung von ca. 3 mm hatten. Diese im Vergleich zu klassischen Röntgenaufnahmen einschließlich der konventionellen Schichtbilder ausgesprochen schlechte Auflösung war aber jetzt keine prinzipielle Beschränkung mehr, sondern lediglich durch die verfügbare Technologie gegeben. Diese Technologie umfaßte eine Reihe von Bausteinen der Elektronik, Optoelektronik und Computertechnik, die für sich allein genommen und in ihrer Kombination speziell auf die Computertomographie zugeschnitten waren und neben der Technologie der konventionellen Röntgenbildsysteme (z. B. mit Film-Folien-Kombination) einen neuen zusätzlichen technologischen Zweig der radiologischen Bildgebung bedeuteten. Wegen der Art und der Vielfalt der CT-Technologie soll in diesem Abschnitt zunächst das Grundprinzip der Computertomographie erläutert und, in Form eines Blockschaltbildes, der technische Aufbau eines CT-Systems skizziert werden. Dann werden die wesentlichen Bausteine der CT-Technik einzeln vorgestellt, analysiert und ihr Einfluß auf das re-

sultierende Bild behandelt. Dieser Abschnitt gliedert sich deshalb in folgende Teile:

– Prinzip und Überblick,
– Bildrekonstruktionsverfahren,
– Abtastanordnungen,
– Detektorsysteme,
– digitale Datenerfassung und -verarbeitung,
– Sonderverfahren.

Prinzip und Überblick

Das Prinzip der Computertomographie wird zunächst durch zwei Merkmale gekennzeichnet,

– Durchstrahlung einer Schicht und
– entzerrende Bildrekonstruktion („Beseitigung der weitreichenden Unschärfen").

Ein drittes Merkmal, die

– digital-elektronische Datenaufnahme und -verarbeitung („Computer"),

wenn auch jedem, in klinischem Einsatz befindlichen Computertomographen eigen, ist aber kein prinzipielles. Die digital-elektronische Datenaufnahme und -verarbeitung ist hier eher als Synonym für hohe Genauigkeit zu verstehen, die bei der Messung der Strahlungsintensität und der Verarbeitung der so gewonnenen Signale erforderlich ist. Auch analog arbeitende Datenaufnahme- und Datenverarbeitungsverfahren sind denkbar, z. B. optoelektronischer Art (EDHOLM 1977, BARRETT u. SWINDELL 1977).

Das erste Merkmal, die Durchstrahlung nur einer Schicht, bedeutet, daß die Information für das aufzunehmende Schichtbild wirklich nur der interessierenden Körperschicht und nur dieser entnommen wird. In diesem Merkmal besteht grundsätzliche Übereinstimmung mit der in Abb. 4 dargestellten klassischen Methode der Transversaltomographie. In Abb. 4 durchdringt der flache Fächerstrahl zunächst den Patienten und streicht dann über einen Film, der unabhängig von der sich kontinuierlich ändernden Einstrahlrichtung seine Orientierung im Raum beibehält. Diese Art der Bildrekon-

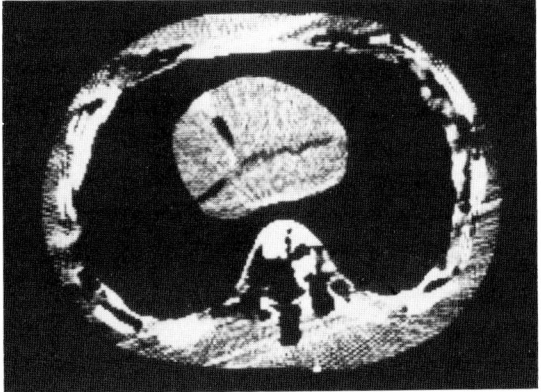

a

b

Abb. **5a** u. **b**   Aufnahmen der gleichen Schicht eines Thoraxphantoms

a   Klassisches Transversaltomogramm
b   Computertomogramm

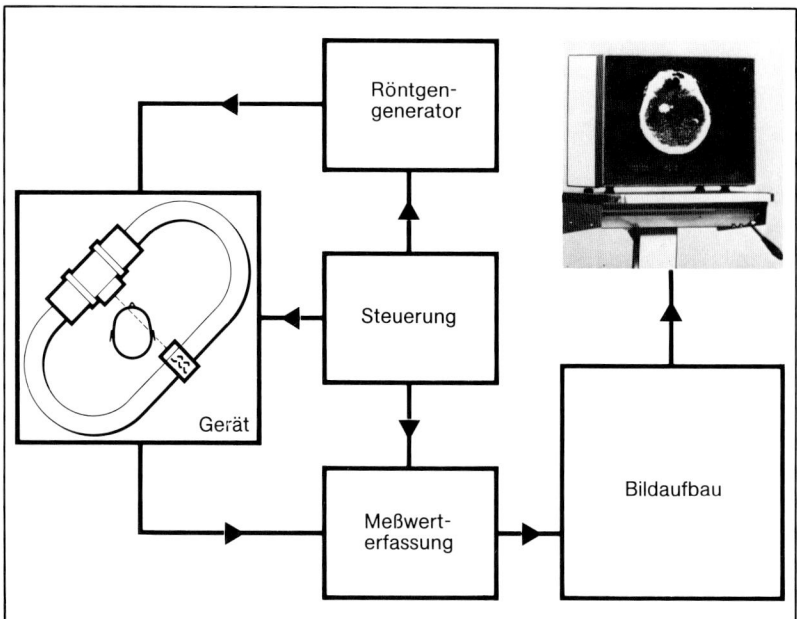

Abb. **6** Blockdiagramm eines Computertomographen. Eine zentrale Anlagensteuerung kontrolliert und koordiniert die Funktion der Gerätemechanik, des Röntgengenerators und der Meßwerterfassungselektronik. Die Meßanordnung ist in der einfachsten und ursprünglichsten Form skizziert, wie sie bei den ersten Computertomographen verwendet wurde: Das Strahlenschwächungsvermögen des Objekts wird mit Hilfe einer aus Röntgenröhre und Szintillationskristall mit nachgeschaltetem Photomultiplier bestehenden Meßeinrichtung ermittelt. Dabei ist das Meßstrahlenbündel etwa bleistiftdick und verläuft in der interessierenden Schicht. Zur Aufnahme eines Schwächungsprofiles („Seitenrisses") der Schicht führt die Meßeinrichtung eine lineare Bewegung senkrecht zur Meßstrahlenrichtung aus. Nach dem linearen Abtastvorgang erfolgt eine Drehung des Meßsystems in der Schichtebene um einen kleinen Winkelbetrag. Dann wird in der neuen Projektionsrichtung erneut ein Strahlenschwächungsprofil aufgenommen usw., bis insgesamt ein Winkel von mindestens 180 Grad überstrichen worden ist. Die anfallenden analogen Meßsignale werden von der Meßwerterfassungselektronik in digitale Signale umgewandelt und in einen Computer übertragen. Dieser baut aus den Schwächungsprofilen das Bild der Objektschicht in Form einer Schwächungswertematrix auf, die nach geeigneter Umwandlung in ein Analogsignal schließlich als Fernsehbild zur Darstellung gelangt

struktion durch die Überlagerung von Streifenbildern ist eine stark verzerrende: Die streifenförmigen Schatten oder Streifenbilder eines Details reichen über das ganze Bild und überhöhen sich lediglich an der Stelle des Details durch gegenseitige Überlagerung. Das Detail wird also verzerrt im Sinne weitreichender Unschärfen abgebildet. Das Aufnahmebeispiel (Abb. 5a) – es handelt sich um ein Thoraxphantom – zeigt die Auswirkung dieser Art von Unschärfe. Das scharfe Bild (Abb. 5b) ist ein Computertomogramm vom gleichen Thoraxphantom und verweist damit auf das zweite Merkmal, den entzerrenden Bildaufbau. Theoretisch kann man vom linken Bild zum rechten kommen, indem man die dem linken Bild anhaftende Unschärfe subtrahiert. Im Bildrechner eines Computertomographen wird bei der Bildrekonstruktion in der Regel tatsächlich eine solche Unschärfesubtraktion angewendet. Aus Gründen des Rechnungsablaufes geschieht das aber nicht an einem fertig aufgebauten, aber noch unscharfen Bild, sondern bereits an den den einzelnen Projektionen entsprechenden Streifenbildern. Von jedem Streifenbild wird ein unscharfes Abbild erzeugt und dieses vom Originalstreifenbild abgezogen. Durch diese Unschärfesubtraktion, mathematisch als Faltungsprozeß (s. S. 146) durchgeführt, erhalten die Streifenbilder negative Anteile. Bei der Überlagerung zum Gesamtbild können so die positiven Streifenbildanteile außerhalb des Detail-Bildortes durch die negativen Anteile der anderen Streifenbilder zu Null kompensiert und damit die weitreichende Unschärfe aufgehoben werden. Es ist dabei wesentlich, daß nicht das hinter dem Patienten entstehende Intensitätsprofil, sondern dessen Logarithmus, also das „Schwächungsprofil", in das Streifenbild überführt wird. Im Schwächungsprofil addieren sich nämlich die Schwächungskoeffizienten der durchstrahlten Teilvolumina der Objektschicht in Strahlrichtung linear, d.h. unbeeinflußt durch das Schwächungsverhalten des davor oder dahinter liegenden Gewebes. Diese Linearität ist aber notwendig, wenn der Rekonstruktionsprozeß die Schwächungswer-

te der Teilvolumina unabhängig von der Objektzusammensetzung ermitteln soll.

Die Bildrekonstruktion in den ersten CT-Geräten erfolgte jedoch nicht nach dem gerade zitierten Faltungsverfahren, sondern als iterative Lösung eines algebraischen, aus Schwächungswertsummen aufgebauten Gleichungssystems. Iterative Verfahren weisen aber im allgemeinen einen höheren Rechenaufwand auf, wobei zusätzlich erst nach Abschluß des Vorganges der Datenaufnahme, also nach Vorliegen des kompletten Gleichungssystems der Iterationsvorgang einsetzen kann. Das Faltungsverfahren arbeitet Projektion für Projektion ab; der Rekonstruktionsvorgang kann mit der Datenaufnahme einsetzen.

Der Rekonstruktionsvorgang erfolgt im Block „Bildaufbau" des Blockdiagramms nach Abb. **6** für ein CT-System. Bei modernen Geräten werden dabei für eine schnelle Bildrekonstruktion Spezialprozessoren zusätzlich zum (Universal-) Computer eingesetzt, der nach wie vor mit seiner Standardperipherie wie Speichereinheiten, Ein- und Ausgabestation wesentliche Systemkomponente für die Archivierung von Computertomogrammen und die Gerätebedienung und -steuerung bleibt.

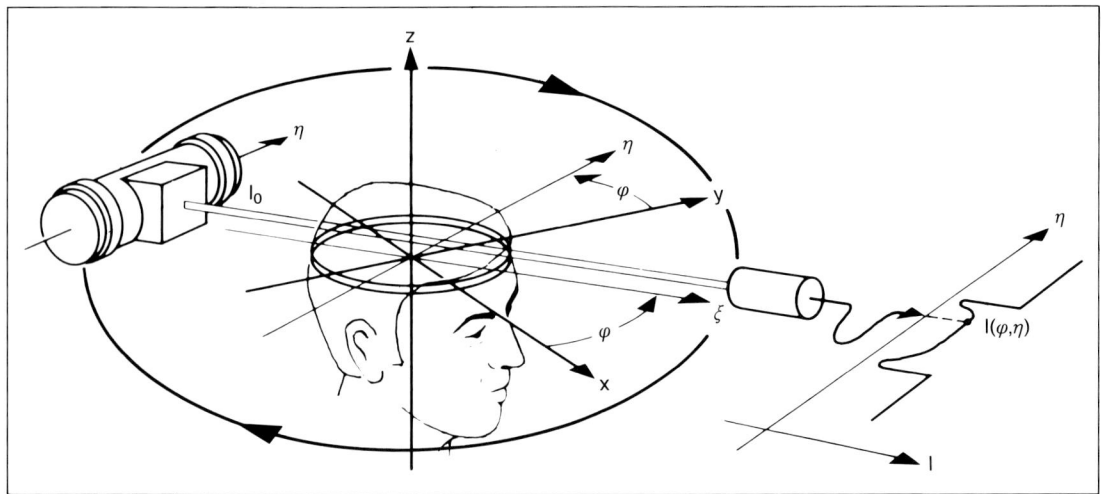

Abb. 7 Prinzip der Meßwertaufnahme bei der Computertomographie. Es wird nur die interessierende Objektschicht durchstrahlt. Die Röntgenröhre (links) erzeugt einen dünnen Röntgenstrahl, der je nach Schwächung im Objekt durch den Detektor (rechts) in ein mehr oder weniger großes elektrisches Signal umgewandelt wird

In diesem Sinne ist dem „Computer" im Blockdiagramm auch nicht mehr ein eigener Block zuzuordnen. Die gerichteten Verbindungslinien zwischen den Blöcken in Abb. 6 deuten die Hierarchie im Betriebsablauf an. Tatsächlich sind alle Blöcke durch Kontroll- und Rückmeldefunktionen miteinander multilateral vernetzt.

Bildrekonstruktionsverfahren

Eine Prinzipskizze einer Meßanordnung, wie sie in den ersten Computertomographen verwendet wurde, soll die Erfassung der für die Bilderzeugung erforderlichen Meßdaten veranschaulichen (Abb. 7). Die aus Röntgenstrahler und Strahlungsdetektor bestehende Meßanordnung arbeitet mit einem fein ausgeblendeten Meßstrahl, der laut Skizze durch Translationsbewegung der Meßanordnung die Objektschicht abtastet. Damit wird für die dargestellte Projektionsrichtung fortschreitend ein flaches Bündel paralleler Strahlen mit einem zugehörigen Intensitätsprofil I (φ, η) erzeugt. Dieser Prozeß wiederholt sich für viele benachbarte Projektionsrichtungen, bei dem hier gewählten Beispiel eines „Translations-Rotations-Gerätes" über mindestens 180 Grad. Die Meßwerterfassung überträgt die Intensitätsprofile als eine Folge von direkt gemessenen und dann digital codierten Meßwerten in das Rechnersystem, das daraus eine der untersuchten Objektschicht entsprechende Ortsverteilung von Schwächungswerten rekonstruiert. Das digital arbeitende Rechnersystem kann in einer endlichen Zeit nur eine endliche Zahl von Werten endlicher Stellenzahl verarbeiten; für die Schwächungswertverteilung ergibt sich deshalb eine endliche Anzahl von Schwächungswerten von wiederum endlicher Stellenzahl. Typische Größe für eine Schwächungswertverteilung sind 512 × 512 Schwächungswerte zu je 4096 Stufen (4096 = 2^{12}, d.h. 12 Bit). Jeder dieser Schwächungswerte beschreibt das mittlere Schwächungsverhalten eines Volumenelementes der untersuchten Objektschicht. Die damit erhaltene, zunächst nur in einem Speicher des Rechnersystems vorhandene Anordnung von Zahlen, auch als Matrix bezeichnet, stellt bereits das – allerdings noch nicht sichtbare – Röntgenbild der Objektschicht dar.

Bei den CT-Geräten, die Eingang in die Klinik gefunden haben, wurden für die Berechnung dieser Bildmatrix zwei prinzipiell unterschiedliche Wege beschritten, das Iterationsverfahren und das Faltungsverfahren. Beide Verfahren arbeiten linear, d.h. aus einer Linearkombination von Werten, hier den Schwächungswerten, werden diese selbst ermittelt. Linearkombination bedeutet, daß die Schwächungswerte in den Datensätzen nur in der ersten Potenz und darüber hinaus nur als mit konstanten Faktoren behaftete Summanden (Produkte von Schwächungswerten z.B. sind nicht erlaubt) vorkommen. Hierin ist der Grund zu sehen, daß die beim Meßvorgang anfallenden Intensitätswerte vor der eigentlichen Bildrekonstruktion logarithmiert werden. Würde z.B. der Meßstrahl in Abb. 7 ein homogenes Objekt mit dem Schwächungskoeffizienten μ und der Ausdehnung s in Strahlrichtung durchdringen, so ergäbe sich nach dem Extinktionsgesetz von BEER für die Intensität I

$$I = I_0 \cdot e^{-\mu s}, \tag{1}$$

wobei I_0 die an der gleichen Stelle ohne Objekt gemessene Intensität bezeichnet. Durch Logarithmieren erhält man

$$\mu \cdot s = \ln \frac{I_0}{I} \quad \text{bzw.} \quad \mu s = \ln I_0 - \ln I, \tag{2}$$

d.h. mit $\ln I_0 - \ln I$ wird die Meßgröße als hier einfachste Linearkombination der Schwächungswerte formuliert. Dringt der Meßstrahl durch N verschiedene, homogene Objektabschnitte mit den Schwächungskoeffizienten μ_i und den Ausdehnungen s_i, so erweitert sich die Beziehung (2) auf

$$\mu_1 s_1 + \mu_2 s_2 + \ldots \mu_i s_i + \ldots + \mu_N s_N = \ln I_0 - \ln I. \tag{3}$$

Bei diesem Ansatz und den folgenden Betrachtungen wird angenommen, daß die verwendete Röntgenstrahlung monochromatisch ist und deshalb das Beersche Gesetz in der angeschriebenen Form gilt, d.h. wegen

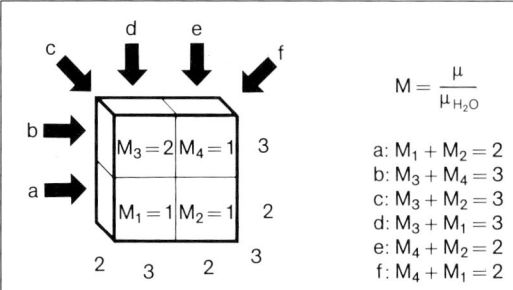

$$M = \frac{\mu}{\mu_{H_2O}}$$

a: $M_1 + M_2 = 2$
b: $M_3 + M_4 = 3$
c: $M_3 + M_2 = 3$
d: $M_3 + M_1 = 3$
e: $M_4 + M_2 = 2$
f: $M_4 + M_1 = 2$

Abb. 8 Algebraisches Verfahren der Bildrekonstruktion (Modellvorstellung). Die hier in vier jeweils in sich gleichartige Elemente aufgeteilte interessierende Körperschicht wird transversal durchstrahlt. Aus den gemessenen Strahlenschwächungen können mit Hilfe der aufgeführten Gleichungen die Schwächungskoeffizienten der vier einzelnen Elemente errechnet werden. Die vier horizontalen und vertikalen Messungen sind aber nicht voneinander unabhängig. Aus diesem Grund ist eine vertikale oder horizontale Messung durch die diagonale zu ersetzen

fehlender Aufhärtungseffekte ist das Schwächungsverhalten eines Objektabschnittes unabhängig von seiner Lage in der vom Meßstrahl durchsetzten Objektabschnittsreihe. Die Beziehung (3) impliziert weiter die Annahme, daß das tatsächlich sich kontinuierlich verändernde Schwächungsverhalten des Objektes bei ausreichend klein gewählten Objektabschnitten in diesen Abschnitten als konstant angesehen werden kann.

Iterationsverfahren

Anhand des einfachen Objektbeispiels in Abb. **8** wird nun gezeigt, wie zur Bilderzeugung notwendige Meßwerte als Linearkombinationen von Schwächungskoeffizienten beschafft und zum Bild verrechnet werden können. Das Objekt besteht aus vier Objektabschnitten mit den Schwächungskoeffizienten μ_1 bis μ_4. Um dimensionsfreie Rechengrößen zu erhalten, werden die Schwächungskoeffizienten auf den des Wassers bezogen angegeben; es wird deshalb mit M_1 bis M_4 gerechnet. $M = 1$ bedeutet damit das Schwächungsverhalten von Wasser, $M = 2$ das eines Materials vom doppelten Schwächungsvermögen des Wassers, z. B. eines mäßig dichten Knochens. Die Messungen a bis f liefern (nach

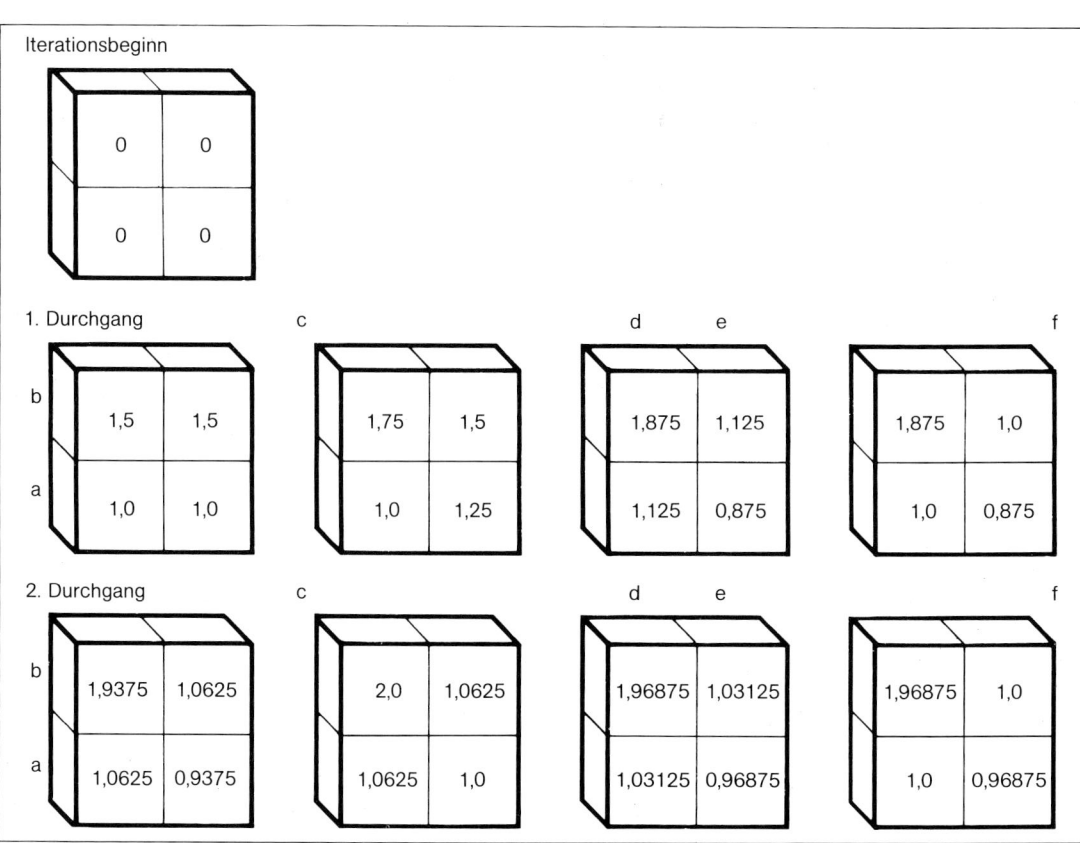

Abb. 9 Bildaufbau mit Hilfe eines algebraischen Iterationsverfahrens. Die Messungen a–f an der aus vier Elementen aufgebauten Schicht in Abb. **8** liefern die dort angegebenen Schwächungswertsummen. Verteilt man die Werte aus den Messungen a und b gleichmäßig auf die zugehörigen Bildmatrixelemente, so ergibt sich die erste Näherungslösung in Durchgang 1, die jedoch mit Messung c nicht übereinstimmt. Messung c wird erfüllt, indem man die Diagonalelemente in Richtung c um jeweils 0,25 anhebt. Die so erhaltene nächste Näherungslösung paßt nicht zu den Messungen d

und e. Bezüglich d sind die Werte um 0,125 Einheiten zu klein, bezüglich e um den gleichen Betrag zu groß. Die durch entsprechende Korrektur erhaltene dritte Näherungslösung des ersten Durchgangs wird durch Verringerung der Diagonalelemente in Richtung f um 0,125 mit Messung f zur Übereinstimmung gebracht. Das beschriebene Anpassungsverfahren ist in weiteren Durchgängen fortzuführen, bis sich keine signifikanten Änderungen aufeinanderfolgender Näherungslösungen mehr ergeben

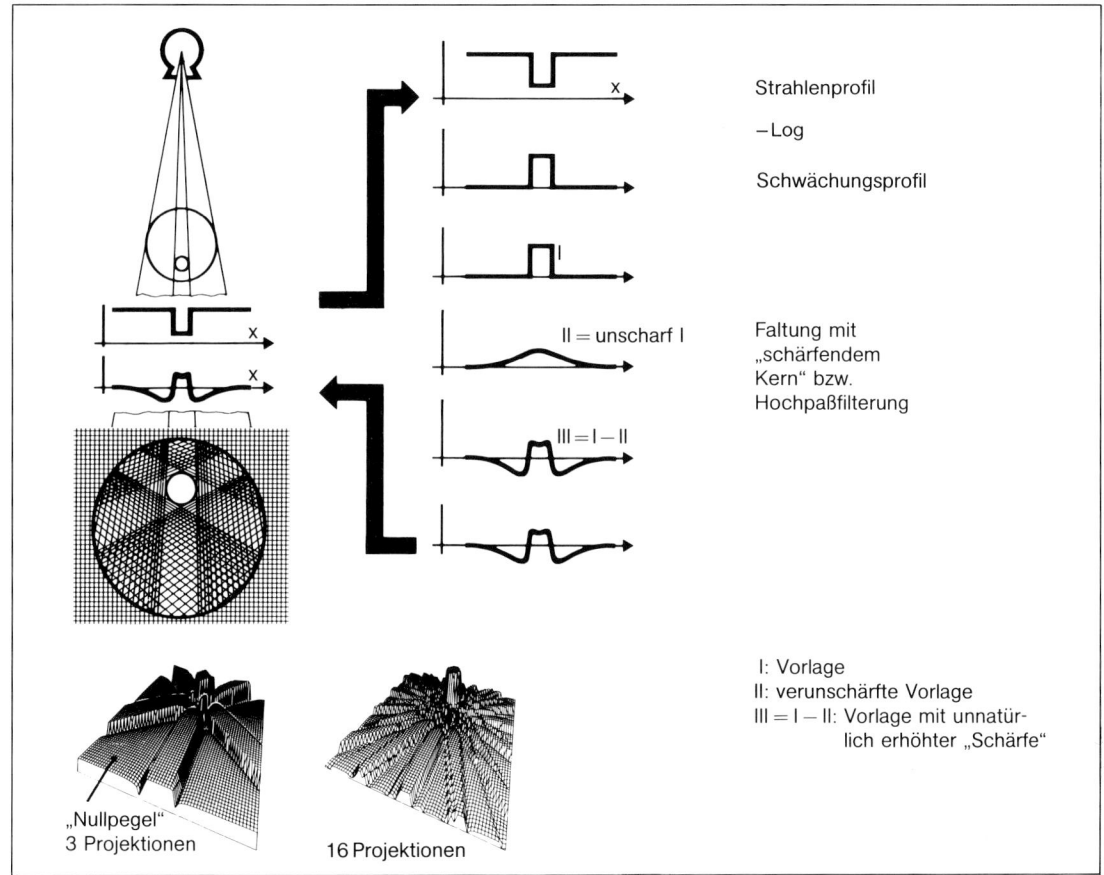

Strahlenprofil

−Log

Schwächungsprofil

II = unscharf I

Faltung mit „schärfendem Kern" bzw. Hochpaßfilterung

III = I − II

I: Vorlage
II: verunschärfte Vorlage
III = I − II: Vorlage mit unnatür-
    lich erhöhter „Schärfe"

„Nullpegel"
3 Projektionen

16 Projektionen

Abb. **10** Prinzip der Computertomographie. Bildrekonstruktion durch Rückprojektion gefilterter (gefalteter) Signalverteilungen, die sich für die einzelnen Projektionen ergeben. Signal ist das Linienintegral des örtlich verteilten Schwächungskoeffizienten in den jeweiligen Strahlenrichtungen innerhalb einer Projektion

Logarithmierung) sechs verschiedene Linearkombinationen von M oder eben sechs verschiedene lineare Gleichungen in M. Von diesen sechs Gleichungen sind aber nur vier voneinander unabhängig, wie sich leicht nachprüfen läßt. Aus den Gleichungen a und b (Addition) und d (Einsetzen in addierte Gleichungen a und b) ergibt sich die Gleichung e, gleichermaßen erhält man aus den Gleichungen a, b und c die Gleichung f. So bilden die Gleichungen a, b, c und d ein System von vier voneinander unabhängigen Gleichungen, aus denen die vier Unbekannten M_1 bis M_4, und damit die gesuchte Schwächungswertverteilung, ohne weiteres zu berechnen sind.

Dieses einfache Objektbeispiel macht auch die Notwendigkeit plausibel, für unterschiedliche Projektionsrichtungen zu messen, und deutet weiter an, daß je nach Projektionsrichtung für die Durchstrahlung der Objektabschnitte sich unterschiedliche Weglängen („Ausdehnung s_i") ergeben. Hier sind allerdings auf dem Wege jedes Meßstrahls die Weglängen untereinander gleich und „kürzen sich deshalb heraus".

Die gerade beschriebene direkte Lösung eines algebraischen Gleichungssystems läßt sich bei der für ein verwertbares Computertomogramm notwendigen hohen Anzahl von Bildmatrix-Elementen (Unbekannten) und damit von Meßwerten (Gleichungen) aus wenigstens zwei Gründen nicht mehr anwenden: Die Rechengenauigkeit verfügbarer Rechnersysteme reicht für die di-

rekte Lösung eines mit z. B. 100 000 Gleichungen sehr umfangreichen algebraischen Gleichungssystems nicht mehr aus, die Meßwerte sind z. B. infolge des Quantenrauschens grundsätzlich fehlerbehaftet, also als Gleichungssystem nicht konsistent. Hier bieten sich iterative Lösungsverfahren an, von denen eines am Beispiel in Abb. **8** demonstriert werden soll. Die Grundidee dieses in Abb. **9** durchgeführten Lösungsverfahrens besteht in folgendem:

Man beginnt damit, daß man zunächst die mit jedem Meßstrahl der ersten Projektionsrichtung ermittelten Schwächungswertsumme gleichmäßig auf die jeweils getroffenen Schichtelemente verteilt. Danach prüft man, wie weit diese Verteilung mit den Messungen der zweiten Projektionsrichtung übereinstimmt. Auftretende Differenzen werden in der Weise korrigiert, daß an allen vom jeweiligen Meßstrahl getroffenen Elementen die gleiche Korrektur angebracht wird, so daß der zweite Meßdatensatz von der Schwächungswertematrix erfüllt wird. Danach vergleicht man mit den Meßdaten der nächsten Projektion usw. Sind alle Projektionen abgearbeitet, vergleicht man das Ergebnis wieder mit der ersten Projektion und führt dieses Verfahren so lange fort, bis im Resultat keine signifikanten Veränderungen mehr auftreten.

Wie das Beispiel in Abb. **9** zeigt, gelangt man bei wenigen Unbekannten sehr rasch zu einer guten Näherungslösung. Für die in der Praxis üblichen Bildpunktzahlen

– z. B. 256 × 256 – benötigt man jedoch zahlreiche Durchläufe mit dem gesamten Meßdatensatz. Das beschriebene Iterationsverfahren hat daher den Mangel, daß der größte Teil der Bildberechnung erst nach der Aufnahme sämtlicher Meßdaten für eine Schicht erfolgen kann. Das Bild kann also nicht unmittelbar nach Abschluß der Datenaufnahme zur Verfügung stehen. Diesen Nachteil vermeidet das Faltungsverfahren, das den Bildaufbau parallel zur Datenerfassung ermöglicht und daher inzwischen wohl bei allen zur Zeit erhältlichen Geräten benützt wird.

Faltungsverfahren

Einer mathematisch orientierten Erläuterung des Faltungsverfahrens wird in Anknüpfung an den Abschnitt „Prinzip und Überblick" der Versuch einer Veranschaulichung vorangestellt. In diesem Abschnitt wurde unter Hinweis auf Abb. **4** auf den stark verzerrenden Bildaufbau (also die weitreichende Unschärfe) hingewiesen, die dann auftritt, wenn zwar CT-gerecht nur die interessierende Körperschicht durchstrahlt wird, der Bildaufbau aber durch unmittelbare Überlagerung der anfallenden Streifenbilder bzw. Projektionen erfolgt. Der dann weiter beschriebene Vorgang der Unschärfesubtraktion an den Streifenbildern vor ihrer Teilnahme am Bildaufbau wird in Abb. **10** dargestellt, wobei die dort beschriebene Unschärfesubtraktion mathematisch als Faltung mit einem „schärfenden Faltungskern" oder „Hochpaßfilterung" formuliert werden kann.

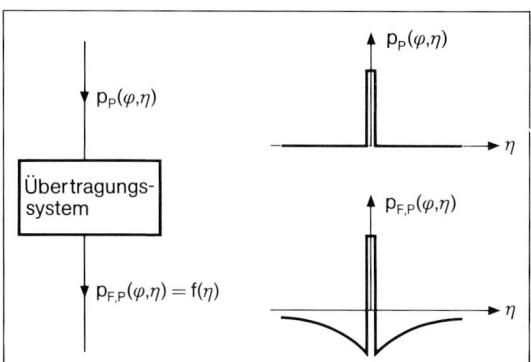

Abb. 11 Übertragungssystem als Filter oder Faltungsrechner („Convolver"). In diesem Beispiel wird eine solche Signalverteilung $p_P(\varphi, \eta)$ dem „Convolver" zugeführt, die nur im Nullpunkt des Koordinatensystems existiert. Es handelt sich also um einen örtlichen Impuls. Auf diese spezielle Funktion antwortet das Übertragungssystem mit der sogenannten Impulsantwort, hier dem Faltungskern $p_{F,P}$. Das Übertragungssystem ist ein lineares, d. h. es gilt das Überlagerungsprinzip, nach dem beliebige Eingangssignale in eine Folge von Einzelimpulsen zerlegt werden können, die gemäß der angegebenen Impulsantwort (s. Abb. **12**) übertragen werden. Bei einem linearen in seinen Übertragungseigenschaften ortsunabhängigen System ist dieses in seinen Übertragungseigenschaften durch die Impulsantwort eindeutig beschrieben

Bei dem Versuch der mathematisch orientierten Beschreibung der Bildrekonstruktion wird von Abb. **7** ausgegangen. Durch Bezug auf I_0, Kehrwertbildung und anschließende Logarithmierung erhält man aus dem für den Winkel φ gegebenen Intensitätsverlauf $I(\varphi, \eta)$, also einer Funktion von η, die Projektion $p(\varphi, \eta)$

$$p(\varphi, \eta) = \ln I_0 - \ln [I(\varphi, \eta)]. \qquad (4)$$

Gemäß Beziehung (3) stellt die rechte Seite dieser Gleichung für den jeweiligen Meßstrahl, also für jeweils feste Werte von φ und η, die Summe der Produkte aus den Schwächungskoeffizienten und Weglängen der vom Meßstrahl durchsetzten Objektabschnitte bzw. Objektelemente dar, d. h. es gilt

$$p(\varphi, \eta) = \mu_1 s_1 + \mu_2 s_2 + \ldots \mu_i s_i \ldots + \mu_N s_N$$
$$= \sum_{i=1}^{N} \mu_i s_i, \qquad (5)$$

wobei die μ_i und s_i ebenfalls als Funktionen von φ und η anzusehen sind. Beziehung (5) wäre ausführlicher als

$$p(\varphi, \eta) = \sum_{i=1}^{N} \mu_i(\varphi, \eta) \, s_i(\varphi, \eta) \qquad (6)$$

anzuschreiben.
Wählt man die Objektelemente sehr klein, wird also die Anzahl der jeweils vom Röntgenstrahl durchsetzten Objektelemente sehr groß, so geht der Summenausdruck in Beziehung (6) in ein Integral über, das Linienintegral des ortsabhängigen Schwächungskoeffizienten $\mu(x, y)$ längs des Strahlweges s

$$p(\varphi, \eta) = \int_s \mu(x, y) \, ds \qquad (7)$$

mit s als Funktion von φ und η gemäß der gewählten Projektion.

Wie wiederholt und unter anderem zu Abb. **10** festgestellt, werden diese Projektionen für unterschiedliche Projektionswinkel φ aufgenommen und zum gesuchten Computertomogramm überlagert. Diese Überlagerung geschieht winkelgerecht, d. h., die Winkelabstände der Projektion untereinander werden beibehalten, man spricht deshalb von „Rückprojektion". Vor der Rückprojektion sind aber die nach Beziehung (7) gegebenen Projektionen im Sinne der schon angeführten „Unschärfesubtraktion" zu korrigieren, und zwar durch die mathematische Operation „Faltung mit schärfendem Faltungskern".
Das Faltungsverfahren bedeutet eine lineare Integraloperation und ist z. B. eine übliche Methode, die Veränderung einer Signalfunktion (eine solche kann eine Röntgenstrahlenintensitätsverteilung sein) beim Durchgang durch eine Übertragungsstrecke (eine solche kann ein Röntgenbildverstärker sein) mathematisch zu beschreiben. Die Übertragungsstrecke wird mit ihren Eigenschaften als zeit- und ortsinvariant vorausgesetzt, die Übertragungseigenschaften sollen nicht davon abhängen, wann die Signalfunktion und wo sie im Eingangsfeld der Übertragungsstrecke angebracht wird. Weitere Voraussetzung ist das lineare Verhalten der Übertragungsstrecke oder, was das gleiche ist, die Gültigkeit des Superpositionsgesetzes: Es ist für das Übertragungsergebnis gleichgültig, ob von einem, in beliebige Teile aufgeteiltem Signal das Signal als ganzes übertragen oder erst die Teile einzeln übertragen und dann wieder zusammengesetzt werden.

Bestehe eine Projektion p nur an einer Stelle, stelle sie also sozusagen einen Impuls oder einen Punkt p_P dar (Abb. 11). Das Übertragungssystem antwortet auf p_P mit der übertragenden Projektion $p_{F,P}$, die in das Bild gleich als CT-spezifisch eingetragen wurde; nach der Übertragung zeigen auch Orte außerhalb der Anregung Signalwirkung, dort aber negativ. Ist nun als Signal eine Projektion p laut Abb. 12 zu übertragen, so kann man sich diese in unterschiedlich hohe Einzelimpulse zerlegt denken, die alle für sich eine Impulsantwort von der Form $p_{F,P} = f(\eta)$ erzeugen, aber eben unterschiedliche Amplitude und unterschiedliche Lage haben. (Bei der bildlichen Darstellung wurden der Anschaulichkeit wegen alle Impulse mit endlicher Breite und endlicher Amplitude ausgestattet; tatsächlich ist bei den positiven Impulswerten stets mit unendlich großer Amplitude, aber endlicher, jedoch unterschiedlich großer Fläche unter der Kurve zu rechnen.) So trägt ein um die Distanz y vom Nullpunkt entfernter Anteil (Impuls) der Projektion p (φ, η) mit p $(\varphi, \eta) \cdot f(\eta - y)$ zum übertragenen oder korrigierten Signal $p_F (\varphi, y)$ bei, wobei der Index F bereits für „gefaltet" steht. Die Summation aller Beiträge ergibt im Grenzübergang zu beliebig feinen Unterteilungen von p (φ, η) für die korrigierte oder gefaltete Projektion

$$p_F (\varphi, \eta) = \int_{y=-\infty}^{+\infty} p (\varphi, \eta) \cdot f (\eta - y) \, dy \qquad (8)$$

oder, in Kurzform geschrieben,

$$p_F (\varphi, \eta) = p (\varphi, \eta) * f (\eta). \qquad (9)$$

Dieses Integral heißt „Faltungsintegral", die Funktion f ist der Faltungskern, mit dem die Projektion p gefaltet wird. Der Begriff „Faltung" ergibt sich aus der Rechenvorschrift, die das Faltungsintegral zur Ermittlung von p_F aus p und f vorgibt (Abb. 13). Zur Berechnung von z. B. $p_F (\varphi, \eta)$ nimmt f $(\eta - y)$ als „gefalteter Kurvenverlauf" der durch f (y) vorgegebenen Kurve teil, und zwar ist f (y) um $\frac{\eta_1}{2}$ herumzuklappen oder eben zu falten. Das „Falten" wird aber dann erst wirklich offensichtlich, wenn f (y) eine unsymmetrische Funktion ist (Vermerk: „Faltung" in Abb. 13), das ist die Regel bei der Übertragung zeitabhängiger Signale, aber die mögliche Ausnahme bei Ortsfunktionen.

Der „schärfende" oder besser „entzerrende" Faltungskern ist, wie schon gesagt, wesentliches Merkmal der Computertomographie, die Diskussion von Art und Rolle wird deshalb noch fortgeführt (RADON 1917, GORDON 1974, BRACEWELL u. RIDDLE 1967, RAMACHANDRAN u. LAKSHMINARAYANAN 1971, SMITH u. Mitarb. 1973, SHEPP u. LOGAN 1974, SCHWIERZ u. HÄRER 1978).
Würden die gemäß Abb. 7 ermittelten Projektionen laut Beziehung (7) unkorrigiert oder „ungefaltet" rückprojiziert, so bildete sich im resultierenden Bild ein punktförmiges Objekt, d.h. ein in Abb. 7 linienförmiges und in Z-Richtung orientiertes, nicht als Punkt, sondern als kegelförmige Schwächungswertverteilung, ab, deren Maximum der Lage des Punktes entspricht und deren Flanken mit zunehmender Entfernung von diesem Maximum mit dem Kehrwert der Entfernung, also mit „weitreichender Unschärfe" abfallen. Abb. 14 veranschaulicht diesen Vorgang der Rückprojektion, bei dem für ein punktförmiges Objekt alle Einzelprojektionen gemäß Beziehung (7) nur aus einem (je nach

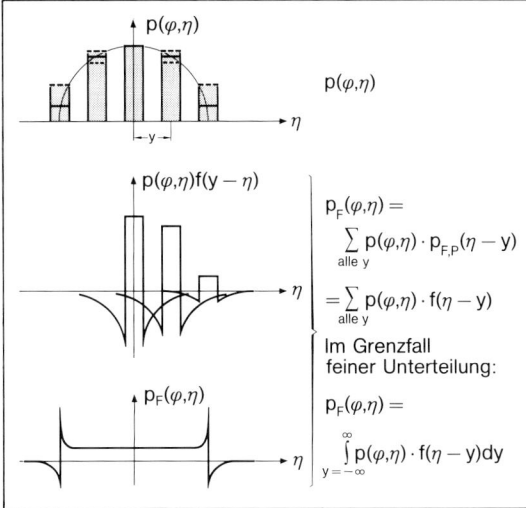

Abb. 12 Filterung oder Faltung einer Signalverteilung mit einem für die Computertomographie typischen Faltungskern nach Abb. 11. Der der Durchstrahlung eines Zylinders entsprechende Signalverlauf wird in einzelne Impulse aufgeteilt, denen nach Lage und Höhe ein dem Faltungskern ähnliches Ausgangssignal zugeordnet wird. Die Summe dieser einzelnen Impulsantworten ist das Ausgangssignal p_F. Die mathematische Fassung dieses Ausgangssignals p_F ist das Faltungsintegral

Winkel φ bei unterschiedlichem η) auftretenden Signalwert bestehen. Für einen Objektpunkt an der Stelle x_0, y_0 ergäbe sich ein Bild mit einem Verlauf nach der Funktion $\dfrac{1}{\sqrt{(x-x_0)^2 + (y-y_0)^2}}$ bzw. $\dfrac{1}{r'}$, wenn r' den Abstand des betrachteten Bildpunktortes x, y vom Ort des Objektes x_0, y_0 bezeichnet. Liegt der Objektpunkt im Ursprung des Koordinatensystems, so verläuft das Bild nach der gleichen Funktion aber auf den Ursprung zentriert, d.h. nach $\dfrac{1}{\sqrt{x^2 + y^2}}$ bzw. $\dfrac{1}{r}$.
Eine durch Überlagerung von vielen solchen Objektpunkten unterschiedlicher Dichte und Lage hergestellte Schwächungskoeffizientenverteilung μ (x, y) bildet sich deshalb als eine durch weitreichende Unschärfen verfälschte Schwächungswertverteilung μ_H,

$$\mu_H = \mu * \frac{1}{r}, \qquad (10)$$

ab, wobei das Zeichen * wieder Faltung bedeutet. Hier wurde zwar eine zweidimensionale, d.h. von zwei Koordinaten abhängige Funktion, nämlich μ (x, y) mit einem zweidimensionalen Faltungskern, r ist ja gleich $\sqrt{x^2 + y^2}$, gefaltet; der Vorgang ist begrifflich und mathematisch aber gleich dem für die Korrektur der Projektionen beschriebenen Faltungsvorgang. Der Unterschied besteht naturgemäß in der Form der skizzierten Faltungskerne,

$$\frac{1}{r} = \frac{1}{\sqrt{x^2 + y^2}}$$

laut Abb. 14 wirkt verunschärfend, der Faltungskern in Abb. 11 – 13 aber „Unschärfe entfernend". Für letzte-

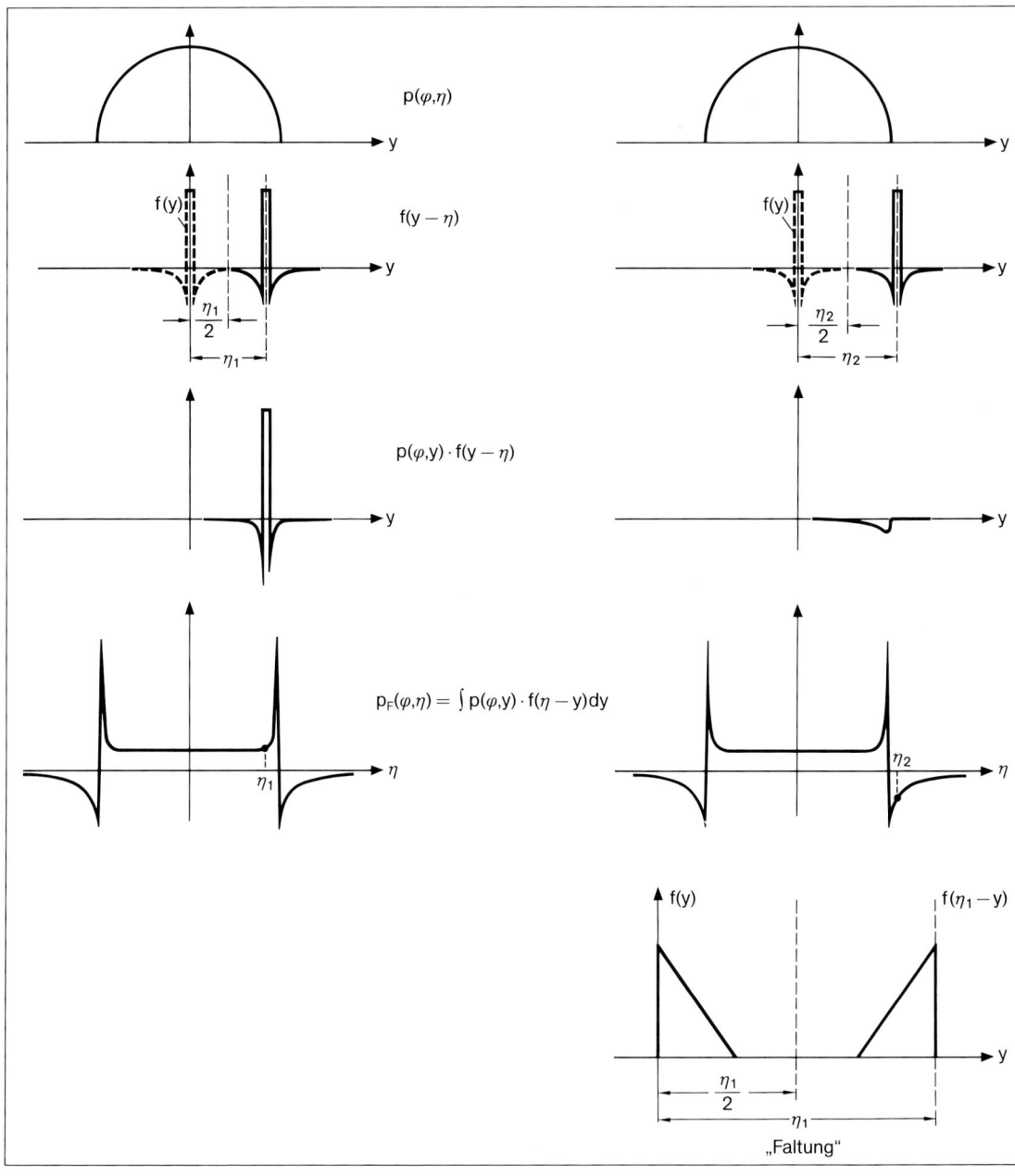

Abb. **13** Der Begriff der Faltung. Die Skizzenfolge entspricht der in Abb. **12** abgeleiteten Rechenvorschrift „Faltungsintegral". Zur Ermittlung des Ausgangssignals an der Stelle η_1 wird der Faltungskern zunächst um die Ordinate herumgeklappt (wegen seiner Symmetrie in diesem Beispiel ohne Wirkung) und um η_1 verschoben. Der so verschobene Faltungskern wird mit der Funktion des Eingangssignals multipliziert und die sich so ergebende Kurve (3. Skizze von oben) integriert.

Das Integrationsergebnis ist das gefaltete Eingangssignal" an der Stelle η_1 (4. Skizze von oben).

Anhand eines unsymmetrischen Faltungskerns (unterstes Beispiel) wird gezeigt, daß das oben angegebene Umklappen und Verschieben um η_1 des Faltungskerns einem „Falten" um die Achse bei $\eta_1 / 2$ entspricht

ren, den korrigierenden Faltungskern, haben verschiedene Autoren im wesentlichen gleiche, aber durch die gewählte Herleitung voneinander unterschiedliche Formen angegeben (SHEPP u. LOGAN 1974, SCHWIERZ u. HÄRER 1978). Der Kern nach SHEPP u. LOGAN (1974) wird üblicherweise als „Standardkern" bezeichnet (Abb. **15**). Da alle im Rechnersystem anfallenden Operationen nur an diskretisierten Funktionen stattfinden können, fällt der Faltungskern ebenfalls mit diskreten Werten an. Der Wert bei $\eta = 0$ ist im Gegensatz zu der idealen mathematischen Lösung mit kontinuierlichem Funktionsverlauf weder unendlich hoch noch die Breite des zentralen Impulses unendlich schmal; die Minimalbreite ist durch das Rechenraster

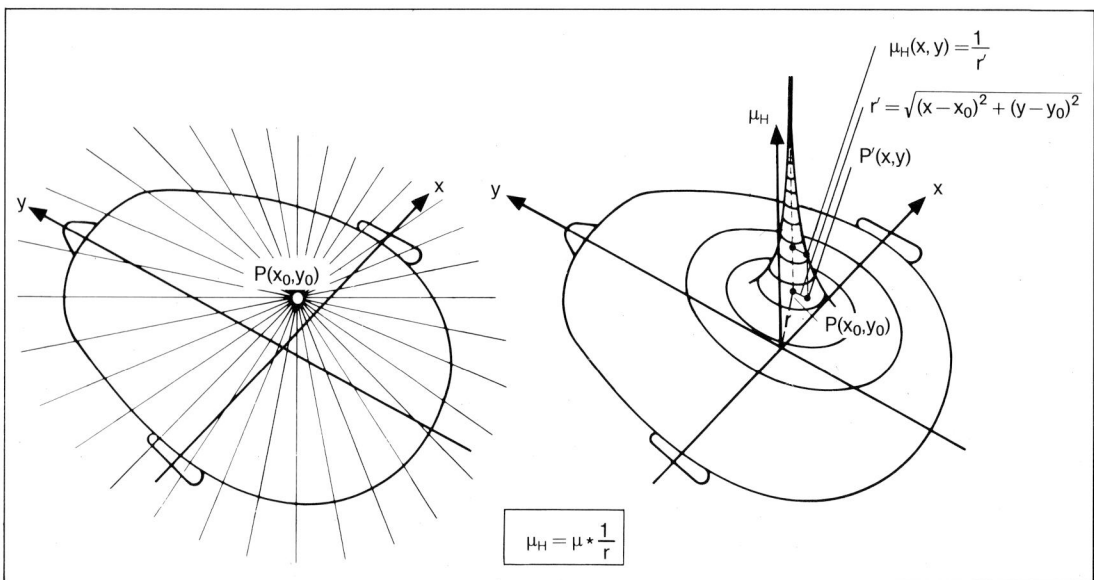

$$\mu_H(x, y) = \frac{1}{r'}$$

$$r' = \sqrt{(x - x_0)^2 + (y - y_0)^2}$$

P'(x,y)

$$\mu_H = \mu \star \frac{1}{r}$$

Abb. **14** Zweidimensionaler Faltungskern zur Beschreibung des gesamten Bildübertragungssystems. Bei dem gewählten Beispiel handelt es sich um ein Übertragungssystem mit „verunschärfenden Übertragungseigenschaften". Ein Computertomograph entspricht dann einem solchen Übertragungssystem,

wenn die den einzelnen Projektionen zuzuordnenden Signalverteilungen ohne korrigierende Faltung gemäß Abb. **11** bis **13** rückprojiziert werden. Das System entspricht damit dem Fall der klassischen Transversaltomographie gemäß Abb. **2** mit Auswirkungen auf das Bild, wie sie in Abb. **4** (links) dargestellt sind

festgelegt. Es sei bemerkt, daß die Gesamt-„Fläche" unter bzw. über der Kurve des Faltungskerns, also hier die Summe der diskreten Funktionswerte, Null ist, negativer und positiver Flächenanteil kompensieren sich.

Der Faltungskern ist ein wichtiger Ansatzpunkt für die Beeinflussung des Bildcharakters eines Computertomogramms. Abb. **16** zeigt qualitativ den Standard-Faltungskern K_0 mit zwei Modifikationen K_1 und K_2 und die möglichen Auswirkungen auf die aus dem identischen Datensatz identisch – bis auf den Faltungskern – rekonstruierten Bilder.

Ist das Computertomogramm links am ehesten objektgetreu, so wurde im mittleren Bild „noch mehr Unschärfe abgezogen". Das führt zwar zu einer sicher gewünschten Verdeutlichung von flachen Übergängen zwischen Stellen schwach unterschiedlicher Dichte, aber auch zu verstärktem Rauschen und zu einer Überbetonung der Grenzen Knochen-Weichteile; ein Zeichen dafür ist der dunkle Artefaktstreifen an der Knocheninnenkante. Rechts im Bild findet sich eine Kompromißeinstellung, die auch das Rauschen etwas glättet. Das Problem der durch Wahl des Faltungskerns „modifizierten Algorithmen" kann dadurch gelöst werden, daß dem Anwender der Computertomographie mehrere unterschiedlich modifizierte Faltungskerne zur Verfügung stehen. In Abb. **16** findet sich zusätzlich zu den Computertomogrammen variierter Bildcharakteristik auch die entsprechend durch den jeweiligen Fal-

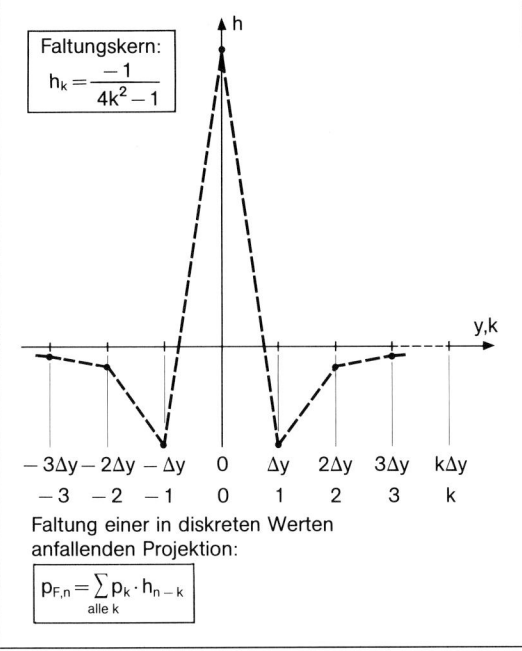

Faltungskern:

$$h_k = \frac{-1}{4k^2 - 1}$$

Faltung einer in diskreten Werten anfallenden Projektion:

$$p_{F,n} = \sum_{\text{alle k}} p_k \cdot h_{n-k}$$

Abb. **15** Der „Standard"-Faltungskern der Computertomographie. Die angegebene Form des Faltungskerns entspricht der örtlichen Diskretisierung des zu verarbeitenden Signals (eben durch örtlich diskrete Abtastung). Der hier zahlenwertmäßig angegebene Kern führt zu einem getreuen Abbild der Objektschicht, d.h. das Gesamtsystem wäre weder durch einen „schärfesteigernden" noch durch einen „schärfemindernden" (zweidimensionalen) Faltungskern beschrieben

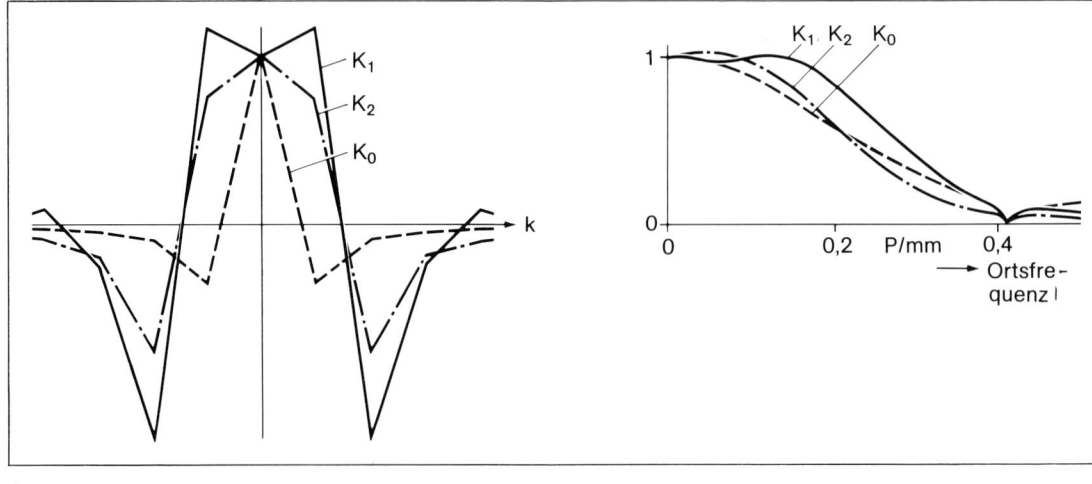

a

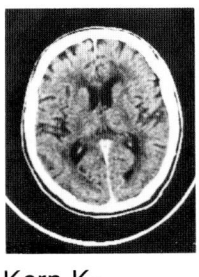 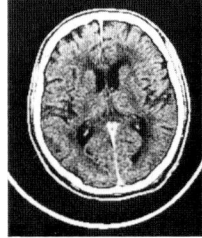 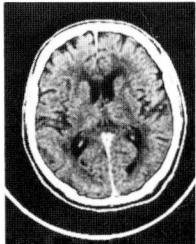

Kern K_0 Kern K_1 Kern K_2

b

tungskern variierte Übertragungsfunktion des Gesamtsystems. Die Beeinflussung der Übertragungsfunktion des Gesamtsystems durch den Faltungskern weist darauf hin, daß die Operation „Faltung" auch als Ortsfrequenzfilterung aufgefaßt werden kann. Die Faltung der Einzelprojektionen mit „korrigierendem Kern" gemäß den Abb. **11–13** und **15** ist im wesentlichen eine „Hochpaßfilterung"; tiefe Ortsfrequenzen, also örtliche Sinusschwingungen mit „wenigen Perioden oder Linienpaaren pro Längeneinheit", die vorwiegend „unscharfen, großflächigen Bilddetails" entsprechen, werden gar nicht oder nur wenig übertragen, hohe Ortsfrequenzen, durch die vorwiegend Kanten und Feindetails charakterisiert sind, hingegen bevorzugt. Mathematisch sind die Beschreibungen „Faltung" und „Filterung" äquivalent; die einem Übertragungssystem zuzuordnende Übertragungsfunktion ist die Fouriertransformierte seines Faltungskerns. Auf dieses Faktum gehen die zum korrigierenden Faltungskern genannten Literaturstellen ein, zusätzlich sei auf SCHITTENHELM u. SCHWIERZ (1978) sowie SCHWIERZ (1980) hingewiesen. Zur Übertragungsfunktion ganz allgemein und ihre Auswirkung auf zu übertragende Röntgenbilder seien PFEILER u. THEIL (1975) genannt.

Abb. **16** Auswirkung von Faltungskern-Modifikationen. Im Vergleich zum „Standard"-Faltungskern K_0 ist der Faltungskern K_1 deutlich schärfesteigernd. Flache Übergänge zwischen Stellen wenig unterschiedlicher Dichte werden in gewünschter Weise verdeutlicht, zugleich jedoch das Rauschen verstärkt und Grenzen Knochen – Weichteil überbetont (dunkler Artefaktstreifen an der Knochen-innenkante). Der Kern K_2 bietet eine Kompromißlösung, die trotz Feindetail-Verdeutlichung das Rauschen etwas mildert. Die angegebenen Faltungskerne sind für die Korrektur der (eindimensionalen) Signalverteilungen der einzelnen Projektionen. Die Modulationsübertragungsfunktionen rechts gelten für das (zweidimensionale) Bildübertragungs-Gesamtsystem

Abtastanordnungen

Die zeitliche Entwicklung der Computertomographiesysteme deutet Abb. **17** an. Ursprünglich (1972) verwendete man zur Aufnahme der Schwächungsprofile einer Schicht in den Translations-Rotations-Geräten (s. auch Abb. **7**) eine Meßanordnung mit nur einem einzigen Meßkanal (Abb. **17** oben links). Die Nachteile dieses äußerst einfachen Meßsystems waren eine schlechte Nutzung der in der Röntgenröhre erzeugten Strahlung durch die starke Einblendung des Strahlenkegels auf einen bleistiftdünnen Strahl und eine sehr lange Aufnahmezeit im Bereich von 5 Minuten, die durch die geringe Röhrennutzung und die der erforderlichen Anzahl der Projektionen entsprechenden häufigen Wechsel zwischen den beiden Bewegungsformen bedingt war. Um die Untersuchungszeiten zu verkürzen, boten daher die meisten Geräte die Möglichkeit zur simultanen Messung zweier benachbarter Schichten. Durch Verwendung von Anord-

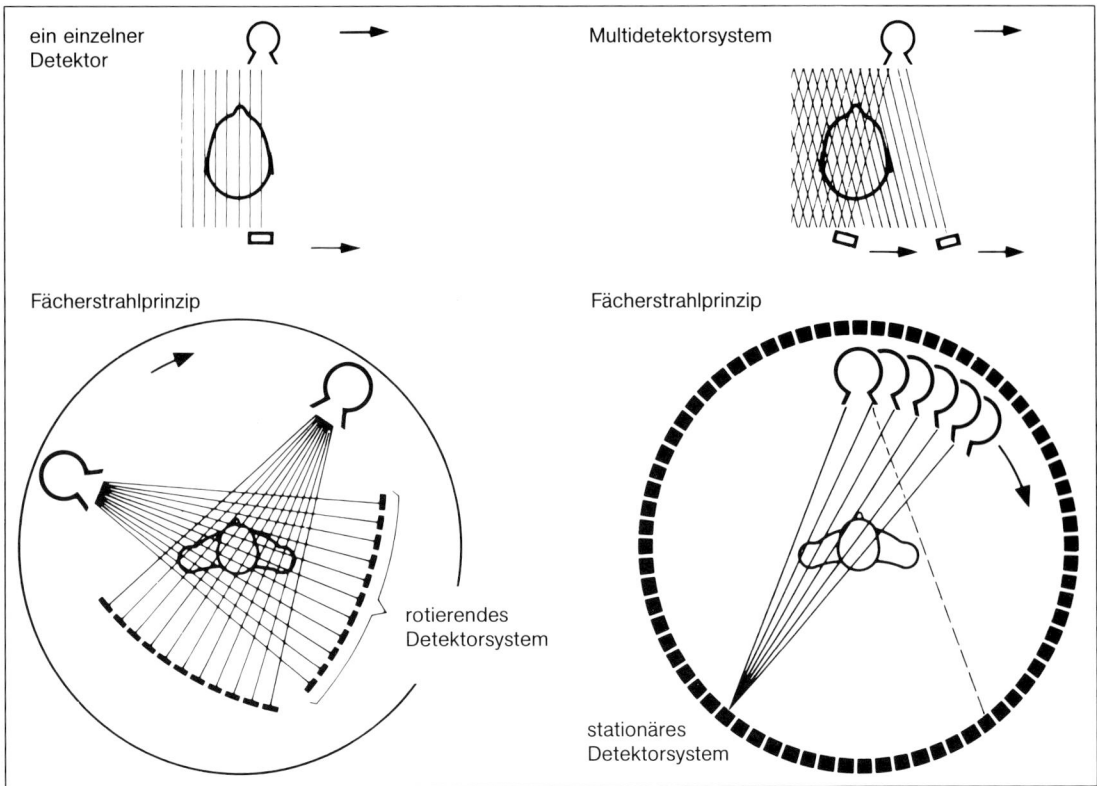

ein einzelner Detektor

Fächerstrahlprinzip

rotierendes Detektorsystem

Multidetektorsystem

Fächerstrahlprinzip

stationäres Detektorsystem

Abb. **17** Prinzipskizzen computertomographischer Aufnahmegeräte. Oben: Translations-Rotations-Geräte mit einzelnem „Bleistift"-Strahl und Mehrfach-„Bleistift"-Strahl zum Aufbau von Parallelprojektionen. Unten: Rotationsgeräte mit bewegtem Detektor (links, simultaner Aufbau von Zentralprojektionen) und feststehendem Detektor (rechts, sukzessiver Aufbau von Zentralprojektionen mit den einzelnen Detektorelementen als Projektionszentren)

nungen mit mehreren Meßstrahlen pro Schicht konnte die Anzahl der linearen Abtastvorgänge bzw. Drehschritte bei gleichzeitig verbesserter Röhrennutzung verringert werden (Abb. **17** oben rechts). Geräte dieses Typs erreichten 1976 bereits Meßzeiten von nur 20 Sekunden.

Im gleichen Jahr wurden die ersten Geräte mit einem den gesamten Objektdurchmesser simultan erfassenden Meßstrahlenfächer vorgestellt, der es erlaubte, auf die lineare Bewegung des Meßsystems völlig zu verzichten, und so Aufnahmezeiten im Bereich weniger Sekunden zuließ. Für die Detektoranordnung und die Betriebsart der Röntgenröhre wurden zwei verschiedene, in Abb. **17** unten skizzierte Möglichkeiten realisiert. Bei der links dargestellten Ausführungsform eines Nur-Rotationsgerätes mit bewegtem Detektor-Array wurden die Meßwerte einer einzelnen Projektion nicht mehr zeitlich nacheinander, sondern simultan erfaßt. Die Röntgenröhre arbeitet vorzugsweise im Pulsbetrieb, während sie gemeinsam mit der Detektoranordnung kontinuierlich um das Aufnahmeobjekt umläuft. Praktisch gleichzeitig mit derartigen „Fächerstrahlgeräten"

wurden auch Rotationsgeräte vom rechts dargestellten Typ entwickelt, bei denen das Detektor-Array feststeht und sich in der Regel über den gesamten Umfang erstreckt. Bei diesem Typ, der grundsätzlich mit während des Aufnahmevorgangs kontinuierlich strahlender Röhre arbeitet, erfolgt der Aufbau einer Projektion nicht in bezug auf den Brennfleck der Röhre, sondern in bezug auf die einzelnen Detektorelemente. Verfolgt man von einem herausgegriffenen Detektorelement den zur Röhre laufenden Strahl, so sieht man, wie sich mit der Bewegung der Röhre die fächerförmige Projektion ausbildet. Der Aufbau eines Fächers erfolgt also nicht simultan wie im Fall des mitbewegten Detektors, sondern zeitlich nacheinander ähnlich wie bei den Translations-Rotations-Geräten.

Röhrenbrennfleck als Fächerstrahlzentrum und Detektorelemente als Abtaststellen tauschen beim Übergang vom Rotationsgerät mit bewegtem Detektor zum Rotationsgerät mit feststehendem Detektor ihre Rollen (Abb. **18**): Man spricht deshalb hier auch vom inversen Fächerstrahl. Bestimmen im Fall des mitbewegten Detektors die Röntgenimpulse (bzw. bei kontinuierlicher Strah-

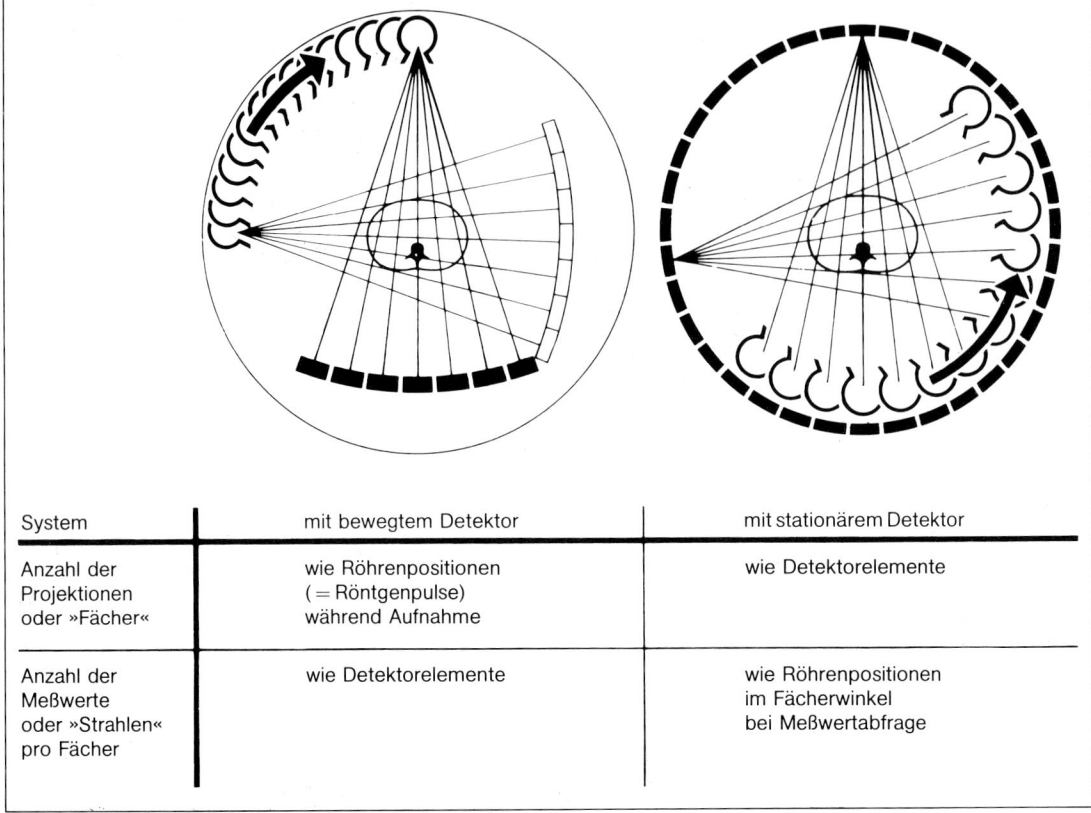

System	mit bewegtem Detektor	mit stationärem Detektor
Anzahl der Projektionen oder »Fächer«	wie Röhrenpositionen (= Röntgenpulse) während Aufnahme	wie Detektorelemente
Anzahl der Meßwerte oder »Strahlen« pro Fächer	wie Detektorelemente	wie Röhrenpositionen im Fächerwinkel bei Meßwertabfrage

Abb. **18**   Rotationsgeräte mit bewegtem Detektor (Fächerstrahl) und feststehendem Detektor (inverser Fächerstrahl)

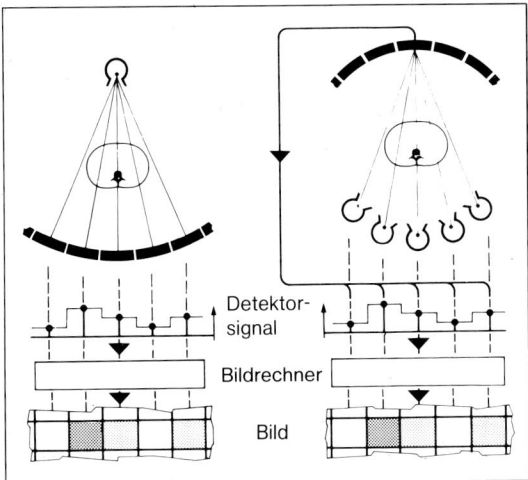

Abb. **19** Fächerstrahl und inverser Fächerstrahl mit gleicher Strahl- und Abtastgeometrie (Gedankenexperiment), hier gleicher Detektorbreite und gleichem Meßwertabstand, führen zu gleichen Bildern mit gleicher Rauschstruktur

lung die Anzahl der Ausleseintervalle) die Anzahl der Projektionen pro Aufnahmevorgang, so ist die Anzahl der Projektionen im Fall des inversen Fächers gleich der Zahl der Detektoren. Sind beim Fächerstrahl links die Meßwerte pro Projektion durch die Anzahl der Detektoren gegeben, so sind sie rechts beim inversen Fächer durch die Anzahl der Meßwertabfragen am Detektor in dem Zeitraum gegeben, in dem die Röhre den Weg eines Fächerbogens durchläuft. Aus diesem prinzipiellen Unterschied lassen sich nun Unterschiede für die Bildcharakteristik ableiten, wobei im folgenden die Korrelation von Auflösung und Quantenrauschen, die Ausbildung von Bewegungsartefakten und der Einfluß der Streustrahlung angesprochen werden.

Zur Diskussion der Korrelation zwischen Auflösung und Rauschen werden in einem Gedankenexperiment (Abb. **19**) beiden Rotationssystemen identische geometrische und rekonstruktionstechnische Verhältnisse unterstellt. In beiden Fällen ergibt sich deshalb das gleiche Bild mit gleichartiger Rauschstruktur, die offensichtlich nur durch den Meßwertabstand bestimmt wird. Der Versuch, nun unter Beibehaltung des Meßwertabstandes die Breite der Detektorelemente zu vergrößern, mißlingt im linken Fall, denn die Meßwertabstände sind durch die Detektorbreite mitbestimmt.
Rechts hat die Detektorbreite nichts mit den Meßwertabständen zu tun. Hier kann über die Auflösung, soweit

Abb. **20** Variation der Bildschärfe unter Beibehaltung der Struktur des Quantenrauschens (Simulation). Im Übergang von links nach rechts Bildschärferückgang durch etwa Verdoppelung der Detektorelementbreite. Mitte: elektronische Vergrößerung (Zoom) der unteren Bilder. Oben: wie Mitte, aber ohne Quantenrauschen

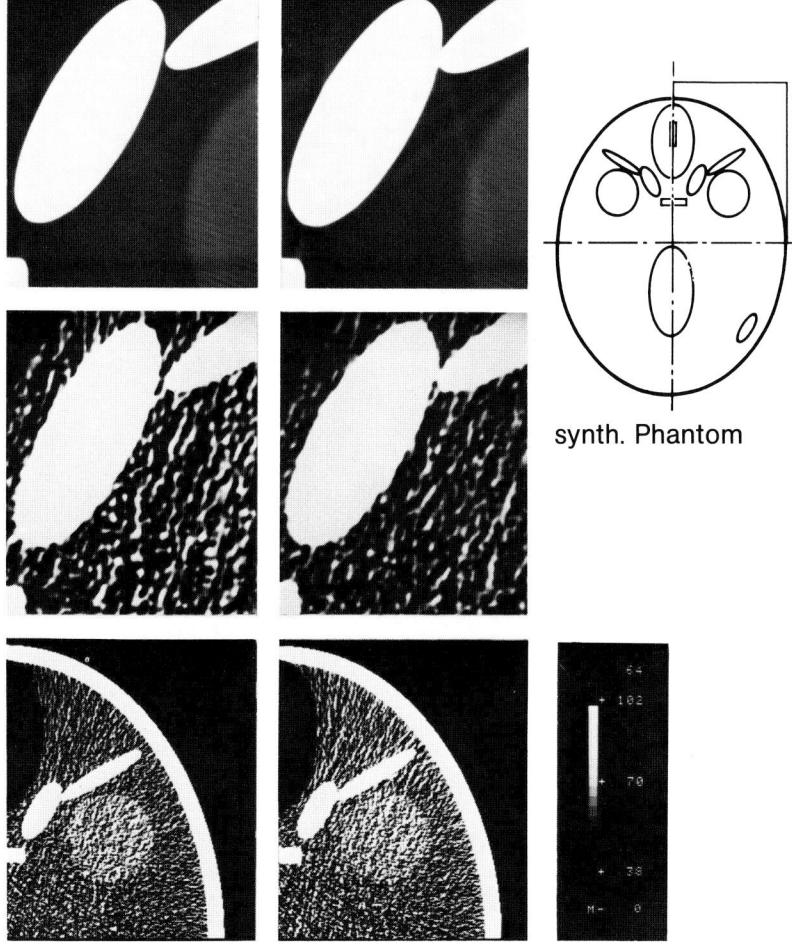

synth. Phantom

sie durch die Detektor- oder Strahlbreite bedingt ist, freizügig verfügt werden. Bei hoher Auflösung verwendet man schmale Detektoren und braucht deshalb zur Abdeckung des Detektorkranzes mehr Detektoren als vielleicht für die Anzahl der notwendigen Projektionen pro Bild erforderlich. Erscheint der materielle oder zeitliche Aufwand in Meß- und Rechenelektronik zu groß, kann durch das Fortlassen z.B. jedes zweiten Detektors der Aufwand verringert werden, allerdings zu Lasten der Dosisnutzung. Verbreitert man dann die Detektoren, um wieder alle Strahlung hinter dem Patienten zu erfassen, so wird die Auflösung wiederum kleiner, aber – und das ist hier das wesentliche – unter Beibehaltung der Quantenrauschstruktur.

Bei dieser Betrachtung wurde der Beitrag z.B. des endlich großen Röntgenbrennflecks nicht berücksichtigt. Statt der hier genannten Detektorbreite wird die „physikalische Auflösung" tatsächlich durch die „Abtaststreifenbreite" bestimmt, in die – entsprechend der Aufnahmegeometrie gewichtet – neben der Detektorbreite auch die Brennfleckbreite und der Weg des Brennflecks während eines Strahlungsimpulses oder eines Abtastintervalles eingehen (Meßeigenschaften des Somatom 2. Siemens AG, Erlangen 1981).

Es sei festgehalten: Beim Fächerstrahl sind Auflösung und Quantenrauschstruktur streng korreliert, d.h. durch die Beurteilung der Quanten-

rauschstruktur ist ähnlich wie bei einem konventionellen Röntgenbild ein Rückschluß auf die Auflösung möglich. Beim inversen Fächer – also dem Typ mit stationären Detektoren – sind Rauschstruktur und Auflösung entkoppelt. Die resultierende unterschiedliche Bildcharakteristik soll ein Vergleich in Abb. **20** erläutern, der ein Computertomogramm mit strenger Korrelation von Quantenrauschen und Auflösung im Sinne des Fächerstrahls einem Computertomogramm gegenüberstellt, bei dem lediglich durch Detektorverbreiterung die Auflösung vermindert wurde, d.h. unter Beibehaltung der Rauschstruktur. In Vergleich zu rauschfreien Kontrollbildern erscheint dem sich an der Rauschstruktur orientierenden Auge der Auflösungsverlust bei Beibehaltung des Rauschens viel weniger ausgeprägt.

Ein zweiter Unterschied zwischen den Gerätetypen „Fächer" und „inverser Fächer" ergibt sich aus dem schon angesprochenen unterschiedlichen zeitlichen Aufbau der Datensätze für die einzelnen Projektionen. Es ist deshalb grundsätzlich mit unterschiedlichen Bewegungsartefakten bei identischen Objektbewegungen zu rechnen. Beim Fächerstrahlprinzip fallen alle Daten einer Projektion (Strahlenfächer) jeweils gleichzeitig an,

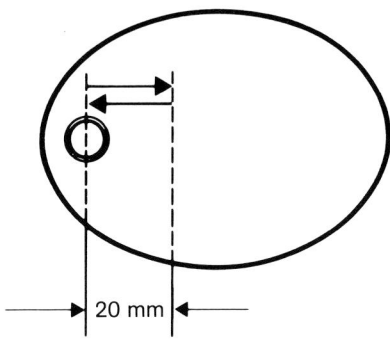

während Aufnahme
Hin- und Zurück- Bewegung
(Start bei 30 %, Ende bei 80 % der Aufnahmezeit)

20 mm

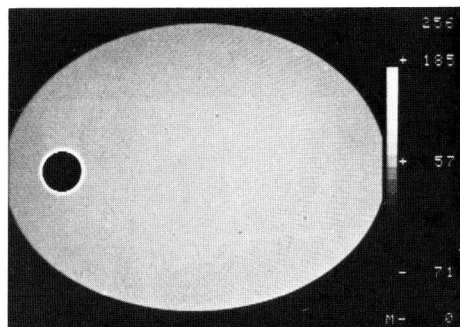

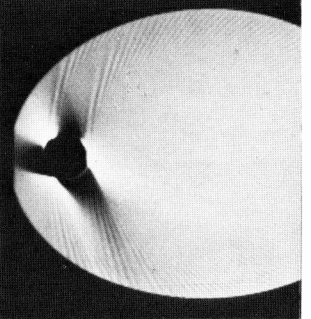

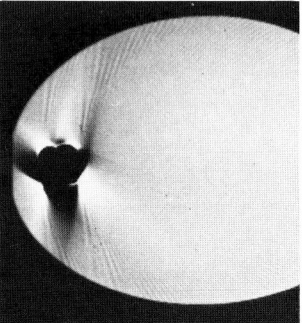

»Darm« in Ruhe

Fächerstrahl

»Darm« bewegt

inverser Fächerstrahl

Abb. 21 Fächerstrahl und inverser Fächerstrahl: unterschiedliche Bewegungsartefakte. Simulation „Unterbauch mit Darmperistaltik" bei ansonsten identi-

schen Eigenschaften der Datenaufnahme (Strahl- und Abtastgeometrie)

beim inversen Fächerstrahl setzt sich die Projektion aus Anteilen zusammen, die zu unterschiedlichen Zeiten aufgenommen werden. Einen Vergleich für eine translatorische Darmbewegung zeigt ein Bildpaar in Abb. 21

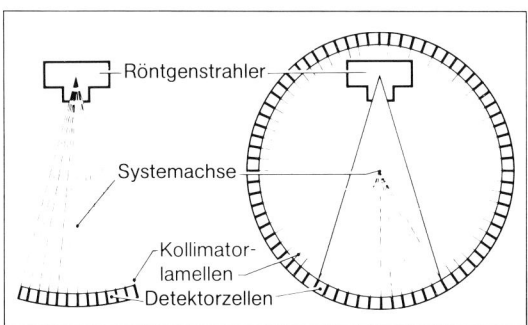

Abb. 22 Möglichkeiten zur Streustrahlenbeseitigung durch einen mit dem Detektorsystem verbundenen Lamellenkollimator. Beim Fächerstrahlgerät (links) ist es leicht möglich, einen am Detektorsystem angebrachten, auf den Brennfleck der Röntgenröhre fokussierten starren Streustrahlenkollimator einzusetzen. Beim Ringdetektorgerät in der üblichen Anordnung (rechts) dagegen könnte ein starrer Kollimator nur auf das Drehzentrum fokussiert sein, so daß zum Fächerrand hin eine Abschattung der Primärstrahlung erfolgen würde. Die Kollimatorlamellen müßten also in diesem Fall beweglich sein und durch einen Nachführmechanismus stets auf den Brennfleck der Röhre ausgerichtet werden

aus einem Simulationsexperiment, das den bestehenden Unterschied demonstriert, das aber bestimmt keinen Ansatz zur Beurteilung der diagnostischen Relevanz darstellt.

Ein dritter Unterschied wird der Vollständigkeit halber angeführt: Fächerstrahl und inverser Fächerstrahl sind im Hinblick auf die Art der Streustrahlungsreduzierung unterschiedlich zu betrachten (Abb. 22). Läßt das Fächerstrahlprinzip den Einbau eines sozusagen klassischen Streustrahlenkollimators zu, so wäre beim inversen Fächer die Ausrichtung des Streustrahlenkollimators nur durch bewegliche Lamellen auf dem Detektorring oder durch einen mitrotierenden Kollimator (unter Inkaufnahme der über den Detektor laufenden Lamellenschatten) möglich. Ein stationärer Kollimator mit festen Lamellen wäre aus Symmetriegründen auf den Systemmittelpunkt auszurichten und wäre deshalb für die Primärstrahlung je nach Lage in dem vom Brennfleck ausgehenden Strahlenfächer unterschiedlich durchlässig. Als einfache technische Lösung bleibt so die Methode der Streustrahlenreduzierung durch die Abstands- oder Groedel-Technik (GROEDEL u. WACHTER 1928), also Vergrößerung des Abstandes zwischen Objekt und Detektor. Aber auch bei vergleichbarer Streustrahlenreduzierung ist bei beiden Systemen aufgrund der grundsätzlich unterschiedlichen Geometrie auch bei gleichem Objekt mit unterschiedlich ortsabhängigem Streustrahlenverlauf und deshalb unterschiedlichen Auswirkungen auf das resultierende Bild zu rechnen (s. hierzu auch „Artefakte").

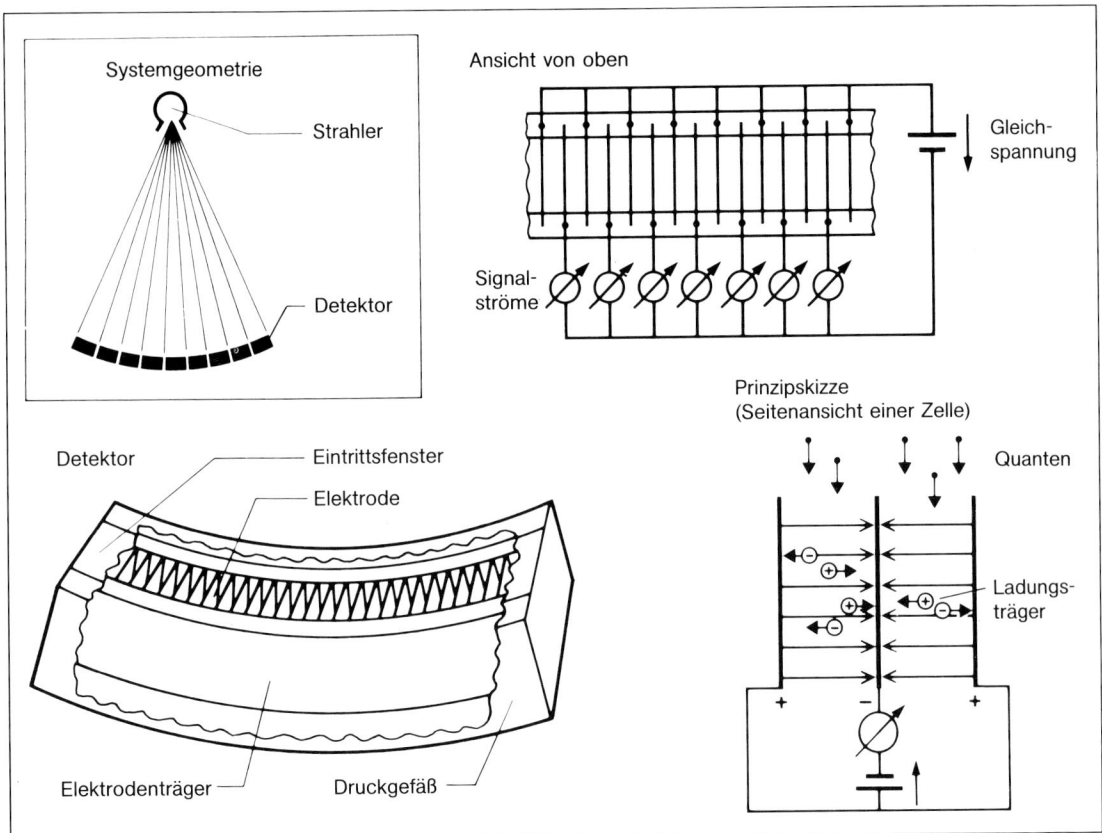

Abb. **23** Edelgasdetektor. Schemazeichnung einer Ausführungsform und Prinzipskizze zur Wandlung von Röntgenstrahlung in ein elektrisches Signal

Detektorsysteme

In heutigen CT-Systemen sind zwei Detektorarten gebräuchlich, der Gasdetektor und der Festkörperdetektor (PFEILER 1980). Der Gasdetektor besteht, wie in Abb. **23** skizziert, üblicherweise aus einer Reihe von nebeneinander angeordneten Ionisationskammern, die sich in einem gemeinsamen in der Regel mit dem Edelgas Xenon gefüllten Druckgefäß befinden. Rechts unten in Abb. **23** wurde aus der Prinzipskizze eine solche einzelne Ionisationskammer herausgegriffen: Die von oben einfallenden Röntgenquanten ionisieren die Edelgasatome; die dadurch entstehenden Ladungsträger, positive Gasionen und Elektronen, werden durch die entgegengesetzt polarisierten Elektroden angezogen und verursachen so im äußeren Stromkreis den Signalstrom. Bei gegebener Röntgenstrahlenintensität, Kammereintrittsfläche und Gasart hängt dessen Höhe von der Gasdichte, d. h. vom Gasdruck, und von der Abmessung der Ionisationskammer in Strahlrichtung ab. Typische Werte für den Gasdruck und die Ionisationskammerhöhe sind 10–20 bar bzw. 5–10 cm. Mit diesen Werten wird eine ausreichend große Flächenbelegung (Produkt aus Gasdichte und Länge der Gasstrecke in Strahlenrichtung) erreicht, um einen genügend großen Anteil der in die Kammer eindringenden Röntgenquanten zu absorbieren, die ja nur dann zur Ionisation und so zum Signalstrom beitragen. Werden die Flächenbelegung, d. h. der Druck oder die Kammerhöhe oder auch beide, zu klein gewählt, so werden zu wenige Röntgenquanten eine Chance haben, Gasatome zu ionisieren. Insbesondere Quanten mit hoher Energie werden durch die Kammer hindurchtreten und damit kein Signal liefern, d. h., die Meßkammer wird eine hohe Energieabhängigkeit aufweisen.

Gasdetektoren der beschriebenen Art können nicht in Geräten mit stationärem Ringdetektor verwendet werden: Die Trennwände der einzelnen Kammern wirken wie Kollimatorlamellen. Sie müßten in einem Ringdetektorgerät auf die Systemachse ausgerichtet werden und würden damit automatisch nicht auf den Brennfleck fokussiert sein und dabei um so mehr Primärstrahlen absorbieren, je näher sie am jeweiligen Fächerrand gelegen sind.

Als Festkörperdetektoren werden in der Computertomographie in der Regel Szintillationskristalle mit angekoppelten photoelektrischen Wandlern verwendet. Halbleiter, die absorbierte Röntgenstrahlung unmittelbar in ein elektrisches Signal umwandeln können, kommen wegen ihrer komplizierten und teuren Technologie nicht zur An-

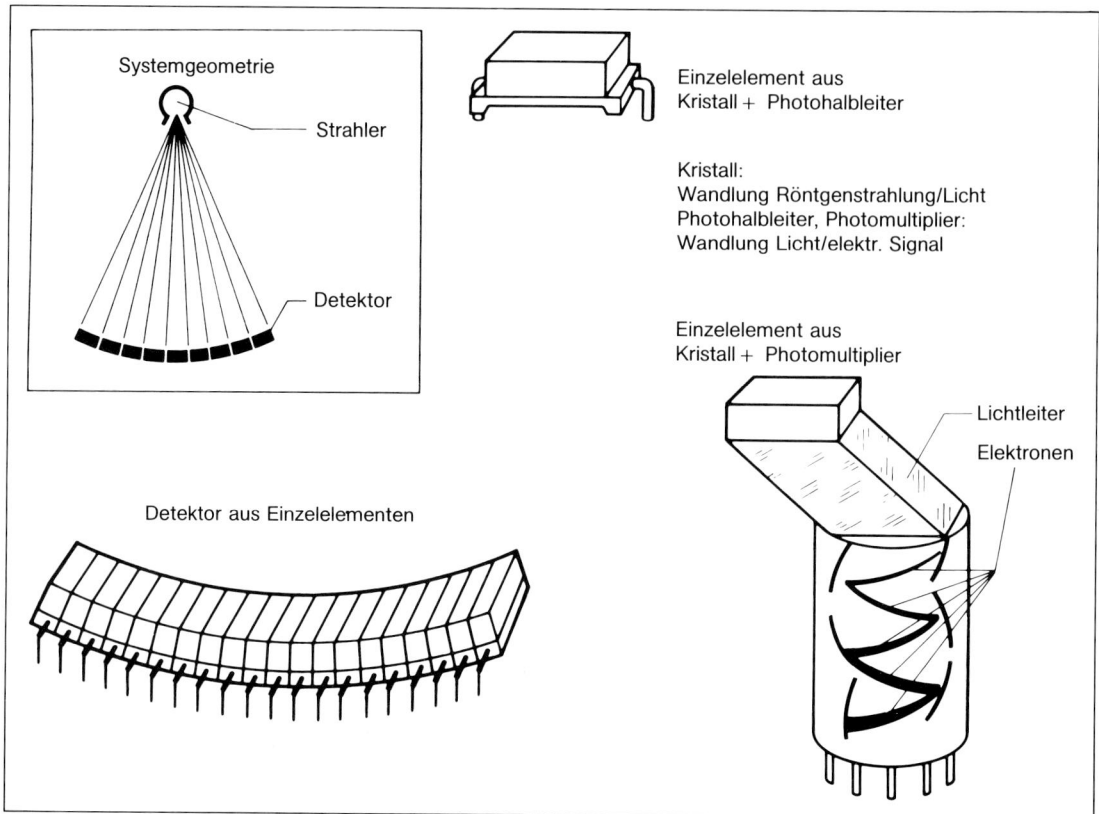

Abb. 24   Festkörperdetektor. Schemazeichnung einer Ausführungsform mit Skizzen zum Aufbau der Detektor-Einzelelemente

wendung. Die Szintillationskristalle verwandeln ähnlich wie eine Verstärkungsfolie oder der Eingangsschirm eines Röntgenbildverstärkers die absorbierten Röntgenquanten in Lichtblitze, die dann von einem Photowandler in ein elektrisches Signal umgesetzt werden. Je nach Art des Kristalls und dessen Fähigkeit, ein Röntgenquant in eine mehr oder weniger große Zahl von Lichtqanten umzuwandeln, verwendet man zur Registrierung des Lichts entweder Photohalbleiter oder die lichtempfindlicheren Photomultiplier. Typische Kombinationen von Szintillatormaterialien und Photowandlern sind Cäsiumjodid (CsJ) mit Photodiode und Wismutgermanat ($Bi_4Ge_3O_{12}$, häufig kurz BGO) mit Photomultiplier.

Welches Szintillatormaterial zur Anwendung kommen kann, hängt vom Gerätetyp und von der speziellen Ausführungsform des Gerätes ab, da sich die Szintillatormaterialien nicht nur in der Lichtausbeute, sondern z.B. auch in ihrem Nachleucht- und Temperaturverhalten erheblich unterscheiden. So hat z.B. das für Computertomographen verwendete Cäsiumjodid eine mehr als zehnmal so große Lichtausbeute wie Wismutgermanat, allerdings aber auch Nachleuchtzeitkonstanten im Millisekundenbereich, während die des Wismutgermanats im Mikrosekundenbereich liegen, so daß man bei Ver-

wendung von Cäsiumjodid dafür Sorge tragen muß, die Nachleuchteffekte zu kompensieren, während sie beim Wismutgermanat vernachlässigbar sind.

Da die benötigten Photodioden in der Regel kleiner als die Szintillationskristalle sind (Abb. 24 oben rechts), erlaubt die Kombination von z.B. Cäsiumjodid mit Photodiode auf einfache Weise sehr hohe Packungsdichten in einem entsprechend aufgebauten Detektor-Array (Abb. 24 unten links). Will man ähnlich hohe Kristallpackungsdichten mit Kombinationen aus Szintillationskristallen und Photomultipliern erreichen, so ist dies nur möglich, indem man die Kristalle von den im Vergleich zu den Photodioden voluminösen Photomultipliern räumlich trennt und das in den Kristallen erzeugte Licht über Lichtleiter den Photomultipliern zuführt (Abb. 24 unten rechts), wobei selbstverständlich Lichtverluste auftreten, so daß ein Teil des durch die Verwendung eines Photomultipliers erzielten Empfindlichkeitsgewinns wieder verlorengeht.

Ein wichtiges Kriterium für die Wahl des Photowandlers ist neben der Lichtempfindlichkeit, der Nachleuchtdauer, dem Temperaturverhalten, der Lebensdauer, dem Dynamikbereich, der Linearität usw. auch der Aufwand bei der nachgeschalteten Verstärkerelektronik. So benötigen bei der Anwendung in der Computertomographie Photomultiplier in der Regel eine weniger aufwendige Elektronik als Photodioden, aber dafür ist der Preis für einen Photomultiplier selbst deutlich höher als der für eine der in Frage kommenden Photodioden.

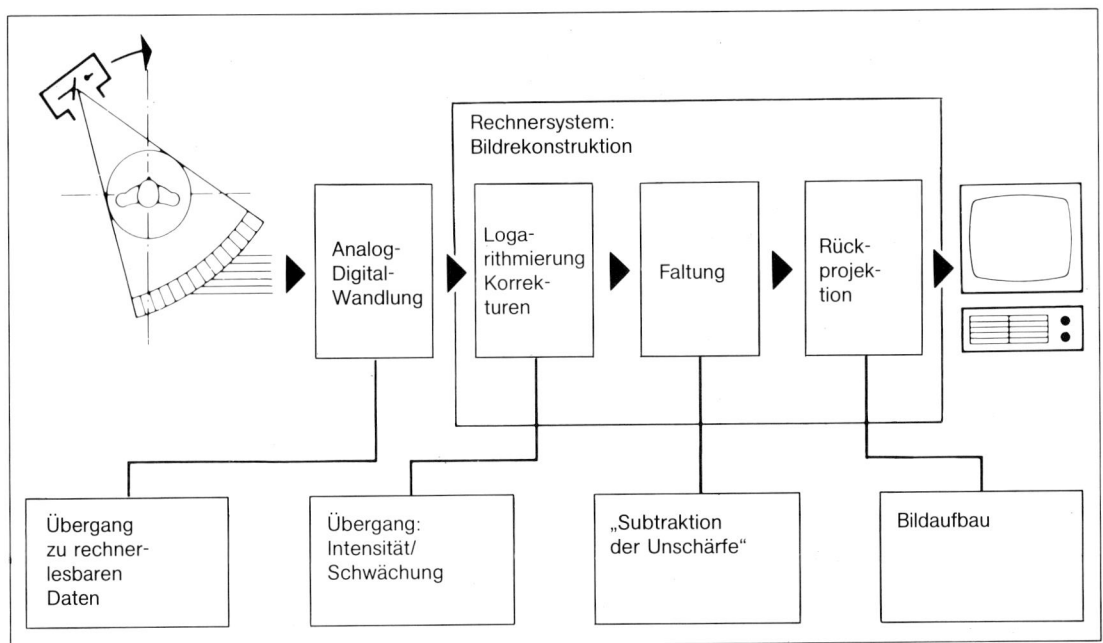

Abb. 25 Datenverarbeitung bei der Meßwerterfassung und Bildrekonstruktion in einem Computertomographen. Die wesentlichsten Verarbeitungsschritte und die entsprechenden mathematischen Operationen sind im Blockdiagramm dargestellt

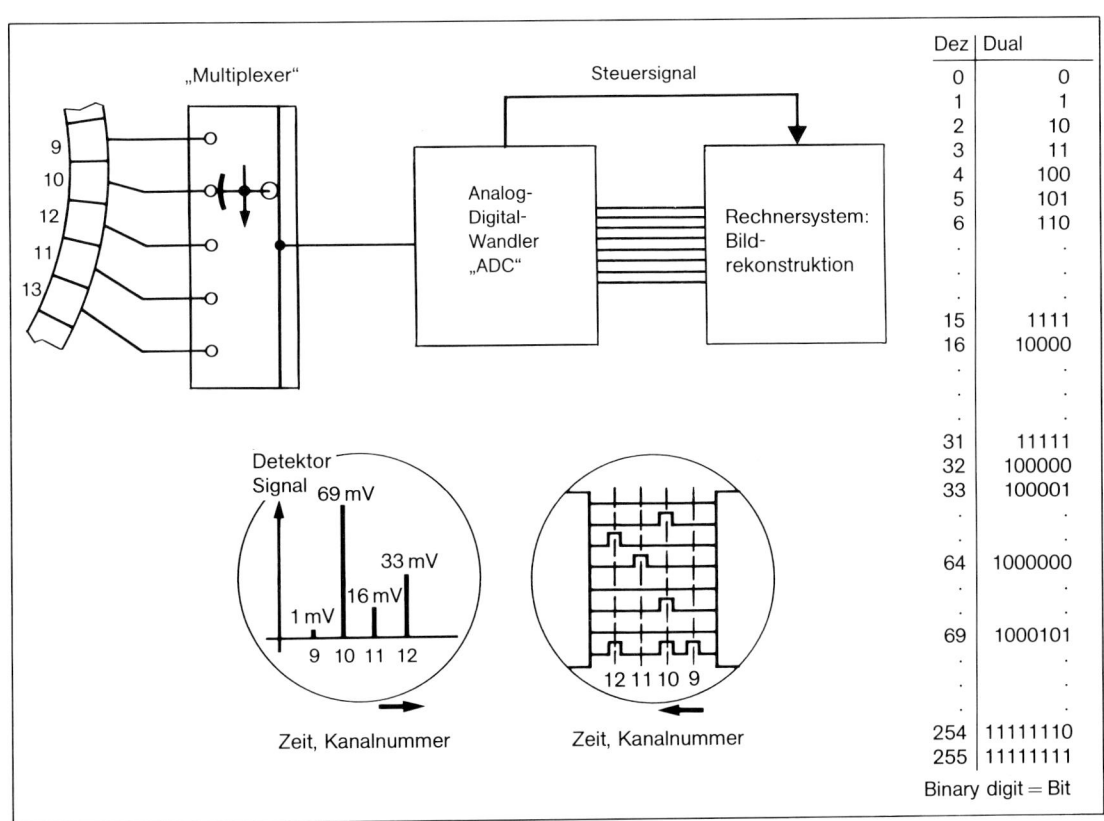

Abb. 26 Meßwertwandlung. Die analogen Meßwerte an den Detektoren werden über einen Multiplexer nacheinander abgefragt und einem Analog-Digital-Wandler zugeführt

Digitale Datenerfassung und -verarbeitung

Der Einsatz eines Computers bereits im ersten realisierten Computertomographen erscheint auch retrospektiv wesentlich für den technischen Erfolg der Methode. Die für die Bildrekonstruktion zu fordernde hohe Genauigkeit – bei der Faltung und Rückprojektion treten nämlich Differenzbildungen von Werten gleicher Größenordnung auf – wurde und wird sicher reproduzierbar durch das digital-elektronische System eines Computers erfüllt. Die Flexibilität der Computertechnik im Hinblick auf Modifikation des Rekonstruktionsvorganges selbst und auch auf die Weiterverarbeitung des rekonstruierten Bildes und die ständige Verbesserung des Preis-Leistungs-Verhältnisses der Rechnersysteme einschließlich der peripheren Geräte (Dialogstation, digital-elektronische Magnetplattenspeicher) werden die Digitalelektronik in computertomographischen Systemen unbedingt erhalten, auch wenn inzwischen z.B. computertomographische Bildrekonstruktionen optoelektronisch-analog erfolgreich durchgeführt wurden (EDHOLM 1977, BARRETT u. SWINDELL 1977). In einem modernen computertomographischen System bleibt die Digitalelektronik nicht auf die Bildrekonstruktion, -verarbeitung und -darstellung beschränkt, sondern sie wird auch für praktisch alle Steuer- und Regelungsvorgänge angewendet. Bild-, Steuerungs- und Regelungssignale sind so zeitlich und amplitudenmäßig diskretisiert, wobei die zeitliche Folge der Werte mit der Ablaufgeschwindigkeit, die Feinheit der Amplitudenteilung und damit die Anzahl der möglichen Amplituden mit der Genauigkeit der Rechenprozesse korrespondiert. Die hinter dem Patienten analog und kontinuierlich anfallenden Intensitätsprofile müssen in das digital-elektronische System der Computertomographie eingebracht werden (Abb. 25). Über die dafür notwendige Analog-Digital-Wandlung handelt der nächste Abschnitt, der für den mit Digitaltechnik nicht vertrauten Leser auch den für das Verständnis wesentlichen Begriff der Dual- oder Binärzahl anspricht.

Datenerfassung, Analog-Digital-Wandlung

Beim Aufnahmevorgang wird das hinter dem Patienten befindliche Intensitätsprofil in dem in Abb. 25 skizzierten Beispiel von in einer Reihe angeordneten Detektoren empfangen und in ein elektrisches Signal umgewandelt. Dieses elektrische Signal muß für den Rechnerteil des Systems lesbar gemacht werden. Dazu setzt ein Analog-Digital-Wandler die analogen, also z.B. als elektrische Spannung anfallenden, Signale in Ziffernwerte um. Es sind Ziffernwerte im Zweier- oder Dualsystem, denn ein Digitalrechner muß aufgrund von nur Ein- oder nur Aus-Zustand seiner elektrischen Schaltkreise mit nur zwei Ziffern, also der Null und der Eins, auskommen. Das Zweiersystem ist also das natürliche Zahlensystem eines Digitalrechners, wogegen für den Menschen aufgrund seiner 10 einzeln unterscheidbaren Finger das Dezimalsystem mit 10 Ziffern das natürliche ist. Die Tabelle in Abb. 26 zählt mit den beiden Ziffern Null und Eins die Zahlenfolge durch: Null und Eins sind im Zweier- und Zehnersystem gleich. Die dann folgende Zwei muß im Dualsystem als Eins-Null geschrieben werden, da ja keine eigene Ziffer zur Verfügung steht. Drei ist wiederum zwei plus eins, also Eins-Eins. Die Vier des Dezimalsystems muß mit dem „Zwei-Finger-System" des Rechners schon als dreistellige Zahl, also als Dualzahl mit 3 Bit, angegeben werden (Bit = „Binary digit").

Der in Abb. 26 angedeutete Analog-Digital-Wandler kann im Zweiersystem bis zu einer achtstelligen Zahl zählen: Für jede Stelle ist ein Ausgang da. Er greift z.B. die bei einer Projektion (einem Röntgenpuls) an z.B. 256 Detektorelementen anfallenden unterschiedlichen Meßwerte nacheinander ab und wandelt diese in der z.B. 10 ms langen Pause bis zum nächsten Röntgenpuls für den Rechner in Zahlenwerte des Dualsystems um. Hier wurden willkürlich die Kanäle 9 bis 13 herausgegriffen. Kanal 9 liefert nur 1 mV ab, das ist (bei dem hier angenommenen Umsetzungsverhältnis) eine Eins im Dualsystem; Kanal 11 hat 16 mV, entsprechend stellt sich zum Abfragezeitpunkt dieses Kanals am Ausgang des Analog-Digital-Wandlers die Dualzahl 10000 ein.

Der 8-Bit-Ausgang des Analog-Digital-Wandlers läßt eine maximal achtstellige Dualzahl zu: Der größte verarbeitbare Signalwert ist 255 mV; es können also (einschließlich der Null) 256 einzelne Signalwerte unterschieden und als Dualzahl in den Rechner eingegeben werden.

Mit dem 8-Bit-Ausgang ergibt sich ein weiterer Hinweis auf digitale Systeme, sie sind in der Regel „oktal" strukturiert. Sie arbeiten mit Dualzahlen, deren Stellenzahl ein Vielfaches von 8 ist. Gängig ist die achtstellige Dualzahl, ein „Byte", und die sechzehnstellige Dualzahl, ein sog. „16-Bit-Wort". Bei großen Datenmengen oder Mengen von Speicherplätzen verwendet man als Einheit die nahe bei 1000 („Kilo") gelegene Zahl $2^{10} = 1024$ und kürzt diese durch k ab. (Ein Datenspeicher mit 64 kByte hat also eine Kapazität von 64 mal 1024 achtstelligen Dualzahlen oder 64 mal 1024 mal 8 Bit gleich 524,288 kBit oder etwa 0,5 Megabit.)

Es soll nun überlegt werden, welche grundsätzlichen Eigenschaften die Eingangselektronik eines CT-Systems, bestehend aus dem den Detektoren folgenden Verstärkungsteil und dem dann sich anschließenden Analog-Digital-Wandler, haben muß, um das Informationsangebot des Röntgenstrahlen-Intensitätsreliefs zu übertragen (LIEBETRUTH 1980). Dieses Informationsangebot richtet sich natürlich nach dem untersuchten Objekt einerseits und andererseits nach der Größe der applizierten bzw. applizierbaren Strahlendosis: Bei gleichen Schwächungsverhältnissen im Objekt nimmt mit abnehmender Dosis der Rauschanteil im erzeugten Signal zu und damit die verwertbare Information ab.

Es sei nun die Aufnahme einer Projektion betrachtet: Auf ein Detektorelement fallen ohne Objekt im Strahlengang N_0 Röntgenquanten ein. Bei einem effektiven Quantenwirkungsgrad $\eta_{eff} \leqq 1$ tragen $\eta_{eff} \cdot N_0$ Quanten in diesem Detektorelement zur Signalbildung bei, es ergibt sich z.B. an der dem Detektorelement nachgeschalteten (Analog-)Elektronik eine elektrische (Signal-)Spannung mit dem Maximalwert U_0,

$$U_0 = \text{konst.} \cdot \eta_{eff} \cdot N_0.$$

Wird ein Objekt mit dem Schwächungsfaktor $F \geq 1$ in den Strahlengang eingebracht, so sinkt die Signalspannung ab auf

$$U = \text{konst} \cdot \frac{\eta_{eff} \cdot N_0}{F} . \qquad (11)$$

Bei diesem Signal beträgt der durch die Quantelung der Strahlung verursachte Rauschanteil, ausgedrückt als Effektivwert oder Standardabweichung des Signals

$$U_{eff\,Q} = \text{konst} \cdot \sqrt{\frac{\eta_{eff} \cdot N_0}{F}} . \qquad (12)$$

Diesem Quantenrauschen im Signal überlagert sich das elektrische Rauschen $U_{eff\,E}$ der Meßelektronik. Soll $U_{eff\,E}$, also das elektrische Rauschen, im Signal und damit auch im rekonstruierten Bild stets vernachlässigbar bleiben, muß $U_{eff\,E} \leq 0,5\ U_{eff\,Q}$ sein.
In bezug auf die maximale Signalspannung U_0 wird damit, gemäß den Beziehungen (11) und (12) die aus der Elektronik stammende Rauschspannung vorgeschrieben zu

$$\frac{U_{eff\,E}}{U_0} \leq \frac{0,5}{\sqrt{\eta_{eff} \cdot N_0 \cdot F}} . \qquad (13)$$

Für $N_0 = 2 \cdot 10^7$ (bei 125 kV, 40 kW, 2 ms Expositionszeit, 0,3 mm Cu-Filter als Strahlerdaten für eine Projektion und einer Detektorelement-Oberfläche von ca. 10 mm^2 in ca. 1 m Abstand vom Brennfleck), $\eta_{eff} = 1$ und $F = 500$ für Körperstammaufnahmen ergibt sich bei einer Maximalspannung $U_0 = 10$ V die zulässige Rauschspannung gemäß Beziehung (13) zu

$$U_{eff\,E} \leq \frac{5\ V}{\sqrt{2 \cdot 10^7 \cdot 500}} = \frac{5\ V}{\sqrt{10^{10}}} = 50\ \mu V.$$

Damit ist eine wichtige Eigenschaft der Meßelektronik, aber noch ihres analogen Teils, beschrieben. Der Kehrwert von (13), also $\dfrac{U_0}{U_{eff\,E}}$, wird auch als Dynamik D der Meßelektronik bezeichnet. Im gegebenen Fall ist $D \geq 200\,000$ vorzuschreiben.
Auch an den sich anschließenden Analog-Digital-Converter (ADC) oder Analog-Digital-Wandler werden besondere Anforderungen, hier bezüglich der Amplitudenauflösung, gestellt. Zur Abschätzung der Genauigkeit, also der Stellenanzahl der vom ADC gelieferten Dualzahl, kann man zweckmäßigerweise von einer Genauigkeit ausgehen, die für das resultierende Bild angegeben wird. Soll bei einer Dichtewert- bzw. CT-Zahl-Darstellung mit z.B. 2000 Stufen (von Luft bei -1000 über Wasser bei $\pm$ Null zu Knochen bei $+1000$) ein systematischer Fehler höchstens eine halbe Stufe ausmachen, so darf das logarithmierte Schwächungssignal, das zwischen Null (keine Schwächung im Strahlengang, Vollaussteuerung des Detektors) und einem Maximalwert M (maximale Schwächung F im Strahlengang) für keinen Zustand mehr als ein Fehler von $0,00025 \cdot M$ aufweisen. Dabei ist gemäß dem Extinktionsgesetz

$$\frac{I}{I_0} = \frac{U}{U_0} = e^{-M} \quad \text{und} \quad M = -\ln \frac{U}{U_0} .$$

Mit $F = \dfrac{U_0}{U}$ wird $M = \ln F$.

Die Transponierung dieser Abweichung auf die Situation vor Logarithmierung zeigt, daß für die dort anliegende Größe, nämlich die (bereits digitalisierte) Spannung U_0 gemäß der Differentialbeziehung $d \ln x = \dfrac{dx}{x}$ ein relativer Fehler von

$$\frac{\Delta U}{U} = 0,00025\ M = 0,00025 \ln F \qquad (14)$$

nicht überschritten werden darf.
Der kleinste Meßwert muß vom ADC in eine Dualzahl mit entsprechend vielen Stellen verschlüsselt werden. Ergibt sich gemäß der angenommenen Maximalschwächung $F = 500$ nach (14)

$$\frac{\Delta U}{U} = 0,0015 = 1,5\text{‰},$$

so ist jeder vom ADC gelieferte Wert auf mindestens 1,5 Promille genau anzugeben, d.h., die kleinste Zahl muß wenigstens „3½ Dezimalstellen" oder eben entsprechend mit $2^n = \dfrac{1}{0,0015}$ als Dualzahl $n = 9,3$ Stellen aufweisen. Wegen des Schwächungsfaktors F, hier 500, sind 500mal so große Zahlen möglich, es sind gemäß $2^m = 500$ etwa weitere $m = 8$ Dualstellen notwendig: Der ADC ist mit etwa 18 Bit auszustatten. Für den Schädelbetrieb ist ein maximaler Schwächungsfaktor F (auch „Signalhub") von 100 ausreichend und damit auch ein ADC mit 16 Bit (Abb. 27).

Die hier angestellten Überlegungen geben einen Begriff von der Präzision, mit der ein CT-System arbeiten muß. Zur Beurteilung eines CT-Systems und auch zur Entwurfsarbeit sind diese Überlegungen als eine Möglichkeit für erste Abschätzungen anzusehen. Tatsächlich muß das Gesamtsystem, so die Anzahl der Meßwerte pro Projektion, die Anzahl der Projektionen, die Genauigkeit der Positionierung von Meßwerten (auch innerhalb der Projektion) und der Projektionen (Winkel) und vor allem die Genauigkeit („Bit-Tiefe") bei der Rechenoperation „Bildrekonstruktion" mit betrachtet werden. Von diesen Größen hängt auch ab, wie, d.h. als welche Artefaktart, sich ein Fehler des Datenaufnahmesystems auswirkt. Als wesentliches Rüstzeug für die Entwurfsarbeit hat sich, nach Ausschöpfung von Näherungsbetrachtungen, die Simulation erwiesen: Synthetisch erzeugte Datensätze werden, der ersten Entwurfsarbeit entsprechend, einem in einem (Groß-)Computer simulierten CT-System angeboten, dessen Spezifikationen so im „gezielten Experiment" verfeinert werden.
Es war festgestellt worden, daß der Fehler im logarithmierten Signal als absoluter und deshalb im nicht logarithmierten als relativer vorzuschreiben war. Der zur Wandlung des linearen Signals vorgesehene ADC war deshalb so auszulegen, daß der relative Fehler auch für den ungünstigsten Fall des kleinsten Signals unterschritten wurde. Wird jedoch das Signal erst logarithmiert und dann digitalisiert, so kann das Signal in Digital-

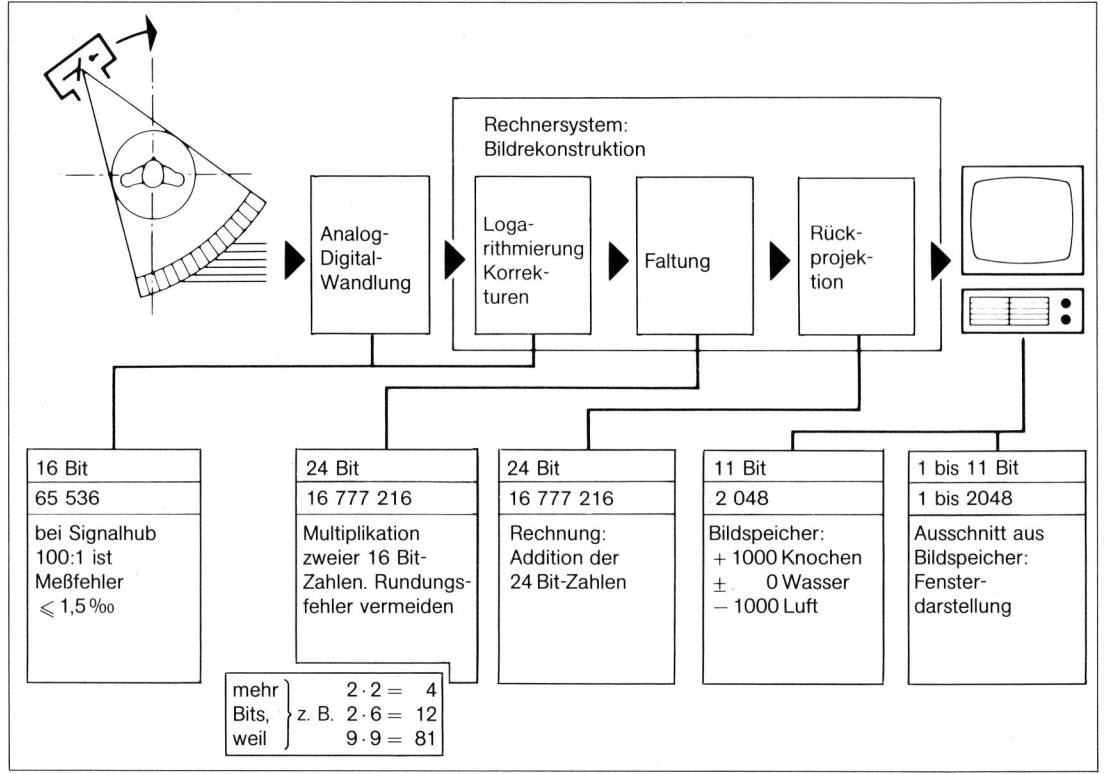

16 Bit	24 Bit	24 Bit	11 Bit	1 bis 11 Bit
65 536	16 777 216	16 777 216	2 048	1 bis 2048
bei Signalhub 100:1 ist Meßfehler $\leqslant 1,5‰$	Multiplikation zweier 16 Bit-Zahlen. Rundungsfehler vermeiden	Rechnung: Addition der 24 Bit-Zahlen	Bildspeicher: + 1000 Knochen $\pm$ 0 Wasser − 1000 Luft	Ausschnitt aus Bildspeicher: Fensterdarstellung

$$\left.\begin{array}{l} \text{mehr} \\ \text{Bits,} \\ \text{weil} \end{array}\right\} \text{z. B.} \begin{array}{r} 2 \cdot 2 = 4 \\ 2 \cdot 6 = 12 \\ 9 \cdot 9 = 81 \end{array}$$

Abb. 27 Beispiel für die Ausstattung der einzelnen Stufen des digitalen Meß- und Rechnersystems mit „Bits". (Unter der Bit-Angabe erscheint das Dezimal- zahläquivalent, eine 16stellige Dualzahl entspricht 65536 im Dezimalsystem)

werte mit gleich großen Amplitudenschritten zerlegt werden, wobei jeder Schritt den zugelassenen absoluten Fehler nicht überschreitet. Setzt man wieder für 2000 Dichtewertstufen im rekonstruierten Bild eine Abweichung von maximal einer halben Stufe an, so ist also das logarithmierte Signal für den Fall größter Schwächung in 4000 Stufen darzustellen, was im gesamten Signalbereich gilt. Damit ist ein ADC nach der Logarithmierung oder ein logarithmierender ADC mit $n = 12$ Bit mit n aus $2^n = 4000$ auszustatten. Das CT- Gerät Somatom 2 arbeitet z. B. mit einem logarithmierenden ADC von 14,5 Bit, was 21 Bit bei Einsatz eines linearen ADC entspricht: Dieses Gerät beherrscht einen Schwächungsfaktor von 40 000 (extreme Objekte, z. B. entsprechend 50 cm H_2O erzeugen bei üblichen Aufnahmeparametern dieses Gerätes einen Schwächungsfaktor von ca. 20 000); der relative Fehler auf der (linearen) Eingangssignalseite liegt unter 0,5 ‰.

Ein präziser und zuverlässiger ADC mit hoher Bit-Zahl bedeutet besonderen Aufwand. Will man diesen nicht treiben, so kann der für das Aufnahmesystem wirksame Schwächungsfaktor durch Formfilter verringert werden, die das Objekt sozusagen zu einem Ersatzobjekt mit gleichbleibender Dicke (jeweils quer zum Strahlenweg gesehen) ergänzen. In idealer Weise war das bei den ersten CT-Geräten der Fall, die mit einem Wasser-Aus-

gleichskörper versehen waren: Mit dem System Strahler/Detektor wurde ein „Wasserbad" mit quer zur Strahlrichtung gleichbleibender Dicke gedreht; in diesem Wasser, getrennt durch eine Gummihaut, befand sich das Objekt (LINKE u. Mitarb. 1976, FÜHRER u. Mitarb. 1975). Ausgleichsfilter bzw. Ausgleichskörper ohne das „selbstanpassende Medium" Wasser lassen selbst für einen vorgegebenen Objekttyp, z. B. den Schädel, nur Kompromißlösungen zu, schränken also die freizügige Lagerung ein (es muß „zentriert" werden) und sind beim Übergang auf einen anderen Objekttyp ebenfalls zu wechseln.

Rechnerstruktur

Bei den Geräten der Anfangsjahre der CT, wie z. B. in Abb. 6 angedeutet, wurde die Bildrekonstruktion in einem entsprechend programmierten (Universal-)Computer, z. B. einem Minicomputer vom Typ DEC PDP 11/40, abgewickelt. Die ersten auf dem Markt erschienenen Geräte, so Mark 1 der Firma EMI, machten dabei von einem wie auf S. 144 behandelten Iterationsverfahren Gebrauch, wobei wegen der erst nach der Datenaufnahme möglichen Iteration die Bildrekonstruktion mehrere Minuten erforderte; so konnte z. B. ein Bildsatz von 6 Bildern erst ca. 24 Minuten nach Abschluß des letzten Aufnahmevorganges aus dem Gerät abgerufen werden.

Noch bei dieser Ausführungsform von CT-Geräten wurde die Bildrekonstruktion auf das Faltungsverfahren umgestellt; die Aufnahmezeit von z. B. 5 Minuten pro Doppelschichtbild (FÜHRER u. Mitarb. 1975) konnte dadurch bereits für die Bildrekonstruktion genutzt wer-

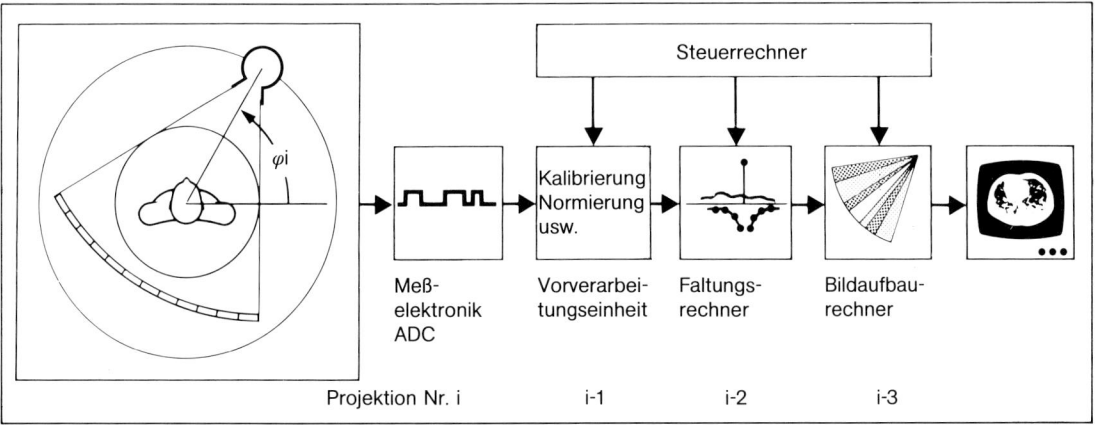

Abb. **28** Pipeline-Prinzip angewendet in einem CT-Rechner-System. Die Bildrekonstruktion wird in nacheinander auszuführende Verarbeitungsschritte zerlegt, die in hintereinandergeschalteten, von einem Steuerrechner koordinierten Spezialrechnern ablaufen

den: Das Bild stand jeweils mit Abschluß jedes einzelnen Aufnahmevorganges zur Verfügung. Auch hierbei lief der Bildrekonstruktionsvorgang vollständig in dem im System vorhandenen und entsprechend programmierten (Universal-) Computer ab, mit dessen Peripherie (Dialogstation, Bild- und Datenarchivierung) zudem die speziellen Bedien- und Servicebefehle für das Gesamtsystem eingegeben und fertige CT-Bilder ausgewertet und digital-elektronisch archiviert wurden.

Das Programm der Bildrekonstruktion lief dabei der Rechenvorschrift laut S. 146 entsprechend in den Schritten Vorverarbeitung (Korrekturen, Logarithmierung), Faltung, Rückprojektion ab, und zwar für jede Projektion getrennt, unmittelbar nach ihrer Aufnahme. Eine Überschlagsrechnung mag dabei auf die Menge der Daten insgesamt und in der Zeiteinheit („Datenrate") hinweisen:
Bei 128 Meßwerten („Stützstellen") pro Projektion, ei-

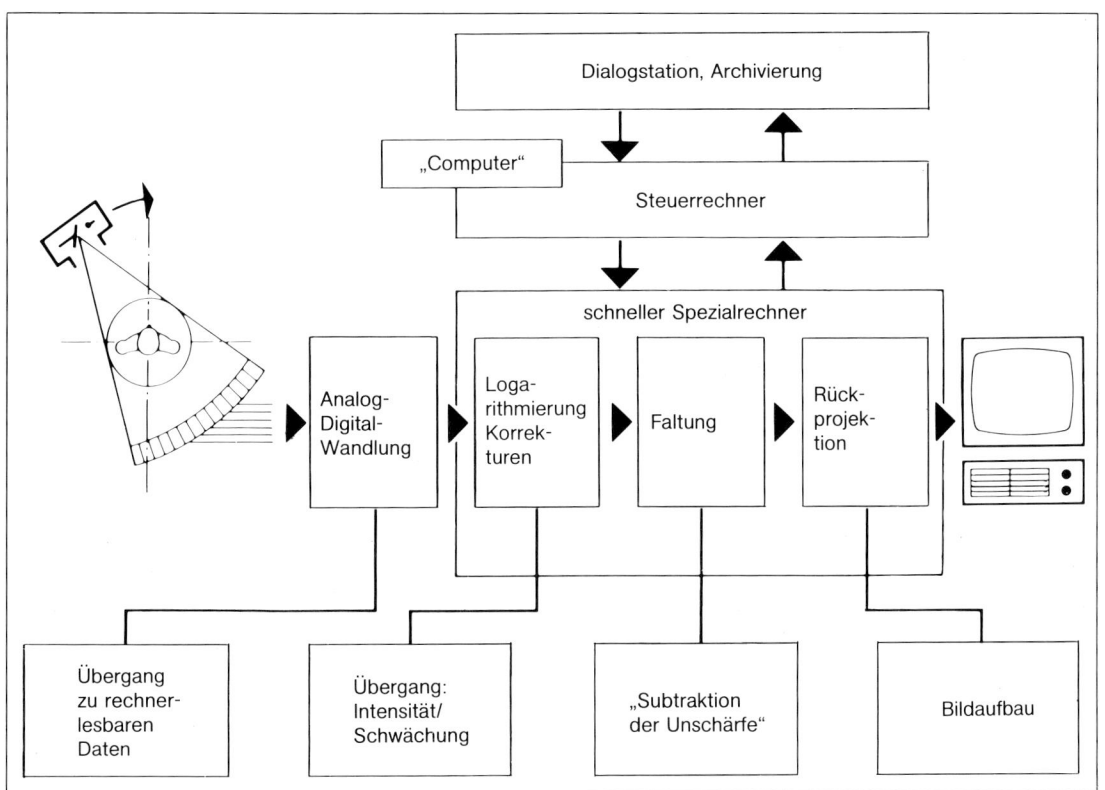

Abb. **29** Datenverarbeitungssystem eines Computertomographen. Die Kombination aus einem Standard-(Universal-)Computer als Steuerrechner und einem Spezialrechner für die CT-typischen Datenverarbeitungsschritte erlaubt eine besonders schnelle Bildrekonstruktion

nem ADC mit 12 Bit (nur kleinste Schwächungsunterschiede durch Wasserausgleichskörper) ergab sich bei 135 Projektionen pro Bild und 270 pro Aufnahmevorgang (Doppelschichtgerät) eine Datenmenge von $128 \times 270 \times 12$ Bit = 414 720 Bit = 415 kBit, die für eine Aufnahmezeit von 5 Minuten mit einer durchschnittlichen Datenrate von ca. 1,4 kBit/s anfielen. Ein heutiges Gerät (z.B. Somatom) mit 512 Meßwerten pro Projektion, z.B. 360 Projektionen für einen bestimmten Bild-Mode und ihrer Verrechnung innerhalb 5 Sekunden („Sofortbild") liefert bei Nutzung eines logarithmierenden ADC mit 15,5 Bit eine Datenmenge von 2673 kBit, also ca. 2,7 Megabit bei einer Datenrate von über 0,5 MBit/s, die ca. 400mal höher ist als die im Fall des 5-Minuten-Gerätes. Eine so hohe Datenrate vermag aber ein (Universal-) Computer nicht mehr zu bewältigen, das gilt auch schon für deutlich weniger hohe Datenraten. Die Aufgabe der Bildrekonstruktion wird in modernsten CT-Geräten deshalb Spezialprozessoren übertragen; der Computer übernimmt hier allerdings noch die Koordinierung des Datenflusses und wird, unter Einbeziehung weiterer Aufgaben, so der Steuerung des gesamten CT-Systems, wie in den Abb. **28** und **29** dargestellt, als Steuerrechner bezeichnet.

Abb. **28** skizziert das im Spezialprozessor des „Somatom-Sofortbildgerätes" angewandte „Pipeline"-Verfahren: Während die Projektion Nr. i analog-digital umgesetzt und zum Rechner übertragen wird, wird bereits die unmittelbar vorher gemessene Projektion den notwendigen Vorverarbeitungsschritten unterworfen; deren Vorgängerin wird zur gleichen Zeit gefaltet und deren Vorgängerin bereits rückprojiziert.

Durch die „on-line"-Abarbeitung bzw. Überführung der einzelnen Daten in ihren (jeweils eigenständigen)

Bildbeitrag brauchen die „Rohdaten" (Rohdaten = korrigierte und logarithmierte Eingangssignale) grundsätzlich nicht zwangsweise („auf Platte") gespeichert zu werden; es bleibt der Entscheidung des Gerätebenutzers vorbehalten, je nach angewandtem Aufnahmemodus, z.B. Serienschichten mit schnellstmöglicher Aufnahmefolge, die Rohdaten zusätzlich zu speichern oder nicht.

Im Gegensatz zum angezogenen Systembeispiel können als Spezialprozessoren auch handelsübliche „Array-Prozessoren" eingesetzt werden. In solchen Array-Prozessoren können gleichzeitig viele gleichartige Operationen ablaufen, so bei der Faltung die zur Ermittlung eines neuen Funktionswertes der gefalteten Funktion (z.B. $p_F[\varphi, \eta]$ laut Abb. **13**) erforderlichen Multiplikationen jeder Stützstelle der zu faltenden Funktion ($p[\varphi, y]$) mit den Stützstellen des Faltungskernes (f[y] „gefaltet" um $\eta_1/2$). Für die Rückprojektion als Zuschlagsrechnung „über eine Matrix" mit gefalteten Projektionen aus unterschiedlichen Richtungen sind aber, wenn dieser Vorgang rasch ablaufen soll, CT-spezifische Sonderentwicklungen erforderlich. Es sei noch vermerkt, daß insbesondere die für die Operationsblöcke „Korrektur", „Faltung" zuständigen Prozessoren flexibel, d.h. programmierbar, sein müssen, wenn man in CT-System entwicklungsmäßig pflegen, z.B. an besondere oder neue Wünsche zur Bildcharakteristik (Faltungskern) und neue Erkenntnisse zum Artefaktverhalten (Korrekturen) anpassen, will.

Abb. **27** soll noch demonstrieren, daß die einzelnen Stufen der Blöcke des Datenerfassungs- und Datenverarbeitungssystems einer CT-Anlage (hier mit maximalem Signalhub 1:100, d.h. für Schädelbetrieb) mit unterschiedlich vielen Bits oder eben unterschiedlicher Ge-

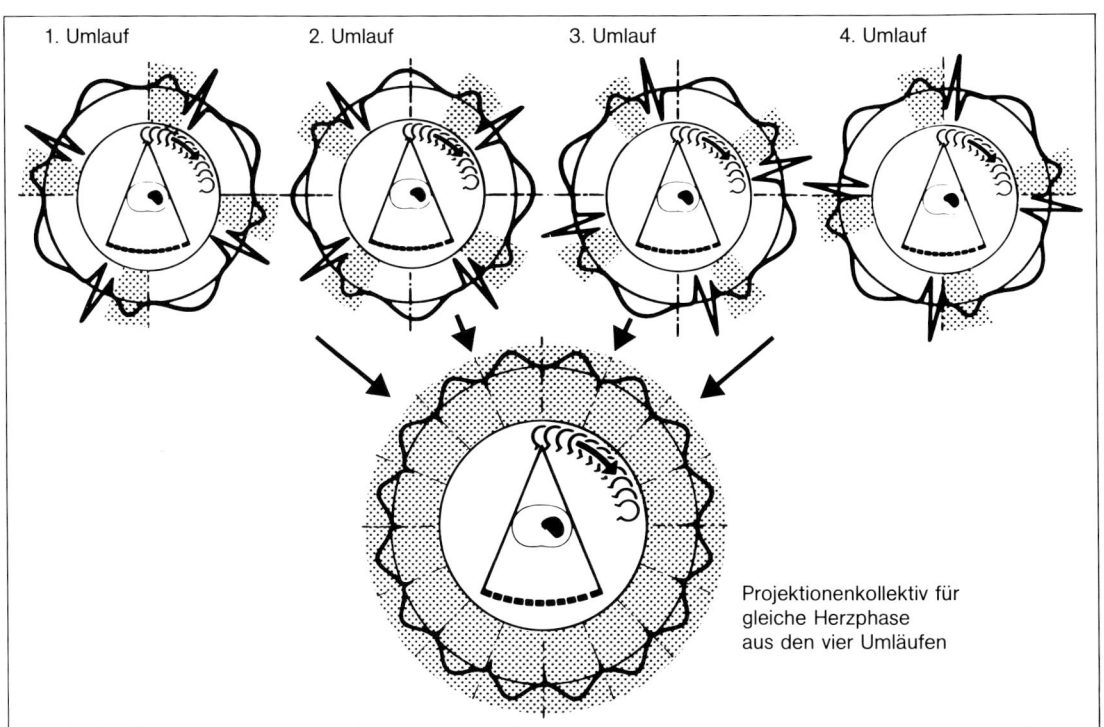

Abb. **30** EKG-orientierte Bildrekonstruktion („Herzphasen-Triggerung"). Aus einer Reihe von systematisierten Aufnahmezyklen wird ein für das Computertomogramm notwendiger kompletter Satz von Projektionen herausgesucht

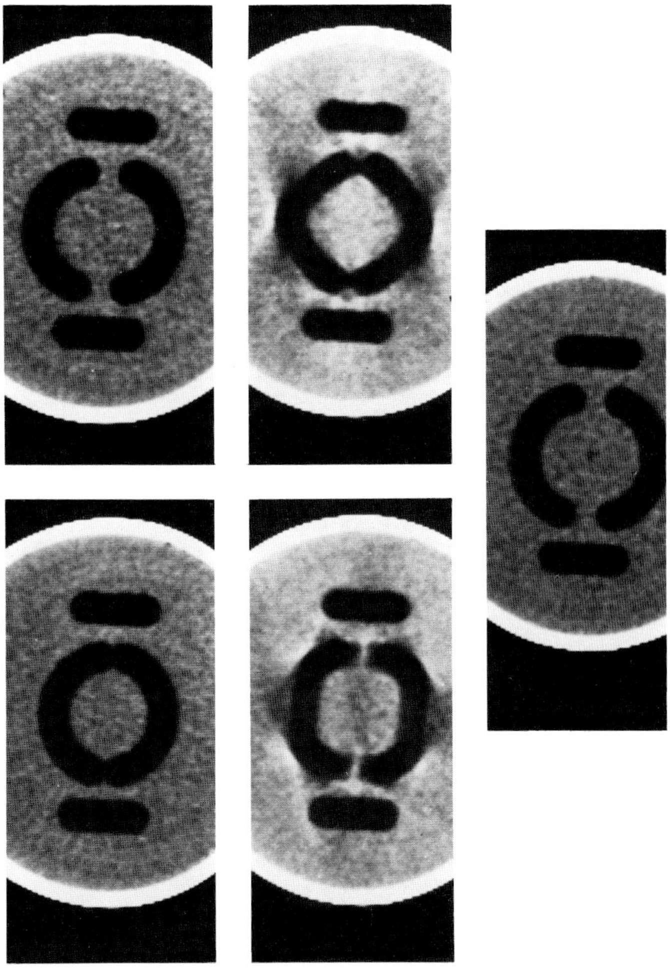

Abb. **31** EKG-orientierte Bildrekonstruktion. Aufnahmen eines „Herzventrikel"-Modells mit „physiologiegerechter" Pulsation. Links: normales Computertomogramm des ruhenden Phantoms (oben: geöffnet, unten: geschlossen). Mitte: normale Computertomogramme des bewegten Phantoms bei etwa fünf Pulsationen in der Aufnahmezeit. Rechts: herzphasengesteuertes Computertomogramm des bewegten Phantoms für den „enddiastolischen" Zustand

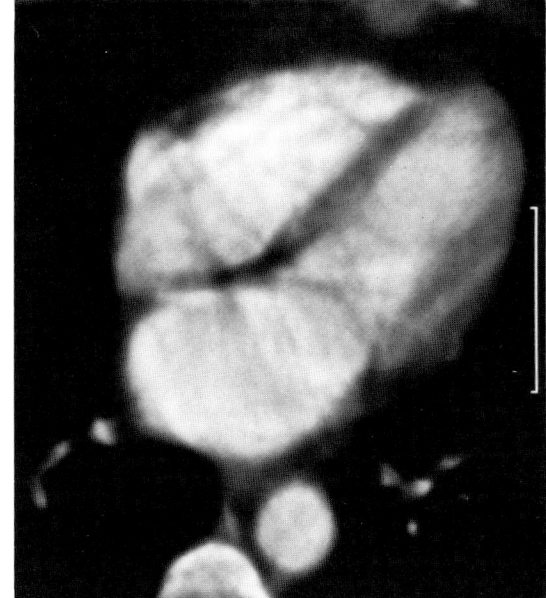

a

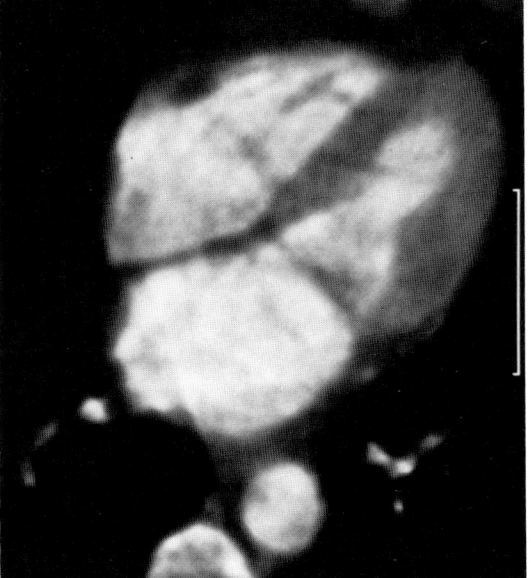

b

Abb. **32 a** u. **b** EKG-orientierte Bildrekonstruktion („Herzphasen-Triggerung")
a Aufnahmebeispiel ohne und **b** mit EKG-orientierter Bildrekonstruktion. Ziel dieser Technik ist die eindeuti-

ge und reproduzierbare Darstellung des Herzquerschnittes für einen vorgegebenen Zeitpunkt innerhalb der Herzrevolution (und nicht die Verbesserung der Bildqualität)

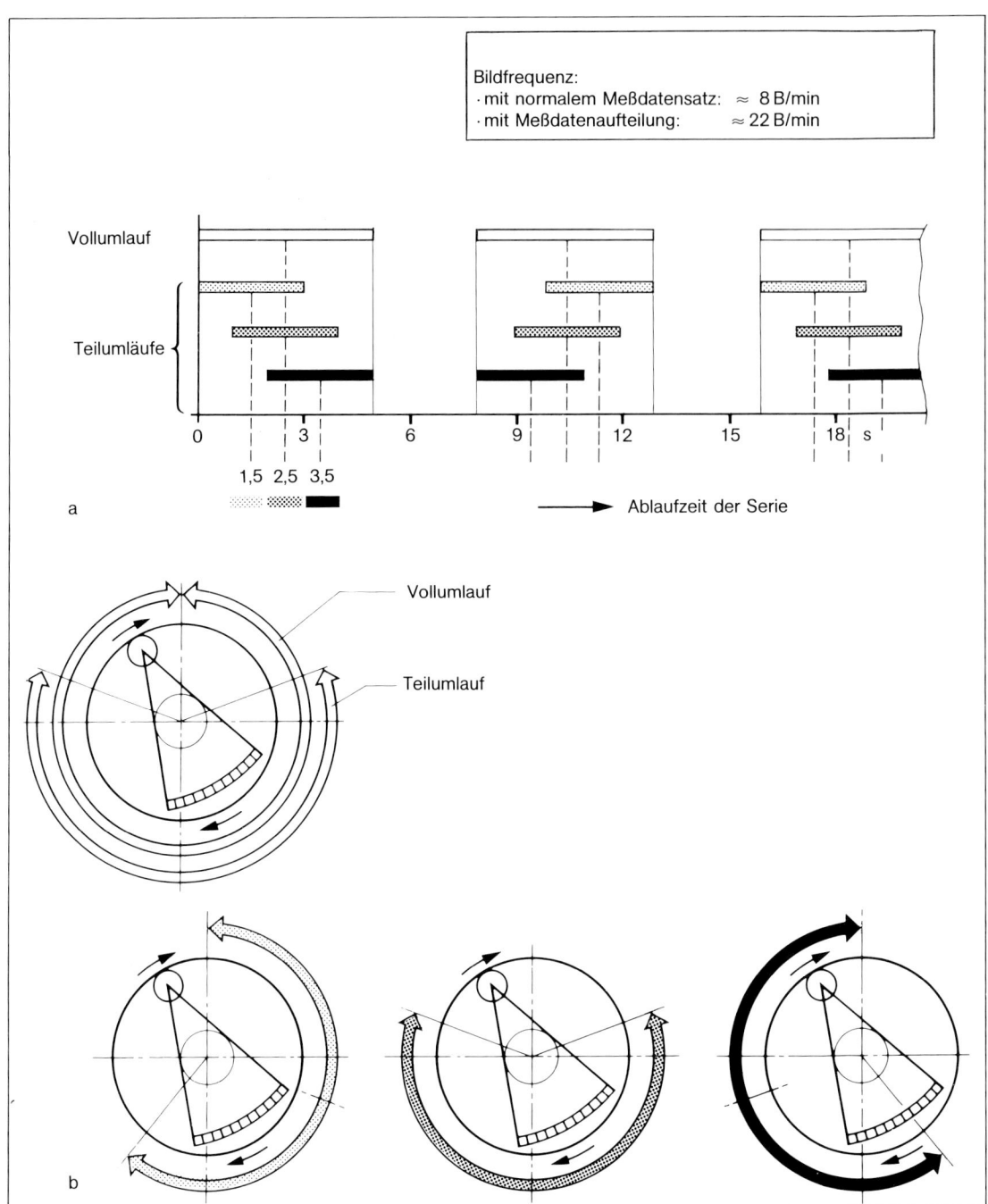

Abb. 33a u. b   Segmentäre Bildrekonstruktion
a Nachträgliche Aufteilung eines Vollumlaufs für die Datenaufnahme auf noch bildrekonstruktionsfähige Teilumläufe (= 180 Grad plus Winkel des Strahlenfächers) zur „segmentären Bildrekonstruktion"

b Ausführungsbeispiel. Zur Bildfrequenzerhöhung durch Nutzung von hier drei unterschiedlichen, aus einem Vollumlauf herausgegriffenen Teilumläufen

nauigkeit auszustatten sind. Aus Gründen der (Rundungs-)Genauigkeit braucht z. B. der „Faltungsprozessor" mehr Bits als das einlaufende Signal. Die Multiplikation zweier z. B. einstelliger Zahlen (in Abb. 27 ein Dezimalzahlen-Beispiel) kann ja zu einer zweistelligen Zahl führen, deren zweite Stelle zum vernünftigen Auf- und Abrunden bekannt sein muß, auch wenn nur „einstellig" weitergerechnet werden soll.

Sonderverfahren

Nach der Etablierung der Computertomographie wurden auch Verfahren entwickelt, die bei Geräten der gegebenen Technik Sonderanwendungen ermöglichen.

Ein solches Sonderverfahren ist die EKG-bezogene („getriggerte") Bildrekonstruktion, bei der aus einer Reihe von systematisierten Aufnahmezyklen ein kompletter Satz von solchen Projektionen herausgesucht wird, die alle zu einer bestimmten Herzphase gehören (Abb. **30**). Für das Herz kann so ein Computertomogramm rekonstruiert werden, dem als Aufnahmezeit eine Herzphase von z. B. 200 ms zuzuordnen ist, obgleich die tatsächliche Aufnahmezeit des Gerätes ein Vielfaches davon beträgt. Abb. **31** vergleicht ein solches „herzphasenbezogenes" Computertomogramm eines dynamischen Phantoms (PAULI u. Mitarb. 1979) mit einem normal aufgenommenen Computertomogramm, bei dem das resultierende Bild auch davon abhängt, wie der Bewegungsablauf des Phantoms in die Aufnahmezeit hineinfällt. Erste klinische Ergebnisse sind bei LACKNER u. THURN (1980) zu entnehmen. Abb. **32a** u. **b** vergleicht zwei Thoraxbilder in Höhe des Herzens ohne und mit EKG-bezogener Bildrekonstruktion. Bei diesem Bildvergleich ist man bei isolierter Betrachtung geneigt, die EKG-bezogene Bildrekonstruktion als uneffektiv anzusehen. Es sei deshalb darauf hingewiesen, daß sich die Objektbewegung im CT-Bild nicht als Unschärfe üblicher Art bemerkbar macht. Vielmehr treten insbesondere durch die bei der Bildbetrachtung angewandte Fenstertechnik „scharfe, aber falsche" Konturen auf, die eine Mischstruktur von solchen Konturen sind, die im Verlauf des Aufnahmevorgangs das Objekt nacheinander eingenommen hat. Diese Mischstruktur hängt zudem davon ab, wie die Aufnahmezeit in den Bewegungsablauf des Herzens hineinfällt. Die sich aus der EKG-bezogenen Bildrekonstruktion ergebenden Objektkonturen sind dagegen (wenn der Ablauf der Herzfunktion innerhalb der Herzperioden einigermaßen gleichmäßig ist) reproduzierbar und einzelnen Herzphasen zuzuordnen.

Ein weiteres CT-Sonderverfahren ist der „dynamische Scan" oder die sequentielle Aufnahmetechnik, z. B. für dynamische Blutflußstudien (HACKER 1977). Der für diese Technik notwendige apparative Zusatz kann etwa mit dem Programmwähler eines Blattfilm-Angiographie-Arbeitsplatzes verglichen werden, ist aber über den Computer mit einer Fülle unterschiedlicher Auswerteverfahren ausgestattet.

Aber auch ohne besonderen Zusatz kann die sequentielle Aufnahmetechnik grundsätzlich geübt werden. Die Einzelaufnahmen einer solchen Aufnahmesequenz werden eben wie die Normalaufnahmen, z. B. „Aufnahme mit gleichzeitiger Bildrekonstruktion, Bildabruf, Bildkontrolle" abgewickelt, nur eben in möglichst rascher Folge, wobei bei dem CT-Gerät Somatom DR eine Repetitionszeit von 5 Sekunden (bei einer Aufnahmezeit von 3,2 Sekunden) anzusetzen ist. Durch spezielle

Programmierung läßt sich eine Bildfrequenz realisieren, die höher ist als die Aufnahmefrequenz. Dies erfolgt nach einem Prinzip, das auch die nachträgliche Selektion günstigster Kontrastmittelphasen innerhalb einer Aufnahme zuläßt. Dieses Prinzip soll anhand von Abb. **33a** u. **b** erläutert werden: Zur Rekonstruktion eines CT-Bildes bedarf es nicht aller Meßdaten aus einem Vollumlauf des Systems Röntgenröhre/Detektor, auch wenn ein Vollumlauf, pauschal ausgedrückt, aus Symmetriegründen angestrebt wird. Ein Teilumlauf über den halben Kreisbogen, erweitert um den Winkel des benutzten Strahlenfächers, liefert bereits rekonstruierbare Bilder. Dieses Faktum erklärt sich daraus, daß sich die Strahlen aller (Fächerstrahl-)Projektionen über „180 Grad plus Fächerwinkel" zu Parallelstrahlprojektionen umordnen lassen, die sich über einen Winkel von 180 Grad verteilen. Aus dieser Teilnutzung eines Vollumlaufs ergeben sich drei Aspekte. Bei z. B. 5 Sekunden Aufnahmezeit für den Vollumlauf kürzt sich die Aufnahmezeit auf 3 Sekunden für den Teilumlauf; sind die Meßdaten eines Vollumlaufes vorhanden, kann durch Verlegung des Teilumlaufbogens die für die gewünschte Abbildung günstigste Kontrastmittelphase selektiert werden; ein Vollumlauf kann in mehrere Teilumläufe unterschiedlicher Lage aufgeteilt und damit die effektive Bildfrequenz des CT-Systems erhöht werden.

Mit dem zusätzlichen Wunsch, in den Einzelbildern einer Folge in unterschiedlichen „regions of interest" (ROIs) das Zeitverhalten der CT-Werte zu messen und diese Werte dann auf dem Sichtgerät des CT-Systems bzw. im dokumentierten Bild als Kurve darzustellen (Abb. **34a** u. **b**), kommt rasch ein aufwendiges „Software-Paket" zustande, das eben als Zusatz zu einem CT-System anzusehen ist.

Als ein weiteres Beispiel für eine unmittelbar mit dem CT-Aufnahmevorgang verbundene Zusatzeinrichtung sei die stereotaktische Zieleinrichtung genannt (HUK 1979).

Der Vollständigkeit halber sei die Ausstattung eines computertomographischen Arbeitsplatzes mit Möglichkeiten zur Strahlentherapieplanung erwähnt, auch wenn die Verknüpfung mit dem CT-Bild, zumindest im Sinne des Aufnahmevorgangs, keine unmittelbare ist. Die Verfügbarkeit des Rechners des CT-Gerätes, das unmittelbar verfügbare CT-Bild mit allen Auswertemöglichkeiten, die das Gerät bietet, begründen, daß die „Therapieplanung anhand von CT-Bildern" hier unter den Sonderanwendungen ebenfalls aufgeführt wird.

Als letztes sei eine mittlerweile gut eingeführte Sonderanwendung eines CT-Gerätes beschrieben, die als Übersichtsbild bezeichnet wird, auch Sca-

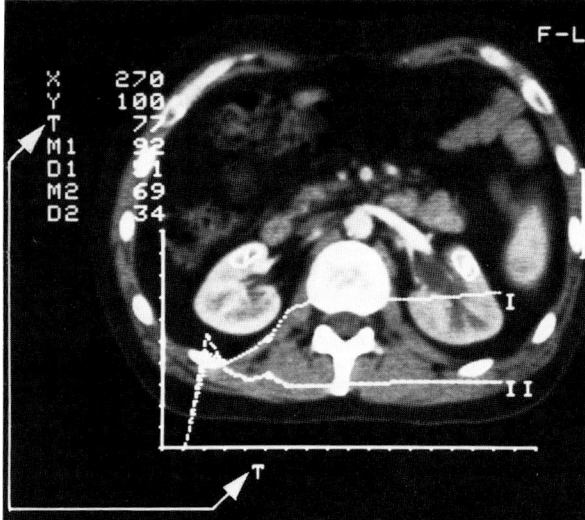

a

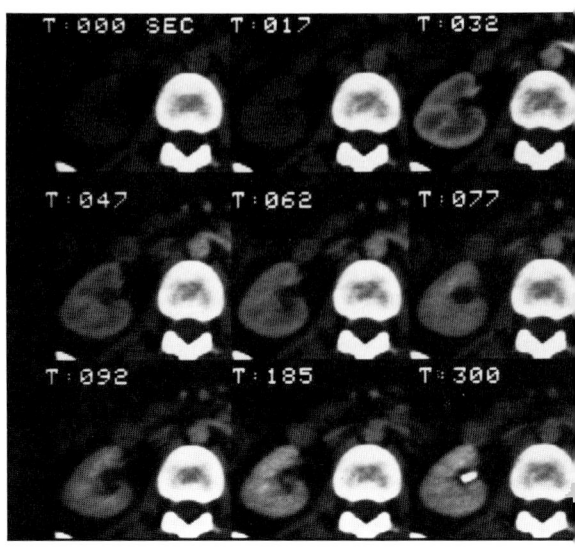

b

Abb. **34a** u. **b**   Sequentielle oder dynamische Compu-tertomographie. Das vorliegende Bildbeispiel demon-striert den zeitlichen Verlauf der Kontrastmittelkonzen-tration („Dynamik") nach intravenöser Injektion des Kontrastmittels. Die in das Bild **a** eingeblendeten Kur-ven geben den zeitlichen Verlauf der Kontrastmittel-konzentration in den vorgewählten Bereichen I und II („Regions of interest") wieder.
Die Kontrastmittelkonzentration für die rechte Niere (II)

ist dabei stets kleiner als die der linken (I) als Folge ei-ner Stenose der Nierenarterie. Die neunfache Bildfolge (**b**) veranschaulicht das Zeitverhalten über die betrach-tete 300-Sekunden-Periode; in Bild **a** indiziert der Dop-pelpfeil den Zeitpunkt T = 77 s.
(Das Aufnahmebeispiel wurde freundlicherweise von Prof. Dr. *A. Baert*, Diagnostische Radiologie des Uni-versitätskrankenhauses Leuven, Belgien, zur Verfü-gung gestellt)

nogram, Scoutview und Topogramm genannt (Abb. **35**). Es handelt sich um eine Aufnahme-technik, bei der das stillstehende Strahler-Detek-tor-System den sich verschiebenden Patienten nur aus einer Richtung durchstrahlt: Es wird sozusa-gen eine letztlich konventionelle Röntgenaufnah-me durch streifenweisen bzw. zeilenweisen Bild-aufbau erzeugt. Ein solches Bild wurde ursprüng-lich als Einstellhilfe für die computertomographi-sche Untersuchung angesehen; es wird aber im-mer mehr diskutiert, ob eine solche, aufgrund der

Abmessungen der Detektoreinzelelemente im Millimeterbereich im Vergleich zur klassischen Film-Folien-Aufnahme immer noch weniger scharfe, aber wegen des schmalen Röntgenstrahls extrem streustrahlenarme Aufnahme nicht ein diagnostisches Eigenleben entwickeln kann (Abb. **36**). Ganz wesentlich dabei ist, daß auf eine

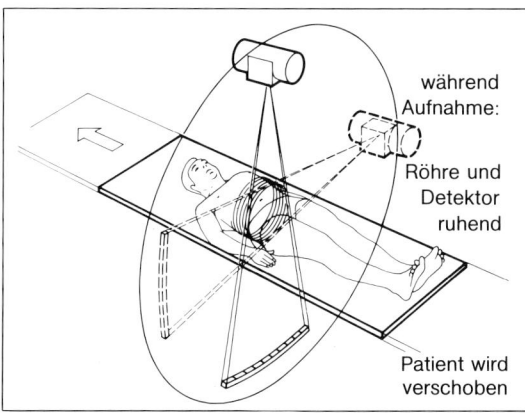

Abb. **35**   Übersichtsaufnahme mit einem Computerto-mographen. Bei ruhendem Aufnahmesystem (Rönt-genröhre und Detektor) wird der Patient in Achsen-richtung verschoben

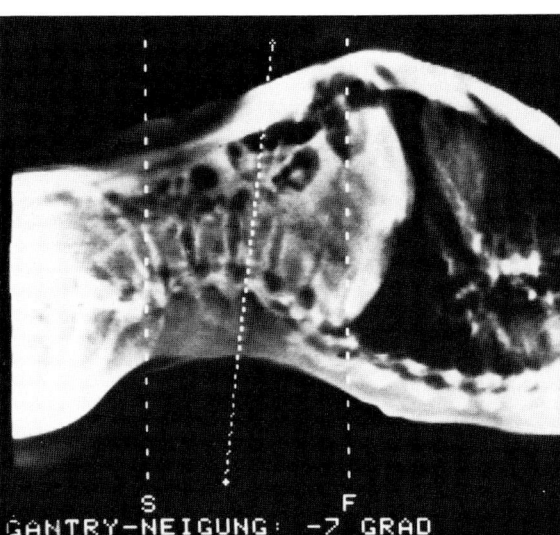

Abb. **36**   Übersichtsaufnahme nach Abb. **35**: Aufnah-mebeispiel mit eingeblendeten senkrechten Markie-rungen für Anfang (S) und Ende (F) des computerto-mographischen Untersuchungsfeldes

solche Aufnahme alle zunächst für die CT-Technik entwickelten Auswerteverfahren anwendbar sind: Schließlich liegen ja ihre Daten – wie die eines CT-Bildes – digital codiert vor.

Abb. 35 deutete mit der (gestrichelt gezeichneten) lateralen Topogrammaufnahme an, daß Topogramme grundsätzlich aus unterschiedlichen Projektionsrichtungen aufgenommen werden können. Hieraus resultiert eine verfeinerte Einstellhilfe, nämlich das Ermitteln der Gantry-Neigung aus dem lateralen Topogramm zur CT-Bild-Darstellung von Wirbelkörper-Zwischenräumen, möglicherweise aber auch ein zusätzliches Informationsangebot für die Therapieplanung.

Computertomogramm

CT-Werte, Skala und Darstellung

Der Schwächungskoeffizient eines gegebenen Materials ist für verschiedene Energiewerte der Röntgenquanten unterschiedlich. Dabei hängt der mit einer speziellen Meßanordnung gewonnene Schwächungskoeffizient auch vom gewählten Detektorsystem ab, da dieses eventuell Quanten mit unterschiedlicher Energie in verschiedener Weise absorbiert bzw. registriert.

Würde man als Bildmatrix in einem CT-Gerät einfach die Verteilung des Schwächungskoeffi-zienten berechnen, so ergäbe sich je nach gewählter Röntgenröhrenspannung und Strahlenfilterung stets ein anderem Bild; die Bildergebnisse, die man an ein und demselben Gerät oder an verschiedenen Geräten mit unterschiedlicher Röhrenspannung und Strahlenfilterung und gegebenenfalls anderem Detektorsystem erzielen würde, wären praktisch nicht vergleichbar. Um dieses Problem zu vermeiden, verwendet man in den Computertomographen eine relative Schwächungswertskala: Als Schwächungswert benutzt man die mit einem Skalierungsfaktor versehene relative Abweichung des Schwächungskoeffizienten des untersuchten Objektes vom Schwächungskoeffizienten eines objektähnlichen und allgemein verfügbaren Referenzmaterials, und zwar verwendet man als Referenzmaterial Wasser. Als Schwächungswert wird also eine Größe der Form

$$\mu_{rel} = k\,\frac{\mu_{Obj} - \mu_{H_2O}}{\mu_{H_2O}} \tag{15}$$

angegeben.

Wasser erhält dadurch stets den Wert 0. Der Skalierungsfaktor k wird in der Regel als 1000 gewählt. Für Luft, deren Strahlenschwächungsvermögen bei den an Computertomographen üblichen Röntgenröhrenspannungen von 90 kV bis 150 kV äußerst gering ist, ergibt sich dann der Wert – 1000. Sehr dichtes Knochengewebe liegt in

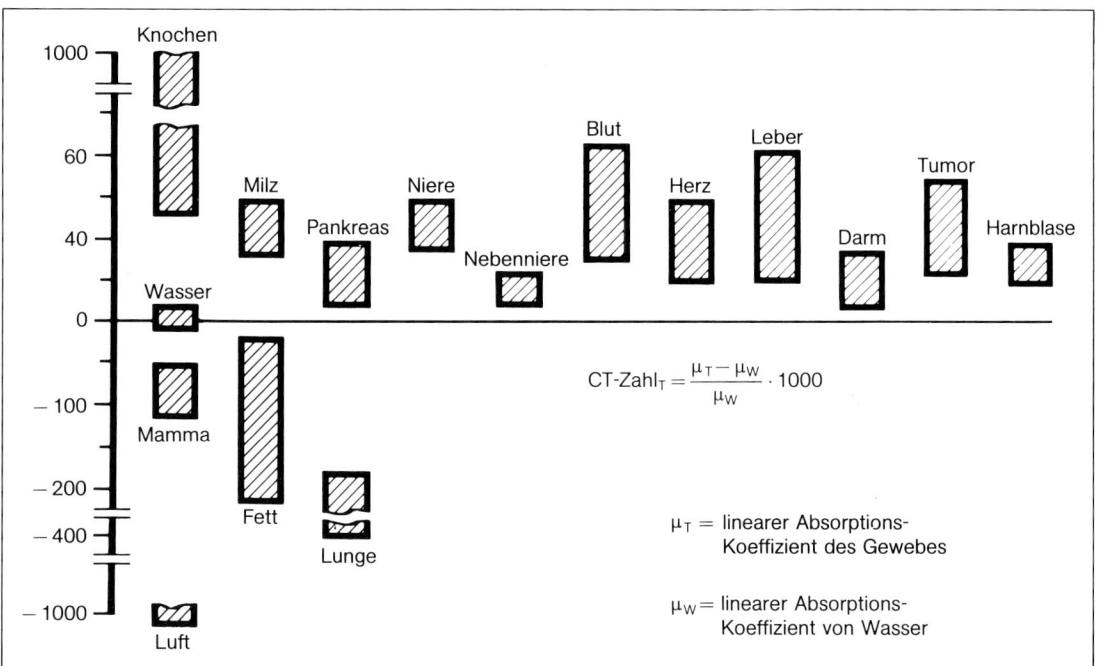

Abb. **37** Schwächungswertbereiche verschiedener Körpersubstanzen und Gewebe. Man erkennt, daß sich die den einzelnen Substanzen entsprechenden Schwächungswertbereiche häufig überschneiden. Aus dem Schwächungswert läßt sich also nicht eindeutig auf die Substanz schließen. Dies gilt insbesondere auch für die verschiedenen Tumorarten. Zusätzlich werden diese Schwächungswerte von der verwendeten Strahlenqualität beeinflußt

der Skala bei + 1000, da sein Schwächungskoeffizient etwa doppelt so hoch wie der des Wassers ist. Die Lage verschiedener anderer Körpergewebe auf dieser Skala ist in Abb. **37** dargestellt. Man erkennt, daß sich die den einzelnen Substanzen entsprechenden Schwächungswertbereiche häufig überschneiden. Aus dem Schwächungswert läßt sich also nicht eindeutig auf das Gewebe schließen. Dies gilt insbesondere auch für die verschiedenen Tumorarten.

Bei der Bildberechnung wird häufig die CT-Skala bei + 1000 abgebrochen, d.h., allen Matrixelementen mit höherem Schwächungsvermögen wird ebenfalls der Wert + 1000 zugeordnet. Dies ist für die meisten Fragestellungen in der Praxis ausreichend, bedeutet jedoch nicht, daß die CT-Skala dort aus physikalischen Gründen oder definitionsgemäß zu Ende ist. Für Knochenaufnahmen sehen neuere Geräte eine erweiterte CT-Skala vor.

Die beschriebene, in der Computertomographie verwendete relative Schwächungswertskala vereinfacht den Vergleich der mit verschiedenen Aufnahmedaten bzw. verschiedenen CT-Geräten erzielten Bildergebnisse. Allerdings sind natürlich trotzdem Abweichungen der CT-Werte für ein- und dieselbe Objektstruktur von Gerät zu Gerät bzw. bei verschiedenen Aufnahmedaten weiterhin möglich. Es ist daher äußerst problematisch, z.B. Verlaufskontrollen mit verschiedenen Aufnahmedaten (Röntgenröhrenspannung und/oder Filterung) bzw. gar an verschiedenen Gerätetypen durchzuführen, wenn nicht nur nach der Morphologie gefragt wird.

Das Computertomogramm ist zwar primär ein Bild aus Zahlen, nämlich den den einzelnen Objektelementen zugeordneten CT-Werten, und ist daher einer quantitativen Auswertung wesentlich leichter zugänglich als ein herkömmliches Röntgenbild. Jedoch darf man sich durch diesen Umstand nicht darüber hinwegtäuschen lassen, daß die CT-Werte nicht als absolute Maßzahlen schlechthin genommen werden dürfen, sondern nur unter den oben genannten Einschränkungen als quantitative Daten brauchbar sind (s. auch S. 172).

In der Anfangszeit der Computertomographie wurde der quantitative Charakter des Computertomogramms sehr stark hervorgehoben, und die erste Form der Sichtbarmachung des Bildes war das Ausdrucken der CT-Werte-Matrix in einer dem Objekt entsprechenden Anordnung ihrer Elemente. Diese Art der Bilddarstellung erwies sich jedoch sehr rasch als unzulänglich und bei immer umfangreicheren Matrizen auch als praktisch undurchführbar. Man hat daher bereits in den ersten klinisch eingesetzten Geräten die Möglichkeit vorgesehen, die Schwächungswertematrix

als Schwarzweißfernsehbild wiederzugeben, wobei den jeweils höheren Schwächungswerten auch die größeren Helligkeitswerte zugeordnet wurden. Diese Art der Bildwiedergabe ist bis heute die verbreitetste, sie wurde lediglich durch verschiedene Möglichkeiten zur Umsetzung des Schwarzweißbildes in ein Farbbild ergänzt. Die Farbdarstellung ist für die Routinebefundung in der Regel zwar nicht erforderlich, hat jedoch eine nicht unwesentliche Bedeutung z.B. für die Didaktik durch Vergrößerung des dargestellten Schwächungswertebereiches unter Beibehaltung der Unterscheidbarkeit verschiedener Schwächungswertstufen. Gelegentlich wird die Farbdarstellung auch benutzt, Gebiete sehr geringen Dichteunterschiedes durch „Farbumschlag" voneinander abzugrenzen.

Bei der Wiedergabe des z.B. 2000 Schwächungswertstufen umfassenden Computertomogramms auf einem Fernsehschirm ergäbe sich ohne besondere Maßnahmen ein erheblicher Informationsverlust, denn ein Fernsehmonitor ist ebenso wie das menschliche Auge bei weitem nicht in der Lage, 2000 Helligkeitsstufen darzustellen bzw. zu unterscheiden. Um die hohe Schwächungswertauflösung eines Computertomogramms auch bei der Bildbetrachtung nutzen zu können, gibt man daher in der Regel nur einen Teil des vollen Schwächungswertumfangs eines Computertomogramms auf dem gesamten Schwarzweiß- bzw. Farbumfang des Fernsehsichtgerätes wieder (Abb. **38**). Alle Bildbereiche, deren Schwächungswert über der oberen Grenze des darzustellenden Bereiches liegt, werden weiß bzw. mit der der oberen Grenze entsprechenden Farbe und alle Bildpunkte, deren Schwächungswert unterhalb des betrachteten Intervalls liegt, werden schwarz bzw. mit der der unteren Grenze entsprechenden Farbe wiedergegeben. Das darzustellende Schwächungswerteintervall ist sowohl bezüglich seiner Größe als auch seiner Lage auf der Schwächungswerteskala in vorgegebenen Bereichen und/oder frei einstellbar. Man bezeichnet diese Art der Bildwiedergabe durch Einschränkung des Bildumfangs auf einen Teilbereich des Gesamtumfangs als Fenstertechnik.

Wesentliche Nachteile der Fenstertechnik – insbesondere bei kleinen Fensterbreiten (Amplitudenintervallen) – bestehen darin, daß man gelegentlich die Orientierung im Bild verliert, wenn anatomische Landmarken außerhalb des gewählten Schwächungswerteintervalls zu liegen kommen, und daß man gleichzeitig interessierende, räumlich eindeutig festgelegte und trennbare Objektstrukturen in unterschiedlichen Dichtebereichen nicht gleichzeitig darstellen kann. Diese Probleme werden weitgehend mit der Doppelfenstertechnik gelöst (Abb. **39**), die sich insbeson-

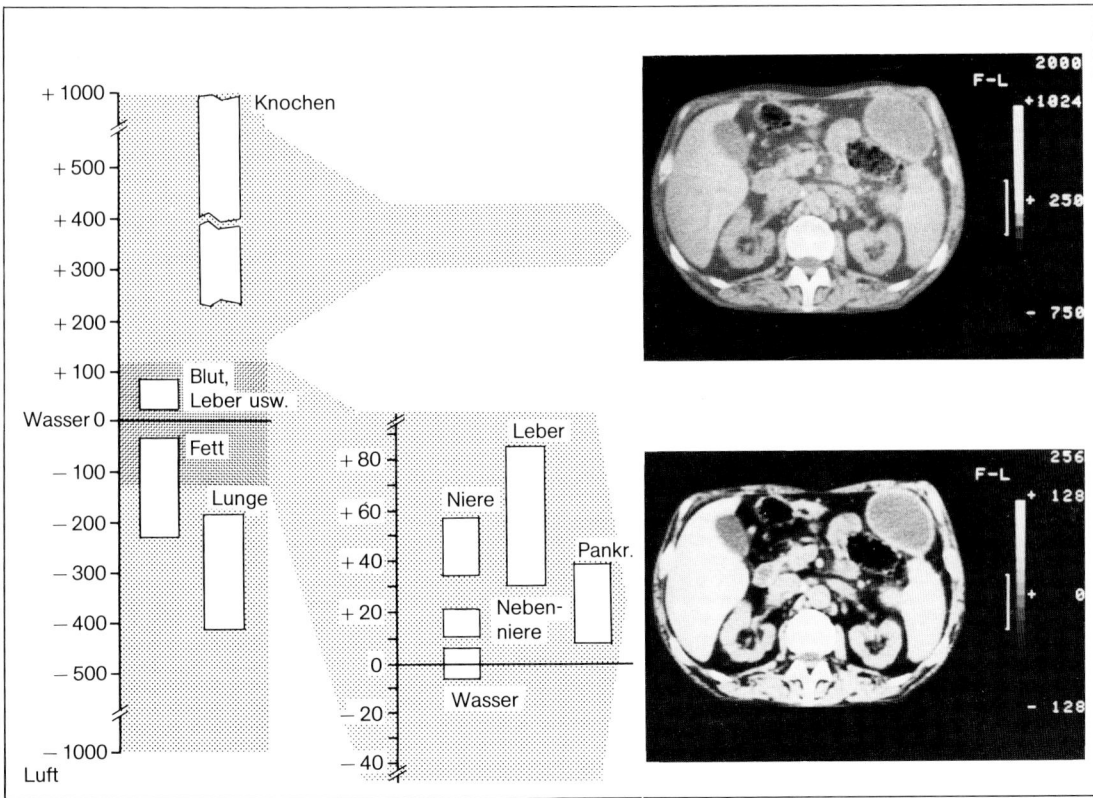

Abb. **38** Fenstertechnik. Der Dichte- bzw. Schwä-
chungswertbereich wird von Luft über Wasser bis zum
Knochen hier in 2000 unterschiedlichen Graustufen
bzw. CT-Zahlen dargestellt. Diagnostisch relevante
Graustufenbereiche werden mit Hilfe der „Fenstertechnik" herausgegriffen

dere bei der gleichzeitigen Darstellung der Lunge
einerseits und der übrigen Strukturen des Thorax
andererseits bewährt hat. Mittlerweile findet man
auch die Möglichkeit, durch eine frei programmierbare „Fensterkennlinie" die Zuordnung zwischen Schwächungswerten und Grauwerten beliebig zu variieren.

Bildcharakteristik und Bildqualität

Aufnahmetechnik

Charakteristisch für die ersten Computertomographen war die Einbettung des Aufnahmeobjektes – damals in erster Linie des Gehirnschädels –
in einen elastischen wassergefüllten Ausgleichs-

Abb. **39** Doppelfenstertechnik. Die gleichzeitige Wiedergabe zweier verschiedener
CT-Wertebereiche („Fenster") auf dem
Bildschirm des CT-Gerätes erlaubt es,
Gewebe stark unterschiedlicher Dichte
(z. B. Thoraxwand und Herz einerseits
und Lunge andererseits) in ein- und
demselben Bild darzustellen. Dadurch
läßt sich z. B. bei Lungenaufnahmen häufig die anatomische Zuordnung erleichtern

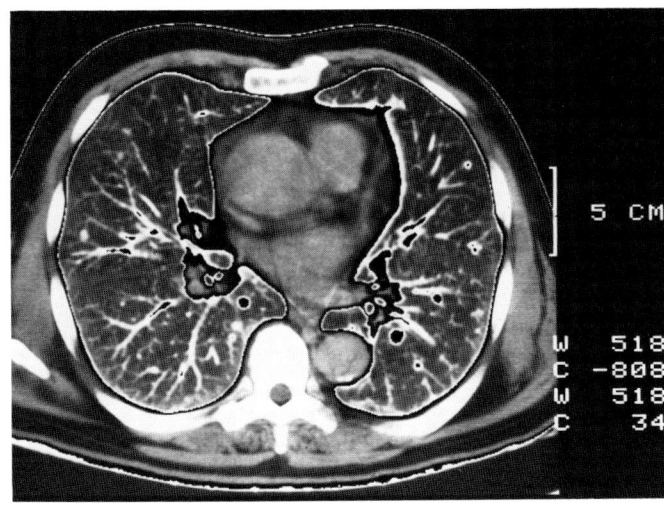

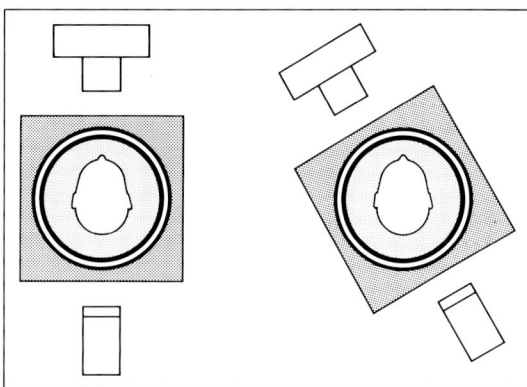

Abb. **40** Computertomograph mit Ausgleichskörper. Sinn des Ausgleichskörpers ist sowohl die Reduzierung der Orts- und Objektabhängigkeit der Strahlungsaufhärtung als auch die Verringerung des Dynamikbereiches des Meßsignals. Der Ausgleichskörper ist deshalb aus einem beweglichen und der Strahlrichtung fest zugeordneten und einem feststehenden Teil zur Aufnahme des Meßobjektes aufgebaut

körper, der sich möglichst gut an das Objekt anschmiegen und für einen weitgehenden Objektdickenausgleich sorgen sollte (Abb. **40**). Dieser Ausgleichskörper wurde aus zwei Gründen verwendet: Zum einen reduzierte er den Signalumfang am Detektor erheblich und ermöglichte so eine hinreichend genaue Messung der Röntgenstrahlenintensität in der Detektorebene mit relativ geringem Aufwand, und zum anderen wurde durch den Ausgleichskörper erreicht, daß bei allen für ein Bild erforderlichen Einzelmessungen praktisch die gleiche Strahlenqualität, d. h. das gleiche Röntgenstrahlenspektrum bzw. die gleiche effektive Strahlungsenergie verwendet wurde. Die Bedeutung des letzten Punktes soll im folgenden dargestellt werden: Das Schwächungsgesetz in der einfachen Form (1) gilt nur, wenn die Messung mit monochromatischer Strahlung erfolgt, d. h. mit einer Strahlung, die nur Quanten mit einer einzigen Energie enthält. Als Strahlquellen kämen für diese idealen Meßbedingungen nur radioaktive Isotope in Betracht. Es gibt allerdings keine Isotope, die sowohl eine Strahlung mit für die Computertomographie geeigneter Quantenenergie (60–80 keV) abgeben als auch mit genü-

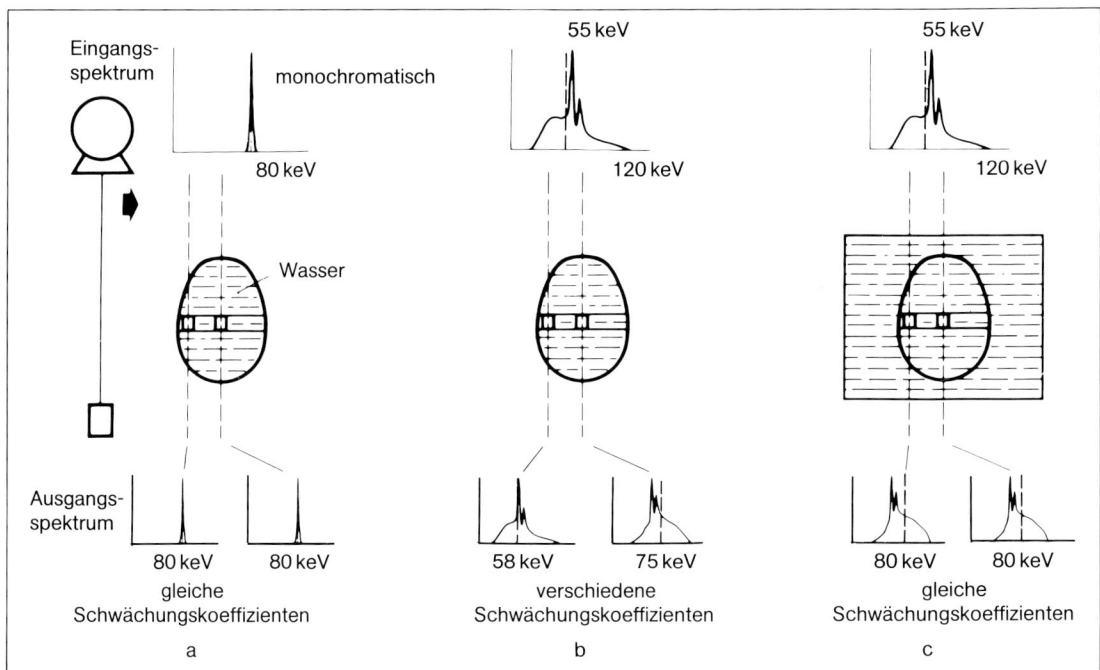

Abb. **41 a–c** Strahlungsaufhärtung und Ausgleichskörper. Monochromatische Strahlung (**a**) würde ideale Meßbedingungen ermöglichen. Das registrierte Strahlungsspektrum wäre unabhängig von der Zusammensetzung und der Dicke des Objekts. Das in der Praxis verwendete Strahlungsspektrum einer Röntgenröhre (**b**) erstreckt sich jedoch über einen relativ großen Energiebereich. Die weichen Spektralanteile werden stärker geschwächt als die harten. Dadurch verschiebt sich der Schwerpunkt des Spektrums beim Durchtritt der Strahlung durch das Objekt zu höheren Energiewerten hin: Die Strahlung wird härter. Für ein und dasselbe Material ergibt sich daher ohne entsprechende Korrektur für jede Materialdicke ein anderer Schwächungswert. Durch Einbettung des Objekts in einen Ausgleichskörper (**c**) aus objektähnlichem Material kann eine für die verschiedenen Objektbereiche unterschiedliche Aufhärtung der Strahlung weitgehend vermieden werden

gend hoher spezifischer Aktivität hergestellt werden können, so daß man bei ausreichender Strahlungsintensität hinreichend kleine Quellen („Brennflecke") zur Verfügung hätte. Man ist also gezwungen, bei Computertomographen – von Spezialgeräten für kleinste Objektdurchmesser abgesehen – eine Röntgenröhre als Strahlungsquelle zu verwenden. Die Anode einer Röntgenröhre strahlt aber Röntgenquanten mit einer Energie von wenigen Kiloelektronenvolt bis zu der durch die an die Röhre angelegte Hochspannung festgelegten Maximalenergie im Bereich von etwa 90–150 keV ab. Ein typisches Strahlungsspektrum einer Röntgenröhre für die Computertomographie ist in Abb. **41 b** u. **c** oben eingezeichnet.

Die verschiedenen spektralen Anteile der Strahlung erfahren beim Durchtritt durch das Objekt eine sehr unterschiedliche Schwächung, so daß das Schwächungsgesetz in der einfachen Form der Beziehung (1) nur noch für die einzelnen Energieanteile angewendet werden kann. Tatsächlich mißt man bei einem homogenen Material

$$I = \int I_0(E)\, e^{-\mu(E)\,x}\, dE \qquad (16)$$

und bei einem inhomogenen Material

$$I = \int I_0(E)\, e^{-\int \mu(E,x)\,dx}\, dE, \qquad (17)$$

wobei I_0 und μ von der Quantenenergie E und μ auch noch vom Ort x längs des Meßstrahls abhängen. Dabei bleibt noch völlig unberücksichtigt, daß das verwendete Detektorsystem für die verschiedenen Spektralanteile möglicherweise auch noch unterschiedlich empfindlich ist.

Die energetische Zusammensetzung der Strahlung nach dem Durchtritt durch ein Objekt aus vorgegebenem Material, z.B. Wasser, hängt also von der Objektdicke ab (Abb. **41 b**), oder, anders ausgedrückt, der nach (1) ermittelte lineare Schwächungskoeffizient ein und desselben Materials variiert mit der Objektdicke, und zwar nimmt er mit zunehmender Objektdicke ab. Die weichen Strahlungsanteile mit ihrer geringen Energie werden stärker geschwächt als die harten mit höherer Energie, so daß sich der Schwerpunkt des Strahlungsspektrums beim Durchtritt durch ein schwächendes Medium zu höheren Energiewerten verschiebt. Dieser Vorgang wird als Aufhärtung bezeichnet. Der Aufhärtungseffekt bewirkt, daß z.B. die Messung eines homogenen Objekts mit elliptischem Querschnitt in Richtung der kleinen Halbachse einen anderen Schwächungskoeffizienten liefert als in Richtung der großen Halbachse. Die Ergebnisse der beiden Messungen sind also nicht konsistent, und man muß sie vor der Bildrekonstruktion durch geeignete Maßnahmen zur Übereinstimmung bringen. Ein erster Schritt ist die Einengung der spektralen

Verteilung durch eine geeignete Vorfilterung der Strahlung. Dabei werden auch die weichen Strahlungsanteile beseitigt, die sowieso das Objekt nur in geringem Maße durchdringen können und daher lediglich zur Strahlenbelastung des Patienten beitragen.

Die Vorfilterung reicht jedoch nicht aus, den Aufhärtungseffekt auf ein unbedeutendes Maß zu reduzieren. Man hatte daher bei den ersten Computertomographen das Objekt in einem Ausgleichskörper aus objektähnlichem Material (Wasser und geeignete Kunststoffe) eingebettet (HOUNSFIELD u. Mitarb. 1973, FÜHRER u. Mitarb. 1975, PFEILER 1976, LINKE 1977), der gewährleistete, daß die Weglänge der Strahlung im schwächenden Medium in allen Richtungen gleich war, so daß die Signaländerungen am Detektor nur noch durch die geringen Material- und Dichteunterschiede im Objekt bewirkt wurden (Abb. **41 c**). Diese Art der Korrektur war ohne weiteres ausreichend, jedoch war der Ausgleichskörper eine Unbequemlichkeit und Belastung für den Patienten, bereitete Probleme bei der Untersuchung von Unfallpatienten und ließ sich nur mit großem Aufwand für Körperpartien mit stark variierenden Durchmessern (Thorax und Abdomen) realisieren. Deshalb hat man dieses Hilfsmittel zur Aufhärtungskorrektur sehr bald durch die rein rechnerische Signalkorrektur ersetzt, wobei allerdings wegen des wesentlich größeren Signalumfangs am Detektor der Aufwand für die Meßelektronik erheblich gesteigert werden mußte. Zur rein rechnerischen Aufhärtungskorrektur ermittelt man zunächst die Schwächungen I_0/I, die das Gerät für verschiedene Materialdicken einer möglichst körperäquivalenten Substanz, z.B. Wasser, liefert (Abb. **42**). Die Logarithmen dieser Werte müßten linear von der Schichtdicke abhängen, wenn keine Strahlungsaufhärtung vorläge. In der Praxis erhält man jedoch keine Gerade. Man wählt nun einen Punkt der Kurve, d.h. eine bestimmte Materialdicke, und legt durch den Koordinatenursprung und diesen Punkt eine Gerade. Anstelle des auf der gekrümmten Kurve gelegenen gemessenen Wertes legt man dann den auf der Geraden für die gleiche Schichtdicke ablesbaren korrigierten Wert der Bildrekonstruktion zugrunde. Im Rechner wird diese Korrektur entweder mit Hilfe eingespeicherter Tabellen vorgenommen oder über eine angepaßte Näherungsfunktion berechnet.

Diese Korrektur ist natürlich ebenso wie die mit einem Ausgleichskörper erzielbare Korrektur nur dann exakt, wenn das Objekt, das eine beliebige Form aufweisen darf, völlig aus Materialien besteht, die sich bezüglich der Energieabhängigkeit ihres Strahlenschwächungsvermögens im in Betracht kommenden Energiebereich völlig gleich verhalten wie die Bezugssubstanz. Nimmt man als Bezugssubstanz z.B. Wasser, so wird die Korrektur für Weichteile sehr gut funktionieren, bei Vorhandensein eines großen Knochenanteils in der Schicht unter Umständen jedoch unzureichend sein.

Eine prinzipiell bessere Aufhärtungskorrektur wird dadurch möglich, daß man zwei Datensätze für ein jeweils komplettes Bild der gleichen Schicht mit Röntgenstrahlung unterschiedlicher Energie (Zwei-Spektren-Methode) aufnimmt. Aus der für gleiche Strahlenwege unterschiedlichen Schwächung können bei Zwei-Stoff-Systemen

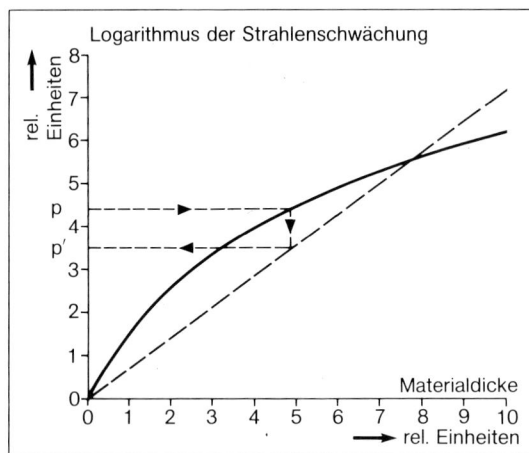

Logarithmus der Strahlenschwächung

Abb. 42 Aufhärtungskorrektur ohne Ausgleichskörper. Mit der für die Patientenaufnahmen gewählten Strahlenqualität bestimmt man zunächst experimentell den Logarithmus der Strahlenabschwächung durch verschieden dicke Schichten eines möglichst körperäquivalenten Materials und erhält dabei in der Regel einen Zusammenhang in der Gestalt der durchgezogenen Kurve. Ohne Aufhärtungseffekte müßte sich jedoch eine Gerade ergeben. Man wählt daher auf der Meßkurve einen Bezugspunkt und legt durch diesen und den Koordinatenursprung die gestrichelt gezeichnete Gerade, die den gewünschten linearen Zusammenhang zwischen Materialdicke und Logarithmus der Schwächung darstellt. Den einem gemessenen Wert p des Logarithmus der Schwächung entsprechenden korrigierten Wert p' findet man, indem man auf der Meßkurve die zu p gehörige Materialdicke ermittelt und dann den dieser Materialdicke auf der Geraden zugeordneten Wert p' des Logarithmus der Schwächung abliest. Im Rechner erfolgt dieser Korrekturvorgang z.B. durch Zugriff auf entsprechende Tabellen

(Wasser, Knochen) in idealer Weise, beim biologischen Objekt mit guter Näherung die Aufhärtung ermittelt und ihre nachteiligen Effekte vermieden werden. Der Ansatz einer Zwei-Spektren-Methode ist auch denkbar für die Darstellung einer Objektschicht durch zwei Bilder, die einmal die Verteilung der effektiven Kernladungszahl und zum anderen der physikalischen Dichte zeigen (RUTHERFORD u. Mitarb. 1976, ALVAREZ u. MACOVSKI 1976, LEHMANN u. Mitarb. 1981).

Die Röntgenröhrenspannung bei Computertomographen beträgt zwischen 90 und 150 kV und läßt sich bei den einzelnen Geräten entweder in Stu-

fen oder auch kontinuierlich variieren. In der Praxis wird von dieser Variationsmöglichkeit nur wenig Gebrauch gemacht, da sich bei Veränderung der Röhrenspannung in der Regel die CT-Werte der verschiedenen Objektmaterialien (mit Ausnahme des Wassers) ändern und so die Vergleichsmöglichkeiten zwischen verschiedenen Aufnahmen stark eingeschränkt werden.

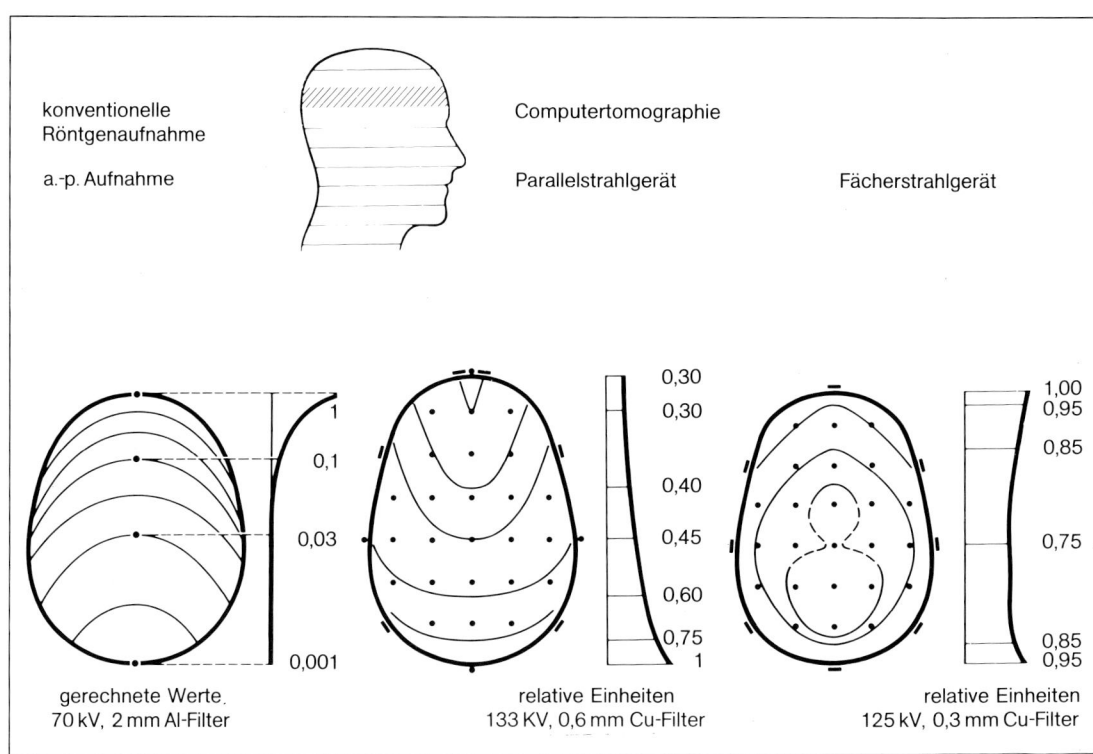

Abb. 43 Dosisverteilung bei einer konventionellen Aufnahme im Vergleich zur CT-Aufnahme. Messungen mit Phantom bei patientengemäßer Lagerung

Abb. **44** Beispiel eines Computertomographen mit kippbarer
Aufnahmeeinheit. Zur Erleichterung der Einstellung der zweckmäßigsten Schicht, die häufig
nicht der exakten Transversalschicht entspricht, bieten viele
CT-Systeme die Möglichkeit zur
Kippung der Abtasteinheit um
eine senkrecht zur Systemachse
verlaufende horizontale Achse

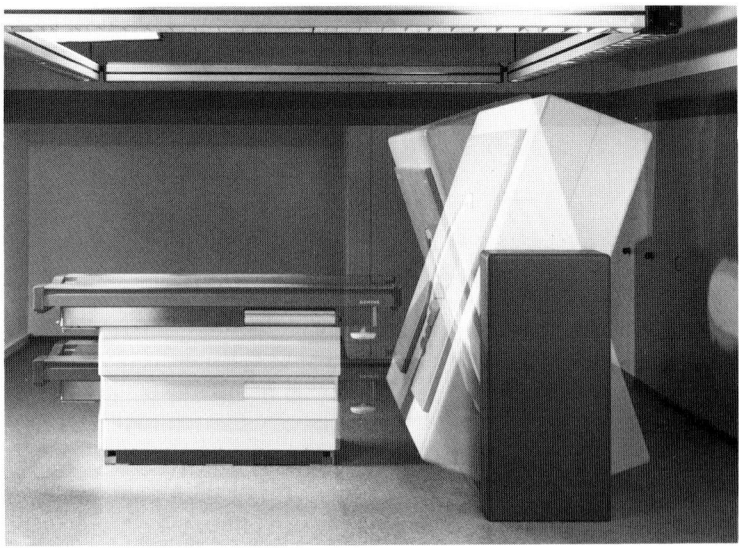

Aufnahmezeit und Röhrenstrom bzw. das Strom-
zeit-Produkt werden dagegen häufig variiert und
dem Objekt und der Fragestellung angepaßt: Ist
der Patient wenig kooperativ, versucht man mit
kurzen Aufnahmezeiten zu arbeiten, selbst wenn
dabei unter Umständen eine verringerte Auflösung und/oder ein höheres Bildrauschen in Kauf
zu nehmen ist. Die Bildqualität wird dadurch in
der Regel wesentlich weniger reduziert als durch
sonst zu erwartende Bewegungsartefakte. Gleiches gilt für CT-Aufnahmen des Bauchraumes,
bei denen mit Aufnahmezeiten, die deutlich unter
10 Sekunden liegen, die Wahrscheinlichkeit von
Bewegungsartefakten durch peristaltische Bewegungen luftgefüllter Darmabschnitte deutlich verringert wurde. Hierin ist der große Fortschritt zu
sehen, den der Übergang von Geräten mit 20 Sekunden Aufnahmezeit und mehr (schnelle Translations-Rotations-Geräte) auf Geräte mit rein ro-
tatorischer Bewegung mit 5 Sekunden Aufnahmezeit brachte.

Bei leicht ruhig zu stellenden Objekten, etwa dem
Kopf oder den Extremitäten, kann man sich längere Aufnahmezeiten erlauben und damit die optimale Bildqualität erreichen. Typische Aufnahmezeiten für Fächerstrahl- und Ringdetektorgerä-
te liegen zwischen 1,5 und 10 Sekunden und für
Translations-Rotations-Geräte zwischen 10 Sekunden und 5 Minuten. Für das Strom-Zeit-Produkt läßt sich ebenfalls kein allgemeingültiger
Wert angeben, da die Geräte verschiedene Röh-
renarten verwenden und je nach Gerätetyp die in
der Röntgenröhre erzeugte Strahlung sehr unterschiedlich ausblenden.

Das Strom-Zeit-Produkt ist ohnehin mehr eine
für die Röhrenbelastung wichtige Größe. Für den
Patienten bedeutsamer ist die Strahlenbelastung.
Typische Werte der Hautdosis liegen zwischen

10 und 100 mGy (1 und 10 rad). Dabei ist zu beachten, daß bei der Computertomographie in der
Regel nur die Schicht und die unmittelbare Umgebung der Schicht von der Primärstrahlung getroffen werden und daher der Dosiswert sich bei
Aufnahme einer Nachbarschicht nur gering erhöht. Aufgrund des völlig unterschiedlichen Aufnahmevorgangs ergibt sich bei der Computertomographie eine völlig andere Dosisverteilung im
Körper als bei der üblichen Röntgenaufnahme,
da bei der Computertomographie in der Regel eine 180-Grad- oder 360-Grad-Bestrahlung erfolgt,
während bei der klassischen Röntgentechnik die
Strahlung aus nur einer Einfallrichtung auf den
Patienten trifft. Abb. **43** zeigt drei typische Dosis-
verteilungen für zwei computertomographische
und eine klassische Röntgenaufnahme (PFEILER
u. LINKE 1979).

Wie bereits erwähnt, erlauben die gegenwärtigen
Computertomographiesysteme nur Aufnahmezeiten im Sekundenbereich bzw. sogar Minutenbe-
reich. Daraus ergibt sich in jedem Fall die Notwendigkeit zu einer möglichst guten Ruhigstellung des Patienten. Diese ist am ehesten zu gewährleisten, wenn der Patient liegt. Als Serienge-
räte wurden daher bisher nur Computertomographen zur Untersuchung am liegenden Patienten
konstruiert, obwohl für manche Fragestellungen
– insbesondere in der Lungendiagnostik – auch
Untersuchungen am stehenden Patienten wünschenswert wären.

Häufig ist es zweckmäßiger, anstelle einer exakten Transversalschicht eine um eine horizontale
Achse gegenüber der Transversalebene geneigte
Schicht aufzunehmen. Um dies zu ermöglichen,
ist bei vielen Geräten eine Kippung der Abtasteinheit um eine horizontale zur Systemachse
senkrecht verlaufende Achse vorgesehen (Abb. **44**).

Einige wenige CT-Systeme wurden in Sonderausführungen so modifiziert, daß der Patient im Stehen untersucht werden kann; diese Systeme wurden nach Wissen der Verfasser überwiegend für Therapieplanung eingesetzt.

Bildqualitätskriterien

Das Computertomogramm unterscheidet sich in seiner Struktur grundlegend z. B. vom klassischen Röntgenbild: Während beim klassischen Bild auf Film die winzigen Silberkörner in der Emulsion völlig regellos verteilt und für das Auge praktisch nicht einzeln erkennbar sind, weist das Computertomogramm einen regelmäßigen Aufbau aus einzelnen üblicherweise quadratischen Bildpunkten auf, die bei älteren Geräten mit einer Matrix aus relativ wenig Elementen deutlich sichtbar sind. Die Konsequenz daraus ist, daß bei der zweckmäßigerweise angestrebten Übertragung der von der klassischen Röntgentechnik her bekannten Bildqualitätsbegriffe auf die Computertomographie einige Einschränkungen bezüglich der Gültigkeit zu beachten sind. Mit zunehmender Feinheit der Matrix haben aber auch diese Einschränkungen an Gewicht verloren.

Geometrische Auflösung

Das am häufigsten erfragte Bildqualitätskriterium bei Computertomographen ist das räumliche Auflösungsvermögen, obwohl diese Eigenschaft für lange Zeit vom Prinzip und der ursprünglichen Zielsetzung der CT her überhaupt nicht das entscheidende Kriterium war, denn gerade in diesem Punkt ist das Computertomogramm dem klassischen Röntgenbild bisher noch unterlegen.

Die geometrische Auflösung in der Schichtebene eines Computertomogramms wird einerseits durch die Aufnahmegeometrie und andererseits durch die objektbezogene Größe der Bildpunkte bestimmt. Die zuletzt genannte Einflußgröße sollte aber bei keiner CT-Anlage

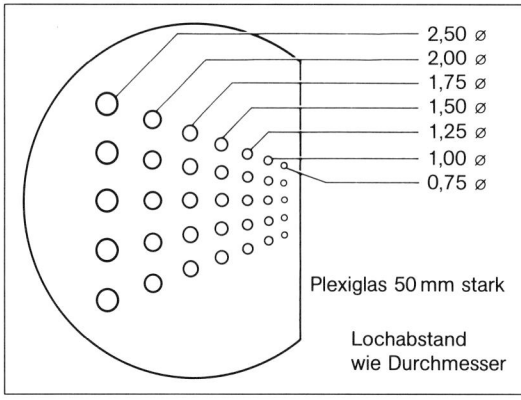

Abb. 45 Bohrloch-Testphantom. Ein einfaches Hilfsmittel zur Bestimmung der geometrischen Grenzauflösung eines CT-Systems

bildqualitätsbegrenzend wirken. Um dies zu erreichen, kann man zwei Wege beschreiten: Entweder man wählt von vornherein die Anzahl der Matrixelemente so hoch, daß die den einzelnen Matrixelementen entsprechenden Objektelemente wesentlich kleiner als die kleinsten vom Meßsystem noch auflösbaren Objektstrukturen sind, oder man schafft die Möglichkeit, Teilbereiche des Objektfeldes auf der vollen Bildmatrix zu rekonstruieren, um auf diese Weise genügend feine Objektelemente darstellen zu können. Der zuerst beschriebene Weg ist technisch erheblich aufwendiger (und damit teurer) als der zweite und erzwingt außerdem bei der heute erreichbaren Bildqualität in erheblichem Umfang die Verwendung nicht standardmäßiger Videokomponenten.

Die Beschreibung des geometrischen Auflösungsvermögens kann in verschiedener Weise erfolgen. Die einfachste (und auch am wenigsten aussagende) Methode besteht in der Anfertigung von Aufnahmen von einem möglichst weitgehend standardisierten Bohrlochphantom (McCULLOUGH u. Mitarb. 1976), wie es z. B. in Abb. **45** wiedergegeben ist. Ein solches Phantom besteht im wesentlichen aus einem Kunststoffkörper mit mehreren Reihen regelmäßig und parallel zur Systemachse angeordneter Bohrungen, wobei innerhalb einer Reihe die Bohrungen gleiche Durchmesser aufweisen und der Mittenabstand zweier benachbarter Bohrungen das Doppelte des Bohrlochdurchmessers beträgt. Die geometrische Auflösung des Systems wird dann durch Angabe des kleinsten Bohrlochdurchmessers gekennzeichnet, bei dem die einzelnen Bohrungen einer Reihe gerade noch als getrennt erkannt werden können. Die Genauigkeit der Angabe der Auflösung hängt bei diesem Phantomtyp von der Feinheit der Abstufung der Bohrlochdurchmesser und auch von der subjektiven Beurteilung der Bildergebnisse durch die auswertende Person ab.

Wesentlich aussagekräftiger als Bohrlochtestaufnahmen ist die Angabe entweder der Punktbild-, der Linienbild-, der Kantenbild- oder der Modulationsübertragungsfunktion, denn sie sind mit objektiven Verfahren bestimmbar und lassen neben der Grenzauflösung auch Besonderheiten bei der Bildrekonstruktion, z. B. eine eventuelle Kantenbetonung, erkennen. Diese vier genannten Funktionen sind mathematisch miteinander verknüpft, so daß in der Regel die Angabe einer einzigen genügt.

Experimentell läßt sich besonders einfach die Punktbildfunktion ermitteln. Hierzu ist lediglich die Aufnahme eines extrem dünnen, parallel zur Systemachse verlaufenden Drahtes erforderlich. Sein Bild liefert unmittelbar die gesuchte Funktion. Abb. **46 a** zeigt als Beispiel einen Schnitt durch das Zentrum der Punktbildfunktion eines Computertomographen (Meßeigenschaften des Somatom 2, Siemens AG, Erlangen 1981). Die Hälfte der Halbwertsbreite der Punktbildfunktion

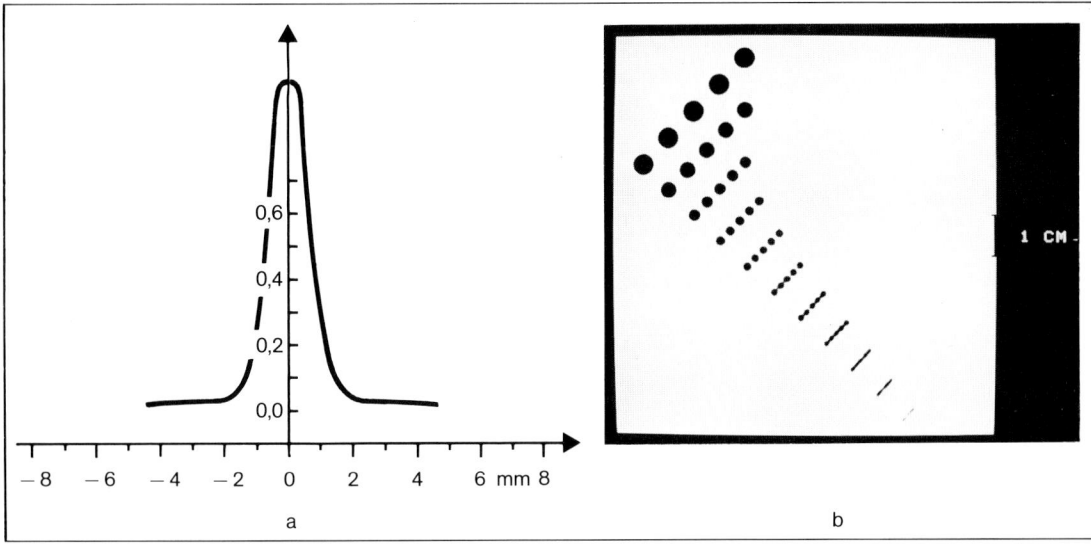

a

b

Abb. **46 a** u. **b**   Geometrische oder örtliche Auflösung eines CT-Systems in der Schichtebene. Die Punktbildfunktion (**a** ein Schnitt durch das Zentrum dieser zweidimensionalen Funktion für ein Gerätebeispiel) beschreibt die geometrischen Auflösungseigenschaften des Systems wesentlich ausführlicher als die Bohrloch-

test-Aufnahme (**b**): Der kleinste gerade noch erkennbare Objektdurchmesser im Bohrlochtest entspricht der Hälfte der Halbwertsbreite der Punktbildfunktion. Die Bohrlochtest-Aufnahme erlaubt jedoch keine Aussage über die Form der Punktbildfunktion

entspricht gerade dem kleinsten noch erkennbaren Durchmesser im Bohrlochtest, wenn mit relativ hohem Kontrast gearbeitet wird.

Die Linienbildfunktion ließe sich theoretisch recht einfach als Bild eines extrem dünnen, parallel zur Systemachse angeordneten möglichst großen Bleches gewinnen. Diese Messung ist jedoch aus technischen Gründen nicht ohne weiteres durchführbar. Man berechnet daher die Linienbildfunktion als Integral über die Punktbildfunktion in einer Richtung. Die Fourier-Transformation der Linienbildfunktion schließlich liefert die Modulationsübertragungsfunktion, wobei bei Systemen mit richtungsabhängigen Übertragungseigenschaften die Linienbildfunktion für unterschiedliche Richtungen zu bestimmen wäre (PFEILER u. THEIL 1975). Die aus der in Abb. **46 a** dargestellten Punktbildfunktion errechnete Modulationsübertragungsfunktion zeigt Abb. **47**. Aus der Modulationsübertragungsfunktion läßt sich für jede Objektgröße (bzw. Ortsfrequenz) ablesen, mit welchem Bruchteil des Ausgangskontrastes ein vorgegebenes Objektdetail abgebildet wird. Sie liefert jedoch nur begrenzt eine Aussage darüber, ob ein bestimmtes Objektdetail im Bild auch erkennbar sein wird. Ist nämlich der Kontrast im Bild sehr gering, so bestimmt auch das Bildrauschen die Erkennbarkeit des Details (s. unten).

Schichtprofil

Bisher wurde nur die geometrische Auflösung in der *Schichtebene* behandelt. Es ist offensichtlich,

daß die geometrische Auflösung *senkrecht* zur Schichtebene, d. h. die *Schichtdicke*, von ähnlich großer Bedeutung für die Bildqualität eines CT-Systems ist. Die Schichtdicke ist keine unmittelbare geometrische Meßgröße. Man ermittelt sie aus der axialen Bildfunktion oder dem sogenannten Schichtprofil. Dieses zeigt, mit welchem relativen Kontrast ein unendlich kleines Objekt mit hoher Strahlenschwächung in Abhängigkeit von seiner Lage senkrecht zur Schichtebene abgebildet wird. Als Schichtdicke wird dann in der Regel die Halbwertsbreite des Schichtprofils angegeben.

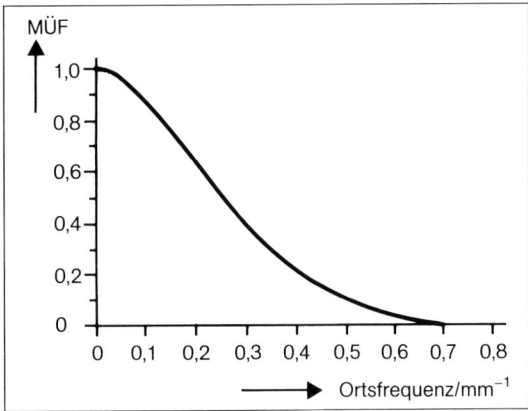

Abb. **47**   Geometrische Auflösung eines CT-Systems in der Schichtebene. Die Modulationsübertragungsfunktion (MÜF) zeigt, mit welchem Bruchteil des Objektkontrastes ein vorgegebenes Objektdetail abgebildet wird. Sie kann z. B. aus der Punktbildfunktion berechnet werden

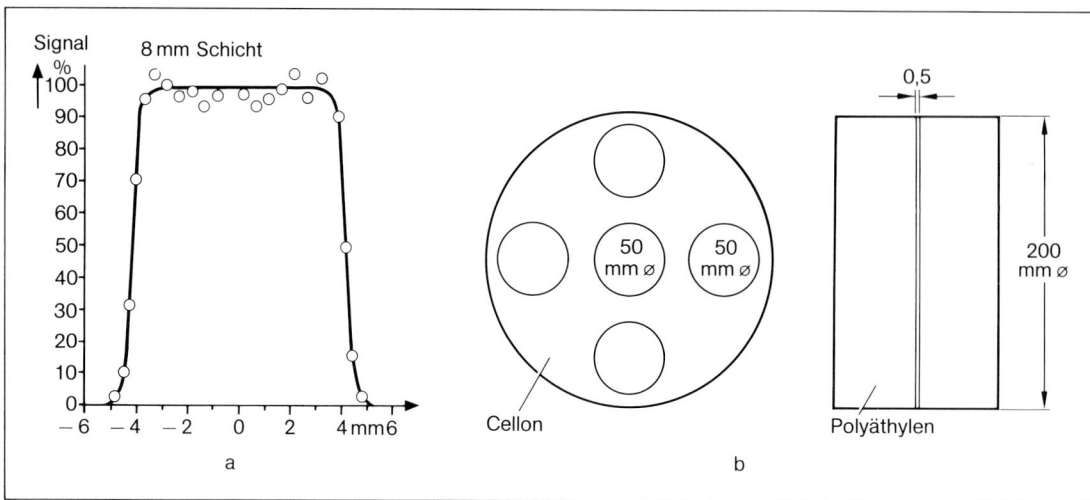

Abb. **48a** u. **b**   Geometrische Auflösung eines CT-Sy-stems senkrecht zur Schichtebene. Das Schichtprofil bzw. die axiale Bildfunktion (**a**) gibt an, mit welchem Gewicht ein in Systemachsenrichtung sehr dünnes Objekt in Abhängigkeit von seiner axialen Position in der Schicht abgebildet wird. Zur Messung des Schicht-profils eignet sich z.B. ein Phantom aus zwei Kunst-stoffzylindern, zwischen denen sich eine dünne Schei-be aus Kunststoff mit mindestens einem zentralen Bohrloch befindet (**b**)

Das Schichtprofil und damit auch die Schichtdicke kön-nen von der Lage des Meßortes in der Schichtebene ab-hängen. Meist werden nur Angaben über die Meßfeld-mitte gemacht, obwohl auch die Homogenität des Schichtprofils über das Meßfeld ein Qualitätsmerkmal ist. Haben zwei Systeme die gleiche Schichtdicke, d.h. die gleiche Halbwertsbreite des Schichtprofils, so ist das System mit dem steileren Schichtprofil vorzuziehen, denn in diesem Falle sind die Signalbeiträge aus der Schichtumgebung geringer und die Bewertung der Ob-jektdetails innerhalb der Schicht in axialer Richtung ho-mogener. Außerdem wirkt die Steilheit des Schichtpro-fils dem Auftreten einiger Teilvolumenartefakte entge-gen. Für viele Untersuchungen ist man bestrebt, mög-lichst dünne Schichten zu erzeugen. Allerdings bedeutet eine Verringerung der Schichtdicke bei gleichbleibender Leistung der Röntgenröhre stets auch eine Reduzierung der Anzahl der zum Bild beitragenden Röntgenquanten und damit eine Erhöhung des Rauschens. Da sich Röh-renleistung und Strahlenbelastung des Patienten nicht beliebig steigern lassen, ist hier stets ein entsprechender Kompromiß zu suchen. Die experimentelle Bestim-mung des Schichtprofils kann z.B. mit dem in Abb. **48b** dargestellten Phantom erfolgen. Es besteht im wesentli-chen aus zwei homogenen Kunststoffzylindern, zwi-schen die eine dünne Folie mit einer zentralen und vier peripheren Ausstanzungen gepreßt ist. Diese Anord-nung befindet sich auf einer stabilen Halterung, die es gestattet, die Zylinder parallel zur Systemachse im Meßfeld zu justieren und präzise in axialer Richtung zu verschieben. Zur Aufnahme des Schichtprofils wird zu-nächst die dünne Folie parallel zur Schichtebene einge-stellt, indem man die Meßvorrichtung gerade so weit in die Schicht hineinfährt, daß die peripheren Löcher im Bild erkennbar sind, aber noch nicht mit hohem Kon-trast abgebildet werden, und dann das Phantom so ju-stiert, daß alle peripheren Löcher mit gleichem CT-Wert abgebildet werden. (Anmerkung: Diese Art der Justage ist nicht anwendbar bei Maschinen, die die Meßdaten nicht über einen Drehwinkel von 360 Grad

erfassen.) Danach verschiebt man das Phantom in axia-ler Richtung so weit, daß die Folie nicht mehr in der Schicht liegt. Anschließend wird die Testvorrichtung schrittweise in axialer Richtung durch die Schicht hin-durchgeschoben und jeweils eine Aufnahme angefertigt. Die Aufzeichnung der Beträge der CT-Werte für die zentrale Bohrung als Funktion des Meßortes liefert das Schichtprofil, das dann üblicherweise normiert darge-stellt wird. Ein auf die beschriebene Weise ermitteltes Schichtprofil zeigt Abb. **48a**.
Andere weniger genaue Methoden zur Bestimmung des Schichtprofils arbeiten mit unter 45 Grad zur Schicht-ebene geneigten dünnen Aluminiumblechstreifen oder mit Kunststofftreppen und ähnlichem.

Rauschen

Wie bereits angedeutet, ist die Angabe der geo-metrischen Auflösung nicht ausreichend zur Ab-schätzung der Darstellbarkeit von Objektdetails, wenn diese nur geringen Kontrast aufweisen, da dann das im Bild vorhandene Rauschen die Er-kennbarkeit beeinträchtigen kann. Zur Bestim-mung des Rauschens fertigt man unter definier-ten Bedingungen für die interessierenden Auf-nahmedaten Aufnahmen von Wasserphantomen bestimmten Durchmessers an und ermittelt dann jeweils die Standardabweichung σ der CT-Werte der Bildpunkte innerhalb eines vorgegebenen Bildbereiches nach den Beziehungen

$$\sigma = \sqrt{\frac{1}{n-1} \sum_{i=1}^{n} (x_i - \bar{x})^2}, \quad \bar{x} = \frac{1}{n} \sum_{i=1}^{n} x_i, \quad (18)$$

wobei n die Anzahl der Bildpunkte, x_i der jeweili-ge CT-Wert und $\bar{x}$ das arithmetische Mittel der gemessenen n Werte bedeuten.

Abb. **49a** u. **b** Bildrauschen und Aufnahmedosis. Die Dosis war bei sonst
gleichen Aufnahmeparametern für die
Aufnahme **b** viermal so hoch gewählt
worden wie für die Aufnahme **a,** so daß
das Rauschen in **b** nur halb so groß ist
wie in **a** (falls wie hier das Quantenrauschen als die einzige Rauschquelle betrachtet werden darf)

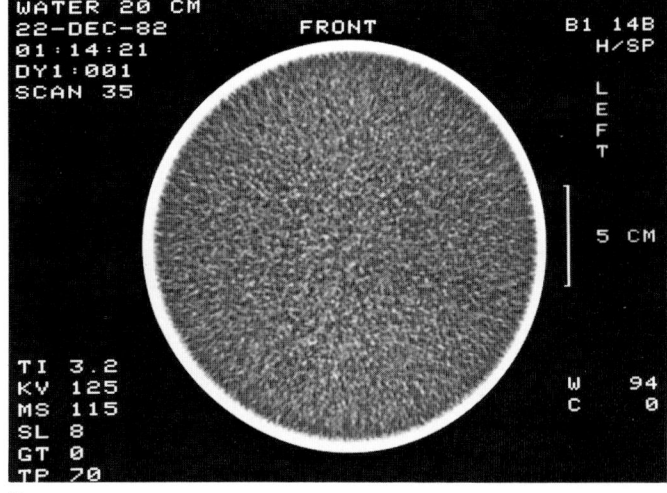

a

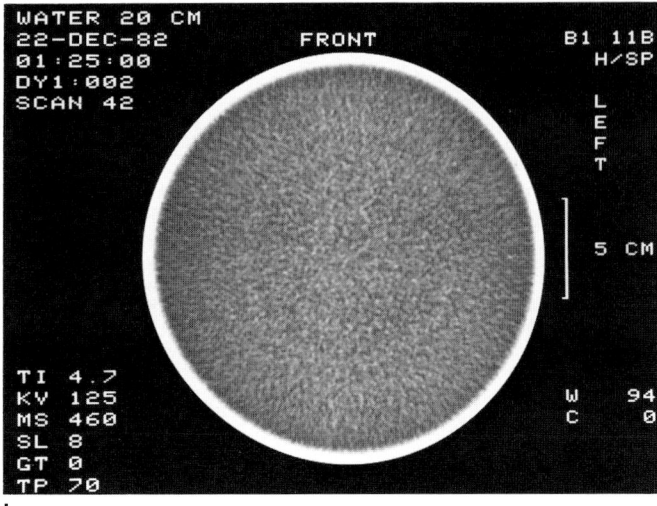

b

Diese σ-Werte sind jedoch nur begrenzt brauchbar zur Beschreibung des Bildrauschens, da das durch die Bildpunkte dargestellte Rauschen nicht weiß, sondern korreliert ist, d.h., sich in benachbarten Bildelementen nicht völlig unabhängig voneinander verhält. Die Ursache hierfür ist der Bildaufbauvorgang bei der CT, durch den jeder Meßwert – wenn auch mit unterschiedlichem Gewicht – zu jedem Bildpunkt beiträgt.

Zur Berücksichtigung einer eventuellen Ortsabhängigkeit der Rauschstruktur kann man zusätzlich die Standardabweichung für die Mittelwerte kleiner Testflächen definierter Größe an unterschiedlichen Stellen im Bild ermitteln, das sogenannte Flächenrauschen.

Die Ursachen des Rauschens sind vielfältig. Bei sorgfältiger Auslegung der Meßvorrichtung, des Rechners und der Rechnerprogramme sollten die Beiträge des (Eingangs-)Verstärkerrauschens und des Algorithmusrauschens als Folge der letztendlich diskontinuierlichen digitalen Rechenvorgänge klein gegenüber dem Rauschanteil sein, der durch die Fluktuation der Röntgenquanten verursacht wird. Ob im wesentlichen Quantenrauschen vorliegt, kann man leicht feststellen, wenn

man zwei Aufnahmen des gleichen Objektes, z.B. eines Wasserphantoms, mit verschiedenen Dosiswerten D_1, D_2 bei sonst gleichen Bedingungen anfertigt und bezüglich des Rauschens vergleicht. Gilt dann

$$\frac{\sigma_1}{\sigma_2} = \sqrt{\frac{D_2}{D_1}} , \qquad (19)$$

so ist das Bildrauschen allein durch das Quantenrauschen bestimmt. Abb. **49a** u. **b** zeigt als Beispiel zwei Aufnahmen eines Wasserphantoms mit um den Faktor 4 verschiedenen Dosiswerten (Meßeigenschaften des Somatom 2, Siemens AG, Erlangen 1981).

Kontrast-Detail-Diagramm

Die Auswirkungen der geometrischen Auflösung und des Rauschens auf die Darstellbarkeit von Objektdetails unterschiedlicher Größe und unterschiedlichen Ausgangskontrastes werden in besonders anschaulicher Weise durch das Kontrast-

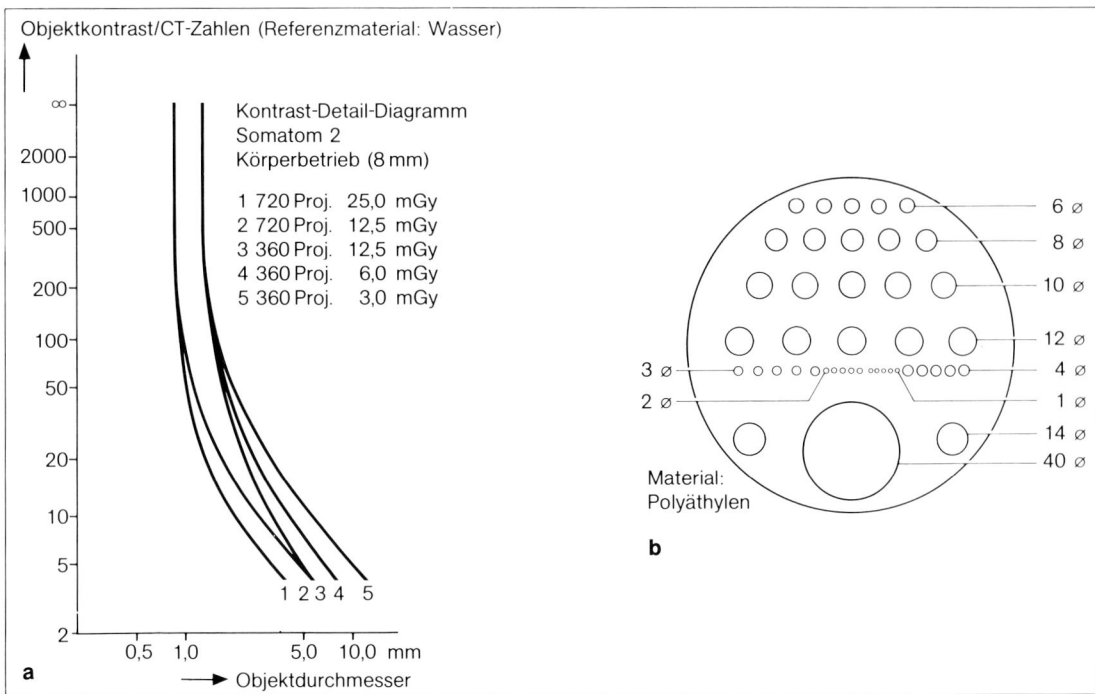

Abb. **50a** u. **b** Kontrast-Detail-Diagramm. Die praxisgerechteste Beschreibung der Auflösung eines CT-Systems liefert das Kontrast-Detail-Diagramm (**a**): Für vorgegebene Werte von Aufnahmedosis und Objektdurchmesser kann z.B. unmittelbar der für eine Erkennbarkeit erforderliche Mindestkontrast im Objekt abgelesen werden. Zur Aufnahme des Kontrast-Detail-Diagrammes eignet sich ein Bohrloch-Phantom, bei dem der Kontrast der Bohrlöcher gegenüber dem Grundkörper durch Füllung mit Flüssigkeiten verschiedenen Schwächungsvermögens verändert werden kann (**b**)

Detail-Diagramm beschrieben (COHEN u. DiBIANCA 1979). In diesem Diagramm, dessen typische Gestalt dem Beispiel in Abb. **50a** zu entnehmen ist, wird für vorgegebene Dosiswerte als Parameter der jeweils erforderliche Objektkontrast (in CT-Werten) als Funktion des Durchmessers des zu erkennenden Objektes dargestellt. Man könnte grundsätzlich das Kontrast-Detail-Diagramm aus der geometrischen Auflösung und den Rauschdaten rechnerisch ermitteln. Dies ist wegen der unzureichenden Beschreibung des tatsächlich unter anderem orts- und richtungsabhängigen Rauschens jedoch problematisch, so daß meist die direkte Messung der Rechnung vorgezogen wird.

Zur Messung wird ein Phantom mit einer Vielzahl kleiner achsenparalleler Strukturen mit geringem Kontrast zur Umgebung benötigt. Dieses läßt sich auf zweierlei Weise realisieren: Entweder nutzt man den Teilvolumeneffekt zur Erzeugung kleiner Kontraste, indem man eine Scheibe mit Bohrlöchern verschiedenen Durchmessers als Testmuster verwendet, die dünner als die Schichtdicke ist und z.B. in ein zylindrisches Wasserphantom eingebracht wird (COHEN u. DiBIANCA 1979), oder man verwendet einen Kunststoffzylinder mit Bohrungen, die mit verschiedenen Lösungen gefüllt werden können. Im ersten Fall wird der Kontrast durch Variation des Scheibenmaterials oder der Scheibendicke verändert, im zweiten dagegen durch Verwendung verschiedener Lösungen. Der erstgenannte Phantomtyp hat den Nachteil, daß das Phantom extrem sorgfältig in der Schicht justiert werden muß.

Die Anordnung der Testobjekte kann entweder in einem Zufallsmuster oder wie beim Test für das geometrische Auflösungsvermögen in einem regelmäßigen Muster erfolgen. Die zufällige Anordnung entspricht mehr der klinischen Praxis, die Ergebnisse einer Bildbeurteilung hängen jedoch weit mehr von der Erfahrung und dem subjektiven Empfinden des Auswerters ab als bei der regelmäßigen Anordnung der Testobjekte. Abb. **50b** zeigt ein Phantom mit regelmäßig angeordneten und in Achsenrichtung homogenen Teststrukturen (Kunststoffkörper mit flüssigkeitsgefüllten Bohrungen).

Zur Ermittlung des Kontrast-Detail-Diagramms für ein CT-System hat man für die einzelnen Aufnahmeparameterkombinationen eine Anzahl von Aufnahmen mit verschiedenem Kontrast anzufertigen und jeweils den kleinsten gerade noch erkennbaren Objektdurchmesser visuell festzustellen. Da der Kontrast für ein- und dasselbe Phantom wegen der unterschiedlichen effektiven Strahlungsenergie in verschiedenen CT-Systemen oder bei verschiedener Hochspannung im selben

Abb. **51** Aufhärtungsartefakte. Bei im wesentlichen kreissymmetrischen homogenen Objekten tritt bei unzureichender oder fehlender Kompensation von Aufhärtungseffekten der hier veranschaulichte Schüsseleffekt auf, d. h. zum Objektrand hin werden die Schwächungswerte gleichsinnig verfälscht

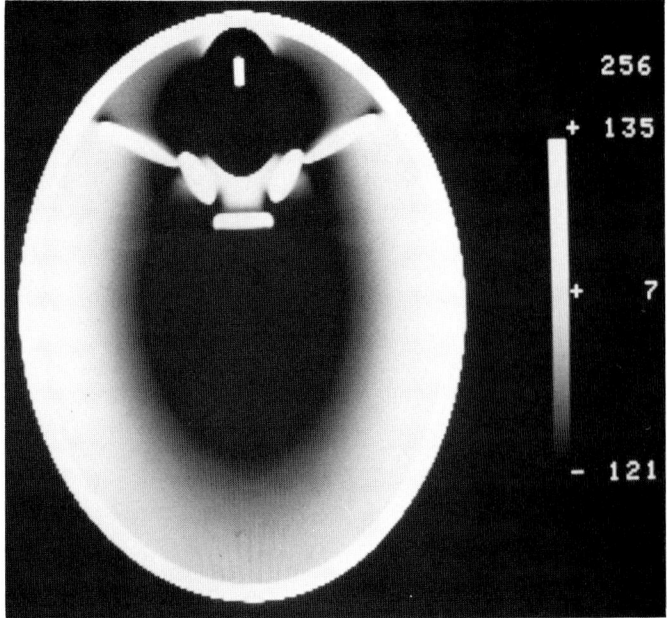

CT-System unterschiedlich sein kann, muß stets der aktuelle Kontrast im Phantom an großen Testobjekten, die den kleinen in den Schwächungseigenschaften gleichen müssen, bestimmt und bei der Auswertung zugrunde gelegt werden. Beim Vergleich von Kontrast-Detail-Diagrammen verschiedener CT-Systeme ist daneben stets darauf zu achten, daß das gleiche Phantom benutzt, die Schichtdicke berücksichtigt und die Dosis nach dem gleichen Verfahren bestimmt wurde, andernfalls ist ein solcher Vergleich äußerst problematisch.

Artefakte

Wie im Bildentstehungsprozeß unterscheidet sich die Computertomographie von den klassischen Röntgenaufnahmeverfahren wesentlich in der Art und dem Erscheinungsbild von Artefakten. Grundsätzlich sollen zwei Gruppen von Artefakten getrennt behandelt werden: Solche, die durch das Prinzip der Computertomographie bedingt sind, und solche, die einer speziellen Ausführungsform oder Aufnahmetechnik zuzuordnen sind. Um den Rahmen dieser Darstellung nicht zu sprengen, können hier nur einige wenige typische Artefakte vorgestellt werden.

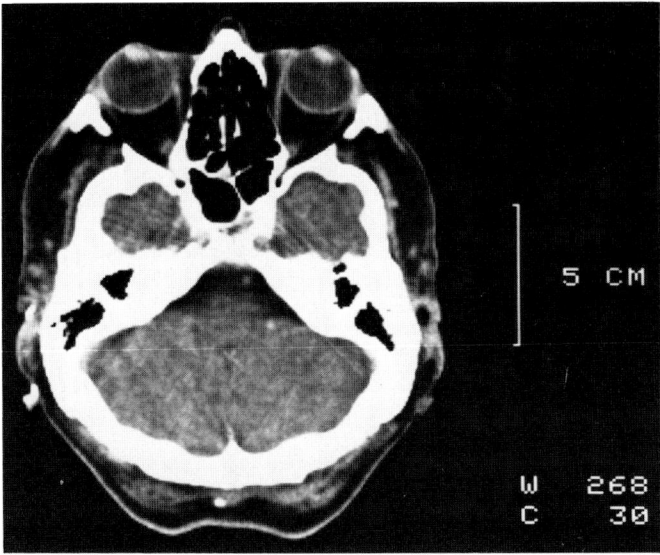

Abb. **52** Felsenbeinartefakt. Die in vielen Schädelaufnahmen der Felsenbeinregion auftretende dunkle Zone zwischen den Felsenbeinen wird verursacht durch unzulängliche Korrektur der Strahlaufhärtung und durch Teilvolumeneffekte

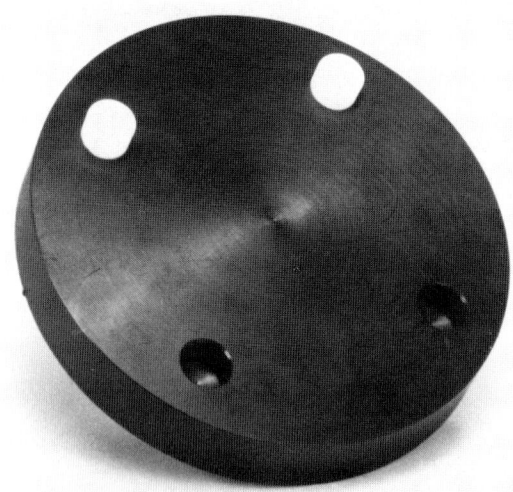

Abb. **53** Phantom zur Demonstration von Teilvolumenartefakten. Bei der Aufnahme werden die Stopfen nur so weit in den Grundkörper eingeschoben, daß sie lediglich teilweise in die Schicht hineinragen

Prinzipbedingte Artefakte

Aufhärtungsartefakte

Wie bereits auf S. 171 erwähnt, ist die in den CT-Systemen realisierte Strahlaufhärtungskorrektur stets eine Kompromißlösung, die eigentlich nur für ein ganz bestimmtes Objekt völlig korrekt arbeitet. Bei der Abbildung von Objekten, die in ihren Strahlaufhärtungseigenschaften erheblich von dem bei der Berechnung der Aufhärtungskorrektur zugrundegelegten Objekt abweichen, kommt es dann zwangsläufig zur Verfälschung von CT-Werten. Sind die Strukturen, die zu einer stark veränderten Strahlaufhärtung führen, im wesentlichen kreissymmetrisch, tritt der sogenannte Schüsseleffekt (Abb. **51**) auf, d. h., ein an sich homogenes Objekt wird mit zum Rande hin ansteigendem oder abfallendem CT-Wert abgebildet. Ist diese Kreissymmetrie nicht gegeben, wie z. B. bei den stark aufhärtenden Felsenbeinen im Schädel, so treten Streifenartefakte zwischen den in den Aufhärtungseigenschaften stark von dem angenommenen Standardobjekt verschiedenen Objektteilen auf (JOSEPH u. SPITAL 1978, DUERINCKX u. MACOVSKI 1978). Dies ist eine der wesentlichen Ursachen

für die auf praktisch allen Schädelaufnahmen in der Felsenbeinregion auftretende dunkle Zone zwischen den Felsenbeinen (Abb. **52**). Die Möglichkeit einer prinzipiell besseren, aber wesentlich aufwendigeren Aufhärtungskorrektur wurde schon auf S. 171 angesprochen.

Streustrahlungsartefakte

Die verschiedenen CT-Systeme arbeiten mit unterschiedlich starker Streustrahlenunterdrückung (s. Abschnitt „Abtastanordnungen"). Wird z. B. bei sehr dikken Objekten relativ viel Streustrahlung vom Detektorsystem registriert, so täuscht dies eine regional zu geringe Schwächung vor. Die Folge davon ist bei homogenen Objekten ein Abfall der CT-Werte zum Rande hin, d. h. ebenfalls ein Schüsseleffekt, wie er auch bei unzureichender Aufhärtungskorrektur auftreten kann (s. oben).

Teilvolumenartefakte

Der einem Volumenelement des Objektes im entsprechenden Bildelement zugeordnete Schwächungswert stellt einen gewissen Mittelwert für die im Volumenelement erfaßten Objektstrukturen dar. Ragen ausgedehntere Objektteile mit größeren Schwächungsunterschieden zur Umgebung nur teilweise in die Schicht hinein, so führt die besondere Art der Mitteilung bei der Schwächungsmessung zu Artefakten im Bild (RÜHRN-SCHOPF u. KALENDER 1981). Dies wird an dem in Abb. **53** dargestellten Beispiel erläutert. Das dort wiedergegebene ansonsten homogene zylinderförmige Phantom enthält zwei zylindrische Stäbe, die gerade zur Hälfte in die Schicht hineinragen und sich in ihren Strahlenschwächungseigenschaften von dem umgebenden Material unterscheiden sollen. Das resultierende Computertomogramm (Abb. **54**) zeigt einen Streifen zwischen den beiden Stäben. Dem Phantommaterial wird also dort ein falscher CT-Wert zugeordnet. In seiner Erscheinungsform ist dieser Artefakt nicht von dem oben beschriebenen Aufhärtungsartefakt zu unterscheiden, und es ist sicherlich der zwischen den Felsenbeinen zu beobachtende Artefakt (s. Abb. **52**) auch auf Teilvolumeneffekte zurückzuführen.

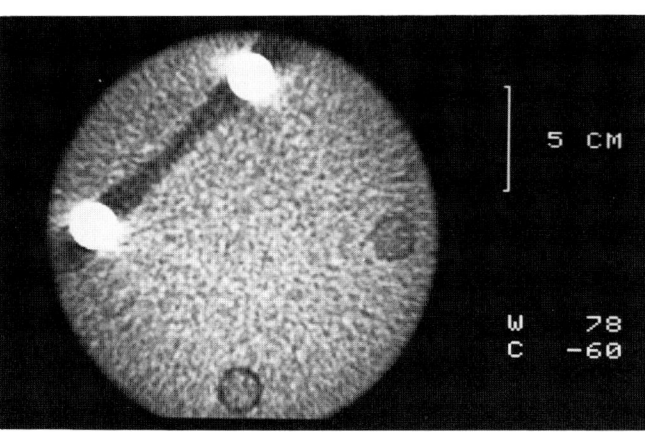

Abb. **54** Teilvolumenartefakt. Bei der Aufnahme des in Abb. **53** gezeigten Phantoms entsteht in Richtung der Verbindungslinie der beiden Stopfen ein Artefakt durch einen verfahrensbedingten nichtlinearen Mittelungsfehler: Das Meßsystem mittelt die Intensität über dem einzelnen Meßstrahlenbündel und nicht den Logarithmus der Intensität, der linear von den Schwächungskoeffizienten abhinge

Abb. **55** Metallartefakt. Enthält ein Objekt ein so stark schwächendes Detail, daß das Meßsystem die verbleibende Strahlungsintensität nicht mehr korrekt erfassen kann, treten von diesem Detail ausgehende Streifenartefakte auf

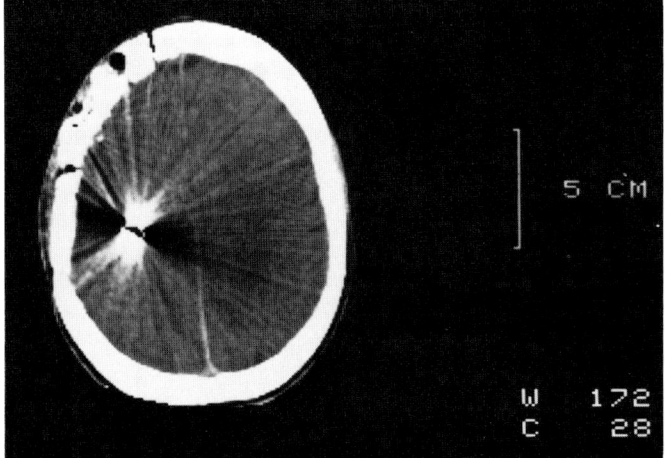

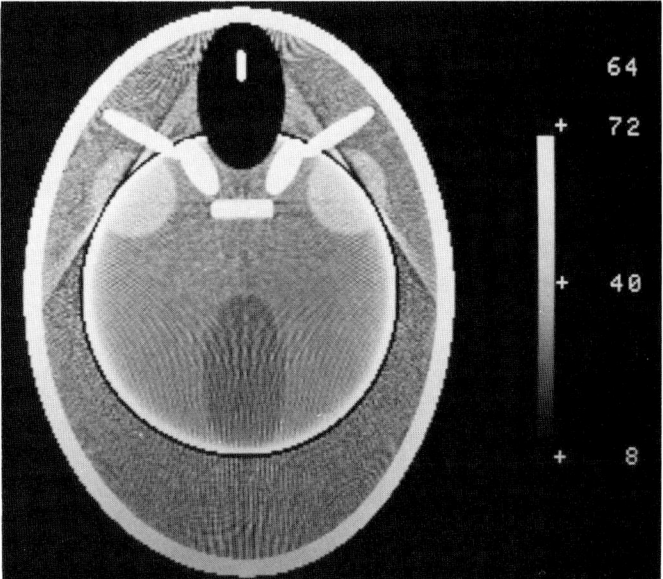

a

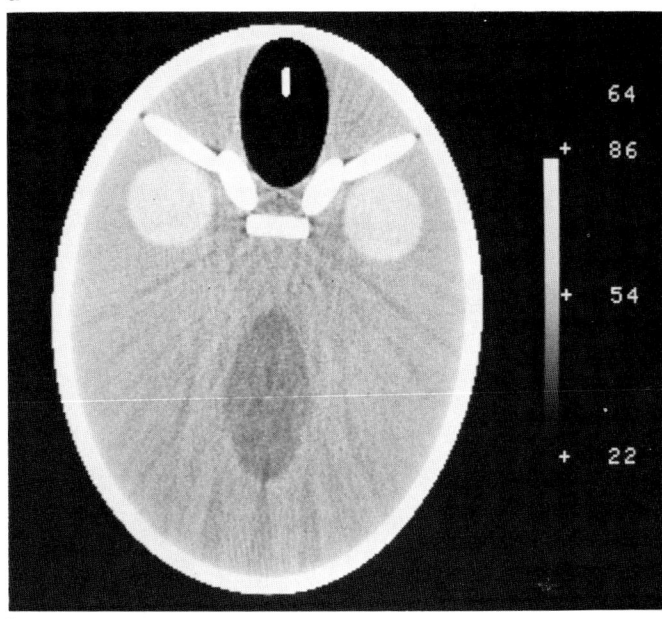

Abb. **56 a** u. **b**
Artefakte durch Detektorausfall
a Beim Fächerstrahlgerät führt der Ausfall eines Detektors zum Fehlen eines Meßwerts stets an gleicher Stelle in jeder Projektion und verursacht so einen Ringartefakt
b Beim inversen Fächerstrahlgerät bewirkt der gleiche Defekt den Ausfall einer vollständigen Projektion, der sich in Streifenartefakten äußert

b

Artefakte durch extreme Schwächungswerte

Enthält ein Objekt ein Detail, dessen Schwächungsvermögen so groß ist, daß der entsprechende Meßwert nicht mehr von dem verwendeten Meßsystem richtig erfaßt werden kann, so ergeben sich Diskrepanzen zwischen den Meßwerten an der Stelle des extrem schwächenden Details und denen in der Umgebung, die sich im Bild in vom Bildort dieses Details ausgehenden strahlenförmigen Streifen äußern (Abb. **55**). Dieser Artefakt tritt z. B. bei Zahnfüllungen, Metallclips, Injektionsnadeln, Metallventilen und Prothesen im Körper auf und läßt sich nur bedingt und mit großem Rechenaufwand voll korrigieren (DUERINCKX u. MACOVSKI 1978, HINDERLING u. Mitarb. 1979).

Geräte- und aufnahmetechnisch bedingte Artefakte

Artefakte durch Gerätefehler

Durch Störungen bzw. Ausfälle von Anlagenkomponenten können Artefakte unterschiedlichsten Erscheinungsbildes hervorgerufen werden (KOWALSKI u. WAGNER 1977). Vom Erscheinungsbild des Artefakts kann in der Regel nicht eindeutig auf die Artefaktursache geschlossen werden. In vielen Fällen ist aufgrund eines einzigen Bildes auch nur schwer zu entscheiden, ob ein gerätebedingter Artefakt vorliegt oder ob der fragliche Artefakt anderweitig verursacht wurde.

Die Auswirkungen bestimmter Gerätefehler auf das Bild sind bei den im Abschnitt „Abtastanordnungen" vorgestellten unterschiedlichen Geräteprinzipien zum Teil völlig verschieden. Als ein typisches Beispiel soll hier lediglich gezeigt werden, welche Bildfehler der Ausfall eines Detektors bei einem Fächerstrahlgerät (mit rotierendem Detektor) und bei einem inversen Fächerstrahlgerät (mit feststehendem Detektorring) hervorruft. Entsprechende Ergebnisse von Simulationsrechnungen sind in Abb. **56a** u. **b** wiedergegeben. Beim Fächerstrahlgerät bewirkt der Ausfall eines Detektors das Fehlen eines Meßwertes stets an gleicher Stelle in jeder Projektion. Die Folge ist ein markanter heller Ring im Bild, der durch den Faltungsprozeß außen von einem entsprechenden dunklen Ring begleitet wird. (Abb. **56a**). Beim inversen Fächerstrahlgerät hat der Ausfall eines Detektors das Fehlen einer Projektion zur Folge. Dies äußert sich in einem Strahlmuster in der Aufnahme (Abb. **56b**). Selbstverständlich lassen sich in das zur Bildrekonstruktion benutzte Rechenprogramm Korrekturverfahren einbringen, die derartige Gerätefehler zumindest teilweise kompensieren. Dies gilt jedoch nicht für beliebige gerätebedingte Artefakte und ist häufig auch nur dann möglich, wenn man Bildqualitätsverluste anderer Art (z. B. reduzierte geometrische Auflösung) im Austausch für die Korrektur hinnimmt.

Artefakte durch aufnahmetechnische Fehler

Die häufigsten aufnahmetechnisch bedingten Artefakte sind Bewegungsartefakte. Sie sollen daher hier als einziges Beispiel behandelt werden. Ihr Erscheinungsbild im Computertomogramm weicht aufgrund des völlig unterschiedlichen Bildentstehungsprozesses erheblich ab von der aus der klassischen Röntgentechnik her bekannten Verschmierung der Objektdetails.

Die Auswirkung einer periodischen Objektbewegung auf das Computertomogramm ist besonders für Aufnahmen im Thoraxbereich von Bedeutung. Sie läßt sich z. B. mit dem in Abb. **57** dargestellten dynamischen Phantom demonstrieren. Die Aufnahmeergebnisse in Abb. **58** zeigen neben zwei Aufnahmen des in den beiden Endstellungen jeweils in Ruhe befindlichen Phantoms die

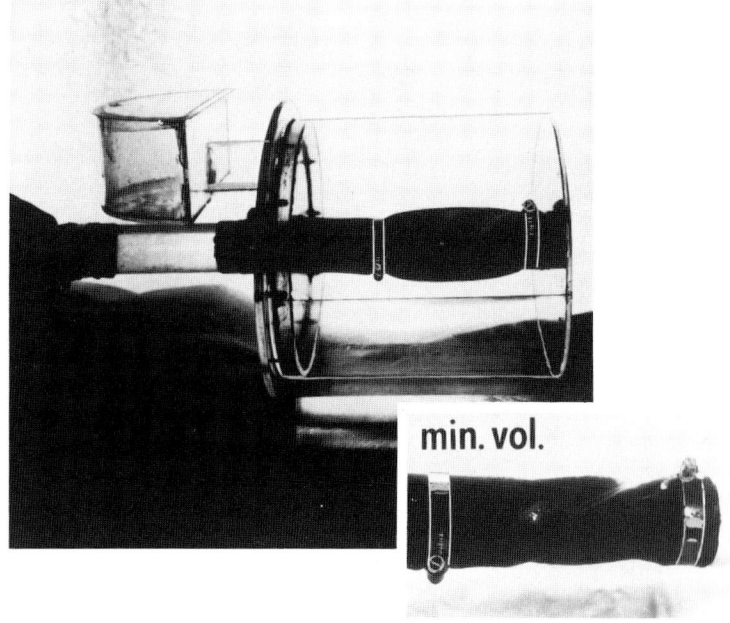

min. vol.

Abb. **57** Dynamisches Testphantom zum Studium der Auswirkungen periodischer Organbewegungen auf die Bildqualität. Das Phantom, mit dem in grober Näherung das schlagende Herz simuliert werden kann, besteht aus einem wassergefüllten Plexiglaszylinder mit elliptischer Grundfläche, in dessen Innern sich ein mit Kochsalzlösung geringer Konzentration gefüllter Gummischlauch befindet, der mit Hilfe einer außerhalb des Gefäßes angebrachten einfachen Pumpvorrichtung rhythmisch aufgepumpt werden kann. Dieser Gummischlauch ist in aufgepumptem und erschlafftem Zustand abgebildet

max. Volumen

min. Volumen

unbewegter
„Herz"-Ventrikel

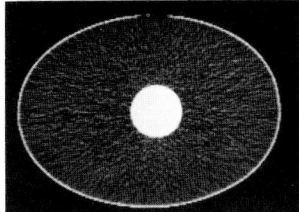

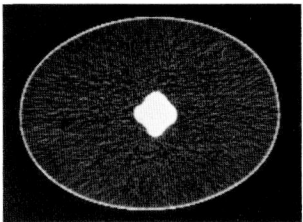

schlagendes
„Herz"

optimale
Bild-
einstellung
auf Zustand
„max. Volumen"

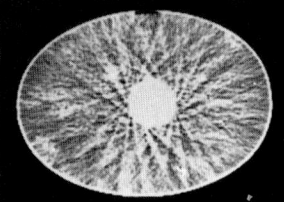

optimale
Bild-
einstellung
auf Zustand
„min. Volumen"

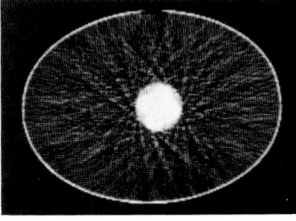

Abb. **58** Computertomogramme des dynamischen Testphantoms. Die beiden oberen Aufnahmen geben mit einem Parallelstrahlgerät gewonnene Computertomogramme des in Abb. **57** beschriebenen Phantoms wieder, bei denen der Gummischlauch während der gesamten Aufnahmedauer in voll aufgepumptem bzw. völlig erschlafftem Zustand gehalten wurde. Die beiden unteren Abbildungen zeigen zwei verschiedene Schwächungswertebereichseinstellungen eines Computertomogrammes, bei dessen Aufnahme sich das Herzphantom in ständiger rhythmischer Bewegung befand. Auf beiden unteren Bildern zeigt das „Herz" scharfe Konturen, allerdings völlig verschiedene. Außerdem ergeben sich eine Vielzahl von Streifenartefakten, jedoch keine erkennbare „Bewegungsunschärfe" im herkömmlichen Sinne

Aufnahme des bewegten Phantoms in zwei verschiedenen Fenstereinstellungen. Das bewegte Objekt erscheint bei beiden Fenstereinstellungen scharf, weist jedoch völlig verschiedene Gestalt auf. Die eine Fenstereinstellung zeigt das Objekt ähnlich wie die Aufnahme in der einen Endstellung, die andere Fenstereinstellung ähnlich wie die in der anderen Endstellung.

Bewegungsunschärfen ähnlicher Art wie in klassischen Röntgenaufnahmen sind in den Computertomogrammen nicht sichtbar, dafür treten Artefakte auf, die weit über den Bereich des bewegten Details hinausreichen und in den Aufnahmen des bewegten Phantoms als Streifenmuster erkennbar sind. Das Auftreten weitreichender Artefakte ist eine Konsequenz des besonderen Bildaufbauprinzips in der Computertomographie, bei dem jeder Meßwert – wenn auch mit unterschiedlichem Gewicht – zu jedem Bildelement beiträgt.

Nichtperiodische Bewegungen führen zu ähnlichen Artefakten wie periodische, jedoch ist das entstehende Artefaktmuster bei nichtperiodischen Objektbewegungen weniger regelmäßig. Typische durch nichtperiodische Bewegungen hervorgeru-

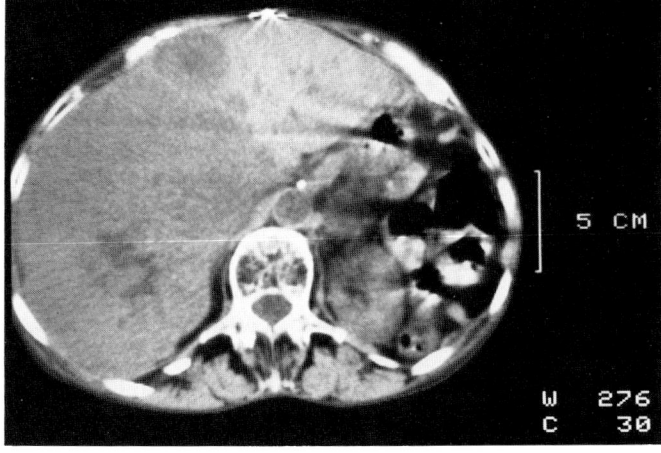

Abb. **59**   Bewegungsartefakte. Bewegen sich Objekte mit hohem Kontrast zur Umgebung, wie in diesem Beispiel luftgefüllte Darmabschnitte, während der Aufnahme, so treten infolge der Inkonsistenz der Meßdaten in den verschiedenen Projektionsrichtungen von den bewegten Objektgrenzen ausgehende typische Streifenartefakte auf

fene Bildstörungen sind die durch die Peristaltik des Darmes verursachten Artefakte, die besonders beim Vorliegen von Gasblasen im Darm auftreten. Ein Beispiel zeigt Abb. **59**.

Ähnlich wie bestimmte Gerätefehler führen auch Objektbewegungen bei den verschiedenen Gerätetypen zu unterschiedlichen Artefaktformen, jedoch ist in diesem Fall der Unterschied nicht so dramatisch wie in dem in Abb. **56** gezeigten Simulationsbeispiel, so daß hier auf eine detailliertere Darstellung verzichtet werden kann (s. auch „Abtastanordnungen", Abb. **21**).

Bildauswertung und -archivierung

Computertomogramme fallen in Form digitaler Daten an. Auswertungsversuche mit Computerhilfe waren deshalb auch schon in der Einführungszeit der Computertomographie selbstverständlich (BADER u. Mitarb. 1977). Ebenso selbstverständlich war und ist der Wunsch, Bildauswertung mittels Computerhilfe nicht nur an gerade rekonstruierten, sondern auch an archivierten CT-Bildern zu betreiben (BADER u. Mitarb. 1977, PETERSILKA u. PFEILER 1977, PFEILER 1979), wobei die einfachste, aber auch unerläßliche Bildauswertung die auf S. 168 beschriebene Fenstertechnik ist. Damit ist die Notwendigkeit gegeben, Computertomogramme nicht nur als Dokument (Film, Papier), sondern auch digital codiert (Magnetspeicher) zu archivieren.

Zum Begriff Bildauswertung sei festgestellt, daß die Fülle der bereits vorhandenen Möglichkeiten auf zwei Verfahrensgruppen aufzuteilen ist.

Die Manipulationsverfahren zur gezielten Bildveränderung in der ersten Gruppe heben für den Betrachter Eigentümlichkeiten des Bildes hervor.

Die numerische Auswertung als zweite Gruppe faßt die Verfahren zusammen, die zur Morphologie zusätzlich aussagefähige Zahlenwerte liefern.

Gezielte Bildveränderung

Neben der selbstverständlichen und unabdingbaren Fenstertechnik sind eine Reihe von gezielten Bildveränderungen bereits so zur Routine geworden, daß sie als Bildveränderungen gar nicht mehr empfunden werden. Die Bildvergrößerung, Bildaddition und -subtraktion sind solche Verfahren. Dabei ist zu beachten, daß hier Bildvergrößerung als Leervergrößerung anzusehen ist; ein gewählter Bereich des fertig rekonstruierten Bildes wird lediglich größer dargestellt, die Information im gewählten Bildausschnitt nimmt durch die Vergrößerung nicht zu. Hiervon ist die Vergrößerung durch das sog. Zooming streng zu unterscheiden. Beim Zooming wird die gesamte Bildrekonstruktion noch einmal durchlaufen, wo-

bei aber nur ein dem vergrößert darzustellenden Objektgebiet entsprechender Ausschnitt aus den gefalteten Projektionen zur Rückprojektion kommt. Bezogen auf das Objekt stehen damit in der Flächeneinheit mehr Elemente der Bildaufbaumatrix zur Verfügung; die damit gegebene Verfeinerung der Rechnung führt (in Grenzen) zu einer genaueren Objektabbildung. Ist die Vergrößerung aus dem rekonstruierten Bild allenfalls eine Betrachtungshilfe, z. B. für einen größeren Kreis von Beobachtern, so kann bei Vergrößerung mittels Zooming mit einem echten Informationsgewinn gerechnet werden.

Als „tatsächlich echte Bildmanipulation" werden z. B. empfunden

– die Verdeutlichung von Feinstrukturen durch örtliche Hochpaßfilterung,
– Rauschglättung durch Tiefpaßfilterung.

Hier gilt ähnliches wie für die Vergrößerung: Eine solche Änderung der Bildcharakteristik eines fertig rekonstruierten Bildes kann trotz Hervorhebung einer bestimmten Informationsart die Gesamtinformation des Bildes allenfalls erhalten; eine Veränderung der Bildcharakteristik durch Rekonstruktion mittels modifizierter Faltungskerne, wie auf S. 149 beschrieben, kann ein Mehr an Information im manipulierten Bild bedeuten.

Auch die sog. Sekundärbildrekonstruktion (PETER 1975, WECKESSER u. PFEILER 1980), die aus einem Satz sich örtlich aneinander anschließender „primärer Computertomogramme" Schnittbilder anderer Schnittrichtungen berechnet, kann zu dieser ersten Gruppe der gezielten Bildmanipulationen gezählt werden. Dieses Verfahren sei in einer einfachen Modellvorstellung beschrieben: Aus einer Reihe von „primären" Axialschnitten eines Schädels soll ein Sagittalschnitt berechnet werden. Der Rechner entnimmt für das neue Bild als erste Zeile z. B. die zentrale Bildspalte aus dem ersten Axialschnitt, als zweite Zeile die zentrale Bildspalte aus dem zweiten Axialschnitt und so fort.

Für das Beispiel in Abb. **60** wurde ein Präparat einmal überlappend mit 2 mm Abstand total durchgeschichtet, aus diesen Schichten ein Sagittalschnitt berechnet und, das ist das Besondere dieses Beispiels, mit einer direkten CT-Aufnahme der gleichen Schnittebene verglichen. Der Sekundärschnitt ist also mehr als nur eine Lokalisationshilfe; die gleichzeitige Präsentation der Information dieser Schnittebene, die sonst über alle anderen Bilder der Untersuchung verteilt ist, bietet offensichtlich auch eine sicherere Nutzung der an sich gleichen Information.

Die Zusammenstellung von mehreren Computertomogrammen in einem Bild (Abb. **61**) gehört ebenfalls zur Bildmanipulation und hat sich als Diagnosehilfe, z. B. bei der Darstellung zeitlich veränderlicher Vorgänge mit Kontrastmitteln, bewährt (s. Abb. **34**).

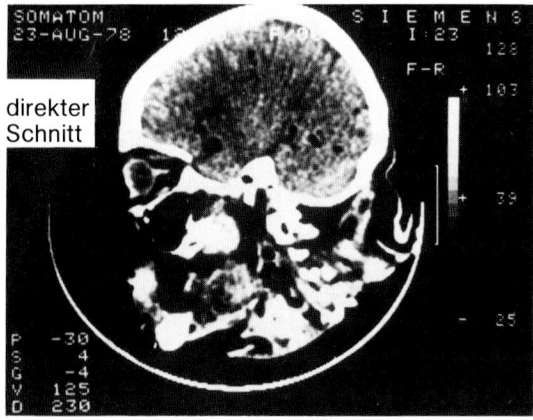
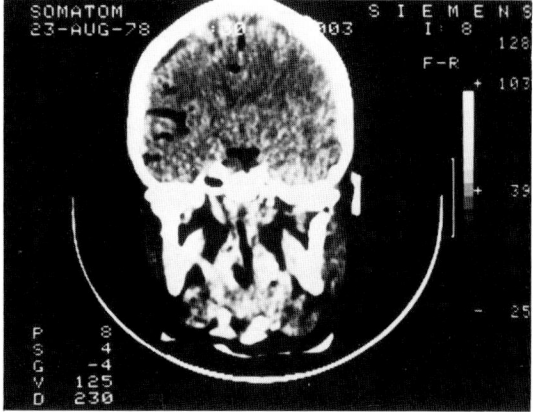

direkter
Schnitt

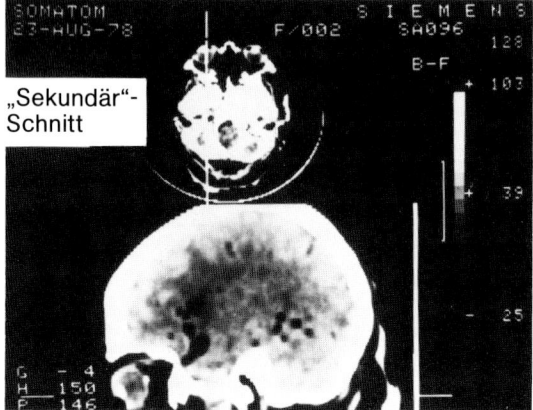

„Sekundär"-
Schnitt

Abb. **60** Sekundärschichtrekonstruktion. Die Aufnahmen in der oberen Reihe zeigen primäre Computertomogramme eines anatomischen Präparates. Die Sekundärrekonstruktionen in der unteren Bildreihe geben die gleichen Schichten wieder. Sie wurden rekonstruiert aus einer Serie von einander überlappenden primären Computertomogrammen (Schichtdicke 4 mm, Überlappung 2 mm), die nicht durch den Gesichtsschädel verlaufen, und weisen daher weniger Artefakte auf

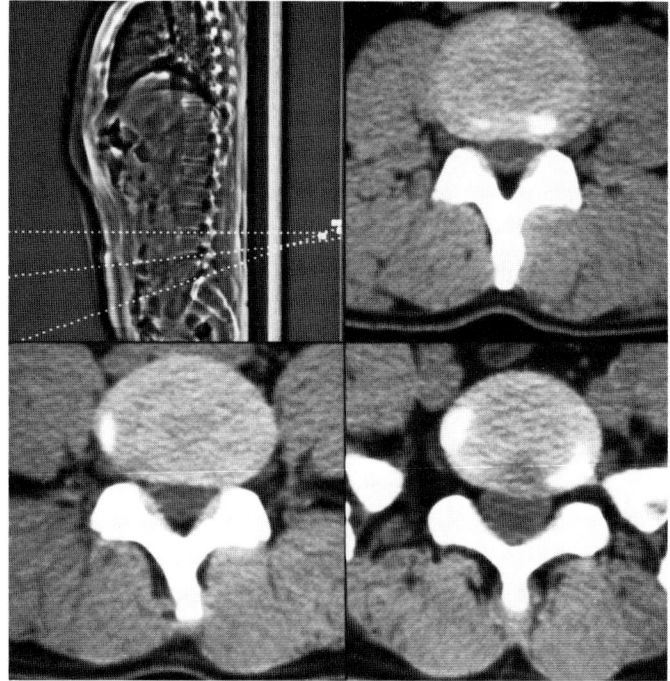

Abb. **61** Als nützliche Diagnosehilfe bieten CT-Systeme in der Regel die Möglichkeit, mehrere Computertomogramme, eventuell ergänzt um die zugehörige Übersichtsaufnahme, in einem Bild zusammenzufassen und so gleichzeitig wiederzugeben

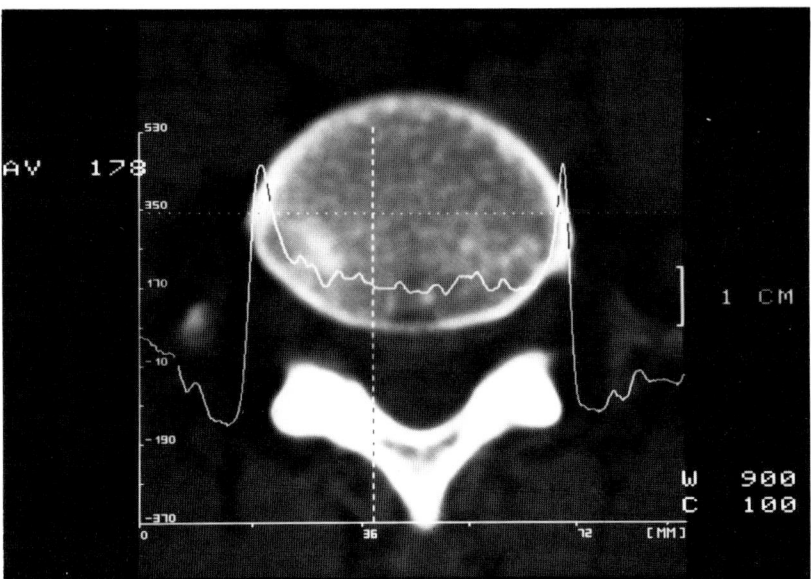

Abb. **62** Profilschnitt. Computertomographen bieten in der Regel in ihrer Bildauswertungssoftware die Möglichkeit, den örtlichen Verlauf der Schwächungswerte längs einer vorgebbaren Linie im Bild als Kurve wiederzugeben

Im übrigen wurden Gradationsverzerrungen als Auswertehilfe herangezogen (DÖHRING u. LINKE 1981), mit der z. B. Lebertumoren unter Erhaltung der Umgebungsstruktur im Kontrast bevorzugt dargestellt werden können. Die übliche Fenstertechnik, ebenso wie die „Doppelfenster"-Technik (Überlagerung zweier Fensterausschnitte unterschiedlicher Lage, s. Abb. 39) sind einfache Sonderfälle der Kontrasttransformation durch Gradationsverzerrung.

Quantitative Bildauswertung

Die Auswertung eines CT-Bildes erfolgt in jedem Fall zunächst nach den Regeln der klassischen

Tabelle **1** Bildauswertung. Diese Zusammenstellung von Auswertebefehlen gibt nur einen kleinen Bruchteil der sich anbietenden Möglichkeiten wieder. Sie enthält auch Auswerteverfahren, die nicht mehr die Beurteilung der Morphologie zum Gegenstand haben

CI	Kreis als ROI
DA	Entfernungs- und Winkelmessung
EX	Bildvergrößerung
FI	Filter
GN	Einblenden eines Referenzgitters
HI	Histogramm
HL	Helltasten eines wählbaren Dichtebereiches
ME	Mittelwertbildung über 9 Punkte
MI	mehrere Bilder darstellen
PH	horizontaler Profilschnitt
PV	variabler Profilschnitt
RO	beliebige ROI-Kontur (statistische Auswertung sowie Ermitteln der Fläche und des Volumens)
SB	Bildsubtraktion
SR	Speichern eines Bildes mit ROI
SC	Berechnung sagittaler und koronarer Sekundärschnitte
SY	Symmetrievergleich

Radiologie durch Beurteilung der Morphologie. Dabei kommt es dem Betrachter zustatten, daß er sich für jeden gewünschten Punkt innerhalb des Bildes den Grauwert auch als Schwächungswert zahlenmäßig ausgeben lassen kann.

Von den Möglichkeiten, die das CT-Bild als quantitativ auswertbares Röntgenbild bietet, werden bis heute überwiegend nur die genutzt, die unmittelbar mit der Morphologie zu verknüpfen sind. Es werden vor allem der lineare und quadratische Mittelwert als auch die Standardabweichung der CT-Zahlen, in einem nach Ort und Größe wählbaren Bildbereich mit fest vorgegebener Konturform (Kreis, Oval, Rechteck) oder auch frei wählbarer Kontur („Lichtgriffel") als Zusatzinformation für die Diagnose herangezogen sowie Entfernungen und Winkel im CT-Bild vermessen. Eine Sonderform der numerischen CT-Zahlenbestimmung ist der sog. Profilschnitt (Abb. **62**), bei dem über eine vorgegebene gerade Linie beliebiger Richtung der CT-Zahlenverlauf als kalibrierte Kurve wiedergegeben wird.

Bei der auf S. 165 angesprochenen „dynamischen CT" zur Darstellung von angiographischen Bildfolgen werden die angeführten Größen für unterschiedliche, aber in allen Bildern der Folge gleiche Bildbereiche entsprechend dem Zeitabstand der Aufnahmen als Zeitfunktionen dargestellt.

Die in Tab. **1** dargestellte Befehlsliste für die Bildauswertung (Somatom 2, Bedienungsanleitung MSO 2. Siemens AG, Erlangen 1981) enthält aber auch Auswertemöglichkeiten, die sich von der Beurteilung der Morphologie im Sinne der Gestaltserkennung lösen. Beispiel dafür ist das Histogramm, eine Statistik über die Häufigkeit unterschiedlicher CT-Zahlen in einem vorgewählten Bildbereich (Abb. **63**). Es handelt sich um eine

Abb. **63** Histogramm. Die Darstellung der Häufigkeitsverteilung der CT-Werte in einem vorgewählten Bildbereich ist das am weitesten verbreitete Beispiel einer von der Beurteilung der Morphologie völlig losgelösten quantitativen Bildauswertung. Die höhere Spitze im wiedergegebenen Histogramm entspricht dem Lebergewebe, die niedrigere den Leberzysten

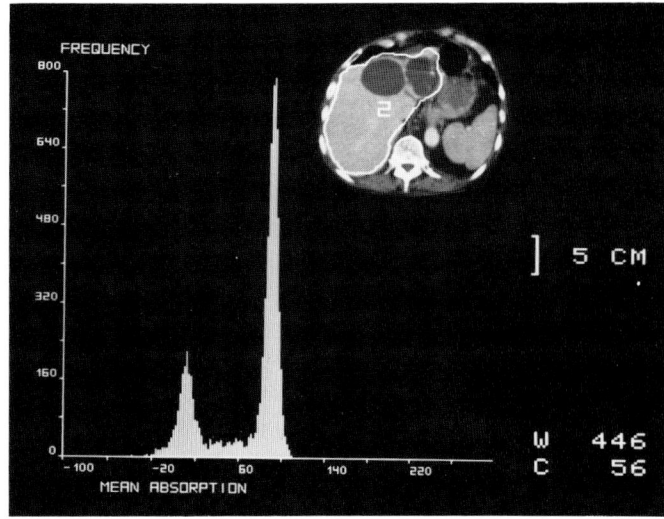

starke Informationsreduktion, denn das Histogramm berücksichtigt nicht, wo sich diese ausgewiesenen CT-Zahlen in dem gekennzeichneten Bereich befinden.

Diese Auswertemethode wurde z. B. für die quantitative Beurteilung des Verhältnisses von Liquorraumanteil und Hirngewebeanteil in Schädelquerschnitten angewendet (HUBER 1981).

Ein Auswerteverfahren zur Bestimmung von Lungenfunktionsparametern wendet neben der Häufigkeitsermittlung von CT-Zahlen einen Prozeß der selbsttätigen Erkennung relevanter „regions of interest" an, hier des unter anderem von Bronchien und großen Gefäßen isolierten Lungengewebes (DÖHRING u. LINKE 1979 a, b). Das Verfahren wird ausführlich im Band I, Teil 2, beschrieben.

Es ist nach wie vor offen, jedenfalls im allgemeinen, ob und inwieweit mit Hilfe von Histogrammen Aufschluß über die Art pathologischen Gewebes möglich ist.

Mittlerweile werden auch Verfahren der automatischen Mustererkennung für eine Anwendung auf das CT-Bild wenigstens ansatzweise diskutiert. Die automatische Mustererkennung löst sich durch ihren ersten Schritt, die Klassifizierung, im allgemeinen von jedem Bezug zu den dem diagnostizierenden Arzt vertrauten morphologischen Merkmalen, und überläßt es dem Algorithmus, Merkmale zu prägen (lernendes System) und das Auftreten von Merkmalen unterschiedlicher Klassen als Befund zu interpretieren.

Abgeschlossene Arbeiten über die Anwendung der automatischen Mustererkennung in der Computertomographie sind den Verfassern jedoch noch nicht bekannt. Zu Ansätzen können unter anderem Arbeiten zur dreidimensionalen Darstellung von Organen zählen, die von einer Folge von CT-Bildern erfaßt werden; das Mustererkennungsproblem bezieht sich auf die Festlegung der zur Organoberfläche gehörenden CT-Werte (PFEILER 1979).

Bildarchivierung

Bei der Dokumentation und Archivierung wäre es ideal, den gesamten, z. B. mit einer Bildmatrix von 256 mal 256 Bildpunkten mit je 2000 unterschiedlichen Graustufen bzw. CT-Zahlen erfaßten Bildinhalt auf Abruf zur Verfügung zu haben. Für ein solches Archiv auf der Basis magnetischer Datenträger wie Floppy-Disk und Magnetband ist aber keine Langzeitgarantie zu erhalten. Es gilt deshalb allgemein folgende Empfehlung: Es wird in jedem Fall photographisch dokumentiert, eben unter Beschränkung auf den diagnostisch wichtigen Graustufenbereich des Bildes. Für kurz- und mittelfristige Verlaufsbeobachtungen wird zusätzlich auf Magnetträger, vornehmlich Floppy-Disk (Diskette), gespeichert (PFEILER 1979).

Für die photographische Dokumentation wird überwiegend die sogenannte Multiformatkamera eingesetzt, die auf einen Film vom Röntgenfilmformat 18 cm × 24 cm oder 24 cm × 30 cm – je nach Bedarf – eine einzelne formatfüllende CT-Aufnahme, oder z. B. im Falle 18 cm × 24 cm vier vom Format 9 cm × 12 cm aufbelichtet oder auch den Film mit CT-Bildfolgen im Diapositivformat abgedeckt.

Je nach Untersuchungs- und Aufnahmezahlen als auch nach der vorhandenen Organisation findet sich die 100-mm-Blattfilmkamera im Einsatz, wogegen die Papierbilder mit Sofortentwicklung in ihrer Rolle als Dokumentationsmittel in den Hintergrund getreten sind.

Literatur

Alvarez, R. E., A. Macovski: Energy-selective reconstructions in X-ray computerized tomography. Phys. in Med. Biol. 21 (1976) 733–744

Ambrose, J. A.: Computerized transverse axial tomography. Brit. J. Radiol. 46 (1973) 401

Bader, P., W. J. Lorenz, W. Müller, H. Scharfenberg, W. Schleyd: Computereinsatz zur Bearbeitung und Auswertung von CT-Aufnahmen. Electromedica 5 (1977) 189–196

Barrett, H., W. Swindell: Analog reconstruction methods for transaxial tomography. Proc. IEEE 65 (1977) 89–107

Bracewell, R. N., A. C. Riddle: Inversion of fan-beam scans in radio astronomy. Astronom. J. 150 (1967) 427–434

Cohen, G., F. A. DiBianca: The use of contrast-detail-dose evaluation of image quality in a computed tomographic scanner. J. Comput. assist. Tomogr. 3 (1979) 189–195

Cormack, A. M.: Representation of a function by its line integrals with some radiological applications. J. appl. Phys. 34 (1963) 2722–2727; 35 (1964) 2908–2913

Döhring, W., G. Linke: Die Grundlagen der quantitativen pulmonalen Computertomographie. Fortschr. Röntgenstr. 130 (1979 a) 133–143

Döhring, W., G. Linke: Die Anwendung der Computer-Tomographie zur quantitativen Belüftungsanalyse der Lunge. Atemw. u. Lungenkr. 5 (1979 b) 144–152

Döhring, W., G. Linke: Modifizierte CT-Bildwiedergabe durch Schwächungswertetransformationen. Fortschr. Röntgenstr. 134 (1981) 343–352

Duerinckx, A. J., A. Macovski: Polychromatic streak artifacts in computed tomography images. J. Comput. assist. Tomogr. 2 (1978) 481–487

Edholm, P.: Tomogram reconstruction using an opticophotographic method. Acta radiol. Diagn. 18 (1977) 126–144.

Editorial: Somatom 2, Bedienungsanleitung MSO 2. Siemens AG, Erlangen 1981

Editorial: Meßeigenschaften des Somatom 2. Siemens AG, Erlangen 1981

Frank, G.: Verfahren zur Herstellung von Körperschnittbildern mittels Röntgenstrahlen. Dtsch. Patentschr. Nr. 693374 (1940)

Führer, K., R. Liebetruth, G. Linke et al.: Siretom – ein Schädel-Transversalschichtgerät mit Computer. Electromedica 43 (1975) 48–55

Gajewski, H., G. Linke: Altes und Neues über das Transversalschichtverfahren. Radiol. clin. biol. 40 (1971) 463–473

Gebauer, A., A. Schanen: Das transversale Schichtverfahren. (Thieme, Stuttgart 1955

Gordon, R.: A tutorial on ART (algebraic reconstruction techniques). IEEE Trans. nucl. Sci. 21 (NA) (1974) 78–93

Groedel, F. M., R. Wachter: Unter welchen Voraussetzungen ist die röntgenologische Qualitätsdiagnose der Lungentuberkulose praktisch möglich? Beitr. Klin. Tuberk. 69 (1928) 192–208.

Hacker, H.: Time controlled computertomographic angiography. J. Comput. assist. Tomogr. 4 (1977) 405–409

Heckmann, K.: Zur Technik der Schlitzaufnahmen. Röntgen-Bl. 21 (1968) 447–450

Hinderling, T., P. Rüegsegger, M. Anliker, C. Dietschi: Computed tomography reconstruction from hollow projections: an application to in vivo evaluation of artifical hip joints. J. Comput. assist. Tomogr. 3 (1979) 52–57

Hounsfield, G., J. Ambrose, J. Perry, C. Bridges: Computerized transverse axial scanning. Brit. J. Radiol. 46 (1973) 1016

Huber, C.: Das Histogramm als Grundlage der Quantifizierung des intrakraniellen Liquorkompartimentes. Röntgenpraxis 34 (1981) 130–132

Huk, W.: CT controlled stereotaxic procedure inside the CT head scanner. Vortrag auf Int. Symp. Course of Computed Tomography, Las Vegas, April 16–20, 1979

Joseph, P. M., R. D. Spital: A method for correcting bone induced artifacts in computed tomography scanners. J. Comput. assist. Tomogr. 2 (1978) 100–108

Kalos, M. H., S. A. Davis, P. S. Mittelman, P. Mastras: Conceptual Design of a Vapor Volume Fraction Instrument. Nuclear-Development-Corporation-of-America-Report 2131–34 under Contract AT (30-1)-2303 (IX) for the United States Atomic Energy Commission. White Plains/N.Y., April 1961

Kowalski, G., W. Wagner: Generation of pictures by X-ray scanners. Optica Acta 24 (1977) 327–348

Krestel, E.: Bildgebende Systeme für die medizinische Diagnostik: Grundlagen, Technik, Bildgüte. Siemens AG, Berlin, München 1980

Lackner, K., P. Thurn: EKG-gesteuerte Kardio-Computertomographie. Fortschr. Röntgenstr. 132 (1980) 164–169

Lehmann, L. A., R. E. Alvarez, A. Macovski, W. R. Brody, N. J. Pelc, S. J. Riederer, A. L. Hall: Generalized image combinations in dual KVP digital radiography. Med. Phys. 8 (1981) 659–667

Liebetruth, R.: Computertomographie. Geräteausführung. In Krestel, E.: Bildgebende Systeme für die medizinische Diagnostik: Grundlagen, Technik, Bildgüte, Kap. 8.3. Siemens AG, Berlin, München 1980

Linke, G.: Technische Grundlagen der Computertomographie. Röntgenpraxis 7 (1977) 159–180

Linke, G., K. Pauli, M. Pfeiler: Zur Strahlenbelastung des Patienten bei der Computertomographie (Computerized axial tomography). Electromedica 44 (1976) 15–18

McCullough, E. C., J. T. Payne, H. L. Baker; R. R. Hattery, P. F. Sheedy, D. H. Stephens, E. Gedgaudis: Performance evaluation and quality assurance of computed tomography scanners, with illustrations from the EMI, ACTA, and Delta scanners. Radiology 120 (1976) 173–188

Pauli, K., G. Dehner, K. Müller-Ali: Verfahren zur Erzeugung EKG-gesteuerter Herzaufnahmen mit dem Somatom (firmeninterne Studie). Siemens AG, Erlangen 1979

Peter, T. M.: Enhanced display of the three-dimensional data from computerized X-ray tomograms. Comp. Biol. Med. 5 (1975) 49–52

Petersilka, E., M. Pfeiler: Zur Technik der Computertomographie. Röntgenberichte 6 (1977) 233–258

Pfeiler, M.: The physics and technology of computed tomography; an introduction. In Lanksch, W., E. Kazner: Cranial Computerized Tomography. Springer, Berlin 1976 (pp. 2–23)

Pfeiler, M.: Distribution and storage of CT images. In Lamarque, J. L., J. M. Bruel: Abdominal computerized tomography. Excerpta medica, Amsterdam 1979

Pfeiler, M.: Röntgen-Computertomographie; eine röntgentechnische Bestandsaufnahme. Dtsch Verb. techn. Assist. Med. 7/26 (1980) 303–319

Pfeiler, M., G. Linke: Computertomographie und konventionelle Radiologie, eine physikalisch-technische Gegenüberstellung. Radiol. diagn. 20 (1979) 604–617

Pfeiler, M., G. Theil: Die Übertragungsfunktion in der Radiologie – ein kleines Bildkompendium. Röntgenpraxis 28 (1975) 205–217

Radon, J.: Über die Bestimmung von Funktionen durch ihre Integralwerte längs gewisser Mannigfaltigkeiten. Ber. math.-phys. Kl. Sächs. Ges. Wiss. 59 (1917) 262–277

Ramachandran, G. N., A. V. Lakshimarayanan: Three-dimensional-reconstruction from radiographs and electron micrographs: application of convolution instead of Fourier-transform. Proc. nat. Acad. Sci. (N.Y.) 68 (1971) 2236–2240

Rührnschopf, E. P., W. A. Kalender: Artefakte durch nichtlineare Teilvolumen- und Aufhärtungseffekte bei der Computer-Tomographie. Electromedica 49 (1981) 96–105

Rutherford, R. A., B. R. Pullan, I. Isherwood: Measurement of effective atomic number and electron density using an EMI scanner. Neuroradiology 11 (1976) 15–21

Schwierz, G.: Röntgencomputertomographie. CT-Bildrekonstruktion. In Krestel, E.: Bildgebende Systeme für die medizinische Diagnostik: Grundlagen, Technik, Bildgüte, Kap. 8.2. Siemens AG, Berlin, München 1980

Schwierz, G., W. Härer, E.-P. Rührnschopf: Principles of image reconstruction in X-ray computer tomography. Siemens Forsch.- u. Entw.-Ber. 7 (1978) 196–203

Shepp, L. A., B. F. Logan: The Fourier reconstruction of a head section. IEEE Trans. nucl. Sci. 21 (NS) (1974) 21–43

Schittenhelm, R., G. Schwierz: Das Computertomogramm: Seine Erzeugung und sein Bildcharakter. Medizintechnik 18 (1978) 87–94

Smith, P. R., T. M. Peters, R. H. T. Bates: Image reconstruction from finite numbers of projections, J. Phys. A 6 (1973) 361–382

Stieve, F.-E.: Bevorzugte Darstellung einzelner Körperschichten. In Diethelm, L., F. Heuck, O. Olsson, F. Strnad, H. Vieten, A. Zuppinger: Handbuch der medizinischen Radiologie, Bd. III. Springer, Berlin 1967

Takahashi, S.: Rotation Radiography. Maruzen, Tokyo 1957

Weckesser, W., D. M. Pfeiler: Verzeichnungsprobleme bei der Sekundärschnittrekonstruktion in der Röntgen-Computertomographie. Electromedica 48 (1980) 65–68

Einführung in die MR-Tomographie*

F. Buchmann

Beschreibung der Grundbegriffe und des grundlegenden Effektes

Einleitung

Die MR-Tomographie (Kernspintomographie) ist ein Verfahren zur bildlichen Darstellung von Körperschichten mit Hilfe eines Resonanzeffektes zwischen Atomkernen und einer jeweils genau zugeordneten elektromagnetischen Welle, wobei sich der zu untersuchende Körper in einem von außen aufgeprägten Magnetfeld befinden muß. Entsprechend steht das R in der Bezeichnung für Resonanz, N und M sind Abkürzungen für *n*uklear-*m*agnetisch. Für die Methode sind auch andere Bezeichnungen gebräuchlich wie etwa der Ausdruck Kernspin-Tomographie, NMR-Abbildung,

---

* Zum Gedenken an meine Frau Eva Buchmann geb. Titze

MRI (magnetic resonance imaging), bildgebende Kernspin-Resonanz oder der von LAUTERBUR eingeführte Begriff Zeugmatographie. Die Bezeichnungen MR-Tomographie und Kernspintomographie haben sich unter den verschiedenen im Umlauf befindlichen Begriffen in letzter Zeit durchgesetzt.

Das MR-Tomogramm ist ein digitales Bild und ähnelt insoweit dem Computertomogramm. Allen bildgebenden Verfahren sind drei fundamentale Schritte zu eigen, nämlich eine Einwirkung auf das Untersuchungsobjekt, die Existenz eines der Art der Einwirkung zugeordneten physikalischen Effektes im Objekt und die daraus sich ergebende bildliche Darstellung. Man könnte diesen Zusammenhang auch so formulieren: Der die Methode charakterisierende physikalische Effekt ermöglicht eine „Fragestellung" mit dem Ziel einer „Antwort", welche in Form einer bildhaften Dar-

Tabelle 1 Übersicht über die bildgebenden Verfahren

Abbildungs-art	Abbildung mit Röntgenstrahlen	Nuklearmedizinische Abbildung	Ultraschall-abbildung	Abbildung durch NMR
„Frage-stellung"	Bestrahlung des Untersuchungs-objektes	radioaktive Isotope werden in den Körper eingebracht	Bestrahlung des Objektes mit Ultraschallwellen	Bestrahlung des in einem Magnetfeld befindlichen Körpers mit elektromagneti-schen Wellen
physi-kalischer Effekt	Schwächung von Röntgenstrahlung	radioaktiver Zerfall und Aussendung von Strahlung	Reflexion, Ablenkung und Absorption von Schall	Resonanz zwischen Atomkernen und elektromagnetischer Welle
technische Methoden	Sichtbarmachung oder Messung des Projektionsbildes oder Umsetzung in andere Darstellungs-formen wie bei der Röntgen-Computer-tomographie (CT)	Messung der Vertei-lung des in den Kör-per eingebrachten Isotops durch Lokali-sation und Zählung der lokal entstehen-den Strahlungsquan-ten	Messung und bild-mäßige Darstellung des Echos, gelegent-lich Messung des hinter dem Objekt austretenden Schall-signals	Messung und Ana-lyse des Resonanz-effektes, der je nach Anregung und Mes-sung zu unterschied-lich bildhaft darstell-barer Information führt
„Antwort"	Projektionsröntgen-bild des durchstrahl-ten Bereiches oder selektiv eine Schicht des objektdarstellen-den Bildes	Verteilung des im Körper befindlichen Isotops als Summa-tions-Autoradio-gramm oder als Autoradiogramm einer ausgewählten Schicht	Echobild einer bevor-zugt dargestellten Schicht	Verschiedene Bild-sätze einer Objekt-schicht oder Sätze aus einem Volumen, die lokale Verteilung und den physika-lisch-chemischen Zustand der ange-sprochenen Atomart ausdrückend

stellung von meßbaren Eigenschaften des untersuchten Körpers erfolgen soll. Die „Terminologie" für diese Antwort basiert dann wieder auf dem „Effekt". In diesem Sinne ist die Tab. 1 als orientierender Überblick über die bildgebenden Verfahren und als Einordnung der MR-Tomographie in diese zu sehen. Zugleich vermittelt die Tab. 1 den Weg durch das Thema. Genau wie bei der Röntgenabbildung ist es auch für die MR-Tomographie von entscheidender Wichtigkeit, die Art der Wechselwirkung zwischen dem Objekt und den physikalischen Wirkungselementen zu verstehen, um das Abbildungsergebnis interpretieren und die Wirkung auf den Menschen beurteilen zu können. Methodisch soll dabei Schritt für Schritt so anschaulich wie möglich und so tief wie nötig vorgegangen werden, um das folgende Ziel zu erreichen: die Beurteilung der unterschiedlichen Bildarten der MR-Tomographie und ihre Zuordnung zu den anatomischen und physikalischen Gegebenheiten, die letztlich Ziel der diagnostischen Abbildung sind.

Ein Analogon

Die Einführung von Analogiebetrachtungen in die Naturwissenschaft eröffnet zwar keine Beweisführung, hat aber in vielen Fällen die Einsicht wesentlich erleichtert. Für das Verständnis der nuklearmagnetischen Resonanz vermittelt ein akustisches Analogon nicht nur eine Merkhilfe; es zeigt sogar die wichtigsten Beobachtungsparameter der NMR auf und ermöglicht eine gewisse Veranschaulichung eines sonst in erster Linie mit den Methoden der mathematischen Physik exakt erfaßbaren Anwendungsgebietes. Resonanzeffekte akustischer Art sind weithin bekannt. So haben es Kraftfahrzeuge an sich, daß bei bestimmten Geschwindigkeiten oder bei bestimmten Motordrehzahlen Eigenschwingungen angeregt werden. Diese Eigenschwingungen sind Ausdruck ganz bestimmter konstruktiver und baumäßiger Gegebenheiten. Bekannt ist auch das Erklingen von Weingläsern, also die Anregung ihrer Eigenschwingung, dann, wenn ein ganz bestimmter Ton im Raum etwa von einem Musikinstrument ausgesendet wird. Man kennt aber ebenso das Erklingen der Gitarre, wenn ein dort gestimmter Ton etwa durch Singen des gleichen Tones auf die Gitarre einwirkt. Und ein analoger Effekt wird bei der NMR genutzt. Singt man z. B. den Ton „e", so kann man einen Resonanzton „e" von der in der Nähe befindlichen Gitarre erwarten. Dieser Resonanzton entspricht genau dem „gesungenen" Ton „e" in der Tonlage, besitzt jedoch nicht die gleiche Klangfärbung. Der durch das Ansingen erzeugte Resonanzton wird zunächst anschwellen, ein Maximum erreichen und dann ab-

klingen. Physikalisch gesehen wird durch die Schwingungen der Luft die e-Saite der Gitarre in zum gesungenen Ton synchrone Schwingungen versetzt, bis ein Maximum der möglichen Anregung erreicht ist. Dadurch nimmt die Gitarre Schwingungsenergie aus dem Anregungston auf und sendet diese danach eine gewisse Zeit lang wieder aus. Das Nachklingen des Resonanztones schwillt entsprechend einer Exponentialfunktion ab. Die systemtypische Zeitkonstante, welche das Abklingen der Resonanz kennzeichnet, heißt *Relaxationszeit*. Sie gibt an, nach welcher Zeitdauer die Signalstärke der Resonanz auf 1/e abgeklungen ist. Der Abklingvorgang selbst heißt *Relaxation*.

Der gleiche Resonanzeffekt funktioniert nicht nur mit einer Gitarre, sondern auch mit einer Violine. Eine weitere für die NMR wichtige Beobachtung ist möglich: Es fällt auf, daß bei gleicher Resonanzfrequenz die Abklingzeit des Effektes, also die Relaxationszeit für die beiden Instrumente, im allgemeinen unterschiedlich ist. Im Prinzip könnte man also, wenn man die Relaxationszeiten kennen würde, nicht nur feststellen, daß die Gitarre und die Geige beide „ein e" haben; man könnte bei Kenntnis der Relaxationszeiten zusätzlich die Geige von der Gitarre unterscheiden. Einen ähnlichen Effekt zeigt auch die NMR. Bei der Geige und bei der Gitarre unterscheiden sich die beiden tonmäßig gleichen „e" dadurch, daß sie mit unterschiedlich gebauten, unterschiedlich stark gespannten und unterschiedlich langen Saiten auf unterschiedlichen Resonanzkörpern realisiert sind. Bei der NMR wird sich zeigen, daß die Atomart für die „Tonhöhe" und der physikalisch-chemische Zustand des Atoms für die Relaxation der Resonanz verantwortlich sind.

Das beschriebene Analogon reicht zwar aus, um die Begriffe Resonanz und Relaxation hinreichend anschaulich einzuführen; es erlaubt jedoch keine unmittelbaren Schlüsse auf die MR-Tomographie. Die Besonderheiten des dafür wirksamen Resonanzeffektes erfordern eine etwas tiefer gehende Beschäftigung mit den atomistischen Eigenschaften der zu untersuchenden Substanzen.

Physikalische Grundtatsachen

Wie weit bei der Deutung der nuklearmagnetischen Resonanzeffekte physikalisch in die Feinheiten der Materie vorzudringen ist, erkennt man am einfachsten an einem Zahlenbeispiel. 1 Mol eines Stoffes enthält etwa 6×10^{23} Moleküle. 1 Mol Wasser (H_2O) wiegt 18 g, erfüllt ein Volumen von 18 cm³ und enthält $2 \times 6 \times 10^{23}$ Wasserstoffatome. Ein Kubikzentimeter Wasser enthält somit $0,7 \times 10^{23}$ Wasserstoffkerne. Das makrosko-

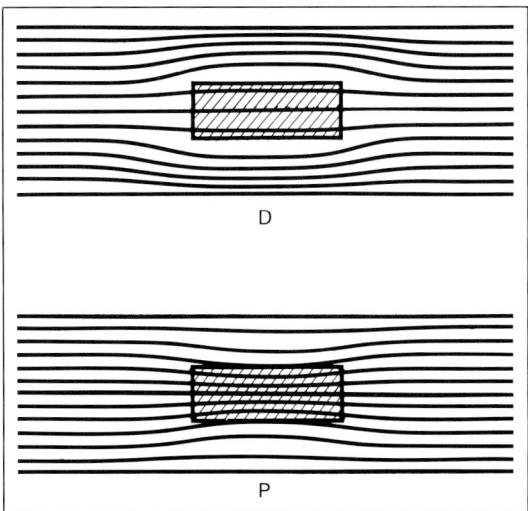

Abb. 1   Diamagnetische Stoffe (D) drängen ein homogenes Magnetfeld auseinander und werden von einem inhomogenen Magnetfeld abgestoßen. Paramagnetische Stoffe (P) konzentrieren das homogene Magnetfeld und werden in ein inhomogenes Feld hineingezogen. Ferromagnetische Stoffe verhalten sich verstärkt wie paramagnetische Substanzen und erfahren zudem eine strukturelle Änderung

Tabelle 2   Beispiele diamagnetischer und paramagnetischer Substanzen. Die Suszeptibilität ist in 10^{-6} cgs-Einheiten angegeben. (aus: Handbook of Chemistry and Physics, 57. Aufl. CRS-Press, Cleveland 1976)

Substanz		Suszepti-bilität	Polari-sation
Antimon	(Sb)	− 99,0	dia-
Schwefel	(S)	− 57,9	magnetisch
Wismut	(Bi)	− 280,1	
Wasser	(H_2O)	− 13,1	
Stickstoff	(N)	− 12,0	
Wasserstoff	(H_2)	− 3,98	
Helium	(He)	− 1,88	
Aluminium	(Al)	+ 16,5	para-
Chrom	(Cr)	+ 180	magnetisch
Palladium	(Pd)	+ 567,4	
Platin	(Pt)	+ 201,9	
Wolfram	(W)	+ 59,0	
Kalium	(K)	+ 20,8	
Zinn	(Sn)	+ 3,1	
Sauerstoff, gasf.	(O_2)	+ 3 449	
Sauerstoff, flüssig		+ 7 699	
Eisenchlorid	($FeCl_2$)	+ 14 750	
Nickelchlorid	($NiCl_2$)	+ 6 145	
Mangan	(Mn)	+ 529	
Manganchlorid	($MnCl_2$)	+ 14 350	
Eisen	(Fe)		ferro-
Nickel	(Ni)		magnetisch
Cobalt	(Co)		
Permalloy			
Feroxcube			

pische Objekt „Wasser" ist als eine „Wolke" aus Wassermolekülen aufzufassen, deren Temperatur durch andauernde ungeordnete Bewegung (Brownsche Bewegung) der Moleküle gegeben ist und deren Konsistenz bei einer bestimmten Temperatur durch die Wechselwirkungskräfte zwischen den Molekülen und der Brownschen Bewegung sich ergibt. Vergleichbares gilt für alle anderen Stoffe der Materie.

Bringt man Materie in ein Magnetfeld, so wird sie polarisiert. Diese Polarisation wird durch die Magnetisierung beschrieben. Man unterscheidet verschiedene Arten solcher Polarisation, darunter insbesondere den *Diamagnetismus* und den *Paramagnetismus.* Diamagnetismus ist eine allgemeine Eigenschaft der Materie. Sie drückt sich dadurch aus, daß diamagnetische Stoffe die Feldlinien eines Magnetfeldes auseinanderdrängen und somit selbst aus dem Magnetfeld herausgedrängt werden (Abb. 1). Stärke und Art der magnetischen Polarisation werden in Physik und Technik durch eine Materialkonstante, nämlich die magnetische Suszeptibilität, ausgedrückt. Die Materialeigenschaft „magnetische Suszeptibilität" ist im Falle des Diamagnetismus negativ. Der negative Wert der Suszeptibilität drückt aus, daß im Körper das äußere Magnetfeld geschwächt wird. Atomistische Ursache des Diamagnetismus ist die Bewegung der Elektronen auf ihren Bahnen um den Atomkern.

Zum Diamagnetismus tritt bei vielen Substanzen eine zusätzliche Magnetisierbarkeit der Materie, welche dem Diamagnetismus entgegengesetzt wirkt, diesem überlagert ist, und oft überwiegt: der Paramagnetismus. Paramagnetische Materie zieht die Kraftlinien des Magnetfeldes an und wird selbst in das Feld gezogen. Die magnetische Suszeptibilität paramagnetischer Substanzen ist positiv, eine Verstärkung des Magnetfeldes im Körper anzeigend (Tab. 2). Bei nicht zu tiefen Temperaturen ist die Suszeptibilität der absoluten Temperatur umgekehrt proportional, d. h. bei sinkender Temperatur wächst die magnetische Suszeptibilität paramagnetischer Stoffe. Als Ursache des Paramagnetismus wird die Fähigkeit der Stoffe angesehen, auf der Basis von elektischer Ladung und Eigendrehimpuls von Elementarteilchen ein magnetisches Moment zu besitzen (Abb. 2). Den gequantelten Eigendrehimpuls solcher Teilchen nennt man *Spin.*

Damit ist jener Begriff angesprochen, der grundlegend für die NMR-Technik ist. Bausteine der Materie wie Elektronen, Nukleonen (Bausteine des Atomkerns) und bestimmte aus ihnen zusammengesetzte Atomkerne haben außer den Eigenschaften Masse und elektrische Ladung auch die Eigenschaft Spin. Man versteht darunter einen Eigendrehimpuls, der „gequantelt" ist, d. h., für den es in der Natur jeweils nur eine kleine Anzahl quantitativer Realisationsmöglichkeiten gibt. Diese Möglichkeiten sind für die verschiedenen Partikel der Materie unterschiedlich.

Sie unterscheiden sich für eine bestimmte Teilchenart dadurch, daß zwischen zwei solchen Möglichkeiten, zwei „Zuständen", ein fest angebbarer Energieunterschied besteht. Eine modellhafte Vorstellung von dieser Eigenschaft Spin gewinnt man, indem man sich die Partikel als kleine rotierende Kreisel vorstellt. Da Teilchen wie etwa Elektronen oder Protonen auch eine elektrische Ladung besitzen, ist mit dem Spin gleichzeitig ein magnetisches Moment verbunden. Die modellhafte Vorstellung verschärfend bestehen Elektronen und Protonen aus rotierenden, elektrische Ladung tragenden Massen, deren Rotationsachsen gleichsam die beiden Pole eines Magneten ganz bestimmter Stärke verbinden. Auch Neutronen besitzen einen Spin und sogar ein kleines magnetisches Moment, obwohl sie äußerlich betrachtet keine Ladung aufweisen. Weiter interessant ist der Spin von Atomkernen, welche aus einer ungeraden Anzahl von Nukleonen aufgebaut sind. Bei geradzahligen Kernen hingegen ergibt sich der Gesamtspin Null, da sich die Spins der Nukleonen gegenseitig kompensieren.

Paramagnetismus wird überwiegend durch den Spin der Elektronen bewirkt. Sie vermögen infolge ihres Spins einen so starken magnetischen Einfluß auszuüben, daß der Diamagnetismus überkompensiert wird. Das leichteste Atom, nämlich der Wasserstoff, besitzt als Kern lediglich ein Proton. Das Proton kann wie das Elektron nur zwei Spinzustände annehmen, welche durch „Quantenzahlen" $+\frac{1}{2}$ und $-\frac{1}{2}$ charakterisiert werden. Das Proton ist 1836 mal so schwer wie das Elektron – Entsprechend ist das magnetische Moment des Protons nur 1/1836 dessen des Elektrons. Der Beitrag des Kerns zum Paramagnetismus ist also ganz erheblich kleiner als jener des Elektrons. Daher sind äußerlich paramagnetische Substanzen z. B. unter jenen zu finden, welche eine ungerade Anzahl von Elektronen in ihrer Hülle besitzen.

Diamagnetismus und Paramagnetismus entsprechend der vorstehenden Beschreibung geben Anlaß zu einer neuen detaillierteren Auffassung von der Materie. Ein Tropfen Wasser enthält somit nicht nur die durch die Brownsche Bewegung ihren Ort dauernd verändernden Wassermoleküle, sondern trägt in sich kleine permanente Magnete, nämlich Elektronen und Protonen, welche allerdings ohne äußeren Einfluß sich gegenseitig in ihrer äußeren Wirkung kompensieren. Bringt man

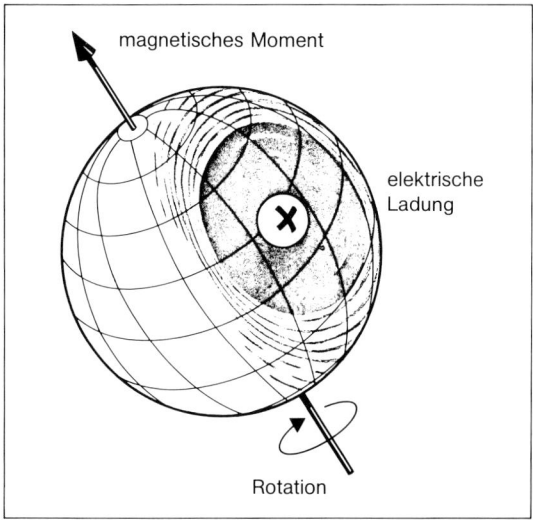

Abb. 2 Das Proton (Wasserstoffkern) als Beispiel eines elektrisch geladenen Nukleons kann als rotierendes Gebilde, bestehend aus einer „Wolke", welche Masse und Ladung besitzt, aufgefaßt werden. Diese Rotation kann nur mit einer einzigen festen Drehzahl und zwei entgegengesetzten Drehrichtungen erfolgen, so daß es genau zwei Spinzustände gibt

einen solchen Wassertropfen in ein äußeres homogenes Magnetfeld, so erfolgt eine Magnetisierung: Die permanenten „Spin-Magnete", nämlich die Elektronen und Protonen, werden vom äußeren Feld ausgerichtet. Sie werden gleichsam an ihren Kreiselachsen erfaßt und so in das Feld gezogen, daß diese Achsen sich zum Feld parallel ausrichten. Infolge des Drehimpulses, des Spin, ergibt sich eine Auslenkung senkrecht zur ausrichtenden Kraftwirkung, welche zu verstehen ist wie im Falle eines mechanischen Kreisels im Schwerefeld der Erde. Folge: Die Achsen erreichen die Parallelstellung zum äußeren Magnetfeld nicht und führen eine Präzessionsbewegung um die Feldrichtung durch. Diese Bewegung bezeichnet man als Larmorpräzession. Die zugehörige Frequenz heißt Larmorfrequenz. Da der Spin, also der Eigendrehimpuls des Kerns, nur einen einzigen Absolutwert und die zugehörigen entgegengesetzten beiden Drehrichtungen entsprechend den Quantenzahlen $+\frac{1}{2}$ und $-\frac{1}{2}$ hat, ist diese Larmorfrequenz bei gegebenem äußeren Magnetfeld sehr genau festgelegt. Für die Larmorfrequenz ω gilt

$$\omega = 2\pi\,\gamma \cdot B_0,$$

wobei B_0 die Flußdichte des äußeren Magnetfeldes ist und γ eine für die Art des Teilchens typische Konstante. Sie heißt „gyromagnetisches Verhältnis". Wird das Magnetfeld in Tesla (T) angegeben, so ist für Protonen $\gamma = 42{,}6$ (MHz $\times$ T^{-1}). Für Elektronen ist dieser Wert um den Faktor

1836mal höher. Für schwerere Kerne als der des Wasserstoffs ist das gyromagnetische Verhältnis, das als Quotient aus Larmorfrequenz und magnetischem Moment des Kerns aufzufassen ist, entsprechend niedriger. Das bedeutet zugleich, daß Elektronen im gleichen Magnetfeld eine wesentlich höhere Larmorfrequenz haben als Protonen. Die Larmorfrequenz schwererer Kerne ist niedriger als die des Protons im gleichen äußeren Magnetfeld.

Die Eigenschaft des Paramagnetismus beruht letztlich auf der Wirksamkeit des Spins von geladenen Elementarteilchen und Atomkernen. Äußerlich wird an der Materie Paramagnetismus beobachtet, wenn diese auf den Spins beruhenden permanenten Dipole den durch die Elektronenströme bedingten Diamagnetismus übertreffen. Dies kann dann der Fall sein, wenn die Elektronenhülle von Atomen, Ionen oder Molekülen eine ungerade Anzahl von Elektronen besitzt. Dann nämlich ist der Gesamtspin verschieden von Null. Paramagnetismus tritt besonders bei den Übergangselementen des Periodensystems auf, deren innere Schalen unvollständig mit Elektronen gefüllt sind. In diese Gruppe gehören

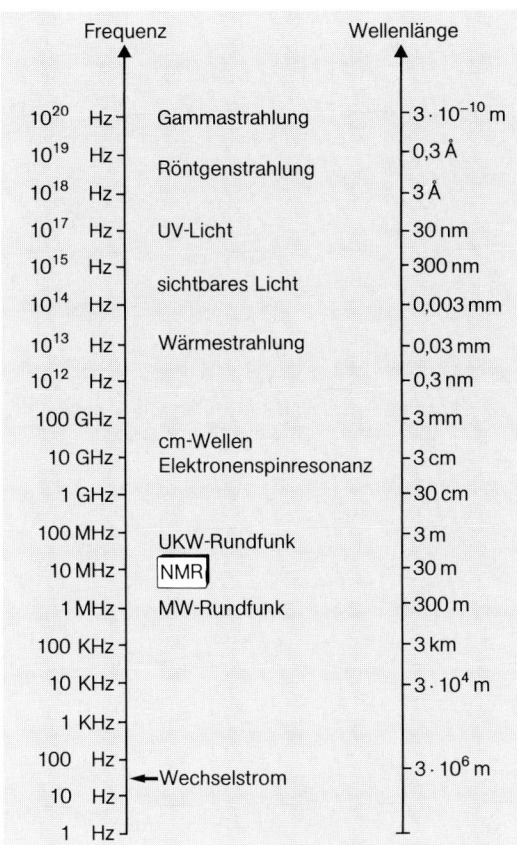

Ionen wie zweiwertiges Mangan und dreiwertiges Eisen, aber auch die seltenen Erden.

Betrachtet man den mit NMR zu untersuchenden Stoff als Ganzes, so ist zu bedenken, daß durch Einbringung von kleinen magnetischen Dipolen von der Dimension der Elementarteilchen eine lokale Veränderung der Stärke des Magnetfeldes entsteht. In diesem Sinne werden gleichsam einzelne Ionen als paramagnetisch bezeichnet. Weiter ist immer im Auge zu behalten, daß durch die Temperatur (Brownsche Bewegung) der lokale Zustand im Untersuchungsobjekt sich fortwährend verändert.

Spinresonanz

Materie, welche aufgrund des Spins permanente magnetische Momente enthält, zeigt mit elektromagnetischen Wellen einen Resonanzeffekt.

Voraussetzung für diesen Resonanzeffekt ist eine Polarisierung, welche man sich so vorstellt, daß die Spins, welche in das äußere Magnetfeld gezogen werden, die Feldrichtung nicht erreichen, sondern eine Präzessionsbewegung um die Feldrichtung ausführen. Es entsteht so ein Anstellwinkel der Spinachsen zum äußeren Feld, der z. B. im Falle des Wasserstoffkerns entsprechend der möglichen Werte für den Spin nur zwei Zustände offen läßt, nämlich einmal mit einer Komponente in Richtung, einmal entgegen der Richtung des äußeren Feldes. Der Resonanzeffekt wird beobachtet, nachdem man die Probe, welche sich in einem Magnetfeld befindet, einer elektromagnetischen Welle, welche mit der Larmorfrequenz schwingt, ausgesetzt hat. Die Polarisierung von wasserstoffhaltiger Materie in einem äußeren Magnetfeld bringt es in jedem Falle mit sich, daß dieser Resonanzeffekt sowohl an Elektronen als auch an den Wasserstoffkernen meßbar ist. Einem Magnetfeld mit 0,1 Tesla (T) magnetischer Flußdichte ist – bezogen auf das Proton – eine Resonanzfrequenz von 4,26 MHz zugeordnet. Dieser Wert läßt sich auch mit Hilfe der Formel $\omega = 2\pi \gamma B_0$ berechnen. Er liegt weit entfernt von dem um den Faktor 1836 höheren Wert für die Elektronenresonanz (7,8 GHz). Die Resonanzfrequenz der Protonenspins liegt in diesem Falle im Bereich der Rundfunkfrequenzen, während die Wellenlänge des Elektronenspins sich im Bereich der Mikrowellen befindet (Abb. 3). Der beobachtbare Resonanzeffekt ist aufzufassen als eine Störung der Magnetisierung in der Substanz infolge des äußeren Magnetfeldes. Auf den individuellen Atomkern bezogen ist dies eine zweite Art der Störung: Als erste Art der Störung ist die Brownsche Bewegung anzusehen.

Eine quantitative Betrachtung ergibt, daß die Temperaturbewegung so stark ist, daß bei Körpertemperatur und 0,1 T äußerem Magnetfeld

Abb. 3 Einordnung der NMR-Wellen in das elektromagnetische Spektrum und Überblick über die elektromagnetischen Strahlungsarten

sich zwar die Kerne mit ihrer Spinachse zum Magnetfeld hin ausrichten, daß aber von 10^6 Kernen nur einer zusätzlich in die Vorzugsrichtung des Feldes zeigt, während ansonsten die beiden ausschließlich vorkommenden Richtungen (Abb. **4b**) gleich häufig sind. Diese Tatsache drückt man auch so aus, daß infolge der Temperaturbewegung unter diesen Bedingungen einer der beiden Zustände des Spinsystems einmal auf 10^6 Kerne bevorzugt besetzt ist. Das thermische Gleichgewicht wird durch die eingestrahlte Resonanzwelle maximal so gestört, daß sich dieses Besetzungsverhältnis umkehrt.

Bei der Magnetisierung des zu untersuchenden Stoffes in einem äußeren Magnetfeld beobachtet man meßtechnisch zwei Komponenten, welche für die MR-Tomographie wesentlich sind: die Magnetisierung in Richtung des äußeren Feldes und eine Magnetisierung quer dazu, welche mit der Larmorfrequenz umläuft. Eine auf das Untersuchungsobjekt eingestrahlte elektromagnetische Welle der Larmorfrequenz ω besitzt genau wie die präzedierenden Kerne ein mit der Frequenz ω umlaufendes Magnetfeld, welches also „im Takt" mit den präzedierenden Spins ist. Diese können so der Welle Energie entziehen und „umklappen", d.h. durch Aufnahme eines Energiequants $\hbar\omega$ in den zweiten der möglichen Zustände übergehen. Ist durch eine bestimmte Einwirkung der Welle das thermische Gleichgewicht so weit gestört, daß die Hälfte der Spins umgeklappt ist, so ist kein Beitrag zur Magnetisierung in Feldrichtung mehr vorhanden; es bleibt nur die mit ω umlaufende Quermagnetisierung. Man nennt einen Impuls der eingestrahlten Welle, der nach Dauer und Intensität genau dies bewirkt, einen 90-Grad-Impuls. Der 90-Grad-Impuls wird aus Gründen der praktischen Anwendung der MR-Tomographie zweckmäßig als „Ausleseimpuls" bezeichnet, da er die im jeweiligen Augenblick maximale Quermagnetisierung herstellt, und nur diese führt zu einem in der Messung verwertbaren Resonanzsignal. Weitere Einstrahlung der Anregungswelle führt zu einem weiteren Drehen der Magnetisierung und schließlich zur maximal möglichen Umorientierung der Spins durch Energieaufnahme aus der Welle mit der Folge, daß eine Magnetisierung entgegen der Richtung des äußeren Feldes entsteht. Dieser Zustand heißt Inversion. Der zugehörige eingestrahlte Wellenimpuls heißt 180-Grad-Impuls oder Inversionsimpuls.

Nach Abschalten der eingestrahlten elektromagnetischen Welle können die Spins sich wieder so verteilen, daß schließlich der Zustand des thermischen Gleichgewichts wieder hergestellt wird. Obwohl die eigentliche Ursache der NMR atomi-

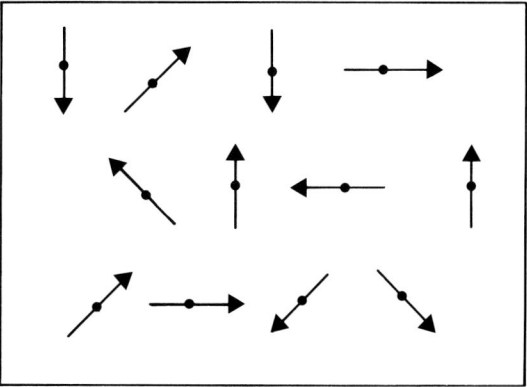

a

äußeres Magnetfeld

b

Abb. 4

a Ohne äußeres Magnetfeld sind die Spins zufällig verteilt. Ihre äußere Wirkung mittelt sich aus, so daß kein meßbarer äußerer Effekt entsteht
b Durch ein nach außen auf den Körper wirkendes Magnetfeld werden die Spins in die Feldrichtung gezogen. Für eine bestimmte Feldstärke und eine bestimmte Atomart gibt es bestimmte mögliche Anstellwinkel der Spins zum äußeren Feld. Im Falle des Protons mit Spin $\pm 1/2$ sind dies genau zwei Möglichkeiten

stisch ist, so ist doch äußerlich immer nur ein statistischer Mittelwert über die mikroskopischen Gegebenheiten makroskopisch beobachtbar.

Um die Meßmöglichkeiten der Kernspinresonanz erkennen und verstehen zu können, ist die Einführung eines geeigneten Koordinatensystems für die Magnetisierung hilfreich. Die Richtung des äußeren Magnetfeldes sei als Z-Richtung bezeichnet. Larmorpräzession bedeutet, daß die Spins mit ihren Achsen die Z-Richtung nicht erreichen, sondern um diese mit der Kreisfrequenz ω rotieren. Da jedoch für die momentane Richtung jedes der zur Magnetisierung beitragenden Spins kein Zwang herrscht, werden diese in einem gegebenen Augenblick in beliebige Richtung weisen, so daß sich die Magnetisierung quer zur Z-Richtung

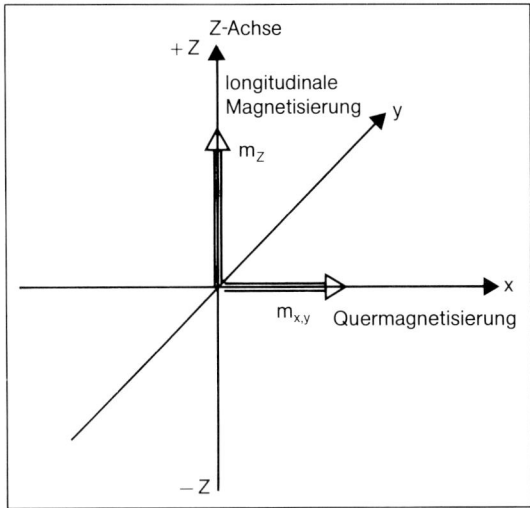

Abb. 5 In einem um die Z-Achse mit der Larmorfrequenz ω rotierenden Koordinatensystem beobachtet man nach Einstrahlung der Anregungswelle mit ebenfalls der Frequenz ω neben der Längsmagnetisierung m_z eine Quermagnetisierung $m_{x,y}$ in der dazu orthogonalen X-Y-Ebene. Diese Quermagnetisierung ist meßbar, indem sie in einer den Körper umgebenden Antenne einen Wechselstrom der Frequenz ω induziert

ausmittelt. Erst durch die Einstrahlung der Anregungswelle mit Frequenz ω werden die Spins synchronisiert, und es entsteht eine meßbare Quermagnetisierung. Die meßbare Quermagnetisierung ist also Folge davon, daß die Spins in gleicher Phase ihre Larmorpräzession ausführen (Abb. 6).

Diese mit der Frequenz ω rotierende Quermagnetisierung des Objektes wird aus diesem Grunde am besten mit Koordinaten beschrieben, welche ebenfalls mit der Frequenz ω um die Z-Achse rotieren. In diesem Koordinatensystem ist dann die Quermagnetisierung ruhend und kann als Pfeil eingezeichnet werden. Abb. 5 zeigt die Quermagnetisierung infolge der Spins. Ein einzelner Spin liefert aber bei weitem noch kein meßbares Signal, da seine Energieabgabe viel zu klein ist. Erst ein Mittelwert über viele Spins ist meßbar. Die als Mittelwert aus den Spins entstehende Quermagnetisierung kann in einer geeignet aufgestellten Antenne einen Strom erzeugen und so als Signal gemessen werden. Als Meßergebnis erhält man dabei einen Wechselstrom der Frequenz ω. Die Quermagnetisierung ist als Wechselstrom mit der Frequenz ω meßbar. Demgegenüber ist die Z-Magnetisierung als statischer Beitrag nicht unmittelbar der Messung zugänglich. Im anfangs geschilderten Analogon stellt sich der Resonanzeffekt so dar: Die Resonanzfrequenz ω entspricht dem Resonanzton. Die Stimmung des Meßobjektes auf diesen Ton erfolgt durch Einbringen des Objektes in ein äußeres Magnetfeld. Zusammen mit dem Vorhandensein der Spins mit ihren magnetischen Momenten und dem thermischen Gleichgewicht ist so das „Musikinstrument" definiert. Stellt man sich vor, daß dieses „Resonanzinstrument" verschiedene spinresonanzfähige Partikel wie unterschiedliche Atomkerne und Elektronen besitzt, so entspräche dies bei einem Saiteninstrument unterschiedlich gestimmten Saiten. Das „Ansingen" des Anregungstones und das „Abhören" der Resonanz kann nun durch eine geeignete Sende- und Empfangsapparatur erzielt werden. Diese Apparatur gehört zur Hochfrequenzsendetechnik und Hochfrequenzspektroskopie.

Bei dem akustischen Analogon wurde schließlich noch der Fall der Relaxation beschrieben. Darunter versteht man bei einem Spinsystem die Rückkehr in den Zustand des thermischen Gleichgewichts nach Anregung. Im Falle der Spinresonanz werden hauptsächlich zwei Relaxationsprozesse beobachtet. Diese betreffen den Abfall des angeregten Systems in den Zustand des thermischen Gleichgewichtes und den Zerfall der Spinsynchronisation, d.h. das Verschwinden der Quermagnetisierung. Der erstgenannte Relaxationsprozeß wird durch die Relaxationszeit T_1 beschrieben. Da T_1 hauptsächlich von den Ordnungsbeziehungen der Atome im Untersuchungsobjekt und vom Aggregatzustand abhängt, wird T_1 als Spin-Gitter-Relaxationszeit bezeichnet. T_1 gibt an, nach welcher Zeit die Z-Magnetisierung auf $1/e$ abfällt. Die Meßbarkeit eines Signals auf der Basis der Quermagnetisierung verschwindet jedoch viel rascher als nach T_1 zu erwarten. Durch Umordnung unter den Spins entsteht relativ rasch aus der Situation von Abb. 6 wieder eine

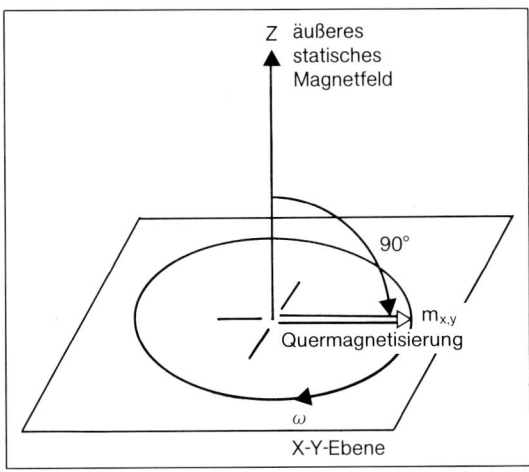

Abb. 6 Infolge eines 90-Grad-Impulses wird die Magnetisierung, im rotierenden Koordinatensystem betrachtet, in die X-Y-Ebene geklappt und ermöglicht so eine Signalmessung. Die X-Y-Ebene muß man sich dabei mit Frequenz ω rotierend vorstellen

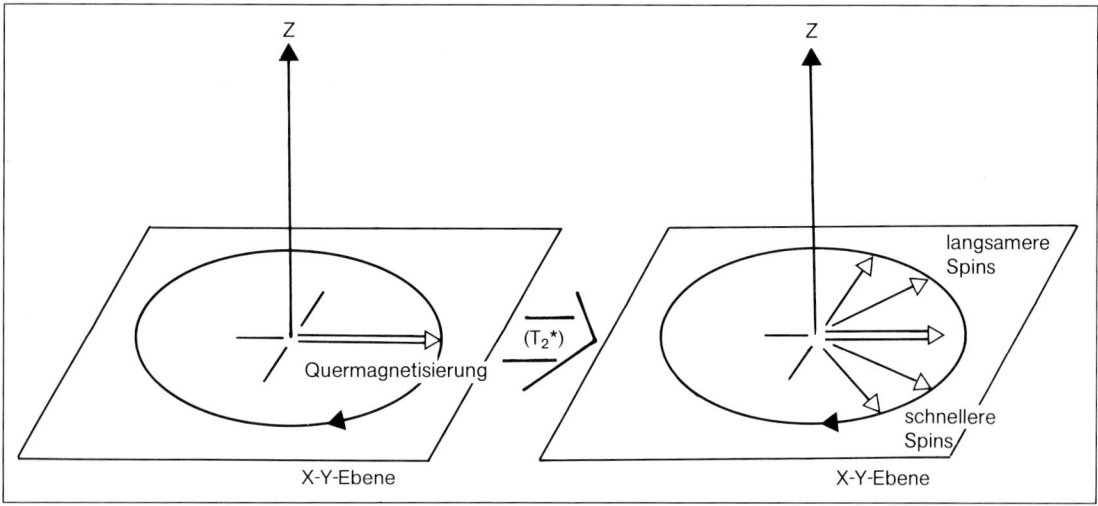

Abb. 7 Durch Auseinanderlaufen der Spins infolge gegenseitiger Störung und infolge von Feldungleich-mäßigkeiten zerfällt die Quermagnetisierung mit einer Relaxationszeit $T_2{}^*$

solche, bei der die Quermagnetisierung verschwindet und schließlich nur die Magnetisierung in Z-Richtung durch das äußere Feld bleibt. Das Abklingen der Quermagnetisierung beschreibt man mit einer Relaxationszeit T_2^* (Abb. 7). T_2^* gibt an, nach welcher Zeit die Quermagnetisierung auf $1/e$ abgefallen ist. T_2^* enthält neben dem natürlichen Verfall der Quermagnetisierung, welcher durch die Relaxationszeit T_2 charakterisiert wird, noch Anteile, welche aus lokalen Feldungleichmäßigkeiten und Eigenschaften des technischen Verfahrens stammen. Wenn man T_2 sagt, so bleibt der Anteil des Abklingens der Quermagnetisierung aus Feldungleichmäßigkeiten meist außer Betracht, weil hinreichend klein. Folgend wird aus diesem Grunde T_2 als Relaxationszeit für die Quermagnetisierung genannt. T_2^* ist kleiner oder gleich T_2. T_2 ist in Gewebe meistens viel kleiner als T_1. Man beachte, daß T_1 und T_2 den zu untersuchenden Stoff charakterisieren, während T_2^*, die reale Querrelaxationszeit, Verfahrensanteile enthält.

Das Abklingen der Quermagnetisierung wird daraus erklärt, daß die zum Signal beitragenden Spins ihrem Mittelwert ein wenig voreilen oder nachlaufen. Diese Aussage ist äquivalent der Aussage, daß für die einzelnen Spins geringfügig unterschiedliche Larmorfrequenzen gelten. Man drückt dies auch so aus: T_2 beschreibt die Verbreiterung der „Resonanzlinie". Da sich T_2 auf Unterschiede von ω für die einzelnen Spins bezieht, bezeichnet man T_2 als Spin-Spin-Relaxationszeit. Die hier gegebene etwas ausführlichere Darstellung macht jedoch verständlich, warum durch Einbringen weiterer auch anderer „atomarer Spinmagnete" in Form paramagnetischer Substanzen in das Untersuchungsobjekt T_2 sich

ändert. Diese Substanzen bewirken nämlich letztlich lokale Feldungleichmäßigkeiten mit der Folge stärker dem Mittelwert voreilender oder nachlaufender Präzessionsbewegungen der Spins.

Die beiden Relaxationszeiten T_1 und T_2 hängen stark vom physikalischen und chemischen Zustand des angesprochenen Kerns ab. So spielen die chemische Bindung, die Anwesenheit von anderen Atomarten und Molekülen in der nächsten Umgebung sowie der Aggregatzustand und die Temperatur für die Relaxationszeiten eine wichtige Rolle.

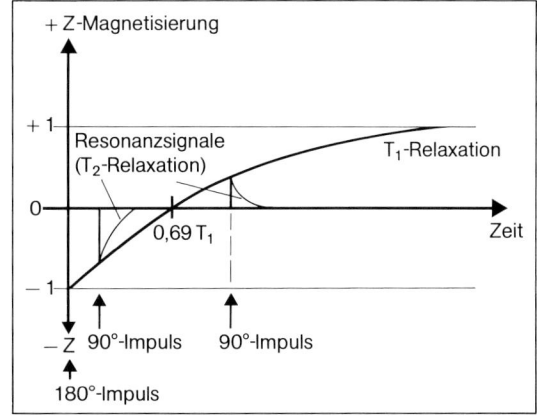

Abb. 8 Nach einem 180-Grad-Impuls auf das im äußeren Magnetfeld befindliche Spinsystem fällt die Z-Magnetisierung nach einer Expotentialfunktion, welche durch die Relaxationszeit T_1 beschrieben wird, auf den thermischen Gleichgewichtszustand ab. Während dieses Abfalls kann durch „90-Grad-Impulse" die Z-Komponente in die X-Y-Ebene des rotierenden Koordinatensystems geklappt und so gemessen werden. Die entstehenden Signale relaxieren mit T_2

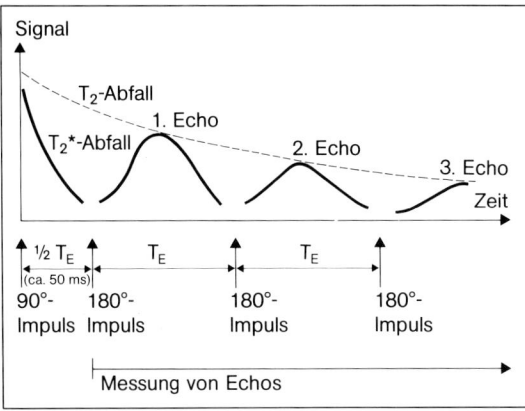

Abb. 9 Spin-Echo-Methode. Nach Auseinanderlaufen der Quermagnetisierung kann diese durch einen Inversionsimpuls wiederhergestellt werden. Nach der Zeit T_E = Echozeit entsteht ein neues Maximum der Quermagnetisierung und somit des Resonanzsignals, wenn $1/2\, T_E$ nach der primären Resonanzanregung durch den 90-Grad-Impuls ein Inversionsimpuls folgt. Durch weitere Inversionsimpulse können weitere Echos ausgelesen werden

Für die meßtechnische Erfassung der Spin-Resonanz gibt es verschiedene Möglichkeiten. Angenommen, durch einen Inversionsimpuls (180-Grad-Impuls) wurde eine maximale Umorientierung der Spins erreicht. Die Rückkehr des Spin-Systems zum thermischen Gleichgewicht erfolgt mit der Relaxationszeit T_1 (Abb. **8**). In der Abb. **8** sind die Relaxationszeit und der Abfall der Z-Komponente der Magnetisierung des Objektes eingetragen. Die Z-Komponente der Magnetisierung heißt auch longitudinale Magnetisierung. Nach der Zeit $0{,}69\, T_1$ ist die Hälfte der Spins einer Substanz zum thermischen Gleichgewicht zurückgekehrt. Mit Hilfe von 90-Grad-Impulsen kann diese Z-Komponente, die von einem maximalen Negativwert zurückkehrt, in die X-Y-Ebene geklappt und als induzierter Strom in einer Antenne gemessen werden. Die gemessene Magnetisierung hängt stark von der Relaxationszeit T_1 und dem Augenblick des Ausleseimpulses ab und ermöglicht unter anderem die Bestimmung von T_1. Diese Methode der Anregung und Messung eines Resonanzsignals heißt Inversionsrelaxation (Inversion-Recovery) oder kurz IR-Methode.

Eine weitere Möglichkeit zur Unterscheidung des Signals nach Relaxationszeiten bieten sogenannte Spin-Echo-Methoden (Abb. **9**). Das Meßobjekt wird mit einem 90-Grad-Impuls angeregt, der eine maximale Quermagnetisierung und ein Verschwinden der Z-Magnetisierung bewirkt. Ein 90-Grad-Impuls ist ein solcher Anregungsimpuls mit einer elektromagnetischen Welle der Larmorfrequenz und einer solchen Dauer und Intensität, daß gerade so viele Spins ihren Zustand ändern, daß eine maximale Quermagnetisierung entsteht. Diese Quermagnetisierung zerfällt zunächst mit der Relaxationszeit T_2^* infolge des Auseinanderlaufens der Spinvektoren. Durch folgende 180-Grad-Impulse, also durch folgende Inversionsimpulse, kann der Effekt des Auseinanderlaufens umgekehrt werden, so daß wieder ein anwachsendes Signal, ein Echo, entsteht. Solche Echos können auch in einer Folge abgerufen werden, solange die Z-Magnetisierung noch nicht zu stark abgeklungen ist. Das ist dann der Fall, wenn T_1 hinreichend groß ist. Die Spin-Echo-Methoden ermöglichen eine Messung von T_2. Das meßbare Signal entspricht in diesem Falle der Zahl der im Meßvolumen meßbaren Kerne gewichtet mit T_2. Man spricht auch von einer Dichte-T_2-Messung.

Hochauflösende NMR-Spektroskopie

Weniger für die Bildgebung, jedoch besonders wichtig für analytische Zwecke ist die genaue Untersuchung von geringfügigen Änderungen der Larmorfrequenz in Proben infolge lokaler Änderungen des magnetischen Feldes durch die Art der chemischen Bindung. Dies geschieht mit Hilfe der Hochfrequenzspektroskopie. Ähnlich wie bei einem Tonanalysator kann man durch Filter nach und nach nur ganz bestimmte eng eingegrenzte Frequenzbereiche in ihrer Signalintensität messen und die Signalstärke in Abhängigkeit von der Frequenz untersuchen und aufzeichnen. Die Abhängigkeit der Larmorfrequenz von der Art der chemischen Bindung wird als chemische Frequenzverschiebung (chemical shift), kurz chemische Verschiebung, bezeichnet und erlaubt z. B.

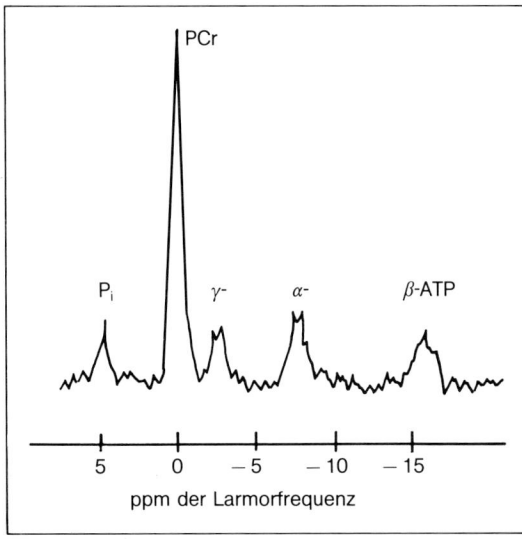

Abb. 10 Beispiel einer hochauflösenden NMR-Spektroskopie, wobei Phosphor als angeregtes Element analysiert wurde

die Untersuchung der Bindungsart des Phosphors unter physiologischen Bedingungen. Dazu ist allerdings eine hochauflösende Spektroskopie nötig mit einer Frequenzauflösung, welche die Messung von Unterschieden von weniger als 10^{-6} Teilen der Larmorfrequenz erfordert (Abb. **10**). Entsprechend sind die Darstellungen der hochauflösenden Kernresonanz meistens in ppm (parts per million = Teile von einer Million) angegeben. Das heißt, die Analyse des chemischen Bindungszustandes erfordert die meßtechnische Erfassung von Frequenzunterschieden im Bereich von 1 Hz, wenn im Bereich von einigen MHz Spinresonanz gemessen wird. Die Meßgenauigkeit für solche Untersuchungen steigt mit der verwendeten Larmorfrequenz, also mit der Stärke des äußeren Magnetfeldes an.

Für die Messung insgesamt sind einige weitere Einzelheiten von Wichtigkeit, die hier ohne Begründung angeführt werden sollen. Der geringe Besetzungsgrad für den bevorzugten Zustand der Spins bei Körpertemperatur und einem äußeren Feld von 0,1 T kann gesteigert werden durch Erhöhung des äußeren Magnetfeldes. Damit ist dann sowohl eine Erhöhung der Resonanzfähigkeit des Objektes als auch eine Erhöhung der Larmorfrequenz verbunden. Da wegen der Brownschen Bewegung thermisch bedingte Störungen in Form des Rauschens die Meßbarkeit des Resonanzsignals stark stören, ist eine Verbesserung des Resonanzsignals von erheblichem Vorteil. Allerdings muß man zugleich bedenken, daß der menschliche Körper als Untersuchungsobjekt die elektromagnetischen Wellen um so stärker schwächt, je höher die Frequenz in dem für die NMR interessierenden Bereich ist.

Praktische Erfahrungen haben gezeigt, daß Felder im Bereich von 0,1–3 T entsprechend 4–120 MHz für die Protonen-MR-Tomographie hauptsächlich in Frage kommen.

Unterscheidung von Substanzen nach T_1 und T_2

Bei der Anwendung der Spinresonanz erzeugt die Quermagnetisierung in einer die Probe umgebenden Antenne einen Wechselstrom mit der Frequenz ω. Die Quermagnetisierung ist in dem um die Richtung Z des Hauptfeldes rotierenden Koordinantensystem ruhend; im ortsfesten Koordinatensystem ist somit die Quermagnetisierung als ein mit ω rotierender magnetischer Strom um die Z-Achse zu verstehen. Im rotierenden Koordinatensystem bewirkt ein Anregungsimpuls mit einer elektromagnetischen Welle der Larmorfrequenz eine Drehung der Magnetisierung von der Z-Richtung über die X-Y-Richtung (orthogonal zur Z-Richtung) bis zur –Z-Richtung. Der 90-

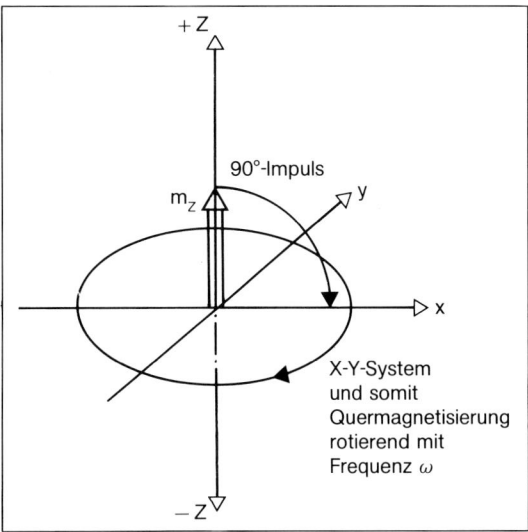

Abb. **11** Ein 90-Grad-Impuls dreht die longitudinale Magnetisierung in die mit der Larmorfrequenz rotierende X-Y-Ebene und erzeugt so die Quermagnetisierung des im Magnetfeld befindlichen Untersuchungsobjektes

Grad-Impuls dreht die Magnetisierung genau bis zur X-Y-Ebene und klappt in diesem Sinne die Längsmagnetisierung in diese. Dieser Gedanke des „Umklappens" der Magnetisierung in die Meßebene, nämlich in die X-Y-Ebene, ist jedoch in jedem Moment anwendbar, in dem das Spinsystem beobachtet bzw. meßtechnisch erfaßt werden kann (Abb. **11**).

Der einfachste Fall, nämlich die FID-Messung (Free Induction Decay), entspricht der Messung eines Resonanzsignals unmittelbar nach der Anregung. Es sei angenommen, daß das System zwei Substanzen A und B enthalte und daß beide eine bestimmte Protonenkonzentration im Meßvolumen aufweisen. Diese Konzentrationen sollen D (A) und D (B) sein. Außerdem unterscheiden sich die beiden Substanzen durch ihre Relaxationszeiten T_1 (A), T_2 (A) und T_1 (B), T_2 (B). Das entstehende Resonanzsignal wird für beide Sub-

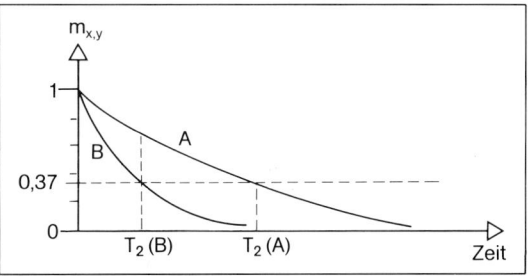

Abb. **12** Beispiel der Relaxation der Quermagnetisierung zweier Substanzen A und B im Meßvolumen, welche unterschiedliche Relaxationszeiten T_2 (A) und T_2 (B) besitzen

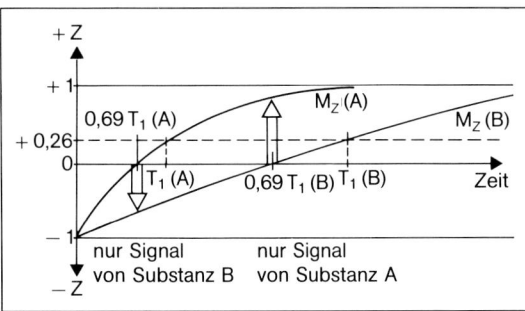

Abb. **13** Zur Gewichtung der lokalen Spindichte D zweier unterschiedlicher Substanzen mit Spin-Gitter-Relaxationszeiten T_1 (A) und T_1 (B). Nach der Zeit 0,69 T_1 liefert eine Substanz bei der IR-Methode kein Signal

stanzkomponenten maximal sein, wenn über eine ausreichend lange Gesamtzeitspanne gemessen wird. Wird die Messung früher abgebrochen, z. B. nach T_2 (B) s, wie in Abb. **12** zu sehen ist, so wird das Signal aus der Substanz B zugunsten jenes von A bevorzugt empfangen werden; die Aussendung des ganzen Resonanzsignals von A wird nämlich nicht abgewartet. Das Meßergebnis führt also bei der verkürzten Meßzeit zu einer unterschiedlichen Bewertung der anteiligen Protonenmenge in der Probe. Bevor nun die Messung in gleicher Weise wiederholt werden kann, muß noch die Relaxation der Z-Magnetisierung aus beiden Substanzen abgewartet werden. Diese Magnetisierung erreicht den Zustand des thermischen Gleichgewichtes erst, nachdem einige Male die größere der beiden Relaxationszeiten T_1 (A) oder T_1 (B) verstrichen ist. Würde früher eine neuerliche Anwendung eines 90-Grad-Impulses und der Versuch der Messung des Resonanzsignals erfolgen, so ergäbe sich eine geänderte Abhängigkeit des Signals von den Relaxationszeiten. Das FID- Signal wäre um so kleiner, je größer T_1 ist, da durch den 90-Grad-Impuls jeweils die vorhandene Z-Magnetisierung in die X-Y-Ebene geklappt wird. Die verfügbare Z-Magnetisierung ist aber noch nicht wieder zu ihrem maximalen Wert zurückgekehrt, um so weniger, je größer die Relaxationszeit T_1 ist. Will man daher den Unterschied im Signalbeitrag zwischen zwei Substanzen mit unterschiedlichen T_1 maximieren, so muß man einen Zeitpunkt für die Wiederholung wählen, zu dem die beiden T_1-Kurven sich maximal unterscheiden.

Bei der *IR-Methode* (Inversion Recovery) wird zuerst durch einen 180-Grad-Impuls das Spinsystem invertiert, d.h., die global auftretende Magnetisierung infolge der Spins wird von +Z nach –Z gedreht. Durch folgende 90-Grad-Impulse kann die nun vorhandene Magnetisierung in die X-Y-Ebene des rotierenden Koordinatensystems

gedreht und ein mit T_2 abfallendes Resonanzsignal in der Antenne empfangen werden. Wieder seien zwei unterschiedliche Substanzen im Untersuchungsgebiet angenommen, welche Protonen, also Wasserstoffkerne, in unterschiedlichem physikalisch-chemischem Zustand besitzen. Wartet man mit dem Umklappen des Spinvektors so lange, bis die T_1-Relaxation gerade auf die Hälfte ihres Wertes erfolgt ist, so kann die Substanz A keinen Beitrag zum Resonanzsignal liefern, da für diese Substanz die Magnetisierung M_Z (A) aus dem Spinsystem genau Null ist. Hat die Substanz B jedoch ein von T_1 (A) hinreichend verschiedenes T_1 (B), so liefert nur B einen Signalanteil. Dies gilt in beiden Fällen, nämlich ob T_1 (A) < T_1 (B) oder T_1 (A) > (B) ist, wie auf Abb. **13** erkennbar. Wählt man als Vergleichssubstanz eine solche mit kurzem T_1, so wird das Signal davon abweichender Substanzen um so mehr von Null verschieden sein, je größer deren T_1 ist. Die IR-Methode ermöglicht also nahezu unmittelbar eine Unterscheidung der Substanzen nach T_1.

Die dritte besonders wichtige Methode zur Unterscheidung von Substanzen nach physikalisch-chemischem Zustand ist die Spin-Echo-Methode, kurz SE-Methode. Wie im Falle der FID-Methode wird zunächst ein 90-Grad-Anregungsimpuls gesetzt. Nun wartet man, bis das FID-Signal der Anregung aller im Untersuchungsvolumen befindlichen Substanzen abgeklungen ist. Diese Relaxation erfolgt bekanntlich mit der Relaxationszeit T_2^* und führt zur Aufhebung der Synchronisation. Setzt man nun einen 180-Grad-Impuls, so wird die Z-Magnetisierung umgekehrt und der zeitliche Ablauf im Spinsystem kehrt sich ebenfalls um. Auf diese Weise kommt ein Echo als Meßsignal zustande, welches mit T_2^* ansteigt und dann nach Erreichen eines Maximums wieder mit T_2^* abfällt. Dieses Echo kann als Signal wie das FID-Signal gemessen werden. Die maximale Echoamplitude ist durch T_2 gegeben. T_2 ist nämlich genau der nichtreversible Anteil der effektiven Querrelaxationszeit T_2^*. Unterschiedliche Substanzen verhalten sich nun bezüglich dieses Signals je nach Relaxationszeit T_2 verschieden. Als Besonderheit in diesem Falle ist zu sehen, daß die maximale Echoamplitude durch T_2 bestimmt ist und sich so eine Möglichkeit zur Messung von T_2 ergibt.

Wieder sei von zwei Substanzen A und B ausgegangen, auf welche die SE-Methode angewendet werden soll. Sind T_2 (A) und T_2 (B) die Spin-Spin-Relaxationszeiten, so ist das Echosignal aus A um so größer als jenes aus B, je größer T_2 (A) im Vergleich zu T_2 (B) ist. Abb. **14** zeigt den Vergleich der Signalamplituden für mehrere Echos.

Die Spin-Echo-Methode ist somit geeignet, Substanzen nach T_2 zu unterscheiden. Der „Kontrast" zwischen zwei solchen Materialien mit unterschiedlichem T_2 kann durch Wahl der Echozeit T_E optimiert werden. Ein Einfluß von T_1 auf das Signal bei der Spin-Echo-Methode ergibt sich, wenn man bis zu einem folgenden 90-Grad-Impuls eine „Repetitionszeit" T_R wählt, welche kürzer oder von der Größenordnung T_1 ist, so daß für die erneute Auslesung nicht alle Spins des Systems in Frage kommen.

Durch Anwendung längerer Impulsfolgen für die Anregung der Resonanz und durch die Art der Auslesung des Signals können weiter unterschiedliche Bewertungen der im Meßvolumen verfügbaren Protonen erfolgen. Insbesondere können Kontraste zwischen Substanzen mit unterschiedlichen Relaxationszeiten verstärkt und abgeschwächt werden je nach Wahl der Zeitpunkte für die Anregungsimpulse und der Zeitbereiche für die Signalauslesung. Der verfahrensbedingte Bewertungsfaktor für die Menge D der im Volumen verfügbaren Protonen ist dabei immer kleiner als 1. Um ein möglichst wenig durch Rauschen beeinträchtigtes Bild im MR-Tomogramm zu erhalten, wird man daher solche Zeitparameter für die Anregung bevorzugen, so daß zumindest für eine der interessierenden Substanzen ein möglichst großes Signal zustande kommt. Um dies anhand von realistischen praktischen Beispielen erklären zu können, muß jedoch zunächst die Frage der Lokalisation von Meßpunkten, d.h. die Frage nach der Abbildung von Volumenelementen (VOXEL) des Untersuchungsobjektes erörtert werden.

Abbildungsmethodik

Tomographie mit nuklearmagnetischer Resonanz

Unter Tomographie versteht man die bevorzugte Abbildung einer gewünschten Schicht des Objektes. Im Falle der MR-Tomographie muß dieser Begriff weiter präzisiert werden: Unter MR-Tomographie ist die Zuordnung der Meßergebnisse der nuklearmagnetischen Resonanz zu kleinen Volumenelementen (VOXEL) des Untersuchungsobjektes in der Weise zu verstehen, daß eine anatomisch interpretierbare Abgrenzung von Objektbereichen erfolgt. Dabei wird vorzugsweise die bildliche Darstellung planarer Schichten angestrebt. Unter planaren Schichten sind wiederum solche zu verstehen, welche sich entlang einer Ebene erstrecken, nämlich der Schichtebene, und welche einen Bereich endlicher und kleiner Ausdehnung um diese erfassen, nämlich die Schicht. Der Bereich endlicher Dicke um die Schichtebene wird als Schichtdicke bezeichnet.

Für die Bestimmung der NMR in kleinen Volu-

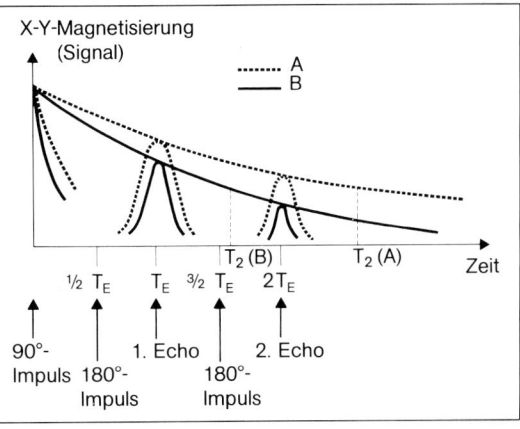

Abb. 14 Bei der SE-Methode werden unterschiedliche Substanzen unterschiedlich nach T_1 und T_2 gewichtet dargestellt

menelementen stehen verschiedene Möglichkeiten zur Verfügung. Alle bekannten Verfahren zur Lokalisation bei der NMR machen jedoch von der Tatsache Gebrauch, daß die Resonanz sehr „scharf" ist und daß somit die Kenntnis des Magnetfeldes an einer bestimmten Stelle des Untersuchungsobjektes durch Messung der Larmorfrequenz auch wiederum die Lokalisation des VOXEL ermöglicht.

Die Methode, ein auf das VOXEL selbst konzentriertes Magnetfeld mit dort definierter Larmorfrequenz anzuwenden, wurde realisiert. Man verwendet dazu ein inhomogenes Magnetfeld, das genau am gewünschten Ort einen bekannten und gewünschten Wert annimmt. Die Abbildung kann dann so erfolgen, daß die zu untersuchende Schicht in Mäanderbahnen durch Bewegung des Objektes abgetastet wird. Wegen des notwendigerweise sehr hohen Gewichtes eines dafür geeigneten Magneten ist nämlich der umgekehrte Weg, die Bewegung des Magnetfeldes im Patienten also, nicht möglich. Die für eine solche Methode erforderliche Abtastzeit und die notwendige Bewegung des Patienten legen jedoch die Suche nach anderen Verfahren nahe. Trotzdem ist die Methode vor allem dann erfolgversprechend, wenn man nur wenige Volumenelemente und dort lokal das NMR-Signal sehr genau untersuchen möchte.

Anwendung von Gradientenfeldern

Eine relativ einfache Methode zur MR-Tomographie geht von der Anwendung von Gradientenfeldern und von Rekonstruktionsverfahren aus, wie sie aus der Computertomographie bekannt sind. Unter Gradientenfeldern versteht man linear mit dem Ort sich ändernde dem Hauptfeld überlagerte Zusatzfelder. Zur Beschreibung der Gradienten dieser Felder bedient man sich eines ortsfesten Koordinatensystems. Damit die Bedeu-

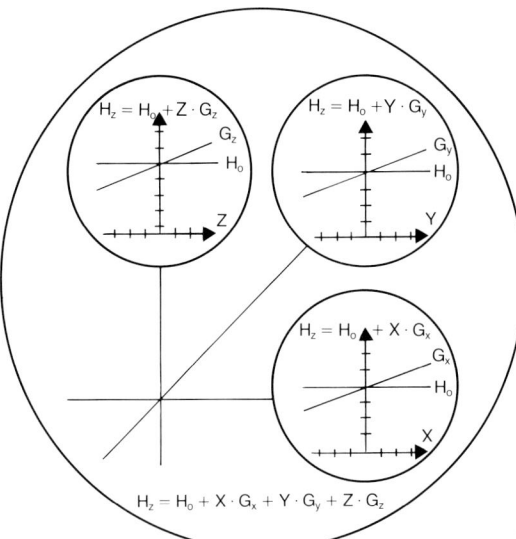

Abb. **15** Das in Z-Richtung verlaufende Magnetfeld H_Z besitzt neben dem ortsunabhängigen Anteil H_0 des Magneten ortsabhängige Anteile aus den zuschaltbaren Gradientenfeldern G_Z, G_X und G_Y. Das Gradientenfeld ist dem Hauptfeld H_0 überlagert und ermöglicht so eine Abhängigkeit von H_Z von der Ortskoordinate im Objekt

tung der Koordinaten ähnlich wie bei der Magnetisierung der Substanz ist, soll die Bezeichnung der Koordinaten wiederum mit X, Y, Z erfolgen, wobei, um Verwechslungen auszuschalten, für das ortsfeste Koordinatensystem Großbuchstaben, für das rotierende Kleinbuchstaben verwendet werden sollen.

Die Richtung des äußeren Hauptfeldes H_0 fällt mit der Z-Richtung zusammen. Die zur Z-Richtung senkrechte X-Y-Ebene wird mit Hilfe der X-Y- Koordinaten beschrieben. Die Z-Richtung fällt auch gewöhnlich mit der Körperachse eines zu untersuchenden Patienten zusammen. Es sind allerdings auch Untersuchungen bekannt, in de-

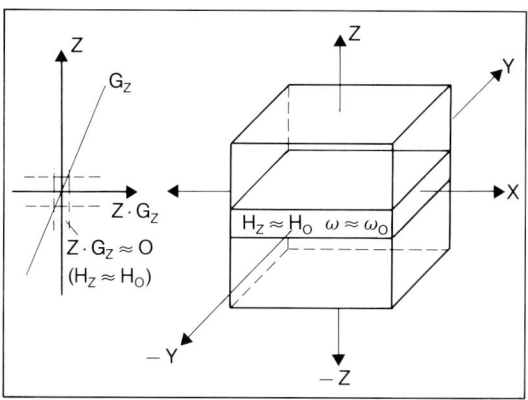

Abb. **16**   Selektive Anregung einer Schicht durch Einschalten des Z-Gradienten während der Einschaltung des Anregungsimpulses

nen die Hauptrichtung des Feldes H_0 und die Patientenachse aufeinander senkrecht stehen. Auch dann soll jedoch die Richtung des Hauptmagnetfeldes als Z-Richtung bezeichnet werden.

Unter einem Z-Gradienten des Magnetfeldes soll eine Ortsabhängigkeit der Feldstärke H (Z) so verstanden werden, daß H in Abhängigkeit von Z linear zunimmt oder, im Falle eines negativen Gradienten, abnimmt. Entsprechend ist ein X-Gradient oder ein Y-Gradient definierbar. Von einem X-Y-Gradienten spricht man, wenn die Richtung eines zu Z orthogonalen Gradienten, der ja in der X-Y-Ebene liegt, nicht weiter festgelegt oder bekannt ist. Das Hauptmagnetfeld H, das in Z-Richtung weist, hat dann neben dem unveränderten Teil H_0 noch ortsabhängige Zusätze, welche durch Zuschaltung von Gradientenfeldern entstehen. Auf diese Weise wird das Hauptmagnetfeld H abhängig von den drei räumlichen Koordinaten (Abb. **15**).

Die Larmorfrequenz ω ist sowohl die Frequenz, welche die Anregung der Resonanz erst ermöglicht, als auch jene Frequenz, mit welcher das Resonanzsignal ausgesendet wird. Wird also eine elektromagnetische Welle der Frequenz ω auf das Objekt eingestrahlt, so vermag sie nur jene Bereiche zur NMR anzuregen, für die ω auch die Larmorfrequenz ist. Angenommen, es wurde vor der Einstrahlung des Anregungsimpulses ein Z-Gradient G_Z eingeschaltet. Dann ist die Larmorfrequenz ω_0, welche zur Feldstärke H_0 des Hauptfeldes gehört, nur dort wirksam, wo der Z-Gradient das Hauptfeld H nicht verändert. Diese Feststellung wird, je nach Stärke von G_Z, für eine mehr oder weniger dünne Schicht um Z = O gelten, welche die X-Y-Ebene enthält (Abb. **16**). Auf diese Weise kommt eine *selektive Anregung* der Schicht zustande. Enthält die Anregungswelle nur die Frequenz ω_0, so bleiben die restlichen Abschnitte des Objektes unbeeinflußt.

In gleicher Weise wie die selektive Anregung einer Schicht kann auch eine selektive Auslesung der Schicht erfolgen. Zu diesem Zwecke muß eine angeregte Probe mit einem Gradienten versehen werden, um zur Auslesung der durch die Frequenz ω_0 definierten Schicht die nicht dazu gehörende Umgebung in ihrer Wirkung auszuschließen. Der Empfänger muß in diesem Falle so geschaltet werden, daß er nur die der Schicht zugeordnete Frequenz ω_0 auswählt und größere und kleinere Frequenzen, welche aus der Umgebung der Schicht als Resonanzsignal ausgesendet werden, unterdrückt. Man nennt ein solches Verfahren eine *selektive Auslesung* des Resonanzsignals. Die selektive Auslesung des Resonanzsignals wird dadurch möglich, daß bei Änderung der äußeren Feldstärke H_Z sich zwar die Präzessionsfrequenz der Spins ändert, die Anregung selbst jedoch er-

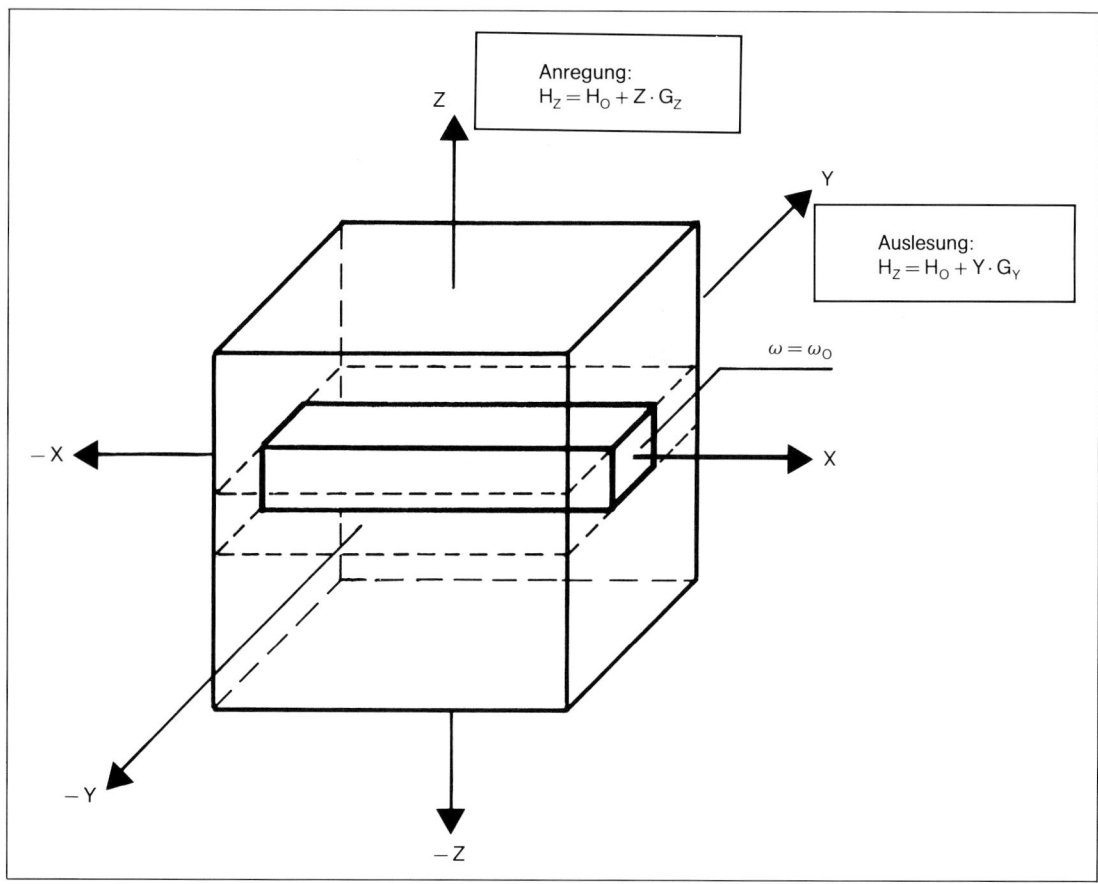

Abb. **17**   Selektive Auslesung einer Zeile aus einer selektiv angeregten Schicht

halten bleibt. Dies geschieht in analoger Weise wie in der Musik: Wurde z. B. eine Saite eines Instrumentes bei einem bestimmten vorgestimmten Ton angezupft, angeregt, so schwingt sie ohne weitere Anregung weiter, wenn man durch Änderung der Spannung der Saite die Tonhöhe verändert.

Durch Kombination von selektiver Anregung und selektiver Auslesung kann aus der X-Y-Ebene eine Linie, z. B. die X-Achse, ausgewählt werden. Setzt man während der Anregung einen Z-Gradienten G_Z, so wird die X-Y-Ebene und ein umgebender Bereich mit ω_0 angeregt. Schaltet man nach der Anregung G_Z aus und schaltet einen entsprechenden Y-Gradienten während der Messung des Resonanzsignals ein, so schwingt während der Auslesezeit nur noch das Spinsystem entlang der X-Achse mit ω_0. Die darüber und darunter liegenden Spins werden nicht angeregt; die mit von Y = O wesentlich verschiedenen Spinorte haben ein von ω_0 abweichendes ω (Abb. **17**). Wendet man nun bei Empfang des Resonanzsignals nicht ein schmalbandiges Filter an, das nur, wie in der Abb. **17** angenommen, die Frequenz ω_0 passieren läßt, sondern empfängt man das Signal der ganzen angeregten Schichtfläche, so kann man nachträglich das Signal in seine Frequenzen ω zerlegen. Diese Zerlegung nennt man Frequenzanalyse oder Fourier-Analyse. Auf diese Weise gelingt eine Zuordnung von Larmorfrequenzen zu Zeilen der Schicht (Abb. **18**).

Im Beispiel der Abb. **18** wurde nach Anregung der Schicht und Abschalten des Z-Gradienten, also nach selektiver Anregung einer Schicht, ein zusätzliches äußeres Magnetfeld mit der Folge eines in X-Richtung verlaufenden Feldgradienten G_X eingeschaltet. Auf diese Weise gelingt es, die Larmorfrequenzen so zu verändern, daß entlang Linien gleicher X-Koordinate jeweils typische etwas unterschiedliche Larmorfrequenzen gelten. Betrachtet man das Signal der ganzen Schicht als einen „Klang" im Sinne des in der Einleitung skizzierten Analogon, so enthält dieser „Klang" unterschiedliche „Töne", nämlich die durch den X-Gradienten sich ergebenden unterschiedlichen Larmorfrequenzen. Durch eine „Klanganalyse" kann man die „Stärke" jeder beitragenden Larmorfrequenz ermitteln und so messen, wie stark der Beitrag zum Resonanzsignal von jeder der Linien gleicher Larmorfrequenz ist. Diese Klang-

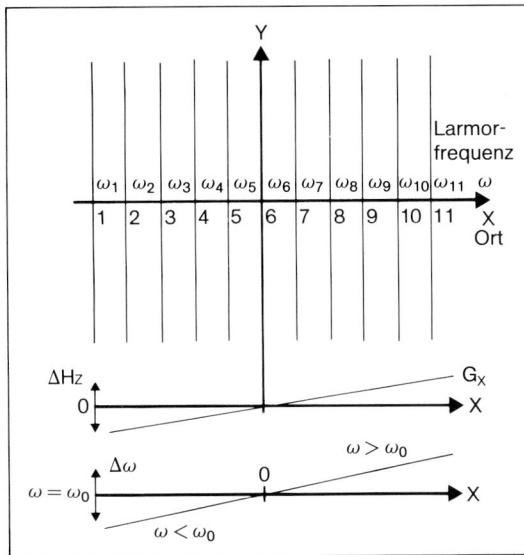

Abb. 18 Bei der gleichzeitigen Auslesung aller Zeilen einer selektiv angeregten Schicht kann die Verstimmung der Resonanzfrequenzen entlang der X-Achse durch einen Gradienten G_X des äußeren Magnetfeldes zur Lokalisation von Zeilen oder Spalten in der Schicht genutzt werden. Die Lokalisation erfolgt durch harmonische Analyse

analyse entspricht der vorgenannten Frequenzanalyse.

Rekonstruktion aus Projektionen

Durch die Anwendung eines Z-Gradienten bei der Anregung kann also zuerst eine Schicht, durch einen Feldgradienten in der Schichtebene (X-Y-Gradient) können danach Linien ausgewählt werden. Damit ist allerdings die gewünschte Lokalisation von Volumenelementen des Ob-

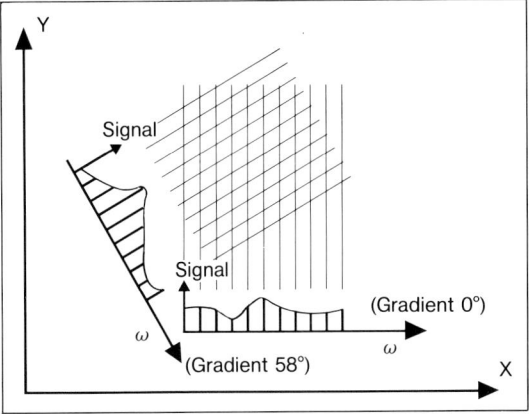

Abb. 19 Die Messung von Linien gleicher Resonanz unter verschiedenen Richtungen entspricht der Aufnahme von Profilen bei der CT. Ein vollständiger Satz von Messungen muß alle vorstellbaren Richtungen erfassen

jektes, denen des Resonanzsignal zugeordnet werden kann, noch nicht erreicht. Es bedarf der Anwendung eines dritten Kunstgriffes, um die dritte Koordinate zu erfassen. Das ist möglich, wenn man auf die Erkenntnisse der Rekonstruktionstomographie, wie sie z. B. als Röntgen-Computertomographie bekannt ist, zurückgreift.

Die Signale aus den Linien gleicher Larmorfrequenz (Abb. **18**) lassen sich auch als Projektion der Schicht parallel zu diesen Linien auffassen. Daraus folgt, daß es möglich ist, die dritte Koordinate durch Rekonstruktion festzulegen. Wie in der CT ist es dazu erforderlich, daß ein vollständiger Satz von Messungen mit Projektionen der darzustellenden Schicht aus allen Richtungen vorliegt. Dieser Satz von Projektionen wird gewonnen, indem man nacheinander immer neue Richtungen des X-Y-Gradienten wählt. Dazu muß allerdings auch immer wieder die selektive Anregung der Schicht erneuert werden (Abb. **19**). Es besteht also die Möglichkeit, das Resonanzsignal aller Punkte einer Schicht des zu untersuchenden Objektes zu ermitteln, wenn man folgende drei Methoden nacheinander anwendet: Zunächst wird durch Einschalten eines Z-Gradienten während der Einstrahlung einer definierten Larmorfrequenz ω_0 die gewünschte Schicht selektiv angeregt. Nach Abschalten des Gradienten und der Anregung wird ein Gradient des Magnetfeldes in der X-Y-Ebene zugeschaltet (X-Y-Gradient), der nach Messung des Resonanzsignals und anschließender Frequenzanalyse eine Unterscheidung von Signalanteilen in Abhängigkeit vom Ort ermöglicht, welche transversalen Projektionen der Schicht entsprechen. Dieser Prozeß wird nun so oft mit einer neuen Richtung des X-Y-Gradienten wiederholt, bis alle Richtungen erfaßt sind und ein vollständiger Satz von Projektionen der Schicht vorliegt. Schließlich erfolgt die Berechnung der Signalwerte für alle Punkte der Schicht im Computer. Als Ergebnis liegt, wie bei der Computertomographie, ein *digitales Bild* einer ausgewählten Schicht vor, dessen Elemente der Bildmatrix das Resonanzsignal aus Volumenelementen der dargestellten Schicht repräsentiert. Dieses Verfahren wird als *Projektionsrekonstruktion* bezeichnet.

Die vorstehende Darstellung kann weiter verallgemeinert werden: Sie bleibt auch dann richtig, wenn für die Festlegung der Schichtdicke und somit für den Gradienten zur Anregung nicht die Richtung Z des äußeren Magnetfeldes, sondern eine beliebige Richtung gewählt wird. Da auch in diesem Falle die Schicht orthogonal zum Anregungsgradienten definiert bleibt, ergibt sich mit der beschriebenen Folge die Möglichkeit, nicht nur die Schicht des Untersuchungsobjektes quer zum Hauptmagnetfeld, sondern beliebig orientierte Schichten darzustellen. Bezogen auf den Menschen bedeutet dies, daß unabhängig von der Richtung des äußeren Magnetfeldes H_o mit Hilfe der MR-Tomographie beliebige transversale, longitudinale und schräge Schichten abgebildet werden können.

Phasenverschlüsselung

Neben dieser einfachen und unmittelbar gedanklich an die Computertomographie anschließenden Möglichkeit zur Lokalisation von Punkten einer Schicht gibt es eine weitere, welche nicht nur die Larmorfrequenz als solche, sondern auch die Kenntnis von Beginn und Ende der Schwingung bzw. Anregung benutzt (Abb. 20). Der gegenseitige Anfang von Schwingungen, zeitlich betrachtet, wird durch die Phase beschrieben. Insbesondere ändert sich das Überlagerungsbild der Schwingungen in Abhängigkeit von der Phase der unterschiedlichen Schwingungsanteile. Indem man die Spins durch einen zur Richtung des Auslesegradienten orthogonalen „Vorausgradienten" verstimmt, kann man Einfluß auf die Phase und somit auf die genaue Zusammensetzung des zu messenden NMR-Signals nehmen. Man kann sich diesen Einfluß anschaulich so vorstellen, daß die „Stimmung" der Spins durch den Auslesegradienten um so länger dauert, je weiter die Spins sich von der richtigen „Stimmung" nach dem lokalen Wert des Auslesegradienten unterscheiden. Praktisch geht man nun so vor, daß man die Richtung des Auslesegradienten in die X-Richtung legt; als Gradient zur selektiven Auslesung soll also der X-Gradient G_X dienen. Dann ist es möglich, die Information zur Lokalisation in Y-Richtung in Form von „Phasen-Information" zu gewinnen. Durch einen Gradienten in Y-Richtung, welcher der Auslesung vorausgeht, können die Spins entlang Linien parallel zur X-Achse zwischen der Anregung durch G_Z und der Auslesung durch G_X definiert verstimmt werden. Diese ortsabhängige Verstimmung führt dazu, daß nach Abschaltung des Vorausgradienten und nach Einschaltung des Auslesegradienten ortsabhängig eine unterschiedliche kleine Zeitspanne verstreicht, bis die Spins die Auslesefrequenz erreichen. Auf diese Weise entstehen zum Zeitpunkt der Auslesung parallel zur X-Achse Linien gleicher Signalphase. Diese ergeben für jeden Vorausgradienten ein typisches Muster von Linien gleicher Phase. Das sich ergebende NMR-Signal hängt dann von diesen jeweiligen Phasenmustern ab. Durch Aufnahme von NMR-Signalen nach unterschiedlichen Vorausgradienten kann die Lokalisationsinformation in verschlüsselter, aber mathematisch entschlüsselbarer Form empfangen werden. Als Ergebnis erhält man einen Satz von Messungen

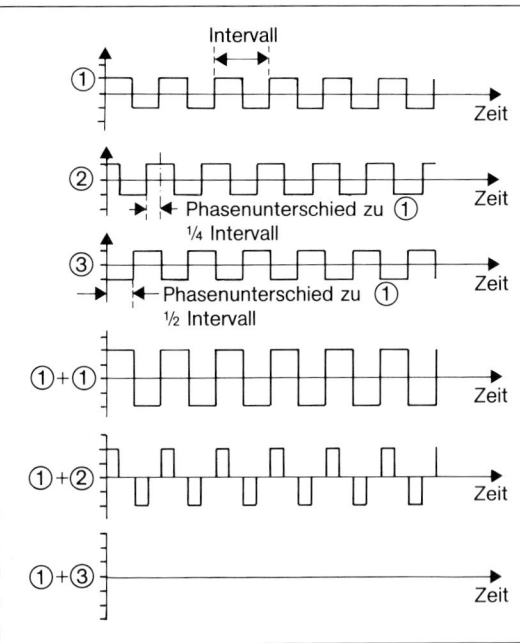

Abb. **20** Einfaches Beispiel der Addition zweier periodischer Signale bei unterschiedlicher Phase: Die Signale ①, ② und ③ unterscheiden sich nur durch die gegenseitige Verschiebung des Anfangs, also durch die Phase. Die Summe von jeweils zweien der Signale führt zu völlig unterschiedlichen Ergebnissen

nach Frequenz und Phasenüberlagerung aus den einzelnen Abschnitten der darzustellenden Schicht, ohne daß der Auslesegradient wie im vorangehend beschriebenen Verfahren der Projektionsrekonstruktion gedreht werden muß. Die Information ist in diesem Falle der zweidimensio-

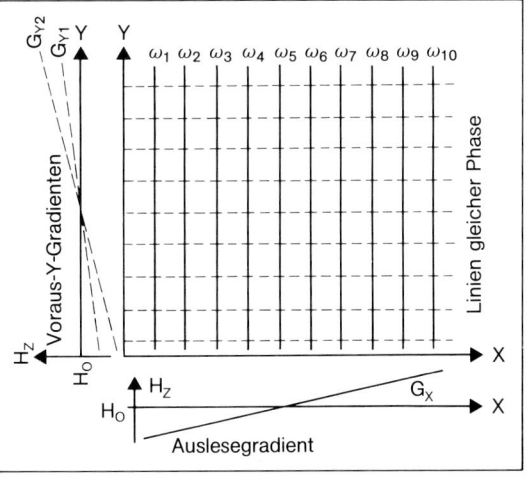

Abb. **21** Unterschiedliche Vorausgradienten G_{Y1}, G_{Y2}, ... führen bei der Auslesung der selektiv angeregten Schicht zu unterschiedlichen Phasenüberlagerungen. Zur Bildberechnung ist ein Satz solcher Messungen mit jeweils gleichen X-Gradienten und unterschiedlichen Vorausgradienten geeignet

nalen Fourier-Methode in X-Richtung frequenzverschlüsselt und in Y-Richtung phasenverschlüsselt (Abb. **21**). Im Falle der Projektionsrekonstruktion hingegen findet die Verschlüsselung der Information nach Frequenz und Richtung statt.

Darstellung eines Volumens

Zur abbildungsmäßigen Erfassung des ganzen Volumens des Untersuchungsobjektes gibt es eine Anzahl von Methoden. Am einfachsten ist zunächst die Aneinanderreihung einer Anzahl von nacheinander dargestellten Schichten vorstellbar. Dabei erfolgt zweckmäßig die Festlegung der Dicke der einzelnen Schicht, wie vorstehend beschrieben, durch selektive Anregung. Die Lokalisation in der Schichtebene kann dann z. B. in X-Richtung durch Frequenzkodierung, in Y-Richtung durch Phasenkodierung erfolgen. Man muß dabei allerdings bedenken, daß zwischen den einzelnen Messungen, welche für die Abbildung der Schicht erforderlich sind, jeweils eine durch die im Untersuchungsvolumen vorkommende längste Spin-Gitter-Relaxationszeit T_1 bestimmte Wartezeit eingehalten werden muß. Während dieser Wartezeit erscheint es jedoch durchaus möglich, in benachbarten Schichten Messungen vorzunehmen, so daß die Gesamtdauer der Erfassung des Untersuchungsvolumens erheblich abgekürzt werden kann. Ist T_R die für eine folgende Messung vom Zeitpunkt der Anregung bis zur Wiederholbarkeit der Messung abzuwartende Repetitionszeit und ist T_M die Zeitspanne, innerhalb der die Messungen erfolgen, so kann die Zeitspanne $(T_R - T_M)$ für Messungen in benachbarten Schichten verwendet werden. Auf diese Weise ergibt sich eine Möglichkeit zur beschleunigten Aufnahme einer Schichtserie. Der zeitliche Gewinn für die Serie hängt jedoch davon ab, welches Meßverfahren zur Signalerfassung genau angewendet wird. Spricht man von Volumenabbildung mit NMR, so versteht man darunter allerdings gewöhnlich eine volumenhafte, also nichtselektive Anregung des Untersuchungsgebietes, der eine Lokalisation bei der Signalmessung folgt. Für die Lokalisation selbst stehen die Frequenzverschlüsselung und die Phasenverschlüsselung sowie die Richtungsverschlüsselung zur Verfügung. Man muß sich dabei allerdings klar darüber sein, daß zwar die Frequenzverschlüsselung eine simultane Messung eines Informationssatzes ermöglicht, daß aber die Phasenverschlüsselung und die Richtungsverschlüsselung immer zusätzliche Folgen von Anregung und Messung erfordern. Da die grundsätzlichen Einzelheiten der Volumenabbildung sich nicht von jenen der Abbildung planarer Schichten unterscheiden, soll die Methodik nur sehr global dargelegt werden. Man kann sich z. B. vorstellen, daß das darzustellende Volumen aus einer Reihe von „Blättern" wie in einem Folienbuch der Verwischungstomographie besteht und diese Blätter in geordneter Weise nebeneinander gelegt wurden. Die Abbildungsaufgabe ist dann auf die Abbildung einer planaren Schicht logisch zurückgeführt. Man bedenke allerdings, daß sich dabei die Zahl der Volumenelemente und zugeordnet die Zahl der zu speichernden Bildelemente um die Zahl der Blätter vervielfacht. Soll die Auflösung im Volumen isotrop, d. h. nach allen Richtungen gleich gut, sein, so müßte man die Schichtdicke für diese Einzelblätter so klein wie den Abstand zweier Punkte im Bild der Einzelschicht halten. Die Zahl der Einzelinformationen müßte dann bei einer 256×256 Matrix und bei solcher Erweiterung der Abbildung auf ein 256 Schichten enthaltendes Volumen 256mal so groß sein. Sind also im Falle der Einzelschicht $256 \times 256 = 65\,536$ Bildpunkte darzustellen, so würden im Volumen eines entsprechenden Würfels $16\,777\,216$ Bildpunkte entstehen, eine riesige Informationsmenge. Erst bei Beschränkung der Zahl der Schichten und bei einer Festlegung der Richtung der in sich parallelen Schichtebenen im voraus bleibt diese Informationsmenge überschaubar. In diesem Sinne erscheint die gleichzeitige Aufnahme von 25 in sich parallelen Schichten aus einem der vorstehenden Überlegung entsprechenden Würfel durchaus als realistisch. Die Schichtdicke wäre dann mit 1 cm anzusetzen. Das Auflösungsvermögen ist in diesem Falle natürlich nicht mehr nach allen Richtungen hin gleich. Die Durchführung einer volumenmäßigen Abbildung wird also wegen der großen Datenmenge wesentlich durch praktische Gesichtspunkte eingeschränkt.

Praktische Wege zur MR-Tomographie

Sequenzen

Die Methoden, welche unterschiedliche Arten der Signalgewinnung ermöglichen und somit unterschiedliche Substanzeigenschaften betonen sowie die Methoden zur Lokalisation, können zu Meß- und Aufnahmesequenzen verknüpft werden. Folgend sollen einige für die NMR-Abbildung typische Kombinationen von Anregungsimpulsen, Gradienteneinschaltungen und Meßintervallen beschrieben werden, und zwar in einer vereinheitlichten Darstellung, so daß dem Anwender auch eine Umschreibung auf die Besonderheiten seiner Anlage möglich wird.
Für die Ausführung von NMR-Messungen zum Zwecke der MR-Tomographie stehen folgende Möglichkeiten zur Verfügung: Die Wahl von Anregungsimpulsen in Form von 90-Grad-Impulsen

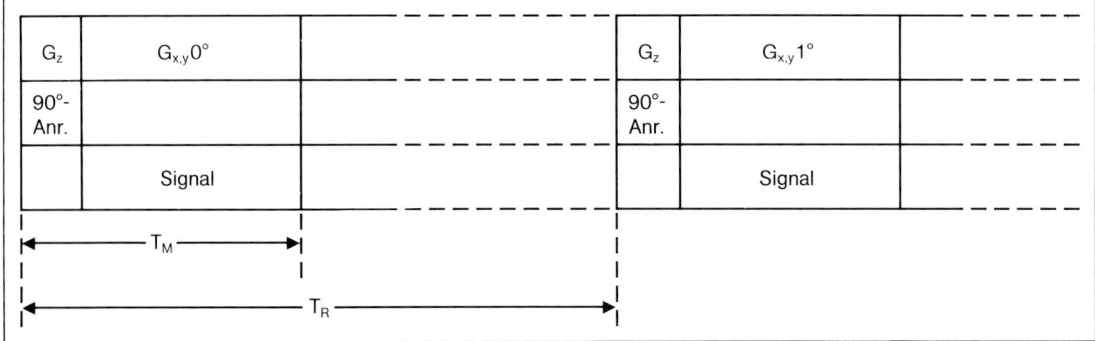

Abb. 22 FID-Sequenz mit selektiver Anregung und Frequenz-Richtungs-Verschlüsselung für die Lokalisation

oder 180-Grad-Impulsen zu einem bestimmten Zeitpunkt, wobei 90-Grad-Impulse die Z-Magnetisierung in die Darstellungsebene drehen und 180-Grad-Impulse das Spinsystem invertieren. Für die selektive Anregung einer gewünschten planaren Schicht kann ein Gradient des Magnetfeldes während der Anregung eingeschaltet werden, der senkrecht zur Schichtebene verläuft. Dieser wird der Einfachheit halber folgend als Z-Gradient gewählt. Zur Gewinnung der Lokalisationsinformation in einer planaren Schicht kann je nach Verschlüsselungsart ein X-Y-Gradient oder nur ein X-Gradient und ein Y-Gradient in geeigneter Weise während der Signalauslesung oder zu anderen Zeitpunkten eingeschaltet werden. Schließlich beeinflußt die Wahl des Empfangs-Zeitintervalls für das Resonanzsignal ebenfalls das Meßergebnis und somit den Bildinhalt.

Die NMR-Methode und die verfügbaren Möglichkeiten der Anregung und Auslesung der Resonanz machen es immer erforderlich, daß eine ganze Serie von Messungen für die Untersuchung einer planaren Schicht oder eines Volumens durchgeführt wird, daß also für die Erfassung der Information aus einer Schicht die folgend dargestellten Sequenzen periodisch wiederholt werden müssen, um genügend Information für die Rekonstruktion des Bildes verfügbar zu haben. Dieses gilt in verstärktem Maße für die Darstellung eines Volumens.

Um das Schema für die Darstellung der Sequenzen logisch einfach und übersichtlich zu halten, werden immer in der obersten Zeile die Einschaltungen der Gradienten als äußere Bedingung, in der mittleren die Einstrahlung der NMR-Frequenz-Impulse und in der unteren Zeile die Meßintervalle für das Resonanzsignal angeführt. Unter NMR-Frequenz wird dabei in Kurzform jene elektromagnetische Welle bezeichnet, welche mit der Resonanzfrequenz schwingt. Die Zeit verläuft von links nach rechts. Eine unterbrochene Linie

in Zeitrichtung gibt an, daß die Dauer größer ist als es die geometrisch dargestellte Längeneinheit ausdrückt. Das verwendete X-Y-Z-Koordinatensystem zur Beschreibung vor allem der Richtungen des Magnetfeldes und der Richtungen in den darzustellenden Schichten ist ortsfest und wird daher in großen Buchstaben X-Y-Z- ausgedrückt.

Frequenz-Richtungs-Verschlüsselung mit FID-Signal

Abb. 22 veranschaulicht die wohl einfachste vorstellbare Sequenz zur Darstellung einer Schicht. Zunächst wird ein Z-Gradient G_Z für die selektive Anregung gesetzt, so daß die Anregungsfrequenz des gleichzeitig auf das Objekt wirkenden 90-Grad-Impulses nur für die Schicht selbst richtig und wirksam ist. Während der Dauer des 90-Grad-Impulses wird auch der Z-Gradient zum Zwecke der selektiven Anregung eingeschaltet. Unmittelbar danach ist ein Resonanzsignal aus der Schicht meßbar, welches mit T_2^* abklingt. Dieses Signal genügt der im Abschnitt über die Signalarten beschriebenen FID-Messung. Um die Lokalisation zur Rekonstruktion des Schichtbildes zu ermöglichen, wird in der Schichtebene eine selektive Auslesung entlang Linien dadurch realisiert, daß während der Signalauslesung ein X-Y-Gradient eingeschaltet wird. Bei der ersten Messung der Schicht soll der X-Y- Gradient in X-Richtung verlaufen. Dies wird durch die Bezeichnung 0° im Schema ausgedrückt. Für die Messung einschließlich Anregung wird eine Meßzeit von insgesamt T_M benötigt. Durch Variation von T_M kann neben der Darstellung der lokalen Protonendichte eine gewisse Bewertung derselben nach unterschiedlichen Relaxationszeiten T_2 erfolgen. Bevor die nächste Messung erfolgen kann, muß die Relaxation des Spinsystems der ganzen Schicht, also eine Zeitspanne von mehr als T_1 abgewartet werden. Diese Wartezeit wird im Schema als Repetitionszeit T_R bezeichnet. Nach Verstreichen von T_R erfolgt eine erneute FID-Mes-

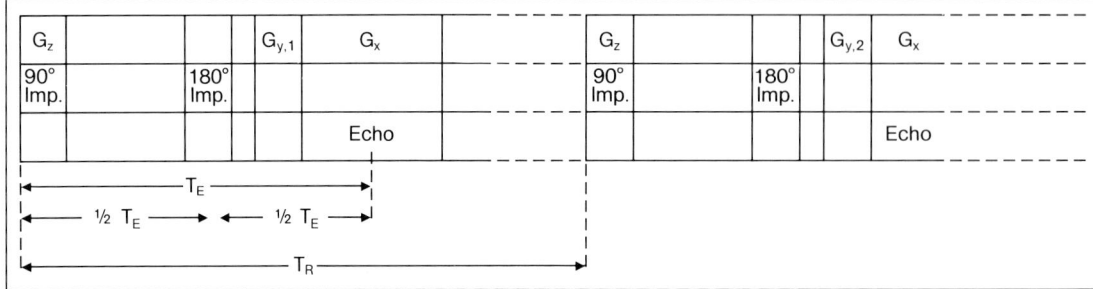

Abb. 23 SE-Sequenz mit selektiver Anregung der Schicht und Frequenz-Phasen-Verschlüsselung für die Lokalisation

sung nur mit dem Unterschied, daß der X-Y-Gradient nunmehr im Vergleich zur vorhergehenden Messung gedreht ist. Es schließen sich weitere FID-Messungen an, bis genügend Daten zur Berechnung der Schicht verfügbar sind. Wird T_R verkürzt, so wird insgesamt das meßbare Signal kleiner, und besonders solche Signalanteile, welche aus Substanzen mit großem T_1 herrühren, werden bei der Messung benachteiligt. Faßt man die Art des Relaxationseinflusses und die Art der Lokalisation zusammen, so wäre die dargestellte Sequenz als Frequenz-Richtungs- Verschlüsselung mit FID-Signal zu bezeichnen. Frequenz-Richtungs-Verschlüsselung bedeutet, daß für jede Messung entlang Linien mit gleichem ω durch Frequenzanalyse das Signal lokalisiert werden kann und daß durch Wahl immer neuer Richtungen des X-Y-Gradienten der vollständige Datensatz für eine Bildrekonstruktion nach Art der Computertomographie gewonnen wird. Der Einfluß der Relaxationszeiten auf die Signalgebung wird durch die Charakterisierung als FID-Signal ausgedrückt. Dieses wird auch gelegentlich als Dichte-T_2-Signal bezeichnet.

Spin-Echo-Sequenzen

Als besonders wirkungsvoll wegen der vielseitigen Möglichkeiten der Signalgestaltung haben sich Spin-Echo-Sequenzen erwiesen. Abb. 23 veranschaulicht ein Beispiel einer Frequenz-Phasen-Verschlüsselung mit Spin-Echo-Signal. Am Beginn jeder Messung erfolgt eine selektive Anregung der gewünschten Schicht z.B. durch Einschaltung des Z-Gradienten und gleichzeitige Einschaltung eines 90-Grad-Impulses zur Umklappung der Z-Magnetisierung in die Darstellungsebene. Das mit T_2^* abklingende Resonanzsignal wird nicht aufgenommen, sondern es wird gewartet, bis die Resonanz aus den einzelnen Substanzanteilen mehr oder weniger abgeklungen ist. Nach dieser Wartezeit ½ T_E, welche einen wesentlichen Einfluß auf die später entstehenden Bildkontraste hat, erfolgt eine Invertierung des

Spin-Systems durch einen 180-Grad-Impuls. Es entsteht ein Echo, welches nach einer weiteren Dauer von ½ T_E sein Maximum erreicht. Bevor die Messung des Echos erfolgt, wird ein erster Y-Gradient gesetzt, welcher einen Beitrag zur Phasenverschlüsselung der Lokalisationsinformation in Y-Richtung bewirkt. Dann schließt sich die eigentliche Messung des Echosignals an, wobei während der Messung der X-Gradient eingeschaltet werden muß. Die gesamte Zeitspanne vom 90-Grad-Anregungsimpuls bis zum Maximum des Echos wird als Echozeit T_E bezeichnet. Nun muß wieder die Repetitionszeit T_R abgewartet werden, bis zu der das Spinsystem hinreichend relaxiert ist. Dann kann eine weitere Messung der Schicht erfolgen. Der Unterschied zur ersten Messung ist dabei ein Y-Gradient G_{Y_2}, welcher eine andere Stärke hat als G_{Y_1}. Auf diese Weise wird ein weiterer Beitrag zur Phaseninformation über die darzustellende Schicht gewonnen. Die Messungen werden nun im Abstand der Repetitionszeit so lange wiederholt mit immer neuen Y-Gradienten (Voraus-Gradienten), bis genügend Messungen für die Rekonstruktion vorliegen. Wie im Abschnitt über die Wirkung der Relaxationszeiten dargestellt, ist das entstehende Bild in unterschiedlicher Weise von T_2 oder T_1 abhängig je nach Wahl der Echozeit T_E und der Repetitionszeit T_R.

IR-Sequenz

Für die Untersuchung nach Substanzen, welche sich in der Spin-Gitter-Relaxationszeit T_1 unterscheiden, eignet sich neben bestimmten Spin-Echo-Verfahren besonders die IR-Messung (Inversion Recovery), welche die Relaxation nach einem Inversionsimpuls zur Grundlage hat. Wegen der Wichtigkeit dieser Methode soll in Abb. 24 ein Beispiel einer solchen Sequenz angeführt werden. Nach dem 180-Grad-Impuls mit der Anregungsfrequenz zur Inversion des Spinsystems erfolgt die selektive Anregung der Schicht mit einem 90-Grad-Impuls. Auf diese Weise wird die

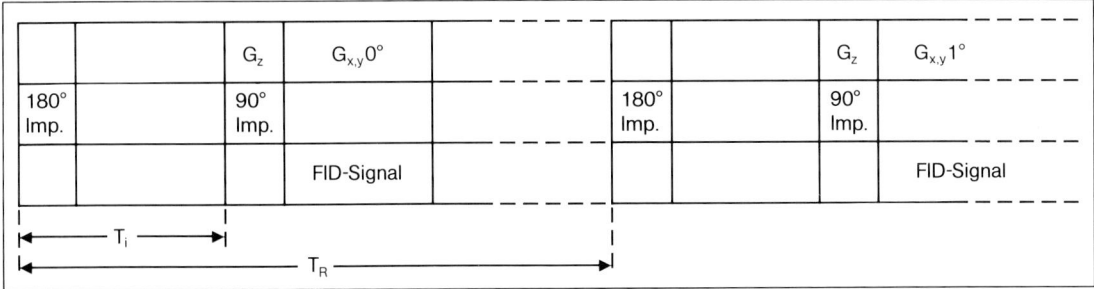

Abb. 24 IR-Sequenz mit selektiver Anregung der Schicht und Frequenz-Richtungs-Verschlüsselung für die Lokalisation

Z-Magnetisierung, die je nach T_1 positiv oder negativ sein kann, in die Ausleseebene geklappt. Das anschließend auslesbare FID-Signal wird bei einem X-Y-Gradienten unter sich bei jeder Messung ändernder Richtung empfangen. Es ergibt sich damit eine Frequenz-Richtungs-Verschlüsselung der Lokalisation bei einem IR-Signal, welches je nach Wahl des Intervalles T_i zwischen den Impulsen der elektromagnetischen Welle und Repetitionszeit T_R unterschiedliche Abhängigkeiten des Bildes von der mit T_1 gewichteten Protonenverteilung aufweist. Die Sequenz der Abb. 24 ist als Frequenz-Richtungs-Verschlüsselung eines Inversion-Recovery-Signals aufzufassen.

Diese Beispiele von Sequenzen stellen nur eine kleine Auswahl aus den in den verschiedenen Anlagen möglichen oder gebräuchlichen dar. Andere Sequenzen können jedoch leicht entsprechend dem den Beispielen zugrundeliegenden Schema aufgeschrieben werden, wenn dies der Überblick über die Methode in einem bestimmten Anwendungsfall oder die Interpretation eines Bildes erfordert.

MR-Tomographie-Anlage

NMR-Anlage und Erzeugung des Hauptmagnetfeldes

Die NMR-Anlage ist gliederbar nach ihren Funktionen zur Durchführung der MR-Tomographie (Abb. 25). Sie ermöglicht es, das Hauptmagnetfeld, die Gradientenfelder, Anregungsimpulse und Meßintervalle koordiniert am Patienten zur Anwendung zu bringen, so daß mit Hilfe des Computers eine Bildberechnung und Bilddarbietung möglich wird. Weiter besitzt die NMR-Anlage analytische Möglichkeiten der Bildauswertung und Möglichkeiten zur Speicherung und zur Ausgabe von Abbildungsergebnissen sowie von anderen Daten.

Das Hauptmagnetfeld wird nach internationaler Vereinbarung in Tesla (T) angegeben. Bei Publi-

kationen und in technischen Beschreibungen der Anfangszeit wurde das Feld meist in Kilogauß (kG) beschrieben. Bevor auf diese Zahlenangaben näher eingegangen wird, sind jedoch noch einige Grundtatsachen zu klären. Anders als elektrische Felder können Magnetfelder nicht zwischen zwei magnetischen „Ladungen" bestehen, da diese überhaupt nicht existieren. Vielmehr ist jedes Magnetfeld mit der Existenz eines elektrischen Stromes verknüpft. Diese Tatsache macht man sich bei der Erzeugung von Magnetfeldern in Elektromagneten zunutze. Aber auch in Permanentmagneten ist die Ursache für das Magnetfeld letztlich das Vorhandensein elektrischer Ströme innerhalb von bestimmten Festkörpern.

Ein stromdurchflossener Draht ist immer von einem magnetischen Feld umgeben. Das Prinzip eines Elektromagneten basiert in sehr einfacher Weise auf dieser Tatsache. Man stelle sich vor,

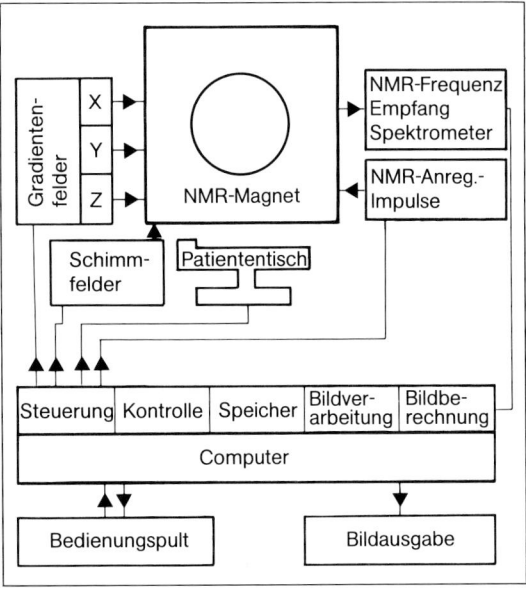

Abb. 25 Funktionselemente der MR-Tomographie-Anlage

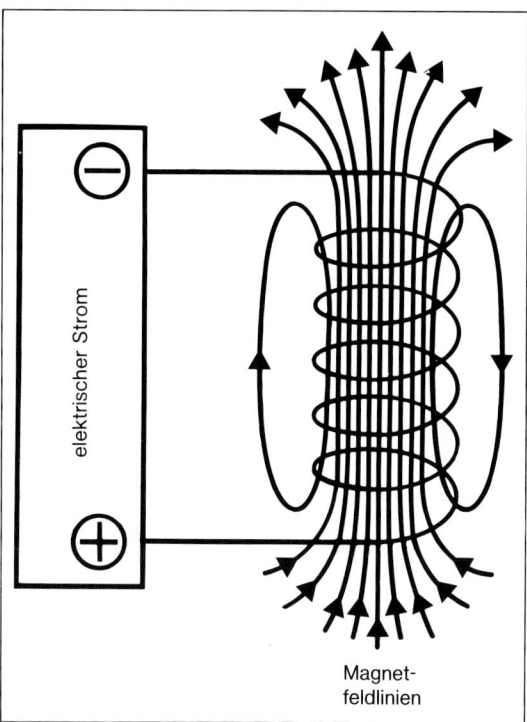

elektrischer Strom

Magnet-
feldlinien

Abb. 26   Die Feldstärke in einer stromdurchflossenen Spule ist abhängig von der Zahl der Windungen und vom durch sie fließenden elektrischen Strom sowie von der Fläche, welche eine Windung umschließt

daß der stromdurchflossene Draht zu einer kreisförmigen Schleife gebogen wurde und daß das entstehende Magnetfeld durch Kraftlinien charakterisiert werden kann, und zwar so, daß die Zahl der Kraftlinien, welche eine solche Schleife durchsetzt, die Stärke des Magnetfeldes in der Ebene der Schleife ausdrückt. Dann beobachtet man, daß sich bei einer Verdoppelung der Stromstärke auch die Zahl der Kraftlinien verdoppelt. Gleiches erreicht man, wenn man zur Leiterschleife eine zweite einen Strom gleicher Stärke führende hinzufügt. Vermehrt man die Zahl der Leiterschleifen, der Windungen des Drahtes also, so erhöht sich die Stärke des „magnetischen Flusses" durch die von den Schleifen umschlossene Fläche. Für den magnetischen Fluß, welcher der Zahl der Kraftlinien durch das Innere einer Anzahl von parallel angeordneten Leiterschleifen entspricht, hat man demnach zwei Möglichkeiten zur Einstellung, nämlich die Zahl der Schleifen, auch Windungszahl N genannt, und die Stromstärke in Ampere (A). Der magnetische Fluß durch eine solche Anordnung, die als Solenoid oder Luftspule bezeichnet wird (Abb. 26), ist proportional der Zahl N der Windungen und der Stromstärke in Ampere.

Wie stark die magnetische Kraftwirkung auf einen Probekörper an einer bestimmten Stelle im Inneren des Solenoids ist, gibt die magnetische Flußdichte an. Um eine Vorstellung von der in einem für die MR-Tomographie einsetzbaren Magneten herrschenden magnetischen Flußdichte zu ermöglichen, sei Bezug genommen auf das natürliche Magnetfeld der Erde. Dieses entsteht dadurch, daß die Erde von elektrischen Ladungsträgern umkreist wird, welche einen Strom darstellen, der etwa die Richtung des Äquators hat. Senkrecht dazu, also von Erdpol zu Erdpol, erstreckt sich demnach das Magnetfeld der Erde. Es erreicht eine Kraftflußdichte oder magnetische Induktion von etwa 1 G (Gauß). Die Angabe in Gauß bezieht sich auf das Zentimeter-Gramm-Sekunden-Maßsystem. Magnete für die Erzeugung des Hauptfeldes zur MR-Tomographie haben eine mehr als tausendmal höhere magnetische Flußdichte. Deshalb wurden im Anfang die Magnetfelder in 1000 G = 1 kG (Kilogauß) angegeben. Die Einführung der SI-Einheit hat es mit sich gebracht, daß die Angabe der magnetischen Flußdichte heute meist in Tesla erfolgt. 1 T (Tesla) = 10 kG (Kilogauß).

Bisher war davon ausgegangen worden, daß das stromdurchflossene Solenoid innen und außen von Luft umgeben ist.

Es gibt jedoch Festkörper, nämlich die ferromagnetischen Materialien, welche die magnetischen Kraftlinien stark zu konzentrieren vermögen. Bekanntestes Material dieser Art ist das Eisen. Neben der Anwendung von Luftspulen für das Hauptmagnetfeld ist somit auch die Anwendung von Spulen, welche in geeigneter Weise Eisen enthalten, vorstellbar. Bekanntestes Beispiel einer „Eisenspule" ist der Transformator, bei dem ja mit Hilfe der Primärwicklung ein magnetischer Fluß erzeugt wird. Das Eisen wird dabei so angeordnet, daß möglichst alle Kraftlinien im Transformator bleiben. Obwohl die meisten NMR-Magnete Luftspulen sind, da sie andere sogleich zu erklärende Eigenschaften zusätzlich besitzen müssen, sind auch Eisenspulen für die MR-Tomographie ja sogar Permanentmagnete einsetzbar.

Von einem Magneten für die MR-Tomographie wird verlangt, daß er eine so große Öffnung besitzt, daß der zu untersuchende Mensch und die notwendigen Meßmittel eingebracht werden können. Es muß innerhalb eines ausreichend großen Volumens eine gleichmäßige nicht ortsabhängige magnetische Flußdichte herrschen. Außerdem muß diese Flußdichte ihrer Stärke nach den Anforderungen der vorgesehenen Abbildungsmethodik genügen. Sie darf zudem nicht zeitabhängig schwanken.

Um die gewünschte Flußdichte zu erzeugen, steht bei einer Luftspule das Produkt aus elektrischem Strom (Ampere) und Zahl der Windungen der

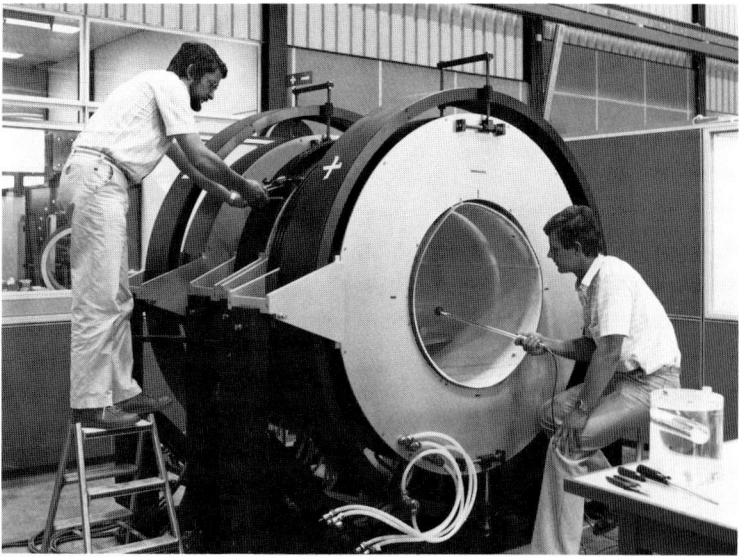

Spule zur Verfügung. Die Gleichmäßigkeit des Feldes wird durch zeitliche Konstanz des elektrischen Stromes und durch die Anordnung der Windungen erreicht. Gleichmäßigkeitsangaben erfolgen dabei üblicherweise in „ppm" (parts per million). Das entspricht Abweichungen in Millionstel der Feldstärke bzw. der magnetischen Flußdichte.

Der magnetische Fluß durch die Luftspule ist durch die Ampere-Windungs-Zahl gegeben. Man versteht darunter das Produkt aus Windungszahl N und Stromstärke in Ampere (A) durch das Solenoid. Die Flußdichte jedoch hängt zusätzlich vom Querschnitt der Spule, also von der Patientenöffnung ab. Je größer die Patientenöffnung, desto größer muß also auch die verfügbare Ampere-Windungs-Zahl sein. Wegen der hohen Feldstärke, welche im Nutzbereich des Magneten erforderlich ist, müssen entsprechend hohe elektrische Leistungen aufgewendet werden, wenn das Solenoid aus üblichen elektrischen Leitern, wie z. B. Kupferdraht gebaut ist. Zur Bereitstellung eines Nutzfeldes mit 0,15 T sind typisch etwa 50 kW elektrische Leistung aufzubringen, um den notwendigen Strom gegen den Ohmschen Widerstand der Wicklung der Spule aufrechtzuerhalten. Diese elektrische Leistung erwärmt den Magneten. Sie entspricht einer unerwünschten elektrischen Heizung. Die entstehende Wärme muß laufend durch ein Kühlmittel abgeführt werden. Üblich ist die Anwendung von wassergekühlten Wicklungen. Da der Ohmsche Widerstand eines der typischen Probleme in diesem Falle aufwirft, bezeichnet man eine solche Luftspule mit Kupferwicklung auch als *Widerstandsmagnet* (Abb. 27).

Wegen der Genauigkeitsanforderungen an das Nutzmagnetfeld kann man übrigens einen Wider-

standsmagneten nicht einfach abschalten, wenn zwischen den Untersuchungen eine Pause entsteht. Vielmehr beobachtet man, daß der Magnet gleichsam wie ein Motor erst bei seiner Betriebstemperatur hinreichend stabil und gleichmäßig ist. Abb. **28** zeigt einen typischen Widerstandsmagneten in schematischer Darstellung.

Supraleitende Solenoide

Widerstandsmagnete für die MR-Tomographie können bis zu einer magnetischen Flußdichte von etwa 0,2 T wirtschaftlich arbeiten. Um höhere Feldstärken mit 0,5, 1, 2 oder mehr Tesla zu ermöglichen, muß bei gleichem Querschnitt des Untersuchungsbereiches die Ampere-Windungs-Zahl entsprechend weiter erhöht werden. Dies ist mit einem Widerstandsmagneten unwirtschaftlich. Man bedient sich daher der Supraleitung. Diese Eigenschaft ist von einer ganzen Anzahl von Metallen und Metallegierungen bekannt. Da-

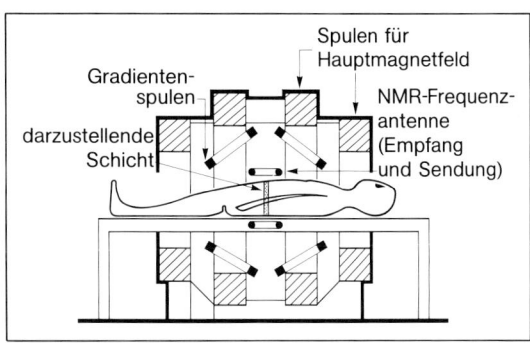

Abb. **28** Schematische Darstellung eines Widerstandsmagneten für die MR-Tomographie. Typisch ist die Anordnung der Wicklungen, so daß in etwa eine Kugel mit Breitenkreisen überdeckt wird

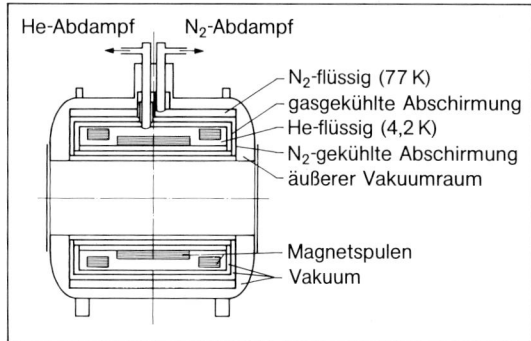

He-Abdampf   N₂-Abdampf

N₂-flüssig (77 K)
gasgekühlte Abschirmung
He-flüssig (4,2 K)
N₂-gekühlte Abschirmung
äußerer Vakuumraum

Magnetspulen
Vakuum

Abb. **29**   Schema des Kryostaten für den NMR-Magneten mit supraleitender Wicklung aus einer z. B. in Kupfer eingebetteten Nioblegierung

zu gehören insbesondere die in der NMR-Technik gebräuchlichen Legierungen des Elements Niob (Nb).

Jene Temperatur, bei der der Übergang zwischen Supraleitung und Leitung nach dem Ohmschen Gesetz erfolgt, ab der also ein bemerkenswerter Ohmscher Widerstand beobachtet wird, heißt Sprungtemperatur. Diese Sprungtemperatur ist z. B. beim Niob 9,25 K. Das sind etwa −264 °C. Wird ein Draht aus Niob unter diese Temperatur abgekühlt, so verschwindet sein elektrischer Widerstand. Auf diese Weise ist es möglich, einen hohen elektrischen Strom durch eine Spule fließen zu lassen, ohne daß dieser einmal eingeschaltete Strom absinkt und ohne daß die am elektrischen Widerstand des Leiters geleistete Arbeit als Verlustwärme weggekühlt werden muß. Allerdings ist es erforderlich, durch eine geeignete Tiefkühltechnik, Kryotechnik genannt, das supraleitende Solenoid dauernd so weit abzukühlen, daß seine Temperatur unterhalb der Sprungtemperatur bleibt.

Zur Aufrechterhaltung der für die Supraleitung notwendigen Temperatur wird der z. B. in Kupfer eingebettete Draht der Wicklung in ein Gefäß gesetzt, welches flüssiges Helium enthält. Der Siedepunkt des Heliums liegt bei 4,2 K. Wird diesem System eines in einem Heliumbad liegenden Supraleiters Wärme zugeführt, so bleibt die Temperatur bei 4,2 K, bis alles Helium verdampft ist. Um nicht zuviel Helium für die Aufrechterhaltung der Supraleitung verdampfen zu müssen, wird eine Isolation durch Vakuum und eine Vorkühlung der Umgebung durch flüssigen Stickstoff angewendet. Das Gefäß mit dem Supraleiter und dem flüssigen Helium ist also von Vakuum umgeben. Die äußere Wand des umhüllenden Vakuums stellt die Wand eines Gefäßes dar, welches flüssigen Stickstoff enthält. Die Siedetemperatur des Stickstoffes liegt bei 77,4 K, was −195,8 °C entspricht. Nach außen zur Umwelt schließt sich dann wieder Vakuum an. Die notwendige niedrige Temperatur wird somit in zwei Stufen erreicht: Die erste große Stufe von der Raumtemperatur bis zum Siedepunkt des Stickstoffes, welche einen Temperaturunterschied von etwa 220 Grad ausmacht, wird durch Vakuumisolation und Stickstoffverdampfung erreicht. Im Inneren dieses vorgekühlten Gebietes muß dann noch eine weitere Temperaturabsenkung um etwa 73 Grad durch wiederum Vakuumisolierung und Heliumverdampfung erfolgen (Abb. **29**).

Magnete mit supraleitendem Solenoid, auch Kryomagnete genannt, erreichen sehr hohe und besonders konstante magnetische Flußdichten und werden eingesetzt mit typischen Werten für das Hauptfeld von 0,5 T, 1,5 T und mehr. Abb. **30** zeigt einen solchen Magneten.

Weitere Möglichkeiten zur Erzeugung des Hauptmagnetfeldes stellen die Anwendung von Eisen-

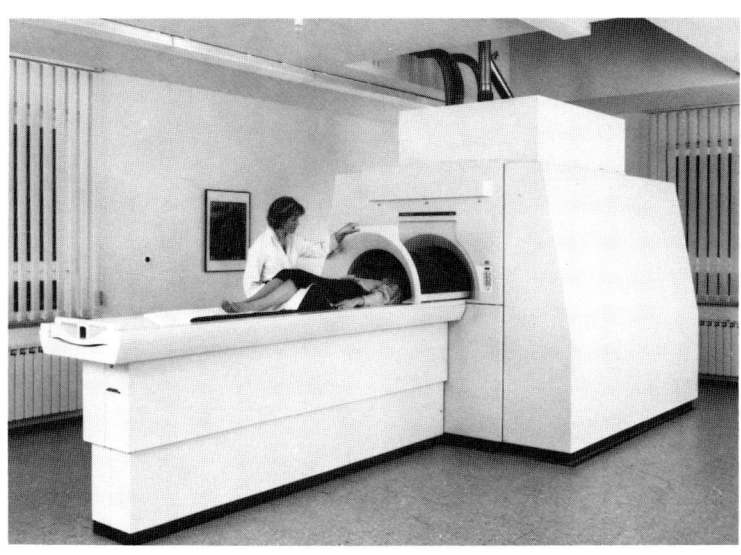

Abb. **30** Supraleitender NMR-Magnet in experimenteller Aufstellung. Der Kryostat ist aus nichtmagnetischem Material. Oben erkennt man das Entlüftungssystem, welches die Abdampfung der Kühlgase ermöglicht

kernspulen und die Anwendung von Permanentmagneten dar. So läßt sich z. B. mit einem Eisenkern durchaus ein Elektromagnet bauen, der in einem Würfel der Kantenlänge von etwa 10 cm die für die in den vorangehenden Abschnitten beschriebenen Rekonstruktionsmethoden erforderlichen Felder ermöglicht. Gleiches gilt für den Fall, daß ein inhomogenes Feld angewendet wird, welches nur im jeweiligen VOXEL die hohe Feldstärke erreicht. Ähnliches gilt für den Elektromagneten mit Eisenkern. Die gebräuchlichste Methode ist jedoch die Anwendung von Luftspulen, so daß auf die anderen Möglichkeiten nicht weiter eingegangen werden muß.

Das Hauptmagnetfeld hängt sowohl von den technischen Merkmalen jedes einzelnen Magneten als auch von seiner Umgebung, in die er gesetzt wurde, ab. Als Umgebungseinflüsse seien die das Feld beeinflussenden Baumaterialien sowie in der Nähe des Magneten notwendige Bauteile genannt. Um die Abweichungen des aufgebauten Magneten von den theoretisch erwarteten Werten korrigieren zu können, werden sogenannte *Shimspulen* und Shimmaterialien verwendet, welche ein Zusatzfeld erzeugen oder das vorhandene Feld in der gewünschten Weise deformieren. Die Shimspulen können wie die Spulen für die folgend zu beschreibenden Gradientenfelder bautechnisch in den Magneten integriert werden. Wird mit Spulen „geshimt", so muß während der Patientenuntersuchung dann jeweils der bei der Aufstellung des Magneten ermittelte Shimstrom durch diese Shimspulen fließen, um das Hauptfeld in die gewünschte Form zu bringen. Mit Hilfe von Shimspulen ist es auch möglich, die Wirkung von in den Magneten eingebrachten Objekten in gewissem Umfang zu kompensieren.

Erzeugung der Gradientenfelder

Im Gegensatz zum Hauptfeld erfordern die Gradientenfelder wesentlich geringere Flußdichten, nämlich von der Größenordnung 1–10 Millitesla (mT). Typische Feldänderungen zur selektiven Anregung einer Schicht oder zur Frequenzverschlüsselung sind 0,01 mT/cm. Die Amperewindungszahl zur Erzeugung eines solchen Feldes ist somit um etwa zwei Größenordnungen kleiner als für das Hauptfeld.

Die Gradientenfelder werden durch zusätzlich im Magneten angeordnete Luftspulen erzeugt, wobei diese wiederum so beschaffen sein müssen, daß sie gleichmäßig auf das Untersuchungsvolumen wirken. Für jeden der Gradienten in X-, Y- und Z-Richtung wird dabei ein Spulenpaar verwendet, welches so angeordnet ist, daß sich die Gradienten in der Mitte des Untersuchungsobjektes orthogonal schneiden und so das X, Y, Z-Koordinatensystem aufspannen. Schräg liegende Gradienten können dann durch Kombination von G_X, G_Y und G_Z gebildet werden, wobei die Teilfelder wie die Komponenten eines Vektors wirken. In Abb. **28** ist ein Beispiel für Gradientenspulen eingezeichnet.

Die Gradientenspulen werden konstruktiv in den Aufbau des Magneten für das Hauptfeld einbezogen.

Die Ansteuerung der Gradienten entsprechend ihrer in dem Abschnitt über Sequenzen erforderlichen Art erfolgt durch eine besondere elektrotechnische Schaltung und einen Impulsgeber, der vom Computer der Anlage angesteuert wird. Da die Gradientenfelder, wie aus der Darstellung der Sequenzen ersichtlich, zwar klein sind, aber sehr rasch geschaltet werden müssen, besitzen die Gradientenspulen am jeweiligen Anwendungsort meist nur ein einziges Windungspaar pro Richtung.

NMR-Frequenz-Impulse und Resonanzmessung

Für die MR-Tomographie wird eine Larmorfrequenz ω aus dem Wellenlängenbereich des Rundfunks gewählt. Im englischen Schrifttum wird daher häufig die Bezeichnung „RF" (radio frequency) verwendet, die jedoch das Verfahren nicht bezeichnet. In freier Übertragung dieses Begriffes soll die Bezeichnung NMR-Frequenz gewählt werden, wenn die besondere elektromagnetische Welle und der interessierende Frequenzbereich, welcher für die MR-Tomographie zur Anregung benötigt und als Resonanzsignal gemessen wird, angesprochen werden soll.

Wie in einem Rundfunksender oder auch in einem Rundfunkempfänger wird diese NMR-Frequenz als Anregungswelle mit Hilfe eines elektrischen Schwingkreises hergestellt. Die Dauer der Impulse und die Bandbreite werden durch eine besondere elektronische Schaltung erzeugt. Unter der Bandbreite eines Signals versteht man die Differenz zwischen der höchsten und tiefsten Frequenz, welche im Signal enthalten ist. Die Bandbreite der Anregungswelle muß in Übereinstimmung mit der Bildberechnungsmethode gewählt werden.

Aus der Abb. **3** ist erkennbar, daß die Wellenlänge der NMR-Frequenzen nahe 30 m liegt. Dies ist in jedem Falle wesentlich mehr als die Öffnung des Magneten für das Hauptfeld. Da aber alle Anregungen und Messungen innerhalb des Magneten erfolgen müssen, ist klar, daß die NMR-Welle nicht frei von der Antenne wie bei der Rundfunkübertragung ausgestrahlt und empfangen wird, sondern daß sich alle Wechselwirkungen zwischen Objekt, Anregungs- und Meßsystem im „Nahbereich" der Antenne abspielen. Es ist üblich, dieselbe Antenne für die Aussendung des

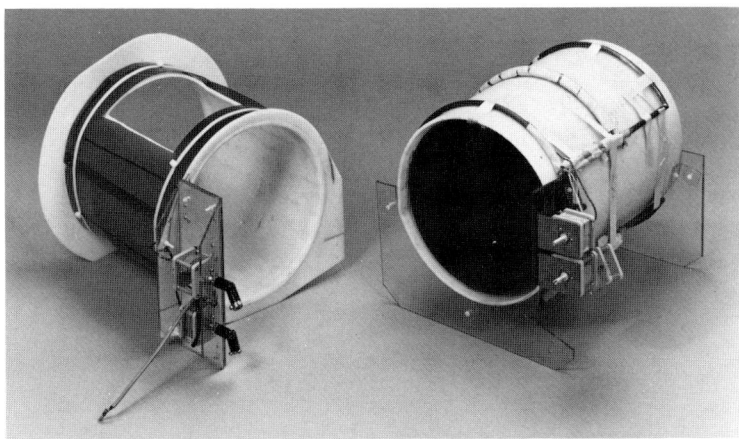

Abb. **31** Beispiele für Hochfrequenzspulen zur Aussendung der NMR-Frequenz und zum Empfang des Resonanzsignals

Anregungsimpulses und für den Empfang des Resonanzsignals zu verwenden. Um die Anregung, vor allem aber die Messung zu optimieren, wird die Antenne aufgabenspezifisch gestaltet. Je nach Art der Abbildung und Durchmesser des Objektes sind unterschiedliche Antennenspulen optimal.

Wie bei der Erklärung der Erstellung des Hauptmagnetfeldes kann man auch bei der Anwendung und Messung der Resonanz wieder von dem Beispiel des stromführenden, von einem Magnetfeld umgebenen Drahtes ausgehen. Es ist aber nicht nur ein stromführender Draht von einem Magnetfeld umgeben; vielmehr gilt: Ein Wechselstrom in einem Draht hat ein sich mit gleicher Frequenz veränderndes Magnetfeld zur Folge.
Der Strom fließe in Richtung des Drahtes – somit hat sein Magnetfeld die dazu orthogonale Richtung.
Ein Wechselstrom in einem Draht, der z. B. in Z-Richtung (Richtung des Hauptfeldes) verläuft, hat ein in der X-Y-Ebene umlaufendes Magnet-

feld zur Folge. Damit ist aber genau der anschauliche Gedanke zur Quermagnetisierung des Spinsystems gespannt, das ja ebenfalls als mit der Frequenz ω in der X-Y-Ebene rotierendes Magnetfeld zu verstehen ist. Durch in Z-Richtung geeignet gespannte Drähte kann die Quermagnetisierung als Strom im Antennendraht gemessen werden. Dabei ist es wichtig, daß die Aufspannung dieses Antennendrahtes so erfolgt, daß bei gegebener Quermagnetisierung ein maximales Signal meßbar ist. Der Bau der Antennenspulen ist dabei zusätzlich mit besonderen technischen Anforderungen verknüpft; besonders bei höheren Larmorfrequenzen muß eine genaue Berechnung und Abschirmung der Antenne erfolgen, um eine optimale Empfindlichkeit zu erzielen. In Abb. **31** und **32** ist die Realisation solcher Antennen zu sehen.

Mit Aussendung der Anregungsimpulse und Empfang des Resonanzsignals ist aber noch nicht alles zur MR-Tomographie Nötige mit der NMR-Frequenz geschehen. Eine wesentliche weitere

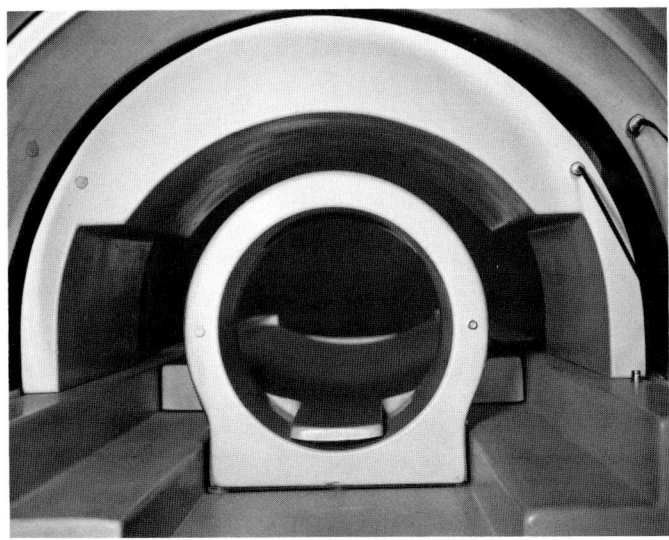

Abb. **32** Antennenspulen des Gyroscan im Magneten, von der Kopfseite her gesehen. Die Körperspule umfaßt die kleinere herausnehmbare Kopfspule und ist fest in den Aufbau des Magneten integriert. Beide Spulen besitzen einen trennbaren Anschluß für das NMR-Frequenz-Kabel; die Körperspule ist angeschlossen. In der Kopfspule sieht man die Kopfauflage der Tischplatte

Komponente der Hochfrequenzapparatur stellt das Frequenzspektrometer dar. Dieses Spektrometer ist eine elektronische Schaltung, mit deren Hilfe die interessierenden Larmorfrequenzen identifiziert und voneinander getrennt werden können. Es bereitet somit das Resonanzsignal für die Berechnung des Bildes auf. Das Spektrometer kann als ein variables Sieb mit jeweils einer bestimmten Maschenweite für bestimmte Frequenzen aufgefaßt werden.

Computer und Bildverarbeitung

Die Aufgaben des Computers bei der MR-Tomographie sind vielfältig. Das digital-elektronische System einer NMR-Anlage enthält den Hauptcomputer, der alle Strukturen des Gesamtsystems steuert, regelt und kontrolliert. Für Spezialaufgaben werden auf der zweiten Ebene der Hierarchie Sub-Computer eingesetzt. Sie erledigen z.B. die Bildberechnung oder den Zugang zu bestimmten Speichern. Grundsätzlich werden die zu erledigenden Funktionen mit Hilfe eines Programmes ausgeführt, mit dem der Computer geladen wird. Dieses Programm (Software) und die Architektur des Computers (Hardware) sind dann zusammen in der Lage, alle notwendigen Funktionsabläufe der Anlage zu ermöglichen. Dazu gehören Ansteuerung, Kontrolle und Regelung der Anregung, Gradientenschaltung und Resonanzauslesung, die Berechnung der Bilder, die Speicherung von Information einschließlich Bildinformation und die Ausführung von über das Bedienpult eingegebenen Befehlen. Die Architektur der digitalen Elektronik einer NMR-Anlage besitzt viele Ähnlichkeiten mit jener bei der Computertomographie. Dies ist nicht verwunderlich, da einerseits die Erfahrung aus der Computertomographie zur Konstruktion von NMR-Anlagen genutzt wurde und da andererseits sehr ähnliche Aufgaben vorliegen. So ist in beiden Fällen ein Aufnahmesystem anzusteuern. Die gewonnenen Meßwerte müssen zum Bild umgerechnet werden. Dieses Bild ist ein digitales Bild wie im Falle der Computertomographie. Es enthält auf einer Matrix Information pro Bildpunkt. Diese Information kann eine Protonendichte, eine mit T_1 oder mit T_2 oder beiden Relaxationszeiten bewertete Protonendichte oder entsprechende Daten über die Verteilung eines anderen geeigneten Atomkerns im Untersuchungsobjekt enthalten. Das digitale Bild in diesem Sinne ist eigentlich nur eine geordnete Menge von Zahlen. Diese Zahlenwerte (PIXEL-Werte) pro Bild (PIXEL) sind einem Volumenelement (VOXEL) des Objektes zugeordnet und können z.B. als Grauwerte auf einem Fernsehmonitor oder auf einem Photo dargestellt werden (Abb. 33 und 34). Gleiches gilt für die Computertomographie lediglich mit dem

0	0	0	0	0	0	0	0	0	0	0	0	0	0	0	0	0	0	0	0	0	0
0	0	0	0	0	0	0	0	0	0	0	0	0	0	0	0	0	0	0	0	0	0
0	0	8	16	16	0	0	8	16	0	0	8	16	16	0	0	0	16	8	16	0	0
0	0	8	16	16	0	0	8	16	0	0	8	16	16	0	0	0	16	8	16	0	0
0	0	8	16	0	16	0	8	16	0	0	8	16	0	16	0	16	0	8	16	0	0
0	0	8	16	0	16	0	8	16	0	0	8	16	0	16	0	16	0	8	16	0	0
0	0	8	16	0	16	0	8	16	0	0	8	16	0	0	16	0	0	8	16	0	0
0	0	8	16	0	0	16	8	16	0	0	8	16	0	0	16	0	0	8	16	0	0
0	0	8	16	0	0	16	8	16	0	0	8	16	0	0	0	0	0	8	16	0	0
0	0	0	0	0	0	0	0	0	0	0	0	0	0	0	0	0	0	0	0	0	0
0	0	0	0	0	0	0	0	0	0	0	0	0	0	0	0	0	0	0	0	0	0
0	0	8	16	16	16	16	16	8	0	0	0	16	16	16	16	16	16	16	16	0	0
0	0	8	16	0	0	0	16	8	0	0	0	0	0	0	8	16	0	0	0	0	0
0	0	8	16	0	0	0	16	8	0	0	0	0	0	0	8	16	0	0	0	0	0
0	0	8	16	16	16	16	16	8	0	0	0	0	0	0	8	16	0	0	0	0	0
0	0	8	16	0	8	16	0	0	0	0	0	0	0	0	8	16	0	0	0	0	0
0	0	8	16	0	0	8	16	0	0	0	0	0	0	0	8	16	0	0	0	0	0
0	0	8	16	0	0	8	16	0	0	0	0	0	0	0	8	16	0	0	0	0	0
0	0	0	0	0	0	0	0	0	0	0	0	0	0	0	0	0	0	0	0	0	0
0	0	0	0	0	0	0	0	0	0	0	0	0	0	0	0	0	0	0	0	0	0

Abb. 33 Zum Begriff des digitalen Bildes: Beispiel eines digitalen Bildes mit 22 × 20 Matrixgröße und somit 440 Bildpunkte (PIXEL). Die „Tiefe" des Bildes ist 4 Bit, was 16 möglichen Stufen entspricht. Davon wurden 3 Stufen benutzt, nämlich 0, 8 und 16

Unterschied, daß dort das digitale Bild nur eine einzige Interpretation hat: Im Falle der CT liegt nämlich eine Darstellung von mittleren Schwächungswerten des dem PIXEL zugeordneten VOXEL vor. Aus diesem Grunde sind auch die Auswertemöglichkeiten des Bildes in beiden Fällen weitgehend identisch. Unterschiede ergeben sich hauptsächlich durch die Tatsache, daß es von einer NMR- Schicht immer mehrere unterschiedlich zu interpretierende Bilder gibt, eine Folge der beiden unterschiedlichen Relaxationsprozesse. Auch im Falle der MR-Tomographie bevorzugt der Anwender die Trennung anatomisch und pathologisch definierter Bereiche aus dem Bild

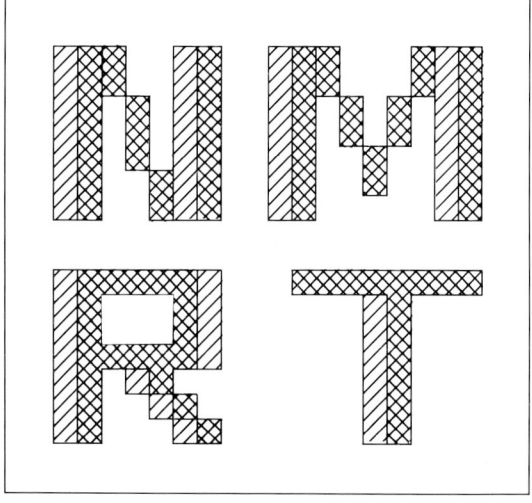

Abb. 34 Bei der Wiedergabe von Abb. 33 werden die Werte im PIXEL jeweils einer Graustufe zugeordnet

gegenüber der Entnahme von lokalen Meßwerten. Deshalb hat bei der MR-Tomographie die Mischung von Bildern in Form einer gewichteten Addition einen hohen Stellenwert zur Optimierung des Kontrastes interessierender pathologischer Bereiche je nach Relaxationszeitunterschieden.

Aufstellung und Betrieb von MR-Tomographie-Anlagen

Wechselwirkung der Anlage mit der Umwelt und Sicherheit

Die in der NMR-Anlage angewendeten NMR-Frequenzen liegen im gleichen Frequenzbereich wie die Wellen der Rundfunkübertragung. Würde man die Anregungsimpulse nach außen hin nicht abschirmen, so wären Störungen des Rundfunkempfangs in der Umgebung die Folge. Um dies zu vermeiden, gibt es grundsätzlich zwei Möglichkeiten: Entweder man setzt die ganze NMR-Anlage in einen Käfig aus leitendem Material oder man schirmt die Hochfrequenz so nahe wie möglich am Patienten ab (s. Abb. 35). Welche dieser beiden Methoden im jeweiligen Falle anzuwenden ist, hängt von den Gegebenheiten der Anlage ab. Eine Abschirmung am Patienten wird zweckmäßig in die Konstruktion des Aufnahmesystems, also in die Kombination von Hauptmagnet und Patientenlagerung, unmittelbar einbezogen.

Das Erdmagnetfeld vermag eine gut gelagerte Magnetnadel auszurichten. Das Feld eines NMR-Magneten jedoch vermag alle ferromagnetischen Gegenstände mit großer Kraft anzuziehen. Es kann insbesondere Achsen von mechanischen Uhren beschädigen, Gegenstände aus Eisen wie Schraubenzieher, Skalpelle, Nadeln, Nägel, aber auch Hämmer und Feuerlöscher in Bewegung setzen. Aber nicht nur Eisen in all seinen Formen, sondern auch Nickel und andere Materialien können in den Magneten gezogen werden. Von dieser mechanischen Beschädigungsmöglichkeit sind auch Meßgeräte betroffen. Ferromagnetische Materialien im Patienten wie bestimmte Operationsclips, Fremdkörper oder Herzschrittmacherteile können in ihrer Position durch das Magnetfeld verändert, verlagert oder in ihrer Funktion behindert werden. Einen besonderen Fall stellen die Demand-Schrittmacher dar; sie besitzen zu ihrer Umschaltung von außerhalb des Körpers ein durch einen Magneten umschaltbares Relais. Auch dieses kann ungewollt durch den NMR-Magneten betätigt werden. Eine Eigenschaft des Hauptmagnetfeldes, nämlich die Flugrichtung von geladenen Teilchen zu beeinflussen, beschert uns im Falle des erdmagnetischen Feldes das Nordlicht; im Falle bestimmter Fernsehkameras

wird diese Eigenschaft zur Fokussierung des elektronischen Bildes benutzt; im Falle des NMR-Magneten jedoch können unliebsame Wirkungen auf Fernsehmonitore oder Oszillographen oder Fernsehkameras erfolgen, da ja auch in der Braunschen Röhre Elektronen durch das Vakuum zu einem bestimmten Ort fliegen sollen. Weiter sind Einflüsse des Magnetfeldes auf metallische also elektrisch leitende Materialien bekannt, wenn diese im inhomogenen Bereich des Magnetfeldes bewegt werden.

Um unliebsame mechanische Wirkungen des Magnetfeldes zu vermeiden, dürfen keine metallischen Materialien unkontrolliert zu nahe an den Magneten herangebracht werden. Mit diesen Materialien muß dort besonders vorsichtig und unter Kenntnis ihres Verhaltens hantiert werden, um Schäden oder gar Unfälle zu vermeiden. Es ist insbesondere zweckmäßig, den Zugang zur unmittelbaren Umgebung nur nach Passieren von Metall-Detektions-Schleusen zu ermöglichen, um keine unbewußt eingebrachten Metalle im Nahbereich des Magneten zu haben.

Um eine Vorstellung zu gewinnen, in welchem Umfange Einflüsse durch den Magneten auf die Umgebung und vor allem auf dort sich aufhaltende Menschen möglich sind, ist ein Vergleich mit unserer heutigen „magnetischen Umwelt" hilfreich. Das Erdmagnetfeld besitzt eine Flußdichte von etwa 0,1 mT oder 1 G und weniger.

Technische Einrichtungen wie Transformatoren, Elektromotoren oder Generatoren erzeugen magnetische Streufelder. So werden z.B. von einer anfahrenden Elektrolokomotive auf dem Bahnsteig Flußdichten von etwa 2 mT (20 G) ausgesandt. Dies bedeutet, daß man vom Vorhandensein solcher Felder in unserer Umgebung ausgehen muß. Erst bei stärkeren Feldern wird es erforderlich, die Aufmerksamkeit zu erhöhen. In der Einführungsphase der medizinischen Anwendung der NMR-Methoden ist es jedoch notwendig, die Erfahrung mit Magnetfeldern behutsam auszuweiten.

Bisher sind keine anhaltenden gesundheitlich nachteiligen Wirkungen auf den Organismus von an der MR-Tomographie mitwirkenden Personen oder untersuchten Patienten bekannt geworden. Dies gilt sowohl für das Hauptmagnetfeld als auch für die Gradientenfelder und die angewendeten Hochfrequenzimpulse. Es sind jedoch physiologische Wirkungen bekannt, aus denen sich Schwellwerte für eine besondere Aufmerksamkeit vor allem in der Einführungsphase der NMR-Anwendung ableiten lassen.

Durch die Einwirkung von statischen Magnetfeldern erzeugte Chromosomenbrüche oder Zellzerstörungen wie bei der Anwendung ionisierender Strahlung sind nicht bekannt. Es wurden jedoch

Tabelle 3   Empfehlungen für die Arbeitsplätze bei der Anwendung der MR-Tomographie

	National Radiological Protection Board (Großbritannien) 1981	Bureau of Radiological Health (USA) 1982	Bundesgesundheitsamt (Bundesrepublik Deutschland) 1983
Statische Magnetfelder	2,5 T	2 T	2 T
zeitlich veränderliche Magnetfelder	20 T/s und Schaltzeit 10 ms oder länger	3 T/s	$3 \mu A/cm^2$ oder 2 mV/cm für Schaltzeit 10 ms und länger $1/_\tau$ $30 \mu A/cm^2$ oder $1/_\tau$ 20 mV/cm für Schaltzeit kürzer als 10 ms – τ in ms
Hochfrequenzfeld (NMR-Frequenz)	1 °C Temperaturerhöhung	spezifische Absorptionsraten: 0,4 W/kg Ganzkörper 2 W/kg pro Gramm Gewebe	spezifische Absorptionsraten: 1 W/kg Ganzkörper 5 W/kg pro Kilogramm Gewebe (Ausnahme: Auge)

im Laborexperiment reversible Wirkungen auf die Zellsubstanz und auf Enzyme beobachtet. In bewegten Leitern, so z. B. in strömendem Blut, können Magnetfelder elektrische Ströme induzieren. Aus diesem Grunde wurden von verschiedenen Gremien Schwellwerte des Magnetfeldes vorgeschlagen, bei deren Überschreiten eine verstärkte Vorsicht und medizinische Beobachtung angeraten wird. Zeitlich veränderliche Magnetfelder können z. B. im Körper Ströme induzieren und somit elektrische Potentialdifferenzen aufbauen, welche von der Feldstärke und vom zeitlichen Verlauf des Feldes sowie von den im Körper herrschenden lokalen elektrischen Leitfähigkeitsverhältnissen abhängen. In den meisten Fällen führen solche Ströme zu keinen bleibenden, nicht einmal zu momentanen und reversiblen Wirkungen. Stromdichten von mehr als 100 μA/cm² im Herzbereich können zu Kammerflimmern führen. Ob solche Stromdichten jedoch tatsächlich eintreten können, ist bis heute nicht experimentell nachgewiesen.

Die Anregungsfrequenz führt zu einer gewissen Energieabsorption im untersuchten Körper. Diese Energieabsorption führt zu einer lokalen Erwärmung des Gewebes. Erfahrungen über solche Wärmewirkungen liegen seit langem aus den Bereichen der Kurzwellentherapie vor. Aus diesen Erfahrungen heraus kann der Unbedenklichkeitsbereich für die Anwendung der NMR-Hochfrequenz abgeschätzt werden. Dieser liegt, je nach Art der Anwendung der Hochfrequenz bei 1–3 W/kg. Die Erwärmung bei der Anwendung von NMR-Frequenzen darf jedoch nicht mit der oft viel eindrucksvolleren Erwärmung des Untersuchungsbereiches durch die Verlustleistung in

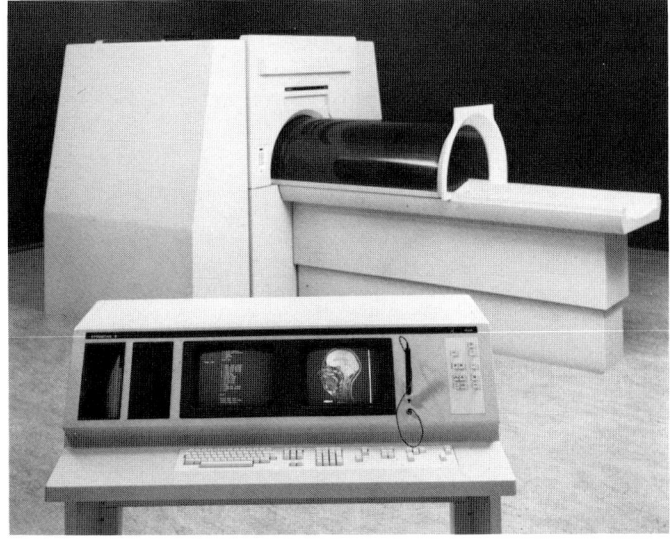

Abb. 35 Für den Anwender wichtige Komponenten einer NMR-Anlage: Im Vordergrund das Bedienpult, welches so aufgestellt wird, daß es bei der Untersuchung den Blick auf den Patienten ermöglicht. Die Auswertung der Ergebnisse erfolgt ebenfalls an einem solchen Pult, welches durch eine Multiformatkamera ergänzt wird. Im Hintergrund der Magnet. Ist der höhenverstellbare Tisch in Untersuchungsposition wie im Bild, so kann die Abschirmung für die NMR-Welle herausgezogen und in Position gebracht werden wie abgebildet. Versorgungseinrichtungen elektrischer und elektronischer Art sowie die EDV sind hier nicht sichtbar (Werkphoto Philips)

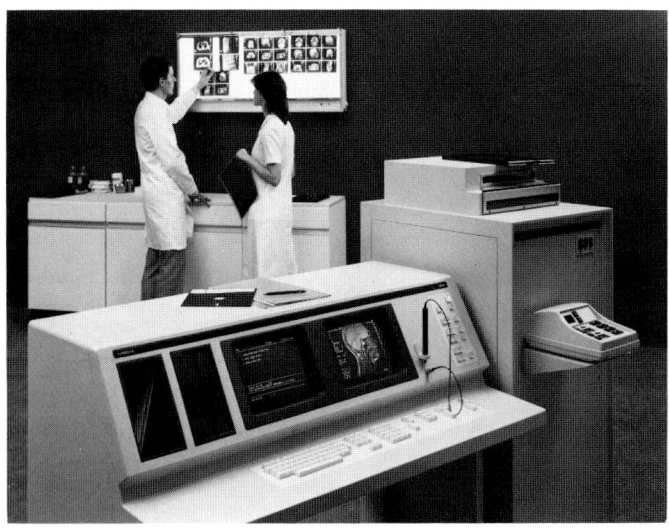

Abb. **36** Auswertearbeitsplatz mit Auswertekonsole im Hintergrund, Multiformatkamera rechts daneben und Betrachtungsgerät für die auf Film dokumentierten MR-Tomogramme

Widerstandsmagneten und somit durch die Gegenwart eines unerwünschten „Heizkörpers" verwechselt werden.

Die Wirkungen der Felder haben vor allem auf planerische Maßnahmen bei der Einrichtung eines MR-Tomographie-Arbeitsplatzes einen wichtigen Einfluß. Um die möglichen gesundheitlichen Risiken soweit wie möglich auszuschließen, wurden in Ermangelung von einschlägiger Erfahrung zum Zeitpunkt der Einführung der NMR-Methode von verschiedenen Gremien Empfehlungen zur besonderen Aufmerksamkeit erarbeitet, welche eine gezielte medizinische Beobachtung von Patienten und Personen anraten, die Feldern ab einer bestimmten Stärke ausgesetzt wurden (Tab. **3**). Diese Empfehlungen beruhen

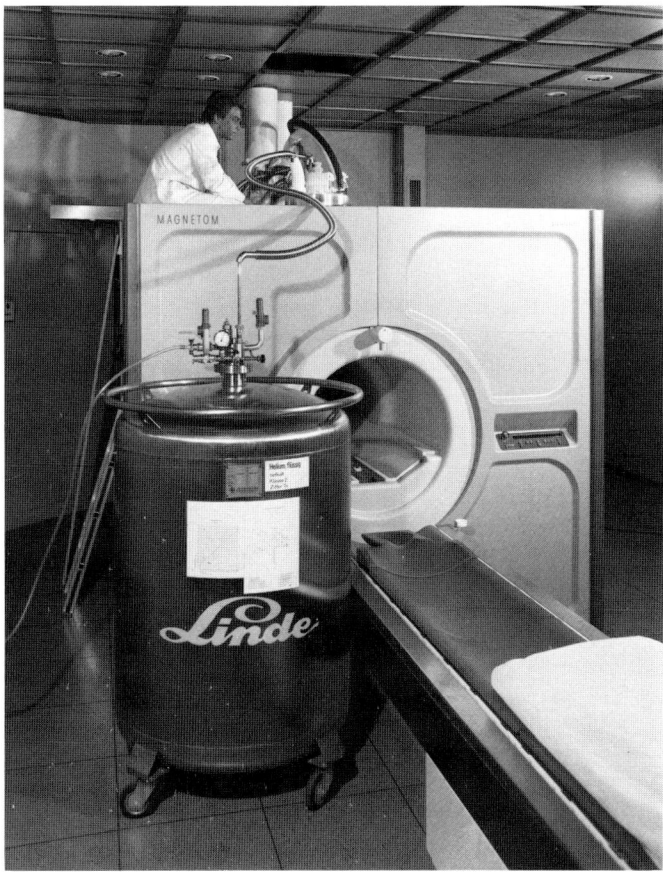

Abb. **37** Zur Füllung des Kryostaten bei supraleitenden Magneten wird das Flüssiggas in Spezialbehältern geliefert (Werkphoto Linde)

Abb. **38** Perspektivische Darstellung einer NMR-Anlage einschließlich der dafür zweckmäßigen Nebenräume

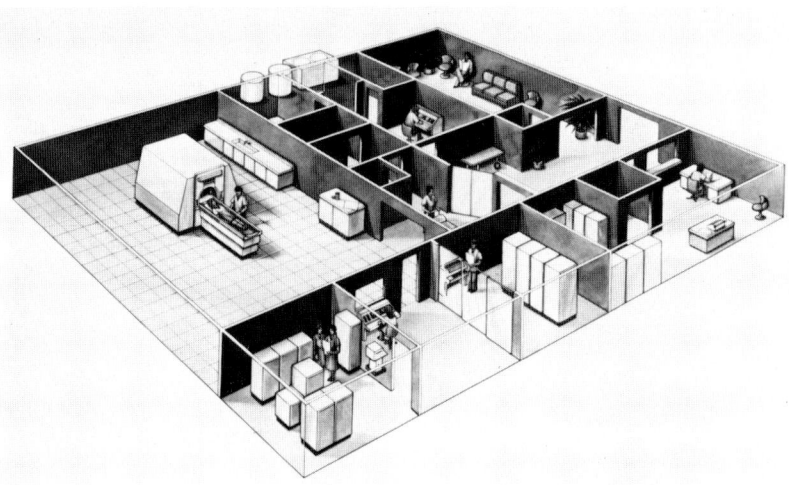

auf Abschätzungen anhand anderer Anwendungen von elektrischen, magnetischen und elektromagnetischen Feldern.

Planung und Errichtung von MR-Tomographie-Anlagen

Für die Planung und Errichtung von MR-Tomographie-Anlagen gelten ähnliche Gesichtspunkte wie im Falle der Computertomographie, wobei allerdings an die Stelle der Strahlenschutzmaßnahmen bei CT im NMR-Fall der Umgang mit den Feldern und die Handhabung der Kryotechnik besonders beachtet werden müssen.

Zunächst geht es um die Aufstellung des Magneten und die Zuordnung der unmittelbar für die Untersuchung erforderlichen Einrichtungen. Dazu gehört das Patientenlagerungssystem und das Schaltpult. (Abb. **35–37**). Darüber hinaus sind Räumlichkeiten für den Computer und die technischen Hilfseinrichtungen, wie die Stromversorgung und die Schalteinrichtungen für die Gradientenfelder, die Ausgleichsfelder (Shimspulen) sowie die NMR-Frequenzerzeugung und das Spektrometer erforderlich. Hinzu kommen Einrichtungen zur Bildbetrachtung, Bilddokumentation und der am Ort erforderlichen Patientenverwaltung. Neben dem eigentlichen Untersuchungsraum sind die notwendigen Räumlichkeiten für Patienten und Personal sowie ein Bedienbereich, Technik- und Computerräume vorzusehen. Ein Beispiel einer Raumplanung zeigt die Abb. **38**.

Die Abschirmung der NMR-Welle erfolgt durch einen sogenannten Faradayschen Käfig. Man versteht darunter eine vollständige Umschließung des abzuschirmenden Bereiches durch elektrisch leitendes Material. Dieses verhindert das Austreten des elektrischen Feldes und somit der elektromagnetischen NMR-Welle. Je nach Feldstärke

des Hauptmagnetfeldes hat diese NMR-Welle eine durch die Larmorfrequenz des angesprochenen Atoms festgelegte Frequenz. Für ein Magnetfeld von 2 T und Protonen, also für Wasserstoffkerne, beträgt die NMR-Frequenz etwa 85 MHz. Schwächere Magnete oder andere Atomkerne führen zu niedrigeren Frequenzen bis herab zu einigen MHz. Die Ausführung des Faraday-Käfigs erfolgt zweckmäßig mit feinmaschigem Metalldrahtgeflecht. Meistens ist eine solche Abschirmung bereits in das Aufnahmesystem, das äußerlich aus Hauptmagnet und Patientenlagerungssystem besteht, integriert. Wird aus besonderen Gründen eine Abschirmung des Raumes selbst erforderlich, muß dieser vollständig metallisch umkleidet werden. Das gilt auch für alle Maueröffnungen wie Türen und Fenster. Die Abschirmung muß überall elektrisch leitend miteinander verbunden sein.

Um Gefahren durch das Hauptmagnetfeld und Störungen bei der Anwendung abzuwenden, wird bei der Planung der NMR-Anlage eine Planzeichnung erstellt, welche außer den Räumlichkeiten und ihrer gegenseitigen Lage Bereiche kennzeichnet, außerhalb derer jeweils eine bestimmte Flußdichte des Magnetfeldes nicht mehr überschritten wird. Diese Bauzeichnung muß sowohl in horizontaler wie in vertikaler Richtung ausgeführt werden (Abb. **39**).

Magnetische Felder lassen sich zwar durch Einbringung von die Feldlinien verdichtenden Stoffen – das sind in erster Linie ferromagnetische Materialien – in eingeschränktem Umfang in ihrer Form verändern, aber eigentlich nicht abschirmen. Das bedeutet, daß die Vermeidung von unerwünschten Effekten hauptsächlich durch Abstand erreicht wird.

Die unmittelbare Umgebung des Magneten, in der auch außerhalb des Untersuchungsfeldes

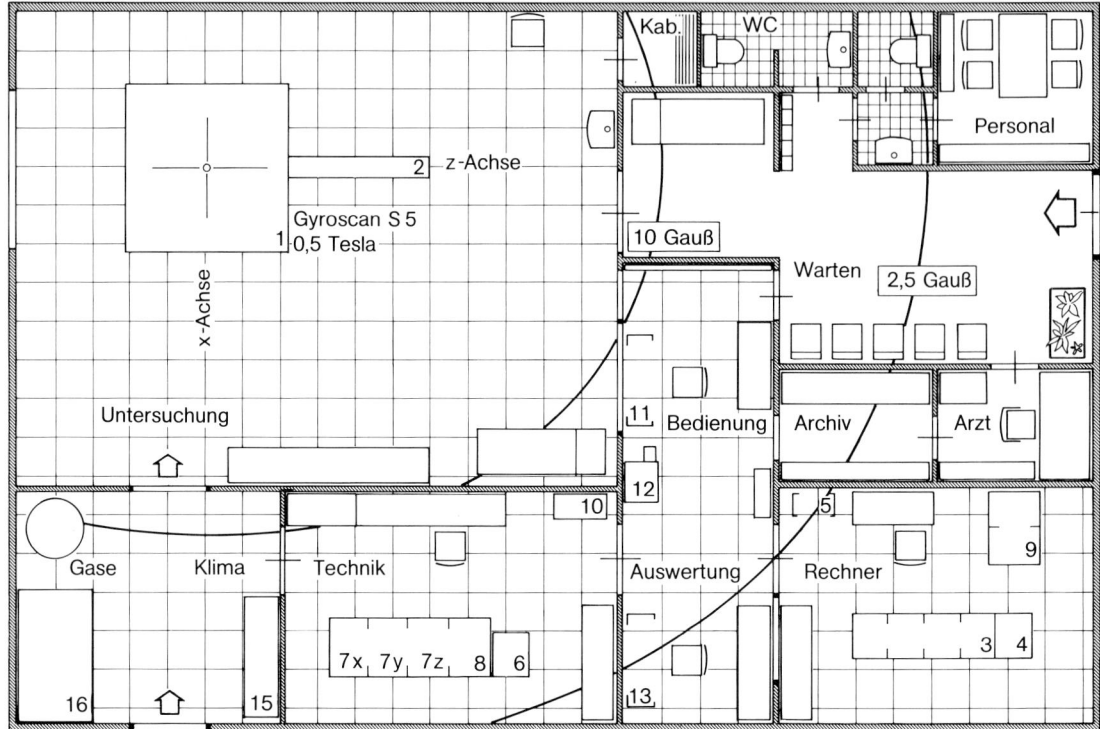

Abb. **39** Planzeichnung für eine Gyroscan-S5-Anlage mit supraleitendem 0,5-T-Magneten. Die mit 10 Gauß bezeichnete Linie gibt an, daß in größerer Entfernung vom Magneten als die Linie das Feld kleiner als 10 Gauß ist. Die zusätzlich eingezeichnete 2,5-G-Grenze ermöglicht eine Vorstellung davon, wie rasch das Feld mit dem Abstand vom Magneten kleiner wird. Für einen 2-T-Magneten würde die gezeichnete 2,5-G-Grenze der 10-G-Grenze in der Zeichnung entsprechen (nach *Frühling*)

Flußdichten im Bereich von 10 mT (100 G) auftreten, muß so abgesichert werden, daß dort keine unbekannten Metalle oder ferromagnetischen Materialien eingebracht werden können. Aus diesem Grunde wird der Zugang zum Untersuchungsraum zweckmäßig vollständig durch Metallschleusen gesichert. Dies dient sowohl dem unmittelbaren Unfallschutz als auch dem Schutz des wertvollen Magneten vor Beschädigung. Man muß nämlich bedenken, daß auch kleine ferromagnetische Materialien wie Büroklammern in den Magneten hineingerissen werden können und dann dort verbleiben. Sie können meistens nicht mehr entfernt werden es sei denn, der Magnet wird ausgeschaltet.

Die den Magneten außerhalb dieser unmittelbaren Umgebung umgebenden Bereiche teilt man zweckmäßig ein in eine Nahzone und eine Fernzone. In der Nahzone sind Störungen von Meßgeräten und Bildschirmen sowie von abbildenden Systemen der Medizin zu erwarten. Das bedeutet nicht, daß in dieser Nahzone nichts mehr funktioniert. Allerdings entstehen in der Nahzone Einschränkungen für die Nutzung von elektronischen Geräten und von z.B. magnetischen Datenträgern. Dazu gehören unter anderem Bildschirme oder Computer, die nicht mehr dort in beliebiger Weise aufgestellt werden können. Es wird von Fall zu Fall erforderlich, die Funktionsfähigkeit erst durch Änderung der Aufstellungsrichtung zu ermöglichen. Die Störungsmöglichkeit hängt dabei von der Richtung des Magnetfeldes und von der Empfindlichkeit des jeweiligen elektronischen Apparates gegen Störungen durch Magnetfelder ab. Aus diesem Grunde kann hier nur die Aufmerksamkeit angesprochen werden. Eine generelle Aussage über Funktionsfähigkeit oder Fehlfunktion in der Nahzone des Magneten ist nicht möglich.

In die Nahzone des Magneten eingebrachte größere Teile aus ferromagnetischem Material, besonders aber die Bewegung solcher Teile kann zur Störung des Abbildungsfeldes der MR-Tomographie-Anlage und somit zu Bildstörungen führen. Aus diesem Grunde muß in dieser Nahzone die Wirkung solcher Materialien in den Abgleich (Shimen) des Magneten einbezogen werden. Die Einbringung von beweglichen ferromagnetischen Materialien ist zu vermeiden. Dazu gehört auch, daß in die Planung befahrbare Straßen und Wege einbezogen werden müssen.

In größerem Abstand vom Magneten ist das Magnetfeld dann so weit abgeschwächt, daß kaum noch Störungen zu erwarten sind. Eine genaue Definition über die akzeptablen Feldstärken in diesem Fernbereich, der überwiegend störungsfrei ist, ist bisher nicht erfolgt. Es sei angenommen, daß die unmittelbare Umgebung des Magneten dadurch definiert sei, daß dort Flußdichten bis 100 G vorkommen. Der Nahbereich sei dann durch Flußdichten bis 10 G gekennzeichnet. Der Fernbereich enthält Orte mit Feldstärken bis zu 10 G und geht nach und nach in die völlig unbeeinflußte Umwelt über. Da bekannt ist, daß sogar das Erdmagnetfeld Wirkungen auf elektronische Geräte haben kann, die allerdings in der überwiegenden Zahl der Fälle tolerierbar sind, muß auch dort mit solchen Wirkungen gerechnet werden. Allerdings werden sich wohl die Einschränkungen in erster Linie auf die Vermeidung bestimmter Aufstellungsarten beschränken. Als kritischer Fall wird jedoch der Aufenthalt von Personen mit Herzschrittmachern angesehen. Hier sind zwei Fälle zu unterscheiden: Bei Schrittmachern mit fester Pulsfolge gelten Gegebenheiten, wie sie auch von elektronischen Geräten bekannt sind. Bei elektronischen Einrichtungen mit frei fliegenden Elektronen wie Bildverstärker-Röhren oder Braunschen Röhren ist eine Störung zu erwarten. Die elektronischen Schaltungen der Schrittmacher sind aber frei von solchen Bauelementen. Damit ist im Fernbereich überhaupt keine und im Nahbereich kaum eine Wirkung zu erwarten. Bei Demand-Schrittmachern liegen jedoch andere Gegebenheiten vor. Demand-Schrittmacher können von außen durch einen Magneten mit einem Feld von etwa 100 G von dem Demand-Betriebszustand in den Dauerimpuls-Zustand geschaltet werden und umgekehrt. Diese Umschaltung nimmt der Arzt bei Bedarf vor. Es ist nun vorstellbar, daß der Demand-Schrittmacher ungewollt durch das Magnetfeld umgeschaltet werden könnte. Dies ist im Nahbereich des Magneten und im Untersuchungsraum durchaus möglich. In der Literatur ist jedoch bisher kein Fall bekannt, bei dem der Demand-Schrittmacher bei einer Flußdichte von weniger als 13 G umgeschaltet werden konnte. Solange keine Schrittmachernorm besteht, die ein Umschalten von Demand-Schrittmachern unterhalb einer bestimmten Feldstärke ausschließt, kann also zumindest im Nahbereich eine ungewollte Umschaltung nicht ausgeschlossen werden. Bei der Planung ist durch geeignete Aufstellung des Magneten und durch Darstellung von Isofeldstärkelinien dieser Tatsache Rechnung zu tragen. Um die unbeabsichtigte Umschaltung von Demand-Schrittmachern auszuschließen, wird in der Literatur auch eine Ausgrenzung des praktisch feldfreien Raumes durch die 3-G-Linie oder die 5-G-Linie vorgeschlagen.

Die Gradientenfelder für die MR-Tomographie und die Shimfelder liegen im Bereich von weniger als 100 G und bedürfen keiner besonderen Berücksichtigung im Bau- und Aufstellungsplan.

Im Falle des Betriebes eines Widerstandsmagneten muß neben der elektrischen Versorgung eine Wasserkühlung vorgesehen werden. Dies ist eine im Krankenhaus sowie in Forschung und Industrie gewohnte Technik, die keiner besonderen Darstellung bedarf. Typisch für den Betrieb von starken supraleitenden Magneten für die MR-Tomographie ist jedoch die zugehörige Kältetechnik zur Erreichung des supraleitenden Zustandes des Solenoids. Bei Inbetriebnahme des Magneten muß das isolierende Vakuum hergestellt werden und die Abkühlung des Solenoids erfolgen bevor der elektrische Strom eingebracht und durch den supraleitenden Schalter zum kontinuierlichen Ringstrom kurzgeschlossen werden kann. Diese Startphase erfordert eine längere Zeitspanne. Erst dann kann der Abgleich des Hauptfeldes (Shimen) und die Inbetriebnahme des Aufnahmesystems erfolgen.

Die Abkühlung des Solenoids beginnt damit, daß zunächst das ganze System mit flüssigem Stickstoff gefüllt wird. Durch Verdampfen von Stickstoff wird die Abkühlung auf die Siedetemperatur des Stickstoffs erreicht. Sodann wird das Innere der beiden Isoliergefäße, das die Wicklungen enthält, durch Spülung mit Helium stickstofffrei gemacht. Anschließend erfolgt die Befüllung mit flüssigem Helium. Die Verdampfung von Helium führt zur Abkühlung des Supraleiters bis herab auf die Siedetemperatur von Helium. Diese liegt deutlich tiefer als die Sprungtemperatur des Supraleiters. Sowohl für das äußere Stickstoffgefäß als auch für das innere Heliumgefäß besitzt der Magnet ein Entlüftungsrohr, von dem eine kleine Dampfwolke dauernd sichtbar abzieht. Diese Wolke besteht aus kondensiertem Wasser der Luft, das in dem kalten entweichenden Stickstoffgas und Heliumgas durch Unterschreiten des Taupunktes ausfällt. Während der Abkühlung ist der Gasaustritt wesentlich stärker als im späteren Betrieb.

Die Wolke des Kryostaten ist absolut ungiftig, da sie ja ausschließlich aus reinen und natürlichen Luftbestandteilen besteht: Helium, Stickstoff und der umgebenden Luft entzogenes kondensiertes Wasser.

Geht der Leiter des Magneten aus irgendeinem Grund von dem supraleitenden in den normalleitenden Zustand über, so erwärmt er sich, und es findet eine erhöhte Heliumverdampfung und Stickstoffverdampfung statt. Dieser Vorgang wird als „Quenching" bezeichnet. Um dabei den erhöhten Gasaustritt nicht zu behindern, besitzen supraleitende Magnete ein zusätzliches Gasaus-

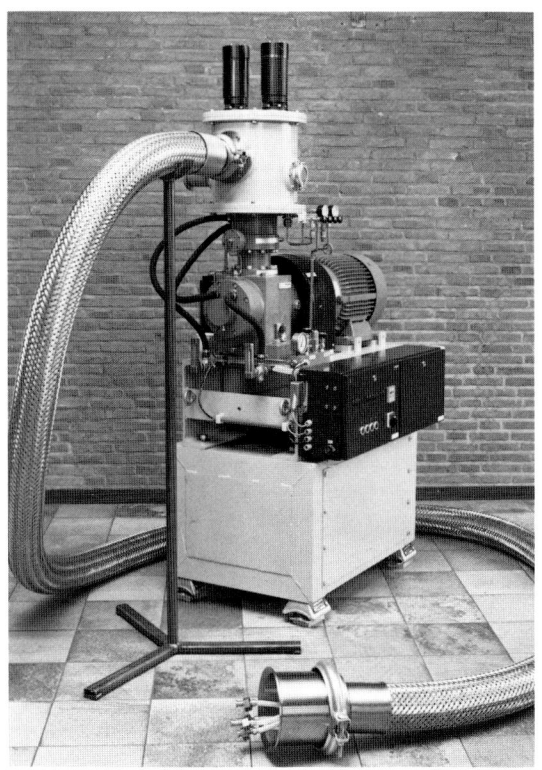

Abb. **40**   Eine Erweiterungsmöglichkeit der Anlage je
nach Einsatzbedingung stellt die Kühlgas-Rückgewin-
nungsanlage dar. Das wiederverflüssigte Gas wird in
den Spezialleitungen, welche unten an der Öffnung der
höchst wärmeisolierenden Umhüllung sichtbar sind, an
seinen Bestimmungsort geleitet (Werkphoto Philips)

trittsrohr. Quenchvorgänge treten bei Inbetriebnahme auf und sind im späteren Betrieb äußerst
selten. Sie sind infolge ihrer Einbeziehung in die
Konstruktion des Magneten ungefährlich und
dauern weniger als eine Minute.
In der unmittelbaren Nähe des Gasaustrittes des
Magneten treten immer noch recht tiefe Temperaturen auf, so daß dort eine ähnliche Schutzzone
erforderlich ist wie etwa bei Leitungen, aus denen
Dampf austritt. Im Betriebszustand des Magneten
muß man mit einem Gasaustritt rechnen, der bis
zu 2 l Flüssiggas pro Stunde entspricht. Davon
sind etwa 75% Stickstoff.
Die Wiederauffüllung des Kühlgases erfolgt in regelmäßigen Abständen und muß geplant werden.
Das Gas wird dabei in unmagnetischen Edel-
stahlbehältern angeliefert und mit Hilfe einer He-
bereinrichtung vom Untersuchungsraum aus in
den Magneten eingefüllt.
Die Abb. **40** zeigt eine Rückgewinnungsanlage
für das Kühlgas.

Bildqualität

Die Bildqualität bei der MR-Tomographie hat
wie in den Schwestergebieten der abbildenden

Diagnostikmethoden objektive und subjektive
Komponenten. Der subjektive Teil des Problems
enthält vor allem jene Aspekte, die unter der Bezeichnung „spezifische Ästhetik" in der Optik bekannt sind. Dazu gehören Fragen der angeneh-
men subjektiven Wahrnehmung, wie subjektive
Bildgröße, optimaler Abbildungsmaßstab, sub-
jektiver Kontrast, Umfeld. Allerdings werden diese Parameter, wie man der physiologisch-opti-
schen Literatur entnimmt, durch Bedingungen
eingeschränkt, welche in Detailerkennbarkeits-
Versuchen ermittelt werden müssen. Besser erfaßbar als die subjektiven Bildgütekriterien sind die
objektiven Bildparameter. Als besonders wichtig
sind zu nennen die Größe des dargestellten Ob-
jektbereiches, die Bildgröße, Auflösung, Kontrast,
Rauschen, Artefakte. Diese Bildparameter wiederum hängen von Parametern des Aufnahme-
verfahrens ab.

Richtet man das Augenmerk auf die vier Parameter Auflösung, Kontrast, Rauschen und Artefakte,
so findet man Zusammenhänge, welche das Verständnis für die Machbarkeit eines bestimmten
Bildcharakters wesentlich erleichtern (Tab. **4**).

Unter der Bilddiskrepanz versteht man alle Störungen des Bildes, welche eine Abweichung von
dem technisch erwarteten Ergebnis beinhalten.
Störungen aus Zufallsprozessen, stochastische
Störungen genannt, sind Ursache des Rauschens.
Dieses drückt sich in einer gewissen Körnigkeit
des Bildes aus. Das Rauschen im MR-Tomogramm kann verschiedene Ursachen haben. Bei
der Röntgenabbildung führt die Tatsache, daß die
Absorption der Strahlung quantenhaft erfolgt,
zum „Quantenrauschen". Der Resonanzeffekt der
MR-Tomographie ist ebenfalls von Quantenüber-
gängen und von der Temperaturbewegung
(Brownsche Bewegung) abhängig. Diese erfolgen
zufällig, so daß in einem bestimmten Volumen innerhalb der gleichen Zeitspanne nicht die gleiche
Zahl von Übergängen der Spinzustände erfolgt.
Das bedeutet, daß auch bei gleicher Messung aus
dem gleichen Volumen mit gleicher Protonendichte nicht jedes Mal die genau gleiche Signalstärke an der Antenne gemessen wird. Diese Tatsache führt zu einer Körnigkeit des Bildes wie im
Falle des Quantenrauschens der Radiographie.
Das primäre Rauschen hängt somit von der Temperatur ab, die allerdings als fest gegebene Körpertemperatur des Patienten nicht veränderbar
ist. Technische Ursachen von zusätzlichem Rauschen müssen so weit konstruktiv beim Bau der
NMR-Anlage beherrscht werden, daß ein möglichst rauschfreies Bild zustande kommt. Möglichkeiten dazu sind die Gestaltung der Antenne
für das Resonanzsignal, die Konstruktion der
Verstärker und das Meßverfahren selbst. Das

Tabelle **4**   Für die Bildqualität entscheidende Parameter. In der Diagonale stehen Aussagen zur Definition. Ansonsten wird die Abhängigkeit des linken Parameters (Zeile) vom rechten Parameter (Spalte) charakterisiert

	Auflösung, Schärfe	Kontrast, Modulation	Rauschen	Artefakte
Auflösung, Schärfe	subjektiv, *objektiv* PIXEL, VOXEL Schichtdicke Bildkonstruktion	Auflösung erfordert Kontrast größer als subjektive Kontrastschwelle	Einschränkung der Auflösung *durch Rauschen* Signal-Rausch-Verhältnis (S/N)	die Auflösung kann durch Artefakte beeinträchtigt werden
Kontrast, Modulation	MTF beschreibt Modulation (Kontrast) als Funktion der Ortsfrequenz (Objektfeinheit) → Auflösungsgrenze	subjektiv, *objektiv* Sequenzen (D, T_1, T_2) bestimmen primären Kontrast; Übertragung und Verstärkung → Bildkontrast	Kontrastreduktion durch Rauschen	lokale Kontrastverfälschungen
Rauschen	je kleiner das VOXEL, desto höher das Rauschen	Verstärkung des Bildes bei schwachen Kontrasten erhöht das Rauschen	zufallsbedingter Anteil der *Bilddiskrepanz* Signalschwankung Bildwertschwankung *Bildkörnigkeit* Standardabweichung der Werte als Maß	
Artefakte	Sichtbarkeit von Artefakten höher bei höherer Bildschärfe	Kontrastschwelle als Sichtbarkeitsgrenze	Sichtbarkeit durch Rauschen reduziert	durch Störungen, welche nicht statistischen Charakter haben, bedingter Anteil der Bilddiskrepanz

Meßverfahren mit dem besten Signal-Rausch-Verhältnis ist jenes, welches im jeweiligen Zeitpunkt die Resonanz aus dem größtmöglichen Objektvolumen gleichzeitig empfängt. So liefert die Fourier-Zeugmatographie, welche eine Frequenz-Phasen-Verschlüsselung der Schicht benutzt, ein besseres Signal-Rausch-Verhältnis als eine Frequenz-Richtungs-Verschlüsselung. Trotzdem können andere Gründe vorliegen, welche zur Anwendung eines Verfahrens zwingen, welches mit einem schlechteren Signal-Rausch-Verhältnis behaftet ist. Eine weitere Möglichkeit, das primäre Signal-Rausch-Verhältnis zu verbessern, ist die Verlängerung der Meßzeit etwa durch Wiederholung der Messungen, durch Addition von Bildern oder durch Überlagerung mehrerer Echos bei einer Echosequenz.

Dominierende Einflußgröße für das Rauschen ist letztlich die in der Meßzeit pro Bildpunkt vefügbare Zahl von Spins bei thermischem Gleichgewicht und somit die Zahl der Kerne pro Volumenelement. Dies wird deutlich, wenn man die Protonen-MR-Tomogramme mit solcher anderer Kerne, wie z. B. Natrium, vergleicht. Protonen sind viel häufiger, Daher sind Natrium-MR-Tomogramme ungleich stärker verrauscht und in der Auflösung eingeschränkt.

Wurde das Rauschen bei der Messung als primäres Rauschen bezeichnet, so sind für das Gesamtrauschen weitere Rauschquellen zu beachten. Die Digitalisierung des Bildes und die Handhabung des Bildes in digitaler Form bringt den Vorteil von rauschfreier und kontrastverlustfreier Übertragung mit sich, die zudem frei von geometrischen Abbildungsfehlern und somit sehr genau ist. Bei der Digitalisierung der Information muß man jedoch dafür den Preis auch in Form eines Digitalisierungsrauschens zahlen: Bei der Digitalisierung hängt es vom Zufall ab, ob ein einzelner Signalwert, für den z. B. 256 Stufen bereitgehalten werden, in die 199. oder in die 200. Stufe fällt. Die Schwankung für dieses Zufallsereignis ergibt sich dabei aus der Feinheit der Abstufung. Durch diese Quantelung der Information entsteht ein Beitrag zum Bildrauschen, der durch Wahl des Digitalisierungsverfahrens beeinflußt werden kann. Dieses Rauschen wird vor allem bei besonders schwachen Signalen zusammen mit den einzelnen technisch bedingten Rauscharten sichtbar. Die Sichtbarkeit des Rauschens ist um so stärker, je höher die Verstärkung eines schwachen Signals gesetzt werden muß.

Die zweite Komponente der Bilddiskrepanz, nämlich die Artefakte, können sehr unterschiedliche Ursachen und Erscheinungsformen haben, welche in dem technischen System oder im Objekt selbst begründet sein können. So führt die Anwesenheit bestimmter Materialien im Objekt bzw. im Abbildungsfeld zu Störungen im Feldlinienverlauf und somit zu Störungen in der Lokalisation. Daraus ergeben sich Bildverzeichnungen und Verzerrungen. Gleiches gilt für andere Störungen des Feldes. Technische Unvollkommenheiten oder Störungen können ebenfalls Artefakte verursachen. Darüber hinaus gibt es inhärente Artefakte, welche z. B. darauf beruhen, daß das VOXEL inhomogen ist (Partialvolumen-Artefakte) oder daß sich das Objekt während der Meßwerterfassung bewegt (Bewegungs-Artefakte).

Das Auflösungsvermögen im MR-Tomogramm ist durch die Feinheit der Bildkonstruktionsmatrix und die Zahl der voneinander unabhängigen Messungen des Resonanzsignals eingeschränkt. Ist jedoch das Signal-Rausch-Verhältnis bezogen auf das VOXEL zu klein, so wird nur eine geringere als die durch diese Grenze gegebene Auflösung erreicht. Je feiner die Matrix ist, desto kleiner ist das dem PIXEL zugeordnete VOXEL. Damit ist aber auch die Einschränkung der Auflösung infolge Rauschen um so wahrscheinlicher je feiner die Matrix ist. In diesem Falle nämlich ist das VOXEL kleiner und somit die statistische Schwankung pro Bildpunkt größer. Die Verfeinerung der Matrix z. B. von 128^2 auf 256^2 vermehrt die Zahl der notwendigen Messungen um den Faktor 4. Bei einer Frequenz-Phasen-Verschlüsselung oder einer Frequenz-Richtungs-Verschlüsselung ist es dafür erforderlich, die Zahl der Meßpunkte im Spektrometer zu verdoppeln und zusätzlich die Zahl der Repetitionsintervalle der Sequenz ebenfalls zu verdoppeln. Damit verdoppelt sich aber auch die Aufnahmedauer pro Schicht. Da zudem das Bild empfindlicher wird gegen Rauschen, muß unter Umständen die Zahl der Messungen zusätzlich erhöht werden, um das erwartete Auflösungsvermögen auch wirklich erzielen zu können. In diesem Sinne stehen sich Auflösungsvermögen und Rauschen entgegen.

Den Zusammenhang zwischen Bildkontrast und Auflösung bei der Übertragung beschreibt, soweit es sich um einen linearen Zusammenhang handelt, die Modulations-Übertragungs-Funktion. Trägt man den Bildkontrast als „Modulation" gegen die Feinheit des Objektes in Form der „Ortsfrequenz" bezogen auf ein 100-%-Signal auf, so ergibt sich eine Kurve, welche einen Kontrastverlust mit steigender Objektfeinheit ausweist. Das gilt auch für die Signalarten der MR-Tomographie und für alle analogen Übertragungsschritte. Um kleine Kontraste sichtbar zu machen, kann man das Bildsignal nachträglich verstärken, damit ein deutlich wahrnehmbarer Bildkontrast entsteht. Schon bei der Besprechung des Rauschens wurde jedoch angemerkt, daß sich gerade bei der Verstärkung das Rauschen ungünstig bemerkbar macht und die Detailerkennbarkeit einschränkt. Der Verstärkung ist durch das Rauschen eine Grenze gesetzt. Das bedeutet, daß bei jeder Signalart der MR-Tomographie das Rauschen sich besonders ungünstig auf die Erkennbarkeit kleiner Kontraste auswirkt, welche kleinen Details zugeordnet sind.

Neben der Verstärkung bietet die MR-Tomographie-Anlage durch genaue problemorientierte Wahl einer geeigneten Sequenz die Möglichkeit, den primären Bildkontrast zwischen benachbarten anatomischen Bereichen zu optimieren. Dadurch kann die Erkennbarkeit von Details oftmals erst herbeigeführt werden. Allerdings gilt auch für ein optimiertes Bild in diesem Sinne grundsätzlich die durch das Rauschen bedingte Einschränkung, die letztlich nur durch Verlängerung der Untersuchung die Sichtbarkeit kleiner Details bewirken kann. Aus untersuchungstechnischen Gründen ist dies jedoch nicht in allen Fällen möglich.

Besonders stark merkt man die Einflüsse des Rauschens dann, wenn in einem Bild nicht alle im VOXEL verfügbaren Kernzustände zur Abbildung zugelassen werden. Dies gilt für T_1-bewertete Bilder oder Bilder, welche aus einer Subtraktion hervorgehen. Man beobachtet dann erhöhtes Rauschen. Additionen von Bildern wirken hingegen rauschvermindernd.

Anwendungen

Die erste Röntgenaufnahme ist als Aufnahme einer Hand in die Literatur eingegangen. Obwohl die MR-Tomographie ihren Weg in Anlehnung an die Computertomographie in die Medizin nahm und obwohl am Anfang MR-Tomogramme von Zitrusfrüchten, Tieren und schließlich vom Kopf eines menschlichen Probanden standen, soll auch hier zunächst das Bild einer Hand vorgestellt werden (Abb. 41). Ohne auf Einzelheiten der Abbildungsmethode einzugehen, gibt es zunächst zwei grundsätzliche Fragen je nach Standpunkt: Welche physikalische Eigenschaft wird dargestellt? Welche anatomischen Details können gegeneinander abgegrenzt werden? Beide Fragen beziehen sich letztlich auf den diagnostischen Nutzen des Bildes. Vom physikalisch-technischen Standpunkt aus kann jedoch nur zu der ersten Frage eine Stellung erfolgen. Dann lautet die Antwort: Das NMR-Bild von Abb. 41 ist ein Schichtbild einer flach gelagerten Hand und stellt die Verteilung der Wasserstoffkerne, also der Protonen mit einer Gewichtung durch die Relaxationszeiten T_1 und T_2 sowie gewissen Einflüssen durch bewegte Körperflüssigkeit dar. In jedem

Abb. **41** MR-Tomogramm einer Hand. Spin-Echo-Technik mit Repetitionszeit $T_R = 1$ s und Echozeit $T_E = 75$ ms

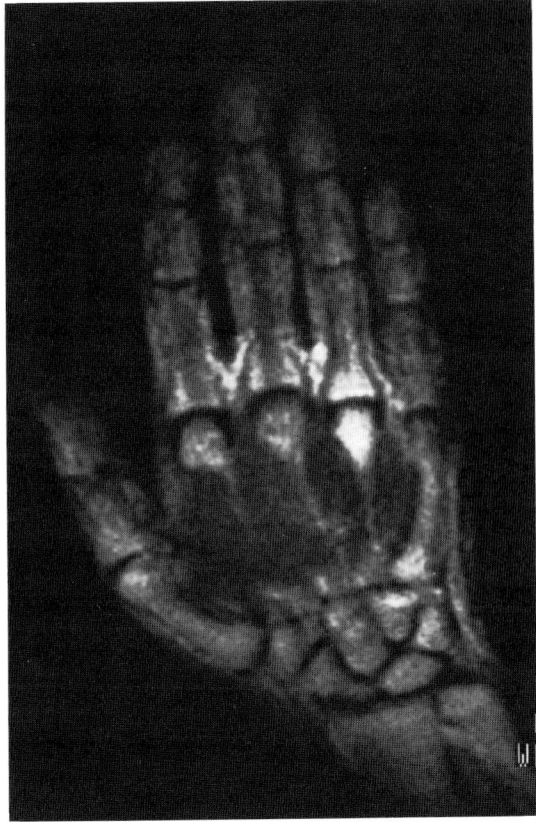

Abb. **42** In linearem Maßstab und relativen Einheiten dargestellte Werte der Protonendichte (D_H), der Relaxationszeit T_2 und der Spin-Gitter-Relaxationszeit T_1. T_2 ist meist eine Größenordnung kleiner als T_1; die Ordnung der Gewebe in der Skala weist unterschiedliche Reihenfolgen auf. Die Absolutwerte der Relaxationszeiten schwanken je nach genauer Zusammensetzung des Organs und hängen zudem von der Larmorfrequenz ab

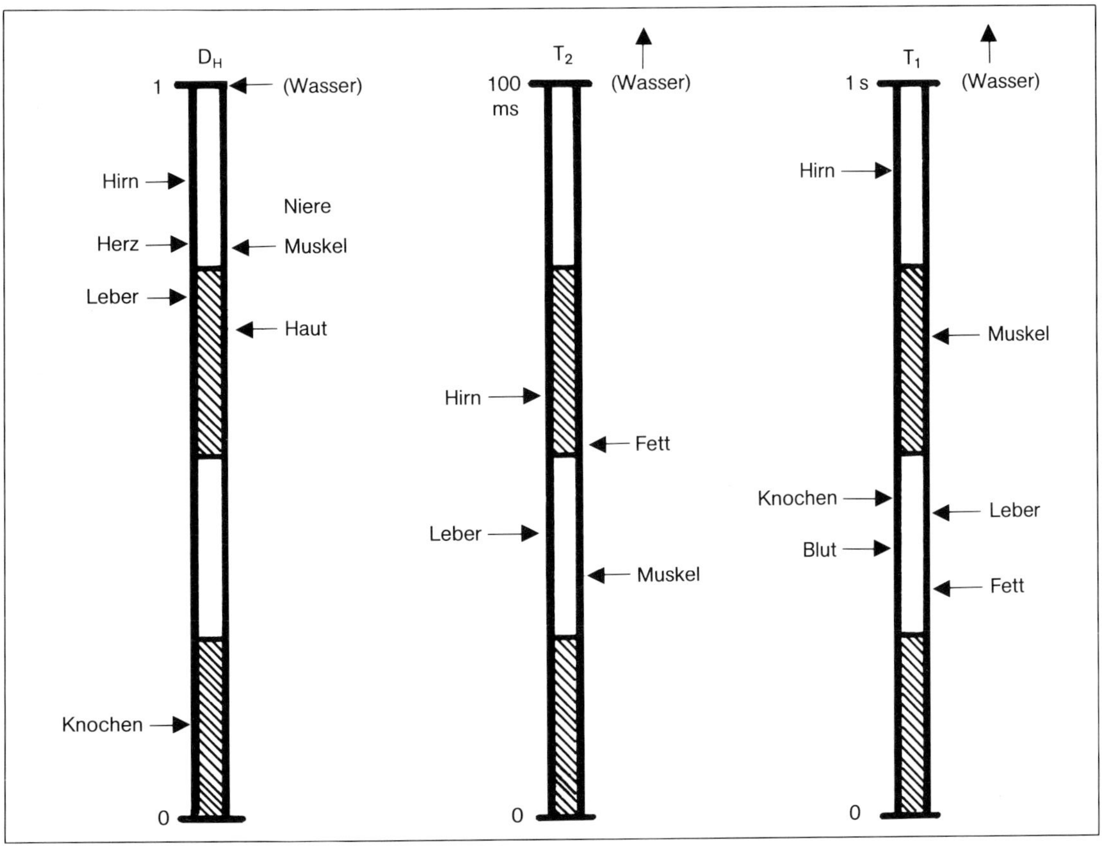

D_H

1 — (Wasser)

Hirn →
Herz →   ← Niere
Leber →   ← Muskel
                ← Haut

Knochen →

0

T_2

100 ms — (Wasser)

Hirn →
                ← Fett
Leber →
                ← Muskel

0

T_1

1 s — (Wasser)

Hirn →
                ← Muskel

Knochen →   ← Leber
Blut →
                ← Fett

0

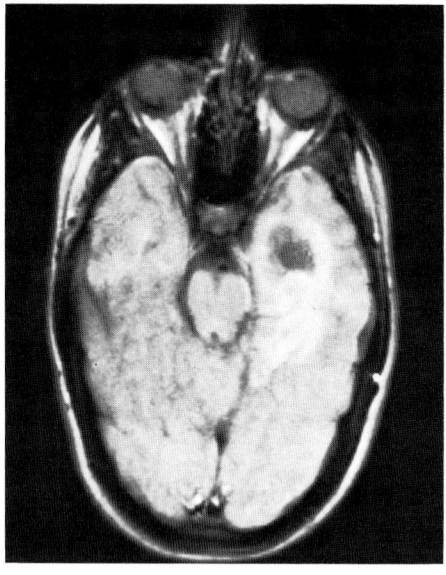 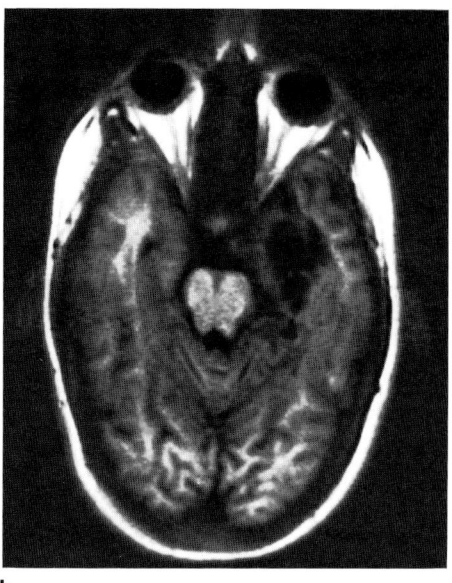

a   b

Abb. **43** Unterschiedliche Sequenzen zur Aufnahme derselben Schicht führen zu unterschiedlichen Bildinhalten. Beide Bilder sind mit 0,5 T als Protonen-Resonanz-Tomogramme
aufgenommen
a Spin-Echo-Sequenz mit Repetitionszeit 500 ms und Echozeit 75 ms
b IR-Sequenz mit Repetitionszeit 1 s und Zeitintervall zwischen Inversionsimpuls und Ausleseimpuls 400 ms

Falle wird es so sein, daß Protonen mit sehr kurzem T_1, die z. B. kristallin gebunden sind, nicht
mehr zum Bild beitragen. Auch Flüssigkeiten, wie
das Blut, die nach der Anregung aus dem Untersuchungsgebiet herausströmen, ohne meßtechnisch erfaßt zu sein, tragen nicht mehr zum Signal
bei. Andere Aspekte des Bildes, wie genaue Aussagen über die Gewichtung nach T_1 und T_2, hängen stark von Details der angewendeten Sequenz
ab.
Da die Wahl der zweckmäßigen Sequenz letztlich
zur Stellung der gezielten Abbildungsaufgabe für
die Diagnostik gehört, können hier in diesem
technischen Beitrag nur Beispiele von Sequenzen
von Abbildungen angeführt werden. Die Nutzung
der Vielfalt der Abbildungsverfahren, welche die
MR-Tomographie allein bei der Protonen-Abbil-
dung bietet, bleibt dem Mediziner vorbehalten.
Die Zahl der Protonen im Körper ist letztlich die
Basis aller Messungen bei der Protonen-MR-Tomographie. Mit der Stärke des äußeren Magnetfeldes erhöht sich jedoch nicht nur die Resonanzfrequenz, sondern auch die Besetzungszahl.
Das bedeutet, daß mit stärkeren Feldern bessere
Bilder zu erwarten sind. Dieser Zusammenhang
läßt sich jedoch nur begrenzt nutzen, da der Körper die NMR-Welle um so mehr absorbiert und
somit schwächt, je höher die Frequenz ist. Aber
auch die Relaxationszeiten hängen von der Larmorfrequenz ab. Da unterschiedliche Feldstärken
für die medizinische Anwendung genutzt werden,

sollen hier relative Relaxationszeiten angegeben
werden (Abb. 42). Diese zeigen zwei Besonderheiten, nämlich, daß biologische Substanz bei T_1
und T_2 sowie bei der Protonendichte in unterschiedlicher Reihenfolge erscheinen und daß T_1
oft um mehr als eine Größenordnung größer ist
als T_2. Typische Werte für T_2 liegen im Bereich
von 100 ms oder weniger. Die Relaxationszeit von
Wasser bei Körpertemperatur liegt meist bei
mehr als einer Sekunde. Auf dieser Erkenntnis
lassen sich primäre Bildkontraste mit Hilfe der
Sequenzen aufbauen.
Abb. **43** zeigt zwei axiale Schichten durch den
Kopf, wobei eine Schicht mit einer IR-Sequenz
aufgenommen wurde, während die andere mit
Hilfe einer Spin-Echo-Sequenz erfolgte. Das IR-
Bild (Abb. **43**) zeigt eine Gewichtung mit der Re-
laxationszeit T_1, während das Spin-Echo-Bild ei-
ne T_2-betonte Darstellung aufweist (Abb. **43a**). Es
gibt aber auch Spin-Echo-Bilder, welche T_1-be-
tont sind.
Die Möglichkeit, eine longitudinale Schicht zu er-
zeugen, ergibt sich ausschließlich durch geeignete
Schaltung der Gradienten. Im Gegensatz zur
Computertomographie benötigt man bei der MR-
Tomographie kein sich um den Patienten bewe-
gendes Abbildungssystem. Vielmehr kann durch
Wahl der Gradientenfelder und eine geeignete
Antenne jede Schichtrichtung elektrisch gewählt
werden. Das ist besonders leicht zu erkennen für
die drei Hauptrichtungen. In diesem Falle er-

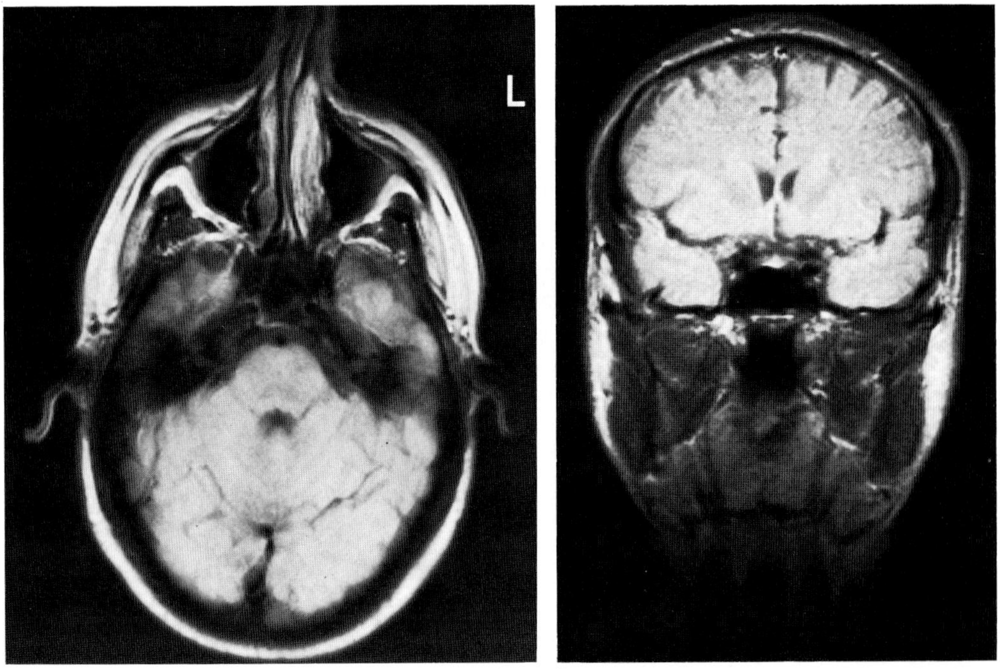

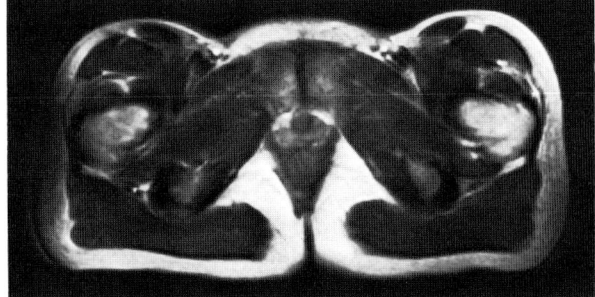

a

b

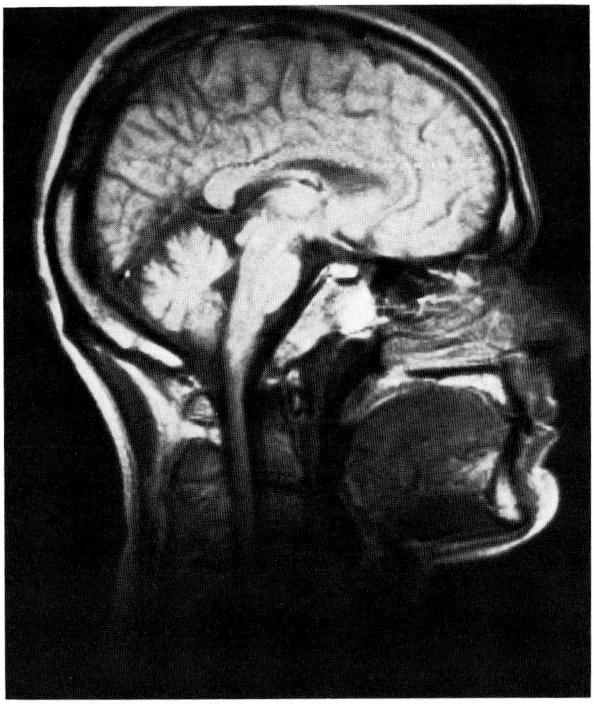

c

d

Abb. **44**   Die MR-Tomographie ermöglicht über den ganzen Körper longitudinale und transversale Tomogramme. Die Beispiele zeigen mit dem Gyroscan S5 bei 0,5 T aufgenommene Spin-Echo-Protonen-Tomogramme mit Repetitionszeit 1 s und Echozeit 75 ms. Die Wiedergabe der Bilder mit Hilfe der Fenstertechnik erfolgte so, daß eine bestmögliche Reproduktion der Weichteilstruktur erreicht wird
a   Transversales MR-Tomogramm des Kopfes
b   Longitudinales MR-Tomogramm des Kopfes in Aufsicht
c   Longitudinales MR-Tomogramm in Seitenansicht
d   Transversales MR-Tomogramm des unteren Abdomens

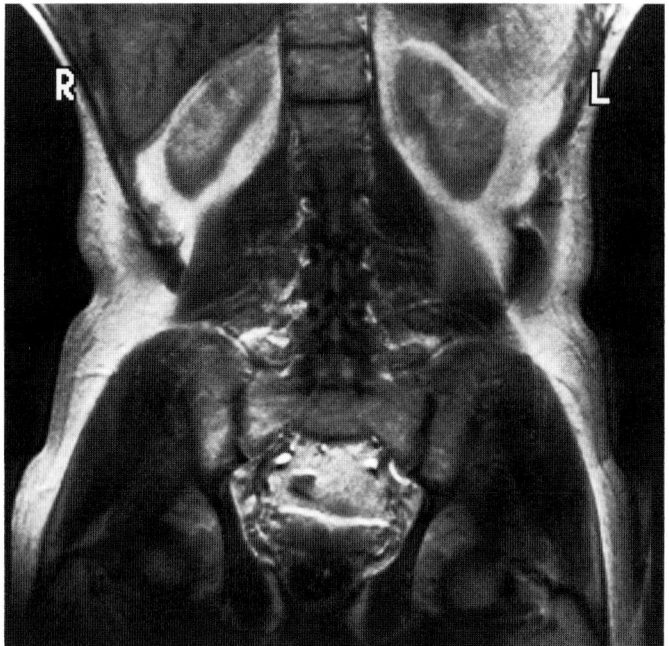

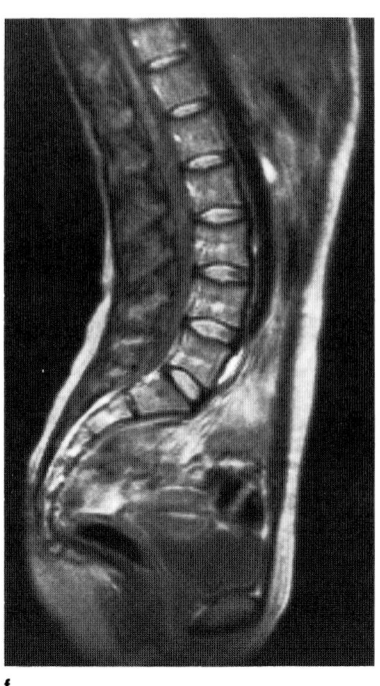

e

f

Abb. **44**

e Longitudinales MR-Tomogramm des Abdomens in Aufsicht

f Longitudinales MR-Tomogramm in Seitenansicht (Mittellinienschicht)

reicht man z. B. die selektive Anregung für die longitudinalen Schichten der Abb. **44 b** und **e**, indem man den Y-Gradienten statt des Z-Gradienten wählt. Die Messungen der Schicht erfolgen dann in der X-Z-Ebene. Analoges gilt für die frontale Schicht (Abb. **44 c, d** u. **f**), die transversale zur CT ähnliche Schicht wird dann mit selektiver Anregung bei Einschaltung des Z-Gradienten und Messungen in der X-Y-Ebene ausgeführt (Abb. **44 d**).

Die MR-Tomographie ist jedoch keineswegs auf den Schädel beschränkt. Auch am Rumpf sind Schichten in allen vorstellbaren Richtungen möglich. Die Abb. **44 e–f** veranschaulicht dies anhand von Spin-Echo-Bildern.

Die Anwendung sehr starker Magnetfelder stellt besondere Anforderungen an die Hochfrequenztechnik und an die Konstruktion der Antennenspule. Im Frühjahr 1984 ist es in den Philips Forschungslaboratorien erstmals auf der Welt gelungen, mit einem 2-T-Magneten bei 85 MHz Resonanzfrequenz MR-Tomogramme zu erstellen (Abb. **45 a–d**).

Die Abb. **45 c** u. **d** zeigen insbesondere, daß bei gleicher Sequenz die Änderung der Repetitionszeit bereits eine unterschiedliche Gewichtung der Protonendichte mit den Relaxationszeiten nach sich zieht.

Durch Anwendung von Oberflächenspulen können Teile des Untersuchungsobjektes besonders gut dargestellt werden (Abb. **46**).

Eine Besonderheit stellen mögliche Untersuchungen des Herzens dar. In diesem Falle muß wegen der Bewegungen des Organs eine besonders rasche Meßmethode verwendet werden. Die Abb. **47 a** u. **b** zeigt eine Auswahl von Schichten einer Serie, welche mit 40 ms pro Einzelbild aufgenommen wurde. Um das Signal-Rausch-Verhältnis zu verbessern, wurde die Messung über eine Zeitspanne von etwa 12 Sekunden erstreckt, und die Bilder aus den einzelnen Meßzyklen wurden herzphasengerecht addiert.

Erweiterung der NMR-Methodik

Der überwiegende Teil der MR-Tomographie-Anwendungen erfolgt mit Hilfe der Protonen-Spin-Resonanz. Sowohl im Bereich der Protonen, also der Atomkerne des Wasserstoffs, als auch darüber hinaus gibt es noch eine Anzahl von Gesichtspunkten, von denen in diesem abschließenden Abschnitt eine Auswahl anzusprechen ist.

Zunächst ist nochmals die Frage nach der Stärke des Magnetfeldes und somit der zugeordneten Resonanzfrequenz aufzuwerfen. Das gyromagnetische Verhältnis der Protonen ist 42,6 MHz/T. Geht man davon aus, daß Magnetfelder, welche sich für die MR-Tomographie eignen, sich über einen weiten Bereich, nämlich von 0,1–2 T und mehr erstrecken, so erhebt sich die Frage, welche Bedeutung das für die Protonenabbildung hat. Es ist bekannt, daß die Erzeugung stärkerer Magnetfelder mit einer Steigerung des technischen Auf-

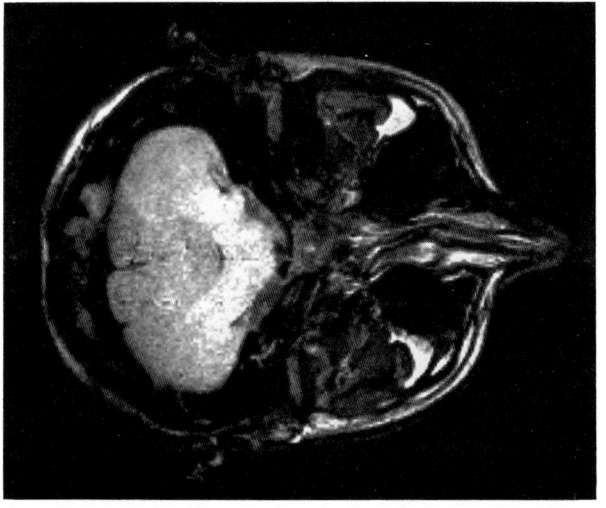

a

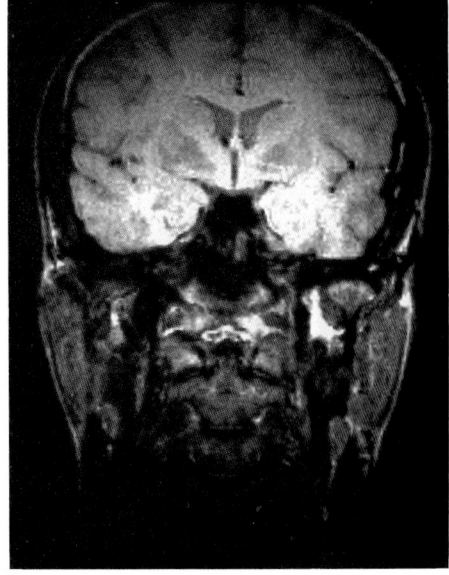

b

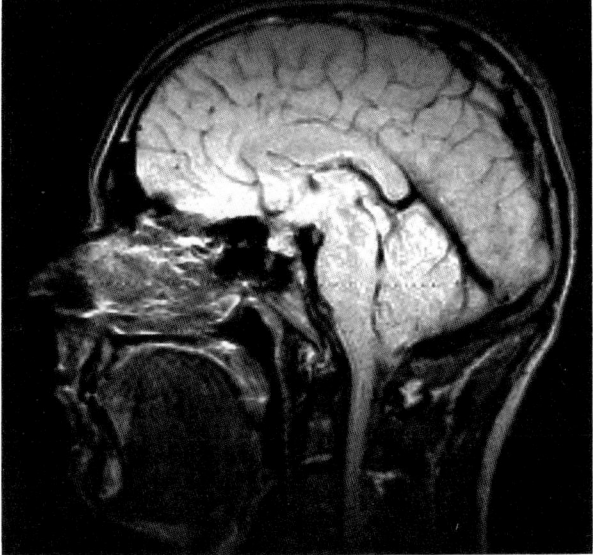
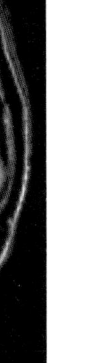

c

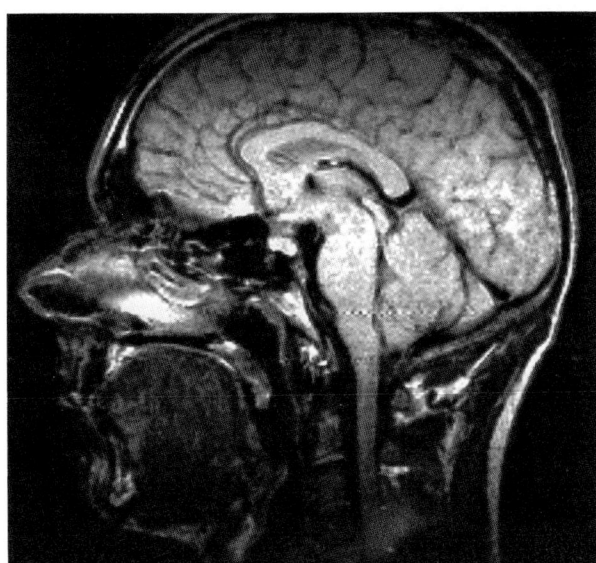

d

Abb. **45** MR-Tomogramme, die mit einem 2-T-Magneten bei 85 MHz Resonanzfrequenz erstellt wurden
a Axiales Kopf-MR-Tomogramm als Spin-Echo-Bild mit 600 ms Repetitionszeit und 50 ms Echozeit
b Longitudinales Kopf-MR-Tomogramm in Aufsicht mit gleicher Sequenz wie **a**
c Longitudinales Mittellinien-Kopf-MR-Tomogramm in Seitenansicht bei gleicher Sequenz wie **a**
d Dieselbe Schicht wie **c**, jedoch mit doppelt so langer Repetitionszeit mit dem Ergebnis eines veränderten Bildinhaltes

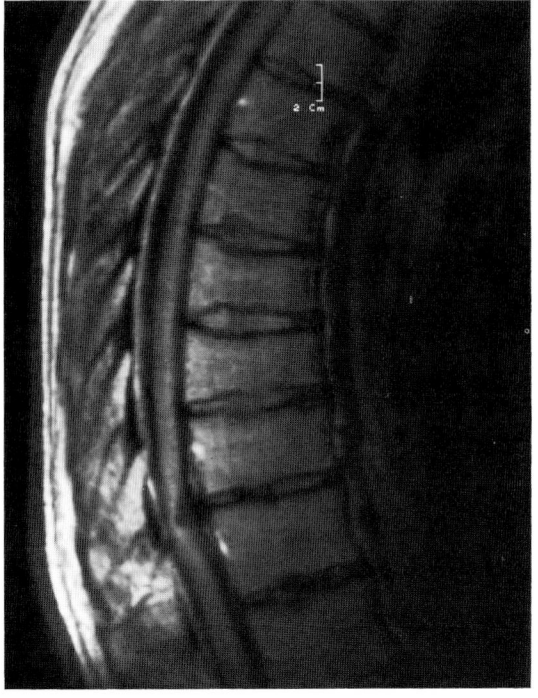

a

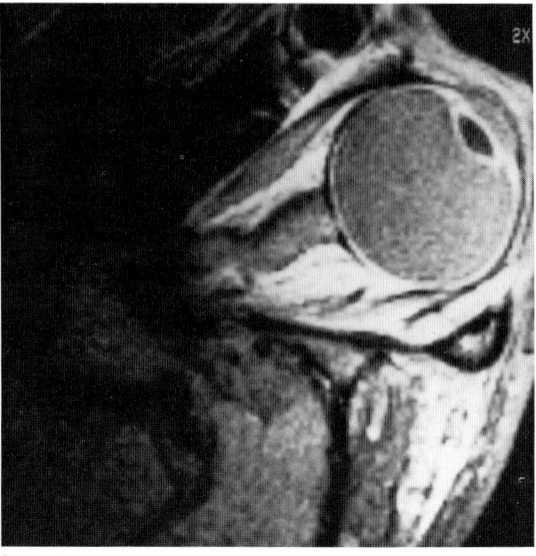

b

Abb. **46 a** u. **b**
a Mit einer Oberflächenspule für die Hochfrequenz-
wechselwirkung (Anregung und Auslesung) erstell-
tes MR-Tomogramm des Rückenmarks. Spin-Echo-
Sequenz mit Frequenzverschlüsselung (Fourier-Zeugmatographie) mit Repetitionszeit 1 s und
Echozeit 75 ms
b MR-Tomographie-Darstellung des
Auges und seiner Umgebung unter Anwendung einer Oberflächenspule

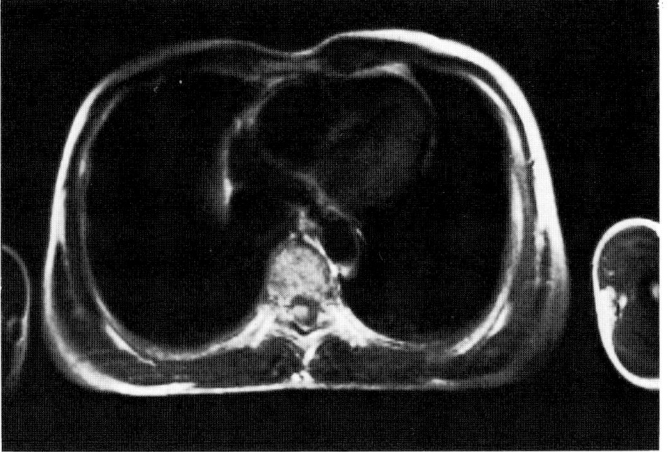

a

b

Abb. **47 a** u. **b** Zwei Bilder aus einer mit
EKG-Synchronisation gemessenen Serie
von MR-Tomogrammen des Herzens.
Die Spin-Echo-Sequenz hatte eine Repetitionszeit von 1 s und eine Echozeit von
75 ms. Die Aufnahmen erfolgten bei 0,5 T

Abb. **48** Vier Bilder aus einer Volumenscan-Serie mit einem 1,5-T-Magneten, wobei die Resonanz von Na-Kernen gemessen wurde und somit die Verteilung von Na im Untersuchungsgebiet dargestellt wird. Die Aufnahmedauer betrug 30 Minuten. Die Abweichung ist Folge eines Infarktes (Aufnahme: Columbia University. Presbyterian Medical Center, New York)

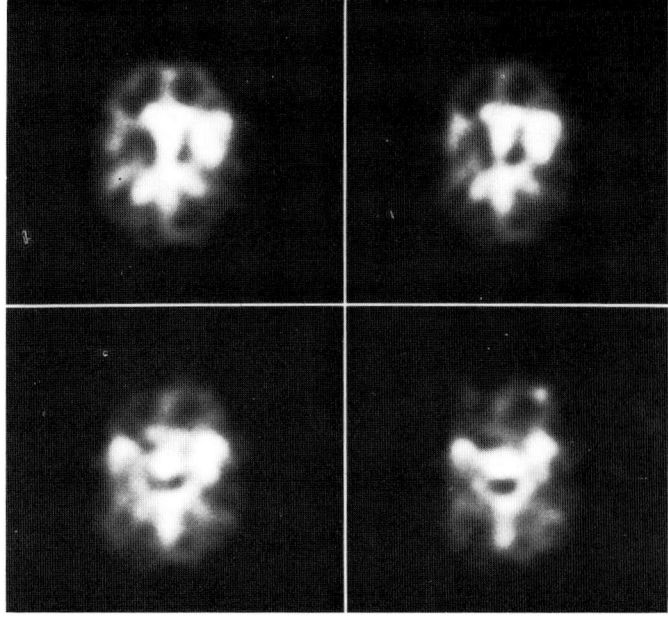

wandes einhergeht. Das gilt sowohl für die Erzeugung als auch für ihre Anwendung im Bereich der Klinik einschließlich der Abschirmungs- und Abgrenzungsmaßnahmen. Als Vorteil ist im Falle der Protonen-MR-Tomographie die Verbesserung der Bildgüte zu sehen solange die Beschränkung der Eindringtiefe der Wellen nicht zu starke Nachteile mit sich bringt. Der Hauptvorteil, den die sehr starken Felder nach sich ziehen, ergibt sich jedoch aus der Möglichkeit der Abbildung anderer Atomkerne.

Das magnetische Moment eines Atomkernes hängt mit dem Drehimpuls und der elektrischen Ladung zusammen. Eine gerade Anzahl von Nukleonen, von Kernbausteinen also, führt dazu, daß sich die Drehimpulse gegenseitig kompensieren. Ungeradzahlige Kerne hingegen können einen Kernspin aufweisen, der ein magnetisches Moment nach sich zieht. Wegen der größeren Masse von Kernen, welche schwerer sind als Protonen, ergibt sich jedoch ein kleineres gyromagnetisches Verhältnis als im Falle des Protons. Da verschiedene Kerne mehr als zwei Spinzustände haben können, findet man bei diesen auch mehrere Larmorfrequenzen. Die Larmorfrequenz schwererer Kerne als das Proton ist jedoch immer kleiner als die des Protons. Dies erklärt unmittelbar, warum die MR-Tomographie mit anderen Kernen als Protonen stärkere Magnetfelder als die Protonen-MR-Tomographie erfordert. Beispiele von Kernen mit einem magnetischen Moment und zugehörige gyromagnetische Verhältnisse sind in Tab. **5** aufgelistet. Das gyromagnetische Verhältnis kann dabei auch als Larmorfrequenz bei 1 T angesehen werden. Abb. **48** zeigt ein Beispiel für

die Natrium-MR-Tomographie. Die Bildgüte anderer als Protonen-MR-Tomogramme ist aus verschiedenen Gründen reduziert. Andere Elemente sind wesentlich weniger häufig in einem Kubikzentimeter der Körpersubstanz enthalten. Daraus ergibt sich eine sehr bedeutende Verschlechterung des Signal-Rausch-Verhältnisses. Die niedrigere Larmorfrequenz führt zusätzlich zu einer reduzierten Signalausbeute pro Minute.

Das MR-Tomographiebild ist auf die Aussendung von Signalen durch die abzubildende Substanz selbst zurückzuführen. Denkt man an eine Veränderung der Abbildungsmöglichkeiten in einer Art, wie die Anwendung von Kontrastmitteln bei der Radiographie, so ergeben sich verschiedene Aspekte: Man kann Protonen in einen darzustellenden Bereich bringen, wo vorher keine oder nur wenige zur Abbildung nutzbare Protonen vorhanden waren. Man kann andere Kerne in das Un-

Tabelle **5**   Atomart, Isotop, Spinquantenzahl und gyromagnetisches Verhältnis in MHz/T für eine Auswahl von Atomkernen

Element	Isotop	Spin	MHz/T
Wasserstoff	H 1	1/2	42,6
Bor	B 11	3/2	13,7
Kohlenstoff	C 13	1/2	10,7
Fluor	F 19	1/2	40
Natrium	Na 23	3/2	11,3
Aluminium	Al 27	5/2	11,1
Phosphor	P 31	1/2	17,2
Chlor	Cl 35	3/2	4,2
Kalium	K 39	3/2	2
Kupfer	Cu 63	3/2	11,3

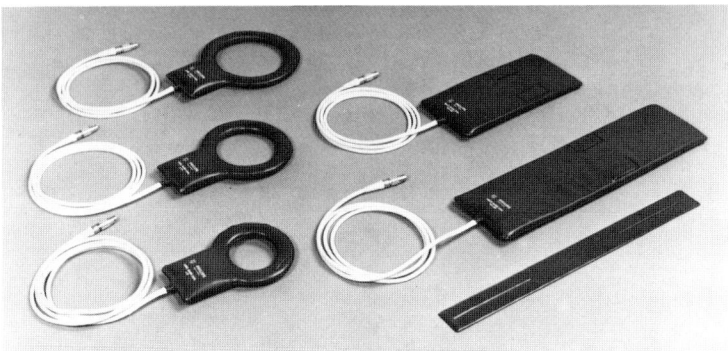

Abb. **49** Eine Auswahl verschiedener Oberflächenspulen für die hochauflösende MR-Tomographie

tersuchungsgebiet einbringen. Schließlich ergibt sich durch eine Anzahl von chemischen Stoffen die Möglichkeit, den Relaxationsprozeß nach Resonanzanregung und damit die Relaxationszeiten zu beeinflussen. Eine vierte Möglichkeit, nämlich die Bewegung von Flüssigkeiten zur Kontrastierung des Bildes zu nutzen, besitzt allgemeineren Charakter und wird deshalb zweckmäßig außerhalb der Diskussion über „MR-Kontrastmittel" gesehen.

Die Einbringung von Substanzen in den Körper, welche das Abbildungsergebnis modifizieren – sie sollen folgend als Modifikatoren angesprochen werden – kann verschiedene Anlässe haben. So bieten zwar die Relaxationszeiten unterschiedliche Trennmöglichkeiten für anatomische und pathologische Bereiche; eine solche Trennung ist aber möglicherweise für die Diagnostik immer noch nicht genügend. Gelingt es, in einem Organ oder einem pathologischen Volumen eine Substanz anzureichern, welche entweder eine relevante Erhöhung oder Erniedrigung der dort verfügbaren Protonen oder die Einbringung eines anderen abbildbaren Kerns in ausreichender Konzentration bewirkt, so kann eine weitere Bildmodifikation ein diagnostisches Zeichen geben.

So können beispielsweise die Gastrointestinalorgane und möglicherweise auch andere Körperhöhlungen darstellbar gemacht oder in der Darstellung verändert werden.

Eine weitere Möglichkeit der Bildveränderung ergibt sich aus der lokalen Wirkung von paramagnetischen Ionen auf die Relaxation, vor allem auf die Relaxationszeit T_1. Eine Anzahl von Elementen und Molekülen besitzt nämlich die Eigenschaft, in relativ starkem Umfange zum Paramagnetismus beizutragen. Es handelt sich dabei um solche molekulare Anordnungen, die unpaarige Elektronen besitzen. In diesem Falle wird der bereits in dem Abschnitt über die Grundlagen behandelte hohe Betrag des magnetischen Momentes, der vom Elektronenspin kommt, sich auswirken. Die entstehende Verkürzung von T_1 versteht man phänomenologisch so, daß das magnetische

Moment des Elektrons das thermische Gleichgewicht beschleunigt wieder herbeiführt, indem es die Spins in seiner Umgebung beeinflußt.

Ein Modifikator solcher Art, der das z.Z. bekannteste MR-Kontrastmittel verkörpert, ist die Substanz Gadolinium-DTPA, welche als Verknüpfung des Erfahrungsschatzes auf den Gebieten Nuklearmedizin und Paramagnetismus wissenschaftlich verstanden werden kann. Gadolinium-DTPA eignet sich unter anderem zur Darstellung sonst nur schwer abbildbarer pathologischer Bereiche.

Die NMR-Technik verfügt über eine Anzahl von Signalparametern, welche die Darstellung von Geweben modifizierbar machen. Das gilt insbesondere für die Gewichtung des Bildsignals mit den Relaxationszeiten T_1 und T_2. Stellt man sich vor, daß die beiden Signalparameter T_1 und T_2 in Form eines orthogonalen Koordinatensystems aufgezeichnet werden, so ist anschaulich, daß jedem Punkt der Fläche, welche dieses Koordinatensystem aufspannt, auch ein Gewichtsfaktorpaar zugeordnet ist. Sind die ursprünglichen Bilder solche, deren Signalstärke etwa um so größer ist, je größer T_1 ist, so spricht man von T_1-betonten Bildern. Analoges gilt für T_2-betonte Bilder. Hat man ein Bildpaar mit einer gegebenen T_1- und T_2-Gewichtung, welche in beiden Bildern unterschiedlich ist, so kann man durch gewichtete Addition und Subtraktion neue Bilder berechnen, welche anderen T_1–T_2-Gewichtungen entsprechen, wobei diese Gewichtung auch negative Werte annehmen kann. Solche Bilder heißen synthetische Bilder. Ihre Anwendung kann in speziellen Fällen zur Verbesserung der Befunderhebung führen. Ein Bildpaar bietet somit nicht nur die Möglichkeit, die zu untersuchende Schicht unter zwei unterschiedlichen, sondern unter vielen unterschiedlichen Darstellungsweisen zu betrachten.

Eine weitere Modifikation der MR-Tomographie ergibt sich aus der Anwendung protonenspektroskopischer Eigenschaften des Bildes. Je stärker der Magnet ist, desto stärker wird der Unterschied der chemischen Bindung der Protonen bildwirksam. Diese Tatsache ist zunächst in Form der chemischen Verschiebung lästig und fordert zu besonderer technischer Anstrengung heraus, um daraus möglicherweise sich ergebende Bildfehler zu vermeiden. Letztlich eröffnet die chemische Verschiebung aber neben der Protonenspektroskopie auch die Möglichkeit einer weiteren Bildsignalkomponente, welche allerdings weniger ausgeprägt ist als die T_1–T_2-Dichte-Unterscheidung.

Bei der MR-Tomographie spielt die Einstrahlung der Anregungswelle, vor allem aber die Messung des Resonanzsignals für die Bildgüte eine überragende Rolle. Durch Anwendung von lokal wirkenden Antennen, den sog. „Oberflächenspulen", kann auf kleinen Abbildungsbereichen die Bildgüte sehr stark gesteigert werden. Solche Spezialspulen werden z. B. bei der Untersuchung des Auges (Abb. 49), des Knies, der Wirbelsäule und anderer Regionen mit Vorteil eingesetzt. Oberflächenspulen unterscheiden sich von Antennen für Kopf oder Körper vor allem durch ihre Kleinheit. Die Abbildungslokalisation erfolgt auch in diesem Falle wie bei der Ganzkörperanwendung über die Gradientenfelder, mit welchen die Oberflächenspulen selbst nichts zu tun haben.

Abschließend läßt sich damit die NMR-Methode noch einmal im Rückblick charakterisieren: Sie stellt ein ohne ionisierende Strahlung auskommendes hochauflösendes Abbildungsverfahren für die medizinische Diagnostik dar, das ein in mehrfacher Weise modifizierbares und gewichtetes Bild jeweils einer Atomsorte ermöglicht. Diese Atomsorte ist vorzugsweise der Wasserstoff mit einem Proton als Kern. Die Modifikationsmöglichkeiten des Bildes ergeben sich durch Wahl von besonderen Meßsequenzen, was zu unterschiedlicher Gewichtung der Verteilung der angesprochenen Atomsorte mit den Relaxationszeiten T_1 und T_2 führt. Durch Einbringung von Modifikatoren in den zu untersuchenden Körper werden weitere Bildmodifikationen ermöglicht, welche die Vertiefung spezifischer Aussagen nach sich ziehen. Im Vergleich zu anderen bekannten tomographischen Verfahren besitzt die MR-Tomographie den Vorteil, daß technisch gesehen keine mechanisch bewegten Teile erforderlich sind. Von der Anwendung her ergibt sich daraus, daß die Orientierung der darzustellenden Schicht ohne Einschränkung möglich ist.

In die Zukunft

Eine Vorhersage über zukünftige Entwicklungen ohne bereits vorliegende grundlegende Kenntnisse gehört in ein Buch über Prophezeiungen. Wenn man jedoch die unmittelbare Zukunft ein wenig beleuchten will, so ist zu erwarten, daß die Wirklichkeit bald die vorliegenden Aussagen einholt und durch präzisere austauschbar macht. In diesem Sinne soll der vorliegende kurze Abschnitt Ansätze beschreiben, welche deshalb recht allgemein gehalten sind, weil sie einer zukünftigen Präzisierung bedürfen. Trotzdem soll dabei der Charakter der Einführung in die Grundlagen der MR-Tomographie nicht verlassen werden.

Die Relaxationszeiten T_1 und T_2 und die Möglichkeit, durch geeignete Aufnahmesequenzen T_1-gewichtete und T_2-gewichtete Bilder des Untersuchungsgebietes zu erzeugen, führt zu sehr guten morphologischen Darstellungen. Bezieht man in die Betrachtung weitere Signalparameter ein, wie die chemische Verschiebung oder die Darstellung von Gebieten, in welchen sich die angeregten Protonen bewegen, wie im Fall der Blutströmung in die Bildgebung, so können weitere diagnostische Einzelheiten erfaßt werden. Bekannt sind auch Aufnahmen des Herzmuskels und der Herzhöhen in Diastole, wobei die Signalerfassung EKG-getriggert erfolgt (s. Abb. 47). Trotzdem verbleibt der Wunsch, nicht nur sich aus dem Untersuchungsgebiet bewegende Strukturen als signallose Bereiche darzustellen, sondern diese selbst in Grauwerten zu erfassen. Darüber spannt sich gar der Wunsch, die Schranken der durch die Relaxationsprozesse bedingten langen Aufnahmezeiten zu durchbrechen und gleichsam wie bei einer Röntgen-Kino-Aufzeichnung oder wie bei Kurzzeitexpositionen mit einem Blitzlichtgerät Bildserien und Einzelbilder zu erzeugen und sofort darzubieten. Dies wäre dann die „MR-Durchleuchtung".

MR-Durchleuchtung ist nicht absehbar. Aber es gibt Wege zur rascheren Signalgewinnung als in den schon als klassisch angesehenen Sequenzen. Man stelle sich eine Spin-Echo-Sequenz vor, welche als Anregung des Spinsystems mit einem 90-Grad-Impuls beginnt und dann durch Inversionen, also 180-Grad-Impulse, Echosignale ermöglicht. Würde man die Wartezeit zwischen konsekutiven 90-Grad-Impulsen drastisch verkürzen, so wäre eine rasche Sättigung des Spinsystems die Folge, und man würde bei sehr kleinen Signalamplituden enden. Es wurde deshalb von WATERTON u. Mitarb. (1985) vorgeschlagen, Echos bei einer Anregung zu erzeugen, welche schwächer als ein 90-Grad-Impuls ist. Auf diese Weise konnte die Aufnahmedauer für eine EKG-getriggerte Aufzeichnung des Herzens von 30 Minuten auf etwa die Hälfte reduziert werden. Bei der FFE-Methode – FFE steht für Fast Field Echo – wird z. B. anstatt eines 90-Grad-Impulses zur Anregung ein 30-Grad-Impuls angewendet.

Treibt man diesen Gedanken weiter, so gelangt man zu dem Vorschlag von VAN DIJK (1984), welcher von einer größeren Anzahl von sehr schwachen Anregungsimpulsen ausgeht, welche etwa in einer Herzphase 16 Hochfrequenzimpulse anwendet und daraus die gesamte Anregung erzeugt. Das als FMI-Methode bezeichnete Verfahren führt zu einem Signal, welches nicht nur rasch zu einem Bild führt, sondern welches auch eine hohe Empfindlichkeit auf lokale Bewegungen wie die Blutströmung besitzt. Es stellt somit ein Verfahren dar, mit dessen Hilfe Gefäße dargestellt werden können, wobei die Eigenschaft des Blutes, sich zu bewegen, signalgebender Parameter ist.

Werden also in der Röntgen-Angiographie Kontrastmittel zur Darstellung von Gefäßen eingesetzt, so gelingt mit der MR-Abbildung eine Darstellung, welche die Eigenschaften des Blutes, nämlich von der Umgebung sich unterscheidende T_1- und T_2-Werte und Bewegung aufzuweisen, zur Abbildung genutzt werden können. Allein diese Tatsache zeigt, daß mit Hilfe der MR neue Formen angiographischer Untersuchungen möglich sind.

Anhang

Zur Geschichte der MR-Tomographie

Die MR-Tomographie hat ihre Wurzel in der Entdeckung der nuklearmagnetischen Resonanz, wie sie unabhängig voneinander von den Forscherteams um E. M. PURCELL von der Harvard-Universität und F. BLOCH von der Stanford-Universität im Jahre 1946 veröffentlicht wurde. Im Jahre 1952 erhielten beide Forscher für diese Entdeckung den Nobelpreis für Physik.

Zunächst brachte die NMR eine Verbesserung des Verständnisses der Polarisation von Materie im Magnetfeld, und zwar des Paramagnetismus, mit sich. Die Schärfe des Resonanzeffektes, d. h., die sehr genau in den Experimenten bestimmbare Resonanzfrequenz und die geringe Bandbreite der Resonanz, ermöglichten die Entdeckung der „chemischen Verschiebung", d. h., einer Veränderung dieser Resonanzfrequenz in Abhängigkeit vom chemischen Bindungszustand der zur Resonanz gebrachten Atomart. Zeugnis von dieser Entdeckung gibt eine Publikation von PROCTER u. YU aus dem Jahre 1950. Damit war die Möglichkeit zur Anwendung der NMR für die Untersuchung chemischer Bindungen eröffnet.

Erste Versuche zur Anwendung der NMR für diagnostische Zwecke sind schon von BLOCH bekannt, der die NMR seines Fingers untersuchte, ohne allerdings eine Abbildungsmethode anzuwenden. Erst in den 70er Jahren wurden Abbildungsverfahren zur diagnostischen Nutzung der NMR in der Medizin erwogen und verwirklicht. Die Phase der ersten Einführung solcher Methoden geht vor allem auf folgende Teams und Forscher zurück: LAUTERBUR publizierte 1973 Gedanken zur Abbildung von auf NMR basierender Information auf der Basis von Rekonstruktionsverfahren. DAMADIAN erwarb 1972 ein Patent für ein abbildendes NMR-Verfahren auf der Basis einer mäanderartigen Abtastung des Objektes mit einem kleinen Meßvolumen, stellte alsbald damit erzeugte Lungenbilder der Öffentlichkeit vor und bot ein Gerät unter der Marke „Fonar" an.

In Europa erregten erste Abbildungsergebnisse Interesse, welche von zwei Teams von der britischen Insel, nämlich der Gruppe um MANSFIELD in Nottingham und der Gruppe aus Aberdeen um HUTCHISON stammten. In den Arbeiten aus Nottingham wurde besonders auf die Vielseitigkeit der NMR-Information hingewiesen, welche sich aus der Einbeziehung der Relaxationszeiten als Signalparameter ergibt. Aus dieser Phase der Findung der richtigen Abbildungsmethodik sind weiter die Arbeiten von HINSCHAW, von KUMAR u. WELTI sowie von Mitarbeitern des Hounsfieldschen Laboratoriums zu nennen.

Die Suche nach der richtigen NMR-Abbildungsmethode erfolgte einerseits im Schatten der Computertomographie, profitierte andererseits aber auch methodisch von der CT. So sind einige der Rekonstruktionsverfahren zur MR-Tomographie stark mit der Computertomographie verwandt und besitzen mit ihr eine gemeinsame mathematische Grundlage.

Auf industrieller Seite war zu diesem Zeitpunkt, nämlich am Ende der 70er Jahre, einerseits sehr viel Basiswissen für die Entwicklung der MR-Tomographie in Forschungsbereichen verfügbar, andererseits auch der Wille vorhanden, die Möglichkeiten dieser neuen aufkeimenden Methodik so rasch wie möglich zu erschließen. Dieser Wille wurde in der Bundesrepublik Deutschland durch die öffentliche Forschungsförderung gestützt. Das mittelständische Unternehmen Bruker besaß Erfahrungen auf dem Gebiet der hochauflösenden Kernspinresonanz zu analytischen Zwecken und konnte einen in Zusammenarbeit mit den Philips Forschungslaboratorien Hamburg spezifizierten Widerstandsmagneten hoher Präzision in kurzer Zeit realisieren. Außerdem bot sich für die europäische Forschung und Entwicklung die Erfahrung der britischen Firma Oxford Instruments an, um für die klinische Anwendung geeignete Magnete verfügbar zu machen. Von US-amerikanischer Seite wurden gleichzeitig sowohl von Herstellern abbildender Röntgensysteme als auch von neu auf dieses Gebiet vorstoßenden Firmen

Anstrengungen zur technischen Verwirklichung der MR-Tomographie erfolgreich unternommen.

Die klinische Einführung der MR-Tomographie konnte nicht einen gleich spektakulären Anfangserfolg ausweisen wie die Computertomographie. Die CT war vielmehr bereits eingeführt und ermöglichte die Darstellung von Liquorräumen, Hirnventrikeln und Blutungen sowie von abdominalen Organstrukturen ohne Anwendung von Kontrastmitteln. Die neue NMR-Methode hingegen versprach zunächst nur eine Verbesserung der Diagnostik in der einen oder anderen Richtung und mußte so erst Schritt für Schritt an ein Indikationsschema herangeführt werden. Dieser Prozeß der Indikationsfindung war im Jahre 1984 erst am Beginn, obwohl schon eine Anzahl von Fortschritten deutlich war. Dies drückt sich unter anderem darin aus, daß mit Hilfe der NMR-Methode in der Bundesrepublik Deutschland seit diesem Jahre bereits kassenärztlich abrechnungsfähige Leistungen mit Hilfe der MR-Tomographie erbracht werden können.

Die ersten zur Abklärung des medizinischen Einsatzes der Methode verfügbaren MR-Tomographen hatten einen Widerstandsmagneten. Ihre Feldstärke überschritt 0,2 T nicht. Höhere Feldstärken wurden mit Hilfe von Solenoiden aus Supraleitern erst nach dem Jahre 1980 erzielt. Sie eröffneten unter anderem die Darstellung von anderen Atomkernen als Wasserstoff. So wurden mit einem 1,5-T-Magneten von Hilal in New York 1983 Natriumkerne im menschlichen Hirn bei pathologischen Zuständen dargestellt. 1984 wurden im Philips Forschungslaboratorium Hamburg erste Bilder des lebenden Menschen mit einem 2-T-Magneten erstellt. In der Zwischenzeit erfolgten an den ersten in der klinischen Praxis arbeitenden MR-Tomographie-Anlagen und an in Forschungs- und Entwicklungslaboratorien der Industrie stehenden NMR-Systemen Untersuchungen zur Abklärung der diagnostischen Grundfragen für eine Routineanwendung. Auf dem europäischen Festland wurden für diese Indikationsfindung insbesondere in den Laboratorien von Siemens in Erlangen und von Philips in Eindhoven MR-Tomographen betrieben. In Großbritannien und in den USA waren es an Universitäten erstellte Anlagen, welche teils durch Unterstützung von Industrie-Teams in dieser Startphase der klinischen MR-Tomographie zu ersten Ergebnissen führten. Die Wertung dieser ärztlich orientierten Ergebnisse liegt außerhalb der vorliegenden technisch orientierten Einführung.

Ausgewählte Begriffe

Die MR-Tomographie als medizinisch-diagnostische Abbildungsmethode erfordert die Kenntnis einiger neuer Begriffe, welche im Sprachgebrauch des Anwenders noch wenig verankert sind. Zur Erleichterung der Lektüre des Haupttextes und zur raschen Überwindung von Verständnisschwierigkeiten wird deshalb ein kleines Glossar angefügt, das jedoch keinen Anspruch auf Vollständigkeit erhebt. Dabei werden Begriffe im Zweifelsfalle nicht allgemein, sondern NMR-bezogen erklärt und erläutert.

Amplitude: Maximale Abweichung eines Parameters (einer Größe eines oszillierenden Signals) von seinem Mittelwert oder Bezugswert.

Brownsche Bewegung: Die Materie besitzt als Ursache für die Temperatur ein nach Richtung, Wegstrecke und Stärke ungeordnetes, jedoch statistisch erfaßbares Drängen und Stoßen ihrer Partikel untereinander, welches nach ihrem Entdecker als Brownsche Bewegung bezeichnet wird. Die Brownsche Bewegung kommt beim Nullpunkt der absoluten Temperaturskala zum Stillstand. Wenn die Brownsche Bewegung die Koordinations- und Anziehungskräfte in einem Stoff zu überwinden vermag, so geht dieser in einen anderen Aggregatzustand über: Ein fester Körper wird flüssig, eine Flüssigkeit wird gasförmig.

Digitales Bild: Digital dargestellte Verteilung einer Signalgröße (z.B. Protonendichte), wobei die Darstellung auf einer technisch vorgegebenen Matrix erfolgt und wobei die Signalstärke in jedem Bildpunkt durch einen Zahlenwert ausgedrückt ist.

Elektronen-Spin-Resonanz: Eigendrehimpuls (Spin) und Ladung des Elektrons ermöglichen einen Resonanzeffekt wie im Falle der NMR. Wegen der wesentlich geringeren Masse des Elektrons ist jedoch die zugeordnete Larmorfrequenz um etwa drei Zehnerpotenzen höher als im Falle des Protons.

Felder: Unter einem Feld versteht man in der Physik und entsprechend in der MR-Tomographie einen Zustand des Raumes, der durch Richtungen bezüglich der Wirkung bestimmter Parameter beschrieben werden kann. Das Schwerefeld ist beschreibbar durch die Wirkung der Schwerkraft an allen Stellen des betrachteten Volumens und durch Linien gleicher Richtung der Wirkung (Feldlinien). Das Magnetfeld wird durch seine Richtung und Stärke in Abhängigkeit vom Ort beschrieben. Entsprechend zeigen die Feldlinien eines elektrischen Feldes die Richtung der elektrischen Kraftwirkung auf eine Ladung an; ein elektrisch geladenes Teilchen, dessen Ladung so klein ist, daß es das Feld nicht stört, würde sich entlang den Feldlinien bewegen. Die Beschreibung von elektromagnetischen Wechselfeldern hingegen ist schwieriger, genügt aber ebenfalls obiger Definition.

Frequenzanalyse / Fourier-Analyse: Zerlegung eines Signals nach darin enthaltenen Frequenzen. Das dargestellte Ergebnis einer Frequenzanalyse heißt Spektrum. Die Frequenzanalyse wird auch als Fourier-Analyse bezeichnet. Der Ausdruck Fourier-Analyse zielt dabei mehr auf den mathematischen Aspekt der Frequenzanalyse.

Gradient: Unter einem Gradienten versteht man eine gerichtete Strecke, welche die Steigung (positiv) oder den Abfall (negativ) einer Kurve in einem Punkt nach Richtung und Stärke beschreibt. Im Falle der MR-Tomographie versteht man unter einem Gradienten, genauer einem magnetischen Gradientenfeld, ein solches Zusatzfeld, welches linear in Abhängigkeit vom Ort ansteigt und dem Hauptfeld überlagert ist. Die Richtung dieses Anstieges wird mit der Koordinatenrichtung im Magneten bezeichnet.

Kernspin: Die Atomkerne besitzen einen Eigendrehimpuls, auch Drall genannt, welcher gequantelt ist und somit nur wenige bestimmte Werte annehmen kann. Für die NMR kommen nur Kerne in Betracht, welche aus einer ungeraden Anzahl von Nukleonen bestehen. Der Kernspin allein führt jedoch noch nicht zur Möglichkeit der NMR.

Koordinatensystem: Bei der MR-Tomographie ist die Anwendung eines ortsfesten und eines rotierenden Koordinatensystems gebräuchlich. Das ortsfeste Koordinatensystem wird in der Richtung des Hauptmagnetfeldes meistens mit Z bezeichnet und durch X- und Y-Koordinaten in Querrichtung dazu ergänzt. Das rotierende Koordinatensystem ist in seiner Z-Richtung mit dem ruhenden System identisch. Um die Z-Richtung erfolgt die Larmorpräzession. Damit bietet sich für die transversale zur Z-Richtung verlaufende Ebene ein mit Larmorfrequenz rotierendes Koordinatensystem X, Y an, in welchem die Quermagnetisierung ortsfest ist.

Kryostat: Einrichtung zur Aufrechterhaltung einer tiefen oder sehr tiefen Temperatur. Der Kryostat eines NMR-Magneten ermöglicht die Aufrechterhaltung einer so tiefen Temperatur, daß die Wicklung seines Solenoids supraleitend bleibt.

Larmorpräzession / Larmorfrequenz: Die Spinachsen elektrische Ladung tragender Nukleonen haben die Eigenschaft, sich nach einem äußeren auf die Materie wirkenden Magnetfeld auszurichten, dieses aber, ähnlich wie bei einem Kinderkreisel im Schwerefeld der Erde, nie zu erreichen. Viel-

mehr erfahren sie durch die Rotationsbewegung bei ihrer Hinwendung zur Feldrichtung eine Ablenkung, welche zu einem Umkreisen der Feldrichtung führt. Diese Ausweichbewegung und das daraus sich ergebende Umkreisen der äußeren Feldrichtung heißt Präzession (praecedere = voranschreiten). Im Falle der Nukleonen heißt diese Präzession Larmorpräzession. Sie ist mit einer festen Kreisfrequenz ω verknüpft, die Larmorfrequenz heißt. Die Larmorfrequenz $\omega =$ const. $\times$ B ergibt sich aus einer für das Nukleon typischen Materialkonstante, welche gyromagnetisches Verhältnis genannt wird, multipliziert mit der Flußdichte B des für die Larmorpräzession verantwortlichen Hauptmagnetfeldes.

Longitudinale Relaxation, auch Spin-Gitter-Relaxation genannt: Das Abklingen der Magnetisierung einer in einem äußeren Magnetfeld befindlichen Substanz nach Anregung durch eine elektromagnetische Welle mit Larmorfrequenz. Der Abfall der longitudinalen Magnetisierung wird durch eine Exponentialfunktion beschrieben, welche nach der Relaxationszeit T_1 auf $1/e$ abgefallen ist.

Magnetfeldstärke: Die Stärke eines Magnetfeldes wird in der NMR-Technik durch die magnetische Flußdichte ausgedrückt. Stellt man sich das Feld durch Feldlinien repräsentiert vor, so ist die magnetische Flußdichte proportional der Zahl der Feldlinien, welche eine Fläche der Größe 1 (z. B. 1 cm²), die orthogonal zu den Feldlinien aufgestellt ist, durchdringen. Die Flußdichte wird in Tesla (T) angegeben. Der magnetische Fluß durch einen Elektromagneten ist proportional zu allen Feldlinien, welche sein Inneres durchlaufen und sich über sein Äußeres wieder schließen. Er ist proportional dem Strom in Ampere und der Zahl der Windungen des Solenoids.

Magnetische Polarisation: Veränderung von in ein Magnetfeld gebrachter Materie etwa in dem Sinne, daß die Kraftflußdichte in dem Material erhöht oder erniedrigt wird. Im Falle des Diamagnetismus werden die Feldlinien auseinander gedrängt und der Stoff wird von einem inhomogenen Magnetfeld abgestoßen. Im Falle des Paramagnetismus werden die Feldlinien im Stoff konzentriert und dieser wird ähnlich, aber viel schwächer wie ein ferromagnetischer Stoff (Eisen, Nickel) in das inhomogene Magnetfeld hineingezogen. Bestimmte Atomkerne und die Elektronen leisten einen Beitrag zum Paramagnetismus.

MR-Tomographie: Darstellung bestimmter ausgewählter Schichten des Untersuchungsobjektes mit Hilfe der MR-Tomographie durch einen Rekonstruktionsprozeß. Bei der Abbildung mit NMR ist das Abbildungsergebnis immer ein Tomogramm oder ein umordnungsfähiger Satz von Tomogrammen. Insbesondere werden als dargebotene Bilder immer Tomogramme erstellt. Diese Bilder heißen MR-Tomogramme.

NMR-Spektroskopie: Aufnahme und Anwendung von NMR-Spektren. Unter einem Spektrum versteht man dabei die Darstellung der Signalstärke in Abhängigkeit von der Frequenz bei einem Resonanzsignal. Die hochauflösende NMR-Spektroskopie erlaubt die Trennung von Signalen mit einer Auflösung von der Größenordnung 1 Hz.

Nuklearmagnetische Resonanz: Kernspin und elektrische Ladung von bestimmten Atomkernen zusammen stellen als rotierende elektrische Ladung lokale elektrische Ströme dar. Solche haben grundsätzlich ein magnetisches Moment zur Folge. Man versteht darunter ein Magnetfeld, das über eine bestimmte gerichtete Strecke existiert. Da der Kernspin gequantelt ist, also nur einen einzigen oder wenige Werte annehmen kann, und da die Ladung des Kerns eine oder wenige Elementarladungen je nach Kernart ausmacht, sind dieser lokale Strom und das zugeordnete magnetische Moment sehr genau definiert. In einem äußeren Magnetfeld richten sich die Spinachsen zur Feldrichtung des äußeren Feldes und umkreisen diese mit der Larmorfrequenz. Ein System aus solchen nuklearmagnetischen Strukturen nennt man Spinsystem. Es ist eines Resonanzeffektes mit einer elektromagnetischen Welle von genau der Larmorfrequenz fähig. Dieser heißt nuklearmagnetische Resonanz.

Nukleonen: Bausteine der Atomkerne, z. B. Protonen und Neutronen.

Phase (Schwingungsphase): Unter der Phase eines periodischen Signals versteht man den Anfangszustand desselben zu einem bestimmten Zeitpunkt. Haben zwei gleiche Schwingungen z. B. ihre maximal positive Amplitude zu unterschiedlichen Zeitpunkten, so heißt dieser Zeitunterschied Phasenunterschied. Das Ergebnis der Überlagerung zweier Schwingungen hängt also nicht nur von ihren Amplituden, sondern auch von ihrer Phase ab.

PIXEL: Abkürzung für die englische Bezeichnung „picture element". Das Pixel, auch Bildelement genannt, entspricht einem Bildpunkt im digitalen Bild und wird gewöhnlich in Millimetern angegeben, wobei sich diese Angabe auf die Dimensionen des VOXEL im Objekt bezieht.

Proton: Einfachster Atomkern, selbst als Nukleon anzusehen. Das Proton ist der Kern des einfachsten Wasserstoffatoms. Das Proton ermöglicht den größten NMR-Effekt.

Rekonstruktion: Unter Rekonstruktion versteht man die Erstellung eines Bildes der Verteilung des entsprechenden Signalparameters im Objekt vermöge eines mathematischen Prozesses. Der Rekonstruktionsprozeß führt so von einem Satz von Messungen zu einem Bild. Als Signalparameter kommen z.B. die Protonendichte oder die mit T_1 oder T_2 gewichtete Protonendichte des Untersuchungsgebietes in Frage.

Relaxation: Das Abklingen eines angeregten bzw. signalfähigen Zustandes in Abhängigkeit von der Zeit.

Solenoid: Anordnung aus einem elektrischen Leiter, welcher eine Fläche oder ein Volumen umschließt, so daß ein elektrischer Strom durch diesen Leiter in dem umschlossenen Gebiet zu einem magnetischen Fluß führt.

Supraleitung: Die Eigenschaft bestimmter Stoffe in der Nähe des absoluten Nullpunktes der Temperaturskala einen elektrischen Strom praktisch ohne Widerstand leiten zu können. Die Supraleitung ermöglicht insbesondere hohe Stromstärken in einem kurzgeschlossenen Solenoid und so die Erzeugung starker und gleichmäßiger Magnetfelder.

Transversale Relaxation: Neben der longitudinalen Magnetisierung einer Substanz in einem Magnetfeld infolge Bestrahlung mit einer elektromagnetischen Welle mit Larmorfrequenz werden die Spinachsen synchronisiert. Auf diese Weise entsteht transversal zur Richtung des die Larmorfrequenz bestimmenden äußeren Magnetfeldes ein mit Larmorfrequenz schwingendes und als Signal meßbares Wechselfeld. Die Relaxation dieses transversalen Feldes wird als *Querrelaxation* oder *Spin-Spin-Relaxation* oder transversale Relaxation bezeichnet. Sie ist außer von den Eigenschaften der angesprochenen Atome auch noch von Ungleichmäßigkeiten des Hauptfeldes und vergleichbaren Störungen abhängig. Sieht man von solchen Störungen ab, so kann die transversale Relaxation ebenfalls durch eine Exponentialfunktion beschrieben und durch eine Spin-Spin-Relaxationszeit (T_2) beschrieben werden, analog zum Fall der longitudinalen Relaxation.

Verschlüsselung: Darstellungsform eines Signals nach Koordinaten und Signalgröße. Beispiele sind die Darstellung der Bildinformation eines NMR-Signals in Form von Projektionen einer Schicht aus allen vorstellbaren Richtungen (Richtungsverschlüsselung) oder aus einer Richtung bei unterschiedlicher Phasenlage der Frequenzanteile für die einzelnen Projektionen (Phasenverschlüsselung).

VOXEL: Volumenelement im Objekt, welches im PIXEL eines digitalen Bildes jenen Signalwert zur Folge hat, der sich als Mittelwert des Signalparameters über das Volumen des VOXEL ergibt. Das VOXEL wird also aus der Kenntnis des PIXEL definiert.

Zeugmatographie: Von LAUTERBUR (Nature 242, 1973) vorgeschlagene Bezeichnung für das Abbildungsprinzip bei der MR-Tomographie. Sie

drückt aus, daß die Information für die Zuordnung der jeweils in einem PIXEL des Bildes dargestellten Größe zu einem Volumenelement mit Hilfe von inhomogenen Magnetfeldern erfolgt. Die Erstellung des Bildes selbst geschieht durch Berechnung aus Meßwerten und nicht durch einen unmittelbaren Abbildungsprozeß.

Literatur

Bücher

Abragam, A.: Principles of Nuclear Magnetism. Clarendon, Oxford 1983

Andrew, E. R.: Nuclear Magnetic Resonance. Cambridge University Press, Cambridge 1969

Axenrod, T., G. A. Webb: Nuclear Magnetic Resonance Spectroscopy of Nuclei Other Than Protons. Wiley, New York 1974

Barnothy, M. D.: Biological Effects of Magnetic Fields, vol. I + II. Plenum, New York 1964, 1969

Becker, E. D.: High Resolution NMR: Theory and Chemical Applications. Academic Press, New York 1969

Carrington, A., A. D. McLachlan: Introduction to Magnetic Resonance: With Applications to Chemistry and Chemical Physics. Harper & Row, New York 1967

Farrar, T. C., E. D. Becker: Pulse and Fourier Transform NMR. Academic Press, New York 1971

Gadian, D. G.: NMR and Its Applications to Living Systems. Oxford University Press, Oxford 1981

Handbook of Chemistry and Physics, 57th ed. CRS-Press, Cleveland 1976

Hazzard, D. G.: Proceedings of the Symposium on Biological Effects and Measurements of Radiofrequency/Microwaves. Department of Health, Education, and Welfare, Rockville/Maryland 1977

Kaufman, L., L. E. Crooks, A. R. Margulis: Nuclear Magnetic Resonance Imaging in Medicine. Igaku-Shoin, Tokyo 1981

Kaufman, L., E. C. Lawrence, A. R. Margulis: NMR-Nuclear Magnetic Resonance Imaging in Medicine. Igaku-Shoin, Tokyo 1982

Knowles, P. F., D. Marsh, H. W. E. Rattle: Magnetic Resonance of Biomolecules. Wiley, London 1976

Lynden-Bell, R. M., R. K. Harris: Nuclear Magnetic Resonance Spectroscopy. Nelson, London 1969

Maurer, H.-J., E. Zieler: Physik der bildgebenden Verfahren in der Medizin. Springer, Berlin 1984

Montgomery, D. B.: Solenoid Magnet Design: The Magnetic and Mechanical Aspects of Resistive and Superconducting Systems. Wiley, New York 1969

Partain, C. L.: Nuclear Magnetic Resonance and Correlative Imaging Modalities. The Society of Nuclear Medicine, New York 1983

Partain, C. L., A. E. James et al.: Nuclear Magnetic Resonance (NMR) Imaging. Saunders, Philadelphia 1983

Ramm, B., W. Semmler, M. Laniado: Einführung in die MR-Tomographie. Stuttgart 1986

Roth, K.: NMR-Tomographie und Spektroskopie in der Medizin. Springer, Berlin 1984

Schumacher, R. T.: Introduction to Magnetic Resonance. Benjamin, New York 1970

Slichter, C. P.: Principles of Magnetic Resonance. Springer, Berlin 1978

Spector, W. S.: Handbook of Biological Data. Saunders, Philadelphia 1956

Suess, M.: Nonionizing Radiation Protection. WHO Regional Publications, European Ser. No. 10, Copenhagen 1982

Tenforde, T. S.: Magnetic Field Effects on Biological Systems. Plenum, New York 1979

Tobias, C. A., P. W. Todd: Space Radiation Biology and Related Topics. Academic Press, New York 1974

Wende, S., M. Thelen: Kernspin-Tomographie in der Medizin. Springer, Berlin 1983

Whalen, J. P., S. Balter: Radiation Risks in Medical Imaging. Year Book Medical, Chicago 1983

Young, S. W.: Nuclear Magnetic Resonance Imaging. Basic Principles. Raven, New York 1984

Zeitler, E.: Kernspintomographie. Deutscher Ärzteverlag, Köln 1984

Aufsätze

Ackerman, J. J. H., P. J. Bore, D. G. Gadian et al.: NMR studies of metabolism in perfused organs. Phil. Trans. B 289 (1980) 425–436

Adrian, D. J.: Auditory and visual sensations stimulated by low-frequency electric curents. Radio Sci. 12 (1977) 243–250

Alfidi, R. J., J. R. Haaga, S. J. El Yousef: Preliminary experimental results in humans and animals with a superconducting wholebody, nuclear magnetic resonance scanner. Radiology 143 (1982) 175–181

Allerhand, A., K. Dill, W. J. Goux: Applications of natural abundance carbon-13 NMR to studies of proteins and glycoproteins, in NMR and Biochemistry. Dekker, New York 1979 (pp. 31–50)

Andrew, E. R., P. A. Bottomley, W. S. Hinshaw et al.: NMR images by the multiple sensitive point method: application to larger systems. Phys. in Med. Biol. 22 (1977) 971–974

Bangert, V., P. Mansfield: Whole-body tomographic imaging by NMR. Brit. J. Radiol. 54 (1981) 152–154

Barlow, H. B., H. I. Kohn, E. G. Walsh: Visual sensations aroused by magnetic fields. Amer. J. Physiol. 148 (1947) 372–375

Barriolhet, L. E., P. R. Moran: NMR relaxation spectroscopy in tissues. Med. Phys. 2 (1975) 191–194

Battocletti, J. H., R. E. Halbach, S. X. Salles-Cunha et al.: Clinical application of a nuclear magnetic resonance (NMR) limb flow meter. Proc. IEEE 67 (1979) 1359–1362

Bendel, P., C. M. Lai, P. C. Lauterbur: ^{31}P spectroscopic zeugmatography of phosphorus metabolites. J. magn. Reson. 38 (1980) 343–356

Beischer, D. E.: Human tolerance to magnetic fields. Astronautics 7 (1962) 24

Bloch, F.: Nuclear induction. Physiol. Rev. 70 (1946) 460–474

Bloembergen, N.: Proton relaxation times in paramagnetic solutions. J. chem. Phys. 27 (1957) 572

Bloembergen, N., E. M. Purcell, R. V. Pound: Relaxation effects in nuclear magnetic resonance absorption. Physiol. Rev. 73 (1948) 679–712

Bottomley, P. A., E. R. Andrew: Rf magnetic field penetration, phase shift, and power dissipation in biological tissue: implications for NMR imaging. Phys. in Med. Biol. 23 (1978) 630–643

Bottomley, P. A., W. A. Edelstein: Power deposition in whole body NMR imaging. Med. Phys. 8 (1981) 510–512

Bowman, R. L., V. Kudravcev: Blood flowmeter ultilizing nuclear magnetic resonance. IRE Trans. med. Electron. 6 (1959) 267–269

Brady, Th. J., M. R. Goldman, I. L. Pykett: Proton nuclear magnetic resonance imaging of regionally ischemic canine hearts: effect of paramagnetic proton signal enhancement. Radiology 144 (1982) 343–347

Brasch, R. C.: Methods of contrast enhancement for NMR imaging and potential applications. Radiology 16 (1983) 3883–3896

Brooker, H. R., W. S. Hinshaw: Thin section NMR imaging. J. magn. Reson. 30 (1978) 129–131

Brooks, R. A., G. Di Chiro: Theory of image reconstruction in computed tomography. Radiology 117 (1975) 561–572

Brunner, P., R. R. Ernst: Sensitivity and performance time in NMR imaging. J. magn. Reson. 33 (1979) 83–106

Buchmann, F., J. Heinzerling: NMR-Tomographie. GIT Lab.-Med. 6 (1983) 102–111

Budinger, F. Th.: Nuclear magnetic resonance (NMR) in vivo studies: known thresholds for health effects. J. Comput. Assist. Tomogr. 5 (1981) 800–811

Budinger, T. F.: Thresholds for physiological effects due to RF and magnetic fields used in NMR imaging. IEEE Trans. nucl. Sci. 26 (NS) (1979) 2821–2825

Buschsieweke, U., H. Kutzim, P. van Dijk et al.: Functional analysis of NMR heart studies. Nuc. Compact 15 (1984) 121–123

Campbell, I. D., D. M. Dobsin, R. J. P. Williams et al.: Pulse methods for the simplification of protein NMR spectra. FEBS Lett. 57 (1975) 96–99

Cohen, S. M., S. Ogawa, R. G. Shulman: ^{13}C NMR studies of gluconeogenesis in rat liver cells: utilization of labeled glycerol by cells from euthyroid and hyperthyroid rats. Proc. nat. Acad. Sci. (Wash.) 76 (1979) 1603–1607

Cohen, S. M., R. G. Shulman, A. McLaughlin: Effects of ethanol on alanine metabolism in perfused mouse liver studied by ^{13}C NMR. Proc. nat Acad. Sci. (Wash.) 76 (1979) 4808–4812

Crooks, L. E.: Selective irradiation line scan techniques for NMR imaging. IEEE Trans. nucl. Sci. 27 (NS) (1980) 1239–1244

Crooks, L. E., M. Arakawa, J. Hoenninger: Nuclear magnetic resonance whole-body imager operating at 3.5 K Gauss. Radiology 143 (1982) 169–174

Crooks, L. E., P. Shedon, L. Kaufman, W. Rowan, T. Miller: Quantification of obstructions in vessels by nuclear magnetic resonance. IEEE Trans. nucl. Sci. 29 (NS) (1982) 1181–1185

Crooks, L. E., T. P. Grover, L. Kaufman et al.: Tomographic imaging with nuclear magnetic resonance. Invest. Radiol. 13 (1978) 63–66

Crooks, L. E., C. M. Mills, P. L. Davis, M. Brant-Zawadski, J. Hoenninger, M. Arakawa, J. Watts, L. Kaufman: Visualization of cerebral and vascular abnormalities by NMR imaging. The effect of imaging parameters on contrast. Radiology 144 (1982) 843

Damadian, R.: U.S. Patent 3, 789, 832, filed March 17, 1972

Damadian, R., M. Goldsmith, L. Minkoff: NMR in cancer. XVI. FONAR image of the live human body. Physiol. Chem. Phys. 9 (1977) 101–104

Damadian, R., L. Minkoff, M. Goldsmith et al.: Field focusing nuclear magnetic resonance (FONAR): visualization of a tumor in a live animal. Science 194 (1976) 1430–1431

Davis, P. L., L. Crooks, M. Arakawa, R. McRee, L. Kaufman, A. R. Margulis: Potential hazards in NMR imaging: heating effects of changing magnetic fields and RF-fields on small metallic implants. Amer. J. Roentgenol. 137 (1981) 857–860

Friedburg, H., St. Bockenheimer: Klinische NMR-Tomographie mit sequentiellen T_2-Bildern (Carr-Purcell-Spin-Echosequenzen). Radiologe 23 (1983) 253–256

Fullerton, G. D.: Basic concepts for nuclear magnetic resonance imaging. Magn. Res. Imag. 1 (1982) 39–55

Fullerton, G. D., J. L. Potter, N. C. Dornbluth: NMR relaxation of protons in tissues and other macromolecular water solutions. Magn. Res. Imag. 1 (1982) 209–228

Ganssen, A., W. Loeffler, A. Oppelt, F. Schmidt: Kernspin-Tomographie. Computer-Tomographie 1 (1981) 2–10

Garroway, A. N.: Velocity measurements in flowing fluids by NMR. J. Physiol. D 7 (1974) L159–L163

Garroway, A. N., P. K. Grannell, P. Mansfield: Image formation in NMR by a selective irradiative process. J. Physiol. C 7 (1974) 457–462

Haase, A., J. Frahm, D. Matthaei et al.: FLASH imaging. Rapid NMR imaging using low flip angle pulses. J. magn. Reson. 67(2) (1986) 258–266

Heinzerling, J.: Abschirmung gegen elektromagnetische Felder bei MR-Tomographen. Röntgenstrahlen 54 (1986) 20–25

Hemminga, M. A., D. A. Jager, A. Sonneveld: The study of flow by pulsed nuclear magnetic resonance. I. Measurement of flow rates in the presence of a stationary phase using a difference method. J. magn. Reson. 27 (1977) 359–370

Hilal, S. K.: In vivo NMR imaging of Sodium-23 in the human head. J. Com. Ass. Tomogr. 9 (1985) 1–7

Hinshaw, W. S.: Image formation by nuclear magnetic resonance: the sensitive point method. J. appl. Phys. 47 (1976) 3709–3721

Hinshaw, W. S., E. R. Andrew, P. A. Bottomley et al.: Display of cross sectional anatomy by nuclear magnetic resonance imaging. Brit. J. Radiol. 51 (1978) 273–280

Hong, F. T., D. Mauzerall, A. Mauro: Magnetic anisotropy and the orientation of retinal rods in a homogeneous magnetic field. Proc. nat. Acad. Sci. (Wash.) 68 (1971) 1283–1285

Hoult, D. I.: NMR imaging. Rotating frame selective pulses. J. magn. Reson. 38 (1980) 369–374

Hoult, D. I., P. C. Lauterbur: The sensitivity of the zeugmatographic experiment involving human samples. J. magn. Reson. 34 (1979) 425–433

Hoult, D. I., R. E. Richards: The signal-to-noise ratio of the NMR experiment. J. magn. Reson. 24 (1975) 71–85

House, W. V.: Introduction to the principles of NMR. IEEE Trans. nucl. Sci. 27 (NS) (1980) 1220–1226

Hutchison, J., W. Edelstein, G. Johnson: A whole-body NMR imaging machine. J. Physiol. E 13 (1980) 903–930

Hutchison, J. M. S., R. J. Sutherland, W. A. Edelstein et al.: Field gradient coils, UK Patent 7934864

Inch, W. R., J. A. McCredie, R. R. Knispel et al.: Water content and proton spin relaxation times for malignant and non-malignant tissues from mice and humans. J. nat. Cancer Inst. 52 (1974) 353–356

Kumar, A., D. Welti, R. R. Ernst: NMR Fourier zeugmatography. J. magn. Reson. 18 (1975) 69–83

Kunzler, J. E., M. Tanenbaum: Superconducting magnets. Sci. Amer. 206 (1952) 60–67

Lai, C.-M., P. C. Lauterbur: True three-dimensional image reconstruction by nuclear magnetic resonance zeugmatography. Phys. in Med. Biol. 26 (1981) 851–856

Lauterbur, P. C.: Image formation by induced local interactions: examples employing nuclear magnetic resonance. Nature (Lond.) 242 (1973) 190–191

Lauterbur, P. C.: Medical imaging by nuclear resonance zeugmatography. IEEE Trans. nucl. Sci. 26 (NS) (1979) 2809–2811

Lauterbur, P. C., C. M. Lai: Zeugmatography by reconstruction from projections. IEEE Trans. nucl. Sci. 27 (NS) (1980) 1227–1231

Libove, J. M., J. R. Singer: Resolution and signal-to-noise relationsships in NMR imaging in the human body. J. Physiol. E 13 (1980) 38–44

Loeffler, W., A. Oppelt: Physical principles of NMR-tomography. Europ. J. Radiol. 1 (1981) 338–344

Louis, A. K.: Optimal sampling in nuclear magnetic resonance (NMR) tomography. J. Comput. assist. Tomogr. 6 (1982) 334–340

Luiten, A. L.: Nuklearmagnetische Resonanz. Eine Einführung. Röntgenstrahlen 46 (1981) 36–39

Mansfield, P., A. A. Maudsley: Line scan proton spin imaging in biological structures by NMR. Phys. in Med. Biol. 21 (1976) 847–852

Mansfield, P., A. A. Maudsley: Planar spin imaging by NMR. J. magn. Reson. 27 (1977) 101–131

Mansfield, P., A. A. Maudsley, T. Baines: Fast scan proton density imaging by NMR. J. Physiol. E 9 (1976) 271–278

Mansfield, P., I. Pykett, P. G. Morris et al.: Human whole body line-scan imaging by NMR. Brit. J. Radiol. 51 (1978) 921–922

Merritt, J. H., A. F. Chamness, S. J. Allen: Studies on blood brain barrier permeability after microwave radiation. Radiat. environm. Biophys. 15 (1978) 367–377

Morris, P., P. Mansfield, I. Pykett et al.: Human whole-body line scan imaging by nuclear magnetic resonance. IEEE Trans. nucl. Sci. (NS) 26 (1979) 2817–2820

Murayama, M.: Orientation of sickled erythrocytes in a magnetic field. Nature (London) 206 (1965) 420–422

Ordidge, R. J., P. Mansfield, R. E. Coupland: Rapid biomedical imaging by NMR. Brit. J. Radiol. 54 (1981) 850–855

Ostroy, F., T. L. James, J. H. Noggle et al.: Studies on the characterization of the sodium-potassium transport adenosinetriphosphatase. NMR studies of ^{23}Na binding to the purified and partially purified enzyme. Arch. Biochem. Biophys. 162 (1974) 421–425

Pavlicek, W., M. Geisinger, L. Castle, G. P. Borkowski, T. F. Meaney, B. L. Bream, J. H. Gallagher: The effects of nuclear magnetic resonance on patients with cardiac pacemakers. Radiology 147 (1983) 149–153

Procter, W. G., F. C. Yu: The dependence of nuclear magnetic resonance frequency upon chemical compounds. Physiol. Rev. 77 (1950) 717

Purcell, E. M., H. C. Torrey, R. V. Pound: Resonance absorption by nuclear magnetic moments in a solid. Physiol. Rev. 69 (1946) 37

Rinck, P. A., S. B. Petersen, R. N. Muller: NMR-Ganzkörper-Tomographie. Radiologe 23 (1983) 341–346, 347–352

Roy, O. Z.: Technical note: summary of cardiac fibrillation thresholds for 60 Hz currents and voltages applied directly to the heart. Med. biol. Engng Comput. 18 (1980) 657–659

Schörner, W., R. Felix, M. Laniado et al.: Prüfung des kernspintomographischen Kontrastmittels Gadolinium-DTPA am Menschen. Fortschr. Röntgenstr. 140 (1984) 487–500

Schwartz, J. L.: Influence of a constant magnetic field on nervous tissue. I. Nerve conduction velocity studies. IEEE Trans. biomed. Engng BME-25 (1978) 467–473

Shepp, L. A.: Computerized tomography and nuclear magnetic resonance. J. Comput. assist. Tomogr. 4 (1980) 94–107

Shulman, R. G., T. R. Brown, K. Ugurbil et al.: Cellular applications of ^{31}P and ^{13}C nuclear magnetic resonance. Science 205 (1979) 160–166

Singer, J. R.: Flow rates by nuclear and electron paramagnetic resonance methods. J. appl. Physiol. 31 (1960) 125–128

Singer, J. R., L. E. Crooks: Some magnetic studies of normal and leukemic blood. J. clin. Engng 3 (1978) 237–243

Steinbrich, W., D. Beyer, G. Friedmann et al.: MR des Kniegelenkes. Fortschr. Röntgenstr. 143 (1985) 166–172

Steinbrich, W., D. Beyer, U. Mödder: Möglichkeiten der Lymphomdiagnostik mit der MR-Tomographie – ein Vergleich mit anderen bildgebenden Verfahren. Radiologe 25 (1985) 199–205

Steinbrich, W., G. Friedmann, D. Beyer, A. Brouwer: Erste Erfahrungen mit der magnetischen Resonanz-Tomographie (MR) bei tumorösen Erkrankungen des Mediastinums und der Lungenhili. Fortschr. Röntgenstr. 141 (1984) 629–635

Steinbrich, W., G. Schreier, M. Bischofsberger, J. Bunke: Derzeitiger Stand der klinischen Kernspintomographie. Röntgenstrahlen 54 (1986) 10–19

van der Meulen, P., J. P. Groen, J. J. M. Cuppen: Very fast MR imaging by field echoes and small angle exitation. Magn. Reson. Imaging 3 (1985) 297–299

van Dijk, P.: ECG-triggered NMR imaging of the heart. Diagn. Imaging Clin. Med. 53 (1984) 29–37

Waterton, J. C., J. P. R. Jenkins, X. P. Zhu et al.: MR cine imaging of the human heart. Brit. J. Radiol. 58 (1985) 711–716

Wetzel, Ch.: Grundlagen der Kernspintomographie (MR). mta-Praxis 31 (1985) 187–199

Young, J. R., D. R. Bailes, M. Burl, A. G. Collins, D. T. Smith, M. J. McDonnell, J. S. Orr, L. M. Banks, G. M. Bydder, R. H. Greenspan, R. E. Steiner: Initial clinical evaluation of a whole body nuclear magnetic resonance tomograph. J. Comput. assist. Tomogr. 6 (1982) 1–18

Zeitler, E., A. Ganssen: Erste klinische Erfahrungen mit der Kernspintomographie (KST). Fortschr. Röntgenstr. 135 (1981) 517–523

Den Herren Dr. Fehr, Nottensdorf, Dr. Hintze, Stade und Dr. Wetzel, Hamburg, danke ich für wichtige Anregungen bei der Erstellung dieses NMR-Textes.

Kontrastmittel in der Röntgendiagnostik

V. Taenzer und U. Speck

Definition

Kontraste im Röntgenbild beruhen auf der unterschiedlichen Röntgenstrahlenabsorption der durchstrahlten Materie. Diese Absorption ist abhängig von der Ordnungszahl der in den Molekülen vorhandenen Atome, von der Konzentration (Dichte) dieser Moleküle und von der durchstrahlten Schichtdicke. Die Knochen, die lufthaltige Lunge, das Herz u. a. liefern bei Thoraxaufnahmen einen ausreichenden „natürlichen" Kontrast. Andere Organe, z. B. im Abdomen, haben eine zu ähnliche Zusammensetzung und damit zu geringe Absorptionsunterschiede; sie sind röntgenanonym und müssen durch zusätzliche Maßnahmen röntgensichtbar gemacht werden (Abb. 1). Substanzen mit sehr geringer Dichte (Gase), die in Organe oder umgebende Strukturen eingeführt werden, vermindern die Absorption; sie werden negative Kontrastmittel genannt. Substanzen mit großer Röntgendichte enthalten Atome mit höherer Ordnungszahl (Barium oder Jod). Derartige Präparate erhöhen die Röntgenstrahlabsorption im Körper und werden daher als positive Kontrastmittel bezeichnet.

Röntgenkontrastmittel können nach ihrem chemischen Aufbau, nach ihren Eigenschaften und Indikationsgebieten klassifiziert werden. Der prozentuale Umfang von Röntgenleistungen mit Röntgenkontrastmitteln in der klinischen Röntgendiagnostik spiegelt nicht deren Bedeutung wider. Die Analyse der Röntgenleistungen eines großen kommunalen Krankenhauses im Jahre 1979 ergab, daß rund 70% aller Röntgenleistungen auf Skelett- und Thoraxdiagnostik entfallen. Nur die verbleibenden 30% verteilen sich auf Kontrastuntersuchungen des Magen- und Darmkanales, die Uro- und Cholegraphie, die Computertomographie und spezielle diagnostische Verfahren wie Vasographie, Arthrographie und anderes. Kontrastmittel-Applikation und Untersuchungsmethodik bedingen aber einen zeit- und personalintensiven, im Falle der vasographischen Verfahren besonders aufwendigen Ablauf.

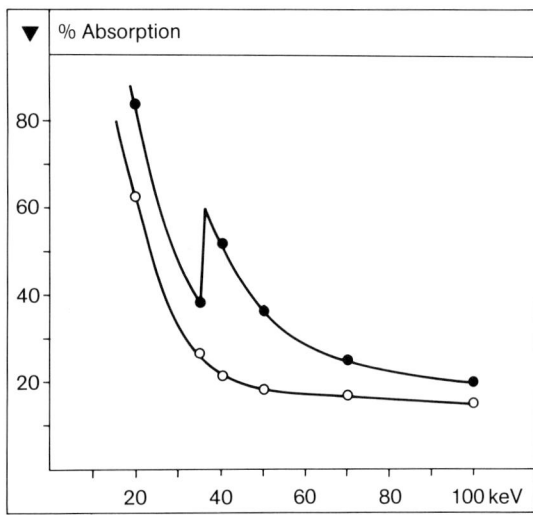

Abb. 1 Absorption der Röntgenstrahlung in Prozent durch Wasser (~ Weichteilgewebe, ○———○) und eine wäßrige Kontrastmittellösung mit 20 mg Jod/ml (●———●) bei einer Schichtdicke von 1 cm in Abhängigkeit vom Energiegehalt der Röntgenstrahlung (50 keV wird bei ca. 100 kV Röhrenspannung erreicht)

Aufbau und Eigenschaften von Röntgenkontrastmitteln

Chemie, Physikochemie und Galenik der kontrastgebenden Substanzen und Fertigpräparate

Eine optimale Anwendung der Kontrastmittel in der Radiologie setzt Kenntnisse über die Art der zur Verfügung stehenden Substanzen und ihre für die Anwendung relevanten Eigenschaften voraus. Im folgenden sollen die Eigenschaften der derzeit verfügbaren kontrastgebenden Substanzen aufgeführt werden, die für ihr Verhalten im Organismus, für ihre Nebenwirkungen und ihre praktische Anwendbarkeit von Bedeutung sind.

Kontrastmitteltypen

Gase

Gase sind weniger röntgendicht als Gewebe und Körperflüssigkeiten. Der durch Gase verursachte Kontrast ist in geringer Schichtdicke meist nicht ausreichend, eignet sich aber zur Darstellung größerer Hohlräume. Luft führt zur Darstellung der Lunge und von Magen- und Darmbereichen. Zur Füllung der Liquorräume (Pneumenzephalogra-

phie) wurde und wird zum Teil noch Luft eingesetzt.

Kohlendioxid (CO_2) läßt sich leicht aus den Fest-
stoffen Natriumhydrogenkarbonat (= Natriumbikarbonat, $NaHCO_3$) und einer Säure (Zitronen-
säure) oder einem sauren Salz herstellen. Da die
Freisetzung des Gases nach dem Schlucken eines
Granulates oder einer Tablette spontan im Magen erfolgt, wird CO_2 für die Doppelkontrastuntersuchung des Magens bevorzugt. Zur Auflösung
von Schaumblasen enthalten die angebotenen
Präparate zusätzlich einen Entschäumer (Dime-
thylpolysiloxan).

Präparate: CO_2-Granulat Nicholas, Gastrovision
Granulat (Schering), Unibaryt Brausetabletten
(Röhm Pharma).

Kohlendioxid wird zur Vermeidung einer eventuellen Luftembolie anstelle von Luft für die retrograde Füllung der Harnblase verwandt.

Xenon löst sich nach dem Einatmen im Blut und
führt zu erkennbarer Kontrastanhebung in der
Computertomographie (RADUE u. KENDALL
1978). Xenon wird als Gas verabreicht, ist aber
ein positives Kontrastmittel.

Barium

In Form des unlöslichen Sulfates wird Barium für
die Magen-Darm-Diagnostik eingesetzt. Bei Verdacht auf eine Perforation ist ein wasserlösliches,
jodhaltiges Kontrastmittel (Gastrografin) zu wählen, da Bariumsulfat nach dem Übertritt ins Peritoneum praktisch nicht ausgeschieden wird. Bariumsulfat ist entweder als Pulver erhältlich und
vor Gebrauch frisch anzusetzen (Neobar, Unibar)
oder als fertige Suspension (Micropaque, Micro-
trast, Unibaryt flüssig), auch mit Kohlendioxidzu-
satz zur Doppelkontrastdarstellung (Topcontral).
Allen Bariumpräparaten gemeinsam ist die Konzentration von etwa 1 g Bariumsulfat/ml oder etwas weniger für Darmuntersuchungen. Neue
"High-density"-Präparate werden mit einem Ba-
riumsulfatgehalt von 2,5 g/ml speziellen Bedürfnissen der Doppelkontrastmethode angepaßt
(GELFAND 1978).

Jodierte Öle

Jodierte Öle haben als Röntgenkontrastmittel
schwerwiegende Nachteile:
- Sie sind nur sehr langsam und nach chemi-
  schem Abbau, meist nach vollständiger Dejo-
  dierung, ausscheidbar;
- Fremdkörperreaktionen und Emboliesrisiko
  sind fast unvermeidlich.

Daher haben jodierte Öle nur dort Anwendung
gefunden, wo wasserlösliche Kontrastmittel ungeeignet sind oder waren. In der Lymphographie
zwingt die rasche Diffusion der bekannten was-

serlöslichen Kontrastmittel durch die Lymphgefäße zur Verwendung von mit Wasser nicht mischbaren Substanzen. Eingesetzt wird Lipiodol Ul-
tra-Fluid, das die Äthylester von mono- und dijo-
dierten Fettsäuren des Mohnöls enthält. Die Kontrastdichte des Öls ist bei einem Jodgehalt von
480 mg/ml sehr hoch.

In der thorakalen und zervikalen Myelographie
können die ionischen, wasserlöslichen Kontrastmittel wegen ihrer ausgeprägt epileptogenen Wirkung nicht eingesetzt werden. Deshalb wurden
ebenfalls Öle (z. B. Duroliopaque, 9-Jod- Stearin-
säureäthylester, 320 mg Jod/ml) wegen ihrer geringen akuten Nebenwirkungen bevorzugt. Werden die Öle nach der Untersuchung nicht abgesaugt, ist die Elimination langwierig (ELIES u. TO-
DOROW 1974), Ölrückstände führen zu Arachnoi-
tiden (BERG HANSEN u. Mitarb. 1978). Nach Einführung der wasserlöslichen nichtionischen Kontrastmittel erübrigt sich der Gebrauch öliger Kontrastmittel in der Myelographie.

Sehr interessante Möglichkeiten zur Kontrastanhebung des gesunden Leberparenchyms und des
gesunden Milzgewebes ergeben sich durch die intravenöse Infusion feiner Emulsionen von Jod-
ölen. Dadurch gelingt eine sichere Abgrenzung
kleinerer Läsionen in der Computertomographie
als mit der Gabe wasserlöslicher Kontrastmittel
(VERMESS u. Mitarb. 1982). Obwohl bereits Anfang der 40er Jahre ein entsprechendes Kontrastmittel (Hepatoselektan, Schering) für die konventionelle Radiologie im Handel war, wurden die
pharmazeutischen Probleme und das Problem der
Nebenwirkungen bisher nicht befriedigend gelöst.

Suspensionen jodierter Kontrastmittel

Wäßrige Suspensionen der veralteten Dijodpyri-
dine werden gelegentlich noch in der Bronchographie angewandt (Dionosil, Hytrast). Genauere
Angaben zu den Präparaten finden sich bei
BARKE (1970).

Wasserlösliche Kontrastmittel

Neben dem unlöslichen Bariumsulfat für die Ma-
gen- und Darmdarstellung bilden die wasserlöslichen Kontrastmittel auf der Basis des Trijodbenzols für die röntgenologische Darstellung der unterschiedlichsten Gefäßsysteme, Körperhöhlen
und Organe den zweiten Schwerpunkt.

Etwa 1950 wurden die ersten Kontrastmittel auf
der Basis dieser chemischen Struktur eingeführt,
bereits in der zweiten Hälfte der 50er Jahre hatten
sie sich fast vollständig durchgesetzt. Die Ursachen dafür, daß auch heute noch eine so einheitliche Substanzklasse eine Vielzahl von Anwendungen ohne erkennbare Konkurrenz beherrscht,
sind folgende:

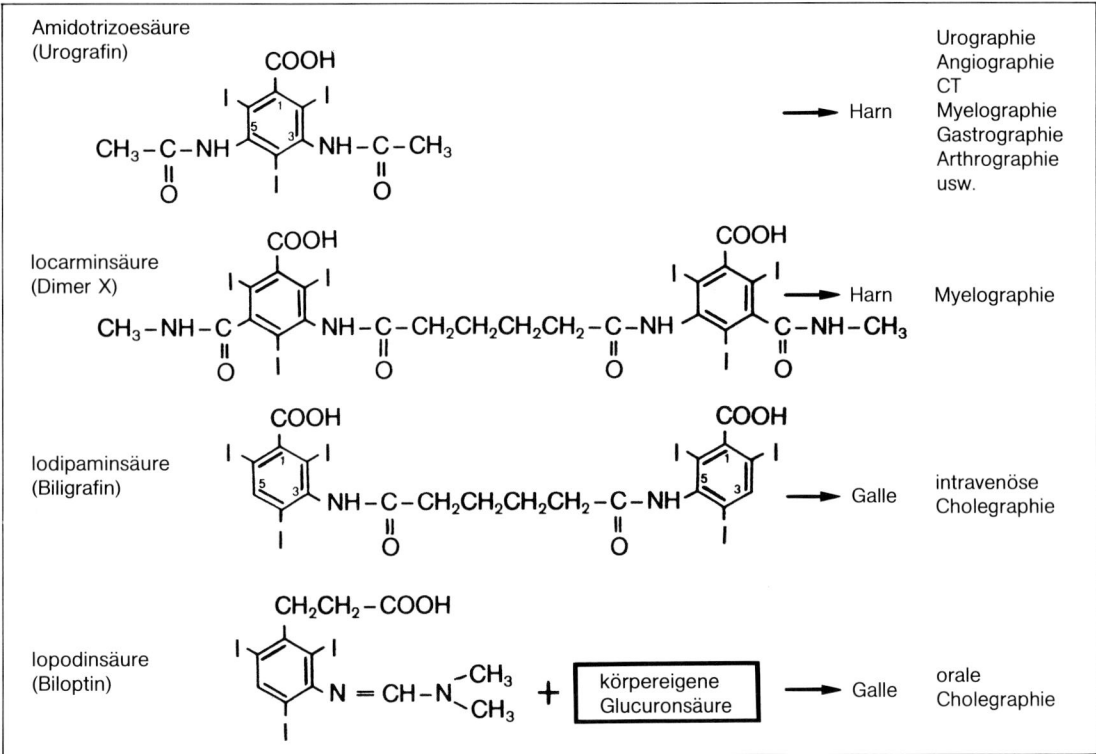

Abb. 2   Chemische Grundstrukturen wasserlöslicher, ionischer Röntgenkontrastmittel, Hauptausscheidungsweg, Anwendungsgebiete am Beispiel je eines Vertreters je Verbindungsklasse

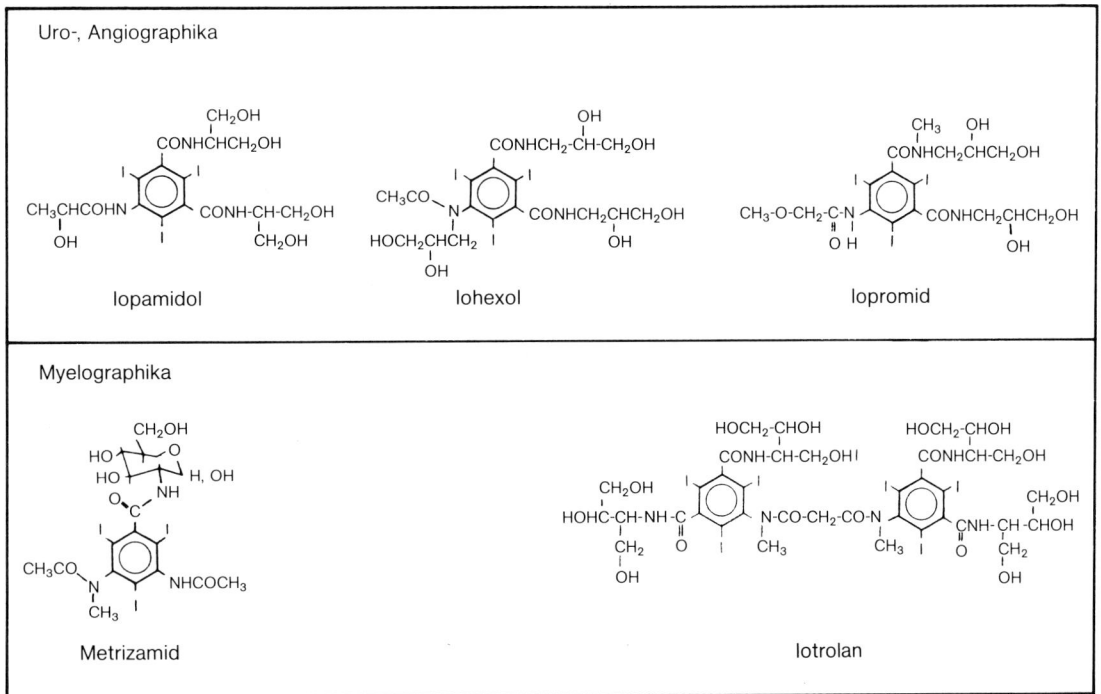

Abb. 3   Nichtionische Kontrastmittel

– Das Jod verbindet als einziges chemisches Element drei für die Herstellung von Kontrastmitteln essentielle Eigenschaften: hohe Kontrastdichte, ein chemisches Verhalten, das die feste Bindung an das vielfältig variierbare Benzolmolekül erlaubt, sowie eine geringe Toxizität.

– In dem symmetrisch substituierten Trijodbenzol ist das Jod unübertroffen fest gebunden, der Jodgehalt des Grundmoleküls ist mit 91% extrem hoch.

– Drei weitere Positionen (Abb. 2; 1, 3, 5) in dem Molekül verbleiben dem Chemiker, um durch Einfügung von Seitenketten die physikochemischen und biologischen Eigenschaften in vielfältigster Weise zu beeinflussen.

Chemische Struktur, biologisches Verhalten und Anwendung

Durch die Variation des Grundmoleküls sind die in Abb. 2 und 3 angeführten Substanztypen entstanden. Der Zusammenhang zwischen der chemischen Struktur und dem prinzipiellen biologischen Verhalten der Moleküle ist dank einer Vielzahl von synthetisierten (und bei der pharmakologischen Prüfung meist wieder verworfenen) Verbindungen klar.

Die *Amidotrizoesäure* (Urografin, Angiografin, Urovist, Urovison) ist durch ihre direkt am Trijodbenzolring befindliche COOH-Gruppe eine sehr starke Säure, die gut wasserlösliche Salze bildet. Die beiden Seitenketten ($-NHCOCH_3$) verbessern weiter die Löslichkeit, vermindern die Proteinbindung (und steigern damit die Filtrierbarkeit im Glomerulus) und verbessern vor allem die Verträglichkeit. Die Substanz wird fast ausschließlich renal ausgeschieden. Sie ist der erste und bedeutendste Vertreter der modernen Urographika, die außerordentlich breite Anwendung außer in der Urographie auch in der Angiographie, Computertomographie, Gastrographie, Arthrographie und anderen Indikationen gefunden haben.

Das nichtionische Kontrastmittel *Metrizamid* (Amipaque) ist von diesem Substanztyp abgeleitet. Die Wasserlöslichkeit wird hier nicht durch Ionen, sondern durch den über eine Säureamidbindung fest verknüpften sehr hydrophilen Aminozucker (Glukosamin) verursacht. Der nichtionische Charakter des Moleküls bewirkt eine bessere lokale Verträglichkeit, so daß Metrizamid in der Angiographie Vorteile hat und als erstes wasserlösliches Kontrastmittel auch in der thorakalen und zervikalen Myelographie eingesetzt werden konnte. Beim Metrizamid erwiesen sich andererseits die schwierige und teure Herstellung sowie die Lieferung als gefriergetrocknete Substanz als starke Nachteile. Inzwischen sind neue nichtionische Kontrastmittel, die nach ähnlichen Prinzipien aufgebaut sind (Abb. 3), im Handel oder in der klinischen Prüfung. Der Schwerpunkt ihrer Anwendung wird in der Angiographie, Urographie und Computertomographie (trijodiert, monomer) oder in der Myelographie (hexajodiert, dimer) gesehen. Mit dem nichtionischen Dimer wurde erstmals das Ziel erreicht, hochkonzentrierte blut- oder liquorisotone Röntgenkontrastmittel herzustellen.

Die starke Säuregruppe des Amidotrizoat bzw. die Hydroxylgruppen der nichtionischen Kontrastmittel bewirken, daß die Verbindungen sehr hydrophil sind. Die Hydrophilie ist als Ursache dafür anzusehen, daß diese Kontrastmittel im allgemeinen nicht durch Zellmembranen gelangen und nach oraler Gabe praktisch nicht resorbierbar sind.

Die *Iocarminsäure* (Dimer X) und die *Ioxaglinsäure* (Hexabrix, nur eine Säurefunktion) bestehen aus je zwei Trijodbenzolringen („Dimer"), die über eine Kette verknüpft sind. Diese Veränderung des Molekulargewichts auf das reichlich Doppelte hat keinen Einfluß auf die prinzipiellen Eigenschaften der Moleküle: gute Löslichkeit, kaum Proteinbindung, renale Ausscheidung und mangelnde enterale Resorption legen Anwendungen wie bei dem Amidotrizoat nahe. Die etwas bessere neurale Verträglichkeit der Iocarminsäure erlaubte zusätzlich die Durchführung der lumbalen Myelographie. Der deutlich niedrigere osmotische Druck der Lösungen des Natrium-Meglumin-Ioxaglats ist die Ursache für dessen sehr geringe Schmerzhaftigkeit in der peripheren Arteriographie. Hohe Viskosität, höhere Herstellungskosten und eine erhöhte Rate von Allgemeinreaktionen beim Ioxaglat sind schwerwiegende Nachteile für die übrigen Indikationen.

Iodipamid (Biligrafin) ist der Prototyp der intravenösen Gallenkontrastmittel. Es ist eine „dimere" Disäure, die jedoch keine weiteren Seitenketten enthält. Die Ausscheidung erfolgt überwiegend biliär, ohne daß das Molekül chemisch verändert (verstoffwechselt) wird. Die Ursachen sind:

– die nichtsubstituierte Position 5 und 5′ führt zur Bindung an Plasmaprotein und verzögert damit die glomeruläre Filtration entscheidend;

– die Säuregruppen und die etwas lipophileren Eigenschaften des Moleküls ermöglichen die Nutzung des hepatischen Anionen-Transportmechanismus, der auch zur biliären Ausscheidung natürlicher saurer Stoffwechselprodukte dient;

– die Molekülgröße überschreitet im Gegensatz zum „Monomer" die für eine biliäre Ausscheidung notwendige Molekulargewichtsschwelle (HIROM u. Mitarb. 1976).

Das Iopodat (Biloptin) zeigt die für viele orale Cholegraphika typische Struktur:

– Die Säuregruppe ist nicht direkt, sondern über eine Kette (Brücke) an den Benzolring gebunden. Orale Cholegraphika sind daher sehr viel schwächere Säuren als die intravenös zu applizierenden Kontrastmittel; sie liegen beim pH-Wert des Darminhalts zu einem gewissen Teil in der lipophilen, undissoziierten Form vor und können daher die lipoidhaltigen Membranen des Darmepithels passieren. Die Wasserlöslichkeit vieler oraler Gallenkontrastmittel ist bei pH 7 sehr gering und wird erst durch Salzbildung in deutlich alkalischem Milieu besser.

– Die Position 5 ist nichtsubstituiert, d.h., die Kontrastmittel werden wie i.v. Cholegraphika an Proteine gebunden.

– Orale Gallenkontrastmittel sind „Monomere". Das für die biliäre Ausscheidung notwendige höhere Molekulargewicht erhalten sie durch Bindung an die Glukuronsäure.

Alle derzeit erhältlichen Handelspräparate lassen sich den in Abb. 2 und 3 dargestellten Typen zuordnen.

Eigenschaften
der wasserlöslichen Kontrastmittel

Die wichtigsten physikochemischen Eigenschaften der wasserlöslichen, jodierten Kontrastmittel sind ihre Löslichkeit, die Viskosität und der osmotische Druck der Lösungen, die lipophilen bzw. hydrophilen Eigenschaften des jodhaltigen Moleküls sowie die elektrische Ladung. Die relevanten Wirkungen dieser Faktoren sind in Tab. **1** zusammengestellt.

Eine sehr gute *Wasserlöslichkeit* ist Voraussetzung zur Herstellung hochkonzentrierter, röntgendichter Kontrastmittel. Die Löslichkeit der Megluminsalze ist in der Regel besser als die der Natriumsalze. Einige im Handel befindliche Kontrastmittel können bei niedriger Temperatur auskristallisieren. Sie müssen vor Gebrauch durch Erwärmen aufgelöst werden.

Die *Viskosität* ist ein Maß für die Fließfähigkeit der Lösungen. Sie wird in Millipascal × Sekunde (identisch mit der älteren Angabe Centipoise) angegeben. Sie nimmt mit steigender Konzentration (Abb. **4a**) und bei sinkender Temperatur stark zu (Abb. **4b**). Unterschiedliche Kontrastmittel sind

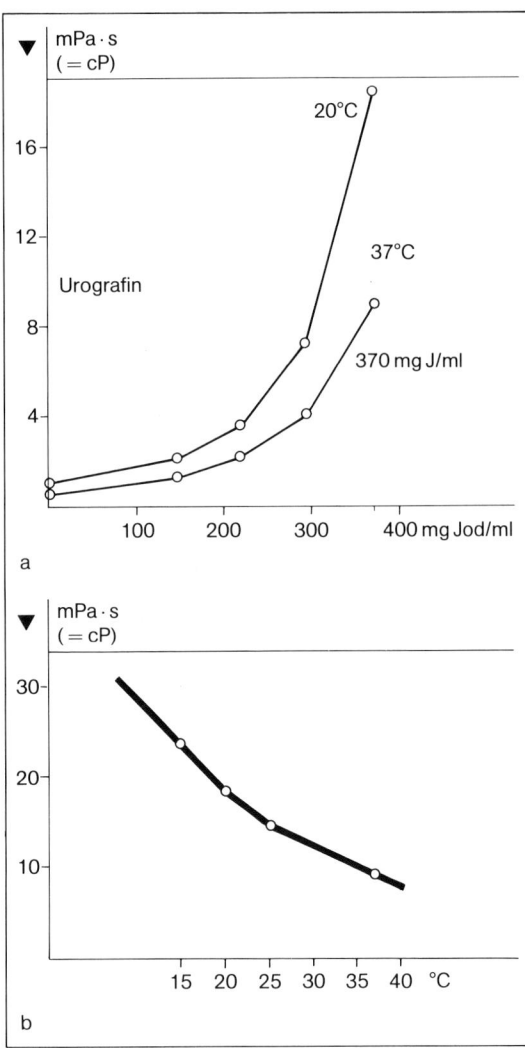

a

b

Abb. **4** Viskosität der Röntgenkontrastmittel in Abhängigkeit von
a der Konzentration
b der Temperatur

Tabelle **1** Physikochemische Eigenschaften der Kontrastmittel und ihre praktische Bedeutung

Eigenschaft	Bedeutung
Löslichkeit	maximal mögliche Konzentration; ggf. Notwendigkeit, Kristalle vor der Verwendung in der Wärme zu lösen
Viskosität	Geschwindigkeit der Injektion, Infusion sehr visköse Lösungen könnten in der selektiven Angiographie die Mikrozirkulation stören
osmotischer Druck	Schmerz bei einigen angiographischen Indikationen Endothelschädigung Arachnoiditis (?) in der Myelographie Bradykardie in der Kardioangiographie Hypervolumämie nach sehr schneller, hochdosierter i.v. Gabe Diurese
Lipophilie, mangelnde Hydrophilie	häufiger Allgemeinreaktionen (Übelkeit, Erbrechen, allergieartige Reaktionen), besonders bei hoher Dosis und schneller Injektion Proteinbindung, Behinderung der glomerulären Filtration tubuläre Sekretion biliäre Ausscheidung Permeation durch Zellmembranen, enterale Resorption
elektrische Ladung	Löslichkeit Hydrophilie Epileptogenität

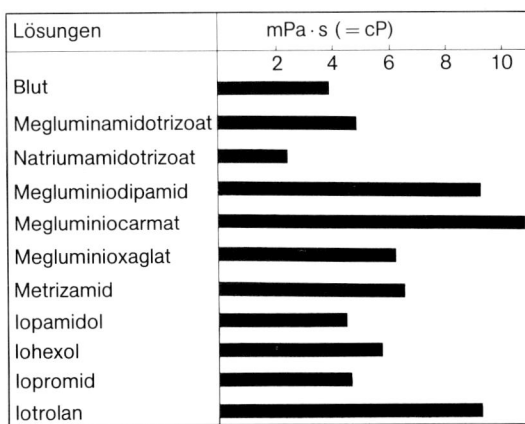

Abb. **5** Viskosität unterschiedlicher Kontrastmittel bei 300 mg Jod/ml, 37° C

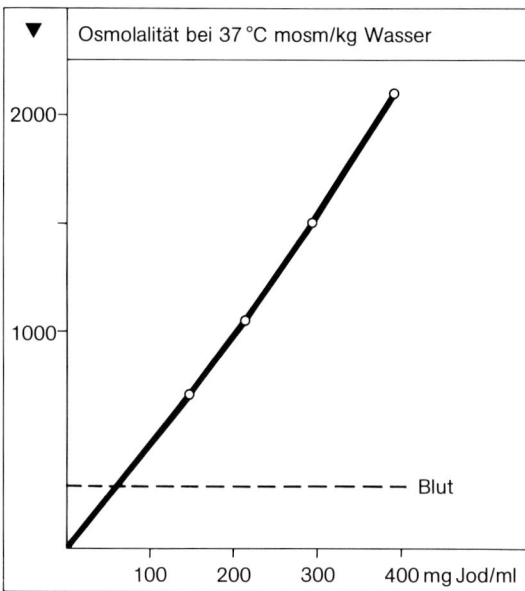

Abb. 6   Osmotischer Druck von Urografin

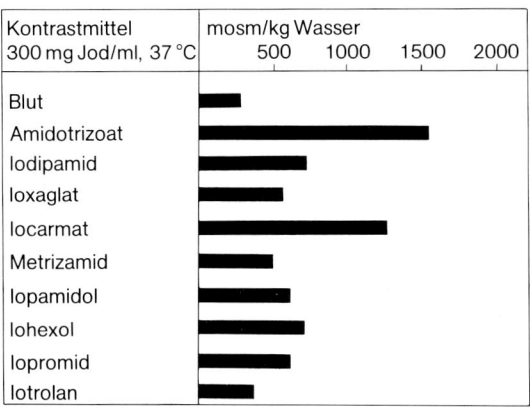

Abb. 7   Osmotischer Druck unterschiedlicher Kontrastmitteltypen

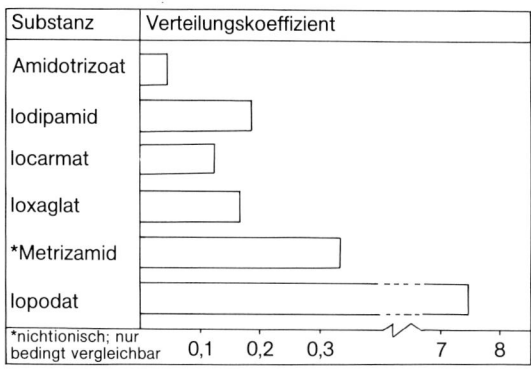

Abb. 8   Verteilungskoeffizienten   unterschiedlicher Röntgenkontrastmittel zwischen n-Butanol und Puffer pH 7,6

bei gleicher Jodkonzentration und gleicher Temperatur unterschiedlich viskös (Abb. 5).

Der *osmotische Druck* der Kontrastmittellösungen wird in Milliosmol/kg Wasser, in Megapascal oder auch in Atmosphären angegeben (1000 mosm/kg = 2,58 MPa = 25,5 at). Er ist der Anzahl der frei beweglichen Teilchen (Moleküle, Ionen) pro kg Wasser proportional. Der osmotische Druck der Kontrastmittel ist stark konzentrations- (Abb. 6) und wenig temperaturabhängig. Unterschiedliche Kontrastmittel können bei gleicher Jodkonzentration einen recht unterschiedlichen osmotischen Druck aufweisen (Abb. 7). Alle verfügbaren Kontrastmittel sind jedoch bei den in der Angiographie üblichen Konzentrationen gegenüber dem Blut hyperton.

Auf die *Lipophilie* der jodhaltigen Kontrastmittelsäuren bzw. der nichtionischen Kontrastmittel wird aus deren Verteilung zwischen einem mit Wasser nicht mischbaren „Fettlösungsmittel" (Octanol, Butanol) und einem wäßrigen Puffer mit unterschiedlichem pH-Wert geschlossen (Verteilungskoeffizient).

Die *elektrische Ladung* (Säuregruppe) und die Sauerstoff- bzw. Stickstoffatome in den Seitenketten (s. Abb. 2) vermindern die Lipophilie des Trijodbenzols, Methylgruppen in den Seitenketten verstärken sie. Kontrastmittel für die Urographie, Angiographie, Computertomographie und Myelographie sollen möglichst wenig lipophil sein. Allerdings wird die Verträglichkeit dieser Substanzen auch durch andere Faktoren bestimmt, die physikochemisch nicht meßbar sind. Gallenkontrastmittel, insbesondere die oral zu verabreichenden, müssen deutlich lipophiler sein (Abb. 8).

Konventionelle Kontrastmittel für die Urographie, Angiographie und Computertomographie

Die 1953 eingeführte Amidotrizoesäure ist als Bestandteil zahlreicher Röntgenkontrastmittel drei Jahrzehnte weltweit das Standardkontrastmittel für die Urographie, Angiographie und Computertomographie gewesen. Von der Amidotrizoesäure leiten sich eine Reihe verwandter Verbindungen ab (Abb. 9), die drei unterschiedlichen Linien zuzuordnen sind:

– Durch Einführung einer zusätzlichen Methyl-(Methylen-)Gruppe entstanden die Metrizoesäure (bessere Löslichkeit des Natrium- und Kalziumsalzes) und das Iodamid (zusätzlich zu der glomerulären Filtration etwas tubuläre Sekretion).

– Der Ersatz eines der beiden Stickstoffatome am Benzolring durch eine Karboxylgruppe führte zum Iothalamat, das wegen seiner besseren

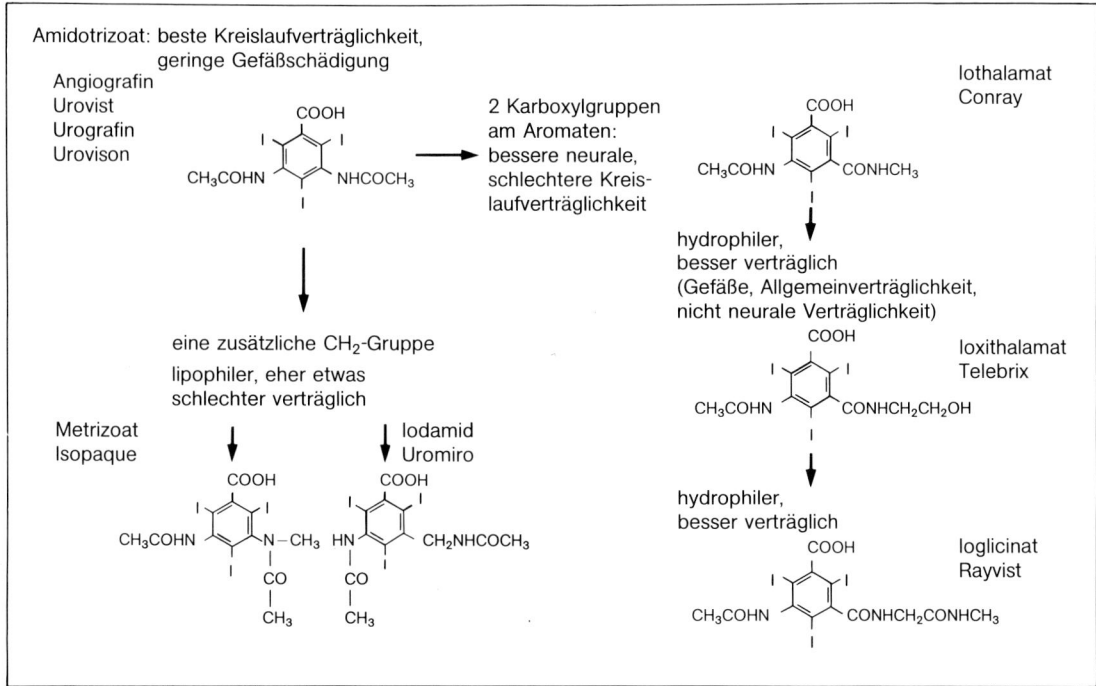

Abb. 9   Amidotrizoat und die daraus abgeleiteten, verwandten Produkte

neuralen Verträglichkeit nach subarachnoidaler Injektion auch für die Myelographie eingesetzt wurde.

– Die Verminderung der lipophilen Eigenschaften des Iothalamats führte zum Ioxithalamat und zum noch hydrophileren Ioglicinat.

Alle Kontrastmittel dieses Typs verursachen wegen ihres relativ hohen osmotischen Drucks in bestimmten angiographischen Anwendungen Schmerzen und werden wegen des hohen osmotischen Drucks und der elektrischen Ladung in der Myelographie nicht eingesetzt.

Niederosmolare Kontrastmittel

Im Laufe der 60er Jahre wurde immer deutlicher, daß ein großer Teil der Nebenwirkungen der konventionellen Kontrastmittel insbesondere in der Angiographie weniger chemotoxisch als vielmehr durch den hohen osmotischen Druck der konzentrierten Kontrastmittellösungen bedingt war. Basierend auf der grundlegenden Arbeit von ALMÉN (1969) wurden Kontrastmittel mit geringerer osmotischer Aktivität synthetisiert.

Nichtionische Kontrastmittel

Die Synthese nichtionischer Kontrastmittel (s. Abb. **3**) ergab über die Senkung des osmotischen Druckes (vgl. Tab. **1**) hinaus in zweierlei Hinsicht den ionischen Kontrastmitteln überraschend überlegene Produkte:

– Nichtionische Kontrastmittel erwiesen sich gegenüber ionischen Kontrastmitteln als wesentlich besser neural verträglich. Sie haben die ionischen Kontrastmittel in kurzer Zeit aus der Myelographie verdrängt.
– Nichtionische Kontrastmittel verursachen wesentlich seltener Allgemeinreaktionen, wie Übelkeit und Erbrechen, aber auch die teilweise lebensbedrohlichen allergieartigen oder idiosynkratischen Reaktionen (EICHMANN 1982, RAPOPORT u. Mitarb. 1982).

Ein Ersatz der ionischen Kontrastmittel in der Angiographie, Urographie und Computertomographie durch nichtionische Produkte ist daher medizinisch wünschenswert. Die einzelnen nichtionischen Kontrastmittel unterscheiden sich in bestimmten Eigenschaften. Für eine endgültige Bewertung liegen jedoch noch zu wenig Erfahrungen vor.

Hervorzuheben wären die nichtionischen Dimere wegen ihrer hervorragenden neuralen und Gewebsverträglichkeit, die unter anderem mit dem (auch bei 300 mg Jod/ml) blutisotonen Charakter ihrer Lösungen erklärt werden kann.

Ionische Kontrastmittel

Grundsätzlich besteht auch die Möglichkeit der Herstellung niederosmolarer ionischer Kontrastmittel. Ansätze dafür sind die Dimerisierung (Iocarmat = Dimer X, Iodipamid = Biligrafin), die Assoziation der Moleküle in Lösung (Iodipamid), die Synthese von Dimeren mit nur einer Säurefunktion (Ioxaglat = Hexabrix) und der Einsatz von jodhaltigen Kationen anstelle von Meglumin oder Natrium (SPECK u. Mitarb. 1983). Meglumin-Natrium Ioxaglat hat als einziges dieser Kontrastmittel bisher Bedeutung erlangt. Die Anwendung beschränkt sich auf die Angiographie, da weder die neurale noch die allgemeine Verträglichkeit der nichtionischen Kontrastmittel erreicht wird (WOLF u. Mitarb. 1983, THRON u. Mitarb. 1983).

Kontrastmittel für die intravenöse Cholegraphie

Wie in der Urographie gibt es auch für die i.v. Cholegraphie mehrere, chemisch sehr ähnliche Kontrastmittel. Anders als in der Urographie hat aber nicht jedes i.v. Cholegraphikum seine spezifischen Vor- und Nachteile, sondern es ist gelungen, das Iodipamid im Hinblick auf Kontrastgebung und Verträglichkeit zu verbessern.

Kontrastmittel für die orale Cholegraphie

Für die orale Cholegraphie wird eine Vielzahl im Hinblick auf Chemie, Kontrastgebung, Pharmakokinetik und Verträglichkeit ähnlicher Kontrastmittel angeboten. Trotz Neuentwicklungen wurden keine bedeutenden Fortschritte erzielt.

Salzbildner

Die gebräuchlichen ionischen Kontrastmittel für die Angiographie, Urographie, Computertomographie, i.v. Cholegraphie und orale Cholegraphie sind nur als Salze ausreichend wasserlöslich. Bei den meisten oralen Gallenkontrastmitteln wird die Salzbildung dem Organismus überlassen. Einige wenige orale Gallenkontrastmittel und alle übrigen genannten Verbindungen werden als fertige Salze angeboten. Um die jodhaltige Kontrastmittelsäure in Lösung zu bringen, verwendet man jodfreie Basen, meist Natrium oder Meglumin. Metrizoat wird zusätzlich mit geringen Mengen Kalzium und Magnesium angeboten. Nur in Deutschland ist derzeit das Amidotrizoat auch als Lysinsalz, in Frankreich das Ioxithalamat als Äthanolamin-(Misch-)Salz erhältlich. Zahlreiche andere Kationen wären als Salzbildner für Kontrastmittelsäuren möglich, bisher konnten jedoch keine Basen gefunden werden, die gleichwertig wären oder gar Vorteile hätten.

Die mit dem Kontrastmittel in den Körper eingebrachten Kationen sind frei und unabhängig von der Kontrastmittelsäure beweglich und werden auch unabhängig von der Säure ausgeschieden. Soweit bisher bekannt, beeinflussen die Kationen die Pharmakokinetik der Säure nicht (KNOEFEL u. Mitarb. 1974, TAENZER u. Mitarb. 1973). Meglumin verteilt sich wie das Kontrastmittelanion überwiegend extrazellulär und wird fast ausschließlich renal ausgeschieden. Natrium verhält sich wie körpereigenes Natrium. Lysin wird nach Verabreichung in unphysiologischer Überdosierung teils renal ausgeschieden, teils in andere körpereigene Substanzen eingebaut oder letztlich zu CO_2 und Harnstoff abgebaut. Die Vor- und Nachteile der Meglumin- und Natriumsalze sind aus Tab. 2 ersichtlich. Das Meglumin, ursprünglich wegen seiner besseren Löslichkeit eingeführt, hat sich allgemein als das besser verträgliche Kation erwiesen. Nachteile sind die höhere Viskosität und die etwas stärkere diuretische Wirkung.

Essentiell ist darüber hinaus ein gewisser Natriumanteil an dem Salzgemisch in der Kardioangiographie (Urografin). Reine Natriumsalze sind aber in der Kardioangiographie kontraindiziert. Alle übrigen angiographischen Untersuchungen sollten mit reinen Megluminsalzen oder Kontrastmitteln mit geringer Natriumionenkonzentration durchgeführt werden. In der Urographie ergeben Natriumsalze (TAENZER u. Mitarb. 1980, 1981) die besseren Kontraste. Wegen der etwas besseren Verträglichkeit werden jedoch häufig auch Megluminsalze oder – als Kompromiß – Natrium-Meglumin-Mischsalze eingesetzt.

In der Computertomographie werden Megluminsalze wegen ihrer Verträglichkeit bevorzugt. Bei hochkonzentrierten Kontrastmitteln kann ein Natriumanteil zur Minderung der Viskosität für eine schnelle Injektion notwendig sein.

Tabelle 2
Vor- und Nachteile der Meglumin- und Natriumsalze

Meglumin	Natrium
bessere Löslichkeit	Löslichkeit mit einigen Säuren zu gering
höhere Viskosität	weniger viskös
geringere Beeinflussung der Blut-Hirn-Schranke	Schädigung der Blut-Hirn-Schranke
bedeutend weniger Gefäßschmerz	Gefäßschmerz
etwas geringere Kreislaufwirkungen	stärkere Kreislaufwirkungen
stärkere Histaminfreisetzung	geringere Histaminfreisetzung
stärker diuretisch wirksam	weniger Diurese

Zubereitungen, Zusätze, Stabilisatoren, Verunreinigungen

Röntgenkontrastmittel werden in der Regel als fertige Lösungen angeboten. Für die Anwendung sind in erster Linie die folgenden Eigenschaften zu beachten:

– Art des Kontrastmittels,
– ggf. Art des (Misch-)Salzes,
– Jodkonzentration in der Lösung in mg/ml.

Die Angabe der Kontrastmittelkonzentration ist für die klinische Anwendung weniger relevant, oft nicht ganz eindeutig und wird daher nicht mehr empfohlen.

Außer der Kontrastmittelsubstanz und dem Wasser enthalten die fertigen Präparate noch *Zusätze:*

a) EDTA (Äthylendiamintetraessigsäure) wird als Komplexbildner für Schwermetallionen den Kontrastmitteln in einer Konzentration von weniger als 0,5 mg/ml, häufig 0,1 mg/ml, zugesetzt, um die durch geringste Mengen beispielsweise von Kupfer^{2+} verursachte Jodidfreisetzung aus der organischen Bindung zu verhindern. EDTA bindet auch Kalzium^{2+} und kann damit die negativ inotrope Wirkung von Kontrastmitteln in der Kardioangiographie verstärken. In neuerer Zeit wird anstelle des früher verwendeten Tetranatrium-EDTA auch das Calciumdinatrium EDTA eingesetzt.

b) Puffer können Röntgenkontrastmitteln zugesetzt werden, um den pH-Wert während der Lagerung zu stabilisieren. Geeignet sind insbesondere Bikarbonat-, Tris- oder Phosphatpuffer, von denen jeweils aber nur niedrige Konzentrationen erforderlich sind. Der pH-Wert der Kontrastmittellösungen sollte annähernd im physiologischen Bereich liegen, wird aber häufig etwas unterhalb pH 7,4 gewählt, weil die Lagerungsstabilität der Röntgenkontrastmittel bei etwas niedrigerem pH-Wert besser ist. Physiologisch ist eine geringe Abweichung unbedenklich. Die Pufferkapazität der Kontrastmittel ist so gering, daß sich der Ausgangs-pH-Wert der Lösung nach Injektion nicht auswirkt.

c) Röntgenkontrastmittel für die retrograde Urographie können Konservierungsmittel (Parabene), Kontrastmittel für Magen- und Darm Geschmacksstoffe und Lösungsvermittler enthalten.

Weiterhin sind in den Kontrastmittellösungen *Zersetzungsprodukte* und *Verunreinigungen* nicht völlig vermeidbar. Die Anforderung an Kontrastmittel im Hinblick auf die chemische Reinheit sind besonders hoch. Bedingt durch die Dosierung bis zu mehr als 100 g Substanz pro Patient und Untersuchung bedeuten 1% Verunreinigung bereits die Verabreichung von 1 g einer nicht beschriebenen Verbindung.

Als Zersetzungsprodukte oder Verunreinigungen aus der Herstellung von Kontrastmittel sind bekannt:

– Freies anorganisches Jodid ist mit 5 bis ca. 100 µg/ml in Kontrastmittellösungen enthalten. Jodid ist in dieser Dosis normalerweise nicht schädlich. Die Wirkung von Jodid auf die Schilddrüse und die Konsequenzen bei latenter Hyperthyreose wurden unter anderem von HERRMANN (1979) behandelt.
– Elementares Jod (bewirkt „Jodallergie") ist in wasserlöslichen Kontrastmitteln nicht enthalten.

– Bekannte Beiprodukte oder Zersetzungsprodukte der Kontrastmittel sind die freien Kernaminoverbindungen, die deutlich toxischer sind als die Kontrastmittel selbst.
– Farbstoffe in wasserlöslichen Kontrastmitteln sind in jedem Falle Verunreinigungen. Struktur und Verträglichkeit sind unbekannt.

Kontrastmittel für die orale Cholegraphie sind entweder freie Säuren oder die besser resorbierbaren Natriumsalze (GOLDBERGER 1974, GUNNARSON 1959, SALTZMANN 1959). Iopodat wird auch als Kalziumsalz angeboten. Die schlechte Löslichkeit vieler Gallenkontrastmittel, insbesondere auch der freien Säuren in saurem oder neutralem Medium läßt sich durch Zusätze von Lösungsvermittlern (Gallensäuren, Lecithin usw.) verbessern (COBO-FRENKEL u. Mitarb. 1976). Derartige Substanzen sind in einigen Präparaten enthalten. Zusätzlich werden in den Tabletten oder Kapseln die üblichen galenischen Hilfsstoffe verarbeitet.

Pharmakokinetik der Röntgenkontrastmittel und Kontrastgebung

Kontrastmittel für die Urographie, Angiographie und verwandte Indikationen

Den in der Urographie, Angiographie, CT, Myelographie, Arthrographie und zahlreichen anderen Indikationen eingesetzten wasserlöslichen ionischen wie nichtionischen Kontrastmitteln sind bestimmte pharmakokinetische Eigenschaften gemeinsam. Diese pharmakokinetischen Eigenschaften stehen in engem Zusammenhang mit der Physikochemie der Substanzen (Hydrophilie, Molekülgröße) und ihrer ausgezeichneten Verträglichkeit.

Das Verhalten der „Urographika" im Organismus läßt sich in seinen wesentlichen Zügen aufgrund von zwei Eigenschaften erklären und vorhersagen:

1. Die Urographika gehen keine Interaktion mit dem Organismus ein. Sie werden nicht an Plasmaproteine gebunden, können die lipoidhaltigen Zellmembranen nicht passieren und werden daher nach oraler Gabe auch nicht resorbiert.

2. Die Moleküle sind klein genug, um sehr effektiv glomerulär filtriert zu werden und durch Poren in den Kapillaren in das Interstitium der Gewebe zu gelangen.

Daraus leitet sich ab, daß sich Urographika nach intravenöser Injektion zunächst im Plasmaraum verteilen, nicht in die Erythrozyten eindringen und bereits während der ersten Kapillarpassage zu einem wesentlichen Anteil in den interstitiellen Raum übertreten. Man findet daher wenige Minuten nach der Injektion nur noch 30–40% der Dosis im Plasma (Blut). Bis ca. 30 Minuten p.inj. nimmt der Plasmaspiegel überwiegend aufgrund

% der Dosis im gesamten Blutvolumen
50
20
10
5
Ioglicinsäure
t½ = 88 ± 13 min
1
2
3
6
h p.inj.

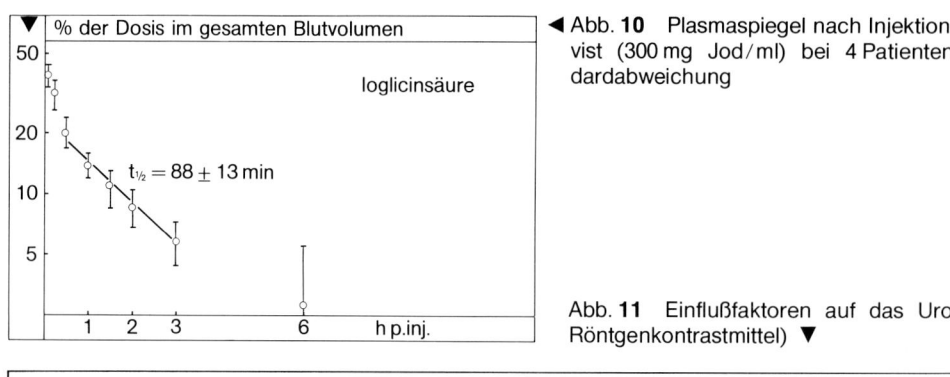

◀ Abb. **10** Plasmaspiegel nach Injektion von 30 ml Rayvist (300 mg Jod/ml) bei 4 Patienten. Mittel ± Standardabweichung

Abb. **11** Einflußfaktoren auf das Urogramm (KM = Röntgenkontrastmittel) ▼

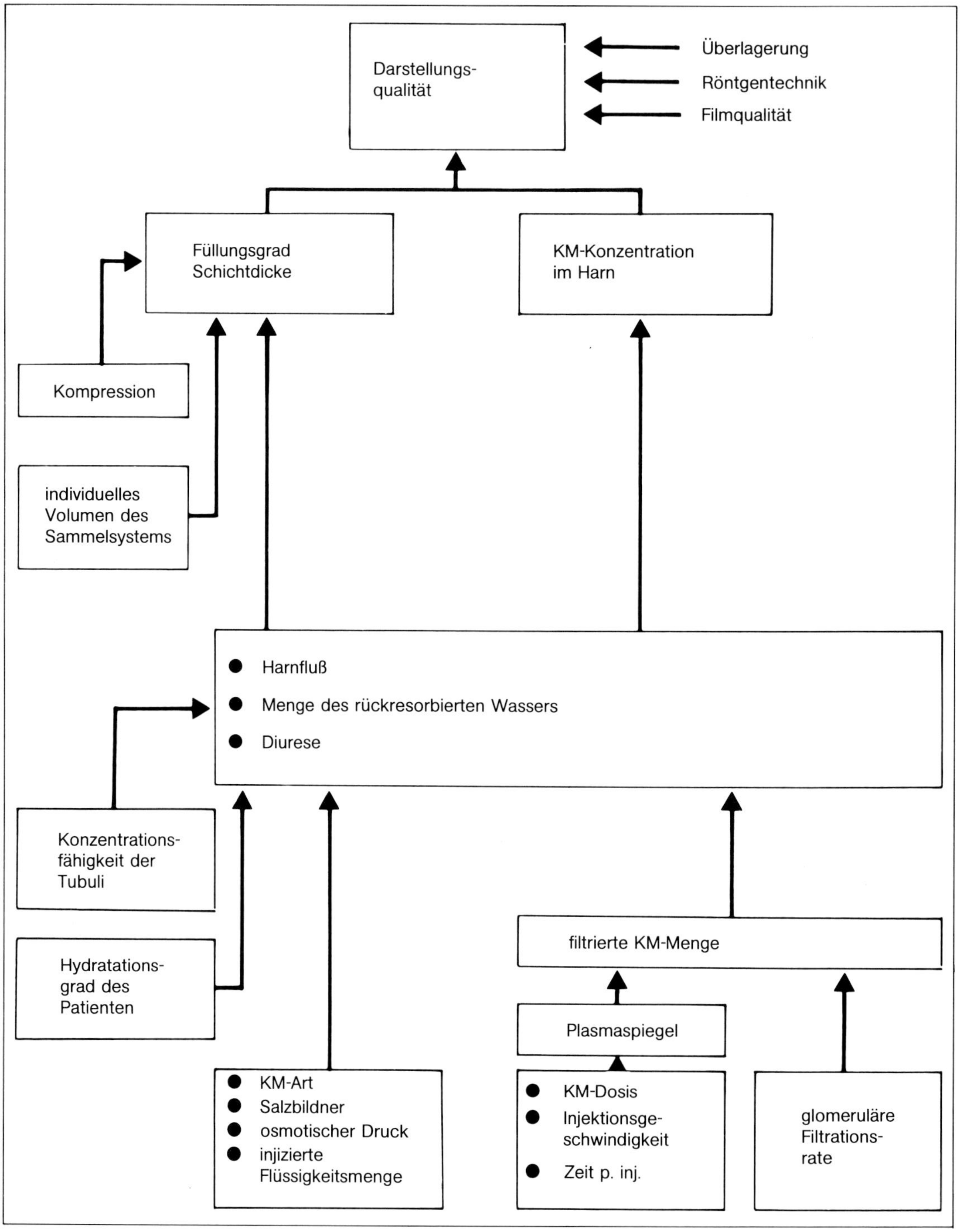

Darstellungs-
qualität
Überlagerung
Röntgentechnik
Filmqualität
Füllungsgrad
Schichtdicke
KM-Konzentration
im Harn
Kompression
individuelles
Volumen des
Sammelsystems
Harnfluß
Menge des rückresorbierten Wassers
Diurese
Konzentrations-
fähigkeit der
Tubuli
Hydratations-
grad des
Patienten
filtrierte KM-Menge
Plasmaspiegel
KM-Art
Salzbildner
osmotischer Druck
injizierte
Flüssigkeitsmenge
KM-Dosis
Injektionsge-
schwindigkeit
Zeit p. inj.
glomeruläre
Filtrations-
rate

der Verteilungsvorgänge ab, da schlecht durchblutete Gewebe erst spät erreicht werden. Gleichzeitig und in der folgenden Zeit wird das Kontrastmittel ganz überwiegend durch glomeruläre Filtration ausgeschieden (Abb. **10**). Die Kontrastmittel sind praktisch nicht in der Lage, die intakte Blut-Hirn-Schranke zu passieren, und gelangen auch nur zu einem sehr geringen Teil durch die Plazentarschranke in die Feten. Eine metabolische Veränderung der Substanzen findet – wenn überhaupt – nur in äußerst geringem Umfang statt. Die in der Urographie verwandten Substanzen unterscheiden sich in ihren pharmakokinetischen Eigenschaften kaum.

Von diesem Prinzip gibt es einige geringe Abweichungen: Nach oraler Gabe werden ca. 5% des Kontrastmittels resorbiert. Ein geringer Anteil der Kontrastmittel kann tubulär sezerniert oder auch rückresorbiert werden. Die Leberzellen sind in der Lage, auch Urographika zu einem gewissen Anteil aufzunehmen und langsam biliär auszuscheiden.

Der Kontrast in der *Urographie* und der Füllungszustand der ableitenden Harnwege sind von einer Vielzahl von Faktoren abhängig (Abb. **11**). Hohe Kontrastmittel-(Jod-)Dosis und schnelle Applikation führen zu hohen Plasmaspiegeln, rascherer Ausscheidung und damit besseren Kontrasten. Neben der Ausscheidungsgeschwindigkeit beeinflußt die osmotisch bedingte diuretische Wirkung der Kontrastmittel die Darstellungsqualität. Die Ausscheidung einer vergrößerten Flüssigkeitsmenge mit dem Kontrastmittel führt zu einer besseren Füllung der ableitenden Harnwege und gleichzeitig zu einer Verdünnung des ausgeschiedenen Kontrastmittels. Die Natriumsalze der Kontrastmittel sind weniger diuretisch wirksam als die Megluminsalze. Sie führen zu einer etwas kontrastreicheren Darstellung der Harnwege. Die noch geringere diuretische Wirkung der nichtionischen Kontrastmittel kann man sich insbesondere in der Kinder-Urographie zunutze machen (Siegle u. Mitarb. 1982). Bei eingeschränkter Nierenfunktion wird nur durch hinreichend hohe Plasmaspiegel die für ein verwertbares Urogramm notwendige Ausscheidungsrate erzielt (Abb. **12**). Gleichzeitig kann ein bedeutender Anteil des Kontrastmittels biliär ausgeschieden werden.

Die Kontrastverstärkung in der *Computertomographie* kann entweder durch die direkte Füllung präformierter Körperhöhlen durch verdünnte wasserlösliche Kontrastmittel erfolgen (Magen und Darm, Blutgefäße, Subarachnoidalraum usw.), durch die spezifische Verteilung der Substanzen nach intravasaler Injektion oder durch deren Ausscheidung. Von besonderem Interesse

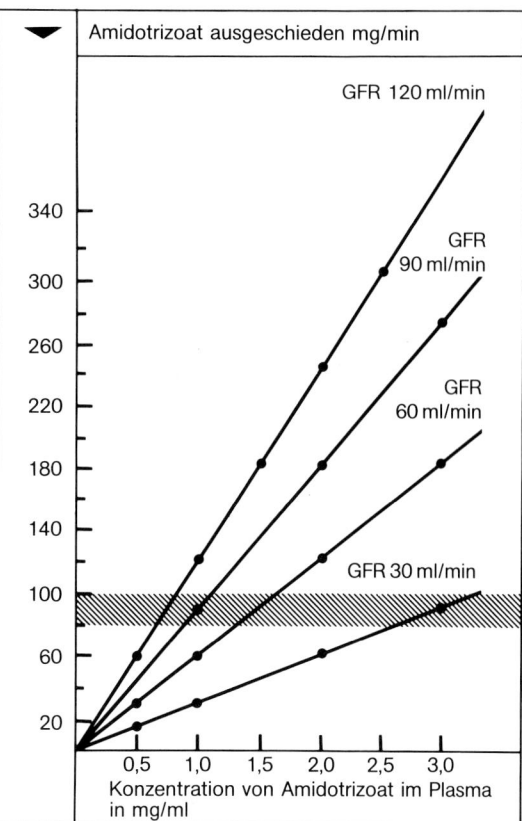

Abb. 12 Nur durch erhöhte Plasmakonzentration werden bei verminderter glomerulärer Filtration (GFR) für eine radiologische Darstellung ausreichende Ausscheidungsraten erzielt (nach *Cattell*)

ist die Markierung von Bezirken mit geschädigter Blut-Hirn-Schranke im Hirn, die dem Kontrastmittel den Übertritt in das Interstitium des Gewebes gestatten, der ihm in normalen Bezirken nicht zugänglich ist. Aber auch im übrigen Körper kann es zumindest kurzzeitig nach der Injektion zu einer besonders raschen oder verzögerten Anflutung der Kontrastmittel in bestimmten Läsionen kommen je nach dem Grad der Vaskularisation, dem lokalen Blutfluß, der Permeabilität der Kapillaren und dem Anteil des betreffenden Gewebes an Interstitium.

In der *Angiographie* spielt die Pharmakokinetik der Kontrastmittel fast keine Rolle. Die Kontrastierung der Blutgefäße ist überwiegend von der Jodkonzentration des injizierten Kontrastmittels, der Injektionsgeschwindigkeit, dem injizierten Volumen, der Größe der Gefäße und dem Blutfluß in den Gefäßen abhängig. Bei der Arteriographie ist zu beachten, daß das Kontrastmittel bereits bei der ersten Kapillarpassage zu einem bedeutenden Teil in das Interstitium des Gewebes übertritt und damit für die Darstellung der Venen verlorengeht.

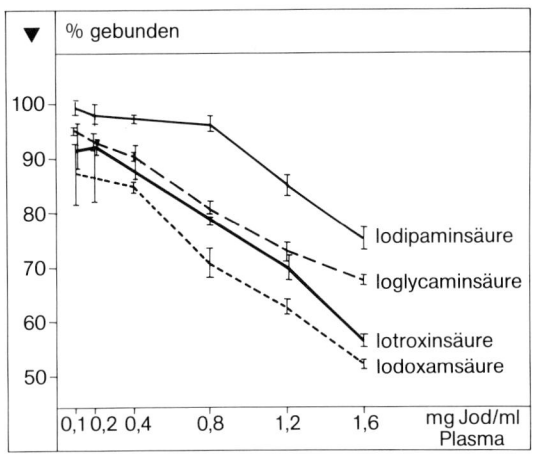

Abb. 13 Prozentuale Bindung von intravenösen Gallenkontrastmitteln an Plasmaproteine des Menschen in Abhängigkeit von der Kontrastmittelkonzentration im Plasma

Die Kontrastmittel für die *Myelographie* können die intakte Blut-Hirn-Schranke nicht überwinden. Sie werden daher subarachnoidal injiziert. Im Spinalkanal verteilen sie sich im Liquor und gelangen daher, ohne notwendigerweise in die Zellen einzudringen, in den interstitiellen Raum des Gehirns. Der Abtransport in das Blut erfolgt mit dem Liquorstrom durch einen druckgesteuerten Ventilmechanismus in den arachnoidalen Mikrovilli. Die Halbwertszeit des Abtransports aus dem Liquor in das Blut liegt bei ca. 4 Stunden, ist aber extremen individuellen Schwankungen unterworfen. Die Ausscheidung erfolgt renal.

Nach *intramuskulärer, paravasaler, subkutaner, intraperitonealer* Injektion, nach Verabreichung in *Gelenke* oder andere Körperregionen gelangen die wasserlöslichen Kontrastmittel meist nach kurzer Zeit und vollständig aus der interstitiellen Flüssigkeit, gegebenenfalls mit der Lymphe ins Blut und werden renal ausgeschieden.

Kinetik von Cholegraphika

Orale Cholegraphika

Orale Gallenkontrastmittel sind in saurem Milieu schlecht wasserlöslich und kaum resorbierbar. Sie werden im Dünn- und auch Dickdarm resorbiert. Gallensäuren begünstigen die Löslichkeit und somit Resorption oraler Kontrastmittel. Heute wird ein Fasten des Patienten nicht mehr empfohlen, da dabei weniger Gallensäuren im Darm vorhanden sind. Es wird sogar vorgeschlagen, besonders schlecht lösliche Kontrastmittel zusammen mit einer fettreichen Mahlzeit zu geben.
Die Verweildauer im Magen beeinflußt die Kontrastmittelresorption. Eine Passage- und damit Resorptionsbeschleunigung ist durch peristaltik-

fördernde Pharmaka, auch Natriumbikarbonat in gewissem Umfang möglich. Das Kontrastmittel wird über den Portalkreislauf, nicht durch die Lymphgefäße resorbiert. Die Ausscheidung über die Leber erfolgt unter Umwandlung in wasserlösliche Glukuronsäurekonjugate. Iopodat wird unter Metabolitenbildung in Folge der enteralen Rückresorption zu 50%, Iopronat zu 30–50% über die Nieren ausgeschieden.

Intravenöse Cholegraphika

Transport, Proteinbindung, Verteilung

Nach intravenöser Applikation eines biliären Kontrastmittels wird dieses dosis- und substanzabhängig bis zu 90% an Plasmaalbumin gebunden (Abb. **13**) (Taenzer u. Mitarb. 1977). Basierend auf klassischen Vorstellungen bedingt eine feste Eiweißbindung von Röntgenkontrastmitteln Lebergängigkeit, eine lockere Nierengängigkeit. Das Ausmaß der Eiweißbindung der Kontrastmittel korreliert mit der Kontrastmitteltoxizität (Lasser u. Mitarb. 1962).

Obwohl eine Relation zwischen Umfang der Kontrastmittel-Albuminbindung im Plasma und biliärer Elimination besteht, wird der Mechanismus der biliären Ausscheidung durch weitere Faktoren im Hepatozyten bestimmt: Die neuen Kontrastmittel Iotroxinat und Iodoxamat sind durch eine quantitativ geringere Eiweißbindung im Vergleich mit den älteren Substanzen Iodipamid und Ioglycamid gekennzeichnet und haben damit die erwünschte geringere Toxizität. Sie besitzen aber gleichzeitig eine höhere biliotrope Affinität. Die Bindung an Proteine ist unerläßlich, um einen frühzeitigen Verlust der Kontrastmittel durch die unspezifische glomeruläre Filtration zu vermeiden, sie hemmt jedoch die Stoffaufnahme am Sinuspol des Hepatozyten (Otto 1980). Ein optimales Cholegraphikum muß in bezug auf die Affinität zu den Plasmaproteinen einen Kompromiß finden zwischen hoher Proteinbindung, damit geringerer heterotroper Ausscheidung und höherer Nebenwirkungsrate einerseits und andererseits niedriger Proteinbindung mit höherer renaler Ausscheidung, besonders bei Patienten mit eingeschränkter Leberfunktion.

Kontrastmittelaufnahme und -ausscheidung durch die Leber

Die Funktionsfähigkeit des Hepatozyten hat eine zentrale Bedeutung bei der biliären Kontrastmittelelimination. Der morphologische Aufbau der Leber bedingt den Weg der Kontrastmittel vom Lebersinus durch die Hepatozyten in die Gallenkapillaren (Abb. **14**). Das Pharmakon zirkuliert in den Lebersinus und gelangt durch Lücken zwischen den begrenzenden Endothelzellen in die

Dissé'schen Räume, die in den Interzellularraum mit den Gallenkapillaren übergehen. Der Stoffaustausch zwischen Lebersinus und Gallenkapillaren ist nur über die Leberzelle möglich. Er hängt ab von der Dissoziation der Verbindung vom Transportalbumin des Plasmas im Dissé'schen Raum, der Diffusion oder dem aktiven Transport freier Kontrastsubstanz durch die Zellmembranen und der anschließenden Bindung an Proteine im Hepatozyten selbst. Bei der selektiven Stoffaufnahme und beim Transfer durch den Hepatozyten selbst spielen spezielle Y- und Z-Proteine eine besondere Rolle. Ein aktiver Transportmechanismus am Gallenpol des Hepatozyten limitiert durch ein definiertes Transportmaximum die biliäre Kontrastmittelelimination. Beim Menschen liegt das biliäre Transportmaximum für Iotroxinat bei 0,35 mg Jod/min/kg. Der Transportmechanismus kann z.B. durch Bilirubinglukuronid kompetitiv gehemmt werden. Daraus resultiert bei erhöhtem Serumbilirubin eine Verminderung der biliären Kontrastmittelausscheidung.

Für die Ausscheidungscholegraphie lassen sich daraus folgende Schlußfolgerungen ziehen: Im Gegensatz zur Urographie haben Dosiserhöhungen nur in einem begrenzten Bereich bis zur Erreichung des Transportmaximums den erwünschten Effekt einer höheren Kontrastmittelkonzentration in der Galle. Bei Dosiserhöhung über das Transportmaximum hinaus wird das Cholegraphikum über die Nieren ausgeschieden. Durch reduzierte Transport-Ausscheidungs-Kapazität beim Leberkranken und Konkurrenz im Carriersystem beim Ikterus mit Bilirubinerhöhung kann Kontrastmittel nur unzureichend ausgeschieden werden. Hier nimmt die Wahrscheinlichkeit, daß ein Kontrastmittelmolekül anstelle eines konkurrierenden Bilirubinmoleküls ausgeschieden wird, bei der Dosiserhöhung zu (Burgener u. Fischer 1979). Toxische Kontrastmittelwirkungen, besonders auf die vorgeschädigte Leber, erlauben jedoch den Einsatz dieses Prinzips bei der Cholegraphie nicht.

Dagegen wird versucht, die noch verbliebene Transportkapazität beim Leberschaden durch eine zeitlich ausgedehnte Kontrastmittelapplikation in Form einer Langsam- oder sogar Langzeitinfusion über Stunden besser zu nutzen. Dabei soll der Leberzelle über längere Zeit eine optimale Kontrastmittelmenge in Höhe des Transportmaximums angeboten werden (Fuchs 1977). Fuchs konnte mit dieser Methode günstige Resultate erzielen. Der Zeitfaktor, weniger die Kontrastmitteldosis, spielt bei der Cholegraphie eine Rolle!

Die extrabiliäre, renale Ausscheidung von Gallenkontrastmitteln erfolgt wie bei Nierenkontrast-

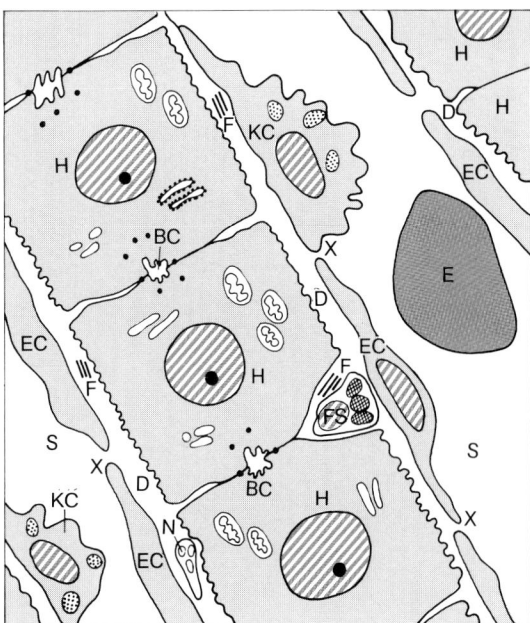

Abb. 14 Schematische Darstellung des Leberparenchyms (nach *Otto*)
BC = Gallenkapillare, D = Dissé'scher Raum, E = Erythrozyt, EC = Endothelzelle, KC = Kupfersche Sternzelle, H = Hepatozyt, S = Sinuslumen, X = endotheliale Poren

mitteln durch glomeruläre Filtration. Sie beträgt bei einer intravenösen Standarddosis von ca. 5 g Jod 10–20%, kann bei Dosiserhöhung und Leberschaden auch über 50% ansteigen.

Anwendungen

Das Spektrum der Anwendungsmöglichkeit von Kontrastmitteln ist breit (Abb. 15 und Tab. 3). Es reicht von der Kontrastmittelapplikation mit rein mechanischer Auffüllung bestimmter Hohlsysteme durch schattengebende Substanzen bis zur Kontrastierung auf funktionelle Weise durch stoffwechselaktive Kontrastmittel, die in einer gewünschten Richtung über Nieren und Harn (Urographie) oder über Leber und Galle (Cholegraphie) aus dem Organismus eliminiert werden.

Bei der direkten *Lumenfüllung* durch einen natürlichen oder iatrogen, z.B. durch Punktion geschaffenen Zugang steht die Erkennung morphologischer Strukturen im Vordergrund, die Differenzierung von Oberflächen- und Wandveränderungen wird möglich. Aber auch funktionelle Aussagen können resultieren. Dies sind durch Innervation bedingte Tonuszustände bzw. Veränderungen und Peristaltikabläufe (Magen-Darm-Kanal, Harnleiter u.a.). Kontrastmittelkonzentration im Hohlsystem bzw. die Dichte im Röntgenbild hängt dabei von der primären Konzentration bei

Tabelle 3   Übersicht über Kontrastmittelanwendungen

Darstellungs-prinzip	Methode	Kontrastmittel	Dosis (ml)	Jodkonzen-tration (mg/ml)	Handelspräparat	Besonderheiten und Modifikationen
Lumenfüllung	Magen-Darm-Kanal	Ba SO$_4$	150 (–400)	–	HD.-Präparate Topcontral Gastrovison	Hypotonie durch Buscopan (20 mg i.v. oder i.m.) Passagebeschleunigung durch Paspertin, Biloptinreizmahlzeit bei Verdacht auf Perforation, Nahtinsuffizienz Duodenalsonde
		+ CO$_2$	variabel	–	CO$_2$-Granulat	
		nierengäng. KM	50–100	370	Gastrografin	
	Magen-Darm-Kanal/CT	nierengäng. KM	500–1000	ca. 10	Gastrografin	ca. 30 ml auf 1 l Wasser verdünnen
	Dünndarmdoppel-kontrast (Sellink)	Ba SO$_4$ + methylcellulose-haltiges Wasser zum DK	300 verdünnt mit 600 ml H$_2$O	–	Micropaque usw. Unibaryt	
	Kolonkontrast	Ba SO$_4$ + Luft	200 variabel	–	Micropaque usw. Unibaryt	Hypotonie
	Arthrographie	nierengäng. KM + Luft	2– 10 15– 35	300	Hexabrix, Ultravist Solutrast, Ultravist	
	Sialographie	nierengäng. KM	1– 3	300		
	Fistulographie	nierengäng. KM	variabel	300		
	Hysterosalpingographie	nierengäng. KM	5– 10	150	30%iges KM	
	retrograde Pyelographie (Zystographie)	nierengäng. KM	(50–300)	200–300	Solutrast	
	Myelographie		10	300	Solutrast, Ultravist	
	PTC, ERCP	nierengäng. KM	20– 40	300		Appl. über Chibanadel Appl. endoskopisch
	Bronchographie	Suspension			Dionosyl, Hytrast	
Organfunktion	i.v. Urographie	nierengäng. KM	1 ml/kg KG	300	Omnipaque, Solutrast, Ultravist, Rayvist, Telebrix, Urovison	
	Infusions-Urographie	nierengäng. KM	(250)	150–300		Na-salzhaltiges KM bessere Kon-traste – MG-salzhaltiges weniger tox. NW (Nausea, Erbrechen) zweiseitige Applikation maschinelle Applikation
	orale Cholegraphie	orales Cholegraphikum	3– 6 g		Biloptin, Bilibyk	
	i.v. Cholegraphie	lebergäng. KM	20– 30	180	Biliscopin, Endomirabil,	
	Infusions-Cholegraphie	lebergäng. KM	50–250	30– 80	Biliscopin, Endomirabil,	

Darstellungsprinzip	Methode	Kontrastmittel	Dosis (ml)	Jodkonzentration (mg/ml)	Handelspräparat	Besonderheiten und Modifikationen
Parenchymanreicherung (Enhancement)	Bolusinjektion	nierengäng. KM	1–3 ml/kg KG	300–370	Solutrast, Ultravist, Angiografin, Rayvist, Telebrix	*ungezielte* Applikation unmittelbar vor Untersuchung / *gezielte* Scanserie bei Bolus-Injektion
	Infusion	lebergäng. KM	30	180	Biliscopin, Endomirabil	
		nierengäng. KM	50–125	150–300	s. oben	
Vasographie	Kardangiographie	nierengäng. KM	40– 60	300–370	Urografin, Solutrast	Mischsalze oder nicht-ionische KM
	Koronarangiographie	nierengäng. KM	5– 8	300–370	Ultravist	Mischsalze nichtionischer KM
	Aortographie	nierengäng. KM	50	300		
	selektive abdominale Angiographie	nierengäng. KM	5– 50	300	Ultravist, Solutrast	
	Extremitätenangiographie	nierengäng. KM nichtionisch	10– 70	300		Dosis nach Ausdehnung des Gefäßgebietes
	zerebrale Angiographie	nierengäng. KM nichtionisch	5– 10	300		Dosis orientiert am Applikationsort
	Phlebographie	nierengäng. KM	40	150–300	Rayvist 235, Ultravist, Solutrast	
	Lymphographie direkt	ölig	5– 10/ Extrem.	480	Lipiodol	intravasale Applikation
	i.v. DSA	nierengäng. KM	25–50 ml	300–370	Solutrast, Ultravist	zentralvenöse Injektion bis 23 ml/s
	i.a. DSA	nierengäng. KM	3–30 ml	150–300	Solutrast, Ultravist	

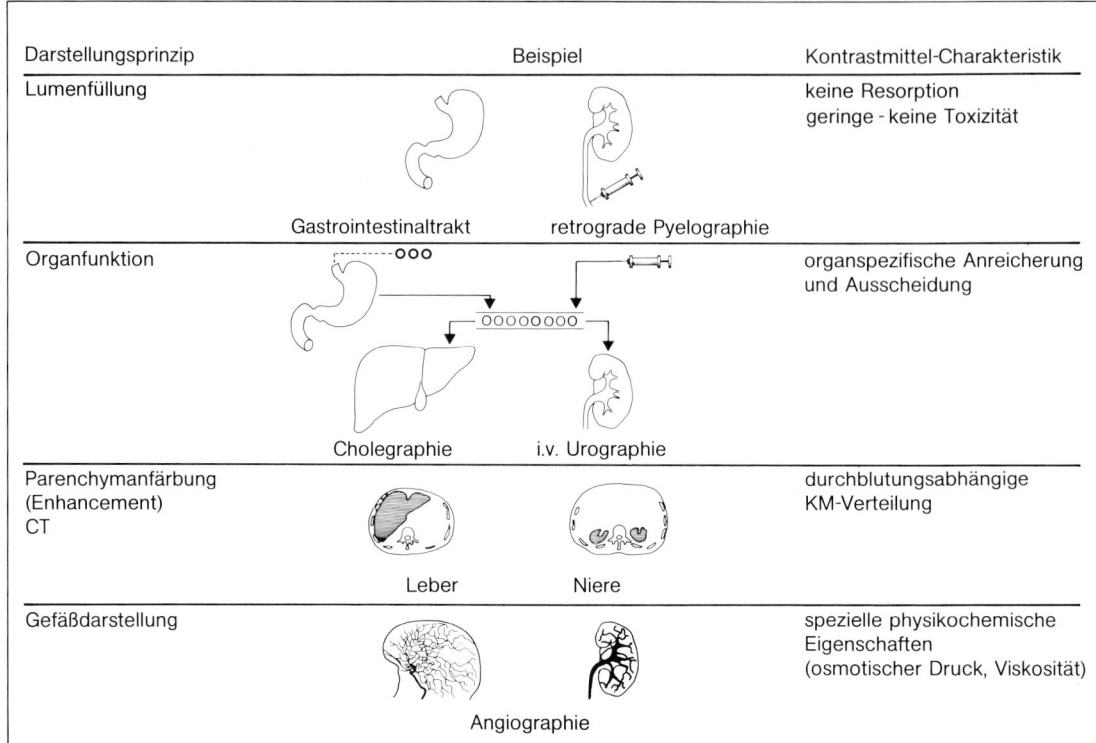

Darstellungsprinzip	Beispiel	Kontrastmittel-Charakteristik
Lumenfüllung	Gastrointestinaltrakt retrograde Pyelographie	keine Resorption geringe - keine Toxizität
Organfunktion	Cholegraphie i.v. Urographie	organspezifische Anreicherung und Ausscheidung
Parenchymanfärbung (Enhancement) CT	Leber Niere	durchblutungsabhängige KM-Verteilung
Gefäßdarstellung	Angiographie	spezielle physikochemische Eigenschaften (osmotischer Druck, Viskosität)

Abb. 15   Prinzipien der Kontrastierung

der Applikation ab (Ausnahme Gallenblase). Im Gegensatz dazu spiegelt die Schattenintensität bei der Uro- und Cholegraphie die *Organfunktion,* beruhend auf der glomerulären Filtrationsrate der Niere und der Funktionsfähigkeit des Hepatozyten, wider. Gemäß der Eliminationsleistung wird bei der Niere auch das Organparenchym sichtbar.

Die radiologische Beurteilung des uropoetischen oder hepatobiliären Systems muß deshalb neben morphologischen Aussagen auch Hinweise auf die Funktion von Leber und Nieren als wichtige differentialdiagnostische Zusatzinformation für die Klinik beinhalten. So kann z. B. eine Ausscheidungsinsuffizienz nierengängiger Kontrastmittel im Röntgenbild als konkreter Hinweis auf eine Schädigung der glomerulären Filtration bei Glomerulonephritis interpretiert werden.

Ein weiteres Anwendungsprinzip von Röntgenkontrastmitteln hat bei der *Computertomographie* Bedeutung erlangt. Die größere Kontrastempfindlichkeit der Computertomographie ermöglicht die Erkennung geringer Kontrastmittelkonzentrationen. Kontrastmitteldurchflutung und Anreicherung in verschiedenen Organen oder topographischen Strukturen (Enhancement), besonders aber zwischen normalem und pathologischem Gewebe kann durch unterschiedliche Dichteanhebung die räumliche Darstellung der

anatomischen Strukturen verdeutlichen und den Nachweis pathologischer Prozesse, vielfach auch deren Ätiologie erleichtern oder sogar erst möglich machen. Mit neueren computertomographischen Geräten kann darüber hinaus eine Aufnahmeserie erstellt werden, die nach Kontrastmittelinjektion eine zeitabhängige Dichteanhebung densitometrisch auszuwerten gestattet (Sequenz-CT). Dabei werden Funktionsaussagen aus der Bestimmung des Dichtegradienten (basierend auf Anflutung und Ausschwemmung) und aus den pharmakokinetisch bedingten Verteilungsmustern der Kontrastmittel möglich.

Bei der *Angiographie* erfolgt die Kontrastierung gezielt durch direkte Kontrastmitteleinspritzung in ein Gefäß. Die kontrastierten Gefäßabschnitte werden in Form und Füllungsablauf diagnostisch explorierbar, ebenso aber auch die durchströmten Organabschnitte. Morphologische und funktionelle Aussagen mit großer Detailerkennbarkeit und Aussagekraft resultieren.

Kontrastmittelnebenwirkungen

Die Wirkungen und Nebenwirkungen von Röntgenkontrastmitteln variieren nicht nur in Abhängigkeit von der Art der kontrastgebenden Substanz und deren besonderen pharmakologischen Eigenschaften, sondern werden auch von der angewandten Untersuchungsmethodik (z. B. Dosierung, Applikationsform) bestimmt und nicht zuletzt durch bestehende Erkrankungen beeinflußt.

Bei den *negativen* Kontrastmitteln (Gasen) besteht das geringe Risiko eines Weichteilemphysems oder auch einer Gasembolie, die nur in extrem seltenen Fällen tödlich endet. Derartige Nebenwirkungen werden, da die Luftenzephalographie heute weitgehend durch die Computertomographie verdrängt wurde, nur bei Doppelkontrastierungen des Magen-Darm-Kanals, speziell anläßlich des Kontrasteinlaufs oder vereinzelt auch bei Doppelkontrastierungen zur Arthrographie beobachtet.

Von den *positiven* Kontrastmitteln findet als nicht jodhaltige Substanz heute nur noch Bariumsulfat eine breite Anwendung. Das reine Bariumsulfat ist unlöslich, wird deshalb im Organismus nicht resorbiert und verhält sich damit indifferent. Bei Perforationen infolge Ulkus, Tumor oder Traumatisierung kann Barium in die freie Bauchhöhle gelangen und erhebliche Fremdkörperreaktionen hervorrufen. Bei vereinzeltem intravasalen Bariumsulfatübertritt wurden Embolisierungen der Lunge, meist mit tödlichem Verlauf beobachtet.

Als jodhaltiges öliges Kontrastmittel wird im größeren Umfang heute nur noch Lipiodol bei der Lymphographie verwendet. Es gelangt via Lymphgefäße und Ductus thoracicus oder auch über lymphovenöse Anastomosen in den Blutkreislauf und führt im Lungenfilter zu klinisch stummen Mikroembolien. Lipiodol wird in den Lymphknoten gespeichert, ruft dort unspezifische Entzündungen mit Fibrosierungen hervor, die allerdings die Lymphknotenfunktion nicht objektivierbar beeinträchtigen.

Die pharmakologisch-toxikologischen Eigenschaften der *jodhaltigen, wasserlöslichen* Röntgenkontrastmittel stehen heute bei der Diskussion im Vordergrund. Ihre Sicherheit und geringe Toxizität war die Voraussetzung für eine breite Anwendung in allen Bereichen, besonders bei der Applikation in hoher Dosis in begrenzte Körperregionen, wie z. B. bei der selektiven Angiographie. Die Routineverfahren der Uro- und Cholegraphie gelten heute als so relativ sicher, daß ihre Risiken teilweise unzureichend beachtet werden.

Allgemeine Reaktionen

Die Häufigkeit aller Nebenwirkungen wird in großen Sammelstatistiken etwas unterschiedlich angegeben. SHEHADI u. TONIOLO berichten in einer 1980 publizierten prospektiv angelegten, multizentrischen internationalen Studie (Tab. 4) über mehr als 300 000 Patienten mit verschiedensten Kontrastmitteluntersuchungen eine Nebenwirkungshäufigkeit von 4,73%. Dies ist weniger als ANSELL (1970) in England (8,5%) ermittelte und WITTEN u. Mitarb. (1973) in den USA (7%) und bezieht sich auf ionische Kontrastmittel. Übereinstimmung besteht darin, daß die Nebenwirkungsrate bei der Urographie etwa doppelt so hoch ist wie bei angiographischen Untersuchungen und bei der intravenösen Cholangiographie wiederum doppelt so hoch wie bei der Urographie.

Die *Einteilung* der Kontrastmittelnebenwirkungen kann unter verschiedenen Gesichtspunkten erfolgen:

1. Einteilung nach der Ursache

– Chemotoxische Wirkung mit Dosisabhängigkeit: Schmerz- und Hitzegefühl, die meisten Kreislaufwirkungen und Nierenschäden; sie sind zurückzuführen auf Osmolalität und pharmakologische Wirkungen, ohne daß eine Differenzierung der beiden Komponenten immer voneinander möglich ist.
– Anaphylaxie: Allergieartige Reaktionen an Haut- und Schleimhäuten, Bronchien bis hin

Tabelle **4** Häufigkeit von Nebenwirkungen bei verschiedenen Untersuchungen mit ionischen Kontrastmitteln (nach *Shehadi* u. *Toniolo*)

Untersuchungsart	Patientenzahl	Nebenwirkungshäufigkeit (%)	Anzahl von Todesfällen
Urographie	214 033	10 257 (4,80)	11
Cholangiographie	33 778	2 676 (8,00)	2
zerebrale Angiographie	12 771	263 (2,06)	1
Angiokardiographie	7 911	179 (2,26)	2
Aortographie	24 885	665 (2,67)	1
sonstige Angiographien	2 815	101 (3,58)	0
Venographie	5 890	160 (2,72)	1
Summe	302 083	14 301 (4,73)	18 (0,006%)

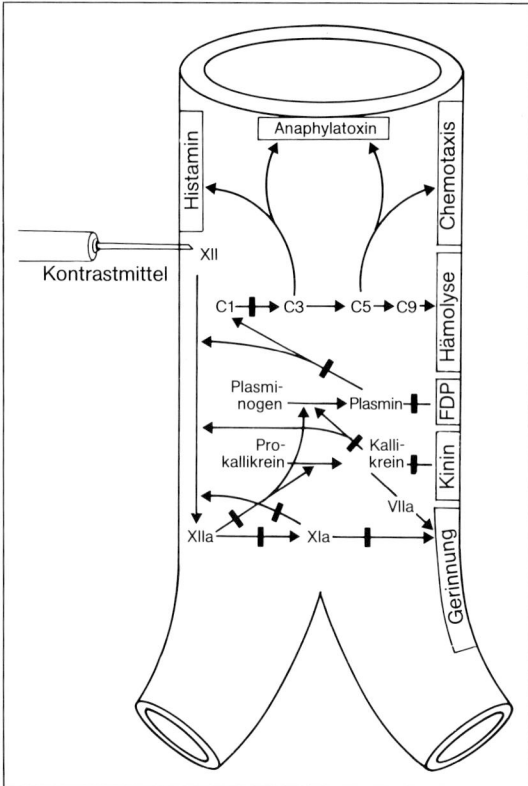

Abb. 16 Mögliche Reaktionsketten nach Kontrastmittelinjektion; Balken bedeuten C1-Esteraseinhibitor (nach *Margulis* u. *Burhenne*)

zum Schock mit Herz- und Kreislaufbeteiligung bei weitgehender Dosisunabhängigkeit.

2. Einteilung nach dem Schweregrad
- Leichte Reaktionen ohne erforderliche Therapie: Hitzegefühl, Übelkeit, Erbrechen, leichte Urtikaria, Venenschmerz.
- Mäßige Reaktionen mit erforderlicher Behandlung: Urtikaria, Ödeme von Gesicht und Larynx, Bronchospasmus, starker Blutdruckabfall.
- Schwere Reaktion mit erforderlicher stationärer, oft Intensivtherapie: länger anhaltender Blutdruckabfall, Kollaps, Kammerflimmern, Nierenfunktionsstörungen, Koma.

Orale Gallenkontrastmittel haben bei üblichen Dosierungen und regulärem Hydratationszustand des Patienten nur sehr selten Nebenwirkungen, sie gelten als weitgehend risikolos. Gelegentlich kommen leichte Übelkeit, Erbrechen, Leibschmerzen, Diarrhoen, sehr selten auch Exantheme, Urtikaria und Ödeme leichteren Grades zur Beobachtung. Als Spätkomplikationen nach oraler Gallenkontrastmittelapplikation wurden Störungen der Leber- und Nierenfunktion in Einzelfällen bekannt, die teilweise zum Tod der Patienten führten. Orale Gallenkontrastmittel haben eine urikosurische Wirkung, die eventuell die

Funktionsfähigkeit der Niere beeinträchtigt, sie ist aber nicht die Ursache der beobachteten Niereninsuffizienzen. Bei Risikopatienten wird eine ausreichende Hydrierung während und nach der Untersuchung zur Vermeidung derartiger Zwischenfälle empfohlen.

Pathogenese der Allgemeinreaktionen

Kontrastmittel-Überempfindlichkeitsreaktionen beruhen nicht auf einer „Allergie" gegen Jod, sondern sind Ausdruck einer Reaktion gegen das Kontrastmittel-Gesamtmolekül. Ursächlich liegt vermutlich nicht ein isoliertes Phänomen zugrunde, sondern es handelt sich um eine komplexe Interaktion verschiedener Reaktionssysteme (RING 1979) (Abb. 16). Vermutet wird auch, daß bei Unverträglichkeitserscheinungen reguläre Vorgänge nur quantitativ verstärkt ablaufen. Da schwere Kontrastmittelreaktionen selten sind, sind Untersuchungen diesbezüglich am Menschen im Hinblick auf die erforderlichen großen Kollektive stark erschwert. Im folgenden werden die wichtigsten, teils experimentell gesicherten, teils hypothetischen Vorstellungen beschrieben.

Röntgenkontrastmittel sind *Histaminliberatoren*. Die Histaminfreisetzung kann direkt aus basophilen Leukozyten oder Mastzellen erfolgen, zusätzlich aber auch indirekt über eine Komplementaktivierung. Die grundsätzlich besser verträglichen Methylglukaminsalze der Kontrastmittel setzen Histamin in größerem Umfang frei als ihre Natriumsalze. Auch bei raschen Kontrastmittelinjektionen, die die Frequenz toxischer Nebenwirkungen erhöhen, ist die Histaminfreisetzung im Vergleich mit langsamen Kontrastmittelapplikationen reduziert.

Im Tierexperiment und beim Menschen wird durch Röntgenkontrastmittel *Serumkomplement* aktiviert (LASSER u. Mitarb. 1979, TILL u. Mitarb. 1978). Nach Kontrastmittelapplikation kommt es zu einem Abfall der hämolytischen Aktivität des Gesamtserums. Die Faktoren C 3 und B zeigen einen Konzentrationsabfall, die Komplementaktivierung ist dosis-, zeit- und temperaturabhängig. Im Humanserum konnte nach Röntgenkontrastmittelgabe die Freisetzung von Anaphylatoxinen (C 3 a, C 5 a) nachgewiesen werden, die aus Mastzellen und Basophilen Histamin freisetzen. In vitro wurden zahlreiche Einzeleffekte auf das *Blutgerinnungssystem*, die Thrombozyten und andere Blutbestandteile nachgewiesen, die häufig auch gerinnungshemmende Eigenschaften erkennen lassen. In vivo ist offenbar die Auslösung von Reaktionen des Gerinnungssystems nach Endothelschädigung einer der wichtigsten Faktoren bei der Entstehung akuter Kontrastmittelreaktionen (LASSER u. Mitarb. 1979).

Die Ähnlichkeit der klinischen Symptomatik einer Überempfindlichkeitsreaktion nach Kontrastmittelgabe führt immer wieder zu Diskussionen über *Immunreaktionen* als Ursache. Einige Indizien stützen diese Hypothese: Kleine Dosen können schwere Reaktionen auslösen, die Nebenwirkungsrate ist bei allergischen Patienten erhöht, Histaminfreisetzungen können als Mediator für antikörperinduzierte allergische Reaktionen fungieren, Gruppenaktivierungen ohne völlige Spezifität sind möglich und schließlich ist auch der exakte Antikörpernachweis bei Patienten mit schweren Kontrastmittel-Überempfindlichkeitsreaktionen gelungen (BRASCH 1980). Die Antikörperbindungsaktivität ist bei Patienten mit Nebenwirkungen im Vergleich mit denen ohne Nebenwirkung signifikant erhöht. Mit Hilfe des Radioimmunoassay konnten Antikörper gegen Diatrizoat nachgewiesen werden.

Gegen die immunologische Hypothese bei der Auslösung der Kontrastmittel-Überempfindlichkeit spricht die Beobachtung, daß bei einer Zweituntersuchung nach bekannter Kontrastmittel-Überempfindlichkeit lediglich 16% der Patienten erneut mit Unverträglichkeitssymptomen reagieren (SCHATZ u. Mitarb. 1975).

Der *Einfluß von Angst* bei Arzt und Patient auf die Auslösung von Kontrastmittel-Überempfindlichkeitsreaktionen ist aus der täglichen Praxis der Kontrastmittelanwendung bekannt. LALLI hat 1974 in Hypnoseversuchen eine Objektivierung dieser Einflüsse in Vergleichsstudien mit hypnotisierten Patienten erreichen können. Angst und Mißempfindungen während der Kontrastmittelapplikation sollen über das Frontalhirn und den Hypothalamus eine Reaktionskette in Gang setzen, die bis zum Ganglion stellatum reicht und von dort aus Lungenödem, Herzstillstand, allergische Hautveränderungen und Gerinnungsstörungen hervorrufen können (LALLI 1980).

Die detailliertesten experimentellen Ergebnisse liegen zur Histaminfreisetzung, Komplementaktivierung und Beeinflussung des Gerinnungssystems vor. Abschließend wird deshalb auf die Interaktion dieser Mechanismen, wie sie von LASSER (1981) zusammengestellt wurde (s. Abb. **16**), verwiesen.

Wirkung auf spezielle Organsysteme

Nierenschäden während oder nach einer Röntgenkontrastmitteluntersuchung können verschiedene Ursachen haben. Zu diesen gehören eine vorbereitende Dehydrierung, Diarrhoen mit konsekutiver Exsikkose oder auch eine Hypotension. Bei der Urographie werden trotz Applikation hoher Dosen bis zu 70 g Jod Nierenschäden nur sehr selten beobachtet. Das Risiko einer derartigen

Schädigung ist bei Patienten mit vorgeschädigten Nieren, besonders bei gleichzeitig bestehendem Diabetes und/oder zusätzlicher Dehydrierung erhöht. Pathogenetisch ist die Beziehung zur Nierendurchblutung zu beobachten. Die Reduzierung des Plasmavolumens durch Flüssigkeitskarenz vermindert das Herzminutenvolumen und kann bei bestehender Proteinurie infolge höherer Konzentrationen zur Eiweißpräzipitation in der Niere führen. Durch alle trijodierten Kontrastmittel wird eine Hyperurikämie verursacht, die bei entsprechender Dehydrierung zur Uratkristallpräzipitation in den Tubuli führen kann. Die Kontrastmittel selbst – auch diejenigen mit reduziertem osmotischen Druck – führen zu Veränderungen der proximalen Tubulusepithelien, der sogenannten osmotischen Nephrose. Als Hinweis auf eine mögliche Nierenschädigung gilt das persistierende Nephrogramm.

Bei Nierenschädigung und bekannter Harnstauung ist nach übereinstimmender Auffassung die Ausscheidungsurographie zur Lokalisation postrenaler Hindernisse indiziert.

Die Nephrotoxizität der Gallenkontrastmittel ist besonders zu beobachten, da die renale Ausscheidung bei den oralen und in geringem Ausmaß auch intravenösen Gallenkontrastmitteln physiologisch ist und bei hepatogener Insuffizienz als kompensatorische Alternative fungiert. Die Furcht, eine Nierenfunktionsstörung durch Kontrastmittelgabe bei renaler und hepatogener Insuffizienz sowie gleichzeitiger Exsikkose zu provozieren, hat dazu geführt, bei gefährdeten Patienten die intravenöse Cholegraphie nicht unmittelbar im Anschluß an eine nicht erfolgreiche orale Cholegraphie durchzuführen und in jedem Falle eine ausreichende Hydrierung der Patienten vor und nach der Untersuchung sicherzustellen. Diese Empfehlung ist besonders bei Risikopatienten mit Diabetes, Nierenerkrankungen, kombinierter Nieren- und Lebererkrankung sowie Herz-Kreislauf-Erkrankung zu beachten.

Eine Urämie als Folge einer Kontrastmittelapplikation tritt in der Regel nur transitorisch auf, sie kann auch Folge einer Allgemeinreaktion sein.

Kurzfristige Transaminasenerhöhungen sind nach Applikation intravenöser Gallenkontrastmittel bekannt und werden auf rasch reversible Permeabilitätsstörungen der *Leberzellmembran* zurückgeführt. Das Ausmaß dieser Veränderungen im Serumtransaminasenspiegel ist dosisabhängig, massive Erhöhungen weisen auf Leberzellnekrosen hin, die im Schrifttum vereinzelt beschrieben wurden (WINKLER 1978). Eine Verursachung durch die Kontrastmittelgabe ist aber nicht sicher bewiesen.

Insbesondere bei angiographischen Untersuchungen kommen hoch konzentrierte Kontrastmittel (bis 80 Gewichtsprozent der Lösung) für einige Zeit in direkten Kontakt mit dem Endothel der *Gefäße*. Bei der intravenösen oder intraarteriellen Applikation hypertoner Kontrastmittel kann es zu Gefäßschmerzen kommen.

Berichtet wird darüber hinaus über histologisch nachweisbare Endothelschäden, Erhöhung der Gefäßpermeabilität, demonstriert meist am Beispiel der Blut-Hirn-Schranke, und eine thrombogene Wirkung in den Venen. Inwieweit der Gefäßschmerz insbesondere bei peripherer Arteriographie mit einer Endothelschädigung einhergeht, ist unbekannt. Als Ursachen sind in jedem Falle der osmotische Druck, ein hoher Gehalt an Natriumionen und chemotoxische Eigenschaften der Kontrastmittel zu nennen.

Bei der Angiographie wird deshalb heute die Anwendung weniger hypertoner Kontrastmittel (Ultravist, Solutrast) bevorzugt.

Röntgenkontrastmittel verursachen nach sehr schneller intravenöser Injektion in hoher Dosis *Kreislaufwirkungen,* von denen Vasodilatation und Tachykardie (Ursache: Lipophilie der i.v. Cholegraphika; osmotischer Druck der konventionellen Urographika), Bradykardie (osmotischer Druck) und negative bzw. positive Inotropie im Vordergrund stehen. Die schnelle Injektion eines großen Flüssigkeitsvolumens kann selbst bereits Kreislaufwirkungen verursachen. Nach intraarterieller Injektion ist eine starke Vasodilatation in dem betroffenen Gefäßgebiet zu beobachten. Seltener und experimentell kaum erfaßbar treten Gefäßspasmen auf. In der Kardioangiographie bereiten Bradykardie (osmotischer Druck), Arrhythmie und gegebenenfalls Kammerflimmern (falsche Zusammensetzung der Kationen, Chemotoxizität der Kontrastmittelsäure) und verminderte Kontraktilität (Kalziumbindung) Probleme. Neue, weniger stark hypertone Kontrastmittel verursachen weniger Gefäßschmerz, weniger Vasodilatation und Bradykardie. Teilweise wird sogar ein Blutdruckanstieg beobachtet. Einige Kreislaufeffekte von Röntgenkontrastmitteln sind nach SCHMIDT-SCHÖNBEIN u. ASPELIN (1977) an die Anwesenheit von Erythrozyten gebunden. Hypertone Röntgenkontrastmittel variieren durch Einfluß auf Erythrozytenmembran und -hydratation, Fließeigenschaften und Fließbedingungen und so das resultierende Fließverhalten. Durch Röntgenkontrastmittel wird aus den ungewöhnlichen, fluiden Eigenschaften der Erythrozyten, die eine dünnflüssige Emulsion des Blutes bedingen, eine Suspension mit reduzierter Fluidität. Es resultiert ein erhöhter Widerstand in den peripheren Gefäßen, der im Falle der Pulmonalarterien von einer vagusinduzierten Bronchokonstriktion, Pulmonalarterienerweiterung und allgemeiner Blutdrucksenkung gefolgt wird. Das Herzminutenvolumen ist trotz Abnahme der Herzfrequenz erhöht.

Die eigentliche *Neurotoxizität* der Kontrastmittel wird tierexperimentell gewöhnlich nach subarachnoidaler Injektion (relevant vor allem für die Myelographie) bestimmt. Wesentlichen Einfluß hat der ionische Charakter der früher in der Angiographie und Urographie eingesetzten Kontrastmittelsalze. Besonders bei Verwendung der Natriumsalze kommt es zu einer ungleichen Verteilung von Anionen und Kationen an Membranen und damit zu Reizleitungsstörungen. Außer der elektrischen Ladung sind chemotoxische Wirkungen von Bedeutung.

Die nach Injektion von Kontrastmitteln in die A. carotis beobachteten Wirkungen sind nicht ohne weiteres als „neurotoxisch" zu klassifizieren, da zunächst die Blut-Hirn-Schranke überwunden werden muß.

Myelographische Untersuchungen können zu Arachnitiden als Spätfolgen führen. Die Häufigkeit dieser Nebenwirkung ist allerdings seit Anwendung der nichtionischen Kontrastmittel erheblich zurückgegangen. Die Beeinflussung der Blut-Hirn-Schranke wurde bereits im vorhergehenden Abschnitt erwähnt. Bei der zerebralen Angiographie kommt es selten zu Krampfanfällen, die durch neurotoxische Wirkungen der Kontrastmittel nach Passage durch die geschädigte Blut-Hirn-Schranke verursacht werden können.

Uro- und Cholegraphika beeinflussen die *Schilddrüsenfunktion* teils durch die in den Kontrastmitteln unvermeidlich enthaltenen geringen Jodidmengen, teils durch im Körper aus dem Kontrastmittel freigesetztem Jodid. Inwieweit das gesamte Kontrastmittelmolekül den Stoffwechsel der Schilddrüse zu beeinflussen in der Lage ist, ist nicht sicher bekannt.

Wegen des Risikos einer jodidinduzierten schweren Hyperthyreose verlangt HERRMANN (1979) einen Hyperthyreoseausschluß vor der Kontrastmittelanwendung bei Struma-Patienten (besonders Knotenstruma) und allgemein bei Patienten mit Schilddrüsenanamnese. Weitere prophylaktische und therapeutische Maßnahmen finden sich in der gleichen Arbeit.

Methodikbezogene Nebenwirkungen

Bei intrakutaner, intravenöser, intramuskulärer und auch intrathekaler Applikation sind Nebenwirkungen, die auf die Punktions- oder Applikationstechnik zurückzuführen sind, leicht erkennbar. Bei intraarteriellen Kontrastmittelapplikationen, speziell bei Gefäßkathetermethoden, kann die Differenzierung von Nebenwirkungen, die auf die Untersuchungstechnik einerseits und das Kontrastmittel andererseits zurückzuführen sind, Schwierigkeiten bereiten. Diese Aussage gilt auch für spezielle Untersuchungstechniken, bei denen parenchymatöse Organe betroffen sind, z. B. bei den allein von der Methodik risikoreicheren Verfahren der perkutanen transhepatischen Cholegraphie und der direkten Splenoportographie durch Kontrastmittelapplikation in das Milzparenchym.

Bei intravasaler Kontrastmittelapplikation ist zu berücksichtigen, daß die Nebenwirkungen durch die Kontrastmitteldosis und die Geschwindigkeit der Applikation beeinflußt werden. Bolusinjektionen führen zu mehr Nebenwirkungen als protrahierte Kontrastmittelapplikationen im Rahmen der Infusionstechnik oder mit Hilfe einer maschinellen, automatisierten Injektion. Dies ist besonders bei der intravenösen Cholangiographie zu beachten, während der Zusammenhang zwischen der Injektionsgeschwindigkeit und Nebenwirkungsrate in der Urographie nicht so deutlich ist.

Nebenwirkungen bei krankheitsbedingt vorgeschädigten Patienten

Bei Herz-Kreislauf-Patienten am Rande der Dekompensation kann eine große Kontrastmitteldosis mit daraus resultierender Volumenbelastung zu einer akuten Dekompensation mit Lungenödem führen. Auch ein schwerer Myokardinfarkt wird als relative Kontraindikation bei der Applikation großer Kontrastmittelvolumina angesehen. Bezüglich der Patienten mit Nierenerkrankung wird auf die Ausführung im Abschnitt „Wirkung auf spezielle Organsysteme" verwiesen.

Die Durchführung von Kontrastmitteluntersuchungen bei Patienten mit Paraproteinämie war längere Zeit umstritten. Beim Plasmozytom kann es zur Pyelonephritis und Obstruktion durch präzipitierende Bence-Jones-Proteine als krankheitsbedingte Ursache kommen. Beim Nierenversagen sind darüber hinaus Hyperkalzämie- und Hyperurikämie ursächlich beteiligt. Nach allgemeiner Auffassung besteht wohl äußerst selten ein Zusammenhang mit der Urographie. Deshalb wird bei Plasmozytom-Kranken nur eine besonders strenge Indikationsstellung zur Urographie und eine gute Hydrierung gefordert.

Beim Morbus Waldenström sind die IgM-Immunoglobuline wegen ihrer Größe nicht nierengängig, renale Komplikationen resultieren deshalb bei dieser Erkrankung nicht. Ein einzelner Todesfall durch Denaturierung von Plasmaproteinen infolge einer Ioglycamidinjektion wurde von BAUER (1977) beschrieben. Die Durchführung einer Kontrastmitteluntersuchung bei Morbus Waldenström ist nicht kontraindiziert (CATALANO u. Mitarb. 1976).

Prophylaxe des Kontrastmittelzwischenfalls

Gemäß internationaler Absprache und Empfehlung ist die *Testung* entfallen, da sie keine überzeugenden Ergebnisse erbrachte. Schwerste Reaktionen mit Todesfällen sind auch bei den früher üblichen Testinjektionen beobachtet worden. Im Gegensatz dazu wurden Kontrastmitteluntersuchungen nach vorausgegangenem positiven Testergebnis komplikationslos vertragen.

Da *psychische Einflüsse* bei Kontrastmittelreaktionen eine erhebliche Rolle spielen, darf die juristisch geforderte Aufklärung über das Risiko einer Kontrastmitteluntersuchung keine *Angst* induzieren. Sie muß aus einem Vertrauensverhältnis zum Patienten hin erfolgen, seinem Allgemeinzustand und seinem Intelligenzgrad angepaßt werden. Bei übervorsichtigen Ärzten, in der Klinik vielfach auch beim Unerfahrenen, am Anfang der Weiterbildungszeit, häufen sich Nebenwirkungen. Der Erfahrene wird sich in Übereinstimmung mit LALLI (1980) eher an der Empfehlung von OSLER orientieren, den Arzt-Patienten-Dialog weniger allen möglichen Nebenwirkungen, mehr dagegen „dem Wetter" oder anderem zu widmen. Eine intravenöse Valiuminjektion (5–10 mg) empfiehlt LALLI bei sehr ängstlichen Patienten als Prämedikation. Bei Risikopatienten mit Überempfindlichkeitsanamnese wird eine prophylaktische Gabe von *Antihistaminika*, und zwar kombiniert H_1- und H_2-Blockern empfohlen (REIMANN u. Mitarb. 1986). Die Wirkung einer solchen Behandlung ist nachgewiesen, jedoch nicht geeignet, Nebenwirkungen gänzlich auszuschließen.

Die empirisch entwickelte Vorstellung einer Zwischenfallprophylaxe mit kleinen Dosen einer *Prednisolonvorbehandlung* (150 mg über 3 Tage verteilt per os) konnte experimentell von LASSER (1987) untermauert werden. Die Steroidvorbehandlung bei Patienten mit bekannter allergischer Diathese oder sogar bekannter Überempfindlichkeitsreaktionen bei vorausgegangenen Kontrastmitteluntersuchungen wird deshalb heute als prophylaktische Maßnahme anerkannt.

Empfehlenswert ist es, bei bekannter Überempfindlichkeit gegen Kontrastmittel einen Wechsel der Kontrastmittel vorzunehmen, wobei die nichtionischen Kontrastmittel zu bevorzugen sind.

In jedem Falle sollte bei Risikopatienten der intravasale Zugang für einige Zeit nach der Injektion des Kontrastmittels erhalten bleiben.

Therapie der Nebenwirkungen

Das therapeutische Vorgehen richtet sich nach dem Schweregrad und der Art der Reaktion. Bei leichten Reaktionen reicht eine abwartende Hal-

Tabelle **5**   Hinweise zur Behandlung von Kontrastmittelzwischenfällen (nach *Frommhold* u. Mitarb.)

Beachten

1. Gezielte Anamnese erheben (Allergie?)	2. Kontrastmittel am liegenden Patienten verabfolgen. Wichtig: Die Kanüle verbleibt nach Applikation zumindest bis zum Ende der Untersuchung in der Vene (hierzu eignet sich besonders eine Kunststoff-Verweilkanüle, z.B. Braunüle[1], die zuverlässig fixiert und mit Mandrin verschlossen werden kann). Nur so ist bei einer drohenden Nebenreaktion eine schnelle i.v. Therapie möglich.	3. Auch nach der Applikation den Patienten beobachten lassen.

Leichte Nebenerscheinungen

Symptome: Leichte Übelkeit und Brechreiz, Hitzegefühl, Niesen, Kitzeln im Hals, Hustenreiz.

Therapie: Beruhigung des Patienten, Frischluft- oder Sauerstoffzufuhr, sorfältige ärztliche Weiterbeobachtung, bei sehr aufgeregten Patienten Valium 5–10 mg langsam i.v.

Allergieähnliche Hautreaktion

Symptome: Lokale Rötung an der Einstichstelle, Urtikaria (mit oder ohne Juckreiz), Quaddelbildung (umschrieben oder generalisiert).

Therapie: Kontrastmittel-Applikation beenden. Je nach Schwere Antihistaminika i.v. (z.B. Tavegil[3], 5 ml = 2 mg), Kortisonderivate i.v. (z.B. 100 mg Solu-Decortin-H[4]).

Schwere Allgemeinreaktionen   Wichtig: Verlaufsprotokoll anlegen!

r e s p i r a t o r i s c h	a l l g e m e i n	k a r d i o v a s k u l ä r
Symptome: Tachypnoe, exspiratorische Dyspnoe, spastischer Husten, Stridor, Asthmaanfall, Bronchospasmus.	*Symptome:* Generalisierte Rötung im Gesicht und am Stamm, intensives Beklemmungs- und Angstgefühl, Agitation, generalisierte Urtikaria mit Pruritus, Schüttelfrost, Kreuzschmerzen, Erbrechen, Bewußtseinsverlust.	*Symptome:* Blässe, kalter Schweiß, Tachykardie, Bradykardie, Blutdruckabfall, Schock.

Anästhesieabteilung benachrichtigen!

Adrenalin	*Kortikoide*
Bei lebensbedrohlichen Zuständen: sofort i.v. 1 ml (0,1 mg) des mit isotonischer Natriumchlorid-Lösung 1:) verdünnten Adrenalin (Suprarenin[5] 1:1000). Unter Überwachung der Herzaktion (Arrhythmie!) Wiederholung nach 2 Minuten, wenn erforderlich. Notfalls auch Suprarenin[5] 1:1000 (= 1 mg) s.c., 0,3–0,5 ml der Lösung (unverdünnt).	Intravenöse Injektion eines hochdosierten wasserlöslichen Kortikoids, z.B. Solu-Decortin-H[4], 500–1500 mg bzw. Volon A solubile[9], 100–300 mg.

Atemwege (freihalten!)	*Bronchospasmus*	*Volumensubstitution*
Sauerstoffzufuhr, Spontanatmung kontrollieren. Notfalls Beatmung Mund-zu-Mund, Atemmaske, Trachealtubus.	Bronchospasmolytika (z.B. Euphyllin[7], 0,24–0,48 g i.v. 20 mg/min., oder Adrenalin, Medihaler, Dosieraerosol[8], 1–2 Stöße).	Beine hochlagern. Vollelektrolytlösungen (z.B. Jonosteril[9], Tutofusin[10]) und/oder Plasmaersatzmittel. Notfalls extrathorakale Herzmassage, zusammen mit Beatmung

Zusätzliche Behandlung im protrahierten anaphylaktischen Schock

Hypotonie: Vasopressoren im Dauertropf i.v. z.B. Arterenol[5], 5 mg (= 5 Ampullen)/250 ml, Glukose 5%, Dosierung nach Wirkung, etwa 5–20 Tropfen/min.).	*Oligurie:* Lasix[5], 20–40 mg i.v.	*Azidose:* „Blindpufferung" mit Natriumhydrogenkarbonat 4,2% i.v. (1 ml = 0,5 mmol), 125–250 ml. Menge je nach Dauer des Schockzustandes.

Zusammenstellung: *W. Frommhold* u. *G. Lenz* Tübingen (Stand Februar 1986)	[1] Wz B. Braun Melsungen AG [2] Wz Hoffmann-La Roche AG [3] Wz Sandoz AG [4] Wz E. Merck [5] Wz Hoechst AG [6] Wz von Heyden GmbH	[7] Wz Byk Gulden Lomberg Chemische Fabrik GmbH [8] Wz Kettelhack Riker Pharma GmbH [9] Wz Fresenius AG [10] Wz Pfrimmer & Co

tung oder eine Antihistaminikatherapie aus. Wichtig ist, Kontrastmittelinjektionen grundsätzlich am liegenden Patienten, wenn irgend möglich, gelenkfern und in Anwesenheit einer Hilfsperson durchzuführen. Ein Rollentraining als Vorbereitung auf einen eventuellen schweren Zwischenfall ist erforderlich, um alle Hilfsmaßnahmen gezielt und in Ruhe durchführen zu können. Bei ernsten Nebenwirkungen müssen als Erstmaßnahme die Atemwege freigehalten werden. Für eine kontrollierte Beatmung und äußere Herzmassage ist ebenso Sorge zu tragen wie für die umgehende Alarmierung von Hilfspersonal (in der Klinik: Anästhesie-Abteilung, Intensivstation; in der Praxis: benachbarte Kollegen, Notarztwagen, Feuerwehr). Bei lebensbedrohenden Reaktionen steht die Volumensubstitution mit Plasmaexpander, die Sauerstoffzufuhr über eine Atemmaske oder besser einen Trachealtubus, wobei eine Absaugmöglichkeit gegeben sein sollte, im Vordergrund. Als Sofortmaßnahme müssen in jedem Fall 0,5–1 ml der 1:9 mit isotoner Natriumchloridlösung verdünnten Suprareninlösung injiziert werden. Die Applikation von Kortikoiden muß in einer ausreichenden Dosierung von 500–1500 mg Prednisolon erfolgen. Um Zeitverluste zu vermeiden, sollte anstelle von Trockenampullen, die erst aufbereitet werden müssen, spritzfertige Zubereitung (z. B. Volon A solubile) bevorzugt werden. Dabei entsprechen 200 mg Volon A sulubile 1 g eines üblichen Kortikoids. Bei Krampfanfällen kann die intravenöse Injektion von Valium, Thalamonal oder Luminal erforderlich werden. Empfehlenswert ist es, die Hinweise zur Behandlung von Kontrastmittelzwischenfällen, wie sie von der Industrie kostenlos abgegeben werden (z. B. Tab. 5), am Arbeitsplatz gut sichtbar anzubringen. Der Einsatz jodhaltiger Kontrastmittel ist ärztlich und juristisch nur zu vertreten, wenn eine suffiziente Behandlung von Kontrastmittelreaktionen gewährleistet ist.

Risiko der Kontrastmittelanwendung

Das Risiko eines Zwischenfalls mit tödlichem Ausgang in Abhängigkeit von der Untersuchungsart ist der aktuellen Zusammenstellung von Shehadi u. Toniolo (1980) über die Häufigkeit von Nebenwirkungen zu entnehmen (s. Tab. 4). Zwischenfälle mit tödlichem Ausgang beginnen zu 75% während der ersten 5 Minuten, kündigen sich durch akute Atemnot, Blutdruckabfall, Arrhythmie, Herzstillstand, klinische Krämpfe und allgemeine Unruhe an. Für die intravenöse Urographie mit ionischen Kontrastmitteln ist das Risiko eines tödlichen Ausganges in Tab. 6 nach dem Schrifttum zusammengestellt. Aus dieser, zeitlich in der Reihenfolge der Publikationen geordneten Tabelle läßt sich eine

Tabelle **6**   Todesfallrisiko bei i.v. Urographie

1 : 116 000	*Pendergrass*, USA	1960
1 : 85 000	*Toniolo*, Italien	1966
1 : 61 000	*Wolfromm*, Frankreich	1966
1 : 40 000	*Ansell*, Großbritannien	1970
1 : 53 000	*Fischer*, USA	1972
1 : 30 000	*Witten*, USA	1973
1 : 10 000	*Shehadi*, USA	1975
1 : 20 000	*Shehadi*, USA	1980

scheinbare Zunahme des Todesfallrisikos ablesen. Gegen eine solche spricht die erreichte Verbesserung der Kontrastmittelverträglichkeit auch der ionischen Kontrastmittel und auch das optimierte Wissen um die Behandlung des Kontrastmittelzwischenfalls. Diese Diskrepanz ist nur durch eine unterschiedliche Erfassung der Kontrastmittelreaktionen zu erklären. Während in früheren Jahren wahrscheinlich eine Dunkelziffer nicht gemeldeter Kontrastmittelreaktionen bestand, werden jetzt auch Reaktionen, die nicht Folge einer Kontrastmittelinjektion sind, d. h., auf den Krankheitszustand des Patienten zurückgeführt werden müssen, teilweise aus Furcht vor juristischen Konsequenzen gemeldet und so der Kontrastmittelapplikation angelastet. An Todesfälle nicht behandelten Begleitpersonals in röntgendiagnostischen Abteilungen oder auch Fälle eines akuten Herzversagens mit Todesfolge unmittelbar vor der Kontrastmittelinjektion sei erinnert. Nichtionische Kontrastmittel scheinen um den Faktor 3–10 sicherer als die konventionellen ionischen Präparate (McClennan 1987), verursachen aber grundsätzlich die gleichen Probleme.

Der Tod als Folge einer Kontrastmitteluntersuchung bedeutet das abrupte Ende eines Lebens durch eine diagnostische Maßnahme. Die gute Verträglichkeit der nierengängigen Kontrastmittel und das relativ geringe Risiko derartiger Zwischenfälle darf deshalb nicht zur Leichtfertigkeit verleiten. Strenge Indikation zur Kontrastmitteluntersuchung und gute Kenntnis der Richtlinien zur Zwischenfallsbehandlung sind unabdingbare Voraussetzungen.

Weiter- und Neuentwicklung von Röntgenkontrastmitteln

Die Entwicklung von Röntgenkontrastmitteln erfolgt im wesentlichen unter dem Gesichtspunkt einer optimierten Verträglichkeit und der Erschließung neuer diagnostischer Möglichkeiten durch andersartige Pharmakokinetik (Abb. **17**). Dabei beeinflussen technische Neuentwicklungen auch den Einsatz und den Bedarf an Röntgenkontrastmitteln mit besonderen Eigenschaften.

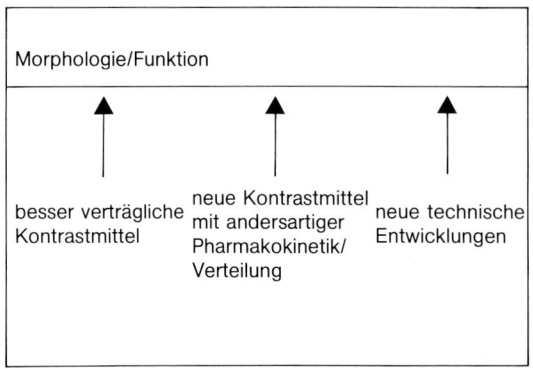

Abb. **17**
Erweiterung der diagnostischen Möglichkeiten

Die Weiterentwicklung heute etablierter radiologischer Techniken wird mit geringen Schwerpunktverschiebungen erwartet. Die große Bedeutung der Standard-Röntgenmethode wird erhalten bleiben und durch die digitale Daten- und Bildverarbeitung noch ausgeweitet werden. Für Methoden mit Kontrastmittelinjektion wird auch für die Zukunft ein Zuwachs im Bereich der kardiologischen und angiographischen Diagnostik erwartet. Nichtionische, bei der Arteriographie schmerzfreie, aber auch nach intravenöser Gabe sichere Röntgenkontrastmittel werden weitere Verbreitung finden.

Als Beispiel für Röntgenkontrastmittel mit neuartigen physikochemischen und pharmakokinetischen Eigenschaften zur Erweiterung der diagnostischen Möglichkeiten lassen sich die in Entwicklung befindliche Kontrastverstärkung von Leber und Milz und andere organselektive Substanzen für die Computertomographie anführen. Für die Sonographie werden Kontrastmittel zur Gefäßdarstellung erprobt.

Neue technische Entwicklungen werden in den kommenden Jahren die diagnostischen Möglichkeiten nochmals erweitern und modifizieren. Für den Bereich der Computertomographie sind dynamische, physiologisch gesteuerte und hochauflösende Geräte zur verbesserten Detailerkennbarkeit zu erwarten; Geräte mit sehr kurzen (50 ms) Scanzeiten sind offensichtlich realisierbar. Eine sehr rasche Entwicklung nimmt die *Kernspintomographie.* Paramagnetische Substanzen sind nach intravenöser oder oraler Gabe geeignet, die Signalintensität, die von bestimmten Teilen des Organismus ausgeht, deutlich zu beeinflussen. Bisher gelingt eine Kontrastanhebung im Bereich des Magen-Darm-Traktes, der Nieren und ableitenden Harnwege, von Blut-Hirn-Schranken-Störungen, von Entzündungen, Tumoren und Infarkten (WEINMANN u. GRIES 1983). Spezifische Kontrastmittel sind möglicherweise in der Kernspintomographie leichter als für die Röntgentechnik zu realisieren.

Literatur

Almén, T.: Contrast agent design. J. theor. Biol. 24 (1969) 216

Ansell, G.: Adverse reactions to contrast agents. Invest. Radiol. 5 (1970) 374

Barke, R.: Röntgenkontrastmittel. VEB Thieme, Leipzig 1970

Bauer, K. H.: Antigen-Antikörper-ähnliche Reaktion von Ioglycamid mit einem IgM-Paraprotein in vitro. Wien. klin. Wschr. 89 (1977) 29

Berg Hansen, E., A. Fahrenkrug, J. Praestholm: Late meningeal effects of myelographic contrast media with special reference to metrizamide. Brit. J. Radiol. 51 (1978) 321

Brasch, R. U.: Allergic reactions to contrast media: accumulated evidence. Amer. J. Radiol. 134 (1980) 797

Burgener, F. A., H. W. Fischer: Zur intravenösen Cholangiographie bei Hyperbilirubinämie. Fortschr. Röntgenstr. 130 (1979) 49

Catalano, D., A. Valente, G. Fucci: Waldenströms macroglobulinaemia and intravenous contrast media. Fortschr. Röntgenstr. 125 (1976) 262

Cattell, W. R., K. Fry, A. G. Spencer, P. Purkiss: Excretion urography. I-Factors determining the excretion of hypaque. Brit. J. Radiol. 40 (1967) 561

Cobo-Frenkel, A., R. Berk, P. Loeb, W. Penny, N. Pysllos: The aqueous solubility of oral cholecystographic contrast materials. 24. AUR-Meeting, Boston, Mai 1976

Eichmann, P.: Der Vorteil der Amipaque-Urographie bei Risikopatienten. Urologe B 22 (1982) 21

Ellies, W., S. Todorow: Beobachtungen über den Resorptionsweg eines öligen Kontrastmittels (Duroliopaque) nach spinaler Myelographie. Fortschr. Röntgenstr. 120 (1974) 603

Fuchs, W. A.: Physiologie der biliären Exkretion von Röntgenkontrastmitteln. Radiologie 17 (1977) 64

Gelfand, D. W.: Heigh density low viscosity barium for fine mucosal detail on double-contrast upper gastrointestinal examinations. Amer. J. Roentgenol. 130 (1978) 831

Goldberger, L. E., R. N. Berk, J. H. Lang, P. M. Loeb: Biopharmaceutical factors influencing the intestinal absorption of iopanoeic acid. Invest. Radiol 9 (1974) 16

Gunnarson, E.: Oral cholegraphy. Acta Radiol. 52 (1959) 289

Herrmann, J.: Röntgenkontrastmittel – erst mal nachdenken. Med. Trib. 14 13 (1979)

Hirom, P. C., P. Millburn, R. L. Smith: Bile and urine as complementary pathways for the excretion of foreign organic compounds. Xenobiotica 6 (1976) 55

Knoefel, P. K.: Binding of iodinated radiocontrast agents to the plasma proteins. Radiocontr. Agents 1 (1971) 133

Knoefel, P. K., R. P. Kraft, R. D. Knight, S. K. Moore: Sodium versus meglumine diatrizoate in excretory urography. Invest. Radiol. 9 (1974) 117

Lalli, A. F.: Urographic contrast media reactions and anxiety. Radiology 112 (1974) 267

Lalli, A. F.: Contrast media reactions: data analysis and hypothesis. Radiology 134 (1980) 1

Lasser, E. C.: New aspects of contrast media reactions: considerations, ideology, and prophylaxis. Contrast Media in Computed Tomography, International Workshop Berlin, Jan. 14.–17. 1981. Excerpta medica, Amsterdam, S. 33–38

Lasser, E. C., C. C. Berry, L. B. Talner: Protective effects of corticosteroids in contrast material anaphylaxis. Contrast Media Symposium, Artigny, 25.–29. 5. 1987

Lasser, E. C., R. S. Farr, T. Fujimagari, W. N. Tripp: The significance of protein binding of contrast media in roentgen diagnosis. Radiology 87 (1962) 338

Lasser, E. C., J. Lang, M. Sovak, W. Kolb, S. Lyon, A. E. Hamblin: Steroids: theoretical and experimental basis for utilization in prevention of contrast media reactions. Radiology 125 (1977) 1

Lasser, E. C., J. Slivka, J. H. Lang, W. Kolb, S. G. Lyon, A. E. Hamblin, G. Nazareno: Complement and coagulation: causative considerations in contrast catastrophies. Amer. J. Roentgenol. 132 (1979) 171

McClennan, B. L.: Low-osmolality contrast media: Premises and promises. Radiology 162 (1987) 1

Osler, W. E.: Aequanimitas with Other Addresses to Medical Students, Nurses and Practitioners of Medicine. Blakiston, Philadelphia 1932 (pp. 1–13)

Otto, H.: Die Rolle der Leberzelle bei der Elimination hepatotroper Röntgenkontrastmittel. Radiologie 20 (1980) 1

Pendergrass, H. P. u. Mitarb.: zit. nach D. M. Witten u. Mitarb. 1973

Radue, E. W., B. E. Kendall: Iodide and xenon enhancement of computed tomography (CT) in multiple sclerosis (MS). Neuroradiology 15 (1978) 153

Rapoport, S., J. J. Bookstein, C. B. Higgins, P. H. Carey, M. Sovak, E. C. Lasser: Experience with metrizamide in patients with previous severe anaphylactoid reactions to ionic contrast agents. Radiology 143 (1982) 321

Reimann, H.-J., R. Tauber, B. Kramann, J. Gmeinwieser, U. Schmidt, M. Reiser: Prämedikation mit H_1- und H_2-Rezeptorantagonisten vor intravenöser Kontrastmitteldarstellung der ableitenden Harnwege. Fortschr. Röntgenstr. 144 (1986) 169

Ring, J.: Die Problematik der Kontrastmittelüberempfindlichkeit. Dtsch. med. Wschr. 104 (1979) 617

Saltzman, G.-F.: Preliminary experiences with peroral cholegraphy. Acta radiol. (Stockh.) 52 (1959) 282

Schatz, M., R. Patterson, J. Orourke et al.: The administration of radiographic contrast media to patients with a history of a previous reaction. J. Allergy clin. Immunol. 55 (1975) 358

Schmid-Schönbein, H., P. Aspelin: Kontrastmittelzwischenfälle, Symposium Berlin, 1977. S. 15–26

Shehadi, W. H.: Adverse reactions to intravasculary administred contrast media. Amer. J. Roentgenol. 124 (1975) 145

Shehadi, W. H., G. Toniolo: Adverse reactions to contrast media. Radiology 137 (1980) 299

Siegle, R. L., P. Davies, G. D. Fullerton: Urography with metrizamide in children. Amer. J. Roentgenol. 139 (1982) 927

Speck, U., W. Mützel, H.-J. Weinmann: Chemistry, physicochemistry and pharmacology of known and new contrast media for angiography, urography and CT enhancement. In

Taenzer, V., E. Zeitler: Contrast Media in Urography, Angiography and Computerized Tomography. Thieme, Stuttgart 1983 (p. 2)

Taenzer, V., W. Clauß, I.Simon: Natrium- oder Methylglukaminsalze der Kontrastmittel für die Urographie? Fortschr. Röntgenstr. 133 (1980) 78

Taenzer, V., U. Speck , R. Wolf: Pharmakokinetik und Plasmaeiweißbindung von Iotroxinsäure. Fortschr. Röntgenstr. 126 (1977) 262

Taenzer, V., A. Albrecht, W. Clauß, J. Held: Natrium- oder Methylglukaminsalze für die Infusionsurographie? Radiologe 21 (1981) 288

Taenzer, V., P. Koeppe, K. F. Samwer, G. H. Kolb: Comparative pharmacokinetics of sodium- and methylglucamine diatrizoate in urography. Europ. J. clin. Pharmacol. 6 (1973) 137

Thron, A., M. Ratzka, K. Voigt, M. Nadjmi: Iohexol and ioxaglate in cerebral angiography. In Taenzer, V., E. Zeitler: Contrast Media in Urography, Angiography and Computerized Tomography. Thieme, Stuttgart 1983 (p. 115)

Till, G., U. Rother, D. Genwa: Activation of complement by radiographic contrast media: generation of chemotactic and anaphylatoxin activities. Int. Arch. Allergy appl. Immunol. 56 (1978) 543

Toniolo, G., L. Buia: Risultati di una inchiesta nazionale sugli incidenti mortali da iniezione di mezzi di contrasto organoiodati. Radiol. Med. (Torino) 52 (1966) 1625

Vermess, M., J. L. Doppman, P. H. Sugarbaker, R. I. Fischer, T. J. O'Leary, D. C. Chatterji, G. Grimes, R. H. Adamson, M. Willis, B. K. Edwards: Computed tomography of the liver and spleen with intravenous lipoid contrast material: review of 60 examinations. Amer. J. Roentgenol. 138 (1982) 1063

Weinmann, H.-J., H. Gries: Chelated contrast media in NMR tomography-basic properties and experimental studies in animals. Vortrag anläßlich des Symposiums über Nuclear Magnetic Resonance in Medicine, San Francisco, 16.–19. 8. 1983

Winkler, K.: Lebernekrosen nach Infusions-Cholangiographie. Dtsch. med. Wschr. 103 (1978) 420

Witten, D. M., F. D. Hirsch, G. W. Hartmann: Acute reactions to urographic contrast medium. Amer. J. Roentgenol. 119 (1973) 832

Wolf, K.-J., B. Steidle, D. Banzer, W. Seyferth, R. Keysser: Comparative evaluation of low osmolar contrast media in (femoral) arteriography. In Taenzer, V., E. Zeitler: Contrast Media in Urography, Angiography and Computerized Tomography. Thieme, Stuttgart 1983 (p. 102)

Grundlagen der nuklearmedizinischen Diagnostik

H. Creutzig und H. Hundeshagen

Einleitung

Nuklearmedizinische Untersuchungen unterscheiden sich von röntgendiagnostischen dadurch, daß nicht die Abschwächung einer Strahlung bei dem Durchgang durch den Körper gemessen, sondern ein geeigneter Strahler (Radionuklid) in den Körper eingebracht wird. Damit das Radionuklid das zu untersuchende Organ erreicht, werden dessen Funktionsabläufe genutzt. Mit dem Radionuklid wird ein Pharmazeutikum markiert, das entweder als Metabolit in eine organspezifische Synthese eingeschleust oder abhängig von der Funktion des Organs aus dem Blutkreislauf aufgenommen wird. Nuklearmedizinische Untersuchungen messen daher stets (Teil-)Funktionen von Organen oder Organsystemen (Abb. 1a u. b). Durch die zwei- oder dreidimensionale Darstellung der Meßwerte kann dann eine grobe Abschätzung der Morphe funktionstüchtigen Parenchyms des untersuchten Organs erfolgen.

Natürlich vorkommende Radionuklide wurden bereits vor 60 Jahren in der medizinischen Diagnostik für die Messung von Kreislaufzeiten eingesetzt (WEISS). Die Anwendung kurzlebiger, vom Menschen erzeugter Radionuklide in der Biologie wurde erstmals vor 50 Jahren beschrieben: gemessen wurde der Phosphor-32-Einbau in den Frakturkallus (CHIEWIETZ u. HEVESY 1935). Solange Radionuklide nur für die Anwendung in der Physik und Biologie benötigt wurden, waren die Herstellung nur im Labormaßstab durchführbar und Experimente mit ihnen nur an wenigen Orten möglich. Als

„Nebenprodukt" der Plutoniumerzeugung konnten einige Radionuklide wie Jod 131 in größeren Aktivitäten hergestellt und auch in die medizinische Diagnostik eingebracht werden. So führte WINKLER bereits 1949 die erste Jod-131-Therapie bei einer Patientin mit einem Schilddrüsenkarzinom in Deutschland durch (WINKLER 1951). Nach den ersten Erfahrungen in der therapeutischen Anwendung wurde Jod 131 auch zu der Diagnostik von Funktionsstörungen der Schilddrüse verwandt. Die J-Kinetik wurde mit Einzelsonden gemessen. Als der erste Rektilinearscanner zur Lokalisationsdiagnostik von Jod-131 in der Schilddrüse beschrieben wurde, war die Funktionsdiagnostik dieses Organs durch Aufnahmemessungen von Jod-131 bereits weit entwickelt. Auch für andere Organe ist eine Funktionsdiagnostik vor der Lokalisationsuntersuchung durchgeführt worden.

In der Folgezeit wurden Untersuchungsgeräte mit einer Vergrößerung der Szintillationskristalle und Verbesserung der fokussierenden Kollimatoren und schließlich die Szintillationskamera nach Anger gebaut, die zur Abbildung regionaler Aktivitätsunterschiede geeignet sind. Nuklearmedizinische Verfahren boten zeitweise die einzige Möglichkeit zur Darstellung parenchymatöser Organe. Über der damit einhergehenden klinischen Bedeutung des „imaging" wurde lange vergessen, daß ein Szintigramm immer eine regionale Abbildung von Organteilfunktionen ist und morphologische Veränderungen aus den Störungen dieser abgebildeten Funktionsveränderungen abgeleitet werden müssen. Erst als andere bildgebende Verfahren mit einer höheren örtlichen Auflösung die

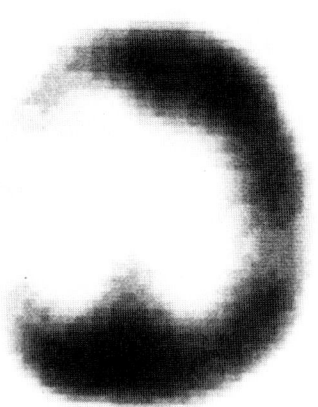 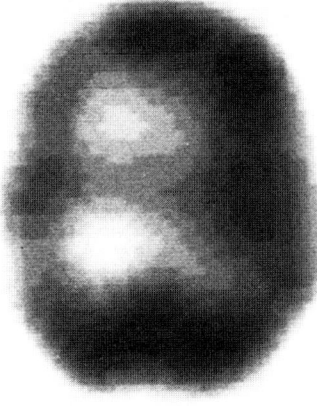

a   b

Abb. 1a u. b Hirnszintigraphie. Transversaler Schnitt OM + 3 nach i.v. Gabe von Jod-123-Amphetamin als Perfusionsmarker im Hirn bei einem Patienten nach traumatischem Verschluß der A. cerebri media links
a 15 Min. p.i.: Minderfixation im Versorgungsgebiet des verschlossenen Gefäßes als Zeichen der hochgradigen Minderperfusion
b 210 Min. p.i.: Teilweise Reperfusion („filling-in") im Versorgungsgebiet des verschlossenen Gefäßes als Zeichen vitalen Gewebes. Die Indikation zu einer Bypass-Operation ist damit gegeben

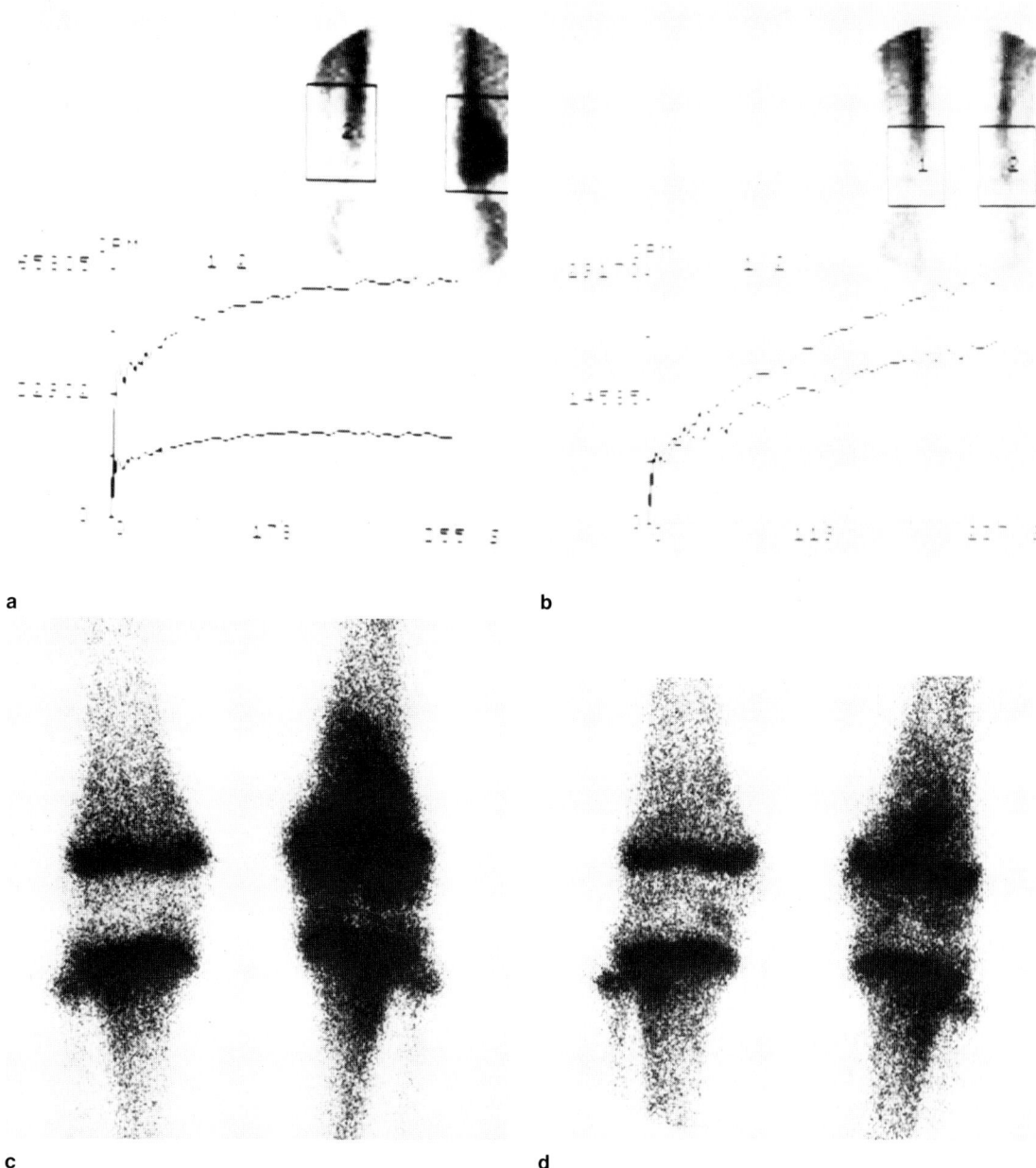

Abb. 2 a–d Knochenszintigraphie des Knies bei einem 12jährigen Patienten mit Osteosarkom links vor und nach dreiwöchiger Chemotherapie
a u. **b** Zeitaktivitätskurven über der Tumorregion und dem korrespondierenden Bezirk der kontralateralen Extremität. Vor der Therapie (**a**) massive Hyperperfusion, nach zwei Therapiezyklen (**b**) nahezu seitengleich – „responder"
c u. **d** In der Spätaufnahme (**d**) nur geringe Änderung der Anreicherung

Morphe abbilden konnten, begann die Rückbesinnung, daß nuklearmedizinische Diagnostik eine *regionalisierte Funktionsdiagnostik* und keine Abbildung der Morphe ist.
Dieses soll am Beispiel der *Knochenszintigraphie* dargestellt werden: Für die Untersuchungen wurde zunächst das Kalziumanalog Strontium-85 verwandt, das mit seiner langen physikalischen Halbwertszeit und seiner Gammaenergie von 0,511 keV eine Messung der Pharmakokinetik in Frakturbereichen, Pseudarthrosen oder Tumoren über lange Zeit hinweg zuließ. Damit konnten grundlegende Erkenntnisse über den Kalziumstoffwechsel bei diesen Erkrankungen am Menschen gewonnen werden (BAUER u. WENDEBERG 1954). Eine bildhafte Darstellung dieser pathologisch gesteigerten Kinetik und damit eine „Lokalisationsdiagnostik" war erst mit der Entwicklung spezieller Szintigraphiegeräte möglich. Sie erforderte wegen der langsamen Gewebeclearance von

Strontium 85 mehrere Tage Abstand von der Applikation bis zur Szintigraphie und 2–3 Stunden Untersuchungszeit pro Patient. Das Verfahren wurde zwar als hochsensitiv für den Nachweis von primären malignen und von sekundären Knochentumoren erkannt, konnte wegen des großen zeitlichen Aufwandes aber keinen Platz in der Diagnostik gewinnen. Mit der Einführung eines knochensuchenden, kurzlebigen ^{99m}Tc-markierten Radiopharmazeutikums mit hoher Gewebeclearance war die Untersuchung innerhalb von 3–4 Stunden nach der Applikation durchführbar und erforderte nur noch etwa ½ Stunde. Das Verfahren wurde rasch in die Diagnostik eingeführt und ist heute bei manchen, wenn auch nicht bei allen Karzinomformen das Verfahren der ersten Wahl zum Ausschluß von Skelettmetastasen. Die pathophysiologischen Grundlagen und die Modellvorstellungen sind anfangs direkt von der Strontium-85-Untersuchung auf die mit ^{99m}Tc-markierten Pharmaka übertragen worden, obwohl die gänzlich andere Pharmakokinetik neue Modellvorstellungen erforderte. Ist die ^{85}Sr-Kinetik ein direktes Maß für den Kalziumumsatz im Knochen, so trifft dies für mit ^{99m}Tc-markierte Pharmaka nicht zu. Hier wird im wesentlichen die flußabhängige Adsorption des Pharmazeutikums an die Knochenmatrix erfaßt; eine Mehranreicherung oder auch ein Auftreten neuer Herde im Ganzkörperszintigramm kann sowohl bei einer Regression als auch einer Progression der malignen Grundkrankheit gesehen werden. Eine dynamische Untersuchung mit Messung der lokalen Verteilungsänderung über die Zeit, in der einfachsten Form als „Dreiphasenszintigraphie" (CREUTZIG 1984) erlaubt eine grobe Abschätzung von Perfusions- und Verteilungsraumeinfluß auf die Spätanreicherung. Nur eine differenzierende Betrachtung der Kinetik mit Bestimmung von Clearanceäquivalenten (KNOP u. Mitarb. 1985) oder mit Kompartimentierung der Aufnahmekinetik (MÜLLER u. Mitarb. 1985) kann den Therapieeinfluß auf den Knochenstoffwechsel im Tumorbereich belegen (Abb. 2a–d).

Die nuklearmedizinische „Lokalisationsdiagnostik" in Form des zweidimensionalen Szintigramms versagt bei dieser Fragestellung, wenn hierbei nicht als weitere Dimension die zeitliche Änderung in Form der „Funktionsdiagnostik" hinzugenommen wird. Auch die Bestimmung von Anreicherungsquotienten ist ohne die Beachtung dieser Dimension nur von eingeschränktem Wert, da sich die Pharmakokinetik im pathologisch veränderten Knochen von derjenigen im normalen Knochen unterscheidet.

Entsprechend liegt auch die klinische Bedeutung nuklearmedizinischer Verfahren in Funktionsmessungen mit einer semiquantitativen Bestimmung von Funktionsgrößen, in der Entwicklung und Anwendung hochspezifischer Radiopharmazeutika und die Aufgabe des Nuklearmediziners in der Entwicklung und Anwendung geeigneter, an der jeweiligen Fragestellung sich orientierender pharmakokinetischer Modelle. Um die interessierende Teilfunktion mit dem geeigneten Modell zu beschreiben, sind die Meßanordnung entsprechend zu wählen, die pathophysiologische Bedeutung des Meßergebnisses darzustellen und die Funktionsstörung möglichst zu quantifizieren. Im Folgenden wird deshalb auf pharmakokinetische, radiopharmazeutische und gerätetechnische Grundlagen für diese „regionalisierende Funktionsdiagnostik" abgehoben; die „Lokalisationsdiagnostik" wird dort erwähnt, wo sie im Vergleich mit anderen, primär bildgebenden Verfahren eine zusätzliche Information liefert.

Physikalische Grundlagen

Über die Grundlagen der Atomphysik informiert ein umfangreiches Schrifttum; in diesem Kapitel soll nur auf den radioaktiven Kernzerfall eingegangen werden, soweit er für die nuklearmedizinische Diagnostik und die Strahlenexposition wichtig ist.

Der Atomkern ist aufgebaut aus Protonen und Neutronen; das Element wird durch die Anzahl der Protonen (Ordnungszahl) definiert, besteht aber aus einem Gemisch von Atomen mit unterschiedlicher Neutronenzahl und damit unterschiedlicher Masse: es besteht aus einem Gemisch von Nukliden. Dabei sind nur Nuklide mit annähernd gleicher Neutronen- und Protonenzahl stabil. Bei einem Ungleichgewicht findet eine spontane Umwandlung in einen stabileren Zustand statt. Bei dieser Umwandlung kann es zu einer Emission von Partikeln und/oder von Energie kommen.

Liegt im Atomkern ein Neutronenüberschuß vor, so erfolgt eine Umwandlung in ein Proton; die freiwerdende negative Ladung wird als Elektron emittiert. Dieser Vorgang wird „Betazerfall" genannt; durch die Erhöhung der Protonenzahl im Kern hat sich die Ordnungszahl geändert, ein anderes Element ist entstanden. Neben dem Elektron wird ein Antineutrino emittiert, das einen wechselnden Teil der freigewordenen Energie aufnimmt. Deshalb tritt bei jedem Betazerfall ein kontinuierliches Energiespektrum zwischen Null und der für den jeweiligen Zerfall charakteristischen Maximalenergie E_{max} auf. Die Energieabgabe im Gewebe erfolgt im Millimeterbereich, die mittlere Energie beträgt dabei näherungsweise ein Drittel der Maximalenergie.

Liegt im Atomkern ein Protonenüberschuß vor, so werden bei Umwandlung ein Positron (positiv

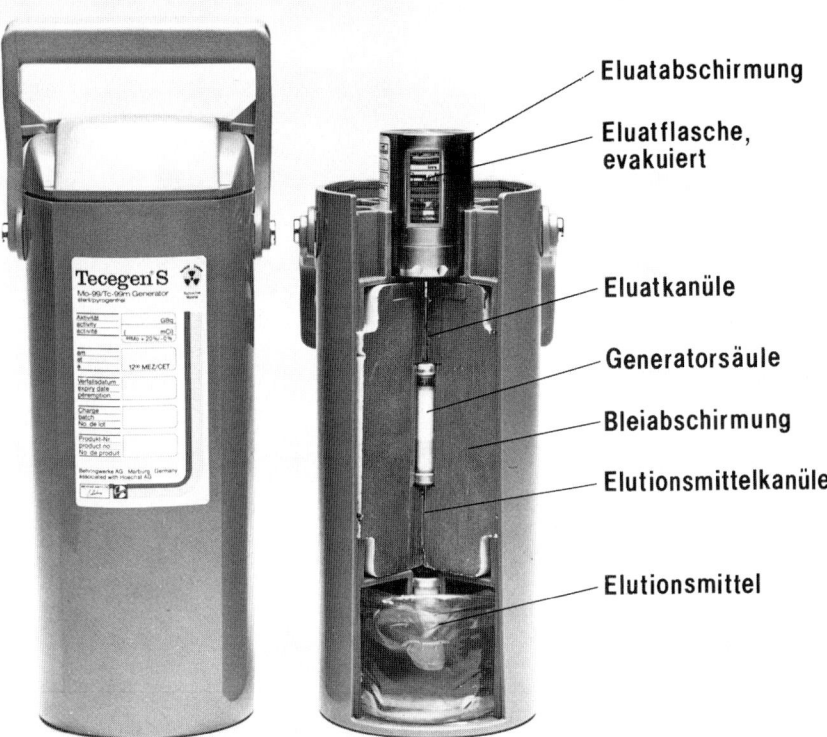

Abb. **3**
Prinzip des Radio-
nuklidgenerators
(für die Überlas-
sung der Abbil-
dung danken wir
Herrn Dr. *Bremer*,
Frankfurt)

Eluatabschirmung

Eluatflasche,
evakuiert

Eluatkanüle

Generatorsäule

Bleiabschirmung

Elutionsmittelkanüle

Elutionsmittel

geladenes Elektron „$\beta+$") und ein Neutrino abgegeben. Auch Positronen geben ihre Energie mit
einem kontinuierlichen Spektrum ab. Sobald das
Positron seine kinetische Energie verloren hat,
vereinigt es sich mit einem Elektron; die gesamte
Masse wird dabei in Form zweier Photonen von
je 0,511 MeV umgesetzt, die in einem Winkel von
genau 180 Grad abgestrahlt werden. Die minimale Zerfallsenergie beträgt dabei wenigstens
1,022 MeV. Ist sie kleiner, so kann es zu einer
Umwandlung kommen, indem aus einer der inneren Schalen ein Elektron „eingefangen" und so
ein Proton in ein Neutron umgewandelt wird
(Electron Capture – EC). Das Atom befindet sich
dann in einem angeregten Zustand, da auf einer
inneren Schale ein Elektron fehlt. Es kehrt in seinen Grundzustand zurück, indem ein Elektron
von einer äußeren Schale das Loch auffüllt. Dabei wird eine – für diese Umwandlung in das neu-
gebildete Element charakteristische – Röntgenstrahlung ausgesandt, die wesentlich zur Strahlenbelastung beiträgt. Ist die Zerfallsenergie größer als 1,022 MeV, so können Positronenemission
und EC gleichzeitig auftreten.

Bei allen Umwandlungen können die Tochternu-
klide in einem angeregten Zustand bleiben und
den Grundzustand durch Abgabe von Energie in
Form einer – für dieses Tochternuklid charakteristischen – Gammastrahlung erreichen. Diese

Gammastrahlung kann in verschiedener Form
abgegeben werden, bezüglich der einzelnen Zer-
fallsschemata wird auf die einschlägige Literatur
verwiesen. Wichtig ist, daß der an die Umwandlung anschließende Übergang in den Grundzustand einige Zeit dauern und das Zwischenprodukt nach dem Betazerfall von dem Mutternuklid
chemisch abgetrennt werden kann („Radionu-
klidgenerator", Abb. **3**). Es wird dann unter Abgabe der Gammastrahlung in das Tochternuklid
umgewandelt. Dieses Zwischenprodukt wird als
„metastabil" bezeichnet und kann bei ausschließlicher Aussendung einer Gammastrahlung in der
nuklearmedizinischen Diagnostik mit einer sehr
geringen Strahlenbelastung für den Patienten verwandt werden.
Vorzugsweise bei diesen metastabilen Übergängen kann es aber zu einer Abgabe der Energie direkt vom Kern an ein Elektron kommen (Internal
Conversion – IC). Dieses verläßt das Atom mit einer Energie, die der Differenz von Gammastrahlung und Bindungsenergie des Elektrons entspricht. Das Atom kommt aus diesem angeregten
in den Grundzustand, indem ein Elektron von einer äußeren Hülle das Loch auffüllt; dabei wird
wie bei der EC die charakteristische Röntgenstrahlung ausgesandt. IC erhöht ebenso wie EC
die Strahlenbelastung.
Die *Zahl der Zerfälle pro Zeiteinheit* ist für jede
Umwandlung charakteristisch; die Zerfallsge-

schwindigkeit wird mit einer Exponentialfunktion beschrieben. Jedes Radionuklid ist also durch die Halbwertszeit seines Zerfalls charakterisiert. Die *Halbwertszeit* des „idealen" Radionuklids für die Diagnostik soll so lang sein, daß die zu messende Organfunktion gerade erfaßt werden kann, aber nicht länger, um eine unnötige Strahlenexposition zu vermeiden. Aus demselben Grund soll es als metastabiles Nuklid, abgetrennt von dem Mutternuklid, vorliegen (Vermeidung der Betastrahlung) und mit einem geringen IC-Anteil in den Grundzustand übergehen.

Die emittierte Strahlung tritt mit der umgebenden Materie in eine Wechselwirkung und gibt dabei einen Teil ihrer Energie ab (Linear Energy Transfer – LET). Wird ein Elektron von einem Kern aus seiner Bahn abgelenkt, so kann die Energie in Form eines Photons abgestrahlt werden („Bremsstrahlung" mit einem kontinuierlichen Energiespektrum). Bei einem geringeren Energietransfer wird ein Hüllenelektron herausgeschlagen, das Atom „ionisiert". Photonen tragen keine elektrische Ladung und können deshalb keine direkte Ionisation hervorrufen; sie geben ihre Energie an die umgebende Materie durch Absorption in ein Atom ab, wodurch ein Elektron emittiert wird (Photoelectric absorption, Photoeffekt). Dieser Photoeffekt tritt nur dann ein, wenn die eingestrahlte Energie des Photons größer ist als die Bindungsenergie des zu emittierenden Elektrons. Das Atom ist ionisiert, mit der folgenden EC-Reaktion wird die charakteristische Röntgenstrahlung ausgesandt. Dieser „Photoeffekt" dient zum Nachweis einer Gammastrahlung in einem Szintillationskristall, seine Stärke ist nä-

herungsweise proportional der Ordnungszahl des Atoms in der dritten Potenz und der Photonenenergie in der inversen dritten Potenz. Nicht nur für den Nachweis der Gammastrahlung, sondern auch für die Abschirmung unerwünschter Strahlung ist er von Bedeutung. Während der Photoeffekt in Elementen niedriger Ordnungszahlen wie dem Gewebe kaum auftritt, wird durch ihn die Strahlung in dünnen Schichten von Elementen hoher Ordnungszahl, z. B. Bleikollimatoren, weitgehend absorbiert.

Ist die Photonenenergie wesentlich größer als die Bindungsenergie der Elektronen, so kommt es bei dem Zusammenstoß zu einer teilweisen Energieabgabe an ein Elektron, welches diese alsbald an das umliegende Gewebe abgibt. Das Photon wird in seiner Bewegungsrichtung geändert und in seiner Energie abgeschwächt. Dieser „Compton-Effekt" führt dazu, daß die aus dem Körper austretende Strahlung Energie- und Richtungsunterschiede aufweist, so daß für eine Ortslokalisation sowohl eine Energiediskrimination als auch eine Kollimation der gemessenen Strahlung erfolgen muß.

Grundlagen der Gerätetechnik

Als Standardgerät in der Nuklearmedizin wird die „*Gammakamera*" verwandt (Abb. **4**). Im Kamerakopf befindet sich ein großflächiger NaJ(Tl)Szintillationskristall. Die Gammastrahlung wird mittels des „Photoeffekts" in dem Szintillationskristall gemessen, indem die entstehenden Lichtblitze mit geeigneter Elektronik im Kristall lokalisiert, in elektrische Signale umgewandelt und einer Impulshöhenanalyse (Ausschluß der Comptonstrahlung) unterzogen werden. Modernere Systeme führen nach Digitalisierung der Daten automatisch eine Korrektur eventueller Inhomogenitäten in der Aufnahme aus. Bei älteren Modellen werden die elektrischen Signale analog auf einem Bildschirm dargestellt und danach digitalisiert, um die weitere Datenverarbeitung in einem Rechner zu ermöglichen. Hier muß eine Inhomogenität im Bild nachträglich ausgeglichen werden.

Die Elektronik führt eine Ortslokalisation der in den Szintillationskristall einfallenden Gammaquanten so durch, daß der Szintillationsort im Kristall bestimmt wird. Daher dürfen nur solche Quanten registriert werden, die senkrecht zu der Kristalloberfläche einfallen. Durch einen vor den Kristall gesetzten „Kollimator" aus dünnen Bleisepten werden schräg einfallende Gammaquanten abgefangen. Die Bleisepten verringern aber das Gesichtsfeld, so daß sie so dünn wie möglich gewählt werden. Deshalb werden für Radionukli-

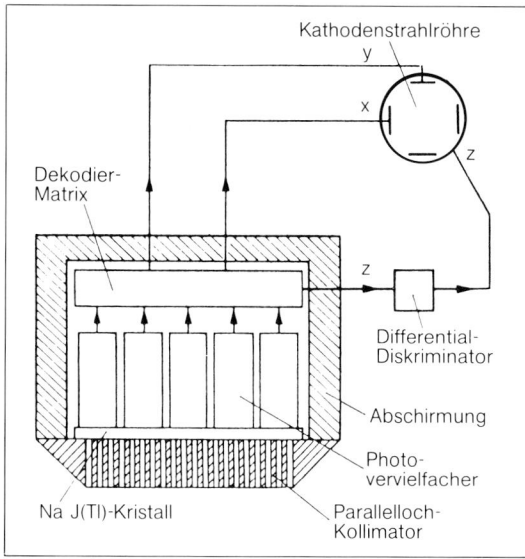

Abb. **4**   Prinzip der von *Anger* entwickelten Gamma-Kamera

Kathodenstrahlröhre
y
x
z
Dekodier-Matrix
z
Differential-Diskriminator
Abschirmung
Photo-vervielfacher
Na J(Tl)-Kristall
Parallelloch-Kollimator

Abb. **5**
Planares Szintigramm
unmittelbar (**a**) und
3 Stunden (**b**) nach
Fahrradergometrie
(max. 130 W für 4 min,
Sollwert, negativer
Arbeitsversuch).
Während der Belastung
ist Thallium-201 als
Marker der Myocard-
perfusion i. v. appliziert
worden. Die planaren
Szintigramme summie-
ren die Information aus
allen Tiefen; es sind
deshalb Aufnahmen in
verschiedenen Ansich-
ten notwendig, um
Aussagen über die An-
reicherung in einzelnen
Segmenten machen zu
können. Hier bela-
stungsabhängige
Ischämie inferior;
angiographisch 95%
RCx-Stenose

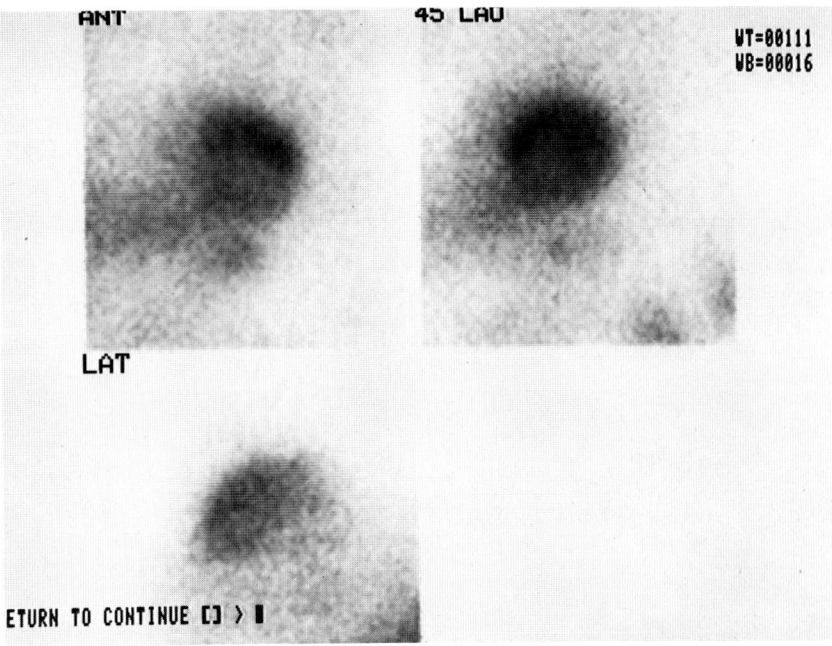

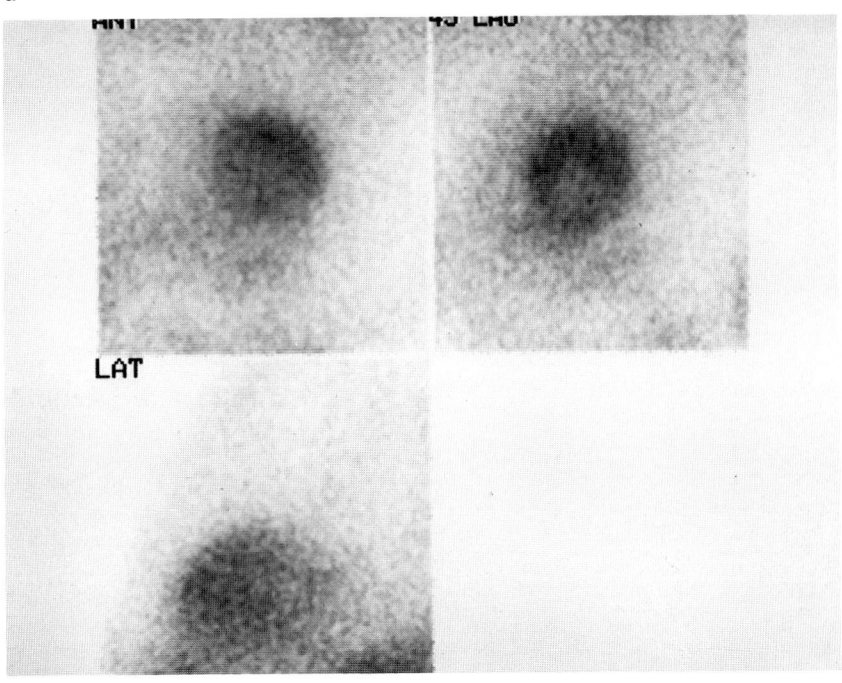

de mit unterschiedlich hohen Energien verschiedene Kollimatoren benötigt. Je größer die Zwi-
schenräume zwischen den Septen sind, desto eher
können schräg einfallende Quanten registriert
werden; die Ortsauflösung verringert sich, während die Empfindlichkeit, bedingt durch das größere nutzbare Sichtfeld, steigt. Deshalb werden
der jeweiligen Fragestellung entsprechend entweder hochauflösende oder hochempfindliche Kollimatoren verwandt.

Wenn die Messung in einer Ebene erfolgt, wird
die dreidimensionale Radioaktivitätsverteilung
im Gesichtsfeld des Kristalls auf ein zweidimensionales Bild abgebildet (planares Szintigramm)
(Abb. **5**). Wird die Messung in verschiedenen
Winkeln durchgeführt, so kann mit den aus der
Transmissionscomputertomographie (TCT) bekannten Rekonstruktionsalgorithmen auf dreidimensionale Bilder abgebildet werden (Single
Photon Emission Tomography – SPECT). Hierfür

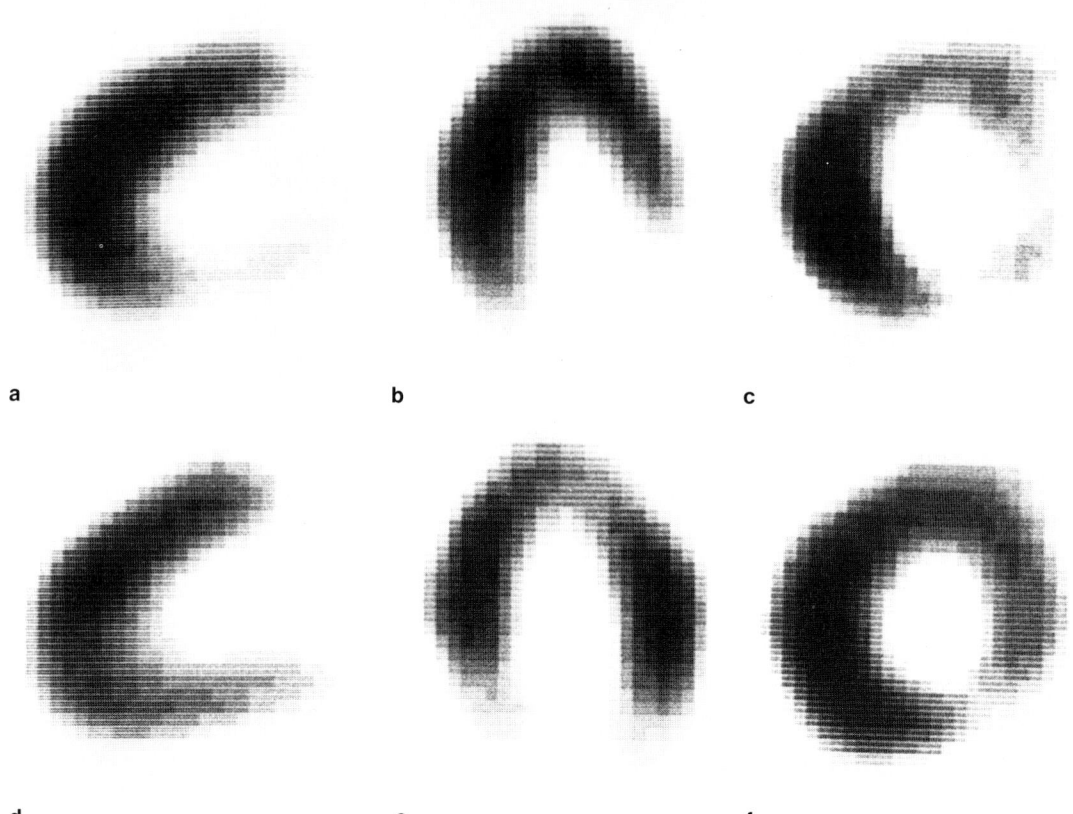

Abb. **6a–f** Myokardszintigraphie. Tomographie mit Thallium 201 als Marker der Myokardperfusion unmittelbar nach maximaler Ergometerbelastung (180 W für 3 Min., negativer Arbeitsversuch) (**a–c**) und 3 Stunden später (**d–f**). Schnitte in Herzlängsachse (links), im Winkel von 90 Grad hierzu (Mitte) und parallel zur Basis (rechts). Nachweis einer Belastungsischämie infero-lateral. Die anschließend durchgeführte Koronarographie ergab eine 90% RCx-Stenose

werden entweder über 180 Grad oder 360 Grad kontinuierlich oder in Inkrementen die Meßwerte gespeichert. Im Gegensatz zu TCT erfolgt die Messung nicht in einer Schicht, sondern über das gesamte Gesichtsfeld der Kamera (ca. 40 cm). Die interessierende Region wird vollständig erfaßt, die Rekonstruktionen erfolgen wie bei der Kernspintomographie nicht nur transversal, sondern auch in jeder beliebigen Raumebene. So ist es möglich, Rekonstruktionen z.B. parallel zur Herzachse oder zur Herzbasis durchzuführen, unabhängig von der Lage des Herzens im Thorax (Abb. **6a–f**).

Wird die Messung in einer Ebene für längere Zeit durchgeführt und werden die Meßwerte in Zeitinkrementen gesammelt, kann die zeitliche Veränderung der Aktivitätsmengen regional dargestellt werden (*Sequenzszintigraphie*). Wenn die digitalen Meßdaten in einem Rechner gespeichert werden, können über interessierenden Bezirken (*regions of interest*) Zeitaktivitätskurven berechnet werden (*Funktionsszintigraphie*).

Radiopharmazeutika

Das Radionuklid für die Untersuchung ist so zu wählen, daß eine möglichst geringe Strahlenexposition des Patienten bei der Untersuchung auftritt. In der Regel wird hierfür *Technetium-99m oder Jod-123* verwandt. Sofern heute noch andere Radionuklide eingesetzt werden müssen, ist für die Zukunft mit einem Ersatz durch ^{99m}Tc oder ^{123}J zu rechnen.

Das intravenös applizierte Radionuklid muß durch geeignete Transportmechanismen an das Zielorgan gebracht werden. Nur für wenige Fragestellungen ist die Applikation des Radionuklids in ionischer Form möglich, weil es in dieser Form in den Zellstoffwechsel eingeschleust wird (z.B. Jodid in Thyreozyten). Für andere Fragestellungen muß das Radionuklid durch einen geeigneten Träger an das Zielorgan gebracht werden. Ist das Zielorgan der Intravaskularraum (z.B. bei Bestimmungen des Blutvolumens, der globalen und regionalen Pumpfunktion des Herzens oder auch für den Nachweis fazialer oder intrahepatischer

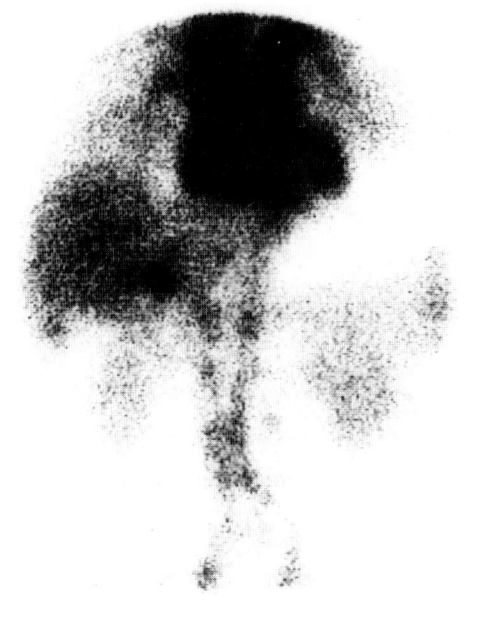

a

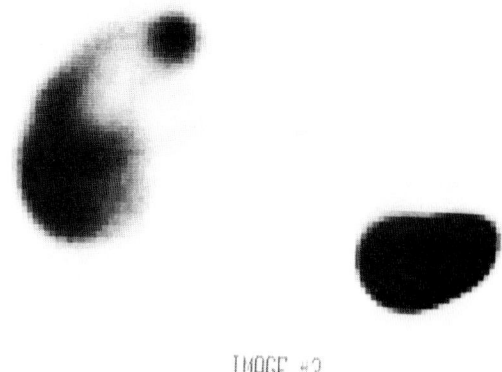

b

Abb. 7 a u. **b** a Planares Szintigramm des Rumpfes und **b** eine transversale Schicht des Tomogramms in Leberhöhe 3 Stunden p.i. ^{99m}Tc-markierter autologer Erythrozyten bei einer Patientin mit Mammakarzinom (pT2, N1, Mx) und einer 1,5 cm großen echoreichen Raumforderung im linken Leberlappen. Im planaren Szintigramm homogene Blutverteilung in der Leber, im Tomogramm Abgrenzung eines vermehrten „Blutpools" von 1,8 cm Durchmesser im linken Lappen. Der Befund ist beweisend für ein Hämangiom

Hämangiome [Abb. **7 a** u. **b**]), so werden autologe Erythrozyten markiert. Nach Gleichverteilung im Blutraum ist dann die direkte Bestimmung globaler und regionaler Blutvolumina und deren zeitliche Änderung meßbar. Werden die autologen Erythrozyten bei der Markierung mit ^{99m}Tc geschädigt, so verbleiben sie nicht mehr im intravaskulären Kompartiment, sondern werden in der roten Milzpulpa herausfiltriert (Abb. **8**). Die Clearancerate ist von der Filtrationsleistung der Milz abhängig (REILMANN 1985). Bei Ausfall dieser aktiven Transportmechanismen ist eine Darstellung des Zielorgans nicht möglich. Liegt z.B. eine funktionelle Asplenie vor, so läßt sich die Milz mit alterierten Erythrozyten nicht darstellen. Geeignete Träger für Funktionsmessungen bei anderen Organen sind entweder Präkursoren eines zielorganspezifischen Stoffwechselvorganges oder Substanzen, die durch möglichst spezifische Rezeptoren oder Filtrationsvorgänge aus dem Intravaskularraum geklärt werden müssen, um Überlagerungen durch Anreicherungen in anderen Verteilungsräumen zu vermeiden. Die Vielzahl von möglichen Anreicherungsformen führt zu unterschiedlichen Untersuchungsergebnissen; vor der Durchführung einer nuklearmedizinischen Untersuchung muß daher *das der Fragestellung bestmöglichst angepaßte Verfahren* gewählt werden.
Die Bestimmung der glomerulären Filtrationsleistung der *Nieren* wird mit markierten Chelatkomplexen durchgeführt, während die Messung der tubulären Leistung mit tubulär gestapelten Radiopharmaka erfolgt. Der effektive renale Plasmafluß wird mit markierter Hippursäure be-

stimmt. Eine Seitentrennung der Nierenfunktion kann mit allen drei Radiopharmaka erfolgen, wobei je nach Erkrankung unterschiedliche Fehlermöglichkeiten auftreten können (CREUTZIG u. SCHINDLER 1983), die bei einer ungenauen oder falschen Fragestellung zu ungenauen oder falschen Ergebnissen führen würden. Erst eine präzise Fragestellung ermöglicht die Auswahl des geeigneten Radiopharmazeutikums und damit eine präzise Antwort.
Bei manchen Fragestellungen kann es notwendig werden, mehrere Radiopharmazeutika nacheinander einzusetzen, weil sie durch die Untersuchung mit einem Anreicherungsverfahren nicht ausreichend beantwortet werden können. Die

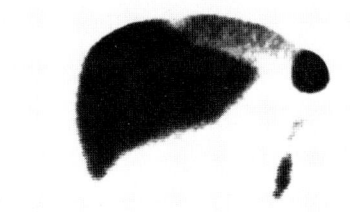

Abb. **8** Coronales Tomogramm 60 Min. p.i. ^{99m}Tc-markierter, wärmealterierter autologer Erythrozyten bei einem Patienten mit Zustand nach Milzexstirpation wegen traumatischer Ruptur und autologer Transplantation von Milzgewebe in das große Netz. Anreicherung in der Leber, in einem Regenerat in der Milzloge und im Transplantat als Zeichen der Transplantatfunktion

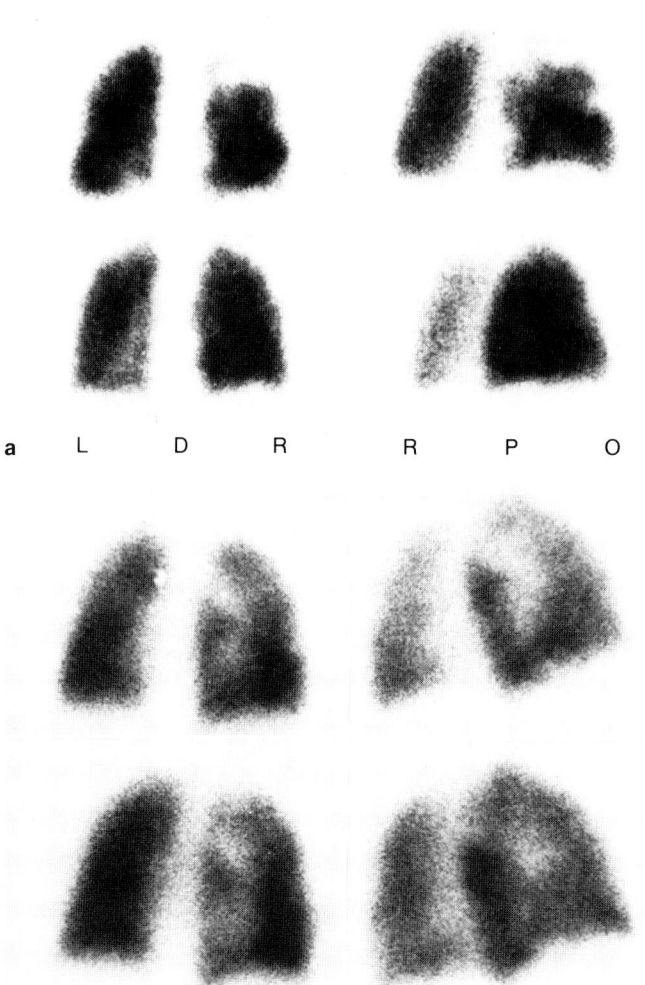

a   L   D   R   R   P   O

b

Abb. **9 a** und **b**

a Perfusionsszintigramme mit ^{99m}Tc-MS in LDR- und RPO-Projektion (obere Reihe) und anschließend durchgeführte Ventilationsszintigramme mit ^{81m}Kr (untere Reihe) bei einem Kind mit nephrotischem Syndrom

b Perfusions- und Ventilationsszintigramme bei einem Erwachsenen mit COPD

Perfusionsdefekte (lobär und segmental rechts) bei regelrechter Ventilation („mismatch") als Zeichen der Embolie im Fall **a**. Perfusionsdefekte mit deckungsgleichen Ventilationsstörungen („match") als Zeichen der COPD im Fall **b**

Diagnose „*Lungenembolie*" erfordert nicht nur den Nachweis eines Perfusionsausfalls in einer Segment- oder Lappenarterie, sondern auch denjenigen einer ungestörten Ventilation im Gebiet des Perfusionsausfalls, da dieser sowohl primär durch eine Obstruktion der Strombahn als auch sekundär durch obstruktive Ventilationsstörungen (Euler-Liljestrand-Reflex) bedingt sein kann. Deshalb werden zunächst markierte Makroaggregate intravenös appliziert; ihre Verteilung in der

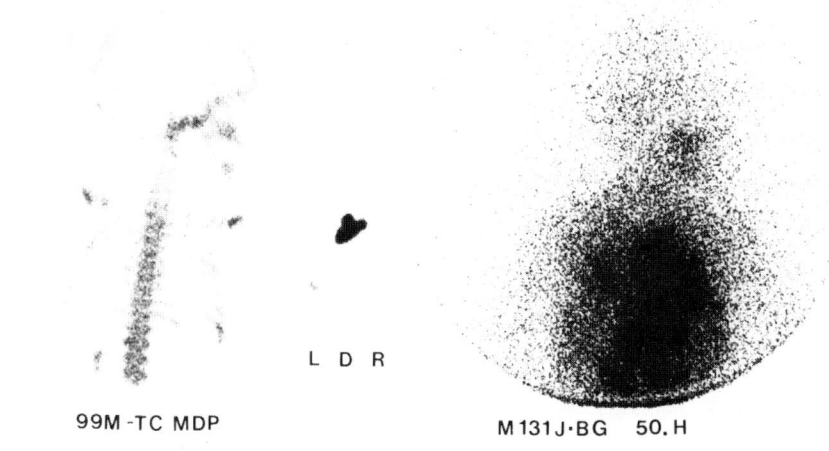

99M-TC MDP   L   D   R   M 131J·BG   50.H

a   b

Abb. **10 a** u. **b**
Szintigramme in gleicher Lagerung bei einem 3jährigen Kind mit Neuroblastom. Unauffälliges Knochenszintigramm (**a**), massive ^{131}J-MIBG-Speicherung im Mediastinum als Zeichen der mediastinalen Metastasierung (**b**)

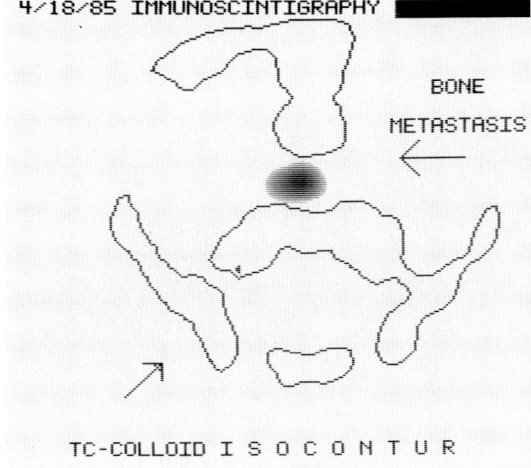

a

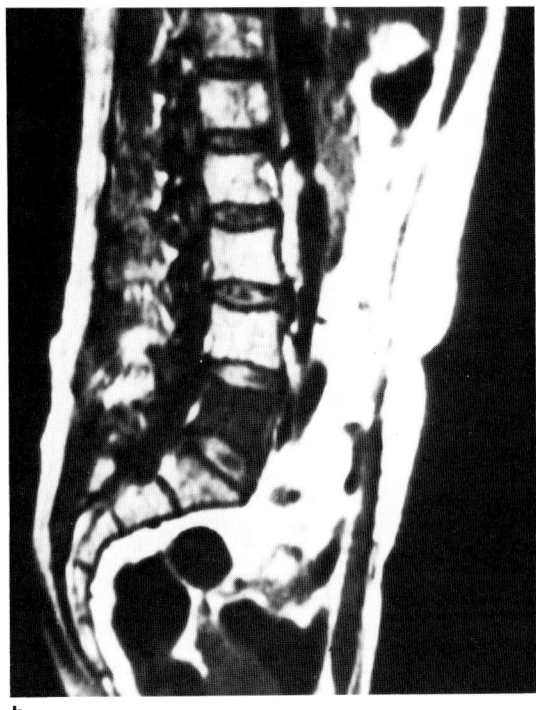

b

Abb. 11a u. b Szintigramm des Beckens nach i.v. Applikation von ^{131}J-markierten monoklonalen CEA- und Ca-19-9-Antikörpern bei einem Patienten mit Kolonkarzinom. Herdnachweis in der unteren LWS. Die Metastase wird im NMR-Bild bestätigt (für die Überlassung der Abbildungen danken wir Herrn Prof. *Hör*, Frankfurt)

Kapillarstrombahn entspricht dem Anteil an der regionalen Perfusion. Durch ein anschließend durchgeführtes Ventilationsszintigramm können Ventilationsstörungen ausgeschlossen und die Diagnose einer Embolie kann wahrscheinlich gemacht werden (Abb. 9a–c).

Das radiojodmarkierte Metajodbenzylguanidin (MIBG) ist ein Präkursor des Aminstoffwechsels. Nach intravenöser Applikation findet sich eine Anreicherung bei Phäochromozytomen und Neuroblastomen, aber auch im *Nebennierenmark* und Organen mit einer adrenergen Innervation wie

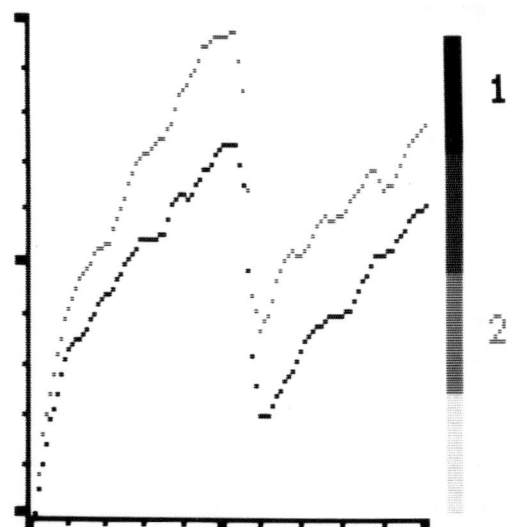

22–10–81   Parotis RVL Reiz 25 Min. P.I.
CS = 18   CTS/TD/IE TS = 45:00.00 TO = 00:00.00

a

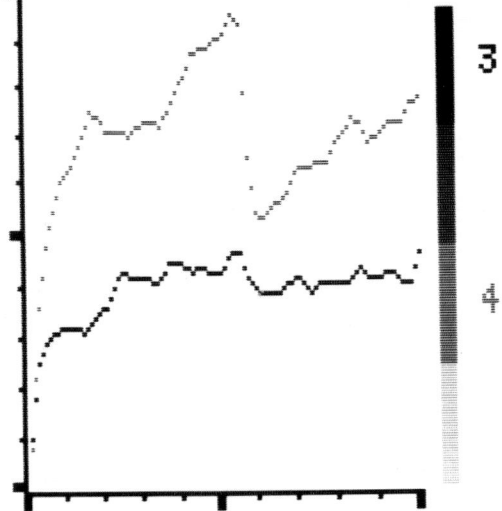

22–10–81   Submandibularis RVL Reiz 25 Min. P. I.
CS = 25   CTS/TD/IE TS = 45:00.00 TO = 00:00.00

b

Abb. 12a u. b Zeitaktivitätskurven über den Glandulae parotes (Nr. 1, 2) und submandibulares (Nr. 3, 4) bei einem Patienten mit Schwellung der linken Glandula submandibularis. Exkretionsreiz mit 2 ml Zitronensaft 25 Min. p.i. von ^{99m}Tc-Pertechnetat. Regelrechte Ekre- tion der Glandulae parotes und submandibularis rechts (obere Kurve), keine Exkretion der Glandula submandibularis links (untere Kurve). Diagnose: Abflußstörung. Ursache ist ein Speichelstein

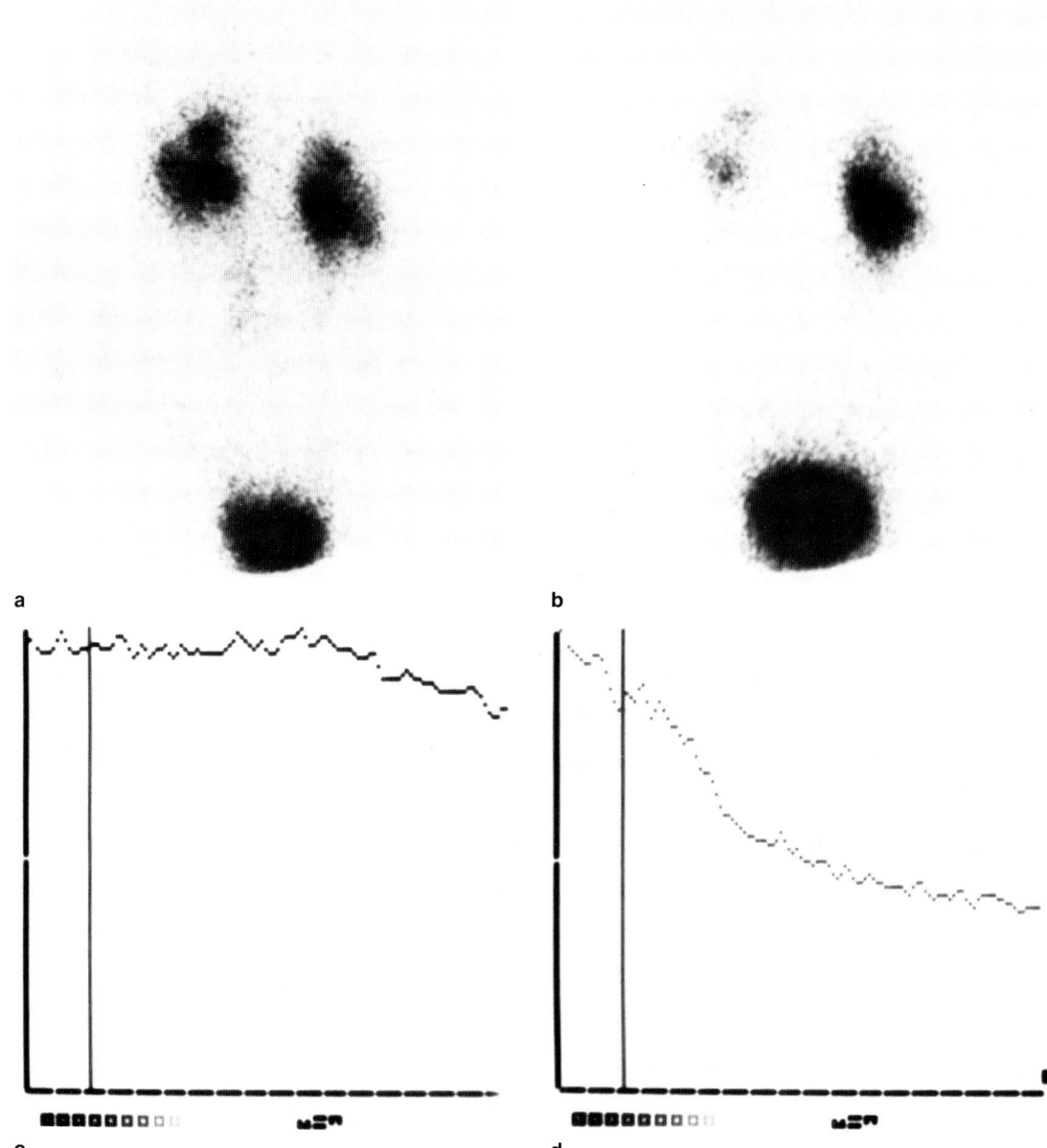

a

b

c

d

Abb. **13a–d**   Szintigraphie 30 Min. p.i. von ¹²³J-Hippuran bei einem 5 Monate alten Kind mit erweitertem NBKS beidseits (**a**): Aufstau in beiden NBKS. Anschließend Gabe von 0,5 mg/kg Furosemid: guter Abstrom rechts, keine Änderung links als Ausdruck einer urodynamisch wirksamen Stenose (**b**). Eine Quantifizierung der Abflußstörung links ist durch Zeitaktivitätskurven möglich: **c** vor und **d** nach Korrektur dieser Stenose

dem Herzen. Insbesondere in der Metastasensuche von Neuroblastomen und Phäochromozytomen und der palliativen Therapie liegt derzeit die Bedeutung des MIBG (Abb. **10a** u. **b**).

Monoklonale Antikörper, gegen Tumorantigene gerichtet, werden vorzugsweise an Tumorzellen gebunden und erlauben so die Lokalisation auch kleinerer Tumormassen (Abb. **11a** u. **b**). Besondere Bedeutung kommt hierbei der Wahl eines geeigneten „cocktails" zu, d.h. einer Mischung verschiedener Antikörper, um unterschiedliche Antigene erfassen zu können. Diese Gruppe der monoklonalen Antikörper wird in der weiteren Zukunft eine große Bedeutung in der nuklearmedizinischen Diagnostik erlangen.

Alle in der normalen Diagnostik verwandten Radiopharmazeutika sind heute industriell so weit konfektioniert, daß sie unmittelbar oder nach einfachen Markierungsschritten mit dem Eluat aus einem Generator (s. Abb. **3**) angewandt werden können. Eine aufwendige Radiopharmazie muß der Anwender nicht betreiben, die Markierung kann jede MTRA oder jeder Arzt leicht erlernen und durchführen. Für den Strahlenschutz (^{123}J, ^{99m}Tc) notwendige bauliche Maßnahmen sind minimal, durch die kurze Halbwertszeit der Radionuklide (6 bzw. 13 Stunden) bereitet auch die Abfallbeseitigung keine Probleme.

Funktions- und Sequenzszintigraphie

Ein Szintigramm ist, wie eingangs dargestellt, nie ein Abbild der Morphe, sondern immer von Teilfunktionen eines Organsystems. Klassisches Beispiel hierfür ist die erste Szintigraphie überhaupt, die Darstellung der Jod-131-Verteilung im Halsbereich. Es wurde nach oraler Gabe von Jod-131 ein autonomes Adenom dargestellt. Die übliche Bezeichnung „Schilddrüsenszintigramm" ist ungenau: Es erfolgte nicht eine Abbildung der Organmorphologie, sondern der Jodaufnahme in der Schilddrüse. Durch Messung dieser Jodaufnahme zu verschiedenen Zeitpunkten kann die Pharmakokinetik dargestellt werden, die in der Regel einer Bateman-Funktion entspricht. Die Angabe von Verteilungsräumen, Invasions- und Exkretionskonstanten hat sich jedoch, von Ausnahmefällen abgesehen, nicht durchsetzen können. Vereinfachende, aber anschaulichere Begrif-

fe, wie im Beispiel thyreoidale Jodaufnahme (uptake) zu verschiedenen Zeitpunkten und das proteingebundene Jod-131 als Prozent der applizierten Dosis, wurden verwandt (Radiojod-Zweiphasentest).

Die *Digitalisierung der Szintigramme* erlaubt eine regionalisierende Betrachtung der gemessenen Teilfunktionen (Funktionsszintigraphie). Hierbei werden aus den abgespeicherten Einzelbildern mittels der „region of interest"-Technik Zeitaktivitätskurven für interessierende Teilbereiche des Szintigramms erstellt. ^{99m}Tc-Pertechnetat wird in die Schalt- und Endstücke der *Speicheldrüsen* aufgenommen und ermöglicht so die Darstellung der großen Kopfspeicheldrüsen. Es wird mit dem Speichel sezerniert; die Messung der Invasionsraten und nach standardisierter Stimulation der Exkretionsraten erlaubt nichtinvasiv eine Beurteilung der Funktion dieser Drüsen (Abb. **12a–c**) (BORNEMANN u. CREUTZIG 1983).

Die Beeinflussung von Organ(teil)funktionen durch Pharmazeutika läßt sich mit der *Funktionsszintigraphie* direkt messen und zur Differentialdiagnostik heranziehen. Als Beispiel sei die Abgrenzung einer urodynamisch wirksamen Stenose bei dilatiertem Nierenbeckenkelchsystem genannt: Der Abfluß von i.v. injiziertem Jod-123-

Abb. **14a–c** Differentialdiagnose fokal-noduläre Hyperplasie hepatozelluläres Adenom/Karzinom mit ^{99m}Tc-HIDA:
a FNH (Pfeile): hyperperfundiert, zeitgleiche Anreicherung mit dem übrigen Leberparenchym
b u. **c** Adenom/Karzinom: 15 min pi (**b**) hypoperfundiert, in der Parenchymphase Minderanreicherung, **c** 120 min pi: verzögerte Ausscheidung (geschlossene Pfeile = vitaler Tumor, offener Pfeil = Nekrose)

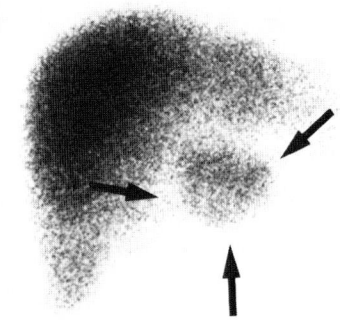

a

120 min pi

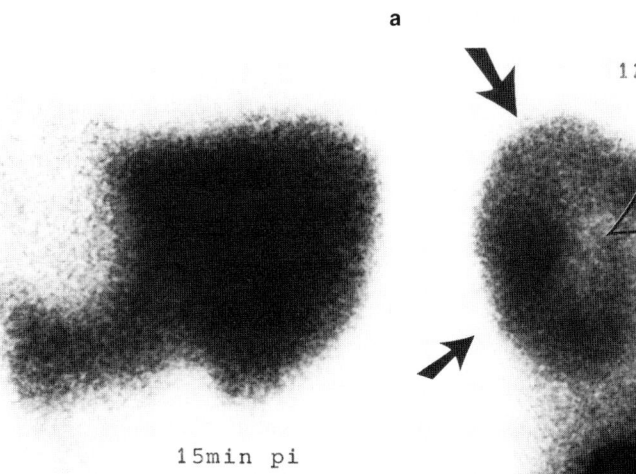

15min pi

b   c

Hippuran wird vor und nach Gabe von Furosemid über die Zeit gemessen (Abb. 13a–d). Sensitivität und Spezifität dieses nichtinvasiven Verfahrens mit einer minimalen Strahlenexposition entsprechen derjenigen der invasiven Flußmessung mit einer hohen Strahlenexposition (Whittaker-Test) (CREUTZIG u. SCHINDLER 1983).

Wenn das Radiopharmazeutikum überwiegend flußlimitiert und nicht transportlimitiert in die Zellen des Zielorgans aufgenommen wird, können regionale Perfusionsstörungen erkannt werden. Besondere Bedeutung hat die Bestimmung der *Myokardperfusion* gewonnen, bei der unter maximaler ergometrischer Belastung oder pharmakologischer Flußsteigerung Thallium 201 i. v. injiziert wird, das als Kaliumanalog vorwiegend flußabhängig in die Muskelzellen aufgenommen wird. Subklinische *Stenosen der Koronarien* lassen sich ebenso erkennen und lokalisieren (s. Abb. 4) wie diejenigen peripherer Gefäße (CREUTZIG u. Mitarb. 1984).

Für viele Fragestellungen ist die *analoge Szintigraphie* zu unterschiedlichen Zeiträumen (Sequenzszintigraphie) mit qualitativer Beschreibung ausreichend, wie am Beispiel der Differentialdiagnostik *intrahepatischer Raumforderungen* gezeigt werden soll. Es ist zwischen einer fokalnodulären Hyperplasie (FNH) oder einem Hämangiom einerseits (bei fehlendem Wachstum Beobachtung ausreichend) und einem hepatozellulären Adenom/Karzinom oder Metastasen andererseits (operative Entfernung nach invasiver Diagnostik anzustreben) zu unterscheiden. Diese Raumforderungen können entweder aus ortsständigen (FNH, Adenom/Karzinom) oder ortsfremden Zellen (Hämangiom, Metastase) bestehen. Gallepflichtige, markierte Farbstoffe werden von Hepatozyten aufgenommen. Ortsständige Zellen leiten sich von ihnen ab und reichern in Abhängigkeit vom Grad der Entdifferenzierung das Radiopharmazeutikum an, während dies ortsfremde Zellen nicht tun. Die FNH als hochdifferenzierter Tumor reichert den Farbstoff intensiv und rasch an und scheidet ihn, wenn auch verzögert, in die Gallengänge aus, während das weniger differenzierte Adenom/Karzinom eine mäßige bis geringgradige und verzögerte Anreicherung bei fehlender antegrader Ausscheidung aufweist. Beide Entitäten lassen sich hierdurch unterscheiden (Abb. 14a–c). Ortsfremde Zellverbände stellen sich als „kalte" Bezirke dar. Die weitere Differenzierung erfolgt dann in einem zweiten Untersuchungsschritt mit markierten Erythrozyten. Das Szintigramm zeigt die Größe des regionalen Blutvolumens an. Dieses ist bei Hämangiomen stets stark erhöht, bei Metastasen nicht (s. Abb. 5). Mit dieser „Dreiphasen-Zwei-Schritt-Szintigraphie"

erfolgt eine ausreichend genaue Trennung der genannten Entitäten (CREUTZIG u. Mitarb. 1984). Die sinnvolle Auswahl des geeigneten Radiopharmazeutikums und die Planung des Untersuchungsablaufes einschließlich eventueller Intervention setzen eine genaue Kenntnis der Fragestellung und der bisherigen Untersuchungsergebnisse voraus. Ebenso ist die Kenntnis von Sensitivität und Spezifität der nichtinvasiven nuklearmedizinischen Untersuchungsverfahren und ihre Einordnung in die diagnostische Gesamtstrategie nur bei engem interdisziplinären Kontakt möglich.

Strahlenexposition

Jede Applikation von Radionukliden bedingt eine systemische Strahlenexposition. Dabei ist der Anteil der einzelnen Organexpositionen je nach Biokinetik des Radionuklids an dieser Gesamtbelastung unterschiedlich. Ihre Kenntnis ist wichtig für die Abschätzung des rechnerischen Erwartungswertes des mit dieser Exposition verbundenen Strahlenrisikos. Nach ICRP 26 (1977) werden dabei unter Berücksichtigung der relativen Strahlensensitivität einzelner Gewebe die einzelnen Organdosiswerte in einem einzigen Wert zusammengefaßt und mit einem Risikokoeffizienten für eine homogene Ganzkörperexposition kombiniert. Der Wert wird als *„effektive Äquivalentdosis"* bezeichnet und in Sv (Sievert) angegeben. Typische Werte für den Erwachsenen sind in Tab. 1 angegeben. Dabei wurden die Untersuchungshäufigkeiten für das Jahr 1985 in Niedersachsen zugrundegelegt. Nur bei einer außerordentlich hohen Aktivitätsanreicherung in einem Organ (z. B. Radiojod in der Schilddrüse) ist darüber hinaus noch die Angabe der Organdosis notwendig. Dabei liegt bei der Annahme eines Risikokoeffizienten von $1{,}65 \times 10^{-5}/\text{mSv}$ (ROEDLER 1986) der Erwartungswert des nuklearmedizini-

Tabelle 1 Werte der effektiven Äquivalenzdosis (mSv) pro Untersuchung bei Erwachsenen (nach *Roedler*)

Organ	Radiopharmakon	Dosis (mSv)	Häufigkeit
Niere	^{123}J-Hippuran	0,2	
Schilddrüse	^{99m}Tc-Pertechnetat	0,4	
	^{123}J	0,3	40%
natürliche Exposition pro Jahr		1,2	
Lunge	^{99m}Tc-Mikrosphären	1,9	
Leber, Gallenwege	^{99m}Tc-HIDA	2,5	
Knochen	^{99m}Tc-Phosphonat	3,4	
Niere	^{99m}Tc-DTPA	3,7	40%
Blutpool, Herz	^{99m}Tc-Erythrozyten	5,2	
Herz	^{201}Tl	7,0	15%

schen Strahlenrisikos in der 7. bis 4. Ordnung, im Mittel bei 5×10^{-5}. In gleicher Größenordnung findet sich der Erwartungswert für das strahlenbedingte Leukämierisiko bei Röntgenuntersuchungen (ROEDLER 1986).

Während die Biokinetik für gängige Untersuchungen mit Radiopharmazeutika am Erwachsenen hinreichend genau bekannt sind, um Organexpositionen zu berechnen, trifft dies für die Kinetik bei Kindern nicht immer zu. Im allgemeinen ist die biologische Halbwertszeit von Radiopharmaka bei Kindern kürzer, so daß die höhere Organaufnahme in der Regel kompensiert wird. Zu beachten ist jedoch die vermutlich höhere Strahlensensibilität kindlichen Gewebes, so daß wie bei allen Untersuchungen mit ionisierenden Strahlen im Kindesalter die Indikationen besonders eng gestellt werden müssen.

Literatur

Bauer, C. G. H., B. Wendeberg: External counting of Ca-47 and Sr-85 in studies of localized skeletal lesions in studies of localized skeletal lesions in man. J. Bone Jt. Surg. 41 B (1954) 558

Bornemann, C., H. Creutzig: Die klinische Bedeutung einer Speicheldrüsenszintigraphie. HNO 31 (1983) 200

Chiewietz, O., G. v. Hevesy: Radiactive indicators in the study of phosphorus bone metabolism in rats. Nature 136 (1935) 754

Creutzig, H.: Nuklearmedizinische Diagnostik der Osteomyelitis. Nuklearmediziner 7 (1984) 133

Creutzig, H., E. Schindler: Szintigraphie bei chronischen Harnabflußstörungen. Urologe (A) 23 (1983) 50

Creutzig, H., A. Creutzig, K. Alexander, H. Hundeshagen: Herz- und Skelettmuskelszintigraphie mit Thallium-201. Z. Kardiol. 74 (1984) 1

Creutzig, H., C. Brölsch, K. Gratz, P. Neuhaus, St. Müller, O. Schober, W. Lang, H. Hundeshagen, R. Pichlmayr: Nuklearmedizinische Differentialdiagnostik intrahepatischer Raumforderungen. Dtsch. med. Wschr. 109 (1984) 861

ICRP Publication 26: Recommendations of the Internal Commission on Radiological Protection. Pergamon Press, Oxford 1977

Knop, J., P. Stritzke, R. Montz, G. Delling, K. Winkler: Knochenszintigraphie zur Erfolgsbeurteilung einer Chemotherapie beim Osteosarkom. Nucl. Med. 24 (1985) 75

Müller, St., O. Schober, H. Creutzig: Perfusionsvergleich mit der Residuumanstiegsmethode. In Feine, U., W. Müller-Schauenburg: Nuklearmedizinische Knochendiagnostik. Wachholz, Nürnberg 1985

Reilmann, H.: Experimentelle und klinische Untersuchungen zur Erhaltung von Milzgewebe im Hinblick auf die traumatische Milzruptur. Habil.-Schrift, Med. Hochschule Hannover 1985

Roedler, H. D.: Biokinetik radioaktiver Stoffe. Urban & Schwarzenberg, München 1986

Winkler, C.: Radioaktives Jod zur Diagnose und Therapie von Schilddrüsenerkrankungen. Strahlentherapie 85 (1951) 126

Grundlagen und Verfahren der Sonographie

D. Koischwitz und H. Frommhold

Voraussetzung für die Anwendung des Ultraschalls im diagnostisch-medizinischen Bereich war die Entwicklung handlicher und leicht am Patienten einsetzbarer Geräte zur Ultraschallerzeugung und -registrierung, die zwischen 1950 und 1960 begann (WILD 1950, HOWRY u. BLISS 1952, HOLMES u. Mitarb. 1934, WILD u. REID 1956, DONALD u. Mitarb. 1958) und heute noch anhält.

Durch Weiterentwicklung und Vervollkommnung sonographischer Abbildungsverfahren ist die Diagnostik bei zahlreichen Erkrankungen im Bereich der verschiedensten Organe stark bereichert worden, so zum Beispiel am Hirn, Auge, an der Schilddrüse und den Speicheldrüsen, an der Mamma, am Herz, im Bereich des Oberbauches, der Retroperitoneal- und der Beckenregion sowie an den Gefäßen. Die sonographische Untersuchung wird heute vielfach als Erstuntersuchung mit hoher Aussagekraft den gezielten radiologischen Untersuchungen vorangestellt und ist kaum mehr aus der Routinediagnostik wegzudenken (KATZNER u. KRESSE 1973, WELLS 1977).

Die wichtigsten in der medizinischen Diagnostik genutzten Eigenschaften der Sonographie basieren auf folgenden Faktoren:

a) Es handelt sich um ein nichtinvasives Untersuchungsverfahren von Weichteilen, parenchymatösen Organen und Hohlorganen, das eine vom Menschen normalerweise nicht wahrnehmbare Energieform (Ultraschall) zur Gewebsuntersuchung nutzt und Grenzflächen unterschiedlich schalleitfähigen Gewebes aufdeckt.

b) Die Schalleitfähigkeit stellt eine spezifische Gewebseigenschaft dar, die mit andersartigen Untersuchungsverfahren nicht erfaßt werden kann. Die Aufdeckung unterschiedlicher Schalleitwiderstände (Impedanzunterschiede) im Gewebe dient zum Nachweis normaler wie veränderter Organstrukturen bzw. Organe.

c) Aufgrund der längeren Wellenlänge des Ultraschalls gegenüber elektromagnetischen Wellen tritt beim Ultraschall eine Interaktion der Schallwelle mit makromolekularen Zellbestandteilen auf und nicht eine Reaktion mit atomaren Strukturen, wie es bei Röntgenstrahlen der Fall ist. So-

mit stellt die Sonographie ein autochtones, physikalisches Untersuchungsverfahren dar.

d) Die bei der diagnostischen Schallanwendung verwendete Energie ist niedrig und beträgt maximal 10 mW/cm². Sie wird im Gewebe vollständig in Wärme umgewandelt. Ein Risiko somatischer oder genetischer Schädigung ist nach den heute vorliegenden Erkenntnissen nicht gegeben.

e) Das Untersuchungsergebnis ist objektivierbar, reproduzierbar und dokumentierbar.

f) Es können Schnittbilder in jeder denkbaren Schnittebene durch den Körper angefertigt werden und die Beurteilung kinetischer Bewegungsabläufe ist möglich.

Historische Entwicklung

Die technische Voraussetzung, Ultraschall zu erzeugen, war mit der Entdeckung des piezoelektrischen Effektes durch CURIE u. CURIE (1880, 1881) gegeben. Die Verwendung von Ultraschall als diagnostisches Hilfsmittel in der Medizin basiert auf Anwendungen von Ultraschallverfahren in der Technik zur Ortung, Vermessung und Strukturuntersuchung (CHILOWSKI u. LANGEVIN

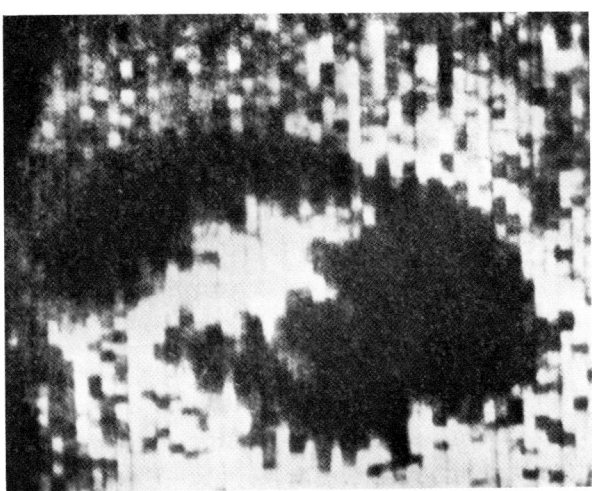

Abb. 1 „Hyperphonographie"-Ultraschallbild am Schädel nach *Dussik* (1942). Durchschallungsverfahren des menschlichen Schädels mit Messung der Schallabsorbtion (hell = geringe Absorbtion, dunkel = stärkere Absorbtion) (aus *W. Güttner, G. Fiedler, J. Pätzold:* Acustica 2 [1952], 148)

1916, MÜHLHÄUSER 1931, SOKOLOFF 1935, FIRESTONE 1942).

Ultraschall in der medizinischen Diagnostik wurde anfänglich als Durchschallungsverfahren eingesetzt (GOHR u. WEDEKIND 1940, DUSSIK 1942, KEIDEL 1947, EDLER u. HERTZ 1954), wobei unter Einsatz von Geräten, die sich von der Materialprüfung herleiteten, Durchschallungen des intakten Schädels zur Beurteilung der Ventrikelgröße oder des Thorax zur Messung der Größe der Herzkammern erfolgten (Transmissionssonographie) (Abb. 1).

Als effektiver in der diagnostischen Aussage hat sich jedoch das Impuls-Echo-Verfahren erwiesen, das erstmals in Form des A-Bild-Verfahrens zum Nachweis von Gallensteinen (LUDWIG u. STRUTHERS 1949), später auch zur Messung von Gewebsdicken und Tumorgewebe (WILD 1950), zum Nachweis von Hirntumoren (WILD u. NEAL 1951) sowie Mammatumoren (WILD u. REID 1952) eingesetzt wurde. Dabei entwickelten WILD u. REID das erste zweidimensionale Ultraschallabbildungsverfahren, wobei unter Ankoppelung des Schallsenders mittels Wasserbades an den zu untersuchenden Patienten gearbeitet wurde. DONALD u. Mitarb. (1958) setzten erstmals ein leichter anwendbares System ohne Wasserbad ein, wobei der Schallkopf auf der Körperoberfläche aufgesetzt und mittels Öl oder Wassergel an die Körperoberfläche angekoppelt und manuell geführt wurde (Kontakt-Compound-Verfahren).

Über Potentiometer erfolgte die Lokalisation der reflektierten Schallimpulse und ihre positionsgerechte Wiedergabe auf einem Speicheroszillographen. Die anfänglich verwendeten bistabilen Speicherröhren gestatteten es lediglich Echos oberhalb eines normierten Schwellenwertes abzubilden und eine Schwarzweißdarstellung zu erlangen. KRAUTKRÄMER u. KRAUTKRÄMER (1961) sowie KRAUSE u. SOLDNER (1967) entwickelten ein Verfahren zur zweidimensionalen Abbildung von Gewebsstrukturen, wobei durch einen in einem Wassersack rotierenden Sender ein zweidimensionales, grauwertabgestuftes Bild auf einem nichtspeichernden Oszillographen in hinreichend schneller Folge erzeugt wurde, so daß erstmals Grauwertdarstellungen von Gewebsstrukturen und gleichzeitig auch kinetische Vorgänge wie Gefäßpulsationen, Organbewegungen usw. beobachtet werden konnten. Weitere Verbesserungen erfolgten durch Entwicklung von Multielement-Array-Schallköpfen (BOM u. Mitarb. 1971), in denen eine Vielzahl nacheinander erregter Schallschwinger angebracht ist und die ebenfalls zweidimensionale dynamische Abbildungen ermöglichten, sowie beim Compound-Verfahren in der Verwendung nicht-linearer, sondern exponentieller Verstärkungsverfahren der aus der Tiefe reflektierten und registrierten Schallechos niedriger Amplitude (KOSSOFF 1972), die eine Grauwertdarstellung auch bei den Compound-Verfahren ermöglichten.

Die relativ schnelle und bisher keineswegs abgeschlossene Entwicklung mit kontinuierlicher Verbesserung der in der medizinischen Diagnostik verwendeten Ultraschallgeräte hat dazu geführt, daß nahezu alle Organe und Organbereiche einer sonographischen Diagnostik unterzogen werden können, soweit sie nicht durch Luft oder Darmgas überlagert werden bzw. Luft enthalten oder knöcherne Strukturen vorgelagert sind, was auf methodische, physikalisch bedingte Schwierigkeiten stößt (FROMMHOLD u. KOISCHWITZ 1982).

Physikalische Grundlagen

Ultraschall ist eine Form mechanischer Energie, die sich in Longitudinalwellen ausbreitet mit Frequenzen, die über der menschlichen Hörgrenze, d.h. zwischen 30–100 kHz, liegen. Es ist technisch möglich, Ultraschallschwingungen bis zu etwa 3000 MHz herzustellen. Für diagnostische Anwendungen beschränkt man sich auf Frequenzbereiche von 1–15 MHz.

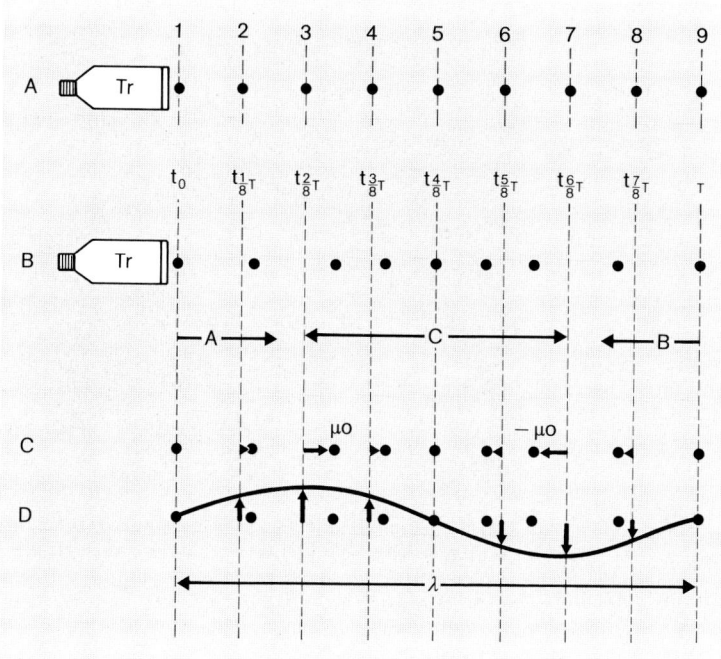

Abb. 2 Partikelverlagerung durch eine mechanische Longitudinalwelle (Schallwelle), die sich von links nach rechts ausbreitet
λ = Wellenlänge
T = Wellenperiode
μo = maximale Partikelverlagerung
A und B =
Zonen einer Partikeldistension
C =
Zone einer Partikelkompression
Tr = Transducer
(aus *Rasmussen,* 1977)

Die Wellenlänge des Ultraschalls in Wasser oder Körperweichteilen beträgt bei 1 MHz 1,5 mm, bei 15 MHz 0,1 mm. Damit liegen die Wellenlängen des diagnostisch verwendeten Ultraschalls in der Nähe des sichtbaren Lichtes. Als wichtigster Unterschied des Ultraschalls zum Hörschall treten bei den verwendeten Ultraschallwellenlängen Interferenzphänomene auf, die es ermöglichen, streng gerichtete und fokussierte Schallstrahlen zu verwenden (HILL 1968).

Die Ausbreitung von Schallwellen ist an ein elastisches Medium gebunden und erfolgt kontinuierlich in Form einer einfachen harmonischen Welle (Abb. 2). Die Schallgeschwindigkeit in einem Körper ist eine Materialkonstante und von der verwendeten Schallfrequenz unabhängig, soweit es die hier verwendeten Wellentypen und Meßverfahren betrifft (HILZ 1969). Die Schallgeschwindigkeiten verschiedener weicher Körpergewebe liegen nahe beieinander (FRUCHT 1953, WELLS 1969, 1977). Sie betragen zwischen 1450 m/s in Fettgewebe und 1620 m/s in der Linse des menschlichen Auges. In der praktischen Anwendung, d.h. bei der Transformation von Schallaufzeiten in Entfernungen wird für weiche Körperorgane eine mittlere Schallgeschwindigkeit von 1550 m/s angenommen (WELLS 1969), die in der Nähe der Schallgeschwindigkeit im Leberparenchym mit 1569 ± 4 m/s liegt und in den meisten verwendeten Ultraschallgeräten der laufzeitabhängigen Entfernungsmessung zugrundeliegt. Der dadurch entstehende systematische Meßfehler ist klein, da die individuellen Schallgeschwindigkeiten verschiedener weicher Körpergewebe lediglich geringe Abweichungen von 2–3% dieser angenommenen Hauptschalleitfähigkeit aufweisen. Knochengewebe bildet dabei eine Ausnahme mit einer Schalleitgeschwindigkeit von etwa 3000 m/s und eignet sich aufgrund des hohen Impedanzunterschiedes zu Weichteilgeweben nicht für die bisher üblichen sonographischen Untersuchungen.

Die Intensität einer Ultraschallwelle wird beim Durchtritt durch Gewebe durch vier Phänomene geschwächt, nämlich durch Divergenz der Schallwellen, durch Streuung und Beugung an reflektierenden Grenzflächen und durch Schallabsorption. Die Schallabsorption nimmt dabei mit abnehmender Elastizität, d.h. mit zunehmender Viskosität des durchschallten Mediums, mit zunehmender Schallfrequenz und mit abnehmender Schallgeschwindigkeit und Dichte zu (WELLS 1969, 1977). Der Schallwellenwiderstand (akustische Impedanz = Z) eines Mediums ist definiert als Produkt aus Dichte und Schallwellengeschwindigkeit ($Z = \varrho \cdot c$). Die akustische Impedanz stellt eine Materialkonstante dar. Treffen Ultraschallwellen auf eine Grenzfläche zweier Medien unterschiedlicher akustischer Impedanz, so treten Reflexion, Beugung und Streuung sowie Transmission auf. Bei der Schallbrechung verhält sich die Schallwelle analog einem Lichtstrahl in der Optik. Die Schallreflexion ist die zur Zeit noch überwiegend genutzte diagnostisch bedeutsame Eigenschaft des Ultraschalls, die grundsätzlich auch für Hörschall gilt und der der praktisch wichtige Unterschied zu den Röntgenstrahlen zukommt. Der reflektierte Anteil der auf einer Grenzfläche auftreffenden Schallenergie wird durch die Rayleighsche Formel beschrieben:

$$I_r = I_0 \left(\frac{Z_1 - Z_2}{Z_1 + Z_2} \right)^2,$$

wobei I_0 der Ausgangsintensität entspricht, Z_1 und Z_2 die Impedanz der aneinandergrenzenden Medien bedeutet. Ist $Z_1 = Z_2$, tritt keine Reflexion auf; maximale Reflexion ist jedoch zu beobachten, wenn Z_1 sehr viel größer als Z_2 ist. Dabei ist die Schallreflexion nicht an totalreflektierenden Grenzflächen (Schallspiegel) gebunden, sie tritt auch an akustischen Halbspiegeln auf, die lediglich Teile der auftreffenden Schallenergie durchtreten lassen. Dabei errechnet sich der transmittierte Energieanteil aus der Formel:

$$I_t = I_0 \frac{4 Z_1 \cdot Z_2}{Z_1 + Z_2}$$

wobei I_t den transmittierten Energieanteil darstellt.

Die im Körper vorkommenden reflektierenden Grenzflächen stellen akustische Halbspiegel dar, die lediglich geringe Anteile der auftreffenden Schallenergie reflektieren. Es ergibt sich für die Grenzfläche Muskel–Fett ein reflektierter, relativer Energieanteil von 0,8%, beim Übergang Muskel–Wasser ein solcher von 0,23% (KAZNER u. KRESSE 1973). Der vermeintliche Nachteil des geringen Reflexionsgrades erweist sich als Vorteil, weil an der nächsten, tiefer gelegenen Grenzfläche noch hinreichend Energie für weitere Echobildungen vorhanden ist. Bei Übertritt von Ultraschall aus Weichteilen in Luft entsteht aufgrund des hohen Impedanzunterschiedes Totalreflexion und beim Übertritt von Ultraschall aus Weichteilen in Knochen oder kalkdichte Strukturen (Konkremente) Totalabsorption.

Bei der Beurteilung der sonographischen Bildauflösung sind einerseits die Auflösung in Strahlrichtung (axiale Auflösung), andererseits die Auflösung senkrecht zur Strahlrichtung (laterale und azimuthale Auflösung) zu beachten. Die Auflösung in Strahlrichtung ist abhängig von der Impulsdauer und von der Frequenz. Zwei direkt hintereinanderliegende Grenzflächen können noch getrennt dargestellt werden, wenn ihr Abstand größer ist als die halbe Impulslänge im Ge-

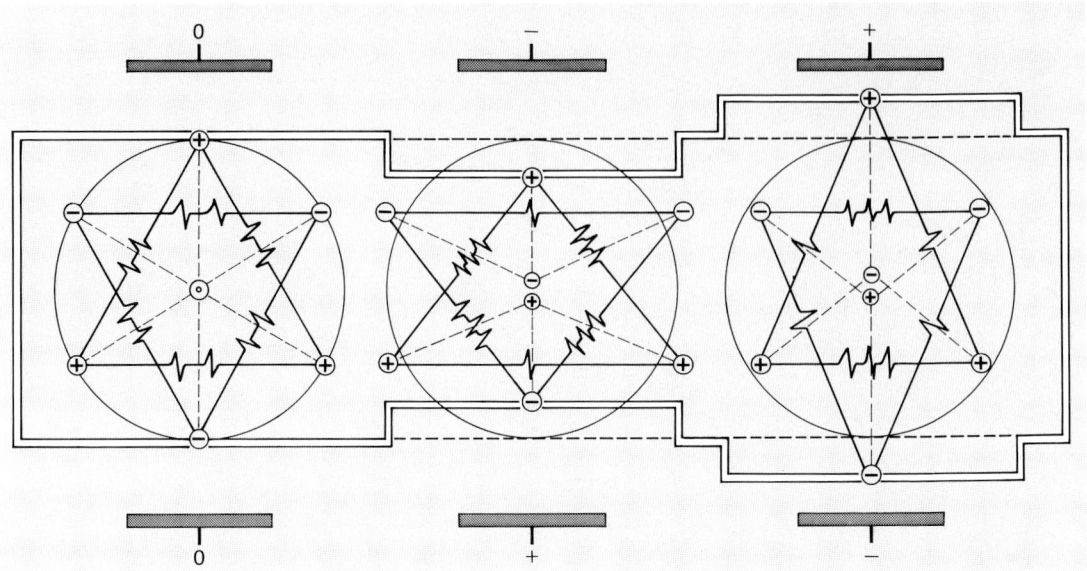

Abb. 3 Diagramm eines Quarzkristalls mit Demonstration des piezoelektrischen und des reziproken piezoelektrischen Effektes. Links: Kristall nicht komprimiert und nicht unter Spannung, so daß positive und negative Ionen im Gleichgewicht stehen. Mitte: Kristall komprimiert; Verlagerung der positiven und negativen Ionenladungen, so daß unterschiedliche Oberflächenladung resultiert. Rechts: Kristall dekomprimiert; gegensinnige Ladung der Kristalloberflächen (aus *Rasmussen,* 1977)

webe. Bei einer Impulsdauer von etwa 2–3 Schwingungsperioden ergibt sich somit bei einer Frequenz von 2,5 MHz eine Auflösung in Strahlrichtung von etwa 0,7 mm, bei einer Frequenz von 15 MHz von etwa 0,1 mm (KRESSE 1968, 1973). Die laterale Auflösung ist von der Schallwellenfrequenz und von der Breite des Schallstrahlers abhängig; sie ist im Fernfeld (Fraunhofersche Zone) des Schallstrahlers proportional dem Verhältnis aus Wellenlänge zu Durchmesser des Schallstrahlers. Je höher bei gegebener Strahlergröße die Frequenz ist, desto größer ist die Bündelung des Schallstrahls und desto größer ist somit auch die laterale Auflösung. Bei einer Frequenz von 2,5 MHz und einem Durchmesser des Schallschwingers von 15 mm beträgt die laterale Auflösung 3–10 mm, je nach Entfernung vom Schallsender (KRESSE 1968, MCDICKEN 1975).

Die Eindringtiefe des Ultraschalls ist durch die Schallschwächung, die vorwiegend durch die Schallabsorption erfolgt, limitiert. Einerseits können zur Vermeidung von Gewebsschädigungen nicht beliebig hohe Schallenergien in den Körper eingeschallt werden, andererseits werden zu kleine Echos durch das Wärmerauschen, die sog. Braunsche Molekularbewegung, überdeckt (HILZ 1969). Bei einer verwendeten Frequenz von 2,25 MHz und einer mittleren Gewebsdämpfung liegt die theoretische Grenze für die maximal erzielbare Eindringtiefe bei 20–25 cm (HASSLER 1977). Eine Steigerung der Eindringtiefe kann nur über eine Senkung der Frequenz erfolgen, was einen Verlust an Auflösung bedeutet.

Erzeugung und Registrierung von Ultraschall

Ultraschall wird durch den reziproken piezoelektrischen Effekt erzeugt (CURIE u. CURIE 1881), der in einer Umwandlung elektrischer in mechanische Energie besteht. In verschiedenen Naturkristallen (z.B. Bariumtitanat, Lithiumsulfat, Bleizirkonat) sind positive und negative Ladungen innerhalb des Kristallgitters so verteilt, daß im Ruhezustand der Kristall elektrisch neutral ist. Wird der Kristall komprimiert oder extendiert, so treten auf den Kristalloberflächen Spannungspotentiale auf (piezoelektrischer Effekt). Beim Anlegen einer elektrischen Spannung an gegenüberliegende Flächen des Kristalls werden jedoch die Ladungen innerhalb des Kristalls verlagert und verursachen eine Deformierung des Kristalls (reziproker piezoelektrischer Effekt) (BERGMANN 1954) (Abb. 3). Wird der Kristall elektrischen Spannungen einer bestimmten Frequenz ausgesetzt, so werden Schwingungen der Kristalloberfläche mit dieser Frequenz erzeugt, und es werden mechanische Wellen synchron zur Schwingungsfrequenz ausgesandt.

Den Aufbau eines singulären (Compound-)Schallwandlers zeigt Abb. **4**, wobei die Intensi-

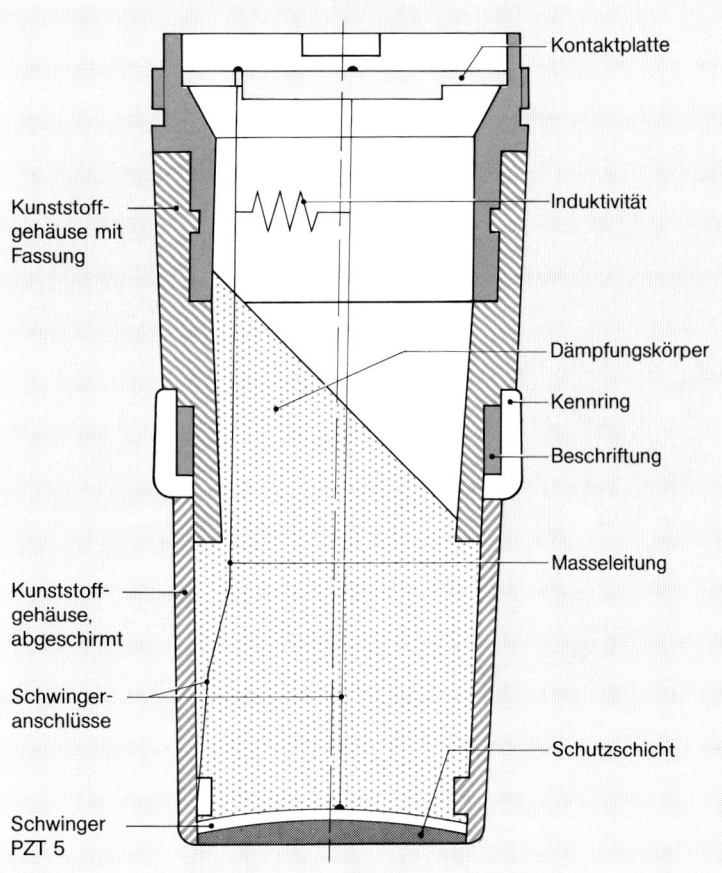

Abb. 4 Konstruktionszeichnung (Querschnitt) eines 2,25-MHz-Compound-Schallkopfes (Kretz-Technik, Zipf, Österreich)

Kunststoff-gehäuse mit Fassung

Kunststoff-gehäuse, abgeschirmt

Schwinger-anschlüsse

Schwinger PZT 5

Kontaktplatte

Induktivität

Dämpfungskörper

Kennring

Beschriftung

Masseleitung

Schutzschicht

tätsverteilung innerhalb des von diesem Wandler erzeugten Schallfeldes in Abb. 5 dargestellt ist.
Durch Schallwellendruck werden piezoelektrische Kristalle deformiert und die innerhalb des Kristalls auftretende Ionenverlagerung führt zu einer Potentialänderung auf der Kristalloberfläche, die abgeleitet, verarbeitet und auf einem Oszillographen positionsgerecht sichtbar gemacht wird. Dabei wird das native Echosignal (Hochfrequenzsignal) für die bildliche Darstellung weiter-

verarbeitet durch Amplitudendemodulation, Filterung, laufzeitabhängige Verstärkung und Grauwertumsatz entsprechend der Amplitudenhöhe.

Biologische Wirkung des diagnostischen Ultraschalls

Zahlreiche Untersuchungen beschäftigen sich mit der Frage, ob der medizinischen Ultraschallanwendung schädliche Nebenwirkungen anhaften

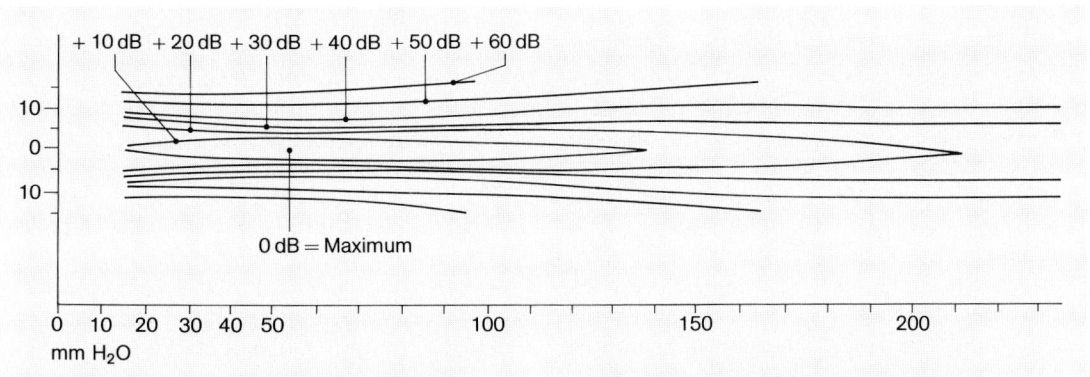

Abb. 5 Intensitätsprofil eines 2,5-MHz-Compound-Schallkopfes. Messung im Wasserbad (20°C) bei Ver-   wendung einer Stahlkugel von 3 mm Durchmesser als Reflektor (Kretz-Technik, Zipf, Österreich)

(ANDREW 1974, SMITH 1966, HILL 1971, 1972, COAKLEY u. SLADE 1971, TAYLOR u. POND 1972, KRESSE 1973, LOCH 1973, ZWEIFEL 1979, ROTT 1981).

Die in der Diagnostik benutzten, nach dem Impuls-Echo-Verfahren arbeitenden Geräte verwenden niedrige Schallintensitäten, deren Durchschnittswerte bei etwa 5–10 mW/cm² liegen; die in der Physiotherapie benutzten therapeutischen Ultraschallgeräte zur Erzeugung von Hitze verwenden hingegen Intensitäten im Bereich von 3–5 W/cm².

Da im diagnostisch-medizinischen Bereich beim Impuls-Echo-Verfahren mit Schallimpulsen von 1–2 µs Dauer und einer Wiederholungsfrequenz von 1000 Pulsen pro Sekunde gearbeitet wird, ist lediglich ein effektiver Zeitfaktor von 0,1 bis 0,2% der Untersuchungszeit für die Schalleinstrahlung zu berücksichtigen. Außerdem wird die effektive Expositionszeit eines Gewebsareals durch die bei der Untersuchung durchgeführte Schallkopfbewegung weiter reduziert. Beim Durchtritt der Ultraschallwelle durch den Körper muß vor allem mit thermischen Effekten, mit der Kavitation und direkten mechanischen und chemischen Effekten gerechnet werden. Die durch Absorption von Ultraschallwellen erzeugte Hitze ist aufgrund der geringen angewandten Ultraschallintensität klein und wird im lebenden Organismus durch die Konduktion des fließenden Blutes vollständig abtransportiert (HILL 1973; HAERTEN 1980).

Die Entstehung von Mikroblasen physikalisch gelöster Gase im Gewebe während der negativen Druckphase (Kavitation) läßt sich nur in Flüssigkeiten bei Verwendung von Dauerschall im Frequenzbereich von 1–4 MHz oberhalb einer Grenze von 0,2–5,0 W/cm² auslösen (HILL 1971). Bei Verwendung von Impulsschall unter 250 mW/cm² und einer Pulsationsdauer von 0,1 s oder länger sind keinerlei Kavitationsphänomene in biologischen Geweben oder im Blutplasma beobachtet worden (LELE u. Mitarb. 1973). Ebenfalls konnten direkte mechanische Effekte wie Verlagerung von Partikeln, die mit der Schallwellenschwingung nicht reversibel sind, Zerreißung von Makromolekülen oder Chromosomen sowie chemische Vorgänge wie Freisetzung von Radikalen durch Ultraschall lediglich bei der Anwendung sehr hoher Schallenergien, die oberhalb der im diagnostischen Bereich angewendeten liegen, beobachtet werden (HILL 1968, WELLS 1969, FREIMANIS 1970). Intensive retrospektive klinische Untersuchungen an schwangeren Frauen, die mittels Ultraschall untersucht worden waren, haben im Vergleich zu einer nicht sonographisch untersuchten Population keine Änderung der Inzidenz fetaler Abnormitäten ergeben (HELLMAN u. Mitarb. 1970).

Auch wenn die bisher vorliegenden Ergebnisse darauf hindeuten, daß der Ultraschall im angewandten diagnostischen Intensitätsbereich keine signifikanten somatischen Schädigungen erzeugt, so kann doch die kritische Frage, ob eine mögliche genetische Wirkung verspätet eintreten könne, bisher nicht sicher beantwortet werden (ZWEIFEL 1979). Die vorliegenden Ergebnisse zeigen jedoch, daß destrukturierende Effekte des diagnostischen Ultraschalls, wenn sie überhaupt vorkommen, im Gegensatz zu den Effekten der Röntgenstrahlen sehr schwer nachzuweisen sind.

Verschiedene Ultraschall-Abbildungsverfahren in der medizinischen Diagnostik

Durchschallungsverfahren

Das anfänglich in der medizinischen Diagnostik in Anlehnung an das Materialprüfverfahren durchgeführte Durchschallungsverfahren (GOHR u. WEDEKIND 1940, DUSSIK 1942, KEIDEL 1947, EDLER u. HERTZ 1954), das unter der Vorstellung angewandt wurde, durch Absorptionsmessungen des Ultraschalls Größe und Lokalisation innerer Organe darzustellen, erwies sich als ungeeignet, da aufgrund der Schallbrechung und -dämpfung der umgebenden Körperstrukturen große Störungen auftraten (GÜTTNER u. Mitarb. 1952).

In neuerer Zeit ist das Transmissionsverfahren in Form der Ultraschall-Computertomographie, z.B. in der Mammadiagnostik und des Time-off-flight-Verfahrens, wieder aufgegriffen worden (GREENLEAF u. Mitarb. 1975, GLOVER 1977).

Doppler-Verfahren

Dauerschall aus einem Ultraschallsender wird auf sich bewegende Grenzflächen gerichtet und das reflektierte Signal mittels eines zweiten Schallkopfes ständig registriert. Bewegt sich die reflektierende Fläche in Richtung des Ultraschallstrahls, entweder auf die Schallquelle zu oder von dieser weg, so ändert sich die Frequenz des Empfangssignales gegenüber dem Sendesignal proportional der Geschwindigkeit, mit der die Bewegung der reflektierenden Fläche erfolgt, entweder in Form einer Frequenzerhöhung bei Bewegung der Grenzfläche auf den Schallsender zu oder -erniedrigung bei Bewegung der Grenzfläche von der Schallquelle fort (Doppler-Effekt). Im Registriergerät werden Sende- und Empfangssignal überlagert, so daß eine Schwebefrequenz entsteht, die im hörbaren Bereich liegt, so daß das Signal rein akustisch, aber auch visuell, mittels Monitordarstellung ausgewertet werden kann.

Dieses Verfahren ermöglicht Strömungsmessungen in den Gefäßen und wird vornehmlich zur Frühdiagnose der Schwangerschaft und zur Diagnostik arterieller Durchblutungsstörungen eingesetzt. Eine simultane Verwendung mit M-Mode-Verfahren oder B-Scan-Verfahren ist möglich und ergibt wertvolle zusätzliche Informationen.

Impuls-Echo-Verfahren

In der praktischen medizinischen Diagnostik wird nahezu ausnahmslos das Impuls-Echo-Verfahren angewandt. Dabei werden Ultraschallwellenimpulse von 1–2 μs Dauer mit einer Wiederholungsfrequenz von 1–10 MHz ausgesandt (Abb. 6). Der piezoelektrische Kristall wirkt somit nur etwa 0,1–0,01% der Untersuchung als Sender, in den Sendepausen ist der Wandler auf Empfang gestellt. Die reflektierten mechanischen Schwingungen (Echos) werden durch den piezoelektrischen Effekt des Kristalls in elektrische Signale umgewandelt und zur Bilddarstellung weiter verarbeitet.

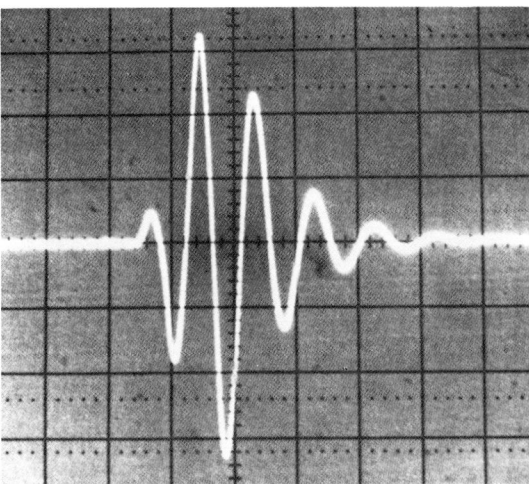

Abb. **6** Impuls-Echo-Verfahren. Schallimpuls, der nach Reflexion an einer Stahlkugel (3 mm Durchmesser, im Wasserbad) registriert wurde
Abszisse: 0,5 Volt/Meßstrecke
Ordinate: 0,5 μs/Meßstrecke

A-Bild-Verfahren

Das Zeit-Amplituden-Verfahren (A-Bild-Verfahren) stellt die Registrierung der Amplitudenhöhe des reflektierten Ultraschalls über der Schallaufzeit in der Schallstrahlrichtung dar. Es ist die Nativinformation eines jeden Echo-Impuls-Ultraschallverfahrens und kann entweder unverarbeitet oder weiterverarbeitet abgebildet werden. Aus dem A-Bild entnehmbare Größen sind Frequenz bzw. modulierte Frequenz, Impulshöhe bzw. Amplitudenhöhe, Laufzeit, Wellenphase bzw. Phasendrehung und Dämpfung. Als Nachteil des A-Bildes erweist sich, daß lediglich Informatio-

nen über eine einzige, durch den Körper gelegte Achse erhaltbar sind.

Die gewöhnlich in der medizinischen Diagnostik abgebildeten A-Bilder stellen bereits verarbeitete Signale dar, deren negativer Phasenanteil völlig entfernt und deren Amplituden elektronisch geglättet wurden (Abb. 7). Dadurch verliert das A-Bild Informationen der Phasendrehung, der Frequenzmodulation und der Amplitudenmodulation (TRIER 1977). Dennoch vermittelt es in der praktischen Anwendung wertvolle zusätzliche Informationen aus der durchschallten Materie, die in elementarer, noch wenig verarbeiteter Darstel-

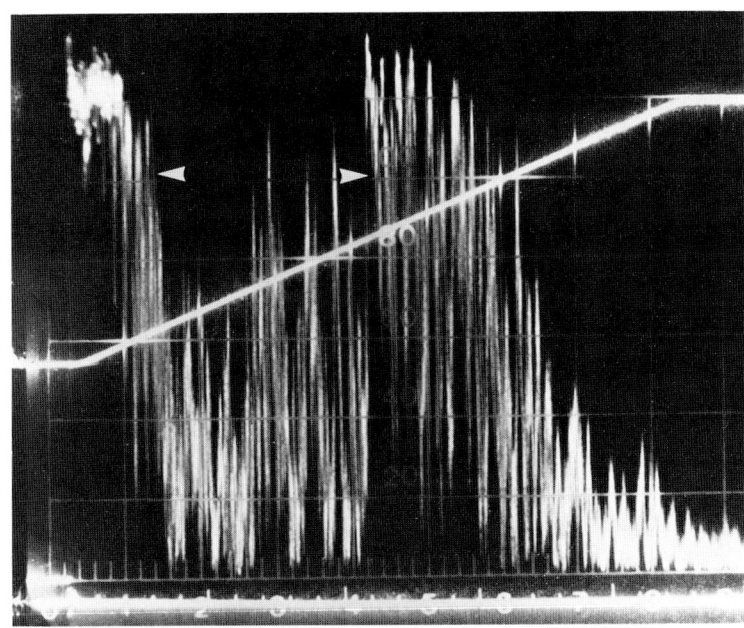

Abb. **7** Eindimensionales Sonogramm (A-Bild) eines Leberabszesses (▲ = Vorderwand- und Rückwandecho des Abszesses). Innerhalb des Abszesses irreguläre Reflexionen

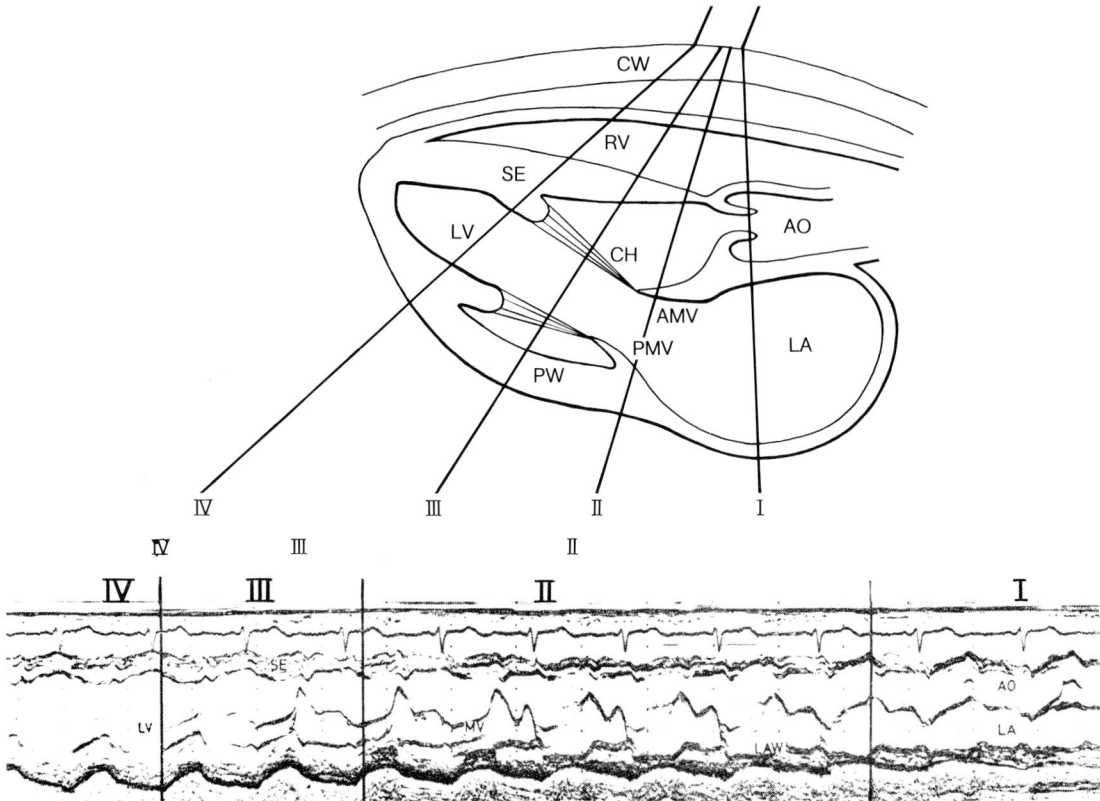

Abb. **8** TM-Verfahren. Herzlängsschnitt mit vier charakteristischen Einstellungen des Transducers (I–IV). Im unteren Bildausschnitt Darstellung des TM-Bildes mit kontinuierlicher Versetzung des Transducers von Position I nach IV
CW = vordere Thoraxwand, RV = rechter Ventrikel, LV = linker Ventrikel, SE = Septum interventriculare, PW = Hinterwand des linken Ventrikels, AO = Aorta, LA = linker Vorhof, AMV = anteriores Mitralsegel, PMV = posteriores Mitralsegel, CH = Chordae tendinae
(aus *P. Thurn, E. Bücheler:* Einführung in die Röntgendiagnostik, 6. Aufl., Thieme, Stuttgart 1979)

lung des A-Bildes deutlicher erkannt werden können als bei weiterverarbeiteten, helligkeitsmodulierten B-Bildern.

Zeit-Positions-Verfahren (TM-Verfahren)

Das Zeit-Positions-Verfahren (Time-motion-Verfahren, TM-Bild) ist eine spezielle Anwendungsform des A-Bild-Verfahrens zur Darstellung bewegter, körperinterner Organgrenzflächen. Dabei erfolgt eine fortlaufende Registrierung der jeweiligen, sich ändernden Position der reflektierenden Struktur über die Zeit (Abb. **8**). Die interessierenden Grenzflächen (z. B. im Herzen die Mitralklappen oder Aortenklappen, die Herzwandungen oder das Septum interventriculare, im Oberbauch Gefäßwandungen der Aorta oder der V. cava inferior) werden dabei intensitätsmoduliert als Kurven abgebildet (Feigenbaum 1972).

B-Bild-Verfahren

Beim B-Bild-Verfahren werden Schallreflexionen nicht in Form von Amplituden, sondern in Form von Helligkeitspunkten unterschiedlicher Intensität positionsgerecht auf einem Monitor dargestellt (B = brightness). Damit ist die Voraussetzung für ein zweidimensionales Abbildungsverfahren gegeben.

Compound-Verfahren

Das Compound-Verfahren ermöglicht die Erstellung zweidimensionaler, helligkeitsmodulierter Abbildungen, die durch meist manuell durchgeführte Bewegung eines einzelnen Schallkopfes und der Lotung reflektierender Strukturen aus verschiedenen Einfallswinkeln aufgebaut werden (langsamer Bildaufbau) (Abb. **9**). Über Potentiometer wird die Position des Schallkopfes sowie die Richtung der Schallreflexion registriert und positionsgerecht auf einer Kathodenstrahlröhre abgebildet.
Vorteile des Compound-Verfahrens liegen in der guten Strukturauflösung und in der Abbildbarkeit großer Körperareale, z. B. gesamter Körperquerschnitte, wodurch eine exzellente topographische Orientierung ermöglicht wird. Nachteile bestehen im größeren zeitlichen Untersuchungs-

Abb. **9** Schematische Darstellung der Compound-Technik (nach *Carlsen*)

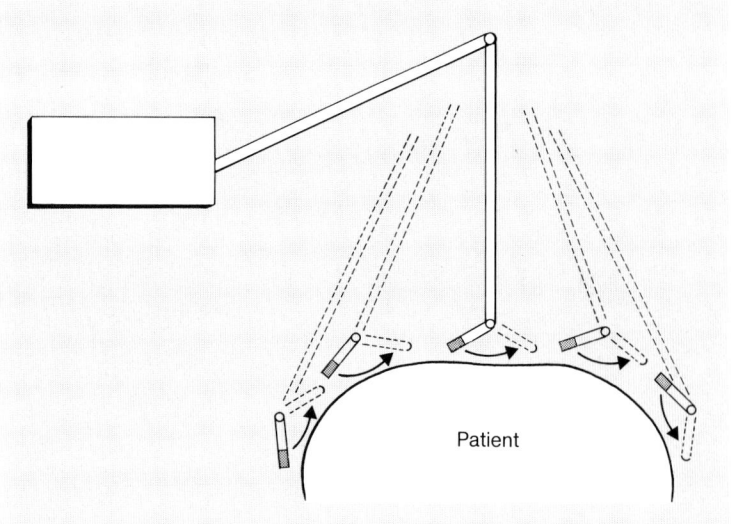

aufwand und im langsamen Bildaufbau, der es nicht gestattet kinetische Vorgänge fortlaufend zu erfassen.

Bistabile Speicherröhre

Bistabile Speicherröhren registrieren in einer Schwarzweißdarstellung Echoimpulse, die oberhalb eines normierten Schwellenwertes liegen. Dieser Schwellenwert kann durch Einstellung der Empfindlichkeit des Gerätes geregelt werden. Alle oberhalb des Schwellenwertes gelegenen Impulse werden in gleicher Helligkeitsintensität abgebildet, alle unterhalb des Schwellenwertes gelegenen Echoimpulse werden nicht dargestellt. Somit geben bistabile Speicherröhren die Position eines Echoimpulses exakt wieder, jedoch erhält man nur geringe Informationen zur Intensität des Echoimpulses (Abb. **10**). Die kleinste Punktgröße

bistabiler Speicherröhren liegt dabei über 1 mm im Durchmesser, was die Auflösung limitiert.

Compound-Grauwert-Darstellung

Beim Compound-Grauwert-Verfahren (Grayscale-Verfahren) erfolgt eine intensitätsmodulierte, positionsgerechte Abbildung der Echoamplituden. Unter Verwendung einer Scan-Converter-Röhre werden die registrierten Echoimpulse proportional ihrer Größe in Grauwerte umgesetzt. Die Grautöne eines solchen Ultraschallbildes geben somit sowohl zur Echoposition als auch zur Echointensität Informationen. Mittels Grauwertdarstellung können auch innerhalb parenchymatöser Organe ausgelöste Echoimpulse geringer Intensität aufgezeichnet werden (Abb. **11**), womit Beurteilungen des Schallreflexionsverhaltens und somit der Organbeschaffenheit parenchymatöser

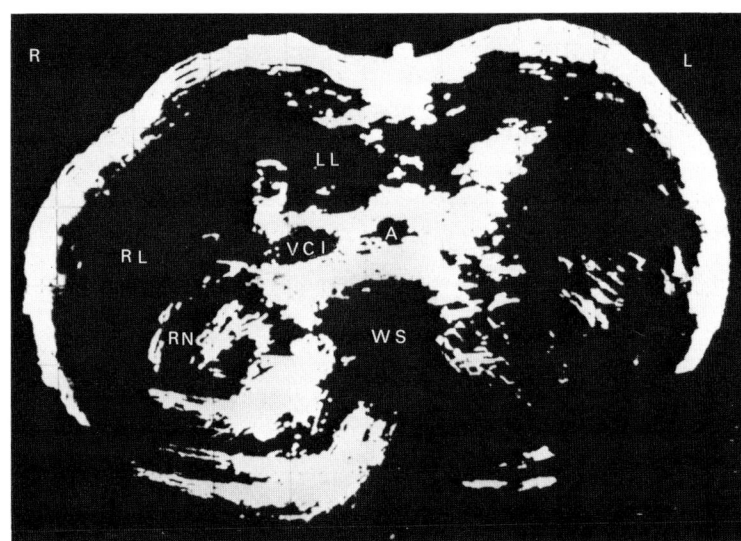

Abb. **10** Compound-Bild (bistabile Speicherröhre). Transversalschnitt durch den Oberbauch
WS = Wirbelsäule
A = Aorta
VCI = V. cava inferior
RN = rechte Niere
RL = rechter Leberlappen
LL = linker Leberlappen

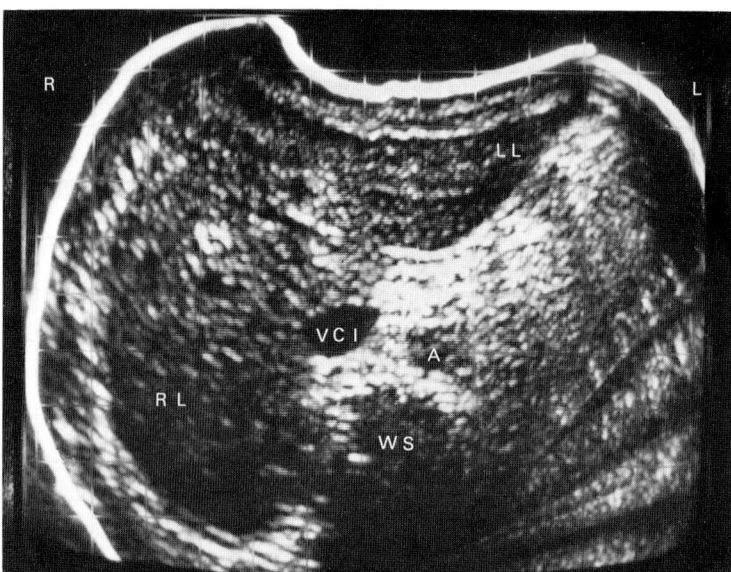

Abb. 11　Compound-Bild
(Gray-Scale-Technik).　Transver-
salschnitt durch den Oberbauch
WS = Wirbelsäule
A　 = Aorta
VCI = V. cava inferior
RL　= rechter Leberlappen
LL　= linker Leberlappen

Organe ermöglicht wird. Die Zahl der erzielten Grauwertabstufungen beträgt für die gebräuchlichsten Geräte 8–128 Grauwertstufen, wobei jedoch vom menschlichen Auge selten mehr als 10–12 Grauwertstufen rein visuell differenziert werden können.

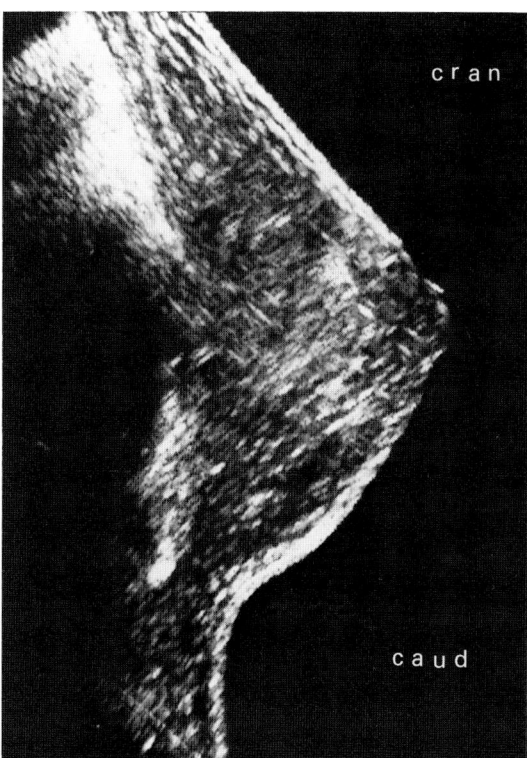

Abb. 12　Wasser-Immersions-Compound-Technik
(Octoson). Kraniokaudales medianes Longitudinalschnittbild durch die Mamma (27jährige Patientin).
Normalbefund

Compound-Immersions-Scanner

Es handelt sich um speziell konstruierte Compound-Geräte, bei denen die Transducer in einem Wasserbad versenkt sind. Der Patient liegt auf einem mittels Folie abgedecktem Wassertank, oder das zu untersuchende Organ (z. B. Mamma, Skrotum) wird in das Wasserbad eingebracht (Immersionstechnik). Das bekannteste Gerät dieser Bauart stellt das Octoson dar (KOSSOFF u. Mitarb. 1976). Bei diesem Gerät sind acht GroßTransducer von 6,5 cm Durchmesser, die mit einer Frequenz von 2,3 MHz erregt werden, auf einem Halbbogen angebracht, der im Wasserbad lokalisiert ist. Der Transducer-Bogen, der die Ebene des Echogramms definiert, kann um die X- und Y-Achse gedreht und um die Z-Achse herauf- und herabbewegt werden, so daß maschinell eine Vielzahl von Schnittbildern erzielt werden kann, ohne Änderung der Patientenlagerung. Dabei können sowohl alle acht Schallköpfe simultan oder auch ein Schallkopf singulär erregt werden. Die einzelnen Abbildungen ergeben gute konturelle, aber geringere strukturelle Auflösungen (Abb. 12). Als Nachteil haben sich hohe Anschaffungskosten und besondere Probleme bei der Geräteaufstellung wegen des hohen Gewichtes des gefüllten Wassertankes ergeben.

Echt-Zeit-Verfahren (Real-time-Verfahren)

Geräte mit schnellem Bildaufbau, entweder auf mechanischer oder elektronischer Basis, die mindestens 16 Bilder pro Sekunde erzeugen, vermitteln den Eindruck eines bewegten Bildes und erlauben somit die Beurteilung nicht nur morphologischer Veränderungen, sondern auch kinetischer Vorgänge, wie Herzklappenbewegungen,

Gefäßpulsationen und Organbewegungen bei Respiration sowie deren Elastizitätsbeurteilung unter Palpation.

Mechanischer schneller Bildaufbau

Das erste praktisch einsetzbare Verfahren zur Erstellung dynamischer zweidimensionaler, helligkeitsmodulierter Bilder benutzte ein rotierendes Wandlersystem innerhalb eines Wassersackes, das Ultraschallstrahlen gegen einen akustischen Parabolspiegel aussandte (KRAUSE u. SOLDNER 1976, SOLDNER u. HAERTEN 1977). Der Reflektor richtet eine parallele Schallstrahlenschar durch eine Wasservorlaufstrecke auf das zu untersuchende Objekt (Wasserbeutelvorlauf-Scanner) (Abb. **13**). Durch Rotation des Wandlers (16 oder mehr Rotationen pro Sekunde) entsteht ein aus multiplen, parallelen, linearen und helligkeitsmodulierten Reflexen aufgebautes zweidimensionales Bild, wobei alle Echos virtuell simultan auf einem nichtspeichernden Leuchtschirm erscheinen und ein helligkeitsmoduliertes, bewegtes Bild beurteilt werden kann. Die verwendete Schallfrequenz beträgt 2,5 MHz, die Wiederholungsfrequenz 2000/s.

Der Vorteil dieses Verfahrens lag in der seinerzeit erstmaligen Möglichkeit einer Grauwertwiedergabe, so daß auch parenchymatöse Organe hinsichtlich ihrer Parenchymstruktur bewertet werden konnten, und zweitens in der Möglichkeit, kinetische Vorgänge zu beurteilen (Abb. **14**).

Als Nachteil hat sich der ungleiche Zeilenabstand des Bildes, der zu den lateralen Grenzen größere

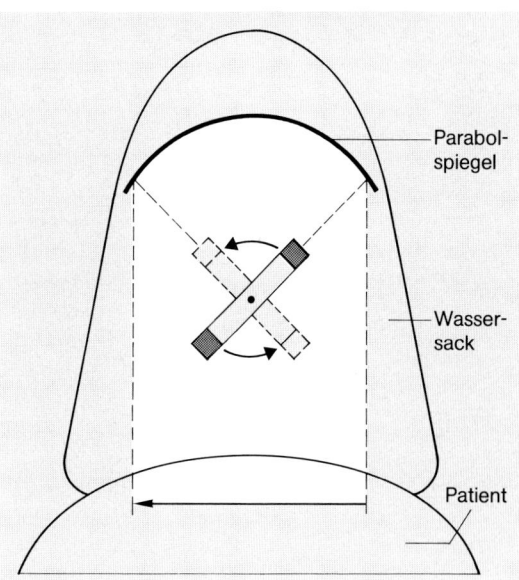

Abb. **13** Mechanischer schneller Wassersack-Schallkopf mit Parabolspiegel (Vidoson, Siemens) (nach *Carlsen*)

Distanz als im Zentrum aufweist, die geringere Strukturauflösung sowie die Unhandlichkeit des Schallkopfes mit Wasservorlaufstrecke erwiesen, so daß dieses Gerät heute nur noch selten eingesetzt wird.

Andere Verfahren eines mechanischen schnellen Bildaufbaues bedienen sich z. B. eines Rades, auf dem vier bzw. fünf Transducer fixiert sind, die jeweils nacheinander beim Überstreichen eines 5 cm breiten Sektors als Sender/Empfänger dienen und ein kontinuierlich beobachtbares, schnelles B-Bild erzeugen (Rad-Scanner) (Abb. **15** und **16**), oder es wird mechanisch z. B.

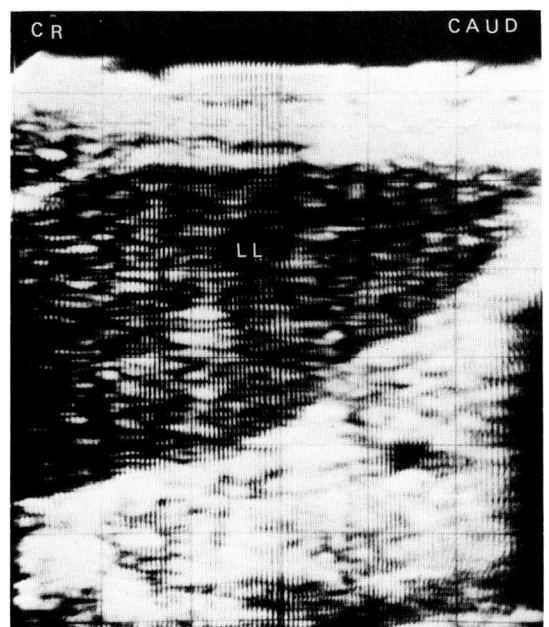

Abb. **14** Mechanisches schnelles B-Bild (Vidoson, Siemens). Longitudinalschnitt durch den Oberbauch und den linken Leberlappen in der Medianlinie

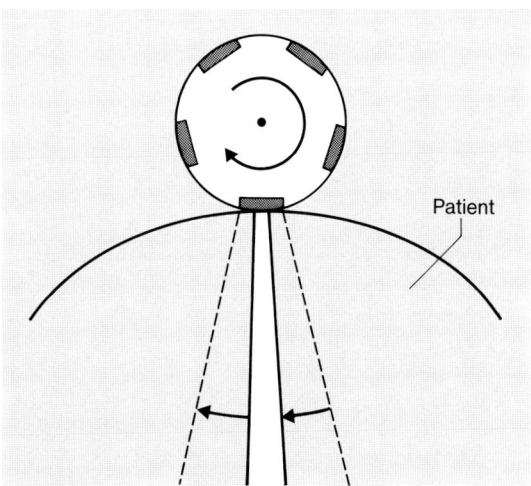

Abb. **15** Mechanischer schneller Radschallkopf (Combison, Kretz) (nach *Carlsen*)

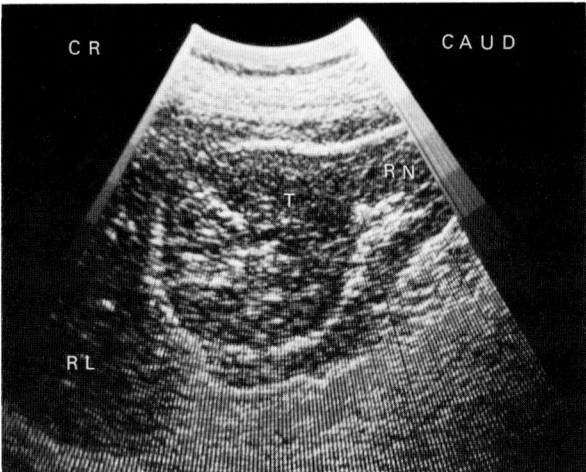

Abb. 16   Sector-Scan-Abbildung   (Radschallkopf, Combison, Kretz). Longitudinalschnitt durch den rechten Oberbauch. Hypernephroides Karzinom der rechten Niere
RL = rechter Leberlappen
RN = rechte Niere
T   = Tumor der rechten Niere

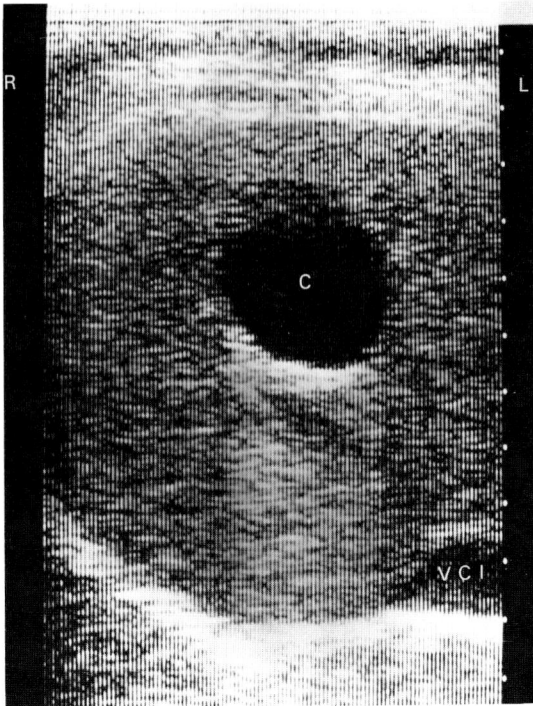

Abb. 18   Linear-Array-Abbildung.   Transversalschnitt durch den rechten Leberlappen
C = Leberzyste mit dorsaler relativer Echoverstärkung,
VCI = V. cava inferior

über ein Rad-Gestänge-System (Wobbel-System) oder unter Einsatz von Magneten ein singulärer Schallwandler in oszillierende Hin- und Herbewegungen versetzt und dadurch sektorielle Abbildungen erzeugt. Vorteile des Sektor-Scan-Verfahrens liegen in der Möglichkeit von einem punktuellen Einschallfenster durch Kippung des Schallkopfes in verschiedene Richtungen eine Vielzahl von Strukturen beurteilen zu können und dabei auch Organe, die hinter störenden Gebilden wie Knochen oder lufthaltigen Darmschlingen liegen, sichtbar zu machen, so daß der Einsatz dieses Verfahrens besonders günstige Beurteilungsmöglichkeiten im kranialen subdiaphragmalen Leber-

bereich sowie bei transfontanellärer Untersuchung des Kleinkindgehirns, bei der Herzuntersuchung durch die Interkostalräume hindurch sowie bei transvesikalem Schallweg im intrapelvinen beckenwandnahen Bereich bietet. Je nach Sektorwinkel, der zwischen 35 Grad und 110 Grad liegen kann, bietet der Bildausschnitt geringere oder umfangreichere Informationen, wobei sich in der Regel als Nachteil erweist, daß der sektorielle Bildausschnitt die oberflächlich gelegenen Strukturen nicht übersichtlich genug erfaßt und eine unterschiedliche Echodichte im Nah- und Fernbereich des Echogramms vorliegt.

Multielement-Abbildungsverfahren (Linear-Arrays)

Innerhalb eines Ultraschallapplikators ist eine linear angeordnete Kette von multiplen Schallwandlern angeordnet (z.B. 64–256 Schallwandler) (Abb. 17 und 18). Die Einzelelemente arbeiten entweder einzeln oder zyklisch in Gruppen von jeweils drei oder vier Wandlern nacheinander als Sender oder Empfänger. Die empfangenen Signale werden verarbeitet und helligkeitsmoduliert und teilweise auch digitalisiert in Graustufen auf einem Monitor abgebildet. Bei schneller Bildfolge ab 16 Bildern pro Sekunde ist die Beurteilbarkeit von Bewegungsabläufen gewährleistet.

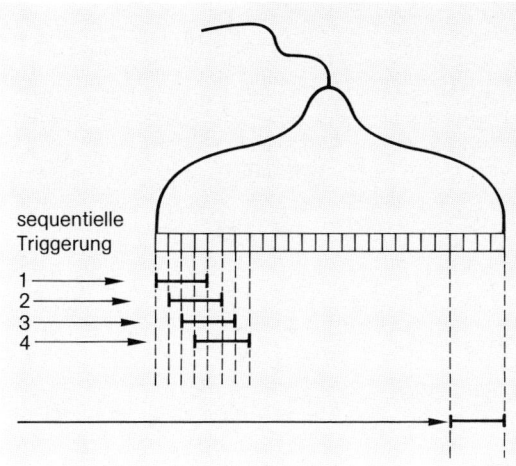

Abb. 17   Linear-Array-Schallkopf   mit   sequentieller Triggerung (nach Carlsen)

Phased-Array-Verfahren

Sowohl linear wie kreisförmig angeordnete multiple Ultraschallwandler können durch elektronisch gesteuerte zeitlich unterschiedliche Erregung und der daraus resultierenden Phaseninterferenz der erzeugten Schallwellen sektorielle Flächen bis zu einem Winkel von nahezu 90–100 Grad überstreichen (Abb. **19** und **20**). Vorteile dieses elektronisch-fokussierten Verfahrens liegen in der Kleinheit der Schallköpfe, die wiederum sektorielle Bilder erstellen und es ermöglichen, bei kleiner Einstrahlfläche Organstrukturen hinter oberflächlich gelegenen Hindernissen (z. B. Knochen oder Luft) zu beurteilen.

Small-parts-Transducer

Die Bezeichnung dieser besonderen, organbezogenen konstruierten Schallköpfe charakterisiert ihre Anwendung, denn diese Schallköpfe werden zur Beurteilung kleiner oberflächlich gelegener Strukturen eingesetzt. Hohe Auflösung wird dadurch erreicht, daß hohe Frequenzen von 5–10 MHz und eine entsprechend abgestimmte Fokussierung verwendet werden. Physikalische Begrenzungen resultieren in einem kleinen Gesichtsfeld, wobei die meisten Systeme ein Gebiet von etwa 3–5 cm Länge und 4–8 cm Tiefe abbilden. Die Auflösung eines 7,5-MHz-Small-parts-Transducers beträgt lateral etwa 0,25 mm und axial 0,8 mm.

Diese Systeme gewährleisten ein hochauflösendes Bild bei Einschränkung der Tiefeneindringfähigkeit und bieten sich deshalb für die Beurteilung oberflächlicher Strukturen und zur Untersuchung von Kleinstkindern an, wie z. B. A. carotis, Schilddrüse, Glandula parathyreoidea, oberflächlich gelegene Lymphknoten (Abb. **21**), Hoden, Mamma, Gehirn bei Neugeborenen unter Verwendung der noch nicht geschlossenen Fontanellen als Einschallfenster (Abb. **22**).

Endoskopisch-einführbare Sonographiesonden

Endoskopisch einführbare Sonden wurden für

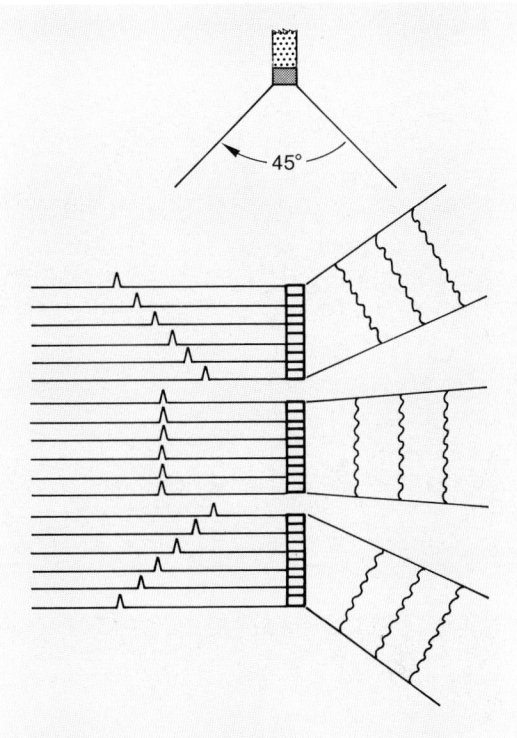

Abb. **19**   Phased-Array-Verfahren. Durch phasenversetzte Erregung eines linearen Transducer-Arrayas und die durch Interferenzphänomene erzielte Auslenkung des Schallstrahls können Sektoren bis 110 Grad überstrichen werden (nach *Carlsen*)

den Einsatz im gastrointestinalen Bereich (oberer Magen-Darm-Trakt, Rektosigmoidregion) oder im urologisch-gynäkologischen Bereich entwickelt. Dabei haben im wesentlichen nur Instrumente mit rotierenden Schallköpfen zur Beurteilung der Harnblase, der Prostata und der Samenblase, die transurethral oder transrektal eingeführt werden, praktische Bedeutung erlangt (KRATOCHWIL u. Mitarb. 1970) (Abb. **23**). Zur transurethralen Einführung entwickelte Sonden haben einen Durchmesser von z. B. 7 mm, ent-

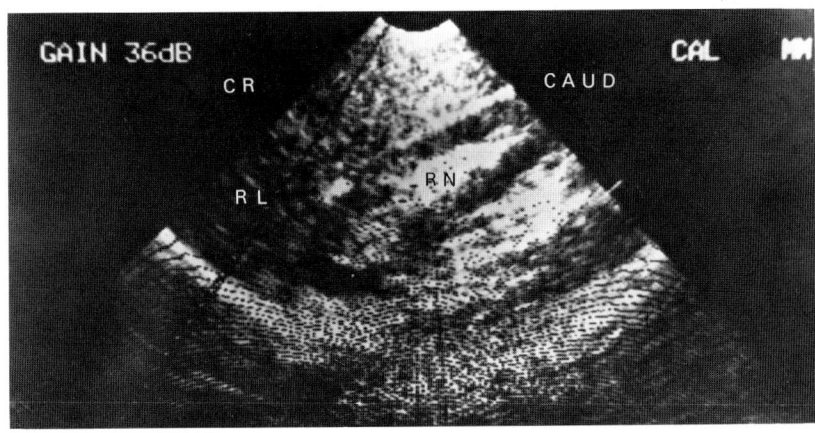

Abb. **20**
Phased-Array-Abbildung (Emisonic, EMI Medical). Longitudinalschnitt durch den rechten Oberbauch, Normalbefund
RL = rechter Leberlappen
RN = rechte Niere

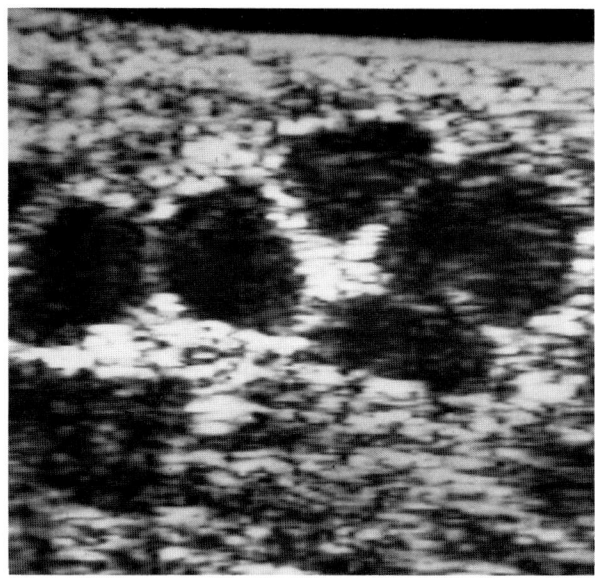

Abb. 21 Small-parts-Schallkopf-Abbildung (5,0 MHz) (Sonoline 8000, Siemens). Zervikalregion. Multiple Lymphknotenmetastasen

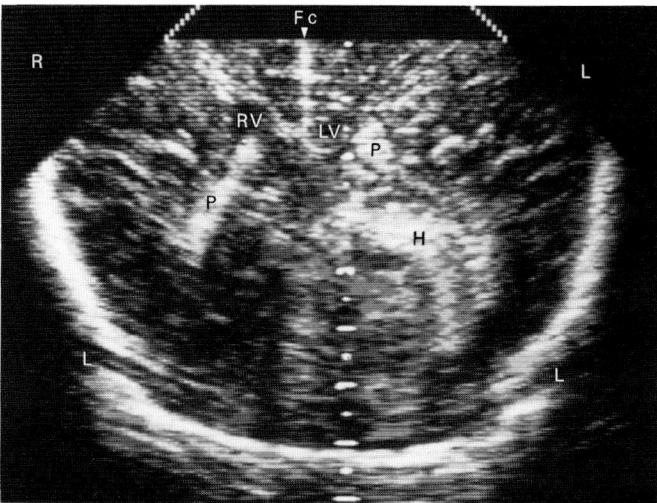

Abb. 22 Transfontanelläres Sonogramm (mechanischer Sector-Scanner, ATL, Mark III, 5,0 MHz). Koronare Schnittführung durch die Atria der Seitenventrikel. Geburtstraumatische intrazerebrale Blutung parietookzipital links bei einem Neugeborenen (1. Lebenstag)
Fc = Falx cerebri
P = Plexus chorioideus
RV, LV = rechter und linker Seitenventrikel
L = Lambdanaht
H = intrazerebrales Hämatom mit Verlagerung des linken Seitenventrikels nach lateral

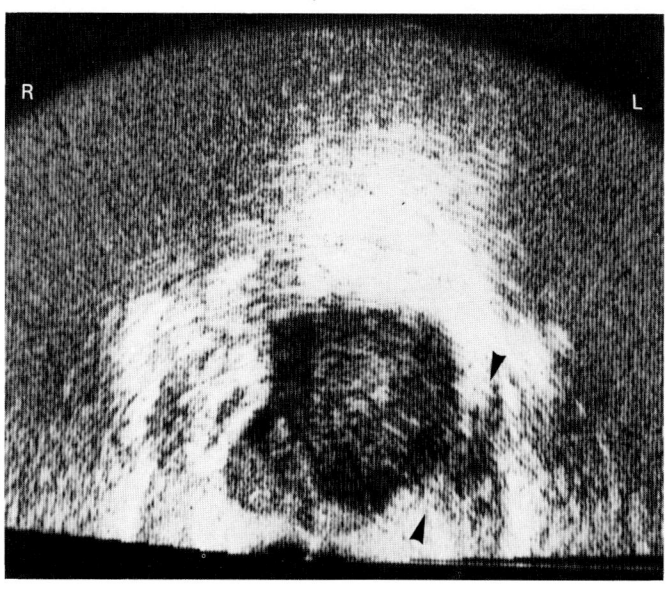

Abb. 23 Transrektales Sonogramm (Compound-Scanner der Firma Picker DI II mit angeschlossenem Transrektalstuhl, 3,5 MHz-Schallsonde) Transversalschnitt durch die Prostata bei Prostatakarzinom mit Kapseldurchbruch links (▲) und Beckenbodeninfiltration bei starker Deformierung der Prostata

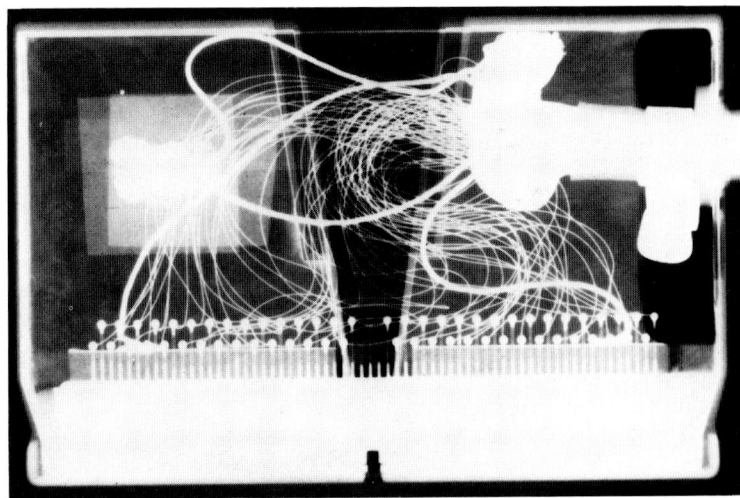

Abb. **24** Punktionsschallkopf (Toshiba).   Linear-Array-Schall-kopf mit zentraler Aussparung zur Einführung der Punktionsnadel (Röntgenaufnahme)

sprechend 21 Charrier. Rektal einführbare Son-den sind mit einer nachträglich auffüllbaren, manschettenartig die Sondenspitze umgebenden Wasservorlaufstrecke ausgerüstet. Mittels eines an der Sondenspitze angebrachten rotierenden Schallkopfes wird ein Sektor von 360 Grad abge-tastet. Die Rotationsgeschwindigkeit des Schall-kopfes ist regelbar und beträgt etwa 2–10 Umdre-hungen/s.

Bei Verwendung von Frequenzen von 6 MHz und geeigneter Fokussierung wird eine axiale Auflö-sung von ca. 1 mm und eine laterale Auflösung von ca. 2 mm erreicht.

Die von intraluminal erzeugten, kreisförmigen Abbildungen der Harnblase, der Urethra, der Prostata oder des Rektums gestatten es zur Tie-fenausdehnung von Blasen-, Rektum- oder Pro-statatumoren und ihrem Staging exakte Aussagen zu ermöglichen.

Punktionsschallköpfe

Speziell konstruierte Schallköpfe ermöglichen es, Punktionsnadeln während des Punktionsvorgan-ges permanent sichtbar zu machen. Dabei werden einerseits durch am Transducer angebrachte Hal-terungen Punktionsnadeln schräg in das Schall-feld eingeführt, andererseits bei Transducer-Ar-rays Punktionssonden durch ausgesparte Lücken im Array vorgeführt (Abb. **24**), wobei Reflexions-phänomene insbesondere an der Nadelspitze eine exakte Positionierung unter permanenter sono-graphischer Sicht ermöglichen (Abb. **25**). Die so-nographisch gezielten Punktionen bieten Vorteile insbesondere zur Gewebsentnahme bei kleinen soliden Prozessen in parenchymatösen Organen oder zur Punktion flüssigkeitshaltiger Strukturen und Hohlorgane und haben insbesondere als Feinnadelpunktionen unter Verwendung der Chi-ba-Nadel weite Verbreitung erlangt (GOLDBERG u. Mitarb. 1980, OTTOU. WELLAUER 1981).

Klinische Anwendungsmöglichkeiten der Ultraschalldiagnostik

Die Ultraschalldiagnostik stellt neben röntgeno-logischen, nuklear-medizinischen und Magnet-resonanz-Untersuchungsverfahren ein weiteres morphologisches, bildgebendes Verfahren dar, das aufgrund der relativen Einfachheit der Durchführung und der erzielten reichen Informa-tion bei der Darstellung parenchymatöser Organe und Hohlorgane zunehmend Verbreitung gefun-den hat. Deshalb gehört in der medizinischen

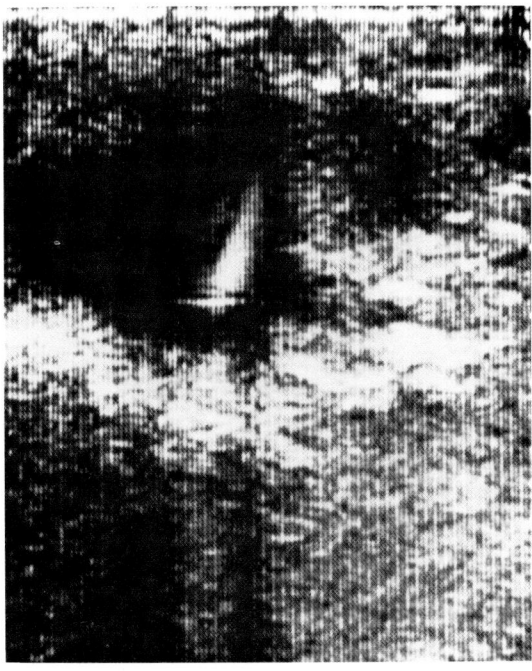

Abb. **25** Ultraschall-gezielte Punktion unter perma-nenter sonographischer Sichtkontrolle (Toshiba-Punk-tionsschallkopf). Punktionsnadel innerhalb eines retro-peritonealen Abszesses

Diagnostik die sonographische Untersuchung heute bereits zur Routinediagnostik, die häufig als erstes morphologisches bildgebendes Verfahren eingesetzt wird und der nachgeschaltet die speziellen und gezielten radiologischen oder nuklearmedizinischen Spezialuntersuchungen folgen. Dabei hat sich zweifellos das Impuls-Echo-Verfahren unter Verwendung der Real-time-Technik am effektivsten und am leichtesten einsetzbar erwiesen. Die Ultraschalldiagnostik ist zur Zeit noch in einer ständigen Weiterentwicklung begriffen und wird speziellen Fragestellungen weiter angepaßt. Einen Überblick über die heute gebräuchlichsten Anwendungsgebiete zeigt Tab. 1.

Untersuchungstechnik

Die Durchführung von Ultraschalluntersuchungen und die Interpretation der Befunde erfordert große Erfahrung des Untersuchers, da bereits im Stadium der Bilderstellung über Erfolg oder Mißerfolg der korrekten Diagnoseerhebung entschieden wird.

Prinzipiell kann eine sonographische Untersuchung ohne jedwede besondere Patientenvorbereitung erfolgen. So sind Untersuchungen am Kopf, an der Orbita und am Auge, im Halsbereich, in der Thoraxregion, im Skrotalbereich und an den Extremitäten unabhängig von etwaiger Nahrungsaufnahme oder von andersartigen vorangegangenen Untersuchungen durchführbar. Im Abdominal- und Retroperitonealbereich erfolgen durch die Nahrungsaufnahme und Luftaufnahme in den Gastrointestinaltrakt oder durch vorangegangene Untersuchungen mit Bariumsulfatkontrastmitteln Störungen, so daß Untersuchungen im nüchternen Zustand, d. h. nach 6- bis 8stündiger Nahrungskarenz und vor eventuellen gastrointestinalen Röntgenkontrastuntersuchungen erforderlich sind. Auch ist eine sonographische Beurteilung der nach Nahrungsaufnahme kontrahierten Gallenblase sehr schwierig oder unmöglich und unterliegt Fehlern. Das Pankreas wird durch Nahrungsaufnahme und gastrointestinale Luft in seiner Beurteilbarkeit am stärksten beeinträchtigt und kann sich gelegentlich der sonogra-

Tabelle 1   Klinische Anwendungsmöglichkeiten der Ultraschalldiagnostik (nach *Kazner* u. *Kresse*)

Organ	Diagnostische Möglichkeiten	Technik
Kopf		
Gehirn	Seitenlokalisation raumfordernder intrakranieller Prozesse durch Mittellinienbestimmung, direkter Nachweis von Hirntumoren, und Hämatomen, Messung der Hirnventrikelweite	A-Bild B-Bild (transfontanellär) Octoson
Auge	Diagnose von Netzhautablösungen Erkennung von intraokulären Fremdkörpern und Tumoren, auch bei getrübter Hornhaut oder Glaskörper Bestimmung der Achsenlänge des Auges	A-Bild B-Bild
Orbita	Diagnose und Differentialdiagnose von Orbitatumoren	B-Bild
NNH	Nachweis von Schleimhautverdickungen und Flüssigkeitsansammlungen (Sinusitis) sowie Tumoren Bestimmung der Tiefenausdehnung der Nasennebenhöhlen	A-Bild B-Bild
Hals		
Schilddrüse	Differenzierung „kalter" Knoten der Schilddrüse und verschiedener Formen der Struma Nachweis von Schilddrüsenkarzinomen	B-Bild
Glandula parathyreoidea	Nachweis von Adenomen und Hyperplasien	B-Bild
Glandula parotis Glandula sublingualis	Beurteilung entzündlicher oder tumoröser Vergrößerungen der Speicheldrüsen Nachweis von Halszysten	B-Bild
zervikale Lymphknoten	Beurteilung von vergrößerten Lymphknoten	
zervikale Gefäße	Nachweis von Gefäßverschlüssen- und -stenosen	Doppler B-Bild

Tabelle 1   (Fortsetzung)

Organ	Diagnostische Möglichkeiten	Technik
Thorax		
Herz	Diagnose der Klappenvitien	TM-Bild
	Erkennung von Myokardverdickungen und -verdünnungen sowie von Herzwandaneurysmen	B-Bild
	Beurteilung der Herzinnenräume	
	Nachweis von Myokardtumoren	
	Beurteilung von Perikardergüssen	
Lunge	Erkennung und Differenzierung von pleuranahen raumfordernden Veränderungen (Tumoren, Ergüsse, Atelektase) sowie Beurteilung von Thoraxwandhämatomen	B-Bild
Mamma	Differenzierung von zystischen und soliden Prozessen	A-Bild B-Bild
	Differenzierung von Fibroadenomen und Karzinomen	B-Bild
Abdomen		
Leber	Differenzierung von Leberparenchymerkrankungen	B-Bild
	Beurteilung und Größenbestimmung zystischer und solider Tumoren, Nachweis von Abszessen, Hämatomen und Leberrupturen	
	Beurteilung der Größe, Lage und Form der Leber	
	quantitative Lebervolumenbestimmung	
Galle	Nachweis von Cholelithiasis, Cholezystitis sowie Gallenblasenhydrops und Beurteilung der Cholostase	B-Bild
Pankreas	Nachweis und Beurteilung von Tumoren, entzündlichen Pankreasveränderungen und Pseudozysten	B-Bild
	Beurteilung der Ausdehnung der nekrotisierenden Pankreatitis	
Milz	Bestimmung der Milzgröße	B-Bild
	Differenzierung von Milzzysten und -tumoren	
	Nachweis von Milzhämatomen und der Milzruptur	
Lymphknoten	Nachweis vergrößerter mesenterialer und zölikaler sowie hepatischer Lymphknotenvergrößerungen	B-Bild
Gastrointestinal-trakt	Erkennung von makroskopisch erfaßbaren Tumoren des Magens und des Kolons sowie Nachweis entzündlicher Dünn- und Dickdarmveränderungen	B-Bild
Gefäße	Beurteilung und Nachweis von Aortenaneurysmen	B-Bild
	Beurteilung der Weite der V. cava inferior und Nachweis von venösen Thrombosen	B-Bild
	Beurteilung der portalen Hypertension	B-Bild
Peritonealraum	Nachweis von Aszites und Hämatomen sowie intraabdominellen Abszessen	B-Bild
	Nachweis mesenterialer Zysten und Tumoren sowie der Peritonealkarzinose	
Retroperitonealraum		
Nieren	Differenzierung von Harnstauung und Parenchymerkrankungen beim Nierenversagen	B-Bild
	Nachweis der Hydronephose. Sicherung einer Nierenaplasie	
	Differenzierung von Nierenzysten und -tumoren	
	Nachweis der Nephrolithiasis	
Nebennieren	Beurteilung der Nebennierengröße	B-Bild
	Nachweis von Nebennierentumoren, -zysten und -hyperplasien sowie -hämatomen und -verkalkungen	
retroperitoneale Lymphknoten	Beurteilung retroperitonealer Lymphknotenvergrößerungen	B-Bild
Retroperitoneum	Nachweis primärer und sekundärer retroperitonealer Tumoren sowie Hämatome und Abszesse	B-Bild

Tabelle **1**   (Fortsetzung)

Organ	Diagnostische Möglichkeiten	Technik
Becken		
Ovarien	Nachweis des Follikelsprunges.	B-Bild
	Nachweis von Ovarialzysten und -tumoren	
Uterus	Schwangerschaftsnachweis	Doppler
	Bestimmung der Lage und Größe sowie des Alters des Feten. Erkennung von Mehrlingsschwangerschaften und Mißbildungen	B-Bild
	Plazentalokalisation und -beurteilung	B-Bild
	Geburtsüberwachung	B-Bild
	Amniozentese	
	Differentialdiagnose von Unterbauchtumoren und Beurteilung ihrer Ausbreitung sowie Nachweis regionaler Lymphknoten	
Blase	Restharnbestimmung	B-Bild
	Ausbreitungsdiagnostik von Blasentumoren	
Prostata	Beurteilung der Prostatagröße.	B-Bild
	Nachweis von Prostataadenom und -karzinomen sowie -abszessen	
Samenblasen	Nachweis primärer Tumoren sowie der Infiltration der Samenblasen bei Prostata- und Blasenneoplasmen	B-Bild
Hoden	Differenzierung des pathologischen Skrotalinhaltes	B-Bild
	Nachweis von Hodentumoren und -entzündungen	
	Beurteilung der Variko- und Hydrozele	
	Hodentorsion	Doppler
Epidydimis	Nachweis der Epididymitis	B-Bild
Extremitäten		
Gefäße	Erkennung von arteriellen Stenosen, Verschlüssen, arteriovenösen Fisteln und Aneurysmen	B-Bild / Doppler
	Messung der Pulswellengeschwindigkeit	
	Bestimmung der Strömungsrichtung	Doppler
Hämatome	Nachweis von Hämatomen im Extremitäten- und Gelenkbereich	B-Bild
Gelenke	Nachweis von Gelenkzysten und -ergüssen sowie Bandrupturen	B-Bild

phischen Erkennung völlig entziehen. In der Beckenregion ist eine möglichst prall gefüllte Harnblase Voraussetzung für die Kranialverlagerung der lufthaltigen Darmschlingen und somit imperativ für eine suffiziente Beurteilung des Uterus, der Ovarien, der Beckenwandregion, der Prostata und der Samenblasen zu fordern.

Die sonographische Untersuchung jedes Organs bzw. jeder Körperregion hat einer systematischen Durchmusterung zu unterliegen, d.h. durch transversale und longitudinale Schnittführungen, die je nach Bedarf durch schräge Schnittrichtungen, die der Organtopographie gerecht werden und die topographische Orientierungsstrukturen miterfassen, muß eine dreidimensionale Beurteilung des Organs erfolgen.

Wahl des Gerätes

Die Auswahl des Untersuchungsgerätes, d.h. Schallkopfbauart (Linear- oder Sector-Scanner), sowie die verwendete Frequenz ist auf das zu untersuchende Organ bzw. die zu untersuchende Körperregion abzustimmen. Im Oberbauch sind bei normalkonfigurierten Erwachsenen Sector- wie Linear-Scanner gleichermaßen einsetzbar bei Frequenzen von 2–3,5 MHz. Bei Kindern und bei Untersuchung oberflächlich gelegener Organe Erwachsener, z.B. Thorax- oder Abdominalwandprozesse, Mammae, Hoden, Schilddrüse und Speicheldrüse, Gelenkzysten und Gefäße sind Small-parts-Schallköpfe mit Frequenzen von 5–10 MHz indiziert.

Viele der verwendeten Geräte sind mit zusätzlichen Möglichkeiten einer Bildweiterverarbeitung ausgerüstet wie Bildfixierung (freez) und Nachverarbeitung mit Kontrastanhebung unterschiedlicher Grauwerte (post-processing), Distanzmessung, Flächenintegration, Volumenerrechnung usw.

Bewertung der Leistungsfähigkeit der Ultraschalldiagnostik

Bei der Bewertung der Leistungsfähigkeit der Ultraschalldiagnostik muß mehr als bei jedem anderen morphologischen Abbildungsverfahren berücksichtigt werden, daß die Erfahrung des Untersuchers und die Eigenschaft des Gerätes wechselseitig die Qualität der Befunderhebung stark beeinflussen. Im Einzelfall können in der Trias

Patient, Apparat und Untersucher methodisch bedingte Schwierigkeiten bestehen, die sich beim derzeitigen Stand der Technik noch nicht überwinden lassen. Unter Berücksichtigung der noch bestehenden methodischen Grenzen und der diagnostischen Aussagemöglichkeiten bedeutet aber die Sonographie eine wertvolle Ergänzung der bisher zur Verfügung stehenden morphologischen Untersuchungsmethoden und eine Bereicherung der radiologischen Diagnostik.

Literatur

Andrew, D. D.: Ultrasonography in pregnancy, an enquiry into its safety. Brit. J. Radiol. 37 (1964) 185

Bergmann, L.: Der Ultraschall und seine Anwendung in Wissenschaft und Technik. 6. Aufl. Hirzel, Stuttgart 1954

Bom, N., C. T. Lancée, J. Honkoop, P. G. Hugenholtz: Ultrasonic viewer of cross-sectional analyses of moving cardiac structures Bio- med. Engng. 16 (1971) 500

Chilowsky, C., M. P. Langevin: Procedes et appareil pour production des signaux sousmarins diriges et pour la localization a distance d'obstacles sousmarins. Franz. Patent Nr. 502 913, 1916

Coakley, W. T., J. S. Slade: Examination of sonicated human lymphocytes for chromosome damage. Brit. J. Radiol. 44 (1971) 563

Curie, J., P. Curie: Dévelopement par pression de l'électricité polaire dans le cristaux hémiédres á faces inclinées. C. R. Soc. Biol. (Paris) 91 (1880) 294

Curie, J., P. Curie: Lois du degagement de l'électricité par pression dans la tourmaline. C. R. Soc. Biol. (Paris) 92 (1880) 186

Donald, I., J. McVicar, T. G. Brown: Investigation of abdominal masses by pulsed ultrasound. Lancet 1958 I, 1188

Dussik, K. T.: Über die Möglichkeit, hochfrequente mechanische Schwingungen als diagnostisches Hilfsmittel zu verwenden. Z. ges. Neurol. Psychiat. 174 (1942) 153

Edler, I., C. H. Hertz: The use of ultrasound reflectoscope for the continuous recording of movements of heart walls. Kungl. Fysiogr. sallsk. i. Lund. for handl. 24 (1954) 5

Feigenbaum, H.: Echocardiography. Lea & Febiger, Philadelphia 1972

Firestone, F. A.: Flaw detecting device and measuring instrument. U.S. Patent Nr. 2.280.226, 21. 4. 1942

Freimanis, A. K.: The biological effects of medically applied ultrasound and their causes. Crit. Rev. radiol. Sci. 1 (1970) 639

Frommhold, H.: Diagnostischer Ultraschall. Ein modernes medizinisches Untersuchungsverfahren. Ärztl. Forsch. 26 (1972) 442

Frommhold, H., D. Koischwitz: Ultraschalluntersuchungen bei obstruktiven biliären Erkrankungen. Fortschr. Röntgenstr. 125 (1976) 26

Frommhold, H., D. Koischwitz: Verbesserte Ultraschalldiagnostik durch Grauwertdarstellung. Dtsch. med. Wschr. 102 (1977) 328

Frommhold, H., D. Koischwitz: Sonographie des Abdomen. In Frommhold, W.: Röntgen, wie? wann? Bd. VII. Thieme, Stuttgart 1982

Frucht, A.-H.: Die Schallgeschwindigkeit in menschlichen und tierischen Geweben. Z. ges. exp. Med. 120 (1953) 526

Glover, G. H.: Computerized time-off-flight ultrasonic tomography for breast examination. Ultrasound Med. Biol. 3 (1977) 117

Gohr, H., T. Wedekind: Der Ultraschall in der Medizin. Klin. Wschr. 19 (1940) 25

Goldberg, B. B., Cole-Benglet, C., Kurtz, A. B., C. S. Rubin: Real-time aspiration-biopsy transducer. J. clin. Ultrasound 8 (1980) 107

Goldmann, D. E., T. F. Hueter: Tabular data of the velocity and absorption of high-frequency sound in mammalian tissues. J. acoust. Soc. Amer. 28 (1956) 35

Greenleaf, J. F., S. A. Johnson, W. F. Samayoa, F. A. Dusk: Algebraic reconstruction of spatial distribution of acustic velocities in tissue from their time-off-flight profiles. In: Acoustical Holography, vol. VI. Plenum, New York 1975 (p. 71)

Güttner, W., G. Fiedler, J. Pätzold: Über Ultraschallabbildungen am menschlichen Schädel. Acustica 2 (1952) 148

Haerten, R.: Technische Kenngrößen von Ultraschalldiagnosegeräten und ihre Bestimmung. Ultraschall 1 (1980) 1

Hassler, D.: Einführung in die physikalischen und technischen Grundlagen der diagnostischen Ultraschallverfahren. Klinikarzt 6 (1977) 414

Hellmann, L. M., G. M. Duffus, I.Donald, B. Sunden: Safety of diagnostic ultrasound in obstetrics. Lancet 1970/I, 1133

Hill, C. R.: The possibility of hazard in medical and industrial applications of ultrasound. Brit. J. Radiol. 41 (1968) 561

Hill, C. R.: Biophysical basis for possible untrasonic hazards. Brit. J. Radiol. 44 (1971) 563

Hill, C. R.: Medical ultrasonic; an historical review. Brit. J. Radiol. 46 (1973) 899

Hilz, E.: Physik und Technik der Ultraschalldiagnostik. Elektromedizin 14 (1969) 215

Holmes, J. H., C. Sundgren, D. Ikle, J. Finch: A simple untrasonic method for evaluating liver size. J. clin. Ultrasound 5 (1977) 89

Howry, D. H., W. R. Bliss: Ultrasonic visualization of soft tissue structures of the body. J. Lab. clin. Med. 40 (1952) 579

Kazner, E., H. Kresse: Physik und Technik der Ultraschalldiagnostik. Dtsch. Ärztebl. 33 (1973) 2137

Keidel, W.-D.: Über die Verwendung des Ultraschalls in der klinischen Diagnostik. Ärztl. Forsch. 1 (1947) 349

Koischwitz, D.: Sonographische Lebervolumenbestimmung. Problematik, Methodik und praktische Bedeutung der Quantifizierung des Lebervolumens. Fortschr. Röntgenstr. 131 (1979) 243

Koischwitz, D.: Sonomorphologie primärer und sekundärer Leberneoplasmen. Fortschr. Röntgenstr. 133 (1980) 372

Koischwitz, D., W. Distelmaier: Wertigkeit und Grenzen der Ultraschalldiagnostik des biliären Systems im Vergleich zur Röntgendiagnostik. Röntgen-Bl. 34 (1981) 245

Koischwitz, D., H. Frommhold, P. Brühl: Die Treffsicherheit der Sonographie in der Diagnostik von Nierenerkrankungen. Fortschr. Röntgenstr. 127 (1977) 97

Koischwitz, D., H. Frommhold, H.-J. Grauthoff: Sonographische Diagnostik der Leberechinokokkose. Dtsch. med. Wschr. 103, 1978

Koischwitz, D., K.-J. Paquet, O. Köster, G. Krönung: Sonographische Beurteilung des portalen Gefäßsystems bei der protalen Hypertension. Fortschr. Röntgenstr. 137 (1982) 509

Kossoff, G.: Improved techniques in ultrasound cross-sectional echography. Ultrasonics 10 (1972) 221

Kossoff, G., D. A. Carpenter, G. Radovanovich, D. E. Robinson, W. J. Garrett: Octoson: a new rapid multi-transducer general purpose watercoupling echoscope. In Kazner, E., M. de Vlieger, H. R. Müller, V. R. McCready: Ultrasonic in Medicine. Excerpta medica, Amsterdam 1975 (p. 90)

Kossoff, G., W. J. Garrett, D. A. Carpenter, J. Jellins, M. J. Dadd: Principles and classification of soft tissues by grey scale echography. Ultrasound Med. Biol. 2 (1976) 89

Krause, W., R. Soldner: Ultraschallbildverfahren (B-scan) mit hoher Bildfrequenz für medizinische Diagnostik. Electromedia 4 (1967) 8

Krautkrämer, J., H. Krautkrämer: Werkstoffprüfung mit Ultraschall. Springer, Berlin 1961

Kratochwil, A., G. Gasser, H. G. Mayr: Die Ultraschalldiagnostik in der Urologie. Wien. klin. Wschr. 82 (1979) 795

Kresse, H.: Grundlagen der Deutung des Ultraschall-Echobildes in der medizinischen Diagnose. Elektromedizin 13 (1968) 169

Kresse, H.: Wirkung und Nebenwirkung medizinischen Ultraschalls. Atomkernenergie 21 (1973) 269

Lele, P. P., N. Senapati, W. L. Hsu: Mechanisms of tissue-ultrasound interaction. In de Vlieger, M., D. N. White, V. R. McCready: Proceedings of the 2nd World Congress in Ultrasound in Medicine. Excerpta medica, Amsterdam 1973 (p. 345)

Loch, E.-G.: Genetische Gefährdung durch Ultraschalldiagnostik? Fortschr. Med. 91 (1973) 59

Ludwig, G. D., F. W. Struthers: Considerations underlying the use of ultrasound to detect gallstones and foreign bodies in tissue. Naval med. Res. Inst., Project NW 004 001, 1949

McDicken, W. N.: Diagnostic Ultrasonics, Principles and Use of Instruments. Crosby, Lockwood & Staples, London 1975

Mühlhäuser, O.: Verfahren zur Zustandsbestimmung von Werkstoffen, besonders zur Ermittlung von Fehlern darin. D.R.P. Nr. 569 598, 1931

Otto, R., J. Wellauer: Erfahrungen mit der ultraschallgezielten Feinnadelpunktion unter permanenter Sichtkontrolle. Fortschr. Röntgenstr. 133 (1981) 385

Rasmussen, S. N.: Liver volume determination by ultrasonic scanning. Laegeforenningens Forlag, Copenhagen, 1977

Rott, H.-D.: Zur Frage der Schädigungsmöglichkeit durch diagnostischen Ultraschall. Ultraschall 2 (1981) 55

Smith, M. G.: Animal toxicity studies with ultrasound at diagnostic power levels. In Grossmann, C. C., J. H. Holmes, C. Joyner, E. W. Purnell: Diagnostic Ultrasound. Plenum, New York 1966

Sokoloff, S.: Ultraschallwellen und ihre Anwendung. Techn. Phys. 2 (1935) 522

Soldner, R., R. Haerten: Vidoson 735 – ein neues Real-Time-Schnittbildgerät für die Sonographie. Electromedia 3–4 (1977) 107

Taylor, K. J. W., J. B. Pond: A study of the production of haemorrhagic injury and paraplegia in rat spinal cord by pulsed ultrasound of low megaHertz frequencies in the context of the safety for clinical usage. Brit. J. Radiol. 45 (1972) 343

Trier, H. G.: Gewebsdifferenzierung mit Ultraschall. In Streiff, E.B.: Bibliotheca ophthalmologica, Bd. LXXXVI. Karger, Basel 1977

Wells, P. N. T.: Physical Principles of Ultrasonic Diagnosis. Academic Press, London 1969

Wells, P. N. T.: Ultrasonics in Clinical Diagnosis, 2nd ed. 1977

Wild, J. J.: The use of ultrasonic pulses for the measurement of biologic tissues and the detection of tissues density changes. Surgery 27 (1959) 183

Wild, J. J., D. Neal: Use of high-frequency ultrasonic waves of detecting changes of texture in living tissues. Lancet 1951/I, 655

Wild, J. J., J. N. Reid: Further pilot echographic studies of the histologic structures of tumors of the living intact human breast. Amer. J. Path. 28 (1952) 839

Zweifel, H. J.: Gefährdung des Menschen durch Ultraschall in der Medizin? Biotechn. Umsch. 3 (1979) 2

Strahlenexposition, Strahlenschutz und Strahlenrisiko

F. E. Stieve

Einleitung

Schädliche Einwirkungen ionisierender Strahlen sind seit der Entdeckung der Röntgenstrahlen und des Radiums hinreichend bekannt. Erste Berichte stammen bereits aus dem Jahr der Entdeckung Röntgens. Auch die Bestrebungen, die in der Medizin mit ionisierender Strahlung Befaßten vor unbeabsichtigten Einwirkungen dieser Strahlenart zu schützen, sind so alt, wie die Diagnostik und Therapie mit Röntgenstrahlen und radioaktiven Stoffen selbst. Dies betrifft stets sowohl den Personenkreis, an dem die Strahlung zur Erkennung oder Behandlung angewandt wird, d. h. die Patienten im weitesten Sinne und die Versuchspersonen, als auch die Anwender selbst, die Ärzte, Naturwissenschaftler und das medizinische Assistenzpersonal. Erste allgemein verbindliche Leitsätze zum Strahlenschutz stammen in Deutschland aus dem Jahre 1909. Sie wurden damals von einer Kommission der Deutschen Röntgengesellschaft erarbeitet, „die damit früher als jede staatliche Institution, die mit der Anwendung der Röntgenstrahlen verbundenen Gefahren in das Bewußtsein der Ärzte gerückt und sichergestellt hat, daß man Nutzen nur dann auf die Dauer aus dem neuen Verfahren ziehen könnte, wenn Schädigungen wirksam vorgebeugt wurde" (Zitat aus dem Jubiläumsbericht 75 Jahre Deutsche Röntgengesellschaft).

Seit der Gründung des Internationalen Kongresses für Radiologie im Jahre 1925 beruhen die Empfehlungen zum Strahlenschutz und der Strahlenexposition auf international anerkannten und strahlenbiologisch begründeten Grundsätzen. Anläßlich des 2. Internationalen Kongresses für Radiologie wurde 1928 die internationale Strahlenschutzkommission (ICRP) gegründet. Sie hat sich zusammen mit der Internationalen Kommission für Einheiten und Messungen (ICRU) regelmäßig zu Fragen der Strahlenanwendung und des Schutzes vor ionisierenden Strahlen, der Methoden, die Strahlung zu messen und damit das Risiko der Strahlenanwendung für den Betroffenen abzuschätzen, geäußert. Außer diesen unabhängig arbeitenden Kommissionen sind es seit langem auch verschiedene andere internationale bzw. übernationale Kommissionen und Organisationen, die zu Fragen der Strahlenanwendung und des Strahlenschutzes Stellung genommen haben. Es sind dies vor allem die Organisationen der Vereinten Nationen, wie die Weltgesundheitsorganisation (WHO), die Internationale Atomenergie Behörde (IAEA) und das internationale Arbeitsamt (ILO), die seit Gründung der Organisation der Vereinten Nationen unter deren Leitung und Unter-

stellung arbeiten. Diese verschiedenen internationalen und nationalen Expertengremien haben es durch enge Zusammenarbeit erreicht, daß heutzutage in allen Grundfragen der Strahlenwirkung und des Strahlenschutzes Übereinstimmung bestehen. Die von diesen internationalen Organisationen und Kommissionen ausgesprochenen Richtlinien haben allerdings nur empfehlenden Charakter. So betont z. B. die Internationale Strahlenschutzkommission in ihrer 1977 verabschiedeten Empfehlung:

„(5) Die Kommission möchte nochmals betonen, daß sie es gemäß ihrer allgemeinen Einstellung als ihre Aufgabe betrachtet, sich mit den wesentlichen Grundsätzen zu befassen, auf denen geeignete Strahlenschutzmaßnahmen aufgebaut werden können. Aufgrund der unterschiedlichen Bedingungen in den einzelnen Ländern sollten ausführliche Anleitungen für die Anwendung ihrer Empfehlungen in Form von Verordnungen oder Richtlinien von den verschiedenen internationalen und nationalen Organen ausgearbeitet werden, die mit den jeweiligen Bedürfnissen am besten vertraut sind. Die Kommission ist sich dessen bewußt, daß die einzelnen Experten, die für die praktische Durchführung des Strahlenschutzes verantwortlich sind, Anleitungen benötigen, die flexibel genug sind, um nationale, regionale oder andere Unterschiede .zu berücksichtigen. Deshalb sollen die Empfehlungen der Kommission einen ausreichenden Grad an Flexibilität aufweisen. Dies ist auch der Grund dafür, daß der Wortlaut der Empfehlungen nicht notwendigerweise für eine direkte Übernahme in Verordnungen oder Richtlinien geeignet, oft sogar ungeeignet sein wird."

Einheiten und Größen zur Strahlenexposition
(Tab. 1)

Röntgenstrahlung und Strahlung aus radioaktiven Stoffen haben die Eigenschaft, nicht nur die Materie zu durchdringen, sondern sie erzeugen Ionisation. Wenn ionisierende Strahlung in die Materie eindringt, wird Energie auf die Materie übertragen. Diejenige Energie, die pro Einheit Masse auf den menschlichen Körper übertragen und in den einzelnen Organen verteilt wird, wird in den Größen der *Energiedosis* angegeben. Die Einheit für die Energiedosis (Quotient aus der

Tabelle 1   Das internationale Einheitensystem und die daraus für die Strahlenexposition abgeleiteten Dosisgrößen und Dosiseinheiten

Physikalische Größe	SI-Einheit	Alte Einheit	Beziehung
Energiedosis Quotient aus der Energie, die durch ionisierende Strahlung auf das Material in einem Volumenelement übertragen wird und der Masse in diesem Volumen	Gray (Gy) 1 Gy = 1 J/kg	Rad (rd)	1 rd = 0,01 Gy 1 Gy = 100 rd
Energiedosisleistung Differentialquotient der Energiedosis nach der Zeit	Gray durch Sekunde (Gy/s)	Rad durch Sekunde (rd/s)	1 rd/s = 0,01 Gy/s 1 Gy/s = 100 rd/s
Kerma (Kinetic Energy Released in Material) Summe der Anfangswerte der kinetischen Energie aller geladenen Teilchen, die von indirekt ionisierender Strahlung aus der Materie in einem Volumenelement freigesetzt werden und die Masse des Materials mit einer anzugebenden Dichte	Gray (Gy) 1 Gy = 1 J/kg	–	1 R = 8,7 mGy Kerma/Luft 1 Gy Kerma/Luft = 114,9 R
Ionendosis die von einer ionisierenden Strahlung in einem Luftvolumen erzeugte Ladungsmenge im Verhältnis zur Masse der Luft, die im Luftvolumen enthalten ist	Coulomb durch Kilogramm (C/kg)	Röntgen (R)	1 R = $2,58 \cdot 10^{-4}$ C/kg 1 C/kg = 3876 R
Ionendosisleistung Differentialquotient der Ionendosis nach der Zeit	Ampère durch Kilogramm (A/kg)	Röntgen durch Sekunde (R/s)	1 R/s = $2,58 \cdot 10^{-4}$ A/kg
Äquivalentdosis Produkt aus der Energiedosis und dem Qualitätsfaktor (Q) und dem Produkt aller anderen modifizierenden Faktoren	Sievert (Sv) 1 Sv = 1 J/kg	Rem (rem)	1 rem = 0,01 Sv 1 Sv = 100 rem
Effektive Äquivalentdosis Summe der gewichteten mittleren Äquivalentdosen in den einzelnen risikorelevanten Organen oder Geweben	Sievert (Sv) 1 Sv = 1 J/kg H_{eff}	–	–
Sonstige Begriffe und Benennungen:			
Kollektivdosis Die Summe der einem Kollektiv applizierte Energie- oder Äquivalentdosis, bezogen auf ein Organ oder als Ganzkörperdosis	Mann-Sievert oder Mann-Gray (manSv oder manGy)	Mann-Rem oder Mann-Rad (man rem oder man rd)	$S_{eff} = \Sigma_i \, H_i \, P_i$ H_i = Dosis der einzelnen Person P_i = Anzahl der Personen der Gruppe 1 man Sv = 100 man rem
Pro-Kopf-Dosis Quotient aus Kollektivdosis und der Bevölkerungsgröße d$\dot{\text{D}}$	Gray oder Sievert	–	$\dot{\text{D}} = S_{eff}/d\dot{\text{D}}$ d$\dot{\text{D}}$ = Anzahl der Personen, die exponiert wurden

Energie, die durch ionisierende Strahlung auf die Materie in einem Volumenelement übertragen wird und der Masse in diesem Volumenelement) ist das Gray (Gy). Ein Gray ist die übertragene Energie von einem Joule pro Kilogramm. (In den Größen der früher verwendeten Einheiten ist 1 Gy = 100 rad.) Heutzutage sollen auch im Bereich der medizinischen Anwendung die Expositionswerte in den Größen der Energiedosis für bestimmte Organe angegeben werden. Da nach den Empfehlungen des Internationalen Büros für Maß und Gewicht im internationalen Einheitensystem ein besonderer Name für die Ionendosis nicht mehr vorgesehen ist, empfiehlt die Internationale Strahlenschutzkommission die frühere Einheit „Röntgen" (R) durch die Größe „*Luft-Kerma*" zu ersetzen.

Für den *Strahlenschutz* wurde außerdem eine eigene Einheit geschaffen. Diese berücksichtigt die Übertragung der Energie auf die speziellen Gewebe und die räumliche Verteilung der Energie in der durchstrahlten Materie. Sie berücksichtigt damit die strahlenbiologischen Vorgänge im Gewebe. Dazu wird die räumliche Verteilung des Energieverlustes als lineare Energieübertragung (linear energy transfer – LET) bezeichnet. Die als *Äquivalentdosis* bezeichnete Einheit berücksichtigt sowohl die auf das Gewebe übertragene Energie in den Größen der Energiedosis als auch deren biologische Wirkung durch den unterschiedlichen linearen Energietransfer. Sie kann außerdem auch spezielle Bedingungen wie z. B. Dosisleistung (Dosis pro Zeiteinheit) und Fraktionierung beinhalten. Der spezielle Name für die Äquivalentdosis ist das *Sievert (Sv)*. Es ist das Produkt aus Energiedosis, dem Qualitätsfaktor (Q), der sich aus der Verteilung der Energiedosis im Gewebe ergibt, und dem Produkt aller anderen modifizierenden Faktoren (N). Diese wurden für Zwecke des Strahlenschutzes mit dem Faktor 1 belegt. $H = D \times G \times N$. $1\,Sv = 1\,Jkg^{-1}$. Ein Sv entspricht, ausgedrückt in der alten Einheit, einer Äquivalentdosis von 100 rem.

Für die Ermittlung einer Dosis in der Röntgendiagnostik entspricht 1 Gy einem Wert von 1 Sv. Wenn Dosiswerte in den Einheiten des Internationalen Einheitensystems (SI) angegeben werden, müssen diejenigen Organe mit aufgeführt werden, für die die Werte gelten bzw. ermittelt wurden, so z. B. Energiedosis (Haut).

Für die in der Röntgendiagnostik im allgemeinen vorkommenden Dosen, d. h. im Bereich sogenannter „kleiner Dosen" (Dosiswerte bis etwa 1,0 Gy), wird angenommen, daß zwischen der pro Volumeneinheit des Gewebes übertragenen Energie und einem bestimmten zu betrachtenden biologischen Effekt lineare Dosiswirkungsbeziehungen ohne Schwellenwert bestehen. Unter dieser Annahme kann für Organe hoher Strahlensensibilität der Wert als mittlere Organdosis angegeben werden. Eine solche Mittelung ist besonders für diejenigen Gewebe von Bedeutung, die über größere Abschnitte des Körpers verteilt sind, wie z. B. das rote Knochenmark.

Aus der Summe verschiedener Organdosen lassen sich dann weitere spezielle Dosiswerte ableiten. So berücksichtigt die *genetisch signifikante Dosis* (GSD) im genetischen Bewertungsfaktor außer der mittleren Strahlenexposition in den Keimdrüsen (Hoden und Eierstöcke), die Geburten- bzw. Zeugungswahrscheinlichkeit in den verschiedenen Altersklassen und Geschlecht. Man hat sie früher zum Vergleich des genetisch-bedingten Strahlenrisikos in den einzelnen Bevölkerungsgruppen bzw. Nationen benutzt und anderen Ex-

positionsarten gegenübergestellt. Diese Vergleiche sind jedoch nur bedingt verwertbar, da sowohl die Altersstruktur als auch die Geburtenhäufigkeit und das Geburtsalter von Nation zu Nation großen Unterschieden unterliegen.

Um bei bestimmten Expositionen in einer Bevölkerungsgruppe das Tumorrisiko ermitteln zu können, wurden von verschiedenen Autoren in Analogie zur genetisch-signifikanten Dosis Berechnungsmoden zur Ermittlung einer *somatisch-signifikanten Dosis* entwickelt. Sie wird als „Pro-Kopf-Ganzkörper-Äquivalentdosis" oder „Pro-Kopf-Energiedosis bzw. Organdosis" ausgedrückt und berücksichtigt die Häufigkeit des durch Strahlung erzeugten Tumors im betreffenden Organ in Abhängigkeit von Alter und Geschlecht und von der Häufigkeit des Auftretens pro bestimmte Anzahl Bevölkerung (z. B. 100 Tumoren pro Gy und pro Million Exponierte). Da für die einzelnen strahlenexponierten Organe nur wenig altersspezifische Daten zur Verfügung stehen, ist die Berechnung für viele Tumorarten noch nicht mit den hierfür erforderlichen Daten durchführbar. Das umfangreichste Datenmaterial liegt zur Zeit für die Berechnung der strahlenbedingten Leukämie vor. Es wurde u. a. von PERSSON zur Ermittlung des Risikos verwendet.

Schließlich hat die Internationale Strahlenschutzkommission in ihrer 1977 verabschiedeten Empfehlung als Berechnungsmodus für den zu erwartenden Schaden (Schadenserwartung) für eine nichthomogene Exposition des Körpers den Begriff der „effektiven Äquivalentdosis" eingeführt. Seine Konzeption beruht auf der Erkenntnis, daß risikorelevante Organe des menschlichen Körpers nie einzeln einer Strahlung ausgesetzt sind. Durch die effektive Äquivalentdosis wird bei Teilkörperexpositionen der Gesamtwert durch Ermittlung der Dosis in den für bestimmte Risiken, wie der Induktion bösartiger Neubildungen und Erbkrankheiten, bedeutsamen Organe bestimmt und die Einzelwerte zu einer Gesamtdosis summiert. Die ICRP hat hierzu für die Organe, die für das Strahlenrisiko wichtig sind, sogenannte „Wichtungsfaktoren" angegeben. Die effektive Äquivalentdosis, wie sie für Strahlenschutzzwecke Anwendung finden, wird unabhängig vom Alter und Geschlecht ermittelt. Sie ist deshalb für die Ermittlung eines mit der Röntgendiagnostik verbundenen Risikos nur bedingt geeignet. Die Angabe in effektiver Äquivalentdosis sollte deshalb nur Sonderfällen vorbehalten bleiben, obwohl Vergleiche mit anderen Risiken z. B. mit der Strahlenexposition aus natürlichen Strahlenquellen im Schrifttum zu finden sind (z. B. UNSCEAR-Bericht 1984). Die gleichen Einschränkungen gelten für die Berechnung der somatisch-effektiven Äquivalentdosis, deren Wich-

Tabelle **2**   Vergleich der für die Strahlenexposition bedeutsamen Dosiswerte bei Aufnahmen der Lunge und des Abdomens bei einem Standardpatienten (Thoraxdurchmesser 21 cm, Abdomendurchmesser 19 cm). Die Einfalldosis ist als Energiedosis in Kerma-Luft ohne Rückstreuung angegeben, für die Gewebeoberflächendosis erhöht sich der Wert um den Rückstreuungsfaktor (Lunge $\sim$ 30%, Abdomen $\sim$ 20% bzw. $\sim$ 28%).

Aufnahmeart	Einfalldosis (Energiedosis in Luft ohne Phantom in mGy)	Mittlere Organdosis in mSv							
		Lunge	Brust	Schilddrüse	Ovarien	Hoden	Rotes Knochenmark	Knochenoberfläche	Magen
Lunge p.-a. (125 kV) 3,2 mAs	0,13	0,06	0,014	0,007	0,0035	0,0007	0,014	0,028	0,0017
in % der Einfalldosis		44	11	5,5	2,8	0,55	11	22	5,5
Abdomen a.-p. (60 kV) 80 mAs	4,0	0,18	0,06	0,005	0,58	0,006	0,06	0,13	1,02
in % der Einfalldosis		4,5	1,5	0,13	14,5	0,15	1,5	3,2	25,5
Abdomen a.-p. (75 kV) 22 mAs	2,0	0,03	0,05	0,004	0,41	0,006	0,06	0,08	1,01
in % der Einfalldosis		1,5	2,5	0,2	20,5	0,3	3,0	4,0	50,5

tungsfaktoren auch aus den Werten der ICRP-Publikation 26 abgeleitet wurden. Sie wurden z. B. von LAW und ROSENSTEIN zur Berechnung des somatischen Dosisindex für eine Strahlenexposition von Männern und Frauen getrennt angegeben. Eine Begründung zur Anwendung der effektiven Äquivalentdosis in der medizinischen Diagnostik findet sich unter anderem im Bericht des Wissenschaftlichen Komitees der Vereinten Nationen über die Wirkungen atomarer Strahlung (UNSCEAR-Bericht 1982). Da ein Teil der Expositionen in der medizinischen Anwendung außerhalb des Bereichs kleiner Strahlendosen liegt und damit das Prinzip der linearen Dosis-Wirkungs-Beziehungen nicht mehr zutrifft, sind solche Berechnungen nur in Sonderfällen zweckmäßig. Im allgemeinen ist es besser, sich auf *Organdosiswerte* zu beschränken.

Ein Vergleich der vom Körper aufgenommenen Energie bei den verschiedenen medizinischen Strahlenexpositionen ist schließlich noch durch die Ermittlung der *absorbierten Energie* möglich. Die Berechnung erfolgt als Massenintegral der Energiedosis, die über den gesamten Körper integriert wird (CARLSSON 1965). Sie berücksichtigt jedoch nicht den Anteil strahlenbiologisch unterschiedlich reagierender Gewebe und ist deshalb für Risikoermittlungen und Risikovergleiche nur bedingt verwertbar.

Tab. 2 gibt am Beispiel der Thoraxübersichtsaufnahme und der Abdomenübersichtsaufnahme bei einem Standardpatienten einen Vergleich der Organdosen, aus der sich die effektive Äquivalentdosis ermitteln läßt.

Heutzutage betrifft die Strahlenanwendung auch in der Medizin nicht nur den einzelnen, sondern ganze Bevölkerungsgruppen, die einer bestimm-

ten Untersuchung oder Behandlung unterzogen werden. Deshalb ist es zur Ermittlung der Höhe der Strahlenexposition der jeweiligen Bevölkerungsgruppe oft erforderlich, die Dosis zu ermitteln, die eine bestimmte Bevölkerungsgruppe, z. B. bei Röntgenreihenuntersuchungen, erhält. Die hierfür anzuwendende Dosis ist die „*Pro-Kopf-Dosis*" und die „*Kollektivdosis*". Die Pro-Kopf-Dosis ist das arithmetische Mittel der Ganzkörper- oder Organdosis einer der Strahlung ausgesetzten Bevölkerungsgruppe, dividiert durch die Gesamtbevölkerungszahl. Sie wird in Gy angegeben. Die Kollektivdosis wird innerhalb einer Bevölkerung als Summe der Pro-Kopf-Dosis in Gy oder Sv als Ganzkörperdosis oder als Dosis eines zu bezeichnenden Organs in einer anzugebenden Bevölkerungsgruppe ausgedrückt. Die Kollektivdosis S errechnet sich nach der Formel S = H · P. Dabei ist H die Pro-Kopf-Dosis als Ganzkörperdosis oder mittlere Dosis in einem anzugebenden Organ und P die Zahl der exponierten Personen in einer anzugebenden Bevölkerung. Die Einheit für die Kollektivdosis ist das Mann-Gray oder Mann-Sievert (manGy/manSv).

Vor der Einführung des internationalen Einheitensystems (SI-Einheiten) durch das Internationale Büro für Maß und Gewicht wurde vor allem zur Messung der verabreichten Strahlenmenge die Ionendosis verwendet. Sie kann direkt durch Ermittlung der pro kg Luft erzeugten Ionisation gemessen werden. Die spezielle Einheit hierfür war das „Röntgen". Es konnte an einem Punkt sowohl bei Vorhandensein oder Nichtvorhandensein eines Menschen, an dem die Strahlung einwirken sollte, gemessen werden. Im neuen internationalen Einheitensystem wird sie durch die Einheit Kerma-Luft ersetzt. Kerma-Luft (engl.: kinetic energy released in matter = kinetische Energie freigesetzt in Materie Luft) kann in der Röntgendiagnostik mit dem numerisch gleichen Wert wie die Energiedosis in Luft gleichgesetzt werden. Ein Kerma-Luft von 1 Gy entspricht dem Transfer von 1 J von Energie eines Röntgenstrahlenbündels in 1 kg Luft. Die Ionendosis von 1 R entspricht damit einer Kerma-Luft von 8,7 mGy.

Andere zur Ermittlung der mit der Strahlenexposition zusammenhängenden Begriffe

Ionisierende Strahlung ist durch die Übertragung der Energie auf biologische Systeme in der Lage, Zellfunktionen zu beeinflussen und zu verändern, sowie Zellen zu inaktivieren oder abzutöten. Dies kann auf direkte Wirkungen zurückgeführt werden, bei denen durch die primäre physikalische Einwirkung ein biologischer Effekt erzeugt wird oder auf indirekte Wirkungen durch Einwirkungen der Bestrahlungsprodukte auf die Zellen. In der Auswirkung auf ganze Gewebe und Organe, d. h. auf die Funktion oder Entwicklung eines Organismus unterscheidet man je nach dem funktionellen Verhalten des mehr oder weniger strahlensensiblen Gewebes grob schematisch zwischen „stochastischen" und „nichtstochastischen Effekten". Bei den stochastischen Wirkungen wird angenommen, daß die Wahrscheinlichkeit des Auftretens in einer Bevölkerungsgruppe eine Funktion der Dosis ist, jedoch nicht der Schweregrad des erzeugten Effektes, ohne daß hier ein Schwellenwert besteht. Stochastische Wirkungen treten in einer Gruppe bestrahlter Personen nach dem Zufallsprinzip auf, denn ihre Entstehung ist meist Folge des Zusammenwirkens mehrerer Faktoren. Typische stochastische Wirkungen (Wirkungen ohne Schwellenwert) sind unter anderem die Erzeugung bösartiger Neubildungen und die Einwirkungen auf das Erbgut. Sie werden auf eine Änderung des genetischen Codes in der Zelle, die lebens- und teilungsfähig bleiben muß, zurückgeführt.

Bei nichtstochastischen Wirkungen dagegen (Wirkungen mit einem Schwellenwert) hängt der Schweregrad des klinisch manifesten Erscheinungsbildes von der Höhe der Dosis ab. Da diese Effekte vorwiegend durch den Untergang von Zellen hervorgerufen werden, die nicht oder nicht ausreichend ersetzt werden, besteht ein von der Strahlenempfindlichkeit der Zellart abhängender Schwellenwert. Wird durch die Strahlenexposition die natürlicherweise bestehende Häufigkeit des Zelluntergangs und des gleichzeitig in weiten Grenzen regulierbar ablaufenden Zellerneuerungsprozesses des jeweiligen Zellsystems unterschritten, so entsteht eine klinisch wahrnehmbare Schädigung. Unter dieser Schwelle wird der Verlust der zusätzlich untergehenden Zellen durch die physiologisch bedingte Regenerationsfähigkeit des Zellerneuerungssystems kompensiert. Typische nichtstochastische Wirkungen sind unter anderem die Erzeugung eines Hauterythems.

Beide Arten von Wirkungen werden unter dem Begriff des „Schadens" zusammengefaßt, wobei im Strahlenschutz unter Schaden die mathematische Erwartung eines Schadens zu verstehen ist, d. h. die Wahrscheinlichkeit mit der jede Art gesundheitlicher Auswirkungen auf den Menschen durch die Strahlenexposition auftritt. Wegen der individuell bedingten Unterschiede der Einwirkung ionisierender Strahlen auf menschliche Populationen ist der Erwartungswert stets ein Mittelwert des Schadens in einer größeren Bevölkerungsgruppe. Schadenserwartungen treten außerdem zum Teil mit einer kürzeren oder längeren Latenzzeit auf. Solche Erwartungswerte sind deshalb allenfalls mit den Werten zu vergleichen, die nach einer gleichen Latenzzeit zu beobachten sind. Jedoch ist es in vielen Fällen unzweckmäßig durch medizinische Maßnahmen bedingte akute schädliche Auswirkungen mit den durch Strahlenexposition bedingten Schadenserwartungswerten zu vergleichen.

Als Strahlenexposition – gleichbedeutend mit „exposure" im englischen – wird außerdem jegliche Einwirkung ionisierender Strahlung auf den menschlichen Körper bezeichnet. Durch diesen Begriff wird lediglich ausgedrückt, daß Energie übertragen wird, ohne daß damit etwas über Wirkungen ausgesagt wird. Die oft mißverstandene Bezeichnung „Strahlenbelastung" sollte vermieden werden.

Grundsätze der Strahlenanwendung in der Röntgendiagnostik

Da zum mindesten für stochastische Wirkungen jegliche Strahlenexposition mit der Möglichkeit der Entstehung schädlicher Wirkungen verbunden sein kann, empfiehlt die Internationale Strahlenschutzkommission ein System der Dosisbegrenzung, das auf drei Grundsätzen beruht:

1. Keine Tätigkeit sollte zugelassen werden, deren Einführung nicht zu einem positiven Nutzen führt,
2. alle Strahlenexpositionen müssen so niedrig gehalten werden, wie es unter Berücksichtigung wirtschaftlicher und sozialer Faktoren vernünftigerweise erreichbar ist,
3. die Äquivalentdosis von Einzelpersonen darf die von der Kommission für die jeweiligen Bedingungen empfohlenen Grenzwerte nicht überschreiten.

In Stichworten ausgedrückt werden darunter die Grundsätze

- Rechtfertigung,
- Optimierung und
- Begrenzung der Strahlenexposition

verstanden. Diese gelten sowohl für diejenigen, die die Strahlung anwenden, als auch für die Anwendung der ionisierenden Strahlung in der Medizin am Patienten, an Gesunden und bei der medizinischen Forschung.

Die Internationale Strahlenschutzkommission erhebt hierzu in ihren 1977 aufgestellten generellen Empfehlungen sowie in den 1982 verabschiedeten Empfehlungen zum Strahlenschutz des Patienten in der Röntgendiagnostik Forderungen, die wegen ihrer allgemeinen Bedeutung hier im Wortlaut wiedergegeben werden sollen:

„(91) In diesen Empfehlungen bezieht sich der Ausdruck ‚medizinische Strahlenexposition‘ auf die beabsichtigte Exposition von Patienten zu diagnostischen und therapeutischen Zwecken und auf Strahlenexpositionen, die mit einem künstlichen Ersatz von Körperorganen oder -funktionen (z. B. Herzpumpen und Herzschrittmachern) zusammenhängen. Er bezieht sich auf die Strahlenexpositionen, die von medizinischem Personal und medizinischem Assistenzpersonal dem Patienten verabreicht werden, nicht jedoch auf die Bestrahlung des Personals, das an der Verabreichung medizinischer Expositionen an Patienten beteiligt ist, noch auf die Bestrahlung durch andere Patienten.

(92) Die medizinische Strahlenexposition unterliegt im allgemeinen dem größeren Teil des Systems der Dosisbegrenzung der Kommission, d. h. unnötige Strahlenexpositionen sind zu vermeiden, erforderliche Strahlenexpositionen sind durch den Nutzen zu rechtfertigen, der auf andere Weise nicht erreichbar wäre, und die tatsächlich verabreichten Dosen sollten auf den kleinsten Wert begrenzt werden, der mit dem medizinischen Nutzen für den einzelnen Patienten im Einklang steht. Die strahlenexponierte Einzelperson selbst ist der direkte Empfänger des Nutzens, der sich aus dem Verfahren ergibt. Aus diesem Grunde ist es nicht angemessen, auf medizinische Strahlenexpositionen die quantitativen Werte der von der Kommission empfohlenen Äquivalentdosisgrenzwerte anzuwenden. Bei bestimmten medizinischen Strahlenexpositionen kann in der Tat durch den Nutzen ein sehr viel höheres Risiko gerechtfertigt sein als die Kommission für berufliche Strahlenexposition oder für die Strahlenexposition von Einzelpersonen der Bevölkerung für angemessen hält" (ICRP Publikation 26).

Anwendung ionisierender Strahlen aus medizinischen Gründen

Strahlenanwendung am Patienten, Überweisung des Patienten zur Untersuchung

Die Frage, ob und in welchen Fällen Röntgenuntersuchungen gerechtfertigt sind, ist in letzter Zeit häufig diskutiert worden. Die Kriterien zur Auswahl von Patienten zur Untersuchung mit Röntgenstrahlen beruhen auf drei Überlegungen:

- Auswahl des Patienten zur Untersuchung eines als nicht normal anzusehenden Befundes mit Röntgenstrahlen, d. h. Entscheidung, daß bei einem Patienten eine Röntgenuntersuchung für erforderlich gehalten wird, um mit dem Ziel einer Behandlung das Ausmaß des pathologischen Geschehens ermitteln zu können,
- Durchführung der Untersuchung – Wahl des bzw. der speziellen Untersuchungsverfahren, um die gewünschte Fragestellung beantworten zu können,
- Beantwortung der klinisch gestellten Fragestellung als Bewertung der Untersuchung mit dem Ziel, die im Röntgenbild enthaltene Information zur Deutung des Krankheitsbildes zu nutzen, um damit eine Behandlung durchführen bzw. den Erfolg einer therapeutischen Maßnahme kontrollieren zu können.

Die Indikation zu einer Untersuchung mit ionisierenden Strahlen gehört sowohl in den Zuständigkeitsbereich desjenigen Arztes, der den Patienten zur Untersuchung überweist als auch desjenigen Arztes, der die Untersuchung selbst veranlaßt bzw. durchführt und dann aus den sich aus der Untersuchung resultierenden Erkenntnissen die Diagnose stellt, d. h., die Röntgenuntersuchung befundet. Schon aus der geteilten Verantwortung läßt sich ableiten, daß zwischen dem überweisenden und dem diagnostizierenden Arzt ein enger Kontakt bestehen muß.

Grundsätzlich sollte ein Auftrag zur Überweisung zur Röntgenuntersuchung nur nach eingehender klinischer Untersuchung erfolgen. Dazu muß der überweisende Arzt dem Untersuchenden die Informationen zugänglich machen, die dieser benötigt, um durch die Untersuchung klären zu können in welcher Weise die Diagnostik des pathologischen Prozesses, die Versorgung des Patienten beeinflussen kann. Eine Diagnostik sollte deshalb nur mit dem Ziel durchgeführt werden, den Krankheitszustand zu klären und den Patienten einer gezielten Behandlung zuzuführen.

Eine Indikation zur Röntgenuntersuchung beruht dabei auf folgenden Auswahlkriterien:

- klinische Symptomatik des Krankheitsbildes

bzw. der vermuteten pathologischen Veränderung,

- Erkenntnisse aus einer eingehenden Untersuchung einschließlich eventuell zusätzlicher Daten aus Laboratoriumsuntersuchungen,
- Kenntnisse über die Aussagefähigkeit der geforderten Untersuchung mit Röntgenstrahlen,
- gezielte Fragestellung, die beantwortet werden sollte, um den Patienten optimal versorgen zu können.

Während die ersten beiden Punkte Grundlagen allgemein ärztlichen Handelns sind, ist das Problem der *Wirksamkeit (Efficacy)* von Röntgenuntersuchungen von speziellen Kenntnissen der Leistungsfähigkeit des jeweiligen Verfahrens abhängig. Die Wirksamkeit von röntgendiagnostischen Maßnahmen ist deshalb seit einiger Zeit Anlaß für eine Überprüfung der Indikation zur Röntgenuntersuchung. Ein Zuviel und Zuwenig an Untersuchungen ist deshalb auch außerhalb der Ärzteschaft ausführlich diskutiert worden. Kenntnisse über die richtige Indikation zur Röntgenuntersuchung beruhen dabei auf der Aussagefähigkeit der jeweiligen Untersuchungsmethode und der Forderung, die Behandlung des untersuchten Patienten durch die Beantwortung der Fragestellung zu beeinflussen. Dies gilt sowohl für den Nachweis pathologischer Prozesse als auch für deren Ausschluß. Dagegen gibt es auch in der klinischen Routine Fälle in denen die Röntgenuntersuchung wegen ihrer eingeschränkten Aussagefähigkeit diese Forderungen nicht erfüllt. Hierzu gehören wie auch eine Expertenkommission der Weltgesundheitsorganisation 1983 zu Untersuchungen des Thorax, des Skelettsystems und des Abdomens darlegte, zum Beispiel:

- Röntgenuntersuchungen des Schädels nach Unfällen ohne klinische Symptomatik,
- Röntgenuntersuchungen des Thorax vor operativen Eingriffen, insbesondere bei Patienten unter 40 Jahren, wenn keine Anzeichen für pathologische Veränderungen im Thoraxraum vermutet werden und kein Eingriff im Thoraxbereich vorgenommen werden soll,
- Untersuchungen des Magen-Darm-Kanals, wenn entzündliche Veränderungen des oberen Magen-Darm-Traktes, wie Gastritis vermutet werden,
- Kontrasteinläufe nach komplikationslos verlaufenden operativen Eingriffen, wie z.B. nach Appendektomie,
- Röntgenuntersuchungen des Thorax während einer Schwangerschaft ohne entsprechende klinische Symptomatik,
- routinemäßige Durchführung pelvimetrischer Untersuchungen ohne Verdachtsmomente auf Geburtshindernisse,

- routinemäßige Durchführung von Ausscheidungspyelogrammen bei Hypertension ohne klinische Hinweise für eine Beteiligung des Urogenitaltraktes,
- Frühurogramm zur Ermittlung von Ausscheidungsstörungen der Niere,
- Ausscheidungsurographien bei Kindern, die an Miktionsstörungen leiden, ohne Hinweise für Entwicklungsanomalien im Urogenitaltrakt.

Die Liste ließe sich durch weitere Beispiele ergänzen. Da sich jedoch die Auswahlkriterien bei der ambulanten Versorgung von denen in den Krankenhäusern, insbesondere in Spezialkliniken, unterscheiden und sich die Ansichten über die Aussagefähigkeit einer Untersuchung durch die Weiterentwicklung neuer bildgebender Verfahren laufend ändern, können die hier aufgeführten Beispiele lediglich als Hinweise gelten.

Auf der anderen Seite gibt es eine ganze Anzahl von Untersuchungen, deren Unterlassung bzw. unvollständige Durchführung dazu führt, daß die mit Röntgenstrahlen durchzuführende Diagnostik nicht oder nicht rechtzeitig genug erfolgt. Hierzu gehören unter anderem

- ausreichende Untersuchung nach Unfällen mit Verdacht bzw. bei klinischem Nachweis von Frakturen. Die Untersuchung sollte außer der vermuteten Frakturstelle mindestens die benachbarten Gelenke mit erfassen,
- Untersuchungen der Abfluß- bzw. Ausbreitungswege nach Diagnostik maligner Erkrankungen vor Durchführung eingreifender therapeutischer Maßnahmen,
- Untersuchung mit speziellen bildgebenden Verfahren, z.B. bei Verdacht auf intrakranielle Blutungen oder raumfordernde Prozesse.

In vielen Fällen bedürfen die Erörterungen über die Auswahl radiologischer Untersuchungsmethoden eines engen Kontaktes zwischen überweisenden und die Untersuchung durchführenden Arztes. Dies ist heutzutage in der Klinik durch regelmäßige Klinikkonferenzen bzw. Röntgenbesprechungen sichergestellt. Dieser Kontakt ist jedoch auch in der täglichen ambulanten Praxis wichtige Voraussetzung für eine wirkungsvolle Versorgung des Patienten. Hierzu gehören unter anderem

- rechtzeitige Information über Untersuchungsergebnisse,
- Information über frühere Untersuchungen einschließlich der Vorlage früherer Untersuchungsergebnisse,
- eventueller Hinweis auf bestehende Schwangerschaft,
- Information über mit der Diagnostik nicht zusammenhängende Erkrankungen und über den Zustand des Patienten,

– Aussprache über die Durchführung der Röntgenuntersuchung, insbesondere über notwendig werdende ergänzende Untersuchungen,
– Hinweise auf nicht-indizierte bzw. nicht richtig indizierte Untersuchungsverfahren.

Der überweisende Arzt, der die Behandlung des Patienten veranlassen bzw. durchführen soll, erwartet bei der Lösung seiner Probleme, den Patienten optimal versorgen zu können, die Mitwirkung des die Untersuchung durchführenden Arztes und eine laufende Beteiligung an einer informierenden Aussprache. Diese ist nur möglich, wenn der Radiologe nicht nur einen schriftlichen Befund erstellt, sondern zum beiderseitigen Dialog bereit ist.

Durchführung der Untersuchung

Die Wahl der speziellen Untersuchungsverfahren gehört in die Zuständigkeit des ausführenden Arztes. Die Wahl hängt ab von:
– den dem Untersucher zur Verfügung stehenden Informationen. Hierzu gehören auch die Informationen über frühere Untersuchungen und über den Zustand des Patienten. Vergleiche mit früheren Untersuchungen ermöglichen oft eine bessere Beurteilung des derzeitigen Befundes als eine ohne diese durchgeführte Untersuchung;
– der Erfahrung des Arztes mit den einzelnen Untersuchungsmethoden. Routinemäßig durchgeführte Verfahren haben eine größere diagnostische Ausbeute und sind erfahrungsgemäß mit einem geringeren Risiko behaftet, als Verfahren, die nur selten durchgeführt werden bzw. wenig erprobt sind;
– der zur Verfügung stehenden Ausrüstung. Bei bestimmten Symptomen muß sich der Untersucher der Grenzen seiner diagnostischen Möglichkeiten bewußt sein, um eventuell andere Untersucher mit der Durchführung zu betrauen. Dies gilt insbesondere für diagnostisch aufwendige oder risikoreiche Methoden, wie die Diagnostik mit dem Computertomographen oder mit angiographischen Methoden;
– den eventuell zur Ergänzung der Untersuchung erforderlichen Zusatzuntersuchungen. Hier sind vor allem andere bildgebende Verfahren zu berücksichtigen, die diagnostisch mindestens ebenso effizient sind, die aber die Gesundheit z. B. durch Vermeidung von Eingriffen weniger gefährden. Die Entscheidung darüber, ob die angeforderte Untersuchung tatsächlich berechtigt ist, und welches Untersuchungsverfahren für erforderlich gehalten wird, ebenso wie die Reihenfolge diagnostischer radiologischer Methoden, ist ausschließlich Sache des die Untersuchung ausführenden Arztes,

denn nur er ist in der Lage zu ermitteln, ob die vom überweisenden Arzt gestellte Frage durch die jeweilige Untersuchung mit Röntgenstrahlen ausreichend beantwortet werden kann und ob die mit der Untersuchung möglichen Ergebnisse die Versorgung des Patienten beeinflussen. Nur er kann außerdem ermessen, ob dem Patienten die Untersuchung zuzumuten ist, bzw. mit welchen Risiken sie verbunden ist. Der die Untersuchung leitende Arzt hat zu erwägen, welcher Nutzen und welches Risiko mit der betreffenden Maßnahme verbunden ist. Dazu sollten sich die anzustellenden Überlegungen nicht allein auf das durch Strahlung bedingte Risiko beschränken, sondern es ist stets das Gesamtrisiko abzuschätzen;
– dem Risiko durch einen nicht bzw. nicht rechtzeitig erkannten pathologischen Prozeß bzw. einer nicht rechtzeitig eingeleiteten Behandlung;
– dem Risiko durch die diagnostische Maßnahme an sich, abhängig vom Untersuchungsverfahren und vom jeweiligen Zustand des Patienten. So ist, um nur ein Beispiel zu nennen, das Komplikationsrisiko für eine Gefäßdarstellung unmittelbar nach vermuteten Gehirnblutungen wesentlich höher als bei Gefäßdarstellungen ohne Blutung;
– dem Risiko durch die Strahlenanwendung. Im allgemeinen sind heute richtig durchgeführte Untersuchungen nicht mehr mit dem Risiko, nichtstochastische Strahlenschädigungen zu erzeugen, verbunden. Eine gewisse Ausnahme bilden Untersuchungen während der Schwangerschaft, insbesondere in Entwicklungsstadien des Embryos während der 2. bis 12. Schwangerschaftswoche. Da das sich in utero entwickelnde Kind besonders strahlensensibel ist, sind während der Schwangerschaft nur solche Untersuchungen indiziert, die für die Mutter lebenserhaltend sind und entsprechende therapeutische Maßnahmen einzuleiten in der Lage sind. In diesen Fällen ist außerdem zu überlegen, ob und inwieweit das diagnostische Ergebnis nicht durch strahlensparendere Maßnahmen oder durch alternative Untersuchungsverfahren ohne Anwendung ionisierender Strahlen ermöglicht werden kann.

Im allgemeinen ist die Abwägung von Nutzen und Risiko aufgrund der vorliegenden Erfahrungen und Erhebungen über Effizienz von Untersuchungen bei den einzelnen Krankheiten leicht möglich. In Sonderfällen wird ein solcher Entscheidungsprozeß nach dem in Abb. 1 wiedergegebenen Schema durchgeführt.

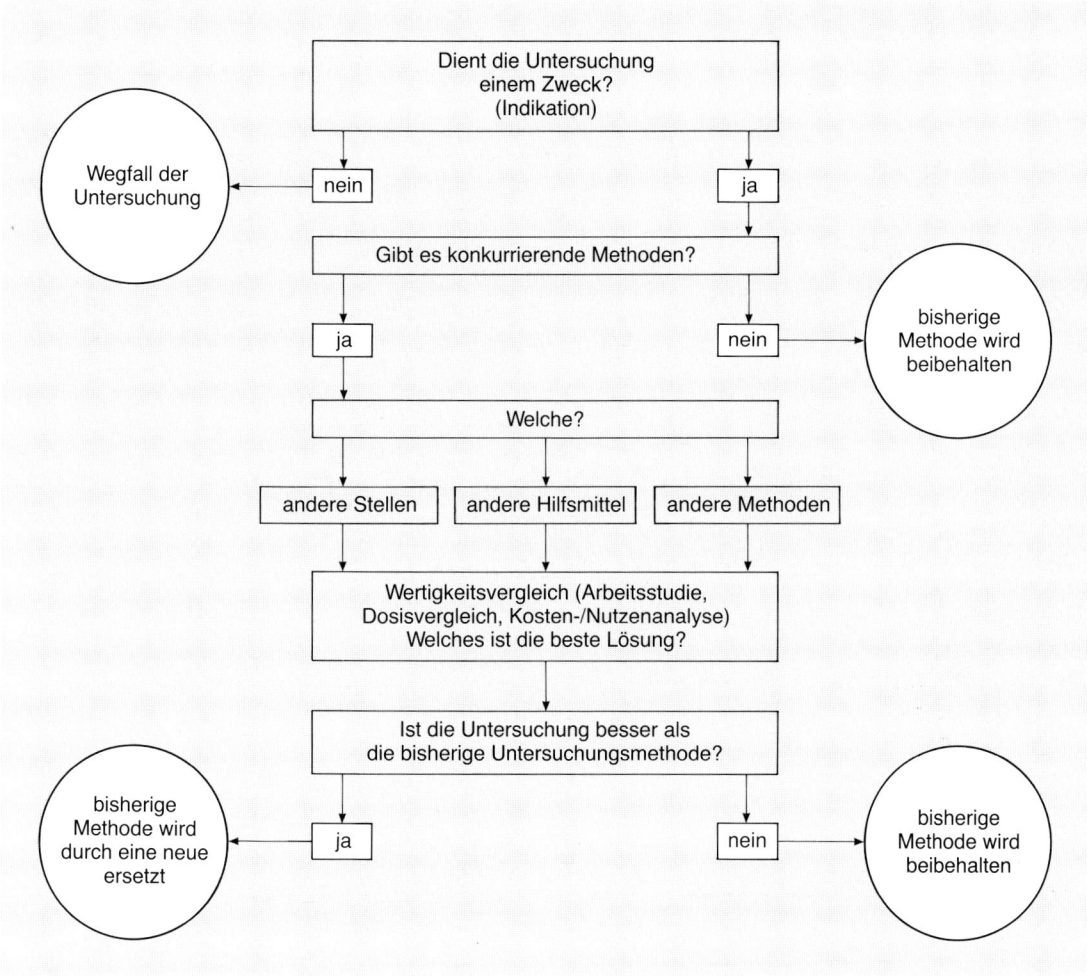

Abb. **1** Entscheidungsschema zur Auswahl von Röntgenuntersuchungen (Risiko / Kosten- / Nutzenanalyse)

Wahl der Untersuchungsbedingungen

Systeme, die zur Bildgebung Röntgenstrahlen verwenden, bestehen grundsätzlich aus:

- Strahlenquelle (strahlenerzeugendes System);
- bildwandelndes System. Dieses Detektorsystem wandelt die den Körper durchdringende Strahlung unterschiedlicher Intensität (sog. Strahlenbild) in Energieformen um, die dann in einer bestimmten Form zur Diagnostik verwendet werden;
- Aufzeichnungssystem. Dieses registriert oder speichert die aus der Strahlung umgewandelte Information (Bildspeicher);
- Bildwiedergabesysteme. Diese machen das Bild für die Diagnostik sichtbar (Betrachtungssysteme);
- Aufbewahrungs- und Wiedergabesystem. In diesem werden die Informationen, die zu verschiedenen Zeiten erhalten wurden, zur späteren Auswertung und zum Vergleich gesammelt (Archive).

Es gibt eine Vielzahl radiographischer bildgebender Systeme. Ihre Eigenschaften sind für das diagnostische Ziel maßgebend. Eines der einfachsten bildgebenden Systeme ist der *Röntgenfilm.* In ihm ist das bildgebende System mit dem Aufzeichnungssystem identisch. Schon bei den Film-Folien-Kombinationen ist das Detektorsystem (d. h. die Verstärkungsfolien) vom Aufzeichnungssystem (dem Film) getrennt. Eine stetig wachsende Zahl elektronischer Systeme, die in der Computertomographie und in anderen digitalen Bildsystemen Anwendung finden, verwenden komplizierte bildgebende, aufzeichnende, bildverarbeitende und wiedergebende Systeme. Alle Systeme unterscheiden sich sowohl hinsichtlich des Dosisbedarfs als auch des Auflösungsvermögens und der Kontrastwiedergabe. Aus der Vielfalt der angebotenen Möglichkeiten muß der die Untersuchung leitende Arzt dasjenige auswählen, das ihm bei geringster Strahlenexposition die beste Information vermittelt.

Tabelle **3** Die von verschiedenen Aufzeichnungs-systemen genutzten Energien in Prozent der einfallenden Strahlung

Detektor	Absorbierte Energie in %
Folienloser Film	4 – 6
Film-Folien-Kombinationen	20 – 50
Leuchtschirm	25 – 35
Bildverstärkereingangsschirm	30 – 60
Xerographie	~ 7
Elektronenradiographie	50 – 60

Maßgebend für die zur Bilderzeugung erforderliche Dosis bzw. Dosisleistung ist vor allem der Anteil der *im Detektor absorbierten Energie* sowie der umgewandelten Energie, die vom Aufzeichnungssystem genutzt wird. Für den Gesamtbedarf an aufzuwendender Dosis ist jedoch auch die Empfindlichkeit des Aufzeichnungssystems einschließlich dessen Verarbeitung maßgebend. Die Größenordnungen der in den verschiedenen Empfänger- und Aufzeichnungssystemen genutzten Energien sind in Tab. 3 wiedergegeben. Die Höhe der Strahlenexposition hängt damit in wei-

ten Grenzen von der Wahl der Aufzeichnungsbedingungen ab. Erhebungen über die angewandte Untersuchungstechnik ergaben, daß der Expositionswert für eine Aufnahme bei einem Standardpatienten allein durch die Wahl der Aufzeichnungsverfahren im Verhältnis 1:100 schwankt (Abb. **2a** u. **b**). Durch die Wahl der übrigen Aufnahmeparameter können dadurch in den einzelnen Organen Unterschiede in der mittleren Organdosis von 1:1000 auftreten.

Gleiche Bedingungen gelten auch für die Wahl geeigneter Parameter bei der *Durchleuchtung.* Auch hier hängt die dem Patienten verabreichte Dosis neben der zur Erkennung des Zustandes erforderlichen Zeit vor allem von der Empfindlichkeit des bildgebenden Systems, ausgedrückt als Dosisleistung am Detektorsystem, d. h. am Bildverstärkereingang oder Durchleuchtungsschirm, ab.

Weitere Faktoren, die die Strahlenexposition des Patienten maßgebend beeinflussen, sind:

Eigenschaften des Strahlenerzeugers

Generatoren, die die Röntgenstrahlen im Gleich-

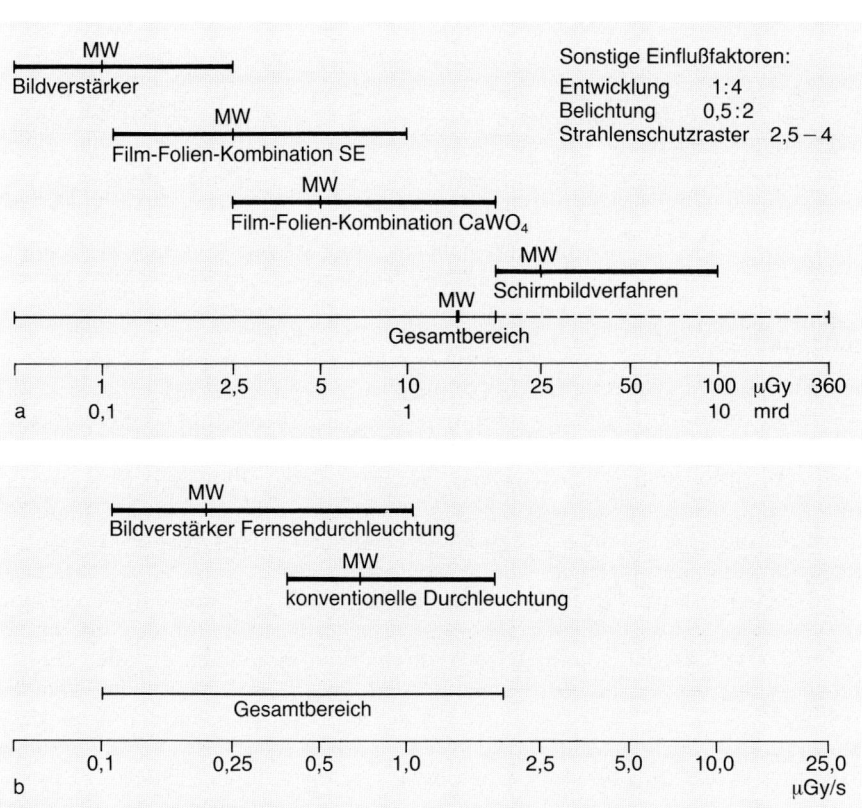

Abb. **2a** u. **b** Dosisbereich für die Registrierung von Aufnahmen bei Verwendung verschiedener Aufzeichnungssysteme (SE-Folienkombinationen vom Typ seltener Erden, CaWo₄-Folienkombinationen vom Typ Kalzium-Wolframat, (MW = Mittelwert)
a Bereich der Einfalldosis am Detektorsystem bei Röntgenaufnahmen
b Bereich der Dosisleitung am Detektorsystem bei Durchleuchtungen

Tabelle 4   Von der Internationalen Strahlenschutzkommission empfohlene Filterwerte an der Röntgenröhre bei röntgendiagnostischen Maßnahmen in Abhängigkeit von der verwendeten Spannung, ausgedrückt als Gesamtfilterwerte

Untersuchungsart	Spannungsbereich (in kV)	Gesamtfilterung: Eigenfilterung der Röhre und Zusatzfilterung
Weichteiluntersuchungen, Aufnahme distaler Extremitäten	50 – 70	2,5 – 3,0 mmAl
Untersuchungen des Skeletts, Untersuchungen mit Jodkontrastmittel	60 – 70	2,5 – 4,0 mmAl
Röntgenaufnahmen in der Schwangerschaft	90 – 120	4,0 mmAl – 0,2 mmCu
Untersuchungen mit Barium-Kontrastmittel, Untersuchungen der Lunge, Lungenstandardaufnahme	100 – 150	4,0 mmAl – 0,1 mmCu
Untersuchungen der Lunge (Bildverstärkeraufnahme, Schirmbilduntersuchung)	90 – 120	4,0 mmAl
Aufnahmen der Zähne	50 – 70	1,5 – 2,5 mmAl
	> 70	> 2,5 mmAl und größer

strom bzw. einer ähnlichen Spannungsform (Sechspuls-, Zwölfpuls- und Multipulsgeneratoren) erzeugen, führen zu einer deutlich geringeren Strahlenexposition als mit Wechselstrom erzeugte Strahlung (Ein- und Zweipulsgeneratoren).

Filterung am Strahlenerzeuger

Weichere Strahlenanteile werden im menschlichen Gewebe mehr absorbiert als harte, durchdringende Strahlung. Bei Aufnahmen am Körperstamm sollte deshalb die weichere, nicht zur Bildgebung nutzbare Strahlung durch geeignete Filter an der Röhre weitgehend ausgeschaltet werden. Tab. 4 gibt die international empfohlenen Gesamtfilterwerte am Strahlenerzeuger und die gebräuchlichen Filterkombinationen wieder. Außer einer Vorfilterung der Strahlung an der Röhre mit Aluminium und eventuell Kupfer werden heutzutage zum Teil auch Schwermetallfilter wie Eisen, Holmium, Gadolinium, Cadmium und Rhodium empfohlen. Sie haben die Eigenschaft Photonen bestimmter Energie nahezu ungeschwächt zu lassen, wohingegen Photonen aus dem kurzwelligen und langwelligen Bereich des Energiespektrums der Röntgenröhre zu einem großen Teil absorbiert werden.

Wahl der Spannung bei Aufnahme bzw. Durchleuchtung

Härtere Strahlung durchdringt den Körper besser, erzeugt jedoch geringere Strahlenkontraste, insbesondere in Stoffen, die in ihrer effektiven Ordnungszahl von der des Weichteilgewebes abweichen. Eine Erhöhung der Spannung bedingt im Untersuchungsgebiet eine geringere Strahlenexposition, außerhalb des direkt bestrahlten Feldes kann sie durch die Härte der Streustrahlung größer sein als bei weicherer Strahlung. Die Wahl der bilderzeugenden Strahlenqualität hängt jedoch vor allem von den für die Erkennung bestimmter Einzelheiten erforderlichen Kontrasten ab.

Begrenzung des Strahlenfeldes auf das für die Diagnostik erforderliche Mindestmaß

Das Direktstrahlenfeld sollte auf das zu untersuchende Organ begrenzt werden und niemals größer sein, als das bildwandelnde und bildaufzeichnende System. Bei Aufnahmen sollte möglichst der Feldrand auf dem Bild erkennbar sein, bei Durchleuchtungen sollten Vorrichtungen verhindern, daß das Strahlenfeld größer als die Fläche des Detektorsystems ist.

Wahl der Streustrahlenraster

Streustrahlung, die im Körper entsteht und den Bildempfänger trifft, vermindert den Kontrast bildgebender Elemente. Streustrahlung erhöht zusätzlich die Unschärfe, da sie als großer Brennfleck wirkt. Sie sollte deshalb so weit als möglich ausgeschaltet werden. Bei größeren durchstrahlten Volumina ist dies nur durch Streustrahlenraster möglich. Da diese auf die den Körper durchdringende Nutzstrahlung ausgerichtet sein sollte, ist es erforderlich, die den einzelnen Rastern entsprechenden festgelegten geometrischen Bedingungen einzuhalten. Jedes Abweichen von der Zentrierung oder Fokussierung des Rasters ist mit einer Erhöhung der Patientendosis verbunden.

Wahl des Detektorsystems

Maßgebend für die Bildgüte und damit Erkennbarkeit der für die Diagnose wichtigen Details ist

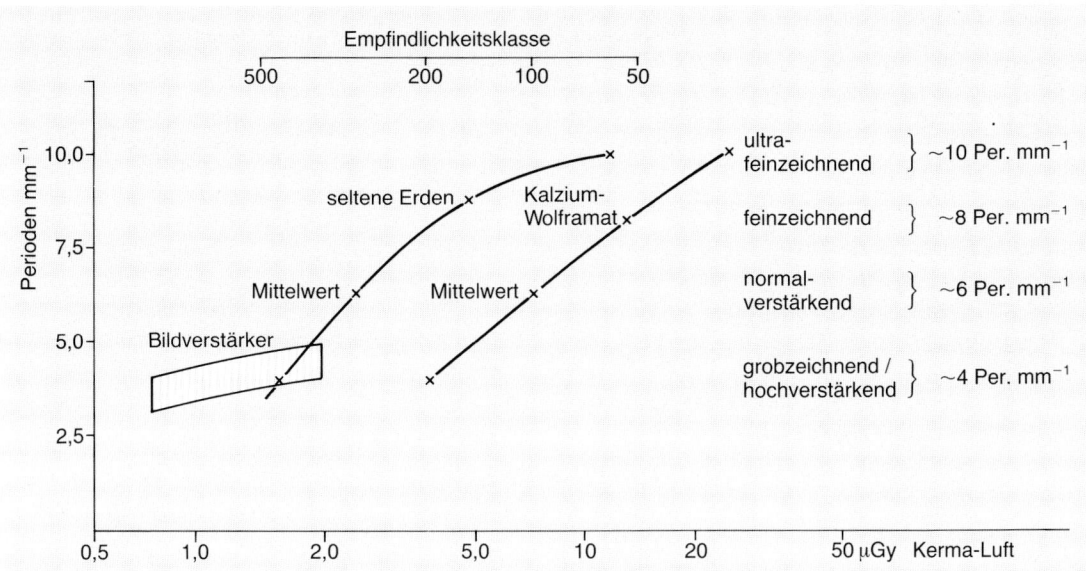

Abb. 3 Beziehung zwischen Auflösungsvermögen und Dosisbedarf in μGy (Kerma-Luft) bei Aufnahmen mit verschiedenen Aufzeichnungssystemen bei optimaler Entwicklung und mittlerer optischer Dichte von D = 0,8 über Schleier. Das Auflösungsvermögen ist ausgedrückt als Ortsfrequenz bei einem 10%-Wert der Modulationsfrequenz auf dem Film in D = 1 über Schleier. Empfindlichkeit als Nennwert der Empfindlichkeitsklasse der Film-Folien-Kombination bezogen auf CaWO$_4$-Folie normalverstärkend und Dosisbedarf 8,7 μGy (Kerma- Luft) = 100

das Auflösungsvermögen des Detektorsystems. Es bestimmt zusammen mit den geometrischen Bedingungen des Aufnahme- bzw. Durchleuchtungssystems sowie der von der Objektbewegung abhängigen Belichtungszeit die Erkennbarkeit insbesondere kleiner kontrastarmer Details. Je höher das Auflösungsvermögen des bilderzeugenden Systems, desto größer ist die aufzuwendende Dosis (Abb. 3). Da jedoch bei vielen Untersuchungen die Objektbewegung den größten Beitrag zur Unschärfe liefert, ist es zweckmäßig, vor allem bei Röntgeneinrichtungen geringer oder mittlerer Leistung auf Detektorsysteme mit hoher Empfindlichkeit und geringerem Auflösungsvermögen überzugehen, um die Expositionszeiten abkürzen zu können. Als allgemein anerkannte und zu beachtende Regel gilt hierzu, die einzelnen Faktoren, die die Gesamtunschärfe bestimmen, wie Bewegungsunschärfe, geometrische Unschärfe und die durch das Detektorsystem bedingte Unschärfe etwa gleich groß zu halten. Bei Folienkombinationen sollten nach den Empfehlungen der Internationalen Strahlenschutzkommission generell Folien der Gruppe der seltenen Erden verwendet werden. Diese Leuchtstoffe vermindern durch die größere Absorption der Röntgenstrahlung und bessere Nutzung des emittierenden Lichtes die Strahlenexposition.
Von großem Einfluß auf die Größe der aufzuwendenden Dosis sind schließlich noch die Aufbereitungsbedingungen des Aufzeichnungssystems

„Film". Die chemische Verarbeitung des Films ist abhängig von der Zusammensetzung der Entwickler- und Fixierchemikalien, von der Verarbeitungstemperatur und von der Entwicklungszeit. Wenn Filme nicht ausentwickelt werden, d. h. in Abhängigkeit von der Zeit nicht so lange im Entwicklerbad verbleiben, bis der Film die höchsten mittleren Gradientenwerte bei hoher Empfindlichkeit erreicht hat, ohne daß der Grundschleier ansteigt, ist zur Erzielung der für die Bildbetrachtung notwendigen mittleren optischen Dichte mehr Dosis erforderlich, als unter optimalen Verarbeitungsbedingungen. In nicht optimal eingestellten Entwicklungseinrichtungen kann damit der Dosisbedarf bis auf den sechsfachen Wert ansteigen.

Mittlere optische Dichte im bildgebenden System

Unter normalen Betrachtungsbedingungen ist die Unterschiedsempfindlichkeit des Auges dann am größten, wenn die Empfindungsgröße den Faktor 30–40 nicht überschreitet. Übersteigt die Leuchtdichte diesen Wert, treten Blendungseffekte auf, die besonders in Bereiche geringer Leuchtdichtewerte die Unterschiedsempfindlichkeit deutlich vermindern. Ein optimal belichteter Film sollte deshalb einen Leuchtdichtebereich von 1 : 30 im diagnostisch wichtigen Bildteil möglichst nicht überschreiten. Dies entspricht einem Dichtebereich von etwa D = 0,1/0,2 bis etwa 1,6/1,7 und einer mittleren optischen Dichte von etwa 0,8 bis

1,1 über Schleier. Filme, die eine geringere mittlere optische Dichte aufweisen, unterdrücken vor allem die Detailkontraste im Bereich geringer optischer Dichte, Filme mit höheren Mittelwerten erhöhen die hierfür erforderliche Dosis, ohne die Detailerkennbarkeit wesentlich zu verbessern.

Strahlenexposition bei der Durchleuchtung

Die Strahlenexposition des Patienten ist bei der Durchleuchtung im allgemeinen größer als bei Aufnahmen. Durchleuchtungen sollten deshalb vorwiegend zur Erfassung von Funktionsvorgängen, zur Einstellung bestimmter Projektionen für Aufnahmen und zur Einführung und Lokalisation von in den Körper eingebrachten Materialien bzw. zur Bestimmung spezieller topographischer Gegebenheiten genutzt werden. Durchleuchtungen sollten grundsätzlich mit Bildverstärker-Fernsehanlagen durchgeführt werden. Durch die Bildverstärkung wird das Durchleuchtungsbild in Leuchtdichtebereiche angehoben, in denen keine Dunkeladaption mehr erforderlich ist und außerdem die Trennschärfe des Auges etwa Werte erreicht, die auch bei der Betrachtung des Röntgenbildes am Schaukasten gegeben sind. Eine Durchleuchtung in diesem Leuchtdichtebereich erfordert konstante mittlere Leuchtdichtewerte am Fernsehsichtgerät und damit eine automatische Regelung der Dosisleistung am Bildverstärkereingang. Moderne Bildverstärker-Fernsehanlagen ermöglichen ein ausreichend zu beurteilendes Durchleuchtungsbild bei Dosisleistungen von etwa 0,1–0,2 μGy/s gemessen als Luftkerma. Da bei diesen Werten das Quantenrauschen deutlich sichtbar sein kann, ist es in speziellen Fällen erforderlich, die Dosisleistung kurzzeitig auf den 4- bis 6-fachen Wert erhöhen zu können. Auch bei diesen Dosisleistungen ist die Exposition des Patienten noch geringer als bei der Durchleuchtung mit dem Leuchtschirm. Häufig müssen bestimmte Bewegungs- oder Funktionsphasen länger betrachtet werden; unter diesen Bedingungen ist es, insbesondere an Anlagen, die zu Eingriffen eingesetzt werden, zweckmäßig, diese mit elektronischen Bildspeichern auszurüsten. Die Betrachtung des Speicherbildes erfordert keine weitere Strahlenexposition des Patienten und reduziert in den meisten Fällen die Gesamtexposition des zu Untersuchenden.

Sonstige die Untersuchungsbedingungen optimierende Faktoren

Die Rechtsverordnungen schreiben vor, daß Einrichtungen vorhanden sein müssen und Maßnahmen zu treffen sind, die beim Betrieb für einen ausreichenden Schutz erforderlich sind. Diese Vorschrift ist auch dahingehend auszulegen, daß

Maßnahmen zu treffen sind, um die Zahl an Fehl- und Wiederholungsaufnahmen oder Untersuchungen auf ein Minimum zu beschränken. Hierzu gehören unter anderem geeignete Vorbereitung des Patienten, Lagerungshilfen für die Untersuchung, Abdeckvorrichtungen wie Vorrichtungen zum Schutz der Keimdrüsen und des Uterus, eventuell der Augenlinsen oder sonstiger strahlensensibler Organe, geeignete Betrachtungsvorrichtungen u. a.

Strahlenanwendung bei Reihenuntersuchungen oder Untersuchungen zur Kontrolle der Gesundheit

(Systematische Untersuchungen)

Röntgenreihenuntersuchungen haben das Ziel, bestimmte gehäuft auftretende Erkrankungen vor allem in Stadien, in denen sie noch nicht typische Krankheitssymptome aufweisen, rechtzeitig zu erkennen, um die betreffenden einer optimalen Therapie zuführen zu können. Soweit es sich dabei um übertragbare Erkrankungen handelt, sollen andere vor Ansteckung geschützt werden. In diesen Fällen resultiert der Nutzen aus der Früherkennung und der Häufigkeit des Auftretens der Erkrankung, das Risiko sowohl durch die Erkrankung selbst sowie durch die Strahlenexposition stochastische Effekte in einer Bevölkerung zu induzieren. Solche Überlegungen betreffen somit nicht das einzelne Individuum, sondern die zu untersuchende oder behandelnde Bevölkerung. Röntgenreihenuntersuchungen als Vorsorgemaßnahme sollten deshalb nur durchgeführt werden, wenn sie unter medizinisch-epidemiologischen Gesichtspunkten gerechtfertigt sind.

Typische Beispiele für Reihenuntersuchungen sind die *Röntgenreihenuntersuchungen* der Lunge auf Tuberkulose, der weiblichen Brust auf bösartige Neubildungen und der Hüften von Säuglingen auf Dysplasien. Die Epidemiologie der Lungentuberkulose hat sich in der Bundesrepublik Deutschland sowohl hinsichtlich des Ersterkrankungsalters als auch der Häufigkeit geändert. An aktiver Lungentuberkulose erkrankten in der Bundesrepublik im Jahre 1982 nach Angaben des Bundesministers für Jugend, Familie und Gesundheit 17 984 Personen, davon 7571 mit Nachweis von Tuberkulosebakterien. Dies entspricht 29,2 Neuerkrankungen pro 100 000 Personen. Der Bestand an Lungentuberkulosekranken verringerte sich von 458 329 im Jahre 1950 auf 30 252 im Jahre 1983. Die Altersverteilung an Tuberkulose der Atmungsorgane mit und ohne Nachweis von Tuberkulosebakterien ist aus Abb. **4** zu entnehmen. Ausländer aus bestimmten

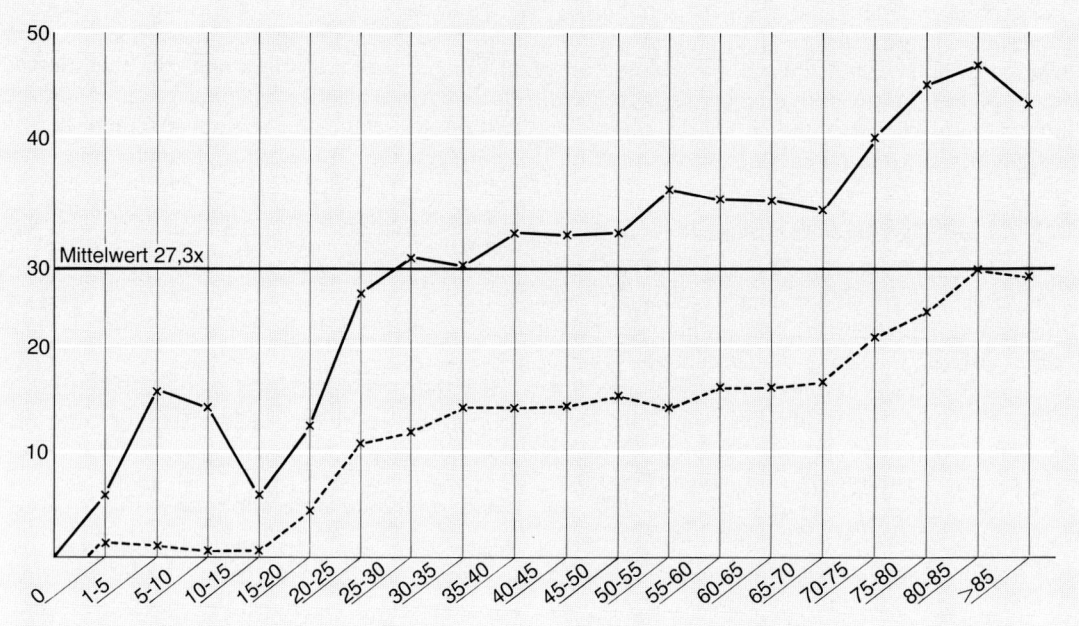

Abb. 4 Altersverteilung der aktiven Lungentuberkulosen mit Nachweis von Tuberkulosebakterien (– – – –) und des Gesamtanteils an Tuberkulosen der Atmungsorgane (——) in der Bundesrepublik Deutschland, bezogen auf 100 000 Einwohner gleichen Alters im Jahre 1983

Ländern, die sich in der Bundesrepublik aufhielten, um hier zu arbeiten, erkrankten wesentlich häufiger als die Bundesbürger selbst (pro 100 000 Personen 66,3/26,2).

Das deutsche Zentralkomitee zur Bekämpfung der Tuberkulose hatte in Anlehnung an internationale Empfehlungen vorgeschlagen, die ungezielte Röntgenreihenuntersuchung des *Thorax* nur so lange weiterzuführen, bis bei 10 000 Personen, die mit dieser Methode untersucht werden, mehr als 4 behandlungsbedürftige Fälle, die mit anderen Methoden noch nicht erkannt wurden, mit dem Schirmbildverfahren diagnostiziert werden. Dieser Richtwert wird für die Bevölkerung der Bundesrepublik unterschritten, weshalb die Indikation zur ungezielten Röntgenreihenuntersuchung nicht mehr gegeben ist. Es erscheint vielmehr sinnvoll, sich bei Untersuchungen auf Risikogruppen, wie z. B. die Ausländer, Ärzte und Pflegepersonal auf Infektionsstationen, und als besonders gefährdet anzusehende Gruppen zu beschränken und eine gezielte Umgebungsuntersuchung beim Auftreten von Neuerkrankungen, insbesondere von Fällen mit positivem Bakterienbefund durchzuführen. Jeder Bakterienausscheider infiziert nach Angaben des Deutschen Zentralkomitees zur Bekämpfung der Tuberkulose etwa 3–5 Personen seiner Umgebung. Von diesen erkranken manifest etwa 5%. Fast jeder zweite der Erkrankten wird zur erneuten Infektionsquelle. Das Ziel aller Maßnahmen muß es deshalb sein, die infizierten Individuen zu identifizieren, um dadurch die Infektionskette zu unterbrechen. Dies wird durch eine eingehende Untersuchung möglicher Kontaktpersonen zunächst mit dem Tuberkulintest und dann bei positiver Reaktion mit gezielten Röntgenuntersuchungen ermöglicht.

Bei der Diagnostik des Mammakarzinoms liegen die Verhältnisse anders. Das *Mammakarzinom* ist vorwiegend eine Erkrankung der höheren Altersgruppen. Die Inzidenz steigt z. B. nach den Angaben im Saarländischen Krebsregister von 5,0 pro 100 000 weiblicher Einwohner im Alter von 25–30 Jahren, über 155 im Alter von 50–55 Jahren, auf etwa 340 in der Altersgruppe der über 85jährigen an. Es erscheint deshalb sinnvoll, Risikogruppen zu identifizieren, z. B. familiäres Mammakarzinom, Mammakarzinom der Gegenseite, proliferative Mastopathie mit Zelltypie, und diese zum Teil schon im Alter vor 40 Jahren in regelmäßigen Abständen einer regelmäßigen Röntgenuntersuchung zu unterziehen. Die Identifizierung noch nicht tastbarer Tumoren, die nur mit der Weichteilmammographie zu diagnostizieren sind, hat mit weniger eingreifenden operativen Eingriffen wesentlich günstigere Heilungsaussichten.

Reifungsstörungen der *Hüfte* müssen ebenfalls in Vorsorgeprogrammen erfaßt und einer frühzeitig eingeleiteten Therapie zugeführt werden. Das Behandlungsergebnis hängt von der Früherfassung ab. Die Röntgenuntersuchung läßt bei Neugeborenen und wenige Wochen alten Säuglingen nur in schweren Fällen Hüftreifungsstörungen erkennen. Hier bietet sich als Alternativmethode die Ultraschalluntersuchung an, auch deshalb, weil mit ihr auch der knorpelige Teil der Hüfte frühzeitig erfaßt werden kann. Es wird erwartet, daß durch die Früherfassung die Behandlungsergebnisse verbessert werden können. Eine Untersuchung mit Röntgenstrahlen, die bei nicht optimaler Einstell- bzw. Aufnahmetechnik zu Fehlinterpretationen führen kann, ist in den meisten Fällen nicht mehr indiziert.

Strahlenanwendung zur Ermittlung der Eignung für bestimmte Berufe bzw. aus versicherungsmedizinischen oder aus rechtsmedizinischen Gründen

Röntgenuntersuchungen, die zur ärztlichen Beurteilung der Eignung für bestimmte Berufe durchgeführt werden, sind in vielen Fällen zur Sicherung der Minimierung des beruflichen Risikos erforderlich. Unter dieser Voraussetzung sind zum mindesten Einstellungsuntersuchungen indiziert. Bei Wiederholungsuntersuchungen gilt dies jedoch nur mit gewissen Einschränkungen, zum Beispiel dann, wenn bei der klinischen Untersuchung Symptome einer Erkrankung der Lunge zu erwarten ist oder wenn bekannt ist, daß bestimmte Erkrankungen der Lunge im Röntgenbild schon in einem Stadium sichtbar werden, das noch keine klinischen Symptome verursacht. Bei rechtsmedizinischen Untersuchungen sind solche Maßnahmen nur mit schriftlicher Zustimmung des Patienten durchzuführen. Untersuchungen aus rein versicherungstechnischen Überlegungen, wie z. B. zum Nachweis, ob eine Zahnbehandlung durchgeführt wurde, sind nicht indiziert. Auch zur Beurteilung von Folgezuständen nach Unfällen kann sich der Gutachter in den meisten Fällen auf die Beurteilung der bereits vorliegenden Untersuchungen beschränken bzw. diese durch Spezialaufnahmen ergänzen.

Strahlenanwendung in der medizinischen Forschung

Die Internationale Strahlenschutzkommission betont in ihren Veröffentlichungen (ICRP-Publikation 26, 33, 34 und 44), daß sich die Indikation zur Anwendung ionisierender Strahlen nach den Grundsätzen zu richten habe, die in der Deklaration von Helsinki 1965 niedergelegt sind. Zur Anwendung ionisierender Strahlung und radioaktiver Stoffe in der medizinischen Forschung, der Ausbildung und für nichtmedizinische Zwecke hat sich ein Expertenkomitee der Weltgesundheitsorganisation 1977 geäußert. Es hat hierzu die Grundsätze, die in der Deklaration von Helsinki enthalten sind, für die Strahlenanwendung im einzelnen erläutert, Grenzwerte festgelegt und Empfehlungen für die einzelnen Forschungsbereiche erarbeitet. Da ein Teil dieser Bestimmungen der Anwendung ionisierender Strahlen in Rechtsverordnungen der einzelnen Nationen ihren Niederschlag gefunden haben, sei in Ergänzung zu den von der Weltgesundheitsorganisation aufgestellten Forderungen auf die Bestimmungen, z. B. in der Strahlenschutzverordnung und Röntgenverordnung hingewiesen. Die Weltgesundheitsorganisation hat die von ihr empfohlenen Grenzwerte in 4 Kategorien angegeben, für die jeweils entsprechende Begründungen vorgesehen sind. Einzelheiten sind den Empfehlungen zu entnehmen.

Risiko der Strahlenanwendung

Nach dem deutschen Handwörterbuch für Sozialwissenschaften wird das Risiko wie folgt definiert:

„Von Risiko wird dann gesprochen, wenn eine größere Zahl von gleichartigen oder zumindest vergleichbaren Ereignissen Rückschlüsse auf den wahrscheinlichen Ausgang des in Betracht kommenden Ereignisses erlaubt."

Auf den Strahlenschutz übertragen bedeutet dies, man muß versuchen durch eine Ermittlung von negativen Auswirkungen oder Schäden, die im Zusammenhang mit der Strahlenanwendung stehen, abzuschätzen, welche Schäden bei zukünftigen gleichen oder gleichartigen Maßnahmen zu erwarten sind. Dazu müssen die vorhandenen Daten in Standardwerte umgerechnet werden, d. h. auf eine bestimmte Bevölkerungsgruppe oder „normierte Zahl" von Beschäftigten bezogen werden, z. B. auf 10 000 Personen, um allgemein vergleichbar zu sein. Da sich die durch die Strahlung erzeugten stochastischen Effekte im allgemeinen nicht von denen unterscheiden, die aus bisher unbekannten Ursachen entstehen bzw. durch andere Noxen induziert werden, ist es erforderlich Erhebungen in einer größeren Bevölkerungsgruppe durchzuführen. Die Größe (Zahl) der hierzu notwendigen Bevölkerung hängt dabei von der Höhe der Dosis ab.
Strahlenbedingte stochastische Risiken sind ein relativ seltenes Ereignis, sie werden deshalb als schädliche Auswirkungen pro bestrahlter Einheit Bevölkerung (meist 10 000) pro Gy oder Sv angegeben. Bei Dosiswerten, wie sie in der Röntgen-

Tabelle 5 Risikowerte (pro Individuum und Gy) zur Induktion tödlich verlaufender stochastischer Erkrankungen und schwerer Erbschäden nach Angaben des Wissenschaftlichen Komitees der Vereinten Nationen über die Wirkung atomarer Strahlung (UNSCEAR), der Internationalen Strahlenschutzkommission (ICRP Nr. 26) und des Committee on the Biological Effects of Ionizing Radiation der USA (BEIR Committee), ermittelt an größeren Kollektiven

Organ	UNSCEAR (1977)	ICRP (1977)	BEIR (1980)
rotes Knochenmark	$1{,}5 - 2{,}5 \times 10^{-3}$	2×10^{-3}	$10{,}4 - 6{,}6 \times 10^{-4}$
Brust	$1 - 5 \times 10^{-3}$	$2{,}5 \times 10^{-3}$	$2{,}2 - 4{,}5 \times 10^{-4}$
Lunge	$2 - 5 \times 10^{-3}$	2×10^{-3}	$2{,}2 - 4{,}5 \times 10^{-4}$
Schilddrüse	$5 - 15 \times 10^{-4}$	5×10^{-4}	4×10^{-4}
Knochen	$2 - 5 \times 10^{-4}$	5×10^{-4}	1×10^{-4}
Haut	5×10^{-4}	–	1×10^{-4}

diagnostik im allgemeinen vorkommen, sind wegen der erforderlichen Anzahl von Personen entsprechende Erhebungen nicht möglich. Man bezieht sich deshalb auf Erhebungen mit hohen Dosiswerten, wie sie bei der Strahlentherapie gutartiger Erkrankungen, bei beruflich strahlenexponierten Personen und bei den Atombombenopfern von Hiroshima und Nagasaki beobachtet werden.

Diese hierbei erhaltenen Dosiswerte werden unter der Annahme linearer Dosiswirkungsbezie-

hungen und unter Annahme, daß jede Strahlenexposition mit einem Risiko schädlicher Auswirkungen verbunden sein kann, auf die in der Röntgendiagnostik vorkommenden Dosisbereiche extrapoliert. Eine solche Extrapolation führt wahrscheinlich, insbesondere in Dosisbereichen unter 0,01 Sv zu einer Überschätzung des Risikos. Nach den bisher vorliegenden Erkenntnissen wird es jedoch nie möglich sein, Risikowerte für die in der Röntgendiagnostik üblichen Dosisgrößen, vielleicht von einigen Ausnahmen abgesehen, ermit-

Tabelle 6 Schwellenwerte zur Induktion nichtstochastischer Strahlenwirkungen nach UNSCEAR 1982 (Auszug). Dosis in Gy, die in 1 – 5% und in 25 – 50% zu Schäden führt

Organ	Schaden nach 5 Jahren	Dosis in 1 – 5% der Fälle (Gy)	Dosis in 25 – 50% der Fälle (Gy)	Feldgröße in cm^2
Haut	schwere Ulzerationen	55	70	100
Schleimhäute	Ulzerationen, Fibrose	60	75	50
Magen	Perforation, Ulzeration	60	75	75
Dünndarm	Ulzeration, Perforation	45	65	100
Dickdarm	Ulzeration, Strikturen	45	65	100
Rektum	Ulzeration, Strikturen	55	80	100
Speicheldrüsen	Xerostoma, fehlende Sekretion	50	70	50
Leber	Leberschaden, Aszites	35	45	ges. Organ
Niere	Nephrosklerose	23	28	ges. Organ
Harnblase	Ulzeration, Schrumpfung	60	80	ges. Organ
Hoden	dauernde Sterilität	5 – 15	20	ges. Organ
Ovarien	dauernde Sterilität	2 – 3	6 – 12	ges. Organ
Uterus	Nekrose, Perforation	>100	>200	ges. Organ
Brustdrüse				
– Kind	keine Entwicklung	10	15	ges. Organ
– Erwachsener	Atrophie, Nekrose	> 50	>100	ges. Organ
Lunge	Pneumonitis, Fibrose	40	60	Lappen
Herz	Perikarditis, Pankarditis	40	>100	ges. Organ
Knochen				
– Kind	Wachstumsretardierung	10	30	Wachstumsfugen
– Erwachsener	Nekrose, Fraktur	60	150	10
Gehirn	Nekrose	50	> 60	ges. Organ
Auge	Panopht	55	100	ges. Organ
Linse	Katarakt	5	12	ges. Organ
Muskel				
– Kind	Hypoplasie	20 – 30	40 – 50	ges. Organ
– Erwachsener	Atrophie	>100		ges. Organ
Knochenmark	Hypoplasie	20	40 – 40	Teilkörperbestrahlung
Lymphknoten	Atrophie	35 – 35	> 70	

teln zu können. Solche Ermittlungen zum strahlenbedingten Risiko wurden seit längerem von verschiedenen internationalen Organisationen, wie dem wissenschaftlichen Komitee der Vereinten Nationen zur Wirkung atomarer Strahlen (UNSEAR), der Internationalen Strahlenschutzkommission (ICRP) sowie nationalen Gremien wie dem Committee on the Biological Effects of Ionizing Radiation, der Division of Medical Sciences, der Assembly of Life Sciences und des National Research Council der USA (BEIR-Report) durchgeführt. Die Werte dieser Expertengruppen stimmen weitgehend überein, auch wenn sie auf unterschiedliche Weise ermittelt wurden. Sie sind in der nachfolgenden Tabelle für die wichtigsten stochastischen Effekte, ausgedrückt als zusätzlich zu den „normalerweise" zu beobachtenden bösartigen Neubildungen mit tödlichem Ausgang und dem zusätzlichen Auftreten von Erbkrankheiten in den ersten beiden Generationen sowie in den Nachfolgegenerationen, nach den Angaben der drei genannten Kommissionen zusammengestellt (Tab. 5).

Die wichtigsten nichtstochastischen Wirkungen, d.h. diejenigen Effekte, bei denen klinisch wahrnehmbare Reaktionen erst nach einem zum Teil individuell schwankenden Schwellenwert zu beobachten sind, wurden, basierend auf den Angaben des UNSCEAR-Berichtes 1982 und der ICRP-Publication Nr. 41 sowie nach eigenen Erhebungen, in Tab. 6 aufgeführt. Bei einem Teil der hier wiedergegebenen Wirkungen zeigt sich, daß der Mensch im Wachstumsalter, insbesondere während des Wachstums vor der Geburt, gegen die Strahleneinwirkung wesentlich sensibler reagiert als im Erwachsenenalter.

Dosiswerte bei Röntgenuntersuchungen

Zur Abschätzung des mit der Strahlenanwendung verbundenen Risikos ist es in vielen Fällen erforderlich, die Dosiswerte zu ermitteln, die der Patient bei den jeweiligen Untersuchungen erhalten hat. Hierzu stehen eine Anzahl von Verfahren zur Verfügung, die hier kurz aufgezählt werden sollen. Die beste Information bringt die Messung der Strahlendosis als Energiedosis entweder mit dem Flächendosisproduktmesser oder als Einfallsdosis. Bei dem *Flächendosisprodukt* kann der an der Tiefenblende gemessene Wert durch Division der Fläche auf der Strahleneinfallseite auf mGy umgerechnet werden (Abb. 5). Für Untersuchungen, bei denen routinemäßig mit langen Durchleuchtungszeiten zu rechnen ist, kann es zweckmäßig sein, die Dosis selbst zu ermitteln. Auch hierfür stehen Dosismeßgeräte, die an der Tiefenblende bzw. am Strahler angebracht sind, zur Verfügung. Der hiermit erhaltene Wert kann dann nach dem Abstandsgesetz auf die Einfalldosis frei Luft, ohne Berücksichtigung der Rückstreuung aus dem Patienten umgerechnet werden. Bei konstanten Abständen Strahler–Patient kann der angezeigte Wert auf den Oberflächenwert kalibriert werden.

Als weitere Möglichkeit bieten sich insbesondere bei Aufnahmen Ermittlungsverfahren an, aus den

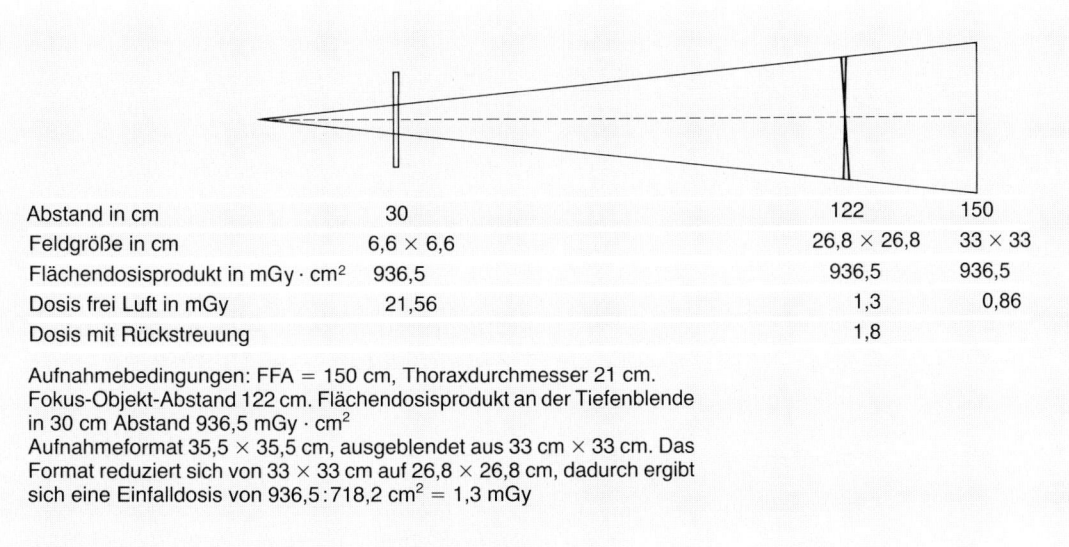

Abstand in cm	30		122	150
Feldgröße in cm	6,6 × 6,6		26,8 × 26,8	33 × 33
Flächendosisprodukt in mGy · cm²	936,5		936,5	936,5
Dosis frei Luft in mGy	21,56		1,3	0,86
Dosis mit Rückstreuung			1,8	

Aufnahmebedingungen: FFA = 150 cm, Thoraxdurchmesser 21 cm.
Fokus-Objekt-Abstand 122 cm. Flächendosisprodukt an der Tiefenblende in 30 cm Abstand 936,5 mGy · cm²
Aufnahmeformat 35,5 × 35,5 cm, ausgeblendet aus 33 cm × 33 cm. Das Format reduziert sich von 33 × 33 cm auf 26,8 × 26,8 cm, dadurch ergibt sich eine Einfalldosis von 936,5 : 718,2 cm² = 1,3 mGy

Abb. 5 Ermittlung der Einfalldosis aus den Angaben des Flächendosisproduktes und der Fläche der Aufnahme auf dem Film

Tabelle **7** Typische Expositionswerte bei Aufnahmen eines Standardpatienten nach Belichtungstabellen (Verstärkungsfolienkombinationen: seltene Erden normalverstärkend ~ 6 Perioden mm⁻¹), berechnete Optimalwerte und gemessene Werte.

Organ	FFA in cm	Durchmesser in cm	kV	mAs	Optimalwert der gew. Oberflächendosis in mGy	Medianwert der ermittelten ED in mGy	Gemessener Variationsbereich in mGy
Thorax							
Lunge a.-p.	150	21	125	3,2	0,18	2,7	0,09 – 19,8
Lunge seitlich	150	30	125	4	0,24	3,0	0,1 – 31,4
Rippen	115	22	70	62	6,6	26,4	3,0 – 55,2
Abdomen							
Gallenblasenübersicht	115	19	60	80	6,4	25,6	3,0 – 55
Abdomenübersicht	115	19	66	50	4,0	12,3	2,0 – 61,3
Magenübersicht	70	22	100	6,3	4,4	26,4	2,3 – 40,2
Dünndarm/Dickdarm	115	22	100	16	2,7	13,5	1,6 – 48,9
Skelett							
Schädel a.-p./p.-a.	115	19	70	50	3,7	14,8	1,9 – 31,2
Schädel seitlich	115	16	66	32	1,7	10,2	0,9 – 17,8
Halswirbelsäule a.-p.	115	13	70	100	2,8	12,2	1,4 – 29,7
seitlich	115	12	70	100	2,8	11,9	1,4 – 30,4
Brustwirbelsäule							
a.-p.	115	21	73	125	2,9	11,5	1,5 – 32,7
seitlich	116	30	80	80	10,3	41,3	1,6 – 61,4
Lendenwirbelsäule							
a.-p.	115	19	77	40	3,3	16,5	1,5 – 35,9
seitlich	115	27	90	125	17,4	70,2	9,0 – 132,4
Becken, Hüfte	115	20	73	40	3,7	15,2	2,0 – 35,7
Schultergelenk	115	11	63	32	1,8	8,9	0,9 – 28,2
Hand	105	4	48	3,2	0,17	17,0	0,41 – 34,8
Kniegelenk	115	12	60	24	1,2	4,8	0,7 – 12,7
Fuß	105	5	50	5	0,3	18,3	0,1 – 36,3

geschalteten Werten, insbesondere bei Aufnahmen, die Dosis zu ermitteln. Aus Spannung, Filterung an der Röhre, Milliampere-Sekundenprodukt und Abstand Brennfleck–Hautoberfläche läßt sich mit einer gewissen Fehlerbreite in Nomogrammen, z.B. dem Nomogramm von WACHSMANN, ebenfalls die Dosis an der Hautoberfläche ermitteln. Auch für eine Abschätzung von Risiken wichtiger Organe sind Berechnungsverfahren zur Ermittlung der mittleren Organdosiswerte angegeben worden (z.B. DREXLER u. Mitarb., LEETZ u.a.). Sie liefern im Einzelfall z.B. zur Abschätzung der Dosis am Uterus im Falle einer Schwangerschaft die für einen Durchschnittsmenschen geltenden Dosiswerte mit nur geringen Streubreiten.

Schwieriger sind Berechnungen für Dosiswerte bei der *Durchleuchtung* durchzuführen, da durch die automatische Helligkeitsregelung mit konstanter Dosis am Bildverstärkereingang bei der Durchleuchtung mit Bildverstärker-Fernsehsystemen am Bildverstärkereingang die Dicke des Patienten in die Berechnung eingeht. In Zweifelsfällen sollte deshalb die Berechnung durch einen erfahrenen Medizin-Physiker durchgeführt werden. Er benötigt hierzu einige über die derzeit vorgeschriebenen Aufzeichnungen hinausgehende An-

gaben, wie Feldgröße, Patientendurchmesser, mittlere Lage des zu berechnenden Organs. In Tab. 7 sind zur allgemeinen Orientierung diejenigen Werte zusammengestellt, die sich für einen Standardpatienten unter optimalen Bedingungen nach den vorliegenden Belichtungstabellen für die wichtigsten Untersuchungen ergeben. Diese Tabelle kann lediglich zur Orientierung dienen. Die hier angegebenen Werte schwanken im Einzelfall um Größenordnungen z.B. durch andere Patientendurchmesser, nicht optimale Techniken, fehlerhafte Einstellung am Schalttisch u.a. oder geänderten Untersuchungsbedingungen.

Optimierung der Untersuchungsbedingungen bzw. Sicherung der Bildqualität

Die Internationale Strahlenschutzkommission hat in ihrer 1977 verabschiedeten Grundsatzempfehlung zur Optimierung in der Röntgendiagnostik festgestellt:

„(205) Die Kommission möchte nochmals betonen, daß in vielen Fällen für das jeweilige medizinische Verfahren eine sorgfältige Beachtung der

Techniken zu einer wesentlichen Verringerung der Dosis führen würde, ohne daß dadurch dessen Wert beeinträchtigt wird. Im allgemeinen sollten Techniken und Ausrüstungen folgendes gestatten:

– Verringerung der von den Geweben in der untersuchten Körperregion aufgenommenen Dosis auf einen Minimalwert, der ausreicht, die erforderliche Information beim jeweiligen Patienten zu erhalten,

– . . .

– Begrenzung der Strahlenexposition der übrigen Körperbereiche so wie praktisch durchführbar."

In direktem Zusammenhang mit diesen Empfehlungen ist eine Anzahl von weiteren Empfehlungen, Vorschriften und Normen erarbeitet worden, von denen hier lediglich die der Weltgesundheitsorganisation und der Kommission der Europäischen Gemeinschaften zitiert werden sollen. Sie sind Grundlage für alle übrigen rechtlichen Regelungen. Die Empfehlung der Weltgesundheitsorganisation beschränkt sich auf die Kontrolle der bildtechnischen Eigenschaften der Diagnostikanlage. Sie sieht drei Stufen von Sicherungsmaßnahmen vor:

1. Eine Überprüfung der Anlage bei Inbetriebnahme bzw. bei Änderung der Betriebsbedingungen (Abnahmeprüfung). Diese Prüfung sollte von qualifizierten Sachverständigen zusammen mit denen, die die Anlage hergestellt oder geliefert und aufgestellt haben, vorgenommen werden. Sie beinhaltet Prüfungen der angegebenen Leistungsdaten, der festzuhaltenden Standarddaten sowie Kontrollen der Spannung, der Kenndosisleistung, der mittleren optischen Dichte und verschiedener anderer Größen einschließlich der für den Strahlenschutz wichtigen Gegebenheiten.

2. Eine Kontrolle nach jeder Wartung und Instandhaltung (Zustandsprüfung).
Hier sollte die Prüfung ohne eingreifende Maßnahmen durch den Wartungs- bzw. Reparaturdienst, gegebenenfalls in Zusammenarbeit mit den für den Betrieb der Anlage zuständigen Ärzten, Medizinphysikern oder Radiologieassistenten erfolgen. Die Prüfmaßnahmen beschränken sich dabei auf diejenigen Teile der Anlage, die gewartet wurden.

3. Eine laufende Überprüfung der für die Bildgebung relevanten Werte im praktischen Betrieb (Konstanzprüfung). Diese zur Qualitätssicherung dienenden Maßnahmen sind Aufgabe des Strahlenschutzbeauftragten, der hierfür ausgebildeten Radiologieassistenten, gegebenenfalls in Zusammenarbeit mit den Medizin-Physikern. Diese einfachen Kontrollen beschränken sich auf die Prüfung weniger Parameter, aus denen ermittelt werden kann, ob die optimale Betriebsfähigkeit der Anlage erhalten ist.

Die Direktive des Rates der Europäischen Gemeinschaften für den Strahlenschutz bei ärztlichen Untersuchungen und Behandlungen vom 3. September 1984 bestimmt, daß Kriterien für die Zulässigkeit der radiologischen und nuklearmedizinischen Anlagen festzulegen und alle im Betrieb befindlichen Anlagen einer strengen Überwachung hinsichtlich des Strahlenschutzes und der Qualität der Geräte zu unterziehen sind. Entsprechende Kriterien sind bereits in verschiedenen gesetzlichen Bestimmungen bzw. Normen und Regelungen, wie den Apparaterichtlinien der Kassenärztlichen Vereinigung in der Bundesrepublik Deutschland enthalten. Wie zahlreiche Beispiele beweisen, führen diese Maßnahmen nicht nur zu einer Optimierung des Strahlenschutzes und zu einer deutlichen Reduzierung der Exposition des Patienten, sondern zu einer Verringerung der Zahl von Fehlaufnahmen, einer rechtzeitigen Erkennung von Fehlern in der Anlage und einer zum Teil erheblichen Verringerung der mit dem Betrieb der Einrichtung verbundenen Kosten. Der zeitliche Aufwand für die Konstanzprüfung und die damit verbundenen Kosten halten sich, wenn sie sinnvoll durchgeführt werden, in Grenzen.

Strahlenschutz der Beschäftigten

Um die Grundsätze der Strahlenanwendung erfüllen zu können, ist seit vielen Jahren für diejenigen Beschäftigten, die mit der Materie Strahlung umgehen bzw. ihr im Beruf ausgesetzt sind, ein Sicherungssystem ausgearbeitet worden, das auf mehrfache Weise das Schutzziel sichern soll: „Nichtstochastische Wirkungen zu verhindern und das Auftreten stochastischer Wirkungen auf ein annehmbares Maß zu begrenzen" (ICRP-Publikation No. 26, Abschnitt 103). Dies wird erreicht durch:

1. Die Errichtung von Strahlenschutzbereichen, d. h. Zonen, in denen bestimmte Strahlenschutzmaßnahmen eingehalten werden müssen. Der Zutritt zu diesen Bereichen wird auf diejenigen Personen beschränkt, die sich dort aus beruflichen Gründen aufhalten müssen, oder dort untersucht oder behandelt werden sollen.

2. Die Durchführung von Kontrollmaßnahmen. Sie sollen sicherstellen, daß die Personen, die in den Strahlenschutzbereichen tätig sind, Dosisgrenzwerte, die im einzelnen festgelegt sind, nicht überschreiten dürfen.

3. Die gesetzliche Verpflichtung, jegliches Betreiben von Einrichtungen, in denen mit ionisieren-

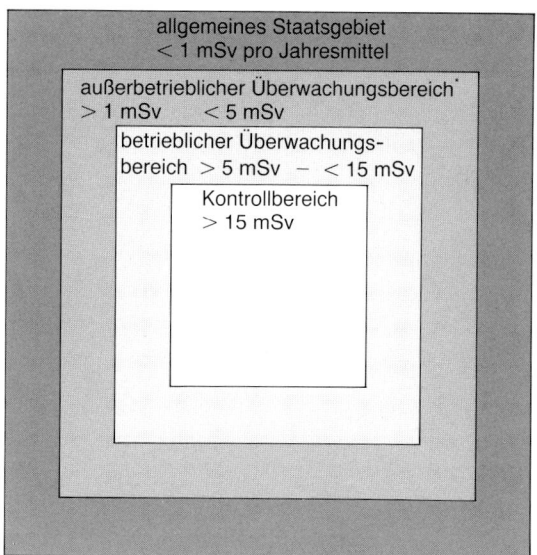

Abb. 6 Strahlenschutzbereich nach den Empfehlungen der Internationalen Strahlenschutzkommission

* Nach den Empfehlungen der ICRP-Publikation 26 ist der Maximalwert für die allgemeine Bevölkerung mit 5 mSv festgelegt; er soll jedoch als Mittelwert, über die Lebenszeit gemittelt, 1 mSv pro Jahr nicht überschreiten. Deshalb wurde hier der Bereich zwischen 1 mSv und 5 mSv als außerbetrieblicher Überwachungsbereich gekennzeichnet

den Strahlen umgegangen wird bzw. in denen radioaktive Stoffe verwendet werden, einer behördlichen Kontrolle zu unterstellen (Genehmigungs- oder Anmeldepflicht).

Durch dieses Sicherungssystem soll erreicht werden, daß solche Anlagen bestimmten Voraussetzungen, hinsichtlich Konstruktion, Errichtung und Betrieb erfüllen und der Betrieb einer mehrfachen Überwachung und Kontrolle unterliegt. Ein Teil der Sicherungsmaßnahmen ist anlagen-, ein weiterer personenbezogen.

Anlagenbezogene Schutzmaßnahmen

Die anlagenbezogenen Bedingungen ergeben sich vor allem durch die Schutzvorrichtungen an der Strahlenquelle, in der Röntgendiagnostik der Röntgenröhre. Sie müssen bestimmten Bestimmungen entsprechend konstruiert sein. Die Strahlenquelle und deren Abschirmung bedürfen je nach Gefährdungspotential der behördlichen Genehmigung oder, wenn sie bestimmte Konstruktionsmerkmale erfüllen, nach Anmeldung einer Überprüfung durch behördlich zugelassene Sachverständige. Falls es sich um Strahlenquellen handelt, bei deren Betrieb Personen nicht gefährdet werden können, genügt bei Inbetriebnahme die Anzeige. Je nach Gefährdungsgrad wird zusätzlich der Betriebsbereich in verschiedene *Schutzbereiche* unterteilt.

Als allgemein gültiger Grundsatz gilt, daß Strahlenquellen außerhalb des genützten Strahlenbe-

reiches – in der Röntgendiagnostik außerhalb des Nutzstrahlenbündels – wirksam abgeschirmt sein müssen, damit im einzelnen festgelegte Dosis- bzw. Dosisleistungswerte nicht überschritten werden können. Bereiche, in denen ein höherer Grad der Gefährdung durch hohe Dosisleistungen gegeben sein kann, sind *Sperrbereiche*. Bereiche, in denen beruflich strahlenexponierte Personen drei Zehntel des Dosisgrenzwertes pro Jahr für die Ganzkörperexposition (50 mSv) oder entsprechender Werte für Teilkörperexposition überschreiten können, sind *Kontrollbereiche* (Abb. 6). Bereiche, in denen durch entsprechende Schutzmaßnahmen sichergestellt ist, daß ein Wert der Ganzkörperdosis von 15 mSv nicht überschritten werden kann, sind *Überwachungsbereiche*.

Personen, die nicht zu den beruflich strahlenexponierten Personen gehören, dürfen außerhalb dieses Bereiches nur eine Ganzkörperdosis von maximal 5 mSv pro Jahr erhalten. Durch entsprechende Vorschriften kann dieser Wert noch weiter reduziert werden. So schreibt z. B. die Strahlenschutzverordnung der Bundesrepublik Deutschland vor, daß für die allgemeine Bevölkerung im Kalenderjahr ein Ganzkörperwert aus künstlich erzeugten Strahlenquellen 0,3 mSv nicht überschritten werden darf. In diesem Wert ist allerdings die Strahlung aus natürlichen Strahlenquellen sowie aus den dem Strahlenschutz nicht oder nur bedingt unterliegenden Expositionen aus künstlichen Strahlenquellen, wie z. B. die Strahlenexposition durch Atombombenversuche in der Atmosphäre, nicht enthalten. Zahlreiche Bestimmungen, Vorschriften und Normen über den Bau, die Errichtung und den Betrieb der Anlagen ergänzen diese, den Empfehlungen der Internationalen Strahlenschutzkommission entsprechenden Grundsätze. So sind unter anderen in den sogenannten Euratom-Grundnormen (Richtlinien des Rates vom 15. Juli 1980 zur Änderung der Richtlinien, mit denen die Grundnormen für den Gesundheitsschutz der Bevölkerung und der Arbeitskräfte gegen die Gefahren ionisierender Strahlen festgelegt werden) Bestimmungen niedergelegt, die den Strahlenschutz in den Mitgliedstaaten vereinheitlichen.

Personenbezogene Schutzmaßnahmen

Da durch anlagebezogene Schutzmaßnahmen in den Fällen, in denen Kontrollbereiche entstehen, nicht sichergestellt werden kann, daß die jeweiligen Dosisgrenzwerte für Personen, die im Beruf der Strahlung ausgesetzt werden, auch eingehalten werden, ergänzt ein umfangreiches *System der personenbezogenen Schutzmaßnahmen* den anlagenbezogenen Strahlenschutz. Es beruht darauf, daß Personen nur die Kontrollbereiche betreten dürfen,

– die zur Arbeit in diesen Bereichen unbedingt erforderlich sind, d.h. der Zugang zu diesem Bereich wird eingeschränkt;

– die je nach Gefährdungspotential bestimmten Schutzvorschriften unterliegen. Diese sind meist in Strahlenschutzanweisungen zusammengefaßt und enthalten unter anderem Bestimmungen zur Regelung des für den Strahlenschutz wesentlichen Betriebsablaufs (z.B. Tragen von Schutzschürzen);

– die je nach Höhe der zu erwartenden Dosis dosimetrisch überwacht werden. Dies kann den Betriebsbedingungen und Gefährdungsmöglichkeiten entsprechend durch unterschiedliche Verfahren erfolgen (Verpflichtung zum Tragen von Dosimetern);

– die gesundheitlich geeignet sind, die betreffende Arbeit durchführen zu können, um im Falle eines Strahlenunfalles keiner über das übliche Ausmaß bedingten Gefährdung ausgesetzt zu sein.

Die *ärztliche Überwachung* der beruflich strahlenexponierten Personen ist dabei vorwiegend eine arbeitsmedizinische Maßnahme. Sie dient zur Überprüfung des Gesundheitszustandes der Personen, der Arbeitsbedingungen und etwaiger arbeitsmedizinischer Zwischenfälle. Des weiteren sollen Spätwirkungen ermittelt werden, um das Gefährdungspotential besser abschätzen zu können. In der Medizin gehört der Beruf des radiologisch tätigen Arztes und dessen Helfern nicht mehr zu den Berufen, die durch Strahlung als besonders gefährdet gelten. Trotzdem sind auch nach den gesetzlichen Bestimmungen regelmäßige gesundheitliche Kontrollen vorgeschrieben. Hierzu gehört die Ermittlung des allgemeinen Gesundheitszustandes, um solche Personen ausschließen zu können, die aufgrund arbeitsmedizinischer Kriterien bzw. aus Gründen des Strahlenschutzes nicht für Arbeiten in medizinischen Röntgenbetrieben geeignet sind. So ist z.B. Schwangeren das Arbeiten im Kontrollbereich grundsätzlich verboten. Stillende dürfen nicht in Bereichen, in denen eine erhöhte Gefahr radioaktiver Kontamination besteht, beschäftigt werden. Außerdem besteht ein Beschäftigungsverbot für Jugendliche unter 18 Jahren. Sie dürfen sich in Kontrollbereichen nur zu Ausbildungszwecken aufhalten;

– die für den Umgang bzw. Betrieb der Einrichtung notwendige Kenntnisse besitzen. Das Wissen und die Erfahrung dieses Personenkreises beschränkt sich dabei nicht nur auf den Strahlenschutz im engeren Sinne, sondern auf die Anwendung bzw. den Umgang mit der Strahlung allgemein. Sie müssen „eine ihrer Berufstätigkeit angemessene Ausbildung erhalten haben";

– die über die Gefährdung unterrichtet sind und regelmäßig belehrt werden. Dies erfolgt in arbeitsbezogenen Unterrichtungen. Dazu ist der Personenkreis über die Risiken, die ihre Arbeit für die Gesundheit mit sich bringt sowie über die zu treffenden Vorsichtsmaßnahmen zu unterrichten und auf die Bedeutung hinzuweisen, die der Beachtung der technischen und ärztlichen Vorschriften zukommt.

Da in Kontrollbereichen für die Strahlung keine oberen Grenzwerte festgelegt werden können – sie ergibt sich auch in der Röntgendiagnostik aus der Strahlenanwendung, d.h. der für die Diagnostik erforderlichen Dosis –, ist ein *System der Dosisbegrenzung* mit verschiedenen Grenzwerten erstellt worden, bei deren Einhaltung den Beschäftigten und den Einzelpersonen aus der Bevölkerung sowie der Bevölkerung als Ganzes ein angemessener Sicherheitsgrad gewährleistet wird. Dazu gelten die Grenzwerte der Äquivalentdosis für beruflich strahlenexponierte Personen wie auch für die Bevölkerung als obere Grenze. Diese Werte sollten den Grundsätzen des Strahlenschutzes entsprechend nach Möglichkeit unterschritten werden. Das System bezieht sich stets auf Werte der Ganzkörperexposition pro Jahr, wobei nach den Empfehlungen der Internationalen Strahlenschutzkommission grundsätzlich als *oberste Grenze ein Wert von 50 mSv* gilt. Dieser Wert darf – im Gegensatz zu früheren Bestimmungen – nicht mehr überschritten werden, sondern sollte für die Gruppe als Ganzes etwa ein Zehntel des jeweiligen Grenzwertes pro Person betragen.

Bei *Teilkörperexpositionen* errechnet sich der Wert nach der Methode der Ermittlung der *effektiven Äquivalentdosis*. Um auch nichtstochastische Wirkungen zu vermeiden, sind außerdem noch Grenzwerte für diese Reaktionsform festgesetzt worden (z.B. ein Dosisgrenzwert für die Augenlinsen von 150 mSv und für die Haut von 500 Sv) (Tab. **8**).

Ergänzend hierzu wurde festgelegt, daß bei Frauen im gebärfähigen Alter der Wert der Strahlenexposition, der sonst für ein Jahr gilt und theoretisch nur wenige Einzelexpositionen betreffen könnte, etwa gleichmäßig über das ganze Jahr verteilt sein muß. Dies entspricht etwa einer monatlichen Dosis von 4 mSv. Durch diese Regelung soll sichergestellt werden, daß der Embryo im Stadium der Organbildung bei einer noch nicht erkannten Schwangerschaft keinen höheren Wert als maximal 10 mSv erhält und somit nach der Geburt manifeste teratogene Schäden vermieden werden.

In den meisten Rechtsverordnungen sind deshalb für Frauen noch Grenzwerte für Teile des Jahres festgelegt.

Tabelle **8**   Dosisgrenzwerte für beruflich-strahlenexponierte Personen und Personen aus der Bevölkerung nach den Bedingungen der Röntgenverordnung
Kategorie A: Beruflich strahlenexponierte Personen, die mehr als drei Zehntel der Grenzwerte erhalten können.
Kategorie B: Beruflich strahlenexponierte Personen, die mehr als ein Zehntel bis höchstens drei Zehntel der Grenzwerte erhalten können

Körperdosis	Werte der Körperdosis für beruflich strahlenexponierte Personen im Kalenderjahr		„Andere Personen" Bevölkerung
	Kategorie A	Kategorie B	
1. Effektive Dosis:	50 mSv	15 mSv	1,5 mSv
Teilkörperdosis: Keimdrüsen, Uterus, rotes Knochenmark	50 mSv	15 mSv	1,5 mSv
2. Teilkörperdosis: alle Organe und Gewebe, soweit nicht unter 1., 3. und 4. genannt	150 mSv	45 mSv	4,5 mSv
3. Teilkörperdosis: Schilddrüse, Knochenoberfläche	300 mSv	90 mSv	9 mSv
4. Teilkörperdosis: Hände, Unterarme, Füße, Unterschenkel, Knöchel, Haut	500 mSv	150 mSv	15 mSv

Zur Berechnung der effektiven Äquivalentdosis bei einer Ganz- oder Teilkörperexposition werden die Äquivalentdosen der in der nachfolgenden Tabelle genannten Organe und Gewebe mit den Wichtungsfaktoren dieser Tabelle multipliziert und die so erhaltenen Produkte addiert.

Organe und Gewebe	Wichtungsfaktoren
Keimdrüsen	0,25
Brust	0,15
rotes Knochenmark	0,12
Lunge	0,12
Schilddrüse	0,03
Knochenoberfläche	0,09
andere Organe und Gewebe: Blase, oberer Dickdarm, unterer Dickdarm, Dünndarm, Gehirn, Leber, Magen, Milz, Nebenniere, Niere, Pankreas, Thymus, Gebärmutter	je 0,06

Für die Bestimmung des Beitrages der „anderen Organe und Gewebe" bei der Berechnung der effektiven Äquivalentdosis ist die Teilkörperdosis für jedes der fünf am stärksten strahlenexponierten anderen Organe und Gewebe zu ermitteln. Die Strahlenexposition aller übrigen Organe und Gewebe bleibt bei der Berechnung der effektiven Äquivalentdosis unberücksichtigt

Für Einzelpersonen aus der Bevölkerung gilt nach den gleichen Grundsätzen ein Äquivalentdosisgrenzwert von 5 mSv in einem Jahr, wobei die mittlere Dosis während des ganzen Lebens 1 mSv pro Jahr Ganzkörperexposition nicht überschreiten sollte.

Von der Internationalen Strahlenschutzkommission wurden jedoch keine Dosisgrenzwerte für die Gesamtbevölkerung empfohlen. Es wird jedoch davon ausgegangen, daß auch für diese Personengruppe der Grundsatz gilt, daß für die allgemeine Bevölkerung der Durchschnittswert der Äquivalentdosis 0,5 mSv im Jahr nicht überschreiten sollte. In den einzelnen Rechtsvorschriften der Länder (z. B. in der Bundesrepublik Deutsch-

land) sind jedoch auch für die Bevölkerung als Ganzes Dosisgrenzwerte enthalten.
Diese Dosisgrenzwerte gelten nur für Strahlenexpositionen aus „kontrollierbaren Strahlenquellen", ausgenommen der Strahlenexposition aus medizinischen Gründen.

Allgemeine Grundsätze der Überwachung der Strahlenexposition

Um kontrollieren zu können, ob die für die beruflich strahlenexponierten Personen, die Auszubildenden sowie die Bevölkerung festgelegten Dosisgrenzwerte nicht überschritten werden, ist ein System der Überwachung entwickelt worden, das je nach Expositionsbedingungen und Gefährdungen

Tabelle **9**   Das Kontrollsystem der Dosisgrenzwerte nach den Empfehlungen der Internationalen Strahlenschutzkommission

Grenzwerte	Beispiele

Äquivalentdosisgrenzwerte	beruflich strahlenexponierte Personen:
	stochastische Wirkungen
	    50 mSv pro Jahr
	nichtstochastische Wirkungen
	    500 mSv pro Jahr
	
	Einzelpersonen aus der Bevölkerung:
	stochastische Wirkungen
	    5 mSv pro Jahr
	nichtstochastische Wirkungen
	    50 mSv pro Jahr

sekundäre Grenzwerte (diese Werte dürfen auch im un- günstigsten Falle die Werte der Äquivalentdosiswerte nicht über- schreiten)	bei Bestrahlung von außen: Grenzwerte in Überwachungsbereichen 15 mSv pro Jahr bei Bestrahlung von innen: Grenzwerte für die Zufuhr radioaktiver Stoffe durch Ingestion und Inhalation (ICRP 30, Teil 1 – 3)
abgeleitete Grenzwerte (zur besseren Ermittlung der Strahlenexposition in Bereichen, in denen die Werte weit unter den Äquivalentdosisgrenzwerten liegen)	z.B. maximale Dosisleistungswerte an Arbeitsplätzen. Ermittlung der Radioaktivität in der Luft und Zulassung bestimmter Luftwerte
genehmigte Dosisgrenzwerte (zur Durchführung des Ziels des Strahlenschutzes: so gering wie möglich)	von Behörden zusätzlich festgelegte Grenzwerte. Sie liegen meist deutlich unter den Äquivalentdosisgrenzwerten

die tatsächlich erhaltenen Werte kontrolliert. Bezugswerte hierzu sind stets die Dosisgrenzwerte für die Ganzkörperexposition bzw. für Teilkörperexpositionen als effektive Äquivalentdosis. Hierzu wurde ergänzend bestimmt, daß die mittlere Dosis, abgesehen von dem Wert für die Augenlinsen, 500 mSv pro Jahr nicht überschreiten darf. Die Ermittlung der Werte erfolgt bei Personen, die in Kontrollbereichen tätig sind, durch Messung der Körperdosen als Personendosis unter Berücksichtigung der Expositionsmöglichkeiten an einer von den zuständigen Behörden zu bestimmenden Stelle des Körpers (meist am Rumpf) und, soweit erforderlich, zusätzlich an anderen möglicherweise höher zu exponierenden Körperabschnitten.

Bei den ausschließlich im Überwachungsbereich Tätigen (Kategorie B = Arbeitskräfte, bei denen davon auszugehen ist, daß sie keine höhere Dosis als drei Zehntel eine der jährlichen Dosisgrenzwerte pro Jahr erhalten können) sowie der Bevölkerung außerhalb der Überwachungsbereiche, erfolgt die Ermittlung der Dosiswerte durch Messung der Dosis oder Dosisleistung oder der Konzentration radioaktiver Stoffe in Luft oder Gehalt in der Umgebung am Arbeits- bzw. Aufenthaltsplatz als kollektive Überwachung. Da bei der Aufnahme radioaktiver Stoffe in den Körper in vielen Fällen nur durch spezielle Meßverfahren, wie Messung der Radioaktivität aus der aus dem Körper austretenden Strahlung oder durch Messung der ausgeschiedenen radioaktiven Stoffe eine indirekte Ermittlung der Körperdosen erfolgen kann und bei der kollektiven Überwachung eine individuelle Messung der Personendosis nicht erfolgt, ist als Ergänzung zur Messung der Körperdosen ein Kontrollsystem entwickelt worden, das schematisch in Tab. **9** wiedergegeben ist. Dazu müssen alle Werte auf die Größen in Äquivalentdosis bezogen werden und die Werte, die für die abgeleiteten Grenzwerte gelten, deutlich unter den Werten liegen, die denen in Äquivalentdosis entsprechen. Die genehmigten Grenzwerte werden je nach Betrieb von der zuständigen Behörde festgelegt. Sie müssen dem Zweck entsprechen, die Strahlenexposition so niedrig zu halten, wie

Tabelle **10** Das System der Referenzschwellen für Grenzwerte nach den Empfehlungen der Internationalen Strahlenschutzkommission (ICRP Nr. 26, Abs. 149–152)

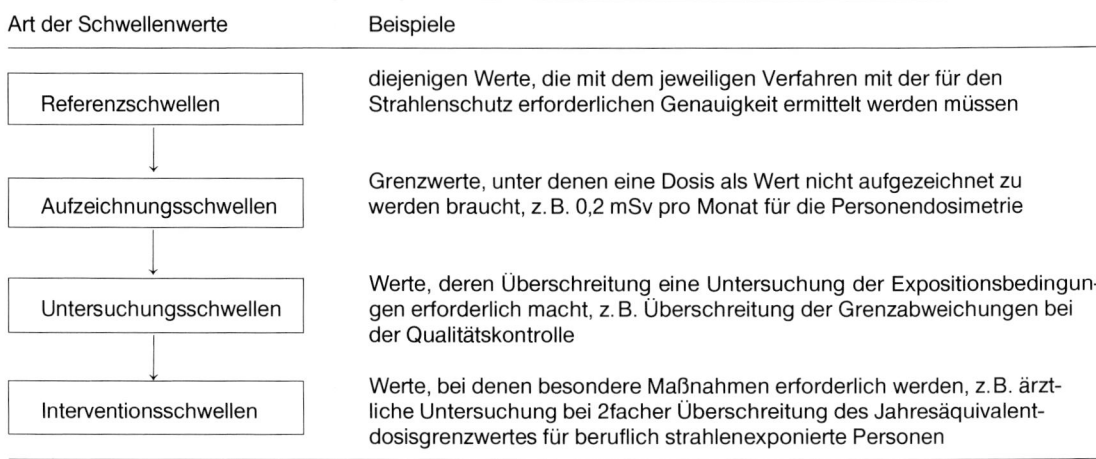

Art der Schwellenwerte	Beispiele
Referenzschwellen	diejenigen Werte, die mit dem jeweiligen Verfahren mit der für den Strahlenschutz erforderlichen Genauigkeit ermittelt werden müssen
Aufzeichnungsschwellen	Grenzwerte, unter denen eine Dosis als Wert nicht aufgezeichnet zu werden braucht, z. B. 0,2 mSv pro Monat für die Personendosimetrie
Untersuchungsschwellen	Werte, deren Überschreitung eine Untersuchung der Expositionsbedingungen erforderlich macht, z. B. Überschreitung der Grenzabweichungen bei der Qualitätskontrolle
Interventionsschwellen	Werte, bei denen besondere Maßnahmen erforderlich werden, z. B. ärztliche Untersuchung bei 2facher Überschreitung des Jahresäquivalentdosisgrenzwertes für beruflich strahlenexponierte Personen

dies vernünftigerweise erreichbar ist, und liegen deshalb auch unter den Jahresgrenzwerten für die entsprechende Gruppe.

Während die Äquivalentdosisgrenzwerte, einschließlich der sekundären Grenzwerte, international einheitlich einer rechtlichen Regelung unterliegen, werden die abgeleiteten Grenzwerte in vielen Fällen und die genehmigten Grenzwerte grundsätzlich den jeweiligen Verhältnissen entsprechend in Genehmigungsverfahren oder als Auflagen von den Behörden festgelegt. Um gegebenenfalls bei Erkrankungen den Nachweis führen zu können, ob ein ursächlicher Zusammenhang zwischen in beruflicher Tätigkeit oder sonstiger Gegebenheiten erhaltenen Strahlenexposition und einer Erkrankung besteht, sind die Ergebnisse der Dosismessungen aufzuzeichnen und den für die Beurteilung zuständigen Ärzten zur Verfügung zu stellen. Auch hierzu hat die Internationale Strahlenschutzkommission ein System entwickelt, das die erhaltenen Dosen zu vergleichen gestatten soll (Tab. **10**). Man unterscheidet dazu zwischen *Aufzeichnungsschwellen*, d. h. einer Grenze, unter der ein Dosiswert als nicht meßbar bzw. nicht aufzeichnungsbedürftig angesehen wird; er liegt bei der Messung der Personendosis bei 0,2 mSv pro Monat, einem Wert, der dem Mittelwert der Strahlenexposition aus natürlichen Strahlenquellen entspricht – *Untersuchungsschwellen*, Werte bei denen eine Überprüfung der Strahlenschutzbedingungen zu erfolgen hat; diese Schwelle liegt im allgemeinen unter dem Äquivalentdosisgrenzwert für die betreffende Expositionsgruppe und *Interventionsschwelle*. Bei dieser Schwelle werden weitere Maßnahmen erforderlich. Dies ist von behördlicher Seite bei Überschreitung der Dosisgrenzwerte bzw. genehmigter Grenzwerte der Fall. Wird bei der Personengrup-

pe der beruflich strahlenexponierten Personen der Kategorie A, d. h. bei Personen, bei denen davon auszugehen ist, daß sie eine höhere Dosis als drei Zehntel einer der jährlichen Dosisgrenzwerte erhalten können, der Dosisgrenzwert von 50 mSv überschritten, so sind die betreffenden Personen einem ermächtigten Arzt vorzustellen. Dieser hat die zuständige Behörde zu unterrichten, ob der Untersuchte in Strahlenschutzbereichen weiterhin tätig sein darf oder nicht. Die letzte Entscheidung hierüber hat die Behörde.

Ergebnisse der Strahlenschutzüberwachung

Die Ermittlung der Strahlenexposition beruflich strahlenexponierter Personen und von Bevölkerungsgruppen dient nach den Empfehlungen internationaler Organisationen dazu, die Strahlenexposition des einzelnen und der Gesamtheit der Beschäftigten und der Bevölkerung zu kontrollieren. Über die Ergebnisse der Überwachung wird regelmäßig berichtet. Aus diesen Ermittlungen z. B. des wissenschaftlichen Komitees der Vereinten Nationen über die Wirkung atomarer Strahlung, geht hervor, daß in der medizinischen Anwendung die mittlere Dosis für die Gesamtheit der in diesem Bereich tätigen Personen etwa bei 0,1–1,0 mSv pro Jahr liegt. Dabei ist nach den Ergebnissen der amtlichen Personendosisüberwachung in der Bundesrepublik Deutschland der Wert der mittleren Dosis für die untersuchenden Ärzte mit etwa 0,3–1,0 mSv deutlich höher als der des ärztlichen Assistenzpersonals. Bei etwa 90% des Gesamtkollektivs wurden Dosiswerte von unter 0,2 mSv pro Jahr ermittelt, bei etwa 3% betragen die Jahreswerte mehr als 5 mSv. Die Zahl der Überschreitungen (50 mSv) betrug weniger als 0,02%. Die Häufigkeitsverteilung der Werte, angegeben in Prozent, sind als Vergleich des Ge-

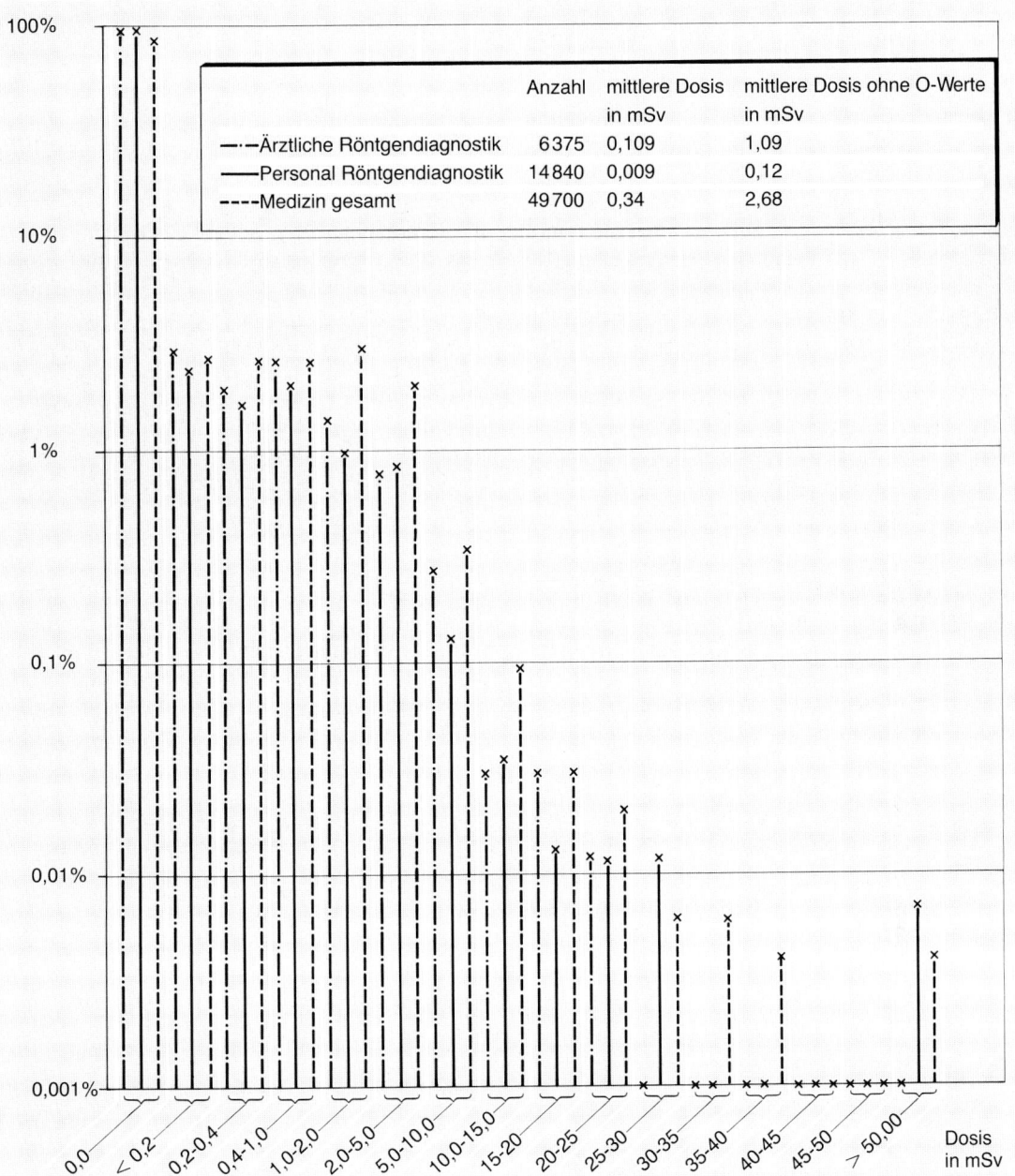

Abb. 7 Prozentuale Verteilung der Dosiswerte für beruflich strahlenexponierte Personen der Kategorie A nach den Daten der amtlichen Überwachungsstelle Neuherberg (Kollektiv 49 700 Personendosisstammdaten aus dem Jahre 1984)

samtkollektivs der beruflich strahlenexponierten Personen mit der Strahlenexposition in der Medizin und der Ärzte in Abb. 7 wiedergegeben. Aus den Zahlenangaben läßt sich ermitteln, daß die Schutzmaßnahmen dem angestrebten Ziel entsprechen.

Ermittlung des mit der Strahlenanwendung verbundenen Risikos für beruflich strahlenexponierte Personen und der zu medizinischen Zwecken exponierten Patienten

Die Internationale Strahlenschutzkommission hat in ihrer 1977 verabschiedeten Empfehlung und in weiteren dazu veröffentlichten Erläuterungen, ebenso wie andere internationale Kommissionen einen Berechnungsmodus entwickelt, um das mit der Strahlenanwendung verbundene Risiko zu berechnen. Sie vergleicht dabei Todesfälle pro 1000 Beschäftigte in den einzelnen Arbeitsbereichen, wie Arbeitsunfälle, Berufserkrankungen, sowie die durch die Arbeitsunfähigkeit verlorenen Arbeitstage. Unter einer Annahme einer mittleren Strahlenexposition von 6 mSv pro Jahr und einer beruflichen Tätigkeit vom 18. bis 63. Lebensjahr entspricht dies einem Risiko von Berufen, die anerkanntermaßen einen hohen Sicherheitsgrad aufweisen. Das vor allem mit der klinischen Tätigkeit verbundene krankheitsbezogene Risiko, z. B. durch Übertragung von Infektionskrankheiten, ist in den Industrieländern wesentlich höher, als das durch Strahlung bedingte. Echte Strahlenschäden, die zur Gruppe der nichtstochastischen Wirkungen gerechnet werden, für die ein Schwellenwert besteht und deren Schweregrad der Erscheinung von der Dosis jenseits des Schwellenwertes abhängt, sind heutzutage äußerst selten geworden. Solche Schäden sind in den letzten 10 Jahren im medizinischen Bereich, d. h. nach Einführung einer Meldepflicht in der Bundesrepublik Deutschland, nicht mehr beobachtet worden. Durch die international anerkannten Verhaltensregeln im Strahlenschutz ist selbst ein gehäuftes Auftreten von stochastischen Strahlenwirkungen, insbesondere von bösartigen Neubildungen in Gegensatz zu früheren Jahrzehnten für beruflich strahlenexponierte Personen nicht mehr nachgewiesen worden. Die Zeiten, in denen die Ärzte und deren Helfer durch den Umgang mit ionisierenden Strahlen durch Strahlenschäden ihr Leben verkürzten, gehören offensichtlich der Vergangenheit an. Eine auf epidemiologischer Grundlage vom Department of Epidemiology and Medical Statistics in England durchgeführte Erhebung läßt erkennen, daß bei Radiologen, die nach 1920 bis 1945 tätig waren, im Gegensatz zur früheren Radiologengeneration keine erhöhte Tumorinzidenz, verglichen mit anderen Ärztegruppen und in der unter gleichen sozialen Bedingungen arbeitenden Bevölkerung von England und Wales, mehr nachzuweisen war. Die Lebenserwartung lag sogar höher als die der praktischen Ärzte. Der Umgang mit ionisierenden Strahlen in der Medizin ist dadurch zu einem der wenig zu Berufserkrankungen durch Strahlung neigenden Berufen geworden. Dies sollte jedoch nicht dazu verleiten, die Strahlenschutzmaßnahmen nicht so ernst zu nehmen wie bisher.

Für die Patienten dagegen kann auch für die Industrienationen festgestellt werden, daß die Strahlenexposition bei den einzelnen Untersuchungsmethoden, durch Vermeidung unnötiger Strahlenexpositionen, durch richtige Indikation zur Untersuchung und Optimierung der technischen Bedingungen zu einer wesentlichen Verringerung der Dosis führen kann, ohne daß dadurch der Wert der radiologischen Untersuchung beeinträchtigt würde. Der Schwerpunkt zur Verbesserung der Schutzmaßnahmen dürfte deshalb auch in Zukunft beim Schutz des Patienten liegen.

Literatur

Carlsson, C.: Determination of Integral Absorbed Dose from Exposure Measurements. Acta Radiol. 1 (1963) 433–458

Persson, B.: Review of Various Weighted Dose Concepts Used for Estimation of Risk from Medical X-ray Diagnosis. In Patient Exposure to Radiation in Medical X-ray Diagnosis Possibilities for Dose Reduction. G. Drexler, H. Eriskat and H. Schibilla. ed. Commission of the European Communities EUR 7438 (1981) 355–373

Schriften, die Einzelheiten zur Strahlenexposition, zum Strahlenschutz und zum strahlenbedingten Risiko behandeln, sind unter anderem Schriften der:
– *Internationalen Atomenergiebehörde (IAEA):* Basic Safety Standards for Radiation Protection, 1982 Edition. International Atomic Energy Agency, Wien 1982
– *Internationalen Strahlenschutzkommission (ICRP).* Die wichtigsten Schriften sind die 1977 verabschiedeten Empfehlungen ICRP-Publikation 26 und die danach veröffentlichten Erläuterungen. Ein Teil davon liegt als Übersetzung ins Deutsche vor (ICRP-Publikation 27: Grundsätze bei der Entwicklung des Schadenindex, ICRP-Publikation 28: Grundsätze und allgemeine Verfahren bei beruflichem Notfall und Unfallsituationen, ICRP-Publikation 33: Schutz vor ionisierender Strahlung aus äußeren Quellen in der Medizin, ICRP-Publikation 34: Strahlenschutz der Patienten in der Röntgendiagnostik)

– *Kommission der Europäischen Gemeinschaften* zum Thema Strahlenschutz und Strahlenexposition: Patient Exposure to Radiation in Medical X-ray Diagnosis EUR 7438 (ECSC-EEC-EAEC), Brüssel und Luxemburg 1981
– *Weltgesundheitsorganisation (WHO):* Vernünftige Röntgendiagnostik (A Rational Approach to Radiodiagnostic Investigations) Technical Report Series 689, Genf 1983
Qualitätssicherung in der Röntgendiagnostik (Quality Assurance in Diagnostic Radiology), WHO, Genf 1982
Use of ionizing radiation and radionuclides on human beings for medical research, training and nonmedical purposes. Technical Report Series 611 (1977)
– *Wissenschaftlichen Komitees über die Wirkungen atomarer Strahlung (UNSCEAR):* Ionizing Radiation: Sources and Biological Effects. United Nations Scientific Committee on the Effects of Atomic Radiation, 1982 Report to the General Assembly, with annexes. United Nations, New York 1982
Als Schriften, die speziell die Fragen in der Bundesrepublik Deutschland betreffen, sind zu nennen:
– Schriftenreihe Strahlenschutz und Forschung, Bd. 1–24. Thieme, Stuttgart
– Kursbücher zum Strahlenschutz. Hoffmann, Berlin

Spezielle
radiologische Diagnostik

Erkrankungen der Halsweichteile

M. Lenz

Einleitung

Die Mundhöhlen-Hals-Region war lange Zeit Stiefkind radiologischer Diagnostik. Dies liegt insbesondere daran, daß krankhafte Veränderungen im Bereich der Mundhöhle, des Pharynx, des Larynx und der Halsweichteile der Inspektion und der Palpation gut zugänglich sind und vor allem die direkte Laryngoskopie mit der Möglichkeit der bioptischen Gewebsentnahme eine hohe diagnostische Treffsicherheit aufweist. Konventionelle röntgenologische Untersuchungen wie Weichteilaufnahmen in 2 Ebenen Larynxtomographie, Hypopharyngolaryngographie einschließlich Xeroradiographie erbrachten gegenüber den direkten klinischen Methoden nur begrenzte Zusatzinformationen.

Allein die *Schilddrüse* ist ein Organ, bei dem der nuklearmedizinisch tätige Radiologe durch die Szintigraphie einen morphologischen und auch funktionellen Beitrag bei der Erkennung von Erkrankungen leisten kann.

Erst als die Computertomographie (CT) 1973 durch AMBROSE und HOUNSFIELD (HOUNSFIELD 1973, AMBROSE 1973) eingeführt wurde, stand ein röntgenologisches Verfahren zur Verfügung, das sowohl Knochen- als auch Weichteilgewebe überlagerungsfrei und maßstabsgetreu darstellen kann. Es mußten 4 Jahre vergehen, bis 1977 amerikanische Wissenschaftler wie MANCUSO und GOULD die Computertomographie der Kopf-Hals-Region vorstellten (MANCUSO u. Mitarb. 1977, GOULD u. Mitarb. 1977), noch mit Geräten der ersten und zweiten Generation. In Europa waren es HAUENSTEIN, MÖDDER, HAGEMANN und BÄHREN, die die Computertomographie in der Diagnostik von Kopf-Hals-Tumoren etablieren konnten (HAUENSTEIN u. Mitarb. 1978, MÖDDER u. Mitarb. 1978, HAGEMANN u. Mitarb. 1981, BÄHREN u. Mitarb. 1982). Die Geräteentwicklung der dritten Generation mit Scan-Zeiten von 2–5 Sekunden, Dünnschichtaufnahmen von 1 bis 4 mm und hochauflösender Bildmatrix sowie spezielle Auswerte-Software haben inzwischen zu einer Verbesserung der Bildqualität geführt, so daß die CT im Kopf-Hals- Bereich als Methode der Wahl besonders beim Staging von Tumoren und Lymphknotenmetastasen angesehen werden muß und in größeren Zentren ihren festen Platz im diagnostisch-therapeutischen Vorgehen einnimmt (LENZ u. Mitarb. 1983).

Länger schon als die CT hat die Sonographie im Bereich der Schilddrüse eine große Bedeutung und scheint jetzt auch bei der orientierenden Suche nach Lymphknotenmetastasen und anderen Raumforderungen des Halses vermehrt eingesetzt zu werden (MANN 1984).

Die Kernspintomographie (KST) oder auch Magnetic Resonance Imaging (MRI) ist das jüngste bildgebende Verfahren, das in der Kopf-Hals-Region bereits erste Erfolge zeigt (STARK u. Mitarb. 1984, GRODD u. Mitarb. 1984). Insbesondere hier bleibt abzuwarten, inwieweit diese technisch aufwendige und teure Methode klinisch relevante Zusatzinformationen bringen kann.

Der folgende Beitrag spart die konventionelle Röntgendiagnostik der Halsweichteile aus. Auch die Szintigraphie und die Sonographie als Untersuchungsmethoden der Wahl bei Schilddrüsenerkrankungen finden nur stichwortartig Erwähnung. Ausführlich soll die Methodik der Computertomographie im Kopf-Hals-Bereich unter besonderer Berücksichtigung einer zeitlich und qualitätsmäßig optimierten Untersuchungstechnik und unter Hinweis auf spezielle Untersuchungsverfahren wie Funktionsaufnahmen und dynamische Kontrastmitteluntersuchungen besprochen werden.

Anatomie

Allgemeines

Die Mundhöhle, der Pharynx und der Larynx sind Eingangspforte von Respirations- und Verdauungstrakt. Larynx und Zunge gewährleisten als hochdifferenzierte Organe im feinkoordinierten Zusammenspiel ihrer einzelnen Elemente die nur beim Menschen entwickelte Fähigkeit des Sprechens; stark ausgebildete lymphatische Organe sorgen für die Abwehr exogener Krankheitserreger; Rückenmark und Halsgefäßnervenscheiden stellen wichtige Verbindungen zwischen Kopf und Körperstamm her, wobei die Halsregion durch eine ausgeprägte Beweglichkeit ausgezeichnet ist. Diese multiplen Leistungen erfordern die Zusammenfassung einer Vielzahl von Knochen, Muskeln, Drüsen, Gefäßen, Nerven und lymphatischen Organen auf sehr engem Raum, wobei das Arrangement der Einzelelemente in topographische Kompartimente ein reibungsloses Funktionieren gewährleistet.

Die genaue Kenntnis der komplexen anatomischen Verhältnisse in ihrer CT-spezifischen *Etagentopographie* und des Ausmasses der vorgegebenen Variationen ist unbedingte Voraussetzung für die sichere Diagnose pathologischer Verände-

Abb. **1a–d** Anatomie des Mundbodens
a Axiale Schicht in Höhe Mundboden
b Koronare Schicht durch den Mundboden
c u. **d** Anatomie des Mundbodens nach
intravenöser Kontrastmittelgabe

  1 = Mandibula
  2 = M. mylohyoideus
  3 = M. geniohyoideus
  4 = M. genioglossus
  5 = M. digastricus, venter anterior
  6 = M. hyoglossus
  7 = M. styloglossus
  8 = Intrinsic-Muskulatur der Zunge
  9 = Septum linguae
10 = Spatium sublinguale
11 = Submandibularloge
12 = Glandula submandibularis
13 = M. sternocleidomastoideus
14 = Platysma
15 = M. digastricus, venter posterior

  a = A. carotis communis
  b = A. carotis interna
  c = A. carotis externa
  d = V. jugularis interna
  e = V. facialis communis
  f = A. et V. linguales
  g = V. jugularis externa

LK = normaler Lymphknoten mit kleiner foka-
       ler fettiger Degeneration
TH = Tonsillenhypertrophie; darf nicht mit ei-
       nem Tumor verwechselt werden

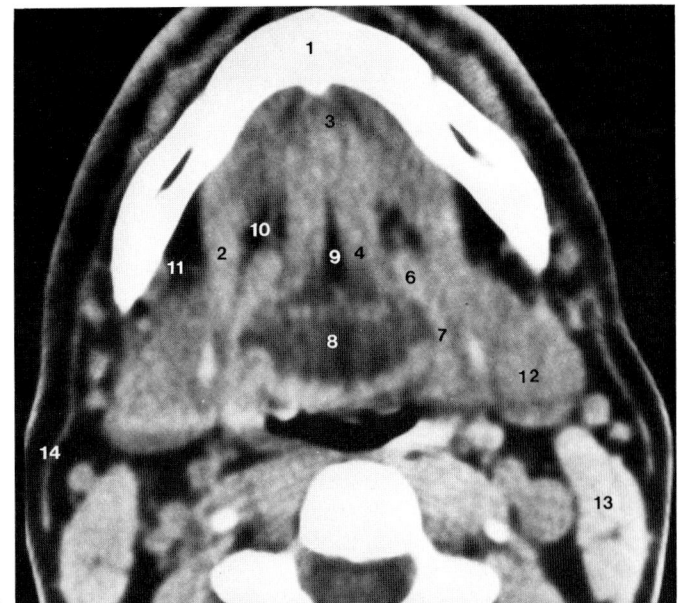

a

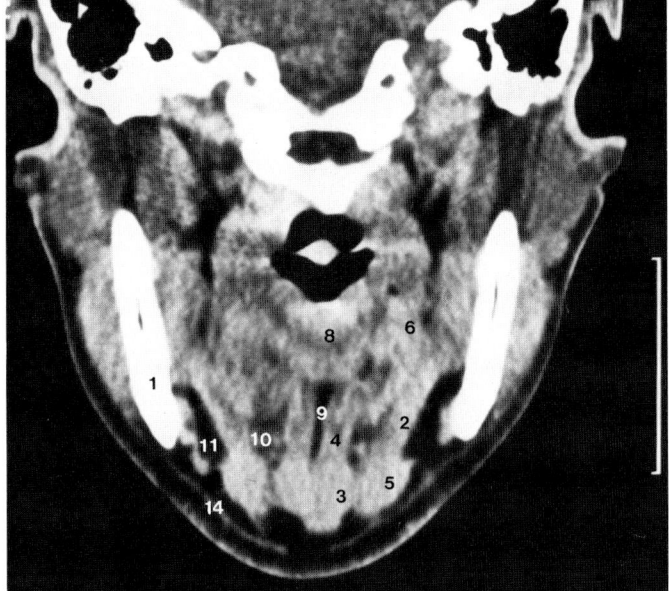

b

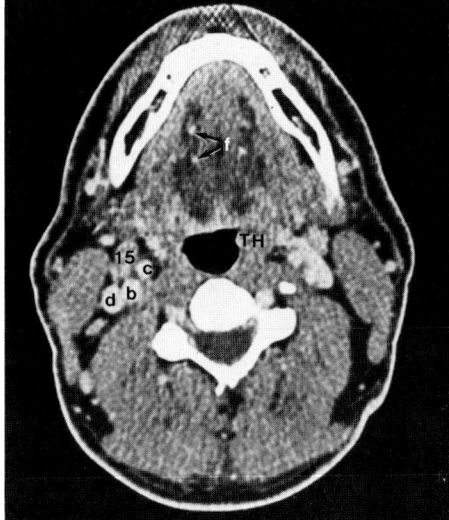

c

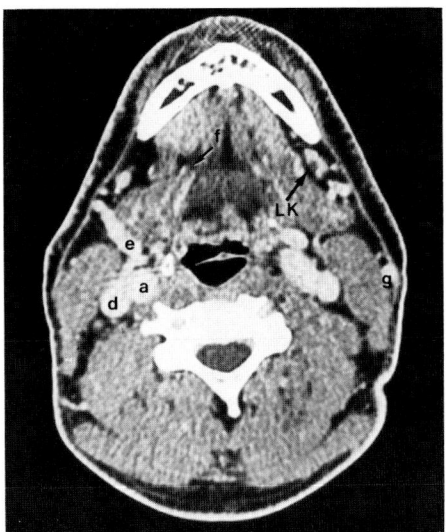

d

rungen, zumal die CT durch ihren sehr guten Dichtekontrast bei gutem Ortsauflösungsvermögen und die Kernspintomographie mit ihrer gewebespezifischen Kontrastierung und der Darstellungsmöglichkeit in allen drei Raumebenen die Voraussetzungen für eine differenzierte Detaildiagnostik geschaffen haben.

Anatomie von Oropharynx, Mundboden und Zunge

Oropharynx

Der Oropharynx ist nach vorn durch die Zunge und nach lateral durch die Rachenmandeln begrenzt. Die posterolaterale Wand wird durch die Pars glossopharyngea, mylopharyngea und buccopharyngea des M. constrictor pharyngis superior gebildet, die obere Wand durch die Muskulatur des weichen Gaumens und die Uvula, wobei sich die einzelnen Muskeln computertomographisch nicht als isolierte Strukturen darstellen. Nach kaudal wird der Oropharynx von Hypopharynx und Larynx durch die Epiglottis und die pharyngoepiglottischen Falten abgegrenzt. Das muskelisodense lymphatische Gewebe der Rachen-, Gaumen- und Zungentonsillen ist computertomographisch von der umgebenden Muskulatur nicht zu trennen und bestimmt maßgeblich das Schleimhautrelief (MANCUSO u. HANAFEE 1982, LARSSON u. Mitarb. 1982, LENZ u. Mitarb. 1983). Lokale Hypertrophien und hierdurch verursachte Asymmetrien dürfen nicht als Tumor fehlgedeutet werden (Abb. 1 c) (GROMET u. Mitarb. 1982).

Mundboden

Zungenbasis und Mundboden sind computertomographisch gut darzustellen, da sie durch Gewebsschichten und Bindegewebsräume unterschiedlicher Dichte getrennt sind. Einige Strukturen sind besser im axialen, andere im koronaren Schnitt sichtbar (Abb. 1 a–d) (BÄHREN u. Mitarb. 1982, LENZ u. Mitarb. 1983).
Als Leitstruktur erlaubt die Mandibula eine gute Kontrolle der achsensymmetrischen Patientenlage (Abb. 1 a u. b).
Eine weitere, wichtige Landmarke des Mundbodens ist der M. mylohyoideus, der, plattenförmig zwischen Mandibula und Zungenbein ausgespannt, gleichsam als Diaphragma die Strukturen des Mundbodens trägt und als schräge Trennwand das kraniomedial gelegene Spacium sublinguale von der laterokaudal gelegenen Submandibularloge trennt. Er entspringt entlang der Linea mylohyoidea an der medialen Oberfläche der Mandibula, konvergiert dann zur Mitte und setzt in einer Mittellinienraphe an der vorderen Ober-

fläche des Zungenbeins an (Abb. 1 a u. b) (LARSSON u. Mitarb. 1982, LENZ u. Mitarb. 1983).

Oberflächlich zum M. mylohyoideus liegt der Venter anterior des M. digastricus, der von einer intermediären Sehne im fibrösen Bindegewebe neben dem Zungenbein entspringt und in der Fossa digastrica an der Unterkante der Mandibula unmittelbar lateral der Mittellinie ansetzt (Abb. 1 b).
An der oralen Seite des M. mylohyoideus liegt der paarige M. geniohyoideus. Er entspringt vom Tuberculum geniale inferior der Symphysis menti und inseriert an der Oberkante des Zungenbeinkörpers. Zusammen mit dem M. mylohyoideus eleviert er die Zunge und das Zungenbein. Als symmetrische, mittelliniennahe Struktur des unteren Mundbodens strahlt er nur mit wenigen Muskelzügen in die Zunge ein und läßt sich so vom M. genioglossus, dem stärksten Muskel des Mundbodens, unterscheiden (Abb. 1 a) (BÄHREN u. Mitarb. 1982).
Der M. genioglossus, im kaudalen Zungenbereich noch abgrenzbar, breitet sich fächerförmig gegen den Zungengrund und den Zungenrücken aus und verschmilzt mit dem paarigen M. hyoglossus und der zungeneigenen Intrinsic-Muskulatur zum fleischigen Massiv der Zunge (Abb. 1 a u. b).

Lateral des M. genioglossus liegen die Mm. hyoglossus und styloglossus, die den M. genioglossus bogenförmig von lateral einhüllen und die laterale Begrenzung der Luftwege bilden. Zwischen diesem Bogen liegt ein etwas weniger dichter, unstrukturierter Gewebsball, die Intrinsic-Muskulatur der Zunge (Abb. 1 a) (BÄHREN u. Mitarb. 1982, LENZ u. Mitarb. 1983).

Zunge

Die Intrinsic-Muskulatur der Zunge ist in der freien Portion (ventrale zwei Drittel) vollständig auf den Zungenkörper begrenzt und hat keine Verbindung zu umliegenden knöchernen Strukturen. Sie formt einen in der Mitte gelegenen Ball von geflechtartiger Struktur ohne gerichtetes Arrangement der Muskelbündel. Dies hat zur Folge, daß isodense tumoröse Veränderungen computertomographisch nur schwer faßbar sind, zumal die Zungenform intraindividuell sehr variabel ist. Weiter kaudal ändert sich die Situation; hier zeigen die Mundbodenmuskulatur und das hintere Drittel der Zunge eine sehr umschriebene Strukturierung, wobei die Intrinsic-Muskulatur ca. 10–20 Hounsfield-Einheiten (HE) hypodenser als die Extrinsic-Muskulatur ist (Abb. 1 a u. d) (MANCUSO u. HANAFEE 1982).
Der Hauptteil der Zunge wird durch den M. genioglossus gebildet, der vom Tuberculum geniale superior des Zungenbeins oberhalb des Ursprungs des M. geniohyoideus entspringt.
M. geniohyoideus und M. genioglossus wie auch die Intrinsic-Muskulatur der Zunge selbst werden durch ein bindegewebiges Septum linguae in zwei symmetrische Hälften unterteilt. Das Septum linguae ist immer ohne Seitenabweichung genau

mittellinig nachweisbar. Es ist eine wichtige Leit-struktur für die Beurteilung und Wertung tumo-röser Prozesse im Bereich des Mundbodens und der Zunge (Abb. 1a, b, d) (BÄHREN u. Mitarb. 1982, LENZ u. Mitarb. 1983).

Zwischen M. geniohyoideus bzw. genioglossus und M. mylohyoideus liegt das Spatium sublinguale, das die A. und die V. lingualis, den N. lingualis und den N. hypo-glossus sowie die Glandula sublingualis enthält. Der M. hyoglossus ist chirurgische Leitstruktur für die Nerven und Gefäße wie auch für den oberflächlich verlaufen-den Gang der Glandula submandibularis. Die Kenntnis der Topographie der lingualen Gefäße und Nerven ist wichtig in der Planung einer partiellen Glossektomie (Abb. 1c) (FAYOS 1981, LARSSON u. Mitarb. 1982, MAN-CUSO u. HANAFEE 1982, MURAKI u. Mitarb. 1983).

Submandibularloge

Unter der Haut und dem subkutanen Fettgewebe der submandibulären Region liegt die dünne Schicht des Platysmas, die der tiefen zervikalen Faszie aufliegt. Diese Faszie breitet sich vom Hyoid zum unteren Rand der Mandibula aus und separiert das subkutane Gewebe von der Musku-latur des Mundbodens (Abb. 1b).
Das Spatium submandibulare ist ein dreieckiger, lateraler Raum zwischen dieser Faszie und dem M. mylohyoideus. Er enthält als oväläre oder dreieckige Struktur die Glandula submandibula-ris, die eine homogene Textur aufweist. Die Dich-tewerte sind höher als die der relativ fettigen Glandula parotis und erreichen die Werte der umgebenden Muskulatur. Die Glandula subman-dibularis dehnt sich unter der Mandibula bis in Höhe des Zungenbeins aus. Sie ist meist asym-metrisch und in ihrer oberflächlichen Kontur va-riabel, je nach Anteil an lymphatischem Gewebe, Bewegungsartefakten und Position der Zunge. Die A. facialis verläuft tiefer als die Drüse und macht eine Kurve rund um die kraniale Oberflä-che der Glandula submandibularis, bevor sie sich um den R. mandibulae schlingt. Die V. facialis läuft oberflächlich zur Drüse unmittelbar unter-halb der Faszie. Der Ductus submandibularis verläuft lateral zum M. genioglossus im Spatium sublinguale (Abb. 1a, c, d) (MANCUSO u. HANA-FEE 1982, LARSSON u. Mitarb. 1982).

Untersuchungsmethode

Nach Erstellung eines seitlichen Topogramms wird zur Untersuchung des Oropharynx und des Mundbodens die Neigung der Gantry parallel zur Mundbodenmuskulatur eingestellt. Bei Patienten mit festsitzendem Zahnersatz oder metalldichten Zahnfüllungen wird die Gantry parallel zur Kau-fläche geneigt, um die Anzahl der Schicht mit Metallartefakten auf ein Minimum zu reduzieren. Weiter kann man Schichtungen mit wechselnden

Gantry-Neigungen vornehmen, um so die Zahn-füllungen zu umgehen (BÄHREN u. Mitarb. 1982, LENZ u. Mitarb. 1983).
Zur Beurteilung der Zunge empfiehlt sich in Ein-zelfällen die Untersuchung bei geöffnetem Mund, wobei der Patient auf ein bei der Endoskopie ge-bräuchliches Mundstück beißt und die Zunge ge-gen dieses Mundstück preßt, um Bewegungsarte-fakte zu vermeiden. Gleichzeitig wird der Patient aufgefordert, den Kiefer und die Zunge ruhig zu halten, nicht zu schlucken und flach zu atmen bzw. einen exspiratorischen Atemstillstand einzu-halten.
M. geniohyoideus und M. genioglossus, das Sep-tum linguae, der Zungengrund und die umgeben-den Mm. hyoglossus und styloglossus sind am be-sten in der axialen Schichtführung zu sehen. Die koronare Schichtung zeigt besser die Bündel des M. mylohyoideus und des M. digastricus, da diese schräg zu den axialen Schichten verlaufen (Abb. 1a u. b) (LENZ u. Mitarb. 1983).
Zur besseren Abgrenzung der Bindegewebsräu-me, der verschiedenen Gefäße und der Muskel-gruppen sowie zur Differenzierung pathologi-scher Strukturen empfiehlt sich die routinemäßi-ge Untersuchung unter intravenöser Applikation eines jodhaltigen Kontrastmittels, wobei die Bo-lusinjektion oder ein kombiniertes Vorgehen der alleinigen Infusion vorzuziehen sind (Abb. 1c u. d) (LENZ u. Mitarb. 1983).

Anatomie des Hypopharynx und Larynx

Die axiale CT bringt in Schnittbildern die knor-peligen und partiell verknöcherten Skelettanteile des Kehlkopfes und Zungenbeins gemeinsam mit den sie verbindenden fibromuskulären Elemen-ten zur Darstellung und erlaubt eine Zuordnung zur Etagentopographie des Hypopharynx und La-rynx. Der funktionell variable Schleimhautüber-zug grenzt sich gegen die lufthaltigen Innenräu-me scharf ab und bestimmt mit seiner Faltenbil-dung maßgeblich das Innenrelief.
Der Mineralisationsgrad der knorpeligen Struktu-ren ist unterschiedlich ausgeprägt, je nach Alter des Patienten und nach Geschlecht. Je älter der Patient, um so häufiger finden sich Verknöche-rungen der Schildknorpelhörner neben den meist dichten, kortikal kalzifizierten Rändern der Schildknorpelplatten und den zum Teil segmen-talen, medullären hypodensen Zonen im Zen-trum. Die Variationen können insbesondere im Zusammenhang mit dem Teilvolumeneffekt (par-tial volume) die Entscheidung erschweren, ob ei-ne Tumorinfiltration oder eine Destruktion der knorpeligen Strukturen vorliegen oder nicht (AR-CHER u. Mitarb. 1978, FRIEDMAN u. Mitarb. 1979, HAGEMANN u. Mitarb. 1981, MANCUSO u. Mitarb. 1978, MANCUSO u. HANAFEE 1982).

Einzelelemente des Larynx

Der *Ringknorpel* bildet die Basis des Larynx. Er stellt einen kompletten Siegelring dar, wobei die breite Portion dorsal liegt und Lamina genannt wird. Der vordere Anteil ist der Arkus. Unten, an der Verbindung des Bogens mit der Lamina, artikulieren die Unterhörner des Schildknorpels mit dem Ringknorpel im Krikothyroidgelenk. Dieses Gelenk bezeichnet die subglottische Region. Die Facetten für das Krikoarytenoidgelenk sitzen auf den Schultern der Lamina des Ringknorpels. Die oberste Schicht der Lamina markiert die Höhe der Glottis.

Beim Erwachsenen ist das Krikoid komplett mineralisiert, mit einer typischen kortikalisähnlichen Oberfläche und einem Zentrum mit verminderter Dichte, das Knorpelanteilen oder einem echten Fettmark entspricht (s. Abb. **38**) (MANCUSO u. HANAFEE 1982).

Der *Schildknorpel* bildet ein nach hinten offenes V und ist mit seiner typischen Form eine unmißverständliche Leitstruktur des Larynx. Infraglottisch artikulieren die Unterhörner des Schildknorpels mit der Lamina articulata des hinteren Ringknorpels. Supraglottisch ändert sich die Form des Schildknorpels: Zirka 1 cm oberhalb der Glottisebene erscheint die Incisura thyroidea superior zwischen den beiden Laminae. Die Beziehung zum Zungenbein wird lateral durch das Lig. thyrohyoideum hergestellt, das bisweilen dünne, für die Computertomographie unsichtbare Kalzifikationen enthält. Es ist die freie Grenze der Membrana thyrohyoidea, die selbst nicht sichtbar wird, da sie die gleiche Dichte wie die umliegende Muskulatur aufweist (Abb. **2c** u. **d**) (MANCUSO u. HANAFEE 1982).

Die paarigen *Aryknorpel* sitzen der Lamina cartilaginea des Krikoids auf und lassen sich regelmäßig im CT nachweisen. Sie sind meist vollständig kalzifiziert und zählen zu den dichtesten Strukturen des Larynxskeletts. In ruhiger Respiration, wenn die Stimmlippen abduziert sind, liegen die pyramidenförmigen Aryknorpel lateral auf der Lamina cricoidea. Der Processus muscularis projiziert sich dann lateral auf die Lamina thyrohyoidea, manchmal scheint er sie zu berühren. Der Processus vocalis ist vorn mit der Stimmlippe verbunden. Diese Verbindung ist die wichtigste Leitstruktur zur Identifikation der Glottisebene (Abb. **2d**) (MANCUSO u. HANAFEE 1982, ZAUNBAUER u. HAERTEL 1983, LENZ u. Mitarb. 1983).

5–10 mm weiter kranial ist der obere Abschnitt des Aryknorpels noch zu sehen, obwohl die Höhe des Taschenbandes erreicht ist. Die weiter kranial gelegene Cartilago corniculata ist oft nicht vom oberen Fortsatz des Aryknorpels abzugrenzen. Selten zeigt sich noch ein Cartilago cuneiforme

vor dem oberen Fortsatz des Aryknorpels im Ansatz der aryepiglottischen Falte (Abb. **2c**).

Am *Zungenbein* kann man drei Abschnitte unterscheiden: Das Korpus liegt vor dem supraglottischen Larynx, die zwei größeren Hörner liegen posterolateral. Eine Zone verminderter Dichte entspricht den fibrösen Syndesmosen, die die Hörner mit dem Korpus verbinden. Sie können auch verknöchert sein. Das Zungenbein ist zwischen die supra- und infrahyoidale Muskulatur geschaltet. Es ist mit der Epiglottis durch das Lig. hyoepiglotticum und mit dem Schildknorpel durch das Lig. thyrohyoidale bzw. durch die Membrana thyrohyoidea verbunden. Mit dem Processus styloideus und dem Os temporale besteht eine Verbindung über das Lig. stylohyoideum. Das Zungenbein ist eine wichtige Leitstruktur, die die freie von der fixierten Portion der Epiglottis abgrenzt und damit das Ende des präepiglottischen Raums anzeigt. Es markiert ebenfalls die Ebene, in der die wichtige jugulodigastrische Lymphknotengruppe endet (Abb. **2a** u. **b**) (MANCUSO u. HANAFEE 1982, LENZ u. Mitarb. 1983).

Die *Epiglottis* ist ein elastischer Knorpel und zeigt nur selten im CT-Bild sichtbare Kalzifikationen. Unten am Fußpunkt ist sie sehr schmal, ihre laterale Portion wird weiter oben breiter. Das Korpus ist am stärksten in Höhe des Zungenbeines, wo die sehr dichten hyoepiglottischen Bänder den präepiglottischen Raum dorsal abgrenzen. Die Epiglottis formt die vordere Wand des Vestibulum laryngis. Ihre freie Portion projiziert sich hinter die Valleculae glossoepiglotticae. Diese Region wird oft als suprahyoidale Portion der Epiglottis bezeichnet (Abb. **1d** sowie **2a, b**) (LARSSON u. Mitarb. 1981, GAMSU u. Mitarb. 1981).

Topographische Anatomie von Hypopharynx und Larynx

Hypopharynx

In der Hypopharynxetage finden sich ventral die Plicae glossoepiglotticae und als Umschlagsfalten der Schleimhaut vom Zungengrund auf die Epiglottisvorderseite die dorsal des Zungenbeins gelegenen Valleculae glossoepiglotticae. Sie liegen ventral vom freien Rand der Epiglottis. Fast immer erscheinen sie durch tief eintauchendes lymphatisches Gewebe asymmetrisch, wobei diese Asymmetrie nicht als tumorös fehlgedeutet werden darf (Abb. **2a**) (MANCUSO u. HANAFEE 1982, GROMET u. Mitarb. 1982, LENZ u. Mitarb. 1983).

Die freie Epiglottis läßt sich als nach ventral konvexe Sichel abgrenzen und ragt mit ihrem oberen Rand über die Zungenbeinebene hinaus. Im obe-

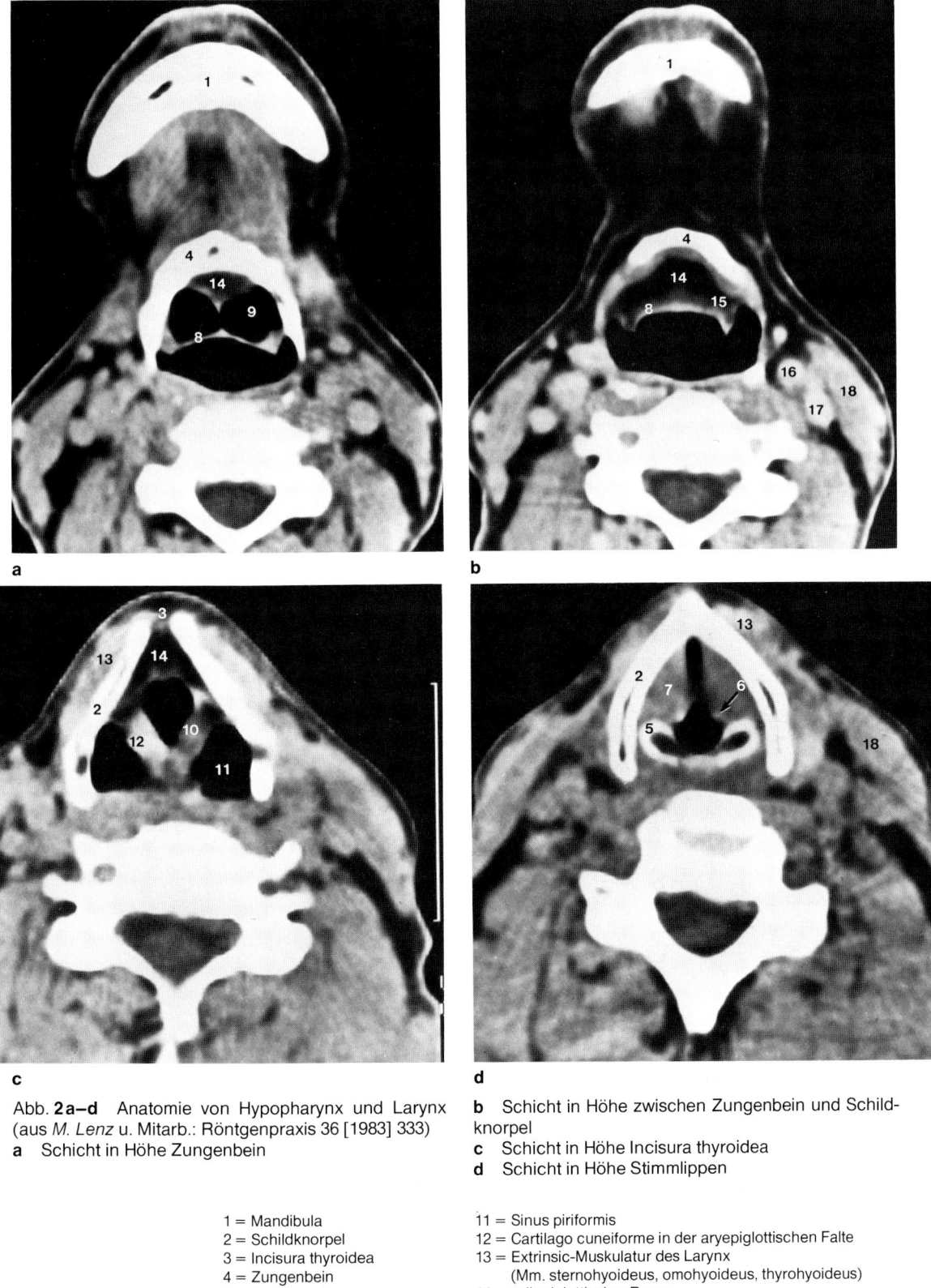

a

b

c

d

Abb. 2a–d Anatomie von Hypopharynx und Larynx (aus *M. Lenz* u. Mitarb.: Röntgenpraxis 36 [1983] 333)
a   Schicht in Höhe Zungenbein

b   Schicht in Höhe zwischen Zungenbein und Schild-knorpel
c   Schicht in Höhe Incisura thyroidea
d   Schicht in Höhe Stimmlippen

1 = Mandibula
2 = Schildknorpel
3 = Incisura thyroidea
4 = Zungenbein
5 = Aryknorpel
6 = Processus vocalis
7 = Stimmlippe
8 = Epiglottis
9 = Vallecula glossoepiglottica
10 = aryepiglottische Falte

11 = Sinus piriformis
12 = Cartilago cuneiforme in der aryepiglottischen Falte
13 = Extrinsic-Muskulatur des Larynx
       (Mm. sternohyoideus, omohyoideus, thyrohyoideus)
14 = präepiglottischer Raum
15 = paralaryngealer Raum
16 = A. carotis communis
17 = V. jugularis interna
18 = M. sternocleidomastoideus

ren Anteil des Hypopharynx ist das Zungenbein die beherrschende Leitstruktur, im unteren Anteil der Schildknorpel (Abb. **2**).

Dorsolateral abgehend ziehen die aryepiglottischen Falten von der Basis der Epiglottis nach dorsokaudal zu den oberen Fortsätzen der Aryknorpel und begrenzen so von medial her die paarigen Sinus piriformes, die nach dorsolateral tief eintauchen. Diese Region wird bei der Laryngoskopie nur ungenügend eingesehen und läßt sich durch die CT insbesondere unter E-Phonation oder modifiziertem Valsalva-Preßmanöver gut darstellen. Die laryngeale Mukosa läuft auf die Basis der Epiglottis über. Die laryngeale Oberfläche der Epiglottis beginnt in Höhe des Zungenbeines. Das Zungenbein begrenzt die obere Ausdehnung des Larynx, ausgenommen der freie Anteil der Epiglottis, der zum Larynx gerechnet wird (Abb. **2c**) (GAMSU u. Mitarb. 1981, LENZ u. Mitarb. 1983).

Supraglottische Region (Transitionalzone)

Das Areal 5–10 mm oberhalb der Stimmbandmitte wird als Übergangszone (Transitionalzone) zwischen Glottis und Taschenbänder bezeichnet. Auf den axialen Schichten kann der Ventriculus laryngis bisweilen als luftgefüllter Raum gesehen werden; er stellt jedoch keine konstante Leitstruktur dar (s. Abb. **19**). Er entfaltet sich während der Phonation und ist hier am besten bei koronaren Rekonstruktionen nachweisbar. In der supraglottischen Zone ist der Ringknorpel nur noch in der untersten Schicht angeschnitten oder nicht mehr nachweisbar. Der Schildknorpel ist nach wie vor dünn in der Paramedianen beiderseits sichtbar. Der obere Fortsatz der Aryknorpel erscheint dorsolateral. Es ist wichtig, daß die Schichthöhe der Taschenbänder von der Glottisebene unterschieden wird. Auffälligste Leitstruktur des supraglottischen Larynx sind die aryepiglottischen Falten, die die Sinus piriformes vom Vestibulum laryngis trennen (Abb. **2c**). Scans unter Phonation oder unter modifiziertem Valsalva-Manöver führen zu einer ballonartigen Aufblähung der Sinus piriformes und machen so die Interpretationen von Abnormalitäten einfach. Ein Höhertreten der hinteren Anteile der Taschenbänder führt bei E-Phonation zu einer scheinbaren Gewebsverdickung der aryepiglottischen Falten, die nicht als Tumor fehlgedeutet werden darf (s. Abb. **37**) (GAMSU u. Mitarb. 1981, LARSSON u. Mitarb. 1981, ZAUNBAUER u. HAERTEL 1983, LENZ u. Mitarb. 1983).
Unmittelbar oberhalb der Kommissur und in Höhe des Taschenbandes ist eine Verdichtung des Gewebes zu sehen, die durch einen Teil des Ansatzes des Lig. thyroepiglotticum verursacht ist.

Die Erscheinung unterscheidet die Kommissur des Taschenbandes ganz markant von der vorderen Kommissur der Glottis, wo maximal 1 mm Gewebsdicke erlaubt ist (MANCUSO u. Mitarb. 1978, MANCUSO u. HANAFEE 1982).

Anatomie der Glottisebene

In Stimmbandmitte sitzen die Aryknorpel auf der lateralen Lamina des Ringknorpels auf. Der Processus vocalis wird ventral sichtbar und ist mit dem hinteren Ende der Stimmlippe verbunden. Die Stimmlippe zieht nach ventral und verbindet sich mit der Innenfläche des Schildknorpels zur vorderen Kommissur. In dieser Ebene, ca. 10 mm oberhalb der Schildknorpelunterkante, ist die Lamina cartilaginea des Schildknorpels am dünnsten (Abb. **2d**).
Für die Darstellung der Stimmlippen und somit die Festlegung der Glottisebene ist die Funktionsstellung des Kehlkopfes von großer Bedeutung. Bei ruhiger Atmung und insbesondere unter Inspiration sind die Stimmlippen abduziert, bei exspiratorischem Atemstillstand, bei Phonation oder bei Valsalva-Preßversuch sind sie adduziert. Eine Identifikation der Glottis durch die CT ist immer möglich. Wenn die Stimmlippen abduziert sind, ist im Bereich der vorderen Kommissur kein Gewebe sichtbar; die Mukosa liegt hier dem Perichondrium unmittelbar auf. Bei der Adduktion der Stimmlippen können Veränderungen der vorderen Kommissuren und diskrete Veränderungen der Stimmlippen selbst maskiert werden (s. Abb. **14a** u. **b**) (MANCUSO u. Mitarb. 1977, 1980, MANCUSO u. HANAFEE 1982, LENZ u. Mitarb. 1983).
Die hintere Kommissur liegt zwischen den Aryknorpeln an der Vorderfläche des hinteren Ringknorpels. Bei abduzierter Glottis ist hier ebenfalls kein Weichteilgewebe zu sehen, während bei Adduktion Schleimhautfalten aufgeworfen werden, die fälschlicherweise als Tumor gedeutet werden können. Noch zur Glottisebene zugerechnet wird eine maximal 5–10 mm breite Zone, die von der Unterfläche der Stimmlippe bis zur Glottismitte reicht. In dieser Höhe ist der Ringknorpel C-förmig und nach ventral geöffnet. Die freien Grenzen der Glottis sind konzentrisch der Biegung des Schildknorpels angepaßt und scheinen aus dem Ringknorpel zu entspringen, was jedoch nicht zutrifft (MANCUSO u. HANAFEE 1982, LENZ u. Mitarb. 1983).

Anatomie der infraglottischen Region

Hier ist der Ringknorpel die dominante Struktur. Die unteren Hörner des Schildknorpels kommen als runde Hyperdensitäten dorsal in Sicht. Vorn ist in den unteren Schichten der Schildknorpel durch das Lig. cricothyroideum bzw. durch die Membrana cricothyroidea ersetzt (s. Abb. **38**).

Anatomie der tiefen Halsgewebsschichten

Der viszerale Anteil der Halsweichteile wird durch Faszien in drei Kompartimente unterteilt, zwei lateral gelegene parapharyngeale Räume und der medial gelegene präepiglottische Raum. Die Räume sind als Gleitbahnen mit lockerem, hypodensen, fetthaltigen Bindegewebe ausgefüllt und spielen für die Ausbreitung pathologischer Veränderungen eine große Rolle. Die Membrana cricothyroidea (Conus elasticus) und die Membrana quadrangularis verdienen in der Organisation der tiefen Gewebskompartimente spezielle Aufmerksamkeit, obwohl sie computertomographisch nicht als isolierte Strukturen abgrenzbar sind. Ihre Wirkung ist jedoch sichtbar: Sie unterteilen die tiefen Gewebskompartimente und limitieren und direktionieren das Wachstum von Tumoren dieser Region, für die sie eine relative Barriere darstellen (PRESSMAN 1956, OLOFFSON u. VAN NOSTRAND 1973, KIRCHNER 1977).

Der Conus elasticus setzt an der oberen Grenze des Ringknorpels an. Der obere freie Abschnitt verdickt sich und bildet den fibrösen Anteil der Glottis. Der Konus unterteilt die tiefen Schichten der Infraglottis in eine anteriore Gruppe, die über das Lig. cricothyroideum mit dem Schildknorpel in Verbindung steht und zwei laterale Kompartimente (BÄHREN u. Mitarb. 1983, MANCUSO u. Mitarb. 1983).

In der supraglottischen Region sind die Weichteile analog durch die Membrana quadrangularis unterteilt, die an der Seite der Epiglottis ansetzt und innerhalb der aryepiglottischen Falten zurück zu den Aryknorpeln zieht. Der präepiglottische Raum ist der vordere Anteil der Unterteilung und ist so abgetrennt von den zwei posterolateral gelegenen paraglottischen bzw. paralaryngealen Räumen, die in unmittelbarer Verbindung mit den oberflächlichen Weichteilgeweben des Halses und der Halsgefäßscheide stehen. Dorsal des paralaryngealen Raumes liegt die tiefe Halsfaszie, die den viszeralen Anteil des Halses vom muskulären abtrennt (Abb. **2a–c**) (MANCUSO u. HANAFEE 1982).

Der präepiglottische Raum ist in der Regel so dicht wie das subkutane Fettgewebe. Die Spitze dieses umgekehrt pyramidenartig geformten Raumes liegt unmittelbar oberhalb der vorderen Kommissur, die Basis ist in Höhe des Zungenbeines und des Lig. thyrohyoideum. Er ist nach vorn durch den Schildknorpel, das Zungenbein und das Lig. thyrohyoideum begrenzt. Hinten reicht er bis zur Epiglottis, lateral schließen sich die parapharyngealen Räume an. Eine diskrete Hyperdensität kann eventuell durch das Lig. hyoepiglotticum hervorgerufen werden (Abb. **2a–c**).

Der paralaryngeale Raum ist in den verschiedenen Etagen unterschiedlich weit. In Glottishöhe bildet er ein sehr enges Band zwischen Stimmlippe und der Lamina des Schildknorpels und ist im Computertomogramm oft nicht sichtbar. In der Transitionalzone weitet sich das Gewebsband aus, reicht hier bis unmittelbar unter die Mukosa des Taschenbandes und dehnt sich bis zum Schildknorpel aus. Es umschließt den Ventriculus laryngis. Hinten, im Bereich des Taschenbandes und darüber ist der paralaryngeale Raum mit wenig dichtem Bindegewebe angefüllt. Er ist medial zu den aryepiglottischen Falten durch die Membrana quadrangularis, nach lateral durch die vorderen Anteile des Sinus piriformis abgegrenzt. In dieser Höhe bilden der paralaryngeale Raum und die aryepiglottischen Falten ein Gewebeseptum, das den Sinus piriformis vom Vestibulum laryngis trennt. Nach unten, wenn die Aryknorpel erscheinen, ist der paralaryngeale Raum zwischen den Aryknorpeln und den Laminae des Schildknorpels zu sehen. Die Zwischenstrecke zwischen Glottis und Infraglottis entspricht der Unterfläche des Stimmbandes. Es gibt keine Dichteunterschiede, die eine Differenzierung zwischen paralaryngealem Raum und der Unterfläche des Schildknorpels erlauben. In Höhe des Ringknorpels ist der Geweberaum beendet, da hier der Conus elasticus dem Ringknorpel so eng anliegt, daß kein Weichteilgewebe zu sehen ist (Abb. **2c**).

Sowohl in der infraglottischen wie auch in der supraglottischen Region bilden das anteriore und die beiden lateralen Kompartimente computertomographisch eine Einheit, da die Faszien von Bindegewebe und Muskulatur nicht zu differenzieren sind (PRESSMAN 1956, MANCUSO u. HANAFEE 1982).

Anatomie der Muskelkompartimente

Die Masse der Halsstrecker liegt dorsal und ist umfangreich, die der Halsbeuger liegt ventral und ist kleiner. Eine dritte Gruppe bildet die Extrinsic- und Intrinsic-Muskulatur des Kehlkopfs. Der ventrolateral gelegene M. sternocleidomastoideus nimmt eine Sonderstellung ein (Abb. **1c u. d**). Die Extensorengruppe ist dorsal umgeben vom M. trapezius und umfaßt die Mm. semispinalis cervicis und semispinalis capitis, multifidus, splenius capitis und cervicis. Zu den Flexoren rechnen die Mm. longus capitis et colli, rectus capitis, levator scapulae und die Skalenusgruppe. Alle diese Muskeln liegen in einem Kompartiment, das ventral durch die prävertebrale Faszie begrenzt wird. Der M. sternocleidomastoideus liegt unmittelbar unter dem subkutanen Fettgewebe. Er wird durch die tiefe zervikale Faszie umhüllt. Ventral vor dem Larynx liegt ein schmales Gewebsband, das der infra- und suprahyoidalen Extrinsic-Muskulatur des Larynx entspricht. Die einzelnen Muskeln (Mm. sternohyoideus, omohyoideus, thyrohyoideus) lassen sich nicht als isolierte Strukturen darstellen, dasselbe gilt für die zahlreichen kleinen Intrinsic-Muskeln des Larynx, die die einzelnen Knorpel miteinander verbinden und in ihrer Feinabstimmung die funktionell komplexen Manöver der Sprache und des Schluckens gewährleisten (Abb. 2c u. d) (PERNKOPF 1960).

Anatomie der Halsgefäßscheide und der Lymphknotenstationen

Halsgefäßscheide

Ein weiteres Kompartiment von großer klinischer Relevanz ist die Halsgefäßscheide. Sie wird dorsal durch den prävertebralen Anteil der tiefen Halsfaszie begrenzt. Lateral kommt sie unter den vorderen Anteil des M. sternocleidomastoideus zu liegen und steht nach medial in enger Beziehung zum retrolaryngealen und parapharyngealen bzw. paralaryngealen Raum (Abb. 1c, d, 2b und 38) (MILLER u. NORMAN 1979, BÄHREN u. Mitarb. 1982, 1983, MANCUSO u. Mitarb. 1983, LENZ u. Mitarb. 1983).
Als Leitstrukturen sind in den unteren Schichten regelmäßig die A. carotis communis und lateral von ihr die V. jugularis interna nachweisbar, wobei die Venen in ihren Volumina individuell stark variieren können. Meistens ist sie rechtsseitig stärker ausgebildet als links (s. Abb. 38).
In Höhe des Zungenbeins findet sich die Karotisbifurkation. Kranial hiervon ist die A. carotis externa immer medioventral der A. carotis interna nachweisbar, bis sie sich im Bereich des Kieferwinkels aufzweigt. Die V. facialis communis, die in Höhe des Zungenbeins nach ventrolateral von der V. jugularis interna abgeht, ist ebenfalls konstant nachweisbar; der N. vagus ist computertomographisch nicht erkennbar. Die V. jugularis externa läuft außerhalb der Halsgefäßscheide auf dem M. sternocleidomastoideus; sie ist sehr variabel ausgebildet (Abb. 1d) (MANCUSO u. HANAFEE 1982, LENZ u. Mitarb. 1983).

Lymphknotenstationen

Die Kopf-Hals-Region ist mit Lymphbahnen und Lymphknoten reichlich versorgt. Die Lymphknotenstationen befinden sich vornehmlich entlang des Venensystems (s. Abb. 20).
Die Größe normaler Lymphknoten variiert zwischen 3 und 10 mm. Sie sind in der Regel homogen und zeigen Dichtewerte von 35 HE bei einem Enhancement von 20 HE nach Applikation eines jodhaltigen Kontrastmittels. Sie sind computertomographisch an typischen Stellen regelmäßig nachweisbar (BÄHREN u. Mitarb. 1983, LENZ u. Mitarb. 1983).
Selten finden sich kleine hypodense Einlagerungen, die einer partiellen fettigen Degeneration entsprechen; sie dürfen nicht mit Lymphknotenmetastasen maligner Tumoren verwechselt werden (Abb. 1d) (MANCUSO u. Mitarb. 1983).

Die oberen zervikalen Lymphknoten sind in der Regel größer als Lymphknoten anderer Regionen, da sie bei den häufigen entzündlichen Affektionen des Nasenrachenraumes betroffen sind.
Die wichtigsten Lymphknoten liegen seitlich und hinter der V. jugularis interna entlang ihres Verlaufes in der Halsgefäßscheide. Sie lassen sich in eine vordere und laterale Gruppe einteilen, wobei die laterale Gruppe auch die hinter der Vene gelegenen Lymphknoten mit einschließt. Sie sind auch bei ihrer normalen Größe von 5–10 mm regelmäßig im lockeren, fettigen Bindegewebe der Halsgefäßscheide nachweisbar und nach Kontrastmittelgabe gut von den Gefäßen zu unterscheiden. Die obere Gruppe beginnt am Venter posterior des M. digastricus und breitet sich nach kaudal bis in Höhe der Mündung der V. facialis in die V. jugularis interna (Schichthöhe Zungenbein) aus. Diese Lymphknotengruppe wird auch subdigastrische oder jugulodigastrische Lymphknotengruppe genannt und spielt eine herausragende Rolle bei der Metastasierung der meisten tumorösen Prozesse im Bereich von Mundboden, Hypopharynx und supraglottischem Larynx (LINDBERG 1972, FLECHTER 1980).
Die mittlere jugulare Lymphknotengruppe reicht nach kaudal bis zur Kreuzung des M. omohyoideus mit der V. jugularis in Höhe des Ringknorpeloberrandes. Diese Lymphknoten sind etwas kleiner als die der oberen Gruppe.
Die untere jugulare Gruppe liegt zwischen Ringknorpelhöhe und Klavikula.
Eine weitere Kette zervikaler Lymphknoten befindet sich im Verlauf des N. accessorius unter dem M. sternocleidomastoideus und am Vorderrand des M. trapezius.
Ebenfalls regelmäßig nachweisbar sind die submandibulären Lymphknoten in der Submandibularloge, die die regionären Lymphknotenstationen bei entzündlichen und tumorösen Prozessen des Mundbodens, der Lippe, des Ober- und Unterkiefers, der Wange und des vorderen Gesichthautanteils sind. Zusammen mit den Lymphknoten der jugulodigastrischen Gruppe sind sie am häufigsten von Metastasen befallen (FLETCHER 1980, MANCUSO u. Mitarb. 1983, BÄHREN u. Mitarb. 1983, LENZ u. Mitarb. 1983).
Die submentalen Lymphknoten liegen vor dem Zungenbein und zwischen den vorderen Bäuchen des M. digastricus; Lippe, Kinn, Mundboden, vorderer Unterkiefer und Zungenspitze gehören zu ihrem Einzugsgebiet.
Die supraklavikulären Lymphknoten sind entlang des Schlüsselbeinoberrandes angeordnet und stellen eine Querverbindung zwischen der jugularen und der hinteren zervikalen Kette her.
Weitere Lymphknoten befinden sich prätracheal und prälaryngeal ventral der Skalenusmuskeln.

Sie sind ein Teil einer transversalen Gruppe von zervikalen Lymphknoten zwischen der tiefen zervikalen und der dorsalen Gruppe. Sie sind in der Regel im CT nicht sichtbar.

Eine wichtige Lymphknotenstation sind die medialen und lateralen retropharyngealen Lymphknoten, die im Normalfall computertomographisch nicht nachweisbar sind und auch bei metastatischem Befall selten größer als 20 mm werden (BALLANTYNE 1964, MANCUSO u. Mitarb. 1983). Die mediale Gruppe liegt ventral der prävertebralen Muskulatur, die lateralen Lymphknoten liegen zwischen der A. carotis interna und dem M. longus colli. Ein metastatischer Befall dieser Lymphknotenregion kann allein durch die CT nachgewiesen werden, klinische Methoden versagen hier vollkommen.

Der Vollständigkeit halber sollen die retroaurikulären und die Parotislymphknoten genannt werden, die normal computertomographisch ebenfalls nicht nachweisbar sind (Abb. 20).

Untersuchungsmethode

Zur Untersuchung der Halsgefäßscheide und der Lymphknotenstationen ist die intravenöse Applikation eines jodhaltigen Kontrastmittels eine unbedingte Voraussetzung. Sie führt zu einer starken Kontrastierung der Gefäße, später auch der Muskulatur einschließlich tumuröser Veränderungen und erleichtert so die Differenzierung dieser Strukturen von normalen oder pathologisch veränderten Lymphknoten. Wichtig ist die Kontrastmittelgabe deshalb, weil Lymphknotenmetastasen von Plattenepithelkarzinomen in über 90% Inhomogenitäten bzw. eine hypodense zentrale Zone bei peripherem, ringartigem Kontrastmittel-Enhancement aufweisen, während z. B. zervikale Manifestationen lymphatischer Systemerkrankungen homogene Lymphknotenvergrößerungen mit spätem Kontrastmittel-Enhancement zeigen. Eine gewisse Dignitätsbeurteilung ist somit möglich. Weiter erlaubt die Kontrastmittelgabe die sichere Differenzierung von Lymphknotenbefall, zystischen Raumforderungen und Gefäßprozessen (BÄHREN u. Mitarb. 1982, 1983, LENZ u. Mitarb. 1983).

Die besten Ergebnisse erzielt man durch schnelles Scannen einer Schicht unter Bolusgabe von 50 ml Kontrastmittel in Form einer „Angio-CT" oder durch schnelle Schichtung einer Region unter intermittierender Gabe von jeweils 30 ml Kontrastmittel. Praktikabler ist die einmalige Bolusgabe von 50 ml Kontrastmittel und anschließender Infusion. Die alleinige Kontrastmittelinfusion hat sich bei Untersuchungen der Kopf-Hals-Region in der Praxis nicht bewährt.

Anatomie der Schilddrüse und der Nebenschilddrüsen

Beginnend in Höhe des Ringknorpels, meist bis in Schichthöhe des Jugulums, befindet sich ventrolateral mit einer eigenen Faszie umgeben die Schilddrüse. Sie zeigt wegen ihres hohen Jodgehaltes signifikant höhere Dichtewerte als das umgebende Gewebe, wobei Kontrastmittelgabe zu einer Verstärkung dieser Differenz führt. Das Gewebe ist homogen, häufig findet man als Nebenbefund degenerative Kolloidzysten, die meist zu keiner Raumforderung führen (Abb. 38 und 31).

Die normal großen Nebenschilddrüsen sind computertomographisch nicht nachweisbar (MANCUSO u. HANAFEE 1982).

Pathologie von Oropharynx, Mundboden und Zunge

Allgemeines

Bösartige Geschwülste des Oropharynx, des Mundbodens und der Zunge kommen mit einer Häufigkeit von 2–3% aller Malignome in Mitteleuropa vor. Mit ca. 90% steht das Plattenepithelkarzinom ganz im Vordergrund (WANNENMACHER 1980).

Im CT stellen sich orofaziale Malignome als destruierende, symmetrieaufhebende, solide Gewebsbezirke unterschiedlicher Densität dar. Meistens zeigen sie nach intravenöser Kontrastmittelgabe ein Enhancement; Inhomogenitäten sind nicht regelmäßig zu beobachten. Verlagerung, Deformierung und Konturauslöschung normaler anatomischer Strukturen sind die radiologischen Leitsymptome des Tumorwachstums. Fettige Räume wie das Spatium sublinguale, die Submandibularloge, der Parapharyngealraum und die Fossa infratemporalis sowie luftgefüllte Kammern wie der Pharynx und das Cavum oris sind meist in irgendeiner Weise betroffen. Eine Obliteration dieser Räume ist erstrangiges Leitsymptom für aggressives, malignes Tumorwachstum. Liegt eine Muskelinfiltration vor, so wird diese oft nur anhand der Dickenzunahme der muskulären Struktur erkennbar (Tab. 1) (BÄHREN u. Mitarb. 1982, LARSSON u. Mitarb. 1982, MURAKI u. Mitarb. 1983; LENZ u. Mitarb. 1983).

Tabelle 1   CT-Leitsymptome für Tumoren

Aufhebung anatomischer Leitstrukturen
Infiltratives, symmetrieaufhebendes Wachstum
Obliteration anatomischer Fettgewebsräume
Evtl. Enhancement nach i.v. Kontrastmittelgabe
Evtl. nekrotische Tumoreinschmelzung

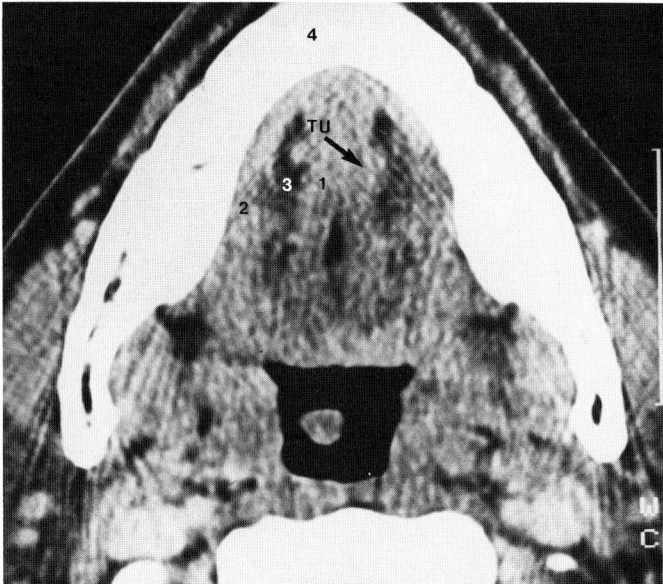
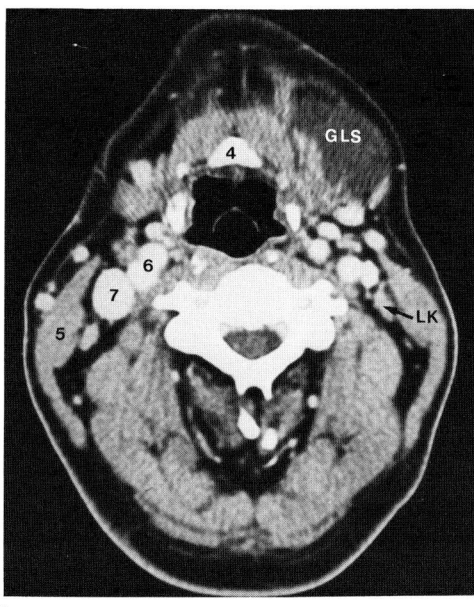

a

b

Abb. **3a** u. **b**   Kleines Mundbodenkarzinom

a Schicht in Höhe Mundboden: Der kleine Tumor (TU) führt zu einer diskreten Auftreibung des M. genioglossus und zu einer Infiltration des Spatium sublinguale

b Schicht in Höhe des Zungenbeinoberrandes: Durch tumorbedingten Verschluß des Ausführungsganges Stauung der Glandula submandibularis (GLS)

1 = M. geniohyoideus bzw. genioglossus
2 = M. mylohyoideus
3 = Spatium sublinguale mit Vasa lingualis
4 = Zungenbein
5 = M. sternocleidomastoideus

6 = A. carotis communis
7 = V. jugularis interna
LK = normaler Lymphknoten der jugularen Lymphknotengruppe

Pathologie des Oropharynx

Die im Frühstadium überwiegend oberflächlich sich ausbreitenden Tumoren neigen in deutlicher Abhängigkeit von Lokalisation, Größe und histologischer Differenzierung zur frühzeitigen Metastasierung in die regionären submandibulären und jugulodigastrischen Lymphknoten (MILLION u. Mitarb. 1982). Da die Frühstadien nur uncharakteristische Beschwerden verursachen, kommen die Patienten meist erst mit fortgeschrittenen Stadien in fachgerechte Behandlung, wenn Ulzerationen, Infiltrationen und Destruktion von Nachbarstrukturen vorliegen und funktionelle Störungen so deutlich sind, daß eine Aussicht auf Heilung nur noch im bescheidenen Umfang gegeben ist. Meist bedingt durch Indolenz und Angst auf seiten des Patienten beträgt die mittlere Verschleppungszeit vom Initialsymptom bis zur Klinikeinweisung im Durchschnitt 6 Monate; in 70% der Fälle sind die Primärtumoren größer als 4 cm und entsprechen somit der Kategorie T_3 bis T_4 nach UICC (MILLION u. Mitarb. 1982).

Tumoren der Kategorie T_1 und rein oberflächlich wachsende Tumoren der Kategorie T_2 sind computertomographisch nicht immer sichtbar, zumal die oberflächlichen Strukturen des Schleimhaut-reliefs durch das lymphatische Gewebe der Gaumen-, Rachen- und Zungenmandeln geprägt sind, die sehr starken Variationen unterliegen (s. Abb. **1c**). Oberflächliche tumoröse Veränderungen sind somit eine Domäne der direkten klinischen Methoden (Palpation, Inspektion und Probebiopsie), die eine eindeutige Diagnosestellung erlauben (LENZ u. Mitarb. 1983).

Besser als inspektorisch und palpatorisch kann die stratigraphische Infiltration von Tumoren computertomographisch exakt dargestellt werden. Insbesondere bei großen Tumoren des Oropharynx mit Ausgang von der Tonsillenloge lassen sich die klinisch oft schwer faßbaren Infiltrationen des Parapharyngealraumes und in Richtung Schädelbasis und die räumliche Beziehung des Tumors zu den in der Tiefe verlaufenden Gefäßen meist ohne Schwierigkeiten klären. Auch die kaudale Tumorausbreitung in sublinguale, submandibuläre und submentale Räume wird computertomographisch offenbar (Abb. **4a, b** und **6**) (FAYOS 1981, LARSSON u. Mitarb. 1982, MANCUSO u. HANAFEE 1982, BÄHREN u. Mitarb. 1982, HAGEMANN u. Mitarb. 1983, MURAKI u. Mitarb. 1983, LENZ u. Mitarb. 1983).

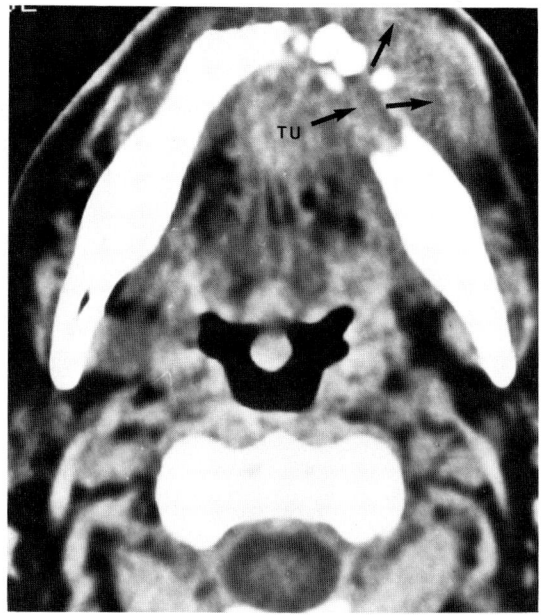
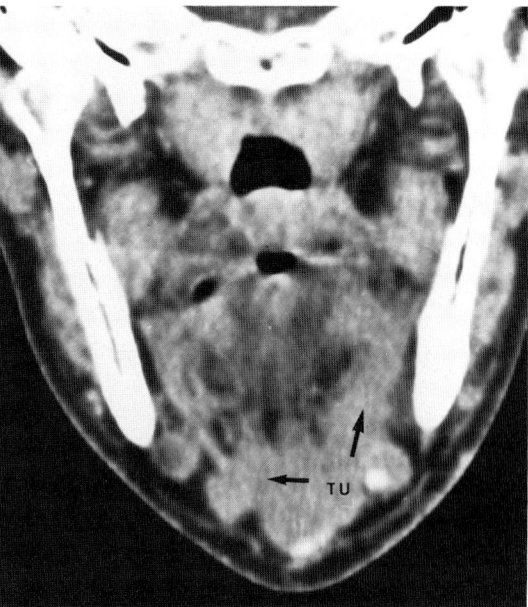

a

b

Abb. **4a** u. **b** Fortgeschrittenes Karzinom des Unterkiefers (TU) mit Mandibuladestruktion, Infiltration des
Mundbodens und Ausbreitung entlang der Unterkiefer-
außenseite
a Axiale Schicht zeigt die knöcherne Destruktion und
die Ausbreitung des Tumors in das subkutane Fettgewebe
b Koronare Schicht zeigt die Infiltration des Mundbodens und die Ausbreitung entlang der Mandibulainnen-
fläche

Differentialdiagnostisch sind besonders infektiöse, entzündliche Veränderungen zu beachten
(EAMES u. PETERS 1983). So ist das Erscheinungsbild eines retrotonsillären Abszesses nahezu identisch mit dem eines nekrotisierenden Tonsillen-
karzinoms (s. Abb. **8**). Das Alter des Patienten,
die Anamnese, das klinische Erscheinungsbild
und letztlich die Biopsie müssen hier die Diagnose sichern. Andererseits muß die harmlose
Hypertrophie von Tonsillengewebe unterschieden
werden von der malignen Infiltration insbesondere durch Morbus Hodgkin und Non-Hodgkin-
Lymphome. Der gleichzeitige Befall von zervikalen Lymphknoten und letztlich die Probebiopsie stellen hier die Diagnose (s. Abb. **1c** und
7) (Tab. **2**).

Tabelle **2** Differentialdiagnosen zu Tumoren

Entzündliche Veränderungen (Tonsillen, Abszeß)
Operationsdefekte
Narben, Ödem nach Strahlentherapie oder Operation
Artefakte durch Bewegung oder Metall
Blutungen, Traumen

Pathologie des Mundbodens

Malignome des Mundbodens infiltrieren frühzeitig die unter der Mukosa gelegene Muskulatur
und breiten sich im Spatium sublinguale aus. Fast
immer findet sich eine einseitige Auftreibung des
häufig betroffenen M. mylohyoideus, oft sind

auch M. genioglossus und M. geniohyoideus in
Form von Verlagerung oder Verdickung betroffen
(Abb. **3a**).
Das Periost der Mandibula wirkt zunächst als
Barriere für das Tumorwachstum, so daß Knochendestruktionen vor allem im Spätstadium vor-
gefunden werden (Abb. **4a**) (MILLION u. Mitarb.
1982).
Wird der Ausführungsgang der Glandula submandibularis durch Tumor verlegt, kann die vergrößerte, entzündlich indurierte Drüse klinisch
palpatorisch kaum vom Primärtumor oder einer
Lymphknotenmetastase unterschieden werden.
Computertomographisch gelingt dies in praktisch
allen Fällen. Eine tumoröse Infiltration ist hierbei
eher ein seltenes Ereignis (Abb. **3a** u. **b**) (BÄHREN
u. Mitarb. 1982, LENZ u. Mitarb. 1983).
Hervorragendes Leitsymtom ist die Obliteration
des Spatium sublinguale und bei ausgedehnteren
Tumorformen des Spatium submandibulare. Die
genaue Betrachtung dieser Fettgewebsräume gibt
genaue Auskunft, ob eine Tumorinfiltration die
Mittellinie überschreitet, was für die Operabilität
von entscheidender Bedeutung ist. Es ist Ziel der
auf Rekonstruktion im Sinne der Funktionserhal-
tung bedachten Chirurgie, z.B. bei einer Hemi-
glossektomie und einer Mundbodenteilresektion,
die A. lingualis und den N. hypoglossus bzw. den
N. lingualis einer Seite zu erhalten (s. Tab. **1**)
(FRAZELL u. LUCAS 1962, MANCUSO u. HANAFEE

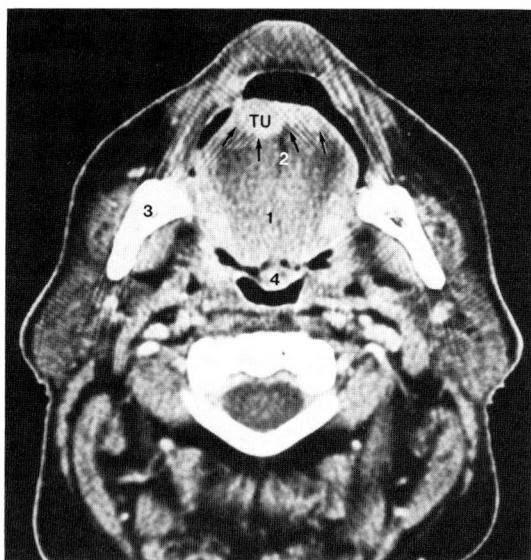

Abb. 5   Karzinom der Zunge (TU) mit Übergriff auf die Gegenseite
1 = Zunge   3 = Mandibula
2 = Septum linguae 4 = Uvula

1982, LARSSON u. Mitarb. 1982, LENZ u. Mitarb. 1983).
Bei Mundbodenmalignomen bringen koronare oder semikoronare Schichten wesentliche Zusatzinformationen (Abb. 4 b). Die kaudale Tumorausbreitung in das Spatium sublinguale und in die Submandibularloge wird übersichtlich dargestellt, Knochenarrosionen können ohne Täuschung durch Teilvolumeneffekte anschaulich abgebildet werden. Der M. hyoglossus als chirur-

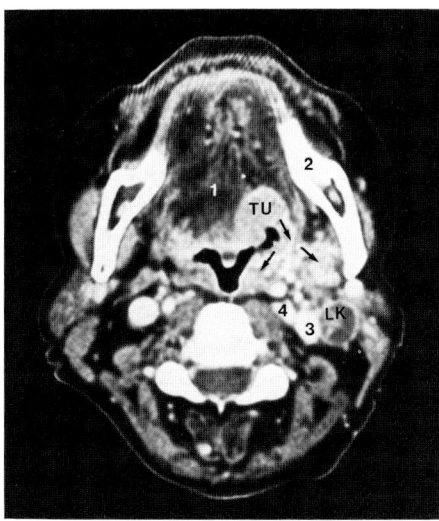

Abb. 6   Zungengrundkarzinom (TU) mit Übergriff auf die Tonsillenloge und Obliteration der linken Halsgefäßscheide durch Lymphknotenmetastasen (LK)
1 = Zunge   3 = V. jugularis interna
2 = Mandibula   4 = A. carotis interna

gische Leitstruktur von A. lingualis und N. hypoglossus sowie die Submandibularloge mit der Glandula submandibularis sind gut erkennbar. Die Gefäße im Spatium sublinguale sind nach intravenöser Kontrastmittelgabe lokalisierbar, kleinste Obliterationen dieser fettgewebigen Räume, die immer mit Malignität assoziiert sind, werden unschwer nachgewiesen (Abb. 3 a) (BÄHREN u. Mitarb. 1982, LENZ u. Mitarb. 1983).

Pathologie der Zunge

Tumoren der freien Zunge sind inspektorisch und palpatorisch besser faßbar als computertomographisch. Dies liegt insbesondere daran, daß die Zunge in ihrer Form ein äußerst variables Gebilde ist und keine gerichteten Muskelfasern aufweist, so daß kleine und isodense Raumforderungen nicht auffallen. Weiter beeinträchtigen Aufhärtungsphänomene durch die sehr dichten Zähne und Knochen, Artefakte durch Zahnfüllungen und Bewegung das anatomische Auflösungsvermögen des CT-Bildes (Abb. 5) (LENZ u. Mitarb. 1983).
Je weiter sich ein Tumor nach dorsal zum Zungengrund hin erstreckt, um so mehr ist mit klinisch relevanten Zusatzinformationen durch die Computertomographie zu rechnen (Abb. 6). Mittellinienüberschreitendes Wachstum in die Tiefe wird im CT-Bild an der Auslöschung des schmalen Fettgewebsstreifens zwischen den Bäuchen des M. genioglossus erkannt. Ein Übergreifen des Tumors vom Mundboden auf den Hypopharynx und Larynx wird computertomographisch zuverlässig erfaßt (s. Abb. 9a u. b). Sowohl Inspektion als auch Palpation können insbesondere bei dorsal gelegenen Tumoren das Ausmaß der Infiltration nicht hinreichend aufzeigen. Knöcherne Destruktion bei fortgeschrittenem Tumorwachstum wird durch CT früher und besser erkannt als durch konventionelle röntgenologische Maßnahmen (s. Abb. 4a) (BÄHREN u. Mitarb. 1982, LARSSON u. Mitarb. 1983, MURAKI u. Mitarb. 1983, LENZ u. Mitarb. 1983).
Ein etwas dichteres Gewebsband an der Verbindung von Zungenbasis mit dem freien Rand der Zunge, das nach hinten immer konvex ist, sollte nicht als abnormal gedeutet werden. Diese Strukturen repräsentieren einen schrägen Anschnitt der oberen, longitudinal verlaufenen Anteile der Intrinsic-Muskulatur der Zunge (s. Abb. 1a).

Wertung

Mit Hilfe der CT ist eine Aussage über die Dignität von Läsionen des Oropharynx, des Mundbodens und der Zunge nicht möglich. Lediglich reine Zysten oder Lipome sind anhand ihrer charakteristischen Densität und Erscheinungsform von malignen Tumoren abgrenzbar. Die feingewebliche Aufarbeitung einer Gewebsprobe muß deshalb letztlich die Diagnose erbringen.

Auch sind Tumoren der Kategorie T_1 und rein oberflächlich wachsende Malignome der Kategorie T_2 nach UICC computertomographisch nicht sicher nachweisbar.

Sowohl Inspektion als auch Palpation können andererseits bei dorsal in der Mundhöhle gelegenen Tumoren das Ausmaß der Infiltration nicht hinreichend aufzeigen. Dies gilt für die kaudale Tumorausbreitung in sublinguale, submandibulare und submentale Räume genauso wie für die Ausbreitung nach lateral und dorsal in den parapharyngealen Raum oder nach kranial in die pneumatisierten Räume der Nase und Nasennebenhöhlen und die Fossa infratemporalis hin zur Schädelbasis (BÄHREN u. Mitarb. 1982, LENZ u. Mitarb. 1983).

Somit ist die CT bezüglich des Primärtumors in dieser Region nicht Suchmethode der ersten Wahl; bei subtiler Untersuchungstechnik und unter strenger Beachtung der computertomographischen Leitsymptome kann sie aber wesentliche Zusatzinformationen erbringen, die für die Wahl des therapeutischen Vorgehens von erheblicher Relevanz sind. Die CT ergänzt hier komplementär den anamnestisch und klinisch erhobenen Befund, kann jedoch keinesfalls Ersatz für eine sorgfältige klinische Untersuchung sein.

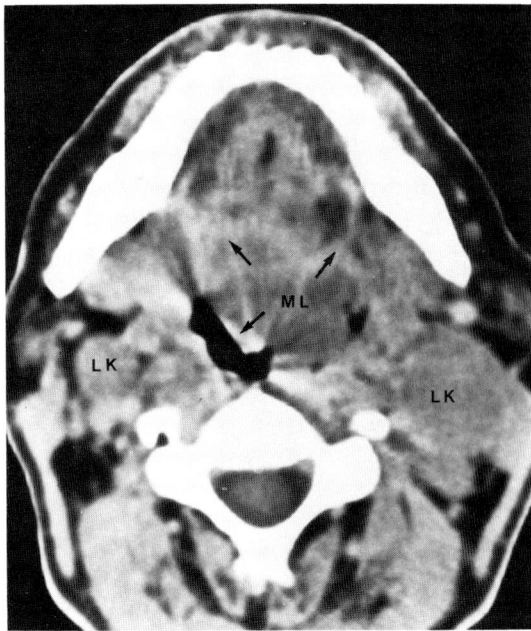

Abb. 7 Malignes Lymphom (ML) mit Infiltration der Zunge und des Mundbodens und Lymphknotenmanifestationen (LK)

Pathologie von Hypopharynx und Larynx

Allgemeines

Malignome des Hypopharynx und Larynx nehmen mit 40–50% einen großen Raum im HNO-Bereich ein (BOHNDORF 1980).

Im CT-Bild zeigen sie sich als solide, gegenüber Muskulatur hyperdense Gewebebezirke mit raumforderndem Charakter. Symmetriebeeinflussende Deformierungen, Formänderungen endolaryngealer Konturen, Destruktionen am Knorpelgerüst und grenzüberschreitende Infiltrationen normaler Leitstrukturen sowie fettgewebiger Räume sind wesentliche computertomographische Leitsymptome (s. Tab. 1) (MANCUSO u. Mitarb. 1980, MANCUSO u. HANAFEE 1982, LENZ u. Mitarb. 1983).

Mit Ausnahme des Stimmlippenkarzinoms, das den Patienten wegen chronischer Heiserkeit rasch zum HNO-Arzt führt und so in zwei Dritteln der Fälle im Frühstadium erkannt wird, verursachen die übrigen Hypopharynx-Larynx-Tumoren zunächst uncharakteristische Beschwerden. Dysphagie, Bolusgefühl, Ohrenschmerzen und blutig

tingierter Auswurf zeigen meist schon ein fortgeschrittenes Wachstum an.

Hinzu kommt, daß auch routinierte Untersucher Läsionen der hinteren Pharynxwand und in der Tiefe des Sinus piriformis bei indirekter Laryngoskopie übersehen, insbesondere wenn Sekretansammlungen oder ein Ödem der Aryregion die Sicht in den Sinus piriformis behindern. Direkte

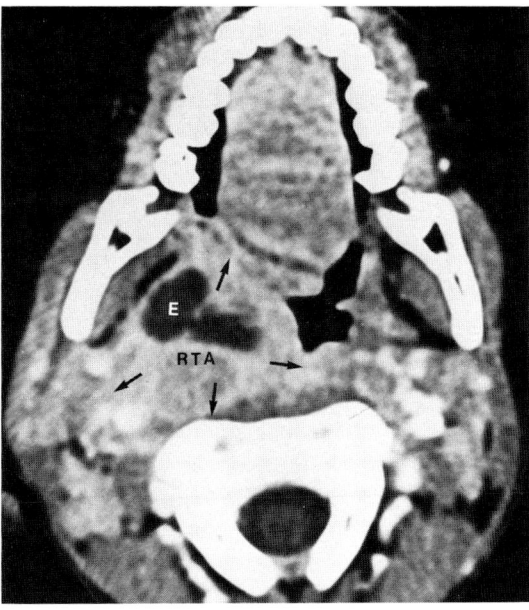

Abb. 8 Retrotonsillärer Abszeß (RTA) mit zentraler nekrotischer Einschmelzung (E)

Laryngoskopie und Ösophagoskopie sind erforderlich, um Tumoren dieser Region zuverlässig klinisch zu beurteilen (MILLION u. Mitarb. 1982). Die Klassifizierung der Tumoren von Hypopharynx und Larynx kann erhebliche Probleme bereiten, da in vielen Fällen weder klinisch-endoskopisch noch konventionell-radiologisch die Ausbreitung in die Submukosa, in den präepiglottischen Raum und in die paraglottischen Gewebe erkannt werden kann. Die CT ist eine geeignete Methode, in Ergänzung zur indirekten und direkten Laryngoskopie klinisch wichtige Zusatzinformation zu erbringen (MANCUSO u. Mitarb. 1980, MANCUSO u. HANAFEE 1982, ARCHER u. Mitarb. 1981, GAMSU u. Mitarb. 1981, SAGEL u. Mitarb. 1981; LENZ u. Mitarb. 1983).

Untersuchungsmethode

Die Anatomie von Hypopharynx und Larynx mit ihrem variablen Schleimhautüberzug hängt im hohen Maße von der Funktionsstellung der Strukturen ab. Dies muß bei der Untersuchung dieser Region bedacht werden. Während der Untersuchung liegt der Patient in entspannter Rückenlage, eine achsensymmetrische Einstellung ist hierbei besonders wichtig. Die Untersuchung der Glottisregion erfolgt am günstigsten in ruhiger Atemlage oder unter gezielter Inspiration, wenn die Glottis maximal abduziert ist und so die Beurteilung der vorderen und hinteren Kommissur

ideal möglich ist (s. Abb. **14b**). Die Gantry sollte anhand eines Übersichtsradiogramms (Topogramm) genau in Stimmbandebene geneigt sein, so daß Verwechslungen des Stimmbandes mit den Taschenbändern ausgeschlossen sind. Bei tumorösen Veränderungen der Glottis sind ergänzende Aufnahmen unter E-Phonation sinnvoll, da bei einer Adduktion der Stimmbänder die Infiltration des Tumors in die Umgebung besser beurteilt bzw. eine Stimmbandfixation ausgeschlossen werden kann (s. Abb. **14a** u. **b**).

Die intravenöse Kontrastmittelgabe ist zur Untersuchung des Larynx nicht dringend notwendig, empfiehlt sich jedoch, um eine korrekte Beurteilung der Halsgefäßscheiden zu ermöglichen. Zur Untersuchung des Hypopharynx empfiehlt sich die Aufnahme unter modifiziertem Valsalva-Preßmanöver oder unter E-Phonation. Hierdurch erreicht man eine Überblähung der Sinus piriformes und somit eine übersichtliche Darstellung der hypopharyngealen Strukturen. Auch kleinste Läsionen können so akkurat untersucht werden (s. Abb. **12** und **13**).

Zur Vermeidung von Bewegungsartefakten wird der Patient angehalten, während der Scanzeit nicht zu schlucken und möglichst ruhig zu atmen bzw. einen inspiratorischen oder exspiratorischen Atemstillstand einzuhalten (GAMSU u. Mitarb. 1981, LARSSON u. Mitarb. 1981, LENZ u. Mitarb. 1983).

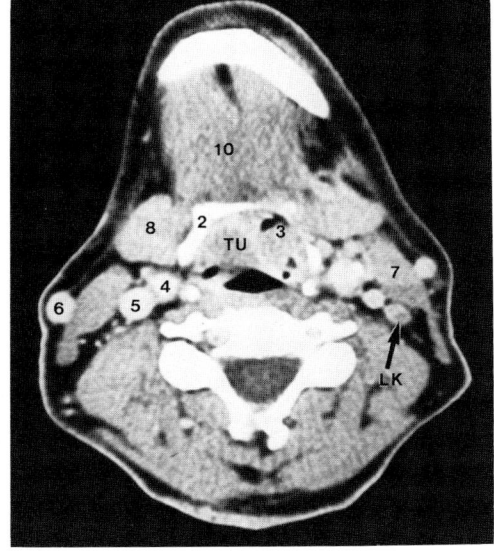

Abb. **9a** u. **b** Plattenepithelkarzinom (TU) des Hypopharynx mit Übergriff auf den Zungengrund
a Schicht in Höhe Mandibula und Zungengrund
LK = Lymphknotenmetastase der jugulodigastrischen LK-Gruppe

1 = Zungengrund
2 = Zungenbein (durch Tumor verdrängt)
3 = Vallecula glossoepiglottica (mit Tumor ausgefüllt)
4 = A. carotis communis
5 = V. jugularis interna

b Schicht in Höhe Zungenbein (8 mm tiefer)
LK = kleine, nicht tastbare Lymphknotenmetastase der oberen jugularen LK-Gruppe

6 = V. jugularis externa
7 = M. sternocleidomastoideus
8 = Glandula submandibularis
9 = M. genioglossus
10 = M. geniohyoideus

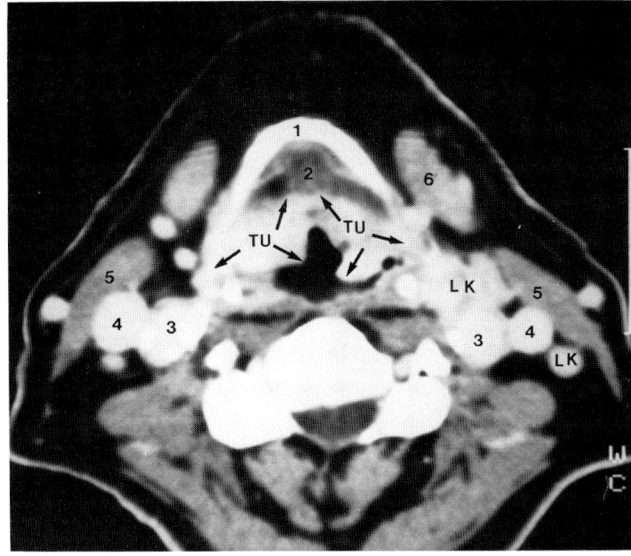

Abb. **10** Ventral gelegener Epiglottistumor (TU) mit Einbruch in den paralaryngealen Spalt und die aryepiglottischen Falten. Der präepiglottische Raum ist frei
1 = Zungenbein
2 = präepiglottischer Raum
3 = A. carotis communis
4 = V. jugularis interna
5 = M. sternocleidomastoideus
6 = Glandula submandibularis

LK = Lymphknotenmetastasen

Tumoren der Epiglottis

Suprahyoidale Epiglottistumoren

Ventral gelegene Epiglottistumoren haben eine günstigere Prognose und können durch partielle Laryngektomie besser geheilt werden als lateral gelegene Läsionen. Frühe Tumorstadien der suprahyoidalen Epiglottis sind günstig für die Strahlentherapie, können jedoch genausogut durch supraglottische Laryngektomie behandelt werden.

Tumoren der suprahyoidalen Epiglottis zeigen sich als Verdickungen der freien Epiglottis. Weiter fortgeschrittene Läsionen breiten sich entlang der pharyngoepiglottischen Falte aus und involvieren die Mukosa des lateralen Pharynx im Bereich der Zungenbasis. Sie können nach vorn in die Vallekulae oder direkt in die Zungenbasis infiltrieren. Es ist dann computertomographisch schwierig zu differenzieren, ob die Läsion von der Vallekula ausgeht oder sich nur pelottierend in diese Region vorwölbt (Abb. **9a** u. **b**). Eine klinische Untersuchung mit Palpation der Zungenbasis bringt hier leicht eine Aufklärung. Weiter tendieren fortgeschrittene Läsionen zu einer Ausbreitung nach laterokaudal in den paralaryngealen Spalt (Abb. **10**). Tief ulzerierende Tumoren dringen in den präepiglottischen Raum ein und dehnen sich nach unten aus, wo sie den Schildknorpel im Bereich der vorderen Kommissur und der paramedianen Region involvieren. Schildknorpelinvasionen sind jedoch bei echten supraglottischen Tumoren sehr ungewöhnlich. Auch eine Infiltration des Zungenbeins ist sehr selten. Es wird eher verlagert als destruiert. Weiter ist die Infiltration des Zungenbeins von geringer klinischer Konsequenz, da das Hyoid bei operativem Vorgehen in der Regel ohnehin geopfert wird; bei ausgedehnten Tumoren führt eine alleinige Strahlentherapie nicht zum Ziele (FLETCHER 1980, LARSSON u. Mitarb. 1981, GAMSU u. Mitarb. 1981, LLOYD u. Mitarb. 1981, LENZ u. Mitarb. 1983).

Infrahyoidale Epiglottistumoren

Infrahyoidale Epiglottiskarzinome neigen besonders zum frühen Einbruch in den präepiglottischen Raum und können von dort auf den Zungengrund übergreifen (Abb. **11**).

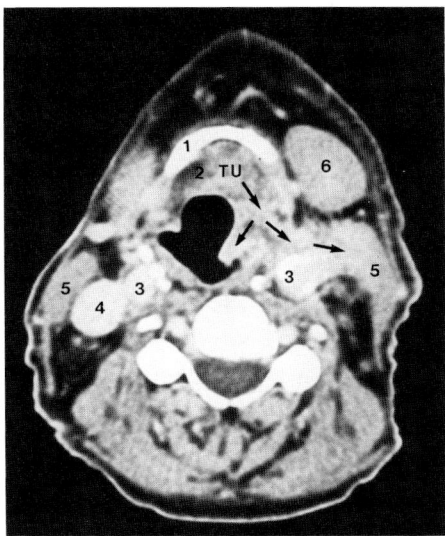

Abb. **11** Laterales infrahyoidales Epiglottiskarzinom (TU) mit Einbruch in den präepiglottischen und paralaryngealen Raum und direkte Infiltration der Halsgefäßscheide
1 = Zungenbein
2 = präepiglottischer Raum
3 = A. carotis communis (links infiltriert)
4 = V. jugularis interna (links obliteriert)
5 = M. sternocleidomastoideus (links infiltriert)
6 = Glandula submandibularis

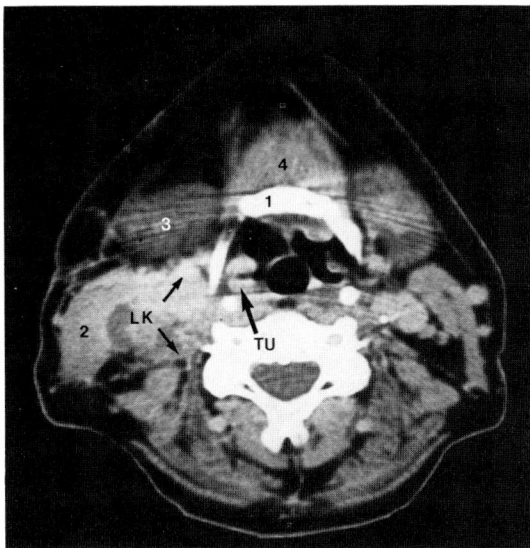

Abb. 12 Submukös wachsendes Hypopharynxkarzinom (TU) des rechten Sinus piriformis (endoskopisch primär nicht sichtbar) mit ausgedehnter, fixierter Lymphknotenmetastase (LK)
1 = Zungenbein   3 = Glandula submandibularis
2 = M. sternocleidomastoideus   4 = M. geniohyoideus

Die korrekte Beurteilung des präepiglottischen Raumes ist von entscheidender Bedeutung für das weitere therapeutische Vorgehen und für die Prognose des Patienten. Er ist durch keine klinische oder konventionell radiologische Methode beurteilbar. Die CT identifiziert den präepiglotti-

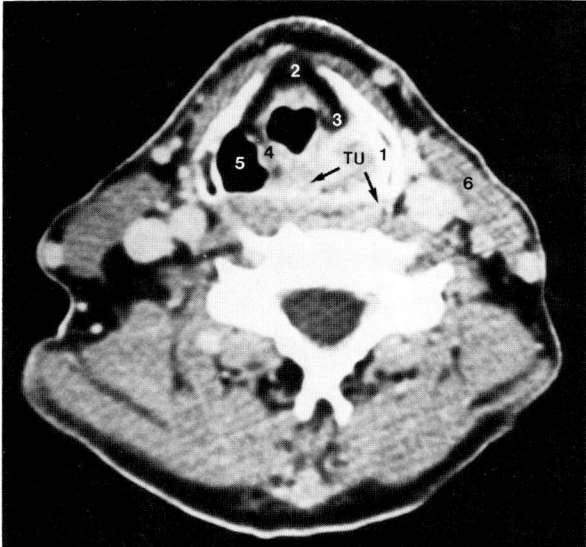

Abb. 13 Ausgedehntes Hypopharynxkarzinom (TU) mit Einbruch in die aryepiglottische Falte (Aufnahme unter E-Phonation)
1 = Schildknorpel   4 = aryepiglottische Falte
2 = präepiglottischer Raum   5 = Sinus piriformis
3 = paralaryngealer Raum   6 = M. sternocleidomastoideus

schen Raum als niedrig dichte Region mit fettiger Konsistenz (s. Abb. 2a–c).
Eine Zunahme der Densität ist hierbei bereits Indikator für eine Tumorinfiltration, obwohl bei Tumorbefall meist eine definierte Masse zu sehen ist (Abb. 11). Das Ausmaß der Infiltration kann durch die CT korrekt festgestellt werden; hierbei muß jedoch beachtet werden, daß das Lig. hyoepiglotticum als relativ dichtes Areal in der oberen Portion des präepiglottischen Raumes nicht als Tumor fehlinterpretiert wird. Eine weitere Fehlermöglichkeit ist durch den relativ dicken, dichten Epiglottisfuß gegeben. In solchen Fällen kann eine sagittale Rekonstruktion der CT-Bilder Aufklärung bringen.
Lateral gelegene Läsionen tendieren zu einer Verdickung der aryepiglottischen Falte und wachsen in den paralaryngealen Spalt, wo sie die Dichte erhöhen (Abb. 11). Sie haben eine Tendenz, sich nach hinten und unten zu den Aryknorpeln auszudehnen, können jedoch auch nach vorn infiltrieren und die Mittellinien im Bereich des präepiglottischen Raumes überkreuzen. In diesen Fällen ist es computertomographisch schwer zu entscheiden, ob eine Läsion ursprünglich vorn oder lateral gelegen war (GAMSU u. Mitarb. 1981, LARSSON u. Mitarb. 1981, LLOYD u. Mitarb. 1981, MANCUSO u. HANAFEE 1982, LENZ u. Mitarb. 1983).

Pathologie des Hypopharynx

Die überwiegende Zahl der Hypopharynxkarzinome nimmt vom Sinus piriformis ihren Ausgang. Meist sind es wenig differenzierte oder undifferenzierte Plattenepithelkarzinome, die sehr früh zervikale Lymphknotenmetastasen setzen. Diese oft sehr kleinen Tumoren, die zudem tief im Sinus piriformis sitzen und oft submukös in den paralaryngealen Raum infiltrieren, entziehen sich häufig dem laryngoskopischen Zugriff (Abb. 12).
Der einzige Hinweis auf eine tiefe Ausdehnung ist oft eine eingeschränkte Stimmbandmobilität, die jedoch schon ein fortgeschrittenes Stadium indiziert. Die CT kann solche Ausdehnungen sehr akkurat aufzeigen und ist in dieser Region wie bei der Abklärung des präepiglottischen Raumes Methode der ersten Wahl (Abb. 13) (GAMSU u. Mitarb. 1981, MANCUSO u. HANAFEE 1982).
Die Tumoren des Sinus können nach lateral in das Weichteilgewebe des Halses infiltrieren, indem sie über oder durch den Schildknorpel wachsen, wobei diese Manifestationen oft weder klinisch noch konventionell radiologisch evident sind. Die CT zeigt die Tumorausbreitung vom Sinus piriformis nach vorn in den präepiglottischen Raum, wobei die Tumoren sehr häufig die Mittel-

linie überschreiten, ohne daß klinische Veränderungen einen Hinweis geben. Solche okkulten Ausdehnungen bringen jedoch jeden Versuch einer partiellen Laryngopharyngektomie zu Fall (BILLER u. Mitarb. 1971, OGURA u. Mitarb. 1975, LENZ u. Mitarb. 1983).

Obere hypopharyngeale Läsionen im Bereich der Vallekulae und der Zungenbasis können durch eine ausgedehnte supraglottische Laryngektomie mit kombinierter Strahlentherapie behandelt werden. Die CT kann meistens die Ausdehnung der Infiltration auf die Zungenbasis verdächtigen, kann sie jedoch nicht beweisen, da sich Tumor und normales Gewebe in der Dichte nicht nennenswert unterscheiden und Asymmetrien im Bereich der Vallekulae, bedingt durch Eintauchen des lymphatischen Gewebes der lingualen Tonsillen, nicht ungewöhnlich sind. Palpation und Inspektion sind hier jedoch wirkungsvolle Methoden, die feingewebliche Aufarbeitung der Gewebebiopsie bringt die Diagnose. Nach intravenöser Kontrastmittelgabe zeigen manche Tumoren, insbesondere solche mit Ulzerationen, die eine ausgedehnte inflammatorische Umgebungsreaktion aufweisen, ein Rand-Enhancement, das die Tumorgrenzen vom normalen Gewebe absetzt (BÄHREN u. Mitarb. 1982, MANCUSO u. HANAFEE 1982).

Tumoren dieser Region breiten sich auf die laterale Wand des oberen Hypopharynx aus, indem sie rund um die Basis der Zunge und entlang der pharyngoepiglottischen Falten wachsen. Die CT ist speziell hier sinnvoll, um die lateralen Infiltrationen zu zeigen, wenn der Tumor in die fetthaltigen Räume der Halsgefäßscheide einbricht. Tumoren, die die hintere Pharynxwand involvieren, können darüber hinaus in den M. cricopharyngeus infiltrieren. Sie tendieren dazu, die Mittellinie zu kreuzen und verdicken den retropharyngealen Weichteilgewebsraum durch direkte Infiltration oder durch Befall der lateralen oder retropharyngealen Lymphknoten (s. Abb. **9a** u. **b**).

In Höhe des Taschenbandes ist das Weichteilgewebe zwischen Luftweg und Wirbelsäule gewöhnlich verdickt, wenn die Sinus piriformes kollabiert sind. Diese Gewebsanteile dürfen nicht mit Tumor verwechselt werden. Es kann bisweilen schwierig sein, die tiefe Ausdehnung der hypopharyngealen Läsion in diesem Areal zu beurteilen. Neben der intravenösen Kontrastmittelgabe sind Funktionsaufnahmen unter E-Phonation oder modifiziertem Valsalva-Preßmanöver notwendig, die zu einer Aufblähung der Sinus piriformes führen und so eine Abklärung auch subtiler Veränderungen erlauben (s. Abb. **12**) (GAMSU u. Mitarb. 1981, LENZ u. Mitarb. 1983).

Pathologie des Larynx

Das Wachstumsverhalten und die Prognose des Patienten hängen bei Tumoren des Larynx ganz entscheidend von der Lokalisation bzw. dem Ursprungsort des Tumors (supraglottisch, glottisch, infraglottisch) und vom Stadium der Erkrankung ab. Hierdurch bedingt wurden für diese Region sehr vielfältige und differenzierte Therapiemöglichkeiten entwickelt, die, wo immer möglich, eine sowohl kurative als auch konservativ-stimmerhaltende Zielsetzung haben.

Bei kleinen tumorösen Läsionen steht die partielle Laryngektomie in Form einer vertikalen Hemilaryngektomie, einer supraglottischen Laryngektomie oder einer ausgedehnten partiellen Laryngektomie mit Konservierung der Glottisfunktion, oft kombiniert mit einer perkutanen Strahlentherapie, im Vordergrund. Kleine Läsionen der Stimmlippe werden mit Erfolg durch primäre Strahlentherapie behandelt. Die radikale oder die elektive Neck dissection und die Bestrahlung der Halsgefäßscheiden dienen der Beherrschung der Lymphknotenmetastasierung. Ausgedehntere Tumoren der Katagorie T$_3$ erfordern eine totale Laryngektomie mit radikaler Neck dissection. Bei nichtbeherrschbaren Tumoren oder ausgedehnten Rezidiven wird als Ultima ratio eine Chemotherapie oder Immunotherapie versucht (KREMEN 1967, BOCCA u. PIGNATARO 1967, OGURA u. BILLER 1969, BILLER u. Mitarb. 1971, OGURA u. Mitarb. 1975, MANCUSO u. HANAFEE 1982, GAMSU u. Mitarb. 1981)

Alle Behandlungspläne erfordern eine akkurate Festlegung der Tumorausdehnung, des Tumorursprungs und der Lymphknotenmetastasierung. Die klinische Untersuchung und insbesondere die Laryngoskopie ermöglichen es, die glottischen Funktionen und in der Regel alle wichtigen Mukosa-Areale zu beurteilen; die Gewebsbiopsie führt in der Regel zur korrekten histologischen Diagnose. In Ergänzung hierzu erlaubt die CT besser als jede andere Methode, die Tiefenausdehnung der tumorösen Prozesse in ihrer Beziehung zu wichtigen Leitstrukturen aufzudecken und laryngoskopisch blinde Areale im Bereich der Infraglottis, des präepiglottischen Raumes, des Sinus piriformis und des Ventriculus laryngis zu untersuchen (s. auch S. 334).

Tumoren der Glottisregion

Bei Karzinomen der Stimmlippen handelt es sich meist um relativ gut differenzierte Plattenepithelkarzinome, die in der Mehrzahl am freien Rand und an der Oberfläche der Stimmlippen ihren Ausgang nehmen (MILLION u. Mitarb. 1982). Die zunehmende Verbesserung der Bildqualität durch hochauflösende Bildmatrix, schnelle Scanner und die Möglichkeit, dünne Schichten anzufertigen, erlauben es, auch kleine Läsionen der Glottis computertomographisch nachzuweisen. Generell verursachen reine Mukosaläsionen nur

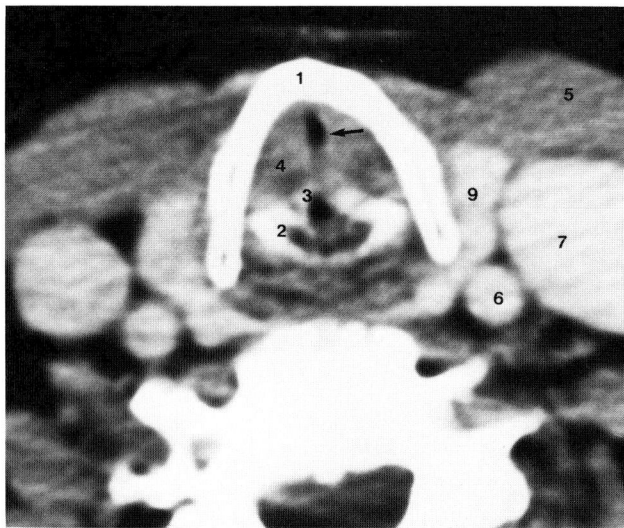

Abb. **14a** u. **b**
Kleines Karzinom der linken Stimmlippe
a Aufnahme unter E-Phonation: Beide Stimmlippen sind frei beweglich und adduziert, die linke, tumorös befallene ist ventral zum Lumen hin konkav (Pfeil), der Tumor selbst ist maskiert
b Aufnahme unter ruhiger Atmung: Die Stimmlippen sind abduziert, der Tumor (TU) ist demaskiert
1 = Schildknorpel
2 = Aryknorpel
3 = Processus vocalis
4 = Stimmlippe
5 = M. sternocleidomastoideus
6 = A. carotis communis
7 = V. jugularis interna
8 = Ösophagus
9 = Schilddrüse

a

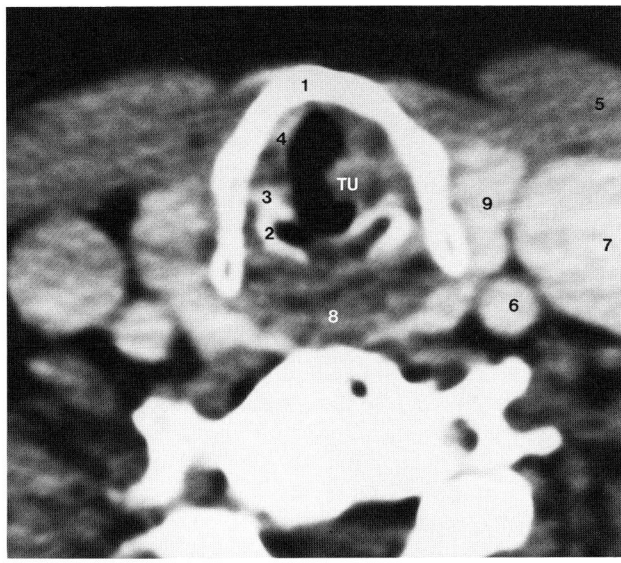

b

eine kleine Raumforderung der Schleimhautoberfläche. T_{1a}-Läsionen beschränken sich auf eine Stimmlippe, die eine normale Beweglichkeit aufweist, bei T_{1b}-Läsionen sind beide Stimmlippen befallen (Abb. **14a** u. **b**). Diese Läsionen sind durch vertikale, partielle Laryngektomie oder durch primäre Strahlentherapie mit gleich gutem Ergebnis kurativ zu behandeln. Die CT-Untersuchung dieser Läsionen zeigt normale Verhältnisse oder eine fokal oder diffus verdickte Stimmlippe. Oft kann angegeben werden, in welchem Bereich die Infiltration liegt. Diffuses oder fokales Wachstum hauptsächlich in die Nähe des Processus vocalis, wobei dieser jedoch nicht infiltriert sein darf, zeigen an, daß der Tumor besser chirurgisch als durch Strahlentherapie allein versorgt werden sollte. Die Densitätsunterschiede zwischen Tumor und Muskel sind nicht groß genug, um zwischen beiden unterscheiden zu können. Ausgedehntere

Tumoren müssen nicht notwendigerweise tief infiltrieren, sondern können hauptsächlich exophytisch wachsen. Das Ziel der CT ist bei solchen minimalen T_1-Läsionen, eine tiefergehende Infiltration auszuschließen. Die Untersuchung sollte in ruhiger Atmung bei abduzierten Stimmlippen erfolgen, da eine Adduktion der Stimmlippen kleinere Tumoren maskieren kann (Abb. **14a** u. **b**) (OLOFSSON u. VAN NOSTRAND 1973, KIRCHNER 1977, SAGEL u. Mitarb. 1981, MANCUSO u. HANAFEE 1982; ZAUNBAUER u. HAERTEL 1982, LENZ u. Mitarb. 1983).
Jeder Larynxtumor kann über seine Grenzen hinaus infiltrieren. Die Ausbreitung erfolgt entweder über die Mukosa und ist so laryngoskopisch sichtbar, oder sie erfolgt submukös und über tiefere Gewebsschichten; dann ist sie nur computertomographisch faßbar. Glottische Tumoren infiltrieren bevorzugt in die Aryregion oder über die

vordere Kommissur hinweg auf die Gegenseite. Wenn die Stimmlippe eine verminderte Mobilität aufweist, jedoch nicht fixiert ist, handelt es sich um T_2-Tumoren. Die CT erlaubt eine exquisite Sicht auf die vordere Kommissur und ihre Beziehung zu den supraglottischen und subglottischen Kompartimenten. Da die Mukosa im Bereich der vorderen Kommissur fest mit dem Perichondrium des Schildknorpels verbunden ist, sind Gewebsverdickungen in diesem Bereich Beweis für mittellinienüberschreitendes Tumorwachstum. Andererseits können auf ein Stimmband begrenzte Tumoren so ausgedehnt sein, daß sie über die Mittellinie hinwegragen und klinisch die Gegenseite zu infiltrieren scheinen. Die CT beantwortet diese Fragestellungen. Auch ausgedehnte Läsio-

nen, die meist zirkumferent im Bereich der Glottis wachsen und so ein symmetrisches laryngoskopisches Erscheinungsbild haben, können computertomographisch anhand der Mittellinienverdikkung erkannt werden (ARCHER u. Mitarb. 1981, MANCUSO u. HANAFEE 1982).

Glottische Tumoren können sich nach hinten ausdehnen und führen so zu einer Gewebsverdikkung zwischen den Aryknorpeln. Computertomographisch muß jede Verdickung über das Krikoid hinaus und medial der Aryregion als abnormal gewertet werden (Abb. 15a u. b).

Differentialdiagnostisch muß bedacht werden, daß Ödeme nach Strahlentherapie oder fibrotische Stimmbandanteile einen Tumor vortäuschen

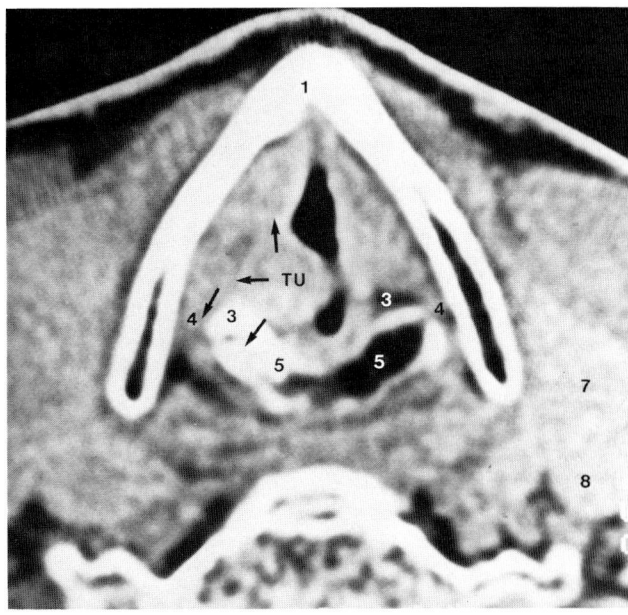

a

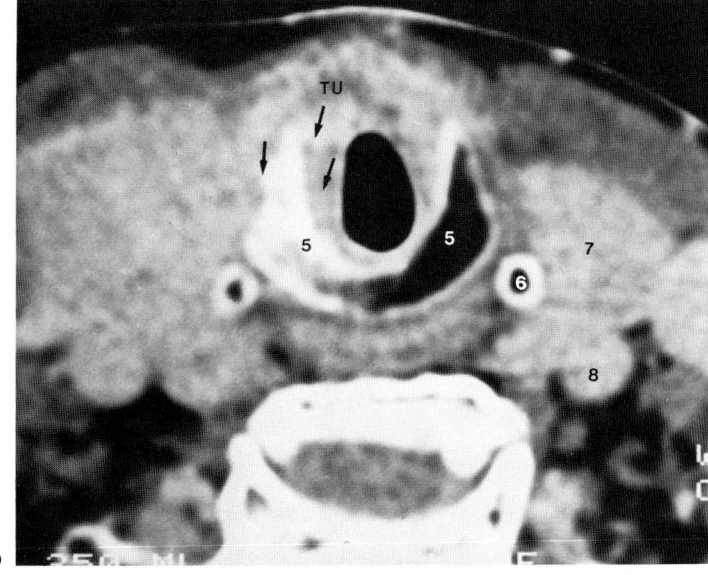

Abb. **15a** u. **b** Ausgedehntes Larynxkarzinom (TU) mit Stimmbandfixation und Infiltration des paralaryngealen Raumes, des Aryknorpels und des Ringknorpels
a Schicht in Höhe der Stimmlippe: Unter E-Phonation tumoröse Fixierung der rechten Stimmlippe
b Schicht in Höhe des Ringknorpels
1 = Schildknorpel
3 = Aryknorpel
4 = Paralaryngealer Raum
5 = Ringknorpel
6 = Cornu inferior des Schildknorpels
7 = Schilddrüse
8 = A. carotis interna

b

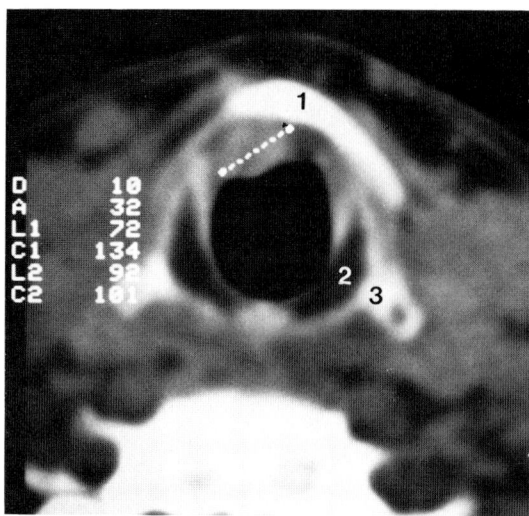

Abb. 16 Subglottisches Larynxkarzinom (10 mm Durchmesser) (aus *M. Lenz* u. Mitarb.: Röntgenpraxis 36 [1983] 333)
1 = Schildknorpel
2 = Ringknorpel
3 = Unterhorn des Schildknorpels

können. Erst eine Biopsie kann hier oft die definitive Diagnose erbringen.

Einseitige Stimmbandparalyse durch einseitige Rekurrenslähmung hat ebenfalls eine scheinbare Stimmlippenverdickung mit Pseudofixierung zur Folge. Diese Veränderung bietet insbesondere unter E-Phonation ein derart pathognomonisches Bild mit schlaffen Sinus piriformes, Verdickung der aryepiglottischen Falten und Verschiebung der Höhe von Taschenband und Stimmlippe, daß eine Verwechslung mit einem Tumor in der Regel ausgeschlossen ist (s. Abb. 19) (AGHA 1983).

Eine weitere Ausbreitung des Tumors vom Stimmband in die infraglottischen und supraglottischen Kompartimente fixiert das Stimmband und führt zu einer T_3-Läsion. Tumorpatienten mit

Stimmbandfixation haben eine deutlich schlechtere Prognose und eine gesteigerte Gesamtmorbidität. Die Strahlentherapie allein kann in der Regel hier kein kuratives Ziel erreichen (MILLION u. Mitarb. 1982).

Die häufigste Ursache für eine Glottisfixation ist die Invasion und der komplette tumoröse Ersatz des M. vocalis. Ausgedehntere Tumoren einer Seite können ebenfalls die Mobilität stark herabsetzen. Eine eigentliche prognostisch bedeutsame Fixation ist jedoch erst dann gegeben, wenn der Tumor in den Schildknorpel oder in den Aryknorpel eingedrungen ist oder sich infra- oder supraglottisch fortgesetzt hat (Abb. 15a u. b).

In der Regel erfordert ein wirklich fixiertes Stimmband ein weitaus aggressiveres Vorgehen in Form einer ausgedehnten vertikalen Hemilaryngektomie oder einer totalen Laryngektomie. Die Entscheidung zwischen beiden ist oft sehr schwierig; die CT leistet hier einen wichtigen diagnostischen Beitrag. Sie zeigt eine Invasion des Schildknorpels, die eine Kontraindikation für die partielle Laryngektomie ist. Sie kann auch die Tumorausbreitung in den paralaryngealen Raum und außerhalb des Krikoids in die Weichteile des Halses nachweisen. Was noch wichtiger ist: Sie klärt die Tumorbeziehung zum Ringknorpel auf, der das Fundament einer laryngealen Rekonstruktion ist (Abb. 15b). Nur seine Erhaltung gewährleistet eine Rekonstruktion ohne die Gefahr einer postoperativen Aspiration (OGURA u. BILLER 1969, BILLER u. Mitarb. 1971, MANCUSO u. Mitarb. 1980, MANCUSO u. HANAFEE 1982, LENZ u. Mitarb. 1983).

Differentialdiagnostisch ist zu beachten, daß Pseudofixationen der Stimmlippen auch durch Rekurrensparese oder alte laryngeale Traumen mit Fraktur des Krikoids oder Luxation der Aryknorpel bedingt sein können. Computertomographisch gelingt es in der Regel, die Ursache einer Motilitätsstörung zu definieren.

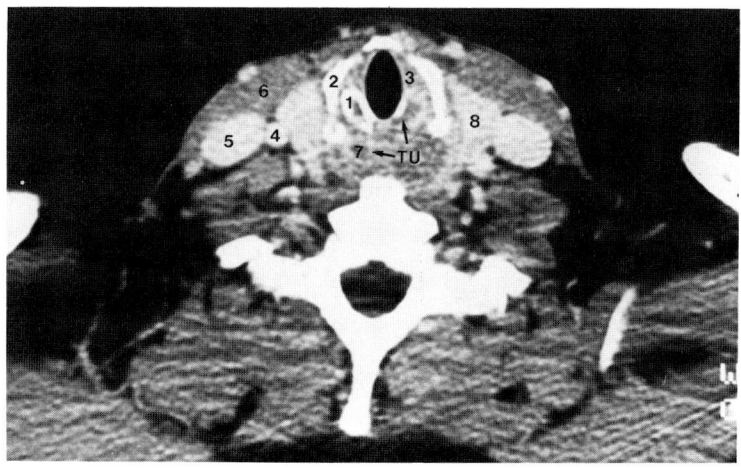

Abb. 17 Retrolaryngeale Ausdehnung eines transglottischen Larynxkarzinoms (TU), klinisch oft inapparent, hier mit Infiltration des Ringknorpels und des Ösophagus
1 = Ringknorpel
2 = Schildknorpel
3 = Stimmlippe
4 = A. carotis communis
5 = V. jugularis interna
6 = M. sternocleidomastoideus
7 = Ösophagus
8 = Schilddrüse

Infraglottische Tumoren

Die relativ seltenen subglottischen Ausbreitungs-formen, die von einer Zone 5 mm unterhalb der Glottis ihren Ausgang nehmen, führen relativ schnell zu einer Knorpelläsion am Krikoid (Abb. **16**). Meist ist die Unterfläche der Stimmlippe involviert, woraus eine Mobilitätseinschränkung resultiert, deren Ursache computertomographisch nachweisbar ist. Der Conus elasticus spielt eine große Rolle bei der Ausdehnung von infraglottischen Tumoren, weil er die Tumorinvasion kanalisiert. Insbesondere mukös oder submukös sich ausbreitende Tumoren halten sich auf der Mukosaseite dieser natürlichen Grenze, wobei tief infiltrierende, meist transglottische Tumoren häufig in der tiefen Region des paralaryngealen Raumes verbleiben. Die tiefe, posteroinferiore Ausdehnung ist klinisch hierbei meistens inapparent und kann nur durch die CT gesehen werden. Man findet dann in Stimmbandhöhe die Aryknorpel nach medial verdrängt und sieht eine leichte Aufweitung des Raumes zwischen Ringknorpel und Schildknorpel (Abb. **17**). Wenn der Tumor infraglottisch zwischen Krikoid und Schildknorpel wächst, gewinnt er Zugang zum Weichteilgewebe des Halses und muß als T_4-Läsion klassifiziert werden (MANCUSO u. HANAFEE 1982, LENZ u. Mitarb. 1983).

Transglottische Tumoren

Sie sind als Tumoren definiert, die über den Ventriculus laryngis hinwegwachsen und mindestens zwei der drei Regionen des Larynx, der Subglottis und der Supraglottis infiltrieren. In der Regel liegt eine Stimmlippenfixation vor. Die transglottische Ausdehnung kann hierbei über die Schleimhaut oder aber submukös in tieferen Schichten erfolgen. Meist liegt eine kombinierte Ausdehnung vor. Die klinischen Untersuchungen einschließlich Laryngoskopie führen meistens zu

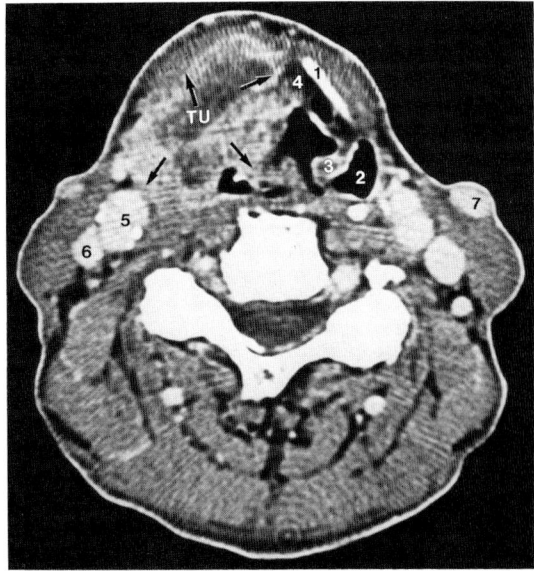

Abb. **18** Transglottisches, exazerbiertes Larynxkarzinom (TU) mit zentraler Nekrose, Destruktion des Schildknorpels und Invasion des Hypopharynx sowie der ventralen Halsweichteile
1 = Schildknorpel   5 = A. carotis communis
2 = Sinus piriformis   6 = V. jugularis interna
3 = aryepiglottische Falte   7 = V. jugularis externa
4 = präepiglottischer Raum

einem Understaging solcher Tumoren, da tiefe Infiltrationen nicht erkannt werden. Transglottische Tumoren haben ebenfalls eine höhere Inzidenz von Schildknorpelinvasionen und okkulten, extralaryngealen Ausdehnungen durch den krikothyroidalen Spalt. Die CT ist hier in der Lage, das richtige Tumorstadium zu definieren, so daß diese Patienten durch eine totale Laryngektomie mit Neck dissection, kombiniert mit einer perkutanen Strahlentherapie, behandelt werden können (Abb. **18**) (MANCUSO u. HANAFEE 1982, LENZ u. Mitarb. 1983).

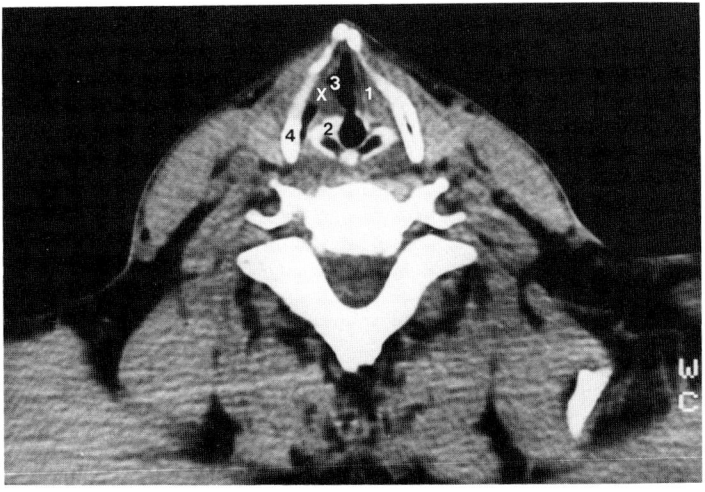

Abb. **19** Stimmbandparese rechts wegen Rekurrensparalyse. Typisches atonisches Stimmband in Paramedianstellung (Aufnahme unter E-Phonation)
X = paretisches Stimmband
1 = adduziertes, gesundes Stimmband
2 = Aryknorpel mit Processus vocalis
3 = Ventriculus laryngis (auf der paretischen Seite gut sichtbar)
4 = Schildknorpel

Larynxtraumen

Besser als durch Larynxtomographie, Xeroradiographie oder konventionelle Weichteilaufnahmen kann die CT Distorsionen, Subluxationen und Frakturen im Bereich des Larynxskeletts nachweisen. Hierbei ist immer die individuell unterschiedliche Kalzifizierung der einzelnen Skelettanteile zu beachten, die eine Beurteilung insbesondere bei Frauen und im Jugendalter erschwert. Frakturen ohne Dislokationen lassen sich hier häufig nur bei spezieller Fenstereinstellung als minimale Fissurlinien abgrenzen. In Ergänzung zur Laryngoskopie gelingt es der CT problemlos, submuköse Blutungen oder ödematöse Verschwellungen abzugrenzen. Die Darstellung im axialen Querschnitt erlaubt zudem, die Beziehung der einzelnen Larynxskelettelemente zueinander zu definieren und somit Luxationen oder Subluxationen frühzeitig aufzudecken (MANCUSO u. Mitarb. 1979, 1982).

Wertung

Mit Verbesserung der Bildqualität durch die Entwicklung der Geräte der dritten Generation ist die CT im Bereich des Hypopharynx und Larynx zu einem zuverlässigen diagnostischen Instrument geworden. Während die Laryngoskopie als wichtigste klinische Methode Aufschluß über die Mukosaoberfläche gibt und über die Gewebebiopsie die Diagnose sichert, bringt die CT als komplementäres Untersuchungsverfahren die klinisch relevanten Informationen über die stratigraphische Infiltration von tumorösen Veränderungen in die Tiefe und ihre Beziehung zu wichtigen anatomischen Strukturen. Beide Methoden zusammen ermöglichen somit eine genaue Festlegung von Tumorlokalisation, Stadium und Ausbreitung, die erforderlich ist, um das Konzept für eine stadiengerechte Therapie festzulegen. Die CT ist hier allen anderen radiologischen Methoden und auch der Sonographie überlegen und muß als integraler Bestandteil einer modernen, sorgfältigen Diagnostik gesehen werden.

Pathologie der Halsgefäßscheide und der Lymphknotenstationen

Allgemeines (Abb. 20)

Die Kenntnis der regionären Lymphknotenmetastasierung (N-Staging) ist für die Wahl der Therapie und für die Prognose des Patienten ebenso bedeutsam wie die exakte Beurteilung des Primärtumors (T-Staging).

Die Häufigkeit zervikaler Lymphknotenmetastasen bei Primärtumorsitz im Larynx, Mundboden, oraler Zunge, Trigonum retromolare, vorderem Gaumenbogen und weichem Gaumen steigt in Abhängigkeit von der Primärtumorgröße steil an. Gleiches gilt für die Inzidenz multipler unilateraler, bilateraler und/oder fixierter Lymphknotenmetastasen. Demgegenüber ist die Inzidenz von Lymphknotenmetastasen bei Primärtumorsitz in der Tonsillenregion, des Zungengrundes, des Hypopharynx und des supraglottischen Larynx nicht mit der Tumorgröße korreliert, was auf die Aggressivität der Malignome dieser Region hindeutet (LINDBERG 1972).

Mehrere Autoren verglichen die Inzidenz positiver Lymphknoten im Neck-dissection-Präparat mit dem prätherapeutischen Palpationsbefund (LYALL u. SCHETLIN 1958, KREMEN 1967, LINDBERG 1972, KALNINS u. Mitarb. 1977, CACHIN u. Mitarb. 1979, MILLION u. Mitarb. 1982). Nach diesen Untersuchungen liegt der Anteil nicht palpierter Lymphknotenmetastasen beim Zungengrundkarzinom bei 22%, bei supraglottischen Tumoren bei 16%, bei Zungentumoren bei 25 bis 54%, bei Mundbodenkarzinomen bei 40–50%, bei Hypopharynxkarzinomen bei 38% und bei Epipharynxkarzinomen sogar bei 66%. Diese Zahlen demonstrieren eindrucksvoll, daß auch bei großer Sorgfalt die Palpation im wesentlichen orientierenden Charakter besitzt. Insbesondere die in der Tiefe der Halsweichteile unter dem M. sternoclei-

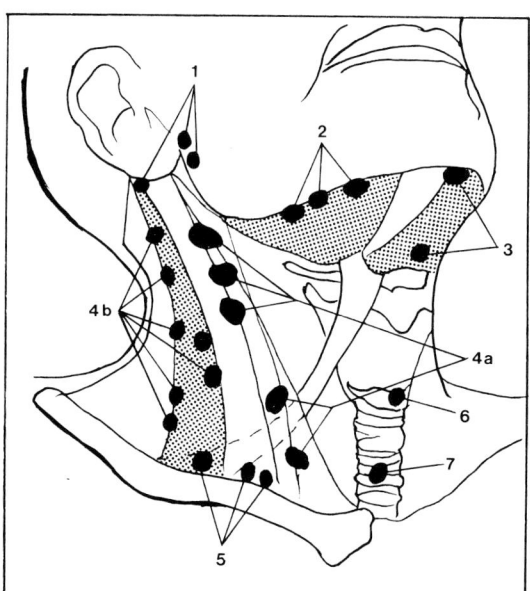

Abb. **20** Lymphknotenstationen des Kopf-Hals-Gebietes (aus *M. Lenz* u. Mitarb.: Röntgenpraxis 36 [1983] 333)

1 = N. l. parotidei et retroauriculares
2 = N. l. submandibulares
3 = N. l. submentales
4a = N. l. cervicales – jugulare Gruppe
4b = N. l. cervicales – posteriore Gruppe
5 = N. l. supraclaviculares
6 = N. l. praelaryngeus
7 = N. l. tracheales

domastoideus gelegenen Lymphknoten sind oft nicht palpabel, ebenso die unterhalb der Schädelbasis gelegenen Lymphknoten und die der oberen jugularen Gruppe. Andererseits können die lateralen Fortsätze der Halswirbelkörper C1 und C2, die seitlichen Fortsätze des Zungenbeines und der untere Teil der Glandula parotis vergrößerte Lymphknoten vortäuschen. Diese Erfahrungen haben dazu geführt, daß bei bestimmten Primärtumoren auch bei palpatorisch nicht nachweisbaren Lymphknotenmetastasen die Halsregion in das Behandlungskonzept integriert wird, entweder in Form einer perkutanen Megavoltbestrahlung mit Herddosen von 40–60 Gy oder/und in Form einer Neck dissection (KREMEN 1967, BOCCA u. PIGNATARO 1967, BARKLEY u. FLETCHER 1972, BEAHRS 1977, BOHNDORF 1980, FLETCHER 1980, BARTELINK u. Mitarb. 1983).

Pathologie der Lymphknoten

Für die sorgfältige Untersuchung und die detaillierte Beurteilung der Binnenstruktur von Lymphknoten ist die intravenöse Kontrastmittelgabe unbedingte Voraussetzung. Die besten Ergebnisse werden durch die Bolusgabe unter gleichzeitiger schneller Schichtung einer Ebene („Angio-CT") erzielt oder durch die rasche Untersuchung des interessierenden Gebietes unter intermittierender Bolusinjektion. In der Routine hat sich die initiale Gabe eines Kontrastmittelbolus (50 ml) mit nachfolgender schneller Infusion (150 ml) bewährt (LENZ u. Mitarb. 1983).

Bei Anwendung dieser Untersuchungstechnik lassen über 90% aller metastatisch befallenen Lymphknoten des Plattenepithelkarzinoms eine vollständige oder partielle zentrale Hypodensität

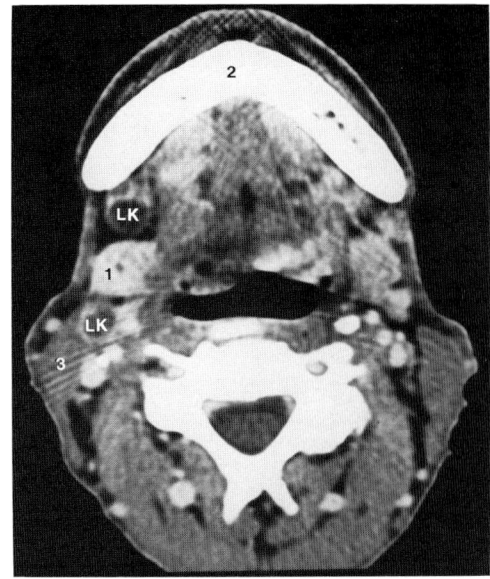

Abb. 21 Typische Lymphknotenmetastasen bei Plattenepithelkarzinom. Hier Lymphknotenmetastasen (LK) bei Mundbodenkarzinom im Bereich der submandibulären und jugulodigastrischen LK-Gruppe. Sie zeigen nach intravenöser Kontrastmittelgabe eine zentrale Hypodensität bei peripherem Enhancement
1 = Glandula submandibularis
2 = Mandibula
3 = M. sternocleidomastoideus

bei ringförmigem, peripherem Kontrastmittel-Enhancement erkennen (Abb. 21). Auch Metastasen des malignen Melanoms zeigen dieses Phänomen (BÄHREN u. Mitarb. 1982, 1983, LENZ u. Mitarb. 1983). Demgegenüber sind befallene Lymphknoten bei Patienten mit malignen, systemischen Lymphknotenerkrankungen wie Morbus Hodg-

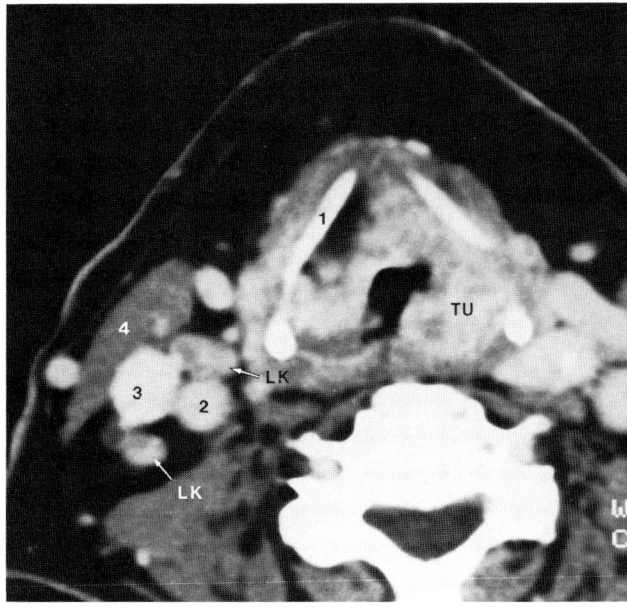

Abb. 22 Nicht palpable Lymphknotenmetastasen (LK) bei Epiglottiskarzinom (TU) (Durchmesser 10 und 6 mm)
1 = Schildknorpel
2 = A. carotis communis
3 = V. jugularis interna
4 = M. sternocleidomastoideus

LK = Lymphknotenmetastasen mit Inhomogenitäten nach Kontrastmittelgabe. Differentialdiagnose: kleine fettige Degeneration (s. Abb. 1 d)

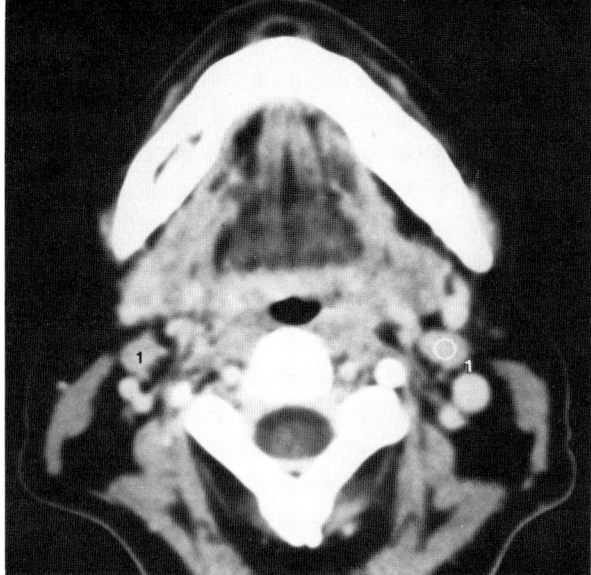
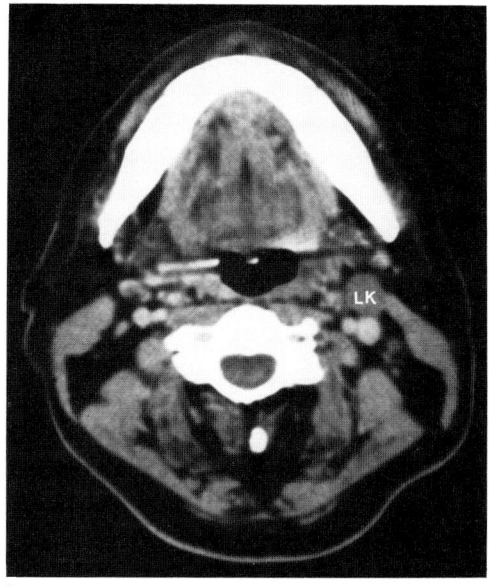

a

b

Abb. **23a** u. **b** Differentialdiagnose M. digastricus –
Lymphknotenmetastase
a Normalanatomie in Höhe des Mundbodens: Der
hier beiderseits kräftig ausgebildete Venter posterior
des M. digastricus darf nicht mit einer LK-Metastase
der jugulodigastrischen LK-Gruppe verwechselt werden

b Lymphknotenmetastase bei Schmincke-Tumor des
Epipharynx: Nicht palpable LK-Metastase (LK) der jugulodigastrischen Gruppe
1 = M. digastricus – Venter posterior

kin und Non-Hodgkin-Lymphom meist homogen
und zeigen ein verzögertes Enhancement (s. Abb.
7 und **27a**), während vergrößerte entzündliche
Lymphknoten infolge ihrer gesteigerten Perfusion
bei homogener Strukturierung einen starken,
schnellen Dichteanstieg aufweisen.
Metastasensuspekt sind Lymphknoten mit einem
computertomographischen Querdurchmesser von
15 mm und mehr bei entsprechender Tumoranamnese (Abb. **21**), Lymphknoten mit einem
Durchmesser unter 15 mm, wenn sie nach intravenöser Kontrastmittelgabe Inhomogenitäten
bzw. eine zentrale Hypodensität mit relativem
Rand- Enhancement erkennen lassen (Abb. **22**),
wenn mehr als drei Lymphknoten mit einem
Durchmesser von 10 bis 15 mm in einer typischen

Region eng zusammenliegen und wenn typische
Lymphknotenregionen durch nicht definierbare
Massen obliteriert sind (s. Abb. **6** und **7**) (Tab. **3**)
(MILLER u. NORMAN 1979, BÄHREN u. Mitarb.
1982, 1983, MANCUSO u. Mitarb. 1983, LENZ u.
Mitarb. 1983).
Zu falsch-positiver Einschätzung kann es kom-
men, wenn geringe, meist durch Fetteinlagerun-
gen bedingte Inhomogenitäten als beginnende
zentrale Nekrose fehlgedeutet werden (s. Abb. **1d**)
(MANCUSO u. Mitarb. 1983).
Keinesfalls darf der runde oder ovaläre Anschnitt des
Venter posterior des M. digastricus als Lymphknotenmetastase der oberen jugulodigastrischen Lymphknotengruppe fehlgedeutet werden (Abb. **23**) (LENZ u. Mitarb. 1983).
Palpatorisch kann es insbesondere dann zur falsch-posi-
tiven Bewertung kommen, wenn bei lateral gelegenem
Primärtumor eine ausgedehnte Infiltration von para-
pharyngealem und paralaryngealem Weichteilgewebe
vorliegt oder wenn bei Mundboden-Zungengrund-Kar-
zinomen eine chronisch gestaute Glandula submandibularis als fixierter zervikaler Lymphknoten gewertet
wird. Diese Verhältnisse sind durch die CT problemlos
aufzuklären (s. Abb. **3b**) (BÄHREN u. Mitarb. 1982,
1983, LENZ u. Mitarb. 1983).

Die Prognose des Patienten wird deutlich
schlechter, wenn die Lymphknotenmetastase die
Kapsel des Lymphknotens durchbricht, d. h.,
wenn ein extranodales Wachstum vorliegt. Die
CT kann die extranodale Ausdehnung der Tu-

Tabelle **3** CT-Leitsymptome für Lymphknotenmetastasen

Lymphknoten größer 15 mm bei Tumoranamnese
Lymphknoten auch kleiner als 15 mm bei Inhomo-
genität
Lymphknoten mit zentraler Hypodensität und
peripherem Enhancement
Mehr als drei zusammenliegende Lymphknoten einer
Größe von 10–15 mm
Obliteration typischer Lymphknotenorte durch
undefinierbare Massen

morinfiltration durch einen Randschärfeverlust der vergrößerten Lymphknoten nachweisen (Abb. **24a** u. **b**). Die Metastase ist dann durch primäre Strahlentherapie allein nicht kurativ zu behandeln. Wenn extranodale Ausdehnungen einen Geweberaum obliterieren, ist eine Fixation an die umliegenden Strukturen wie an die A. carotis, die V. jugularis interna, die Skalenusmuskulatur und den M. sternocleidomastoideus anzunehmen. Die Entscheidung, ob eine Lymphknotenfilia z.B. die A. carotis imprimiert oder ob sie adhärent oder sogar fixiert ist, kann wegen des Teilvolumeneffekts nicht immer sicher getroffen werden. Ist der Lymphknoten insgesamt als solcher abgrenzbar, ist eine Fixation eher unwahrscheinlich (MANCUSO u. HANAFEE 1982).

Differentialdiagnostisch müssen vaskuläre Erkrankungen wie das Karotisaneurysma (Abb. **26a** u. **b**) und mediale und laterale Halszysten (s. Abb. **36** und **37**) ausgeschlossen werden, wobei nekrotisch zerfallende Lymphknotenmetastasen zystischen Charakter haben können (Abb. **25**). Ebenso sind zervikale Manifestationen maligner Systemerkrankungen (s. Abb. **7** und **27a, b**), Glomustumoren (s. Abb. **40**) und Paragangliome zu differenzieren (Tab. **4**).

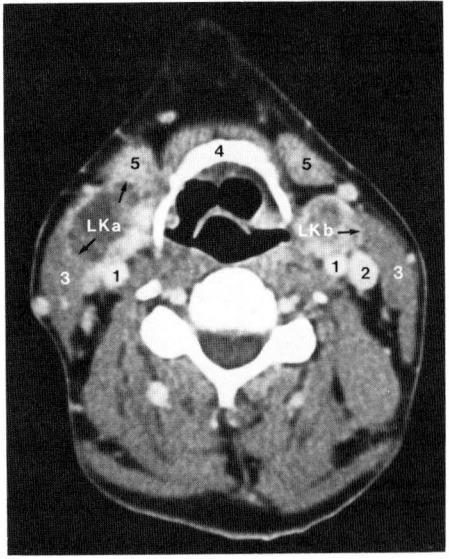

Abb. **24**   Lymphknotenmetastasen bei Hypopharynxkarzinom. Rechts fixierte Lymphknotenmetastase mit Infiltration von Glandula submandibularis und M. sternocleidomastoideus sowie Obliteration der V. jugularis interna (LKa). Links extranodales Wachstum ohne Fixation aber mit Adhärenz am M. sternocleidomastoideus (LKb)

1 = A. carotis communis   4 = Zungenbein
2 = V. jugularis interna   5 = Glandula submandibularis
3 = M. sternocleidomastoideus

Tabelle 4   Differentialdiagnosen zu Lymphknotenmetastasen

Normal großer, blander Lymphknoten
Entzündlich vergrößerter Lymphknoten
Sinushistiozytose im Rahmen des Tumorgeschehens
Gefäßprozeß (deshalb Kontrastmittel geben!)
Halszysten
Primäre Halstumoren
Manifestationen von Systemerkrankungen

Bei Beachtung der Lokalisation, der Ausdehnung, der Begrenzung und vor allem der Feinstrukturierung nach Kontrastmittelgabe ist eine Differenzierung computertomographisch in der Regel gut möglich (LENZ u. Mitarb. 1983).

Wertung

Vergleichende Analysen von klinischen Palpationsbefunden, CT-Ergebnissen und pathologisch-histologischer Aufarbeitung der korrelierten Operationspräparate haben gezeigt, daß die prospektiven CT-Befunde in 95% der Fälle bei größeren Metastasen und in über 85% der Fälle bei kleineren Metastasen richtig waren, während nur in 54% palpatorisch ein korrekter Befund erhoben wurde. Gerade in der Differenzierung der Kategorie N_0/N_1 und N_1/N_2 mit den daraus resultierenden therapeutischen Konsequenzen ist die CT eine den Patienten wenig belastende und bei standardisierter, subtiler Untersuchungstechnik treffsichere Methode, die als Verfahren der ersten Wahl dem Palpationsbefund eindeutig überlegen ist. Insbesondere kleinere, unter dem M. sternocleidomastoideus verborgene Lymphknotenmetastasen oder retropharyngeale Lymphknoten, die

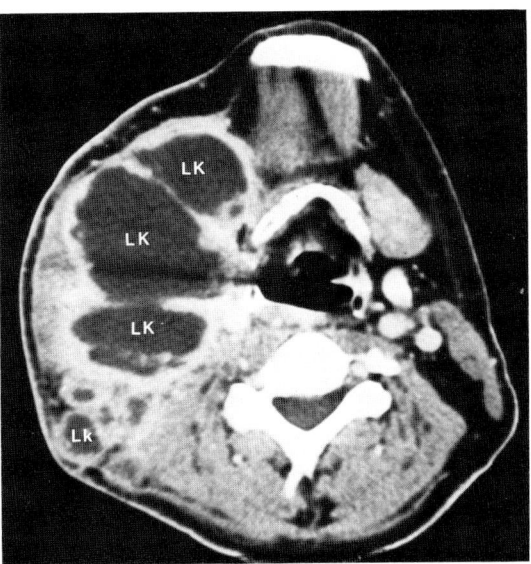

Abb. **25**   Zystisch eingeschmolzene Lymphknotenmetastase (LK) bei Zungenkarzinom. Differentialdiagnosen: mediale oder laterale Halszysten (s. Abb. **36** und **37**); groß ausgebildete V. jugularis interna (s. Abb. **38**)

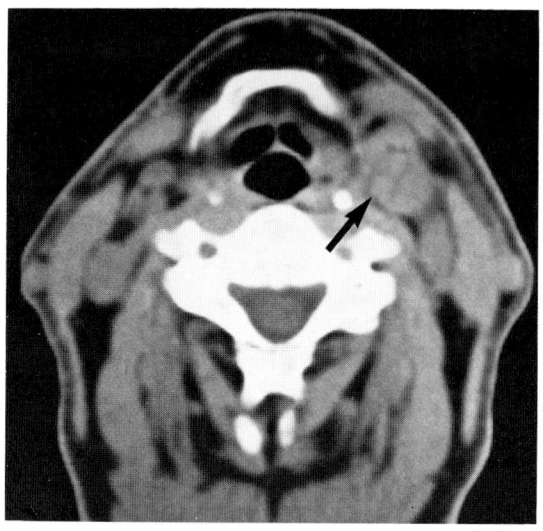
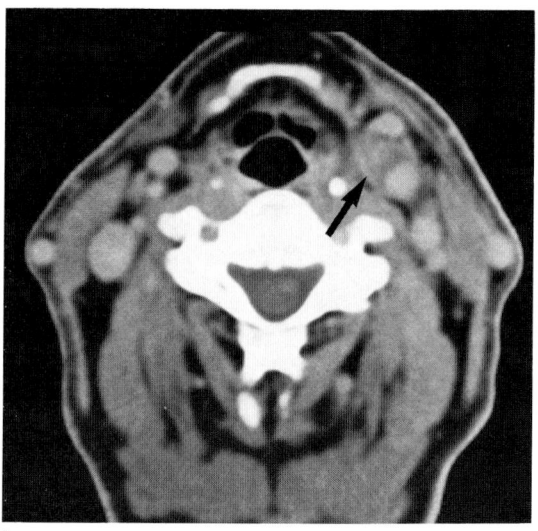

a

b

Abb. **26** Differentialdiagnose Karotisaneurysma-Lymph-knotenmetastase
a Unklare, 20 mm große Raumforderung in der linken Halsgefäßscheide (Pfeil)

b Nach intravenöser Kontrastmittelgabe zeigt sich das Aneurysma in der Karotisgabel (Pfeil)

der Palpation in keinem Fall zugänglich sind, werden mit großer Treffsicherheit durch die CT nachgewiesen. Durch das Kriterium „zentrale Hypodensität mit peripherem Kontrastmittel-Enhancement" und durch dynamische Kontrastmitteluntersuchungen ist in gewissem Umfang eine Dignitätsunterscheidung zwischen entzündlich vergrößertem Lymphknoten, Plattenepithelkarzinommetastase und Lymphknotenbefall bei malignen Systemerkrankungen möglich (Abb. **27a** u. **b**). Die differentialdiagnostische Abgrenzung von Metastasen gegenüber vaskulären Prozessen und Zysten gelingt sicher (Abb. **26a, b, 36** und **37**) (Bähren u. Mitarb. 1983, Mancuso u. Mitarb. 1983, Lenz u. Mitarb. 1983).

Sonographie der Halsregion

Mit zunehmender Erfahrung und verbesserten Geräten gewinnt auch die Sonographie beim Auffinden von Lymphknotenmetastasen und bei der Abklärung anderer raumfordernder Prozesse im Halsbereich an Bedeutung (Abb. **28a** u. **b**). Hierbei haben sich „Real-time-Geräte" mit nahfeldfokussierten Schallköpfen von 5–10 MHz bewährt, wobei zur Untersuchung hautnaher Bereiche die Verwendung von Wasservorlaufstrecken sinnvoll ist.

Die sonographische Untersuchung der Halsweichteile ist für den Unerfahrenen schwierig und in hohem Maße an die exakte Kenntnis der topographischen Halsanatomie und an ein gutes räumliches Vorstellungsvermögen gebunden, da anders als bei der Computertomographie die Untersuchung in verschiedenen Richtungen und

Ebenen variabel durchgeführt wird und feste Orientierungspunkte nicht immer gegeben sind.

Zur Beurteilung von Raumforderungen sind die Echostruktur, die Schalleitung, die Begrenzung und Form der Läsionen, die Beurteilung von dorsalen Schallschatten bzw. Echoverstärkungen und die Tangentialeffekte wichtig. Die Beurteilung pathologischer Strukturen darf sich jedoch nicht allein auf diese rein echographischen Kriterien gründen, sondern sollte immer auch den klinischen Untersuchungsbefund miteinbeziehen, um die Dynamik einer real-time-sonographischen Untersuchung zu nutzen. Der Nachweis eines positiven Ballottements und einer Kompressibilität sind zusammen mit echofreier Struktur und guter Schalleitung bei scharfer Begrenzung zur Umgebung und Rückwandverstärkung beweisend für Zysten. Solide Strukturen hingegen sind nicht kompressibel, haben Strukturechos und je nach Größe einen dorsalen Schallschatten.

Eine Beschreibung der Technik, des Untersuchungsablaufes und die speziellen differentialdiagnostischen Aussagemöglichkeiten der Sonographie sollen hier nicht im Detail abgehandelt werden. Einen guten Überblick bietet die Monographie von W. J. Mann 1984 (sowie Gooding u. Mitarb. 1977, Sarti u. Sample 1980, Kuhn u. Mitarb. 1983).

Die Sonographie ist eine jederzeit und überall durchführbare Untersuchung, die den Patienten kaum belästigt und keine Strahlenexposition mit sich bringt. Sie erlaubt eine sichere Differenzierung zwischen zystisch, solide und kalkreich und ist im Auffinden von Lymphknoten der Palpation

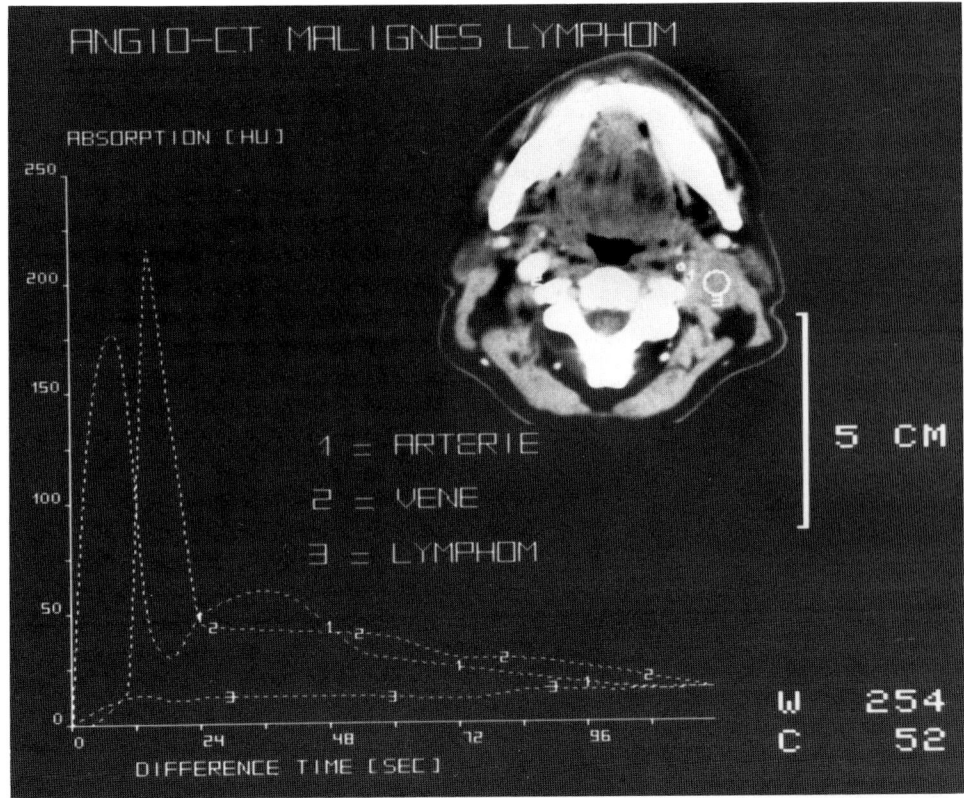

a

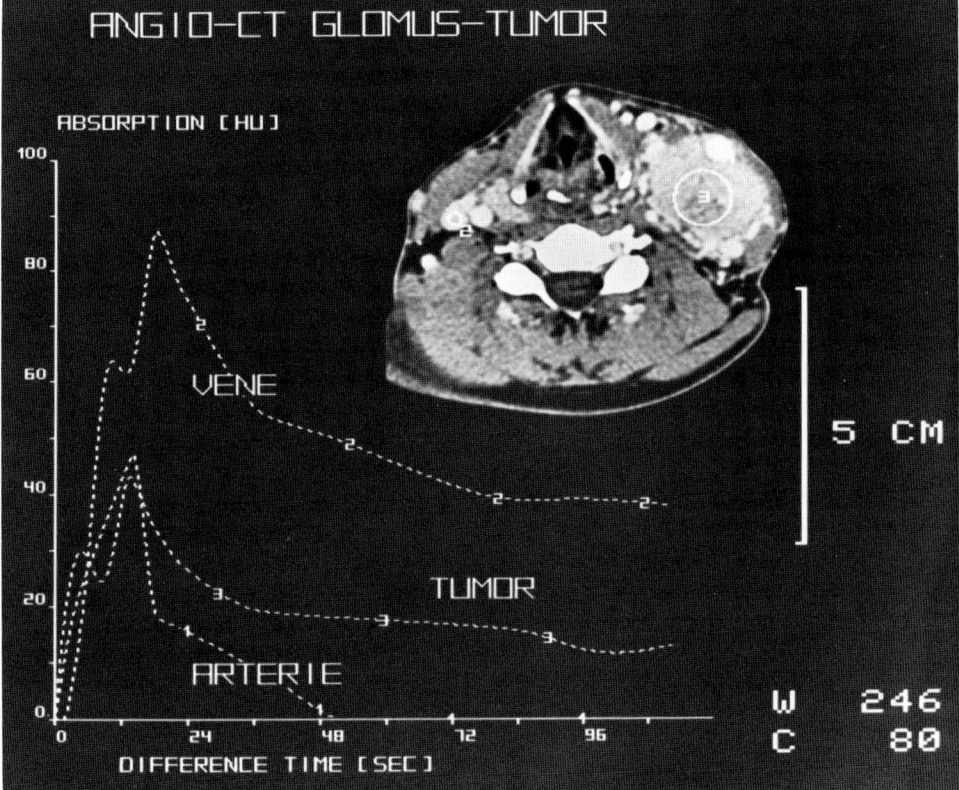

b

Abb. 27   Angio-CT bei unklaren Prozessen im Bereich der Halsgefäßscheide
a   Malignes Non-Hodgkin-Lymphom: Homogene Binnenstruktur der Raumforderung mit langsamer, schwacher Kontrastmittelanreicherung
b   Glomustumor: Rascher, gefäßartiger Dichteanstieg mit schneller Auswaschung; multiple arteriovenöse Gefäßshunts

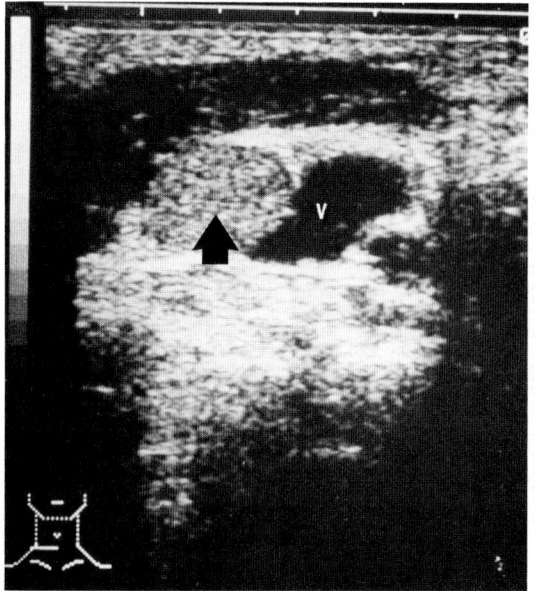
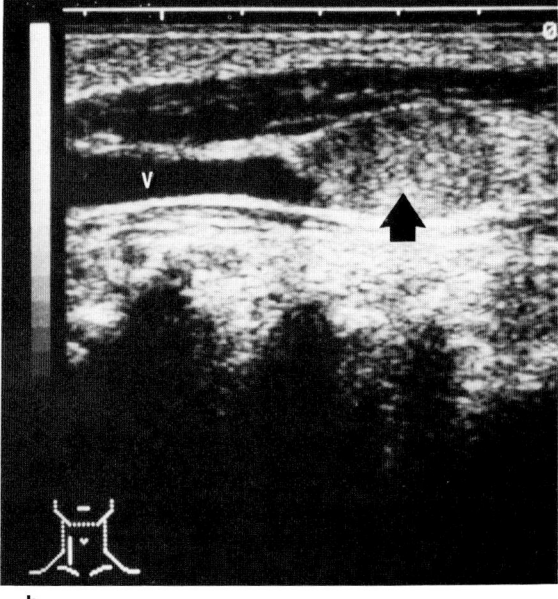

a

b

Abb. 28a u. b   Lymphknotenmetastase: Sonographie bei Tastbefund an rechter Halsseite
a   Transversalschnitt
b   Longitudinalschnitt entlang der V. jugularis interna (V) bei Zustand nach totaler Thyreoidektomie

Die Vene infiltrierender, gut abgrenzbarer und echogleicher Lymphknoten (Pfeil). Histologie: Lymphknotenmetastase eines papillären Schilddrüsenkarzinoms

überlegen, der CT jedoch bislang unterlegen. In jedem Fall ist die Sonographie in der Sicherheit ihrer Aussagen unmittelbar mit der Sorgfalt und der Erfahrung des Untersuchers verknüpft, wobei die Dokumentation des Befundes aufgrund der variablen und willkürlich zu wählenden Schichtführung schwierig sein kann. Die Wahl der Frequenz bestimmt die Eindringtiefe bzw. das Auflösungsvermögen, wobei knöcherne Strukturen (Zungenbein, Schildknorpel, Kieferknochen und Wirbelsäule) sowie lufthaltige Räume der Ultraschalluntersuchung natürliche Grenzen setzen, so daß eine Beurteilung endolaryngealer, retrolaryngealer und hypopharyngealer Strukturen nicht möglich ist.

Erkrankungen der Schilddrüse und der Nebenschilddrüsen

Erkrankungen der Schilddrüse

Es gibt kaum ein Organ vergleichbarer Größe im menschlichen Körper, dessen Pathophysiologie und Pathomorphologie so gründlich untersucht ist und das so vielfältige diagnostische Zugriffsmöglichkeiten zuläßt, wie die Schilddrüse. Dies liegt daran, daß Erkrankungen der Schilddrüse sehr häufig mit Hormon-Dysregulationen verbunden sind, die ihrerseits meist unmißverständ-

liche klinische Symptome verursachen und laborchemisch gut nachweisbar sind. Zudem gehen Erkrankungen der Schilddrüse oft mit einer Volumen- und Strukturveränderung einher, die bei dem oberflächlich im ventralen unteren Hals gelegenen Organ bereits durch Inspektion und Palpation, besser noch durch die Sonographie diagnostisch beurteilbar sind. Die Sonographie ermöglicht zudem durch gezielte Punktion die Gewinnung zytologischen Materials. Nicht zuletzt erlaubt die definierte Jodstoffwechselaktivität dieses endokrinen Organs eine Funktionsdiagnostik in Form der Technetium- oder Jodszintigraphie. Die CT zählt nicht zu den Methoden der Wahl bei Schilddrüsenerkrankungen und kommt nur bei gezielten Fragestellungen zum Einsatz.

Die endokrinologische, nuklearmedizinische und sonographische Literatur über die Diagnostik von Schilddrüsenerkrankungen ist sehr umfangreich und ausführlich. Hier soll lediglich auf die sogenannte „strahleneinsparende Schilddrüsendiagnostik" und auf die Sonderrolle der Sonographie hingewiesen werden.

Diagnostik von Schilddrüsenerkrankungen

Bereits die Anamnese und der allgemeine klinische Befund geben erste Hinweise auf eine euthyreote, hyperthyreote oder hypothyreote Stoffwechsellage. Die *In-vitro-Diagnostik der Schild-*

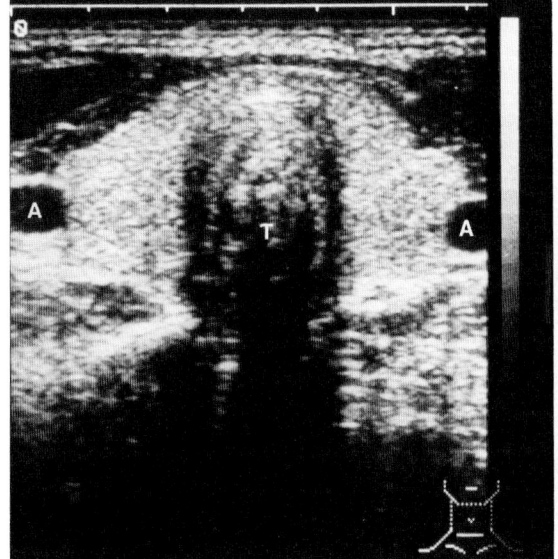 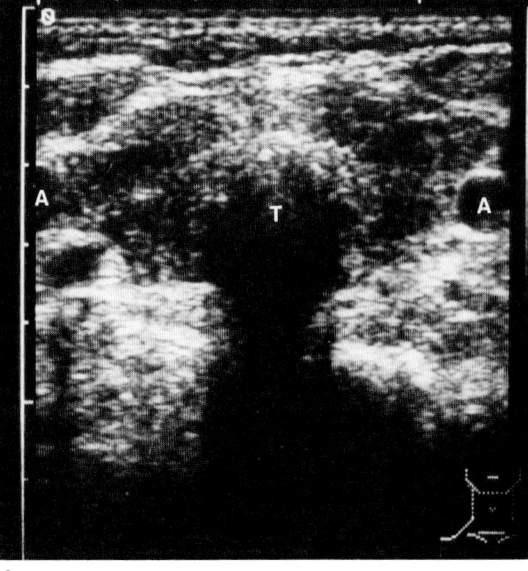

a

b

Abb. **29a** u. **b** Transversalschnitt
a einer normalen Schilddrüse
b einer Schilddrüsenentzündung mit diffus echoar-
mem Reflexmuster bei weitgehend aufgehobener Folli-

kelstruktur. Ein Befund wie er bei florider Immunhyper-
thyreose, chronisch lymphozytärer Thyreoiditis Hashi-
moto, Thyreoiditis de Quervain u. a. beobachtet wird
A = A. carotis   T = Trachea

drüsenhormone einschließlich TSH-Bestimmung
und TRH-Test sichern die klinisch erhobenen Befunde ab. Der Palpationsbefund erlaubt die weitere Einteilung in die weiche blande, oft juvenile
Struma diffusa und die Schwangerschaftsstruma,
in die spontan schmerzhafte und umschrieben
druckempfindliche entzündliche Struma und die
diffus knotige Struma (Struma diffusa et multinodosa regressiva). Als seltene Sonderform der
Schilddrüsenentzündung soll die eisenharte Struma Riedel Erwähnung finden. Besonderes Interesse verdienen die sogenannten solitären Knoten,
die in einer Häufigkeit von ca. 5% maligne entartet sind.
Mit zunehmender Erfahrung und Entwicklung
moderner Real-time-Geräte ist die *Sonographie*
der Schilddrüse zu einem sehr zuverlässigen Verfahren entwickelt worden (Abb. **29a** u. **b**) und ist
heute vor oder sogar anstelle der Szintigraphie
die Methode der ersten Wahl (BLUM u. Mitarb.
1972, JELLINS u. Mitarb. 1975, SACKLER u. Mitarb.
1981, MÜLLER u. Mitarb. 1981, MANN 1984). Die
blande Struma diffusa und die Schwangerschaftsstruma zeigen sonographisch eine homogene,
echonormale Schilddrüsenvergrößerung, während die Thyreoditis und die Hyperthyreose fast
immer echoarm oder ganz echofrei zur Darstellung kommen (Abb. **29b**). Auf die Szintigraphie
kann hier in den meisten Fällen verzichtet werden. Dasselbe gilt für die echofreien oder fast
echofreien Solitärknoten, die als nächster Schritt

durch eine gezielte Feinnadelpunktion als Zyste,
Kolloidzyste, fokale Thyreoditis oder aber als
Lymphominfiltrate zu identifizieren sind. Unentbehrlich ist die Szintigraphie bei der Beurteilung
von echoarmen, echonormalen und echointensi-
ven Solitärknoten (Abb. **30a–d**). Bei szintigraphisch kalten Knoten muß hier durch eine gezielte Feinnadelpunktion zwischen einem inaktiven
oder degenerativ veränderten Adenom und einem Karzinom differenziert werden. Bei aktiven
Solitärknoten handelt es sich entweder um ein
autonomes Adenom (im Szintigramm keine Sup-
pression möglich) (Abb. **30a–d**) oder um eine
Asymmetrie der Schilddrüse. Die Szintigraphie
bleibt vor der Sonographie die Methode der Wahl
bei der Struma diffusa et multinodosa regressiva.
Halsweichteilaufnahmen in den verschiedenen
Projektionen, eventuell mit Bariumbreischluck,
dienen zur Dokumentation der raumfordernden
Wirkung von Schilddrüsenvergrößerungen gegenüber Ösophagus und Trachea und erlauben meist
eine Abgrenzung retrosternaler Strumaanteile.
Die *Computertomographie* ist reserviert für die
Erforschung der lokalen Ausdehnung von malignen Schilddrüsenveränderungen vor dem chirurgischen Eingriff. Sie zeigt die Lokalisation, Ausdehnung und Infiltration des Tumors, deckt die
Beziehung des Tumors zu den großen Gefäßen
auf und kann besser als jede andere Methode eine tumoröse Invasion in die knorpligen Anteile
des Larynxskeletts nachweisen (Abb. **31** und **32**).

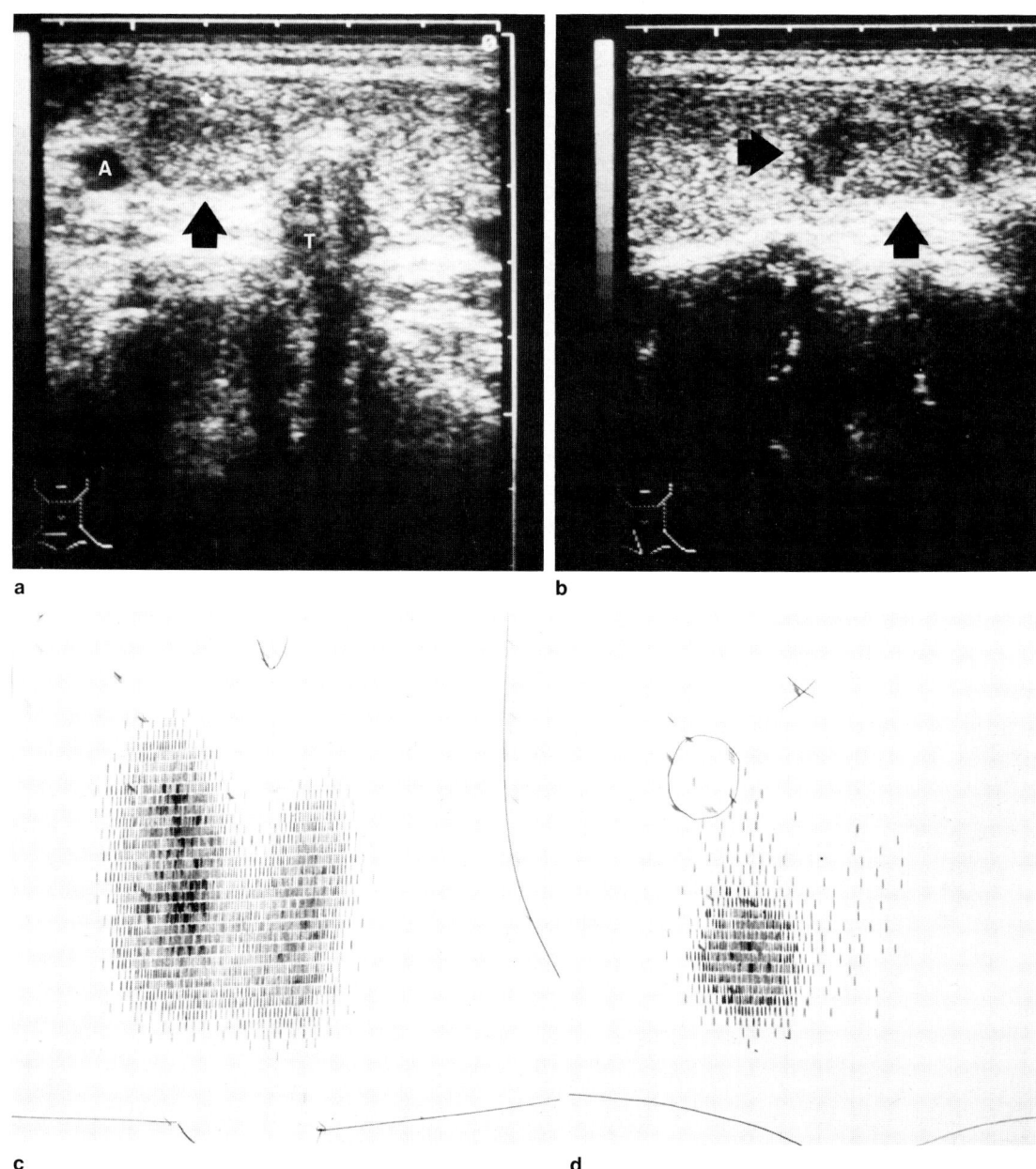

Abb. 30a–d   Autonomes Adenom der Schilddrüse. **a** u. **b** Sonographie, **a** Transversalschnitt, **b** Longitudinalschnitt. Teils echoarme, teils echogleiche solide Raumforderung rechts paratracheal (Pfeile)

Im Szintigramm (**c** u. **d**) wird erst unter Suppressionsbedingungen (**d**) eine autonome Region sichtbar
A = A. carotis   T = Trachea

Keinesfalls ist die CT die Methode der Wahl bei Schilddrüsenerkrankungen (MANCUSO u. HANAFEE 1982).

Erkrankungen der Nebenschilddrüsen

Die *Sonographie* ist besonders geeignet zur Lokalisation von Nebenschilddrüsenadenomen bei primärem Hyperparathyreoidismus. Sie ist speziell dann wertvoll, wenn präoperativ eine Lokalisation des Adenoms durchzuführen und durch Biopsie das Ergebnis zu sichern ist (DOPPMAN u.

Mitarb. 1983). Dies würde die Operation auf eine Seite des Halses festlegen. Jede Methode der präoperativen Lokalisation ist von geringerem Wert, wenn intraoperativ ohnehin alle vier Drüsen freigelegt werden.

Nahezu 80–85% aller orthotop gelegenen Nebenschilddrüsenadenome können sonographisch präoperativ korrekt lokalisiert werden, wenn sie eine Größe von mehr als 5 mm aufweisen. Die Adenome sind gewöhnlich homogen, solide und von echoarmer Struktur (Abb. **33**). Gelegentlich

Abb. 31 Knotige Struma, hier Kolloidzyste (Z) (Zufallsbefund)
1 = Schilddrüse
2 = Trachea
3 = Ösophagus
4 = V. jugularis interna
5 = A. carotis communis
6 = V. subclavia
7 = Lunge

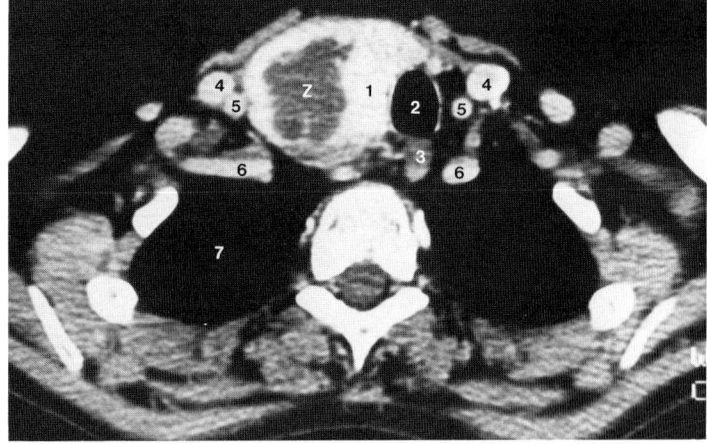

Abb. 32 Rezidiv eines anaplastischen Schilddrüsenkarzinoms (TU) nach Thyreoektomie und perkutaner Strahlentherapie (keine szintigraphische Anreicherung)

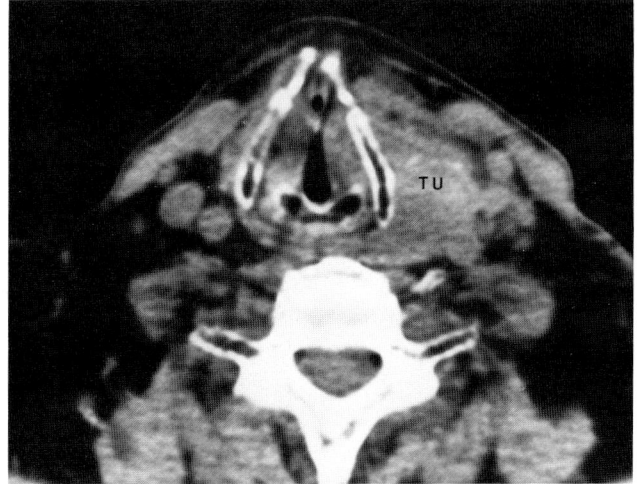

Abb. 33 Sonogramm eines Parathyreoidea-Adenoms
C = A. carotis
M = Haut und Muskulatur
P = Parathyreoidea-Adenom
T = Schilddrüse
Tr = Trachea
V = V. jugularis

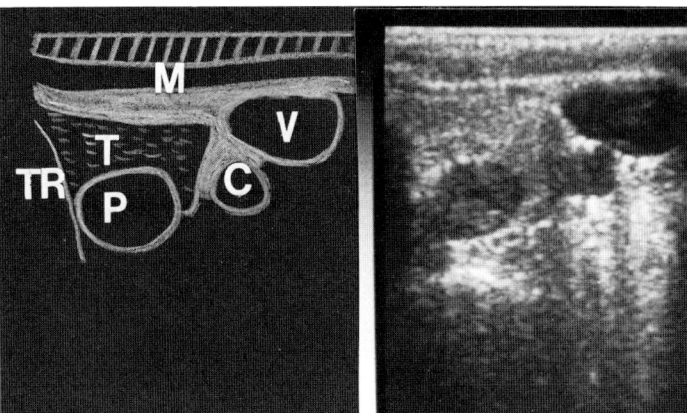

können zystische Areale identifiziert werden. Meistens liegen sie neben dem Ösophagus oder aber neben dem Trachealring und der Schilddrüse. Wenn sie innerhalb der Schilddrüse liegen, können sie sonographisch nicht nachgewiesen werden (SAMPLE u. Mitarb. 1978, SARTI u. SAMPLE 1980).

Die *Computertomographie* ist bei orthotopen Nebenschilddrüsenadenomen der Sonographie unterlegen. Von Wert ist sie jedoch beim Auffinden

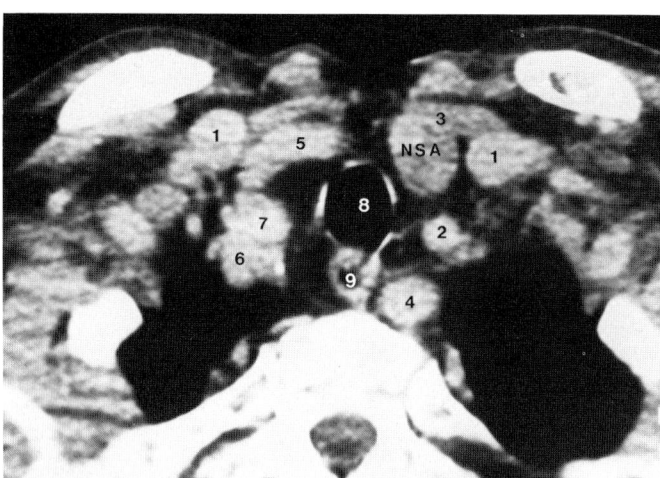

Abb. **34** Ektopes Nebenschilddrüsen-
adenom (NSA) bei primärem Hyperparathyreoidismus
1 = V. jugularis interna
2 = A. carotis communis sinistra
3 = V. subclavia sinistra
4 = A. subclavia sinistra
5 = V. brachiocephalica
6 = V. cava superior
7 = Truncus brachiocephalicus
8 = Trachea
9 = Ösophagus

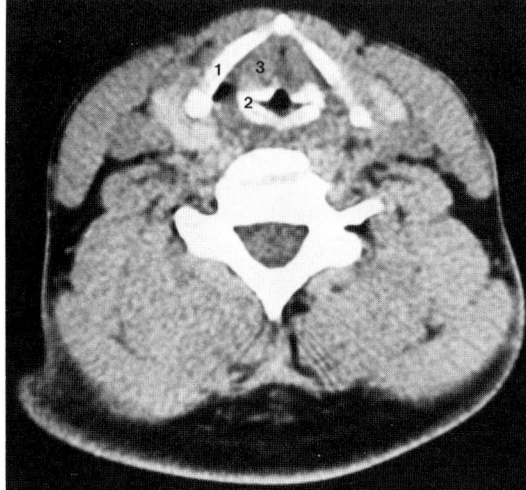

a

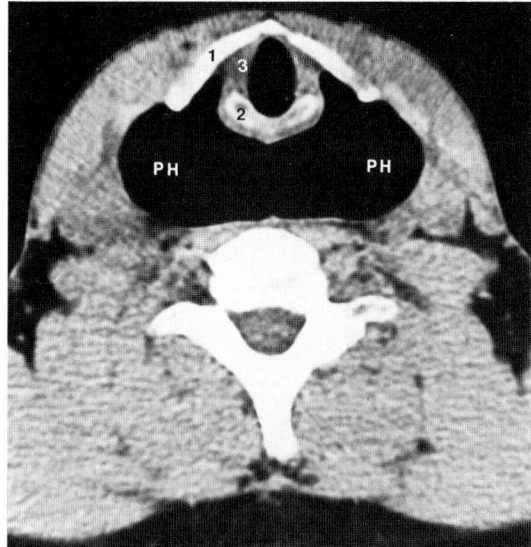

b

Abb. **35a** u. **b**   Beidseitige Pharyngozele (PH) bei einem Berufstrompeter
a Aufnahme in ruhiger Atmung
b Aufnahme unter Valsalva-Preßmanöver
1 = Schildknorpel   2 = Aryknorpel
    (weit aufgespreizt)   3 = Stimmlippe

ektoper, meist im vorderem Mediastinum lokalisierter Nebenschilddrüsenadenome (Abb. **34**)
oder bei postoperativen Rezidiven (MANCUSO u.
HANAFEE 1982).
Andere, invasive Methoden sind die arteriographische Darstellung oder das venöse Sampling
(DOPPMAN 1976, DOPPMAN u. Mitarb. 1983).

Sonstige Raumforderungen im Kopf-Hals-Bereich

Laryngozele, Pharyngozele und Ösophagusdivertikel

Aussackungen und Divertikelbildungen des Ösophagus und Hypopharynx sind relativ häufige
Krankheitsbilder. Seltener sind Divertikel des
Pharynx. Die Ätiologie von Hypopharynx- und
Larynxdivertikeln ist bis heute nicht vollständig
geklärt. Zum Teil handelt es sich sicher um Fehl-
entwicklungen des zweiten oder dritten Kiemen-
bogens; Anamnese, Altersverteilung, Lokalisation
und histologischer Aufbau der eigentlichen Pharyngozele sprechen jedoch für eine erworbene
Genese aufgrund einer Wandschwäche, die insbesondere bei Tauchern und Spielern von Blasin-
strumenten zu finden ist. Pharyngozelen sind
meist luftgefüllt, bei sehr engem Divertikelhals
können jedoch auch Speisereste retiniert werden.
Die radiographische Bewertung von *Pharyngozelen* ist durch Pharyngographie und Ösophagogra-
phie gut möglich. Die CT ist meist nicht indiziert,
zumal eine operative Intervention nur bei großen
Divertikeln und rezidivierenden Entzündungen
anzuraten ist. In jedem Falle muß die Untersuchung unter Valsalva-Preßmanöver durchgeführt
werden, um die Aussackung vollständig zu entfalten (Abb. **35a** u. **b**) (MANCUSO u. HANAFEE 1982).
Unter den *Ösophagusdivertikeln* ist das Zenkersche Divertikel die bekannteste Form. Es kann

computertomographisch als Luft, Flüssigkeit und Detritus enthaltende Struktur abgegrenzt werden, die von der hinteren Pharyngealwand im Bereich des M. cricopharyngeus gesehen wird. Ausgedehnte Zenkersche Divertikel können bis tief in die Faszienschichten des Halses eindringen.

Laryngozelen sind abnorm dilatierte Aussackungen der Appendix des Ventriculus laryngis, wobei unkomplizierte Laryngozelen Luft enthalten. In diesem Falle ist die CT-Diagnose einfach. Bisweilen kann die Laryngozele zum Teil oder komplett mit Flüssigkeit angefüllt sein und im Sinne einer komplizierten Laryngozele entzündliche Veränderungen aufweisen. In diesem Fall kann die differentialdiagnostische Abgrenzung zur lateralen Halszyste schwieriger sein (Mancuso u. Hanafee 1982).

Laterale und mediale Halszysten

Bei lateralen und medialen Halszysten handelt es sich um dysontogenetische Fehlbildungen der Kiemenbogenregion.

Mediale Halszysten

Mediale Halszysten sind Veränderungen des Ductus thyreoglossus, der embryonal von der Schilddrüse durch das Corpus des Hyoids an die Basis der Zunge zieht und in den ersten 6 Wochen der embryonalen Entwicklung obliteriert. Wenn er persistiert, kann sich eine zystische Struktur formieren, die in der Regel mittellinig positioniert ist und sich beim Schlucken auf und nieder bewegt. Mediale Halszysten treten meist in den ersten 10 Lebensjahren auf, differentialdiagnostisch sind Dermoidzysten, Lipome, Lymphknoten, der Lobus pyramidalis der Schilddrüse und laterale Halszysten zu beachten.

Die CT kann neben der Sonographie einen wichtigen Beitrag zur Bestimmung der genauen Ausdehnung und zur Darstellung des Zystenursprungs leisten, da bei der operativen Methode der Wahl der Körper des Zungenbeins mit entfernt werden muß, um Rezidive sicher zu vermeiden (Deane u. Telander 1978). In der Regel kommen mediale Halszysten computertomographisch mit glatter Zystenwand und homogenem, hypodensem Inhalt bei einer Dichte von 0–20 HE zur Darstellung (Abb. 36). Bei komplizierten, entzündeten Zysten kann die Zystenwand unregelmäßig verdickt sein und zeigt nach Kontrastmittelgabe ein Enhancement. Der Zysteninhalt kann dann höhere Dichtewerte aufweisen (Mancuso u. Hanafee 1982, Zaunbauer u. Haertel 1983, Silverman u. Mitarb. 1983, Kuhn u. Mitarb. 1983, Lenz u. Mitarb. 1983).

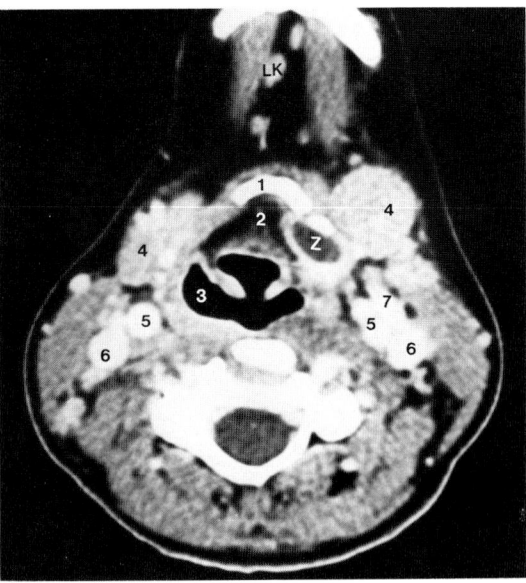

Abb. 36 Mediale Halzyste (Z) mit Beziehung zum Korpus des Zungenbeins
1 = Zungenbein
2 = präepiglottischer Raum
3 = Sinus piriformis
4 = Glandula submandibularis
5 = A. carotis communis (links Karotisbifurkation)
6 = V. jugularis interna
7 = V. facialis communis
LK = normale große submentale Lymphknoten

Laterale Halszysten

Es gibt sechs Kiemenbögen, die durch fünf ektodermale Kiemenspalten getrennt sind. In der embryonalen Entwicklung wächst der zweite Kiemengang nach kaudal, überdeckt den dritten und

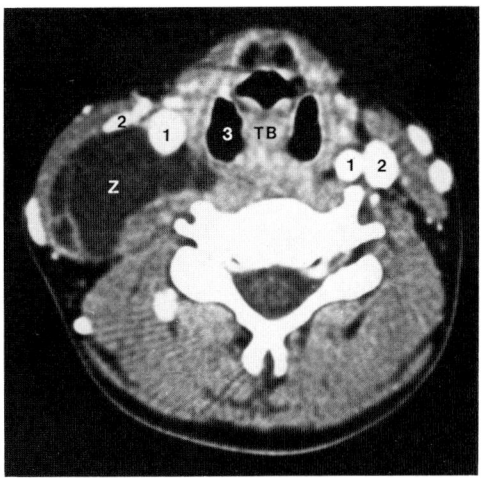

Abb. 37
Laterale Halszyste (Z) mit dorsaler Septierung
1 = A. carotis communis
2 = V. jugularis interna (rechts von der Zyste komprimiert)
3 = Sinus piriformis

TB = Taschenbänder: sie können durch ihr Höhertreten bei Aufnahmen unter E-Phonation einen Tumor vortäuschen

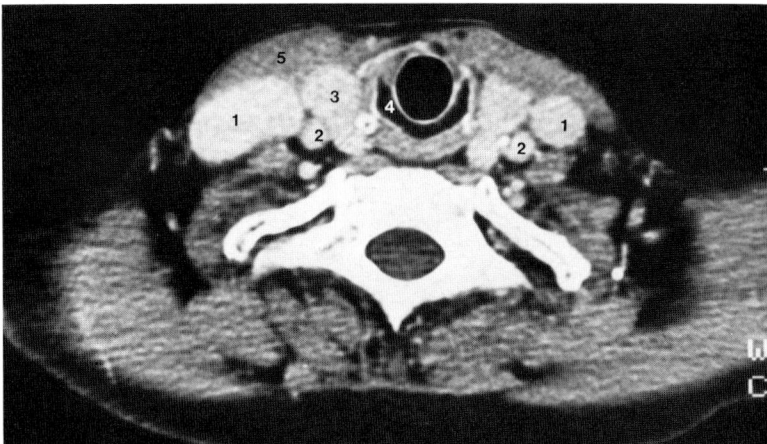

Abb. **38** Differentialdiagnose Zyste – V. jugularis interna. Eine stark ausgebildete V. jugularis interna darf nicht mit einer Zyste verwechselt werden (s. Abb. **37**)
1 = V. jugularis interna
2 = A. carotis communis
3 = Schilddrüse
4 = Ringknorpel
5 = M. sternocleidomastoideus

vierten Kiemenbogen und verschmilzt mit dem darunterliegenden Gewebe. Als Resultat kommt es zu einem Hohlraum, der mit ektodermalem Gewebe ausgekleidet ist und unter normalen Umständen obliteriert. Bleibt diese Obliteration aus, so kann eine branchiale Zyste entstehen. Obgleich die Zysten somit embryonal angelegt sind, offenbaren sie sich oft erst zwischen dem 20. und 30. Lebensjahr. Meist fallen sie erst auf, wenn sie durch Traumen oder durch Infektionen kompliziert werden. Die äußere Öffnung der branchialen Zyste liegt vor dem Vorderrand des M. sternocleidomastoideus in Höhe des Kehlkopfes. Der Gang verläuft oberhalb der Karotisgabel zwischen den Gefäßen und mündet als Rest der zweiten Schlundtasche oberhalb der Gaumenmandel in den Recessus supratonsillaris ein.

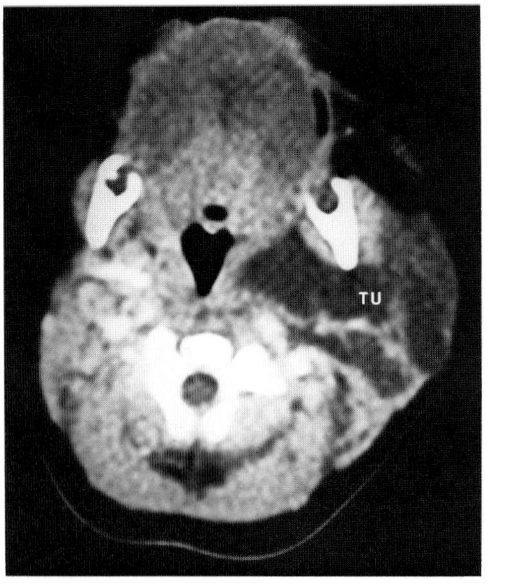

Computertomographisch erscheinen sie entweder als runde oder elliptische sehr umschriebene Gebilde (Abb. **37**). Die Wand ist glatt begrenzt, bei einer infizierten Zyste kann sie mehrere Millimeter dick sein und reichert Kontrastmittel an. Der Zysteninhalt hat meist den Dichtewert von Wasser und zeigt keinen Dichteanstieg nach Kontrastmittel. Neben der sonographischen und computertomographischen Diagnostik hat sich wegen der Möglichkeit der direkten koronaren Schichtung die Kernspintomographie bewährt, die mit großer Sicherheit den Zystenstiel darstellen kann (s. Abb. **45a** u. **b**). Differentialdiagnostisch sind in jedem Fall zystisch eingeschmolzene, nekrotische Lymphknoten zu bedenken, die jedoch meistens nicht solitär vorliegen, ansonsten jedoch auch das Bild einer komplizierten Zyste bieten können (Abb. **25**) (MANCUSO u. HANAFEE 1982, SILVERMAN u. Mitarb. 1983, ZAUNBAUER u. HAERTEL 1983, LENZ u. Mitarb. 1983).

Zystische Hygrome und kavernöse Lymphangiome

Das kavernöse Lymphangiom und das zystische Hygrom sind vielkammrige tumoröse Gebilde und stellen echte benigne Neubildungen dar. In 80% sind sie im Halsbereich gelegen, in 65% imponieren sie bereits bei der Geburt und treten ansonsten innerhalb des 1. Lebensjahres auf. Es handelt sich hierbei um abnorme Entwicklungen des lymphatischen Embryonalsacks in der jugularen Region (BATSAKIS 1979). Computertomographisch imponieren diese Gebilde als wasserdichte Gewebsmassen (Abb. **39**). Obwohl die Sonographie eine gute und schnell durchführbare Screening-Untersuchungsmethode ist, bleibt die Darstellung unspezifisch. Differentialdiagnostisch kann die CT hier weiterhelfen (MANCUSO u. HANAFEE 1982).

Abb. **39** Lymphangiom bei einem 3 Monate alten Säugling (TU). Hypodense Raumforderung in den Halsweichteilen

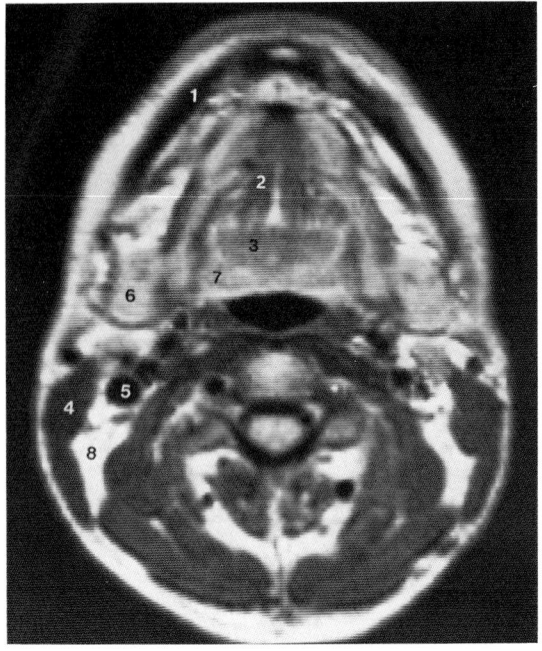

a

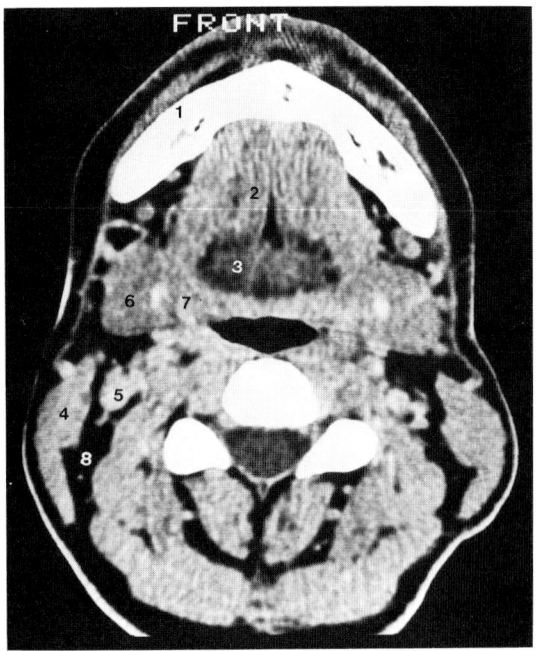

b

Abb. **41a** u. **b**   Vergleich KST und CT, Schicht in Höhe Mundboden (aus *W. Grodd* u. Mitarb.: Fortschr. Röntgenstr. 141 [1984] 517)
a Kernspintomogramm (0,5 Tesla; TR 800 ms, TE 43 ms)
b Computertomogramm

1 = Mandibula
2 = M. genioglossus
3 = Intrinsic-Muskulatur der Zunge
4 = M. sternocleidomastoideus
5 = V. jugularis interna
6 = Glandula submandibularis
7 = Tonsille
8 = Fettraum der Halsgefäßscheide

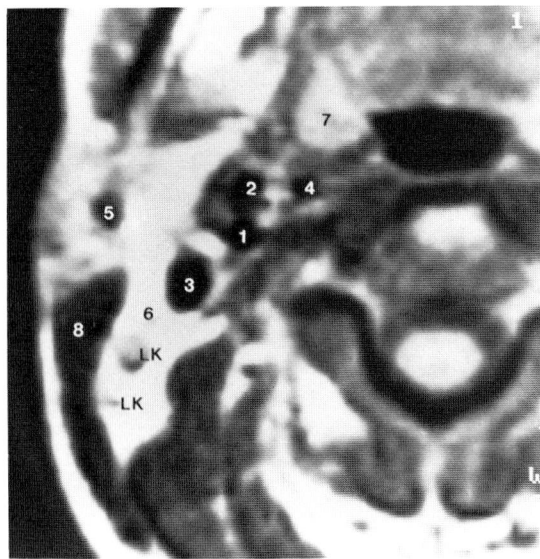

a

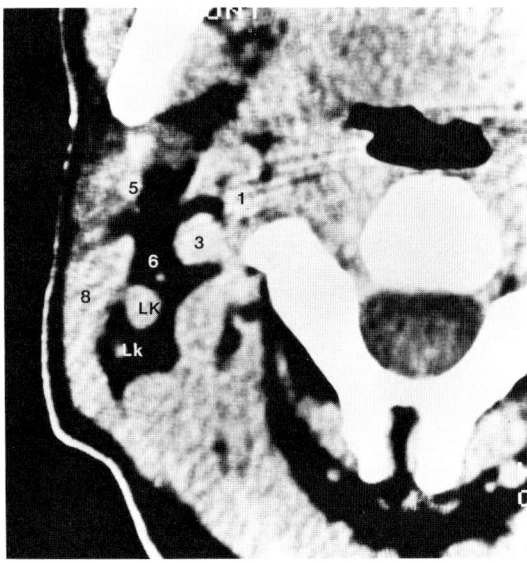

b

Abb. **42a** u. **b**   Vergleich KST und CT im Bereich der Halsgefäßscheide (aus *W. Grodd* u. Mitarb.: Fortschr. Röntgenstr. 141 [1984] 517)
a   KST (0,5 Tesla; TR 800 ms, TE 43 ms)
b   CT

1 = A. carotis interna
2 = A. carotis externa
3 = V. jugularis interna
4 = A. lingualis
5 = V. retromandibularis
6 = Fett der Halsgefäßscheide
7 = Tonsille
8 = M. sternocleidomastoideus
LK = Lymphknoten (Durchmesser 2 und 6 mm)

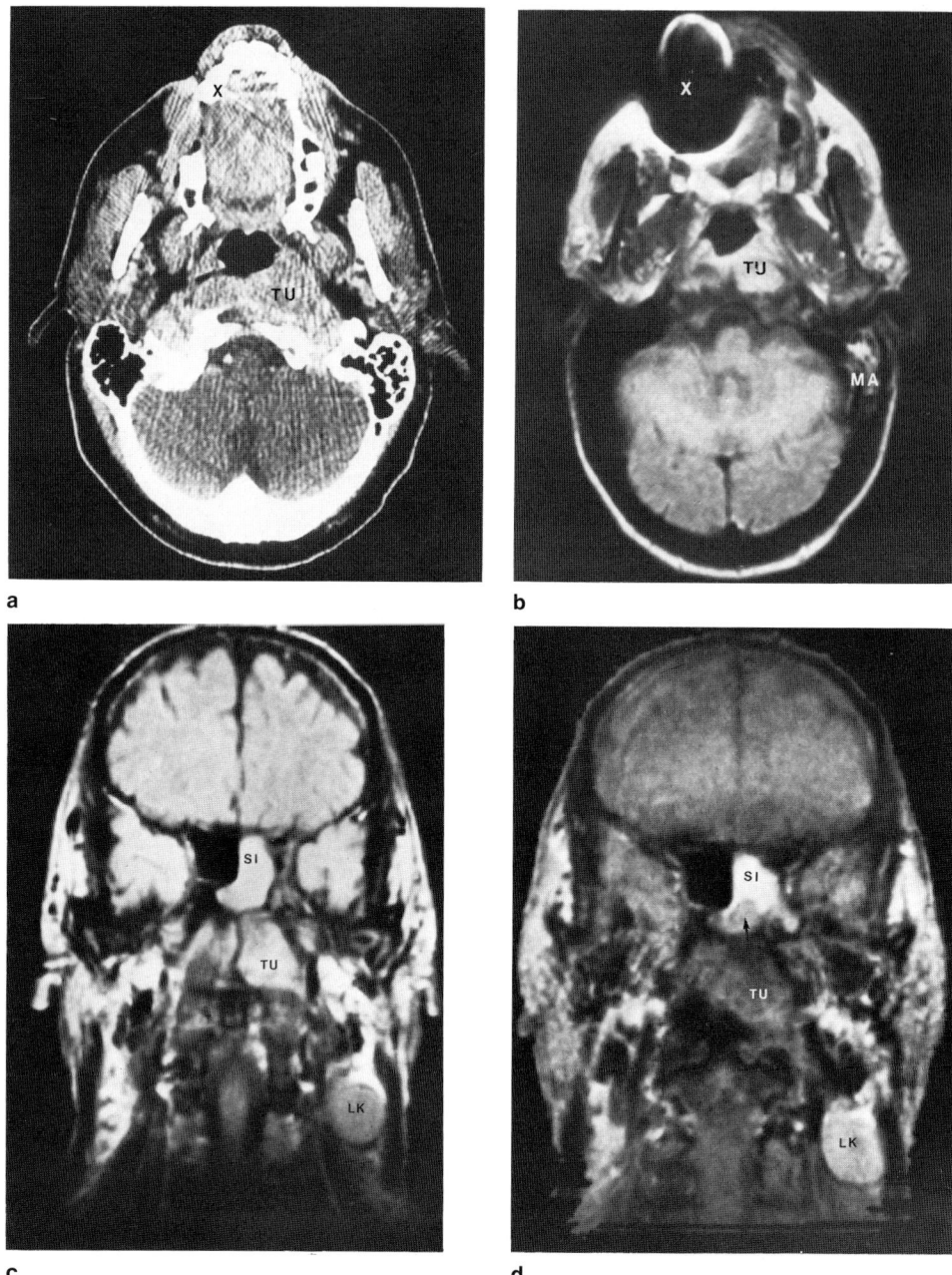

a

b

c

d

Abb. **43 a–d** Epipharynxkarzinom mit Lymphknotenmetastase

a Axiales CT
X = Sternförmiger Artefakt durch Metallfüllung des Zahnes mit Auswirkung auf das gesamte Bild
TU = Tumorbedingte Schwellung, nicht sicher zum gesunden Gewebe abzugrenzen

b Axiales KST (0,5 Tesla; TR 800 ms, TE 43 ms)
X = Lokale Bildauslöschung durch Metallfüllung des Zahnes; kein Einfluß auf den Rest des Bildes
TU = Tumor (submuköse Infiltration zur Gegenseite)
MA = Mastoiditis

c Koronarer Schnitt KST (0,5 Tesla; TR 800 ms, TE 43 ms)
d Koronarer Schnitt KST (0,5 Tesla; TR 800 ms, TE 86 ms)
Tumoreinbruch in Keilbeinhöhle (Pfeil)
TU = Tumor
SI = Sinusitis
LK = eingeschmolzene Lymphknotenmetastase

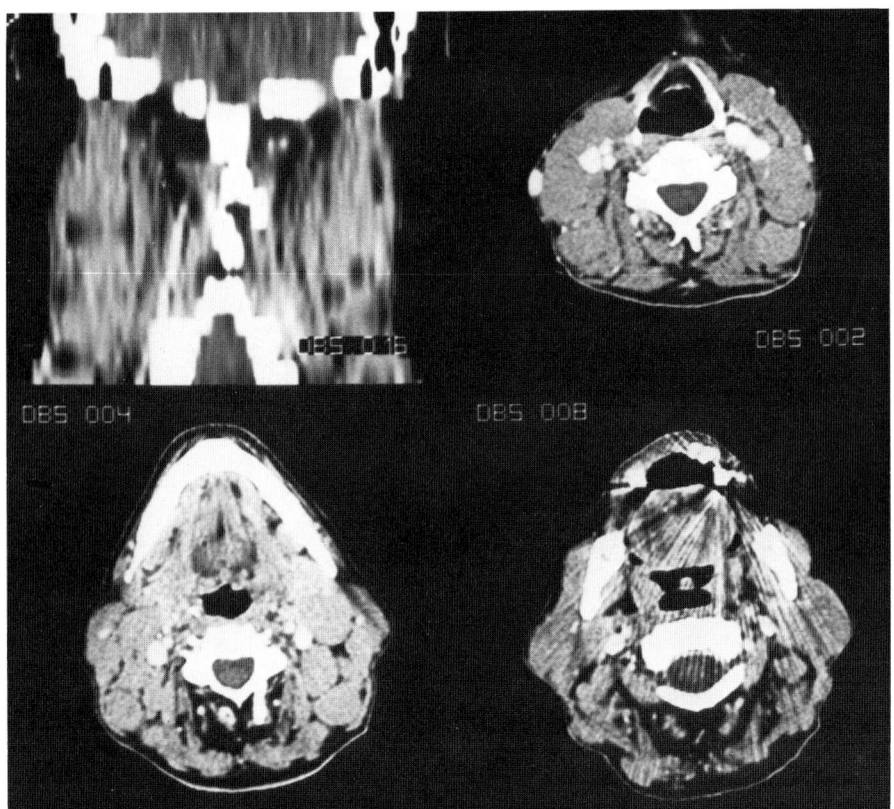

a

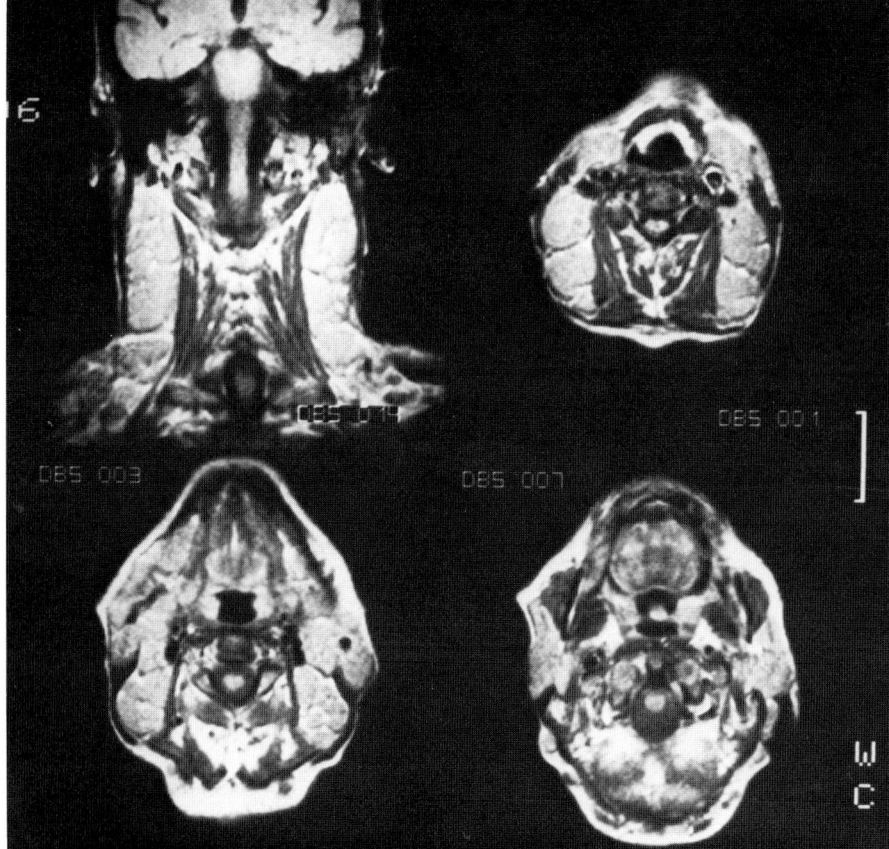

b

Abb. **44a** u. **b**   Lymphknotenmanifestationen bei chronisch lymphatischer Leukämie
a   Computertomogramme
b   Kernspintomogramme (0,5 Tesla; TR 800 ms, TE 43 ms)

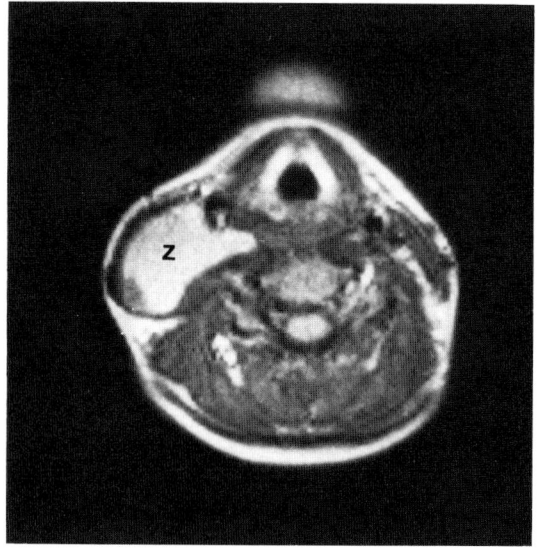

a

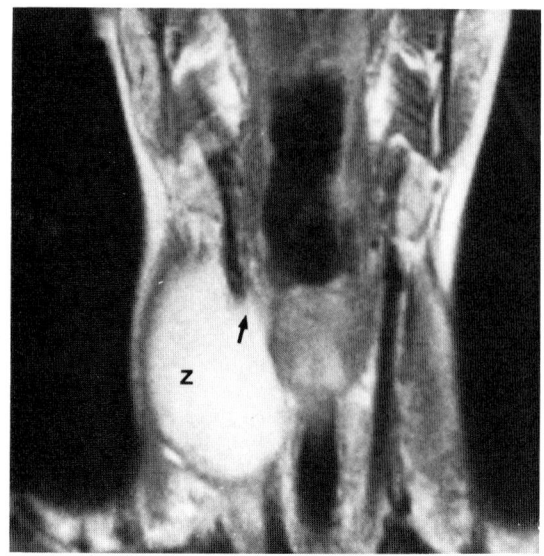

b

Abb. **45a** u. **b**   Axiale (**a**) und koronare (**b**) Darstellung einer lateralen Halszyste (Z)   (Pfeil) = Zystenstiel

das Röntgenbild in erster Linie die Verteilung der Elemente nach ihrer Ordnungszahl und Dichte unabhängig von ihrer chemischen Umgebung wider, während in der Kernspintomographie gerade die unterschiedliche chemische Bindung der Wasserstoffatome zum Ausdruck kommt.

Vereinfacht gesagt, ist mit dem Vergleich von computer- und kernspintomographischen Schnittbildern der anorganisch-chemische dem organisch-chemischen Aspekt des untersuchten Gewebes gegenübergestellt (Abb. **41a, b**, und **42a, b**).

So wird der Knochen mit seinem hohen Kalziumgehalt und seiner nahezu protonenlosen Kortikalis von einer Leitstruktur im CT zu einer nur schwer erkennbaren Substanz in der KST. Der Knochen erscheint somit in der Kernspintomographie schwarz, nur das fetthaltige Knochenmark läßt sich als signalintensive Struktur abgrenzen.

Das Fettgewebe weist durch sein Fehlen von Atomen höherer Ordnungszahl eine niedrige Strahlenabsorption auf und erscheint im CT hypodens. Es besitzt auf der anderen Seite jedoch einen sehr hohen Gehalt an aliphatischen Kohlenwasserstoffen mit einem großen Anteil gebundener Protonen in gleichmolekulärer Umgebung, die in der KST eine hohe Signalintensität erzeugen.

Für die meisten übrigen Körpergewebe trifft zu, daß sie aus Homöostasegründen einen sehr ähnlichen Gehalt an Elektrolyten höherer Ordnungszahl wie Chlor, Kalzium und Jod haben und daß ihre native röntgenologische Differenzierung bei Fehlen von Knochen und Fettgewebe schwerfällt. Aufgrund ihrer sehr verschiedenen Ultrastruktur weisen sie jedoch in der Kernspintomographie sehr große Unterschiede in den gewebespezifischen Relaxationszeiten T1 und T2 auf. Deshalb lassen sich im MR-Bild Lymphknoten, Tonsillen und Schleimhäute von der Muskulatur in ihrer Graustufung unterscheiden. Hierbei muß jedoch beachtet werden, daß die Signalintensitäten der einzelnen Gewebe und somit ihre Differenzierung untereinander entscheidend von der Untersuchungsmodalität (Spin-Echo-Technik,

Inversion-Recovery-Technik) und von den Untersuchungsparametern (Repetitionszeit TR und Echozeit TE) abhängig sind.

Klinische Anwendung der Kernspintomographie im Kopf-Hals-Bereich

Erste Arbeiten zeigen, das die KST im Bereich der Halsweichteile und ganz besonders in der Schädelbasis- und Felsenbeinregion wichtige diagnostische Zusatzinformationen einbringt (STARK u. Mitarb. 1984, GRODD u. Mitarb. 1984, LENZ u. Mitarb. 1985).

Bei entsprechender Wahl der Aufnahmeparameter erlaubt die Kernspintomographie ohne Anwendung eines intravenösen Kontrastmittels eine bessere Differenzierung zwischen Muskel, Fett, lymphatischem Gewebe, Drüsengewebe und Mukosa (Abb. **41a**). Ohne Kontrastmittel lassen sich Gefäße wegen ihrer flußbedingten Signalarmut als dunkle Gebilde gut abbilden; sie sind sicher von Lymphknoten und Zysten zu unterscheiden (Abb. **42a, 44b, 45, 46**).

Tumoröse Veränderungen heben sich gegen normales, umgebendes Gewebe, Ödem, Erguß oder Schleimhautschwellung bei geeigneter Wahl der Aufnahmeparameter sicher ab, wobei infolge der Komplexität der Auswirkung der Aufnahmemodalitäten auf die Bildentstehung noch intensive Forschungen notwendig sind, um eine standardisierte Untersuchungstechnik zu definieren und differentialdiagnostische Kriterien zu erhalten (Abb. **43a–d**).

Deutliche Vorteile zeigt die Kernspintomographie im Bereich der Schädelbasis und der Mundhöhle,

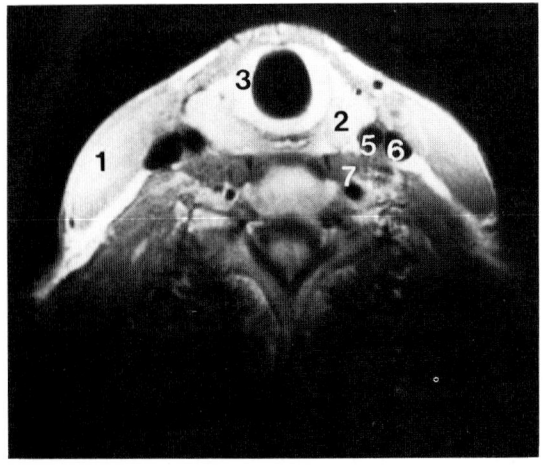
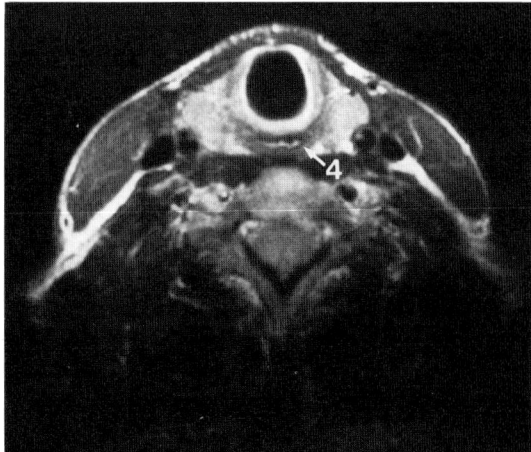

a

b

Abb. **46a** u. **b** Kernspintomographie mit Oberflächenspule (flexible von ventral aufgelegte Oberflächenspule)
Deutlich besseres Signal-zu-Rausch-Verhältnis und bessere örtliche Auflösung
KST (0,5 Tesla; TR 1600 ms, TE 35 ms)
KST (0,5 Tesla; TR 1600 ms, TE 70 ms)

1 = M. sternocleidomastoideus
2 = Glandula thyreoidea
3 = Ringknorpel
4 = Ösophagus (Schleimhaut abgrenzbar!)
5 = A. carotis communis
6 = V. jugularis interna
7 = A. vertebralis (einseitig gedoppelt)

wo knochenbedingte Artefakte die computertomographische Diagnostik sehr einschränken. Während Zahnfüllungen im CT zu sternförmigen Artefakten führen, die meistens eine Beurteilung des Bildes insgesamt verunmöglichen, haben reine Amalgamfüllungen keinerlei negativen Einfluß auf das MR-Bild oder führen lediglich zu lokalen, kugelförmigen Bildauslöschungen, wobei das Restbild gut beurteilbar ist (Abb. **43a** u. **b**).
Zystische Prozesse im Bereich der Halsgefäßscheide lassen sich wegen ihrer langen T2-Relaxationszeit sicher diagnostizieren (Abb. **45a** u. **b**).

Die Verwendung spezieller Oberflächenspulen ermöglicht auch in der Halsregion ein besseres Signal-zu-Rausch-Verhältnis und eine höhere örtliche Auflösung sowie eine Verkürzung der Meßzeiten (Abb. **46a** u. **b**).
Ein großer Vorteil der Kernspintomographie gegenüber allen anderen bildgebenden Methoden ist die Möglichkeit, Schnittbilder in allen denkbaren Ebenen zu erstellen und somit die topographische Beziehung pathologischer Prozesse besser aufzuzeigen (Abb. **43b–d, 44b, 45**).

Literatur

Abragam, A.: The Principles of Nuclear Magnetism. Oxford University Press, London 1961 (p. 82)

Agha, F.: Recurrent laryngeal nerve paralysis. A laryngographic and computed tomography study. Radiology 148 (1983) 149–155

Ambrose, J.: Computerized transverse axial scanning (tomography). Part II: Clinical application. Brit. J. Radiol. 46 (1973) 1023–1047

Archer, C., W. Friedman, V. Yeager: Evaluation of laryngeal cancer by computed tomography. J. Comput. assist. Tomogr. 2 (1978) 618–624

Archer, C., V. Yeager, W. Friedman, G. Katsontonis: Computed tomography of the larynx. J. Comput. assist. Tomogr. 2 (1978) 404–411

Archer, C., S. Sagel, V. Yeager, S. Martin, W. Friedman: Staging of carcinoma of the larynx: comparative accuracy of CT and laryngography. Amer. J. Roentgenol. 136 (1981) 571–575

Bähren, W., S. Haase, M. Lenz, G. Ranzinger: Computertomographie zervikaler Lymphknotenmetastasen bei Malignomen des Kopf-Hals-Bereichs. Fortschr. Röntgenstr. 139 (1983) 281–284

Bähren, W., S. Haase, W. Wierschin, M. Lenz: Wertigkeit der Computertomographie bei der Diagnostik bösartiger Tumoren der Mundhöhle und ihrer regionären Metastasierung. Fortschr. Röntgenstr. 136 (1982) 525–530

Bailey, B., T. Calcaterra: Vertical, subtotal laryngectomy and laryngoplasty. Arch. Otolaryng. 93 (1971) 232–237

Ballantyne, A.: Significance of retropharyngeal nodes in cancer of the head and neck. Amer. J. Surg. 108 (1964) 500–504

Barkley, H., G. Fletcher, R. Jesse, R. Lindberg: Management of cervical lymph node metastases in squamous cell carcinoma of the tonsillar fossa, base of tongue, supraglottic larynx, and hypopharynx. Amer. J. Surg. 124 (1972) 462–467

Bartelink, H., K. Brear, G. Hart, B. Annyas, E. Slooten, G. Snow: The value of postoperative radiotherapy as an adjuvant to radical neck dissection. Cancer (Philad.) 52 (1983) 1008–1013

Batsakis, J.: Tumors of the Head and Neck: Clinical and Pathological Considerations. Williams & Wilkins, Baltimore 1979 (pp. 240–250)

Beahrs, O.: Surgical anatomy and technique of radical neck dissection. Surg. Clin. N. Amer. 54 (1977) 663–700

Biller, H., J. Ogura, L. Pratt: Hemilaryngectomy for T2 glottic cancers. Arch. Otolaryng. 93 (1971) 238–243

Bloch, F.: Nuclear induction. Phys. Rev. 70 (1946) 460–473

Blum, M., A. Goldman, A. Herskovic, H. Hernberg: Clinical applications of thyroid echography. New Engl. J. Med. 287 (1972) 1164–1169

Bocca, E., O. Pignataro: A conservative technique in radical neck dissection. Ann. Otol. (St. Louis) 76 (1967) 975–987

Bohndorf, W.: Tumoren des Larynx und Hypopharynx. Spezielle Metastasenprobleme am Hals. In Scherer, E.: Strahlentherapie, Springer, Berlin 1980

Boyes-Korkis, F.: Aetiology, diagnosis and surgical treatment of pharyngeal diverticula. J. Laryng. 72 (1958) 5509

Cachin, Y., H. Sancho-Garnier, C. Micheau: Nodal metastasis from carcinomas of the oropharynx. Otolaryng. Clin. N. Amer. 12 (1979) 145–154

Deane, S., R. Telander: Surgery for thyroglossal duct and branchial cleft anomalies. Amer. J. Surg. 136 (1978) 348–353

Deutschsprachiger TNM-Ausschuß: TNM Klassifikation der malignen Tumoren, 3. Aufl. Springer, Berlin 1979

Doppman, J.: Parathyroid localization: arteriography and venous sampling. Radiol. Clin. N. Amer. 14 (1976) 163–188

Doppman, J., A. Krady, S. Marx, A. Saxe, P. Schneider, J. Norton, A. Spiegel, R. Downs, M. Schaaf, M. Brennan, A. Schneider, G. Aurbach: Aspiration of enlarged parathyroid glands for parathyroid hormone assay. Radiology 148 (1983) 31–35

Ducan, A., E. Lack, M. Deck: Radiological evaluation of paragangliomas of the head and neck. Radiology 132 (1979) 99–105

Eames, F., J. Peters: CT findings in lingual abscess. J. Comput. assist. Tomogr. 7 (1983) 544–547

Fayos, J.: Carcinoma of the oropharynx. Radiology 138 (1981) 675–681

Fletcher, G.: Textbook of Radiotherapy. Lea & Febinger, Philadelphia 1980

Frazell, E., J. Lucas: Cancer of the tongue: report of the management of 1554 patients. Cancer (Philad.) 15 (1962) 1085–1099

Friedman, W., C. Archer, V. Yeager, T. Donovan: Computed tomography of the normal larynx. Head and Neck Surg. 1 (1979) 435–440

Gamsu, G., A. Mark, W. Webb: Computed tomography of normal larynx during quiet breathing and phonation. J. Comput. assist. Tomogr. 5 (1981) 353–360

Gamsu, G., W. Webb, J. Shallit, A. Moss: CT in carcinoma of the larynx and pyriformis sinus: value of phonation scans. Amer. J. Roentgenol. 136 (1981) 577–584

Gooding, G., K. Herzog, F. Laing, F. McDonald: Ultrasonographic assessment of neck masses. J. clin. Ultrasound 5 (1977) 248–252

Gould, L., C. Cummings, D. Rabuzzi, G. Reed, C. Chung: Use of computerized axial tomography of the head and neck region. Laryngoscope 87 (1977) 1270–1276

Grodd, W., M. Lenz, R. Baumann, G. Schroth: Kernspintomographische Untersuchung des Gesichtsschädels. Fortschr. Röntgenstr. 141 (1984) 517–524

Gromet, M., M. Homer, B. Carter: Lymphoid hyperplasia at the base of the tongue. Radiology 144 (1982) 825–828

Hagemann, J., M. Heller, T. Lemke: Die Computertomographie des normalen Larynx. Fortschr. Röntgenstr. 134 (1981) 512–516

Hagemann, J., C. Witt, I. Jend-Rossmann, C. Hörmann, H. Jend, E. Bücheler: Wertigkeit der Computertomographie bei Tumoren des Epi- und Oropharynx. Fortschr. Röntgenstr. 139 (1983) 373–378

Harnsberger, H., A. Mancuso, A. Muraki, J. Parkin: The upper aerodigestive tract and neck: CT evaluation of recurrent tumors. Radiology 149 (1983) 503–509

Hatz, O., R. Reck: Pharyngozele. Fortschr. Röntgenstr. 139 (1983) 455–456

Hauenstein, H., V. Mödder, H. Papa, G. Friedmann: Computertomographische Untersuchungen bei Tumoren im Mund-Kiefer-Gesicht-Bereich. Dtsch. Z. Mund-Kiefer- u. Gesichts-Chir. 2 (1978) 23–29

Hounsfield, G.: Computerized tansverse axial scanning (tomography). Part I: Description of system. Brit. J. Radiol. 46 (1973) 1016–1022

Jellins, J., G. Kosoff, J. Wiseman, T. Reese, I. Hales; Ultrasonic gray-scale visualisation of the thyroid gland. Ultrasound Med. Biol. 1 (1975) 405–410

Johnson, T., R. Fioranelli: Laryngeal cyst (filled laryngocele): laryngographic diagnosis. Radiology 93 (1969) 875–877

Kalnins, I., A. Leonard, K. Sako, M. Razack, D. Shedd: Correlation between prognosis and degree of lymph node involvement in carcinoma of the oral cavity. Amer. J. Surg. 134 (1977) 450–454

Kaufman, L., L. Crooks, A. Margulis: NMR-Tomographie in der Medizin. Schattauer, Stuttgart 1984

Kirchner, J.: Two hundred laryngeal cancers: patterns of growth and spread as seen in serial section. Laryngoscope 87 (1977) 474–482

Koch, H.: Komplette laterale Halsfistel des 2. Kiemenganges. Fortschr. Röntgenstr. 137 (1982) 595–597

Kremen, A.: The case for elective (prophylactic) neck dissection. In Conley, J.: Cancer of the Head and Neck. Butterworth, Washington 1967

Kuhn, F., M. Miku, H. Schild, K. Klose: Spektrum der Sonographie von lateralen Kopf- und Halsweichteilen. Fortschr. Röntgenstr. 138 (1983) 435–439

Larsson, S., A. Mancuso, W. Hanafee: Computed tomography of the tongue and floor of the mouth. Radiology 143 (1982) 493–500

Larsson, S., A. Mancuso, L. Hoover, W. Hanafee: Differentiation of pyriform sinus cancer from supraglottic laryngeal cancer by computed tomography. Radiology 141 (1981) 427–432

Lauterbur, P.: Image formation by induced local interactions. examples employing nuclear magnetic resonance. Nature (Lond.) 242 (1973) 190–191

Lenz, M., H. König, R. Sauter, M. Schrader: Kernspintomographie des Felsenbeins und Kleinhirnbrückenwinkels. Methode und Normalanatomie. Fortschr. Röntgenstr. 143 (1985) 1–8

Lenz, M., W. Bähren, S. Haase, G. Ranzinger, W. Wierschin: Beitrag der Computertomographie zur Diagnostik maligner Tumoren der Mundhöhle, des Hypopharynx und des Larynx sowie ihrer regionären Lymphknotenmetastasen. Röntgenpraxis 36 (1983) 333–349

Lindberg, R.: Distribution of cervical lymph node metastases from squamous cell carcinoma of the upper respiratory and digestive tracts. Cancer (Philad.) 29 (1972) 1446

Lindell, M., B. Jings, E. Fischer, O. Guillamondegui: Laryngocele. Amer. J. Roentgenol. 131 (1978) 259–262

Lloyd, G., L. Michaels, P. Phleps: The demonstration of cartilaginous involvement in laryngeal carcinoma by computed tomography. Clin. Otolaryng. 6 (1981) 171–177

Mancuso, A., W. Hanfeee: Computed tomography of the injured larynx. Radiology 133 (1979) 139–144

Mancuso, A., W. Hanafee: Computed Tomography of the Head and Neck. Williams & Wilkins, Baltimore 1982

Mancuso, A., W. Hanafee: Elusive head and neck carcinomas beneath intact mucosa. Laryngoscope 93 (1983) 133–139

Mancuso, A., T. Calcaterra, W. Hanafee: Computed tomography of the larynx. Radiol. Clin. N. Amer. 16 (1978) 195–208

Mancuso, A., W. Hanafee, G. Juillard: The role of computed tomography in the management of cancer of the larynx. Radiology 124 (1977) 243–244

Mancuso, A., Y. Tamakawa, W. Hanafee: CT of the fixed vocal cord. Amer. J. Roentgenol. 135 (1980) 529–534

Mancuso, A., H. Harnsberger, A. Muraki, M. Stevens: Computed tomography of cervical and retropharyngeal lymph nodes: normal anatomy, variants of normal, and applications in staging head and neck cancer. Part I: Normal anatomy. Radiology 148 (1983) 709–714

Mancuso, A., H. Harnsberger, A. Muraki, M. Stevens: Computed tomography of cervical and retropharyngeal lymph nodes: normal anatomy, variants of normal, and applications in staging head and neck cancer. Part II: Pathology. Radiology 148 (1983) 715–723

Mancuso, A., D. Maceri, D. Rice, W. Hanafee: CT of cervical lymph node cancer. Amer. J. Roentgenol. 136 (1981) 381–385

Mann, W. J.: Ultraschall im Kopf-Hals-Bereich. Springer, Berlin 1984

Maran, A., D. Buchanan: Branchial cysts, sinuses and fistulae. Clin. Otolaryng. 3 (1978) 77–92

Miller, E., D. Norman: The role of computed tomography in the evaluation of neck masses. Radiology 133 (1979) 145–149

Million, R., N. Cassis, R. Wiltes: Cancer in the Head and Neck. In DeVita, V., S. Hellmann, S. Rosenberg: Cancer. Lippincott, Philadelphia 1982

Mödder, U., K. Rose, G. Friedmann, L. Heuser: Zum Aussagewert von Computertomographie und Filmtomographie des Gesichtsschädels und der Schädelbasis. Laryng. Rhinol. 57 (1978) 305–313

Müller, S. R., O. Schober, H. Hundeshagen: Zur Indikation der Sonographie innerhalb der Schilddrüsendiagnostik. Fortschr. Röntgenstr. 134 (1981) 148–152

Muraki, A., A. Mancuso, H. Harnsberger, L. Johnson, G. Meads: CT of the oropharynx, tongue base and floor of the mouth: normal anatomy and range of variations, and applications in staging carcinoma. Radiology 148 (1983) 725–731

Ogura, J., H. Biller: Conservation surgery in cancer of the head and neck. Otolaryng. Clin. N. Amer. 2 (1969) 641–665

Ogura, J., D. Sessions, G. Spector: Conservation surgery for epidermoid carcinoma of the supraglottic larynx. Laryngoscope 85 (1975) 1808–1815

Olofsson, J., A. van Nostrand: Growth and spread of laryngeal and hypopharyngeal carcinoma with reflexions on effective preoperative radiation: 139 cases studied by whole organ serial sectioning. Acta otolaryng., Suppl. 308 (1973) 1–84

Pernkopf, E.: Topographische Anatomie des Menschen, Bd. IV: Topographische und stratigraphische Anatomie des Kopfes. Urban & Schwarzenberg, München 1960

Pressman, J.: Submucosal compartment of the larynx. Ann. Otol. (St. Louis) 63 (1956) 165–172

Pressman, J., M. Simon: Anatomical studies related to the dissemination of cancer of the larynx. Trans. Amer. Acad. Ophthal. Otolaryng. 64 (1960) 628–638

Purcell, E., H. Torrey, R. Pound: Resonance absorption by nuclear magnetic moments in a solid. Phys. Rev. 69 (1946) 37

Sackler, J., A. Passalaqua, M. Blum, L. Amorocho: Spectrum of disease of the thyroid gland as imaged by grayscale water bath sonography. Radiology 125 (1977) 467–472

Sagel, S., J. auf der Heide, D. Aronberg: High resolution computed tomography in the staging of carcinoma of the larynx. Laryngoscope 91 (1981) 292–300

Sample, W., S. Mitchell, R. Bledsoe: Parathyroid ultrasonography. Radiology 127 (1978) 485–490

Sarti, D., W. Sample: Diagnostic Ultrasound, Text and Cases. Hall, Boston 1980

Schadel, A., G. Thiede, M. Galanski: CT-Diagnostik der Glomus-jugulare-Tumoren. Fortschr. Röntgenstr. 136 (1982) 291–295

Silverman, P., M. Korobkin: Computed tomographic evaluation of laryngoceles. Radiology 145 (1982) 104

Silverman, P., M. Korobkin: High-resolution computed tomography of the normal larynx. Amer. J. Roentgenol. 140 (1983) 875–879

Silverman, P., M. Korobkin, A. Moore: Computed tomography of cystic neck masses. J. Comput. assist. Tomogr. 7 (1983) 498–502

Som, M., H. Biller: The combined CT-sialogramm. Radiology 135 (1980) 387–390

Stark, D., A. Moss, G. Gamsu, O. Clark, G. Gooding, W. Webb: Magnetic resonance imaging of the neck. Part I: Normal anatomy. Radiology 150 (1984) 447–454

Stark, D., A. Moss, G. Gamsu, O. Clark, G. Gooding, W. Webb: Magnetic resonance imaging of the neck. Part II: Pathologic findings. Radiology 150 (1984) 455–461

UICC s. Deutschsprachiger TNM-Ausschuß

Wannenmacher, W.: Oropharynx. In Scherer, E.: Strahlentherapie. Springer, Berlin 1980

Zaunbauer, W., M. Haertel: Zur computertomographischen Diagnostik maligner Larynxtumoren. Fortschr. Röntgenstr. 136 (1982) 694–699

Zaunbauer, W., M. Haertel: Computertomographische Funktionsdiagnostik des Larynx. Fortschr. Röntgenstr. 138 (1983) 561–565

Zaunbauer, W., M. Haertel: Zur Computertomographie der lateralen Halszyste. Fortschr. Röntgenstr. 139 (1983) 55–57

Erkrankungen des Kehlkopfes

A. Brase

Einleitung

Entwicklungsgeschichtlich stellt der Kehlkopf in erster Linie ein Schluckorgan dar. Als Pförtner zur Luftröhre hat er dafür Sorge zu tragen, die tieferen Luftwege vor dem Eindringen von Fremdkörpern zu schützen. Im Laufe der Entwicklung sind weitere Funktionen des Kehlkopfes als Atem- und Stimmorgan hinzugekommen.

Das menschliche Zungenbein und der daran aufgehängte Respirationstrakt haben keinerlei knorpelige oder knöcherne Verbindung mehr mit dem übrigen Skelett. Beim Schlucken und beim Sprechen hebt und senkt sich der Kehlkopf aktiv mit den ihm verbundenen Organen Trachea, Schilddrüse und Ösophagus. Diese umfangreiche Beweglichkeit wird durch eine freie Aufhängung des Larynx und der Trachea am Zungenbein ermöglicht. Das Auf- und Abwärtsgleiten der Halseingeweide gehen in einer Art Gleitröhre vor sich, die von einem Muskel-Faszien-Mantel gebildet wird.

Beim Schluckvorgang wird der Kehlkopf verschlossen, indem sich der anhebende Kehlkopf unter den sich rück- und abwärts wulstenden Zungengrund schiebt, wodurch die Epiglottis nach hinten auf den Aditus laryngis gedrückt wird.

Den eigentlichen Stimmapparat stellen die Stimmlippen dar, die je nach Funktionszustand Form und Weite der Stimmritze bestimmen. Schließen und Öffnen der Stimmritze werden durch das Bewegen von Stellknorpel und Ringknorpel zueinander bewirkt, die somit eine funktionelle Einheit bilden.

Das Skelett des Larnyx besteht aus den verschiedenen Kehlkopfknorpeln (Schildknorpel, Ring-

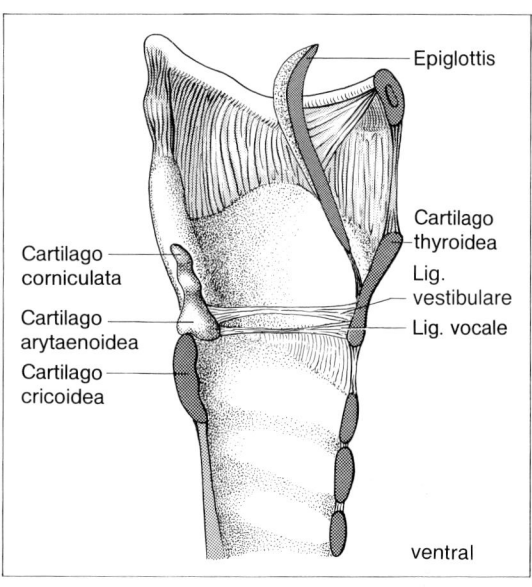

Abb. 1
Die Kehlkopfknorpel. Sagittalschnitt von median

knorpel und Stellknorpel), die durch Bänder, Muskeln und Schleimhautfalten miteinander verbunden sind (Abb. 1).

Die anatomischen Verhältnisse des Kehlkopfes legen es nahe, eine Einteilung in drei Hauptregionen vorzunehmen:

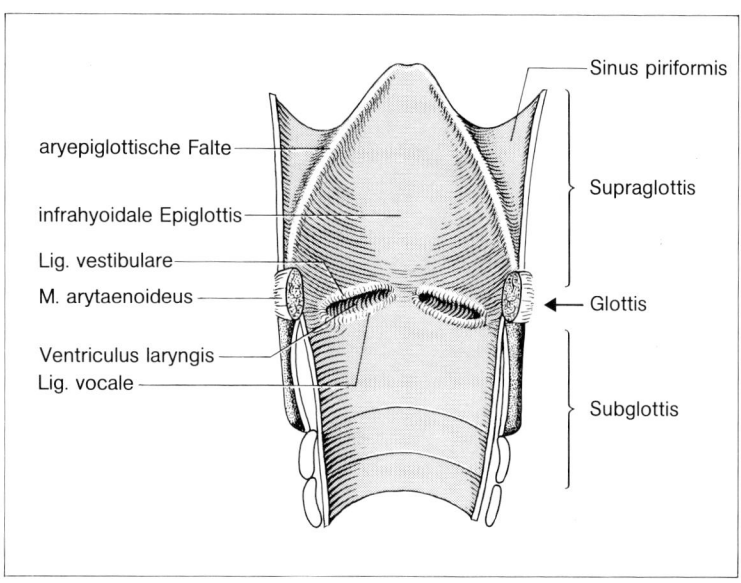

Abb. 2 Anatomische Darstellung des Kehlkopfes von hinten, offen

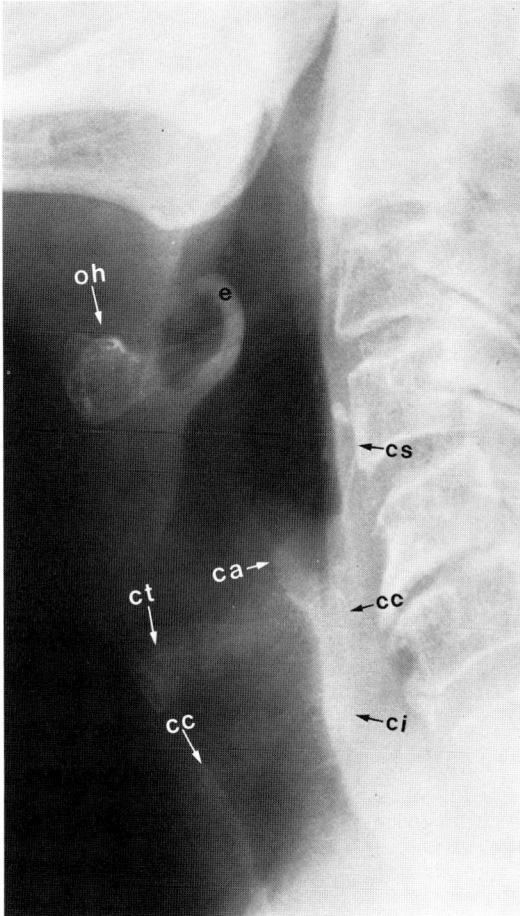

Abb. 3   Laterale Weichteilaufnahme
e = Epiglottis, oh = Os hyoideum, ct = Cartilago thyroidea, ca = Cartilago arytaenoidea, cc = Cartilago cricoidea, cs, ci = Cornu superius und inferius des Cartilago thyroidea

1. Zur *Supraglottis* gehören die laryngeale Epiglottisfläche, die aryepiglottischen Falten, die
   Arytaenoidgegend, die Taschenfalten und die
   Morgagni-Ventrikel.
2. Als *Glottis* wird die unmittelbare Nachbarschaft der Stimmritze bezeichnet. Sie umfaßt
   die Stimmbänder, die vordere und hintere
   Kommissur.
3. Getrennt durch den Conus elasticus folgt nach
   kaudal die *Subglottis*, die sich bis zum unteren
   Rand des Ringknorpels erstreckt (Abb. 2).

Die Bedeutung dieser regionalen Aufteilung des
Larynx wird noch durch seine Lymphdrainage
unterstrichen. Aus der Supraglottis verlaufen die
Lymphbahnen in die obere Jugulariskette, aus
dem Bereich der vorderen Kommissur und der
ventralen Subglottis in prälaryngeale Lymphknoten und aus der Subglottis in die untere Jugulariskette und zu den paratrachealen Lymphknoten.

Röntgenuntersuchungen des Larynx

Eine Anzahl von röntgenologischen Untersuchungsmethoden haben sich bei der Diagnostik
und der Dokumentation von Kehlkopferkrankungen als recht nützlich erwiesen.

Mit der üblichen Spiegeluntersuchung, der *indirekten
Laryngoskopie*, lassen sich die anatomischen Binnenstrukturen des Kehlkopfes übersehen und die Beweglichkeit der Stimmbänder bei Respiration und bei Phonation prüfen. Nicht immer reicht die indirekte Laryngoskopie aus, um ein klares Bild über das gesamte Ausmaß der krankhaften Veränderungen des Kehlkopfes zu
gewinnen. Dann kann die *direkte Laryngoskopie* weiterhelfen. Wegen der topographisch-anatomischen Gegebenheiten des Kehlkopfes sind aber beiden Verfahren
diagnostische Grenzen gesetzt.

So ist die Beurteilung des subglottischen Raumes durch
das Laryngoskop technisch sehr schwierig und nicht selten unmöglich. Ergibt sich auf diesem Wege keine genügend sichere Aussage über die Verhältnisse des Kehlkopfes, sollte niemals gezögert werden, die allgemeine
Diagnostik durch gezielte Röntgenuntersuchungen und
Computertomographie zu erweitern.

Übersichtsaufnahmen

Die radiologische Abklärung von Kehlkopfveränderungen sollte immer mit einer Standardaufnahme in *seitlicher Projektion* in Form einer Weichteilaufnahme beginnen. Sie enthält bereits eine
Menge Informationen über physiologische und
pathologische Erscheinungen des Pharynx und
des Larynx. Bei seitlicher Aufnahmerichtung werden Zungenbein, Epiglottis, Schild- und Ringknorpel erkennbar (Abb. 3).

Das Knorpelskelett ist um so besser sichtbar, je
stärker es verkalkt ist, womit in der Regel in der
3. Dekade des Lebens zu rechnen ist. Deutlich
zeichnet sich das obere Luftband mit seiner glatten Schleimhautbegrenzung ab. Der beiderseitige
Sinus Morgagni erscheint als elliptische, leicht
unscharf begrenzte Aufhellung, die sich auch
beim kalkarmen oder kalkfreien Knorpel von der
Umgebung abhebt. Auf dem *lateralen* Übersichtsbild lassen sich die Vallekula gut beurteilen, die
sich unter gleichzeitiger Intonation der Vokale
„he" oder „hi" entfalten. Das prävertebrale
Weichteilgewebe ist oberhalb der Stellknorpel
nur einige Millimeter dick, nimmt dann nach
kaudalwärts an Breite zu, sollte aber beim Erwachsenen normalerweise den sagittalen Durchmesser des anliegenden Wirbelkörpers nicht
überschreiten.

Das Röntgenbild im *a. p. Strahlengang* ist nur von
sehr begrenztem diagnostischem Wert, da die
Knochenstrukturen der Halswirbelsäule stark
überlagern. Die Störschatten dieser Art können
vermindert werden, wenn Aufnahmespannungen
zwischen 120–150 kV Anwendung finden. Die
luftgefüllten Räume von Rachen, Kehlkopf und
Trachea bilden sich übersichtlich ab.

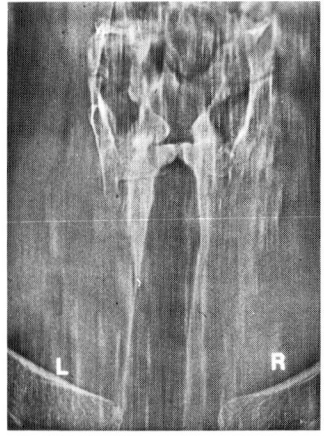
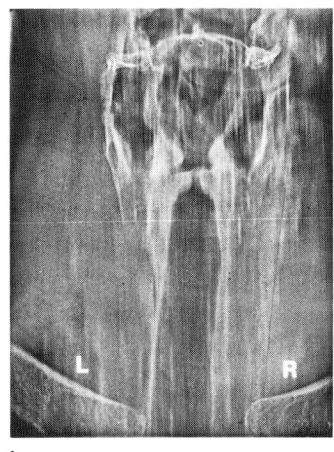
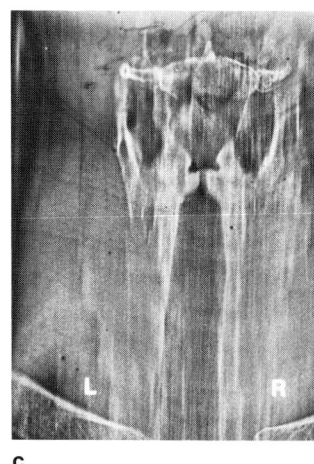

a   b   c

Abb. **4 a−c**   Sagittales Xerotomogramm. Stimmbandstellung bei Phonation „hi", „he", „ha"

Tomographie

Die Larynxtomographie wurde in den 30er Jahren durch LEBORGUE (1936) und GUNSETT (1937) eingeführt und hat seitdem einen festen Platz im radiologischen Untersuchungsprogramm des Kehlkopfbereiches. Wegen der kürzeren Expositionszeiten wird der linearen Verwischungsform der Vorzug gegeben. Der Schichtwinkel beträgt normalerweise 40 Grad. Die Untersuchung erfolgt am liegenden Patienten, der Kopf ist leicht rekliniert. Zur Orientierung wird eine Schichtebene 2 cm unterhalb der zu tastenden Prominenz des Schildknorpels gewählt. Anschließend werden hierzu Schichtaufnahmen in 0,5 cm Abständen nach vorn oder hinten angefertigt.

Im sagittalen Tomogramm kommen die schleimhautausgekleideten Binnenstrukturen des Kehlkopfes (Epiglottis, aryepiglottische Falten, Taschenfalten, Ventriculus laryngicus, Stimmbänder und der subglottische Raum) sowie das verknöcherte Schild- und Ringknorpelskelett zur Darstellung, auf die der Röntgenologe bei seiner Beurteilung Bezug nimmt. Um die Beweglichkeit der Stimmbänder zu überprüfen, wird der Patient aufgefordert, bei der Aufnahme entweder in gleichbleibender Tonhöhe die Vokale „he" oder „hi" zu intonieren bzw. zu inspirieren (Abb. **4 a–c**). Während der Phonation nähern sich die Stimmbänder der Mittellinie und die Ventrikel erweitern sich, wodurch eine bessere Beurteilung der inneren Kehlkopfkonturen ermöglicht wird. Bei langsamer tiefer Inspiration entfernen sich die gesunden Stimmbänder maximal voneinander. Zuweilen kann auch das Valsalva-Manöver nützlich sein, wenn es darum geht, Veränderungen in den Recessus piriformes nachzuweisen.

Bei folgenden Fragestellungen kann die Tomographie hilfreich sein:

– Darstellung der anatomischen Verhältnisse des Kehlkopfes.
– Entzündliche Kehlkopfveränderungen.
– Aufzeichnung der Bewegung der Epiglottis und vor allem der Stimmlippen.
– Bestimmung der Lokalisation und der Ausdehnung von Geschwülsten, besonders im subglottischen Raum.
– Verlaufsbeobachtungen vor, während und nach einer Tumorbehandlung.
– Nachweis einer Knorpelnekrose bzw. -destruktion, hervorgerufen durch Tumor, Infektion oder Strahlentherapie.
– Dokumentation des Ausmaßes von Kehlkopfverletzungen.

Der Wert dieser Untersuchungsmethode wird durch die Tatsache eingeschränkt, daß Kehlkopfveränderungen, die sich vor oder hinter der Mittellinie entwickeln, auf dem a.-p. Tomogramm nicht sehr gut abgebildet werden. Zuverlässigere Informationen liefert die Computertomographie S. 378.

Laryngographie

Diese Nachteile lassen sich durch den Einsatz der *Kontrastlaryngographie* vermeiden. Die Verwendung von positiven Kontrastmitteln wurde bereits von IGLAUER (1926) und JACKSON (1936) empfohlen. Es ist das große Verdienst von POWERS und seinen Mitarbeitern (1957 und 1961), diese Methode technisch weiterentwickelt und ihren Wert für die Klinik herausgestellt zu haben. Als Kontrastmittel stehen heute wäßrige Suspensionen mit feindispersen Kristallen von $1-10\,\mu m$ zur Verfügung.

Die Laryngographie ist eine umfassende Röntgenuntersuchung und setzt für die Beurteilung der Röntgenaufnahmen umfangreiche Detail-

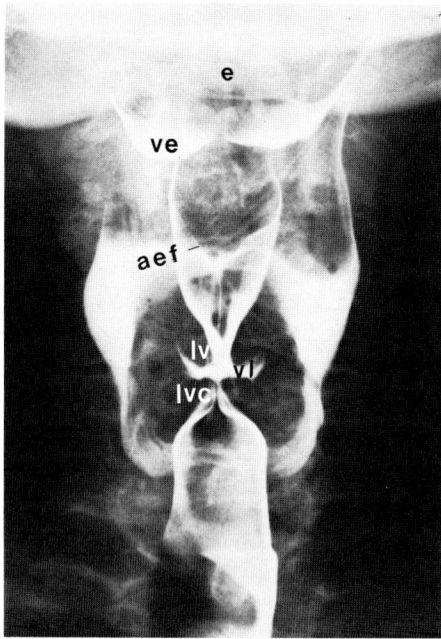

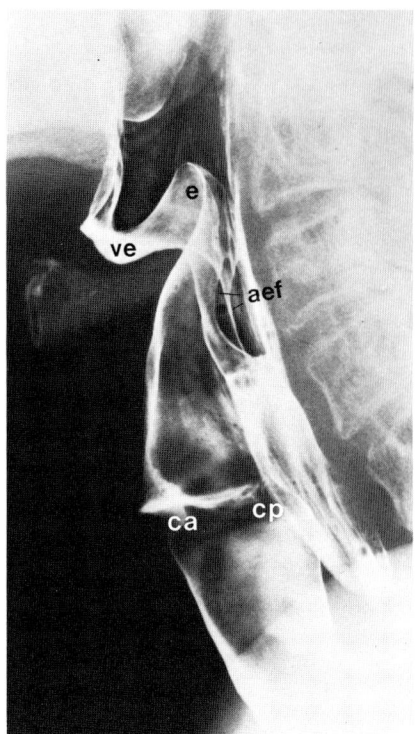

Abb. 5   Normales Laryngogramm a.-p.
e = Frontalansicht mit suprahyoidaler Epiglottis, ve =
Vallekulae,   aef = aryepiglottischen   Falten,   vl = Ventriculus laryngicus. lv = Lig. vestibulare, LVC = Lig.
vocale

Abb. 6   Normales Laryngogramm seitlich
e = laterale Ansicht mit Zungengrund, supra- und infra-
hyoidaler   Epiglottis,   aef = aryepiglottischen   Falten,
ca = vordere   Kommissur,   cp = hintere   Kommissur,
ve = Vallecula epiglottica

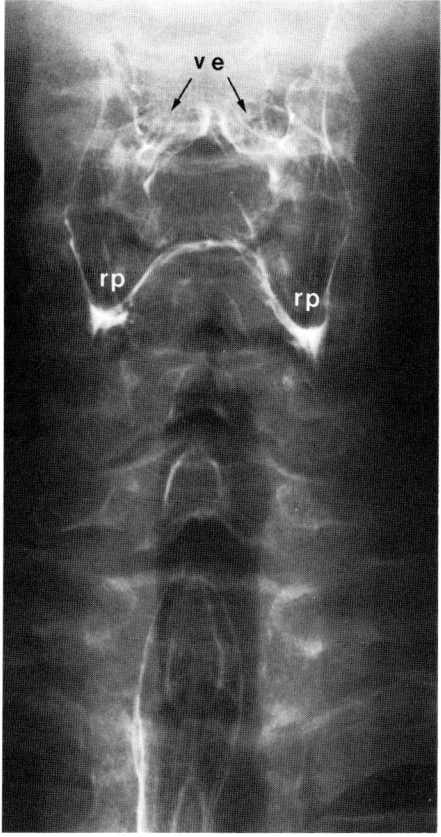

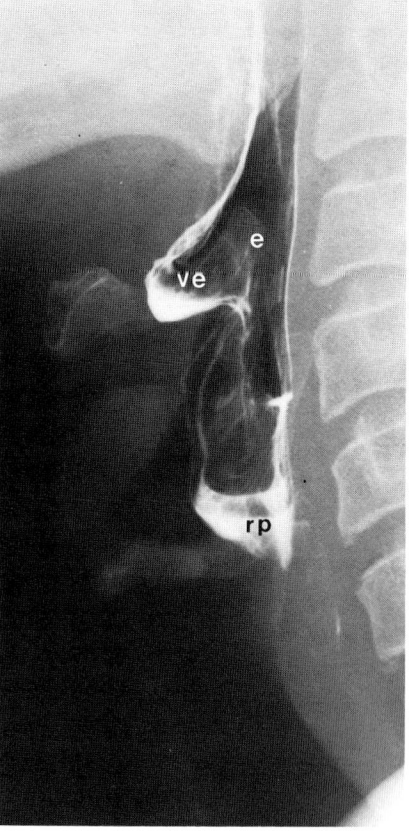

a

b

Abb. 7a u. b   Kehlkopfregionen nach Schlucken von Bariumbrei
a   Frontale Ansicht; ve = Vallekulae, rp = Recessus piriformis
b   Laterale Ansicht; e = Epiglottis, ve = Vallekulae, rp = Recessus piriformis

kenntnisse von Pharynx und Larynx voraus. (Abb. 5 und 6). Mit keiner anderen Methode können Oberflächenveränderungen des Kehlkopfinneren und ihre genaue Ausdehnung so exakt beurteilt werden. Die Kontrastlaryngographie ist absolut *kontraindiziert* bei Patienten, die unter einem Stridor leiden, der durch eine partielle Obstruktion des Larynx verursacht wird. Einige Untersucher haben erfolgreich die Laryngographie mit der Tomographie (BRAUER 1955) sowie mit der Kinematographie (KERCHER u. Mitarb. 1960) kombiniert.

Ergänzend sei noch auf die Untersuchung nach Schlucken von Bariumbrei hingewiesen. Sie ist ein sinnvolles Röntgenverfahren, um Koordinationsstörungen des Schluckaktes aufzudecken (Abb. 7a u. b).

Xeroradiographie

Seit einiger Zeit haben sich die Xeroradiographie und Xerotomographie bei der Exploration von Kehlkopferkrankungen bewährt (s. Abb. 4a–c). Das xeroradiographische Verfahren zeichnet sich durch eine Konturenverstärkung, den sogenannten Edge-Effekt, aus: Grenzbereiche unterschiedlicher Dichte werden dabei besonders scharf abgebildet. Der Vorteil des Xeroradiogramms im Vergleich zum Röntgenbild liegt in der größeren Breite des dargestellten Objektumfanges. Mit einer Aufnahme gelangen die Weichteile des Halses und die Knochenstrukturen der Halswirbelsäule gleich gut zur Abbildung. Ihren besonderen Vorzug besitzt die Xeroradiographie in der Beurteilung des Knorpelskelettes des Larynx.

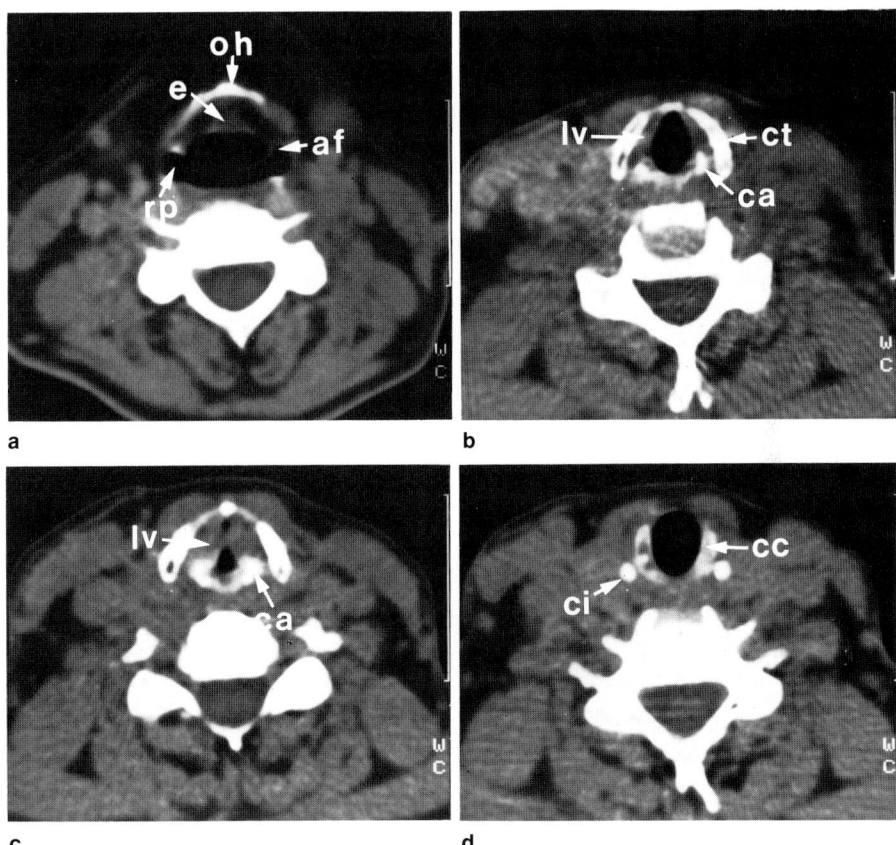

Abb. **8a–d** Normales Computertomogramm des Larynx
a CT-Schicht in Höhe des Os hyoideum; oh = Os hyoideum, e = Epiglottis, af = aryepiglottische Falten, rp = Recessus piriformis
b CT-Schicht der Stimmbänder; ct = Cartilago thyroidea, ca = Cartilago arytaenoidea, lv = Lig. vocale
c CT-Schicht der Stimmbänder (Stimmritzenschluß); ca = Cartilago arytaenoidea, lv = Lig. vocale
d CT-Schicht des Arcus cricoideus; cc = Cartilago cricoidea, ci = Cornu inferius des Cartilago thyroidea

Computertomographie

Einen weiteren Fortschritt in der Palette der radiologischen Methoden stellt die Untersuchung des Larynx mit der Computertomographie dar. Neue Studien deuten darauf hin, daß dieses Verfahren vor allem Vorteile für die Tumordiagnostik und für die spätere Therapieplanung bringt (Abb. **8 a–d**).

Im Computertomogramm können tumorbedingte Formveränderungen endolaryngealer Strukturen bzw. umschriebene Volumendefekte des Larynx relativ sicher beurteilt werden. Ausdehnung und Lokalisation des Tumorbefalles im laryngealen und extralaryngealen Weichteilgewebe lassen sich ziemlich exakt angeben. In diesem Zusammenhang gelingt nahezu regelmäßig eine genaue Größenbestimmung der Tumorausbreitung und ihre Abgrenzung zu den übrigen Halsweichteilen. Für die Beurteilung sehr hilfreich ist das im präepiglottischen und paraglottischen Raum gelegene Fettgewebe, das besondere diagnostische Aufmerksamkeit verdient. Beim Nachweis eines Tumoreinbruchs ins Knorpelskelett, eventuell mit Zeichen einer Destruktion, ist die CT-Diagnostik allen bekannten Untersuchungsmethoden überlegen. Die bisherigen Erfahrungen machen aber auch deutlich, daß densitometrische Kriterien keinen erkennbaren Beitrag zur Differentialdiagnose liefern. Lediglich bei fetthaltigen und zystischen Tumoren gelingt eine Differenzierung durch die Computertomographie.

Die Computertomographie bietet nur wenig Information über die Larynxfunktion und die feineren Schleimhautdetails. Sie ist im Beitrag S. 139 ff. eingehend dargestellt.

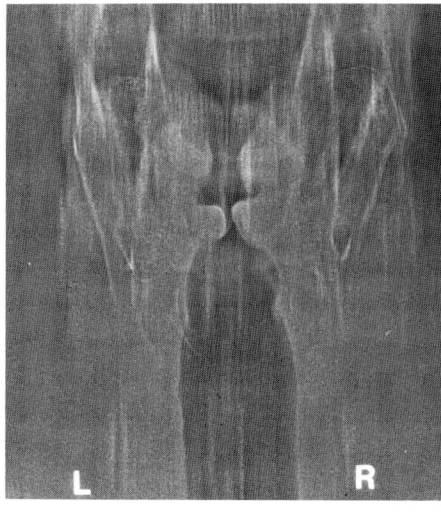

Abb. **9** Chronische asymmetrische Laryngitis. Das rechte Taschenband und das rechte Stimmband sind verdickt, rechts subglottisch findet sich ein kleiner Polyp

Erkrankungen des Kehlkopfes

Entzündungen des Kehlkopfes

a) Die akute Laryngitis ist eine katarrhalische Entzündung der Kehlkopfschleimhaut, die alle drei topographischen Abschnitte des Kehlkopfes – Epiglottis, Glottis und subglottischen Bereich – befallen kann oder auf einzelne Teile beschränkt bleibt.

b) Heilt eine akute Laryngitis nicht in wenigen Wochen aus, so geht sie in die unspezifische chronische Laryngitis über.

Das pathologische Bild der akuten Laryngitis wird durch eine weitgehend symmetrische Rötung und Schwellung der Kehlkopfschleimhaut oder einzelner Anteile geprägt. Im weiteren Verlauf verliert das Stimmband seinen scharfen, freien Rand und wirkt walzenförmig und plump.

Die *Röntgenzeichen* der akuten und chronischen Laryngitis werden, wenn sie überhaupt im Röntgenbild zu erfassen sind, durch die laterale Halsweichteilaufnahme und im a.-p. Tomogramm dokumentiert (Abb. **9**). Nach längerem Krankheitsverlauf erscheinen die betroffenen Stimmbandpartien verplumpt, die Fibrinbeläge führen zu einer unregelmäßigen Konturierung der wulstartig verdickten Ränder, die im Übergang zum Luftraum im allgemeinen noch frei und abgrenzbar sind. Der Glottisschluß ist öfter unvollkommen. Bei einer gleichzeitigen Verdickung und Schwellung der Taschenbänder kann der Ventriculus laryngis verstrichen oder völlig aufgebraucht sein. Schleimhautulcerationen und Destruktionen des Knorpelskelettes sind seltene Erscheinungen eines schweren Krankheitsverlaufes.

c) Bleiben die laryngitischen Beschwerden über Monate oder Jahre bestehen, kommt es zum Krankheitsbild der *chronischen hyperplastischen Laryngitis*. In ihrem weiteren Verlauf treten umschriebene gutartige Stimmbandprozesse auf, die als *entzündliche reaktive Pseudotumoren* bezeichnet werden können und zu denen die *Pachydermie*, die *Stimmbandpolypen* und *-knötchen* zu rechnen sind.

d) Das *Larynxödem* markiert die tiefergreifende Reaktion der Kehlkopfweichteile und stellt eine relativ häufige und auch gefährliche Begleiterkrankung dar. Die charakteristischen Veränderungen des Larynxödems lassen sich am besten auf dem a.-p. Schichtbild nachweisen (Abb. **10**). Bei symmetrischer Ausbreitung erscheinen die Glottisregion und sehr oft die Taschenbänder polsterartig geschwollen und sind relativ scharf konturiert. Der subglottische Raum ist nur in Ausnahmefällen, z. B. nach längerer Beatmung, mitbetroffen.

e) Die *Diphtherie* des Larynx und die *Kehlkopftuberkulose* sind in der westlichen Welt dank öffentlicher Gesundheitsmaßnahmen zu seltenen und gutartig verlaufenden Erkrankungen geworden. Die Schleimhautläsionen sind fast immer beidseitig, aber nicht unbedingt symmetrisch angeordnet. Im Vordergrund steht ein diffuses Ödem, die Schleimhautulzerationen heben sich als prominente Konturunregelmäßigkeiten gegen den Luftraum ab. Differentialdiagnostisch ist für die Kehlkopftuberkulose bezeichnend, daß die Gesamtheit der Larynxarchitektur erhalten bleibt.

f) Der *retropharyngeale Abszeß* stellt eine weitgehend abgekapselte, entzündliche Schwellung des retropharyngealen Weichteilgewebes dar und ist meist auf der lateralen Positionsaufnahme während der Inspiration zu erkennen. Das vermehrte prävertebrale Gewebe wölbt sich in den pharyngealen Luftraum vor. Die *retropharyngeale Blutung* (Hämatom) sieht röntgenologisch genauso aus und muß differentialdiagnostisch davon unterschieden werden, was im allgemeinen bei Beachtung der Klinik und der Vorgeschichte des Patienten keine Schwierigkeiten macht. Eine weitere Differenzierung ermöglicht die Computertomographie (s. S. 139 ff.).

Funktionsstörungen des Kehlkopfes

Fehlregulationen des Kehlkopfsphinkters führen zu Funktionsstörungen des Schluckaktes, die in der Regel auf Lähmungen bzw. Fehlinnervationen beruhen. Die motorische Steuerung des inneren und äußeren Bewegungsapparates des Kehlkopfes wird durch eine Reihe von Nerven, vor allem den N. vagus, gewährleistet. Die zentrale Auslösung erfolgt reflektorisch in der Medulla oblongata.

Störungen der Stimmbildung finden sich bei den *Stimmbandlähmungen.* Zu ihren Ursachen zählen:

– myopathische Störungen (Schädigung der Mm. vocales durch akute und chronische Laryngitis),
– zentrale Lähmungen (multiple Sklerose, Wallenberg-Syndrom, Tumoren und Metastasen),
– periphere Lähmungen (Schädigung des N. recurrens nach Strumaoperation, bei Bronchialkarzinom und Mediastinaltumoren).

Die bildliche Dokumentation der Stimmbandlähmung gelingt besonders eindrucksvoll mit der a.-p. Tomographie. Im Röntgenschichtbild erkennt man die unterschiedliche Stellung und nicht selten eine veränderte Form des gesunden Stimmbandes gegenüber der kranken Seite. Bei der Rekurrensparese bleibt das paretische Stimmband sowohl in Inspiration als auch während der Phonation fixiert (Abb. 11). Damit überhaupt ein Stimmritzenschluß erreicht wird, tritt in Phonation häufig das gesunde Stimmband über die Mittellinie. Der unvollständige Stimmritzenschluß stellt sich im Röntgenbild als eine mittelständige, oft bogenförmige Aufhellungslinie dar. Während

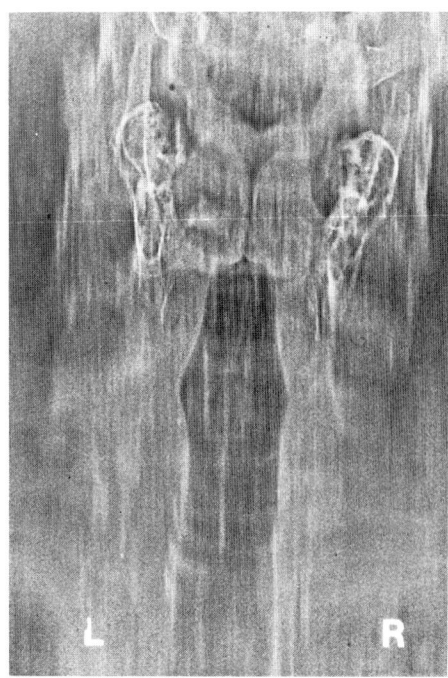

Abb. 10 Beidseitiges Larynxödem. Polsterartige, fast transparente Schwellung von Epiglottis, Taschenbändern und Stimmbändern. Der subglottische Raum ist frei

das paretische Stimmband auffallend scharfrandig ist, erscheint das gesunde meist dick und verplumpt; dabei ist der Ventriculus laryngis der gesunden Seite verstrichen. Der subglottische Winkel zwischen Stimmbandunterkante des paretischen Stimmbandes und oberer Trachealwand

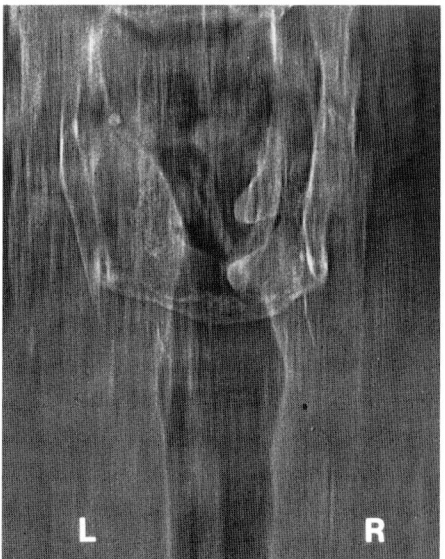

Abb. 11 Komplette Rekurrensparese rechts in Inspirationsstellung. Paretisches Stimmband scharf gezeichnet, fehlende Retraktion. Der Ventriculus laryngis erscheint vertieft

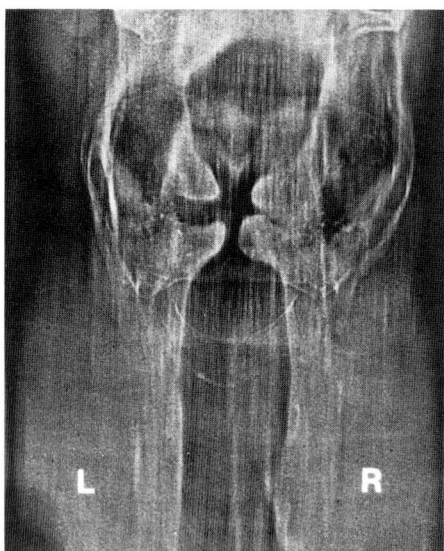

Abb. **12** Komplette Rekurrensparese links in Phonation. Paretisches Stimmband scharf gezeichnet, das gesunde Stimmband ist dicker und verplumpt

vergrößert sich über 90 Grad und wird stumpf (Abb. **12** und **13 a–c**).

Verletzungen des Kehlkopfes

Bei der Behandlung von Traumata im Kopf- und Halsbereich werden Kehlkopfverletzungen, so-

fern die Atmung frei ist, häufig nicht beachtet bzw. leichter übersehen. Funktionsstörungen und Stenosebildungen können die Folge sein, die später trotz intensiver Behandlung nicht mehr reparabel sind. Deshalb sollte nach der Erstversorgung durch den Chirurgen eine weitere Abklärung durch den Otolarnygologen erfolgen. Die radiologische Diagnostik kann den laryngoskopischen Befund ohne wesentliche Beeinträchtigung für den Patienten ergänzen und wertvolle Aussagen über das gesamte Ausmaß des Traumas, z. B. Hämatome, Ödeme, Luxationen, Schild- und Ringknorpelfrakturen, machen (Abb. **14 a u. b**).

Die Röntgenuntersuchungen gewinnen um so mehr an Bedeutung, wenn eine supraglottische Schwellung die Laryngoskopie behindert. Bei supraglottischen Verletzungen kann es zu Frakturen meist eines Kehlkopfflügels und Dislokation des zugehörigen Aryknorpels kommen. Stumpfe Traumen in Höhe des Glottis können zu Frakturen des Schildknorpels paramedian führen. Gleichzeitig können Verletzungen der Stimmbänder mit Ruptur der vorderen Kommissur auftreten. Subglottische Verletzungen verursachen gewöhnlich eine Fraktur des Krikoids mit einer Verengung der oberen Luftwege durch Hämatom und Ödem.

Der radiologische Nachweis von Fremdkörpern im Kehlkopf (z. B. kleines Knochenteilchen) ge-

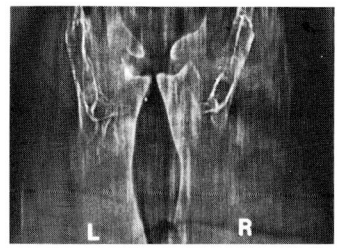 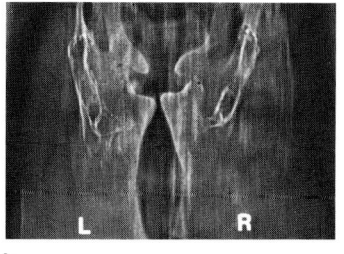 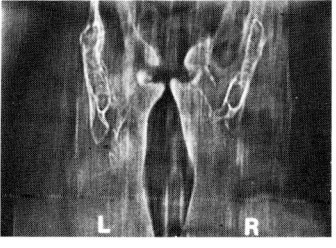

a   b   c

Abb. **13 a–c**   Doppelseitige Rekurrensparese und Zustand nach Tracheotomie
a Exspiration   b Inspiration   c „he"-Phonation

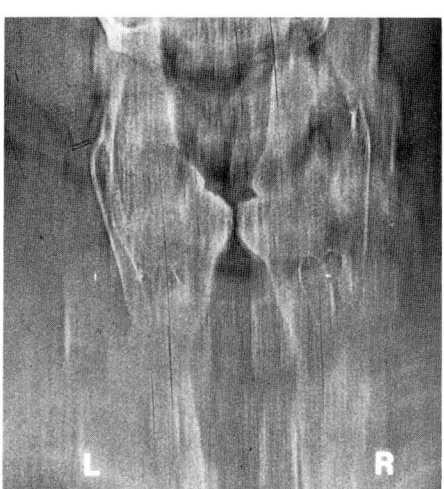 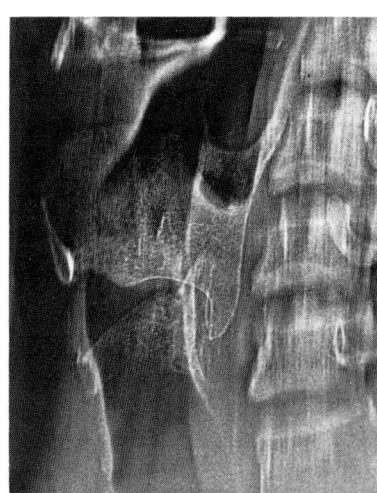

Abb. **14 a u. b**
44jähriger Patient nach erlittenem stumpfem Kehlkopftrauma
a Hämatom im Bereich beider Stimmbänder, links stärker ausgeprägt als rechts
b Nachweis einer Luxation im linken Cricothyroidalgelenk mit Abknicken des vorderen Anteiles des Ringknorpels nach kaudal

a   b

Abb. **15** Kehlkopfpapillomatose. Die beetartigen Neubildungen reichen von den aryepiglottischen Falten bis in den subglottischen Raum

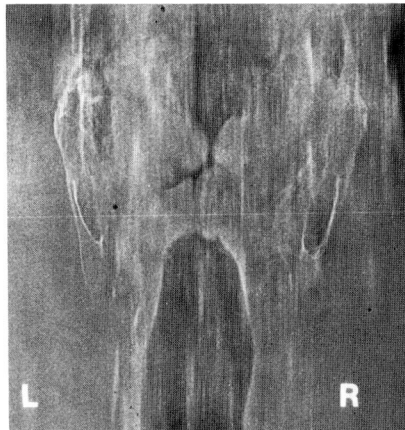
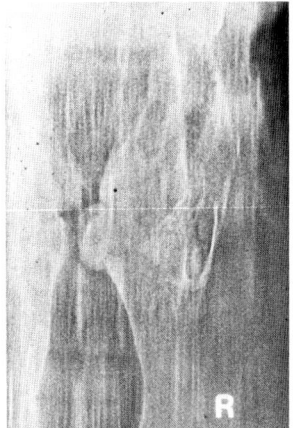

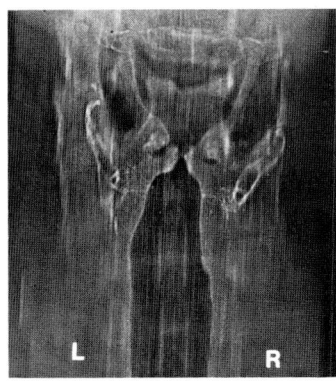
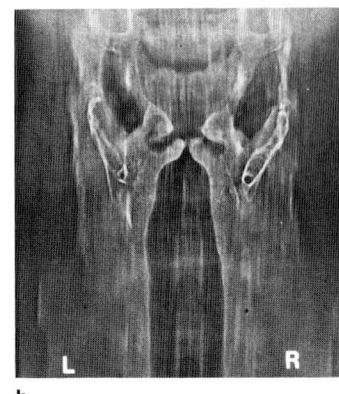

Abb. **16a** u. **b** Retentionszyste des rechten Stimmbandes
a präoperativ,
b postoperativ

     a   b

lingt nur, wenn diese genügend schattengebend sind und vom verknöcherten Schildknorpel abgegrenzt werden können. Nicht selten findet der erhobene Röntgenbefund später auch ein gutachterliches Interesse.

Gutartige Tumoren des Kehlkopfes

Unter dem Begriff der gutartigen Kehlkopftumoren wird eine Vielzahl von benignen Neubildungen zusammengefaßt, die ätiologisch, pathologisch und histologisch erheblich voneinander abweichen und nur eines gemeinsam haben, daß ihnen die Merkmale einer Bösartigkeit fehlen. Neben den echten gutartigen Neoplasmen sind an dieser Stelle auch die reaktiven Schleimhautveränderungen zu nennen, die nach verschiedenen, länger dauernden Reizeinwirkungen (infektiöse, thermische, mechanische, chemische) auftreten und auf die schon weiter oben hingewiesen wurde (*Pseudotumoren*). In der Regel liegen die gutartigen Geschwülste an der Oberfläche und sind direkt oder indirekt im Spiegel dem Auge zugänglich zu machen.

Röntgenologisch lassen sich die gutartigen Tumoren vor allem dann erfassen, wenn sie in den Luftraum, also in das Kehlkopflumen oder in den subglottischen Raum hineinragen. Die hier ge-

wählte Reihenfolge der Beschreibung der benignen Tumoren entspricht der Häufigkeit ihres Auftretens.

a) Am häufigsten sind die *Schleimhautpolypen.* Ihr Entstehungsort ist hauptsächlich der freie Stimmbandrand, an dem sie breitbasig aufsitzen können oder pendeln.

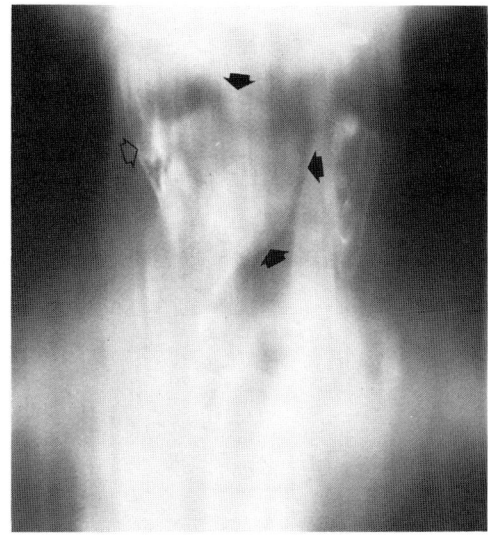

Abb. **17** Chondrom mit Destruktion des verknöcherten Schildknorpels

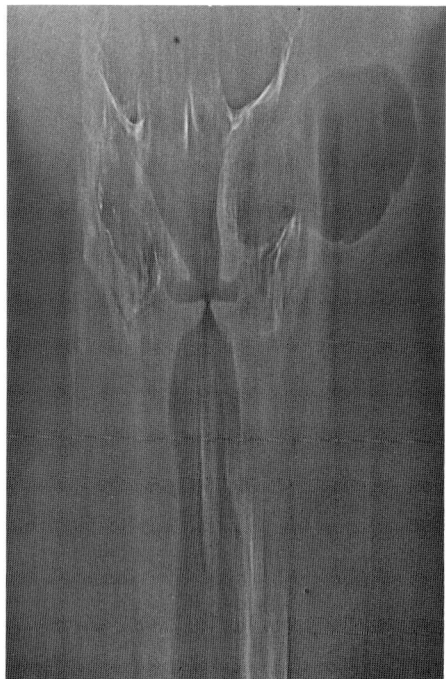

Abb. 18
Luftgefüllte Laryngozele an der rechten Halsseite

b) Als nächste sind die *Kehlkopfpapillome* zu nennen. Man findet sie als kleine, hanfkorn- bis erbsgroße, umschriebene Knötchen, die meistens an der vorderen Kommissur sitzen oder gruppenweise als dicht nebeneinanderliegende Zapfen mit Hauptsitz an der oberen und an der unteren Stimmbandfläche angeordnet sind. Zuweilen sehen sie wie Blumenkohlgewächse aus und können dann das ganze Larynxlumen ausfüllen (sog. *Papillomatose*) (Abb. **15**).

c) Relativ häufig kommen auch *Stimmbandzysten* vor (Abb. **16a** u. **b**). Bei ihnen handelt es sich wohl um kleine Stimmbandpolypen mit zystisch erweiterten Drüsen. Zur Gruppe der häufiger auftretenden benignen Tumoren zählen noch die *Fibrome* und die sogenannten *Sängerknötchen*. Dagegen werden gutartige Kehlkopftumoren wie *Adenome, Angiome, Lipome* und *Chondrome* selten beobachtet (Abb. **17**).

d) *Larynxzysten* sind ihrer Genese nach überwiegend Retentionszysten und können überall im Kehlkopf und in seiner Umgebung angetroffen werden.

Laryngozelen

Die *Laryngozelen* sind lufthaltige Blindsäcke des Halses, die aus einer sackförmigen Dilatation der Appendix des Recessus Morgagni herrühren. Ihre Entstehung ist auf einen erheblichen Überdruck im Ventriculus laryngis und auf eine Art Ventilmechanismus an der Mündung der Appendix zu-

rückzuführen. Laryngozelen können ein- oder doppelseitig vorhanden sein. Je nach Sitz und Ausdehnung werden unterschieden: äußere, innere und gemischte Laryngozelen.

Die Laryngozele ist zwar eine seltene Abnormität des Larynx, verdient aber die besondere Erwähnung, weil es häufig der Radiologe ist, der wegen der charakteristischen Röntgenmerkmale als erster auf sie aufmerksam wird (Abb. **18**). Die Diagnose kann durch eine laterale bzw. frontale Röntgenübersichtsaufnahme, noch besser durch die Tomographie bzw. Computertomographie gesichert werden. Nicht alle Laryngozelen sind fortwährend mit Luft gefüllt. Zuweilen kann eine Luftfüllung der Zelen durch gleichzeitiges Pressen oder forcierte Phonation erreicht werden. Mancherorts wird auch die Installation von öligen oder wasserlöslichen Kontrastmitteln empfohlen, um dem Laryngologen die Beurteilung der Zelen- bzw. Zystenausdehnung zu erleichtern.

Bösartige Tumoren des Kehlkopfes

Die malignen Larynxtumoren machen beim Menschen ca. 2% aller bösartigen Geschwülste aus. Die überwiegende Mehrzahl der malignen Larynxneoplasmen (etwa 95%) sind *Plattenepithelkarzinome*. Normalerweise sind nur die Stimmlippen und die am weitesten vorspringenden Anteile der Taschenbänder mit einem Plattenepithel überzogen, während das übrige Kehlkopfinnere von einem mehrreihigen Zylinderepithel ausgekleidet wird. Andere bösartige Tumoren wie z. B. *Adenokarzinome*, maligne *Lymphome, Zylindrome* und verschiedene Formen von *Sarkomen* sind relativ selten.

Ein Teil der Larynxkarzinome zeichnet sich durch ein vorherrschend exophytisches Wachstum aus. In diesen Fällen ragt die unregelmäßig geformte Tumorbildung in das Kehlkopflumen. Meistenteils herrscht aber beides, eine infiltrierende und eine exophytische Tumorausbreitung vor. Die Larynxkarzinome neigen erst im späteren Verlauf der Erkrankung dazu, in die regionalen Lymphknoten zu metastasieren.

Die meisten bösartigen Larynxgeschwülste sind heilbar, wenn es gelingt, sie rechtzeitig zu entdecken, bevor sie in die regionären Lymphknoten metastasieren und wenn sie therapeutisch erfolgversprechend angegangen werden. Die verschiedenen Röntgenuntersuchungen können zur Bestimmung der Lokalisation und der Ausdehnung der Larynxgeschwülste einen wertvollen Beitrag leisten. Das gilt heute besonders für die Computertomographie.

Die *Einteilung der Larynxkarzinome* wird in Übereinstimmung mit den Richtlinien der UICC (1979) nach den anatomischen Regionen ihres Ursprungsortes vorgenommen.

1. Karzinome der Glottisregion:
   Der Tumor ist auf die Stimmbänder und auf die vordere Kommissur begrenzt.

2. Subglottische Karzinome:
   Der Tumor breitet sich um mehr als 1 cm vom freien Stimmbandrand nach kaudalwärts aus.
3. Supraglottische Karzinome:
   Hierzu gehören die Tumoren der laryngealen Epiglottisfläche, der Taschenbänder und der Morgagnischen Ventrikel.
4. Karzinome des Larynx-Pharynx-Randgebietes:
   Hierzu werden die Tumoren des freien Epiglottisrandes und der aryepiglottischen Falten gerechnet.

Diese anatomischen Bezirke sind nicht willkürlich gewählt worden. Sie bieten sich schon deshalb an, weil die Karzinome der verschiedenen Regionen ihre eigene Symptomatologie, ihre eigene Prognose und ihre eigene Indikation für die Art der Behandlung haben. Ausschlaggebend hierfür ist die lymphatische Versorgung der einzelnen Kehlkopfbezirke. Das Lymphsystem im supraglottischen Bereich ist sehr viel dichter als in den subglottischen Regionen. Die Folge ist, daß Patienten mit einem supraglottischen Karzinom häufiger eine Metastasierung erleiden als solche mit einem subglottischen Tumor.
Die Stadieneinteilung I–IV berücksichtigt die Ausdehnung des Karzinoms (T), die Beweglichkeit der tastbaren Lymphknoten (N) und das Vorliegen von Fernmetastasen (M).

Röntgendiagnostik

Die Röntgendiagnostik der Larynxkarzinome stützt sich auf folgende röntgenologische Kriterien:

– Ein überwiegend exophytisch wachsender Tumor ragt in das Kehlkopfinnere und projiziert sich in den Luftraum.
– Ein überwiegend infiltrierender Tumor führt mehr zu einer umschriebenen Verdickung und Deformierung des Weichteilschattens.
– Die normalerweise glatte Kehlkopfschleimhaut wird durch einen tumorösen Prozeß zerstört; an der Schleimhautoberfläche finden sich feingranuläre Unregelmäßigkeiten bis hin zu nodulären Veränderungen, die in das Kehlkopflumen vorspringen.
– Der Verlust an Beweglichkeit und Elastizität der Kehlkopfstrukturen ist immer suspekt auf einen Tumorbefall.
– Destruktion des Knochen- und Knorpelskelettes des Larynx sind Folge der Tumorausbreitung.

Im Glottisbereich und hier besonders an der vorderen Kommissur lassen sich Tumoren schon mit geringer Ausdehnung durch die Kontrastlaryngographie nachweisen (Abb. 19). Subglottische Neubildungen und ihre Folgen werden auf der lateralen Weichteilaufnahme oder auf dem Rönt-

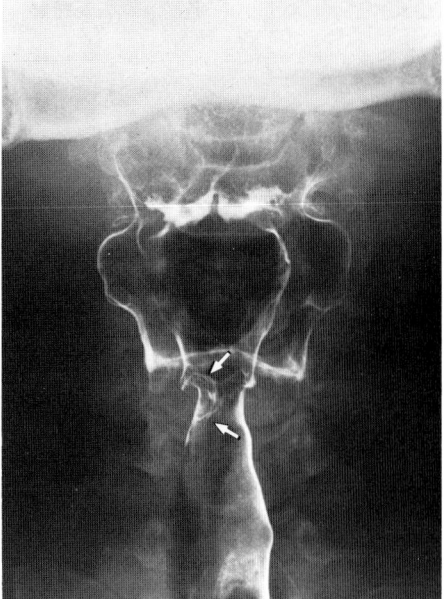

Abb. **19** Karzinom des rechten Stimmbandes. Frontales Laryngogramm in Inspiration (Prof. Dr. *A. Baert*, Leuven)

genschichtbild festgestellt (Abb. **20**, Abb. **21 a–c**). Bei den supraglottischen Tumoren bietet wiederum die Kontrastlaryngographie die umfassendste Information (Abb. **22 a** u. **b**). Eine tumorbedingte

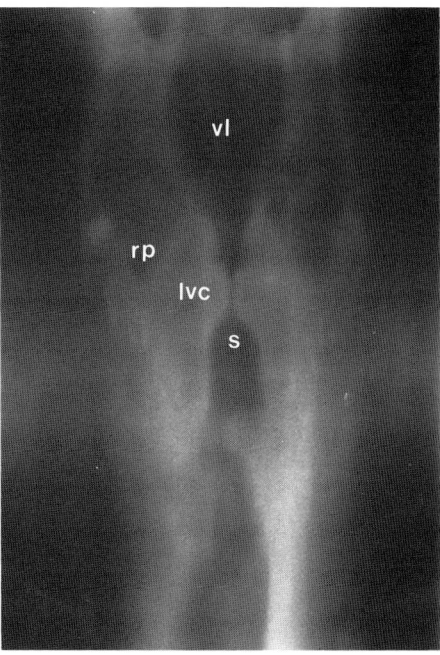

Abb. **20** Beidseitige Rekurrensparese mit entzündlich-ödematöser Schwellung beider Stimmbänder (Zustand nach Thyroidektomie und Tracheateilresektion wegen eines Schilddrüsenkarzinoms mit Einbruch in die obere Trachea). Tracheostoma und Granulationspolyp
vl = Vestibulum laryngis, rp = Recessus piriformis, lvc = Lig. vocale, s = Subglottis

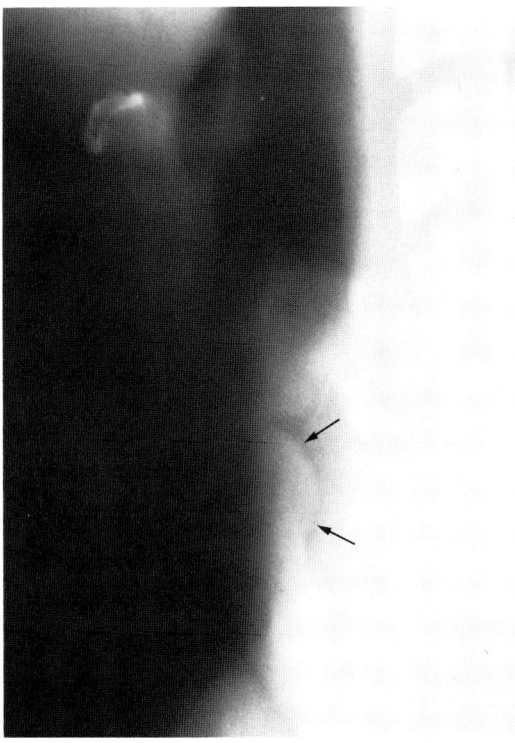

a

Abb. 21a–c Kugeliger Tumor, der sich in den subglottischen Raum vorwölbt und der ventralen Tracheawand breitblasig aufsitzt. Histologie: Retentionszyste

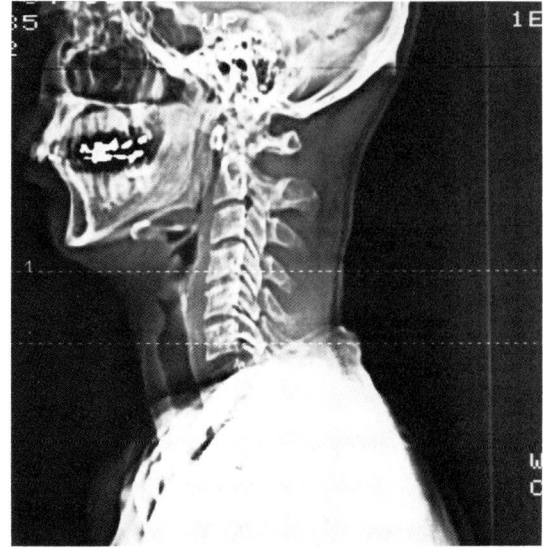

b

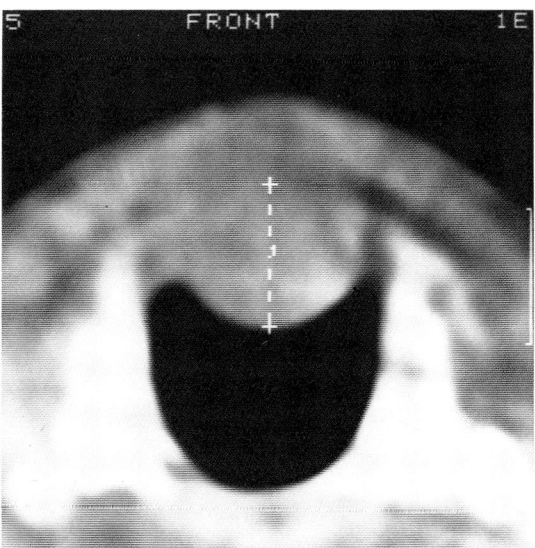

c

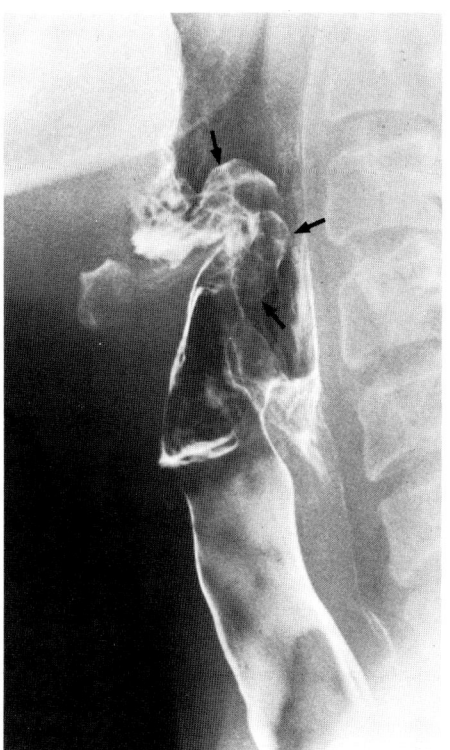

Abb. 22 Karzinom der suprahyoidalen Epiglottis. Laterales Laryngogramm (Prof. Dr. A. Baert, Leuven)

Destruktion des Larynxskelettes ist röntgenologisch an den gekörnten Schatten zu erkennen (s. Abb. 17). Die ganze Ausdehnung des Tumorbefalles im laryngealen und extralaryngealen Weichteilgewebe läßt sich ziemlich genau mit der Computertomographie angeben (Abb. 23a u. b, Abb. 24a u. b).

Sekundäre Veränderungen des Kehlkopfes

Lageanomalien des Kehlkopfes sind durch Zug oder Druck bedingt. Zervikale Strumen, größere Tumoren des Hypopharynx bzw. der oberen Trachea können zu einer Verlagerung des Larynx führen. Schwellungen im Prävertebralraum, z.B. infolge eines Retropharyngealabszesses, verursachen gewöhnlich eine Abdrängung des Larynx (und der oberen Trachea) nach ventral. Starke

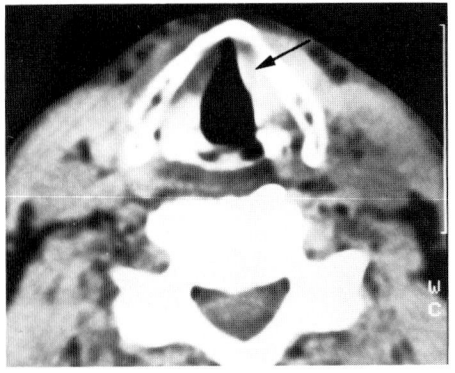

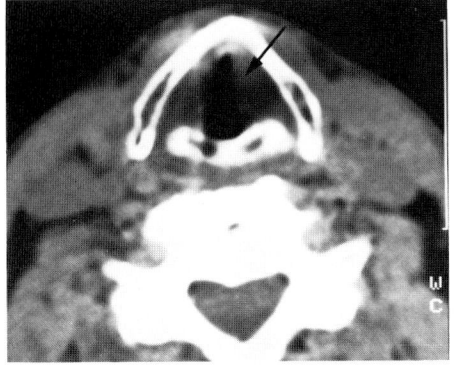

a

b

Abb. **23 a** u. **b** Computertomogramm in Höhe der Stimmbänder. Karzinom des linken Stimmbandes. Verdickung des linken Stimmbandes mit Asymmetrie und deutlicher Dichtezunahme

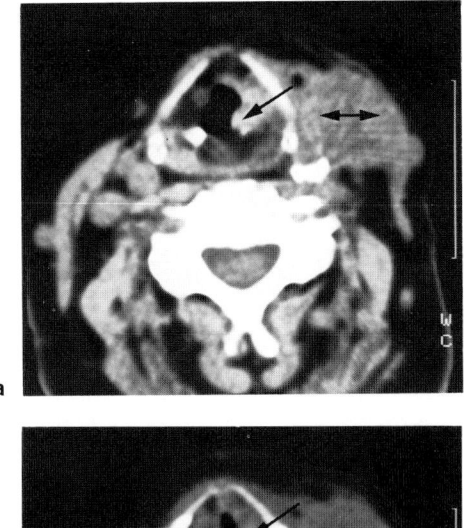

a

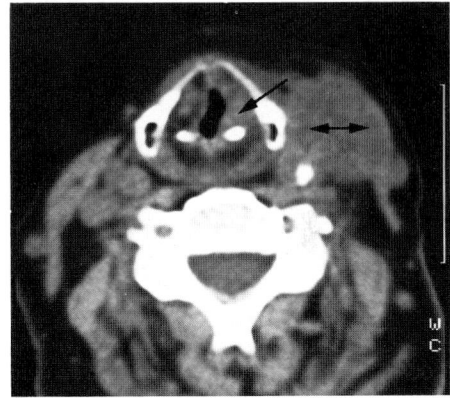

b

Abb. **24a** u. **b** Frontales Computertomogramm. Karzinom des linken Taschenbandes mit Übergreifen auf das linke Stimmband (→) und regionale Lymphknotenmetastasen (↔).

Narbenbildungen im Bereich der Halsweichteile (z. B. nach Strumektomie) oder extreme Verlagerungen der Trachea haben häufig eine Verzie-

hung des Kehlkopfes zur Folge. Die Computertomographie trägt hier zur Klärung der pathologischen Verhältnisse entscheidend bei.

Literatur

Ardran, G. M., E. Emrys-Roberts: Tomography of the larynx. Clin. Radiol. 16, 1965

Brauer, W.: Die Methodik der Larynx-Kontrastschichtuntersuchung. Fortschr. Röntgenstr. 820 (1955) 521

Fraser, J. G., et al.: The clinical application of computed tomography in the assessment of laryngo-pharyngeal carcinoma. J. Laryng. Otol. 94 (1980) 441

Friedmann, W. H., et al.: Computed tomography of the normal larynx. Head and Neck Surg. 1 (1979) 435

Gunsett, A.: Über die Anwendungsmöglichkeit der Planigraphie bei Erkrankungen des Kehlkopfinneren, insbesondere beim Karzinom des Endolarynx. Fortschr. Röntgenstr. 56 (1937) 705

Hagemann, J. u. Mitarb.: Die Computertomographie des normalen Larynx. Fortschr. Röntgenstr. 134 (1981) 512

Hemmingsson, A., P.-O. Lofroth: Xeroradiography and conventional radiography in examination of the larynx. Acta radiol. Diagn. 17 (1976) 723

Holtz, S., et al.: Contrast examination of the larynx and pharynx. Accuracy and value in diagnosis. Amer. J. Roentgenol. 86 (1961) 651

Holtz, S., et al.: Contrast examination of the larynx and pharynx – glottic, infraglottic, and transglottic tumors. Amer. J. Roentgenol. 89 (1963) 10

Iglauer, S.: Use of injected iodizes oil in roentgen-ray diagnosis of laryngeal, tracheal and bronchopulmonary conditions. J. Amer. med. Ass. 86 (1926) 1879

Jackson, C. L.: The value of roentgenography of the neck. Trans. Amer. laryng. Ass. 58 (1936) 112

Kercher, J. A., et al.: Cinefluorography in the pre- and postoperative management of laryngeal cancer. Ann. Otol. (St. Louis) 69 (1960) 768

Kushner, D. C., C. B. Harris: Obstructing lesions of the larynx and trachea in infants and children. Radiol. Clin. N. Amer. 16 (1978) 181

Landman, G. H. M.: Laryngography and Cinelaryngography. Excerpta medica, Amsterdam 1970 (pp. 62–75)

Leborgue, F. E.; zit. nach G. H. M. Landmann 1970: Nueva tecnica radiologica per cortes o secciones. An. Ateneo Clin. quir. (Montevideo) 13, 1936

Leonard, J. R.: Clinical applications of laryngographic techniques. Arch. Otolaryng. 90 (1969) 216

Mancuso, A., W. N. Hanafee: Computed tomography of the injured larynx. Radiology 133 (1979) 139

Mills, J. C., et al.: The usefulness of lateral neck roentgenograms in laryngotracheobronchitis. Am. J. Dis. Child. 133 (1979) 1140

Noyek, A. M., J. Friedberg et al.: Xeroradiography at the assessment of the pediatric larynx and trachea. J. Otol. 5 (1976) 468

Ogura, J. H., W. E. Powers: Functional restitution of traumatic stenoses of the larynx and pharynx. Laryngoscope 74 (1964) 1081

Oloffson, J., H. Sökjer: Radiology and laryngoscopy for the diagnosis of laryngeal carcinoma. Acta radiol. Diagn. 18 (1977) 449

Powers, W. E., et al.: Contrast examination of the larynx and pharynx. Radiology 68 (1957) 169

Samuel, E.: Xerography or conventional radiography for laryngeal examination? Canad. J. Otolaryng. 4 (1975) 59

UJCC. TNM-Klassifikation der malignen Tumoren. 3. Aufl. Springer, Berlin 1979

Vogel, H., et al.: Röntgenuntersuchungen des Larynx mit Aufnahmespannungen um 180 kV. Röntgen-Bl. 31 (1978) 14

Ward, P. H., et al.: The larynx and the pharynx – what the endoscope can show you, live on film. Redif Staff Phys. 80 (1976) 19

Watts Jr., F. B., T. L. Slovis: The enlarged epiglottis. Pediat. Radiol. 5 (1977) 133

Mediastinum und mediastinale Erkrankungen

J. Lissner und D. Hahn

Topographische Anatomie

Das Mediastinum galt lange Zeit als Stiefkind der radiologischen Diagnostik, obwohl es aufgrund der hier gelegenen Organe, Gefäße und Nerven zu den wichtigsten Regionen des menschlichen Körpers gehört. Durch die Einführung invasiver Untersuchungstechniken, der Computertomographie und Kernspintomographie hat die radiologische Diagnostik mediastinaler Erkrankungen in den letzten Jahren neue Impulse bekommen (JOST u. Mitarb. 1978, CROWE u. Mitarb. 1978, AMPARO u. Mitarb. 1984, BERQUIST u. Mitarb. 1984, EPSTEIN u. Mitarb. 1984, GAMSU u. Mitarb. 1983, 1984, STEINBRICH u. Mitarb. 1984, WEBB u. Mitarb. 1984, WEBB u. MOORE 1985).
Topographische Anatomie, Untersuchungsmethoden und die wichtigsten *Erkrankungen des Media-stinums* sollen unter Ausschluß des Herzens und des Ösophagus abgehandelt werden.

Das Mediastinum erstreckt sich von der oberen Thoraxapertur bis zum Diaphragma. Die seitlichen Begrenzungen bilden die Pleurae mediastinales. Ventral wird das Mediastinum durch das Sternum und die Rippenansätze, dorsal durch die Wirbelsäule und die Rippen begrenzt. Die Hilusregion, die außerhalb der angegebenen Begrenzungen liegt, soll wegen der engen räumlichen und pathophysiologischen Beziehung zu den anderen mediastinalen Strukturen hier mit abgehandelt werden (Abb. 1a u. b).

Es existieren sehr viele unterschiedliche *Einteilungsschemata des Mediastinums,* die alle Vor- und Nachteile aufweisen. So orientiert sich die Einteilung nach Heitzman überwiegend an „Landmarken", die im konventionellen Röntgen-

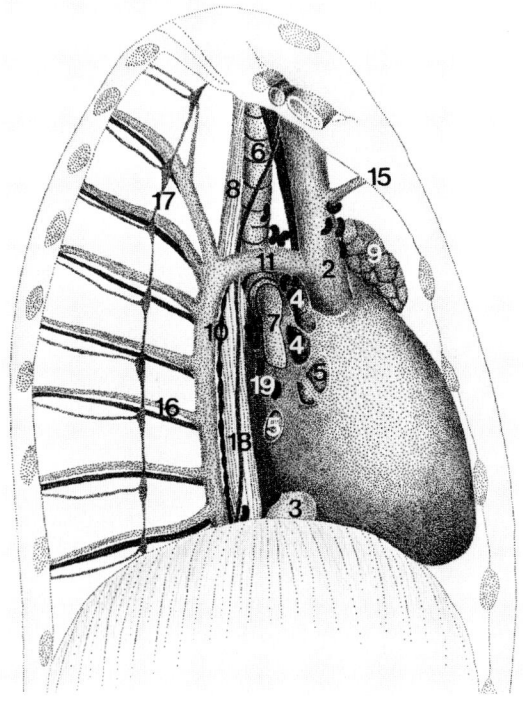

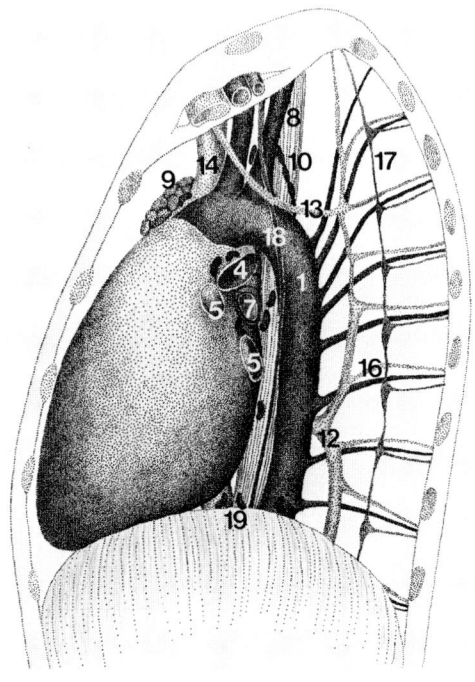

a

b

Abb. **1a** u. **b**   Mediastinale Strukturen in seitlicher Aufsicht: **a** von rechts, **b** von links (nach *Pernkopf*)

1 = thorakale Aorta	6 = Trachea	11 = V. azygos	
2 = V. cava superior	7 = Hauptbronchus	12 = V. hemiazygos	16 = A. und V. intercostalis
3 = V. cava inferior	8 = Ösophagus	13 = V. hemiazygos accessoria	17 = Truncus sympathicus
4 = A. pulmonalis	9 = Thymus	14 = V. brachiocephalica	18 = N. vagus
5 = V. pulmonalis	10 = Ductus thoracicus	15 = V. thoracica interna	19 = Lymphknoten

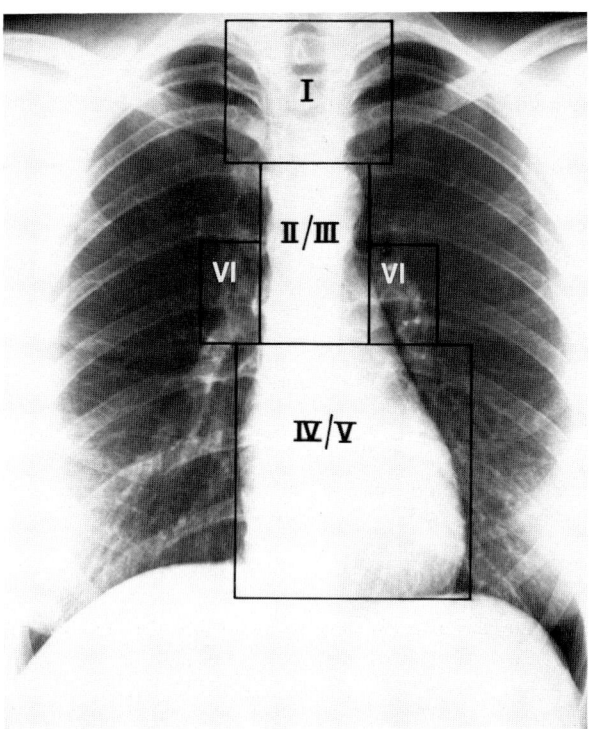

a

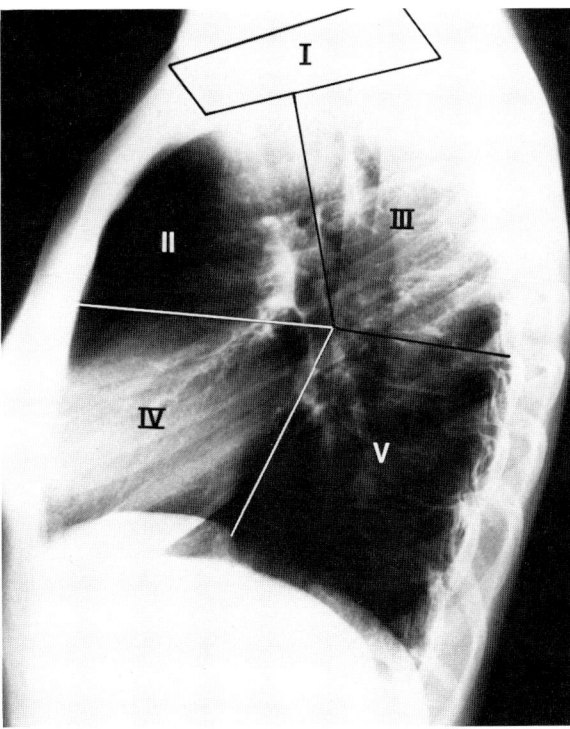

b

Abb. **2a** u. **b**   Einteilung des Mediastinums
  I = obere Thoraxapertur
  II = vorderes oberes Mediastinum
  III = hinteres oberes Mediastinum
  IV = vorderes unteres Mediastinum
  V = hinteres unteres Mediastinum
  VI = Hilusregion

bild zu sehen sind, und an pathologisch-anatomischen Gegebenheiten, wie z. B. Faszien und Gefäßen, die als Leitstrukturen für die Ausbreitung von pathologischen Prozessen dienen können (HEITZMAN 1977). Eine andere Einteilung nach HERLITZKA und GALE unterteilt das Mediastinum in ein vorderes und hinteres oberes sowie ein vorderes, mittleres und hinteres unteres Mediastinum (WILMS 1975). TÖNDURY hält dagegen eine Unterteilung lediglich in ein *vorderes und hinteres Mediastinum* (Trennungslinie hintere Trachealwand und dorsaler Herzrand) für sinnvoller (MÜLLER 1969).

Hier soll eine Einteilung Anwendung finden, die einen Kompromiß zwischen den unterschiedlichen Schemata darstellt. Da viele primäre Mediastinaltumoren eine Prädilektion für eine bestimmte Lokalisation aufweisen, erleichtert diese Einteilung ihre Zuordnung (Abb. 2a u. b).

Obere Thoraxapertur

Dieser relativ kleine Raum im Bereich des zervikothorakalen Überganges erstreckt sich vom 1. Brustwirbel zum Jugulum. Der dorsale Anteil liegt höher als der ventrale. Er folgt dem Verlauf der 1. Rippe. Die obere Thoraxapertur ist das Bindeglied zwischen den Halsorganen und den intrathorakal gelegenen Organsystemen.

Diese Region ist von besonderer Bedeutung, da hier eine *offene Verbindung* zwischen Halsorganen und Mediastinum in Form von zwei Verbindungswegen besteht:

1. Das Spatium praeviscerale colli setzt sich in das vordere obere Mediastinum fort.
2. Das Spatium retroviscerale stellt die Verbindung zum hinteren oberen Mediastinum dar.

Trachea und Ösophagus werden von der *periviszeralen Faszie* umschlossen. Den ventralen Anteil bildet im Halsbereich die *prätracheale Faszie*, den dorsalen Anteil die *bukkopharyngeale Faszie*. Das Spatium retroviscerale (= retropharyngeale) wird ventral von der Fascia buccopharyngealis und dorsal von der Fascia praevertebralis begrenzt.

Dorsal des Sternums liegt der *Thymus* bzw. im höheren Lebensalter der Thymusfettkörper. Der Thymus besteht in der Regel aus zwei Lappen, die sich vom unteren Pol der Schilddrüse bis in das vordere Mediastinum in Höhe des Ansatzes der 4. Rippe erstrecken. Sein maximales Gewicht von ca. 30 g erreicht der Thymus ungefähr im 11. Lebensjahr (BOYD 1932). Hinter dem Thymus verläuft die V. brachiocephalica sinistra, die aus dem Zusammenfluß der V. jugularis interna sinistra und der V. subclavia sinistra entsteht. Sie kreuzt vor den arteriellen Gefäßen nach rechts. Sie bildet zusammen mit der V. brachiocephalica dextra, die aus der V. jugularis interna dextra und der V. subclavia dextra entsteht, die V. cava superior (Abb. **3**).

Aus dem *Aortenbogen* entspringen der Truncus brachiocephalicus, die A. carotis communis sinistra und die A. subclavia sinistra. Der Truncus brachiocephalicus liegt in der Regel ventral der Trachea und teilt sich in die A.

Abb. **3** Mediastinale Phlebographie bei Verschluß des distalen Anteils der V. cava superior

1 = V. jugularis interna
2 = V. subclavia
3 = V. brachiocephalica dextra
4 = V. brachiocephalica sinistra
5 = V. cava superior
6 = V. azygos
7 = V. hemiazygos

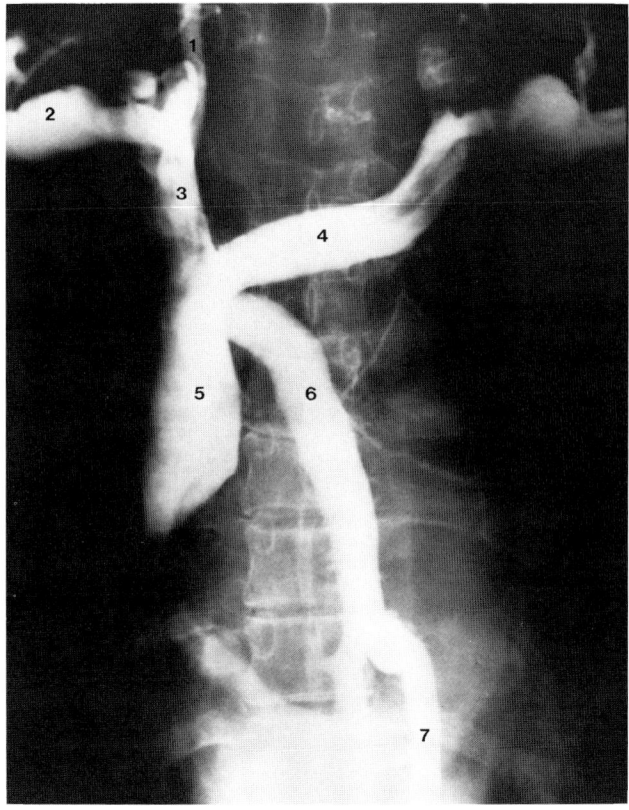

carotis communis dextra und die A. subclavia dextra auf. Links lateral davon zieht die A. carotis communis sinistra nach kranial. Am weitesten links lateral verläuft die A. subclavia sinistra. Dorsal der Trachea, prävertebral, liegt der Ösophagus. Der N. vagus und der N. phrenicus verlaufen jeweils ventral der A. subclavia und dorsal der großen Venen nach kaudal. Die beiden Nn. recurrentes liegen beiderseits des Ösophagus. Der Ductus thoracicus zieht in der Regel links lateral des Ösophagus nach kranial und mündet linksseitig in den Venenwinkel ein.

Vorderes oberes Mediastinum

Das vordere obere Mediastinum wird kranial durch die obere Thoraxapertur, ventral durch das Sternum und die angrenzenden Rippen, dorsal durch die hintere Trachealwand, lateral durch die Pleurae mediastinales und kaudal durch eine horizontale Linie in Höhe des Austrittes der Aorta ascendens aus dem Herzschatten begrenzt. Beiderseits parasternal verläuft die A. thoracica interna, die aus der A. subclavia entspringt, und die V. thoracica interna. Sowohl medial als auch lateral davon liegen die *Nodi lymphatici sternales.* Sie nehmen den Lymphstrom aus den Brustdrüsen, der vorderen Brustwand, der Bauchwand oberhalb des Nabels und teilweise des Zwerchfells und der Leber auf (STARCK u. FRICK 1967).

Dorsal des Sternums liegen die beiden mediastinalen Pleurablätter häufig direkt aneinander und bilden im Röntgenbild die *ventrale Pleurakontaktlinie.* In dem

Fettgewebe zwischen den mediastinalen Pleurablättern liegt der Thymus bzw. der Thymusfettkörper. Direkt dahinter liegen die großen Gefäße. Am weitesten rechts lateral verläuft die V. cava superior, die in Höhe des 4. oder 5. Brustwirbelkörpers die V. azygos aufnimmt. Ventromedial davon verläuft die Aorta ascendens, die im Bogen nach links dorsal zieht. Der Truncus pulmonalis, links ventral von der Aorta ascendens entspringend, teilt sich bereits nach kurzem nach links dorsal gerichtetem Verlauf in die beiden Aa. pulmonales auf. Die dorsale Begrenzung des vorderen oberen Mediastinums stellt die Trachea dar.

Große Bedeutung für die *Röntgendiagnostik* haben die *Lymphknoten* in diesem Bereich. Ventral der V. cava superior und ventrolateral der Aorta liegen die *Nodi lymphatici mediastinales anteriores.* Dorsal der großen Gefäße findet sich die Gruppe der *tracheobronchialen Lymphknoten,* die sich in folgende Untergruppen unterteilen läßt: Lymphknoten im Bereich des aortopulmonalen Fensters mit dem sogenannten Duktuslymphknoten, paratracheale Lymphknoten und subkarinale Lymphknoten.

Die Zahl der tracheobronchialen Lymphknoten liegt bei etwa 50. Ihre Größe übersteigt normalerweise 2 cm nicht (HEITZMAN 1977).

Die *rechtsseitigen tracheobronchialen Lymphknoten,* meist 3 bis 6, liegen lateral der Trachea und werden von folgenden Strukturen begrenzt: kranial durch die A. subclavia, kaudal durch den Azygosbogen, ventral durch die V. cava superior,

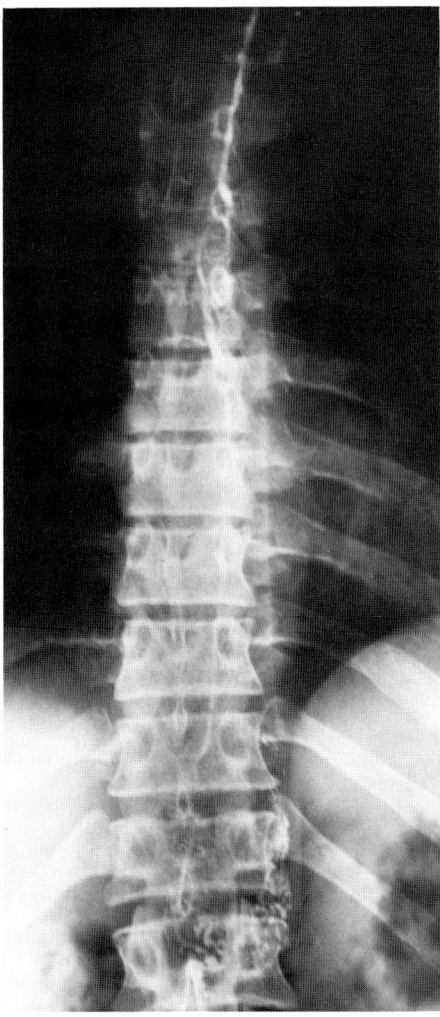

Abb. 4 Ductus thoracicus: Zustand nach Lymphographie, Darstellung des intrathorakalen Verlaufs mit Einmündung in den linken Venenwinkel

dorsal durch die anterolaterale Trachealwand und medial durch den Aortenbogen. Der größte Lymphknoten dieser Gruppe ist in der Regel der Azygoslymphknoten. Diese Lymphknoten drainieren die rechte Lunge und über die subkarinalen Lymphknoten auch den linken Lungenunterlappen.

Bei Vergrößerung dieser Lymphknoten kommt es zu einer Kompression des *Recessus supraazygealis* und damit zu einer Verbreiterung der rechten paratrachealen Linie. Der Azygoslymphknoten liegt immer medial des Azygosbogens, so daß eine lateral der V. azygos gelegene Raumforderung in der Regel einem Tumor des rechten Lungenoberlappens zuzuordnen ist.

Die *subkarinalen Lymphknoten*, meist 3 bis 5, liegen unterhalb und etwas dorsal der Karina. Sie drainieren die beiden Lungenunterlappen, den rechten Mittellappen und das hintere Mediasti-

num. Der Abfluß geht häufiger über die rechte tracheobronchiale Lymphknotenkette als über die linke. Seitlich werden die subkarinalen Lymphknoten durch die Hauptbronchi, ventral durch die rechte Pulmonalarterie und den linken Vorhof und dorsal durch den Ösophagus begrenzt. Vergrößerungen führen häufig zur Kompression des Ösophagus und der Hauptbronchien bzw. zur Spreizung der Trachealbifurkation. Zugleich kann es zu einer bogigen Einengung des *Recessus azygooesophagealis* kommen.

Im *aortopulmonalen Fenster* liegen in der Regel 1 bis 2 sogenannte Duktuslymphknoten, an die sich kaudal die linksseitigen tracheobronchialen Lymphknoten anschließen. Der mediale Anteil des aortopulmonalen Fensters ist bei der *Mediastinoskopie* einsehbar, nicht jedoch der inferolaterale Bereich des Aortenbogens (PEARSON 1972). Vergrößerungen dieser Lymphknoten können zur Ausfüllung des aortopulmonalen Fensters und ebenso wie die linksseitigen tracheobronchialen Lymphknoten zu einer Pelottierung des Ösophagus führen.

Es existieren viele *Querverbindungen* zwischen den hier genannten Lymphknotengruppen, so daß eine Schematisierung der Lymphabflußverhältnisse nicht möglich erscheint. Nach mediastinoskopischen Untersuchungen von GOLDBERG u. Mitarb. (1974) zeigte sich, daß bei linksseitigen Tumoren in 55% und bei rechtsseitigen Tumoren in 62% *kontralaterale Lymphknotenvergrößerungen* nachweisbar waren. Das alleinige Auftreten von kontralateralen Lymphknotenvergrößerungen ist bei rechtsseitig gelegenen Tumoren jedoch seltener als bei linksseitigen Tumoren.

Hinteres oberes Mediastinum

Das hintere obere Mediastinum wird kranial durch die obere Thoraxapertur, ventral durch eine frontale Ebene durch die hintere Trachealwand, dorsal durch die Wirbelsäule und die angrenzenden Rippen, lateral durch die Pleurae mediastinales und kaudal durch eine horizontale Linie in Höhe des Austritts der Aorta ascendens aus dem Herzschatten begrenzt.

Der *Ösophagus* liegt an der ventralen Grenze des hinteren oberen Mediastinums, in der Regel median. Links paravertebral verläuft die Aorta descendens. Zwischen V. azygos und Aorta descendens liegt der *Ductus thoracicus*, der eine Lumenweite von maximal 7 mm erreicht (Abb. **4**). Bei Rupturen des Ductus thoracicus kann es zum Chylothorax mit einem relativ großen Flüssigkeitsverlust kommen (Lymphfluß bis 110 ml/h) (SHAFIROFF u. KAN 1959). Die V. azygos zieht an der rechten ventrolateralen Fläche der Wirbelsäule nach kranial und wendet sich in Höhe des 4.

oder 5. BWK nach ventral (Azygosbogen) zur Einmündung in die V. cava superior (s. Abb. 3). Sie überkreuzt dabei den rechten Oberlappenbronchus. Die 5. bis 11. Interkostalvene mündet direkt in die V. azygos. In Höhe des Azygosbogens mündet die V. intercostalis superior. Zur *kongenitalen Verlagerung der V. azygos* kommt es bei Ausbildung eines Lobus venae azygos und bei einem rechtsseitigen Aortenbogen. Im paravertebralen Gewebe liegt beiderseits der Truncus sympathicus, der häufig Ausgangspunkt tumoröser Raumforderungen, besonders im Kindesalter, ist.

Vorderes unteres Mediastinum

Das vordere untere Mediastinum wird kranial durch eine Linie in Höhe des Austritts der Aorta ascendens aus dem Herzschatten, ventral durch die vordere Thoraxwand, dorsal durch die hintere Herzwand, lateral durch die Pleurae mediastinales und kaudal durch das Diaphragma begrenzt. Das Herz nimmt in diesem Raum den größten Platz ein, soll jedoch hier ausgelassen werden. Besondere Bedeutung besitzen die anterioren und mittleren diaphragmalen Lymphknoten, auch Lymphknoten des kardiophrenischen Winkels genannt.

Die *anterioren diaphragmalen Lymphknoten* liegen dorsal des Xiphoids und drainieren den vorderen Abschnitt des Diaphragmas und der Leber. Der weitere Lymphabfluß führt zu den *Nodi lymphatici sternales*. Die *mittleren diaphragmalen Lymphknoten* finden sich meist in der Nähe des Durchtritts der Nn. phrenici durch das Zwerchfell. Sie liegen häufiger rechtsseitig vor der V. cava inferior oder teilweise im Perikard und erhalten ihren Zustrom vom Zwerchfell und der Leber. Sie geben ihre Lymphe an die *paraösophagealen Lymphknoten* ab.

Ein *solitärer intrathorakaler Befall* der diaphragmalen Lymphknoten kommt bei Non-Hodgkin-Lymphomen, jedoch nicht beim Morbus Hodgkin vor (Filly u. Mitarb. 1976).
Bei Raumforderungen im vorderen unteren Mediastinum handelt es sich häufig um perikardiale Fetteinlagerungen, pleuroperikardiale Zysten oder seltener um Hernien durch das Foramen Morgagni.

Hinteres unteres Mediastinum

Das hintere untere Mediastinum wird kranial durch eine Linie in Höhe des Austritts der Aorta ascendens aus dem Herzschatten, ventral durch die hintere Herzwand, lateral durch die Pleurae mediastinales, dorsal durch die Wirbelsäule und die angrenzenden Rippen und kaudal durch das Zwerchfell begrenzt. Der ventral liegende Öso-*phagus* und die links paravertebral liegende *Aorta descendens* stellen die wichtigsten Organstrukturen dieses Bereichs dar. Die *V. azygos* tritt rechts neben dem Hiatus aorticus, zwischen Crus mediale und Crus intermedium, durch das Zwerchfell und zieht rechts vor der Wirbelsäule nach kranial, die *V. hemiazygos* links neben dem Hiatus aorticus, ebenfalls zwischen Crus mediale und Crus intermedium, und verläuft bis in Höhe des 8. bis 10. Brustwirbelkörpers links ventral der Wirbelsäule. In dieser Höhe überquert die V. hemiazygos die Wirbelsäule und mündet in die V. azygos (s. Abb. 3).

Der *Ductus thoracicus* zieht nach dem Durchtritt durch den Hiatus aorticus ventral der Wirbelsäule nach kranial. Die *paraösophagealen Lymphknoten* liegen zwischen den inferioren Pulmonalvenen und dem Zwerchfell im paraösophagealen Bindegewebe in Nachbarschaft zu den paraaortalen Lymphknoten. Sie drainieren die untere Hälfte des Ösophagus. Karzinome der Lungenunterlappen und seltener Bronchuskarzinome befallen ebenfalls die paraösophagealen Lymphknoten (Nohl 1962). Die efferenten Lymphbahnen gehen zu den subkarinalen Lymphknoten und häufiger zu den rechtsseitigen paratrachealen Lymphknoten als zu den linksseitigen. Rechts gelegene paraösophageale Lymphknotenvergrößerungen pelottieren den Ösophagus und den Recessus azygooesophagealis und sind daher relativ gut erkennbar. Linksseitig gelegene Lymphknotenvergrößerungen können bedingt durch die laterale Lage der Aorta nicht zu einer Pelottierung der angrenzenden Lunge führen und sind deshalb auf Thoraxaufnahmen nur schwer oder gar nicht erkennbar.

Hilusregion

Die Hilusregion stellt die Verbindung zwischen den mediastinalen Organen und der Lunge dar. Die *rechte A. pulmonalis* beschreibt von ihrem Ursprung einen Bogen nach kranial und lateral. Sie zieht dorsal der V. cava superior und ventral des rechten Hauptbronchus nach lateral. Der Abgang des rechten Oberlappenbronchus liegt oberhalb des Verlaufs der rechten Pulmonalarterie. Die rechte Pulmonalarterie teilt sich in einen Truncus anterior, der ventral des rechten Oberlappenbronchus zum rechten Oberlappen zieht, und in die A. pulmonalis intermedia auf, der den Mittel- und Unterlappen versorgt. Die Pulmonalvene des rechten Oberlappens liegt lateral des Truncus anterior (Abb. 5a).
Die *linke A. pulmonalis* beschreibt einen Bogen über den linken Haupt- und Oberlappenbronchus (Abb. 5b).

Der linke Oberlappenbronchus wird dadurch allseitig von Gefäßstrukturen umgeben: oberhalb und dorsal die A. pulmonalis sinistra, ventral die V. pulmonalis superior und kaudal der linke Vorhof. Der Verlauf der *Pulmonalvenen* ist im Vergleich zu den Pulmonalarterien sehr variabel.

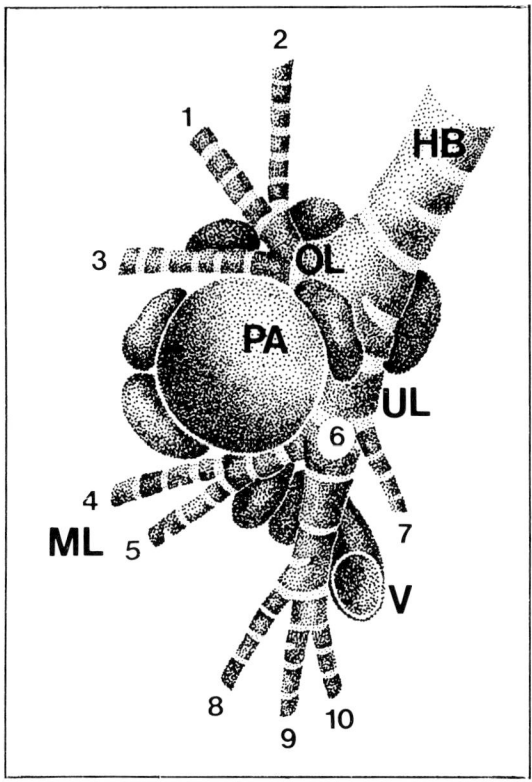

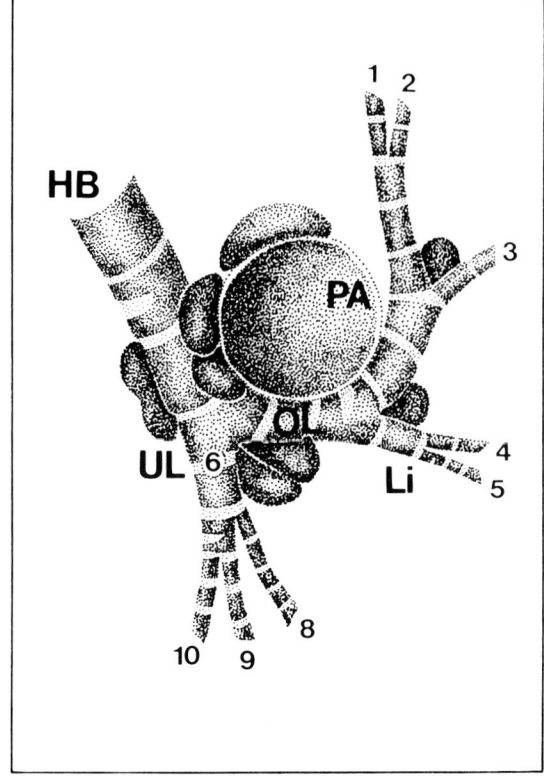

Abb. **5a** Schematische Darstellung der rechten Hilus
(nach *Favez*)

PA = A. pulmonalis dextra	ML = Mittellappenbronchus
HB = rechter Hauptbronchus	UL = Unterlappenbronchus
OL = Oberlappenbronchus	V = V. pulmonalis

Abb. **5b** Schematische Darstellung des linken Hilus
(nach *Favez*)

PA = A. pulmonalis sinistra	Li = Lingula
HB = linker Hauptbronchus	UL = Unterlappenbronchus
OL = Oberlappenbronchus	

Die Diskussion, ob ein Hilus klein, normal, kräftig oder zu groß ist, hat zu Versuchen geführt, *Standardwerte* für die Größe der hilären Strukturen zu erarbeiten. Wegen der *großen Schwankungsbreite* haben sich die meisten Meßwerte in der Praxis nicht durchgesetzt. Nur die *Messung der rechten Pulmonalarterie* hat eine gewisse klinische Bedeutung (z. B. bei der pulmonalen Hypertonie) erlangt. Der Durchmesser der rechten A. pulmonalis intermedia in der p.-a. Thoraxaufnahme überschreitet in der Regel bei Männern 16 mm und bei Frauen 15 mm nicht (CHANG 1962).

Die *Lymphknoten im Hilusbereich* können ventral, dorsal, medial und lateral der Hauptbronchien liegen. Meist liegen sie jedoch im Bereich der Bronchialaufzweigungen. Zum Teil werden die Bronchi ringförmig von Lymphknoten umgeben.

Lymphknotenvergrößerungen führen dann zu *Dys- bzw. Atelektasen* der entsprechenden Lungenabschnitte. Besonders häufig betrifft dies den rechten Mittellappen, den linken Oberlappen und das anteriore Oberlappensegment rechts (HEITZMAN 1977). Die Hiluslymphknoten geben ihre Lymphe an die paratrachealen Lymphknoten der homolateralen Seite ab. Pleura parietalis und visceralis verschmelzen im Hilusbereich miteinander und bilden kaudal der Hili jeweils ein *Lig. pulmonale*. Im Bereich dieser Pleuraumschlagsfalte können ebenfalls Lymphknoten liegen, 1 bis 5 auf jeder Seite, die ihre Lymphe aus den basalen Abschnitten der Unterlappen erhalten.

Mediastinallinien

Eine wertvolle Hilfe zur nicht invasiven Abklärung mediastinaler Erkrankungen stellt die Analyse der pleuromediastinalen Linien dar. Diese Linien entstehen an Grenzflächen von Lungengewebe und mediastinalen Strukturen durch die unterschiedliche Absorption von Röntgenstrahlen. Ein Teil der Mediastinallinien ist bereits auf den konventionellen Thoraxübersichtsaufnahmen erkennbar, andere lassen sich nur mit Schichtaufnahmen und speziellen Zielaufnahmen darstellen (NEUFANG u. BEYER 1980) (Abb. **6a** u. **b**).

Voraussetzung für die Darstellung pleuromediastinaler Linien ist das senkrechte Auftreffen der Röntgenstrahlen auf die Grenzflächen. Zu einer Auslöschung der Mediastinallinien kommt es z. B.

Abb. **6a** u. **b**
Mediastinallinien im Topogramm
1 = ventrale Pleurakontaktlinie
3 = rechte paraösophageale Linie
4 = rechte paratracheale Linie
5 = parakavale Linie
6 = rechte und linke paravertebrale Linie
7 = paraaortale Linie
8 = Subklavialinie

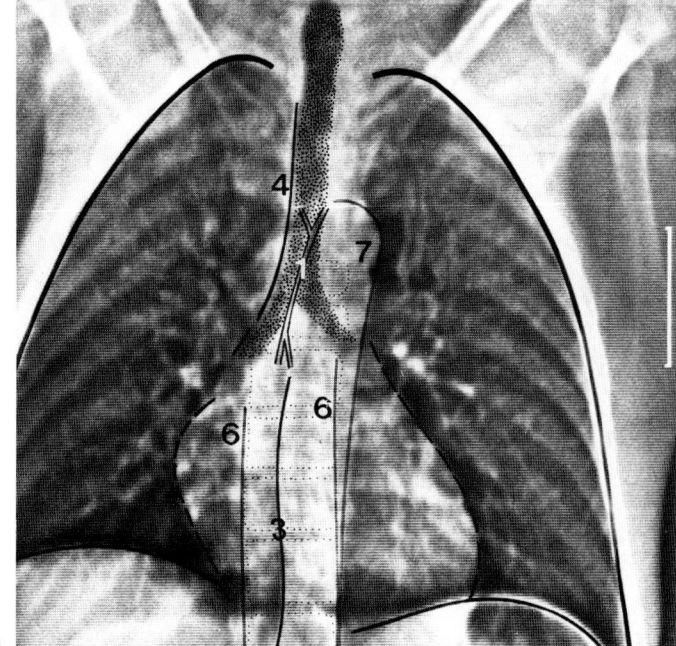

a

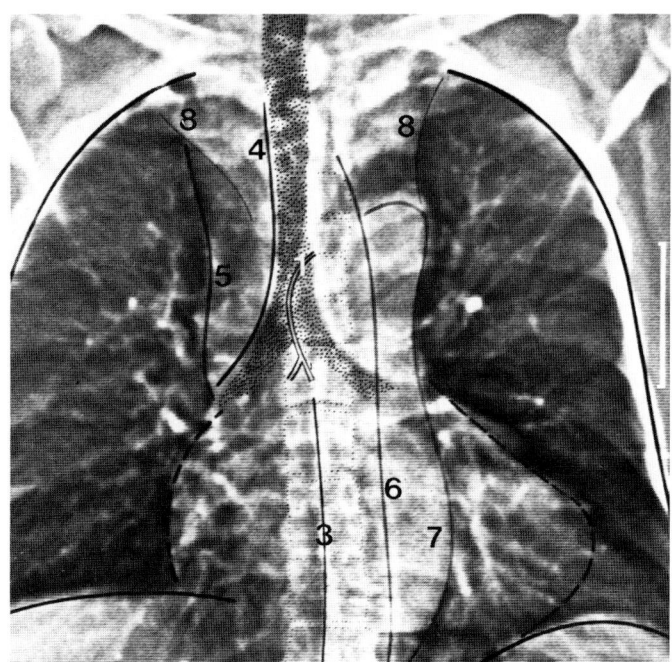

b

durch entzündliche oder tumoröse Infiltrationen im Bereich dieser Grenzflächen. Aufgrund anatomischer Gegebenheiten sind jedoch auch beim Gesunden nicht alle Mediastinallinien nachweisbar.

Ventrale Pleurakontaktlinie

Unterhalb der Sternumoberkante können sich im vorderen Mediastinum die Pleurablätter beider Lungen berühren und bilden dann die ventrale Pleurakontaktlinie (Abb. 6a u. b und 7). Auf Hartstrahl-Thoraxübersichtsaufnahmen ist sie in ca. 20% abgrenzbar (FELSON 1973). Kranial endet die ventrale Pleurakontaktlinie immer in Höhe der Sternumoberkante. Hier werden die Pleurablätter durch den Thymus und die großen Halsgefäße nach lateral gedrängt. Kaudal endet die ventrale Pleurakontaktlinie meist in Höhe der Trachealbifurkation. Sie verläuft meist etwas schräg nach links kaudal im Gegensatz zur dorsalen Pleurakontaktlinie, die in der Regel senkrecht

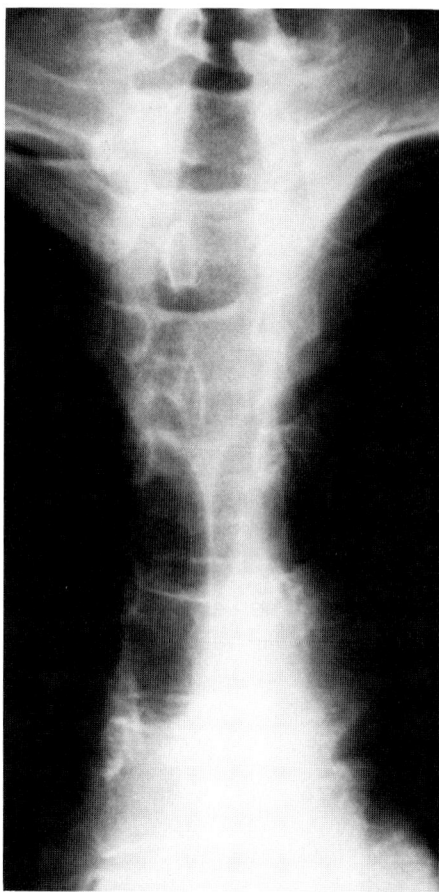

Abb. 7 Ventrale Pleurakontaktlinie: Berührung der beiden Pleurablätter im kaudalen Abschnitt des vorderen oberen Mediastinums, Y-förmiges Auseinanderlaufen unterhalb der Sternoklavikulargelenke

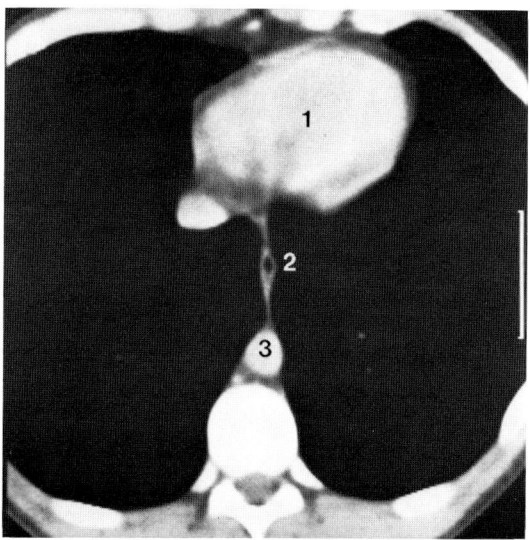

Abb. 8 Dorsale Pleurakontaktlinie: Computertomographische Darstellung der dorsalen Pleurakontaktlinie bei relativ großem sagittalen Thoraxdurchmesser. Die beiden Lungenflügel berühren sich hinter dem Herzen (1) sowohl ventral als auch dorsal des Ösophagus (2). Die Aorta descendens (3) liegt prävertebral

verläuft. Die retrosternale Lage des Thymus verhindert beim kindlichen Thorax die Ausbildung der ventralen Pleurakontaktlinie.

Tumoröse Raumforderungen, entzündliche Veränderungen (Mediastinitis) und Fetteinlagerungen im vorderen Mediastinum zwischen den beiden Lungenflügeln führen zu einer *Auslöschung der ventralen Pleurakontaktlinie.* Zu Verlagerungen der ventralen Pleurakontaktlinie (vordere mediastinale Hernie) kann es bei unterschiedlicher Belüftung der Lungen, Emphysem und narbigen Verziehungen nach Operation oder Bestrahlung kommen. Die vordere mediastinale Hernie wird wesentlich häufiger beobachtet als die hintere mediastinale Hernie im Bereich des Recessus supraazygealis und azygooesophagealis.

Dorsale Pleurakontaktlinie

Die dorsale Pleurakontaktlinie kann in einen supraazygealen und infraazygealen Verlauf unterteilt werden. Die Verbindung zwischen beiden Abschnitten stellt die Azygoslinie dar. Sie entsteht nur, wenn die Recessus supraazygealis und azygooesophagealis so tief ausgebildet sind, daß sich die Pleurablätter beider Lungen berühren können (Abb. 8).

Der *supraazygeale Abschnitt* der dorsalen Pleurakontaktlinie setzt sich im Gegensatz zur ventralen Pleurakontaktlinie nach kranial über die Sternumoberkante fort und läuft dann V-förmig auseinander. In Höhe des Azygosbogens kommt es zwangsläufig zu einer Trennung der Pleurablätter, die die V. azygos und den Aortenbogen umgreifen. Der *infraazygeale Abschnitt* läßt sich selten unterhalb von BWK 10 darstellen, da in diesem Bereich die Aorta vor der Wirbelsäule liegt und eine Ausdehnung der linken Lunge nach rechts verhindert. Zu einer Auslöschung dieser Linie kommt es bei allen Raumforderungen, die die Recessus supraazygealis und azygooesophagealis einengen (z. B. subkarinale Lymphknotenvergrößerungen, Ösophagustumoren). Zu einer *Verlagerung der dorsalen Pleurakontaktlinie* (hintere mediastinale Hernie) führen ähnlich wie bei der vorderen mediastinalen Hernie Belüftungsstörungen der Lunge, narbige Verziehungen nach Operation und Bestrahlung. Eine Herniation der rechten Lunge nach links ist bei entsprechenden Lungenveränderungen relativ häufig zu sehen. Dagegen kommt es sehr selten zu einer Herniation der linken Lunge nach rechts, bedingt durch die Lage der Aorta descendens (HEITZMAN 1977).

Rechte paraösophageale Linie

Bei flacher Anlage der Recessus supraazygealis und azygooesophagealis kommt es nicht zur Ausbildung einer dorsalen Pleurakontaktlinie. Statt-

dessen kann durch den Kontakt der rechten Pleuraumschlagsfalte mit dem Ösophagus die rechte
paraösophageale Linie entstehen. Sie zieht im
kaudalen infraazygealen Abschnitt entsprechend
dem Verlauf des Ösophagus nach links
(s. Abb. **6a** u. **b**).
Eine *linke paraösophageale Linie* entsteht in der
Regel nur unter pathologischen Bedingungen, da
der linke Ösophagusrand keinen direkten Pleura-
kontakt besitzt und es durch die dorsolaterale Lage der Aorta ascendens zu einer Auslöschung dieser Kontur kommt.
Durch die *inkonstante Lage des Ösophagus* ist die
Bewertung der Verbreiterung der rechten paraösophagealen Linie oder ihre Auslöschung relativ
schwierig. Erleichtert wird die Beurteilung der
rechten paraösophagealen Linie durch die gleichzeitige Durchführung eines Ösophagogramms.
Tumoren des Ösophagus, entzündliche Veränderungen, Ösophagusperforationen, paraösophageale und subkarinale Lymphknotenvergrößerungen führen zu einer Verbreiterung bzw. Auslöschung dieser Linie. Atelektasen des rechten Unterlappens führen ebenfalls zu einer Auslöschung
der rechten paraösophagealen Linie.

Rechte paratracheale Linie

Der Kontakt der Lunge im Recessus supraazygealis mit der rechten lateralen Trachealwand bildet die rechte paratracheale Linie (s. Abb. **6a** u.
b). In Höhe des Azygosbogens wird die Pleura
von der Trachealwand abgehoben und liegt der
V. azygos lateral an. Die so entstandene *Azygoslinie* ist die Fortsetzung der rechten paratrachealen
Linie. Die Breite der rechten paratrachealen Linie
liegt in der Regel bei 4 mm (WOODRING u. Mitarb. 1982, SAVOCA u. Mitarb. 1977).
Analog zur rechten paratrachealen Linie kann auf
seitlichen Thoraxaufnahmen eine *hintere paratracheale Linie* zur Darstellung kommen. Sie wird
gebildet durch den Kontakt der rechten Lunge im
Recessus supraazygealis mit der Hinterwand der
Trachea.
Die *Breite der rechten paratrachealen Linie* wird
bestimmt durch die Dicke der Trachealwand, des
paratrachealen Bindegewebes mit den hier liegenden Lymphknoten und der beiden Pleurablätter mit dem Pleuralspalt. Eine Verbreiterung oder
Auslöschung der Linie kann durch alle genannten
Strukturen bedingt sein. Mediastinale Fetteinlagerungen, entzündliche Veränderungen (Mediastinitis), mediastinale Hämatome, paratracheale
Lymphknotenvergrößerungen, Trachealtumoren,
aber auch Pleuraschwarten, Pleuraergüsse und
Atelektasen des rechten Lungenoberlappens können zu einer Verbreiterung bzw. Auslöschung
führen.

Parakavale Linie

Der laterale Rand der V. cava superior bildet mit
der anliegenden Lunge die parakavale Linie, die
sich vom rechten Vorhof bis zum rechten Sterno-
klavikulargelenk erstreckt. Sie verläuft lateral des
Azygosbogens (s. Abb. **6b**).
Direkt oberhalb des Zwerchfells ist in einigen
Fällen eine *untere parakavale Linie* zu sehen, die
durch die Einmündung der V. cava inferior bzw.
der Lebervenen in den rechten Vorhof gebildet
wird.

Paravertebrale Linie

Das paravertebrale Gewebe und das angrenzende
Lungengewebe bilden beiderseits die paravertebralen Linien (s. Abb. **6a** u. **b**). Auf der a.-p. Thoraxaufnahme ist die linke paravertebrale Linie
häufiger abgrenzbar als die rechte (DALTON u.
SCHWARTZ 1956). Die rechte paravertebrale Linie
weist in Höhe des Azygosbogens eine Ausbuchtung nach lateral auf, bedingt durch den ventrolateralen Verlauf des Azygosbogens. Im Vergleich
zu rechts weist die linke paravertebrale Linie eine
größere Breite auf, da die Aorta descendens links
paravertebral liegt und einen direkten Kontakt
der Lunge zu dem vorderen Anteil des paravertebralen Gewebes verhindert.
Verbreiterungen der paravertebralen Linien können durch neurogene Tumoren, entzündliche
Veränderungen (Spondylodiszitis), Rupturen der
Aorta und des Ösophagus, Gefäßanomalien und
durch Fetteinlagerungen (z. B. Morbus Cushing)
bedingt sein. Aber auch Pleuraergüsse, Pleuraschwarten und Atelektasen können zur Verbreiterung oder Auslöschung dieser Linien führen.
In Analogie zu den paravertebralen Linien im sagittalen Strahlengang findet sich eine *prävertebrale Linie* auf seitlichen Thoraxaufnahmen. Die
prävertebrale Linie wird in Höhe des 4. oder 5.
BWK durch den Azygosbogen unterbrochen. Eine Verbreiterung dieser Linie findet sich bei allen
ventral gelegenen paravertebralen Raumforderungen sowie entzündlichen und degenerativen
Veränderungen der Brustwirbelsäule.
Symmetrische spindelförmige Auftreibungen der
paravertebralen Linien weisen auf pathologische
Prozesse hin, die primär von der Wirbelsäule ausgehen. Eine seltene Form der paravertebralen
Raumforderung stellt die extramedulläre Hämatopoese bei chronisch-hämolytischen Anämien
(z. B. Thalassämie, Sphärozytose) dar (DA COSTA
1974).
Zur *Differenzierung*, ob eine paravertebrale
Raumforderung im Bereich des thorakolumbalen
Übergangs oberhalb oder unterhalb des
Diaphragmas liegt, kann das „*Eisbergzeichen*"
nach Felson hilfreich sein. Laufen die paraverte-

bralen Linien nach kranial zusammen, liegt die Raumforderung in der Regel unterhalb des Diaphragmas. Laufen sie nach kaudal zusammen, liegt die paravertebrale Raumforderung oberhalb des Zwerchfells (FELSON 1973).

Paraaortale Linie

Durch den engen Kontakt des Aortenbogens und der Aorta ascendens zur linken Lunge entsteht die paraaortale Linie, die bei aneurysmatischen Veränderungen der Aorta entsprechende Verlagerungen aufweist. Häufig verschmilzt die linke paraaortale Linie in Höhe des Zwerchfelldurchtrittes mit der linken paravertebralen Linie (s. Abb. 6a u. b). Zur Ausbildung einer *rechten paraaortalen Linie* kann es bei einer vermehrt geschwungenen, ektatischen Aorta descendens kommen, sofern sie in den Recessus azygooesophagealis hineinreicht.

Durch die *Analyse der Mediastinallinien* können Raumforderungen im Mediastinum besser zugeordnet werden. Dies ermöglicht ein gezieltes diagnostisches Vorgehen. Durch die inkonstante Ausbildung der Mediastinallinien kann in der Regel aufgrund fehlender oder verbreiterter Linien kein sicherer Tumornachweis bzw. Tumorausschluß geführt werden. Bei Verlaufskontrollen von Tumor-Patienten können jedoch Veränderungen der Mediastinallinien eindeutige Hinweise auf pathologische Lymphknotenvergrößerungen oder Tumorrezidive geben.

Untersuchungsmethoden des Mediastinums

Das diagnostische Vorgehen bei mediastinalen Erkrankungen hat in den letzten Jahren durch die Einführung neuer Untersuchungsmethoden einen deutlichen Wandel erfahren. Trotzdem stehen die konventionellen Röntgenuntersuchungen bei der Primärdiagnostik mediastinaler Erkrankungen weiterhin an erster Stelle, da Raumforderungen im Mediastinum häufig Zufallsbefunde bei Routineuntersuchungen sind.

Nichtinvasive Untersuchungsmethoden

Thoraxübersichtsaufnahme in 2 Ebenen

Voraussetzung für eine ausreichende Beurteilung mediastinaler Randkonturen sind *Hartstrahlaufnahmen* mit ca. 125 kV. Eine bessere Beurteilungsmöglichkeit mediastinaler Strukturen bieten Aufnahmen mit höherer kV-Zahl oder überexponierte Aufnahmen. *Schrägaufnahmen* können zusätzliche Informationen über Lage, Größe und Beziehung mediastinaler Raumforderungen zu anderen Organen liefern.

Bildverstärker-Durchleuchtung

Die Bildverstärker-Durchleuchtung bietet eine weitere Möglichkeit der Diagnosesicherung mediastinaler Prozesse. Durch Änderung des intrathorakalen Drucks und der Körperposition lassen sich z.B. verschiedene Raumforderungen bereits differenzieren:

- Raumforderungen, die bei Änderung der Körperposition oder des intrathorakalen Drucks Konturunterschiede aufweisen, können keine soliden Mediastinaltumoren sein. Es kann sich z.B. um vaskuläre Prozesse, perikardiale Zysten, Lipome oder pleurale Tumoren handeln.
- Raumforderungen, die eindeutig atemverschieblich sind, liegen in der Regel außerhalb des Mediastinums.

Ösophagusbreischluck

Vor allem bei Erkrankungen des hinteren Mediastinums stellt die *Doppelkontrastuntersuchung* des Ösophagus eine wichtige Untersuchung dar. Es sollte immer der ganze Verlauf des Ösophagus in mehreren Ebenen abgebildet werden.

Tomographie

Schichtaufnahmen des Mediastinums werden in aller Regel in a.-p. und seitlicher Projektion durchgeführt. Die gleichzeitige Darstellung der Hilusregion mit dem angrenzenden Lungengewebe erfordert die Benutzung eines Ausgleichsfilters. Lineare Schichtung mit Schichtabständen von 1 cm sind zur Erfassung mediastinaler Prozesse ausreichend. Zur besseren Beurteilbarkeit hilärer Veränderungen (z.B. Lymphknoten, Gefäße und endobronchiale Tumoren) bietet sich die *Schrägtomographie* (55 Grad) an.

Xerotomographie

Die Xerotomographie hat gegenüber der konventionellen Tomographie den Vorteil der besseren Detailerkennbarkeit sowohl im Mediastinum als auch in den angrenzenden Lungenpartien durch Randkantenverstärkung. Die wesentlich höhere Strahlenexposition (das 7- bis 15fache konventioneller Tomogramme) schränkt jedoch ihre Anwendung auf einzelne repräsentative Schichten ein.

Flächenkymographie

Mit der Flächenkymographie lassen sich pathologische Bewegungsabläufe an mediastinalen Organen nachweisen. Durch mitgeteilte Pulsationen bei herz- oder gefäßnahen Raumforderungen wird der diagnostische Wert dieser Untersuchung jedoch deutlich eingeschränkt.

Computertomographie

Die axiale Computertomographie stellt heute die Methode der Wahl zur Abklärung mediastinaler Erkrankungen dar. Durch die *überlagerungsfreie Darstellung* läßt sich in der Regel die Ausdehnung eines pathologischen Befundes eindeutig festlegen. Die zusätzliche Möglichkeit der *Dichtemessung* erlaubt bei einigen Raumforderungen eine Artdiagnose. Durch intravenöse Kontrastmittelgabe in Bolustechnik ist auch die Abklärung von Gefäßanomalien und pathologischen Gefäßprozessen möglich. Die Computertomographie hat viele nichtinvasive und invasive Untersuchungsmethoden in der Diagnostik mediastinaler Erkrankungen abgelöst. Sie stellt vor allem bei Tumor-Patienten mit mediastinaler Metastasierung und bei lymphatischen Systemerkrankungen die ideale Methode zum Staging und zur Verlaufskontrolle dar.

Die wichtigsten *Indikationen* zur computertomographischen Untersuchung des Mediastinums lassen sich nach Heitzman in folgenden Punkten zusammenfassen:

– Unklare Konfiguration des Mediastinums in den Standardaufnahmen des Thorax.
– Festlegung der Lokalisation und Ausbreitung mediastinaler Tumoren im Rahmen des Stagings nach dem TNM-System.
– Abklärung unklarer Hilusveränderungen in den Standardaufnahmen.
– Abklärung von Raumforderungen, die teilweise vom Mediastinum überdeckt werden.
– Dichtemessung mediastinaler Raumforderungen zur Artdiagnose.
– Diagnosesicherung von Mediastinalverbreiterungen, die durch Fetteinlagerungen oder prominente große Gefäße bedingt sind.
– Diagnostik der Gefäßabgänge des Herzens (z.B. Aorta, A. pulmonalis) bei angeborenen Herzfehlern.
– Größenbestimmung der Pulmonalarterien bei pulmonaler Hypertonie.
– Abklärung der Retrokruralregion, besonders zur Frage der Tumorausbreitung im Bereich des thorakolumbalen Übergangs.

Kernspintomographie

Mit der Einführung der Kernspintomographie in die klinische radiologische Diagnostik steht eine weitere nicht invasive Untersuchungsmethode des Mediastinums zur Verfügung.

Die Aussagekraft der Kernspintomographie bei Erkrankungen des Mediastinums ist nicht nur abhängig von der Art der Erkrankung, sondern auch in hohem Maße von den jeweils befallenen Organstrukturen. Die komplexe Zusammensetzung mediastinaler Strukturen erfordert eine differenzierte Betrachtung der diagnostischen Möglichkeiten der Kernspintomographie.

Während zystische und lipomatöse Raumforderungen sowie Gefäßveränderungen mit Hilfe unterschiedlicher Pulsfrequenzen sicher erfaßt werden können, ist die Abgrenzbarkeit solider Raumforderungen häufig abhängig von der Menge des umgebenden mediastinalen Fettgewebes.

Die klinische Anwendung der Kernspintomographie im Bereich des Mediastinums wird eingeschränkt durch Herz- und Atembewegungen, die zu Unschärfe, Signalverlust und Artefakten führen und somit die anatomische Detailerkennbarkeit verschlechtern.

Untersuchungstechnik

Untersuchungen des Mediastinums sollten generell mit EKG-Triggerung durchgeführt werden. Die deutlich bessere Bildqualität rechtfertigt den nur unwesentlich höheren Zeitaufwand.

Im Gegensatz dazu erfordern alle bisher eingeführten Methoden zur Atemtriggerung einen deutlich höheren Untersuchungszeitraum.

Atem-Triggerung

Atembewegungen reduzieren die Bildqualität der Kernspintomographie bei Thoraxuntersuchungen durch Geister-Artefakte und abnehmende Konturschärfe.

Um diese Nachteile zu überwinden, wurden verschiedene Techniken entwickelt. Die meisten basieren auf einer Steuerung der Datenaquisition in Abhängigkeit vom Atemzyklus (Lewis u. Mitarb. 1986, Runge u. Mitarb. 1984).

Der wichtigste Nachteil aller Techniken, wie z.B. pneumatischer Gürtel oder Nasensonde ist die deutliche Zunahme der Untersuchungszeit. Für einen routinemäßigen Einsatz dieser Methoden erscheint die Relation zwischen Bildqualitätszuwachs und Untersuchungszeit noch zu schlecht. Im Vergleich zu EKG-getriggerten Bildern mit kurzer Repetitionszeit und kurzer Echozeit zeigen atemgetriggerte Bilder keinen diagnostischen Vorteil.

Während in transversalen Bildern keine wesentliche Beeinträchtigung der Bildqualität durch Atemartefakte erkennbar ist, zeigen frontale Schnittbilder erhebliche Qualitätsverluste, speziell in bezug auf Strukturen nahe dem Zwerchfell.

EKG-Triggerung

Die EKG-Triggerung ist die wichtigste Methode zur Verminderung von Bewegungs- und Flußartefakten in mediastinalen Strukturen. EKG-getriggerte Aufnahmen verbessern nicht nur die Erkennbarkeit kardialer Strukturen, sondern ebenfalls die der mediastinalen Anatomie und speziell der großen Gefäße.

Der Abstand der R-Zacken im EKG bestimmt die Repetitionszeit. Für kurze, T1-gewichtete Sequenzen wird auf jede R-Zacke, für lange, T2-gewichtete Sequenzen auf jede zweite R-Zacke getriggert (GEISINGER u. Mitarb. 1985, HIGGINS u. Mitarb. 1984, STEINBRICH u. Mitarb. 1984).

EKG-getriggerte Aufnahmen zeigen eine deutlich verbesserte Auflösung, die nicht nur für kleine, sondern auch für große Raumforderungen diagnostisch wichtig ist (WEBB u. Mitarb. 1984).

Kurze Sequenzen mit einer Repetitionszeit um 500 ms und einer Echozeit unter 20 ms erlauben bei Verwendung einer Vielschicht-Technik und einer Schichtdicke von 10 mm das gesamte Mediastinum mit einer Untersuchungssequenz zu erfassen.

Zur Diagnostik von Erkrankungen der großen Gefäße ist zur Vermeidung von Fluß-Artefakten ebenfalls eine EKG-Triggerung notwendig.

Schichtorientierung

Die untersuchungstechnischen Möglichkeiten der Kernspintomographie waren zu Beginn auf die bekannten Standardschnitte in transversaler, sagittaler und frontaler Schichtorientierung begrenzt, die nicht in allen Fällen eine optimale Darstellung mediastinaler Strukturen erlaubte.

Partialvolumeneffekte können den diagnostischen Wert der Kernspintomographie in solchen anatomischen Strukturen einschränken, die schräg zu den genannten Standardachsen verlaufen (FEIGLIN u. Mitarb. 1985).

Die Möglichkeit der elektronischen Achsenrotation erlaubt dagegen eine Schichtorientierung in jeder gewünschten Ebene.

Zur Auswahl der korrekten Winkel ist eine orientierende transversale Schicht notwendig. Nicht nur bei Herzerkrankungen, sondern auch bei Erkrankungen der thorakalen Aorta können paraxiale Schichten den diagnostischen Wert der Kernspintomographie zum Beispiel durch Darstellung der gesamten thorakalen Aorta in einer Schicht verbessern.

Fluß-Artefakte

Fließendes Blut zeigt eine unterschiedliche Darstellung in der Kernspintomographie abhängig von der Flußgeschwindigkeit und der Richtung des Blutstroms.

Bereits normale Spinechosequenzen erlauben eine Unterscheidung zwischen schnell und langsam fließendem Blut und einer Thrombose.

Es existieren jedoch sehr unterschiedliche Effekte wie flow-related-enhancement, even-echo-rephasing und high-velocity-signal-loss, die alle das Erscheinungsbild, d.h. die Signalintensität fließenden Blutes beeinflussen können (BRADLEY u. WALUCE 1985).

Eine Möglichkeit der Flußmessung unter Verwendung einer Vielschicht-Spinechosequenz ist das sogenannte Bolus-Tracking-Verfahren, das z.B. in vielen Fällen eine Differenzierung zwischen wahrem und falschem Lumen eines dissezierenden Aneurysmas erlaubt.

Aufgrund der Komplexität all dieser Phänomene kann eine hohe Signalintensität von Blut sehr unterschiedliche Gründe haben, und eine korrekte Diagnose kann bei alleiniger Verwendung von Pulssequenzen aus der klinischen Routine unmöglich sein.

Paramagnetische Kontrastmittel

Zur Differenzierung der einzelnen Gewebe sind in aller Regel mehrere Pulssequenzen (T1- und T2-gewichtete Sequenzen) notwendig.

Der Einsatz paramagnetischer Kontrastmittel wurde zuerst bei Hirn- und Rückenmarkstumoren untersucht. Aufgrund des diagnostischen Wertes einer intravenösen Kontrastmittelgabe in der Computertomographie zur Differenzierung mediastinaler Tumoren und vaskulärer Erkrankungen konnte eine gewisse Verbesserung, auch bei Anwendung von Gadolinium-DTPA in der Kernspintomographie erwartet werden.

Die normalerweise applizierte Dosis von Gadolinium-DTPA liegt zwischen 0,1 und 0,2 mmol/kg Körpergewicht.

Ein wesentlicher Effekt des paramagnetischen Kontrastmittels liegt in der Verkürzung der T1- und T2-Relaxationszeiten von Gewebe. Aus diesem Grunde sollten nach Kontrastmittel-Gabe möglichst kurze Sequenzen angewandt werden.

Gadolinium-DTPA bewirkt eine signifikante Signalintensitätszunahme in malignen Tumoren des Mediastinums und der Lunge, jedoch auch in einigen gutartigen Tumoren.

Einer der Nachteile der Kontrastmittelgabe liegt in einem Verlust des Kontrastes zwischen mediastinalem Fettgewebe und der tumorösen Raumforderung. Die innere Struktur und die Infiltration des umgebenden, soliden Gewebes kann jedoch durch die Anwendung eines paramagnetischen Kontrastmittels häufig deutlich verbessert werden.

Invasive Untersuchungsmethoden

Pneumomediastinum

Die Darstellung mediastinaler Strukturen nach direkter transtrachealer, suprasternaler oder retroxiphoidaler Luftinsufflation ist heute durch Computertomographie, Kernspintomographie und Mediastinoskopie obsolet geworden.

Angiographie

Arteriographische Untersuchungen des Mediastinums sind heute nur noch in unklaren Fällen mit der Frage nach traumatischen oder erworbenen Aneurysmen und Gefäßmißbildungen indiziert. Sie sollten ebenso wie die Pulmonalisangiographie, Bronchialarteriographie, Interkostalvenographie, Mammariographie und die Azygographie nicht mehr zur primären Tumordiagnostik im Mediastinum eingesetzt werden.

Lymphographie

Der Einsatz gezielter lymphographischer Untersuchung des Mediastinums ist aufgrund des heutigen Standes der Computertomographie nicht mehr gerechtfertigt.

Nuklearmedizinische Diagnostik

Die nuklearmedizinische Diagnostik des Mediastinums beschränkt sich vorwiegend auf den Nachweis intrathorakaler Strumen mit Jod 131. Der Nachweis von Nebenschilddrüsenadenomen mit Selen-Methionin 75 ist obsolet, da Computertomographie und Ultraschall eine wesentlich höhere Treffsicherheit aufweisen. Die Tumorszintigraphie mit Gallium 67, die in Europa wegen der hohen Strahlenexposition nicht sehr verbreitet ist, scheint ähnliche Ergebnisse wie die Computertomographie erreichen zu können.

Mediastinoskopie

Durch die Verbesserung der Technik in den letzten Jahren stellt die Mediastinoskopie heute eine wichtige Untersuchung zur Abklärung unklarer mediastinaler Raumforderungen im Rahmen des Stagings und zur Operabilitätsbeurteilung pulmonaler Tumoren dar. Durch die Möglichkeit der direkten Biopsie kann in vielen Fällen eine Probethorakotomie vermieden werden. Durch vorherige computertomographische Untersuchungen kann eine weitere Verbesserung der mediastinoskopischen Diagnostik erreicht werden, da ein gezieltes Aufsuchen vergrößerter Lymphknoten ermöglicht wird. Pathologische Veränderungen im vorderen Mediastinum ventral der großen Gefäße, im hinteren oberen Mediastinum sowie im Bereich des lateralen Anteiles des aortopulmonalen Fensters sind jedoch mediastinoskopisch nur schwer oder gar nicht abklärbar.

Erkrankungen des Mediastinums

Lageveränderungen

Verlagerungen der Mediastinalorgane können durch Druckänderung im Thoraxraum oder Zugkräfte bedingt sein. Man kann dabei statische und dynamische Lageveränderungen unterscheiden.

Statische Lageveränderungen

Statische Lageveränderungen sind *unabhängig von der Atemphase*. Sie können das ganze Mediastinum oder auch nur einzelne Abschnitte betreffen. Verlagerungen nach kranial (z.B. durch schrumpfende Prozesse im Bereich der Pleura- und Lungenspitzen) sind seltener als Verlagerungen nach lateral. Durch Druckeinwirkung von der erkrankten Seite (z.B. durch Pleuraerguß, Pleuramesotheliom, Spannungspneumothorax, Thoraxwandtumoren u.v.a.) kommt es zur Verlagerung zur Gegenseite, durch Zugeinwirkung (z.B. durch Lungenatelektase, Pneumektomie, pleurale Verschwartung u.v.a.) zu einer Verlagerung zur gleichen Seite.

Von diesen erworbenen mediastinalen Verlagerungen sind Verlagerungen durch *Deformierung des knöchernen Thorax* abzugrenzen. So findet man bei der Trichterbrust häufig Mediastinalverlagerungen. Der verminderte Tiefendurchmesser des Thorax führt zu einer Verlagerung und Rotation des Herzens, so daß eine Vergrößerung des Herzens vorgetäuscht wird. Die Mediastinalverlagerungen bei schweren Kyphoskoliosen sind häufig eine Kombination von durch Deformierung bedingten Lageveränderungen und von durch Belüftungsstörungen sowie durch postentzündliche Veränderungen entstandene Verlagerungen (Abb. **9a** u. **b**). Primäre Mediastinaltumoren führen dagegen in der Regel nicht zu Verlagerungen, sondern zu Verbreiterungen des Mediastinums. Sekundär kann es jedoch z.B. durch Kompression des Bronchialsystems mit konsekutiver Atelektase oder durch Ergußbildung zusätzlich zu einer Mediastinalverlagerung kommen. Die *Diagnose* läßt sich anhand von *Thoraxübersichtsaufnahmen* stellen. Je nach Ausmaß der Verlagerung kann es zu einer „*Skelettierung der Wirbelsäule*"(ZUPPINGER 1952) kommen.

Durch die totale Verlagerung der Mediastinalorgane kommen die Brustwirbelkörper frei zur Darstellung. Als Folge chronischer schrumpfender Prozesse treten Verbiegungen der Brustwirbelsäule und Verschmälerungen der Interkostalräume mit einseitigem Zwerchfellhochstand auf. Partielle Verlagerungen im Bereich des oberen Mediastinums, bedingt durch *pleuropulmonale Prozesse* (Tuberkulose, chronische Pneumonie, Lungenfibrose u.v.a.) verursachen Verlagerungen der Trachea, des Ösophagus und der V. cava superior und können in einzelnen Fällen zu einer Stenosierung der V. cava superior führen. Bei Verlagerungen im unteren Mediastinum behalten im Gegensatz zum Herzen die Aorta descendens und der Ösophagus in der Regel ihre Lage bei. Bei der Abklärung unklarer Mediastinalverlagerungen stellt nach Ausschöpfung konventioneller

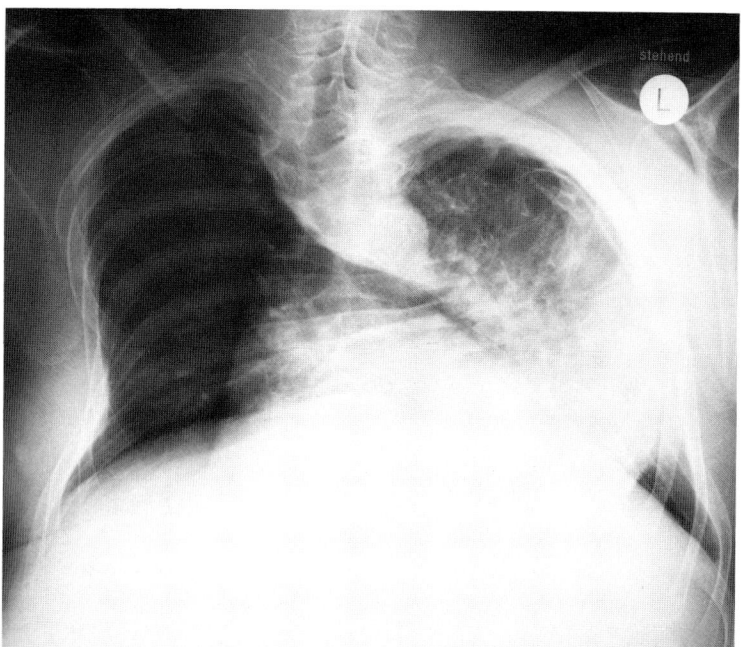

a

Abb. **9a u. b**
Mediastinalverlagerung bei ausgeprägter Kyphoskoliose
a   Thoraxübersichtsaufnahme
p.-a.: Mediastinalverlagerung nach
links bei ausgeprägter Kyphoskoliose
b   Computertomogramm desselben Patienten

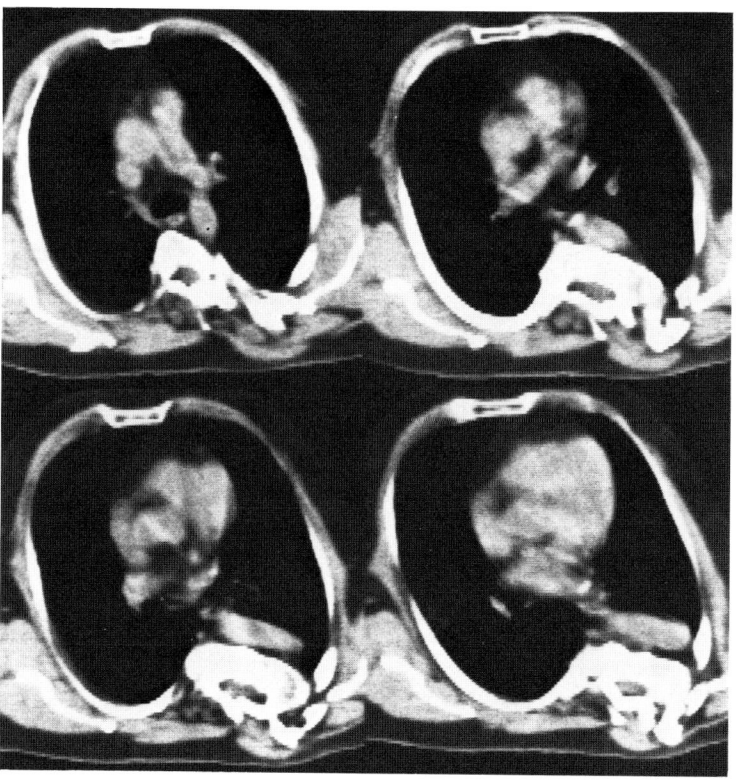

b

Untersuchungsmethoden die *Computertomogra-phie* eine wesentliche Hilfe dar. Sie ermöglicht ei-ne exakte Lokalisation der verlagerten Mediasti-nalorgane und ist besonders bei ausgedehnten Er-gußbildungen aufgrund der Möglichkeit der Dichtemessung in der Lage, solide tumoröse Raumforderungen zu differenzieren.

Bei Mediastinalverlagerungen durch schrumpfen-de Lungenprozesse kann die Computertomogra-phie zur Abklärung mediastinaler *Lymphknoten-vergrößerungen* hilfreich sein. In der Regel muß jedoch eine *histologische Abklärung* (z.B. durch Mediastinoskopie) durchgeführt werden, da eine Differenzierung zwischen entzündlich veränderten Lymphknoten und Lymphknotenmetastasen nicht möglich ist.

Dynamische Lageveränderungen

Als dynamische Lageveränderungen werden *atemsynchrone Bewegungen* des Mediastinums bezeichnet.

Beim Hustenstoß oder beim Schnupfversuch kann durch die plötzliche Druckänderung im Thoraxraum ein leichtes *Mediastinalflattern* im oberen Mediastinum beobachtet werden. Die Pendelbewegung des Mediastinums durch die atemabhängigen Druckunterschiede lassen sich durch *Übersichtsaufnahmen* in maximaler *Inspiration* und *Exspiration* erfassen. Bei einseitigen, zentralen Ventilationsstörungen (z. B. Bronchusstenose) kommt es bei der Inspiration zu einer Verlagerung zur homolateralen und bei der Exspiration zu einer Verlagerung zur kontralateralen Seite. Auch beim einseitigen Pleuraerguß und Pneumothorax führt die tiefe Inspiration zu einer Pendelbewegung zur kranken Seite und die Exspiration zu einer Pendelbewegung zur gesunden Seite.

Hernien

Als Mediastinalhernien werden Verlagerungen der Pleura mediastinalis über die Mittellinie in die kontralaterale Thoraxhälfte bezeichnet. Die Verminderung des Lungenvolumens auf der einen Seite und die Vergrößerung des Volumens auf der anderen Seite können bei einer *Druckdifferenz* zwischen den Thoraxhälften zur Ausbildung einer Mediastinalhernie führen. Sie treten im vorderen und hinteren Mediastinum auf, wobei die *vordere Mediastinalhernie* wesentlich häufiger als die *hintere Hernie* zu finden ist. Die Prädilektionsstellen für eine Hernie sind die ventrale und die dorsale Pleurakontaktlinie, da hier beide Lungenflügel nur durch die Pleurablätter getrennt sind. Beim Auftreten von Mediastinalhernien kommt es somit immer zu einer Verlagerung der entsprechenden Mediastinallinie.

Vordere obere Mediastinalhernie

Als vordere obere Mediastinalhernie bezeichnet man Verlagerungen von Lungengewebe im Retrosternalraum. Damit kommt es auch automatisch zur Verlagerung der *ventralen Pleurakontaktlinie*. Sie tritt wegen der retrosternalen Lage des Thymus bei Kindern selten auf (Abb. **10a** u. **b**).

Hintere Mediastinalhernie

Als hintere obere Mediastinalhernie wird die Verlagerung von Lungengewebe im Bereich des *Recessus supraazygealis* zur Gegenseite bezeichnet,

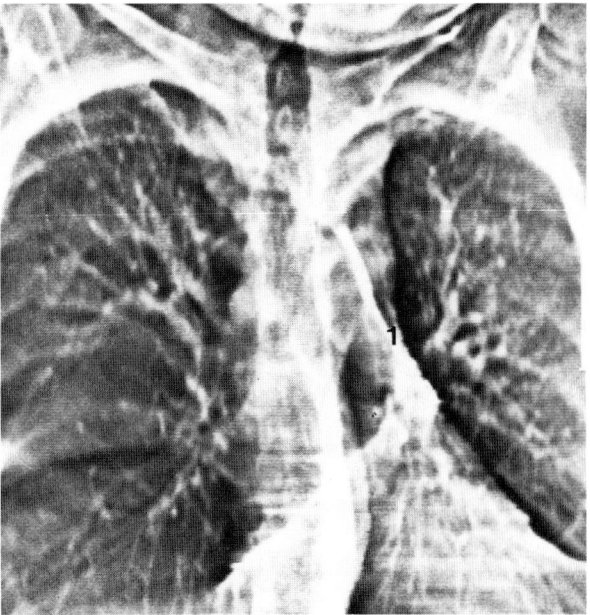

a

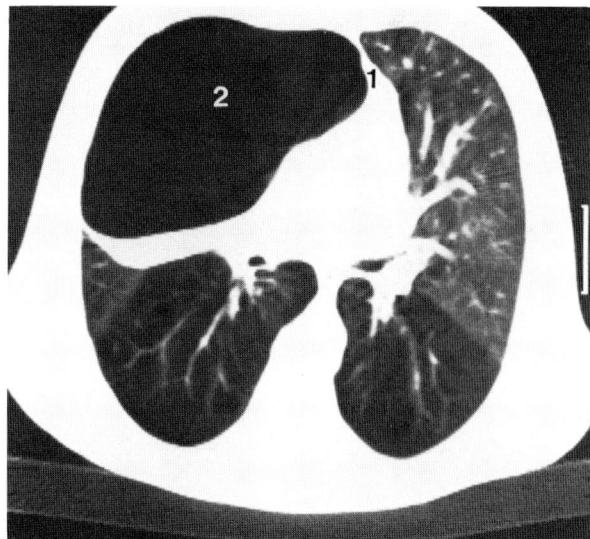

b

Abb. **10a** u. **b**   Vordere obere Mediastinalhernie: Im Topogramm (**a**) und im Computertomogramm (**b**) Verlagerung der ventralen Pleurakontaktlinie (1) nach links durch eine große Emphysemblase (2)

eine Verlagerung im Bereich des *Recessus azygooesophagealis* als hintere untere Mediastinalhernie (Abb. **11a** u. **b**). Dabei kommt es zu entsprechenden Verlagerungen der *dorsalen Pleurakontaktlinie*.

Relativ häufig tritt eine hintere Mediastinalhernie von rechts nach links bei linksseitiger Pneumektomie oder Totalatelektase der linken Lunge auf. Eine Hernie von links nach rechts bei rechtsseitiger Pneumektomie oder Atelektase ist wohl auf-

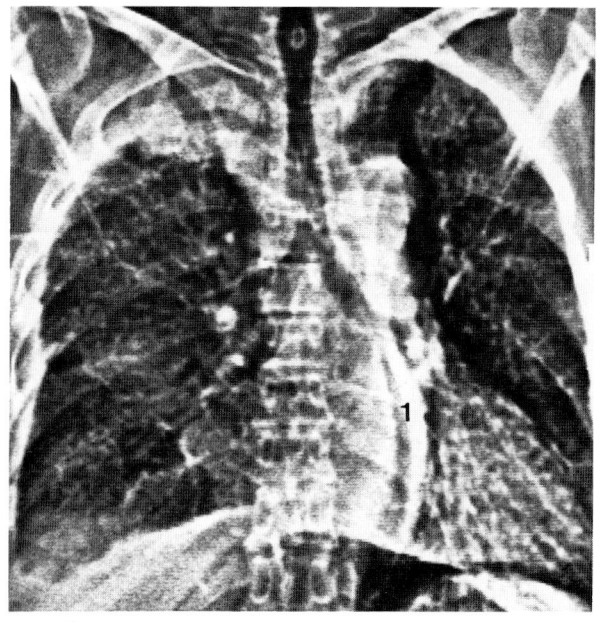

a

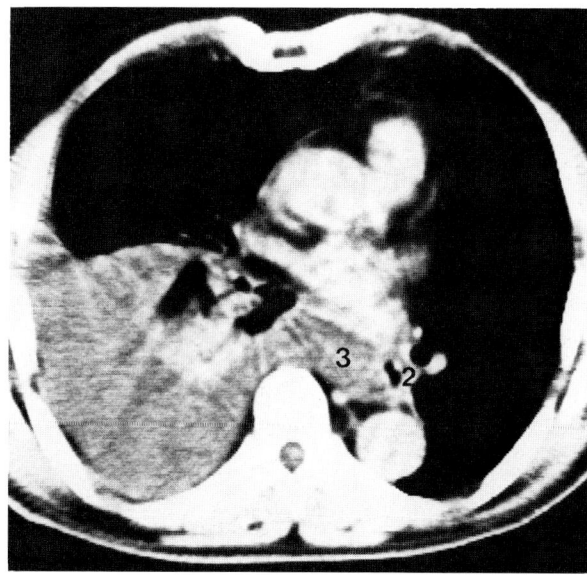

b

Abb. 11a u. b   Hintere Mediastinalhernie: Im Topogramm (a) und im Computertomogramm (b) Verlagerung der dorsalen Pleurakontaktlinie (1) und des Ösophagus (2) nach links durch einen rechtsseitigen Pleuraerguß (3)

Ursachen der Hernienbildung

Ursachen der Hernienbildung können *Volumenvermehrungen* im Bereich der einen Thoraxhälfte (z. B. Pleuraerguß, Pneumothorax, Emphysem) oder *Volumenabnahme* und *Zugwirkung* in der anderen Thoraxhälfte (z. B. Atelektasen, chronische Pneumonie, Lungenfibrose, schrumpfende

Pleuraschwarte, Tumoren, Zustand nach Peumektomie) sein.

Ausgedehnte Mediastinalhernien lassen sich bereits auf den *Thoraxübersichtsaufnahmen* diagnostizieren. Eine wesentliche diagnostische Hilfestellung leistet die *Analyse der Mediastinallinien*, in diesen Fällen die ventrale und dorsale Pleurakontaktlinie. Zu ihrer exakten Darstellung sind jedoch in der Regel Schichtaufnahmen des Mediastinums notwendig. Die einfachste und sicherste Methode zur Darstellung mediastinaler Hernien ist die Computertomographie, die jedoch zum alleinigen Nachweis der meist symptomlosen Hernien nicht indiziert ist. Aber bei computertomographischen Untersuchungen des Thorax mit anderer Fragestellung findet sich, häufiger als nach konventionellen Thoraxaufnahmen angenommen wurde, eine Mediastinalhernie (STIEVE 1966).

Invasive Untersuchungen zur Diagnostik mediastinaler Hernien sind heute nicht mehr indiziert.

Mediastinitis

Entzündliche Veränderungen des mediastinalen Bindegewebes werden als *akute* oder *chronische Mediastinitis* bezeichnet. Während die chronische Mediastinitis meist als Folge einer Infektion (Tuberkulose, Mykose) einen schleichenden Beginn aufweist und anfangs fast symptomlos verläuft, stellt die akute Mediastinitis eine plötzlich einsetzende lebensbedrohliche Erkrankung dar.

Akute Mediastinitis

Das *Krankheitsbild* der akuten Mediastinitis wird durch den plötzlichen Beginn mit allen Zeichen einer akuten Entzündung charakterisiert. Häufig kommt es zu starken retrosternalen Schmerzen. Die diffuse Infektion des lockeren mediastinalen Bindegewebes führt entweder zu einer Mediastinalphlegmone oder zu einer lokalen Abszeßbildung.

Die häufigste *Ursache* ist die Ösophagusperforation, deren Ursache vielgestaltig sein kann: Erosion ausgehend von einem Ösophaguskarzinom, Perforation eines Fremdkörpers im Ösophagus, Folge einer endoskopischen Untersuchung, spontane Perforation, z. B. beim Erbrechen (Boerhaave-Syndrom). Weitere Ursachen der akuten Mediastinitis können direkte Traumen, Trachealperforationen und fortgeleitete Entzündungen aus dem Halsbereich (Mundbodenabszeß, Tonsillitis) den Lungen, den Lymphknoten, den Pleuräumen oder dem Perikard sein. Auch bei der Infektion mit B. anthracis kommt es zu einer akuten Mediastinitis.

Die *Prognose* der akuten Mediastinitis bedingt durch Ösophagusperforation ist relativ schlecht.

grund der Lage der Aorta descendens sehr selten (LODIN 1957).

Abb. **12a–c** Akute Mediastinitis nach Zahnextraktion

a Thoraxaufnahme bei stationärer Aufnahme: Verbreitertes oberes Mediastinum, Infiltration des rechten Lungenmittel- und Unterfeldes, rechtsseitiger Pleuraerguß

b Thoraxaufnahme 2 Monate nach dem operativen Eingriff (Drainagen im oberen Mediastinum rechts und links, Drainage des Perikards und des unteren Mediastinums und Bülau-Drainage rechts): weitgehende Rückbildung der Lungeninfiltration, vollständige Rückbildung des rechtsseitigen Pleuraergusses

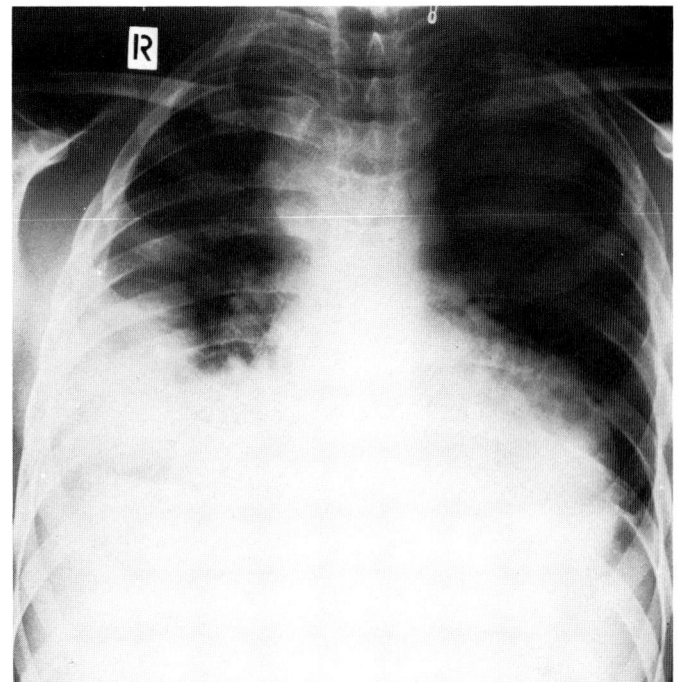

a

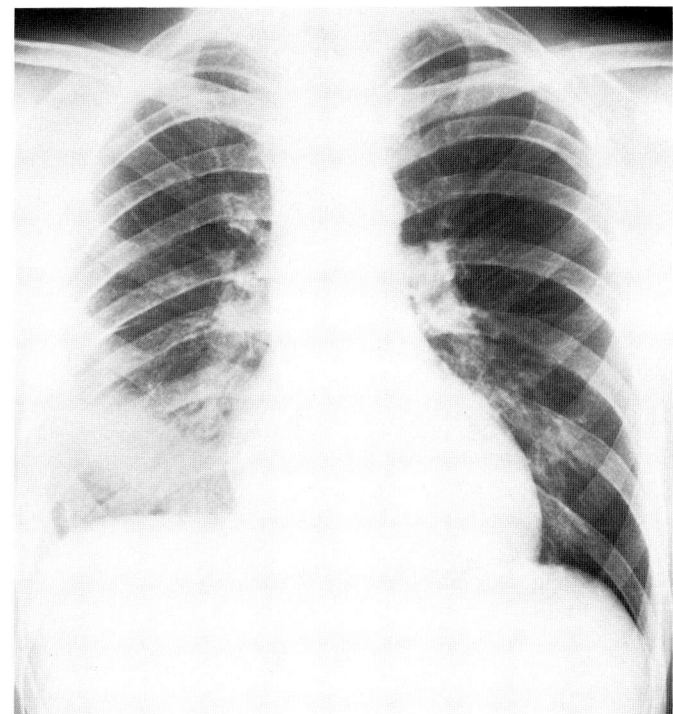

b

Abb. **12c** ▶

Nach einer Studie von CRADDOCK u. Mitarb. (1968) starben 15 von 39 Patienten.

Die *akute Mediastinitis* führt wie viele andere Mediastinalerkrankungen *im Röntgenbild* zu einer Verbreiterung des Mediastinums (Abb. **12a–c**). Häufig greifen die entzündlichen Veränderungen über die Hili auf die zentralen Lungenabschnitte über und verursachen eine *perihiläre streifige Zeichnungsvermehrung*. Im Verlauf der Erkrankung kann es zu flächenhaften Lungeninfiltrationen und zur Ausbildung von *Pleuraergüssen* kommen. Wenn die Mediastinitis

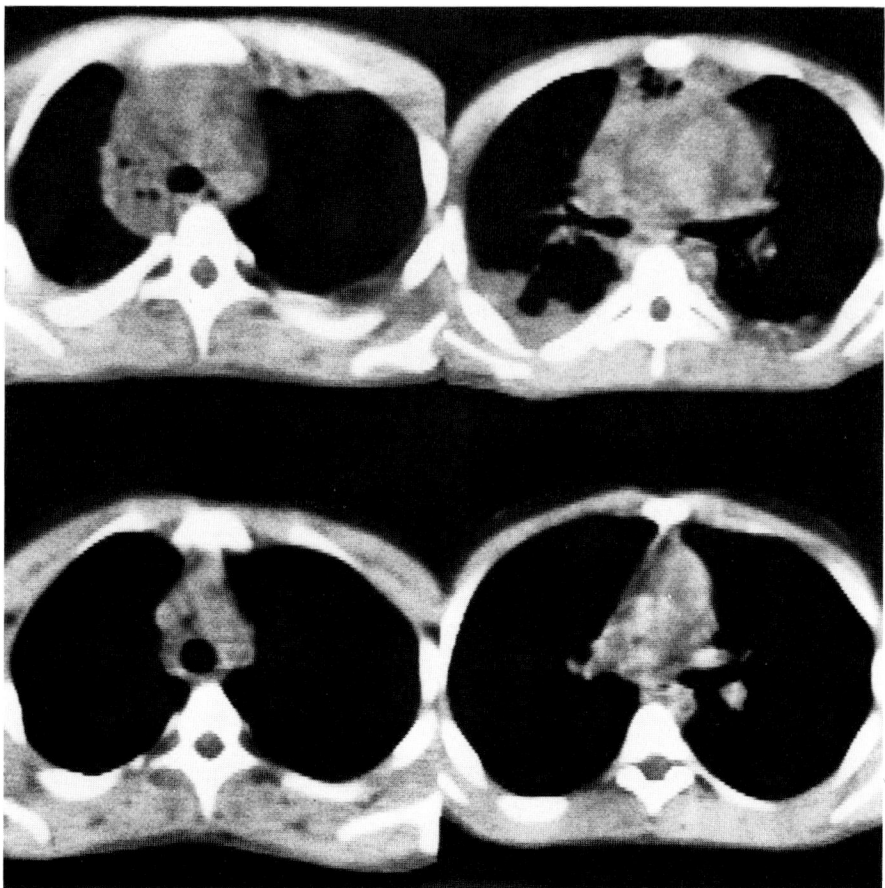

Abb. **12c** Computertomogramme desselben Patienten: Bei Aufnahme (obere Reihe) Verbreiterung des oberen Mediastinums mit Lufteinschlüssen, Pleuraergüsse beiderseits. 2 Monate nach operativer Behandlung (untere Reihe) zeigen die identischen CT-Schichten fast normale anatomische Verhältnisse

durch eine Ösophagusruptur bedingt ist, kann sich ein Mediastinalemphysem entwickeln. Durch die offene Verbindung im Bereich der oberen Thoraxapertur kann sich das Emphysem bis in den Halsbereich ausdehnen.

Flüssigkeitsspiegel im Mediastinum sprechen für eine umschriebene Abszedierung. Abszeßbildungen im hinteren Mediastinum können als sekundäre Komplikation zu einer Perforation in den Ösophagus oder die Trachea und damit zur Ausbildung einer Fistel führen (STEIDLE u. Mitarb. 1980). Als weitere Komplikationsmöglichkeit soll noch die mediastinale Blutung durch Gefäßarrosion erwähnt werden.

Diese schwere Erkrankung mit ihren teils lebensbedrohlichen *Komplikationen* erfordert eine rasche, nichtinvasive Diagnostik, um die exakte Ausdehnung der entzündlichen Veränderungen und eventuellen Abszedierungen zu erfassen. Dafür eignet sich besonders die Computertomographie, die dem Chirurgen die Planung eines operativen Vorgehens (Einlegen von Drainagen usw.) erleichtert.

Differentialdiagnostische Schwierigkeiten können bei der Abgrenzung einer akuten Mediastinitis von Hämatomen und Flüssigkeitsansammlungen in Wundhöhlen nach Thoraxoperationen entstehen. Abszesse im hinteren Mediastinum können durch Ösophagusdivertikel, Hernien und infizierte bronchogene Zysten vorgetäuscht werden.

Chronische Mediastinitis

Die chronische Verlaufsform der Mediastinitis kann in eine vorwiegend *granulomatöse* Form und eine vorwiegend *fibrotische* Form unterteilt werden. Nach SCHOWENGERDT u. Mitarb. (1969) sind ca. 10% aller mediastinalen Raumforderungen durch eine dieser Erkrankungen bedingt. *Ursachen* der granulomatösen Formen können z. B. die Lungentuberkulose, die Lues, Pilzerkrankungen (Aktinomykose, Aspergillose, Histoplasmose) und reaktive Veränderungen nach Ösophagusperforation, Hämatomen oder Fremdkörperverletzungen sein.

Die *idiopathische mediastinale Fibrose,* in einigen

Fällen kombiniert mit weiteren fibrotischen Veränderungen wie z. B. der retroperitonealen Fibrose, dem retroorbitalen Pseudotumor oder der Riedelschen Struma, kann durch fibrotische Veränderungen zu Stenosierungen der Gefäße, der Bronchien und des Ösophagus sowie zu Kompression von Nerven (Rekurrens- und Phrenikusparese) führen (COMINGS u. Mitarb. 1967).

Im *Thoraxbild* manifestiert sich die Mediastinitis meist im oberen Mediastinum und der Hilusregion mit vorwiegend rechtsparatrachealer Lokalisation. *Kalkeinlagerungen* lassen sich in Abhängigkeit von der Ätiologie unterschiedlich häufig nachweisen.

Bei der idiopathischen mediastinalen Fibrose lassen sich bereits häufig auf den Thoraxübersichtsaufnahmen in 2 Ebenen die als Raumforderung imponierenden fibrotischen Einlagerungen nachweisen. Mit Hilfe von *Schichtaufnahmen* läßt sich das Ausmaß von Stenosierungen besser darstellen. Zur Diagnosesicherung ist in der Regel jedoch eine *histologische Abklärung* (z. B. durch Mediastinoskopie) notwendig, da ähnliche Veränderungen z. B. durch eine Lymphangiosis carcinomatosa, eine perihiläre Peribronchitis und eine Strahlenfibrose hervorgerufen werden können.

Traumatische Veränderungen

Traumatische Veränderungen des Mediastinums sind häufig kombiniert mit Verletzungen des knöchernen Thorax und der angrenzenden Organe (Lungen, Hals, Zwerchfell, Abdomen). Klinisch unterscheidet man zwischen *stumpfen (geschlosse-* *nen)* und *offenen* Verletzungen. Stumpfe Traumen (Mediastinalkontusion) können ebenso wie offene Traumen (z. B. Schuß-, Stich- und Splitterverletzungen) zu Organrupturen (Gefäße, Ösophagus, Trachea) führen. Je nach Art der Verletzung und den betroffenen Organen sind als Folge zu erwarten:

– Pneumomediastinum,
– Mediastinalblutung,
– Mediastinitis.

Die durch pathologische Gefäßveränderungen bedingten Mediastinalblutungen sollen wegen ihrer ähnlichen Klinik und Symptomatik hier mitabgehandelt werden.

Pneumomediastinum

Im Gegensatz zum heute nicht mehr indizierten diagnostischen Pneumomediastinum wird die pathologische Ansammlung von Luft im mediastinalen Bindegewebe häufig als *„spontanes"* *Pneumomediastinum* bezeichnet. Das Pneumomediastinum ist bei Jugendlichen und Erwachsenen relativ selten. Es tritt häufiger bei Neugeborenen (0,04–1%; CHASLER 1964, LILLARD u. ALLEN 1965) durch Geburtstraumen und Mißbildungen der Trachea und des Bronchialsystems auf. Die Ursachen des Pneumomediastinums lassen sich in folgende Gruppen unterteilen: spontanes, traumatisches und Folge einer Ruptur des Ösophagus oder des tracheobronchialen Systems. Das spontane Pneumomediastinum ist die häufigste Form beim Erwachsenen und bei Kindern. Durch die

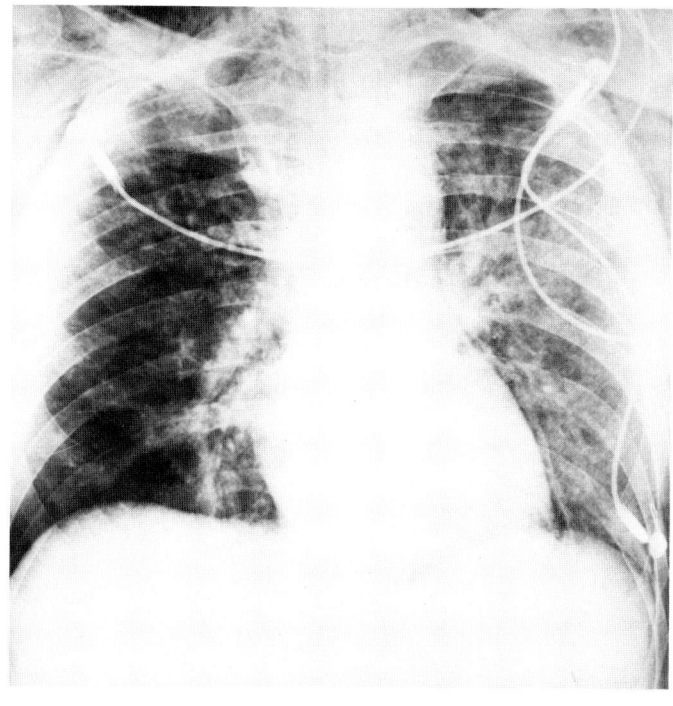

Abb. **13** Durch Überdruckbeatmung entstandenes Pneumomediastinum und Pneumoperikard: Verbreiterung des oberen Mediastinums, Lobus venae azygos, Luftansammlung im Perikard

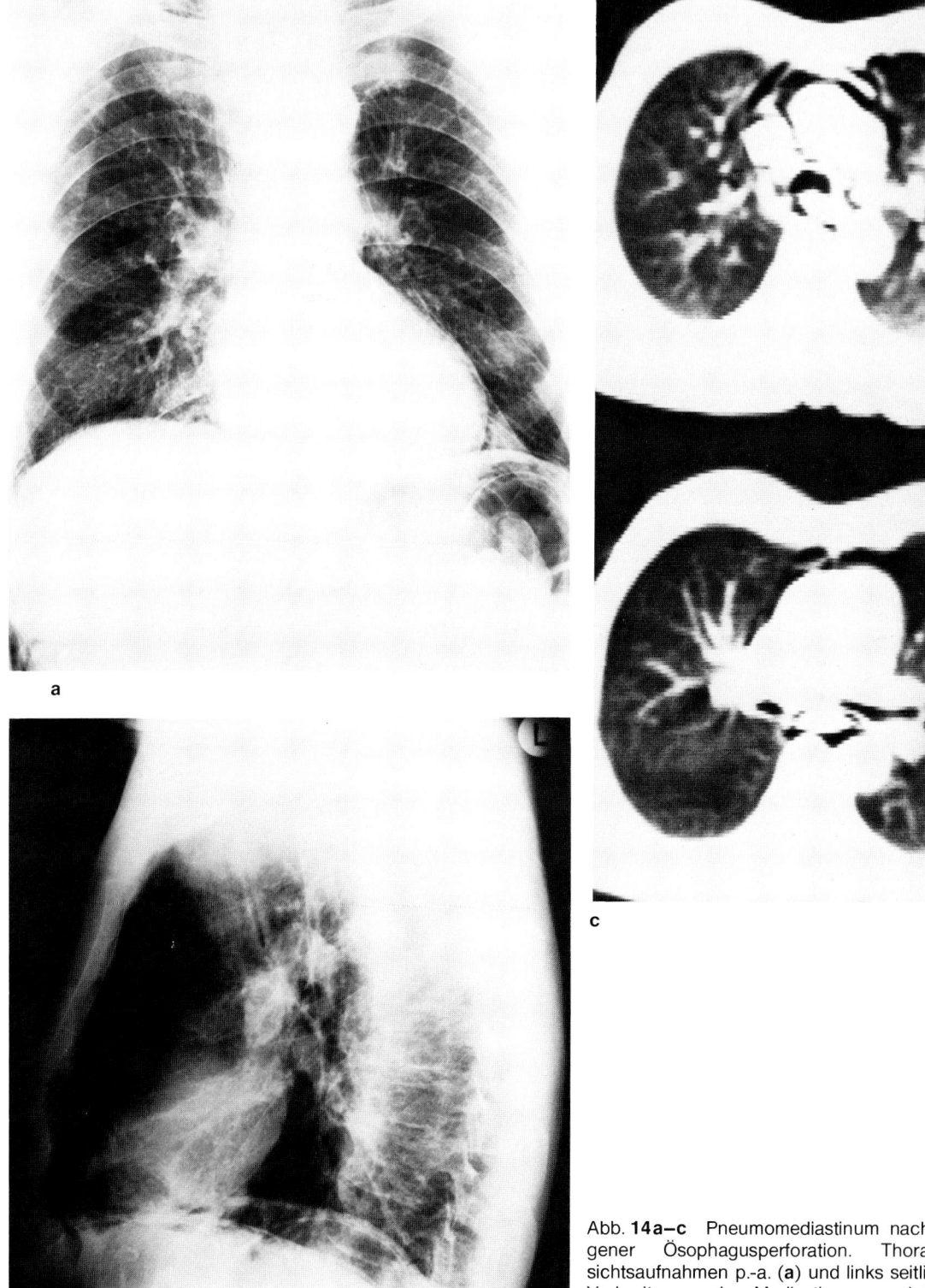

a

b

c

Abb. **14a–c** Pneumomediastinum nach iatrogener   Ösophagusperforation.   Thoraxübersichtsaufnahmen p.-a. (**a**) und links seitlich (**b**): Verbreiterung des Mediastinums und Luftansammlung zwischen Herz und Diaphragma. Computertomogramm (**c**): Luftansammlungen sowohl im vorderen als auch im hinteren Mediastinum, schalenförmig um die großen Gefäße

Erhöhung des intraalveolaren Drucks bei künstlicher Beatmung (Abb. **13**), Husten, Erbrechen und nach Fremdkörperaspiration, insbesondere bei obstruktiven Lungenerkrankungen (z. B. Asthma bronchiale) kommt es zu Rupturen der Alveolarwand und zur Ausbildung eines *interstitiellen Emphysems*, daß sich entlang den Leitstrukturen zum Hilus und ins Mediastinum ausbreitet. Der umgekehrte Ausbreitungsmechanismus, die Ausbildung eines interstitiellen Emphysems als Folge eines Pneumomediastinums, kommt dagegen nicht vor. Der Pneumothorax stellt eine häufige Begleiterscheinung beim Pneumomediastinum dar, ist jedoch nie die Ursache eines Pneumomediastinums (LILLARD u. ALLEN 1965).

Das *traumatische Pneumomediastinum* kann durch geschlossene und offene Thoraxtraumen bedingt sein. Beim geschlossenen Thoraxtrauma liegt die Ursache in Alveolarrupturen und Verletzungen des Ösophagus und des Tracheobronchialsystems. Zu dieser Gruppe zählen auch die iatrogen bedingten Verletzungen bei Endoskopie und Bronchoskopie (Abb. **14a–c**). Verletzungen und chirurgische Eingriffe im Halsbereich und in seltenen Fällen Zahnextraktionen (TOMSICK 1974, SANDLER u. Mitarb. 1975) können durch Lufteintritt über die tiefen Halsfaszien zum Pneumomediastinum führen. Seltener sind direkte Verletzungen des Mediastinums durch Schuß- und Stichverletzungen.

Rupturen der vorgeschädigten Ösophagus- oder Trachealwand durch Tumoren oder Ulzera sind relativ seltene Ursachen eines Pneumomediastinums, ebenso wie die spontane Ösophagusruptur (Boerhaave-Syndrom) beim Erbrechen (ROGERS u. Mitarb. 1972) oder die Ausbreitung einer subdiaphragmalen Luftansammlung ins Mediastinum. Als seltene Komplikation kann es zum gleichzeitigen Auftreten eines Pneumoperikards kommen.

Die *klinische Symptomatik* des Pneumomediastinums hängt nicht nur von der auslösenden Ursache, sondern auch von der Menge und der Lage der Luftansammlung ab. Beim Erwachsenen kommt es zu plötzlich einsetzenden retrosternalen Schmerzen, die atemabhängig sind und beim Schlucken zunehmen können. Ausstrahlende Schmerzen in Schultern und Arme sowie Dyspnoe treten gehäuft auf. Die Ausbildung eines Hautemphysems im Halsbereich als Folge eines Pneumomediastinums ist in der Regel üblich, wird jedoch bei Raumforderungen im oberen Mediastinum und der oberen Thoraxapertur (z. B. Struma) vermißt. In diesen Fällen kann es durch die Drucksteigerung im Mediastinum zu einer oberen Einflußstauung kommen.

Die *radiologische Diagnostik* des Pneumomediastinums ist relativ einfach durch Thoraxübersichtsaufnahmen in 2 Ebenen möglich. Ohne seitliche Thoraxaufnahme wird jedoch in ca. 50% die Diagnose übersehen (LILLARD u. Mitarb. 1965). Charakteristisch ist eine Abhebung der Pleura mediastinalis vom Herzschatten und ihre Verlagerung nach lateral. Die Luftansammlungen im Mediastinum können zu fleckigen, streifigen Aufhellungen führen. Bei Kindern kann die Abhebung des Thymus durch mediastinale Luftansammlungen zum sogenannten „Spinnaker"-Zeichen führen (HAN u. Mitarb. 1963, MOSELEY 1960).

Der normalerweise nicht abgrenzbare mittlere Anteil des Diaphragmas kann in manchen Fällen durch die Ausbreitung des Pneumomediastinums auch in diesem Bereich sichtbar werden (*durchgehende Zwerchfellinie* nach LEVIN [1973]).

Die Aufgabe der radiologischen Diagnostik erschöpft sich nicht im Nachweis und in der Beschreibung der Ausdehnung des Pneumomediastinums. Ihre Hauptaufgabe muß die Suche nach der Ursache der Entstehung sein. So können z. B. *Bronchusabrisse* durch konventionelle Tomographien und Ösophagusrupturen durch Ösophagogramme mit wasserlöslichem Kontrastmittel nachgewiesen werden. Wegen der potentiellen Infektionsgefahr (akute Mediastinitis, mediastinaler Abszeß) und der Gefahr einer Einflußstauung („Spannungsemphysem") sind oft kurzfristige Kontrollen erforderlich. Eine computertomographische Untersuchung kann vor allem im Verlauf eine wesentliche Hilfe zum Ausschluß bzw. Nachweis einer sekundären Mediastinitis sein.

Mediastinalblutungen

Die Mehrzahl der Mediastinalblutungen ist traumatisch bedingt durch *Kompression des Thorax* (Autounfall). Direkte Gefäßverletzungen des Mediastinums können bei Schuß-, Stich- und Splitterverletzungen auftreten. Weniger häufig sind dissezierende Aortenaneurysmen, Blutungen aus mediastinalen Organen (z. B. Tumorblutungen) und spontane Blutungen bei Gerinnungsstörungen. Zu paravertebralen Blutungen kann es bei Frakturen von Wirbelkörpern und den angrenzenden Rippen kommen.

Venöse Blutungen ins vordere obere Mediastinum

Blutungen ins vordere obere Mediastinum sind meist Folge stumpfer Thoraxtraumen. Ursache dafür sind venöse Blutungen aus der V. thoracica interna oder Sickerblutungen aus Venen im retrosternalen Bindegewebe (PFISTER u. Mitarb. 1970).

Auf den *Thoraxübersichtsaufnahmen* erkennt man je nach Größe der Blutung eine Verbreiterung

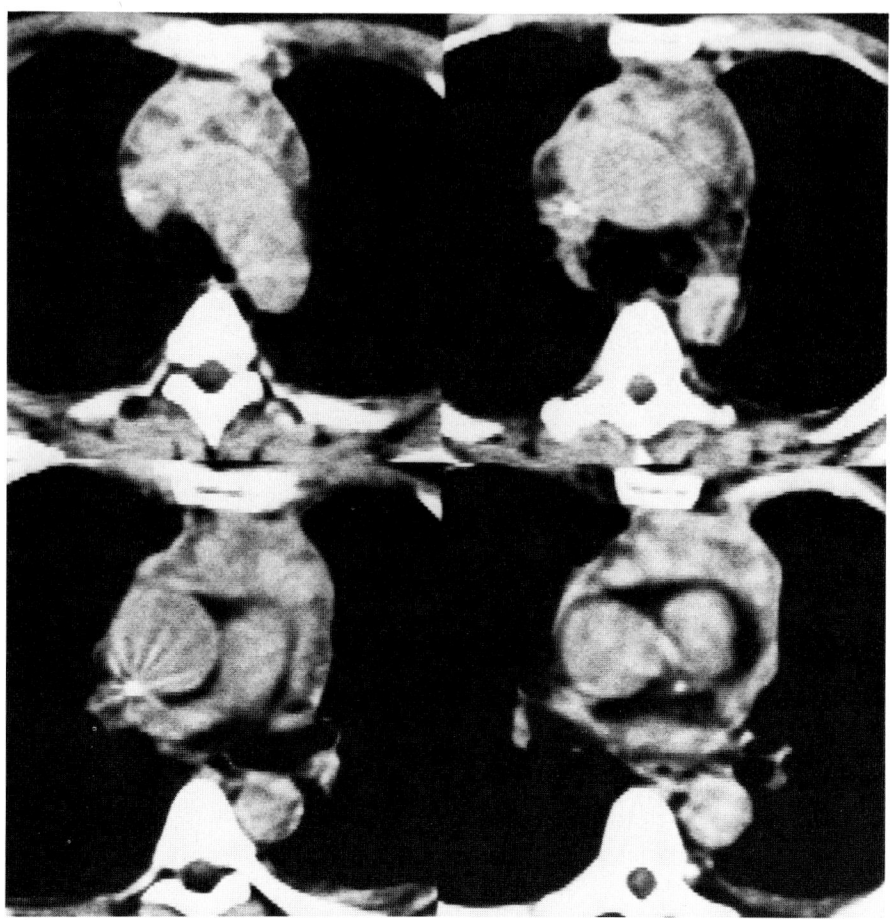

Abb. **15**   Venöse Blutung ins vordere obere Mediastinum bei bekannter Hämophilie A, von den großen Gefäßen durch einen schmalen Fettgewebssaum getrennt

und Verschattung des vorderen oberen Mediastinums. Eine charakteristische Form der Blutungsausbreitung läßt sich nicht definieren. *Computertomographisch* ist in vielen Fällen die Differentialdiagnose zwischen einer größeren venösen Blutung im vorderen oberen Mediastinum und einer Aortenruptur möglich. Bei der Aortenruptur liegt die Blutung in unmittelbarer Nachbarschaft des Aortenbogens, während bei venösen Blutungen in der Regel die Blutung durch einen Fettsaum von der Aorta ascendens getrennt ist (Abb. **15**).

Traumatische Aortenruptur

Durch die steigende Zahl der *Verkehrsunfälle* hat auch die Zahl der traumatischen Aortenrupturen zugenommen. 95% der Rupturen finden sich in Höhe des Überganges vom Arcus aortae in die Aorta descendens, 5% direkt oberhalb der Aortenklappe (SANBORN u. Mitarb. 1970). Die bevorzugte Lokalisation einer Ruptur zwischen dem Abgang der A. subclavia sinistra und dem Lig.

arteriosum läßt sich durch einen Abschermechanismus zwischen dem relativ beweglichen Aortenbogen und der an die Wirbelsäule fixierten Aorta descendens erklären (CAMMACK u. Mitarb. 1959) (Abb. **16a–e**).

Bei Rupturen direkt oberhalb der Aortenklappe kommt es durch die intraperikardiale Lage der Aorta ascendens seltener zu mediastinalen Blutungen oder zum Hämatothorax, sondern zur Ausbildung eines *Hämatoperikards* mit der Gefahr der *Herztamponade*. Rupturen am Übergang des Aortenbogens in die Aorta descendens führen zu ausgedehnten mediastinalen Blutungen und verursachen dadurch eine Verlagerung des linken Hauptbronchus nach ventral und kaudal (SANBORN u. Mitarb. 1970).

Nach einer Untersuchung von ALLEY u. Mitarb. (1966) kommt es bei 40% aller *Aortenrupturen* zu einer totalen Durchtrennung der Gefäßwand. Dies bedeutet in der Regel den sofortigen Tod. In Ausnahmefällen kann jedoch die Blutung durch die Adventitia und das die Aorta umgebende straffe Bindegewebe in Grenzen gehalten werden

Abb. 16a−e Traumatisches Aorten-aneurysma: 75jähriger Patient, Raucher, in der Anamnese Sturz von einer Leiter vor 5 Jahren. Überweisung wegen einer zunehmenden Mediastinalverbreiterung bei unscharf begrenztem Aortenknopf in der Thoraxaufnahme (a u. b) zum Ausschluß eines Bronchialkarzinoms bei chronischem Hustenreiz. Im Nativ-Computertomogramm (c) weichteildichte Raumforderung unterhalb des Aortenbogens im aortopulmonalen Fenster, vom Aortenbogen nicht vollständig abgrenzbar. Im Computertomogramm nach intravenöser Kontrastmittel-Bolusinjektion (d) Kontrastmittelaustritt aus dem Aortenbogen in ein teilthrombosiertes posttraumatisches Aortenaneurysma

Abb. 16c−e s. S. 410 u. 411

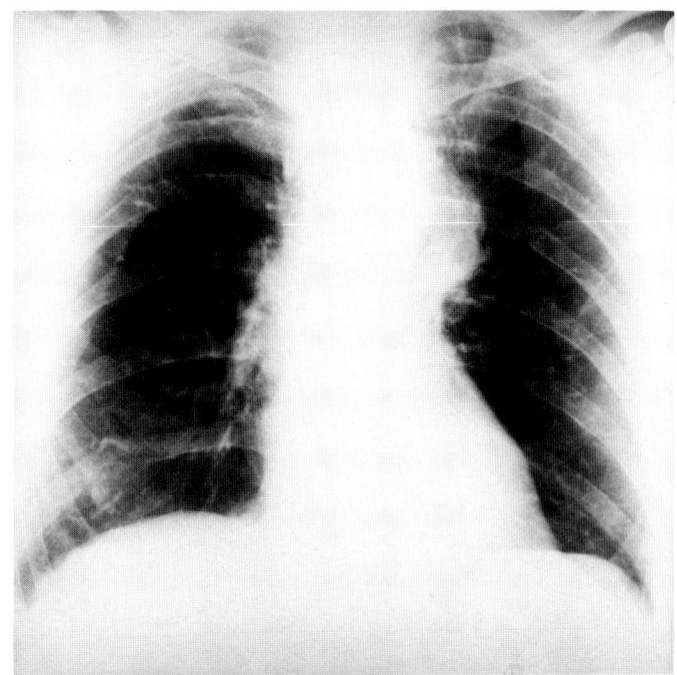

a

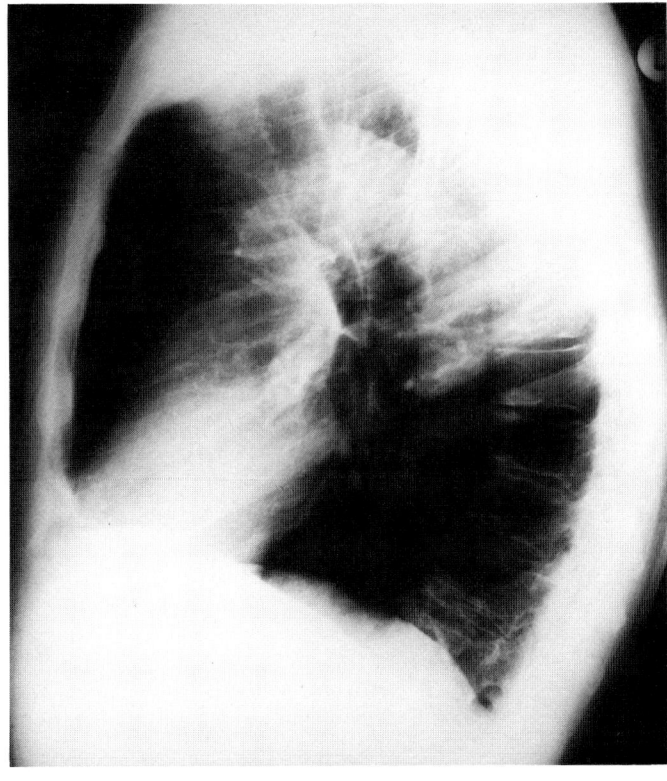

b

und sich ein *traumatisches Aneurysma (Aneurysma falsum)* entwickeln. Nur 10 bis 20% der Patienten mit einer Aortenruptur überleben das initiale Trauma länger als 1 Stunde. Nur weniger als 5% aller Patienten leben lange genug, um ein „chronisches traumatisches Aneurysma" zu entwickeln (BENNETT u. CHERRY 1967). Die Unterscheidung eines chronisch-traumatischen Aneurysmas von einem Aneurysma anderer Ätiologie ist mit radiologischen Methoden nicht möglich. Die *klinische Symptomatik* der traumatischen Aortenruptur wird beim polytraumatisierten Patienten häufig durch den begleitenden Schockzustand überdeckt. Ein häufiges Symptom ist der heftige thorakale Schmerz, der in die Skapula projiziert wird. Durch die Blutung kann es zur

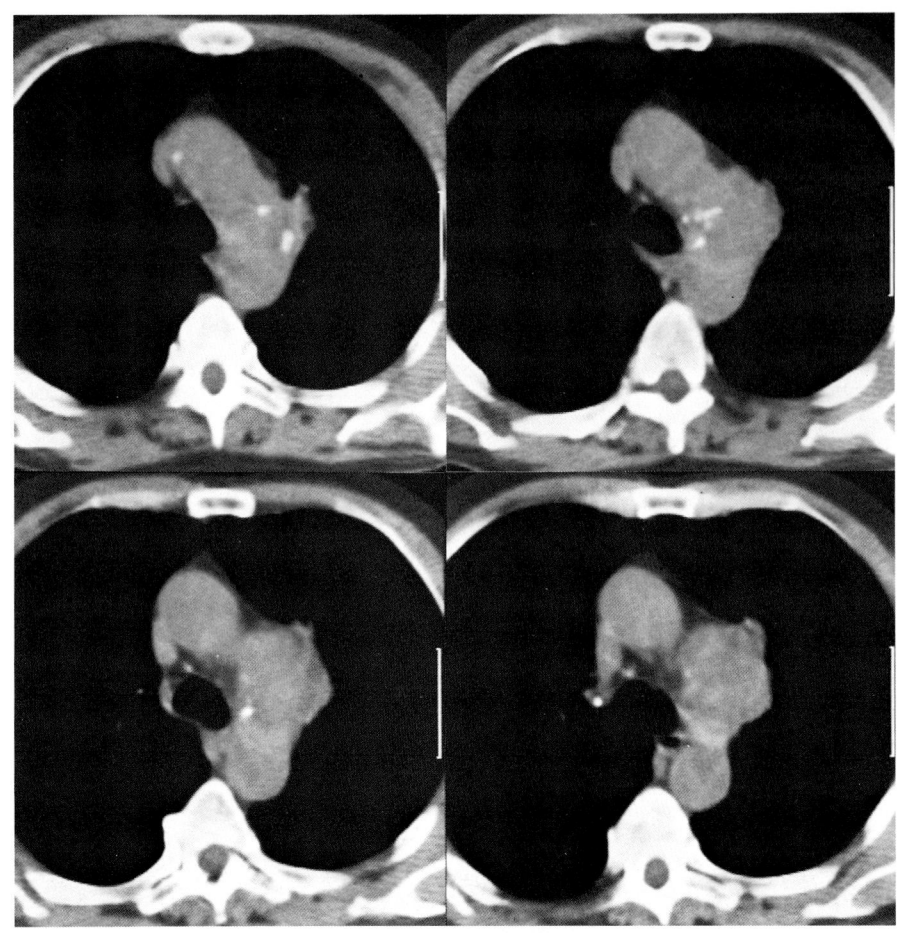

Abb. **16c**

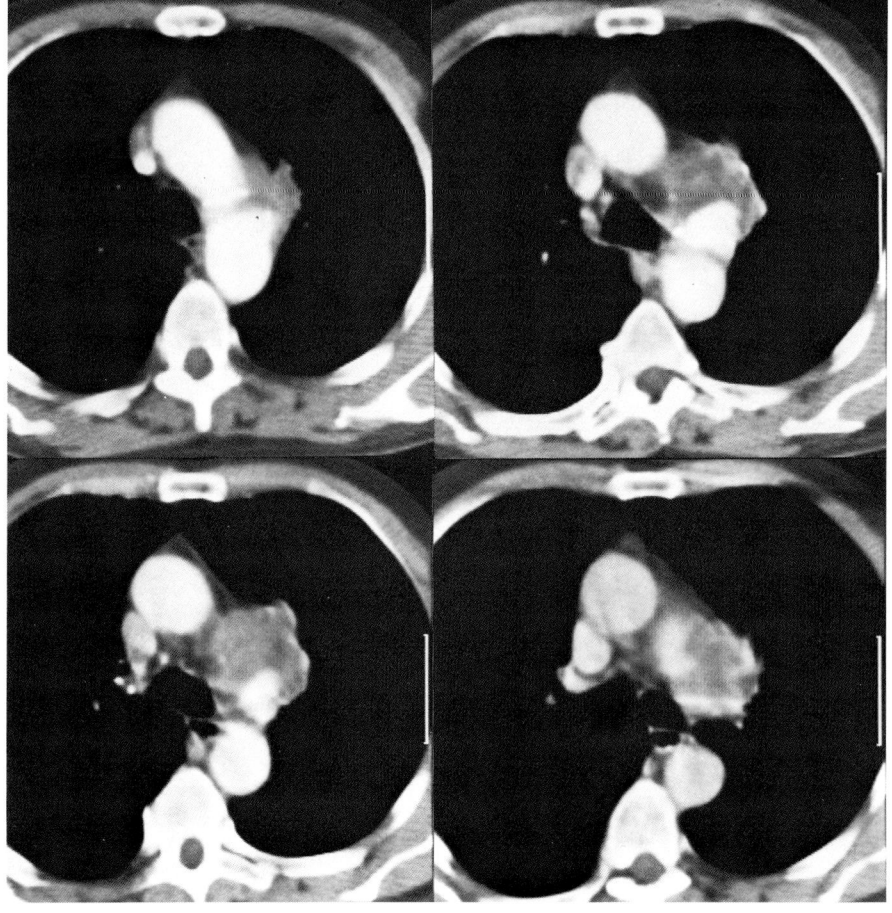

Abb. **16d**

Kompression des Ösophagus und einer dadurch bedingten Dysphagie sowie zur Atemnot durch Kompression der Atemwege kommen (BIRNHOLZ u. Mitarb. 1974).

Wegen der unsicheren Symptomatik erfordert jedes thorakale Trauma eine möglichst schnelle, adäquate *Thoraxdiagnostik* (JAHNKE u. Mitarb. 1964, PATE u. Mitarb. 1968). Die *Thoraxübersichtsaufnahmen*, beim Polytraumatisierten häufig nur im Liegen möglich, zeigen je nach Lage und Ausmaß der Blutung das entsprechende Bild der mediastinalen Raumforderung. Bei kleinen periaortalen Blutungen kann als einziges Zeichen eine irreguläre Konfiguration des Aortenknopfes auffallen. Größere Hämatome führen zur Verlagerung der Trachea nach rechts und des linken Hauptbronchus nach ventral und kaudal. Dabei kann es auch zu einer Verbreiterung der rechten paratrachealen Linie kommen. Nach einer Untersuchung von WOODRING u. Mitarb. (1982) an 102 Patienten mit einem stumpfen Thoraxtrauma konnte bei 23% der Patienten, die eine Verbreiterung der *rechten paratrachealen Linie* von über 5 mm aufwiesen, arteriographisch eine Verletzung der thorakalen Aorta oder der brachiozephalen Gefäße nachgewiesen werden. Alle Patienten mit einer rechten paratrachealen Linie von weniger als 5 mm hatten ein normales Arteriogramm.
Ebenso kann die Verbreiterung der paravertebralen Linien Hinweis auf eine mediastinale Blutung sein. Eine umschriebene Vorwölbung der Aorta erfordert den Ausschluß eines traumatischen Aneurysmas.
Die Verlagerung und Kompression des Ösophagus beim Aneurysma und bei Blutungen wird häufig nicht diagnostiziert, da die Durchführung eines *Ösophagogramms* beim traumatisierten Patienten meist nicht möglich und im Zeitalter der Computertomographie zur Diagnosesicherung auch nicht mehr nötig ist. Ausgedehnte mediastinale Blutungen führen zu einer allgemeinen Mediastinalverbreiterung, bei der eine Abgrenzung der mediastinalen Strukturen gegeneinander häufig nicht mehr möglich ist.
In vielen Fällen findet sich gleichzeitig ein einseitiger oder beidseitiger *Hämatothorax*. Eine rasche Zunahme dieses Hämatothorax sollte immer an eine Aortenruptur denken lassen.
Besteht aufgrund der beschriebenen Veränderungen im Thoraxbild der Verdacht auf eine Aortenruptur oder ein traumatisches Aortenaneurysma, muß eine sofortige weitere Abklärung erfolgen. Die am häufigsten angewandte Methode ist heutzutage die nicht invasive *Computertomographie.* Erforderlich ist zuerst eine Nativuntersuchung zum Nachweis oder Ausschluß mediastinaler Hä-

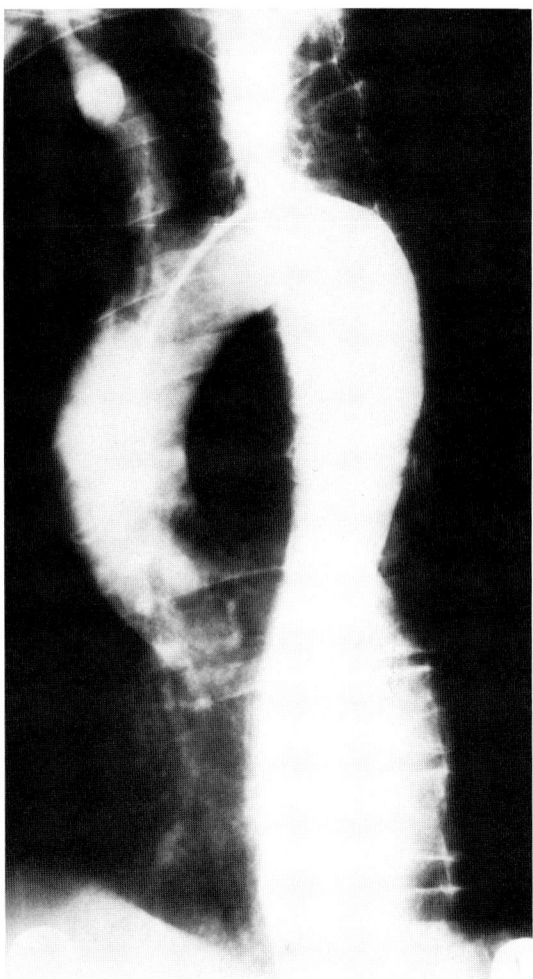

Abb. **16e** In der Aortographie kleine kerbenartige Wandeinziehung an der Unterseite des Aortenbogens. Operation: pulsierender Aneurysmasack im Aortenbogen mit kleiner Rupturstelle am Lig. arteriosum, die durch einen Dacron-patch gedeckt werden konnte

matome. Dabei ist gleichzeitig eine Beurteilung der Lage und Größe der mediastinalen Gefäße möglich. Danach muß in der Regel eine computertomographische Untersuchung mit einer Bolusinjektion von Kontrastmittel erfolgen. Periaortale Hämatome, unscharfe Gefäßkonturen und gegebenenfalls ein Kalibersprung sind Leitsymptome für eine Aortenverletzung. Eine Trennung des Hämatoms von der Aorta durch einen Fettgewebssaum spricht gegen eine Aortenverletzung.

In einigen Fällen läßt sich der *direkte Kontrastmittelaustritt* in das periaortale Gewebe oder das traumatische Aneurysma nachweisen (Abb. **16e**). Der computertomographische Nachweis einer traumatischen Aortenruptur macht, sofern eine Beteiligung der Aortenklappe ausgeschlossen ist, eine weitere angiographische Abklärung überflüs-

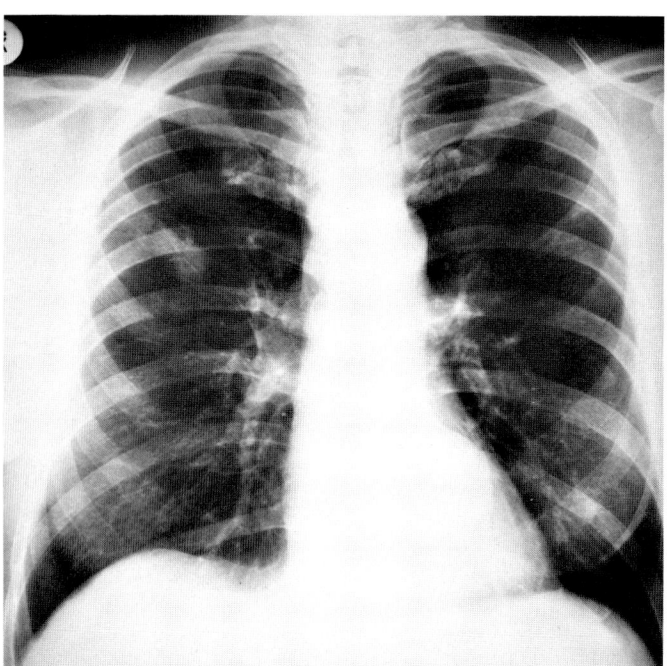

Abb. 17a–e Arteriosklerotisches Aortenaneurysma der Aorta descendens: Auf
den Thoraxaufnahmen p.-a. (**a**) und seitlich (**b**) sowie auf den Schichtaufnahmen
(**c**) umschriebene rundliche Raumforderung links retrokardial, Bronchialkarzinom im rechten Mittelfeld. Im Ösopha-
gus-Breischluck (**d**) keine Pelottierung
des Ösophagus. Computertomogra-
phisch (**e**) teilthrombosiertes arteriosklerotisches Aneurysma der Aorta descendens

Abb. 17c–e▶

a

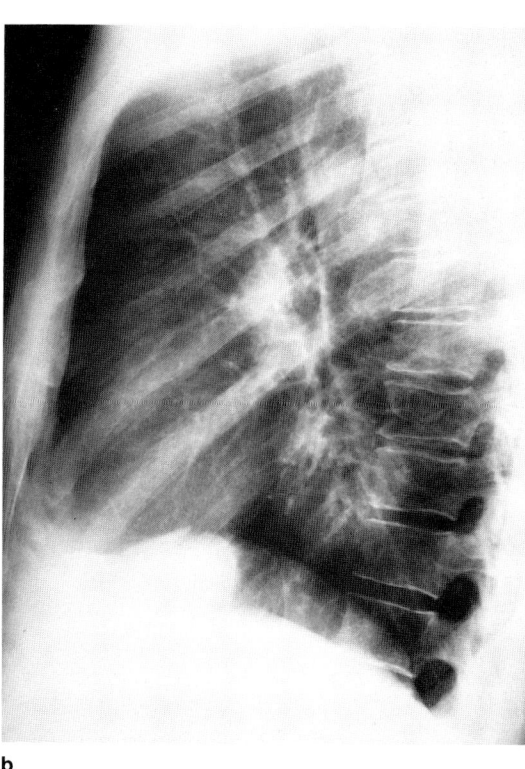

b

sig. Andererseits kann mit der Computertomographie bei normal weiter, glatt konturierter Aorta
und dem Fehlen mediastinaler Blutungen eine
Aortenverletzung sicher ausgeschlossen und somit ebenfalls auf eine Angiographie verzichtet
werden. Dagegen sollte bei periaortalen Hämatomen, die bis an die Aortenwand heranreichen,
auch bei fehlender aneurysmatischer Erweiterung

der Aorta oder anderen Hinweisen auf eine Aortenverletzung eine *Aortographie* angeschlossen
werden (GEBAUER u. SOMMER 1982). Komplett
thrombosierte posttraumatische Aneurysmen lassen sich mit der Aortographie nicht oder nur
schwer diagnostizieren (DÜX 1977), erlauben jedoch eine sichere computertomographische Diagnose.
Die *Katheteraortographie* entweder über einen
transfemoralen oder transaxillären Zugang kann
im Gegensatz zur Computertomographie eine
Mitbeteiligung der Aortenklappe beim traumatischen Aortenaneurysma der Aorta ascendens sicher darstellen. Die angiographischen Kriterien
für eine Aortenverletzung gleichen den computertomographischen Zeichen. Beim polytraumatisierten Patienten sind die computertomographischen Schichten im Aortenbogenbereich durch
Atmungs- und Bewegungsartefakte häufig nur
eingeschränkt beurteilbar und machen daher eine
zusätzliche angiographische Untersuchung notwendig.
Bei posttraumatischen Mediastinalverbreiterungen sollte jedoch *differentialdiagnostisch* auch immer an einen primären Mediastinaltumor gedacht werden, da ca. 50% aller Mediastinaltumoren Zufallsbefunde sind. Wegen der Gefahr
des verzögerten Auftretens eines traumatischen
Aortenaneurysmas (z.B. nach Behebung des
Schocks (MATHIAS u. Mitarb. 1976) sind kurzfristige Kontrollaufnahmen des Thorax notwendig.

Kurz erwähnt werden sollen noch die nicht traumatisch bedingten Aortenaneurysmen, die häufig
als mediastinale Raumforderung imponieren. Die

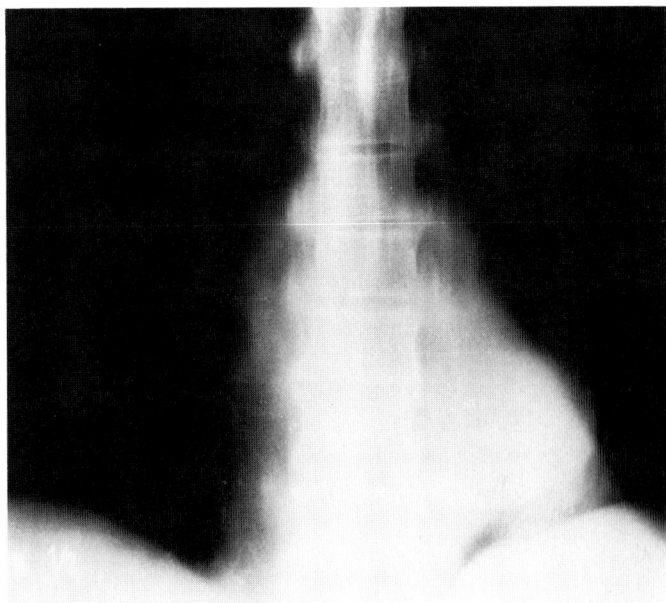

Abb. **17c–e**   c

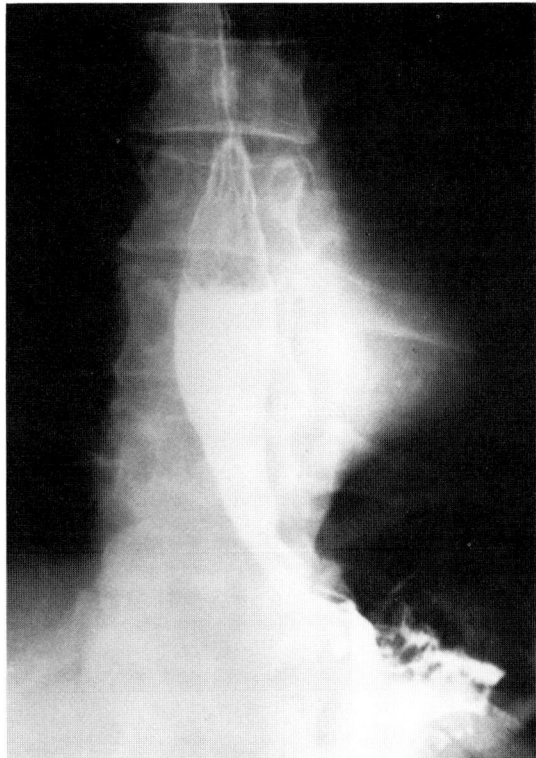

d

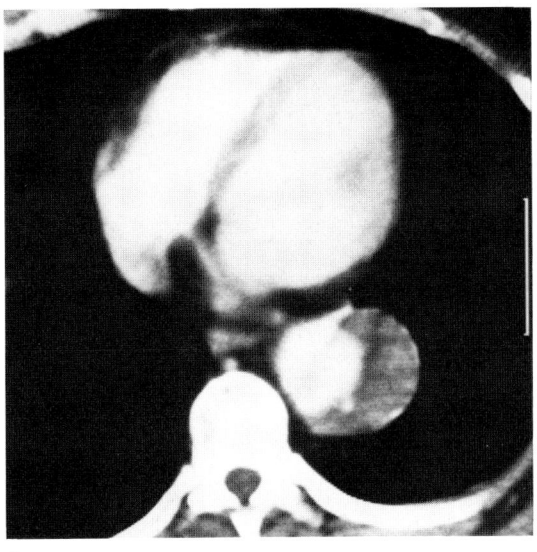

e

Mehrzahl der thorakalen Aortenaneurysmen ist heute *arteriosklerotischer Genese*, während die Zahl der luetischen Aortenaneurysmen abgenommen hat (WENZ u. MATHIAS 1983). Das *luetische Aortenaneurysma* ist meist auf die Aorta ascendens und den Aortenbogen beschränkt, das arteriosklerotische Aortenaneurysma ist dagegen häufiger im Bereich der Aorta descendens und des distalen Aortenbogens lokalisiert

(Abb. **17a–e**). Selten sind die durch spezifische entzündliche Gefäßerkrankungen (z. B. Tuberkulose, Sarkoidose) hervorgerufenen und die angeborenen Aortenaneurysmen. Eine gewisse Sonderstellung nimmt die *tuberkulöse Aortitis* ein, die in ca. 50% der Fälle zu einem thorakalen Aortenaneurysma führt (VOLINI u. Mitarb. 1962, SILBERGLEIT u. Mitarb. 1965, HARRIS u. HOUGEN 1978). Beim *Aneurysma verum* handelt es sich um eine konzentrische oder exzentrische Erweiterung des Aortenbogens mit partiell noch erhaltenen Wandschichten. Im Gegensatz dazu ist das *Aneurysma dissecans* durch ein Hämatom zwischen Intima und Media charakterisiert.
Wegen der Tendenz der Größenzunahme und der bestehenden Rupturgefahr erfordern diese Er-

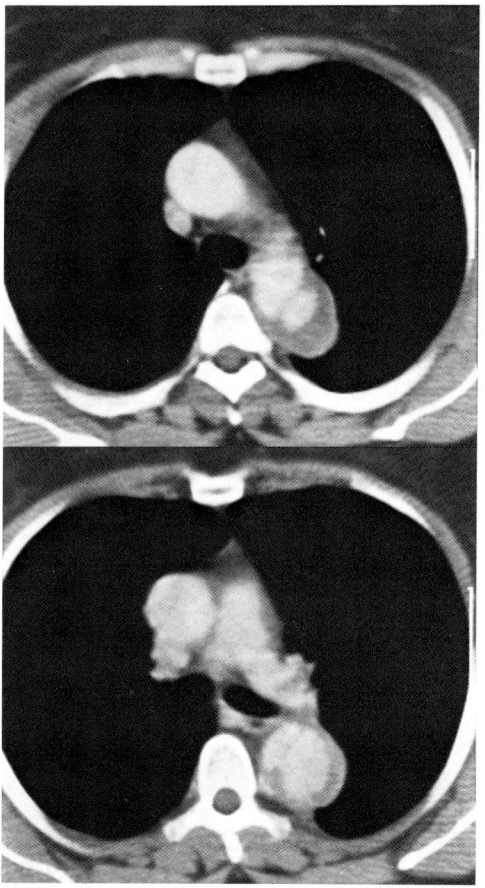

Abb. **18** Typische Darstellung eines Aneurysma dissecans im Bereich der Aorta descendens. Computertomogramm nach intravenöser Kontrastmittel-Bolusinjektion. Es stellen sich zwei durch ein Septum getrennte Lumina dar, zusätzlich eine Teilthrombosierung im dorsolateralen Anteil der Aorta descendens

krankungen eine rasche diagnostische Abklärung. Die klinische Symptomatik ist abhängig von der Lage und Größe des Aneurysmas. Durch die raumfordernde Wirkung kann es zur Kompression der Nachbarorgane kommen.

Auf den *Thoraxübersichtsaufnahmen* kann neben den schon besprochenen Zeichen der Kompression von Nachbarorganen (Trachealverlagerung nach rechts, Verlagerung des linken Hauptbronchus nach ventral und kaudal, Ösophagusverlagerungen, Verbreiterung der paravertebralen Linie) die *Abdrängung der verkalkten Intima* von der äußeren Aortenwand als wichtiger Hinweis auf ein Aneurysma gewertet werden (MÖRL u. KUNTZEN 1974).

Die *computertomographische Untersuchung* (nativ und nach intravenöser Kontrastmittel-Bolusinjektion) ermöglicht in der Mehrzahl der Fälle eine exakte Beschreibung der Ausdehnung des Aneurysmas und eventueller Thrombosierungen und erspart damit vielen Patienten eine Aortographie

(BRECHT u. HARDER 1981, LACKNER 1981). Bei Aneurysmen im Bereich der Aorta ascendens und des Aortenbogens muß jedoch zum Ausschluß der Mitbeteiligung der Aortenklappe meist immer noch eine Aortographie angeschlossen werden.

Beim typischen *Aneurysma dissecans* stellen sich in der Computertomographie zwei durch ein schmales Septum getrennte Lumina dar (Abb. **18**), die nach Kontrastmittel-Bolusinjektion eine zeitlich versetzte Kontrastanhebung aufweisen (WENZ u. MATHIAS 1983).

Ein vollständig thrombosiertes dissezierendes Aortenaneurysma, das angiographisch nicht darstellbar ist, läßt sich computertomographisch eindeutig nachweisen. Aufgrund der in der Regel fehlenden Kontrastanhebung im thrombosierten Anteil des Aneurysmas ist jedoch eine differentialdiagnostische Aussage über die Art des Aneurysmas nicht möglich. Es kann sich ebenso um ein thrombosiertes posttraumatisches Aneurysma wie um eine randständige Thrombosierung eines Aneurysma verum handeln.

Thorakale Gefäße

Vaskuläre Strukturen stellen den größten Teil der Organsysteme im oberen Mediastinum dar. Erkrankungen, die vom mediastinalen Weichteilgewebe ausgehen, können sowohl das Gefäßsystem beeinflussen, als auch Erkrankungen dieser Gefäße das umgebende mediastinale Weichteilgewebe wiederum beeinflussen können.

Vor der Einführung der Kernspintomographie stand keine radiologische Untersuchung zur Diagnostik von Gefäßerkrankungen zur Verfügung, die ohne Applikation eines intravenösen Kontrastmittels auskam.

Die Kernspintomographie hat jedoch die Möglichkeit, Gefäßveränderungen ohne die Verwendung irgendeines Kontrastmittels aufgrund des hohen Kontrastes zwischen fließendem Blut, Gefäßwand und umgebendem Gewebe zu demonstrieren.

Fluß-Artefakte speziell in mediastinalen Venen erfordern in einigen Fällen die Anwendung unterschiedlicher Pulssequenzen, um eine Fehldiagnose zu vermeiden (WEBB u. MOORE 1985).

Thorakale Aorta

Aortenaneurysmata können in Anlehnung an die Stanford-Klassifikation in folgende zwei Typen unterteilt werden:

Typ A: Aorta ascendens und Aortenbogen
Typ B: Aorta descendens

Erkrankungen der Aortenwand, wie z. B. Syphilis, Marfan-Syndrom, Medianekrose Erdheim-Gsell und mukoide Wanddegeneration verursachen in aller Regel eine Dilatation der Aorta ascendens und des Aortenbogens, wohingegen arteriosklerotische Aneurysmen wesentlich häufiger in der Aorta descendens lokalisiert sind. Die totale Ausdehnung dieser Veränderungen kann sehr einfach durch die Kernspintomographie unter Verwendung paraxialer Schichten erfaßt werden. Diese paraxialen Schichten erlauben ebenfalls eine eindeutige Aussage über eine Einbeziehung der Aortenbogenäste (AMPARO u. Mitarb. 1984, 1985).

Traumatische Veränderungen sollten unterteilt werden in Aortenruptur, die innerhalb der ersten sechs Wochen auftritt, und posttraumatisches Aneurysma, welches alle Veränderungen einschließt, die mehr als sechs Wochen nach einem Trauma auftreten (Abb. **19a–c**) (MOORE u. Mitarb. 1984). Aortenrupturen können anhand einer Blutung um die Aorta, die meist mit einem Kalibersprung kombiniert ist, diagnostiziert werden. Bei jungen Patienten kann jedoch eine umschriebene Dilatation der Aorta das einzige Zeichen einer Ruptur sein. Die häufigste Lokalisation für traumatische Veränderungen ist kaudal des Ligamentum arteriosum Botalli. Falls der Patient die ersten Tage und Wochen überlebt, kann sich ein posttraumatisches Aneurysma mit oder ohne Verkalkungen entwickeln (Abb. **20a–h**).

Aortendissektionen können sich sowohl bei Wanderkrankungen als auch bei arteriosklerotischen und traumatischen Aneurysmen entwikkeln. Die Darstellung des Intima-Einrisses sichert die Diagnose in der Kernspintomographie (Abb. **21a–h**).

Unter Verwendung kurzer EKG-getriggerter Sequenzen und verschiedener Schichtebenen ist die Kernspintomographie der Computertomographie und Angiographie in der Aufdeckung von Dissektionen speziell im Bereich des Aortenbogens eindeutig überlegen (AMPARO u. Mitarb. 1985).

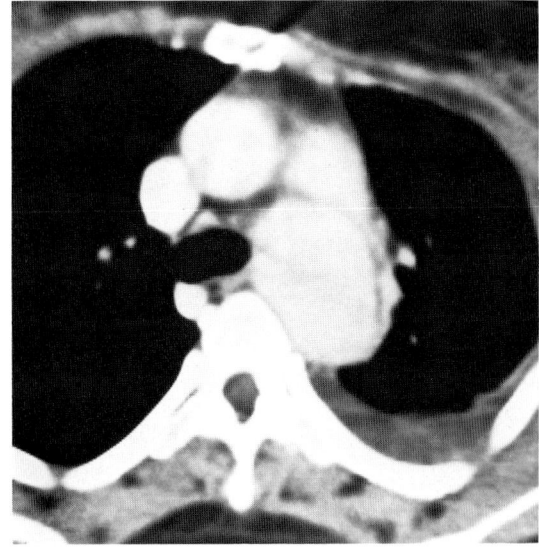

a

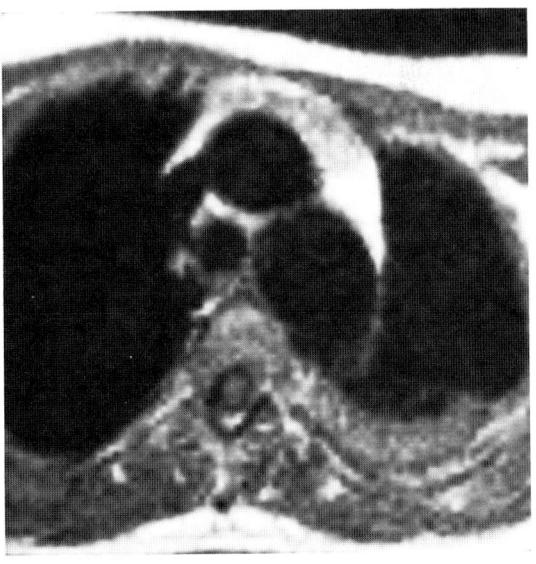

b

Abb. 19a–c Aortenruptur
a CT mit intravenöser Kontrastmittelgabe in Bolustechnik: Erweiterung der Aorta descendens direkt unterhalb des Aortenbogens
b Kernspintomographie: transversale Schichtführung, Spinechosequenz, TR 600/TE 35 ms, EKG-getriggert
c Kernspintomographie: paraxiale Schichtführung, Spinechosequenz, TR 500/TE 45 ms, EKG-getriggert

Patientin mit einem stumpfen Thoraxtrauma, die innerhalb von drei Wochen nach dem Trauma eine Mediastinalverbreiterung entwickelte. Die transversale Kernspintomographie zeigt ebenso wie die Computertomographie die Erweiterung der Aorta descendens. Die totale Ausdehnung der Aortenruptur sowie die Pellotierung des aortopulmonalen Fensters kann jedoch wesentlich besser in den paraxialen Schichten erkannt werden (**c**). Die Operation ergab einen Intimaeinriß von ca. 6 cm

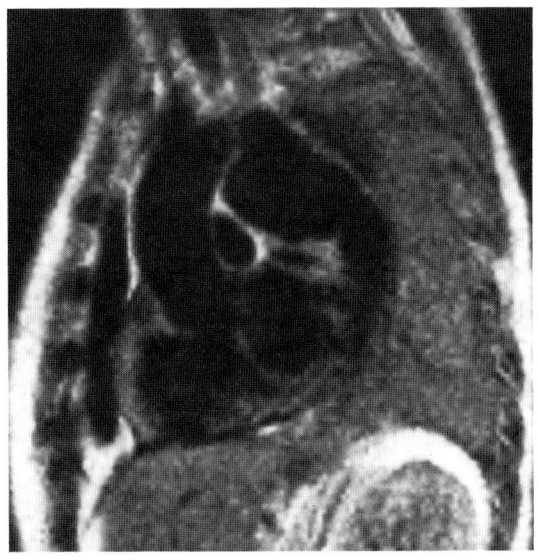

c

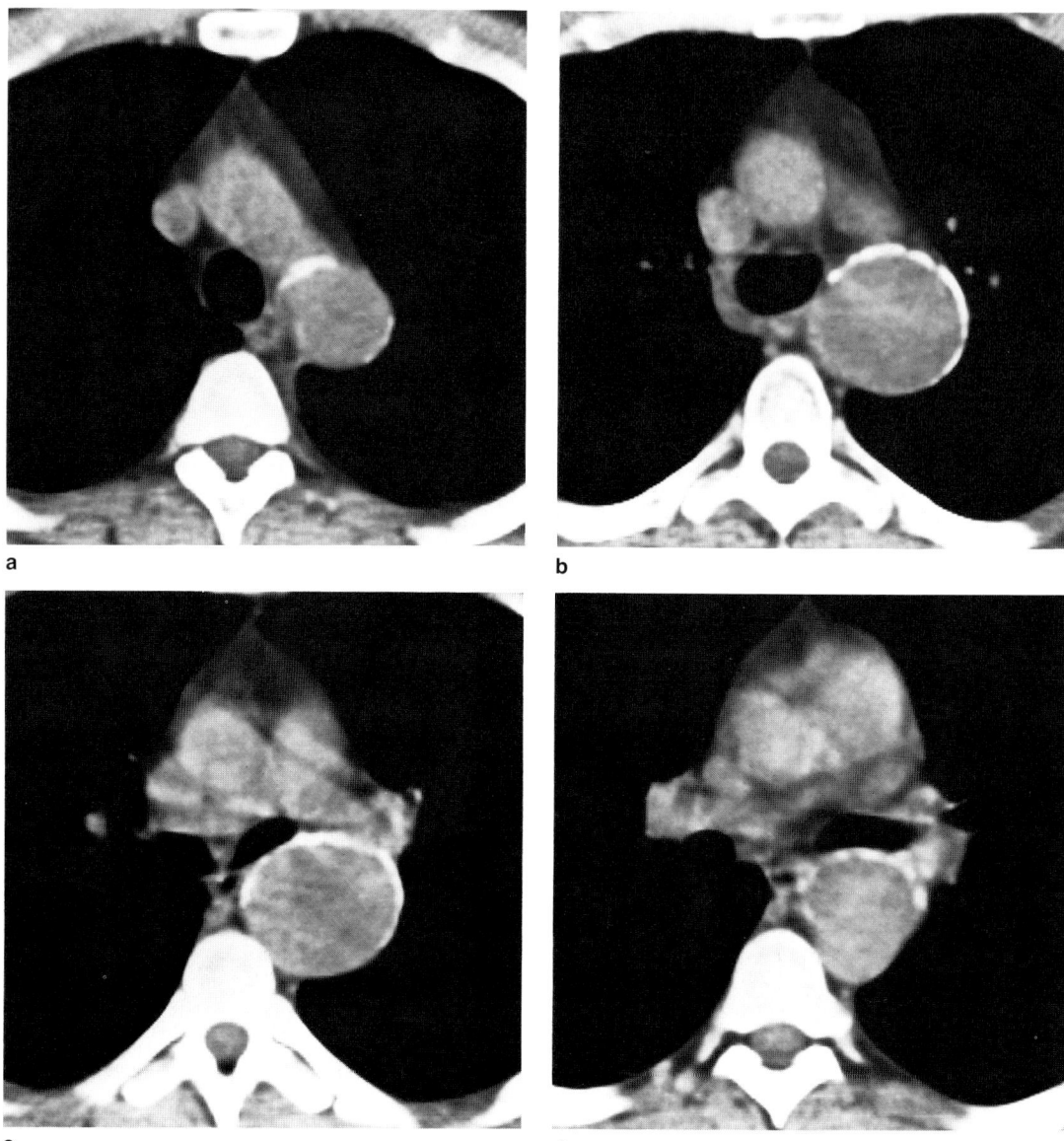

a

b

c

d

Abb. **20 a–h** Posttraumatisches Aortenaneurysma
a–d CT: Ringförmig verkalktes posttraumatisches

Aneurysma der Aorta descendens. 10 Jahre nach einem stumpfen Thoraxtrauma

Abb. **20 e–h** ▶

Die Differenzierung zwischen wahrem und falschem Lumen kann in einem Großteil der Fälle anhand der Signalintensität des Blutes getroffen werden. Die Signalintensität des Blutes ist dabei abhängig von der Flußgeschwindigkeit und der Turbulenz. Dissektionen können unterschiedliche Flußgeschwindigkeiten und Turbulenzen sowohl im wahren als auch im falschen Lumen in Abhängigkeit von Kaliberschwankungen und einer möglichen Reperforation ins wahre Lumen aufweisen. Ebenso kann ein vollständig thrombosiertes falsches Lumen eine Dissektion maskieren, die jedoch dann ebenfalls computertomographisch und angiographisch nicht diagnostizierbar ist (AMPARO u. Mitarb. 1985).

Eine Differenzierung zwischen Thrombus und langsam fließendem Blut kann jedoch durch die Anwendung von kurzen und langen Pulssequenzen sicher erreicht werden. Ein organisierter Thrombus zeigt eine Abnahme der Signalintensität in T2-gewichteten Sequenzen, während langsam fließendes Blut eine Zunahme oder keine Änderung der Signalintensität in T2-gewichteten Bildern aufweist (GLAZER u. Mitarb. 1985).
Anomalien der thorakalen Aorta und der anderen großen Gefäße im Mediastinum können kernspintomographisch sehr einfach nichtinvasiv diagnostiziert werden (VON SCHULTHESS u. Mitarb. 1986, VALK u. Mitarb. 1985).

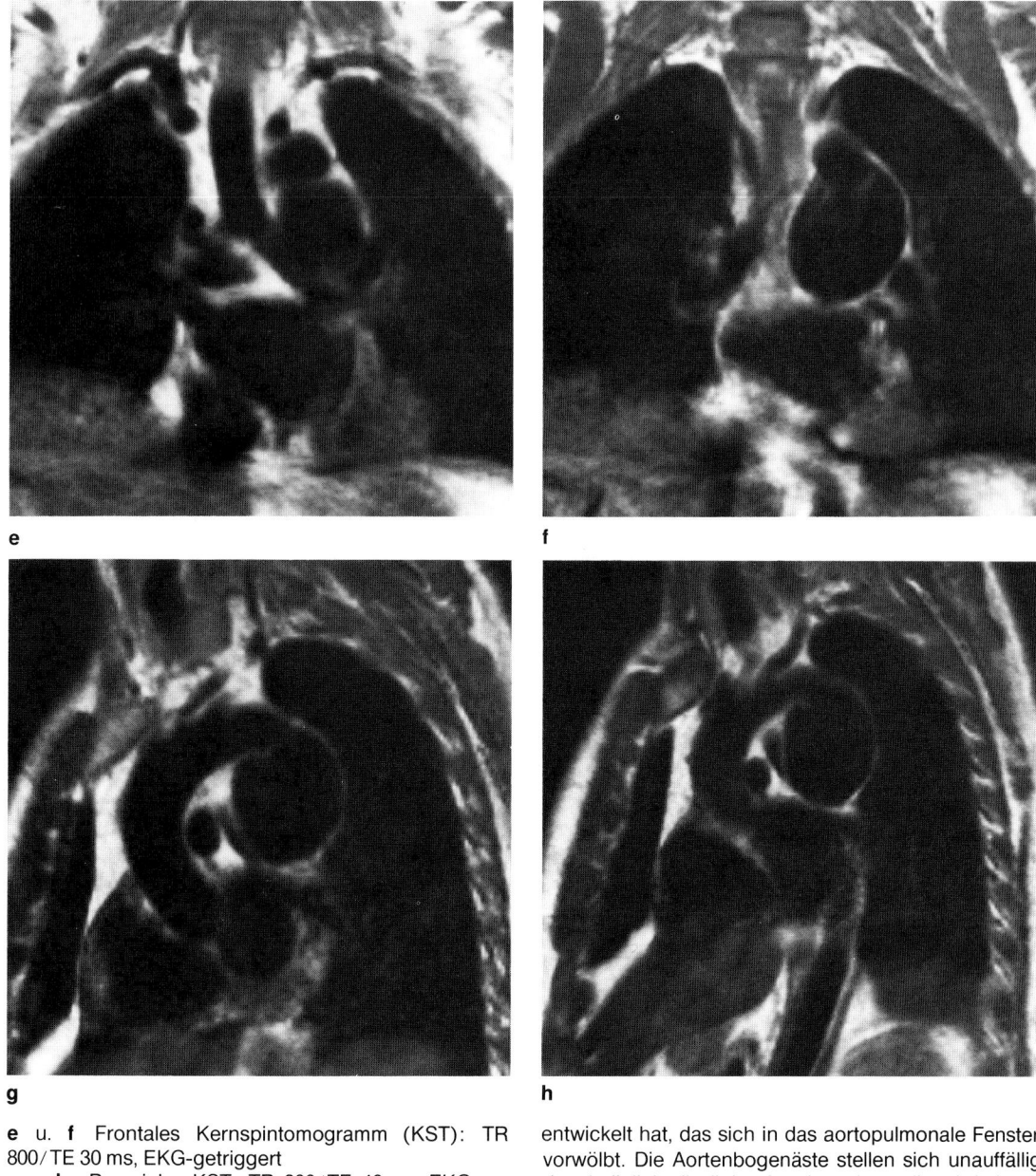

e

f

g

h

e u. f Frontales Kernspintomogramm (KST): TR 800/TE 30 ms, EKG-getriggert
g u. h Paraxiales KST: TR 800/TE 40 ms, EKG-getriggert

38jähriger Patient, der 10 Jahre nach einem stumpfen Thoraxtrauma ein posttraumatisches Aortenaneurysma

entwickelt hat, das sich in das aortopulmonale Fenster vorwölbt. Die Aortenbogenäste stellen sich unauffällig dar, lediglich die linke Arteria pulmonalis wird durch das sackförmige Aneurysma leicht komprimiert. Die für den Operateur wichtige Distanz zwischen Abgang der linken Arteria subclavia und dem Beginn des Aneurysmas beträgt knapp 2 cm

Pulmonalarterien

Erkrankungen der Pulmonalarterien sind wesentlich seltener als Aortenerkrankungen. Außer einer Dilatation der Pulmonalarterien bei Patienten mit pulmonaler Hypertonie können Aneurysmen, Tumoren der Arteria pulmonalis, Verschluß durch einen infiltrierenden Tumor oder Embolien mit Hilfe der Kernspintomographie sicher diagnostiziert werden. Zur Beurteilung der Pulmonalarterien erscheinen frontale Schichtbilder am besten geeignet, um eine Unterscheidung zwischen einer Kompression von außen oder einer intraluminalen Läsion zu treffen (Abb. **22a** u. **b.**) (FISHER u. HIGGINS 1986).

Mediastinale Venen

Die häufigsten Erkrankungen, die kernspintomographisch abgeklärt werden können, sind eine

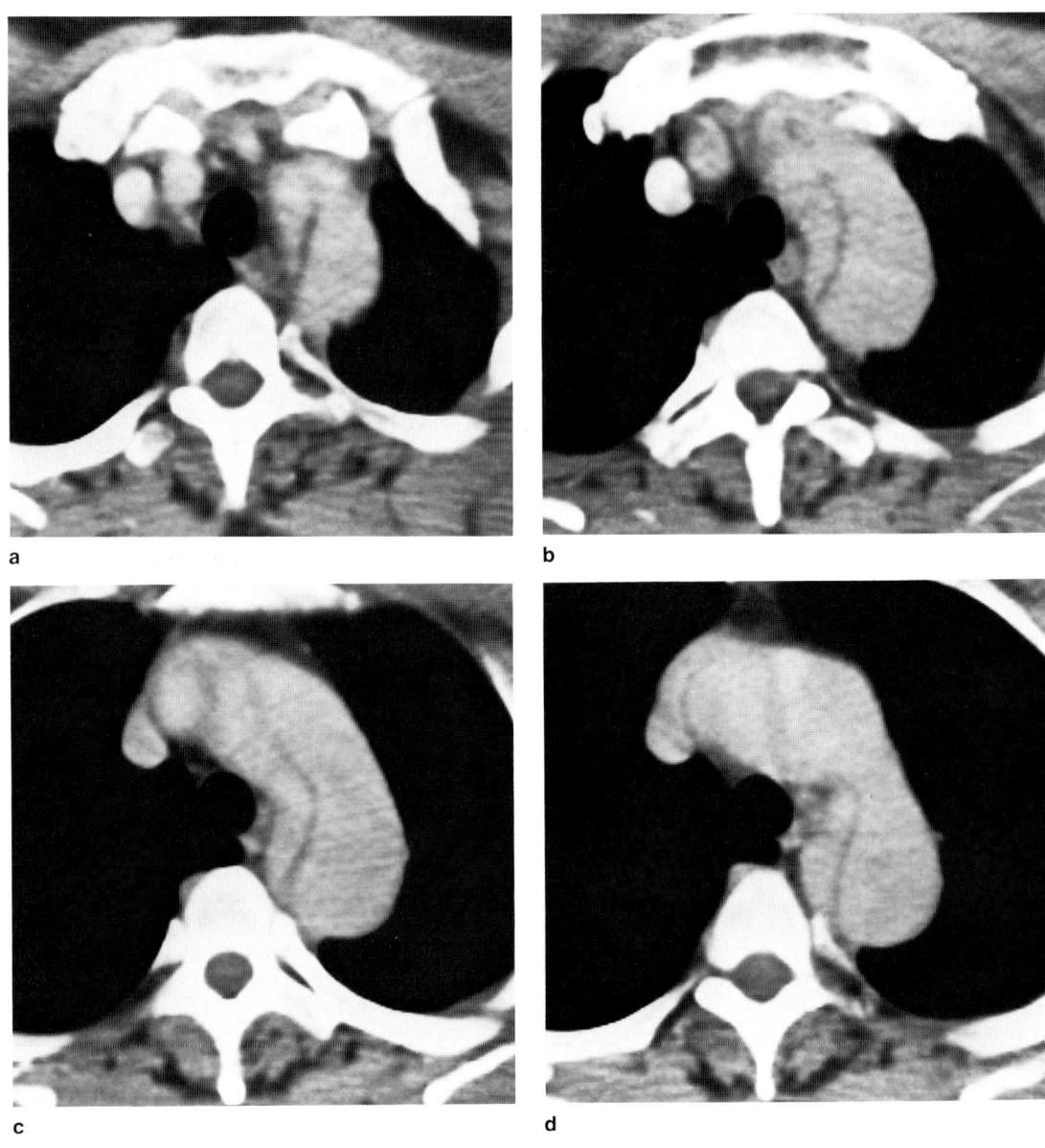

a

b

c

d

Abb. 21a–h   Aneurysma dissecans
a–d   CT mit intravenöser Kontrastmittelgabe in Bolus-technik: Die Dissektion beginnt im ventralen Abschnitt des Aortenbogens und reicht nach kaudal bis in den unteren Abschnitt der Aorta descendens. Computerto-mographisch kann keine sichere Aussage über die Art der Mitbeteiligung der Aortenbogenäste aufgrund der transversalen Schichtebene getroffen werden

Abb. **21e–h** ▶

Kompression der mediastinalen Venen durch Tu-moren oder Lymphknoten, Thrombosen, Umge-hungskreisläufe und Anomalien des Venensy-stems. Flußphänomene in mediastinalen Venen sind vergleichbar mit denen in Arterien (Mc-MURDO u. Mitarb. 1986).
Bedingt durch den langsamen Fluß erscheint vor allem eine Differenzierung zwischen Thrombus und Flußphänomen in einigen Fällen schwierig. Dies ist bedingt dadurch, daß ein Thrombus be-reits unterschiedliche Signalintensitäten aufwei-sen kann, eine hohe Signalintensität im T1-ge-wichteten Bild bei einem frischen Thrombus, bzw. eine niedrige Signalintensität in einem älte-ren organisierten Thrombus bedingt durch fibroti-sche Veränderungen, und wird zusätzlich durch überlagernde Flußartefakte noch weiter er-schwert.
Die Anwendung von Gadolinium-DTPA kann re-lativ einfach die exakte Ausdehnung einer intra-vaskulären Veränderung, vor allem unter Zuhilfe-nahme von Additions- und Subtraktionsbildern, erfassen (Abb. **23a–g**).

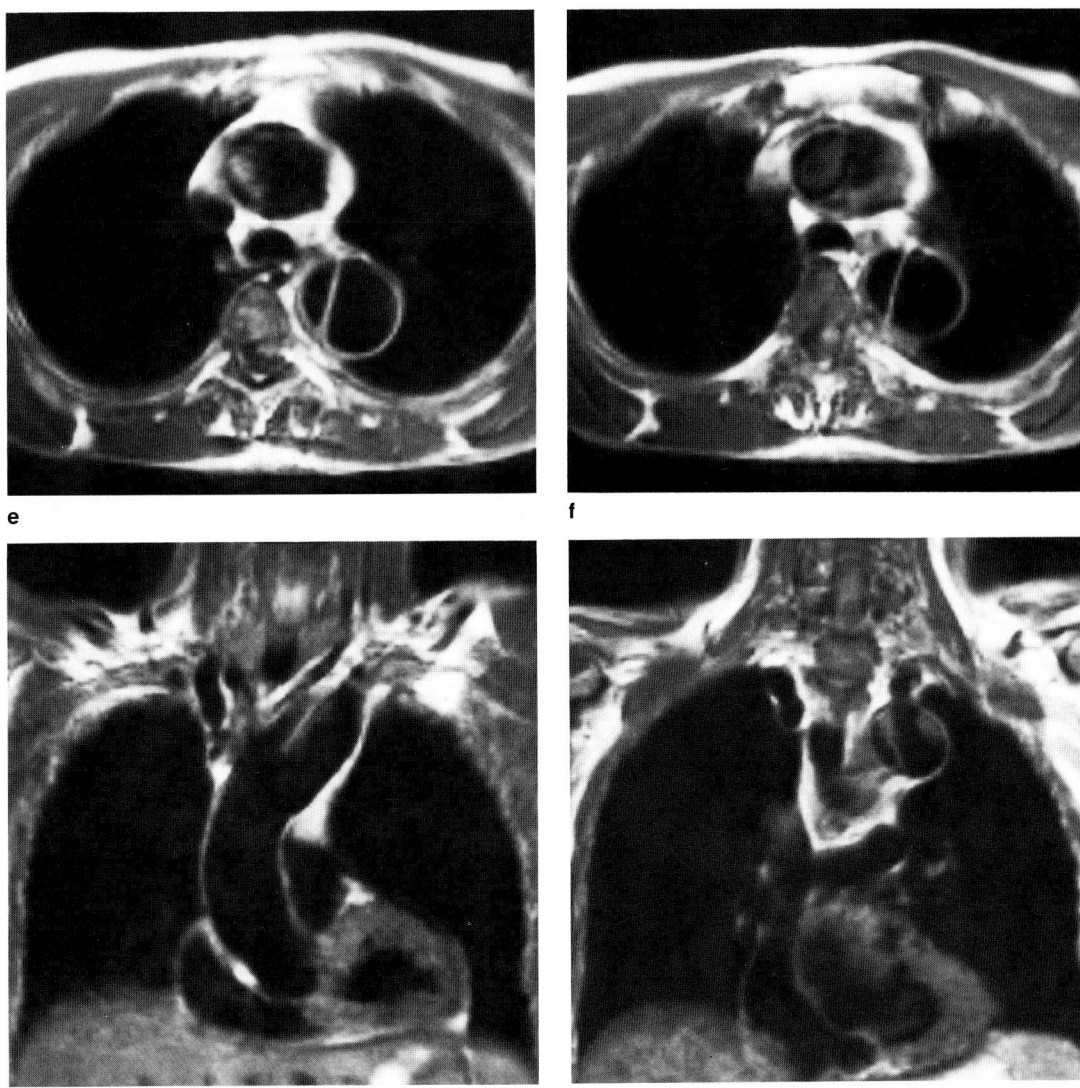

e

f

g

h

e u. f   Transversales KST: EKG-getriggert, TR 800/TE 30 ms
g u. h   Frontales KST: EKG-getriggert, TR 800/TE 30 ms
Aortendissektion mit einer exakten Darstellung des Intimaeinrisses im ventralen Abschnitt des Aortenbo-

gens. Der Truncus brachiocephalicus und die linke Arteria carotis entspringen aus dem medialen Lumen, die linke Arteria subclavia aus dem lateralen Lumen. Die transversale Schichtebene erlaubt eine exakte Darstellung der Dissektionsmembran im Bereich der Aorta descendens

Raumforderungen

Mediastinaltumoren stellen eine Mischung von Raumforderungen fast aller Art dar, da das Mediastinum kein einheitliches Organ ist, sondern aus vielen Organsystemen besteht. *Das einzige gemeinsame dieser Tumoren ist ihr Entstehungsort.* Im Unterschied zu anderen mediastinalen Erkrankungen weisen jedoch viele Mediastinaltumoren eine *Prädilektion* für eine bestimmte Lokalisation auf. Daher soll hier ihre Einteilung nach ihrer häufigsten Lokalisation erfolgen. Dies schließt nicht aus, daß sie nicht an anderer Stelle

auftreten können. Schwierigkeiten bei der Einteilung bereiten seltene Tumoren und sekundäre Mediastinaltumoren (Lymphknotenmetastasen), die je nach Krankheitsstadium in allen mediastinalen Räumen auftreten können.

Obwohl Mediastinaltumoren oft eine erhebliche Größe aufweisen, haben die *Hälfte der Patienten* zum Zeitpunkt der Diagnosestellung *keine Symptome,* d.h., in ca. 50% der Fälle ist es ein Zufallsbefund. Bei der anderen Hälfte wird die klinische Symptomatik in der Regel nicht durch die Art des Primärtumors, sondern durch die Lage des Tumors und die dadurch bedingte Verlagerung und

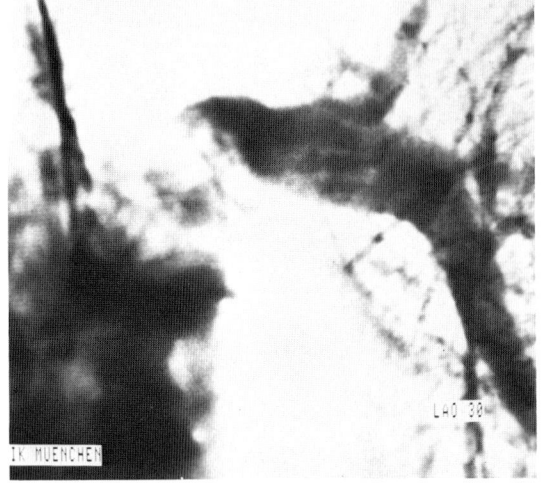

a

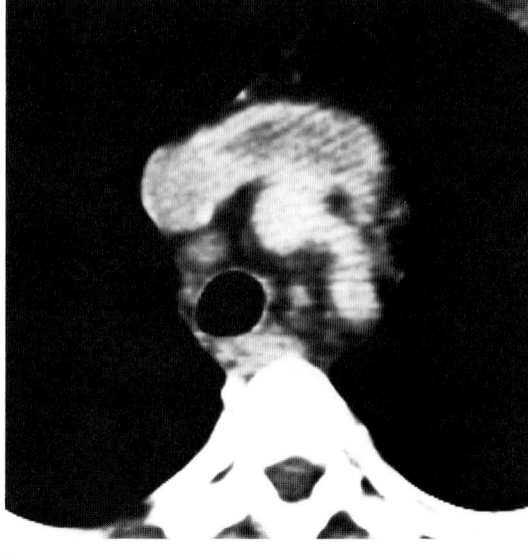

a

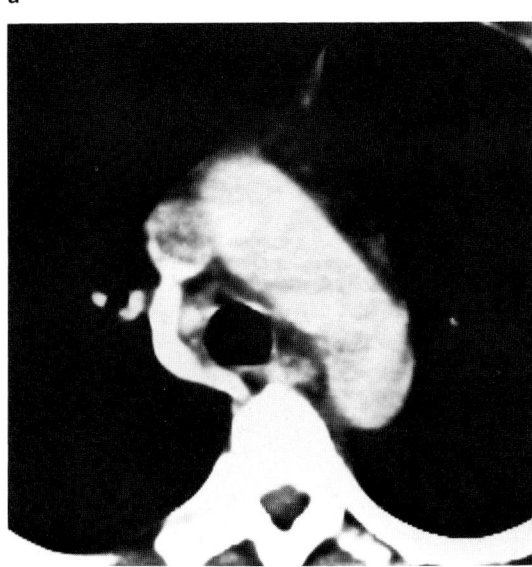

b

b

Abb. 22a u. b
Leiomyosarkom des Truncus pulmonalis
a DSA in LAO-Projektion: Raumforderung im Bereich des Truncus pulmonalis mit Verschluß der rechten Arteria pulmonalis
b KST: EKG-getriggert, TR 600/TE 35 ms. Solider Tumor im Truncus pulmonalis mit Verschluß der rechten Arteria pulmonalis und partieller Obstruktion der linken Arteria pulmonalis

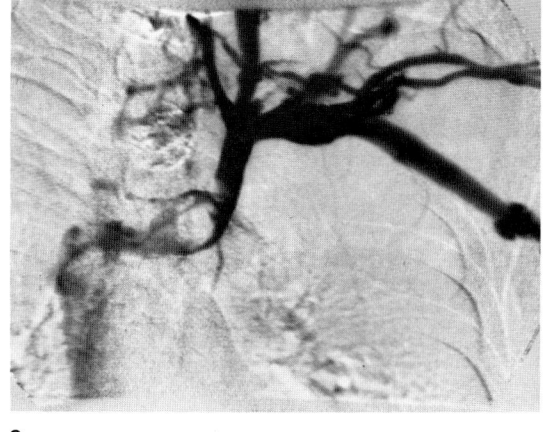

c

Abb. 23a−g Thrombose der Vena cava superior ▶
a u. b CT mit intravenöser Kontrastmittelgabe in Bolustechnik: Thrombus im Bereich der linken Vena brachiocephalica und der Vena cava superior, teilweise umspült, Kontrastierung der Vena azygos im Rahmen des Umgehungskreislaufes
c Digitale Subtraktionsphlebographie: Vergleichbare Darstellung des Thrombus in der linken Vena brachiocephalica und der Vena cava superior

Abb. **23d−g** ▶

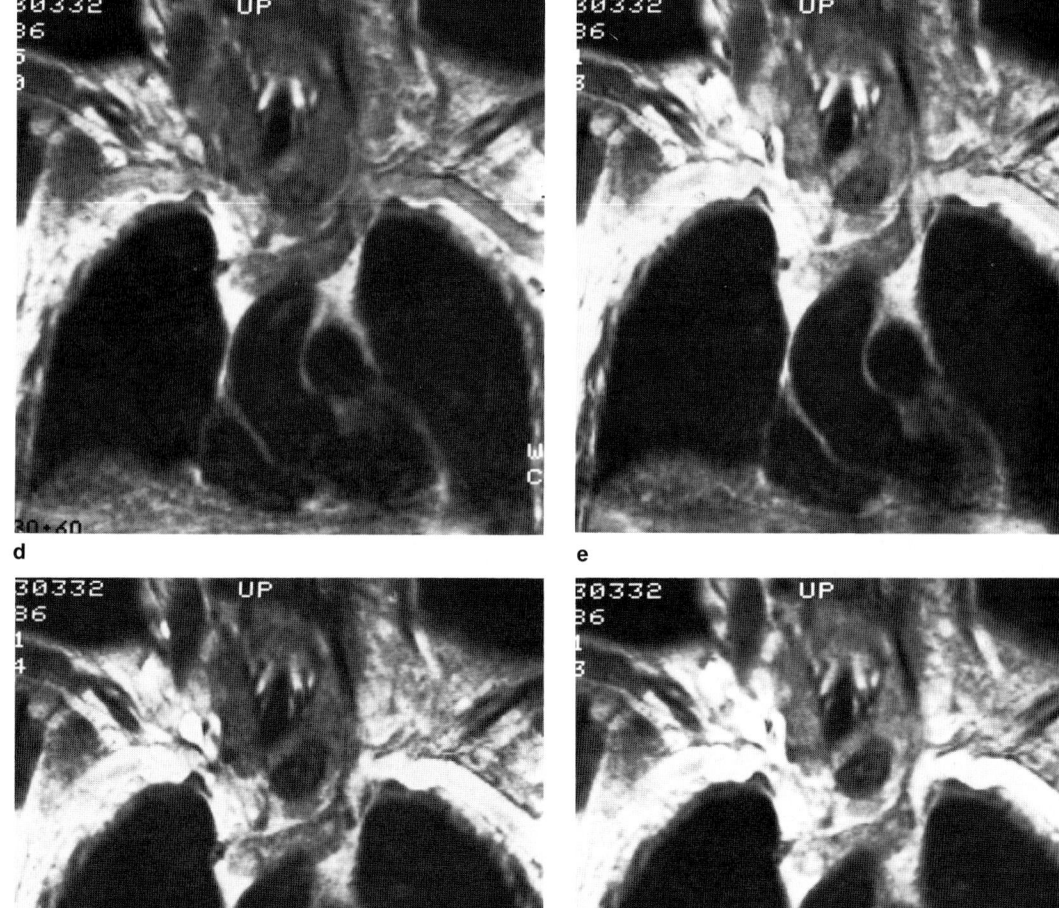

f

g

Abb. 23 d–g Thrombose der Vena cava superior
d Frontale KST: EKG-getriggert, TR 500/TE 30 + 60 ms, ohne Gadolinium-DTPA
e Frontales KST: EKG-getriggert, TR 500/TE 30 ms, mit Gadolinium-DTPA
f Frontales KST: EKG-getriggert, TR 500/TE 60 ms, mit Gadolinium-DTPA
g Frontales KST: EKG-getriggert, TR 500/TE 30 + 60 ms, mit Gadolinium-DTPA

Das Kernspintomogramm ohne Kontrastmittelgabe (**d**) erlaubt keine exakte Abgrenzung des Thrombus von langsam fließendem Blut. Nach intravenöser Kontrastmittelgabe von Gadolinium-DTPA läßt sich eine zunehmende Signalintensität in den noch perfundierten Anteilen der Vena subclavia erkennen. (**e** u. **f**). Die exakte Darstellung des Thrombus, der eine niedrige Signalintensität aufweist, und die Abgrenzung des langsam fließenden Blutes in den zuführenden Venen kann durch ein artifizielles Additionsbild erreicht werden. (**g**, TE 30 + 60 ms)

Kompression von Nachbarorganen verursacht. Die Form mediastinaler Raumforderungen ist zum einen abhängig von ihrem feingeweblichen Aufbau, zum anderen aber auch von der Lage und den umgebenden Organen. Ein solitärer zystischer Prozeß im Hilusbereich kann z. B. durch die Gefäße und Bronchien so komprimiert werden, daß sein Erscheinungsbild multiplen Zysten ähnelt. Ein solider Tumor in derselben Region ist dagegen in der Lage, die Gefäße und Bronchien zu stenosieren.

Liegen diese beiden unterschiedlichen Tumoren jedoch im lockeren Bindegewebe des vorderen Mediastinums, haben beide die gleiche raumfordernde Wirkung.

In *25–50%* der Mediastinaltumoren handelt es sich um *maligne Tumoren* (DERRA u. IRMER 1961).

Die größte Studie operativ gesicherter primärer Mediastinaltumoren stammt aus der Mayo-Klinik aus dem Jahre 1971. Sie umfaßt 1064 Patienten über einen Zeitraum von 40 Jahren (WYCHULIS u. Mitarb. 1971). In der Tumorverteilung zeigte sich keine Geschlechtsdifferenz. Die meisten Patienten waren Erwachsene, nur 8% der 1064 Patienten waren unter 15 Jahren. Die Häufigkeit der *primären Mediastinaltumoren* teilt sich folgendermaßen auf: Neurogene Tumoren, Thymome und benigne Zysten stellen mit 60% die größte Anzahl. Maligne Lymphome, Teratome, Granulome und Strumen bilden 30% der Fälle. Die sehr komplexe Gruppe der benignen und malignen mesenchymalen Tumoren stellt nur 10% der Fälle.

Im Gegensatz zu den primären Mediastinaltumoren, die in der Regel alle mit Hilfe der Computertomographie einfach nachweisbar sind, bieten die *sekundären Mediastinaltumoren* (Lymphknotenmetastasen und Lymphknotenvergrößerungen bei lymphatischen Systemerkrankungen) erhebliche diagnostische Probleme. Größere Lymphknotenmetastasen sind sowohl durch konventionelle Röntgenuntersuchungen als auch durch die Computertomographie erfaßbar. Schwierig ist hingegen die Wertung von mäßiggradigen Lymphknotenvergrößerungen. Die Computertomographie ist ebenso wie die anderen radiologischen Untersuchungsmethoden nicht in der Lage, sicher zwischen entzündlich vergrößerten und metastatisch befallenen Lymphknoten zu differenzieren. Auch Kalkeinlagerungen in den Lymphknoten schließen z. B. einen Befall im Rahmen einer lymphatischen Systemerkrankung nicht aus. *Lymphknotenvergrößerungen* über 2 cm sind als pathologisch zu werten. Als verdächtig sind Lymphknoten zu werten, deren Durchmesser 1 cm überschreitet (SOMMER u. Mitarb. 1981). Hier stellt die exakte computertomographische Lokalisation eine wesentliche Hilfe für die Auffindung dieser Lymphknoten bei der Mediastinoskopie dar.

Raumforderungen im Bereich der oberen Thoraxapertur

Intrathorakale Struma

Die häufigste Raumforderung im Bereich der oberen Thoraxapertur ist die intrathorakale Struma. Sie stellt 5–11% aller operierten mediastinalen Raumforderungen (BINDER u. Mitarb. 1980). Nach einer Sammelstatistik von WASSNER u. Mitarb. (1970) waren von 15 231 Mediastinaltumoren 13,7% der Schilddrüse zuzuordnen. Eine Struma wird nach SWEET (1949) dann als intrathorakal bezeichnet, wenn ihr größter Durchmesser unterhalb der oberen Thoraxapertur liegt. In der Regel besteht eine direkte Verbindung zwischen der Schilddrüse und dem intrathorakalen Anteil. Die intrathorakale Struma kann sowohl ventral der Vv. brachiocephalicae und der Aa. subclaviae als auch dorsal davon liegen (Abb. **24a–c**). 75–80% der intrathorakalen Strumen gehen vom unteren Schilddrüsenpol oder dem Isthmus aus und liegen prätracheal im vorderen Mediastinum (DONTAS 1958, RIETZ u. WERNER 1960). Die restlichen 20–25% liegen para- oder retrotracheal und in fast allen Fällen rechtsseitig (NÉGRE u. BALMES 1950). In 3–5% ist mit einer malignen Entartung zu rechnen (HERBIG u. Mitarb. 1952) (Abb. **25a–c**).

Bei der *klinischen Symptomatik* herrschen Atemnot, Stridor, Heiserkeit und obere Einflußstauungen vor. Die para- oder retrotracheale Struma kann durch Kompression des Ösophagus eine Dysphagie verursachen.

Im *Thoraxbild* imponiert die intrathorakale Struma als weichteildichte Raumforderung, die bei prätrachealer Lage zu einer Auslöschung des oberen Endes der ventralen Pleurakontaktlinie durch das Auseinanderdrängen der Pleurablätter der beiden Lungen führt. Die Trachea wird nach dorsal und häufig lateral verlagert. Retrotracheale Strumen verlagern den Ösophagus nach lateral und die Trachea nach ventral. *Verkalkungen* in regressiv veränderten Knoten treten relativ häufig auf. Der sichere Nachweis einer intrathorakalen Struma gelingt szintigraphisch durch die *Jod-131-Speicherung*. Eine weitere Möglichkeit der exakten Lokalisation bietet die Computertomographie. Nach intravenöser Kontrastmittelgabe zeigt das Schilddrüsengewebe eine hohe Kontrastanhebung. Für die Operationsplanung ist die Lage der intrathorakalen Struma von entscheidender Bedeutung, da bei einem retrotrachealen Anteil in der Regel eine Thorakotomie durchgeführt werden muß (SWEET 1949).

Die *Kernspintomographie* erlaubt durch die freie Wahl der Schichtebene im Vergleich zur Computertomographie eine für den Operateur übersichtlichere Darstellung der exakten Ausdehnung einer Struma im Bereich des Mediastinums. Die T1- und T2-Relaxationszeiten der normalen Schilddrüse unterscheiden sich nicht signifikant von anderen soliden Geweben. Strumaknoten und -zysten können kernspintomographisch bei Anwendung von T1- und T2-gewichteten Pulssequenzen exakt differenziert werden (Abb. **26a** u. **b**).

In Abhängigkeit von dem Ausmaß der regressiven, nekrotischen oder zystischen Veränderungen stellt sich die mediastinale Struma mehr oder weniger inhomogen im Kernspintomogramm dar. Verkalkungen erscheinen als signalfreie Areale sowohl in langen als auch in kurzen Pulssequenzen (STARK u. Mitarb. 1984).

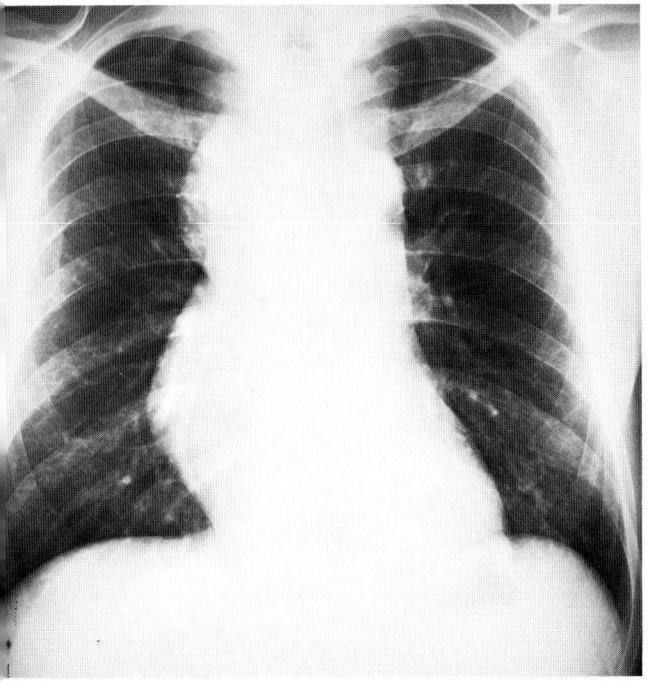

a

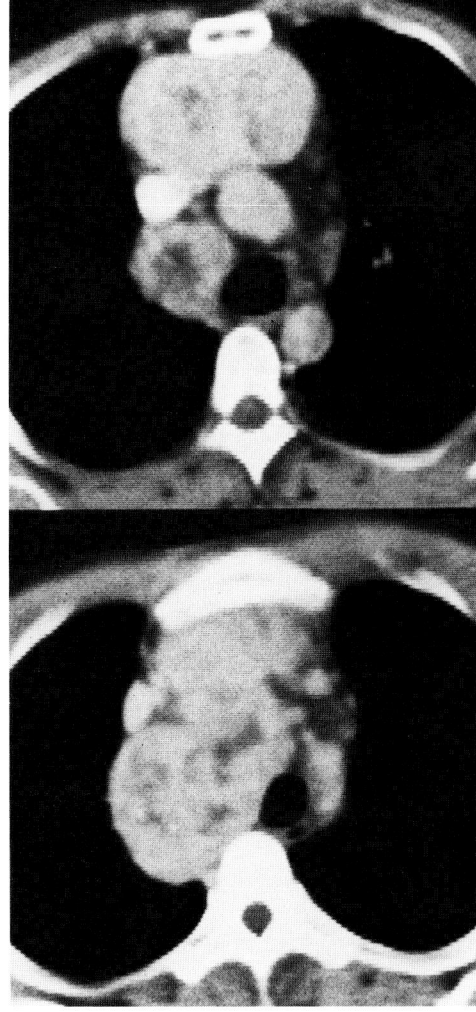

c

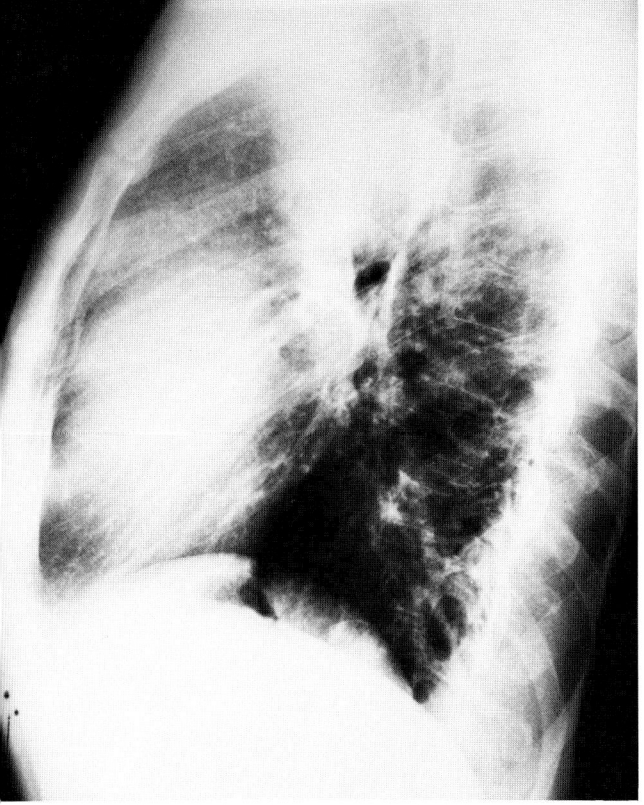

b

Abb. **24a–c**   Intrathorakale Struma: Thoraxübersichtsaufnahme p.-a. (**a**) und seitlich
(**b**): Verbreiterung des vorderen und hinteren oberen Mediastinums. Im Computertomogramm (**c**) nach intravenöser Kontrastmittelgabe   inhomogene   weichteildichte
Raumforderung im vorderen und hinteren
oberen Mediastinum mit Verlagerung der
Trachea und des Ösophagus nach links

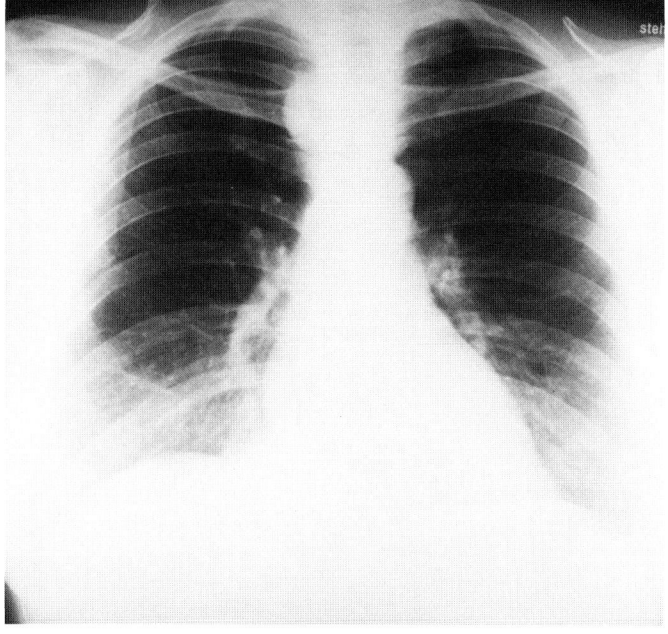

a

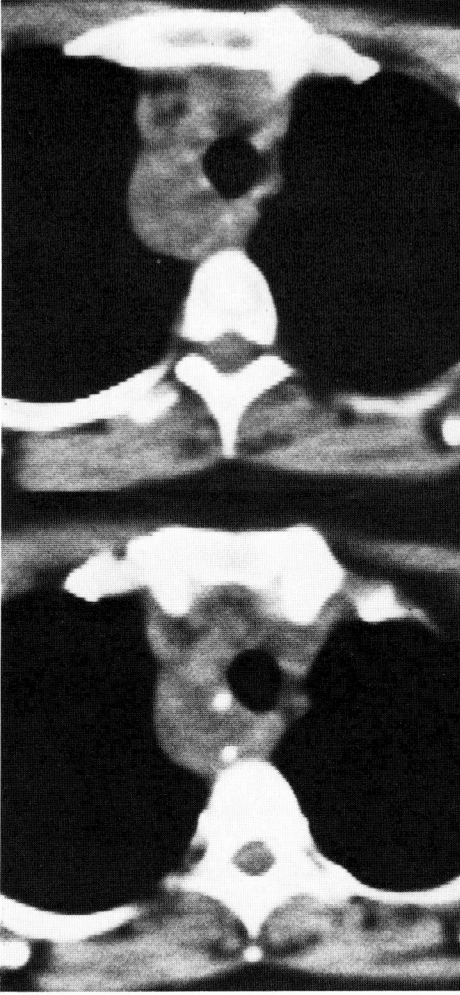

c

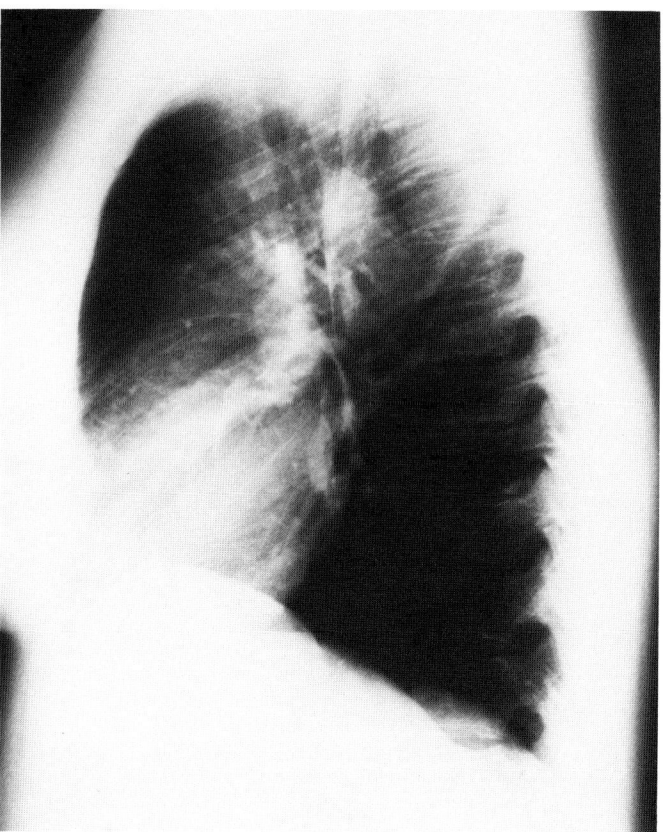

b

Abb. **25a–c** Struma maligna im oberen Mediastinum rechts paratracheal, Thorax-übersichtsaufnahme p.-a. (**a**) und seitlich (**b**): ca. 3 cm große rundliche Raumforderung in Höhe der Sternoklavikulargelenke. Computertomographie (**c**): weichteildichte Raumforderung mit kleinen Verkalkungen paratracheal rechts

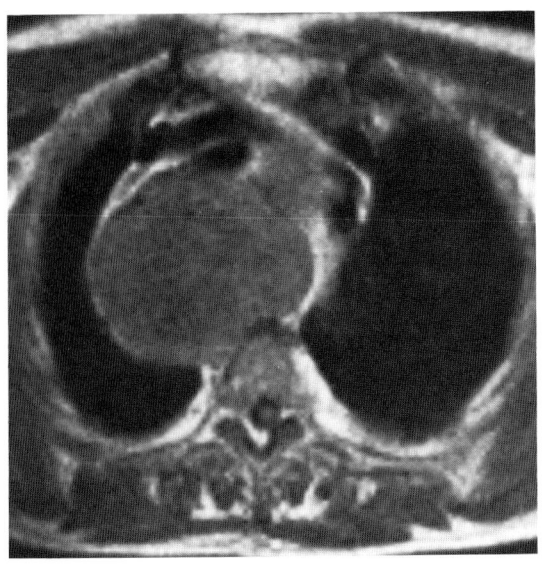

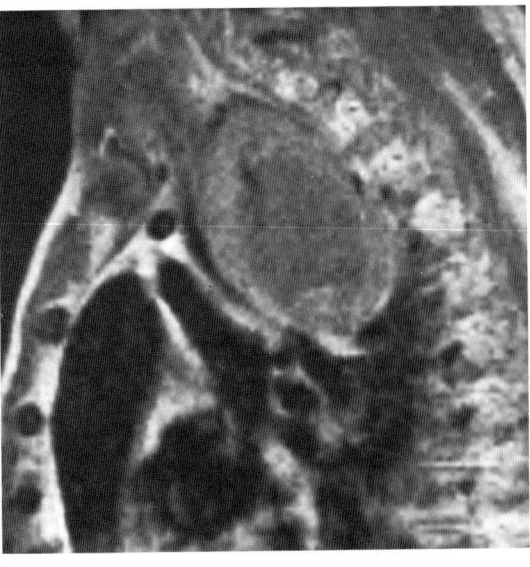

a

b

Abb. **26 a** u. **b** Retrotracheale Struma
a Transversales KST: EKG-getriggert, TR 1600/TE
35 ms
b Sagittales KST: EKG-getriggert, TR 600/TE 35 ms.

Verlagerung der Trachea mit Einengung des Lumens
durch eine inhomogene retrotracheale Struma mit
zentral regressiv veränderten Arealen, die besser im
T1-gewichteten Bild (**b**) abgrenzbar sind

Vor allem frontale Schichten erlauben eine exakte
Beurteilung der Verlagerung der mediastinalen
Strukturen durch eine intrathorakale Struma.

Intrathorakale Epithelkörperchenadenome

Beim primären Hyperparathyreoidismus lassen
sich in 5–15% Epithelkörperchenadenome intrathorakal nachweisen (MAYOR 1967, SOMMER
1982) (Abb. **27**). Mit einer malignen Entartung
muß in ca. 4% der Fälle gerechnet werden (PFEF-
FER 1962). Die klinische Diagnose des Hyperparathyreoidismus fordert eine gezielte radiologische Diagnostik.

Bei den Epithelkörperchenadenomen handelt es
sich meist um relativ kleine Tumoren, die nur
schwer mit konventionellen radiologischen Untersuchungsmethoden faßbar sind. Bei einer Tumorgröße von über 2 cm können sie bei entsprechender Lage im hinteren Mediastinum zur Kompression des Ösophagus oder der Trachea führen
und damit durch Tomographie oder Ösophago-
graphie entdeckt werden. Nach WYMAN u. ROB-
BINS (1954) konnte so in 59% der operativ gesicherten Fälle der Tumor richtig lokalisiert werden. Die im vorderen oberen Mediastinum gelegenen Adenome sind dagegen nur schwer konventionell diagnostizierbar.

Die in der Regel gefäßreichen Tumoren können
arteriographisch ab einer Größe von ca. 1 cm lokalisiert werden. Die Angaben über die Treffsicherheit schwanken zwischen 39% und 89% (DÜX
1977) (Abb. **28 a** u. **b**).

Die Venographie mit gezielter Blutentnahme zur
Parathormonbestimmung stellt bei positivem Be-
fund die sicherste Methode zum Nachweis eines
Epithelkörperchenadenoms dar. Die selektive
Katheterisierung aller in Betracht kommenden
Venen kann jedoch Schwierigkeiten bereiten.

Der Einsatz der Sonographie ist auf die obere
Thoraxapertur beschränkt. Sonographisch können schilddrüsennahe Adenome ab einer Größe

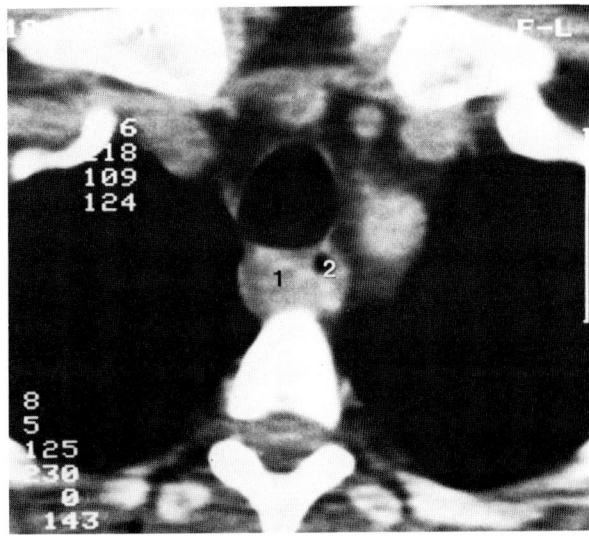

Abb. **27** Epithelkörperchenadenom im hinteren Mediastinum: 1,5 mal 2 cm große weichteildichte Raumforderung (1) retrotracheal, rechts paraösophageal
(operativ bestätigt), Ösophagus (2)

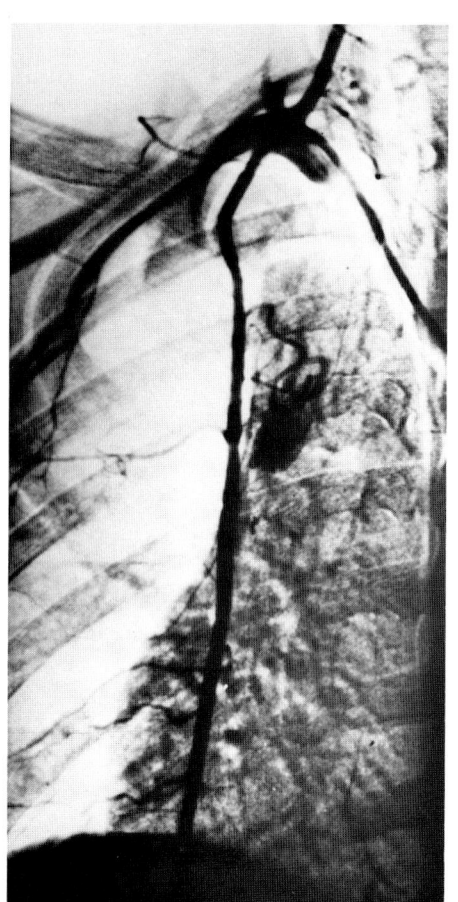

von ca. 5 mm nachgewiesen werden. Schwierigkeiten entstehen bei zystischen Schilddrüsenveränderungen und Knotenstrumen.

Zur Diagnostik mediastinaler *Epithelkörperchenadenome* bietet sich als nichtinvasive Methode die Computertomographie an. Nach SOMMER u. Mitarb. (1981) konnten bei 21 Patienten mit primärem Hyperparathyreoidismus 24 vergrößerte Epithelkörperchen operativ gefunden werden. 20 Adenome lagen im Halsbereich, 4 im Mediastinum, davon 2 im vorderen und 2 im hinteren Mediastinum. Die durchschnittliche Größe betrug 2,0 cm (1,0–5,0 cm). Die computertomographische Untersuchung wurde zuerst nativ und dann mit intravenöser Kontrastmittel-Bolusinjektion durchgeführt. Die Dichtewerte der Epithelkörperchen lagen nativ zwischen 35 und 45 HE, die

Abb. 28a u. b Epithelkörperchen im vorderen oberen Mediastinum bei weiterbestehendem Hyperparathyreoidismus nach operativer Entfernung von 3 Epithelkörperchen im Halsbereich sowie partieller Thymektomie
a Selektive Darstellung des Epithelkörperchenadenoms über die A. thoracica interna
b Im Computertomogramm Darstellung des 1,5 mal 2 cm großen Restthymus (1) bei dem 17jährigen Patienten, kaudal des Restthymus ca. 1 cm großes Epithelkörperchenadenom (2)

a

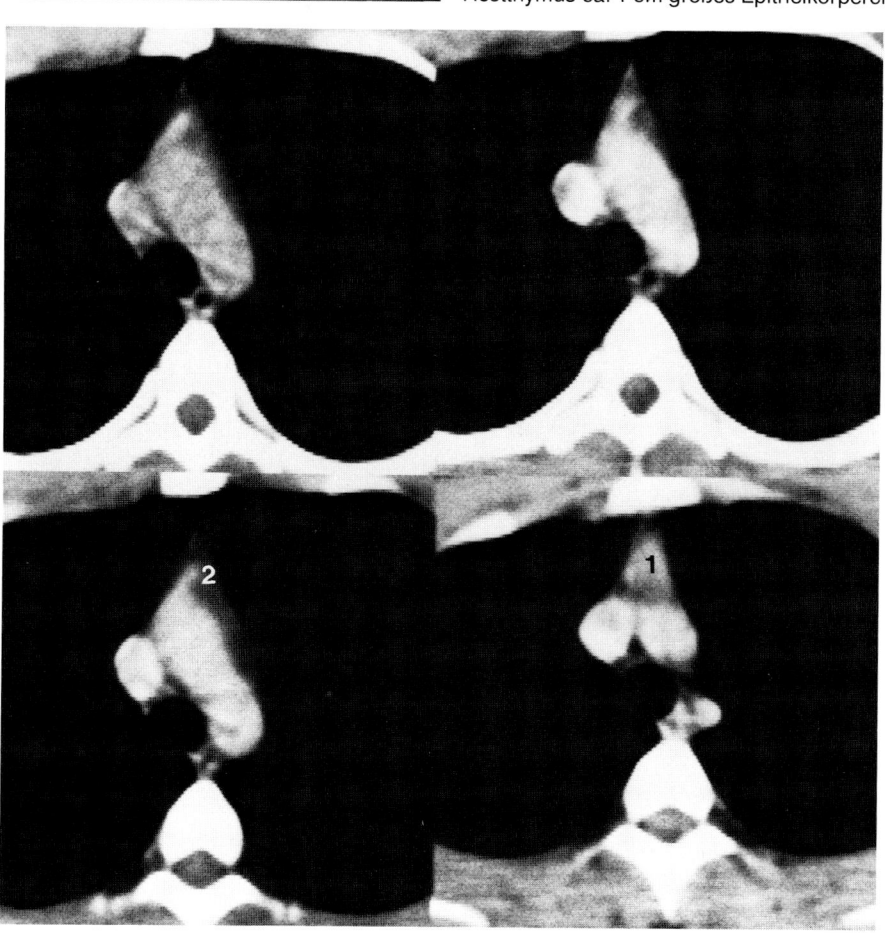

b

der Schilddrüse zwischen 50 und 85 HE. Nach Kontrastmittelinjektion zeigte sich eine Dichteanhebung in den Epithelkörperchen auf 65 bis 80 HE und in dem soliden Schilddrüsengewebe auf 90 bis 110 HE. Computertomographisch konnten 17 von 24 Adenomen richtig lokalisiert werden. 2 Befunde waren falsch positiv und 5 falsch negativ. Die Sensitivität der Computertomographie liegt damit bei 77%. Sonographisch konnten von den 20 extrathorakal gelegenen Adenomen 12 richtig lokalisiert werden. 3 wurden falsch positiv und 5 falsch negativ diagnostiziert. Die Sensitivität der Sonographie lag damit bei 71%.

Von den 4 mediastinalen Adenomen konnten 3 richtig lokalisiert werden. Der eine falsch negative Befund konnte retrospektiv ebenfalls entdeckt werden.

Bei der Suche nach Epithelkörperchenadenomen sollte als erstes die Sonographie eingesetzt werden, die eine sehr hohe Treffsicherheit bei schilddrüsennahen Adenomen hat. Bei erfolgloser Sonographie und bei bereits zervikal operierten Patienten ist die Computertomographie die Methode der Wahl. Bei einer Treffsicherheit von über 80% macht sie aufwendige angiographische Lokalisationsverfahren vielfach überflüssig (SOMMER 1982). Der szintigraphische Nachweis mit Selen-75-Methionin sollte wegen der geringen Treffsicherheit heute nicht mehr durchgeführt werden.

Raumforderungen im vorderen oberen Mediastinum

Thymus

Der *normale Thymus* konnte in einer Studie von BARON u. Mitarb. (1982) mit Hilfe der Computertomographie bei allen Patienten unter 30 Jahren, bei 73% der Patienten zwischen 30 und 49 Jahren und bei 17% der Patienten über 49 Jahren dargestellt werden. In den meisten Fällen reicht der linke Lappen etwas weiter nach kaudal. Mit zunehmendem Alter findet sich eine *kontinuierliche Volumenabnahme*. Die Dichtewerte, die beim Jugendlichen den Dichtewerten der Muskulatur gleichen, nehmen ebenfalls mit zunehmendem Alter ab und erreichen schließlich Dichtewerte von Fett. Die Form des Thymus gleicht bei 62% der Patienten einer Pfeilspitze. Bei 32% sind zwei getrennte Lappen abgrenzbar. Der Längsdurchmesser des rechten Lappens beim Jugendlichen liegt im Durchschnitt bei 2,0 cm, links dagegen bei 3,3 cm. Bei Patienten über 49 Jahren beträgt der Längsmesser sowohl rechts als auch links im Durchschnitt nur noch 1,4 cm. Die Lappendicke beim Jugendlichen ist mit ca. 1,0 cm praktisch seitengleich. Sie reduziert sich bei der Gruppe über 49 Jahren auf 0,5 cm.

Thymushyperplasie

Von den umschriebenen Raumforderungen im Thymus ist die Hyperplasie abzugrenzen, die gehäuft bei der *Myasthenia gravis* und bei *Thyreotoxikosen* auftritt (GUNN u. Mitarb. 1964, VAN HERLE u. CHOPRA 1971, FRANKEN 1968). 75% der Patienten mit einer Thymushyperplasie weisen computertomographisch eine diffuse Organvergrößerung auf, die über das altersentsprechende Maß hinausgeht. Bei 25% läßt sich keine sichere Vergrößerung nachweisen (BARON u. Mitarb. 1982). Nach einer Studie von FON u. Mitarb. (1982) fanden sich bei 57 wegen einer Myasthenia gravis thymektomierten Patienten in 32% ein normaler Thymus, in 40% eine Hyperplasie und in 28% ein Thymom. Bei 78,2% dieser Patienten mit einer Hyperplasie waren die Thoraxübersichtsaufnahmen unauffällig, bei 4,4% war eine Raumforderung sicher nachweisbar, bei 17,4% war eine sichere Aussage nicht möglich (Abb. **29a–c**).

Thymuszysten

Thymuszysten entwickeln sich aus persistierenden Anteilen des Ductus thymolymphaticus. Sie sind mit ein- oder mehrschichtigem Epithel ausgekleidet und enthalten seröse oder hämorrhagische Flüssigkeit. Degenerative Veränderungen und Nekrosen im Thymusparenchym, z.B. nach Bestrahlung bei Morbus Hodgkin (BARON u. Mitarb. 1982), können zur Entstehung einer Thymuszyste führen. Thymuszysten treten meist unilokulär auf. In etwa 35% der Fälle muß jedoch mit einem multilokulären Auftreten gerechnet werden (WYCHULIS u. Mitarb. 1971). Sie liegen meist im vorderen oberen Mediastinum und sind scharf gegen die Nachbarorgane abgegrenzt. Die Zystenwand kann Verkalkungen aufweisen.

Thymom

Als Thymome werden Tumoren bezeichnet, die entweder von epithelialen oder lymphozytischen Strukturen des Thymus ausgehen. Je nach ihrer Zusammensetzung unterscheidet man folgende vier Typen:
- den lymphozytischen,
- den epithelialen,
- den lymphoepithelialen und
- den Spindelzelltyp, der eine Variante des epithelialen Typs darstellt.

Die lymphozytischen und die Spindelzelltumoren haben in der Regel eine bessere Prognose als die epithelialen und lymphoepithelialen Tumoren.

Die *häufigste solide Raumforderung* im vorderen oberen Mediastinum ist das Thymom. 90% der Thymome liegen hier, die restlichen 10% im hinteren Mediastinum. Sie stellen ca. 15% aller Mediastinaltumoren. Sie sind genauso häufig benigne

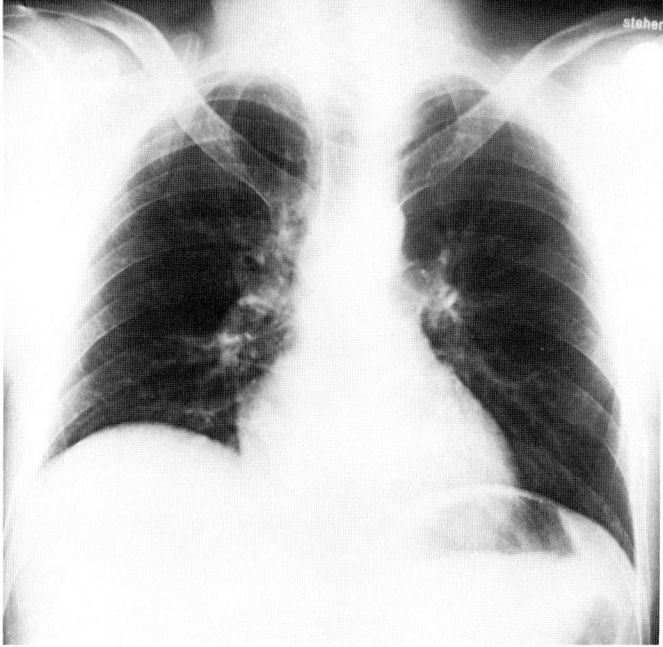

a

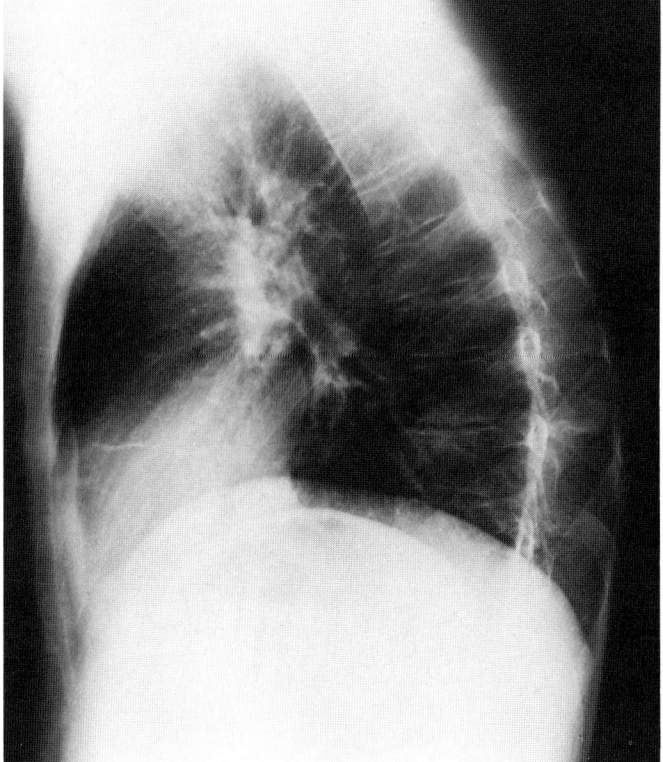

b

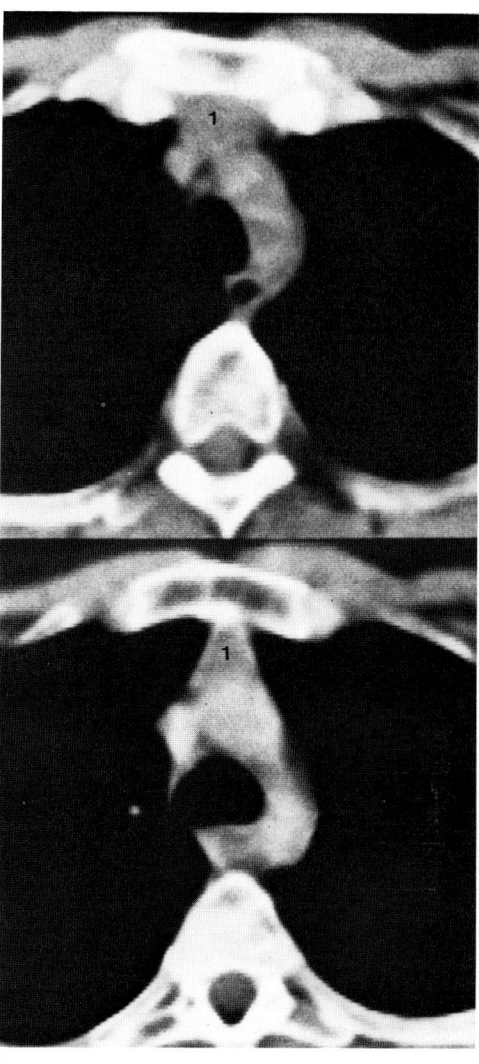

c

Abb. **29a–c**
Thymushyperplasie bei Myasthenia gravis
a u. **b** Thoraxübersichtsaufnahmen: Kein
Anhalt für eine Raumforderung im vorderen
oberen Mediastinum
c Computertomogramm 1,5 mal 2 cm großer Restthymus (1) zwischen Aortenbogen
und Sternum.
Histologie: Thymushyperplasie

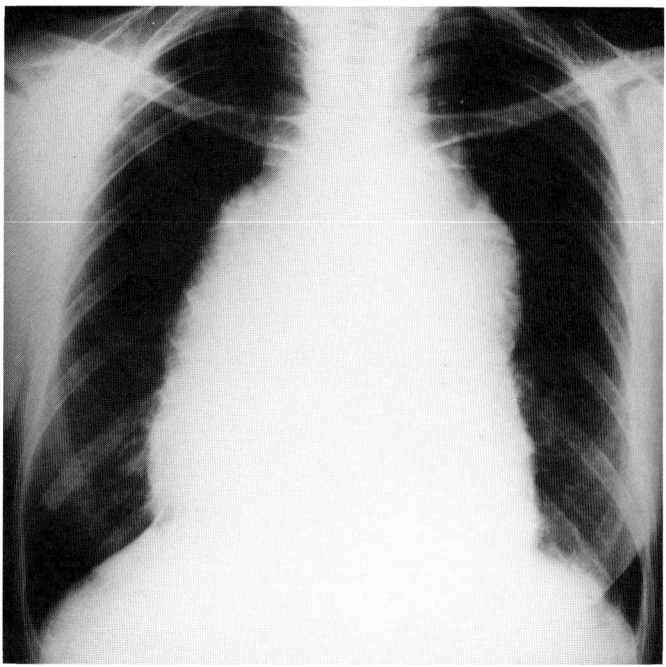

a

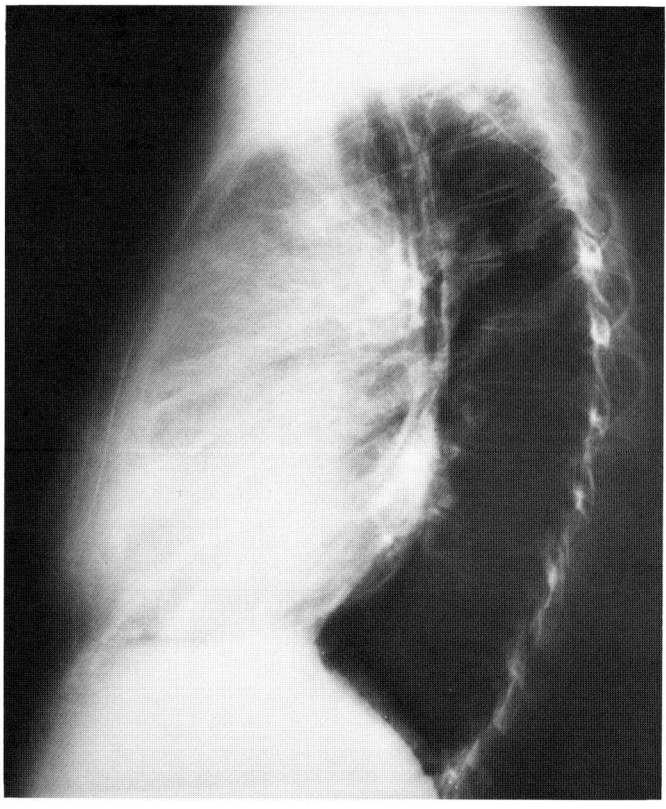

Abb. **30a–c** Malignes Thymom mit Infiltration des Perikards
a u. **b** Thoraxübersichtsaufnahmen: Raumforderung im gesamten vorderen Mediastinum, das Herz ist nur noch teilweise abgrenzbar

b

Abb. **30c** ▶

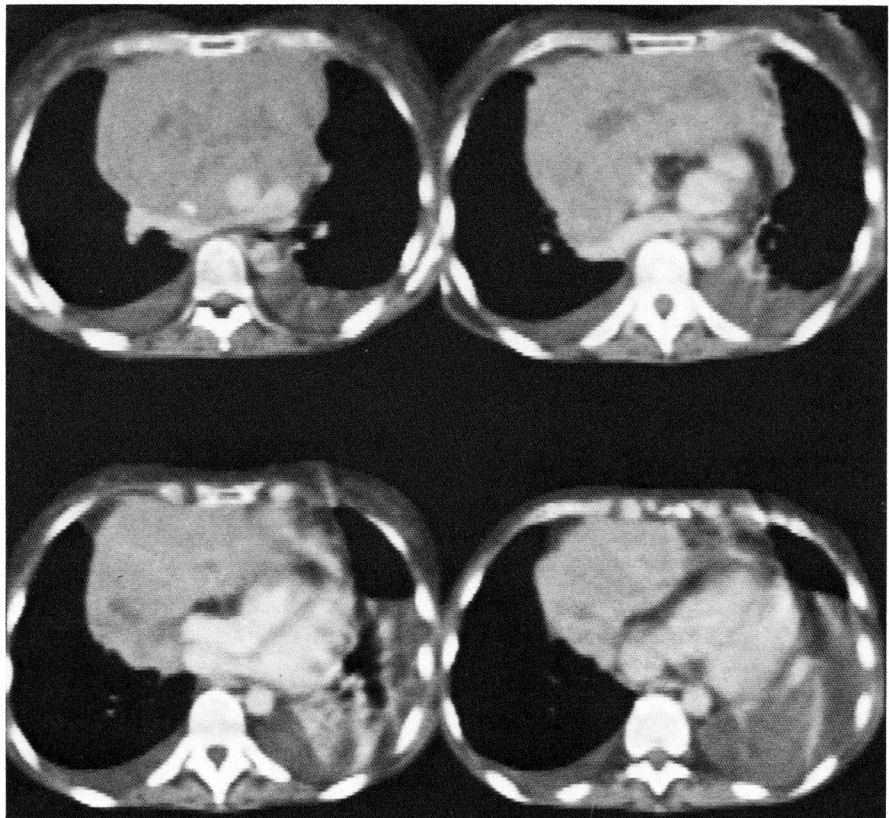

Abb. **30c**   Computertomogramm: Nach intravenöser Kontrastmittelgabe große inhomogene Raumforderung im vorderen Mediastinum, Verlagerung der Gefäße nach dorsal, Verlagerung des Herzens nach links, Infiltration des Perikards, Pleuraergüsse beidseits

wie maligne (FRASER u. PARÉ 1979, SABISTON 1970, SEYBOLD u. Mitarb. 1950). Die Literaturangaben hierzu schwanken erheblich. Aber auch die histologische Unterscheidung der *benignen und malignen Formen* ist schwierig, so daß der morphologischen Diagnostik mit dem Nachweis eines infiltrativen Wachstums eine große Bedeutung zukommt (BAY 1970) (Abb. **30a–c**).

5–10% der Thymustumoren haben zystische Anteile (DYER 1967, SELTZER u. Mitarb. 1968). Als seltene Sonderform soll noch das *benigne Thymolipom* erwähnt werden, das 2–9% der Thymustumoren stellt (TEPLICK u. Mitarb. 1973). Ähnlich wie bei der Thymushyperplasie tritt das Thymom häufig kombiniert mit einer Myasthenia gravis auf. 15% der Patienten mit einer *Myasthenia gravis* haben einen *Thymustumor* und bei 25–50% der Patienten mit einem Thymustumor läßt sich klinisch eine Myasthenia gravis nachweisen. Nach neueren Angaben (FON u. Mitarb. 1982) konnte histologisch bei 28% der wegen einer Myasthenia gravis operierten Patienten ein Thymom gefunden werden, daß in 56% der Fälle anhand der *Thoraxübersichtsaufnahmen* und in 60% der Fälle in der *Computertomographie* sicher nachweisbar war.

Sehr selten treten ACTH-produzierende Thymustumoren (*Thymuskarzinoid*) auf (BROWN u. Mitarb. 1982). Sie verursachen ein Cushing-Syndrom und führen daher häufig zu unnötigen Nebennierenoperationen. Die Hormonausschüttung mit den entsprechenden metabolischen Störungen und die häufige Malignität dieser Tumoren tragen zur schlechten Prognose dieser Erkrankung bei.

Metastasen eines malignen Thymoms treten sehr selten auf. Während es sich bei einem Teil der intrathorakalen Metastasen um kontinuierlich invasiv wachsende Tumorzapfen handelt (BAY 1970), wird auch das isolierte Auftreten von intrathorakalen Metastasen beschrieben (LIN u. FREUNDLICH 1970). BROWN u. Mitarb. (1976) beschreiben das Auftreten von extrathorakalen Metastasen in 31 Fällen.

Raumforderungen im Thymus führen in Abhängigkeit von ihrer Größe und Lage zu typischen *Verdrängungserscheinungen* der Nachbarorgane. Wesentlicher sind jedoch einige klinische Symptome, die gehäuft mit Thymomen vorkommen und eine eingehende Diagnostik des Mediastinums veranlassen sollten. Auf die Bedeutung der *Myasthenia gravis* wurde bereits hingewiesen.

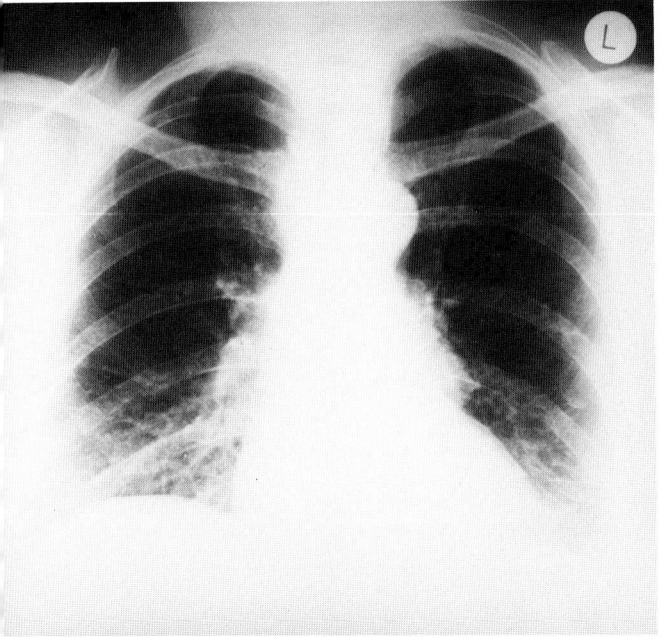

a

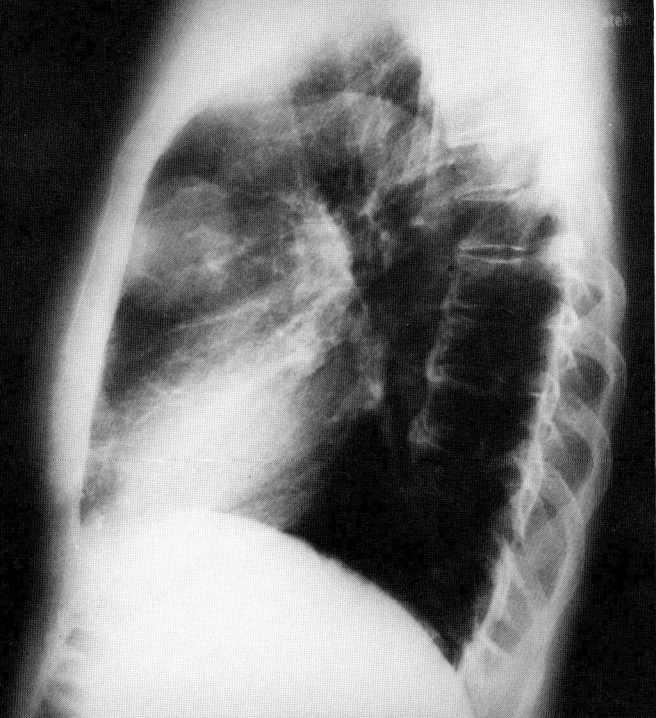

b

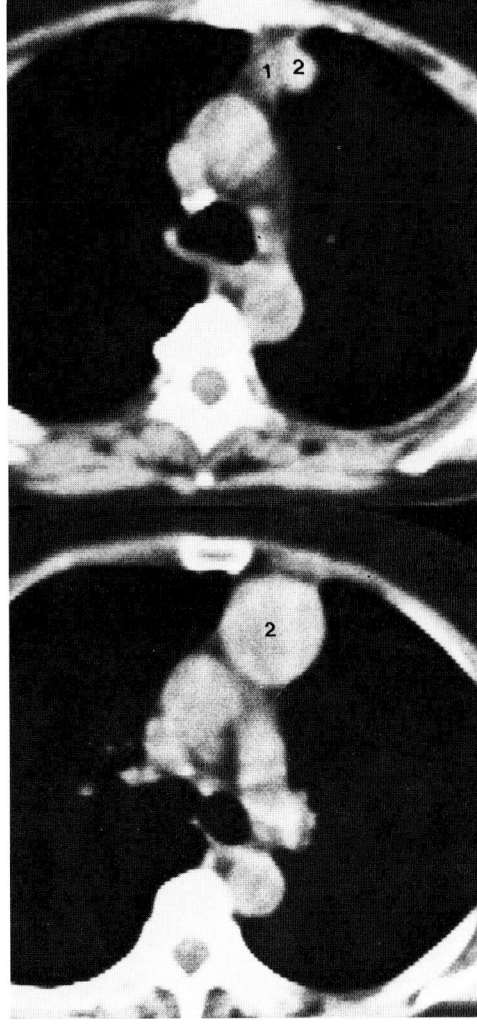

c

Abb. **31a–c**   Benignes Thymom im vorderen oberen Mediastinum
a u. **b**   Thoraxübersichtsaufnahmen: Rundliche Raumforderung im vorderen oberen Mediastinum, glatt begrenzt
c   Computertomogramm: Kaudal des kleinen Restthymus (1) solide Raumforderung (2) (Histologie: Thymom), als Nebenbefund verkalkte Lymphknoten prätracheal

Ähnlich verhält es sich mit der *Hypogammaglobulinämie.* Etwa 10% der Patienten mit einer primär erworbenen Hypogammaglobulinämie haben ein Thymom, und 6% der Patienten mit einem Thymom haben eine Hypogammaglobulinämie (PETERSON u. Mitarb. 1965, SOUADJIAN u. Mitarb. 1974). Weitere Erkrankungen, die gehäuft mit Thymomen oder Thymushyperplasien vorkommen, sind z. B. der *Morbus Addison* (bei Kindern) (OH u. Mitarb. 1971), die Akromegalie, der Morbus Cushing und die Hyperthyreose (FRANKEN 1968).

Die *konventionelle Thoraxdiagnostik* ist, abhängig von der Größe der Raumforderung, in der Lage, bei etwa 56% der Fälle ein Thymom nachzuweisen (FON u. Mitarb. 1982, ELLIS u. GREGG 1964).

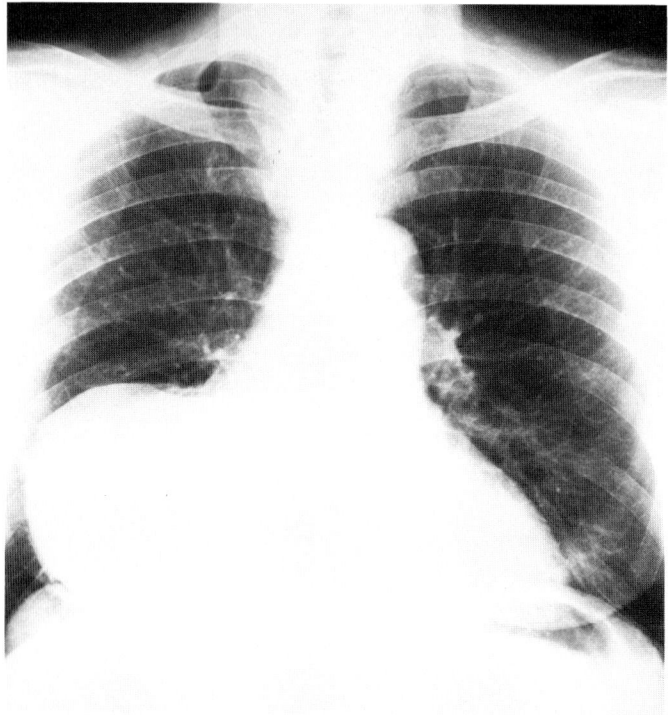

a

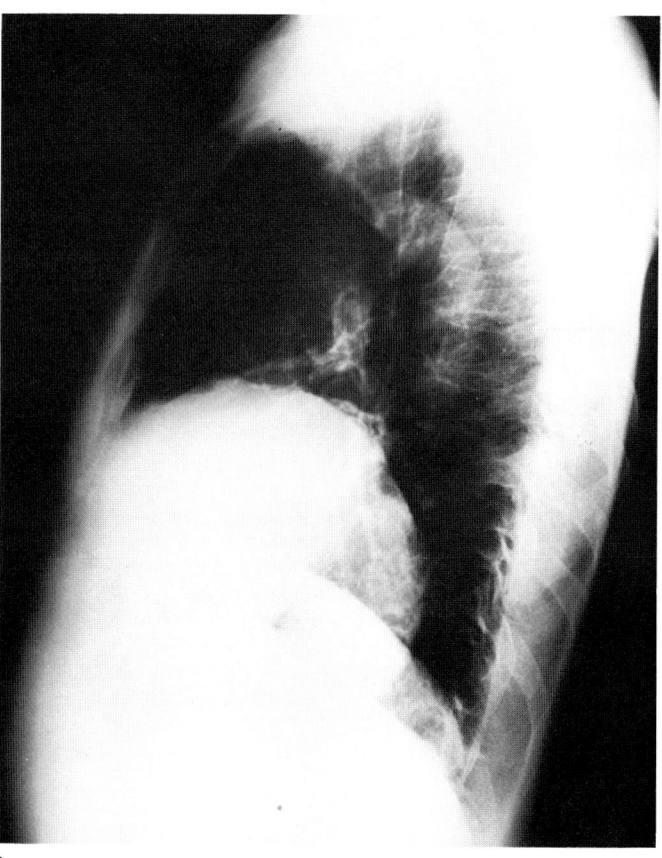

b

Abb. **32 a** u. **b**   Benignes   Thymom:
Großer, glatt begrenzter Tumor rechts
parakardial, dem Zwerchfell aufsitzend,
histiologisch bestätigt

Konventionelle Tomogramme können die Treffsicherheit nicht erhöhen, erlauben jedoch häufig eine bessere Aussage über die Lage und Ausdehnung der Raumforderung.

Die fast ausschließlich im vorderen Mediastinum gelegenen Raumforderungen führen zu einer *Auslöschung der ventralen Pleurakontaktlinie* und zu einer *Verbreiterung des oberen vorderen Mediastinums* (Abb. **31 a–c**). Die Gefäße und die Trachea werden nach dorsal verlagert. Vereinzelt finden sich Thymome prä- oder parakardial und im hinteren oberen Mediastinum (Abb. **32 a u. b**).

Bei Verdacht auf eine Raumforderung, ausgehend vom Thymus, sollte nach den Thoraxaufnahmen als nächste Untersuchungsmethode die *Computertomographie* eingesetzt werden. Auf invasive Verfahren wie *Angiographie* und *Pneumomediastinum* kann heute praktisch immer verzichtet werden (WALTER 1982).

Bei der *computertomographischen Abklärung* einer Raumforderung des Thymus muß immer *der gesamte Thoraxraum untersucht werden*, um entfernt liegende Tumoranteile (BAY 1970) und eventuelle Lymphknotenvergrößerungen mitzuerfassen. Eine Thymushyperplasie kann anhand der beschriebenen Größenparameter diagnostiziert werden. Das *nicht-invasiv wachsende (benigne) Thymom* imponiert computertomographisch als eine scharf begrenzte Raumforderung mit Dichtewerten zwischen 25 und 65 HE. Die verschiedenen Tumortypen (lymphozytisch, epithelial, lymphoepithelial, Spindelzelltyp) weisen keine signifikanten Dichteunterschiede auf. Von den Dichtewerten lassen sich die Thymome nicht vom solitären Lymphom (Morbus Hodgkin) oder Lymphknotenmetastasen abgrenzen (BARON u. Mitarb. 1982). *Verkalkungen* treten beim Thymom in 10–28% der Fälle auf (WALTER 1982). Sie finden sich jedoch nie beim unbehandelten Morbus Hodgkin (STRICKLAND 1967). Eine zusätzliche computertomographische Untersuchung mit intravenöser Kontrastmittelgabe bringt in der Regel keinen zusätzlichen Informationsgewinn. Sie gestattet jedoch eine bessere Abgrenzung der Gefäße und kann bei der Abklärung eines invasiven Wachstums hilfreich sein.

Das *invasiv wachsende (maligne) Thymom* läßt sich durch die unregelmäßige Kontur und die unscharfe Abgrenzung gegen die Nachbarorgane vom benignen Thymom unterscheiden (s. Abb. **30 a–c**). Es werden Infiltrationen in die Trachea, in die großen Gefäße, die Lunge und Pleura und ins Perikard beschrieben. Eine sichere Unterscheidung der malignen Form von der benignen Form ist aufgrund der Dichtewerte allein nicht möglich. Häufig ist die *Struktur der malignen Thymome* jedoch *inhomogener* durch Nekrosebezirke, die durch intravenöse Kontrastmittelgabe deutlicher sichtbar werden.

Eine gewisse Sonderstellung in der Diagnostik nimmt das *Thymolipom* ein, da seine fetthaltigen Anteile Dichtewerte zwischen – 20 und – 100 HE aufweisen. Es ist meist durch eine bindegewebige Kapsel gut gegen die Nachbarorgane abgrenzbar. Ein ähnliches Dichteverhalten wie beim Thymolipom kann vor allem bei Dermoidzysten beobachtet werden (WALTER u. HÜBENER 1980).

Kernspintomographie und Computertomographie erlauben eine vergleichbar gute Darstellung von Thymomen. Die Möglichkeit der multiplanaren Schichtung und das typische Erscheinungsbild mediastinaler Gefäße als signalfreie Strukturen verbessern in aller Regel die Diagnose einer Infiltration des Perikards oder der mediastinalen Gefäße (DE GEER u. Mitarb. 1986).

Die T1- und T2-Werte von Thymomen sind vergleichbar mit denen vieler anderer solider Tumoren und können daher nicht als differentialdiagnostisches Kriterium herangezogen werden.

Thymuszysten können einen sehr unterschiedlich dichten Zysteninhalt aufweisen und daher auch unterschiedliche, atypische Signalintensitäten aufweisen (VON SCHULTHESS u. Mitarb. 1986, SIEGEL u. Mitarb. 1986).

Kurze Spinechosequenzen (TR 500/TE 17ms) erlauben eine wesentlich bessere Abgrenzung der Tumoren als Sequenzen mit längerer Echozeit. Die Signalintensität von Thymomen ist relativ gering, ergibt jedoch einen sehr guten Kontrast zu dem mediastinalen Fettgewebe (Abb. **33**).

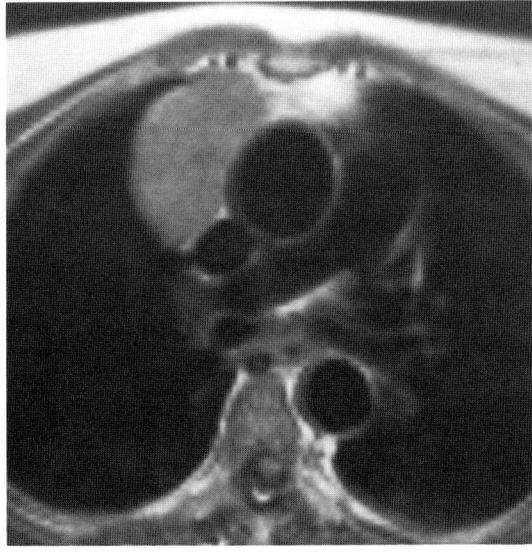

Abb. **33** Benignes Thymom. Solider, homogener Tumor im vorderen oberen Mediastinum ohne Infiltration der mediastinalen Gefäße, gute Abgrenzung des Tumors vom mediastinalen Fettgewebe in dem T1-gewichteten Bild (TR 800/30 ms, EKG-getriggert)

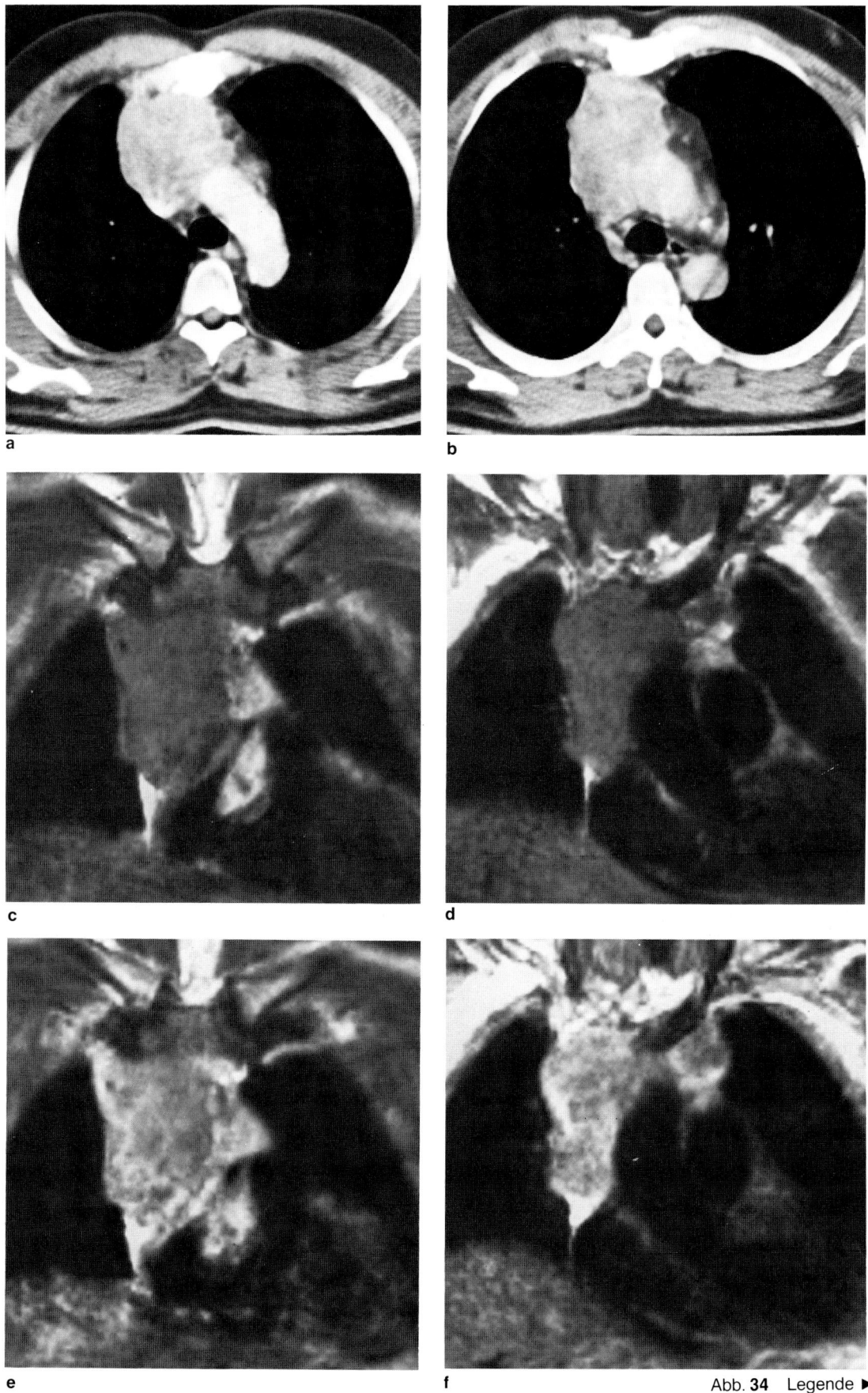

a

b

c

d

e

f

Abb. **34**   Legende ▶

Die Verwendung von Gadolinium-DTPA führt zu einem Verlust des Kontrastes zwischen Tumor und Fettgewebe. Inhomogenitäten wie z. B. zentrale Nekrosen, Tumorblutungen und zystische Areale sowie eine Infiltration der umgebenden mediastinalen Strukturen können nach Kontrastmittelgabe leichter erfaßt werden (Abb. **34 a–f**).

Trotz vieler Vorteile der Kernspintomographie im Vergleich zur Computertomographie erscheint es auch unter Verwendung unterschiedlicher Pulssequenzen, T1- und T2-Messungen oder der Bestimmungen der Signalintensitätszunahme nach Kontrastmittelgabe nicht möglich, sicher zwischen einem Thymom und einem Lymphom zu differenzieren.

Embryonale Tumoren (Teratom)

Zur Gruppe der embryonalen Tumoren gehören die Epidermoidzysten, Dermoidzysten, Teratome, Seminome, Chorionepitheliome und der Endodermal-Sinus-Tumor (Mesoblastoma vitellinum). Sie entstehen aus versprengten Keimzellen. Sie sind von Geburt an vorhanden und *manifestieren sich in der Adoleszenz* oder im frühen Erwachsenenalter. Ihre Häufigkeit wird mit 10–30% aller Mediastinaltumoren angegeben (OLDHAM u. Mitarb. 1968, WYCHULIS u. Mitarb. 1971, WASSNER u. Mitarb. 1970). Von den 106 embryonalen Tumoren aus der Mayo-Studie (WYCHULIS u. Mitarb. 1971) waren 86 benigne und 20 (= 19%) maligne. Die 86 benignen Tumoren betrafen 52 Frauen und 34 Männer. Die 20 malignen Tumoren (13 Teratome, 7 Seminome/Chorionepitheliome) hatten folgende Geschlechtsverteilung: 3 Frauen und 17 Männer. Die embryonalen Tumoren sind fast ausschließlich im vorderen Mediastinum lokalisiert (94%).

Teratoide Zysten sind Neubildungen, die je nach ihrer Zusammensetzung Anteile aus den 3 Keimblättern, dem Ektoderm, dem Mesoderm und dem Entoderm, enthalten. In etwa 30% findet sich eine maligne Entartung (LYONS u. Mitarb. 1959). Die *Epidermoidzysten* (Häufigkeit ca. 0,3%) enthalten nur Epidermis und stammen aus dem Ektoderm, die *Dermoidzysten* (Häufigkeit ca. 4%) aus dem Ektoderm und dem Mesoderm und die *Teratome* (Häufigkeit ca. 24%) aus allen 3 Keimblättern (WASSNER u. Mitarb. 1970). Während die Epidermoidzysten fast ausschließlich zystischen Charakter haben, bieten die Dermoidzysten ein vielfältiges Gewebebild (Haare, Schweiß- und Talgdrüsen, Knochen, Zähne). Besonders die fettigen und knöchernen Anteile erlauben eine sehr sichere radiologische Diagnose (Abb. **35 a** u. **b**).

Die Teratome sind vorwiegend solide Tumoren mit zystischen Anteilen. Das *ausgereifte Teratom* (Teratoma adultum) kann alle im menschlichen Körper vorkommenden Gewebe, auch Zähne und Knochen, enthalten (OLDHAM u. SABISTON 1968). Häufig findet sich eine Kapselverkalkung. Das *embryonale Teratom* enthält dagegen unreife Gewebe. Es ist in der Regel bösartig. Das Teratoma adultum entartet dagegen seltener. Die zystischen Anteile sind meist benigne, während die maligne Entartung von den endodermalen Anteilen ausgeht (Abb. **36 a–c**).

Primäre *Seminome* und *Chorionepitheliome* sind im Mediastinum sehr selten. Bei den meisten Tumoren dieser Art, die im Mediastinum gefunden werden, handelt es sich um Metastasen. Daher müssen sie bis zum sicheren Ausschluß eines testikulären Ursprungs als Metastasen angesehen werden (FINE u. Mitarb. 1962). Primäre mediastinale Seminome und Chorionepitheliome kommen fast ausschließlich bei Männern vor und sind fast immer maligne. Besonders das Chorionepitheliom neigt zum sehr schnellen Wachstum. In zwei Drittel der Fälle tritt eine Gynäkomastie und eine erhöhte Gonadotropinausscheidung im Urin auf (WENGER u. Mitarb. 1968). Die Prognose dieser Erkrankung ist sehr schlecht. Meist tritt der Tod innerhalb von 4 bis 6 Wochen nach Diagnosestellung ein (YURICK u. OTTOMANN 1960).

Der *Endodermal-Sinus-Tumor* (Mesoblastoma vitellinum) gehört ebenfalls zu den sehr seltenen embryonalen Tumoren im vorderen Mediastinum (TELLMANN u. Mitarb. 1957). Er tritt nur bei Männern auf. Der histologische Aufbau erinnert an unreife Glomeruli bzw. an intraplazentare perivaskuläre Strukturen bei Ratten, die als endodermale Sinus bezeichnet werden (TEILUM 1959). Man findet bei fast allen Patienten ein erhöhtes *Alpha-Fetoprotein*. Das Alter der beschriebenen 21 Patienten lag zwischen 13 und 49 Jahren (FOX u. VIX 1980). Da der Tumor keine radiologische Charakteristika im Vergleich zu anderen embryonalen Tumoren besitzt, können nur der große Mediastinaltumor in Verbindung mit dem regelmäßig auftretenden Fieber und dem erhöhten Alpha-Fetoprotein präoperativ auf die Diagnose hinweisen. Die Prognose ist sehr schlecht. 19 von 21 Patienten starben oder hatten ein Rezidiv innerhalb von 10 Tagen bis 19 Monaten nach der bioptischen Diagnose.

Die *klinische Symptomatik embryonaler Tumoren* ist wie bei allen Mediastinaltumoren abhängig

◄ Abb. **34 a–f**   Malignes Thymom
a u. **b**   CT: Inhomogener Tumor im vorderen oberen Mediastinum mit Infiltration des mediastinalen Fetts und Kompression der Vena cava superior
c u. **d**   Frontales KST (ohne Kontrastmittel): EKG-getriggert, TR 500/TE 30 ms. Inhomogener Tumor im vorderen oberen Mediastinum
e u. **f**   Frontales KST (mit Gadolinium-DTPA): EKG-getriggert, TR 500/TE 30 ms. Signifikante Kontrastmittelaufnahme des Tumors, Kontrastverlust zwischen Tumor und Fettgewebe, bessere Abgrenzung der nodulären Struktur des Tumors

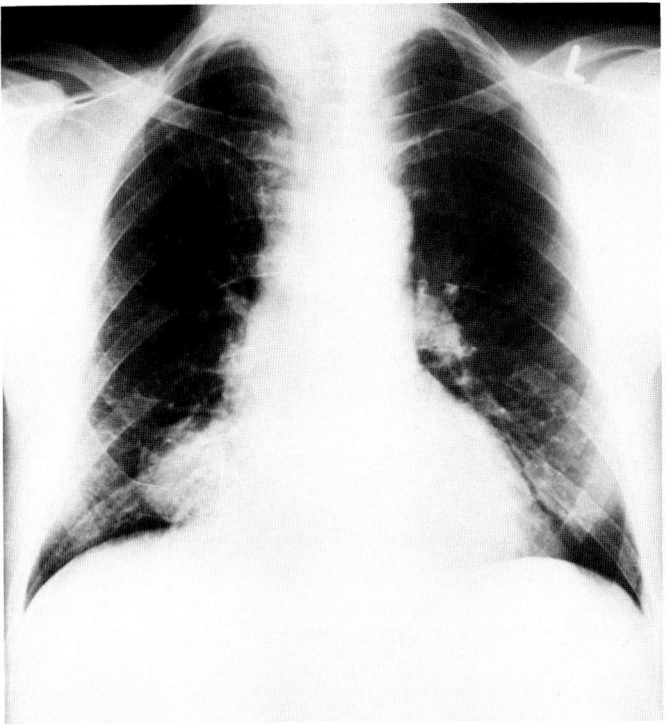

a

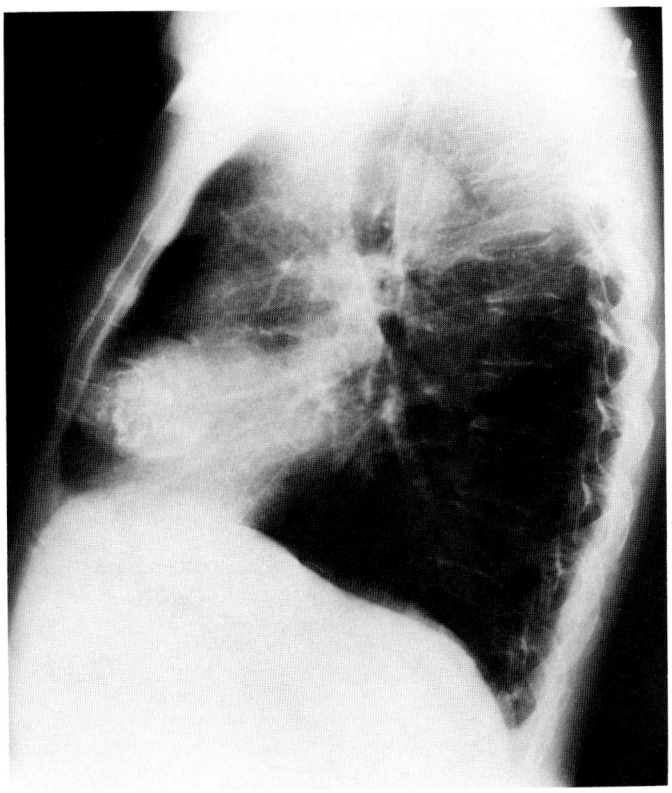

b

Abb. **35a** u. **b** Dermoidzyste im kardiophrenischen Winkel rechts. Durch unterschiedliche Gewebsanteile inhomogene Struktur der glatt begrenzten Raumforderung

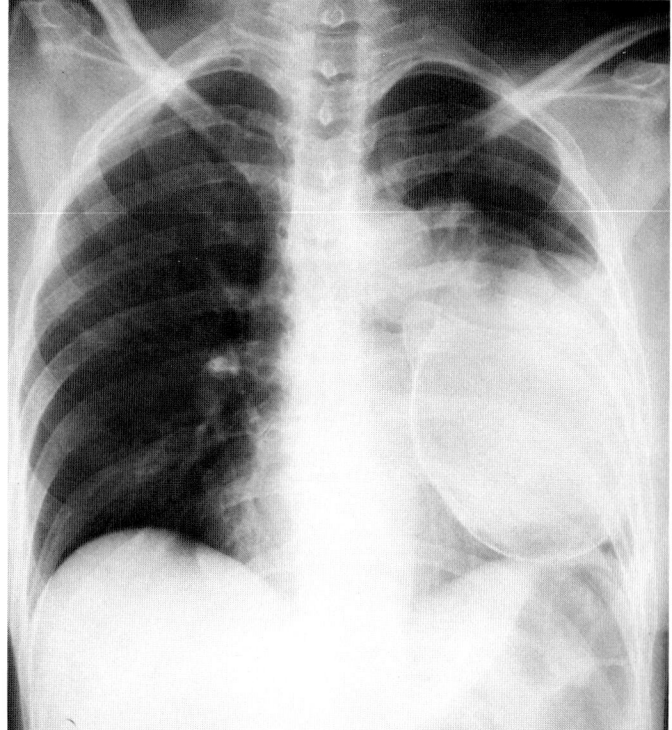

a

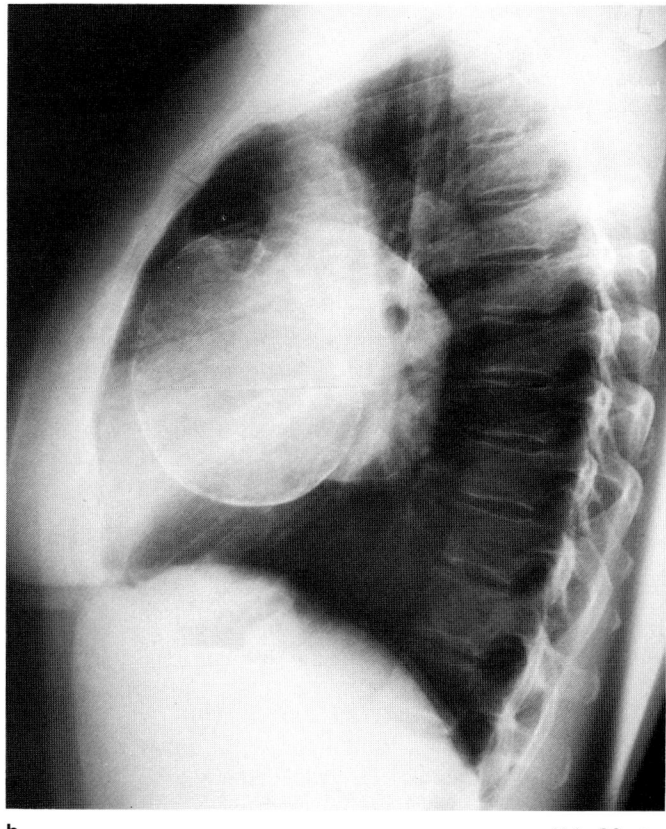

Abb. **36a–c**   Malignes Teratom
a u. b Thoraxübersichtsaufnahmen: Im
linken Mittel- und Unterfeld zwei große
Raumforderungen, die mehr ventral gelegene Raumforderung ist schalenförmig verkalkt, die mehr dorsal gelegene
Raumforderung weist keine Verkalkungen auf und erscheint dichter

b

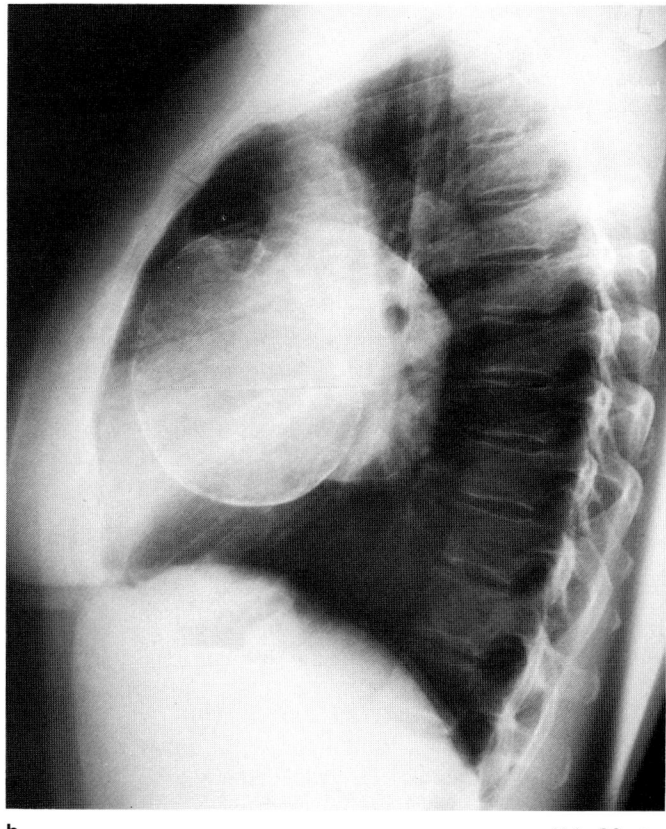Abb. **36c ▶**

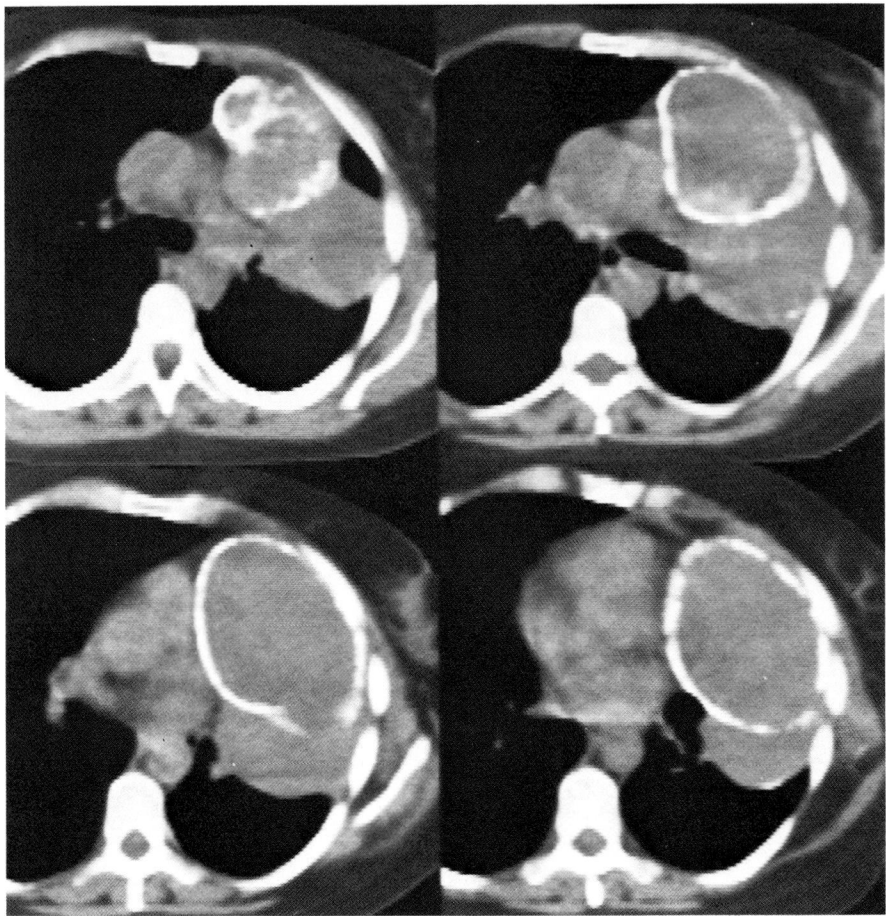

Abb. **36c** Computertomogramm: Schalenförmig verkalkter Tumor, zum Teil gekammert, dorsal nicht verkalkter Anteil bei malignem Teratom

von der *Größe* und *Lage* der Raumforderung. Eine plötzliche Größenzunahme ist nicht unbedingt mit einer malignen Entartung gleichzusetzen, sondern kann durch eine Einblutung in eine Dermoidzyste oder ein zystisches Teratom bedingt sein. In seltenen Fällen kommt es zur *Infektion* dieser zystischen Raumforderungen mit Ausbildung einer Mediastinitis, eines Mediastinalabszesses oder einer Perforation in die Trachea bzw. den Ösophagus.

Die gutartigen embryonalen Tumoren imponieren in der *Thoraxaufnahme* als scharf begrenzte Raumforderung. Knöcherne Strukturen und Zähne sprechen für eine Dermoidzyste. Maligne Tumoren besitzen in der Regel eine lobulierte Kontur. *Schalenförmige Verkalkungen* treten häufiger bei gutartigen Tumoren auf, widerlegen jedoch nicht eine maligne Entartung (Abb. **36a–c**). Eine wesentliche Hilfe zur Differenzierung dieser Geschwülste bietet die *Computertomographie.* Hiermit lassen sich rein zystische Raumforderungen, die fast alle benigne sind, von soliden oder gemischten Raumforderungen abgrenzen. Bei ihrer

Einstufung müssen jedoch differentialdiagnostisch alle soliden Tumoren des vorderen Mediastinums mit einbezogen werden. Fleckförmige oder schalenförmige Verkalkungen ermöglichen keine sichere Differentialdiagnose gegen Thymome, regressiv veränderte Strumen oder therapierte Lymphome.

Die diagnostischen Möglichkeiten der Kernspintomographie bei embryonalen Tumoren sind vor allem abhängig von der feingeweblichen Zusammensetzung dieser Tumoren.

Epidermoid-Zysten, die mehr oder weniger zystischen Charakter besitzen, können kernspintographisch sehr gut bei Verwendung einer kurzen T1-gewichteten und einer langen T2-gewichteten Sequenz differenziert werden.

Eine Unterscheidung von anderen rein zystischen Läsionen ist jedoch damit nicht möglich.

Dermoidzysten und Teratome, die solide Anteile, Fettgewebe und Verkalkungen in unterschiedlicher Zusammensetzung aufweisen können, zeigen ein inhomogenes Erscheinungsbild in der Kernspintomographie und können damit Abgrenzungsprobleme gegen Thymome mit zystischen, nekrotischen oder verkalkten Anteilen verursachen (Abb. 37a–c).

Das Alter der Patienten in Kombination mit einer Raumforderung mit solidem Gewebe, Fettgewebe, zystischen Arealen und Verkalkungen kann jedoch hilfreich bei der artdiagnostischen Zuordnung sein. Die Kernspintomographie besitzt im Vergleich zur Computertomographie keine diagnostischen Vorteile bei Raumforderungen mit Verkalkungen, da diese wesentlich einfacher im Computertomogramm darstellbar sind.

Nach einer Untersuchung von OLDHAM u. SABISTON (1968) wurden 8% von 164 operierten primären Mediastinaltumoren präoperativ als kardiovaskuläre Erkrankungen eingestuft, darunter auch 3 Teratome. Durch den Einsatz der Computertomographie lassen sich diese Fehldiagnosen in aller Regel vermeiden.

Benigne und maligne mesenchymale Tumoren

Die benignen und malignen mesenchymalen Tumoren treten *in allen mediastinalen Abschnitten* auf, jedoch insgesamt etwas häufiger im vorderen Mediastinum. Sie stellen etwa 10% aller Mediastinaltumoren (WYCHULIS u. Mitarb. 1971). Zu diesen Tumoren zählen z.B. Lipome, Fibrome, Myxome, Chondrome, Endotheliome, Hämangiome und Lymphangiome sowie die entsprechenden malignen Verlaufsformen. Mischgeschwülste (z.B. Fibrolipom, Myxolipom) vervollständigen das vielfältige Erscheinungsbild dieser Tumoren. Sie zeichnen sich durch ein langsames Wachstum und eine gute Abgrenzbarkeit gegen Nachbarstrukturen aus.

Lipom und Lipomatosis

Fetthaltige Tumoren des Mediastinums sind selten (2–3%) und *meistens gutartig.* Wichtig ist die Abgrenzung der reinen Lipome von den fetthaltigen Tumoren (z.B. Thymolipom, Fibrolipom, Dermoidzyste) und dem sehr seltenen Liposarkom. Bisweilen weisen Lipome im Bereich der Brustwand und des Halses ein gleichzeitiges *extra- und intrathorakales Wachstum* auf und sind über einen kleinen Gewebestiel verbunden (transmurales Lipom, Sanduhrform) (FAER u. Mitarb. 1978). Als *mediastinale Lipomatose* wird

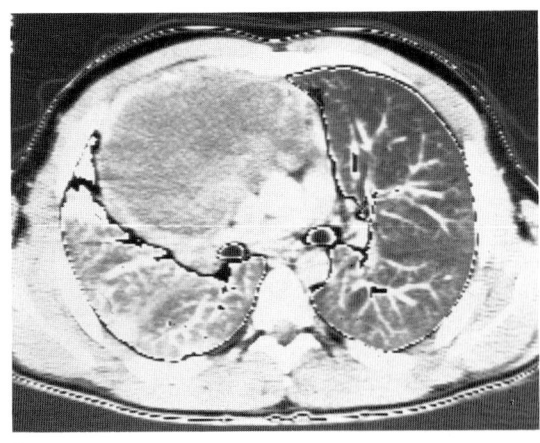

a

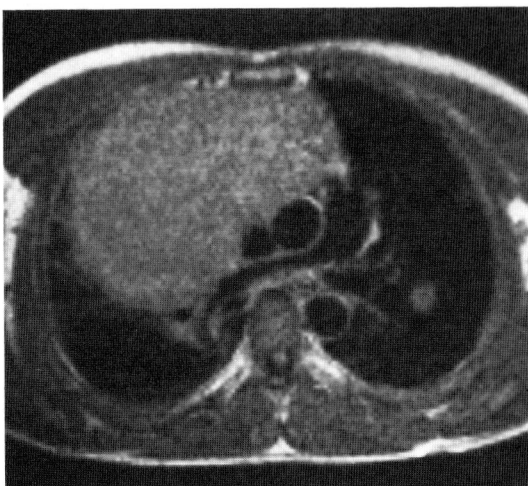

b

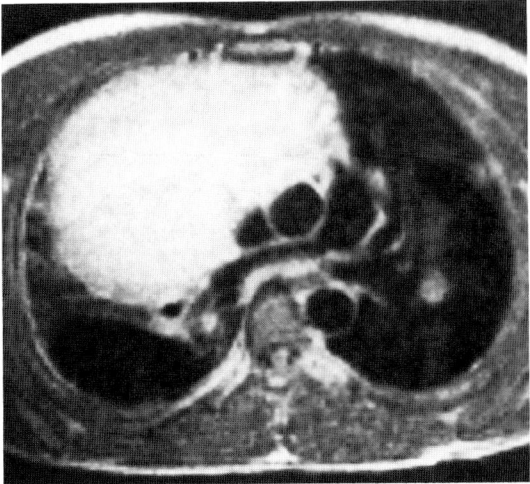

c

Abb. **37a–c** Teratom
a CT: Zentralnekrotischer Tumor im vorderen oberen Mediastinum mit Verlagerung der mediastinalen Gefäße nach dorsal
b Transversales KST: EKG-getriggert, TR 500/TE 35 ms
c Transversales KST: EKG-getriggert, TR 1500/TE 35 ms

Solider Tumor im vorderen oberen Mediastinum mit inhomogener Signalintensität und einer zunehmenden Signalintensität in der T2-gewichteten Sequenz als Hinweis auf die nekrotischen Veränderungen im gesamten Tumor. Kompression und Verlagerung der mediastinalen Gefäße sowie Metastase im Bereich der linken Lunge

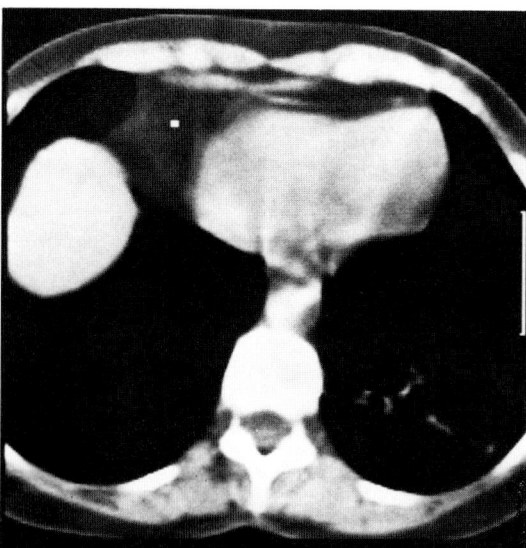

Abb. **38** Parakardiales Lipom rechts mit typischen Dichtewerten (−104 HE)

eine diffuse Fetteinlagerung in das mediastinale Bindegewebe bezeichnet, die eine Verbreiterung des oberen Mediastinums hervorruft. Sie wird häufig nach Langzeittherapie mit Kortikosteroiden, beim Morbus Cushing und bei allgemeiner Fettsucht beobachtet.

Klinische Symptome treten beim Lipom und der Lipomatosis mediastinalis nicht auf. Das weiche Fettgewebe führt nicht zur Kompression oder Verlagerung von Organen, sondern paßt sich diesen Strukturen an.

Fetthaltige Tumoren können auf den *Thoraxaufnahmen* durch ihre niedrige Gewebedichte bei gleichzeitiger guter Abgrenzbarkeit benachbarter Mediastinalstrukturen (Silhouettenzeichen) vermutet werden. Bei Lageänderungen läßt sich eventuell eine Formänderung nachweisen. Mit konventionellen Untersuchungsmethoden ist jedoch eine Unterscheidung von fetthaltigen malignen Tumoren meist nicht möglich (SINNER 1980). Die *Abgrenzung benigner Lipome* und der *Lipomatosis* von *fetthaltigen Mischtumoren* ist daher von entscheidender Bedeutung. Die Methode der Wahl ist die *Computertomographie* (ROHLFING u. Mitarb. 1977, BEIN u. Mitarb. 1978, HORNER u. Mitarb. 1978, SINNER 1980). Homogene Strukturen und Dichtewerte um − 100 HE sprechen eindeutig für ein Lipom oder eine Lipomatosis und bedürfen keiner weiteren Abklärung (Abb. 38). Inhomogene Strukturen mit unterschiedlichen Dichtewerten, die zum Teil Wasserdichte (0 HE) erreichen, müssen als Mischtumoren angesehen und weiter abgeklärt werden. Eine Möglichkeit ist die computertomographisch gezielte Punktion der mediastinalen Raumforderung. Verlagerung, Kompression oder Infiltration von mediastinalen Strukturen sind ebenfalls als Hinweis auf einen malignen fetthaltigen Tumor zu werten.

Zwerchfellhernien mit abdominellem Fettgewebe (Omentum majus) im Bereich des Foramen Morgagni oder Bochdalek und paravertebrale Lipome können computertomographisch ebenfalls sicher diagnostiziert werden (ROHLFING u. Mitarb. 1977, BEIN u. Mitarb. 1978, SINNER 1980) (Abb. **39a** u. **b** u. **40a−d**).

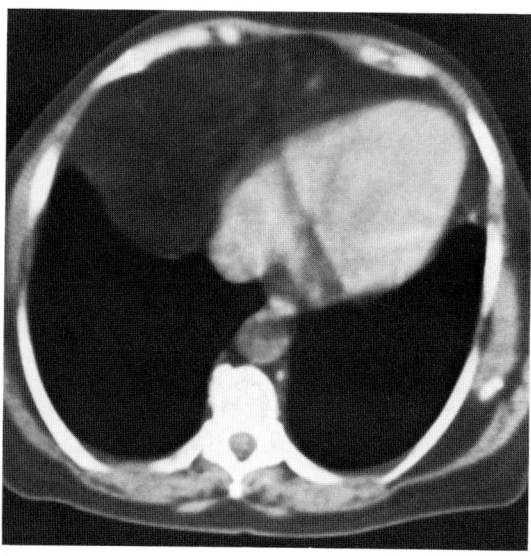

a

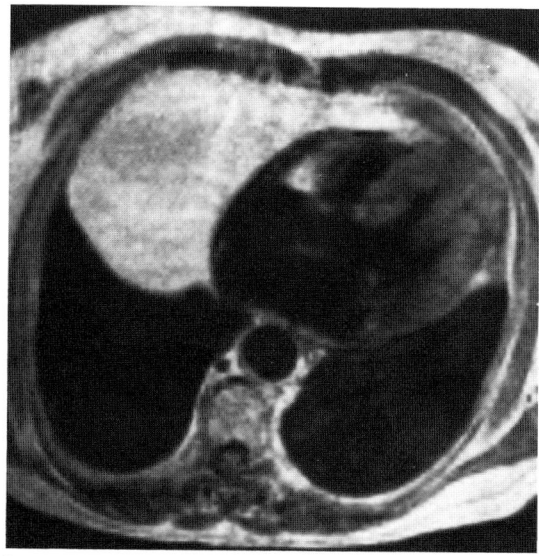

b

Abb. **39a** u. **b**   Morgagni-Hernie
a CT: Fettgewebe im rechten cardiophrenischen Winkel mit einigen fibrotischen Einlagerungen

b KST: EKG-getriggert, TR 800/TE 35 ms, signalreiche Raumforderung im rechten cardiophrenischen Winkel, gleiche Signalintensität wie subkutanes Fettgewebe

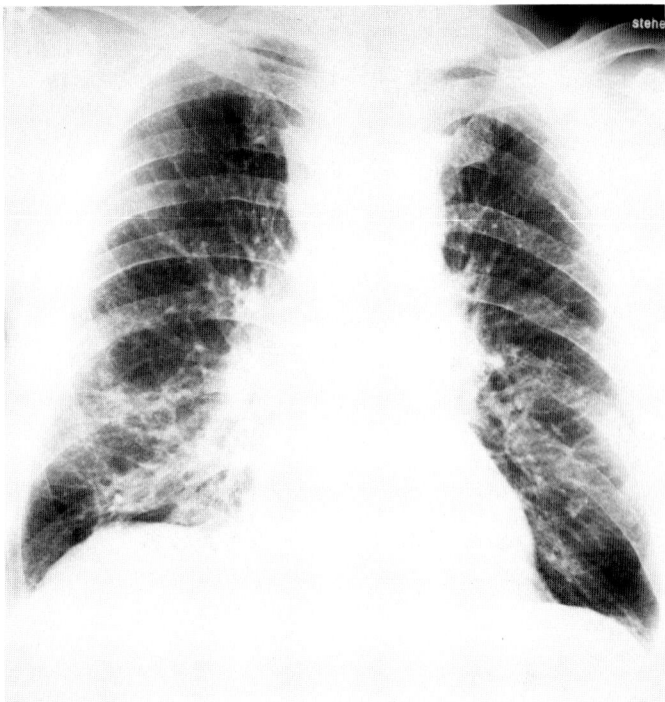

a

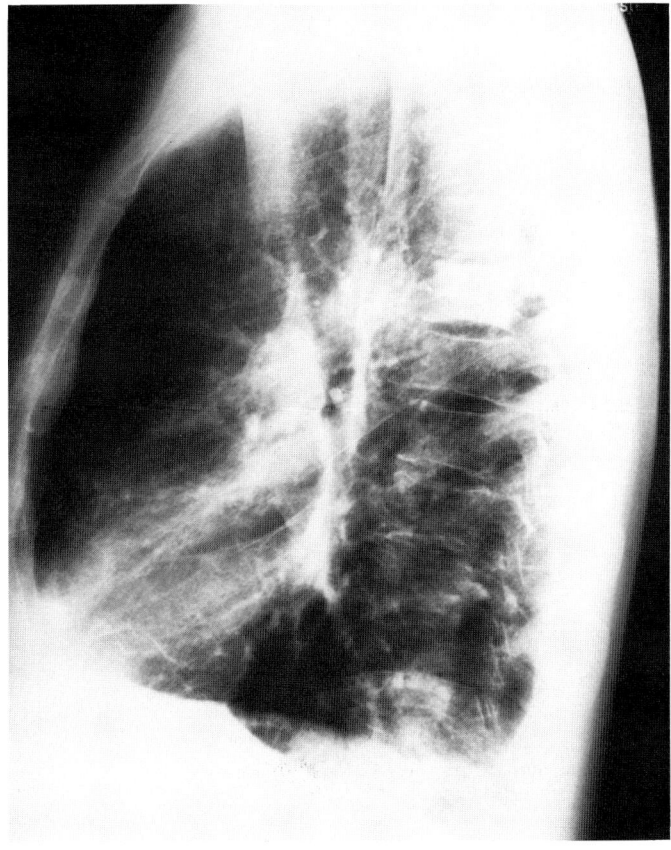

Abb. **40a–d** Bochdaleksche Hernie
a–c Thoraxübersichtsaufnahmen und
Tomographie   a.-p.:   Weichteildichte
Raumforderung links retrokardial (1), als
Nebenbefund osteoplastische Metastase
des 5. BWK bei bekanntem Prostatakarzinom

b   Abb. **40c** u. **d** ▶

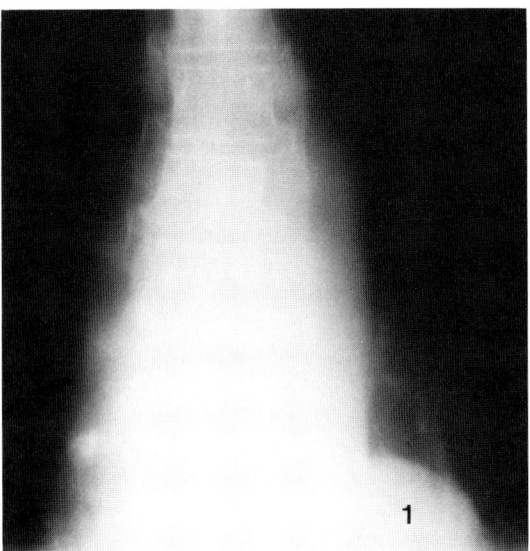

Abb. **40 c**

Fibrom und Fibrosarkom

Etwa 4% der primären Mediastinaltumoren sind Fibrome oder Fibrosarkome (PEABODY u. Mitarb. 1954). Die gutartigen Fibrome liegen häufiger im vorderen Mediastinum, die Fibrosarkome häufiger im hinteren Mediastinum (LEIGH u. WEENS 1969). Die derbe Konsistenz führt zur Verlagerung angrenzender Mediastinalorgane. Sie zeigen keine charakteristischen Unterschiede zu anderen soliden Raumforderungen.

Hämangiom

Gefäßtumoren treten im Mediastinum in etwa 1% der Fälle auf (WASSNER u. Mitarb. 1970). Die verschiedenen Formen (kavernöses Hämangiom, Hämangioendotheliom, Endotheliom, Hämangiosarkom) sind zum Teil angiographisch voneinander differenzierbar. Sie können im Rahmen einer generalisierten Erkrankung multipel auftreten. Sie sind in der Regel scharf begrenzt und weisen hin und wieder Phlebolithen auf (LEIGH u. WEENS 1969). Infiltrationen des Spinalkanales und Knochenarrosionen werden beschrieben. Bei nichtoperablen Gefäßtumoren stellt die Tumorembolisation eine mögliche Therapieform dar.

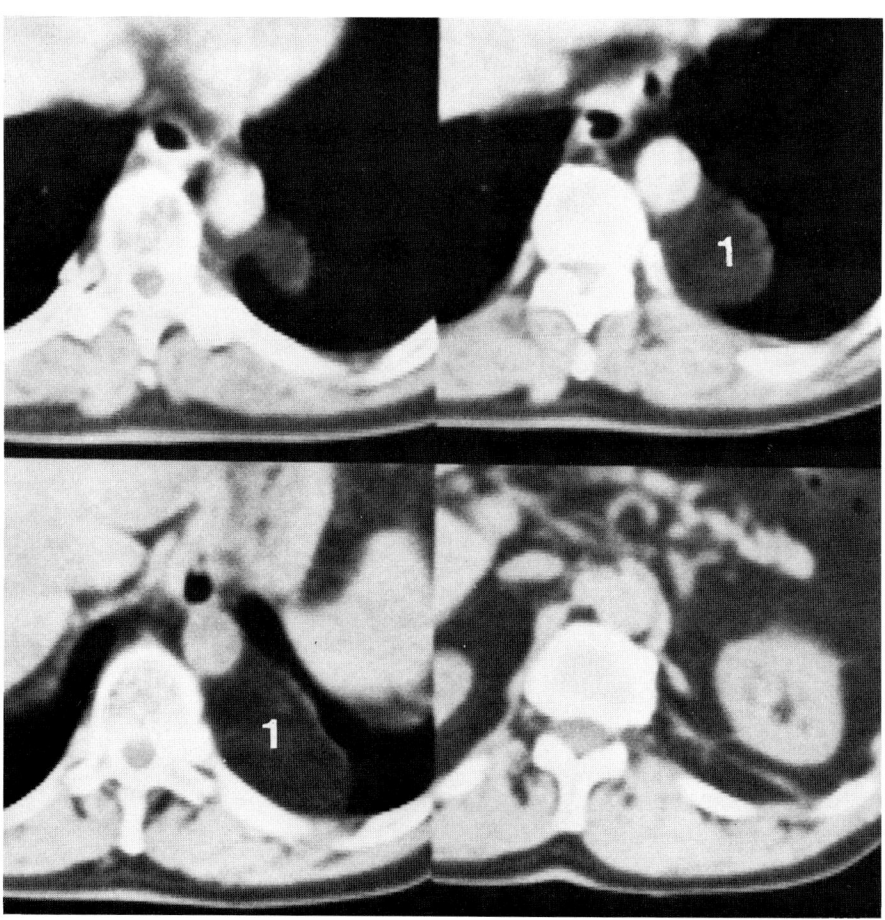

Abb. **40 d**   Computertomogramm: Bochdaleksche Hernie (Trigonum lumbocostale links) mit Vorwölbung von Fettgewebe (1) in die linke Paravertebralregion

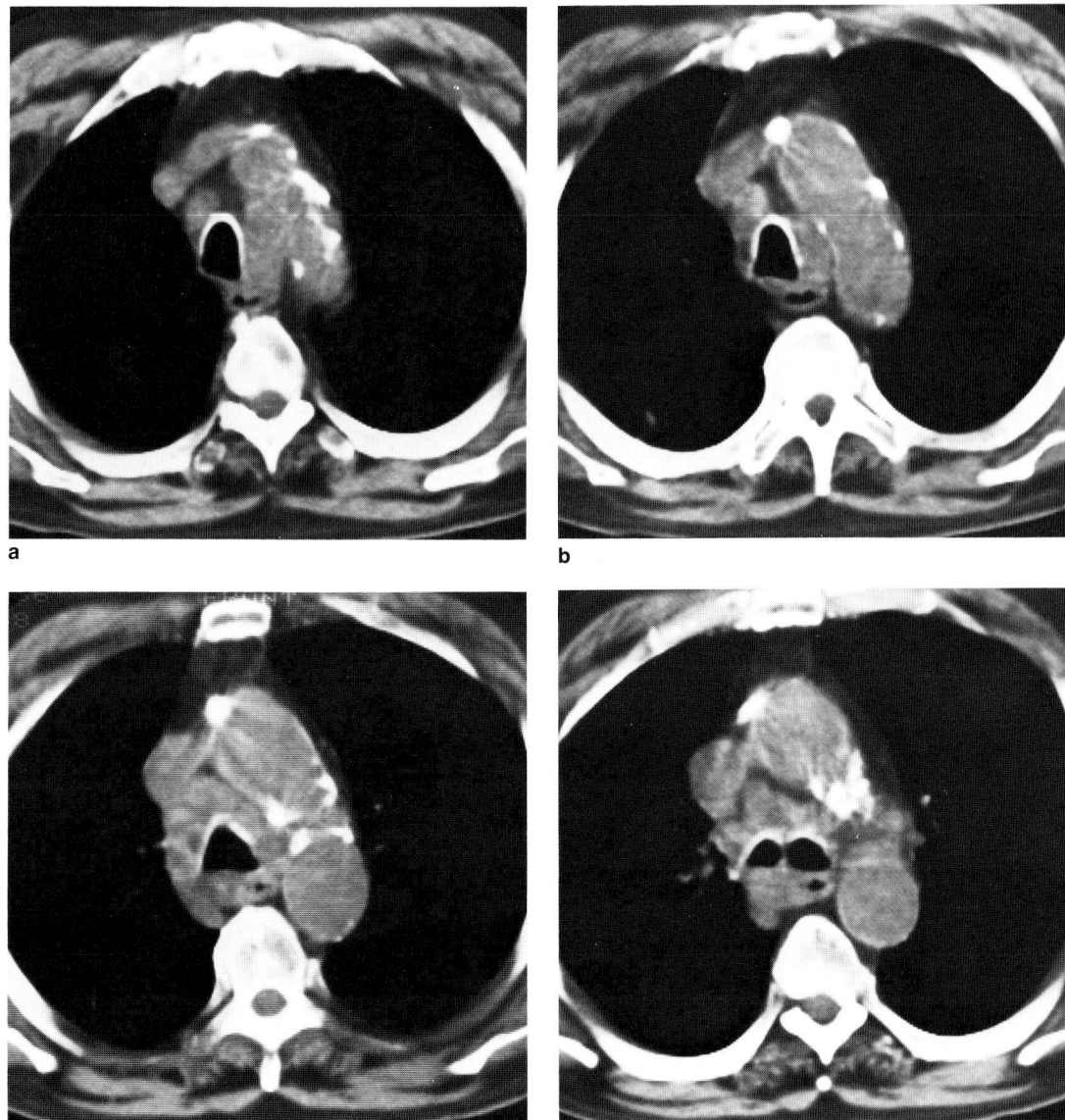

a

b

c

d   Abb. **41 e–h** ▶

Abb. **41 a–h**   Mediastinale Lymphknoten
a–d Bronchialkarzinom mit paratrachealen und paraösophagealen Lymphknotenmetastasen

Lymphangiom (Hygrom)

Die Häufigkeit der Lymphangiome im Mediastinum
liegt ebenfalls bei etwa 1%. Man kann eine kavernöse
und zystische Form unterscheiden. Von vielen Autoren
werden sie als angeborene Mißbildungen eingestuft. Histologisch handelt es sich um dünnwandige, endothel-
ausgekleidete, zystische Lymphräume, die von
Lymphgewebe, Fett und Muskelgewebe umschlossen
werden. Durch ihre weiche Konsistenz verursachen sie
nur selten Symptome. Sie können jedoch wie maligne
Tumoren in die Nachbarorgane einwachsen (FEUTZ u.
Mitarb. 1973).
Lymphangiome fallen meist als homogene Raumforderungen im *Thoraxbild* auf. Ein gleichzeitiges Auftreten
eines *Chylothorax* wird in der Literatur beschrieben.
Die Diagnostik muß sich bei diesen seltenen Tumoren

auf einen Ausschluß anderer mediastinaler Raumforderungen beschränken. Auch die scheinbar bevorzugte
Lokalisation im rechten oberen Mediastinum kann nur
als Hinweis gewertet werden. Kombinationen mit anderen angiomatösen Mißbildungstumoren kommen vor
(RAU u. Mitarb. 1979).

Lymphknotenvergrößerungen

Lymphknotenvergrößerungen stellen die häufigste Ursache mediastinaler Raumforderungen dar.
Ihre Häufigkeit wird mit 20–25% angegeben
(LYONS u. Mitarb. 1959, SABISTON 1970). Sie treten bei zahlreichen akuten und chronischen Entzündungen, spezifischen Entzündungen, lymphatischen Systemerkrankungen oder als Lymphknotenmetastasen auf. Die Lokalisation der
Lymphknotenvergrößerungen läßt bei einigen

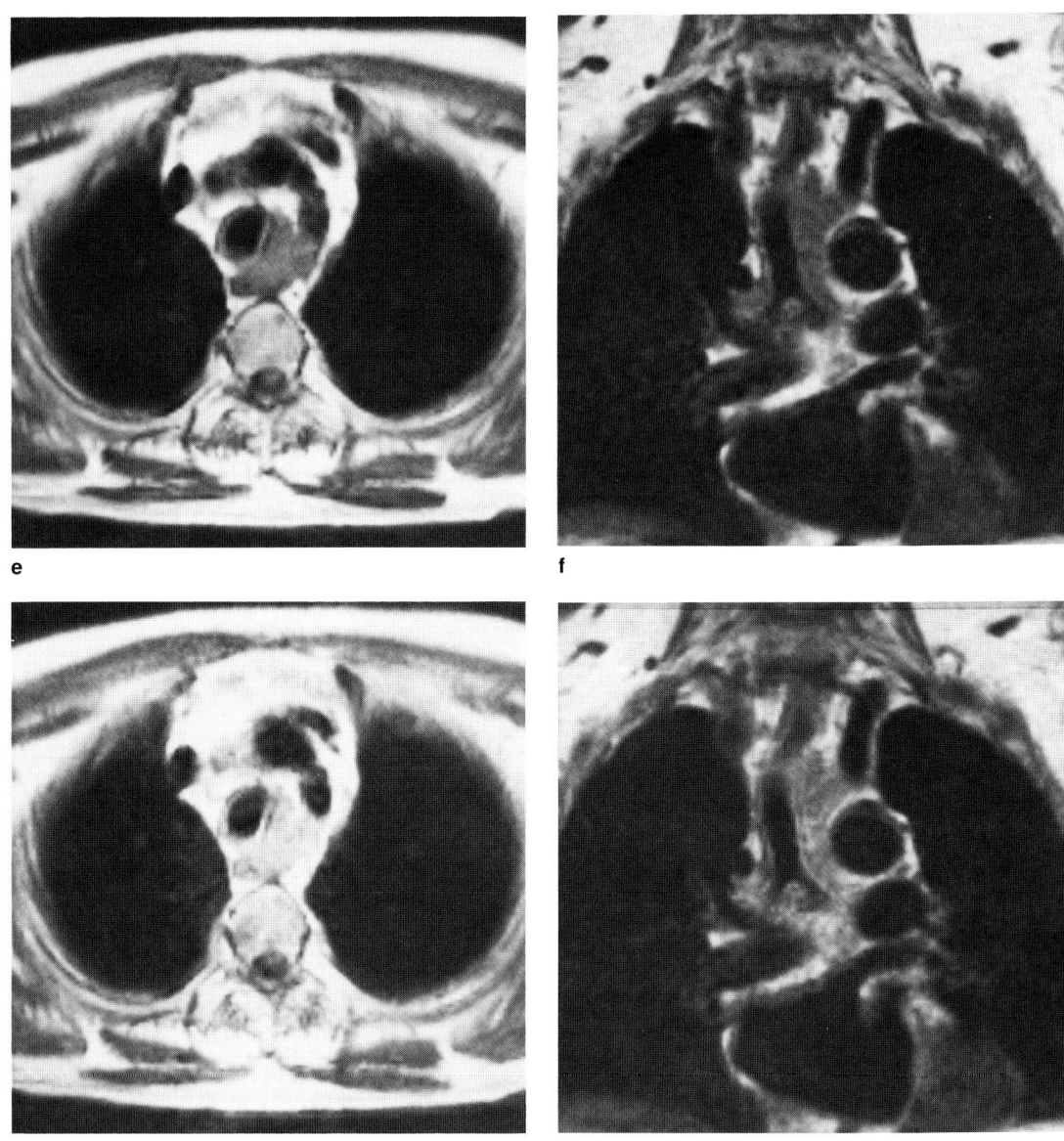

e

f

g

h

Abb. 41 e–h

e u. f   KST (ohne Kontrastmittel): transversale und frontale Schnittführung, EKG-getriggert, TR 500/TE 30 ms
g u. h   KST (mit Gadolinium-DTPA): transversale und frontale Schichtung, EKG-getriggert, TR 500/TE 30 ms
Großer Kontrastunterschied zwischen den Lymphknotenmetastasen und dem mediastinalen Fettgewebe, gute Abgrenzbarkeit der Trachealwand in beiden Nativschichten (e, f).

Deutliche Kontrastaufnahme der Metastasen und des zentralen Tumors im Bereich des rechten Hilus mit endobronchialer Ausdehnung, Kontrastverlust zwischen den Lymphknotenmetastasen und dem mediastinalen Fettgewebe, Kontrastaufnahme im Bereich des Epithels der Trachea nach intravenöser Kontrastmittelgabe von Gadolinium-DTPA (g, h).

Erkrankungen einen Rückschluß auf die Grunderkrankung oder den Sitz des Primärtumors zu.
Zufluß- und Abflußgebiete der einzelnen Lymphknotenstationen sind bereits im Kapitel topographische Anatomie beschrieben worden. Im folgenden soll der *Lymphknotenbefall* einzelner Krankheitsbilder dargestellt werden. Eine solche Analyse birgt auch bei charakteristischen Bil-

dern die Gefahr der Fehlinterpretation, da klinischer Befund und Verlaufskontrollen wesentlichen Einfluß auf die Diagnosestellung haben. Bei fortgeschrittenen malignen Erkrankungen mit multiplen Lymphknotenvergrößerungen wird durch Überschreitung der charakteristischen Lymphknotengruppen die Interpretation ebenfalls erschwert. Bei unklarer Ätiologie von

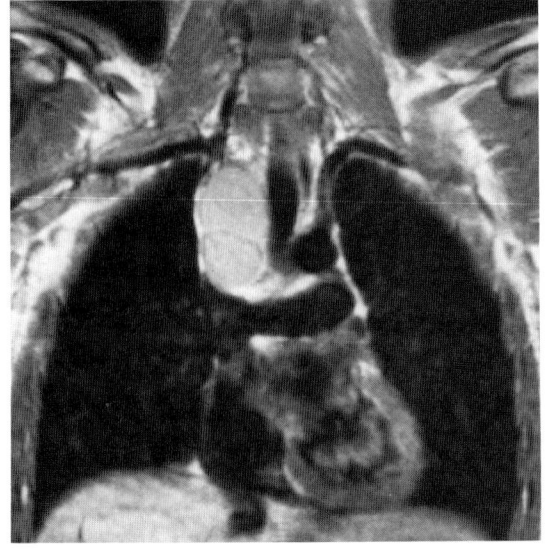

a

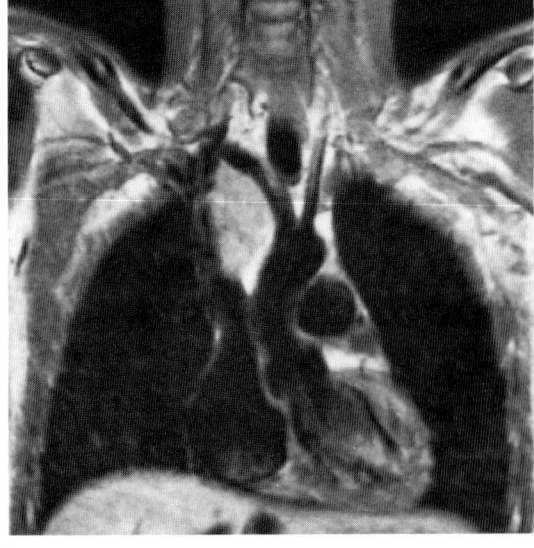

b

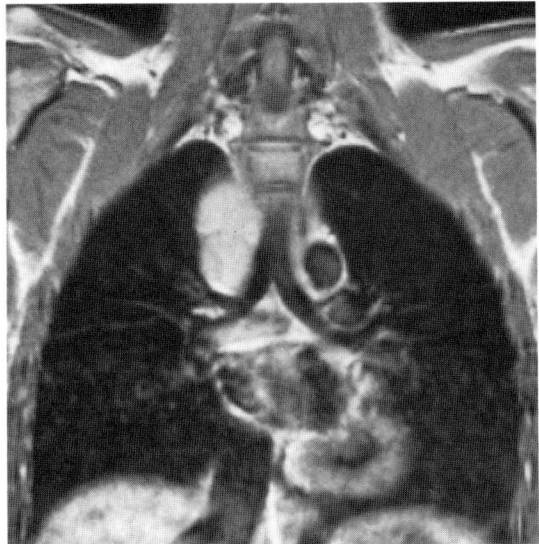

c

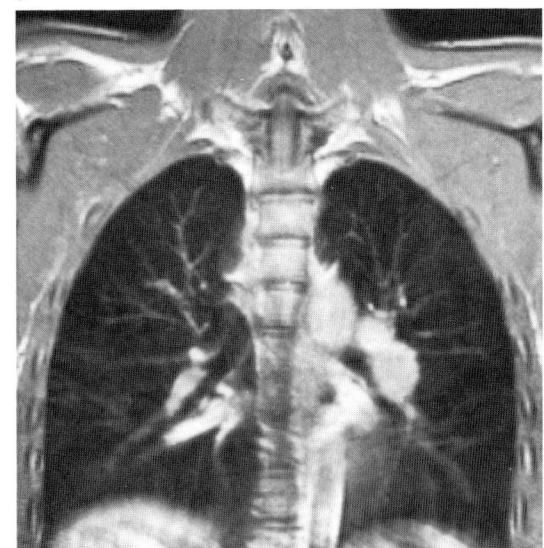

d

Abb. **42 a–d** Morbus Hodgkin
a–d Frontales KST: EKG-getriggert, TR 1000/TE 17 ms
Morbus Hodgkin mit Beteiligung der mediastinalen und hilären Lymphknoten beidseits. Die frontale

Schichtebene erlaubt eine exakte Beurteilung des Lymphknotenbefalls bei gleichzeitiger Beurteilung aller mediastinalen Strukturen, insbesondere der großen Gefäße in dieser T1-gewichteten Sequenz

Lymphknotenvergrößerungen ist immer eine *histologische Abklärung* notwendig.
Weder Computertomographie noch Kernspintomographie erlauben eine sichere Differenzierung zwischen entzündlich veränderten oder metastatisch befallenen Lymphknoten bzw. Lymphknotenvergrößerungen im Rahmen einer lymphatischen Systemerkrankung. Lediglich die Vergrößerung des Lymphknotens ist als diagnostisches Kriterium verwendbar (Abb. **41 a–h**) (BERQUIST u. Mitarb. 1984, WEBB u. Mitarb. 1985). Die frontale Schichtung in der Kernspintomogra-

phie (Abb. **42 a–d**) erlaubt eine sehr übersichtliche Darstellung des Lymphknotenbefalls im gesamten Thoraxraum, hat jedoch keinen diagnostischen Vorteil im Vergleich zu transversalen CT-Bildern (WEBB u. Mitarb. 1984). Maligne Lymphome haben ähnliche T1 und T2-Zeiten wie eine Vielzahl anderer solider Mediastinaltumoren und zeigen eine signifikante Kontrastaufnahme nach intravenöser Kontrastmittelgabe von Gadolinium-DTPA (Abb. **43 a–d**).

Lymphogranulomatose (Morbus Hodgkin)
Die Lymphogranulomatose manifestiert sich primär zu 70% in zervikalen und axillären, jedoch

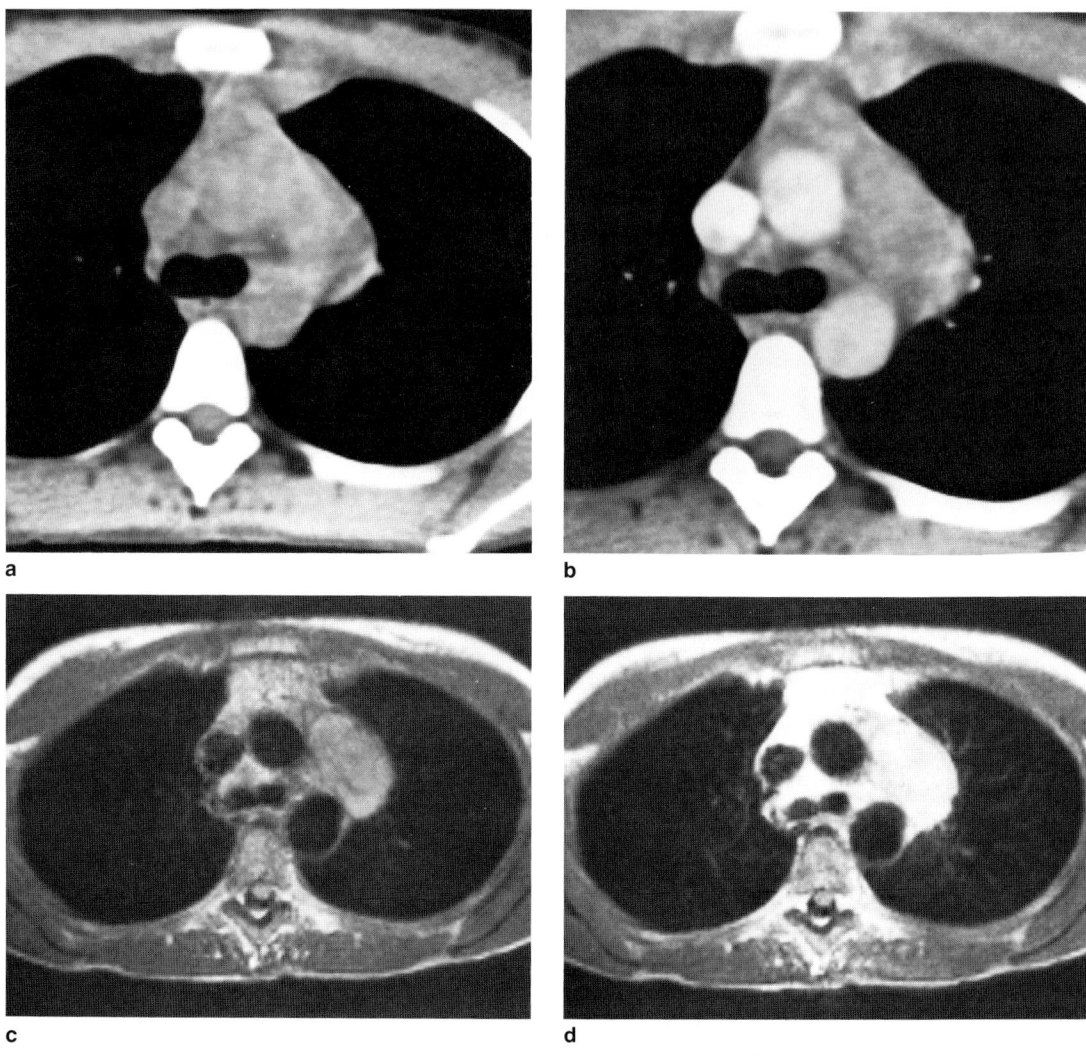

Abb. **43a–d** Morbus Hodgkin

a u. **b** CT nativ und nach intravenöser Kontrastmittelgabe in Bolustechnik: Diffus wachsendes Lymphom im
Bereich des vorderen oberen Mediastinums mit Infiltration des Fettgewebes, retrotrachealen Lymphknoten
und Lymphknoten im aortopulmonalen Fenster, die
eine geringe Kontrastmittelaufnahme aufweisen

c KST (ohne Kontrastmittel), EKG-getriggert, TR
500/TE 30 ms

d KST (mit Gadolinium-DTPA), EKG-getriggert, TR
500/TE 30 ms

Die Lymphknoten paratracheal sowie der infiltrierend
wachsende Anteil des Lymphoms ventral des Aortenbogens weisen eine deutliche Signalintensitätszunahme nach Gabe von Gadolinium-DTPA auf bei
gleichzeitigem Verlust des Kontrastes zwischen den
Lymphknoten und dem mediastinalen Fettgewebe.
Das infiltrierte Fettgewebe im Bereich des vorderen
oberen Mediastinums weist eine deutlich unterschiedliche Signalintensität im Vergleich zu dem subkutanen
Fettgewebe auf (**c**)

nur zu 15% primär in mediastinalen Lymphknoten. Zum Zeitpunkt der Diagnosestellung läßt
sich in 67% und im Verlauf der Erkrankung in
90% der Fälle ein intrathorakaler Befall nachweisen (VOCK u. Mitarb. 1981). Besonders häufig
scheint der mediastinale Befall bei der *nodulär
sklerosierenden Form* aufzutreten (ROSTOCK u.
Mitarb. 1982). Die Ausbreitung der Erkrankung
von kranial nach kaudal erfolgt in der Regel kontinuierlich in die benachbarten Lymphknotenstationen, d.h. von der rechten Supraklavikularregion ins Mediastinum und von der linken Supra-

klavikularregion über den Ductus thoracicus ins
Retroperitoneum. Der *mediastinale Lymphknotenbefall* beim Morbus Hodgkin ist meist bilateral, aber asymmetrisch (Abb. **44a–e**). Die unbehandelten, weichteildichten Raumforderungen
weisen Dichtewerte von 30 bis 45 HE in der Computertomographie auf und lassen sich häufig
nicht mehr von den angrenzenden mediastinalen
Organen (z.B. Thymus) trennen. Beim *behandelten Morbus Hodgkin* sind häufig Verkalkungen
und inhomogene Tumorareale nachweisbar. Die
Lokalisation der Lymphknotenvergrößerungen

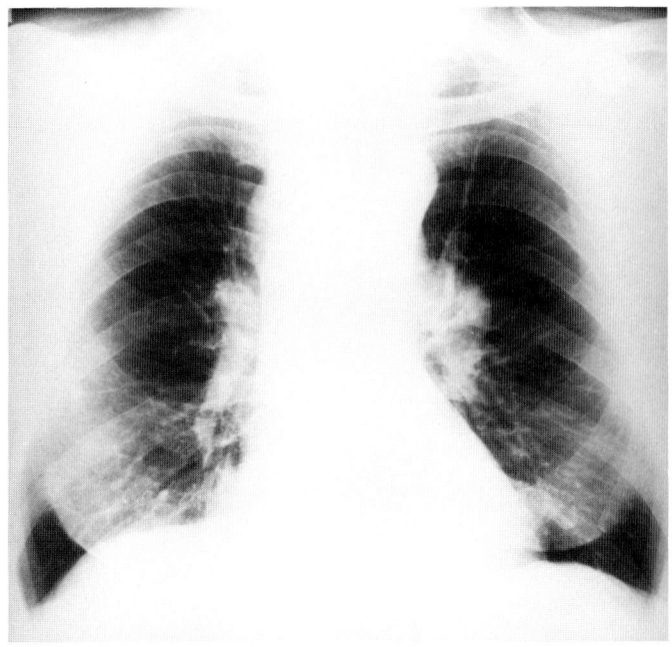

a

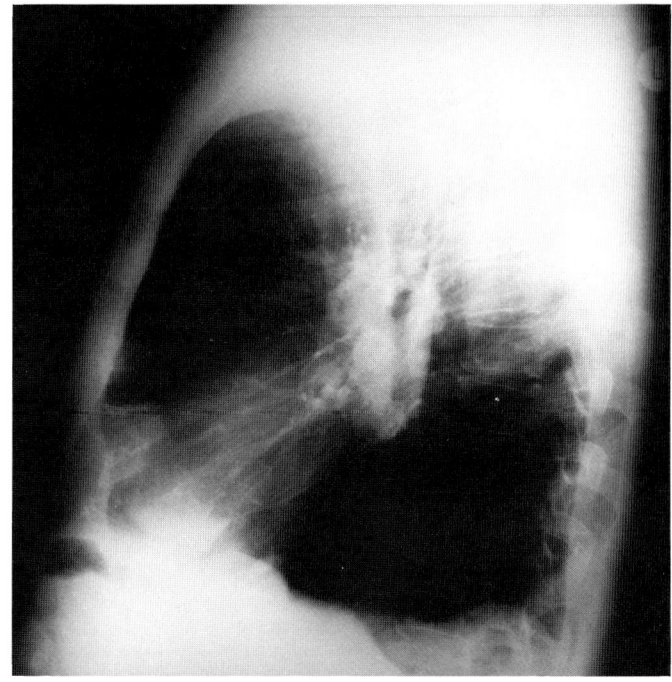

Abb. **44 a–e** Mediastinaler und hilärer Lymphknotenbefall bei Morbus Hodgkin **a** u. **b** Thoraxübersichtsaufnahmen: Asymmetrische Verbreiterung des oberen Mediastinums und der Hili   **b**

Abb. **44 c–e** ▶

zeigt ein relativ charakteristisches Bild: 78% in den Nodi lymphatici mediastinales anteriores, 74% paratracheal, 26% hilär, 25% subkarinal, 11% paraösophageal und retrokrural und 15% perikardial (VOCK u. Mitarb. 1981).

Non-Hodgkin-Lymphome

Die Non-Hodgkin-Lymphome haben ein ähnliches Verteilungsmuster des Lymphknotenbefalls wie der Morbus Hodgkin (Abb. **45**). Sie treten je-

doch im Vergleich zur Lymphogranulomatose erst in *höheren Altersgruppen* auf. Der intrathorakale Befall ist statistisch gesehen etwas niedriger als beim Morbus Hodgkin: 67% Morbus Hodgkin zu 43% Non-Hodgkin-Lymphome (FILLY u. Mitarb. 1976). Auch scheinen die paratrachealen und hilären Lymphknoten bei den Non-Hodgkin-Lymphomen etwas häufiger befallen zu sein als die Nodi lymphatici mediastinales anteriores.

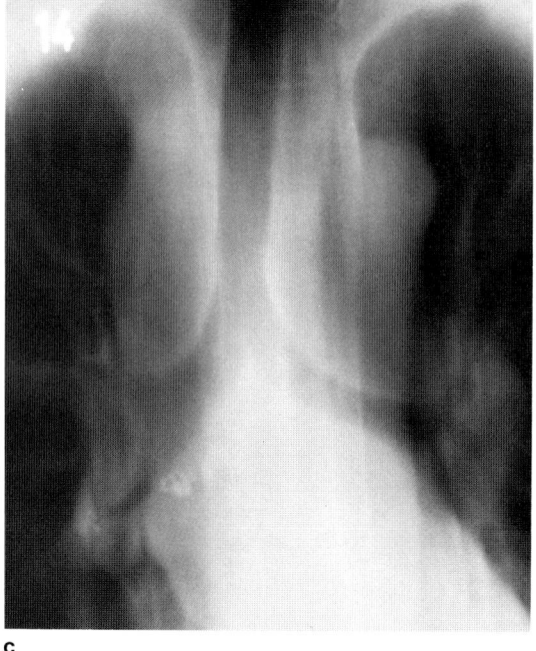

c

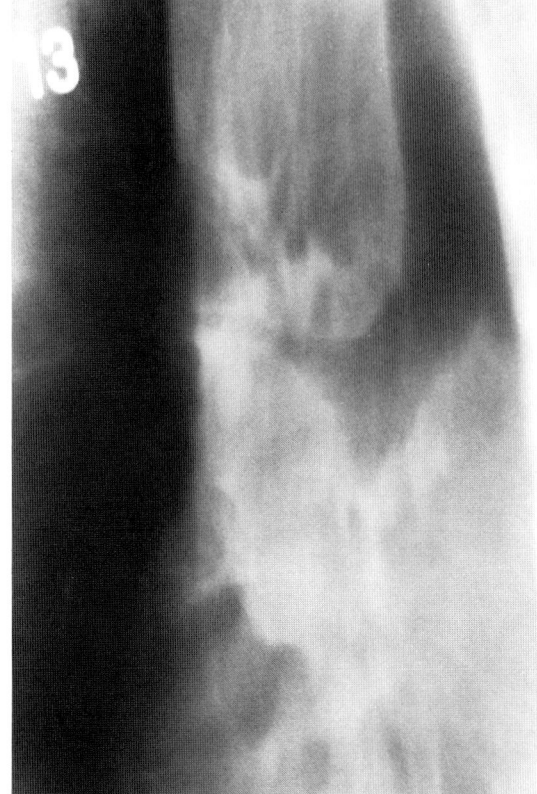

d

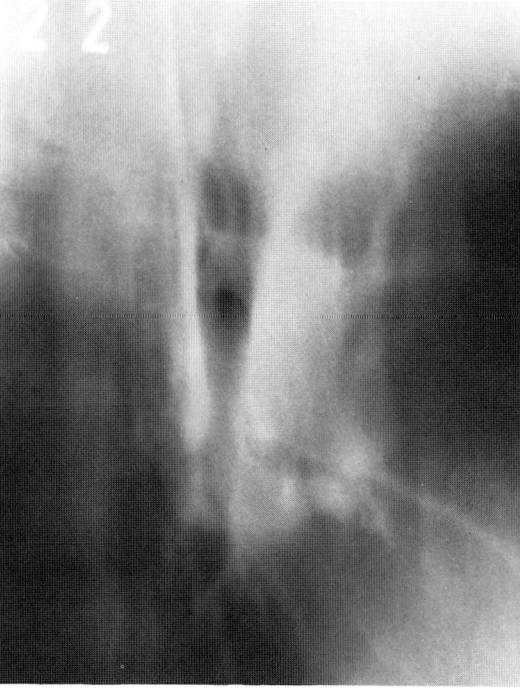

Abb. 44c   a.-p. Tomogramm
d   Schrägtomogramme mit 55 Grad
e   Seitliches Tomogramm. Teils verkalkte Lymphknotenvergrößerungen rechts paratracheal sowie im Bereich der Hili bei behandeltem Morbus Hodgkin

e

Sarkoidose (Morbus Boeck)

Die Sarkoidose weist im Stadium I im Vergleich zu den Lymphomen *vorwiegend hiläre Lymphknotenvergrößerungen* auf, die bilateral und symmetrisch angeordnet sind (Abb. **46 a–d**). Es kommt jedoch auch ein Befall der paratrachealen und subkarinalen Lymphknoten vor. Ein kurzfristiger einseitiger Befall der Lymphknoten kann in der Anfangsphase auftreten (Abb. **47 a–c**). Im Ver-

gleich zu den Lymphomen finden sich selten retrosternale Lymphknotenvergrößerungen (PUTMAN u. Mitarb. 1977).

Entzündliche Lymphknotenvergrößerungen

Entzündliche Lymphknotenvergrößerungen (z. B. Tuberkulose, Histoplasmose) betreffen meist die tracheobronchialen Lymphknoten. Ein *einseitiger Lymphknotenbefall* herrscht in der Regel vor. Ver-

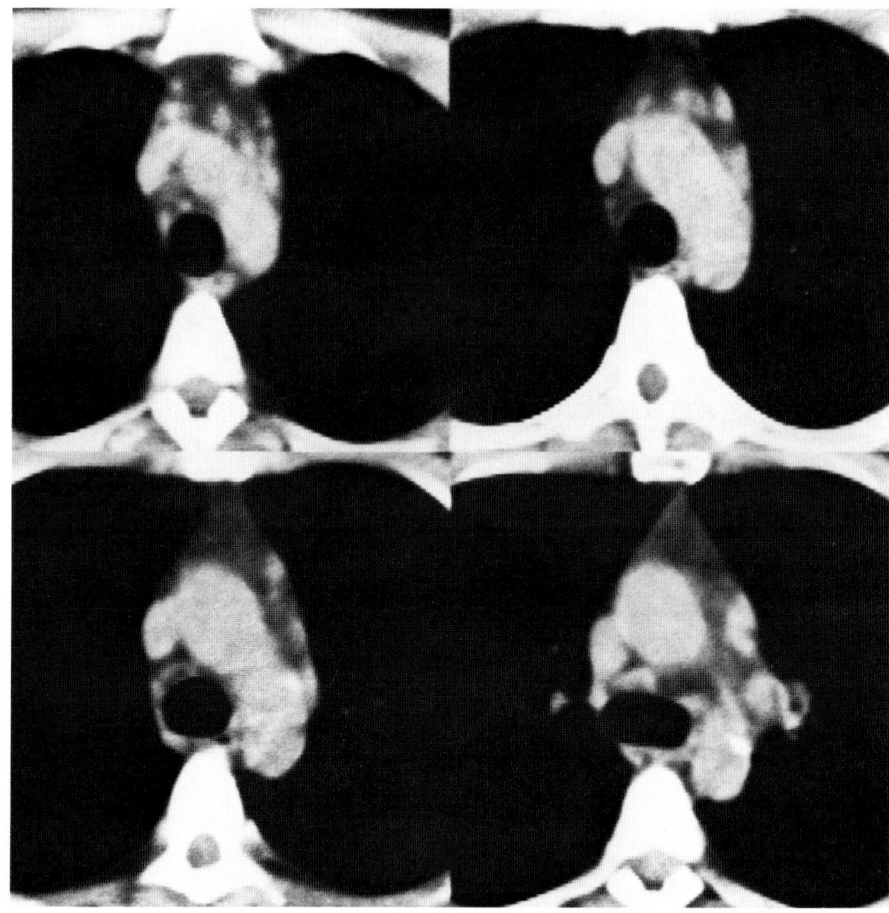

Abb. **45**   Lymphknotenvergrößerungen beim Non-Hodgkin-Lymphom: Pathologische Vergrößerungen der Nodi lymphatici mediastinales anteriores und der tracheobronchialen Lymphknoten

kalkungen in vergrößerten Lymphknoten sprechen für eine entzündliche Genese, beweisen sie aber nicht (Abb. **48**). Ihre differentialdiagnostische Abgrenzung von Lymphknotenvergrößerungen anderer Ätiologie ist häufig nur im Verlauf oder durch bioptische Abklärung möglich.

Lymphknotenhyperplasie

Ein relativ ungewöhnlicher Befund ist die solitäre Lymphknotenhyperplasie, die in jedem Alter auftreten kann, meist eine unklare Ätiologie aufweist und keine Geschlechtsdifferenz zeigt. In der Literatur wird die *solitäre Lymphknotenhyperplasie von einigen Autoren (*CASTLEMAN 1954) als eine Form der Lymphadenitis, von anderen (TUNG u. MC CORMACK 1967, STANFORD u. Mitarb. 1966) als ein Hamartom von Lymphgewebe angesehen. Diese gut abgrenzbare solide Raumforderung, die sehr groß werden kann (bis zu 16 cm Durchmesser), verursacht sehr selten Symptome. Trotzdem erfordert sie eine intensive Abklärung zum Aus-

schluß eines malignen Geschehens, d. h. letztendlich eine bioptische Sicherung (Abb. **49 a–d**).

Lymphknotenmetastasen beim Lungenkarzinom

Große Bedeutung hat der präoperative Nachweis von Lymphknotenvergrößerungen beim Staging des Lungenkarzinoms. Sie haben Einfluß auf die Prognose und das therapeutische Vorgehen. Bei operierten Patienten ohne Lymphknotenmetastasen liegt die *5-Jahres-Überlebensrate* in Abhängigkeit vom Tumortyp (kleinzellig – nicht kleinzellig) zwischen 30% und 45%. Bei mediastinalen Lymphknotenmetastasen sinkt die 5-Jahres-Überlebensrate auf weniger als 10% (MOUNTAIN 1974). Das Auftreten segmentaler oder interlobärer Lymphknotenvergrößerungen ohne den Nachweis weiterer Lymphknotenmetastasen scheint keinen Einfluß auf die Prognose zu haben (BERGH u. SCHERSTEN 1965, NOHL 1962). Zum Zeitpunkt der Diagnosestellung haben jedoch bereits 33% bis über 50% der Patienten mediastinale

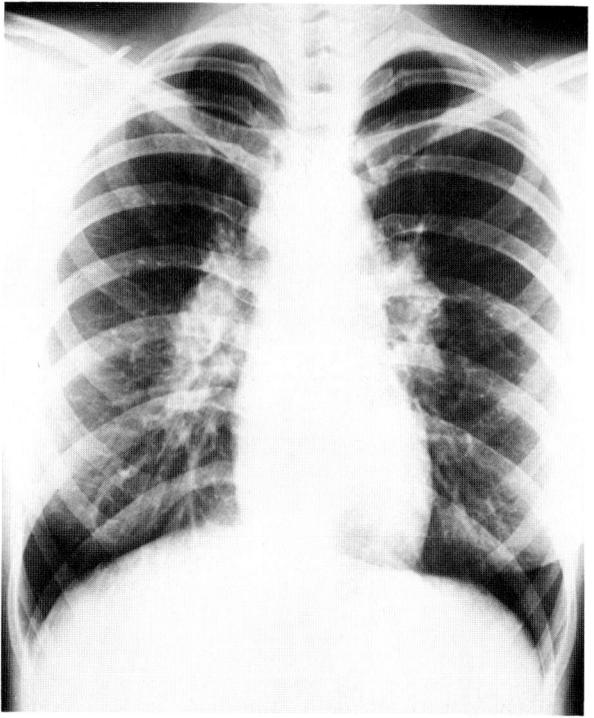

a

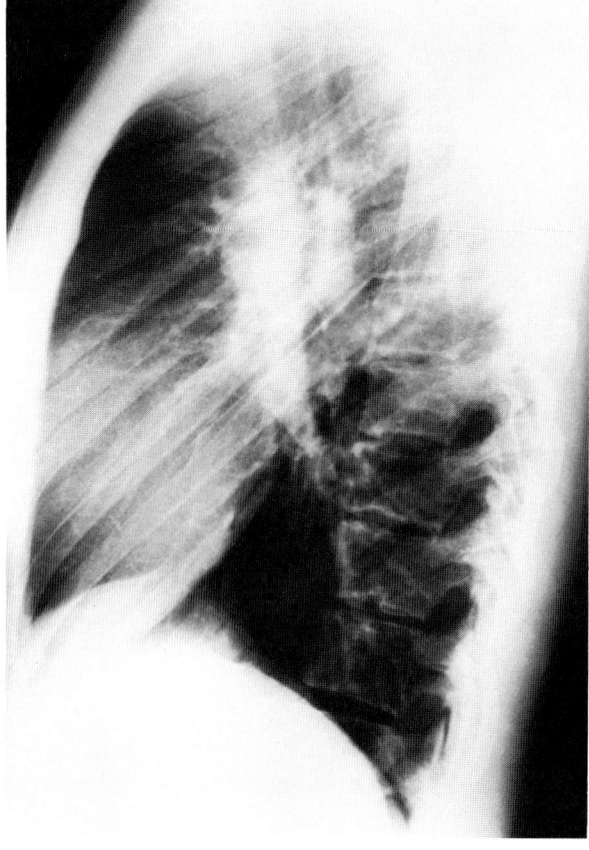

b

Abb. **46a–d**
Lymphknotenvergrößerungen bei Sarkoidose
a u. **b**   Thoraxübersichtsaufnahmen und **c** a.-p.
Tomogramm: Geringe Verbreiterung des obe-
ren Mediastinums, symmetrische hiläre Lymphknotenvergrößerungen

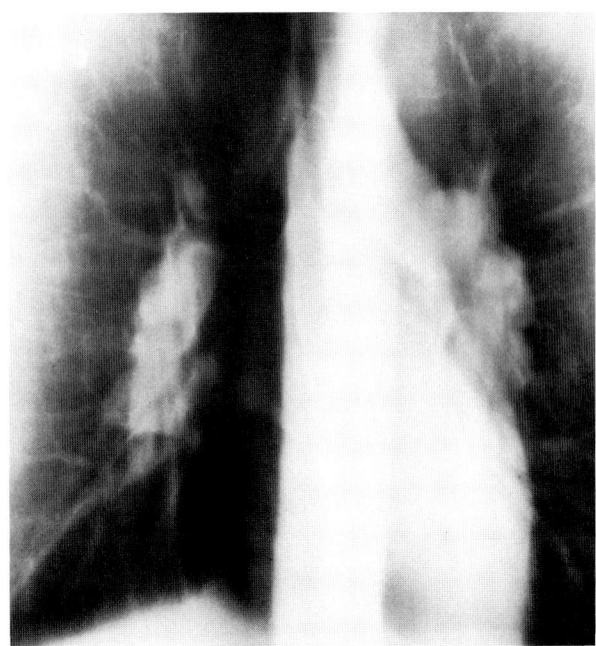

Abb. **46c**   Tomogramm

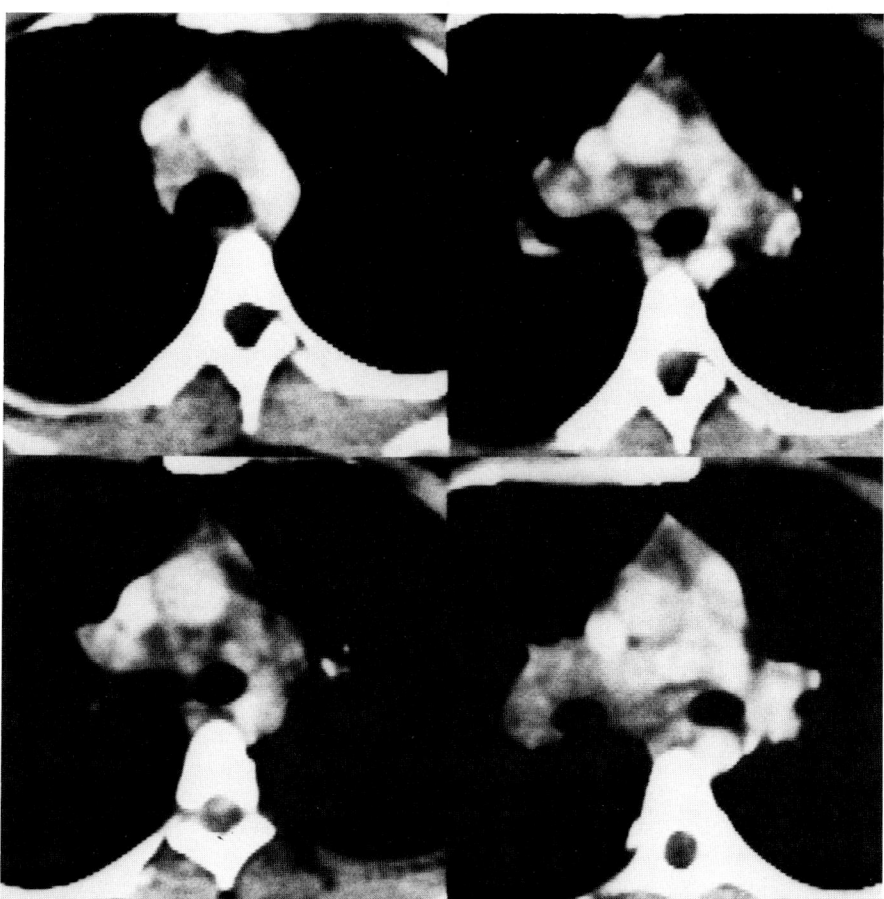

Abb. **46d**
Computertomogramm: Hiläre und tracheobronchiale Lymphknotenvergrößerungen

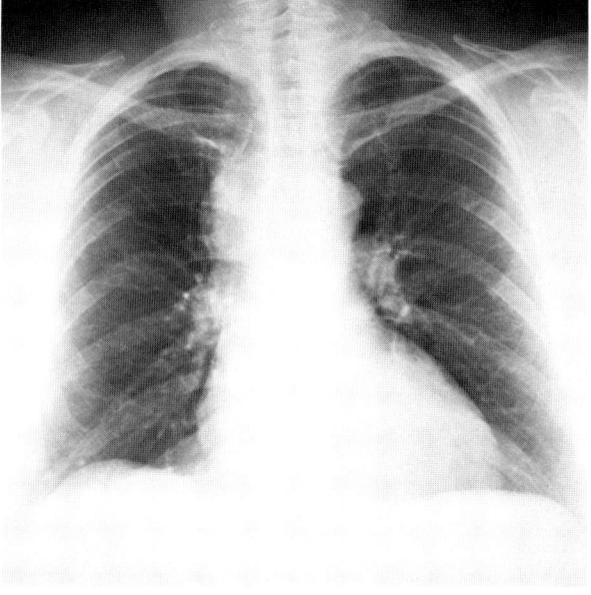

a

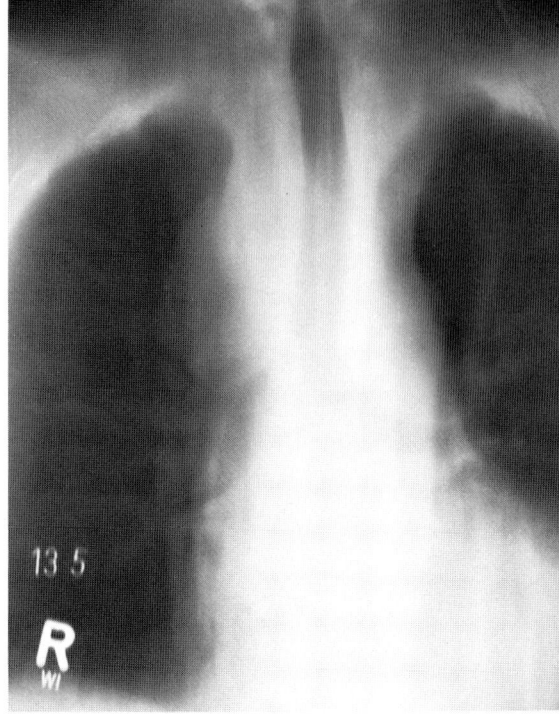

b

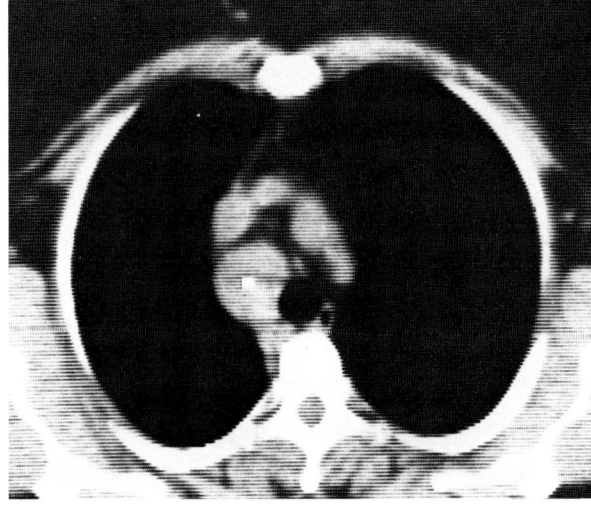

c

Abb. 47a–c
Einseitiger Lymphknotenbefall bei Sarkoidose
a   Thoraxübersichtsaufnahme
b   a.-p. Tomogramm: Verbreiterung des oberen Mediastinums nach rechts bei rechtsseitigen paratrachealen Lymphknotenvergrößerungen
c   Computertomogramm: paratracheale Lymphknoten rechts

Lymphknotenmetastasen (MOUNTAIN 1974, SOMMER u. Mitarb. 1981). Damit stehen vor allem die hilären und tracheobronchialen Lymphknoten im Blickpunkt des diagnostischen Interesses. Voraussetzung für ihre Beurteilung ist die Kenntnis der Lymphabflußgebiete aus den einzelnen Lungenlappen.

Die erste Lymphknotenstation bilden die hilären und die subkarinalen Lymphknoten (inferiore tracheobronchiale Lymphknoten), die bei einem operativen Vorgehen mitreseziert werden und deshalb bei der Unterteilung in homo- und kontralateralen Lymphknotenbefall nicht berücksichtigt werden müssen (Abb. 50a u. b). Sie stellen jedoch häufig den Ausgangspunkt für die *kontralaterale Metastasierung* dar. Weitere Querverbindungen finden sich aber auch im Bereich der

paratrachealen Lymphknoten. Als homo- bzw. kontralateralen Lymphknotenbefall werden Metastasen im Bereich der *superioren tracheobronchialen Lymphknoten* und der jeweiligen Supraklavikularregion bezeichnet. Nach einer Studie von NOHL-OSER (1972) findet sich ein deutlich häufigerer Befall homolateraler Lymphknoten bei rechtsseitigen Lungentumoren. Bei linksseitigen Lungentumoren treten homo- und kontralaterale Lymphknotenmetastasen ungefähr gleich häufig auf. Subkarinale Lymphknotenmetastasen bei rechtsseitigen Lungentumoren stammen fast ausschließlich von Unterlappentumoren. Linksseitig tritt der Befall der subkarinalen Lymphknoten sowohl bei Oberlappen- als auch bei Unterlappentumoren auf, wenn auch mit einer höheren Inzidenz bei Unterlappentumoren. Dies zeigt auch

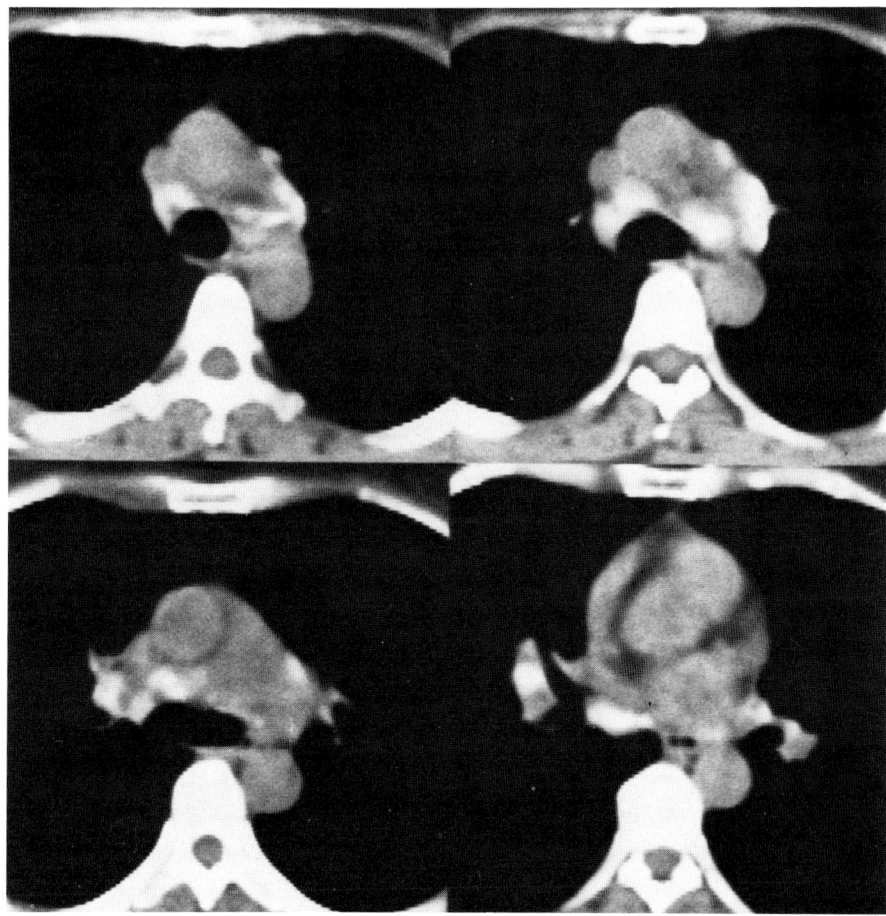

Abb. **48**   Sarkoidose: Verkalkte, pathologisch vergrößerte Lymphknoten hilär, mediastinal, auch im aortopulmonalen Fenster bei behandeltem Morbus Boeck

das Verhältnis von homolateralen zu kontralateralen Lymphknotenmetastasen (1 : 4) bei linksseitigen Unterlappentumoren. Bei Unterlappentumoren kommt es auch zum Auftreten von Lymphknotenmetastasen im Bereich des Lig. pulmonale und der paraösophagealen Lymphknoten (Tab. **1**).

Mediastinoskopische Untersuchungen (GOLDBERG u. Mitarb. 1974), die das Auftreten von kontralateralen Lymphknotenmetastasen bei linksseitigen Tumoren mit 55% und bei rechtsseitigen Tumoren mit 62% angeben, stehen in einem gewissen Gegensatz zu der oben genannten Untersuchung. Die Zahlen von GOLDBERG für das alleinige Auftreten von kontralateralen Lymphknotenmetastasen von 2% bei rechtsseitigen und 24% bei linksseitigen Lungentumoren heben jedoch diesen Widerspruch zum großen Teil wieder auf. Unterschiedliche Einteilungskriterien und Patientenkollektive bedingen diese differierenden Zahlen in der Literatur. Sie unterstützen jedoch auch die Meinung, daß die Variationsmöglichkeiten der

Tabelle **1**   Häufigkeit mediastinaler Lymphknotenmetastasen beim Lungenkarzinom in Abhängigkeit von der Tumorlokalisation (nach *Nohl-Oser*)

Lymphknoten-metastasen	Tumorlokalisation		
	rechte Lunge (n = 316)	rechter Oberlappen (n = 169)	rechter Unterlappen (n = 81)
homolateral	49,0%	50,0%	31,0%
kontralateral	4,1%	4,0%	5,0%
subkarinal	5,4%	0,2%	11,0%
	linke Lunge (n = 248)	linker Oberlappen (n = 150)	linker Unterlappen (n = 53)
homolateral	13,0%	12,6%	7,5%
kontralateral	15,0%	9,3%	28,0%
subkarinal	8,9%	4,7%	13,2%

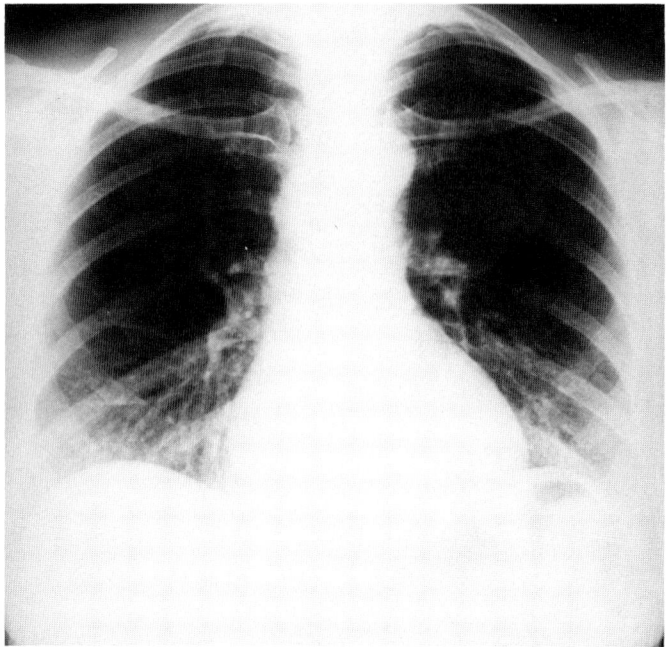

a

b

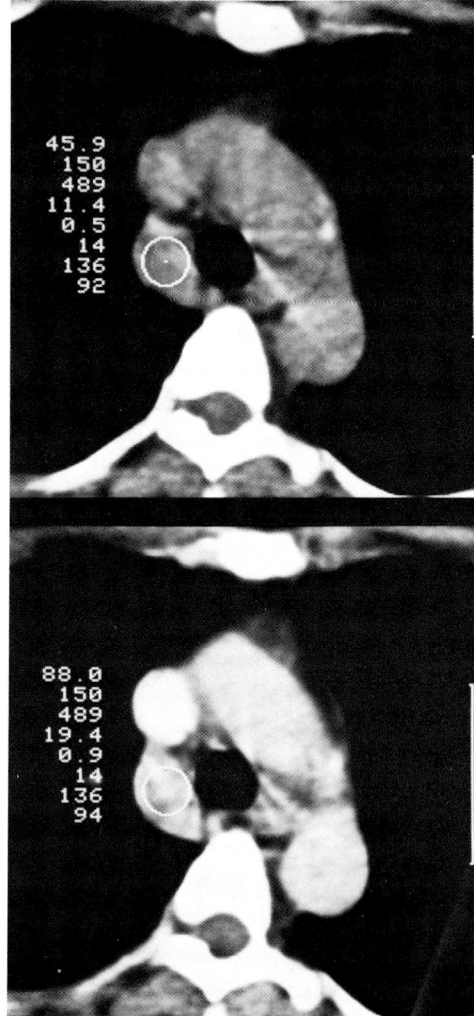

Abb. **49a–d**   Solitäre Lymphknotenhyperplasie des Azygos-lymphknotens
a   Thoraxübersichtsaufnahme: 59jährige Patientin, Auftreten einer ca. 2 cm großen Raumforderung im rechten oberen Mediastinum innerhalb eines Jahres
b   a.-p. Tomogramm: Weichteildichte Raumforderung (1) kranial der V. azygos (2)
c   Computertomogramm: 2 cm große Raumforderung in Höhe des Azygosbogens (Dichtewert nativ 45,9 HE), nach intravenöser Kontrastmittelbolusinjektion Dichteanstieg auf 88 HE, bedingt durch die direkte Lage am Azygosbogen   **c**

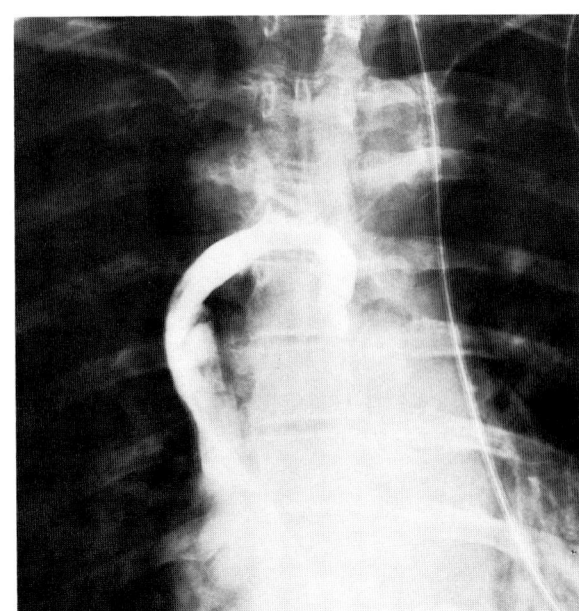

Abb. **49 d**   Azygographie: Bei der retrograden Darstellung der V. azygos eindeutige Trennung der Raumforderung vom Azygosbogen möglich. Histiologische Diagnose (durch mediastinoskopische Biopsie): unspezifisch entzündlich verändertes Lymphknotengewebe

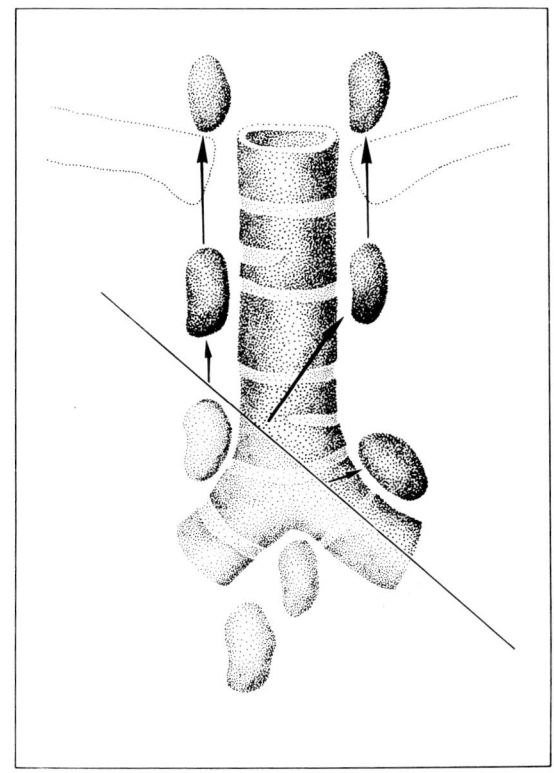

a

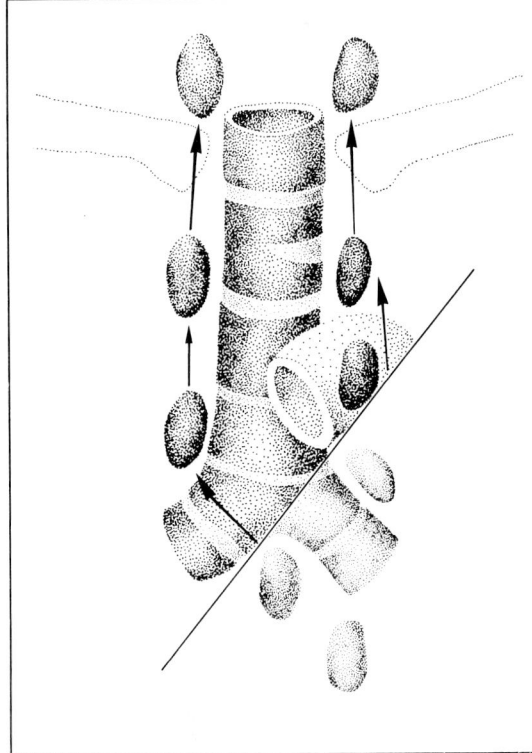

b

Abb. **50a** u. **b**   Schema der lymphogenen Metastasierung rechtsseitiger (**a**) und linksseitiger (**b**) Lungentumoren im oberen Mediastinum. Die schrägen Linien markieren die Grenze, von der an eine Metastasierung im oberen Mediastinum anzunehmen ist (Zahlenangaben s. Text und Tab. 1) (nach *Nohl-Oser*)

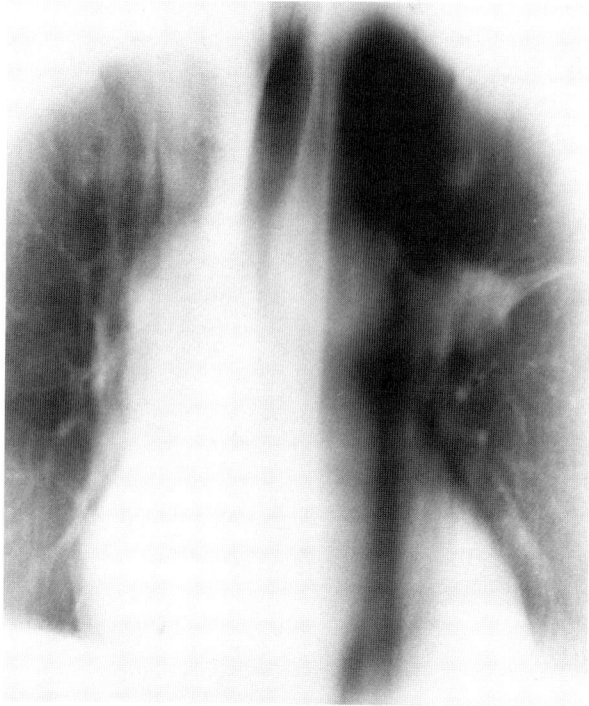
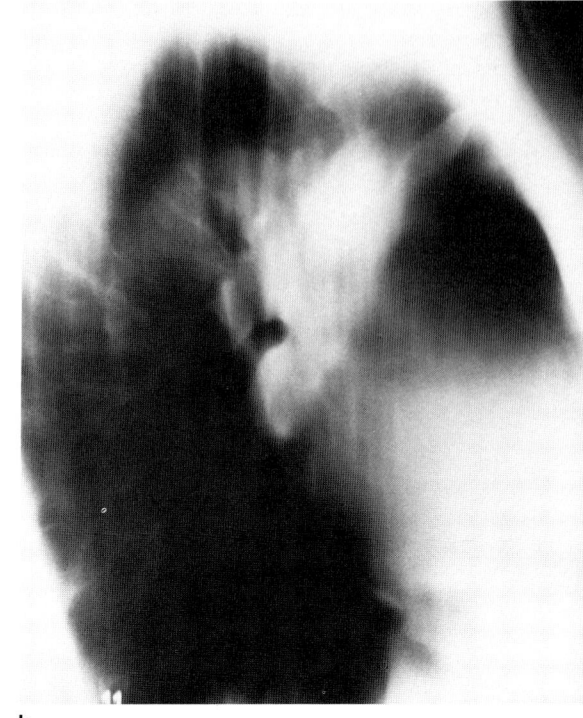

a

b

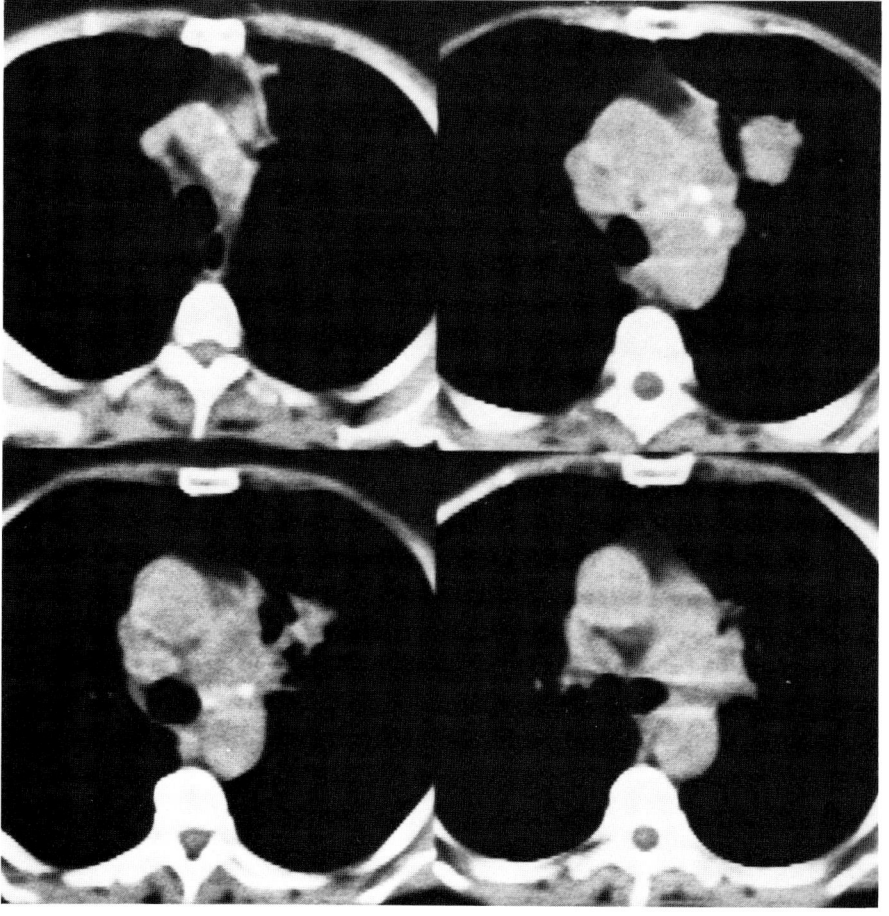

c

Abb. **51a–c**
Lymphknotenmetastasen
beim Bronchialkarzinom
a u. **b**   Tomogramm a.-p.
und seitlich: Pathologische
Lymphknotenvergröße-
rungen im Bereich des
Aortenbogens und im
aortopulmonalen Fenster,
Primärtumor links neben
dem Aortenknopf
c   Computertomogramm:
Verdickung der Pleura
mediastinalis und patho-
logische Lymphknoten
ventral des Aortenbogens,
Ausfüllung des aortopul-
monalen Fensters durch
miteinander verschmol-
zene Lymphknoten-
metastasen

Querverbindungen im Bereich der Lymphabflußgebiete sehr groß sind und sich nur schwer in eine
schematisierte Einteilung pressen lassen (MUR-
RAY 1976).
Die Erfassung mediastinaler Lymphknotenvergrößerungen ist in unterschiedlicher Häufigkeit
mit vielen *radiologischen Untersuchungsmethoden*
möglich (Abb. **51a–c**). *Thoraxübersichtsaufnahmen in 2 Ebenen sind der Ausgangspunkt jeder
weiterführenden speziellen Diagnostik. Die Treffsicherheit** bei Lymphknotenmetastasen von Lungentumoren wird mit 56% angegeben (LUNIA u.
Mitarb. 1981). Die *Sensitivität** stellt durch Einbeziehung der richtig positiven und falsch negativen Befunde einen besseren Parameter zur Beurteilung dar. Sie liegt bei 44%. Unterteilt man die
Ergebnisse in die Erfassung von hilären und mediastinalen Lymphknoten, so zeigt sich folgende
Verteilung: für Hiluslymphknoten liegt die Treffsicherheit bei 71%, die Sensitivität bei 53%, für
mediastinale Lymphknoten liegt dagegen die
Treffsicherheit bei 60% und die Sensitivität bei 5%
(OSBORNE u. Mitarb. 1982). Die *konventionelle
Tomographie* zeigt beim Nachweis hilärer
Lymphknotenvergrößerungen eine Treffsicherheit von 76% und eine Sensitivität von 70%, beim
Nachweis von mediastinalen Lymphknotenvergrößerungen eine Treffsicherheit von gleichfalls
76%, aber nur eine Sensitivität von 50%. *Computertomographisch* lassen sich hiläre Lymphknoten
mit einer Treffsicherheit von 78% bei einer Sensitivität von 65% und mediastinale Lymphknoten
mit einer Treffsicherheit von 76% bei einer Sensitivität von 94% nachweisen. Zum Teil finden sich
noch höhere Angaben für die Computertomographie in der Literatur (SOMMER u. Mitarb. 1981).
Erwähnt werden soll noch die Möglichkeit der
Gallium-67-Szintigraphie zum Nachweis von
Lymphknotenmetastasen beim Lungenkarzinom.
Hier liegt die Treffsicherheit bei 83% und die Sensitivität bei 89% (LUNIA u. Mitarb. 1981). Die Ergebnisse der Gallium-67-Szintigraphie liegt damit
im Bereich der Ergebnisse der Computertomographie.

Die *Stadienbeurteilung* von Lungentumoren sollte
nach dem TNM-System der UICC erfolgen. Die

Ausdehnung des Lymphknotenbefalls wird durch
das N-Stadium beschrieben:

N_0 – keine regionären
       Lymphknotenmetastasen
N_1 – homolaterale Hilus-
       Lymphknotenmetastasen
N_2 – mediastinale
       Lymphknotenmetastasen

Unter therapeutischen Gesichtspunkten können
das Stadium N_0 und N_1 zusammengefaßt werden,
da sich aus der Unterteilung keine operative Konsequenz ableitet. Eine zusätzliche Unterteilung
im Stadium N_2 in ein Stadium N_{2A} (homolaterale
Lymphknoten und subkarinale Lymphknoten)
und ein Stadium N_{2B} (kontralaterale Lymphknoten) hat jedoch therapeutische und prognostische
Bedeutung (SOMMER u. Mitarb. 1981).
Ausgehend von den *Thoraxaufnahmen* in 2 Ebenen sollte beim Staging des Lungenkarzinoms als
nächste Untersuchungsmethode die *Computertomographie* eingesetzt werden. Die geringe Anzahl
falsch negativer Befunde bei der Beurteilung
mediastinaler Lymphknotenmetastasen (2–5%)
(VOCK u. Mitarb. 1981, OSBORNE u. Mitarb. 1982)
ermöglicht einen Verzicht auf die Mediastinoskopie, sofern computertomographisch keine mediastinalen Lymphknoten erkennbar sind. In der
Computertomographie kommt es jedoch häufig
zu einer Überbewertung mediastinaler Lymphknoten, die sich in falsch positiven Befunden zwischen 8% und 37% ausdrücken. Der computertomographische Nachweis von Lymphknoten erfordert daher in der Regel eine präoperative
Mediastinoskopie. Der Vorteil einer computertomographischen Untersuchung vor einer geplanten Mediastinoskopie und Bronchoskopie besteht
in der Möglichkeit, eine gezielte Biopsie verdäch-
tiger Strukturen zu erreichen.

Kernspintomographie

Das Staging bronchogener Karzinome erfordert
eine exakte Untersuchung des Primärtumors, des
Hilus und der mediastinalen Lymphknoten
(MUSSET u. Mitarb. 1986). Die Computerto-
graphie gilt zur Zeit als die Methode der Wahl
zur Stadienbeurteilung. Im Vergleich zur Computertomographie erfordert die *Kernspintomographie* keine intravenöse Kontrastmittelgabe zur Erfassung von Gefäßinfiltrationen oder Lymphknoten im Hilusbereich.

Primärtumor

Die Lokalisation des Primärtumors kann in drei
unterschiedliche Typen unterteilt werden:

1. intrapulmonale Lokalisation
2. periphere Lokalisation mit Infiltration der
   Pleura oder Thoraxwand,
3. zentrale Lokalisation mit Infiltration des Hilus
   oder mediastinaler Strukturen

---

* rp = richtigpositiv
  rn = richtignegativ
  fp = falschpositiv
  fn = falschnegativ
  n = rp + rn + fp + fn

$$\text{Treffsicherheit} = \frac{rp + rn}{n}$$

$$\text{Sensitivität} = \frac{rp}{rp + fn}$$

$$\text{Spezifität} = \frac{rn}{rn + fp}.$$

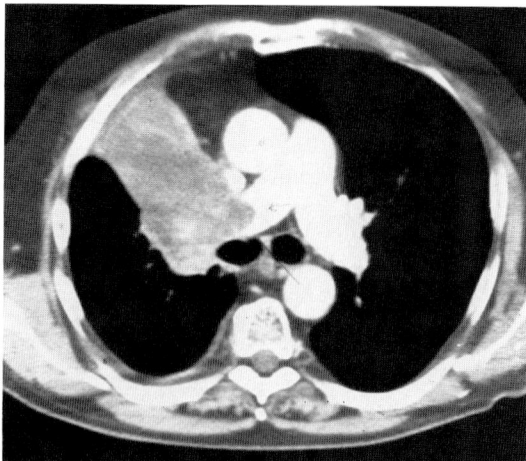

a

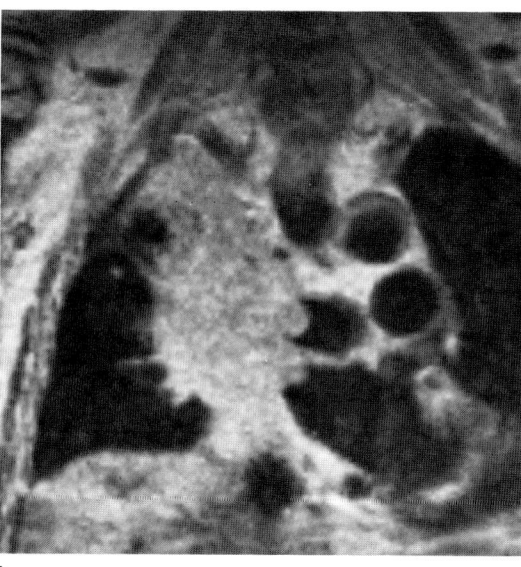

b

Abb. 52 a u. b   Bronchialkarzinom
a   CT (mit intravenöser Kontrastmittelgabe in Bolustechnik): infiltrierend wachsendes Rezidiv eines Bronchialkarzinoms, Tumoreinbruch mit Verschluß der Arteria pulmonalis dextra
b   Frontales KST: EKG-getriggert, TR 600/TE 35 ms.
Im frontalen Schichtbild kann die exakte Ausdehnung
des Rezidivs erfaßt werden ebenso wie der tumorbedingte Verschluß der rechten Pulmonalarterie. Zusätzlich erkennt man einen Einbruch des Tumors in den
rechten Vorhof

Diese Unterscheidung erscheint für die kernspintomographische Diagnostik sinnvoll, da die unterschiedlichen Tumorlokalisationen unterschiedliche Pulssequenzen für eine optimale morphologische Darstellung erfordern.
Intrapulmonale Tumoren können kernspintomographisch am besten mit Hilfe langer Pulssequenzen aufgrund des besseren Signal-Rausch-Verhältnisses in der normalerweise sehr signalarmen
Lunge dargestellt werden.

Tumoren mit Beziehung zur Pleura oder zur Thoraxwand erfordern dagegen kurze Pulssequenzen,
um eine hohe Kontrastauflösung zwischen Fett-
und solidem Tumorgewebe zur Erfassung einer
Infiltration zu erreichen.
Zentrale Tumoren sollten ebenfalls mit kurzen,
T1-gewichteten Sequenzen untersucht werden, da
diese die beste anatomische Darstellung ergeben.
Die Verwendung von frontalen Schichten erlaubt
ohne intravenöse Kontrastmittelgabe eine exakte
Erfassung der mediastinalen Ausbreitung, sowie
der Gefäßinfiltration (Abb. **52 a** u. **b**).
Endobronchiale Veränderungen können dagegen
aufgrund der höheren räumlichen Auflösung besser computertomographisch erfaßt werden. Die
Verwendung von Gadolinium-DTPA im Rahmen
des Stagings von Bronchial-Karzinomen scheint
eine Verbesserung der Diagnostik einer bronchialen und ösophagealen Infiltration zu erlauben
(Abb. **53 a–e**).

Lymphknotenbefall

Normalerweise gestattet die Kernspintomographie eine vergleichbar gute Aussage über das
Vorhandensein und die Größe von mediastinalen
Lymphknoten im Vergleich zur Computertomographie. Lediglich bei Patienten mit geringem
mediastinalem Fettgehalt ist die Darstellbarkeit
mediastinaler Lymphknoten kernspintomographisch beeinträchtigt.
Um einen guten Kontrast zwischen mediastinalem Fett und Lymphknoten zu erreichen, sollten
immer sehr kurze T1-gewichtete Sequenzen angewandt werden. Die Möglichkeit der multiplanaren Schichtung kann einige der Nachteile der
Computertomographie, bedingt durch die transversale Schichtrichtung (z.B. Partialvolumeneffekte im aortopulmonalen Fenster), ausgleichen.
Der große Kontrastunterschied zwischen vaskulären Strukturen und mediastinalen Lymphknoten
sowie dem umgebenden Fettgewebe erlaubt trotz
der schlechteren räumlichen Auflösung eine
vergleichbar gute Darstellung mediastinaler
Lymphknoten. Im Bereich des Hilus ist die Kernspintomographie dagegen überlegen.
Die T1- und T2-Werte normaler Lymphknoten
und vergrößerter Lymphknoten weisen zum Teil
unterschiedliche Werte auf. Es konnten bisher jedoch noch keine unterschiedlichen Meßparame-
ter für entzündlich veränderte oder metastatisch
befallene Lymphknoten gefunden werden (WEBB
u. Mitarb. 1985).
Zum Staging bronchogener Karzinome sollten
kurze und lange Spinechosequenzen angewandt
werden, um alle diagnostisch wichtigen Informationen über die Ausdehnung des Primärtumors
und der Lymphknotenmetastasen zu erfassen
(GAMSU u. Mitarb. 1983, WEBB u. Mitarb. 1984,
WEBB u. GAMSU 1984).

Abb. **53a–e** Bronchialkarzinom

a CT: rechtsseitiges zentrales Bronchialkarzinom mit großen Lymphknotenmetastasen im Mediastinum und Einengung des rechten Hauptbronchus

b Transversales KST: ohne Kontrastmittel, nicht getriggert, TR 500/TE 17 ms

c Frontales KST: ohne Kontrastmittel, EKG-getriggert, TR 500/TE 30 ms

d Transversales KST: mit Gadolinium-DTPA, nicht getriggert, TR 500/TE 17 ms

e Frontales KST: mit Gadolinium-DTPA, EKG-getriggert, TR 500/TE 30 ms

Innerhalb von 9 Wochen entwickelte der Patient eine Kaverne peripher des zentralen Bronchialkarzinoms. Zentraler Tumor mit Lymphknotenmetastasen und Infiltration der Trachealwand. Kaverne im Bereich der rechten Lunge peripher der Obstruktion des rechten Hauptbronchus, gute Abgrenzbarkeit in den nativen T1-gewichteten Sequenzen. Nach Applikation von Gadolinium-DTPA deutliche Kontrastaufnahme der Kavernenwand, bessere Abgrenzbarkeit der bronchialen Strukturen im Hilus, geringer Kontrastverlust zwischen Tumor und Fettgewebe, hohe Kontrastmittelaufnahme der tumorbedingten

Atelektase, bessere Differenzierung des Flüssigkeitsspiegels in der Kaverne

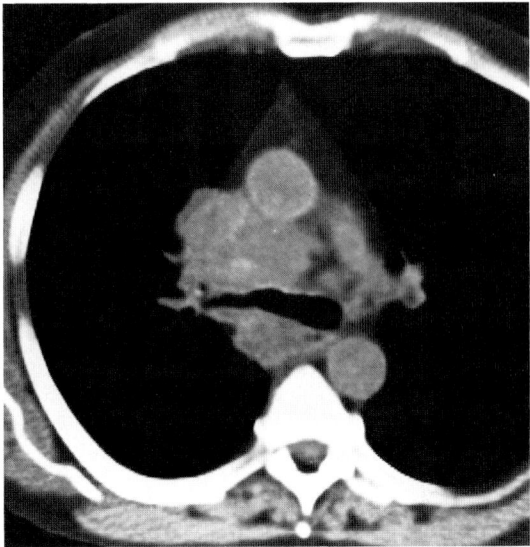

a

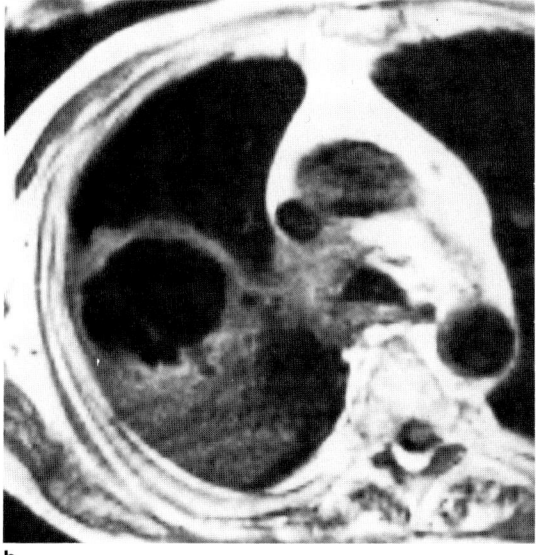

b

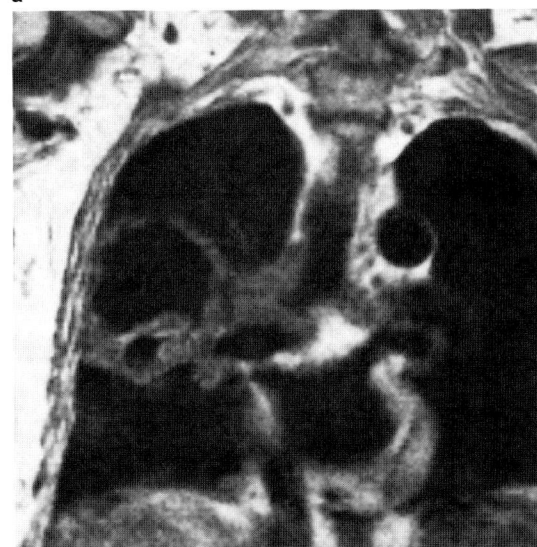

c

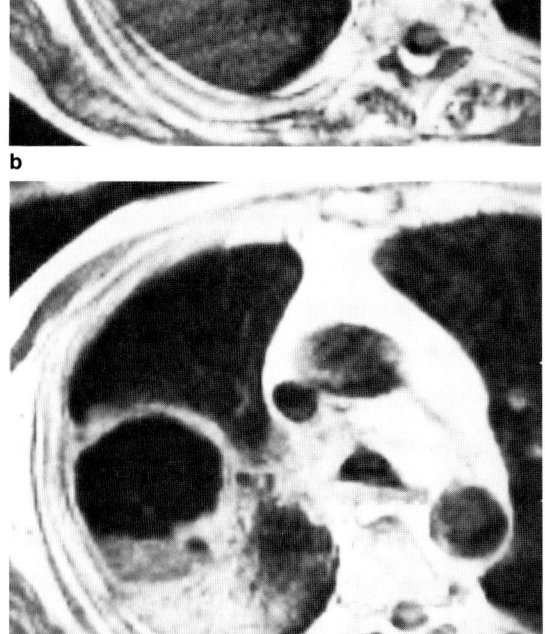

d

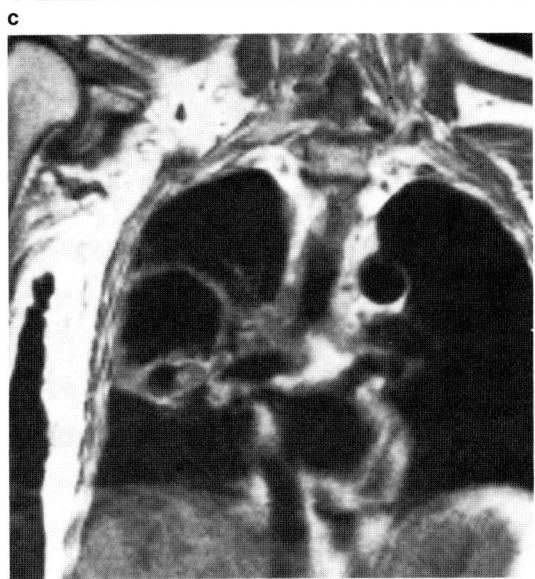

e

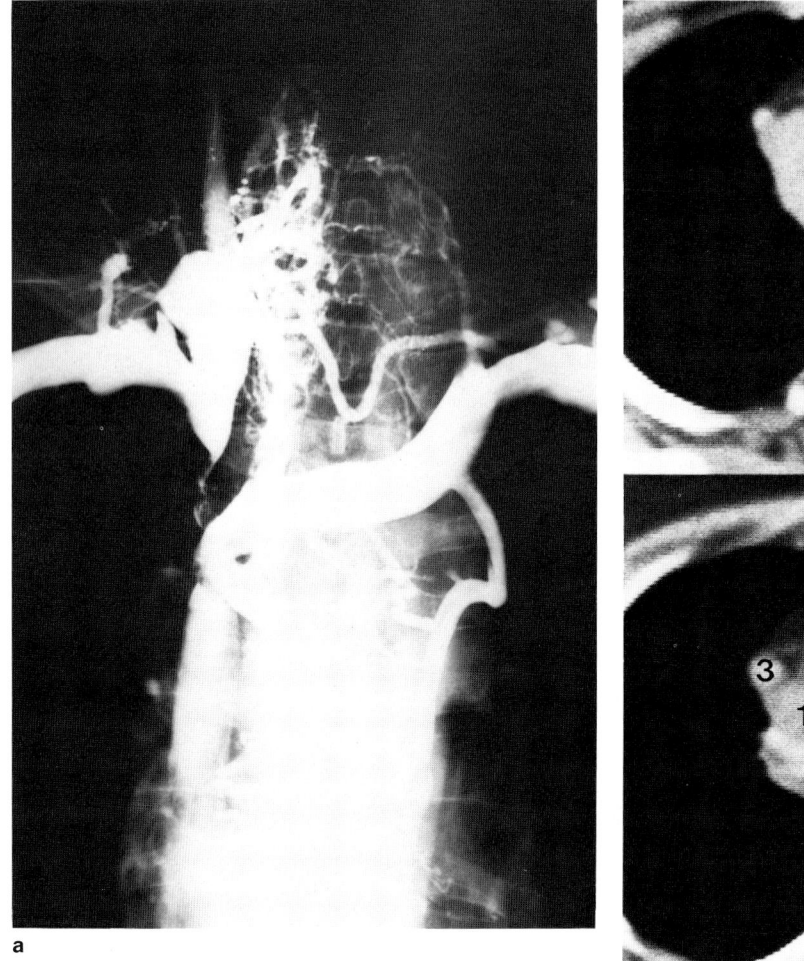

a

Abb. **54a** u. **b** Mediastinale Lymphknotenmetastase
bei Mammakarzinom
a Mediastinale Phlebographie: Fast vollständiger Verschluß der V. brachiocephalica rechts mit Umgehungs-
kreislauf

b

b Computertomogramm: Große weichteildichte
Lymphknotenmetastase (1) zwischen Aorta ascendens
(2) und V. brachiocephalica dextra (3)

Lymphknotenmetastasen
bei extrathorakalen Tumoren

Extrathorakale Karzinome führen häufig zum
mediastinalen Lymphknotenbefall, zum Beispiel
Seminome, Mammakarzinome, Nierenkarzinome
und Schilddrüsenkarzinome. Nach einer Studie
von McLOUD (1978) konnten bei über 1000 Pa-
tienten mit einem extrathorakalen malignen Pri-
märtumor in 2,5% der Fälle mediastinale
Lymphknotenmetastasen nachgewiesen werden.
In 48% der Fälle handelte es sich um urogenitale
Tumoren (maligne Hodentumoren und Nierentu-
moren), in 32% der Fälle um Tumoren aus dem
Hals-, Nasen-, Rachenbereich und in 12% um
Mammakarzinome (Abb. **54a** u. **b**).
Zum Ausschluß mediastinaler und pulmonaler
Metastasen sollte bei Hodentumoren immer eine

computertomographische Untersuchung im Rahmen des Stagings durchgeführt werden.
Die *diagnostischen Kriterien,* die für pathologische Lymphknotenvergrößerungen sprechen,
wurden bereits in den vorherigen Kapiteln besprochen. Ausgangspunkt jeder weiterführenden
speziellen Diagnostik sind konventionelle Thoraxaufnahmen in 2 Ebenen. Die exakte Analyse
der *Mediastinallinien* erlaubt vor allem bei Verlaufskontrollen eine frühzeitige Diagnose von
Lymphknotenvergrößerungen (NEUFANG u.
BEYER 1983). Im Hilusbereich hat die konventionelle Tomographie weiterhin ihren festen Platz.
Bei der Abklärung mediastinaler Lymphknotenvergrößerungen ist heute die Computertomographie die Methode der Wahl (Abb. **55a−c**).
Lymphknotenvergrößerungen über 2 cm sind als
pathologisch zu werten.

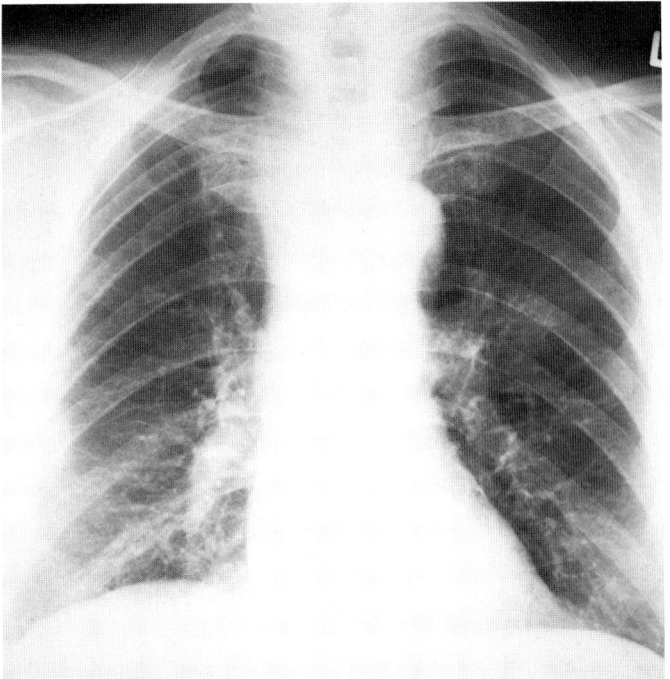

a

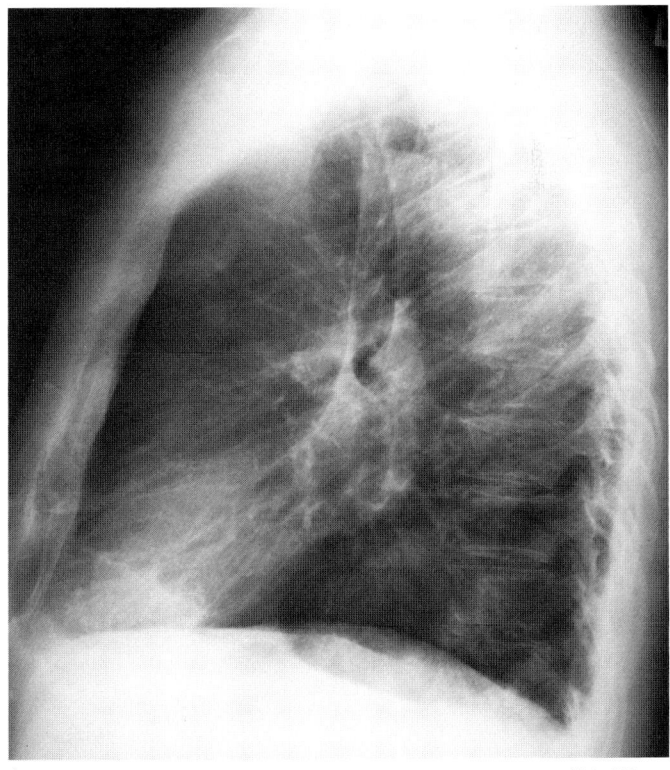

Abb. **55a−c**
Metastasen beim Prostatakarzinom
a u. **b** Thoraxübersichtsaufnahmen:
Verbreiterung des vorderen oberen
Mediastinums

b

Abb. **55c** ▶

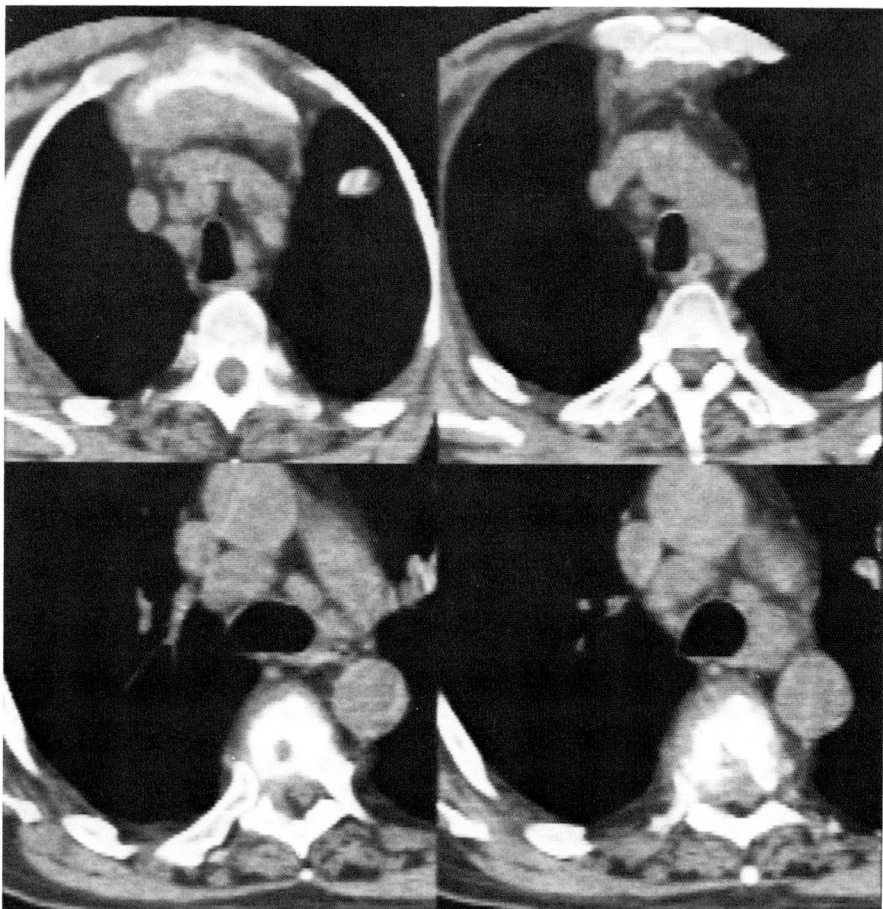

Abb. 55 c Computertomogramm: Metastase im Bereich des Sternums mit knöcherner Destruktion und großem Weichteiltumor, große Lymphknotenmetastasen im Bereich der tracheobronchialen Lymphknoten (prätracheal und im aortopulmonalen Fenster), Destruktion
des 5. BWK mit umgebendem Weichteiltumor und Einbruch in den Spinalkanal

Lymphknoten zwischen 1 cm und 2 cm sind als
verdächtig einzustufen. Lymphknoten unter 1 cm
sind größenmäßig nicht als pathologisch zu werten. Sie sind nur selten metastatisch befallen (2
bis 5%). Falls jedoch der metastatische Befall dieser normal groß erscheinenden Lymphknoten
therapeutisch Konsequenzen hat, müssen auch
sie mediastinoskopisch oder bioptisch abgeklärt
werden.

Besonders bei mediastinalen Lymphknotenvergrößerungen ohne bekannten Primärtumor kann
die Abgrenzung von primären mediastinalen
Raumforderungen Schwierigkeiten bereiten.

Pseudotumoren

Gefäßanomalien können in Einzelfällen Raumforderungen verursachen bzw. vortäuschen. So
kann die Dilatation der *Aa. thoracicae internae* eine retrosternale Raumforderung vortäuschen. Sie
tritt als Kollateralkreislauf z. B. bei der Coarctatio

aortae auf (FIGLEY 1954, BJORK u. FRIEDMAN
1965).

Die linke *V. intercostalis superior*, die lateral um
den Aortenbogen verläuft, kann als kleine Aus-
ziehung am Aortenknopf sichtbar werden. Sie
wird als Aortenwarze (aortic nipple) bezeichnet.
Durch Ausbildung eines Kollateralkreislaufes
z. B. beim Verschluß der V. cava superior oder bei
Herzfehlern kann es zu einer Erweiterung dieser
Vene kommen, die dann als Verschattung neben
dem Aortenknopf auffällt (STEINBERG 1962, PAG-
NIEZ u. Mitarb. 1975, LUND 1982).

Die *aneurysmatische Dilatation des Azygosbogens*
tritt sehr selten auf und wird als angeborene Anomalie angesehen. Erweiterungen der V. azygos
und der V. hemiazygos, bedingt durch einen erhöhten Blutdurchfluß, finden sich häufiger bei
Obstruktionen der V. cava superior oder inferior
und der Lebervenen (z. B. Budd-Chiari-Syn-
drom). Die häufigste angeborene Mißbildung, die

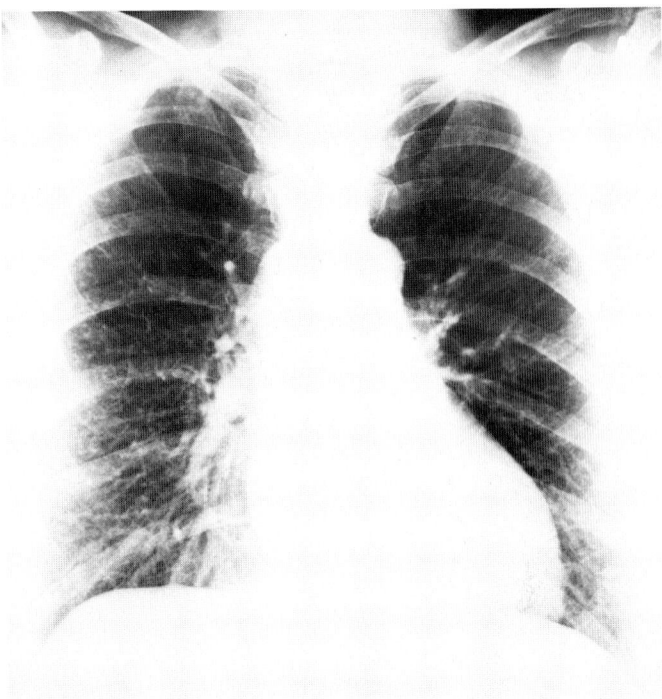

a

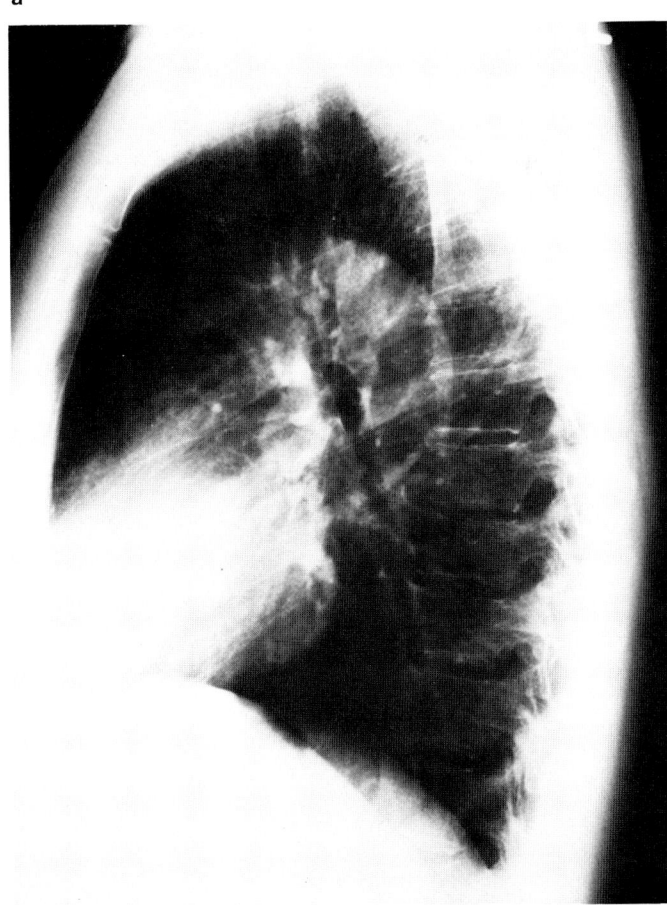

Abb. **56a−c**
Gefäßanomalie im Mediastinum
a u. **b** Thoraxübersichtsaufnahmen:
Fehlende untere parakavale Linie als
Hinweis auf eine Unterbrechung der V.
cava inferior

b

Abb. **56c** ▶

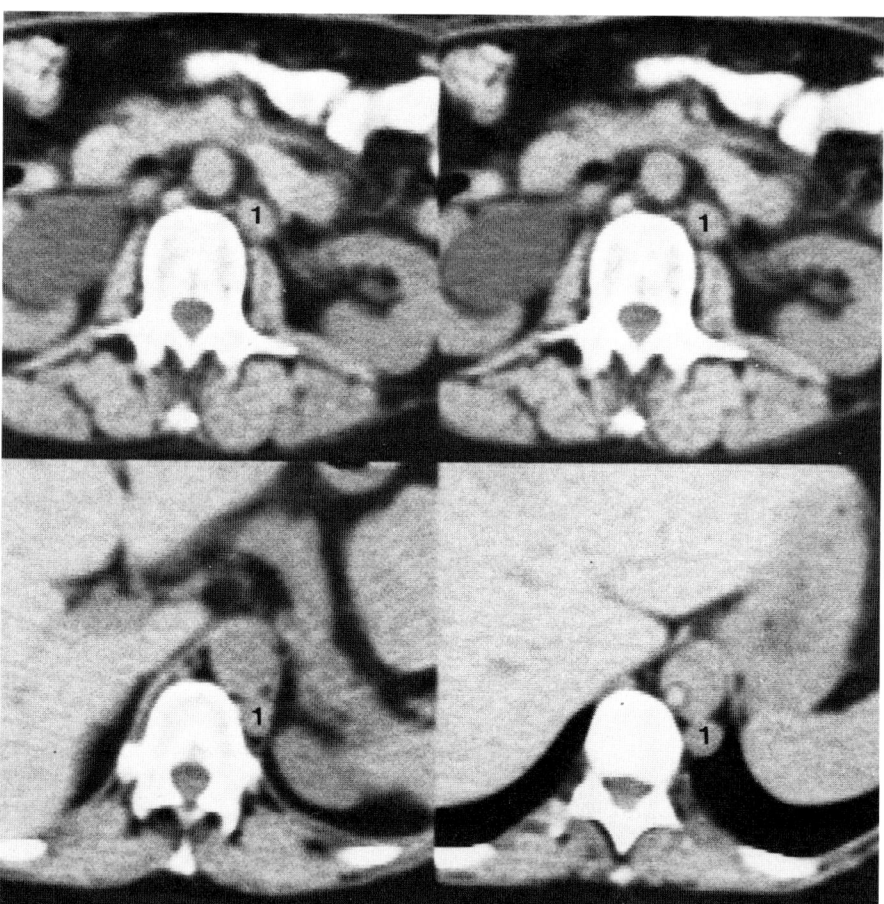

Abb. **56c**   Computertomogramm: Erweiterte V. lumbalis ascendens links bzw. V. hemiazygos (1), fehlende V. cava inferior

einen erhöhten Blutstrom in der V. azygos bedingt, ist die durchgehende V. azygos als Fortsetzung der V. cava inferior. Durch eine infradiaphragmale Unterbrechung der V. cava inferior kommt es zur Erweiterung der V. lumbalis ascendens, die sich in die V. azygos fortsetzt (ANDERSON u. Mitarb. 1961, BERDON u. BAKER 1968) (Abb. **56a–c**).

Die *venösen Gefäßanomalien* lassen sich häufig durch Thoraxaufnahmen im Stehen und Liegen von soliden Raumforderungen differenzieren, da solide Raumforderungen keine meßbare Größenänderung bei Lagewechsel aufweisen. Arterielle Gefäßanomalien können computertomographisch durch intravenöse Kontrastmittelgabe oder kernspintomographisch sicher von soliden Raumforderungen unterschieden werden.

Raumforderungen im vorderen unteren Mediastinum

Raumforderungen, die im vorderen unteren Mediastinum liegen, täuschen häufig eine Verbreite-

rung des Herzschattens in der p.-a. Thoraxaufnahme vor. Pleuroperikardiale Zysten, Zwerchfellhernien, epikardiale Fetteinlagerungen und Lymphknotenvergrößerungen sind die häufigsten Ursachen dieser Raumforderungen.

Pleuroperikardiale Zysten (Mesothelzysten)

Pleuroperikardiale Zysten imponieren in 70% als scharf begrenzte Raumforderungen im rechten Herz-Zwerchfell-Winkel. Wesentlich seltener ist die linksseitige Lokalisation (22%) (Abb. **57a–c**). Die restlichen 8% liegen höher, meist im Bereich der Herzbasis (FEIGIN u. Mitarb. 1977). Diese mit seröser Flüssigkeit gefüllten Zysten treten in der Regel solitär auf. Sie stellen ca. 7–15% der primären Mediastinaltumoren. 59% der Patienten haben keine Symptome. Als häufigste Symptome werden präkardiale Thoraxschmerzen (22%), Dyspnoe (10%) und persistierender Husten (4%) angegeben.

Charakteristisches Merkmal der pleuroperikardialen Zyste ist die weiche, scharf begrenzte

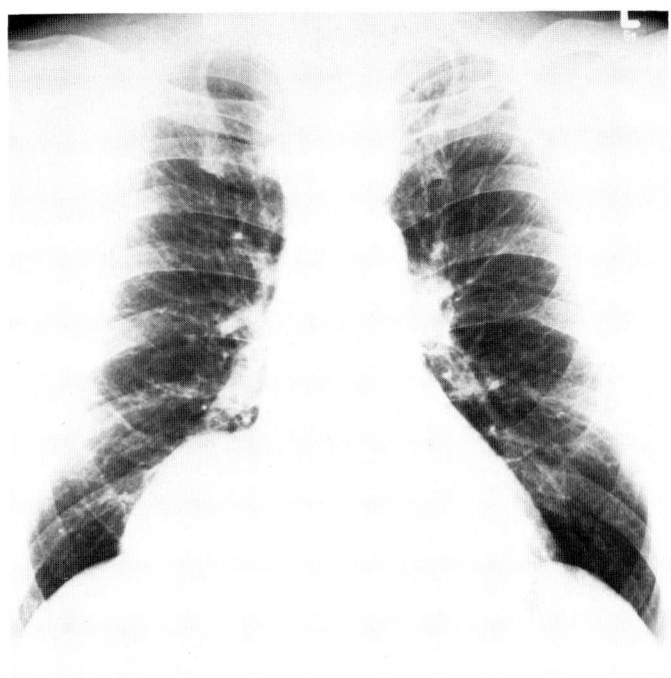

a

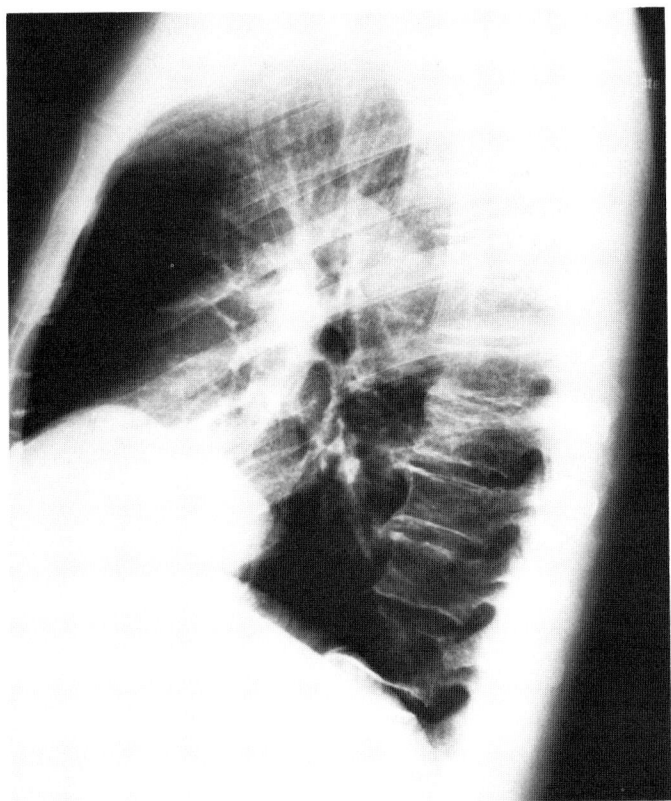

Abb. **57a–c** Pleuroperikardiale Zyste
a u. **b** Thoraxübersichtsaufnahmen:
Raumforderung   im   rechten   Herz-
Zwerchfell-Winkel

b   Abb. **57 c** ▶

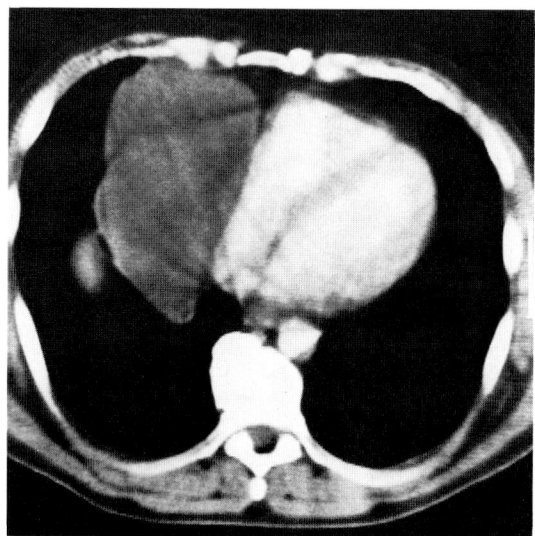

Abb. **57 c** Computertomogramm: Große, zystische Raumforderung, hämodynamisch wirksam durch Kompression des rechten Herzens

Raumforderung im kardiophrenischen Winkel. In der seitlichen Thoraxaufnahme kann sie eine tropfenförmige Konfiguration aufweisen (Abb. **58 a–c**). Häufig lassen sich Formänderungen in Abhängigkeit von der Atem- und Körperlage registrieren. Ihre Abgrenzung von anderen rein zystischen Raumforderungen ist mit nichtinvasiven Methoden nicht möglich. Eine Unterscheidung von soliden, fetthaltigen oder gemischten Raumforderungen ist mit Hilfe der Computertomographie möglich. (Kernspintomographische Diagnostik s. S. 478.)

Zwerchfellhernien

Hernien zwischen der Pars sternalis und der Pars costalis des Zwerchfelles werden rechts als Morgagnische und links als Larreysche Hernie bezeichnet. Sie stellen nur 3–5% aller Zwerchfellhernien (ROHEN 1971, LENZ 1977). Ein rechtsseitiges Auftreten (Foramen Morgagni) ist häufiger, da linksseitig das Herz und das Perikard die Larreysche Spalte besser abdecken. Diese Hernien können Omentum majus, Darmschlingen oder Teile der Leber enthalten.

Die *radiologische Diagnostik* bereitet wenig Schwierigkeiten, wenn die Hernie lufthaltige Darmschlingen enthält. Omentum majus im Bruchsack kann einen fetthaltigen, Leber einen soliden Tumor vortäuschen. Als nichtinvasive Untersuchung bietet sich hier die *Computertomographie* an. Der Nachweis von Strukturen gleicher Dichte oberhalb und unterhalb des Zwerchfelles spricht für eine Hernie. Eine weitere Möglichkeit des Nachweises einer Zwerchfellhernie bietet die *Sonographie.*

Die Problematik der Abgrenzung *epi- und perikardialer Fetteinlagerungen* von anderen Raumforderungen ist im Abschnitt „Raumforderungen im vorderen oberen Mediastinum", S. 427 ff., mit abgehandelt.

Raumforderungen im hinteren Mediastinum

Die Raumforderungen im oberen und unteren hinteren Mediastinum sollen in einem gemeinsamen Abschnitt besprochen werden.

Neurogene Tumoren

Die häufigsten Tumoren des hinteren Mediastinums sind die neurogenen Tumoren. Sie stellen zwischen 14% und 25% aller Mediastinaltumoren (WASSNER u. Mitarb. 1970, DÜX 1977). 90% aller neurogenen Raumforderungen liegen paravertebral (MADEWELL u. Mitarb. 1973). Die restlichen 10% sind vorwiegend vom N. vagus und N. phrenicus ausgehende Tumoren im vorderen Mediastinum. Etwa 30% der neurogenen Tumoren sind maligne (DANIEL u. Mitarb. 1960).

Neurogene Tumoren entstehen entweder aus dem Gewebe der *Nervenscheiden, aus den Nervenzellen* oder aus allen *Nervenelementen* einschließlich des umgebenden Bindegewebes. Die *Geschwülste der Nervenzellen* werden pathologisch-anatomisch als Neurome bezeichnet. Die reifen Neurome lassen Ganglienzellen und Nervenfasern erkennen (*Ganglioneurom*). Bei den unreifen Formen ist die Nervenfaserbildung nur angedeutet. Anstelle der Ganglienzellen finden sich Zellen, die an frühe Entwicklungsstadien des Nervengewebes erinnern. Diese *Sympathikoblastome* kommen überall im Bereich des autonomen Nervensystemes vor, besonders häufig im Nebennierenmark.

Die *Geschwülste der Nervenscheiden* enthalten keine Ganglienzellen oder Nervenfasern. Ihre Bauelemente sind Abkömmlinge der Schwannschen Zellen sowie kollagene und Gitterfasern in wechselnder Menge. Je nach ihrer Zusammensetzung kann man folgende Formen unterscheiden: Das *Neurilemmon (Neurinom)* besteht vorwiegend aus den Schwannschen Zellen des Neurilemms und enthält nur wenige Gitterfasern. Häufig trifft man in Neurilemmomen eine stark ödematösschleimige Auflockerung, die bis zur Zystenbildung gehen kann. Man kann daher solide (Typ A) von zystischen Neurilemmomen (Typ B) trennen. Die *Neurofibrome* enthalten außer den Abkömmlingen der Schwannschen Zellen kollagene und Gitterfasern, die manchmal so stark überwiegen, daß die Tumoren wie reine Fibrome erscheinen. Es wird sowohl ein solitäres als auch ein multiples Auftreten (*generalisierte Neurofibromatose von Recklinghausen*) beschrieben (Abb. **59 a** u. **b**).

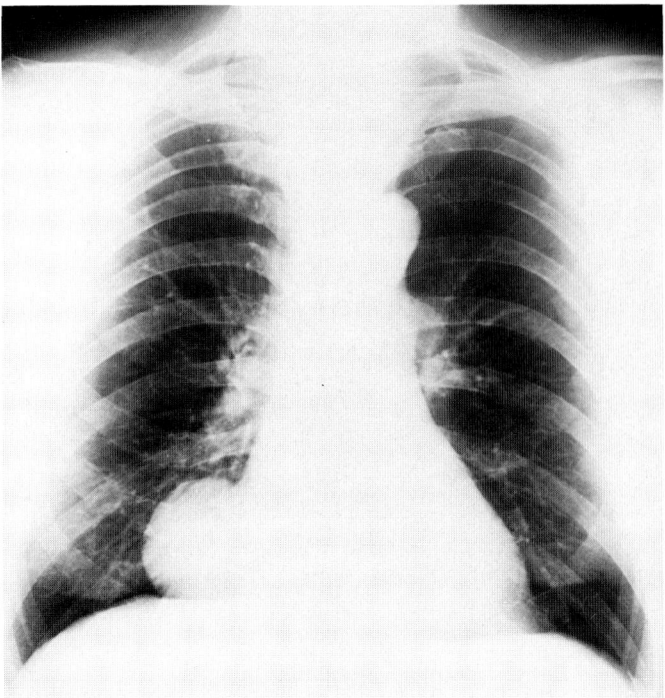

a

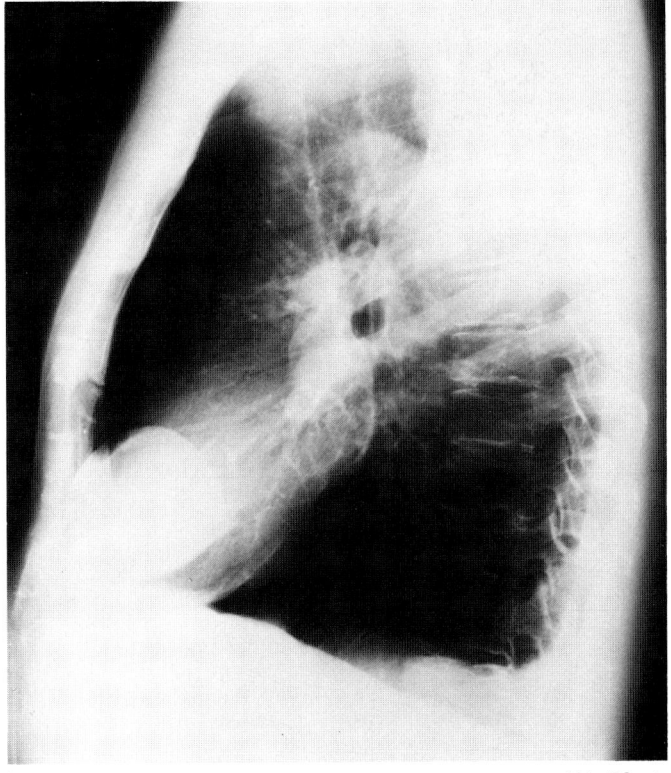

Abb. **58a–c**
Pleuroperikardiale Zyste (Mesothelzyste)
a u. **b** In den Thoraxübersichtsaufnahmen glatt begrenzte Raumforderung, in
der seitlichen Aufnahme angedeutete
tropfenförmige Konfiguration

b

Abb. **58c ▶**

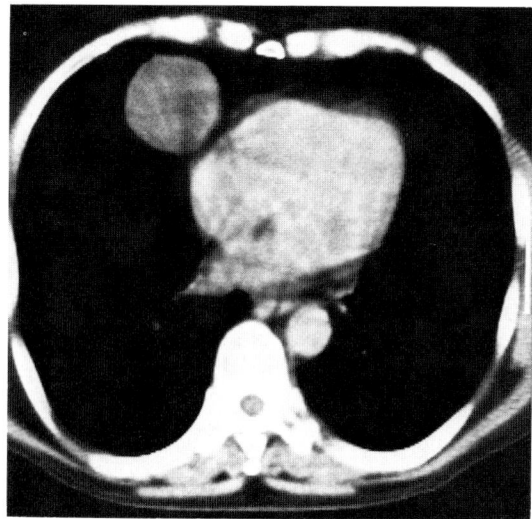

Abb. **58 c** Im Computertomogramm aufgrund der Dichtewerte eindeutige zystische Raumforderung

Die generalisierte Neurofibromatose ist häufig mit Geschwülsten des zentralen Nervensystems (*Gliome, Meningeome*) vergesellschaftet. Das *Neurofibrosarkom* ist die maligne Form der Nervenscheidentumoren (*malignes Schwannom*). Es kann aus einem Neurofibrom entstehen, weist aber häufig in seiner histologischen Struktur keine Merkmale auf, die auf seine exakte Herkunft schließen lassen (HAMPERL 1966).

Unter morphologischen Gesichtspunkten kann man die neurogenen Tumoren unterteilen in von den peripheren Nerven (z. B. Interkostalnerven), von den sympathischen Ganglien oder von den Paraganglien ausgehende Tumoren.

Zu den von den *peripheren Nerven ausgehenden Tumoren* gehören die Neurilemmome, die Neurofibrome und die Fibrosarkome. Sie stellen mit 56% den größten Teil der neurogenen Mediastinaltumoren (SCHULTE-BRINK-MANN 1965), dabei treten die Neurilemmome häufiger auf als die Neurofibrome.

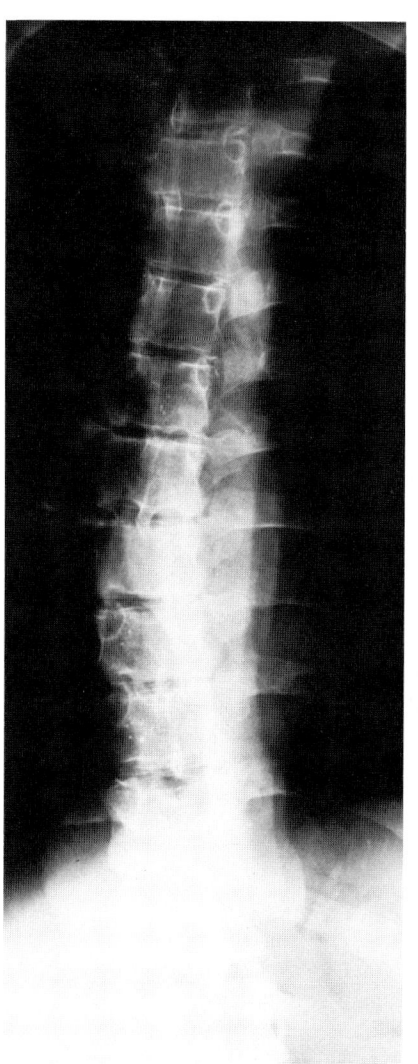

a

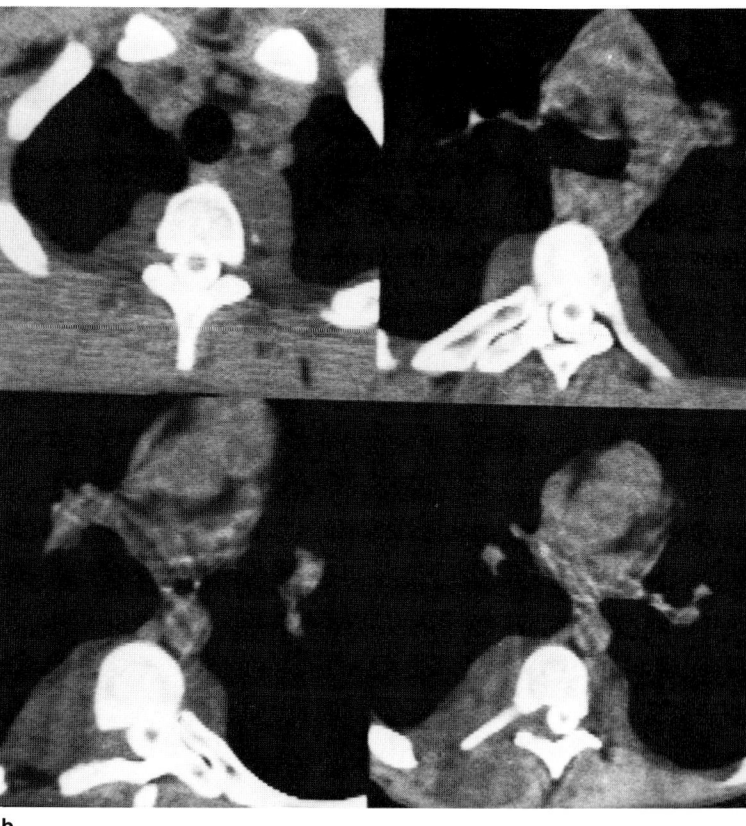

b

Abb. **59 a u. b**   Generalisierte Neurofibromatose
a   BWS a.-p.: Multiple paravertebrale Raumforderungen
b   Computertomogramm: Weichteildichte Raumforderungen beiderseits paravertebral, Einbruch in den Spinalkanal rechtsseitig mit Erweiterung des Foramen intervertebrale und Verlagerung des Rückenmarkes (nach intrathekaler Kontrastmittelgabe) nach links, Einwachsen in die rechtsseitige Rückenmuskulatur

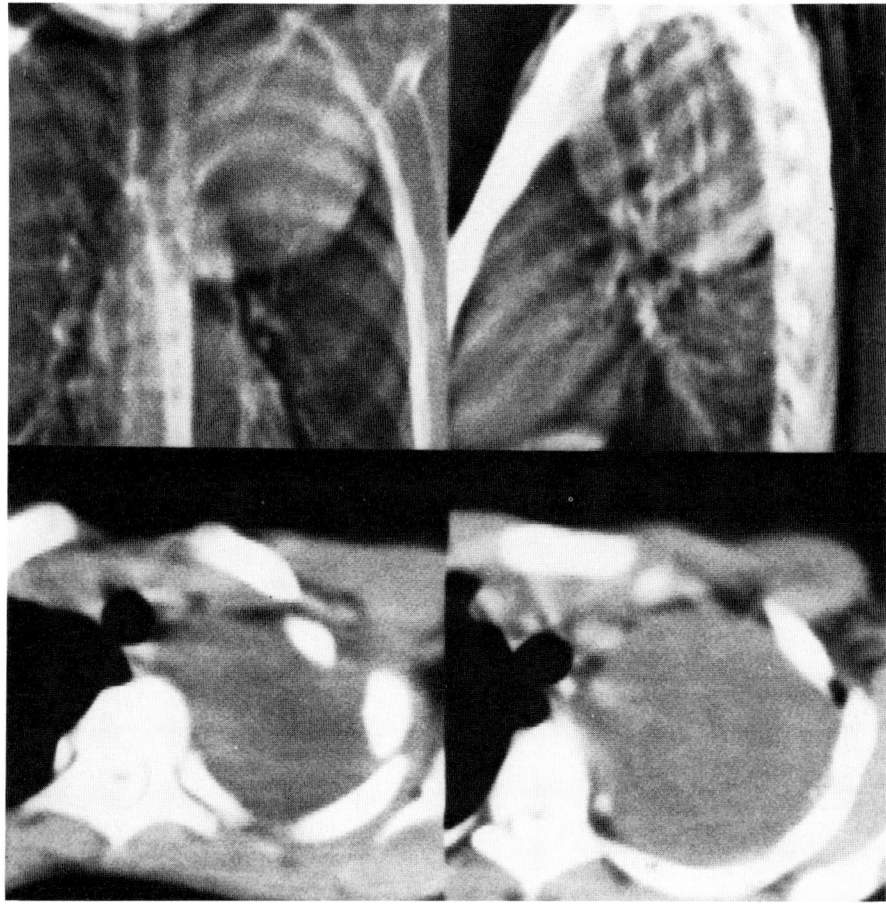

Abb. **60** Ganglioneurom: Im Topogramm a.-p. und seitlich und im Computertomogramm große glatt begrenzte solide Raumforderung, die das gesamte linke Lungenoberfeld ausfüllt

Etwa 10% entwickeln sich als sogenannte *Sanduhrgeschwülste,* d. h., sie wachsen über das Foramen intervertebrale in den Spinalkanal ein. Die Nervenscheidengeschwülste sind meistens gutartig und treten vorwiegend im jugendlichen Erwachsenenalter auf.

Zu den *Tumoren der sympathischen Ganglien* zählen das Ganglioneurom (Abb. **60**), das benigne ist, sowie das Neuroblastom und das Sympathikoblastom, die beide maligne sind. Diese Gruppe stellt 42% der neurogenen Mediastinaltumoren. Sie finden sich vorwiegend im Kindesalter. Tumoren der sympathischen Ganglien entwickeln sich im Abdomen und Mediastinum. Das mediastinale Wachstum, z. B. beim Neuroblastom (14%) ist jedoch seltener als das abdominelle Wachstum (BARRETT u. TOYE 1963) (Abb. **61 a–c**). Im Vergleich zu den abdominellen neurogenen Tumoren weisen die mediastinalen einen *höheren Reifegrad* und damit eine *niedrigere Malignitätsstufe* auf.

Die von den Paraganglien ausgehenden Mediastinaltumoren, z. B. das mediastinale Phäochromozytom und das Chemodektom, sind relativ selten und stellen nur 2% der neurogenen Tumoren. Sie können benigne und maligne sein. Hormonell aktive mediastinale Phäochromozytome zeigen ähnliche klinische Symptome wie die in der Nebenniere gelegenen (Abb. **62 a** u. **b**). Das Chemodektom entsteht aus dem Chemorezeptorengeflecht der Aorta und ist meist mit der Aortenwand verwachsen.

Bei der Mehrzahl der Patienten verursachen neurogene Tumoren *keine charakteristischen Symptome,* sondern sind Zufallsbefunde bei Routine-Thoraxaufnahmen. Knochenarrosionen und Kompression der Interkostalnerven können Rückenschmerzen, Kompression des Ösophagus Schluckbeschwerden und Kompression der Trachea Dyspnoe verursachen. Hormonell aktive Phäochromozytome fallen durch die Blutdruckerhöhung bei erhöhten Katecholaminwerten auf.

Neurogene Tumoren bieten meist bereits auf der *Thoraxübersichtsaufnahme* das charakteristische Bild einer paravertebralen, glatt begrenzten, homogenen Raumforderung, die rund oder längsoval konfiguriert erscheint. *Neurilemmome* und

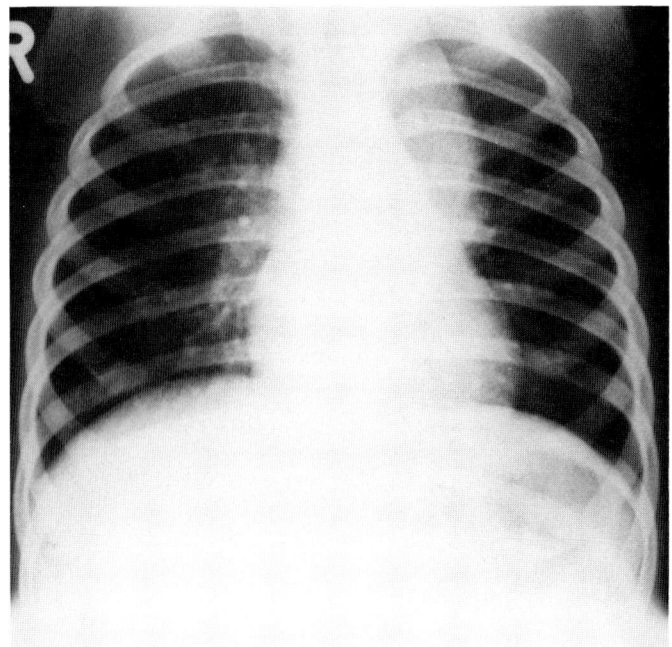

a

Abb. **61a–c**   Linksseitiges Neuroblastom
a u. **b** Thoraxübersichtsaufnahmen p.-a.
und seitlich: Längsovale solide Raumforderung paravertebral links
c Computertomogramm: Der linken Paravertebralregion breitbasig aufsitzender solider Tumor (1), kein Anhalt für ein Einwachsen in den Spinalkanal (nach intrathekaler
Kontrastmittelgabe), als Nebenbefund alters-
entsprechender Thymus (2) bei einer zwei-
einhalbjährigen Patientin

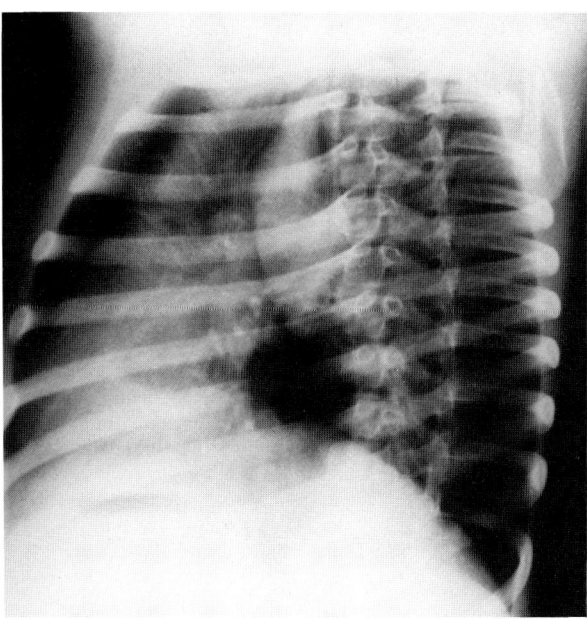

b

c

Neurofibrome haben meist eine *rundliche Form,* während die *Ganglioneurome* eher *längs-oval* erscheinen und der Wirbelsäule breitbasig anliegen (REED u. Mitarb. 1978).
Eine weitere Unterscheidungsmöglichkeit kann die Lage sein. Die Tumoren der sympathischen Ganglien entspringen meist aus dem Truncus sympathicus und liegen daher im anteromedialen Anteil der Wirbelsäule. Die Nervenscheidengeschwülste liegen in der Regel weiter dorsal in der Nähe der Foramina intervertebralia (MADEWELL u. Mitarb. 1973). *Verkalkungen* finden sich häufi-

ger in den Tumoren der sympathischen Ganglien, vor allem im Neuroblastom (SCHWEISGUTH u. Mitarb. 1959). Eine Differenzierung in benigne und maligne Läsionen ist damit jedoch nicht möglich. Da die meisten neurogenen Mediastinaltumoren relativ gefäßarm sind, kann die *Angiographie* nur bei relativ gefäßreichen Formen wie dem Phäochromozytom und dem Chemodektom eine Zusatzinformation liefern.
Nach den *Thoraxübersichtsaufnahmen* und *konventionellen Tomogrammen* der Wirbelsäule zum Ausschluß von knöchernen Destruktionen sollte heute zur weiteren Abklärung die *Computertomographie* eingesetzt werden. Sie ermöglicht eine ex-

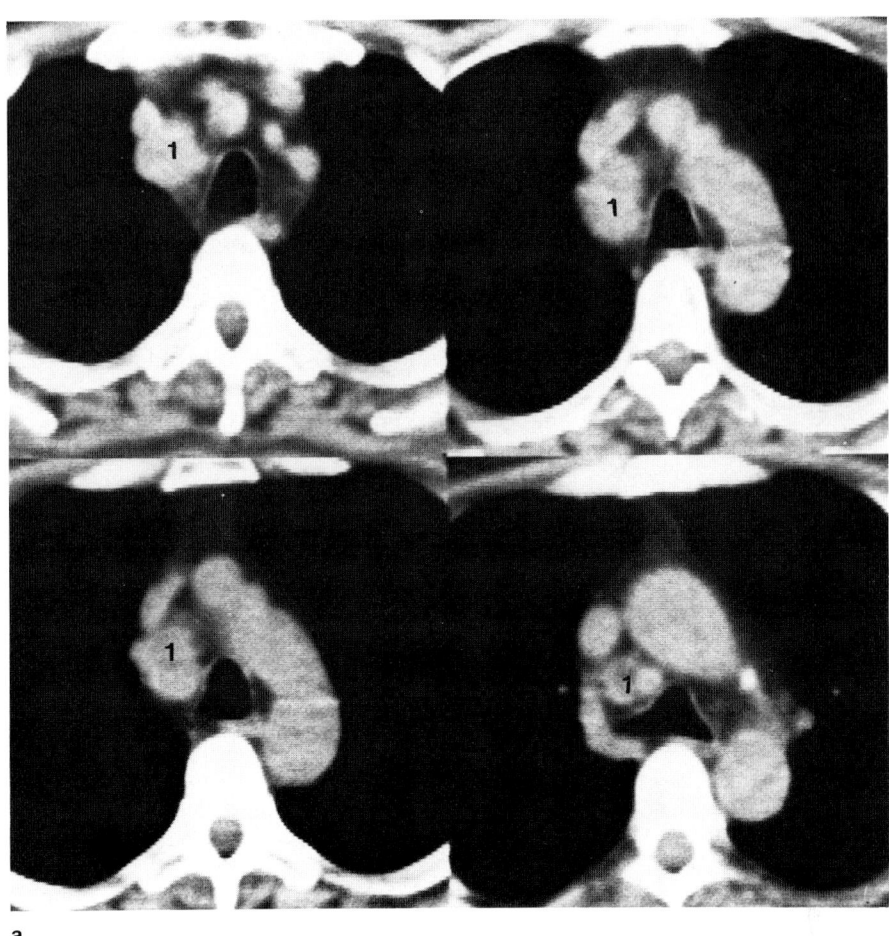

a

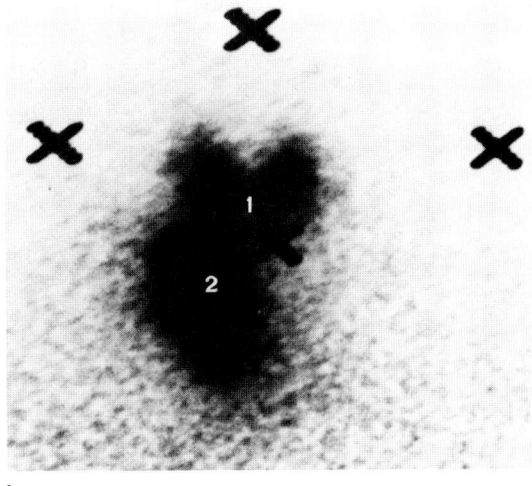

b

Abb. **62a** u. **b** Malignes Phäochromozytom im vorderen oberen Mediastinum rechts
a Computertomogramm: 2,5 mal 3,5 cm große knotige Raumforderung (1) zwischen Aorta ascendens und V. cava superior mit Pelottierung der Trachea
b Jod-131-Benzyl-Guanidin-Szintigramm: Normale Darstellung der Schilddrüse (1), hochgradige Anreicherung in der Metastase eines malignen Phäochromozytoms (2)

akte Lokalisation und Dichtemessung der Raumforderung. Die wichtigste präoperative Information liegt jedoch in dem Ausschluß bzw. Nachweis eines *Einbruches in den Spinalkanal* (s. Abb. **59a** u. **b**). Daher sollte vor allem bei Kindern zur Vermeidung einer zweiten Untersuchung die Computertomographie bei gesicherten neurogenen Tumoren immer mit einer gleichzeitigen in-

trathekalen Kontrastmittel-Eingabe durchgeführt werden, da nur so der sichere Ausschluß eines intraspinalen Wachstums im BWS-Bereich möglich ist. Auf eine *Myelographie*, die nur intraspinale Veränderungen erfaßt, kann dann in aller Regel verzichtet werden.
Eine sichere *Unterscheidung* der einzelnen neurogenen Tumoren ist, von Einzelfällen abgesehen,

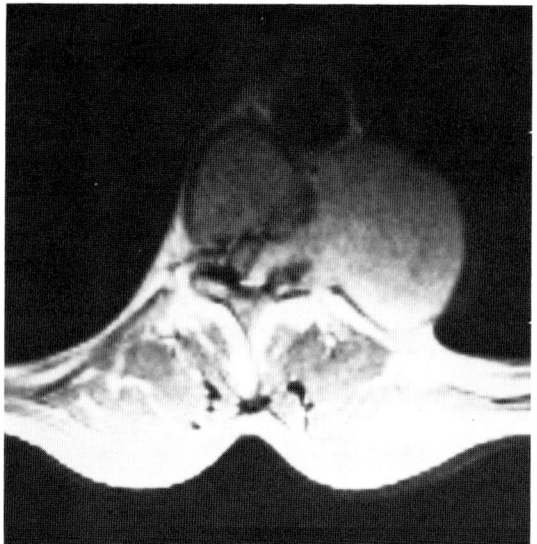

a

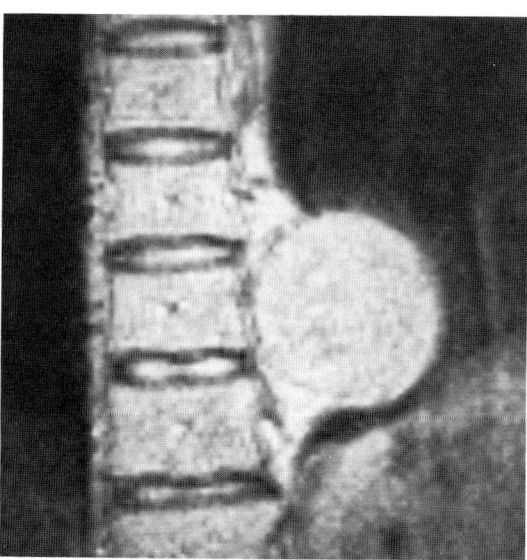

b

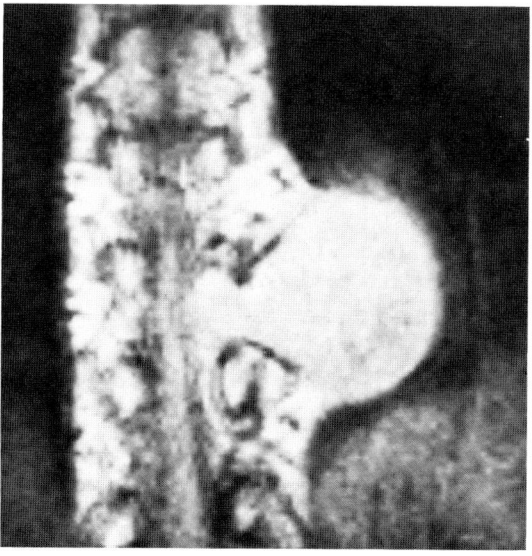

c

computertomographisch nicht möglich. Es lassen sich auch nach intravenöser Kontrastmittelgabe keine wertbaren Dichteunterschiede der verschiedenen Tumoren nachweisen. Lediglich die *Sanduhrgeschwülste* bieten aufgrund ihrer typischen Form ein charakteristisches Bild. Mit Hilfe der Dichtemessung lassen sich die relativ seltenen *intrathorakalen Meningozelen* von soliden Raumforderungen abgrenzen. Beweisend für sie ist die Kontrastaufnahme nach intrathekaler Kontrastmittelgabe.

Die *generalisierte Neurofibromatose von Recklinghausen* stellt ca. 10% der neurogenen Mediastinaltumoren (DIHLMANN u. FERNHOLZ 1974). Die meist multiplen Raumforderungen im Bereich der Brustwirbelsäule können zu ausgedehnten paravertebralen Weichteiltumoren mit Erweiterungen der Foramina intervertebralia und Wirbelkörperdestruktionen führen (s. Abb. **59a** u. **b**). Das intraspinale Wachstum und der Einbruch in die Rückenmuskulatur lassen sich computertomographisch exakt nachweisen. *Intrathorakale Meningozelen* treten bei der generalisierten Neurofibromatose häufiger als normal auf (MILES 1969). Schluckbeschwerden können durch *intraösophageale Neurofibrome* verursacht werden.

Die *differentialdiagnostische Abklärung* neurogener Tumoren von anderen paravertebralen Raumforderungen kann mitunter Schwierigkeiten bereiten. Da Lymphome und Lymphknotenmetastasen meist als multiple Raumforderungen im Mediastinum auftreten und eher prävertebral liegen, ist eine differentialdiagnostische Abgrenzung lediglich bei solitärem paravertebralem Auftreten nicht möglich. Aortenaneurysmen, paravertebrale Abszesse, Knochentumoren und zystische Raumforderungen lassen sich computertomographisch aufgrund ihrer Dichte, ihrer Form und ihres Kontrastmittelverhaltens in aller Regel sicher diagnostizieren.

Die *Kernspintomographie* erlaubt eine exzellente Darstellung aller neurogenen Tumoren im Paravertebralbereich. Durch Verwendung multiplanarer Schichtebenen kann speziell die intraspinale Ausdehnung ohne invasive Maßnahmen erfaßt werden (Abb. **63a–c**).

Die T1- und die T2-Zeiten neurogener Tumore liegen im selben Bereich wie die anderer solider Tumoren. Neurogene Tumoren können daher nicht aufgrund ihrer Signalintensität differenziert

Abb. **63a–c** Neurofibrom
a–c Transversales und frontales KST, TR 1600/TE 35 ms. Homogener, solider Tumor mit intraspinaler Ausdehnung und Kompression des Myelons, die intraspinale Ausdehnung entlang der Wurzel ist ebenfalls auf dem transversalen Schichtbild erkennbar

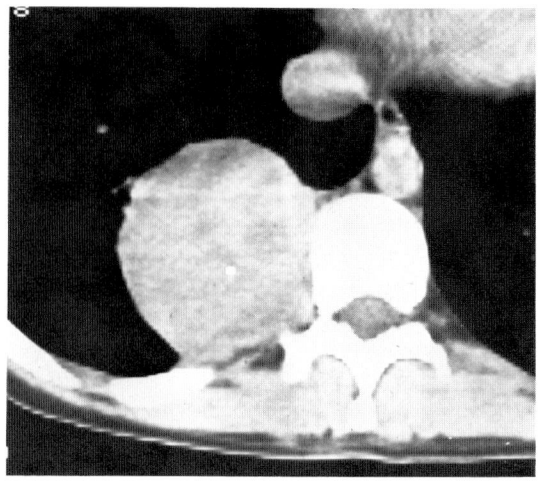

a

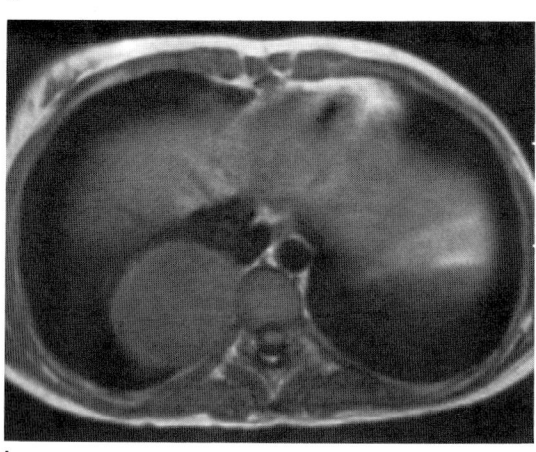

b

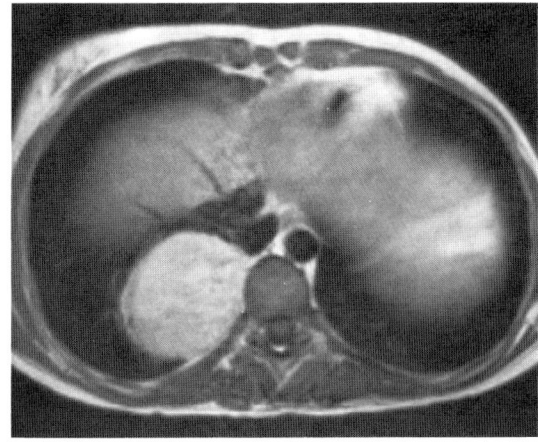

d

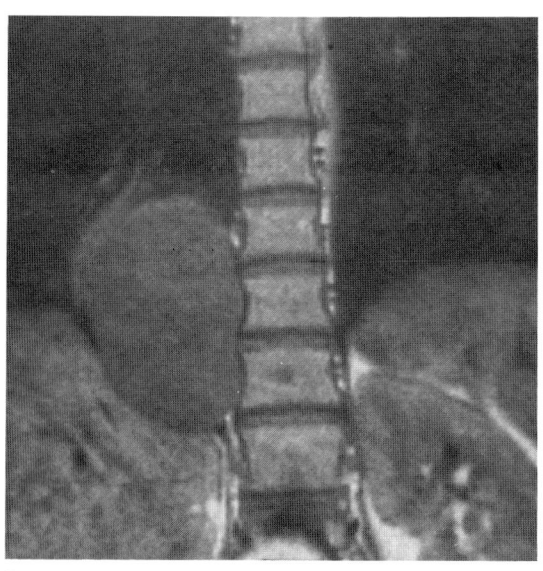

c

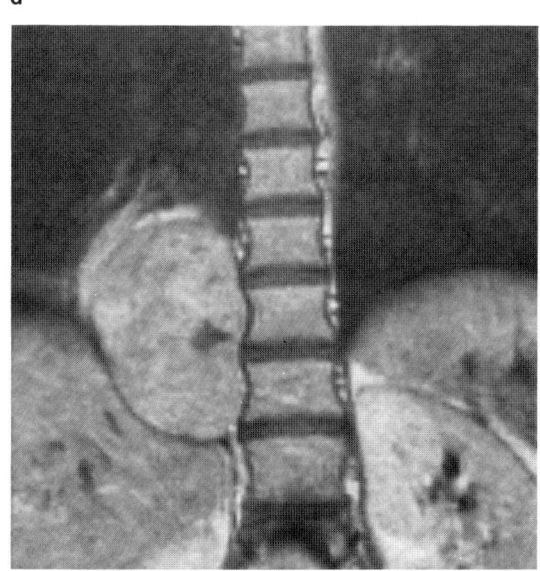

e

Abb. **64a–e** Ganglioneurom
a CT: solider Tumor (48 HU) im hinteren unteren Mediastinum, paravertebral
b Transversales KST: EKG-getriggert, TR 590/TE 17 ms
c Frontales KST: EKG-getriggert, TR 600/TE 17 ms. Im nativen Kernspintomogramm solider Tumor paravertebral mit Kompression des Zwerchfells
d u. **e** Transversales und frontales KST mit Gadolinium-DTPA: EKG-getriggert, TR 610/TE 17 ms. Rechts paravertebrale Raumforderung mit zentral inhomogenen Zonen nach Applikation von Gadolinium-DTPA, massive Kontrastaufnahme, in der frontalen Schichtung deutlicher Kontrastverlust zwischen Tumor, Leber, Nieren, Milz und Fettgewebe im Vergleich zum nativen Kernspintomogramm

werden, sondern lediglich mit Hilfe ihrer Lokalisation. Eine Differenzierung zwischen benignen und malignen Tumoren kann ebenfalls nicht durch eine Messung von Relaxationszeiten erreicht werden (Abb. **64a–d**).

Zystische Neurilemmome können differentialdiagnostisch Schwierigkeiten bei der Abgrenzung von mesothelialen Zysten mit mukoidem Inhalt verursachen, sofern sie paravertebral liegen.

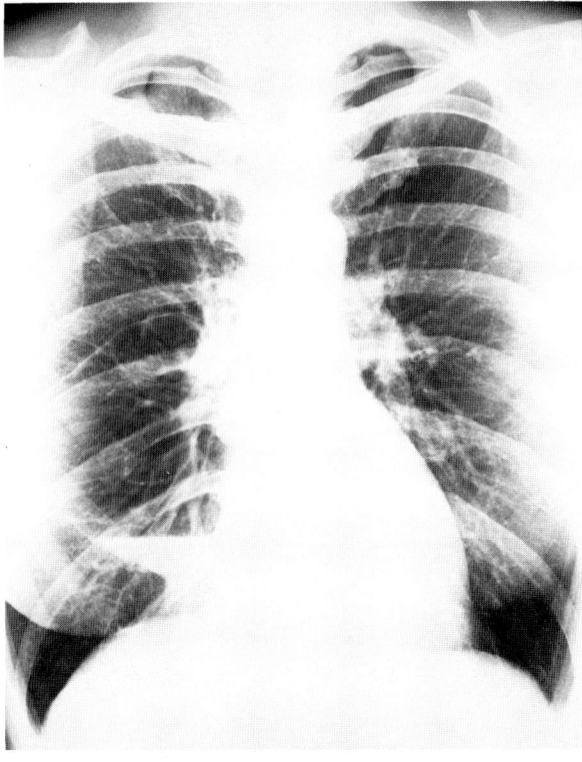

a

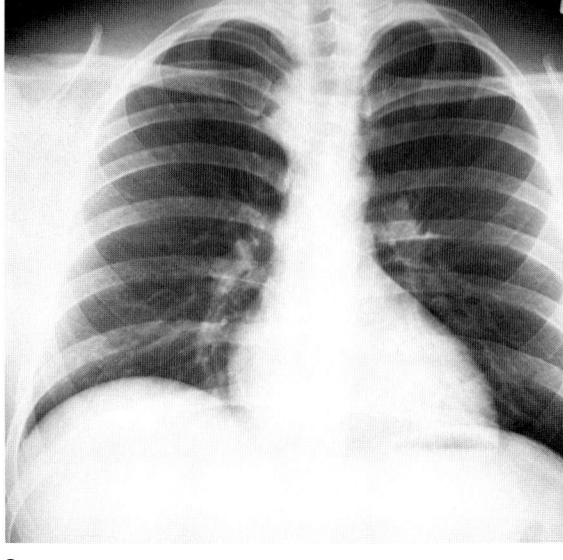

a

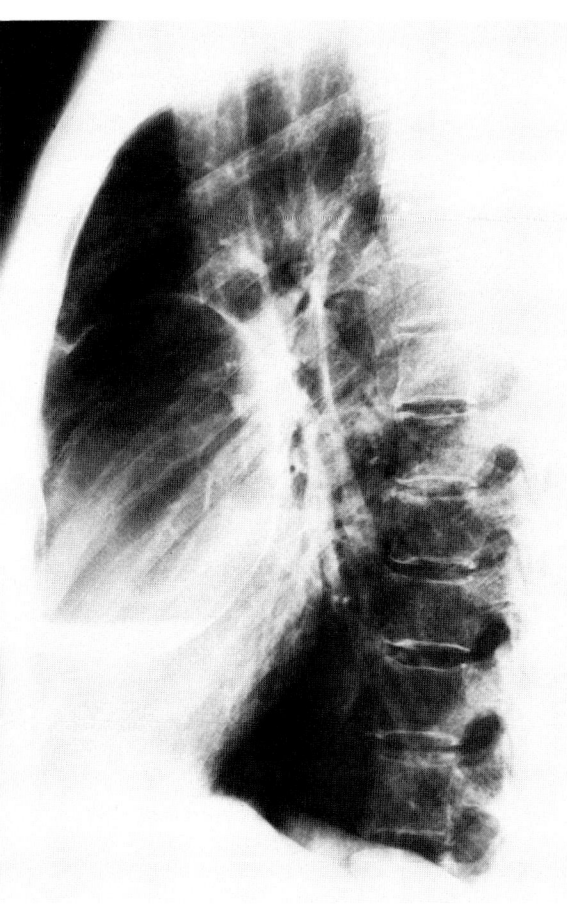

b

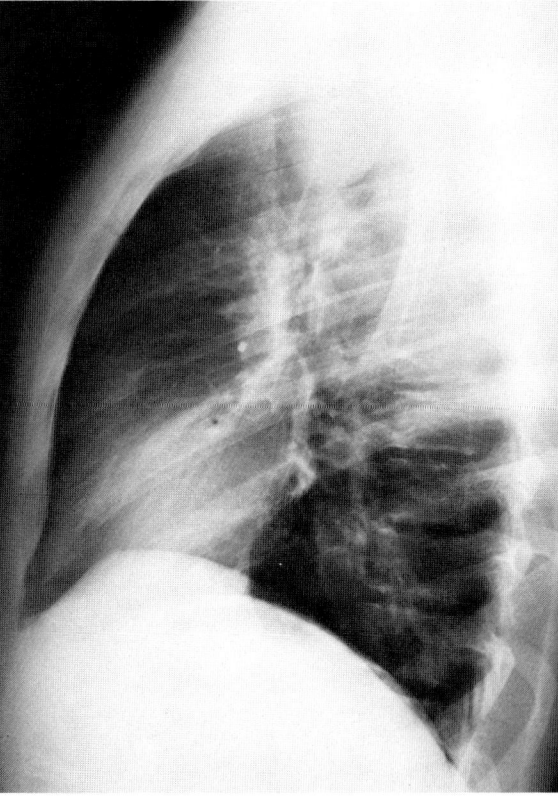

b

Abb. **66a** u. **b**   Bronchogene Zyste: In den Thoraxübersichtsaufnahmen glatt begrenzte rundliche Raumforderung im oberen Mediastinum rechts para- und retrotracheal, Operation: unkomplizierte bronchogene
Zyste ohne Anschluß an das Bronchialsystem

◀ Abb. **65a** u. **b**   Große bronchogene Zyste rechts parakardial mit Spiegelbildung und Kontakt zum rechten Hilus, Anschluß an das Bronchialsystem

Vorderdarmzysten

Mißbildungen in unterschiedlichen Entwicklungsstadien führen zur Ausbildung *zystischer Raumforderungen* im Mediastinum. Je nach ihrem histologischen Aufbau ist eine Unterscheidung in bronchogene und gastroenterogene Zysten möglich. Diese angeborenen Zysten treten in bis zu 41% kombiniert mit dysraphischen Wirbelsäulenmißbildungen auf (Kothe u. Czaika 1959). Etwa 90% der Vorderdarmzysten sind bronchogene und nur 10% gastroenterogene Zysten (Reed u. Sobonya 1974). Da beide Formen sowohl bronchogene als auch enterogene Gewebe aufweisen können, ist nicht immer eine klare Zuordnung möglich.

Bronchogene Zysten

Bronchogene Zysten können in parenchymale und mediastinale Zysten unterteilt werden. Der prozentuale Anteil der mediastinalen Zysten beträgt ca. 86%, der der parenchymalen Zysten ca. 14%. Die parenchymalen bronchogenen Zysten liegen im Lungenparenchym, die mediastinalen meist subkarinal und häufiger rechts als links (Abb. 65a u. b). Ausgehend von dem subkarinalen Ursprungsort entwickeln sich ca. 50% nach dorsal, 43% nach kaudal und 7% nach ventral (Reed u. Sobonya 1974).
Unter den nach dorsal sich entwickelnden bronchogenen Zysten erreichen einige auch eine paratracheale Lage (Abb. 66a u. b). Die bronchogenen Zysten sind meist einkammerig. Die enthaltene Flüssigkeit kann klar, serös, trüb oder mukös sein. Im Gegensatz zu den parenchymalen bronchogenen Zysten weisen die mediastinalen nur selten Verbindungen zum Tracheobronchialsystem auf (Rogers u. Osmer 1964). Bei einer offenen Verbindung kann eventuell eine Spiegelbildung in der Zyste nachweisbar sein (s. Abb. 65a u. b). *Wandverkalkungen* und Kalkmilcheinlagerungen im Lumen sind in der Literatur beschrieben, aber insgesamt selten (Ziter u. Mitarb. 1969).
Trotz zum Teil erheblicher Größe verursachen die meisten bronchogenen Zysten *keine Symptome.* In Abhängigkeit von der Lage können jedoch kleine Zysten, vor allem bei Kindern, zur Kompression des Tracheobronchialsystems führen. Eine rasche Größenzunahme kann durch *Einblutung* oder *Infektion* entstehen.

Gastroenterogene Zysten

Die gastroenterogenen Zysten entstehen ebenfalls als Fehlbildungen des Vorderdarmes. Die Zystenwand ist von Schleimhaut ausgekleidet, die je nach Art der Zyste *Ösophagus-, Magen- oder Darmschleimhaut* ähnelt. Die meisten Zysten sind einkammerig und weisen eine rundliche bis ovale Form auf. Eine offene Verbindung zu Nachbarorganen ist in der Regel nicht nachweisbar. Alle gastroenterogenen Zysten liegen *im hinteren Mediastinum* paravertebral oder paraösophageal. 90% der Zysten werden bereits während der ersten 6 Lebensjahre entdeckt, da sie zur Kompression des Tracheobronchialsystems und des Ösophagus führen (Kothe u. Czaika 1959). Die führenden Symptome sind dabei Stridor, Dyspnoe, Husten, Erbrechen und Dysphagie.
Die Sekretbildung der Schleimhaut führt häufig zu einer raschen Größenzunahme. Je nach Zusammensetzung des Sekretes kommen peptische Ulzerationen mit Einblutungen in die Zyste und Perforationen in die Nachbarorgane vor (Ösophagus, Trachea, Pleurahöhle, Mediastinum). Diese Komplikationen können zu dem bedrohlichen Krankheitsbild der akuten Mediastinitis führen.

Bronchogene und gastroenterogene Zysten fallen meist in den *Thoraxaufnahmen* als glatt begrenzte, homogene Raumforderungen im hinteren Mediastinum auf. Sie weisen beide eine rundliche bis ovale Form auf. Verkalkungen der Zystenwand sind extrem selten, finden sich jedoch häufiger in bronchogenen als in gasterenterogenen Zysten. Durch ihren meist karinalen Ursprung liegen die bronchogenen Zysten mehr im ventralen Anteil des hinteren Mediastinums und paratracheal, während die gastroenterogenen Zysten vorwiegend dorsal zu finden sind und häufig Beziehung zum Ösophagus haben.
Besonders die *Ösophagusduplikationszyste* zeigt im Ösophagogramm eine Pelottierung des Lumens (Abb. 67a u. b). Bei einer offenen Verbindung zwischen Ösophagus und der Zyste kann es zum Übertritt von Kontrastmittel kommen. Die differentialdiagnostische Abgrenzung von anderen Raumforderungen im hinteren Mediastinum ist mit konventionellen Untersuchungsmethoden häufig sehr schwierig. Solide Raumforderungen und Aortenaneurysmen lassen sich jedoch computertomographisch eindeutig von diesen zystischen Raumforderungen trennen. Die *unkomplizierte bronchogene Zyste* kann ebenfalls computertomographisch durch den Nachweis von Dichtewerten um 0 HE (gleich Wasserdichte) relativ sicher diagnostiziert werden. Der Inhalt gastroenterogener Zysten weist jedoch häufig höhere Dichtewerte auf, so daß zystische oder zentralnekrotische Tumoren differentialdiagnostisch in Betracht gezogen werden müssen. *Ösophagusdivertikel*, die computertomographisch ein ähnliches Bild wie gastroenterogene Zysten bieten, können durch ein *Ösophagogramm* abgegrenzt werden.

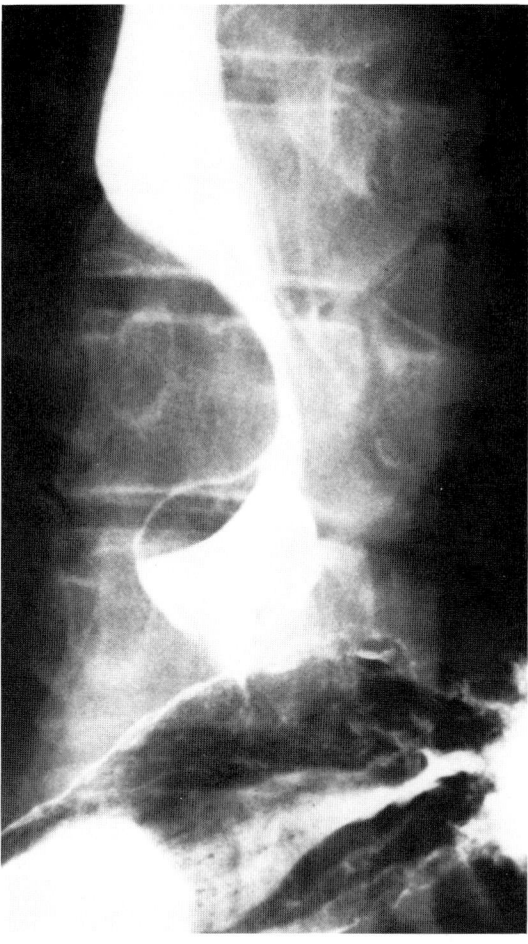

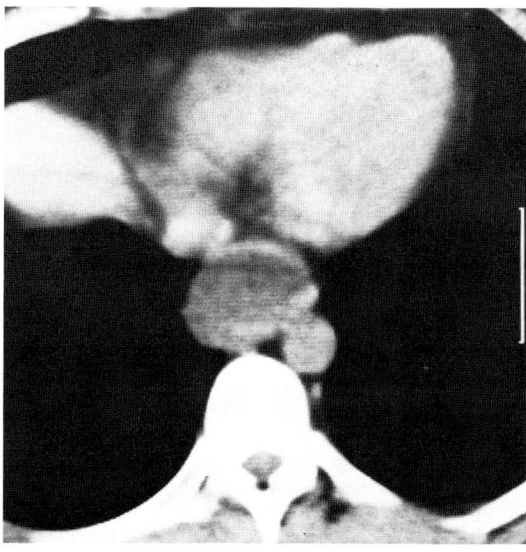

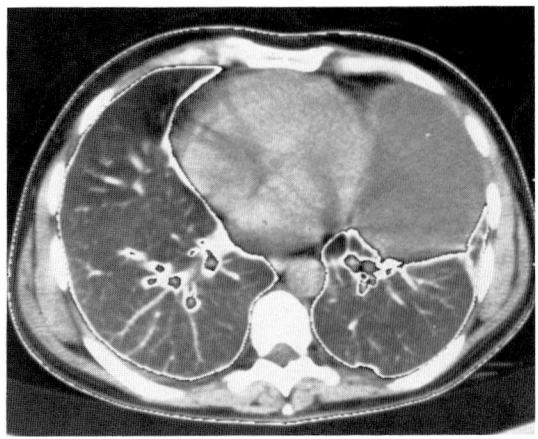

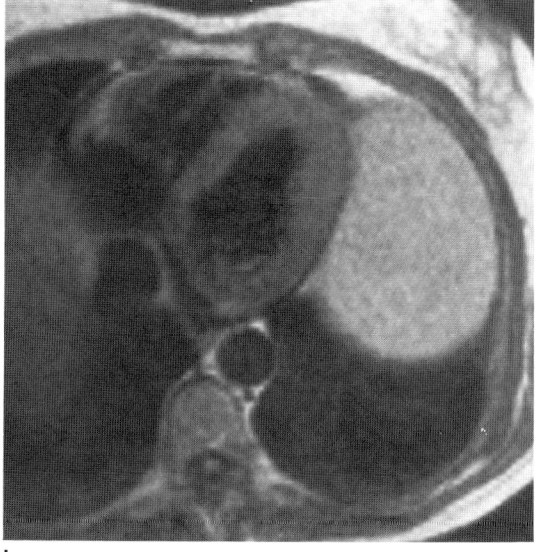

Abb. **68 a** u. **b**
Mesothelzyste (Pleuroperikardiale Zyste)
a Transversales CT: Zystische Läsion (12 HU) im linken kardiophrenischen Winkel
b Transversales KST: EKG-getriggert, TR 600/TE 35 ms. Hohe Signalintensität der pleuroperikardialen Zyste bedingt durch den mukoiden Inhalt

Abb. **67 a** u. **b**   Ösophagusduplikationszyste
a Ösophagusbreischluck: Glatt begrenzte bogige Pelottierung des distalen Ösophagus
b Computertomogramm: Zystische Raumforderung retrokardial im hinteren unteren Mediastinum, der ringförmig pelottierte Ösophagus ist nicht abgrenzbar

Das *diagnostische Vorgehen* bei bronchogenen und gastroenterogenen Zysten, die überwiegend bereits im Kindesalter diagnostiziert werden, sollte sich heute auf nichtinvasive Verfahren beschränken. Nach den *Thoraxaufnahmen* und gegebenenfalls *Hilustomogrammen* (bei bronchogenen Zysten) sollte ein *Ösophagogramm* zum Ausschluß eines Divertikels durchgeführt werden. Die *Computertomographie* bietet dann im Rahmen ihrer Möglichkeiten eine ausreichende präoperative Beurteilung der exakten Lage der Raumforderung. Durch Dichtemessung kann in Einzelfällen sogar eine sichere Diagnose erreicht werden.

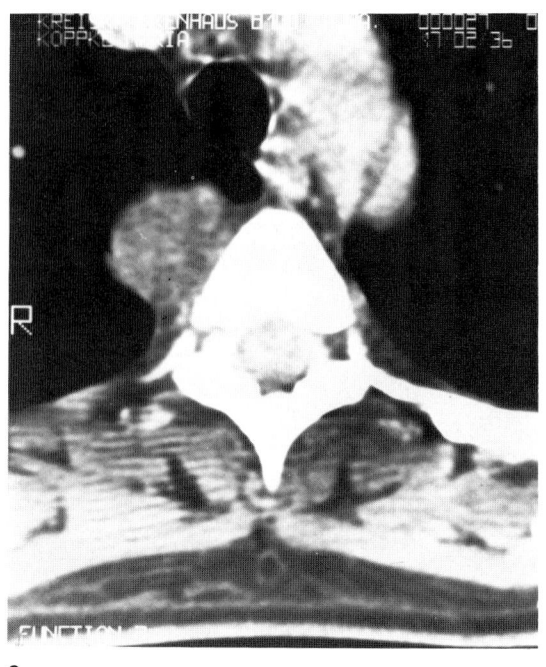

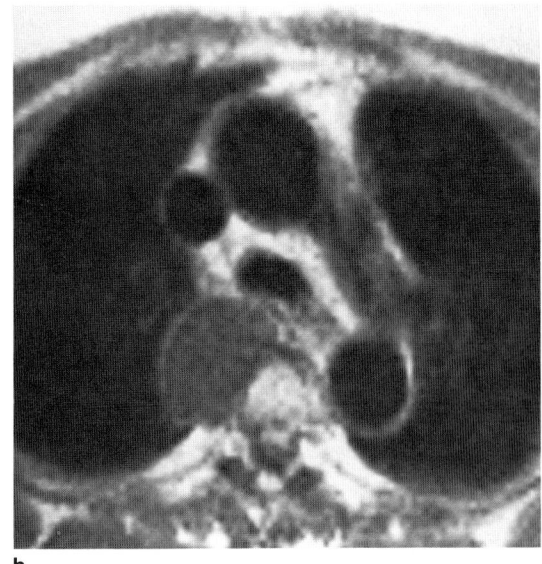

b

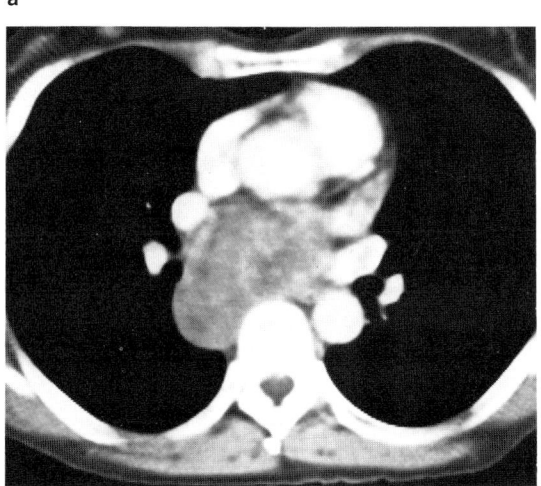

c

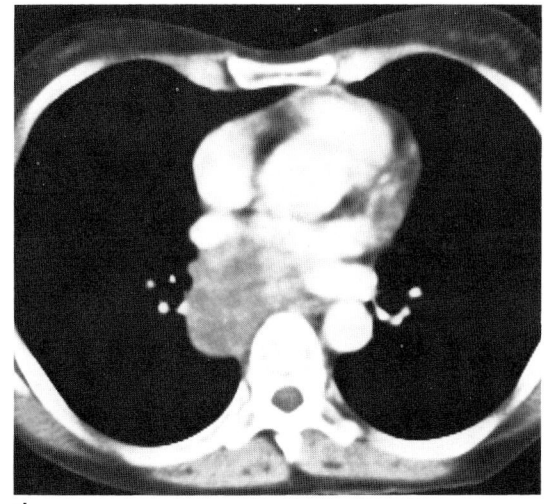

d

Abb. **69 f–i** ▶

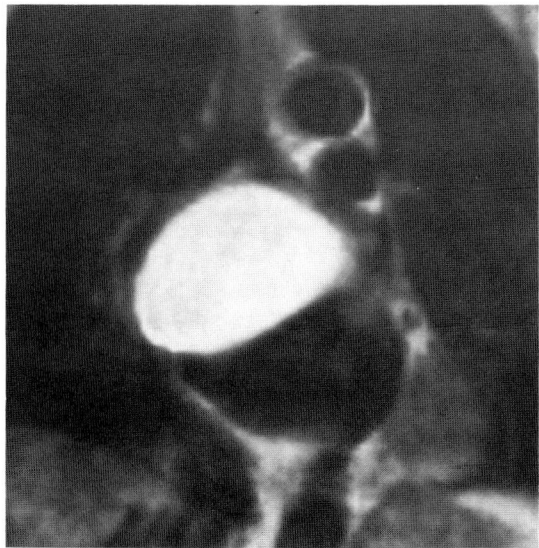

e

Abb. **69 a–i** Mediastinale Zysten. Unterschiedliche Darstellung mediastinaler Zysten in vier Fällen

a CT: Mesotheliale Zyste im hinteren oberen Mediastinum

b KST: TR 800/ TE 35 ms, EKG-getriggert: Mesotheliale Zyste mit niedriger Signalintensität wie solides Gewebe

c u. **d** CT: Bronchogene Zyste, subcarinal, Kompression des linken Vorhofs

e Frontales KST: EKG-getriggert, TR 800/ TE 30 ms: Hohe Signalintensität der bronchogenen Zyste, Spreizung der Trachealbifurkation, Kompression des linken Vorhofs

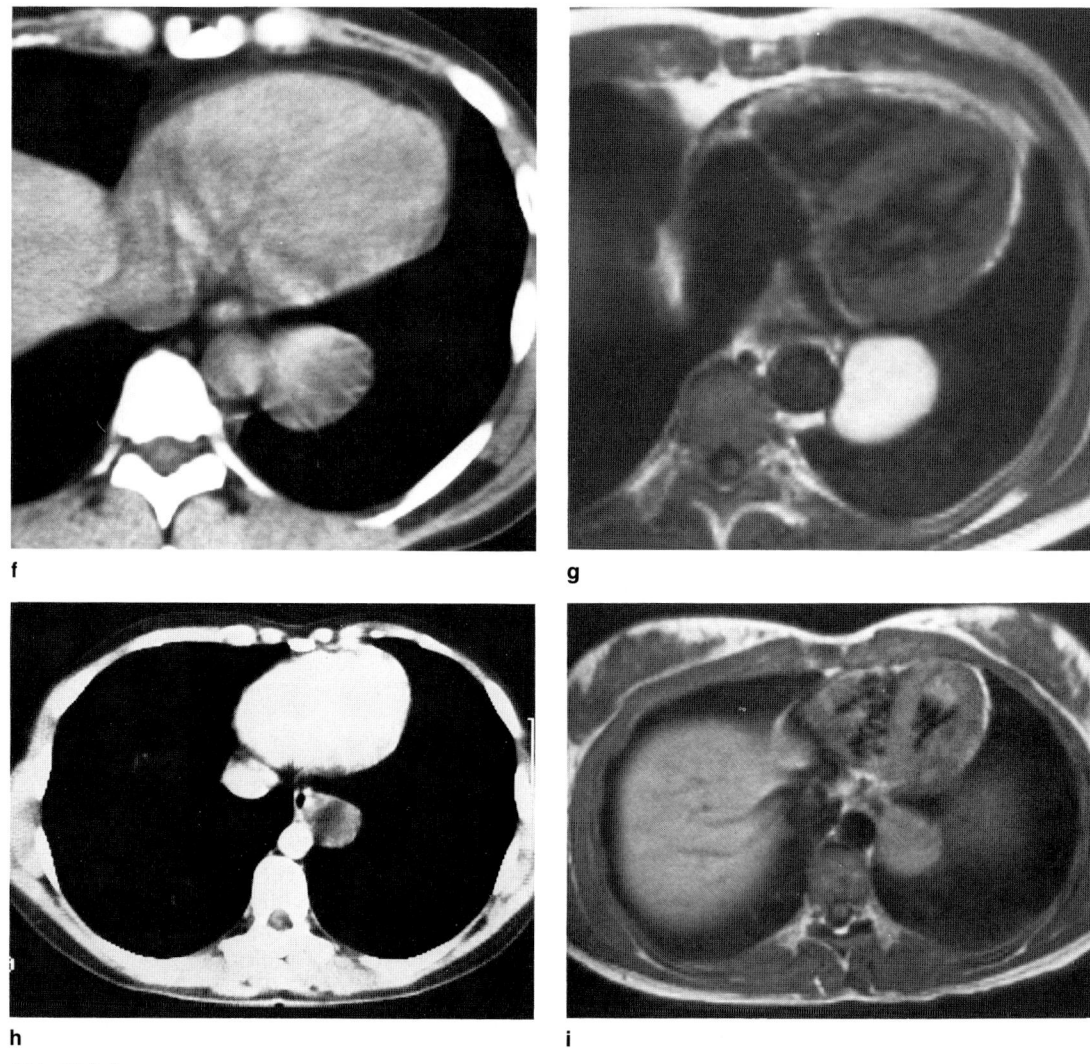

f

g

h

i

Abb. **69 f–i**

f CT: Gastroenterogene Zyste im hinteren unteren Mediastinum zwischen Aorta descendens und linkem Ventrikel
g KST: EKG-getriggert, TR 600/TE 30 ms: Hohe Signalintensität der gastroenterogenen Zyste, schmale Verbindung zum Ösophagus

h CT: Bronchogene Zyste im hinteren unteren Mediastinum mit Beziehung zur Ösophaguswand
i KST: EKG-getriggert, TR 760/TE 17 ms: Bronchogene Zyste in der Ösophaguswand (operativ gesichert) mit einer mittleren Signalintensität

Kernspintomographische Diagnostik mediastinaler Zysten

Aufgrund ihres ähnlichen Erscheinungsbildes in der Kernspintomographie sollen mesotheliale, bronchogene und gastroenterogene Zysten hier zusammen abgehandelt werden (GAMSU u. Mitarb. 1984).

Das Erscheinungsbild mediastinaler Zysten in der Kernspintomographie ist abhängig vom Zysteninhalt. Zystische Läsionen mit rein serösem Inhalt können kernspintomographisch eindeutig aufgrund der langen T1- und T2-Zeiten diagnosti-

ziert werden. In Multiechosequenzen zeigen sie eine zunehmende Signalintensität mit zunehmender T2-Gewichtung. Zysten mit einem mukoiden oder kristallinen Inhalt können eine niedrige, aber auch hohe Signalintensität aufweisen und können in seltenen Fällen nicht von soliden Tumoren unterschieden werden (Abb. **68**).

Eine Differenzierung zwischen bronchogenen und gastroenterogenen Zysten ist nicht möglich, wenn beide im hinteren Mediastinum lokalisiert sind. Eine lange T2-Relaxationszeit (> 100 ms) kann jedoch kernspintomographisch die Diagnose einer zystischen Läsion sichern (Abb. **69**).

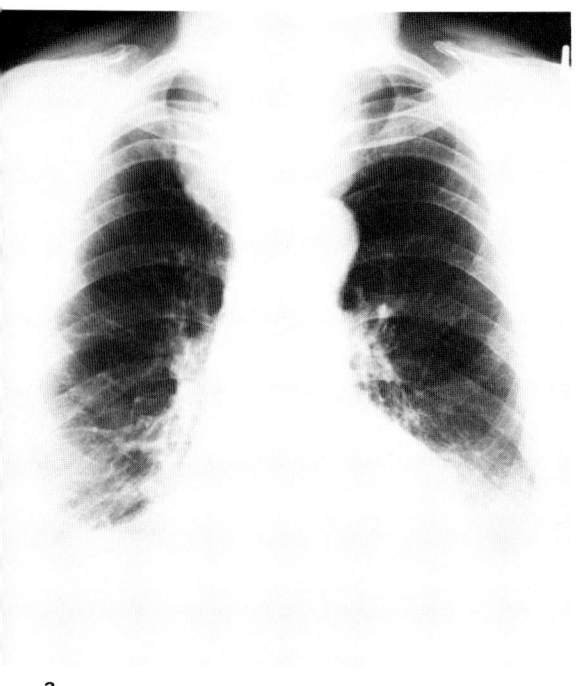

a

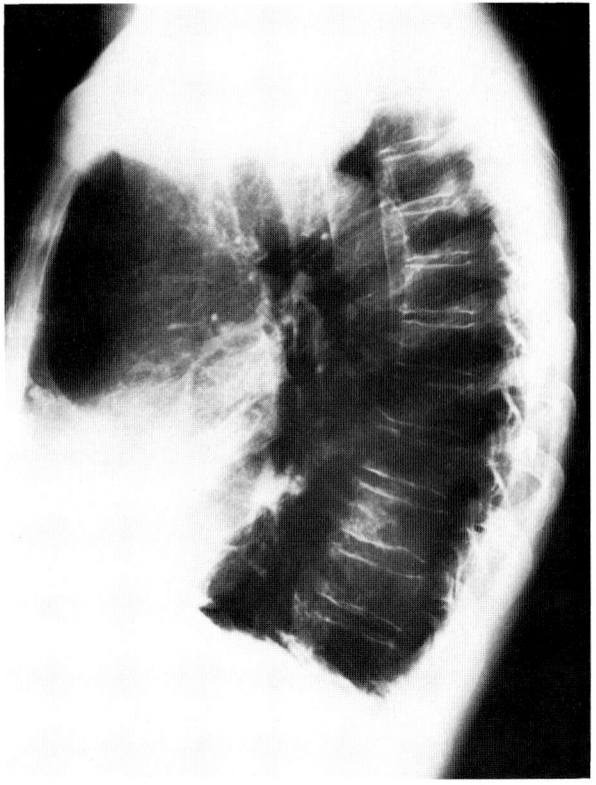

b

Abb. **70a–c**   Pseudotumor im hinteren oberen Mediastinum
a u. **b**   Thoraxübersichtsaufnahmen: Raumforderung im hinteren oberen Mediastinum
c   Ösophagusbreischluck: Großes Zenkersches Divertikel im Bereich der oberen Thoraxapertur und des hinteren oberen Mediastinums

Pseudotumoren

Raumforderungen, ausgehend vom Ösophagus

Die Erkrankungen des Ösophagus werden in einem getrennten Kapitel behandelt. Es sollen nur einige Veränderungen kurz erwähnt werden, die das Mediastinum direkt betreffen.
Ösophaguskarzinome erreichen selten eine solche Größe, daß sie zu einer im konventionellen Röntgenbild sichtbaren mediastinalen Raumforderung führen. *Paraösophageale Lymphknotenmetastasen* können zu einer Verbreiterung oder Auslöschung der jeweiligen Mediastinallinie führen. *Perforationen* des Ösophagus bei endoskopischen Untersuchungen, durch Fremdkörper und seltener durch einen Tumordurchbruch sind häufiger Ausgangspunkt eines *Pneumomediastinums* und einer *Mediastinitis.*
Als Pseudotumoren können *Ösophagusdivertikel,* der *Megaösophagus* und *Hernien* mediastinale Raumforderungen vortäuschen. Ösophagusdivertikel treten im zervikalen Bereich als dorsal gelegenes Pulsionsdivertikel (Zenkersches Divertikel) (Abb. **70a–c**) oder im thorakalen Abschnitt in

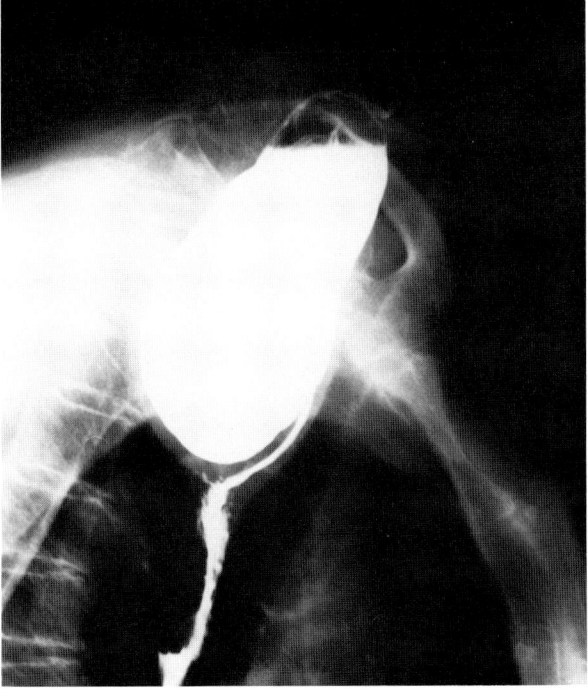

c

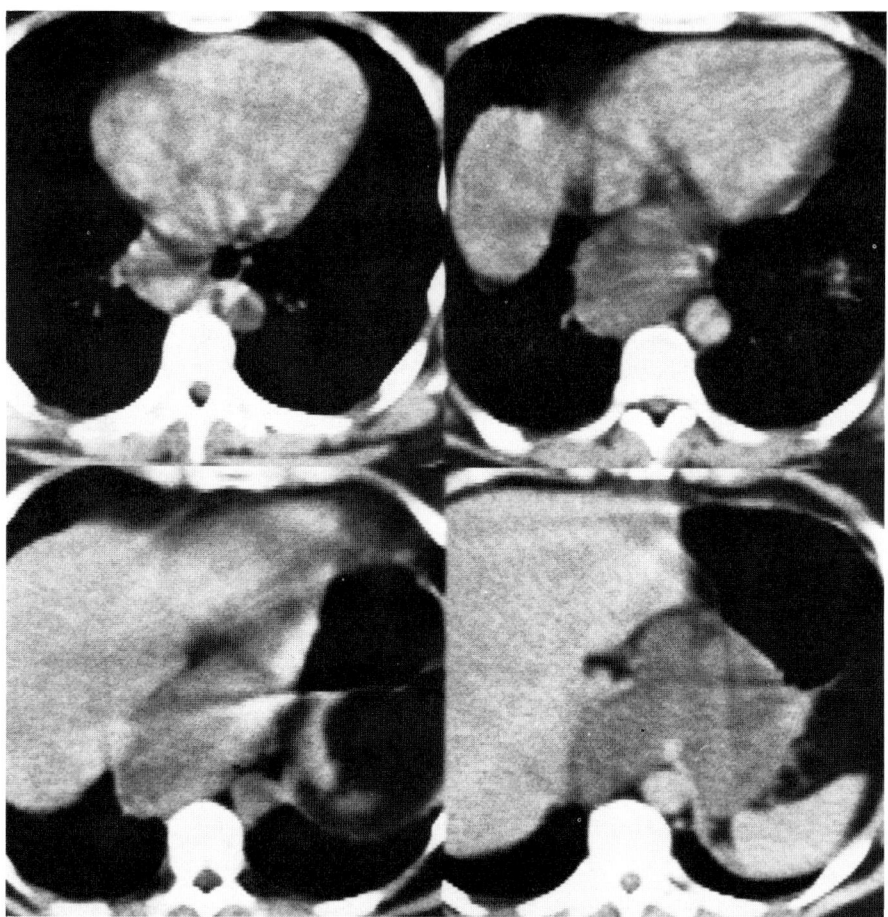

Abb. **71**   Pankreaspseudozyste im hinteren Mediastinum: Hypodense, inhomogene Raumforderung im hinteren Mediastinum, die sich von rechts paratracheal kontinuierlich bis in das Abdomen fortsetzt in eine große Pseudozyste des Pankreasschwanzes

Höhe der Trachealbifurkation als ventrales Traktionsdivertikel auf. Eine Dilatation des Ösophagus (Megaösophagus) kann z. B. durch postentzündliche Stenosierung (z. B. Verätzung, chronischer Reflux, Ösophagitis), Sklerodermie, Ösophagustumoren und Achalasie bedingt sein. Durch den Hiatus oesophageus kann es zur Verlagerung der Pars abdominalis des Ösophagus oder auch einzelner Magenanteile in das hintere Mediastinum kommen.

Alle diese vom *Ösophagus ausgehenden Pseudotumoren* lassen sich durch *Ösophagogramme* sicher nachweisen. Eine supradiaphragmale Raumforderung im hinteren Mediastinum mit Spiegelbildung sollte immer an eine Hiatushernie denken lassen.

Pankreaspseudozyste

Relativ selten ist die Ausdehnung einer Pankreaspseudozyste bis in das *hintere Mediastinum* (REYNES u. LOVE 1969, JAFFE u. Mitarb. 1972,

KIRCHNER u. Mitarb. 1977, SOMMER 1982). Der Durchtrittsort durch das Zwerchfell ist entweder der Hiatus aorticus oder oesophageus. Durch das klinische Bild der Pankreatitis wird die Beurteilung der mediastinalen Raumforderung erleichtert. Computertomographisch läßt sich die Ausdehnung der Pseudozyte von infradiaphragmal ins Mediastinum verfolgen und damit die Diagnose sichern (Abb. 71). Aufgrund der Dichtewerte ist jedoch eine Abgrenzung von nekrotisierenden Tumoren oder gastroenterogenen Zysten nicht sicher möglich.

Echinokokkuszyste

Echinokokkuszysten gehören ebenfalls zu den seltenen mediastinalen Raumforderungen. Diese scharf begrenzte rundliche Raumforderung weist häufig schalenartige Wandverkalkungen auf. Eine sichere Abgrenzung von anderen zystischen Raumforderungen (z. B. teratoide, bronchogene

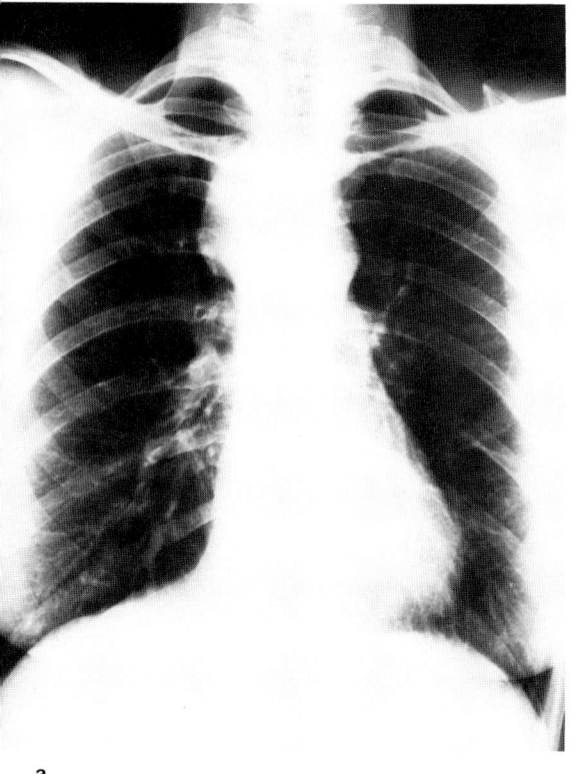

a

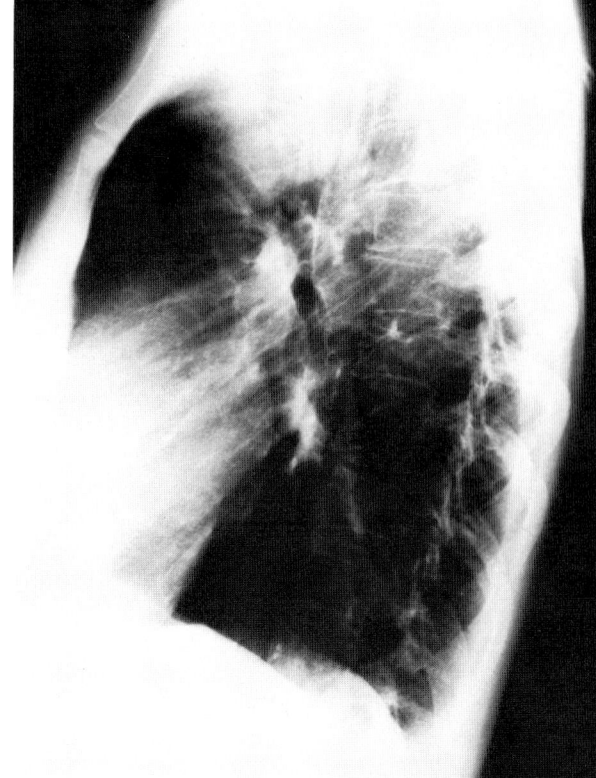

b

Abb. 72 a–c
Echinokokkuszyste im oberen Mediastinum
a u. **b** Thoraxübersichtsaufnahmen: Raumforderung im vorderen oberen Mediastinum rechts
c Computertomogramm: Zystische Raumforderung rechts parakardial ohne Wandverkalkungen

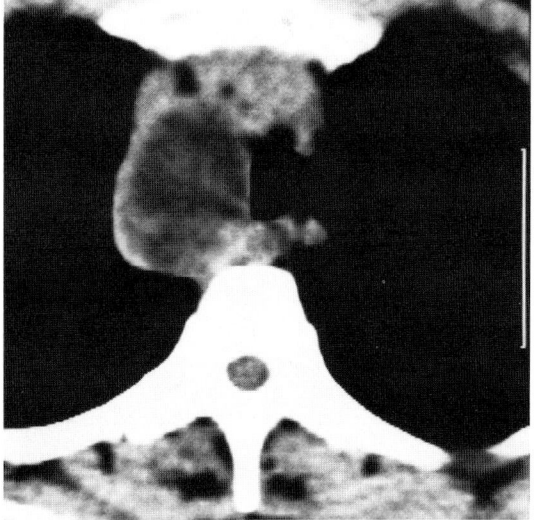

c

oder perikardiale Zysten) ist in der Regel nicht möglich. Laborchemische Untersuchungen und ein multiples Auftreten (z. B. in der Leber) können jedoch die Diagnose sichern (Abb. 72 a–c).

Spondylodiszitis

Spezifische und unspezifische Entzündungen im Bereich der BWS können zur Ausbildung einer Spondylodiszitis führen. Prävertebrale *Senkungsabszesse* finden sich vor allem bei der Spondylodiscitis tuberculosa. Die entzündliche Destruktion der Deck- und Grundplatten und die paravertebrale Weichteilschwellung gestatten aufgrund des charakteristischen Röntgenbildes eine sichere Diagnose (Abb. 73 a u. b).
Nicht immer läßt sich die typische *spindelförmige Auftreibung* der paravertebralen Linie nachweisen, vor allem bei asymmetrischer Ausbildung eines Senkungsabszesses. Die differentialdiagnostische Abgrenzung von Lymphknotenmetastasen mit Wirbelkörperdestruktionen ist in der Regel bei der Spondylodiszitis durch die Begrenzung der Destruktion auf die dem Bandscheibenraum angrenzenden Knochenstrukturen möglich.
Wirbelsäulenfrakturen mit paravertebralen Blutungen und primäre Raumforderungen der Wirbelsäule führen ebenfalls zur Auftreibung der paravertebralen Linien und können somit eine mediastinale Raumforderung vortäuschen.

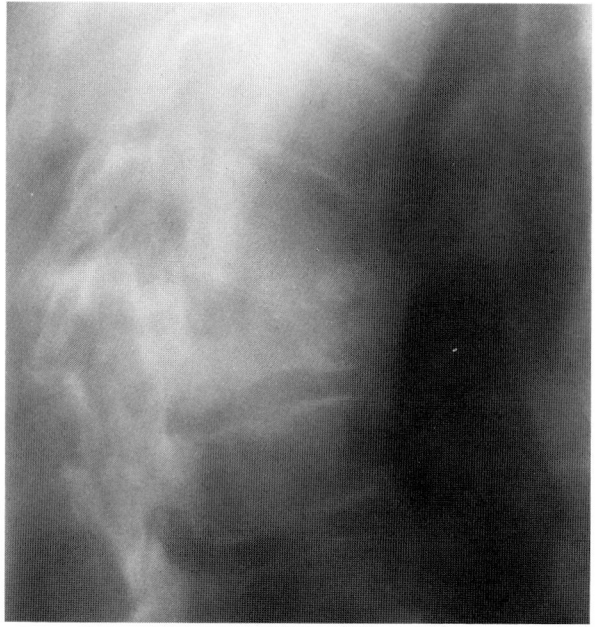

a

Extramedulläre Hämatopoese

Als seltene paravertebrale Raumforderung soll noch die extramedulläre Hämatopoese erwähnt werden, die bei *chronischen hämolytischen Anämien* (Thalassämie, Sphärozytose, Knochenmarkskarzinose) auftreten kann (HOCHHOLZER u. Mitarb. 1969). Die bilateralen paraspinalen Raumforderungen liegen meist in Höhe des 6. bis 12. BWK. Der pathogenetische Mechanismus ist ungeklärt. In Frage kommen *heterotope Knochenmarksinseln* von den Interkostalvenen oder den Lymphknoten ausgehend. Die differentialdiagnostische Abgrenzung muß sich bei dieser seltenen Erkrankung auf den Ausschluß anderer mediastinaler Raumforderungen beschränken. Das gemeinsame Auftreten einer schweren Anämie, einer Splenomegalie und einer paravertebralen Raumforderung im unteren BWS-Bereich sollte jedoch an dieses Krankheitsbild denken lassen.

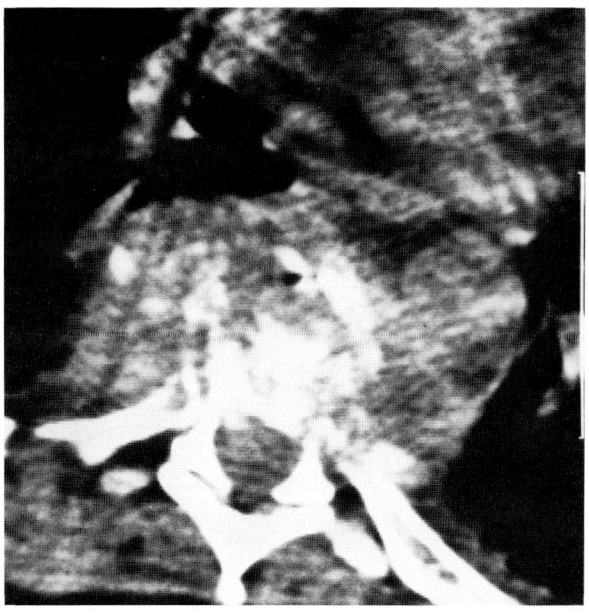

b

Abb. **73a** u. **b**   Spondylodiscitis tuberculosa
a   Tomogramm der mittleren BWS: Destruktion zweier benachbarter Wirbelkörper mit prävertebralem Weichteilschatten
b   Computertomogramm: Ausgeprägte knöcherne Destruktion des Wirbelkörpers mit großem, entzündlichen Weichteiltumor paravertebral

Literatur

Alley, R.D., L.H.S. Van Mierop, E.Y. Li, K.R. Jagdish, H.W. Kausel, A. Stranahan: Traumatic aortic aneurysm – four cases of graftless excision and anastomosis. Ann. thorac. Surg. 2 (1966) 514

Amparo, E.G., C.B. Higgins, W. Hoddick et al.: Magnetic resonance imaging of aortic disease: preliminary results. AJR 143 (1984) 1203

Amparo, E.G., C.B. Higgins, R. Sollito: Aortic dissection: Magnetic resonance imaging. Radiology 155 (1985) 399

Anderson, R.C., P. Adams, B. Burke: Anomalous inferior vena cava with azygous continuation (infrahepatic interruption of the inferior vena cava) J. Pediat. 59 (1961) 370

Baron, R.L., J.K.T. Lee, St.S. Sagel, R.R. Peterson: Computed tomography of the normal thymus. Radiology 142 (1982) 121

Baron, R.L., J.K.T. Lee, St.S. Sagel, R.G. Levitt: Computed tomography of the abnormal thymus. Radiology 142 (1982) 127

Barrett, A.F., D.K.M. Toye: Sympathicoblastoma: radiological findings in fortythree cases. Clin. Radiol. 14 (1963) 33

Bay, V.: Chirurgische Aspekte des Thymus. Chirurg 41 (1970) 1

Bein, M.E., A.A. Mancuso, J.H. Mink, G.C. Hansen: Computed tomography in the evaluation of mediastinal lipomatosis. J. Comput. assist. Tomogr. 2 (1978) 379

Bennett, B.E., J.K. Cherry: The natural history of traumatic aneurysms of the aorta. Surgery 61 (1967) 516

Berdon, W.E., D.H. Baker: Azygous continuation of the inferior vena cava. Amer. J. Roentgenol. 104 (1968) 452

Bergh, N.P., T. Schersten: Bronchogenic carcinoma. A follow-up study of a surgically treated series with special reference to the prognostic significance of lymph node metastasis. Acta chir. scand 347, Suppl. (1965)

Berquist, T.H., L.R. Brown, G.R. May et al.: Magnetic resonance imaging of the chest: a diagnostic comparison with computed tomography and hilar tomography. Magn. Reson. Imaging 2 (1984) 315

Binder, R.E., R.D. Pugatch, J.L. Faling, R.A. Kanter, C.T. Sawin: Diagnosis of posterior mediastinal goiter by computed tomography. J. Comput. assist. Tomogr. 4 (1980) 550

Birnholz, J.C., J.T. Ferrucci, S.M. Wyman: Roentgen features of dysphagia aortica. Radiology 111 (1974) 93

Bjork, L., R. Friedman: Routine roentgenographic diagnosis of coarctation of the aorta in the child. Amer. J. Roentgenol. 95 (1965) 636

Boyd, E.: Weight of the thymus gland in health and disease. Amer. J. Dis. Child. 43 (1932) 1162

Bradley, W.G. jr., V. Waluce: Blood Flow: Magnetic resonance imaging. Radiology 154 (1985) 443

Brecht, G., Th. Harder: Aortenaneurysma und Aortendissektion. Computertomographie–Angiographie–Sonographie. Fortschr. Röntgenstr. 135 (1981) 388

Brown, L.R., G.L. Aughenbaugh, M.R. Wick, B.A. Baker, R.M. Salassa: Roentgenologic diagnosis of primary corticotropinproducing carcinoid tumors of the mediastinum. Radiology 142 (1982) 143

Brown, R.C., W.N. Cohen, E.F. Rose: Malignant thymoma with penetration into the gastrointestinal tract. South. med. J. 69 (1976) 409

Cammack, K., R.L. Rapport, J. Paul, W.C. Baird: Deceleration injuries of the thoracic aorta. Arch. Surg. 79 (1959) 244

Castleman, B.: Case records of the Massachusetts General Hospital, case 40011. New Engl. J. Med. 250 (1954) 26

Chang, C.H.: The normal roentgenographic measurement of the pulmonary artery in 1085 cases. Amer. J. Roentgenol 87 (1962) 929

Chasler, C.N.: Pneumothorax and pneumomediastinum in the newborn. Amer. J. Roentgenol. 91 (1964) 550

Comings, D.E., K.-B. Skubi, J.V. Eyes, A.G. Motulsky: Familial multifocal fibrosclerosis. Findins suggesting that retroperitoneal fibrosis, mediastinal fibrosis, sclerosing cholangitis, Riedel's thyroiditis, and pseudotumor of the orbit may be different manifestations of a single disease. Ann. intern. Med. 66 (1967) 884

Craddock, D.R., A. Logan, M. Mayell: Traumatic rupture of the oesophagus and stomach. Thorax 23 (1968) 657

Crowe, J.K., L.R. Brown, J.R. Muhm: Computed tomography of the mediastinum. Radiology 128 (1978) 75

Da Costa, J.L., Y.S. Loh, E. Hanam: Extramedullary hemopoiesis with multiple tumor-simulating mediastinal masses in hemoglobin-E-thalassemia disease. Chest 65 (1974) 210

Dalton, C.J., S.S. Schwartz: Evaluation of the paraspinal line in roentgen examination of the thorax. Radiology 66 (1956) 195

Daniel jr., R.A., W.L. Diveley, W.H. Edwards, N. Chamberlain: Mediastinal tumors. Ann. Surg. 151 (1960) 783

Derra, E., W. Irmer: Über Mediastinalgeschwülste, ihre Klinik und Therapie. Dtsch. med. Wschr. 86 (1961) 569

Dihlmann, W., H.-J. Fernholz: Thoraxmanifestationen der Neurofibromatose von Recklinghausen (1882). Fortschr. Röntgenstr. 120 (1974) 748

Dontas, N.S.: Intrathoracic goitre. Brit. J. Tuberc. 52 (1958) 154

Düx, A.: Mediastinum. In Teschendorf, W., H. Anacker, P. Thurn: Röntgenologische Differentialdiagnostik, 5. Aufl., Band I/2. Thieme, Stuttgart 1977

Dyer, N.H.: Cystic thymomas and thymic cysts: a review. Thorax 22 (1967) 408

Ellis, K., H.G. Gregg: Thymomas – roentgen considerations. Amer. J. Roentgenol. 91 (1964) 105

Epstein, D.M., H. Kressel, W. Gefter et al.: MR imaging of the mediastinum: a retrospective comparison with computed tomography. J. Comput. Assist. Tomogr. 8 (1984) 670

Faer, M.J., R.E. Burnam, Ch.L. Beck: Transmural thoracic lipoma: demonstration by computed tomography. Amer. J. Roentgenol. 130 (1978) 161

Feigin, D.S., J.J. Fenoglio, A. McAllister, J.E. Madewell: Pericardial cysts: a radiologic-pathologic correlation and review. Radiology 125 (1977) 15

Feiglin, D.H., R.G. Graig, W.J. McIntyre, J.K. O'Donnell: Gated cardiac magnetic resonance structural imaging. Optimization by electronic axial rotation. Radiology 154 (1985) 129

Felson, B.: Chest Roentgenology. Saunders, Philadelphia 1973

Feutz, E.P., Y.Y. Heun, I. Mandelbaum, R.E. Brashear: Intrathoracic cystic hygroma. Radiology 108 (1973) 61

Figley, M.M.: Accessory signs of coarctation of the aorta. Radiology 62 (1954) 671

Filly, R., N. Blank, R.A. Castellino: Radiographic distribution of intrathoracic disease in previously untreated patients with hodgkin's disease and non-Hodgkin lymphoma. Radiology 120 (1976) 277

Fine, G., R.W. Smith jr., M.R. Pachter: Primary extragenital choriocarcinoma in the male subject. Case report and review of the literature. Amer. J. Med. 32 (1962) 776

Fisher, M.R., C.B. Higgins: Central thrombi in pulmonary arterial hypertension detected by MR imaging. Radiology 158 (1986) 223

Fon, G.T., M.E. Bein, A.A. Mancuso, J.C. Keesey, A.R. Lupetin, W.S. Wong: Computed tomography of the anterior mediastinum in myasthenia gravis. Radiology 142 (1982) 135

Fox, M.A., V.A. Vix: Endodermal sinus (yolk sac) tumors of the anterior mediastinum. Amer. J. Roentgenol. 135 (1980) 291

Franken jr., E.A.: Radiologic evidence of thymic enlargement in Graves' disease. Radiology 91 (1968) 20

Fraser, R.G., J.A.P. Paré: Diseases of the mediastinum. In Frases, R.G., J.A.P. Paré: Diagnosis of Diseases of the Chest, 2nd ed., vol. III. Saunders, Philadelphia 1979

Gamsu, G., W.R. Webb, P. Sheldon et al.: Nuclear magnetic resonance imaging of the thorax. Radiology 147 (1983) 473

Gamsu, G., D.D. Stark, W.R. Webb et al.: Magnetic resonance imaging of benign mediastinal masses. Radiology 151 (1984) 709

Gebauer, A., B. Sommer: Anomalien und Erkrankungen der großen herznahen Gefäße Referateband CT'82, Schnetztorverlag, Konstanz 1982

de Geer, G., W.R. Webb, G. Gamsu: Normal Thymus: Assessment with MR and CT. Radiology 158 (1986) 313

Geisinger, M.A., B. Risius, J.A. O'Donnell, M.G. Zelch, D.S. Moodie, R.A. Graor, C.R. George: Thoracic aortic dissections: Magnetic resonance imaging. Radiology 155 (1985) 407

Glazer, H.S., F.R. Gutierrez, R.G. Levitt, J.K. Lee, W.A. Murphy: The thoracic aorta studied by MR imaging. Radiology 157 (1985) 149

Goldberg, E.M., C.M. Shapiro, H.S. Glicksman: Mediastinoscopy for assessing mediastinal spread in clinical staging of lung carcinoma. Semin. Oncol. 1 (1974) 205

Gunn, A., W. Michie, W.J. Irvine: The thymus in thyroid disease. Lancet 1964/II, 776

Hamperl, H.: Lehrbuch der allgemeinen Pathologie und der pathologischen Anatomie, 27. Aufl. Springer, Berlin 1966

Han, S.Y., A.J. Rudolph, C.T. Teng: Pneumomediastinum in infancy. J. Pediat. 62 (1963) 754

Harris, R.D., M.L. Hougen: Early diagnosis of tuberculous thoracic aortic aneurysm by computerized axial tomography. Comput. Tomogr. 2 (1978) 49

Heelan, R.T., N. Martini, J.W. Westcott, M.S. Bains, R.C. Watson, J.F. Caravelli, Y.M. Berkmen, C.I. Henschke, P.M. McCaughan, M.B. Zaman: Carcinomatous involvement of the hilum and mediastinum: Computed tomography and magnetic resonance evaluation. Radiology 156 (1985) 111

Heitzman, E.R.: The mediastinum. Radiologic Correlations with Anatomy and Pathology. Mosby, St. Louis 1977

Herbig, H., P. Ganz, H. Vieten: Die Mediastinaltumoren und ihre chirurgische Behandlung. Ergebn. Chir. Orthop. 37 (1952) 224

Higgins, C.B., D. Stark, M. McNamara et al.: Multiplane magnetic resonance imaging of the heart and major vessels: studies in normal volunteers. AJR 142 (1984) 661

Hochholzer, L., E.G. Theros, S.H. Rosen: Some unusual lesions of the mediastinum: roentgenologic and pathologic features. Semin. Roentgenol. 4 (1969) 74

Horner, M.J., R.J. Wechsler, B.L. Carter: Mediastinal lipomatosis. Radiology 128 (1978) 657

Jaffe, B.M., T.B. Ferguson, S. Holtz, J.B. Shields: Mediastinal pancreatic pseudocysts. Amer. J. Surg. 124 (1972) 600

Jahnke jr., E.J., G.W. Fisher, R.C. Jones: Acute traumatic rupture of the thoracic aorta – report of six consecutive cases of successful early repair. J. thorac. cardiovasc. Surg. 48 (1964) 63

Jost, G.R., St. S. Sagel, R.J. Stanley, R.G. Levitt: Computed tomography of the thorax. Radiology 126 (1978) 125

Kirchner, S.G., R.M. Heller, C.W. Smith: Pancreatic pseudocyst of the mediastinum. Radiology 123 (1977) 37

Kothe, W., F. Czaika: Gastroenterogene Mediastinalzysten im Säuglings- und Kleinkindesalter. Zbl. Chir. 84 (1959) 1232

Lackner, K.: Thorax. In Friedmann, G., E. Bücheler, P. Thurn: Ganzkörper-Computertomographie. Thieme, Stuttgart 1981

Leigh, T.F.: Mass lesions of the mediastinum. Radiol. Clin. N. Amer. 1 (1963) 377

Leigh, T.F., H.S. Weens: Roentgen aspects of mediastinal lesions. Semin. Roentgenol. 4 (1969) 59

Lenz, H.: Zwerchfellerkrankungen. In Teschendorf, W., H. Anacker, P. Thurn: Röntgenologische Differentialdiagnostik, 5. Aufl., Bd. I/2. Thieme, Stuttgart 1977

Levin, B.: The continuous diaphragm sign – a newly recognized sign of pneumomediastinum. Clin. Radiol. 24 (1973) 337

Lewis, C.E., F.S. Prato, D.J. Drost, R.L. Nicholson: Comparison of respiratory triggering and gating techniques for the removal of respiratory artifacts in MR imaging. Radiology 160 (1986) 803

Lillard, R.L., R.P. Allen: The extrapleural air sign in pneumomediastinum. Radiology 85 (1965) 1093

Lin, S.R., I.M. Freundlich: Malignant thymoma with radiographic evidence of distant intrathoracic implantations. Radiology 94 (1970) 135

Lodin, H.: Mediastinal herniation and displacement – studied by transversal tomography. Acta radiol. (Stockh.) 48 (1957) 337

Lund, G.: The CT appearance of the superior intercostal veins. Europ. J. Radiol. 2 (1982) 122

Lunia, S.L., J.C. Ruckdeschel, M.F. McKneally, D. Killam, D. Baxter, S. Kellar, R. Pranab, J. McIlduff, L.L. Lininger, R. Chodos, J. Horton: Noninvasive evaluation of mediastinal metastases in bronchogenic carcinoma: a prospective comparison of chest radiography and gallium-67 scanning. Cancer (Philad.) 47 (1981) 672

Lyons, H.A., G.L. Calvy, B.P. Sammons: The diagnosis and classification of mediastinal masses. I. A study of 782 cases. Ann. intern. Med. 51 (1959) 897

McLoud, Th.C., L. Kalisher, P. Stark, R. Greene: Intrathoracic lymph node metastases from extrathoracic neoplasms. Amer. J. Roentgenol. 131 (1978) 403

Madewell, J.E., R.E. Sobonya, J.C. Reed: RPC from the AFIP neurenteric cyst. Radiology 109 (1973) 707

Mathias, K., D. Beduhn, W. Wenz: Angiographische Befunde bei Aortenverletzungen nach stumpfem Thoraxtrauma. Herz Kreisl. 8 (1976) 525

Mayor, G.: Chirurgie der Epithelkörperchen. Langenbecks Arch. klin. Chir. 319 (1967) 212

Miles, J., J. Pennybacker, P. Sheldon: Intrathoracic meningocele. Its development and association with neurofibromatosis. J. Neurol. Neurosurg. Psychiat. 32 (1969) 99

Mörl, H., A. Kuntzen: Verlaufsformen des Aneurysma dissecans aortae. Med. Klin. 69 (1974) 489

Moore, E.H., W.R. Webb, E.D. Verrier et al.: MRI of chronic posttraumatic false aneurysms of the thoracic aorta. AJR 143 (1984) 1195

Moseley, J.E.: Loculated pneumomediastinum in the newborn. A thymic spinnacker sail sign. Radiology 75 (1960) 788

Mountain, C.F.: Surgical therapy in lung cancer: biologic, physiologic and technical determinants. Semin. Oncol. 1 (1974) 253

Mountain, C.F., D.T. Carr, W.A.D. Anderson: Clinical staging of lung cancer. Amer. J. Roentgenol. 120 (1974) 130

Müller, W.: Die pathologische Anatomie des Mediastinums. Prax. Pneumol. 8 (1969) 513

McMurdo, K.K., G. de Geer, W.R. Webb, G. Gamsu: Normal and occluded mediastinal veins: MR imaging. Radiology 159 (1986) 33

Murray, J.F.: The Normal Lung; the Basis for Diagnosis and Treatment of Disease. Saunders, Philadelphia 1976

Musset, D., P. Grenier, M.F. Carette, G. Frija, M.P. Hauuy, M.T. Desbleds, P. Girard, J.M. Biogt, D. Lallemand: Primary lung cancer staging: Prospective comparative study of MR imaging with CT. Radiology 160 (1986) 607

Nègre, E., A. Balmes: Les goitres du mediastin posterieur. J. Chir. 66 (1950) 190

Neufang, K.F., D. Beyer: Diagnostische Wertigkeit pleuromediastinaler Linien für die Röntgennativuntersuchung des Mediastinums (Teil I). Röntgen-Bl. 33 (1980) 257

Neufang, K.F., D. Beyer: Nativdiagnostik mediastinaler Lymphadenopathien – Stellenwert der konventionellen Röntgenuntersuchung und Ergänzung durch andere bildgebende Verfahren. Röntgen-Bl. 36 (1983) 30

Nohl, H.C.: An investigation into the lymphatic and vascular spread of carcinoma of the bronchus. Thorax 11 (1956) 172

Nohl, H.C.: The Spread of Carcinoma of the Bronchus. Year Book Medical, Chicago 1962

Nohl-Oser, H.C.: Lymphatics of the lung. In Shields, Th.W.: General Thoracic Surgery. Lea & Filbinger, Philadelphia 1972

Oh, K.S., A.L. Weber, S. Borden: Normal mediastinal mass in childhood. Radiology 101 (1971) 625

Oldham, H.N., D.C. Sabiston jr.: Primary tumors and cysts of the mediastinum: lesions presenting as cardiovascular abnormalities. Arch. Surg. 96 (1968) 71

Osborne, D.R., M. Korobkin, C.E. Ravin, Ch. E. Putman, W.G. Wolfe, W.C. Sealy, G.W. Young, R. Breiman, D. Heaston, P. Ram., M. Halber: Comparison of plain radiography, conventional tomography, and computed tomography in detecting intrathoracic lymph node metastases from lung carcinoma. Radiology 142 (1982) 157

Pagniez, B., J.L. Benies, C. DuPuis, J. Remy: The left superior intercostal vein. J. Radiol. Electrol. 56 (1975) 285

Pate, J.W., O.D. Butterick, R.L. Richardson: Traumatic rupture of the thoracic aorta. J. Amer. med. Ass. 203, (1968) 1022

Peabody, J.W., L.H. Strug, J.E. Rives: Mediastinal tumors. A survey of modern concepts in diagnosis and management. Arch. intern. Med. 93 (1954) 875

Pearson, F.G., J.M. Nelems, R.D. Henderson, N.C. Delarue: The role of mediastinoscopy in the selection of treatment for bronchial carcinoma with involvement of superior mediastinal lymph nodes. J. thorac. cardiovasc. Surg. 64 (1972) 382

Peterson, R. O. A., M. D. Cooper, R. A. Good: The pathogenesis of immunologic deficiency diseases. Amer. J. Med. 38 (1965) 579

Pfeffer, K. H.: Tumoren der endokrinen Organe. In Barthelheimer, H., H.-J. Mauer: Diagnostik der Geschwulstkrankheiten. Thieme, Stuttgart 1962

Pfister, R. C., S. O. Kook, J. T. Ferrucci: Retrosternal density – a radiographic evaluation of the retrosternal-premediastinal space. Radiology 96 (1970) 317

Putman, Ch. E., St. L. Rothman, M. R. Littner, W. E. Allen, N. E. Schachter, Th. C. McLoud, M. E. Bein, B. J. L. Gee: Computerized tomography in pulmonary sarcoidosis. Comput. Tomogr. 1 (1977) 197

Rau, W. S., W. Wenz, X. Papacharalampous: Zur Röntgendiagnostik seltener Mediastinal-„Tumoren". Radiologe 19 (1979) 528

Reed, J. C., R. E. Sobonya: Foregut cysts in the thorax. Amer. J. Roentgenol. 120 (1974) 851

Reed, J. C., K. K. Hallet, D. S. Feigin: Neural tumors of the thorax: subject review from the AFIP. Radiology 126 (1978) 9

Reynes, C. J., L. Love: Mediastinal pseudocyst. Radiology 92 (1969) 115

Rietz, K. A., B. Werner: Intrathoracic goiter. Acta chir. scand. 119 (1960) 379

Rogers, L. F., J. C. Osmer: Bronchogenic cyst – a review of 46 cases. Amer. J. Roentgenol. 91 (1964) 273

Rogers, L. F., A. W. Puig, B. N. Dooley, L. Cuello: Diagnostic considerations in mediastinal emphysema: a pathophysiologic-roentgenologic approach to Boerhaaves's syndrome and spontaneous pneumomediastinum. Amer. J. Roentgenol. 115 (1972) 495

Rohen, J. W.: Topographische Anatomie, 3. Aufl. Schattauer, Stuttgart 1971

Rohlfing, B. M., M. Korobkin, A. D. Hall: Computed tomography of intrathoracic omental herniation and other mediastinal fatty masses. J. Comput. assist. Tomogr. 1 (1977) 181

Rostock, R. A., A. Giangreco, M. D. Wharam, L. Lenhard, S. S. Siegelman, S. E. Order: CT scan modification in the treatment of mediastinal Hodgkin's disease. Cancer (Philad.) 49 (1982) 2267

Runge, V. M., J. A. Clanton, C. L. Partain, A. E. James: Respiratory gating in magnetic resonance imaging at 0.5 Tesla. Radiology 151 (1984) 521

Sabiston, D. C.: Diseases of pleura, mediastinum, and diaphragm. In Wintrobe, M. M. et al.: Harrison's Principles of Internal Medicine, 6th ed. McGraw-Hill, New York 1970

Sanborn, J. C., E. R. Heitzman, B. Markarian: Traumatic rupture of the thoracic aorta – roentgen pathologic correlations. Radiology 95 (1970) 239

Sandler, C. M., H. I. Libshitz, G. Marks: Pneumoperitoneum, pneumomediastinum and pneumopericardium following dental extraction. Radiology 115 (1975) 539

Savoca, C. J., J. H. M. Austin, H. J. Goldberg: Widening of the right paratracheal stripe. Radiology 122 (1977) 295

Schowengerdt, C. G., R. Suyemoto, F. B. Main: Granulomatous and fibrous mediastinitis – a review and analysis of 180 cases. J. thorac. cardiovasc. Surg. 57 (1969) 365

Schulte-Brinkmann, W.: Röntgenologische Diagnostik und Differentialdiagnostik neurogener Mediastinalgeschwülste. Röntgen-Bl. 18 (1965) 161

von Schulthess, G. K., K. McMurdo, D. Tscholakoff, G. de Geer, G. Gamsu, C. B. Higgins: Mediastinal masses: MR imaging. Radiology 158 (1986) 289

von Schulthess, G. K., S. M. Higashino, S. S. Higgins, D. Didier, M. R. Fisher, C. B. Higgins: Coarctation of the aorta: MR imaging. Radiology 158 (1986) 469

Schweisguth, O., J. Mathey, P. Renault, J. P. Binet: Intrathoracic neurogenic tumors in infants and children: a study of forty cases. Ann. Surg. 150 (1959) 29

Seltzer, R. A., D. S. Mills, S. S. Baddock, B. Felson: Mediastinal thymic cyst. Dis. Chest 53 (1968) 186

Seybold, W. D., J. R. McDonald, O. T. Clagett, C. A. Good: Tumors of the thymus. J. thorac. Surg. 20 (1950) 195

Shafiroff, B. G. P., Q. Y. Kan: Cannulation of thoracic lymph duct. Surgery 45 (1959) 814

Siegel, M. J., S. N. Nadel, H. S. Glazer, S. S. Sagel: Mediastinal lesions in children: Comparison of CT and MR. Radiology 160 (1986) 241

Silbergleit, A., A. Arbulu, B. A. Defever, E. G. Nedwicki: Tuberculous aortitis. Surgical resection of ruptured abdominal false aneurysm. J. Amer. med. Ass. 193 (1965) 333

Sinner, W. N.: Zur computertomographischen Differentialdiagnostik von gut- und bösartigen lipoiden Raumforderungen des Mediastinums und deren Ausbreitung. Fortschr. Röntgenstr. 132 (1980) 613

Sommer, B.: Raumforderungen im Mediastinum. Referateband CT82. Schnetztor, Konstanz 1982

Sommer, B., H. F. Welter, F. Spelsberg, U. Scherer, J. Lissner: Computed tomography for localizing enlarged parathyroid glands in primary hyperparathyroidism. J. Comput. assist. Tomogr. 6 (1982) 521

Sommer, B., W. M. Bauer, M. Rath, G. Fenzl, W. J. Stelter, J. Lissner: Die computertomographische Stadieneinteilung des Bronchialkarzinoms. Auswirkungen auf das diagnostische und therapeutische Vorgehen. Computertomographie 1 (1981) 193

Sommer, B., J. L. Doppman, W. Stelter, B. Mayr, R. Rienmüller, J. Lissner: Der diagnostische Stellenwert der Computertomographie bei mediastinalen Erkrankungen in Abhängigkeit von deren Lokalisation. Computertomographie 1 (1981) 35

Souadjian, J. V., P. Enriquez, M. N. Silverstein, J. Pepin: The spectrum of diseases associated with thymoma: coincidence or syndrome? Arch. intern. Med. 134 (1974) 374

Stanford, W., R. Givler, M. S. Lawrence: Mediastinal lymph node hyperplasia. Report of a case with growth over an eight year period. J. thorac. cardiovasc. Surg. 52 (1966) 303

Starck, D., H. Frick: Repetitorium anatomicum, 11. Aufl. Thieme, Stuttgart 1967; 12. Aufl. 1972

Stark, D. D. O. H. Clark, A. A. Moss: Magnetic resonance imaging of the thyroid, thymus und parathyroid glands. Surgery 96 (1984) 1083

Steidle, B., L. M. Ahlemann, S. Grehn: Ungewöhnliche Abszeßbildung im hinteren Mediastinum. Fortschr. Röntgenstr. 132 (1980) 212

Steinberg, I.: Dilatation of the hemiazygous veins in superior vena caval occlusion simulating mediastinal tumor. Amer. J. Roentgenol. 87 (1962) 248

Steinbrich, W., G. Friedmann, D. Beyer et al.: Erste Erfahrungen mit der magnetischen Resonanztomographie (MR) bei tumorösen Erkrankungen des Mediastinums und der Lungenhili. Röfo 141 (1984) 629

Stieve, F. E.: Über das Vorkommen von Mediastinalhernien. Fortschr. Röntgenstr. 105 (1966) 340

Strickland, B.: Intrathoracic Hodgkins disease. II. Peripheral manifestations of Hodgkin's disease in the chest. Brit. J. Radiol. 40 (1967) 930

Sweet, R. H.: Intrathoracic goiter located in the posterior mediastinum. Surg. Gynec. Obstet. 89 (1949) 57

Teilum, G.: Endodermal sinus tumors of the ovary and testis. Comparative morphogenesis of the so-called mesonephroma ovarii (Schiller) and extraembryonic (yolk sac-allantoic) structures of the rat's placenta. Cancer (Philad.) 12 (1959) 1092

Tellmann, I., H. Kassis, G. Pierra: Primary germ cell tumor of the anterior mediastinum with features of endodermal sinus tumor (mesoblastoma vitellinum). Acta path. microbiol. scand. 70 (1957) 267

Teplick, J. G., A. Nedwich, M. E. Haskin: Roentgenographic features of thymolipoma. Amer. J. Roentgenol. 117 (1973) 873

Tomsick, T. A.: Dental surgical subcutaneous and mediastinal emphysema: a case report. J. Canad. Ass. Radiol. 25 (1974) 49

Tung, K. S. K., L. J. McCormack: Angiomatous lymphoid hamartoma. Report of five cases with a review of the literature. Cancer (Philad.) 20 (1967) 525

Valk, P. E., J. D. Hale, L. Kaufman, L. E. Crooks, C. B. Higgins: MR imaging of the aorta with three-dimensional vessel reconstruction: Validation by angiography. Radiology 157 (1985) 721

Van Herle, A.J., I.J. Chopra: Thymic hyperplasia in Graves' disease. J. clin. endocrinol. Metab. 32 (1971) 140

Vock, P., M. Haertel: Die Computertomographie zur Stadieneinteilung des Bronchuskarzinoms. Fortschr. Röntgenstr. 134 (1981) 131

Vock, P., M. Haertel, W.A. Fuchs: Die thorakale Computertomographie beim Lymphoma malignum Hodgkin. Computertomographie 1 (1981) 68

Vock, P., U. Tillmann, W.A. Fuchs: Computertomographie des Mediastinums. Radiologe 21 (1981) 330

Volini, F.I., R.C. Olfield jr., J.R. Thompson, G. Kent: Tuberculosis of the aorta. J. Amer. med. Ass. 181 (1962) 78

Walter, E.: Computertomographische Diagnostik des Thymus. Referateband CT'82. Schnetztor, Konstanz 1982

Walter, E., K.-H. Hübener: Computertomographische Charakteristika raumfordernder Prozesse im vorderen Mediastinum und ihre Differentialdiagnose. Fortschr. Röntgenstr. 133 (1980) 391

Wassner, U.J., H. Alai, E.R. Helmstaedt: Geschwülste im Mediastinum. Chirurg 41 (1970) 12

Webb, W.R., G. Gamsu, D.D. Stark et al.: Evaluation of magnetic resonance sequences in imaging mediastinal tumors. AJR 143 (1984) 723

Webb, W.R., G. Gamsu: Clinical NMR imaging of the chest and mediastinum. Diagn. Imag. Clin. Med. 53 (1984) 22

Webb, W.R., G. Gamsu, D.D. Stark et al.: Magnetic resonance imaging of the normal and abnormal pulmonary hila. Radiology 152 (1984) 89

Webb, W.R., B.G. Jensen, G. Gamsu et al.: Coronal magnetic resonance imaging of the chest: normal and abnormal. Radiology 153 (1984) 729

Webb, W.R., B.G. Jensen, R. Sollitto, G. de Geer, M. McCowin, G. Gamsu, E. Moore: Bronchogenic carcinoma: Staging with MR compared with staging with CT and surgery. Radiology 156 (1985) 117

Webb, W.R., E.H. Moore: Differentiation of volume averaging and mass on magnetic resonance images of the mediastinum. Radiology 155 (1985) 413

Wenger, M.E., D.E. Dines, D.L. Ahmann, C.A. Good: Primary mediastinal choriocarcinoma. Mayo Clin. Proc. 43 (1968) 570

Wenz, W., K. Mathias: Aorta und periphere Arterien. In Frommhold, W., H.-St. Stender, P. Thurn: Radiologische Diagnostik in Klinik und Praxis, Bd. II. Thieme, Stuttgart 1983

Wilms, K.: Klinik der Mediastinaltumoren. In Frommhold, W., P. Gerhardt: Erkrankungen des Mediastinums. Thieme, Stuttgart 1975

Woodring, J.H., C.M. Pulmano, R.K. Stevens: The right paratracheal stripe in blunt chest trauma. Radiology 143 (1982) 605

Wychulis, A.R., W.S. Payne, O.T. Clagett, L.B. Woolner: Surgical treatment of mediastinal tumors. A 40-year experience. J. thorac. cardiovasc. Surg. 62 (1971) 379

Wyman, S.M., L.L. Robbins: Roentgen recognition of parathyroid adenoma. Amer. J. Roentgenol. 71 (1954) 777

Yurick, B.S., R.E. Ottoman: Primary mediastinal choriocarcinoma. Radiology 75 (1960) 901

Ziter jr., F.M.H., D.N. Bramwit, K.R. Holloman, P.J. Conte: Calcified mediastinal bronchogenic cysts. Radiology 93 (1969) 1025

Zuppinger, A.: Erkrankungen des Mittelfells. In Schinz, R., E. Baensch, E. Friedl, E. Uehlinger: Lehrbuch der Röntgendiagnostik, Bd. III. Thieme, Stuttgart 1952; 6. Aufl. 1966

Zwerchfell und Zwerchfellerkrankungen

H. Lenz

Das Zwerchfell bildet die Trennwand zwischen Brust- und Bauchhöhle. Von den zwerchfelleigenen Erkrankungen stehen die Lähmungen und die Kontinuitätstrennung mit diaphrenischer Eingeweideverlagerung klinisch im Vordergrund des Interesses. Ungleich häufiger beobachtet man dagegen eine Beteiligung des Diaphragmas bei Krankheiten der thorakalen und abdominellen Nachbarorgane. Funktionsstörungen des Zwerchfells mit oder ohne Pleuraerguß sind vielfach für die Früherkennung entzündlicher Prozesse im Oberbauch oder von Lungen-, Herz- und Kreislauferkrankungen (z. B. Embolie) von maßgeblicher Bedeutung. Die Diagnostik aller Zwerchfellerkrankungen stützt sich in erster Linie auf die Röntgenuntersuchung. Zur Beurteilung der Zwerchfellfunktion ist eine rotierende Durchleuchtung in aufrechter Position sowie in Horizontal- und Seitenlage unter Anwendung von Atemprüfungen (Müllerscher Versuch, Hitzenbergerscher Schnupfversuch) unerläßlich. Über-

sichts- und Zielaufnahmen, Aufnahmen in In- und Exspiration oder die Flächenkymographie dienen zur Dokumentation der erhobenen Befunde, können aber niemals die Durchleuchtung ersetzen. In entsprechend gelagerten Fällen sind ergänzende diagnostische Maßnahmen wie Kontrastmitteluntersuchungen, Tomographie, Angiographie, Pneumoperitoneum, nuklearmedizinische Untersuchungen oder neuerdings die Computertomographie erforderlich.

Röntgenbild des normalen Zwerchfells

Man unterteilt das Zwerchfell nach der Insertion seiner Muskulatur an der unteren Thoraxapertur in eine Pars sternalis, costalis und lumbalis. Das Centrum tendineum, die kleeblattähnliche sehnige Zentralfläche des Diaphragmas, trennt die beiden Zwerchfellhälften voneinander (Abb. 1). Sein vorderes Blatt bildet das im Röntgenbild an sei-

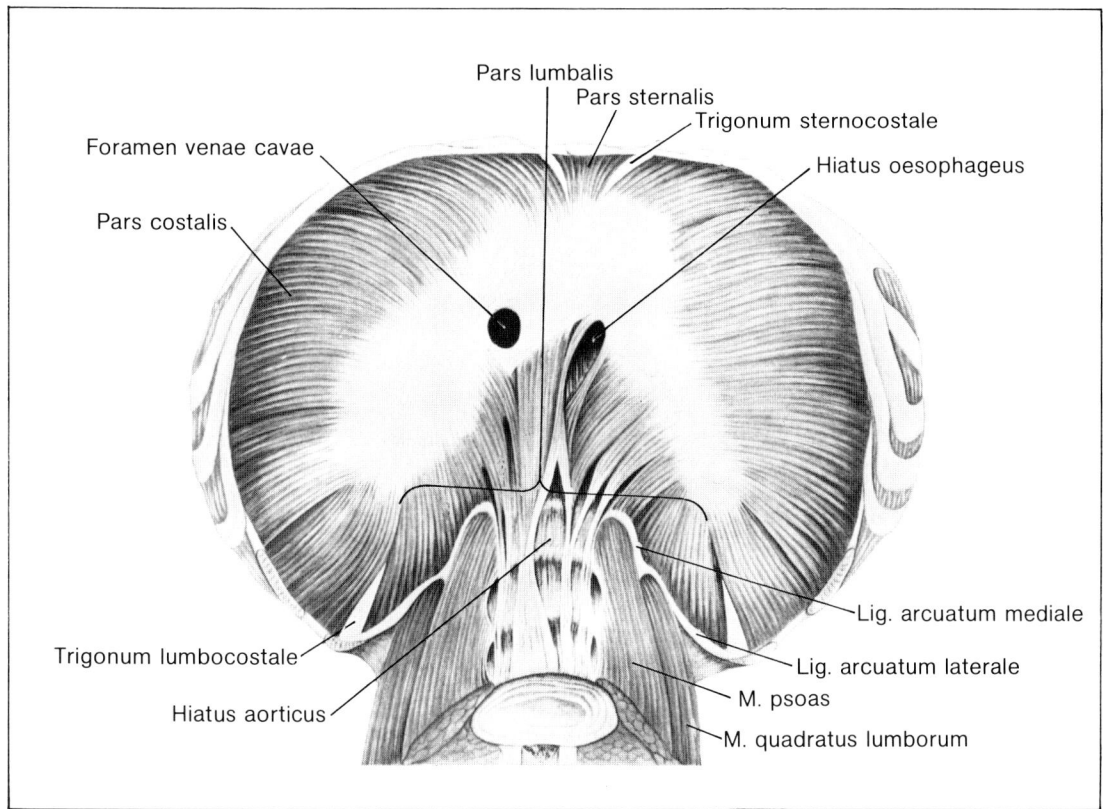

Abb. **1** Abdominale Ansicht des Zwerchfells, Pars lumbalis mit Crus mediale, intermedium und laterale (nach *Sobotta* u. *Becher*)

ner leichten Eindellung kenntliche diaphragmale Herzbett.

Stand, Form und Bewegung des Zwerchfells stehen in Wechselbeziehung zueinander und vermitteln nur bei gemeinsamer Betrachtung ein Bild der Zwerchfellfunktion. Der normale Röntgenbefund zeigt je nach Habitus, Atemtypus und Körpergewicht eine große Variationsbreite. Die Kenntnis dieser Normabweichungen bildet die Voraussetzung für die richtige Bewertung pathologischer Zustandsbilder.

Der Zwerchfellstand wird von verschiedenen, sich zum Teil gegensinnig beeinflussenden Faktoren bestimmt. Der vom Vagus und Phrenikus reflektorisch gesteuerte Zwerchfelltonus ist abhängig vom Dehnungszustand der Lungen (HESS u. WYSS 1936). Bei der Inspiration ändert sich die Spannungslage des diaphragmalen Grundtonus. Ihr steht die vereinigte Wirkung der Retraktionskraft der Lungen und des Druckes der Baucheingeweide entgegen. Dem Spiel dieser Kräfte unterliegen auch Form und Beweglichkeit des Zwerchfells. Störungen dieses Kräftegleichgewichts, das außerdem von der Funktion des kostalen Atemapparates überlagert wird, können das funktionelle Verhalten des Zwerchfells in oft pathognomonischer Weise abändern.

Stand des Zwerchfells

Als Bezugspunkte für den Zwerchfellstand sind die Ansätze der hinteren Rippen an der Wirbel-

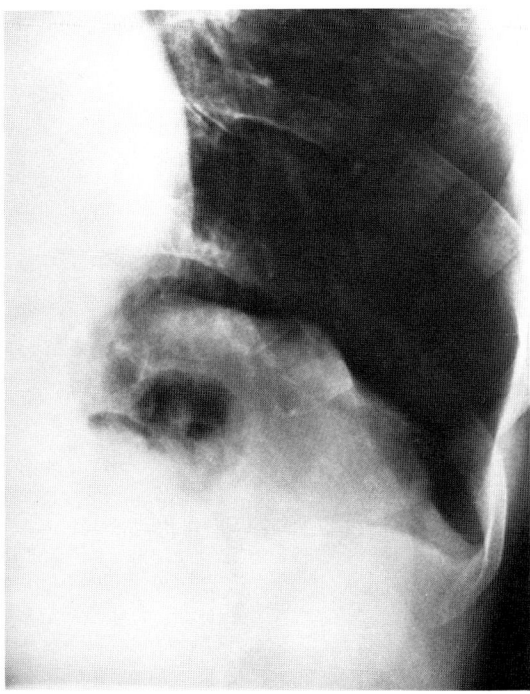

Abb. 2 Anteromediale Buckelung und kostale Insertionszacken des Zwerchfells

säule wegen ihrer geringen Atemverschieblichkeit am besten geeignet. Normalerweise steht in sagittaler Projektion die Kuppe des Zwerchfells in mittlerer Atemlage oberhalb der 10. Rippe. Die 1–2 cm tiefer stehende linke Zwerchfellkuppe gibt den Blick auf die 10. Rippe frei. In Seitenprojektion verlaufen die Konturen beider Zwerchfellhälften annähernd parallel. Der röntgenröhrennahe Zwerchfellbogen kann aus Gründen der Zentralprojektion geringfügig höher stehen als der röhrenferne. Die stärkste Wölbung zeigt das Diaphragma am Übergang vom vorderen zum mittleren Drittel des Thoraxtiefendurchmessers. Nach vorne zu zieht das Zwerchfell horizontal oder leicht abwärts, während es im hinteren Drittel steil nach unten verläuft. Der sternale Zwerchfellwinkel ist groß, der lumbale klein. Der Zwerchfellstand zeigt beim Gesunden in Abhängigkeit von der Thoraxform eine Variationsbreite von 1–1½ Wirbelhöhen. Beim Kind steht das Zwerchfell höher, im Greisenalter auch ohne Emphysem tiefer. Bei der Frau findet sich im Durchschnitt ein um einen halben Wirbelkörper höherer Zwerchfellstand als beim Mann.

In Rückenlage verschiebt sich das Diaphragma infolge Verlagerung des abdominalen Eingeweidedruckes im allgemeinen um 1–2 Wirbelhöhen nach oben. Hierbei werden die Kuppen mehr von den dorsalen Abschnitten gebildet. Das gilt vor allem für das der Leber anliegende rechte Hemidiaphragma. In Seitenlage sind die Verschiebungen am stärksten. Entsprechend dem unterschiedlichen Eingeweidedruck auf die Unterfläche beider Zwerchfellhälften tritt das der Unterlage anliegende Hemidiaphragma maximal hoch, das abliegende maximal tief.

Form des Zwerchfells

Nur bei der Durchleuchtung gewinnt man unter Drehung des Patienten eine räumliche Vorstellung von Lage und Form des Zwerchfells. Auf Aufnahmen im dorsoventralen Strahlengang kommt beiderseits das Abbild einer Tangentialprojektion der höchsten Konturen des Diaphragmas zur Darstellung. In Schräg- und Seitenprojektion läßt sich die kranialkonvexe Wölbung mit den laterodorsal gelegenen phrenikokostalen und den medioventral gelegenen Herzzwerchfellwinkeln am besten veranschaulichen. Der lumbale Zwerchfellwinkel reicht am weitesten nach unten, die kardialen stehen am höchsten und begrenzen den „Zwerchfellsattel" des leicht kaudalkonvexen Herzbettes. Der rechte Herzzwerchfellwinkel kann dorsal vom Dreieckschatten der V. cava inferior, der linke von perikardialen Umschlagfalten oder einem Fettbürzel ausgefüllt sein.

In Rückenlage erfährt das Zwerchfell eine Verformung mit Verlagerung der Kuppe nach dorsal. In

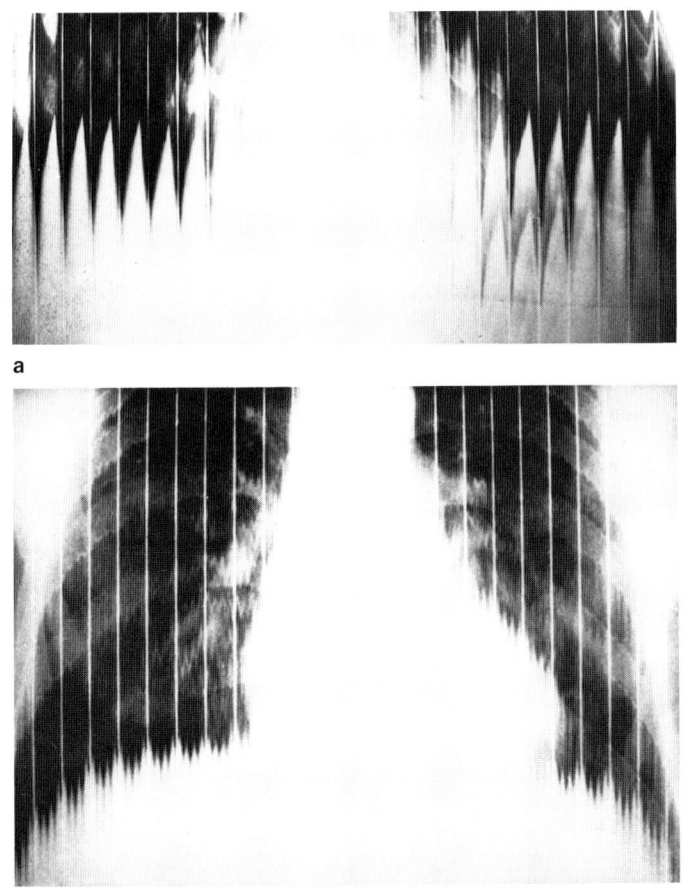

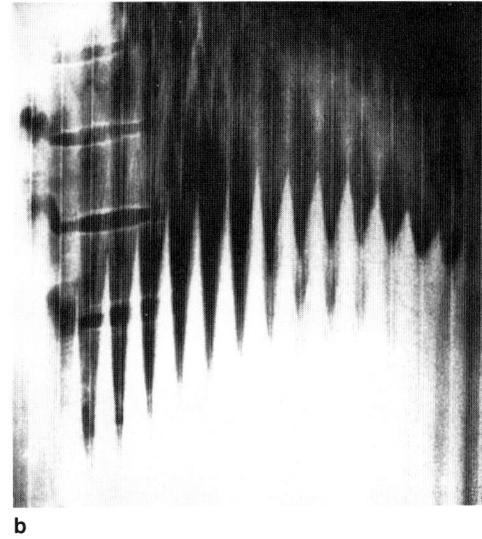

Abb. **3a–c**
a u. **b** Normales sagittales und seitliches Atmungskymogramm
c normales Schnupfkymogramm

Seitenlage bilden sich ebenfalls durch den Eingeweidedruck bedingte typische Formänderungen
beider Zwerchfellhälften aus. Hierbei tritt die
Wölbung des anliegenden Hemidiaphragmas
deutlich stärker als die des abliegenden hervor.
Von dieser normalen Form des Zwerchfells gibt
es zwei physiologische Varianten. Durch umschriebene Unterschiede des Muskelzuges entsteht eine Bogenteilung, Buckelbildung oder
Doppelkonturierung (Abb. **2**) besonders am rechten Hemidiaphragma (THOMAS 1922). Sie tritt oft
erst bei tiefer Inspiration in Erscheinung. Bei
mehrfacher Bogenteilung liegt der mediale Buk-
kel am weitesten nach vorn und zeigt die stärkste
Wölbung, weil die anteromedialen Muskelzüge
am schwächsten ausgebildet sind. Im Bereich der
stärksten Buckelung ist auch die Atemverschieblichkeit des Diaphragmas am geringsten. Es gibt
fließende Übergänge von der physiologischen Bogenteilung und dem großen Zwerchfellbuckel bis
zur partiellen Relaxation mit Bewegungsparadoxie, die anteromedial am häufigsten vorzufinden
ist. Letztere ist differentialdiagnostisch nicht immer leicht von einer parasternalen Hernie zu unterscheiden. Die Häufigkeit der Bogenteilung
wird mit etwa 5% angegeben. Sie nimmt mit dem

Alter oder bei stärkerer mechanischer Beanspruchung des Zwerchfells zu.

Die andere muskulär bedingte Formabweichung sind
die konkavbogig geformten Insertionszacken im Bereich der Muskelansätze des Diaphragmas an den la-
teroventralen Bogenanteilen der Rippen (Abb. **2**). Sie
finden sich besonders bei älteren Patienten mit
Zwerchfelltiefstand. Mit ziemlicher Regelmäßigkeit beobachtet man kostale Insertionen bei emphysematösen
Zuständen, und zwar rechts bei weitem häufiger als
links.

Atemverschieblichkeit des Zwerchfells

Die Atemmechanik setzt sich aus einer sterno-
kostalen und kostodiaphragmalen Komponente
zusammen. Normalerweise gibt es keine rein
diaphragmale oder rein kostale Atmung. Man
spricht zwar von einem abdominalen, thorakalen
und gemischten Atemtypus, will damit aber zum
Ausdruck bringen, daß individuelle Unterschiede
im Verhältnis zwischen diaphragmalem und tho-
rakalem Atmungsanteil bestehen. Die untere
Thoraxapertur wird je nach Atemtypus in unterschiedlicher Weise geweitet und angehoben, wobei sich inspiratorisch das Abdomen durch die
Verlagerung der Baucheingeweide mehr oder weniger stark vorwölbt.

Der komplexe Atemmechanismus läßt sich am besten im Flächenkymogramm verdeutlichen. Die kymographische Registrierung der Zwerchfellbewegungen erfolgt bei senkrechter Schlitzstellung und waagerechtem Rasterablauf. Während einer Exposition von 4–5 Sekunden lassen sich eine Ex- und Inspirationsphase oder 2–4 Schnupfbewegungen erfassen. Das Atmungskymogramm wird von rechts nach links gelesen. Der aufsteigende Schenkel bildet den exspiratorischen, der absteigende den inspiratorischen Teil der Atembewegung, die ohne Pause spitzwinkelig ineinander übergehen.

Im normalen sagittalen Atmungskymogramm sind die Amplituden der Zwerchfellbewegungen beidseits etwa gleich groß. Entsprechend der gegensätzlichen Bewegungsrichtung von kostaler und diaphragmaler Atmung sind die Spitzen der Rippen- und Zwerchfellzacken gegeneinander gerichtet (Abb. 3a) (DAHM 1933). Im Seitenkymogramm sind die Atemexkursionen im dorsalen Abschnitt wesentlich größer als im ventralen (Abb. 3b). Diese Exkursionsdifferenz wird darauf zurückgeführt, daß die durch die thorakale Atmung verursachte Vor- und Hochstoßbewegung des Brustbeins dem inspiratorischen Tiefertreten der sternalen Zwerchfellpartie entgegenwirkt (WEBER 1936). Bei normaler Respiration beträgt im sagittalen Kymogramm die Exkursionsbreite an den Zwerchfellkuppen 2 cm, bei forcierter Atmung bis zu 8 cm. Hierbei verschiebt sich das diaphragmale Herzbett weniger stark, so daß insgesamt eine Abflachung des Zwerchfellbogens resultiert. Zur Funktionsprüfung des Zwerchfells eignet sich am besten der Schnupfversuch. Bei dieser von HITZENBERGER (1927) angegebenen Modifikation des Müllerschen Versuches läßt man eine kurze Inspirationsbewegung durch die Nase bei geschlossenem Mund durchführen und mehrmals kurz hintereinander wiederholen. Durch die plötzliche Verringerung des intrathorakalen Druckes entsteht ein Sog, gegen den sich das gesunde Zwerchfell mit seiner Kontraktion durchsetzt (Abb. 3c). Das nerval oder muskulär geschädigte Diaphragma wird dagegen durch die plötzliche Drucksenkung „überrumpelt" und nach oben angesogen, d.h. paradox bewegt. Jede Bewegungsparadoxie des Zwerchfells ist pathologisch, weil die Überlagerung durch die thorakale Atemkomponente hierbei nicht zum Tragen kommt.

Röntgenologische Pathophysiologie des Zwerchfells

Hochstand

Ein *beidseitiger Zwerchfellhochstand* weist praktisch immer auf eine Druckerhöhung bzw. Raumbeengung im Abdomen hin (Adipositas, großer Bauchtumor, Aszites, Schwangerschaft). Das Herz

taucht tief in das stark gewölbte Zwerchfell ein. Umgekehrt hebt sich beim Zwerchfelltiefstand häufig die Herzunterfläche etwas vom Diaphragma ab. Es muß sichergestellt sein, daß die Thoraxaufnahme in tiefer Inspiration angefertigt wurde. Besteht eine Diskrepanz zwischen klinischem und röntgenologischem Befund, ist die Aufnahme zu wiederholen. Je nach Grad und Dauer der Überdehnung des Zwerchfells ist die Atemverschieblichkeit normal, verstärkt oder herabgesetzt. Bei länger andauernder Zwerchfellinsuffizienz können bei stark Adipösen Kreislaufstörungen oder eine abnorme Schläfrigkeit auftreten. Das Pickwick-Syndrom ist eine seltene zentralbedingte Sonderform einer respiratorischen Insuffizienz, die durch die Trias extreme Fettleibigkeit, generelle alveoläre Hypoventilation mit reversibler pulmonaler Drucksteigerung und Schlafsucht gekennzeichnet ist.

Diagnostisch wichtiger ist der *einseitige Zwerchfellhochstand*. Als Ursache kommt bei einem rechtsseitigen Hochstand eine Lebervergrößerung (Metastasen, Tumor, angeborene oder parasitäre Zysten, Stauung, Abszeß, Zirrhose) in Frage. Ein partieller Hochstand findet sich auch bei der hepatodiaphragmalen Interposition des Kolons (Chilaiditi). Einen linksseitigen Hochstand beobachtet man am häufigsten bei einer starken Luftblähung des Magens oder Darms, seltener bei einer Milzvergrößerung (Leukämie, Tumor, traumatische Pseudozyste) oder Pseudozyste des Pankreas. Eine ausgeprägte Pneumatosis ventriculi ist keineswegs immer nur Zeichen einer Aerophagie. Sie kann vielmehr dadurch bedingt sein, daß die geschluckte Luft bei einer Drehstörung des Magens oder Dysfunktion des Vestibulum gastrooesophageale am Entweichen gehindert wird. Zur Klärung der Diagnose ist eine Kontrastdarstellung des Magens bzw. Kolons angezeigt. Nephrogene Tumoren oder Zysten führen in der Regel zu einer Kaudalverlagerung der Niere; es sei denn, es handelt sich um den äußerst seltenen Fall einer Raumforderung in einer kranial dystopen Niere. Bei Verdacht auf eine hepatogene oder lienale Raumforderung empfiehlt sich als weiterführende diagnostische Maßnahme eine Leber-Milz-Szintigraphie, Computertomographie oder Zöliakographie.

Ein einseitiger Zwerchfellhochstand kann durch einen abgekammerten subpulmonalen Erguß vorgetäuscht werden, der auf einer Aufnahme in Seitenlage bei horizontalem Strahlengang immer nachweisbar ist (Abb. 4a u. b). Nach intrapleuraler Instillation von Flüssigkeit oder Kontrastmittel an Leichen betrug das kleinste auf Thoraxaufnahmen in Seitenlage erkennbare Flüssigkeitsvolumen 5 ml (MOSKOWITZ u. Mitarb. 1973).

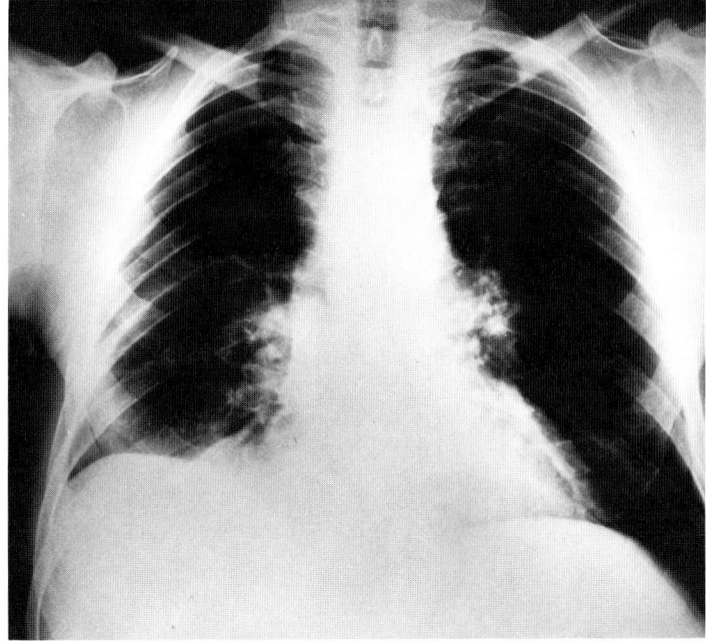

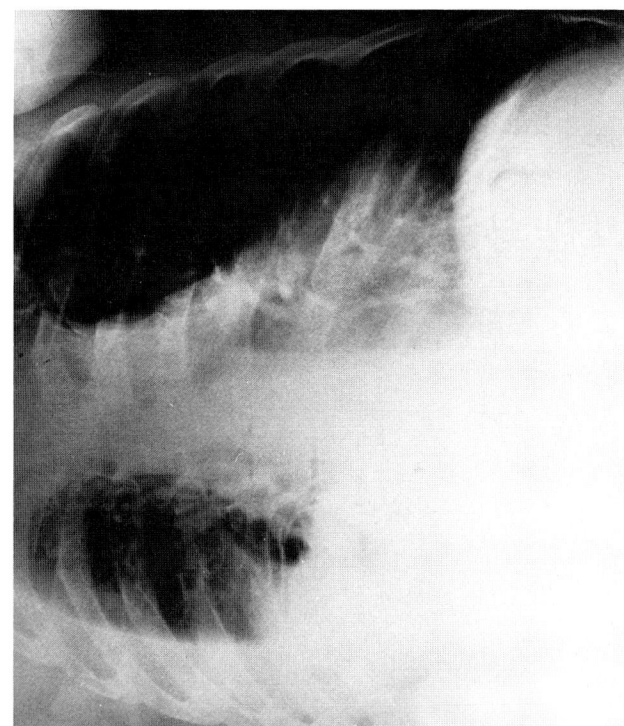

Abb. **4 a** u. **b**
a p.-a. Aufnahme im Stehen: Pseudozwerchfellhochstand rechts durch abgekammerten subpulmonalen Erguß
b Aufnahme in rechter Seitenlage bei horizontalem Strahlengang: Nachweis einer latero-kostalen Ergußverschattung rechts

Tiefstand

Ein *beidseitiger Zwerchfelltiefstand* findet sich beim Emphysem als Folgezustand einer Elastizitätsminderung des Lungengerüstes mit Verlust der Retraktionskraft. Der Verbreiterung der phrenikostalen Winkel und Interkostalräume entspricht entweder ein langgestreckter oder faßförmiger Thorax mit Vergrößerung des Tiefendurchmessers. Das gleiche Bild bietet der Status asthmaticus oder eine hochgradige Trachealstenose (Striktur, Kompression durch Mediastinaloder Schilddrüsentumor). Im Asthmaanfall führt der Dehnungsreiz durch das Volumen pulmonum auctum zu einer reversiblen inspiratorischen Tonuserhöhung der Zwerchfell- und Interkostalmuskulatur. Beim chronischen Emphysem atrophiert und degeneriert der Zwerchfellmuskel unter Zunahme des elastischen Gewebes, was an ei-

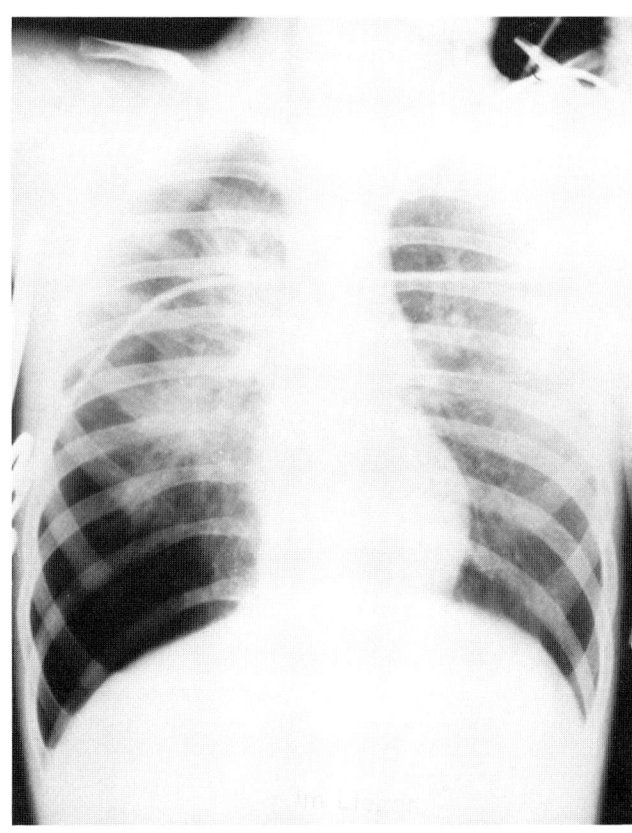

Abb. **5** 8jährige Patientin. Strangulation mit Verletzung der Trachea und des Kehlkopfes. Aufnahme im Liegen: Rechtsseitiger Zwerchfelltiefstand mit Überblähung des Unterlappens infolge exspiratorischer Ventilstenose des Bronchus durch aspirierten blutigen Schleimpfropf. Infiltrate im rechten Ober- und Mittelfeld. Verlaufsbeobachtung bei anfänglich normalem Zwerchfellstand

ner anteromedialen Buckelung mit laterokostalen Insertionszacken kenntlich ist.

Ein *einseitiger Zwerchfelltiefstand* ist immer suspekt auf einen Pneumothorax. Der Pneuspalt kommt beim abgekammerten Pneumothorax oft erst auf Zusatzaufnahmen in Expiration eindeutig zur Darstellung. Differentialdiagnostisch muß man vor allem beim Kind an einen verschluckten Fremdkörper und eine dadurch bedingte partielle oder totale Überblähung einer Lunge denken (Abb. **5**). Die verstärkte Strahlentransparenz der überdehnten Lunge kann diagnostisch auffälliger sein als der Zwerchfelltiefstand. Die Kyphoskoliose der Brustwirbelsäule geht mit einem Zwerchfelltiefstand auf der konvexen Seite der Krümmung und konsekutivem Emphysem durch die ständige Dehnung der Lunge einher. Auf der Konkavseite zeigt die komprimierte Lunge vielfach atelektatische oder fibrotische Veränderungen.

Pathologische Bewegung

Der wichtigste Motor der Atmung ist das Diaphragma. Es leistet etwa 70% der Vitalkapazität. Ein vollständiger Funktionsausfall des Zwerchfells, wie z. B. bei der Poliomyelitis oder traumatischen Schädigung des 4. Zervikalsegmentes bei uniradikulärer Versorgung des Diaphragmas, ist daher ohne sofortiges therapeutisches Eingreifen (Sauerstoffbeatmung, Herz-Lungen-Maschine) mit dem Leben nicht vereinbar. Bei rein sternokostaler Atmung wird das Blut nicht ausreichend mit Sauerstoff versorgt. Beim Ausfall der Interkostalmuskulatur, beispielsweise durch traumatische Schädigung des unteren Halsmarkes, kann dagegen die diaphragmale Atmung die respiratorische Funktion aufrechterhalten. Die Überlebenschancen sind jedoch durch die Paraplegie und posttraumatisch auftretenden Pneumonien gering. Eine diaphragmale Atmung beobachtet man beim Morbus Bechterew der Brustwirbelsäule, wenn durch Ankylose der Kostovertebralgelenke die sternokostale Atmung weitgehend aufgehoben ist. Die Atemexkursionen sind deutlich vergrößert. Einseitig vergrößerte Bewegungsamplituden finden sich als Kompensationsvorgang bei einer starken Funktionsbeeinträchtigung eines Hemidiaphragmas durch Lähmung, basale Verschwielung oder Pleuraerguß (DAHM 1933, WELTZ 1936). Paradoxe Bewegungen mit inspiratorischer Hebung und exspiratorischem Tiefertreten einer paralytischen Zwerchfellhälfte bezeichnet man als Waagebalkenphänomen. Einseitige Lähmungen werden meist gut toleriert und verursachen nur gelegentlich bei einer Verdrängung des Herzens infolge starker subphrenischer Luftansammlung Kreislaufbeschwerden.

Unter den verschiedenen Formen der tonisch-klonischen Krämpfe des Diaphragmas ist der Singultus von klinischer Bedeutung, wenn er sich als therapieresistent erweist und über Wochen anhält. Er ist besonders als postoperative Komplikation gefürchtet, weil er erhebliche Herz- und Kreislaufsensationen oder Alterationen des Magen-Darm-Traktes zur Folge haben kann. Ursächlich kommen Reizzustände des N. phrenicus oder des Zwerchfells, zerebrale Insulte oder abnorme psychische Reaktionen in Frage.

Basisnahe Plattenatelektasen sind indirekte Zeichen einer diaphragmalen Funktionsstörung infolge Minderbelüftung der unteren Lungenabschnitte. Beidseitige Basisatelektasen gelten als nahezu pathognomonisch für eine Herzdekompensation (ZDANSKY 1949). Einseitige Atelektasen weisen auf einen zwerchfellnahen Krankheitsprozeß hin, auch wenn röntgenologisch eine diaphragmale Bewegungsstörung nicht mehr feststellbar ist.

Funktionsstörungen des Zwerchfells bei thorakalen und abdominalen Erkrankungen

Eine Mitbeteiligung des Zwerchfells an Erkrankungen der Brust- und Bauchorgane findet sich am häufigsten bei Pleuritiden und Pneumonien, und zwar in Form von passageren entzündlich-toxischen Paresen oder Paralysen. Mit Rückbildung des pleuropneumonischen Prozesses normalisieren sich Tonus und Kontraktilität des Zwerchfells. Lediglich bei basalen Verschwielun-

gen können Adhäsionen die Zwerchfellbeweglichkeit mehr oder weniger stark beeinträchtigen.

Im exsudativen Stadium einer Tuberkulose mit Infiltration in der oberen Lunge hat man einen Zwerchfellhochstand mit Parese („Williamssches Phänomen") beschrieben und hierfür eine tuberkulös-toxische Schädigung des N. phrenicus verantwortlich gemacht. Sehr wahrscheinlich dürfte es sich dabei jedoch um ein nicht erkanntes subpulmonales Pleuraexsudat mit Pseudozwerchfellhochstand gehandelt haben (HAUBRICH 1956). Ein abgekammerter subpulmonaler Erguß fließt in Rückenlage nicht kranialwärts ab, sondern läßt sich erst nach Lagerung auf die kranke Seite auf einer postero-anterioren Aufnahme laterokostal nachweisen (Abb. 4).

Bei basisnahen *Lungenembolien* ist das Verhalten des Diaphragmas oft von richtungweisender Bedeutung für die Diagnose. Ein leichter Zwerchfellhochstand mit Schonatmung und diskretem, meist erst auf Zielaufnahmen nachweisbarem Winkelerguß ist bei entsprechender klinischer Symptomatik eine Indikation zur Lungenszintigraphie. Bei älteren Patienten mit anderweitigen Lungenerkrankungen (z. B. bullöses Emphysem) liefert die kombinierte Perfusions-/Inhalationsszintigraphie mittels Gammakamera und Rechner oder die Pulmonalisarteriographie zuverlässigere Ergebnisse und gibt eine genauere Information über Lokalisation, Ausmaß und Auswirkung der Embolisation auf den Lungenkreislauf. Eine Angiographie erfordert jedoch als invasive Methode im Hinblick auf den Allgemeinzustand des Patienten eine strengere Indikations-

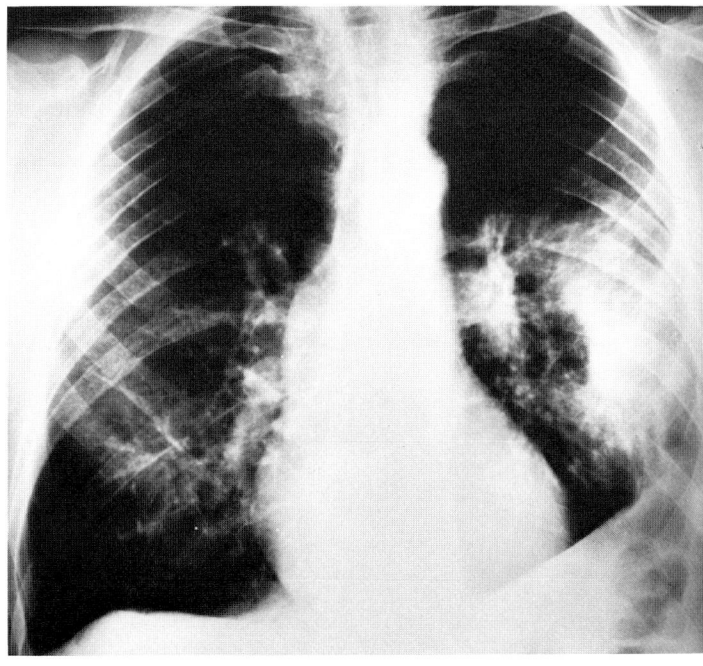

Abb. **6** 49jähriger Patient. Infarktpneumonie links mit hämorrhagischem Erguß. Kontrolluntersuchung 3 Wochen nach dem Infarkt: Rückbildung der Infiltration und Verschwielung des Ergusses mit Verziehung des Zwerchfells nach kraniolateral

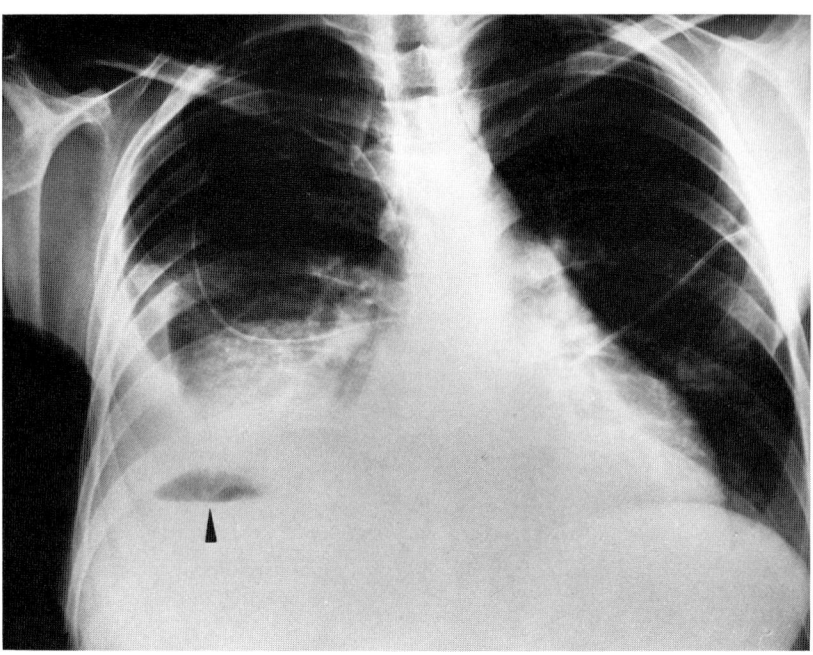

Abb. 7   26jährige Patientin. Postoperativ aufgetretener gashaltiger subphrenischer Abszeß mit Spiegelbildung nach Teilresektion der Leber wegen eines Hämangioms. Zwerchfellhochstand rechts mit Durchwanderungspleuritis und Erguß

stellung. In den meisten Fällen genügt zur Bestätigung der klinischen Verdachtsdiagnose die risikolose Perfusionsszintigraphie. Das gilt besonders für postoperativ aufgetretene Embolien. Wird die Embolie nicht rechtzeitig erkannt und behandelt, kommt es zur Ausbildung eines Infarktes mit hämorrhagischer Exsudation, dessen Rückbildung sich wochenlang hinziehen kann. Als Residuen verbleiben dann meistens eine Pleuraschwarte, Atelektase oder Lungenfibrose (Abb. 6).

Die diffuse *Peritonitis* geht mit einem Hochstand und stark eingeschränkter Atemverschieblichkeit

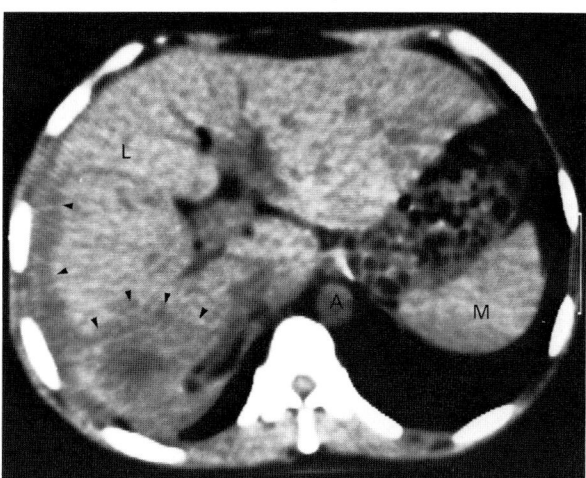

Abb. 8   41jähriger Patient. Computertomogramm: Zustand nach operativer Entfernung eines Echinokokkus mit Teilresektion des rechten Leberlappens. Subphrenischer Abszeß (◄—). Nativuntersuchung. L = Leber, A = Aorta, M = Milz (*Lackner,* Bonn)

des Zwerchfells einher. *Einseitige hypophrenische Eiterungen* kommen rechts häufiger vor als links. Rechts sind außer einem Leberabszeß peritoneal oder retroperitoneal fortgeleitete perityphlitische oder paranephrische Abszesse und ein Gallenblasenempyem in Erwägung zu ziehen. Links treten subphrenische Abszesse nach gedeckter Perforation eines Ulkus, nach Magenoperationen oder im Gefolge einer Pankreatitis auf. Nur selten handelt es sich um gashaltige Abszesse mit Spiegelbildung (Abb. 7). Die Diagnose stützt sich auf den Nachweis eines eitrigen Pleuraexsudates bei eingeschränkter oder aufgehobener Beweglichkeit des hochgestellten Hemidiaphragmas. Zu beachten ist, daß besonders bei bettlägerigen Patienten entsprechend der dorsalen Lage des Abszesses die Zwerchfellveränderungen am deutlichsten lumbokostal ausgeprägt sind. Differentialdiagnostisch ist an ein abgesacktes Pleuraempyem oder einen intrahepatischen Abszeß zu denken. Subphrenische Abszesse können durch eine kombinierte Lungen-/Leberszintigraphie, Sonographie oder mittels Computertomographie erfaßt werden. Im CT erscheint der subphrenische Abszeß im Stadium der Verflüssigung als hypodenses Areal mit dichterer Peripherie, das rechts zwischen Leber und Bauchwand gelegen ist (Abb. 8) und links von Magen und Milz abzugrenzen ist. Pathognomonisch ist der Nachweis von kleinen Luftbläschen. Links wird der subphrenische Abszeß infolge Überlagerung durch den luftgeblähten Magen und Dickdarm leicht verkannt. Hier kann die Funktionsstörung des Zwerchfells mit Durchwanderungspleuritis den entscheidenden diagnostischen Hinweis geben.

Abb. **9** 51jährige Patientin. Rechtsseitige Zwerchfellparalyse durch metastatische Phrenikusschädigung nach operiertem Mammakarzinom. Sagittales Atmungskymogramm: verkleinerte plateauförmige Atembewegungen rechts mit aufgesetzten paradoxen Zacken

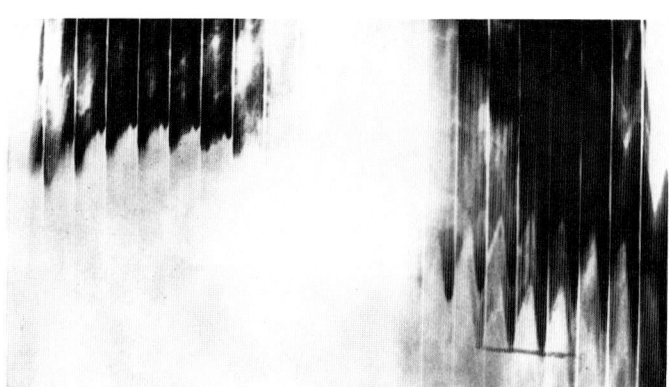

Zwerchfellähmungen

Periphere Lähmungen

Man unterscheidet zwischen Lähmungen einer ganzen Zwerchfellhälfte und dissoziierten Lähmungen. Diese unterteilt man wiederum in totale hemidiaphragmale Paralysen oder Paresen sowie partielle Paralysen oder Paresen. Die vier Lähmungstypen lassen sich im Flächenkymogramm voneinander differenzieren (HAUBRICH 1956, LENZ u. ROHR 1964).

Die röntgenologischen Zeichen einer Zwerchfelllähmung sind:

1. Hochstand des Diaphragmas, der je nach Grad und Dauer der Lähmung unterschiedlich stark ausgeprägt ist und etwa nach einem halben Jahr seinen Endzustand erreicht hat (SCHWATT 1934, STANBURY 1934).

2. Die als Waagebalkenphänomen bezeichnete Bewegungsparadoxie des gelähmten Zwerchfells fehlt meist bei normaler oder forcierter Atmung. Die inspiratorische Abwärtsbewegung ist jedoch immer abgeschwächt und zeigt im Kymogramm eine zeitliche Versetzung, die als Pseudoparadoxie bezeichnet wird (DAHM 1936).

3. Im Schnupfversuch ist die Paradoxie immer nachweisbar. Sie ist als Zeichen des aktiven Bewegungsverlustes das beweisende Symptom für eine Zwerchfellähmung.

4. Gleichzeitig mit der paradoxen Anhebung des gelähmten Hemidiaphragmas wandert das Mediastinum inspiratorisch zur gesunden Seite, weil die gelähmte Seite infolge ihrer geringeren Atemkapazität den inspiratorischen Druckausgleich schneller vollzieht.

5. Die als Folge der mangelnden Belüftung des Unterlappens häufig entstehenden Basisatelektasen sind ein indirektes Zeichen der diaphragmalen Funktionsstörung.

Die relativ selten registrierbare *respiratorische Bewegungsparadoxie* demonstriert das Atmungskymogramm in Abb. **9**. Am hochgestellten rechten Hemidiaphragma

sind stark verkleinerte Bewegungen mit Plateaubildung erkennbar, denen kleine paradoxe Zacken aufgesetzt sind. Es handelt sich um eine totale hemidiaphragmale Paralyse bei einer Patientin mit rechtsseitiger Phrenikusschädigung durch mediastinale Metastasen nach operiertem Mammakarzinom.

Der Lähmungstyp läßt gewisse Rückschlüsse auf dessen Entstehungsmechanismus zu. Aufgrund der diffusen Verteilung der Phrenikuswurzelbezüge kann bei einer Läsion des Nervs immer nur eine totale hemidiaphragmale Paralyse oder Parese auftreten. Bei radikulären Innervationsstörungen des Zwerchfells ließen sich beim Menschen und auch beim Tier bei mehrwurzeligem Bezug dissoziierte Lähmungen nachweisen (FELIX 1922, GRZAN 1953, ROHR u. LENZ 1960a, b). Nur äußerst selten hat man nach einer peripheren Phrenikusschädigung eine dissoziierte Lähmung beobachtet, wenn ein Teil des Hemidiaphragmas durch einen Nebenphrenikus versorgt wird. Als Ursache für eine Phrenikusläsion kommen Tumoren und Metastasen des Mediastinums oder maligne Strumen in Frage. Es ist auch bei Aortenaneurysmen oder mediastinalen Schwielen eine Druckschädigung des N. phrenicus beschrieben worden.

Radikuläre Lähmungen

Ontogenetisch gehört das Diaphragma zur Halsmuskulatur. Die Ausbildung des Zwerchfells erfolgt aus zunächst getrennten Anlagen der ventralen Körpermuskulatur, die dem 3. und 4. oder 4. und 5. Zervikalmyotom entstammen sollen (v. GÖSSNITZ 1901, GRUBER 1927, KÖRNER 1939). Im Verlauf der embryonalen Entwicklung kommt es beim Deszensus der Halseingeweide zu einer weitgehenden kaudalwärts gerichteten Verlagerung dieses Bildungsmaterials. Durch den versorgenden Nerv bleibt die Verbindung zwischen Rückenmarkssegment und Myotom unverändert bestehen (CLARA 1959). Der N. phrenicus bezieht seine Fasern zum Hauptteil aus dem 4. Zervikalsegment. Als weitere Wurzelzonen werden das 3. und 5. Segment angegeben (FELIX 1922, ELZE

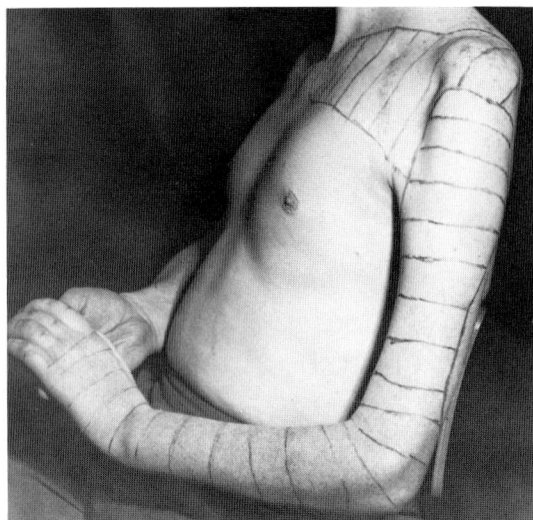

Abb. **10** 37jähriger Patient. Schleudertrauma mit Wurzelausriß C_4-Th_1 links. Die Analgesiezone des C_4-Dermatoms erstreckt sich vom Sternum bis zur Schulterwölbung und reicht dorsal bis in Höhe des 2. Brustwirbels (längsschraffiert)

1929, SIEGLBAUER 1935 u.a.). Man ist geteilter Meinung darüber, ob der „einfache" (KUTOMANOW 1924) oder der „mehrwurzelige" Phrenikus (GÖTZE 1925) dominiert. Bei mehrwurzeligem Bezug hat man tierexperimentell eine segmentäre Innervation bestimmter Zwerchfellabschnitte festgestellt (FUCHS 1889, CARDIN 1935, 1936, ROHR u. LENZ 1960a, b). Als konstante Beziehung fand sich, daß die oberen Wurzeln mehr die ventralen und die unteren mehr die dorsalen Muskelbezirke versorgen. Entsprechend der Variabilität der Wurzelbezüge war keine feste Segmentzugehörigkeit nachzuweisen.
ROHR (1958a, b, 1963) hat bei 58 Patienten mit zervikalen Wurzelausrissen bzw. operativen Durchschneidungen, deren Lokalisation neurologisch und zum Teil auch myelographisch oder bioptisch genau bestimmt werden konnte, die sensible und motorische Innervation der Zervikalsegmente untersucht. Entgegen den Angaben in der Literatur stellte er fest, daß sich bei einem Wurzelausriß von C_5-Th_1 (komplette Armplexuslähmung) die Analgesiezone nur auf den Arm erstreckt. Bei einer C_4-Schädigung fand sich dagegen konstant ein Sensibilitätsausfall, der sich am Rumpf bandartig von der Schulter bis zum Sternum hinzieht (Abb. **10**).
Die mittels Kymographie und Röntgenkinematographie bei 46 Patienten mit exakt lokalisierbaren zervikalen Wurzelläsionen durchgeführten Untersuchungen der Zwerchfellfunktion (ROHR u. LENZ 1960a, b) führten zu folgenden Ergebnissen:

1. Beim Menschen wird das Zwerchfell vom 3. und 4. Zervikalsegment aus innerviert. Die 4. Zervikalwurzel enthält in der Regel den Hauptanteil der Phrenikusfasern. In seltenen Fällen kann die Hauptversorgung auch vom 3. Zervikalsegment erfolgen. Bei einem Patienten trat beispielsweise bei einer vorderen Rhizotomie C_1-C_3 postoperativ infolge Lähmung der beiden vorderen Zwerchfellhälften eine schwere Asphyxie auf. Nur durch Sauerstoff-Beatmung ließ sich der lebensbedrohliche Zustand beheben.

2. Man hat den „uniradikulären" Phrenikus, der seine Fasern nur aus dem C_4-Segment bezieht, vom „pluriradikulären" Phrenikus zu unterscheiden, der seine Fasern aus dem C_3- und C_4-Segment erhält. Bei pluriradikulärer Versorgung besitzt das Zwerchfell eine gefelderte Innervation mit scharfer Begrenzung der Wurzelversorgungsareale. Wie besonders tierexperimentelle Untersuchungen an der Katze zeigten, findet an den Grenzen der Innervationsbezirke keine Durchmischung der Fasern statt (ROHR u. LENZ 1960a, b, ROHR 1963).

3. Bei uniradikulärer Versorgung und Teilschädigung der 4. Zervikalwurzel entsprach der kymographische Befund einer totalen hemidiaphragmalen Parese. Erst nach operativer Durchtrennung der geschädigten Wurzel fand sich das Bild einer totalen Paralyse. Es kommt den einzelnen Filamenten einer Nervenwurzel keine spezialisierte Funktion zu, sondern jedes Bündel stellt die Wurzel „en miniature" dar (SHERRINGTON 1898).

4. Bei allen Patienten mit Wurzelläsionen von C_5 an abwärts fand sich röntgenologisch immer eine normale Zwerchfellfunktion.

Es hatten demnach alle Patienten, bei denen die für die Schädigung des 4. Zervikalsegmentes typische Analgesiezone nachweisbar war, entweder eine totale (Abb. **11a–c**) oder dissoziierte (Abb. **12a** u. **b**) gleichseitige Zwerchfellähmung. Das gemeinsame Vorkommen von Sensibilitätsausfall und diaphragmaler Paralyse ist als pathognomonisches Zeichen im Sinne der Metamerielehre zu werten.
Spinale Phrenikusläsionen sind außer bei Verletzungen in Einzelfällen bei Myelitis, Lues cerebrospinalis, Syringomyelie sowie bei tuberkulösen oder tumorös-metastatischen Destruktionen des Halsmarkes beschrieben worden. Das gleiche gilt für die Poliomyelitis in Form der aufsteigenden Landryschen Paralyse.

Die sog. Relaxatio diaphragmatica

Unter Zwerchfellrelaxation versteht man den einseitigen Hochstand eines stark verdünnten und überdehnten Diaphragmas mit aufgehobener

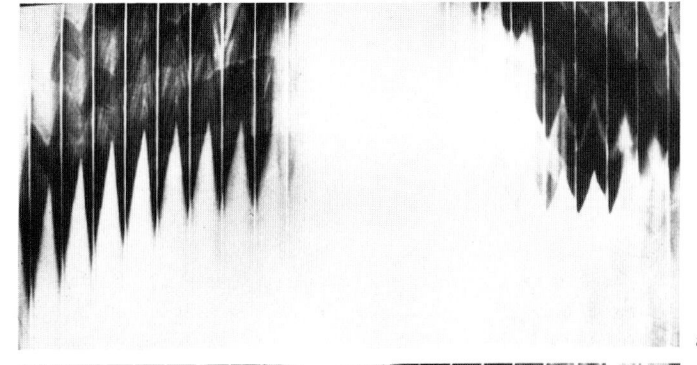

a

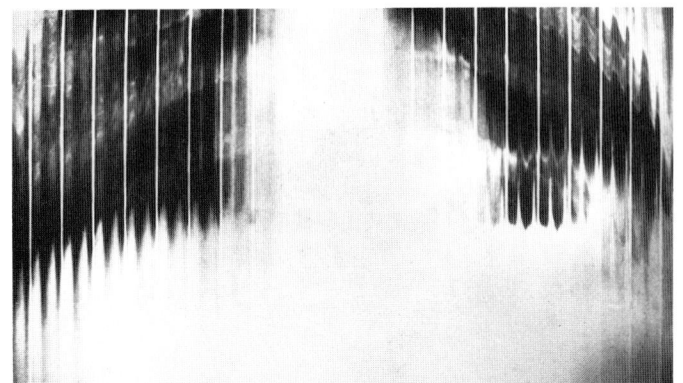

b

Abb. **11a–c** 29jähriger Patient. Schleudertrauma mit Wurzelausriß C_4–C_7 links. Linksseitige totale hemidiaphragmale Paralyse

a Sagittales Atmungskymogramm: verkleinerte pseudoparadoxe Bewegungen links

b u. **c** Sagittales und seitliches Schnupfkymogramm: paradoxe Bewegungen am hochstehenden linken Hemidiaphragma

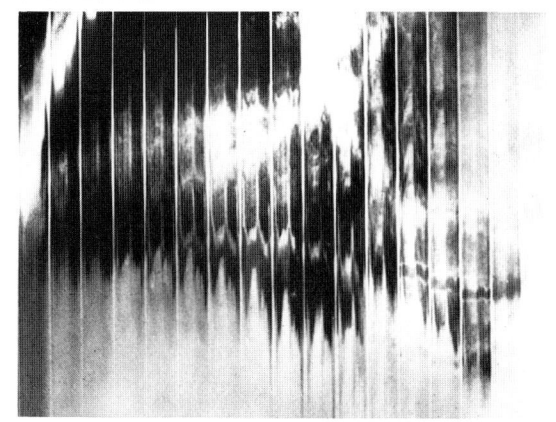

c

Kontraktilität, für den sich anamnestisch-klinisch keine Ursache findet. Die konvexbogige, an keiner Stelle unterbrochene Kontur des Zwerchfells ist das entscheidende *differentialdiagnostische Kriterium* gegenüber der Hernie oder dem Prolaps. Eine sichere Abgrenzung der Relaxation vom Spätstadium einer neurogenen Zwerchfellparalyse ist weder funktionell noch pathologisch-anatomisch möglich. Es sind alle Übergänge vom Bild der einfachen bis zu dem der degenerativen Atrophie mit vollständigem Schwund von Muskel- und Sehnengewebe beschrieben worden. Die

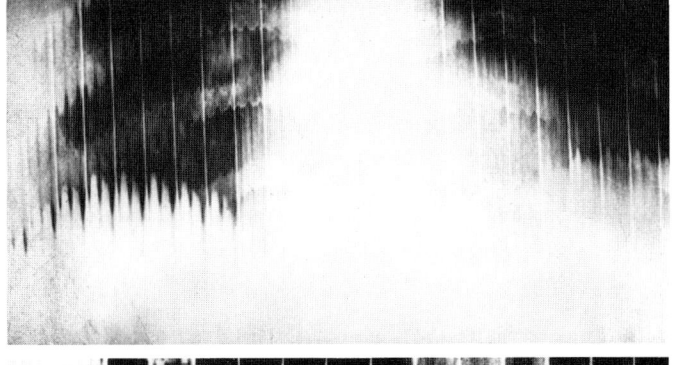

a

Abb. **12a** u. **b** 29jähriger Patient. Schleudertrauma mit Wurzelausriß C_4–Th_1 links. Gleichseitige dissoziierte Lähmung mit lumbokostaler Zwerchfellparalyse

a Sagittales Schnupfkymogramm: Überlagerung der verkleinerten Normalbewegungen durch paradoxe Zacken links

b Seitliches Schnupfkymogramm: Doppelzacken mit initialer Bewegungsparadoxie an der hochstehenden hinteren Kontur des linken Hemidiaphragmas

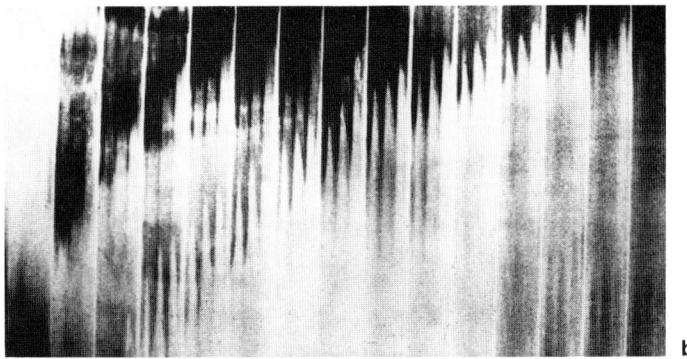

b

degenerative Atrophie weist lediglich auf den frühen Eintritt der Paralyse hin. Ursprünglich nahm man an, es handele sich um eine kongenitale Fehlbildung und es gäbe keine echte Relaxation auf der rechten Seite, weil man sie anfänglich ausschließlich links beobachtete (HITZENBERGER 1927). Man hielt das linksseitige Vorkommen für entwicklungsgeschichtlich bedingt, da sich das Zwerchfell links aus seiner lumbalen und kostalen Partie zu einem späteren Zeitpunkt vereinigt als rechts. In der Folgezeit häuften sich jedoch die Mitteilungen über rechtsseitige Relaxationen. Von pädiatrischer Seite machte man die überraschende Feststellung, daß im Gegensatz zum Erwachsenen bei Neugeborenen und Kleinstkindern die rechtsseitige Relaxation zahlenmäßig überwiegt. BINGHAM (1954) führt das darauf zurück, daß die rechtsseitige Relaxation infolge Verdrängung des Mediastinums durch die Leber erhebliche kardiorespiratorische Störungen mit oft tödlichem Ausgang zur Folge hat. Links bleibt die Relaxation dagegen symptomlos und wird erst in späteren Jahren als Zufallsbefund erkannt. Es ließ sich außerdem bei allen bioptisch oder autoptisch genauer untersuchten Fällen mit Relaxation eine umschriebene oder diffuse Phrenikusschädigung nachweisen (DILLON 1926, 1928, BRUNNER 1950, FELIX 1953). Man neigt deshalb heute allgemein zu der Ansicht, daß die Relaxation als Folgezustand einer peripheren oder radikulären Phrenikusschädigung anzusehen ist, die bei der Geburt oder auch später erworben sein kann, wie Fälle mit vorher normaler Zwerchfellfunktion gezeigt haben (GRZAN 1953, 1954).

Am häufigsten dürfte es sich um geburtstraumatische Armplexuslähmungen handeln, die mit einer Phrenikusschädigung kombiniert sind. Wenn beispielsweise bei der sog. Schulterdystokie nach Geburt des Kopfes die vordere Schulter oberhalb der Symphyse hängenbleibt, kommt es bei forcierter Extraktion leicht durch Zerrung oder Kompression der Halswurzeln zu oberen Plexuslähmungen vom Typ Erb-Duchenne mit Läsion der 5. und 6. Zervikalwurzel. Hierbei können zusätzlich die Phrenikuswurzeln C_4/C_3 oder der Phrenikusnerv mitbetroffen sein (BELLMANN u. NIESEN 1974). Nach EPSTEIN (1927) und REMÉ (1930) zeigt die Armplexuslähmung häufig eine gute Rückbildungstendenz im Gegensatz zum Funktionsausfall des Zwerchfells. Berücksichtigt man, daß es sich in der Regel um inkomplette Läsionen der Nerven oder Nervenwurzeln handelt, gewinnt die Annahme von HOFFMANN (1905) und KALBFLEISCH (1933) an Bedeutung, die mechanische Faktoren für die Entstehung der linksseitigen Relaxation verantwortlich machen.

Der Hochstand des paretischen Hemidiaphragmas führt zu einer Verlagerung des Magens und Kolons in den hypophrenischen Raum. Es ist ohne weiteres denkbar, daß der chronische Druck der überblähten Bauchorgane durch Überdehnung des vorgeschädigten Zwerchfells die Atro-

phie der Muskelfasern beschleunigt und sich mit der Zeit das Vollbild einer totalen Relaxation entwickelt. Das gleiche gilt für den Druck der Leber auf der rechten Seite. Aufgrund der im höheren Alter häufig anzutreffenden Koinzidenz von Relaxationen und Osteochondrosen der mittleren Halswirbelsäule hält GRZAN (1953, 1954) es für erwiesen, daß eine Druckschädigung der Bezugswurzeln des Phrenikus die häufigste Entstehungsursache für eine Relaxation sei. Die Entstehung der Teilrelaxationen versucht er durch eine segmentäre Phrenikusschädigung bei pluriradikulärer Innervation zu erklären.

Die Problematik der radikulären Genese einer Zwerchfellrelaxation veranschaulichen die Beispiele in Abb. 13a–c und 14a u. b. Bei einem 60jährigen Patienten hatte man die Relaxation schon in früher Jugend erkannt. Entsprechend der lang andauernden diaphragmalen Funktionsstörung stellt sich links ein stark verdünntes und durch die Pneumatose des Magens hochgedrängtes Zwerchfell dar (Abb. 13a). Im Schnupfkymogramm zeigt das relaxierte Hemidiaphragma eine Bewegungsparadoxie (Abb. 13b). Klinisch fand sich links eine Nackenmuskelatrophie (Abb. 13c) und eine Hypästhesie im C_3-Dermatom. Röntgenologisch zeigte die Halswirbelsäule eine Rechtsskoliose und Osteochondrose von $C_4–C_6$ mit Einengung der zugehörigen Foramina intervertebralia links. Die Zwischenwirbellöcher C_2/C_3 und C_3/C_4, die Austrittsstellen der 3. und 4. Zervikalwurzel, waren nicht eingeengt. Der Röntgenbefund gibt also keinen Hinweis auf eine Druckschädigung der Phrenikuswurzeln durch eine Unkarthrose. Die sensiblen und motorischen Ausfallserscheinungen im Phrenikuswurzelgebiet sprechen jedoch für eine radikuläre Genese der Relaxation. Ein Halstrauma war dem Patienten nicht erinnerlich. Der frühkindliche Nachweis der diaphragmalen Funktionsstörung sowie der extreme Hochstand und die starke Verdünnung des Zwerchfells berechtigen in Zusammenhang mit dem Befund an der Halswirbelsäule zu der Annahme einer geburtstraumatischen Läsion der Phrenikuswurzeln. Bei einem anderen Patienten bestand ein nur mäßiger Zwerchfellhochstand links mit Tonusminderung und Kontraktionsschwäche der Muskulatur (Abb. 14a). Im Schnupfkymogramm waren links zeitlich versetzte pseudoparadoxe Bewegungen nachweisbar. Der Befund entsprach einer totalen hemidiaphragmalen Parese. Klinisch fand sich auch hier ein Schwund der Nackenmuskulatur auf der gelähmten Seite. Seit 8 Jahren bestand ein Leukoderma im oberen Thoraxbereich, dessen Lokalisation dem 3. und 4. Zervikalsegment zuzuordnen war (Abb. 14b). Außerdem war links eine Hypästhesie im C_3/C_4-Dermatom nachweisbar. Die Ursache der Pigmentveränderungen blieb ungeklärt. Die Luesreaktionen waren negativ. Die Halswirbelsäule war ohne krankhaften Befund. Für eine Plexusverletzung bestand anamnestisch kein Anhalt. Die Nackenmuskelatrophie und die bilateralen segmentär angeordneten Pigmentveränderungen mit linksseitiger Hypästhesie sprechen für eine spinale Phrenikusschädigung im mittleren Halsmark links.

Die beiden Fälle zeigen in Übereinstimmung mit den Befunden an Patienten mit traumatischen Halswurzelschädigungen und Rhizotomien, daß

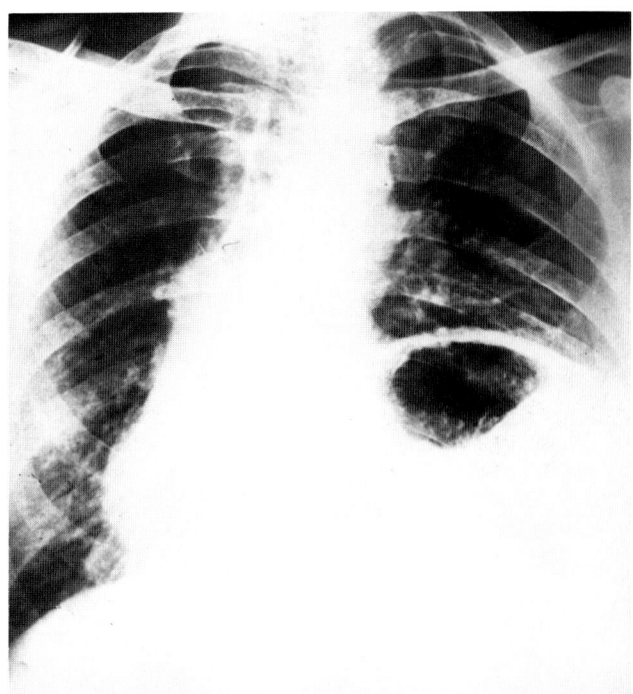

a

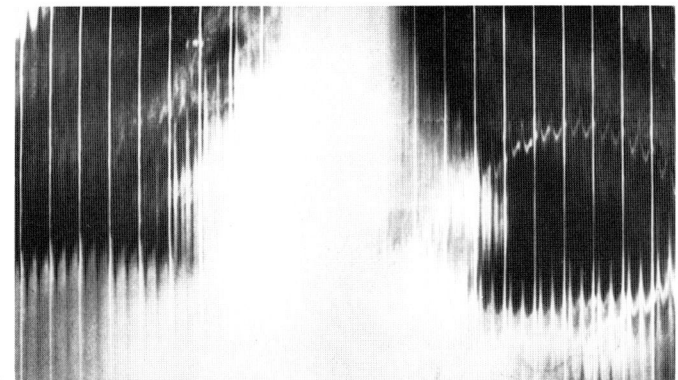

b
c

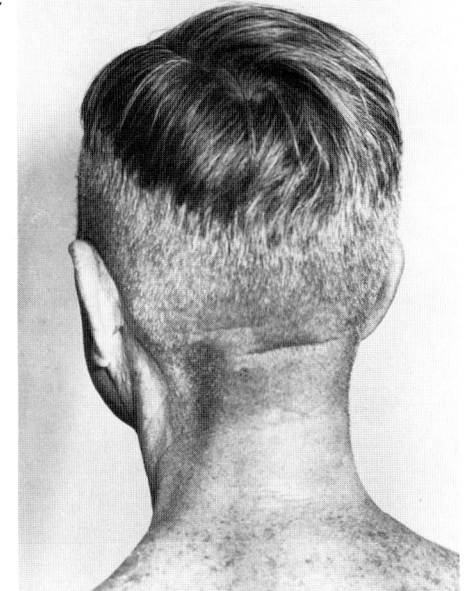

Abb. **13a–c** 60jähriger Patient. Radikulär bedingte totale hemidiaphragmale Relaxation links

a p.-a. Aufnahme: Zwerchfellhochstand links mit Verdrängung des Herzens nach rechts

b Sagittales Schnupfkymogramm: paradoxe Bewegungen an der relaxierten linken Zwerchfellhälfte

c Linksseitige Nackenmuskelatrophie

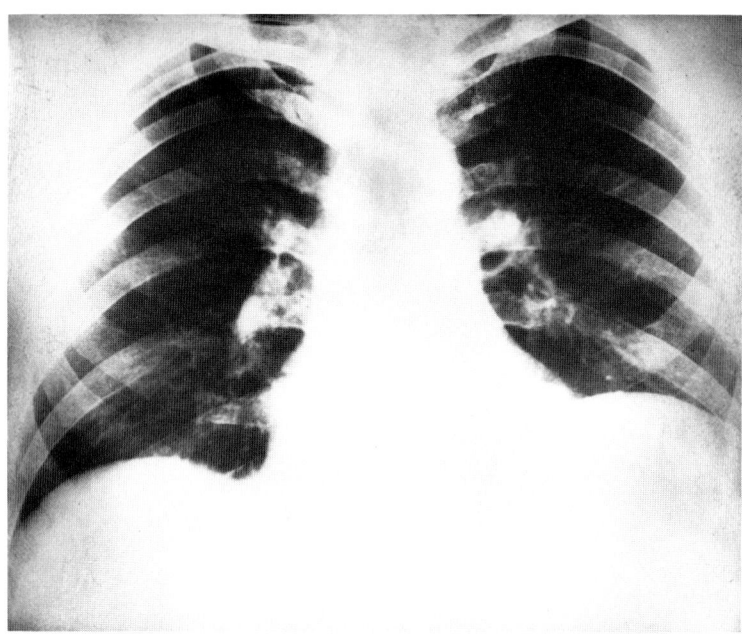

Abb. **14a** u. **b** 43jähriger Patient.
Spinal bedingte totale hemidiaphragmale Parese links
a p.-a. Aufnahme: Zwerchfellhochstand links
b Leukoderma im oberen Thoraxbereich beidseits. Hypästheti-
sche Zone im C_3/C_4-Dermatom
links

a

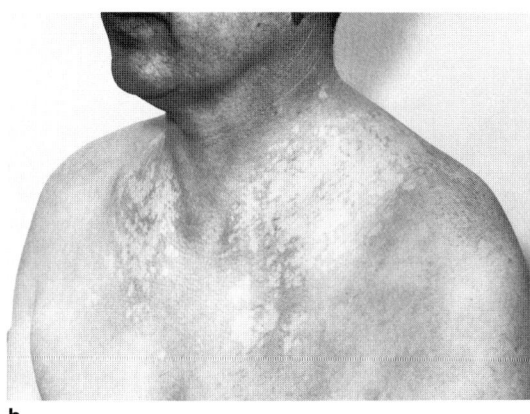

b

eine *radikuläre* oder *spinale* Phrenikusläsion anzunehmen ist, wenn bei einer Zwerchfellrelaxation neurologisch eine Sensibilitätsstörung im C_4-
Segment der gleichen Seite feststellbar ist. Ein
Sensibilitätsausfall im C_3-Segment und eine Nak-
kenmuskelatrophie weisen bei mehrwurzeligem
Bezug ebenfalls auf eine Schädigung der Phrenikuswurzeln hin (LENZ u. ROHR 1965). Ungeklärt
bleibt in den meisten Fällen die Ursache der radikulären Schädigung, wenn kein Anhalt für ein
Trauma im Zervikalbereich besteht.
Eine Relaxation ist nur dann als Folgezustand einer Phrenikuswurzelkompression bei osteochon-
drotischer Einengung der Foramina C_3/C_4 oder
C_2/C_3 anzusehen, wenn es sich um eine Verlaufsbeobachtung bei anfänglich normalem Zwerch-
fellbefund handelt, was uns bisher in keinem Fall
gelungen ist. Sonst sind radikuläre Schädigungen
anderer Genese nicht auszuschließen. Dafür
spricht auch das seltene Vorkommen einer totalen

Zwerchfellrelaxation. Die Häufigkeit wird statistisch mit 0,02–0,05% angegeben.

Die Bedeutung einer Osteochondrose der Halswirbelsäule ist für die sehr viel häufigeren Teilrelaxationen
des Zwerchfells noch geringer einzuschätzen. In der
Mehrzahl der Fälle handelt es sich bei den anteromedialen Teilrelaxationen nicht um neurogene Lähmungen, sondern um altersbedingte Muskelatrophien, wie
sie vor allem bei Patienten mit Adipositas oder Emphysem infolge Überbeanspruchung der Muskulatur anzutreffen sind. In diesem Zwerchfellabschnitt sind die
Muskelzüge kürzer und schwächer als im lumbokostalen Bereich. Diese Unterschiede im anatomischen Bau
bilden die Grundlage für die dort nachweisbaren Buk-
kelungen mit Bewegungsparadoxie (THOMAS 1922, ASS-
MANN 1950). Fortgeleitete entzündliche Prozesse aus der
Nachbarschaft des Diaphragmas können ebenfalls umschriebene muskuläre Atrophien verursachen. Bei den
selteneren lumbokostalen Teilrelaxationen sollte man
dagegen nach sensiblen Ausfallserscheinungen im C_4-
Segment fahnden. Sie können durch eine Schädigung
der 4. Zervikalwurzel bei pluriradikulärer Innervation
des Zwerchfells bedingt sein. Häufiger dürfte es sich bei
den lumbokostalen Relaxationen jedoch besonders
links um Hemmungsmißbildungen an der Fusionsstelle
zwischen Septum transversum und Plica pleuroparieta-
lis handeln. Wenn sich das pleuroperitoneale Zwerchfelloch geschlossen hat, wird das Einwachsen der Muskulatur örtlich gehemmt. Es bildet sich nur eine rudi-
mentäre Muskelanlage aus.

Röntgenologisch ist es meist nicht möglich, eine
lumbokostale Teilrelaxation mit noch vorhandenem Muskelgewebe von einer echten Zwerchfellhernie bzw. einem Prolaps zu unterscheiden. Für
die Praxis ist es wichtig zu wissen, daß Relaxationen beim Erwachsenen keine oder nur geringe
Beschwerden verursachen und deshalb keiner
operativen Therapie bedürfen. Beim Kleinkind
hingegen ist wegen der kardiorespiratorischen

Symptomatik eine Deckung und Verstärkung der Muskulatur des relaxierten Zwerchfellabschnitts häufig indiziert (FELIX 1953, KOSS u. REITTER 1959, SCHMITT u. THIEMANN 1963 u. a.).

Zwerchfellhernien und -prolapse

Die Diagnostik von Zwerchfellhernien und -prolapsen erfolgt in der Regel anläßlich einer Röntgenuntersuchung. Es gibt keine verbindliche klinische Symptomatologie; es sei denn, es bestehen die Zeichen einer Inkarzeration im Oberbauch. *Echte Hernien* entstehen an präformierten Lükken mit erhaltener pleuroperitonealer Membran als Bruchsack infolge umschriebener Unterentwicklung der Zwerchfellmuskulatur. In den meisten Fällen bilden sie sich erst im mittleren und höheren Lebensalter mit Zunahme des abdominalen Druckes oder einer anderweitigen Überbeanspruchung des Diaphragmas aus. Demgegenüber handelt es sich beim diaphrenischen *Prolaps* entweder um ein kongenitales persistentes Zwerchfelloch oder einen erworbenen Defekt nach traumatisch oder entzündlich bedingter Kontinuitätstrennung aller vorher intakten Gewebsschichten. Das terminologische Schema in Abb. **15 a–d** unterteilt die diaphrenischen Eingeweideverlagerungen nach ihrer Pathogenese in vier Gruppen.

Bei Röntgen-Reihenuntersuchungen fanden sich Hernien und Prolapse in etwa 1‰ (KOSS u. Mitarb. 1950). Neueren statistischen Erhebungen zufolge ist mit Verbesserung der Untersuchungstechnik und durch die echte Steigerung der Zahl der traumatischen Prolapse als Spätfolge von stumpfen Bauchtraumen sowie Schuß- und Stichverletzungen eine deutliche Häufigkeitszunahme zu verzeichnen. Die Geschlechtsverteilung aller „Zwerchfellbrüche" bevorzugt das männliche Geschlecht im Verhältnis 2:1. Für die traumatischen Prolapse erhöht sie sich zugunsten der Männer auf 7:1. Hinsichtlich der Seitenverteilung überwiegen die Prolapse links im Verhältnis 8:1 bis 9:1, wobei die nichttraumatischen links 4mal und die traumatischen 10- bis 15mal häufiger sind als rechts (HARRINGTON 1940, JENKINSON 1949, GUDJONS 1952, GRUBER 1953, HAUBRICH 1970). Rechts schützt die Leber das Zwerchfell vor Verletzungen und verhindert, daß es nach Zwerchfellrupturen zu Defektheilungen mit Eingeweideverlagerung kommt. Hernien finden sich dagegen rechts doppelt so häufig wie links, doch stehen sie an Zahl weit hinter den Prolapsen zurück.

Falls der „Bruch" nicht unmittelbar in Zusammenhang mit dem Unfallereignis entdeckt wird, sollte man sich mit der Diagnose einer „*diaphrenischen Eingeweideverlagerung*" begnügen, wenn nicht Brückensymptome wie Rippenfrakturen, Verschwielung oder Erguß eindeutig auf einen traumatischen Prolaps hinweisen. Andererseits berechtigen bestimmte Lokalisationen der prolabierten Organe, beispielsweise im Bereich des Tri

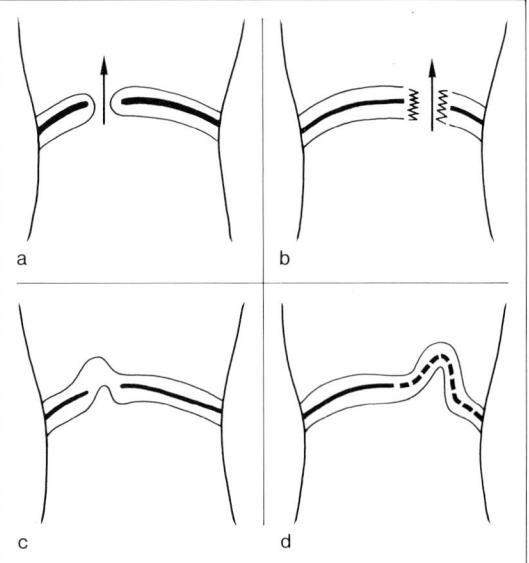

Abb. **15 a–d** Terminologisches Schema der Prolapse und Hernien des Zwerchfells (nach *Gruber* und *v. Meyenburg*); **a** Prolaps durch kongenitales, persistentes Zwerchfelloch, **b** Prolaps durch traumatischen Defekt, **c** Hernie im Bereich einer Muskellücke, **d** Zwerchfelldivertikel bzw. partielle Relaxation

gonum sternocostale, eine echte Hernie mit großer Wahrscheinlichkeit anzunehmen. Demgegenüber können traumatisch entstandene Ektopien als Prolapse bezeichnet werden, wenn sie das Zwerchfell außerhalb der physiologischen Schwachstellen durchsetzen. Darüber hinaus bleibt nur der Hinweis, daß es sich links nach der Häufigkeitswahrscheinlichkeit am ehesten um angeborene oder erworbene Prolapse handelt. Vor der Anwendung eines diagnostischen Pneumoperitoneums zur Klärung der Frage, ob eine echte Hernie mit Bruchsack oder ein Prolaps vorliegt, sei wegen der Gefahr einer Strangulation der Baucheingeweide gewarnt. Sie ist in praxi weder für die Indikation zur Operation noch für ihre technische Durchführung von Bedeutung. Das Anlegen eines Pneumoperitoneums ist lediglich dann noch indiziert, wenn es um die Differenzierung einer Hernie bzw. eines Prolapses von einem Zwerchfelltumor oder paraphrenischen raumfordernden Prozeß geht. Die obere Kontur der prolabierten Bauchorgane zeigt ebenso wie die partielle Zwerchfellähmung oder Relaxation eine Bewegungsparadoxie beim Schnupfversuch. Nur bei kleinen Hernien oder Prolapsen mit enger Bruchpforte findet sich konkordant zur Zwerchfellbewegung ein inspiratorisches Tiefertreten. Bei weiter Bruchpforte vergrößert sich die Hernie bzw. der Prolaps in Horizontal- oder Seitenlage des Patienten. Das gilt vor allem für den Prolaps, bei dem die Ektopie der Baucheingeweide in den Thorax nicht durch einen Bruchsack behindert wird.

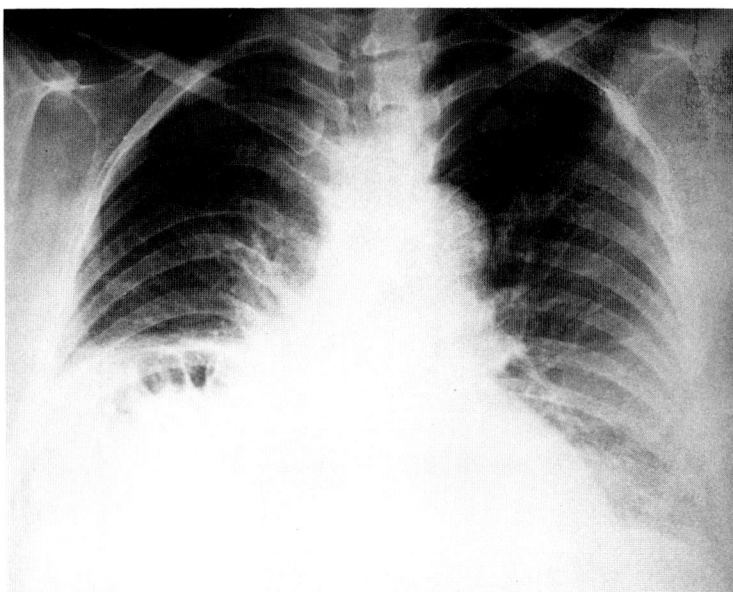

Abb. **16a–c** 57jährige Patientin. Rechtsseitige parasternale Hernie (Morgagni)
a p.-a. Aufnahme: luftgeblähte Darmschlingen im Bruchsack
b u. **c** Kontrastgefüllte Ileumschlinge (2 Stunden p.c.) und rechte Kolonflexur (4 Stunden p.c.) in der Hernie

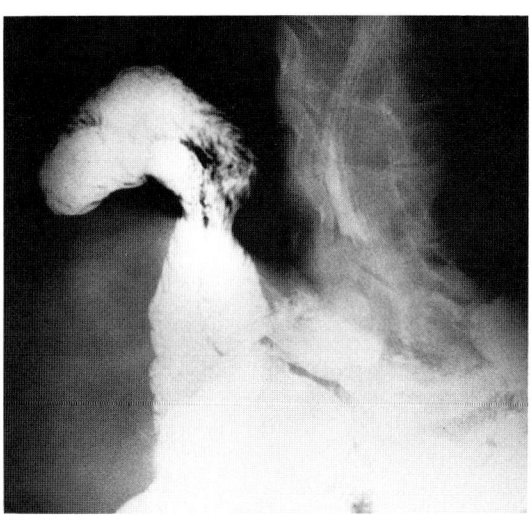

b

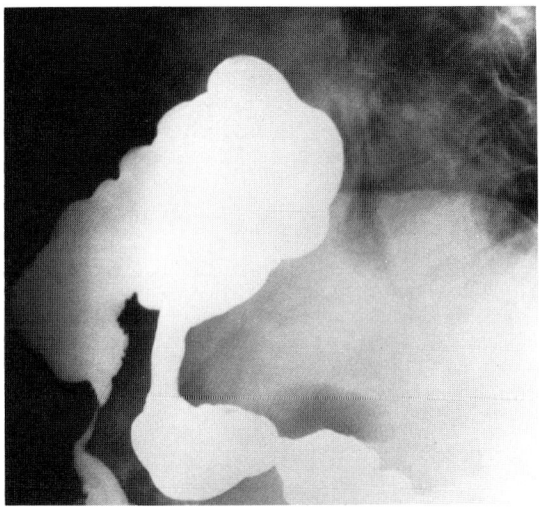

c

Parasternale Hernien

Die zuerst von MORGAGNI (1769) beschriebene Hernie im Bereich des Trigonum sternocostale macht etwa 3–5% der diaphrenischen Eingeweideverlagerungen aus. Bruchpforte ist ein dreieckförmiger, durch eine pleuroperitoneale Membran abgedeckter muskelfreier Abschnitt zwischen Pars sternalis und costalis, der rechts Foramen Morgagni und links Larreysche Spalte genannt wird. Synonyma sind Morgagni-, Larreysche, retro-, para- oder substernale Hernie. Rechts kommt sie etwa 10mal so häufig vor wie links. Das Trigonum sternocostale soll rechts etwas breiter angelegt sein als links. Außerdem bieten Herz und Herzbeutel links einen besseren Schutz gegen eine Herniation. Links wird die Hernie oft nicht erkannt, weil sie vom schattendichteren Herzen verdeckt wird.

Die meisten parasternalen Hernien sind erworben und treten erst im höheren Alter unter dem Einfluß einer erhöhten Druckdifferenz zwischen Thorax und Abdomen in Erscheinung. Ursächlich kommen für die Verbreiterung des Trigonum sternocostale eine Adipositas oder raumfordernde Prozesse im Abdomen, aber auch eine plötzliche starke Abmagerung in Frage. Ferner ist eine einseitige Dauerspannung des Zwerchfells bei schwerer Kyphoskoliose sowie eine sternale Pleuraschwarte oder häufige kleine Gewalteinwirkungen auf das Diaphragma für die Hernienbildung pathogenetisch bedeutsam. Bruchinhalt ist meistens der Dick- oder Dünndarm, seltener Netz, Leber oder Magen. Eine Kontrastmitteluntersuchung führt deshalb in den meisten Fällen zu einer raschen Klärung der Diagnose.

Abb. **16 a–c** zeigt das typische Bild einer rechtsseitigen parasternalen Hernie. Anamnestisch bestand kein Anhalt für ein Trauma. Im Bruchsack erkennt man luftgefüllte Darmschlingen (Abb. **16 a**). Auf der 2 Stunden p.c. angefertigten Aufnahme ist eine kontrastgefüllte Ileumschlinge (Abb. **16 b**) und 4 Stunden p.c. die rechte Kolonflexur in der Hernie nachweisbar (Abb. **16 c**).

In Abb. **17** handelt es sich um eine 75jährige Frau mit einer rechtskonvexen Kyphoskoliose der Brustwirbelsäule. Als Zufallsbefund fand sich bei einer Magen-Darm-Passage eine linksseitige parasternale Hernie im Bereich des überdehnten Zwerchfells. Die in der Hernie gelegene kontrastgefüllte Kolonschlinge zeigt in Höhe der Bruchpforte eine Einengung und leichte Abknikkung nach vorn. Bis auf ein gelegentliches schmerzhaftes Ziehen unter dem linken Rippenbogen gab die Patientin keine Beschwerden an.

Kleine Hernien sind meist asymptomatisch. Große Hernien, in die mehrere Organe verlagert sind, können dagegen kardiopulmonale Beschwerden und in seltenen Fällen eine Inkarzeration verursachen (HARRINGTON 1940, LÜSCHER 1951). Eine Leberhernie läßt sich szintigraphisch oder angiographisch mittels selektiver Hepatikographie nachweisen (WENZ 1972, BÜCHELER 1974, FRÖHLICH 1977). Befindet sich Netz im Bruchsack, ist eine differentialdiagnostische Abgrenzung gegenüber einem Tumor, abgekammerten pleuroperikardialen Erguß, einer Perikardzyste oder partiellen anteromedialen Zwerchfellrelaxation nicht möglich. In solchen Fällen kann die Computertomographie zur diagnostischen Klärung des Befundes beitragen.

Lumbokostale Hernien und Prolapse

Bei den thorakalen Eingeweideverlagerungen im Bereich des Trigonum lumbocostale (Bochdaleksches Dreieck) handelt es sich in der Mehrzahl der Fälle um Hernien oder, was häufiger der Fall ist, um kongenitale, auf der Disposition eines persistenten Zwerchfellochs erworbene Prolapse. Sie galten früher als die häufigsten „Zwerchfellbrüche". Das trifft heute im Erwachsenenalter nicht mehr zu (ZUPPINGER 1952). Lediglich in chirurgisch-pädiatrischen Statistiken überwiegen sie nach wie vor erheblich (THOMSEN 1961, NISSEN u. PFEIFFER 1968). Sie kommen links 4mal so häufig vor wie rechts. Man erklärt sich die unterschiedliche Seitenverteilung entwicklungsgeschichtlich. Das linke Pleuroperitonealloch an der Fusionsstelle von Septum transversum und Plica pleuroperitonealis schließt sich normalerweise später als das rechte. Für die linke Seite ergibt sich daraus ein größerer Zeitraum zur Ausbildung von mehr oder weniger großen Zwerchfellücken oder Hemmungsmißbildungen der Muskulatur bei erhaltener pleuroperitonealer Membran. Die differentialdiagnostische Abgrenzung einer lumbokostalen Hernie von einem nichttraumatischen Prolaps oder einer Teilrelaxation ist klinisch belanglos im

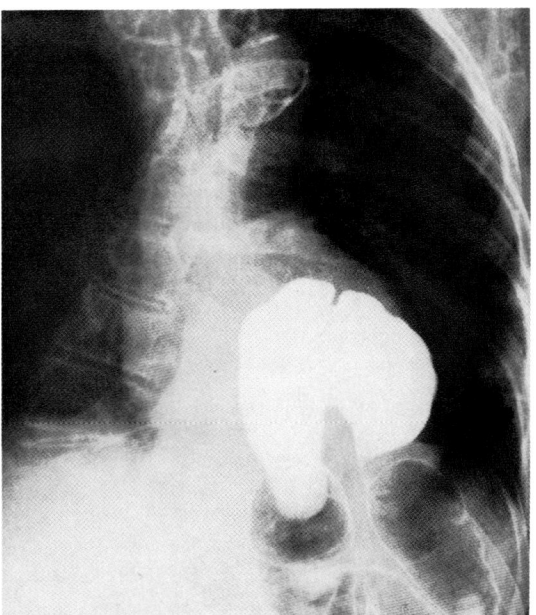

Abb. **17**   75jährige Patientin. Linksseitige parasternale Hernie (Larrey) bei rechtskonvexer Kyphoskoliose der Brustwirbelsäule. Kontrastgefüllte Kolonschlinge in der Hernie (aus *H. Lenz:* Zwerchfellerkrankungen. In *W. Teschendorf, H. Anacker, P. Thurn:* Röntgenologische Differentialdiagnostik, Bd. I/2, 5. Aufl., Thieme, Stuttgart 1975)

Vergleich zu der Frage, ob es sich um ein kleines Zwerchfelloch oder um eine große Prolapspforte bzw. Aplasie der Muskulatur handelt. Für den Säugling stellt jede größere Zwerchfellücke mit Eingeweidevorfall wegen der hierbei auftretenden schweren kardiorespiratorischen Störungen und gastrointestinalen Erscheinungen eine Indikation zur Frühoperation dar, von deren Gelingen das Leben des Kindes abhängt. Manifestieren sich die lumbokostalen Hernien bzw. Prolapse erst beim Erwachsenen, werden sie erstaunlich gut toleriert und machen relativ geringe Beschwerden selbst bei einer Ektopie von Leber, Milz oder Nieren (kraniale oder thorakale Nierendystopie). Auch hier ist eine partielle Relaxation vielfach nicht auszuschließen. Ein Leber-, Milz- oder Nierenprolaps ist szintigraphisch relativ leicht nachzuweisen. Im Computertomogramm der Abb. **18 b** ist eine atypisch weit dorsal gelegene Hernie bzw. ein Prolaps rechts paravertebral mit diaphrenischer Verlagerung von Fettgewebe dargestellt. Vor einer Operation empfiehlt sich zur eindeutigen Klärung der Situation eine Angiographie (BÜCHELER 1974).

Hernien oder Prolapse anderer Lokalisation

Angeborene Hernien und Prolapse können auch außerhalb der im vorigen abgehandelten Prädilektionsstellen und präformierten Muskellücken in jedem anderen Zwerchfellabschnitt vorkom-

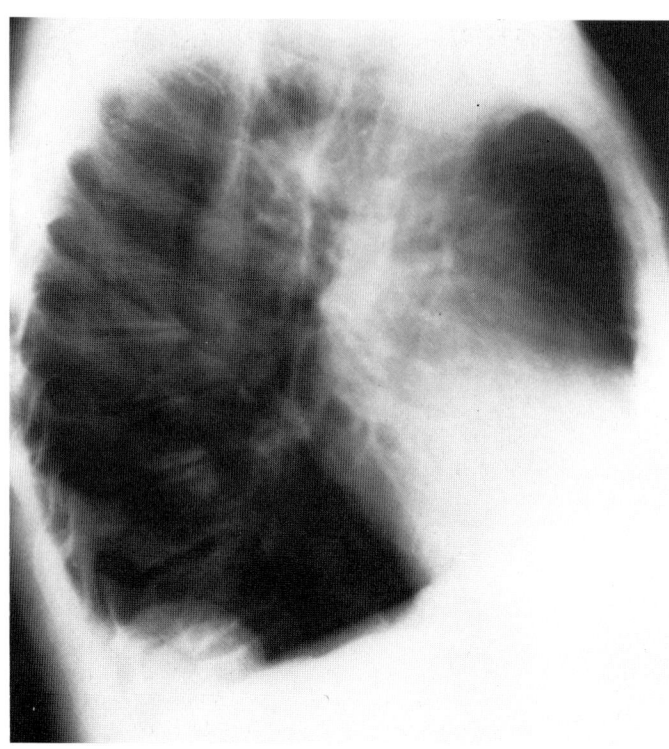

a

Abb. **18a** u. **b** 75jährige Patientin. Lumbale Hernie bzw. Prolaps rechts paravertebral mit Verlagerung von Fettgewebe in den Thoraxraum
a Rechte Seitenaufnahme: Glattbegrenzte Vorbuckelung des dorsalen rechten Hemidiaphragmas mit Bewegungsparadoxie
b Computertomogramm: Gewebedichte innerhalb der Hernie (H) –120 HE. Die Hernie bzw. der Prolaps ließ sich nach kaudal durch das Zwerchfell bis in den Bauchraum verfolgen
L = Leber, Ma = Magen, A = Aorta, Mi = Milz
(aus *K. Lackner:* Thorax. In *G. Friedmann, E. Bücheler, P. Thurn:* Ganzkörper-Computertomographie. Thieme, Stuttgart 1981

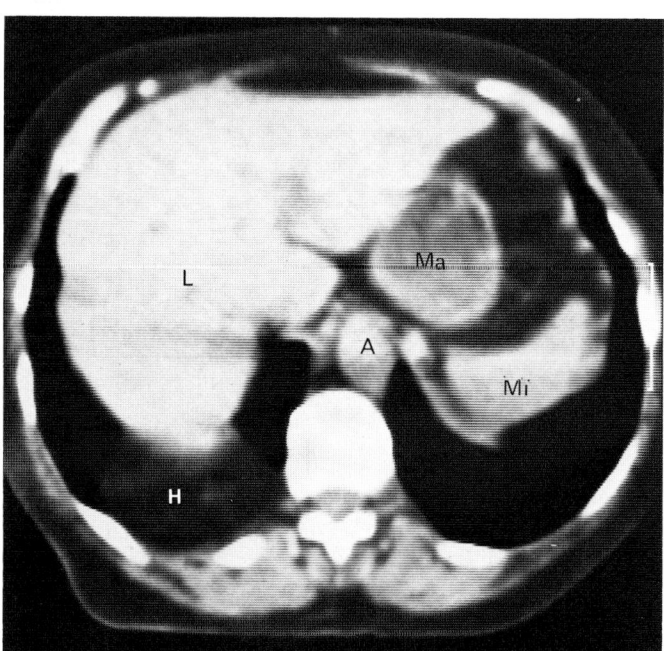

b

men. Hierbei ist die linke Seite ungleich häufiger betroffen als die rechte (GRUBER 1953). Die Häufigkeitskurve fällt nach dem 1. Lebensjahr steil, dann zunehmend flacher ab (SCHMIDT 1949, THOMSEN 1961). Besondere Erwähnung verdient der zentrale diaphrenische Prolaps, der allseits von Muskelgewebe umgeben ist. Bei der Kontraktion des Zwerchfells kommt es dabei leichter zu einer Strangulation der prolabierten Baucheingeweide. Die hohe Strangulationsquote der traumatischen Prolapse wird jedoch nicht erreicht. Trotzdem besteht bei entsprechender Beschwerdesymptomatik eine relative Operationsindikation. Obwohl aufgrund der atypischen Lokalisation die Differenzierung zwischen Hernie und angeborenem oder erworbenem Prolaps besonders schwierig ist, gilt auch hier der diagnostische Gewinn eines Pneumoperitoneums als äußerst frag-

Abb. **19a–c** 54jähriger Patient. Hernie bzw. nichttraumatischer Prolaps des rechten vorderen Zwerchfells
a p.-a. Aufnahme: Mediale Zwerchfellbuckelung rechts mit Bewegungsparadoxie beim Schnupfversuch
b Zielaufnahme in rechter Schräglage: Winkelbildung zwischen der intakten Zwerchfellkontur und der hinteren thorakalen Grenze des Eingeweidevorfalls
c Leber-Milz-Szintigramm in Schrägprojektion: partielle Leberektopie mit breiter Bruchpforte

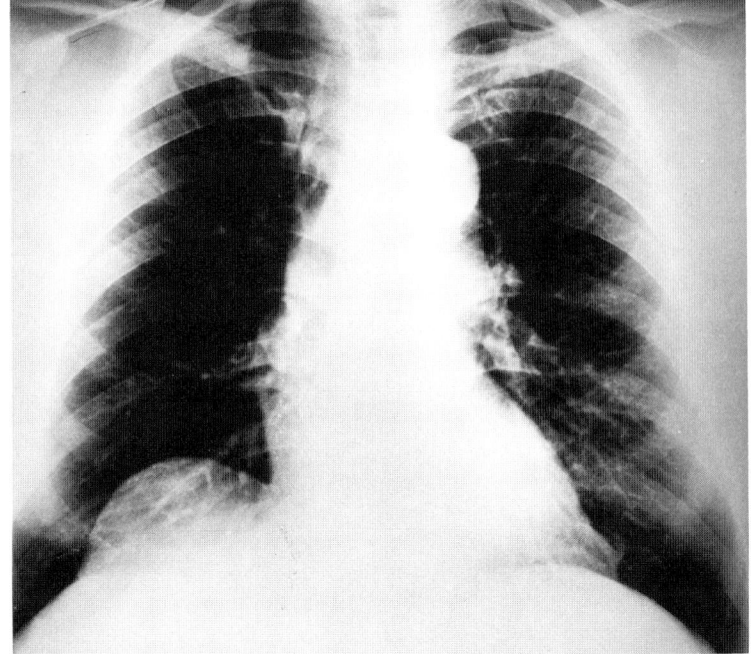

a

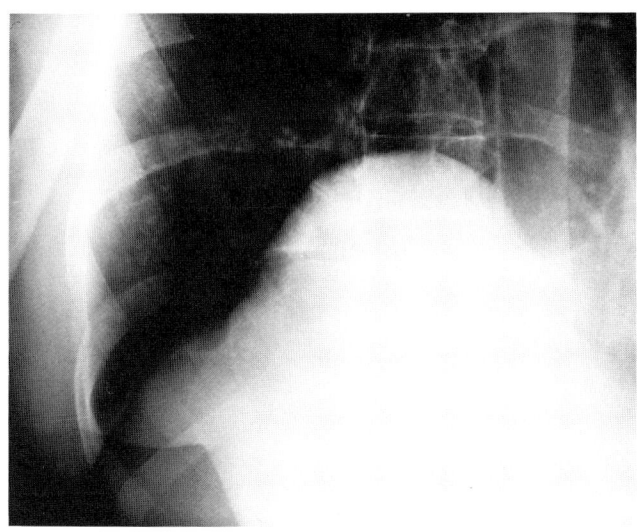

b

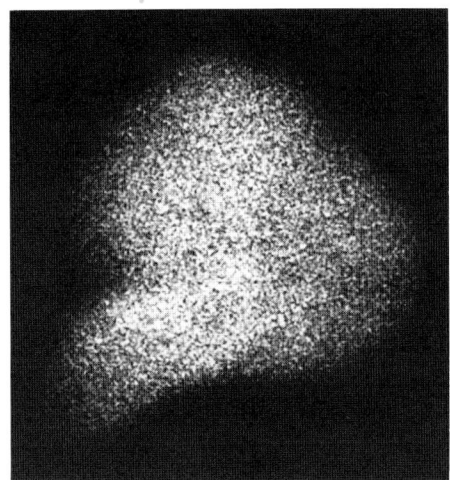

c

würdig, weil er sich auf die Fälle mit nicht adhärentem Prolaps und von Hernien mit gut abhebbarem Bruchsack beschränkt, jedoch keine Aussage über die wirkliche Größe der Zwerchfellücke oder die Art des Bruchinhaltes erlaubt. Die Größenbestimmung der „Bruchpforte" und die Darstellung der ektopierten Bauchorgane ist auch hier zuverlässiger und gefahrloser mittels einer Kontrastuntersuchung, Szintigraphie oder Arteriographie sowie bei bestimmten Fragestellungen (Verdacht auf Tumor oder Zyste) mit Hilfe der Computertomographie möglich und verhilft zu einer besseren Information im Hinblick auf die Operabilität (Fagan u. Mitarb. 1979).

In Abb. **19a–c** ist eine Hernie bzw. ein Prolaps im vorderen Anteil des rechten Hemidiaphragmas wiedergegeben. Auf der in Schräglage angefertigten Zielaufnahme ist eine deutliche Winkelbildung zwischen der erhaltenen Zwerchfellkontur und der hinteren Grenze der prolabierten Eingeweide nachweisbar (Abb. **19b**). Der Befund schließt eine diaphragmale Teilrelaxation als Ursache für den Zwerchfellhochstand aus. Das in gleicher Projektion angefertigte Leber-Milz-Szintigramm bestätigt den Verdacht auf einen partiellen Lebervorfall mit breiter Bruchpforte (Abb. **19c**).

Selbst bei der Operation ist eine Abgrenzung zwischen nichttraumatischem und traumatischem Prolaps nicht immer möglich. Das kongenitale Zwerchfelloch kann von einem dickeren verschwielten Randsaum als Folge einer abgelaufenen Pleuroperitonitis umgeben sein. Der traumatische Prolaps gilt als gesichert, wenn sich Blutreste in Form von Hämosiderin in den Randgebieten des Zwerchfelldefektes histologisch nachweisen lassen.

Eine inkomplette oder komplette *Aplasie* einer Zwerchfellhälfte ist immer dann anzunehmen, wenn ein Vorfall großer Teile des Dick- und Dünndarms feststellbar ist und sich bei rotierender Durchleuchtung eine die prolabierten Eingeweide einengende Zwerchfellkontur nicht mehr nachweisen läßt. Sie ist immer mit einer Fixationsstörung des Darms kombiniert. Die klinische Untersuchung allein gibt meist zu Fehldeutungen wie Pleuraerguß oder Pneumothorax Anlaß, da die bis in den oberen Thorax verlagerten Bauchorgane zu einer Kompression und Verdrängung der Lunge und Mediastinalorgane führen. Man ist immer wieder überrascht, wie gering die von den Patienten angegebenen Beschwerden sind. Der Röntgenbefund ist in der Regel so eindeutig, daß sich differentialdiagnostische Erwägungen erübrigen. Bei entsprechender Lagerung des Patienten läßt sich aufgrund der Mobilität und Doppelkonturierung der prolabierten Intestinalorgane eine totale Zwerchfellrelaxation ausschließen. Eine Kontrastmitteluntersuchung deckt das Ausmaß der Eingeweideverlagerung auf.

Eine eigene in ihrer Pathogenese noch wenig bekannte diaphragmale Bruchform, die der Hiatushernie nahesteht, ist von ADAMS u. LOBB (1954) als *ösophagoaortale Hernie* beschrieben worden. Die Herniation erfolgt durch eine Lücke zwischen dem Hiatus oesophageus und der Aorta. Sie ist dadurch charakterisiert, daß die normalerweise dort vorhandene schlingenförmige Muskulatur der Zwerchfellschenkel fehlt. Nach den Beobachtungen von KONRAD (1958) gibt es sogar einen bis zur V. cava reichenden diaphragmal-muskulären Defekt. Er spricht hierbei von sog. ösophagoaortokavalen Hernien. Der Röntgenbefund ist bei diesem Hernientyp gekennzeichnet durch eine nahezu vollständige Ektopie des Magens mit totaler Inversion um die Längsachse. Bei diesem im angelsächsischen Schrifttum als „upside down stomach" bezeichneten Rotationsbruch des Magens ist nur die Kardia und der Pyluskanal infradiaphragmal gelegen. Bei allen operativ behandelten Patienten mit bis zu handtellergroßen Bruchpforten war immer ein Bruchsack vorhanden. In einigen Fällen hat man derartige echte Hernien schon im frühen Kindesalter nachgewiesen. Die meisten Beobachtungen betrafen jedoch ältere Personen. Es handelt sich um eine auf einer Hemmungsmißbildung beruhende Bruchanlage, bei der das häutige Zwerchfell zum Abschluß gekommen ist, aber die phrenische Muskulatur ent-

weder nicht eingewachsen oder nur rudimentär angelegt ist (KONRAD 1958, BRUNNER 1973). Die Hernien, bei denen der Magen im Thorax fixiert bleibt, sind lange Zeit asymptomatisch und werden meist als Zufallsbefund entdeckt. Einklemmungserscheinungen können insbesondere dann auftreten, wenn sich der im Liegen in den Thorax ektopierte Magen in aufrechter Position wieder teilweise ins Abdomen zurückverlagert.

Abb. **20a–c** gibt hierfür ein Beispiel. Ein partiell reponibler Rotationsbruch des Magens war von einer Voruntersuchung her bekannt. Die Einweisung erfolgte wegen akut aufgetretener Oberbauchbeschwerden mit Erbrechen und pektanginösen Zuständen bis zum Kollaps. Auf der Thoraxaufnahme überragt der stark luftgeblähte herniierte Magen den Herzschatten. Auch der abdominal gelegene Teil des Magens zeigt eine deutliche Pneumatose mit Spiegelbildung (Abb. **20a**). Im Ösophagogramm erkennt man einen Kontrastmittelstopp in Höhe des Hiatus. Die hinter dem Herzen gelegene Magenblase verdrängt die Speiseröhre nach dorsal (Abb. **20b**). Über eine Sonde wurden aus dem intraabdominal gelegenen Magen 4 Liter Flüssigkeit entleert. Nach Kontrastfüllung des Magens mit Gastrografin sah man, daß Fundus und Korpus intraabdominal gelegen sind. Das Antrum ist herniiert und zeigt eine Strangulation in Höhe der Bruchpforte (Abb. **20c**). Der ebenfalls eingeklemmte und involvierte Pyluskanal zeigte auch 3 Stunden p.c. noch keine Entleerung. Bei der Operation fand sich eine Inkarzeration des Antrums und der Pylusregion in Höhe der etwa hühnereigroßen Bruchpforte zwischen Hiatus und Aorta mit deutlicher Schnürfurche und Kongestion der Wand des herniierten Magens. Nach Verschluß der Zwerchfellücke, Hernioplastik und ventraler Gastropexie blieb die Patientin beschwerdefrei.

ROBINSON u. Mitarb. (1980) berichten über beidseitige anteromediale Zwerchfelldefekte bei 4 Kindern mit zum Teil weiteren Mißbildungen an anderen Organen. Röntgenologisch fand sich eine retrosternal gelegene kugelige Verschattung mit einer aus 3 Bögen bestehenden Verbreiterung des Mediastinums durch die Kranialverlagerung des Herzens und des Thymus. Im Szintigramm oder Pneumoperitoneum war immer eine Verlagerung von Leber und Milz in den Thorax nachweisbar. Als Entstehungsursache der Fehlbildung wird eine Virusinfektion der Mutter in der Schwangerschaft bzw. eine fetale medikamentöse Schädigung bei einer Asthmakranken diskutiert. Bei 2 Kindern wurde der Zwerchfelldefekt in der Mittellinie durch eine plastische Operation gedeckt.

Prolapse durch einen traumatischen Zwerchfelldefekt

Zwerchfellverletzungen entstehen durch *direkte* oder *indirekte Gewalteinwirkung.* Nur in einem Teil der Fälle ist ein Eingeweideprolaps unmittelbare Traumafolge. Der größte Teil der Prolapse bildet sich erst nach einem längeren zeitlichen In-

Abb. **20a–c** 84jährige Patientin. Inkarzeration eines Rotationsbruchs des Magens bei ösophagoaortaler Hernie (operativ bestätigt)
a p.-a. Aufnahme: Überlagerung des Herzschattens durch den luftgeblähten herniierten Magen. Pneumatose des abdominal gelegenen Magens mit Spiegelbildung
b Ösophagogramm: Verdrängung des Ösophagus durch die Hernie nach dorsal
c Kontrastdarstellung des Magens: Strangulation des herniierten Antrums (A) und des Pyloruskanals in Höhe der Bruchpforte. Intraabdominale Lage von Kardia (K), Fundus (F), Korpus (C) und Pylorus (P). Keine Magenentleerung

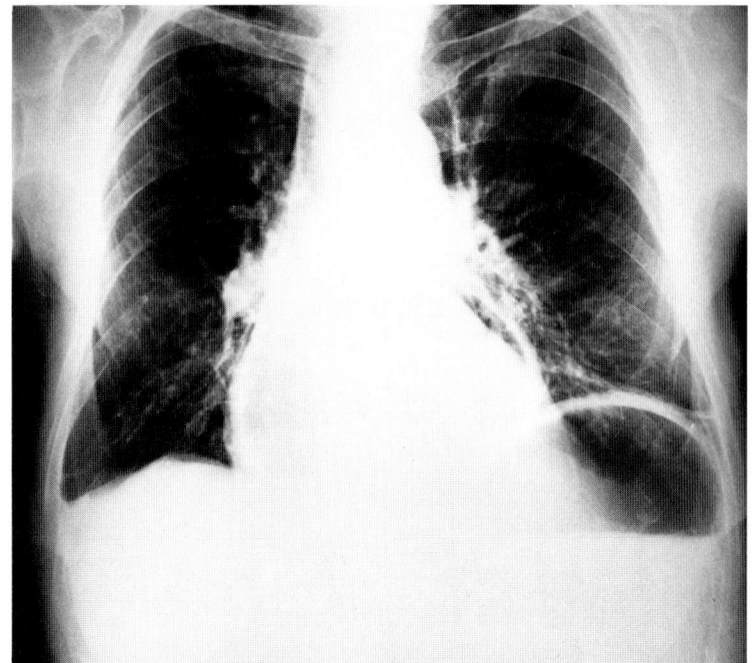

a

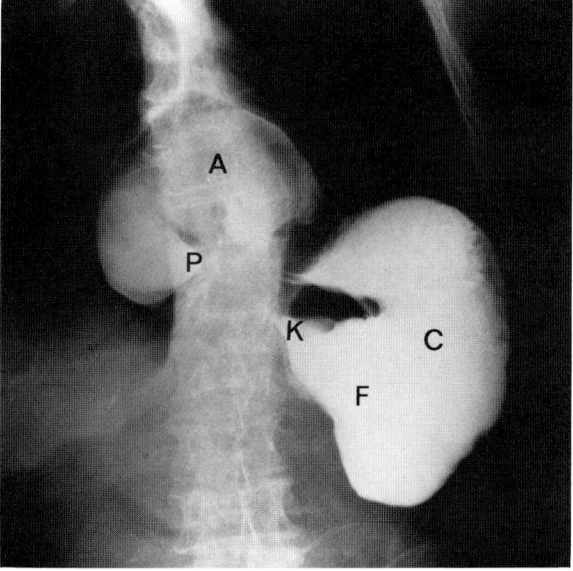

b

c

tervall im Bereich der zunächst narbig verheilten, aber einen Locus minoris resistentiae darstellenden Zwerchfellruptur aus. Das gilt vor allem für das durch stumpfe Gewalt bedingte indirekte Zwerchfelltrauma. Wurde zum Zeitpunkt des Unfallhergangs röntgenologisch nicht der Nachweis eines verletzten Zwerchfells erbracht, muß die traumatische Genese des Prolapses offen bleiben, wenn Brückensymptome wie Rippenfrakturen oder eine basale Verschwielung sowie eine entsprechende klinische Symptomatologie fehlen. Direkte kleine Schuß- oder Stichverletzungen heilen meist ohne Prolaps.

Die traumatischen Vorfälle stellen den Hauptanteil der diaphrenischen Eingeweideverlagerungen mit einem Häufigkeitsgipfel im 3. und 4. Lebensjahrzehnt. Entsprechend der Unfallgefährdung in diesem Alter sind Männer häufiger betroffen als Frauen. Über 90% der traumatischen Prolapse sind links lokalisiert. Rechts fängt die Leber nicht nur als Schild den Druck und Stoß der über die Abdominalorgane einwirkenden Gewalt bis zu einem gewissen Grade ab, sondern legt sich auch breit vor einen Zwerchfellriß, so daß dieser unter der Tamponade ohne Vorfall abheilen kann. Bei stumpfen Thoraxtraumen zerreißen besonders die

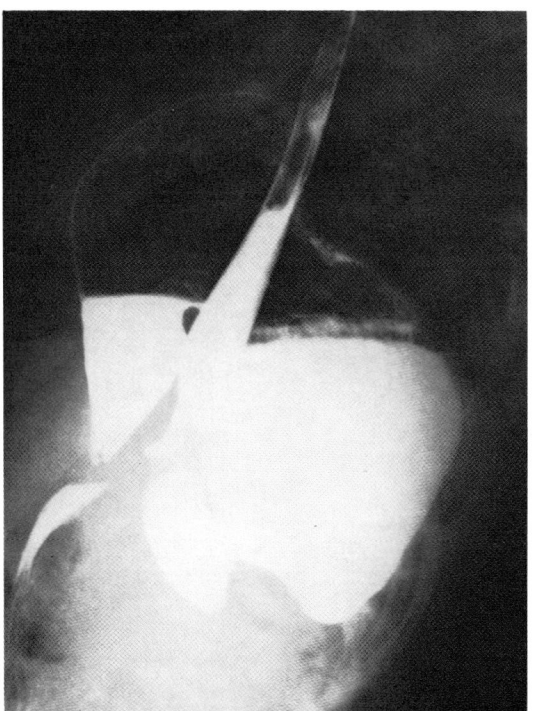

Abb. **21**   15jähriger Patient. Zweizeitige zentromediale Zwerchfellruptur mit Rotationsprolaps des Magens nach stumpfem Bauchtrauma. Nachweis des Magenvorfalls ein Jahr nach dem Unfallereignis

peripheren Zwerchfellabschnitte, oder das Diaphragma wird am Rippenansatz abgetrennt. Die Ruptur erfolgt dagegen bei den ungleich häufigeren stumpfen Bauchtraumen in den zentralen Partien der muskulären Kuppen. Der Riß bezieht hierbei nicht selten das Centrum tendineum mit ein (LANDOIS 1941). Diese Unfalleinwirkung

macht verständlich, weshalb beim traumatischen Prolaps die Inkarzerationsgefahr größer ist und viel häufiger eine chirurgische Intervention erfordert als bei Hernien und angeborenen Prolapsen. Es hängt von der Art der Muskelverletzung, dem Ausmaß der Adhäsionen und der mechanischen Beanspruchung der verbliebenen Muskulatur durch die prolabierten Organe ab, ob es durch Muskelatrophie zu einer Defektausweitung bis zum fast völligen Muskelschwund kommt. Es gibt keine „traumatischen" Hernien, da Pleura und Peritoneum immer mit einreißen.

Ein Beispiel für eine zentromediale zweizeitige Zwerchfellruptur nach einem stumpfen Bauchtrauma ist in Abb. **21** wiedergegeben. Der Patient wurde wegen Verdacht auf Magenruptur laparotomiert. Bei der Revision des Bauchraumes ließ sich keine Magen- oder Zwerchfellverletzung feststellen. Auch röntgenologisch stellte sich das Zwerchfell unauffällig dar. Bei der Kontrolluntersuchung nach einem Jahr fand sich ein Defekt im zentromedialen Bereich des linken Hemidiaphragmas mit fast vollständiger Ektopie des Magens. Es handelt sich um einen Rotationsprolaps mit totaler Inversion des Magens, bei dem nur noch der Fundus und Pyloruskanal intraabdominal gelegen sind. Ohne Kenntnis der Anamnese und der Voraufnahmen wäre es nicht möglich gewesen, den traumatischen Magenprolaps von einer angeborenen ösophagoaortalen Hernie mit „upside down stomach" zu unterscheiden.

Am häufigsten prolabieren Netz, Magen und Dickdarm, seltener zusätzlich auch der Dünndarm. Bei kleinen Rissen kann es zu einer Netzinterposition kommen, die eine Heilung der Ruptur verhindert und als „Leitband" mit der Zeit den Intestinaltrakt nachzieht. Kennzeichnend für die schleichende Entwicklung der *chronischen zweizeitigen Ruptur* ist, daß der traumatische Prolaps erst an seinen Spätkomplikationen, d. h. an der

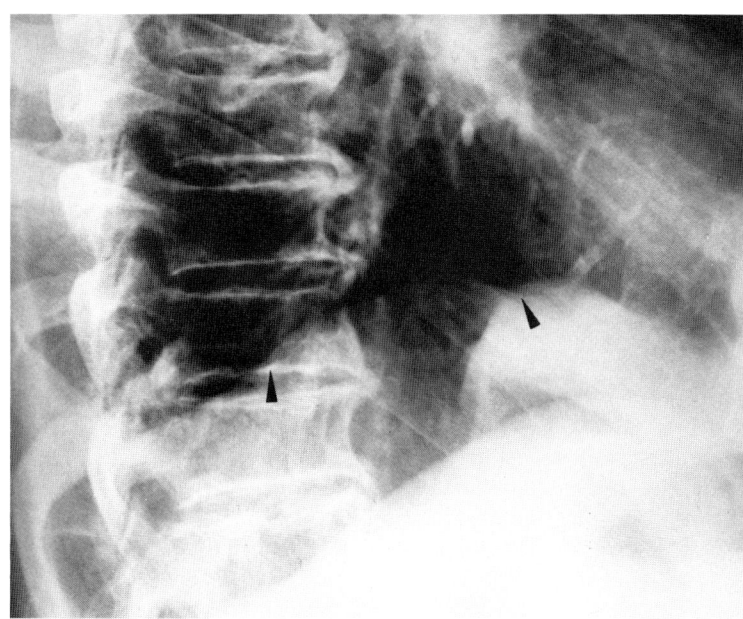

Abb. **22**   48jähriger Patient. Zentrale vernarbte Ruptur der rechten Zwerchfellkuppe. 2 Monate nach stumpfem Bauchtrauma angefertigte Zielaufnahme des rechten Hemidiaphragmas in Schräglage: leichte zentrale Vorbuckelung des Zwerchfells (s. Pfeile) mit Bewegungsparadoxie beim Schnupfversuch. Geringe basale Verschwielung mit Zwerchfelladhärenz

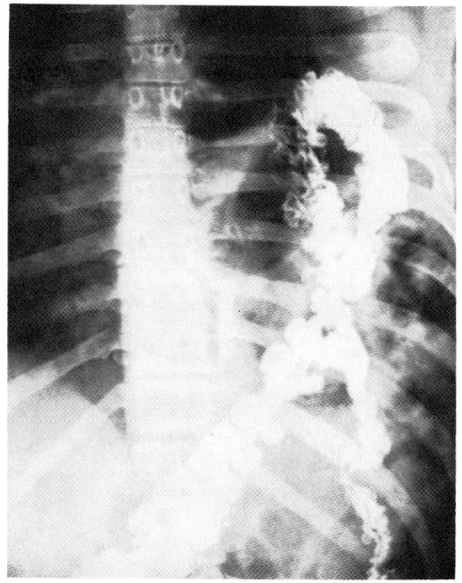
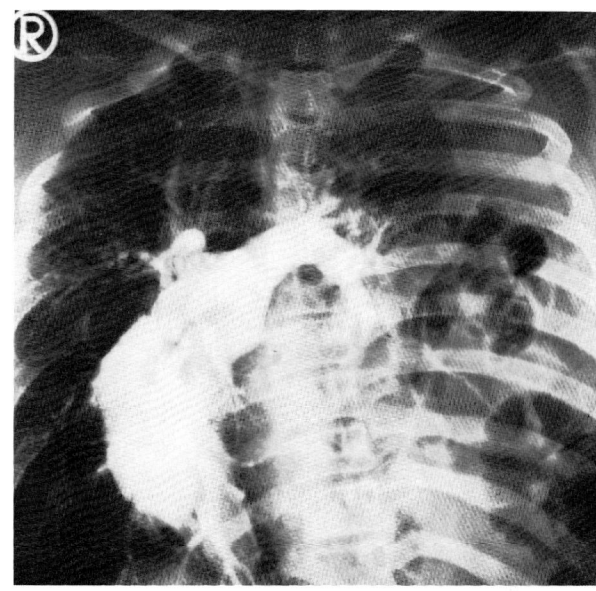

a   b

Abb. **23a** u. **b** 31jähriger Patient. Linksseitiger traumatischer Zwerchfellprolaps nach stumpfer Gewalteinwirkung
a p.-a. Aufnahme: Verdrängung der Mediastinalorgane nach rechts durch die diaphrenische Eingeweideverlagerung

b Pulmonalisangiogramm: Rotation des Herzens und der zentralen linken Lungenarterie nach rechts. Keine Vaskularisation des atelektatischen linken Unterlappens. Hämatothorax (aus *H. Lenz*: Zwerchfellerkrankungen. In *W. Teschendorf, H. Anacker, P. Thurn*: Röntgenologische Differentialdiagnostik, Bd. I/2, 5. Aufl. Thieme, Stuttgart 1975)

Inkarzeration, erkannt wird. Bei Polytraumatisierten mit stumpfem Bauchtrauma treten häufig indirekte geschlossene Zwerchfellrupturen auf, die auf Thoraxaufnahmen in 2 Ebenen nicht erkennbar sind und an die deshalb auch nicht gedacht wird. Daraus ergibt sich die Forderung, daß man sich nicht mit Röntgenaufnahmen zufrieden geben darf. Man muß vielmehr, sobald es für den Patienten zumutbar ist, eine Durchleuchtung mit Funktionsprüfung durchführen, um die Konturunterbrechung und gestörte Atemfunktion des Diaphragmas nachzuweisen.

Bei dem in Abb. **22** wiedergegebenen Fall fand sich nach einem stumpfen Bauchtrauma ein kleiner Winkelerguß rechts bei regelrechter Wölbung und intakter Kontur des Zwerchfells. 2 Monate später konnte unter Durchleuchtungskontrolle in der Mitte des rechten Hemidiaphragmas eine umschriebene Vorbuckelung auf einer Zielaufnahme in Schrägprojektion dargestellt werden. Im Bereich der Buckelung waren die Schnupfbewegungen paradox. Es handelte sich um eine zentrale, inzwischen vernarbte Ruptur. Bei der Kontrolle nach 2 Jahren war der Befund unverändert.

Auf diese Weise lassen sich mittels Durchleuchtungskontrollen unvorhergesehene chronische Prolapse mit Inkarzeration vermeiden, die mit einem stark erhöhten Operationsrisiko verbunden sind. Nur so kann auch bei einer späteren gutachterlichen Stellungnahme der kausalgenetische Zusammenhang zwischen Unfallereignis und in-

zwischen röntgenologisch verifizierbarem traumatischen Prolaps zweifelsfrei gesichert werden.

In Abb. **23a** u. **b** handelt es sich um ein schweres Kompressionstrauma des Rumpfes mit breiter Ruptur des linken Zwerchfells. Die diaphrenische Verlagerung von Magen und Teilen des Dick- und Dünndarms hatten Herz und Mediastinum nach rechts verdrängt (Abb. **23a**). Das wegen zunehmender Dyspnoe und Zyanose angefertigte Pulmonalisangiogramm orientiert erst über das Ausmaß der Verletzung. Das Herz zeigt nicht nur eine Verdrängung, sondern auch eine deutliche Rotation nach rechts mit entsprechender Verlagerung der zentralen Lungenarterien. Auf eine schwere Kontusion der linken Lunge mit Hämatothorax weist die fehlende Vaskularisation des atelektatischen Unterlappens hin (Abb. **23b**). Eine sofortige Pneumektomie mit Rückverlagerung der prolabierten Eingeweide befreite den Patienten aus seiner vital bedrohlichen Situation.
Eine nach stumpfem Bauchtrauma aufgetretene rechtsseitige Zwerchfellruptur mit Leberprolaps und Pneumothorax ist in Abb. **24** wiedergegeben. Trotz sofortiger Thorakotomie mit Rückverlagerung der Leber und zweireihigem Nahtverschluß des Zwerchfellrisses erlag der Patient den schweren inneren Verletzungen.

Die relativ seltene vollständige Ektopie der Leber geht meistens mit einem Netzvorfall einher. Ein partieller Leberprolaps ohne Netz ist kenntlich an seiner pilzförmigen Gestalt (HOLLANDER u. DUGAN 1955, HAUBRICH 1956, KÜMMERLE u. KLÖSS 1957).

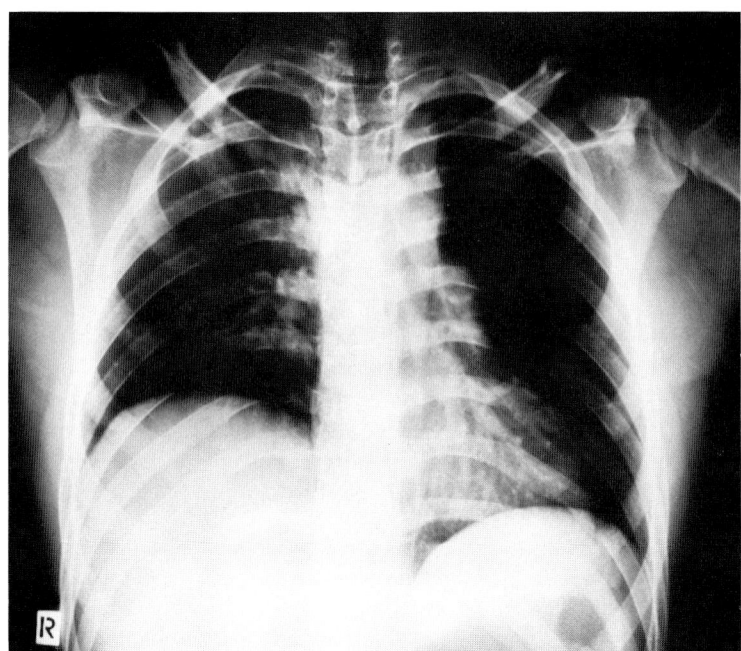

Abb. **24** 20jähriger Patient. Rechtsseitige Zwerchfellruptur mit fast vollständigem Leberprolaps und Pneumothorax nach stumpfem Bauchtrauma

In Abb. **25 a–c** handelt es sich um eine direkte, durch einen Prolaps komplizierte linksseitige Zwerchfellverletzung mit peripherer Lokalisation als Spätfolge einer Kriegsverletzung. In Zusammenhang mit dem Röntgenbefund ließ sich bei einem Einschuß lateral am linken unteren Rippenbogen und einem Ausschuß in gleicher Höhe links paravertebral eine lumbokostal *periphere Zwerchfellperforation* (Zweihöhlenschuß) rekonstruieren. Auf den Aufnahmen in linker Seitenstellung und Schräglage erkennt man einen dorsal gelegenen partiellen Milzprolaps mit Bewegungsparadoxie der oberen Kontur beim Schnupfversuch. Die linke Kolonflexur ist leicht kaudawärts verlagert. Die laterobasale Verschwielung ist Residuum eines Hämatothorax (Abb. **25 a** u. **b**). Im kombinierten Lungen- und Leber-Milz-Szintigramm ist in dorsaler Projektion mit unter Tisch angebrachter Gammakamera die partielle Ektopie der Milz dargestellt. Eine Milz-Netz-Hernie läßt sich weitgehend ausschließen (Abb. **25 c**). Klinisch war das insofern von Bedeutung, als der wegen einer gedeckten Perforation eines Duodenalgeschwürs eingewiesene Patient außer den typischen Ulkusbeschwerden mit starker Abwehrspannung der Bauchdecken auch einen deutlichen Schmerz links lumbokostal in Höhe des Prolapses angab. Man mußte deshalb zusätzlich an eine Inkarzeration infolge der plötzlichen abdominalen Druckerhöhung denken. Mit Besserung der Ulkusbeschwerden ließ jedoch auch der Schmerz links dorsal nach.

Anders als bei den Hernien und angeborenen Prolapsen steht bei der Zwerchfellruptur mit oder ohne Prolaps und bei den gefürchteten Spätkomplikationen nach zweizeitiger Ruptur immer die Frage eines sofortigen chirurgischen Eingriffes an, der mit einem nicht zu unterschätzenden Risiko behaftet ist. Deshalb erfordert die präoperative Röntgenuntersuchung ein Höchstmaß an diagnostischer Genauigkeit in der Aussage und bedarf vielfach der Ergänzung durch spezielle Verfahren wie Szintigraphie und Arteriographie (GREMMEL u. VIETEN 1961, FRÖHLICH 1970, CHUDACECK 1971, ENGE u. FROYSACKER 1971, KLING u. KLAPP 1972, BÜCHELER 1974). Trotz der deutlichen Zunahme der traumatischen Prolapse wird immer noch zu wenig an die Möglichkeit einer Zwerchfellruptur gedacht. Sie wird deshalb bei der Röntgenuntersuchung nicht erkannt oder mit einer „harmlosen" Zwerchfellrelaxation verwechselt. Ist kein Trauma unmittelbar vorausgegangen, bleibt es immer schwierig, den traumatischen Prolaps von einer Relaxation zu unterscheiden. Das einzig verläßliche differentialdiagnostische Kriterium ist die Winkelbildung oder Einsattelung der Kontur zwischen dem noch erhaltenen Zwerchfellabschnitt und der thorakalen Grenze der vorgefallenen Bauchorgane. Dieses Zeichen fehlt naturgemäß bei den großen Prolapsen. Tatsache bleibt, daß die zweizeitige Ruptur mit Eingeweidevorfall fast immer erst an ihren Komplikationen erkannt wird. Die Inkarzeration verursacht das Bild eines Ileus. Der strangulierte Darmabschnitt kann perforieren und führt dann zur Peritonitis und Lungengangrän. Trotz sofortiger Operation ist diese Spätkomplikation mit einer hohen Letalitätsquote belastet.

Erwähnt seien auch die relativ seltenen Zwerchfelldefekte mit Prolaps, die sich auf entzündlich-nekrotischer Basis ereignen. Sie entstehen durch fortgeleitete thorakale oder abdominale paraphrenische Entzündungen.

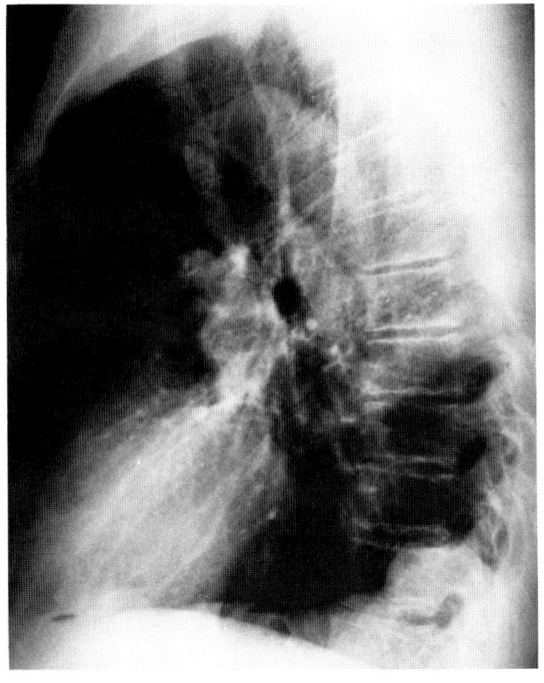

a

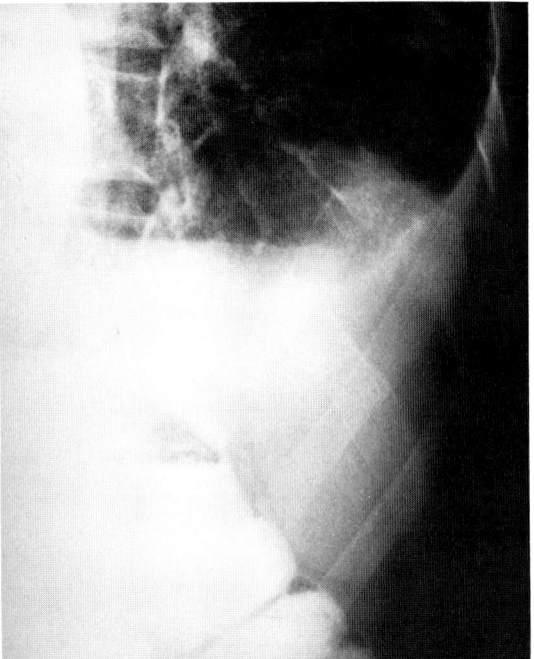

b

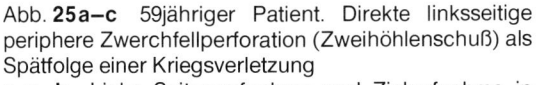

Abb. **25a–c** 59jähriger Patient. Direkte linksseitige periphere Zwerchfellperforation (Zweihöhlenschuß) als Spätfolge einer Kriegsverletzung
a u. **b** Linke Seitenaufnahme und Zielaufnahme in linker Schräglage nach Kontrastfüllung des Kolons: dorsaler Prolaps mit laterobasaler Pleuraverschwielung
c Kombiniertes Lungen-Leber-Milz-Szintigramm in dorsaler Projektion: partieller Milzvorfall (s. Pfeile), keine Eingeweideverlagerung

Tumoren, Zysten und Parasiten des Zwerchfells

Echte Primärtumoren oder tumorartige Bildungen (Zysten oder Parasiten) des Zwerchfells sind äußerst selten. Man hat sie fast immer nur als

Tabelle **1** Histologie von 70 nachgewiesenen Zwerchfelltumoren (nach *Koss* u. *Reitter* sowie *Haubrich*)

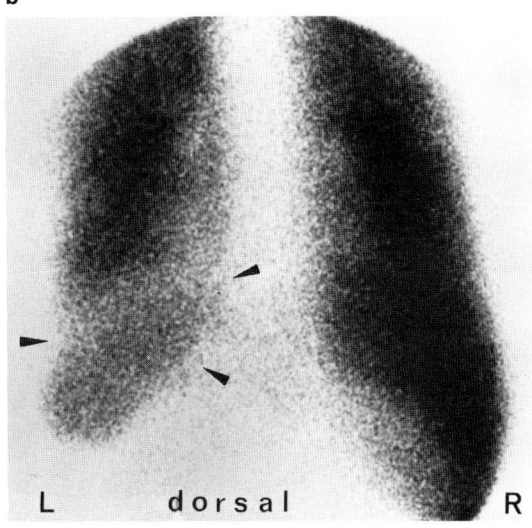

L   d o r s a l   R

c

Benigne Tumoren (39)		Maligne Tumoren (31)	
Teratom	1	undifferenziertes Sarkom	3
zystische Tumoren	6	Fibrosarkom	9
Fibrom	2	Fibromyosarkom	1
Fibromyom	3	Rhabdomyosarkom	4
Fibrolipomyxom	1	Leiomyosarkom	1
Angiofibrom	1	Rundzellsarkom	1
Neurofibrom	2	polymorphzelliges Sarkom	3
Lipom	15	Mischzellsarkom	1
Chondrom	1	Myeloblastentumor	1
Lymphangiom	2	Endotheliome	4
Neurilemmom	2	Leberadenokarzinom	1
Leberadenom	1		
Nebennieren-rindenadenom	1		

Einzelbeobachtungen beschrieben. Die Zusammenstellung von 70 in der Weltliteratur veröffentlichten und histologisch gesicherten Fällen in Tab. **1** stammt von Koss u. REITTER (1959) und HAUBRICH (1970). Inzwischen liegen noch weitere kasuistische Mitteilungen vor (OLAFSSON u. Mitarb. 1971, ANDERSON u. FORREST 1973 u. a.).
Die Zahl der benignen und malignen Tumoren ist annähernd gleich. Sie kommen in jedem Lebensalter vor. Bei den gutartigen Neubildungen überwiegen die Fibrome und Lipome, bei den bösartigen handelt es sich größtenteils um Sarkome.
Aufgrund der fehlenden bzw. uncharakteristischen klinischen Symptomatik werden die meisten Zwerchfelltumoren zufällig bei einer Rönt-

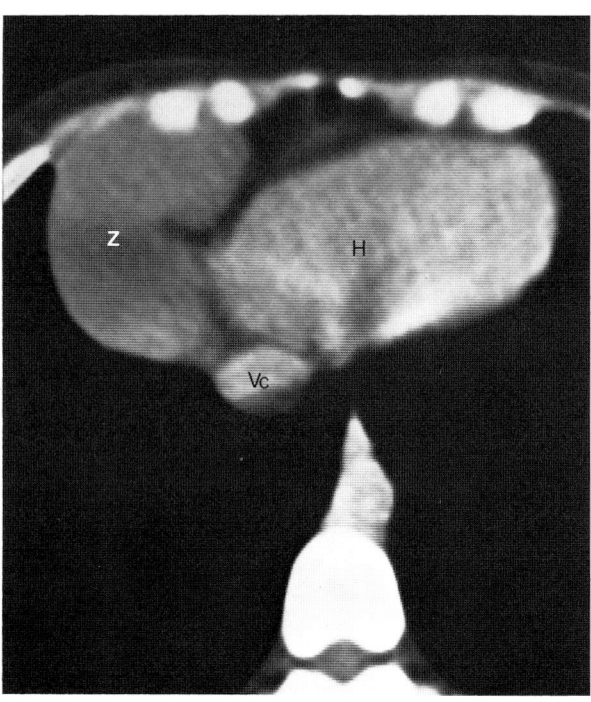

Abb. **26** 36jährige Patientin. Computertomogramm: Perikardzyste (Z), operativ gesichert. Nativuntersuchung. Dichte innerhalb der Zyste 9 HE. Keine Dichteänderung nach Kontrastmittelgabe. H = Herz, Vc = V. cava inferior (aus *K. Lackner: Thorax.* In *G. Friedmann, E. Bücheler, P. Thurn:* Ganzkörper-Computertomographie.   Thieme, Stuttgart 1981)

genuntersuchung entdeckt. Gelegentlich werden pulmonale Beschwerden wie Reizhusten, Dyspnoe oder Hämoptysen sowie je nach Sitz des Tumors ein Pleura-, Rippen- oder Schulterschmerz angegeben, und zwar fast immer erst in fortgeschrittenen Stadien bei pleuropulmonalen Begleitprozessen oder einer Metastasierung. Kennzeichnend für den Tumor ist eine umschriebene, mehr oder weniger scharf begrenzte Ausbucke-

lung des Zwerchfells, die durch eine Ergußverschattung verdeckt sein kann. Mittels Computertomographie ist eine bessere Darstellbarkeit zwerchfelleigener und addiaphragmaler Geschwulste möglich. Mit dieser Methode ist die Oberfläche des Zwerchfells im Querschnitt besser zu erfassen. Der Tumor läßt sich innerhalb eines Ergusses als hyperdense Zone darstellen. Ferner sind im CT aufgrund der Dichteunterschiede soli-

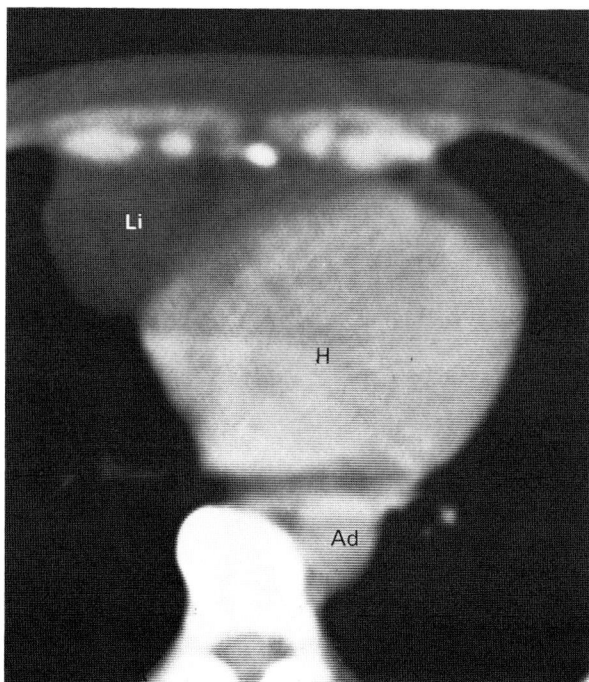

Abb. **27** 53jähriger Patient. Computertomogramm: Lipom (Li) zwischen Herz und ventraler Thoraxwand rechts. Nativuntersuchung. Dichte innerhalb des Lipoms −150 HE. H = Herz, Ad = Aorta descendens (aus *K. Lackner: Thorax.* In *G. Friedmann, E. Bücheler, P. Thurn:* Ganzkörper-Computertomographie. Thieme, Stuttgart 1981)

Abb. **28** 42jährige Patientin. Darstellung einer addiaphragmal im rechten Herz-Zerchfell-Winkel gelegenen Perikardzölomzyste im diagnostischen Pneumoperitoneum (histologisch gesichert)

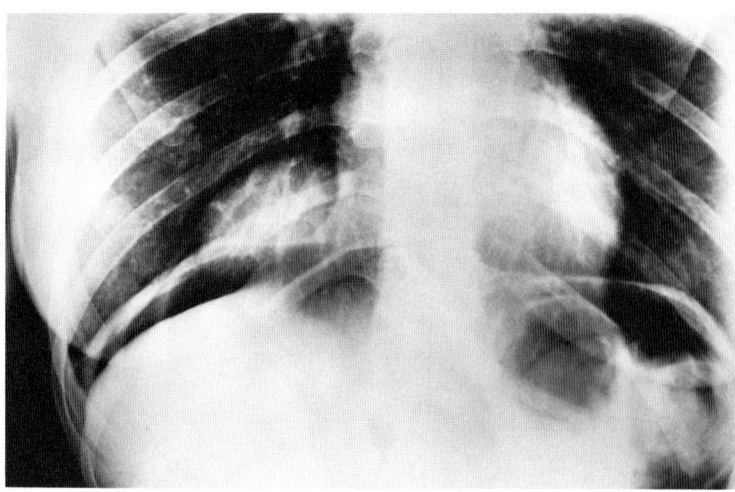

de raumfordernde Prozesse von flüssigkeitsgefüllten Zysten (Abb. **26**), Fettgewebsgeschwülsten (Abb. **27**), parasitären Gebilden und abgekammerten Ergüssen abgrenzbar (FRIEDMANN u. Mitarb. 1981). Die Röntgendiagnose eines Zwerchfelltumors kann mit Hilfe des diagnostischen Pneumoperitoneums gesichert werden, das einen Einblick in die topographische Zuordnung der Geschwulst sowie in die Art der Zwerchfelleinbettung vermittelt. Man sieht, wie sich im abgehobenen Zwerchfellbogen die Muskulatur im Tumorschatten „auflöst" und am Übergang des Geschwulstrandes in das Zwerchfellbett spindelförmig gestaltet ist oder sich weitwinklig auffasert (RAUSCH 1953). Die Bedeutung der Computertomographie liegt in der frühzeitigen Erfassung von Zwerchfelltumoren und ihrer besseren Differenzierung aufgrund ihrer spezifischen Gewebsdichte. Dadurch gewinnt man eine Zusatzinformation für das weitere diagnostische Vorgehen (z. B. Arteriographie, Thorakotomie).

Die im Vergleich zu den Zwerchfelltumoren noch selteneren echten diaphragmalen Zysten mit Ausgang von den Serosablättern (Mesothelzysten, bronchogene Zysten) haben in Nähe oder an den Zwerchfellkuppen ihren bevorzugten Sitz und sind durch ihre Lokalisation von den Perikardzölomzysten mit typischer Lage im vorderen Herz-Zwerchfell-Winkel zu unterscheiden (NYLANDER u. VIIKARI 1956). Abb. **28** zeigt den typischen Sitz einer Perikardzölomzyste nach Abheben des Zwerchfells im Pneumoperitoneum.
Röntgenologisch nachweisbare Verschattungen im rechten Herz-Zwerchfell-Winkel lassen sich nach MODIC u. JANICKI (1980) computertomographisch aufgrund ihrer Dichteunterschiede in 4 Gruppen unterteilen: 1. Fettgewebe, 2. Zysten, 3. solide und 4. gemischte raumfordernde Prozesse mit Absorptionswerten von Fett, liquiden und soliden Anteilen. Beim Nachweis von Fettgewebe oder Zysten erübrigen sich weitere diagnostische Maßnahmen, da es sich immer um gutartige Veränderungen handelt. Bei soliden oder gemischten Prozessen ist im CT-Bild eine Unterscheidung zwischen gut- oder bösartig nicht möglich. Sie bedürfen deshalb einer weiteren diagnostischen Klärung. Als Beispiel für eine gemischte Raumforderung wird ein durch Thorakotomie gesichertes Teratokarzinom angeführt. Differentialdiagnostisch kann eine Morgagnische Hernie ein ähnliches Bild vortäuschen. Da auch die CT keine Artdiagnose erlaubt, ergibt sich aus dem Nachweis eines diaphragmalen Tumors zwangsläufig immer die Indikation zur Operation, denn es ist mit einer Wahrscheinlichkeit von 1:1 eine Malignität zu erwarten. Das gleiche gilt für addiaphragmale Raumforderungen, wenn über deren Dignität keine sichere Aussage möglich ist. Zurückhaltung ist nur bei Verdacht auf parasitäre Erkrankungen geboten. Der parasitäre Befall des Zwerchfells ist immer Teilerscheinung einer allgemeinen Erkrankung. Beim Echinococcus alveolaris findet sich klinisch meist das Bild eines subphrenischen Abszesses. Beim Echinococcus cysticus handelt es sich um einen Leberechinokokkus, der sekundär das Zwerchfell durchdringt und in die Lunge vorwächst. Der Nachweis von Verkalkungen erleichtert die Diagnose. Seine kugelige Form unterscheidet ihn von einem verkalkten Restempyem. Mittels Computertomographie oder Sonographie läßt sich der Leberbefall nachweisen.

Im Vergleich zu den primären Zwerchfelltumoren sind die sekundären, infiltrierend in das Diaphragma einwachsenden Malignome sehr viel häufiger. Sie können von der Pleura, den Rippen, der Leber, der Speiseröhre, dem Magen, dem Pankreas, dem Kolon oder den Nieren ausgehen

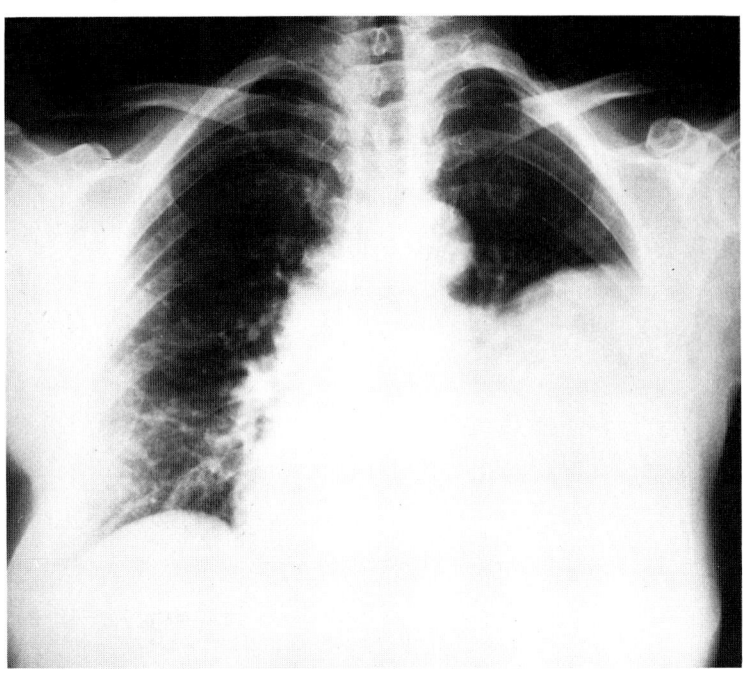

a

Abb. 29a u. b 68jährige Patientin. Linksseitiges Pleuramesotheliom (histologisch gesichert)
a p.-a. Aufnahme: Großer, die ganze linke untere Lunge einnehmender Tumorschatten
b Bronchogramm in linker Schrägprojektion: Pleuratumor vom Zwerchfell und dem weitgehend atelektatischen linken Unterlappen gut abgrenzbar. Abgekammerter laterobasaler Begleiterguß

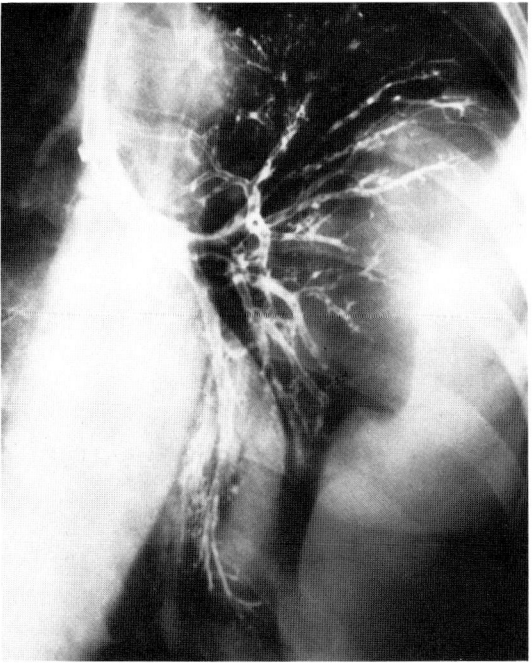

b

und per continuitatem das Zwerchfell durchsetzen.

Das in Abb. 29a lumbokostal im linken unteren Thorax gelegene Pleuramesotheliom ließ sich auf der Übersichtsaufnahme nicht von einem Lungentumor oder einer tumorösen Infiltration des Zwerchfells unterscheiden. Das nach maximaler Blähung der linken Lunge über einen Carlens-Tubus angefertigte Bronchogramm in Schrägposition erlaubt dagegen eine sichere Abgrenzung des Pleuratumors vom nicht infiltrierten Diaphragma und weitgehend atelektatischen linken

Unterlappen. Außerdem erkennt man einen großen abgekammerten laterobasalen Begleiterguß (Abb. 29b).
Demgegenüber konnte bei dem in Abb. 30 wiedergegebenen dem linken Hemidiaphragma aufsitzenden Pleuramesotheliom angiographisch der Nachweis erbracht werden, daß der Tumor breit in das Zwerchfell eingewachsen war. Nur anteromedial ist die Zwerchfellkontur noch vom Tumorschatten abgrenzbar. Im Pulmonalisarteriogramm erkennt man an dem Verlauf der Tumorgefäße die Infiltration des Zwerchfells durch das Mesotheliom.

Bei Magenkarzinomen hat man ebenfalls eine tumoröse Zwerchfellinfiltration durch perigastrische Lymphknotenmetastasen beschrieben. Desgleichen können Tumoren des Retroperitoneums in das Zwerchfell einwachsen. Computertomographie oder Angiographie führen zu einer Klärung der Diagnose.
Eine tumoröse Infiltration des Zwerchfells durch eine Fernmetastasierung in Form isolierter Geschwülste hat man dagegen röntgenologisch kaum jemals dargestellt, sondern fast ausschließlich pathologisch-anatomisch diagnostiziert. In der Monographie über Krebsmetastasen von WALTHER (1948) werden sie gar nicht erwähnt. Das liegt offenbar daran, daß das Zwerchfell nicht als Filter in die Blut- oder Lymphbahnen der Malignome eingeschaltet ist. KOSS u. REITTER (1959) berichten über ein inoperables faustgroßes Myosarkom des linken Hemidiaphragmas mit Infiltration in die Lunge und den Herzbeutel, das sich autoptisch als Metastase eines Uterussarkoms erwies. Von ANDERSON u. FORREST (1973) wurde eine hämatogene Zwerchfellmetastase eines Ovarialkarzinoms nachgewiesen. Von den gleichen Autoren (1973) stammt die Mitteilung über eine

Abb. **30** 58jähriger Patient. Dem linken Hemidiaphragma aufsitzendes Pleuramesotheliom, das breit in das Zwerchfell eingewachsen ist und nur noch die mediale Kontur frei läßt (histologisch gesichert). Im Pulmonalisarteriogramm nur spärliche Vaskularisation des Tumors. Die das Mesotheliom medial versorgenden Pulmonalarterienäste beweisen durch ihre irreguläre Verteilung und ihren korkenzieherartigen Verlauf im Bereich des Zwerchfells die diaphragmale tumoröse Infiltration

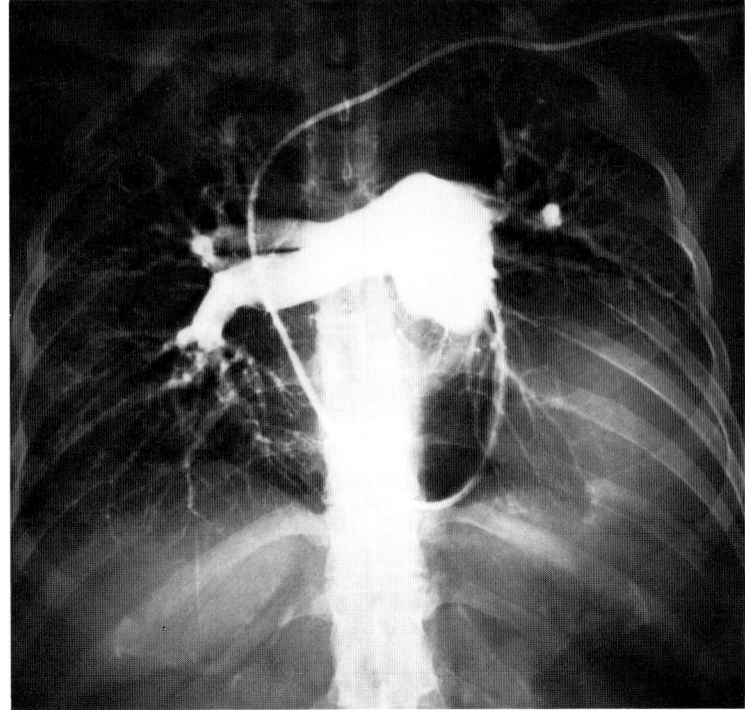

histologisch gesicherte diaphragmale Endometriose im Centrum tendineum. In einem Zeitraum von anderthalb Jahren trat bei der Patientin wiederholt während der Menses ein rechtsseitiger Spontanpneumothorax auf. Eine Infiltration des Zwerchfells durch paraphrenische Lungenmetastasen ist sicher häufiger als im Schrifttum angegeben wird. Mit Hilfe der Computertomographie kann der Nachweis einer metastatischen Infiltration des Zwerchfells erbracht werden. Mitteilungen über eine Infiltration des Zwerchfells durch Lebermetastasen liegen bisher nicht vor.

Literatur

Adams, H. D., A. W. Lobb: Esophagoaortal hiatus hernia. New Engl. J. Med. 250 (1954) 143

Anderson, L. S., J. V. Forrest: Tumors of the diaphragm. Amer. J. Roentgenol. 119 (1973) 259

Assmann, H.: Die klinische Röntgendiagnostik innerer Erkrankungen, 6. Aufl. Springer, Berlin 1950

Bellmann, O., M. Niesen: Die Schulterdystokie. Gynäkologe 7 (1974) 95

Bingham, J. A. W.: Two cases of unilateral paralysis of the diaphragm in the newborn treated surgically. Thorax 9 (1954) 248

Brunner, A.: Erkrankungen des Zwerchfells. In Schinz, H. R. u. Mitarb.: Lehrbuch der Röntgendiagnostik, 6. Aufl., Bd. IV/2, Thieme, Stuttgart 1973

Bücheler, E.: Angiographische Differentialdiagnose rechtsseitiger transdiaphragmaler Zwerchfellbrüche mit Leberprolaps. Fortschr. Röntgenstr. 121 (1974) 296

Cardin, A.: Distribuzione radicolare dei nervi frenici nel diaframma. Atti Soc. med.-chir. Padova 13 (1935) 105

Cardin, A.: Distribuzione radicolare dei nervi frenici nel diaframma. I. Bull. Soc. ital. Biol. sper. 11 (1936) 102, 104

Chudaceck, Z.: Zum angiographischen Bild des traumatischen Leberprolaps in der Brusthöhle. Fortschr. Röntgenstr. 115 (1971) 544

Clara, M.: Das Nervensystem des Menschen, 3. Aufl. VEB Barth, Leipzig 1959

Dahm, M.: Rippen- und Zwerchfellbewegungen im Röntgenbild. Fortschr. Röntgenstr. 46 (1932) 484; 47 (1933) 276, 426

Dahm, M.: Atmungshemmungen bei pathologischen Zuständen. In Stumpf, P., H. H. Weber, G. A. Weltz: Röntgenkymographische Bewegungslehre innerer Organe. Thieme, Leipzig 1936

Dillon, J.: Ein Beitrag zur Klinik der Diaphragmaerkrankungen. Fortschr. Röntgenstr. 34 (1926), 636; Ergebn. med. Strahlenforsch. 3 (1928) 289

Elze, C.: In Braus, H.: Anatomie des Menschen, Bd. I. Springer, Berlin 1929

Enge, J., T. Froysacker: Rupture of the right diaphragm with herniation of the liver. Radiology 92 (1969) 1273

Epstein, J. W.: Diaphragmatic paralysis resulting from injury of the brachial plexus. Amer. J. Dis. Child. 34 (1927) 634

Fagan, C. J., M. H. Schreiber, E. G. Amparo, C. B. Wysong: Traumatic diaphragmatic hernia into the pericardium: verification of diagnosis by computed tomography. J. Comput. assist. Tomogr. 3 (1979) 405

Felix, W.: Anatomische, experimentelle und klinische Untersuchungen über den Phrenikus und über die Zwerchfellinnervation. Dtsch. Z. Chir. 171 (1922) 283

Felix, W.: Zur Genese der Relaxatio diaphragmatica. Langenbecks Arch. klin. Chir. 78 (1953) 1681

Friedmann, G., E. Bücheler, P. Thurn: Ganzkörper-Computertomographie. Thieme, Stuttgart 1981

Fröhlich, G.: Zur nuklearmedizinischen Diagnostik des Leberprolapses. Kasuistische Mitteilung. Radiologe 10 (1970) 410

Fuchs, R. F.: Über die Innervation des Diaphragma und ihre Beziehung zur Entwicklung desselben. S.-B. dtsch. naturwiss. med. Ver. Böhmen Loz. N.F. 18, 1889

v. Gössnitz, W., V. Wolff: Beitrag zur Diaphragmafrage. Denkschr. med. naturwiss. Ges. 7, 1901

Götze, W.: Der Nervus phrenicus. Münch. med. Wschr. 1922, 838; 1925, 1110

Gremmel, H., H. Vieten: Extrahiatale Zwerchfellbrüche. Radiologe 1 (1961) 147

Gruber, G. B.: Über Zwerchfellücken, Zwerchfellhernien und Defekte (zugleich Mitteilung einiger Vorkommnisse von Zwerchfellverletzungen). Bruns' Beitr. klin. Chir. 186 (1953) 129

Grzan, C. J.: Die zervikale Zwerchfellparese. (Ein Beitrag zur Pathogenese der sogenannten Relaxatio diaphragmatis). Fortschr. Röntgenstr. 79 (1953) 369

Grzan, G. J.: Das Wurzelsyndrom der mittleren Zervikalsegmente. Ein Beitrag zur Symptomatik der Halswirbelsäulenosteochondrose, insbesondere zur Kenntnis der zervikalen Zwerchfellparese. Dtsch. med. Wschr. 79 (1954) 954

Gudjons, F.: Beitrag zur Hernia diaphragmatica parasternalis. Fortschr. Röntgenstr. 77 (1952) 330

Harrington, S. W.: Diagnosis and treatment of various types of diaphragm hernia. Amer. J. Surg. 50 (1940) 377

Haubrich, R.: Zwerchfellpathologie im Röntgenbild. Springer, Berlin 1956

Haubrich, R.: Klinische Röntgendiagnostik innerer Krankheiten, Bd. I. Springer, Berlin 1963

Haubrich, R.: Zwerchfell. In Diethelm, L. u. Mitarb.: Handbuch der medizinischen Radiologie, Bd. IX/6: Röntgendiagnostik der oberen Speise- und Atemwege, der Atemorgane und des Mediastinum. Springer, Berlin 1970

Hess, W. R., O. A. M. Wyss: Die Analyse der physikalischen Atemregulierung an Hand des Aktionsstrombildes des Phrenikus. Pflügers Arch. ges. Physiol. 237 (1936) 761

Hitzenberger, K.: Das Zwerchfell im gesunden und kranken Zustand. Springer, Wien 1927

Hoffmann, F. A.: Über die chronische idiopathische Magenblase. Münch. med. Wschr. 1905, 832; 1907, 112

Hollander, A. G., D. J. Dugan: Herniation of the liver. J. thorac. Surg. 29 (1955) 357

Jenkinson, E. L.: Diaphragmatic hernia. Amer. J. Roentgenol. 62 (1949) 185

Kalbfleisch, H.: Weitere Beiträge zur Kenntnis der Relaxatio diaphragmatica und ihre Behandlung. Langenbecks Arch. klin. Chir. 178 (1933) 124

Kling, J., B. Klapp: Traumatischer Leberprolaps in die Thoraxhöhle. Fortschr. Röntgenstr. 116 (1972) 823

Konrad, R. M.: Zwerchfellmißbildungen als Ursache von Hernien im Bereich des Hiatus oesophageus. Thoraxchirurgie 5 (1958) 484

Körner, F.: Über die Muskularisierung des Zwerchfells. Z. Anat. Entwickl.-Gesch. 109 (1939) 282

Koss, F., H. Reitter: Erkrankungen des Zwerchfells. In Derra, E.: Handbuch der Chirurgie, Bd. II. Springer, Berlin 1959

Koss, F., H. Vieten, K. H. Willmann: Morphologie, Diagnose und Therapie der Zwerchfellbrüche. Langenbecks Arch. klin. Chir. 266 (1950) 488

Kümmerle, F., J. Klöss: Rechtsseitige traumatische Zwerchfellverletzungen mit Leberprolaps. Thoraxchirurgie 5 (1957) 150

Kutomanow, P. J.: Zur chirurgischen Anatomie des Nervus phrenicus am Halse (in Verbindung mit Phrenikotomie). Wratschebnoje Djelo 1924, 1344

Landois, L.: Die Chirurgie des Zwerchfells und des Nervus phrenicus. In Kirschner, M., O. Nordmann: Die Chirurgie. Springer, Berlin 1941

Lenz, H.: Zwerchfellerkrankungen. In Teschendorf, W., H. Anacker, P. Thurn: Röntgenologische Differentialdiagnostik, 5. Aufl., Bd. I/2. Thieme, Stuttgart 1977

Lenz, H., H. Rohr: Zur röntgenkymographischen Funktionsbeurteilung des Zwerchfells. Röntgen-Bl. 17 (1964) 1

Lenz, H., H. Rohr: Zur radikulären Genese der sogenannten Relaxatio diaphragmatis. Fortschr. Röntgenstr. 103 (1965) 540

Lüscher, M.: Über die parasternale Zwerchfellhernie. Langenbecks Arch. klin. Chir. 269 (1951) 183

v. Meyenburg, H.: Die quergestreifte Muskulatur. In Lubarsch, O., F. Henke: Handbuch der speziellen pathologischen Anatomie und Histologie, Bd. IX/1. Springer, Berlin 1921

Modic, M. T., P. C. Janicki: Computed tomography of mass lesions of the right cardiophrenic angle. J. Comput. assist. Tomogr. 4 (1980) 521

Moskowitz, H., R. T. Platt, R. Schacher, H. Mellins: Roentgen visualisation of minute pleural effusion. An experimental study to determine the minimum amount of pleural fluid visible on a radiograph. Radiology 109 (1973) 33

Nissen, R., K. M. Pfeiffer: Zwerchfellhernien. Klinik. Indikation. Chirurgie. In Saegesser, M.: Aktuelle Probleme in der Chirurgie. Huber, Bern 1968

Nylander, P. E. A., S. J. Viikari: Zur Genese der dünnwandigen Zysten des Diaphragmas. Thoraxchirurgie 4 (1956) 300

Olafsson, G., A. Rausing, O. Holen: Primary tumors of the diaphragm. Chest 59 (1971) 568

Rausch, W.: Primärer Zwerchfelltumor. Fortschr. Röntgenstr. 78 (1953) 88

Remé, G.: Erbsche Armlähmung und Zwerchfellähmung beim Neugeborenen. Arch. Kinderheilk. 92 (1930) 62

Robinson, A. E., N. S. Gooneratne, W. R. Blackburn: Bilateral anteriomedial defect of the diaphragm in children. Amer. J. Roentgenol. 135 (1980) 301

Rohr, H.: Plexusverletzungen und Wurzelläsionen am Arm. Langenbecks Arch. klin. Chir. 288 (1958 a) 39

Rohr, H.: Beitrag zur segmentalen Hautinnervation im Hals-Schulter-Armgebiet. Nervenarzt 29 (1958 b) 406

Rohr, H.: Segmentinnervation des Cervicalgebietes. Klinische und tierexperimentelle Untersuchungen. Springer, Wien 1963

Rohr, H., H. Lenz: Zwerchfellähmungen nach traumatischer Schädigung der cervicalen Spinalwurzeln. Acta neurochir. (Wien) 8 (1960 a) 44

Rohr, H., H. Lenz: Störungen der Zwerchfellmotorik bei cervicalen Wurzelschädigungen. Nervenarzt 31 (1960 b) 359

Schmid, F.: Kongenitale Zwerchfellhernien. Fortschr. Röntgenstr. 71 (1949) 67

Schmitt, W., H. H. Thiemann: Über Zwerchfellrelaxationen im Säuglings- und Kleinkindesalter. Thoraxchirurgie 10 (1963) 638

Schwatt, H.: The behavior of the diaphragm after phrenicoexairesis. Amer. J. med. Sci. 187 (1934) 338

Sherrington, C. S.: Experiments in examination of the peripheral distribution of the fibres of the posterior roots of some spinal nerves. Proc. roy. Soc. Med. London 190 (1898) 45

Sieglbauer, F.: Lehrbuch der normalen Anatomie des Menschen, 3. Aufl. Urban & Schwarzenberg, Berlin 1935

Stanbury, W. S.: Anatomical changes in the diaphragm following phrenicotomy, a report of 11 necropsies. Amer. Rev. Tuberc. 29 (1934) 528

Thomas, E.: Anatomisch-physiologische Grundlagen der Bogenunterteilungen des Zwerchfells im Röntgenbilde. Dtsch. med. Wschr. (1922) 668

Thomsen, G.: Congenital hernia of the diaphragm in infancy and childhood. Radiologe 1 (1961) 128

Walther, H. E.: Krebsmetastasen. Karger, Basel 1948

Weber, H.: Atmung. In Stumpf, P., H. H. Weber, G. A. Weltz: Röntgenkymographische Bewegungslehre innerer Organe. Thieme, Leipzig 1936

Weltz, G. A.: Die pathologische Atmung. In Stumpf, P., H. H. Weber, G. A. Weltz: Röntgenkymographische Bewegungslehre innerer Organe. Thieme, Leipzig 1936

Wenz, W.: Abdominale Angiographie. Springer, Berlin 1972

Zdansky, E.: Röntgendiagnostik des Herzens und der großen Gefäße, 2. Aufl. Springer, Wien 1949

Zuppinger, A.: Das Zwerchfell. In Schinz, H. R. u. Mitarb.: Lehrbuch der Röntgendiagnostik, Bd. III. Thieme, Stuttgart 1952; 6. Aufl. 1965

Erkrankungen der Mamma

Röntgenuntersuchung der Mamma

W. Hoeffken und M. Lanyi

Einleitung

Die Mammographie ist derzeit die beste Methode zur Frühdiagnose des Mammakarzinoms. Die Karzinomdiagnose läßt sich durch den Einsatz der Mammographie oft um 1–2 Jahre früher stellen, als dies mit der Palpation und Inspektion möglich ist. Trotzdem darf nicht verkannt werden, daß mit der Mammographie keine absolute Diagnosesicherung erzielt wird, sondern nur eine Treffsicherheit von 80–95 % je nach Tumorgröße, Lebensalter und Mammastruktur und Erfahrung des Untersuchers. Dies beinhaltet, daß es in einem geringen Prozentsatz auch „mammographisch okkulte" Karzinome gibt, die sich der Erkennbarkeit entziehen, weil sie weder Mikrokalk noch infiltrative Vorgänge erkennen lassen. Deshalb müssen klinische Befunde, Sonographie, Thermographie, Punktionszytologie und Biopsie mit histologischer Untersuchung immer dann zur Diagnosesicherung herangezogen werden, wenn ein Palpationsbefund durch die Mammographie nicht verbindlich erklärbar ist oder wenn aus anderen Gründen diagnostische Zweifel bestehen. Sowohl der Zytologiebefund nach Feinnadelpunktion als auch das Ergebnis der histologischen Untersuchung des Biopsiematerials sind nur dann zur Diagnosestellung geeignet, wenn repräsentatives Material gewonnen wurde. Insofern kann auch das Ergebnis einer ungezielten Biopsie wertlos sein, wenn kein exakt definierter Tastbefund oder Mammographiebefund die richtige Gewebsentnahme ermöglicht.

Andererseits wird ein definierter Tastbefund nicht durch eine „negative" Mammographie unerheblich, er bedarf vielmehr unabdingbar der mikroskopischen Abklärung durch Punktionszytologie oder Biopsie und histologische Untersuchung, um eine tragische Diagnoseverschleppung zu vermeiden.

Findet sich jedoch bei der Punktion eine „unkomplizierte" Zyste, so ist eine operative Intervention überflüssig, wenn die Zyste sich nach der Pneumozystographie komplett zurückbildet. Infolgedessen lassen sich zahlreiche früher notwendige Biopsien ohne Eingehen eines Risikos vermeiden, da alle intrazystischen wie auch perizystischen Prozesse bei der Pneumozystographie mit Sicherheit erkannt werden.

Die Indikation zu einer Biopsie hat sich deshalb verlagert auf die Abklärung mammographisch und zytologisch nicht geklärter Palpationsbefunde sowie auf die Abklärung nonpalpabler mammographischer Problembefunde.

Mammographietechnik

Die Mammographie ist eine Röntgenuntersuchung der Brust mit Weichstrahltechnik in einem Spannungsbereich von 28–32 kV mit einer Filterung von nicht mehr als 0,6–0,8 mm Al-Gleichwert. Erforderlich ist eine spezielle Mammographie-Apparatur.

Heute wird allgemein eine Molybdänanodenröhre zur Röntgenstrahlenerzeugung benutzt, da die charakteristische Eigenstrahlung des Molybdäns zusammen mit einem Molybdänfilter die Homogenisierung der weichen Röntgenstrahlung wesentlich verbessert, verglichen mit der Bremsstrahlung einer Wolframröhre.

Die derzeit optimale Detailwiedergabe der Mammastrukturen wird erreicht durch Anwendung eines speziellen Weichstrahlrasters mit einem Fokus-Film-Abstand von 60 cm (Long-cone-Technik) und einer geeigneten Film-/Folien-Kombination (FRIEDRICH 1975, Friedrich u. WESKAMP 1976). Hierdurch ist eine wesentliche Verbesserung der Bildqualität gegenüber der früher üblichen Materialprüffilm-Technik zu erzielen und trotzdem eine Reduktion der Röntgenstrahlendosis auf 50 % der bisher erforderlichen Werte zu erreichen. Damit sind Sorgen wegen des statistisch kalkulierten Risikos einer strahlenbedingten Karzinominduktion durch Untersuchungen ab dem 40. Lebensjahre in 1- bis 2jährlichen Intervallen praktisch gegenstandslos. Alle Bemühungen um

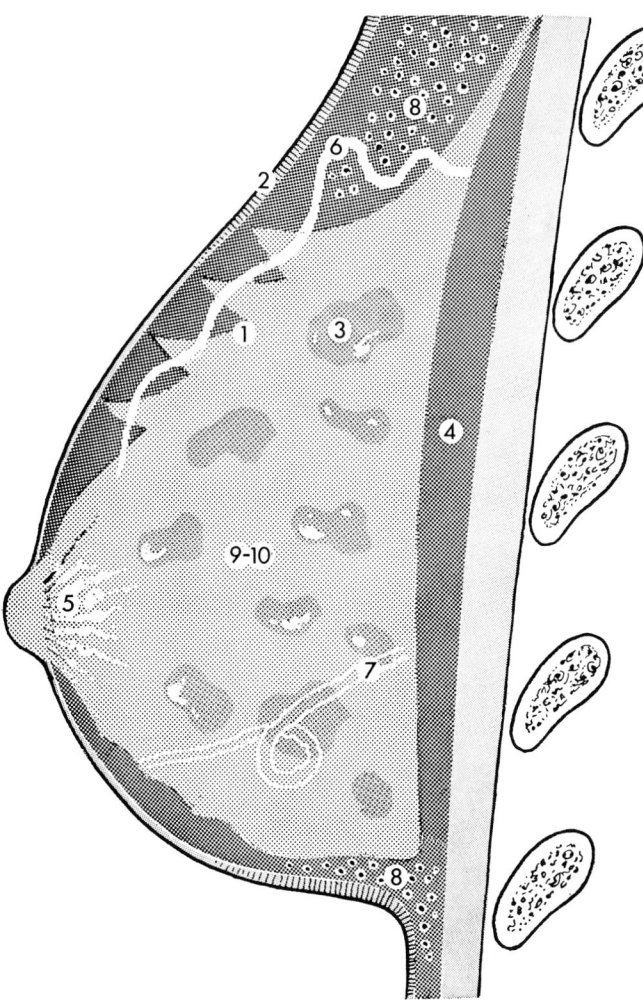

Abb. 1 Schematische Darstellung der normalen Brust im Mammogramm

1 = Coopersche Ligamente
2 = Kutis und Subkutis mit Hautdrüsenausführungsgängen
3 = Fettinsel
4 = retromammäre Fettschicht
5 = erweiterte retromamilläre Hauptmilchgänge
6 = Vene
7 = verkalkte Arterie
8 = Hautporen
9 u. 10 = Drüsenparenchym

eine weitergehende Strahlenreduktion durch Lodose-Systeme, *ohne* Raster- und Abstandstechnik, sind nur mit einer verminderten Detailerkennbarkeit im Mammogramm zu erreichen. *Vergrößerungstechnik:* siehe Anhang.

Röntgenanatomie

Drüsenparenchym

Die einzelnen Drüsenläppchen sind im umgebenden Fettgewebe als vielgestaltige, teilweise konfluierende Fleckschatten sichtbar. Ihre Zahl im Röntgenbild entspricht nicht der anatomischen Wirklichkeit, da durch Summation und Superposition mehrerer, in unterschiedlicher Entfernung voneinander gelegener Drüsenläppchen sich in den einebigen Röntgendarstellungen neue, unreale Überlagerungseffekte bilden (Abb. **1** und **2**). Mit der Galaktographie läßt sich jeweils ein Lobus mit seinen Lobuli separiert zur Darstellung bringen (Abb. **3**). Die Lobi haben Pyramidenform mit Basis zur Thoraxwand und Spitze zur Mamille (s. S. 40).

Milchgänge

Im Nativ-Mammogramm sind die Sinus lactiferi im retromamillären Gebiet in der fettreichen Involutionsmamma der älteren Frau als radiäre, von der Mamillenrückseite in den Mammakörper einstrahlende, 2–3 mm breite Streifenschatten im Mammogramm erkennbar (Abb. **4**). Sie können auch als einheitliches, dichtes Schattenband von der Mamille in den Drüsenkörper ziehen.
Die kleinen peripheren Milchgänge (Ductuli lactiferi) sind im nativen Röntgenbild nicht sichtbar, lassen sich aber durch die Galaktographie bis in ihre feinsten Verästelungen mit der Kontrastmittelinjektion sichtbar machen (s. Abb. **11**). Die Milchgänge haben ein dendritisches Verzweigungsmuster.

Mamille

Sie ist auf dem Mammogramm im Profil zu sehen, wenn die Röntgenaufnahme durch geeignete Belichtung ausreichend hell ist. Man sieht dann die Randkontur und die zerklüfteten Strukturen

Abb. **2** Normales Drüsenparenchym, teilweise durch Fettgewebe ersetzt. Die Cooperschen Ligamente verlaufen als Stützgewebe innerhalb des Drüsenkörpers rundbogig und schließen hier die Drüsenläppchen und Fettgewebe ein, im subkutanen Bereich laufen sie zipflig oder dreieckig bis zum vorderen Faszienblatt

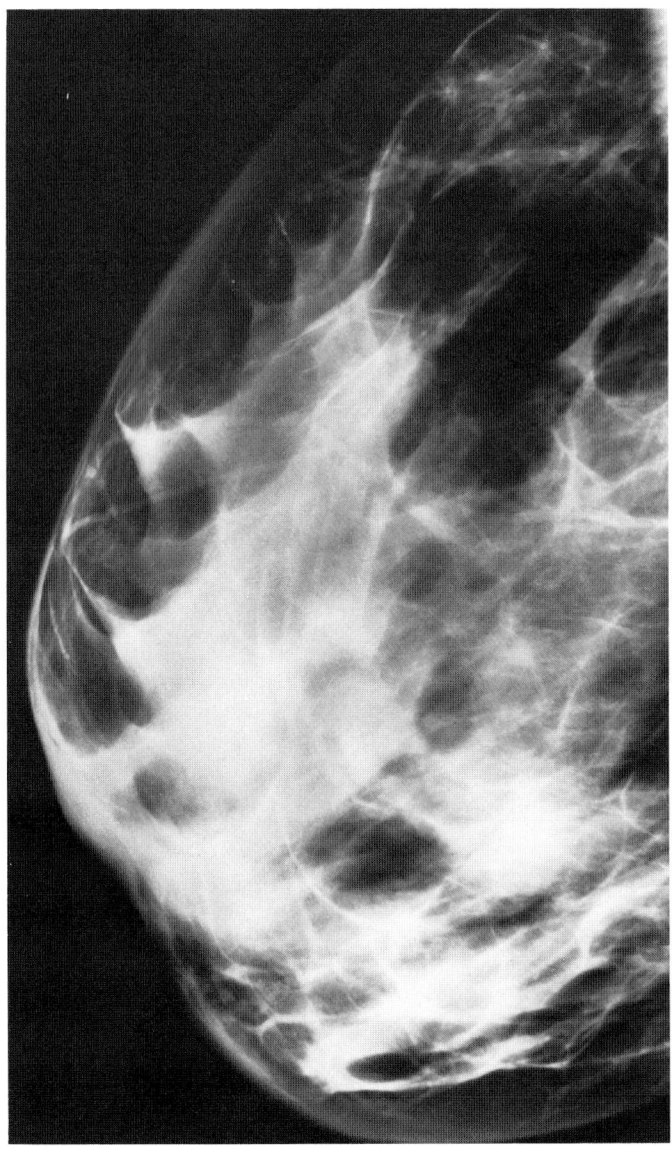

Abb. **3** Ein einzelner Lobus ist durch intraduktale Kontrastmittelinjektion sichtbar gemacht   ▼

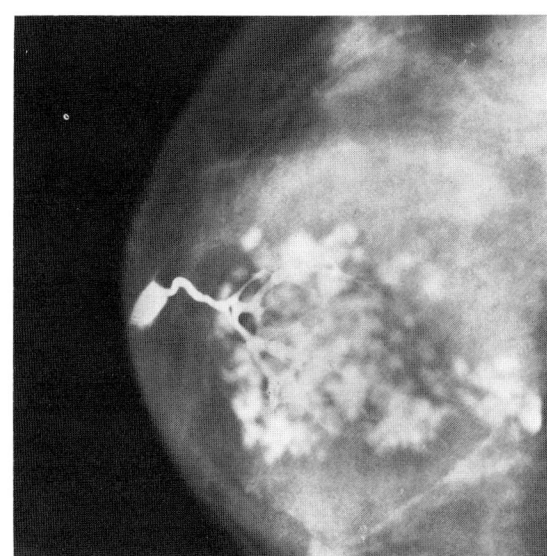

der Brustwarze, sofern diese über das Niveau des Warzenhofes hervorragt. Ist die Mamille plan, so hebt sie sich von der Haut des Warzenhofes nicht ab; ist die Mamille retrahiert, so ist ihr rundlicher Schatten hinter dem Warzenhof wie ein „Knoten" sichtbar.

Die Dicke des Warzenhofes beträgt etwa 2 bis 4 mm und ist demnach um ein geringes dicker als die übrige Haut (Abb. **4**).

Kutis

Die Oberhaut der Brust ist im Röntgenbild als 0,5–2 mm dicker Schattensaum bei geeigneter Filmbelichtung sichtbar. Am unteren Brustansatz (auf dem seitlichen Mammogramm) und medial sowie lateral am Übergang zur Achselfalte (auf der kraniokaudalen Röntgenaufnahme) kann die normale Brusthaut 2–4 mm dick sein.

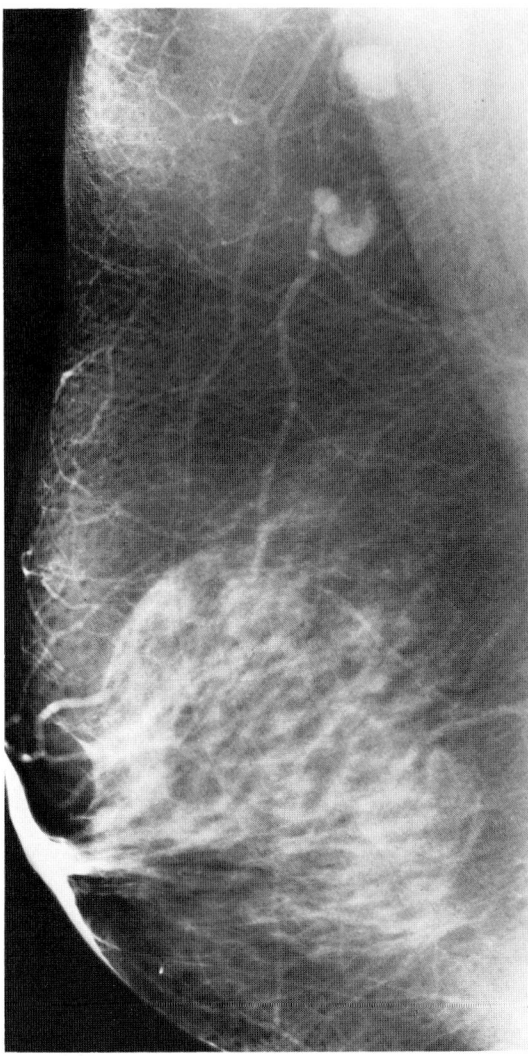

Abb. **4** Das Milchgangsystem ist infolge der Paren-
chyminvolution sichtbar. Das Kaliber der Milchgänge
entspricht nicht dem Lumen, sondern wird durch die
periduktale Fibrose bestimmt.
Venenverläufe vom retromamillären Gebiet zur Axilla.
In der Axilla mehrere normale Lymphknoten, teilweise
mit Fetteinschlüssen (fettige Degeneration)

Die Poren der Haut sind im Röntgenbild bei orthograder Darstellung als feine Grübchen sichtbar (Abb. **4**). Bei seitlichem Strahlengang sind die
Ausführungsgänge der Hautdrüsen besonders am
unteren Brustansatz als kleine streifenförmige
Aufhellungen in der Kutis zu sehen.

Bindegewebe

Es ist in der dichten, parenchymreichen oder ma-
stopathisch veränderten Mamma innerhalb des
Drüsenkörpers nur spärlich erkennbar, während
es im subkutanen Fettgewebe in Form von feinen
Septen vom Drüsenkörper zur Haut zieht. Hier
sind besonders die Cooperschen Ligamente (s.

Abb. **2**) durch ihren halbbogigen Verlauf, mit
breitbasigem Abgang vom Drüsenkörper und fei-
nem Einstrahlen in die Kutishinterseite als Besonderheit des bindegewebigen Halteapparates
differenzierbar.
In der Involutionsmamma dominieren die Bindegewebsstrukturen und durchziehen in linearer
oder bogenförmiger, manchmal auch netzartiger
Anordnung den Mammakörper.

Fettgewebe

Das subkutane Fettgewebe ist als hellere Zone
zwischen Kutis und Drüsenparenchym angeordnet, die retromammäre Fettschicht trennt den
Drüsenkörper von den Weichteilen der Thoraxwand, und das intramammäre Fettgewebe durchsetzt den Drüsenkörper in unterschiedlicher Ausprägung.

Arterien

Die arterielle Versorgung der weiblichen Brust erfolgt durch Äste der A. thoracica interna, durch
Äste der A. axillaris und Äste der Interkostalarte-
rien (Abb. **5**). Die Variationen der arteriellen Versorgung sind erheblich.
Die Arteriographie der weiblichen Brust ist mit
Seldinger-Kathetertechnik sowohl von der A. fe-
moralis über Aorta und A. subclavia durchführbar als auch retrograd von der Kubitalarterie aus.
Die digitale Subtraktionsangiographie (DSA) ermöglicht mit einer transvenösen Kontrastmittelinjektion in die kontralaterale Kubitalvene die
Darstellung der arteriellen Versorgung der Mamma. Karzinome mit stärkerer Vaskularisation sind
durch ein Kontrastmittel-Enhancement und
durch atypische Vaskularisationen identifizierbar
(ACKERMAN u. Mitarb. 1985).
Mit dieser noninvasiven Untersuchungstechnik ist
insbesondere bei mammographischen und palpa-
torischen Problembefunden in Mammae mit
dichten mastopathischen Strukturen eine weitergehende Diagnostik möglich.
Im Nativ-Mammogrammbild sind die Arterien
nicht von dünnkalibrigen Venen zu unterscheiden. Bei geschlängeltem Verlauf und besonders
bei arteriosklerotischen Kalkablagerungen in der
Arterienwand können die Arterien auch im Röntgenbild erkannt werden (Abb. **6**).

Venen

Die Venen durchziehen in weitbogigem Verlauf
das subkutane Fettgewebe und den Drüsenkörper
(Abb. **4**).
Der Venenverlauf ist im Röntgenbild vielgestaltig, hält sich nicht an ein bestimmtes System und
ist individuell unterschiedlich.
Durch die Kompressionstechnik bei der Mammo-

Abb. **5** Die arterielle Blutversorgung der weiblichen Brust erfolgt durch Äste der A. subclavia, der A. axillaris und der A. brachialis, durch Äste der A. mammaria interna und durch den Pektoralismuskel perforierende Äste der Aa. intercostales (nach *F. K. Beller*)

1 = A. subclavia
2 = A. thoracica suprema
3 = A. thoracica interna
4 = M. pectoralis major
5 = R. perforantes a. thoracicae internae
6 = perimamillärer arterieller Plexus
7 = Aa. intercostales
8 = R. pectorales a. thoracicae lateralis
9 = A. circumflexa scapulae
10 = M. pectoralis minor
11 = A. subscapularis
12 = A. thoracica lateralis
13 = R. pectoralis a. thoracoacromialis
14 = A. axillaris
15 = R. deltoideus a. thoracoacromialis

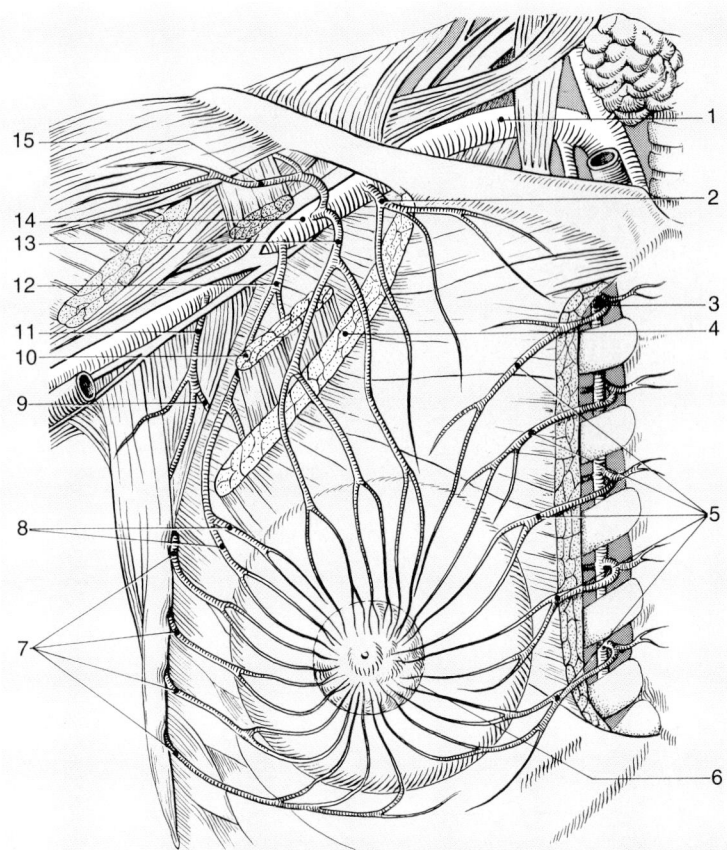

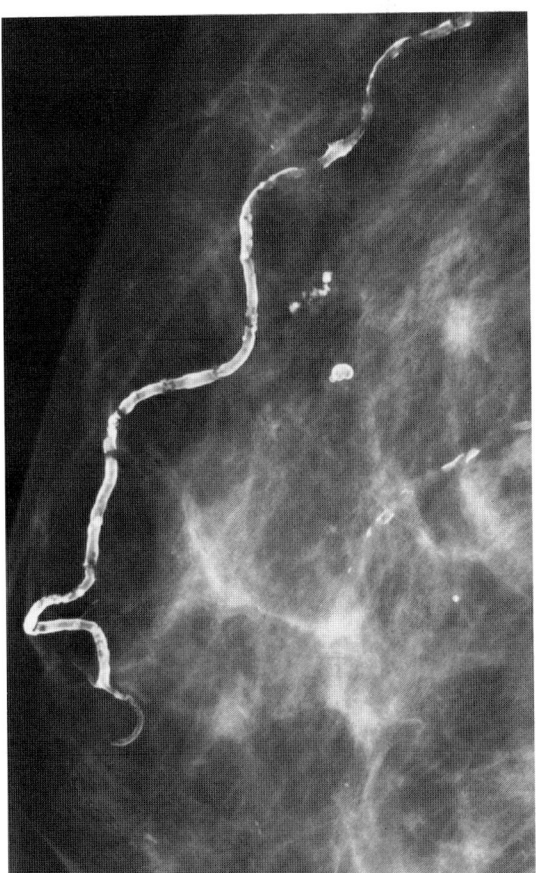

Abb. **6** Arterien sind nur durch arteriosklerotische Wandverkalkungen erkennbar und von Venen im Mammogramm zu differenzieren.
Verkalkte Mikrozysten und schollige Kalkablagerungen in einem kleinen Fibroadenom im oberen Brustbereich

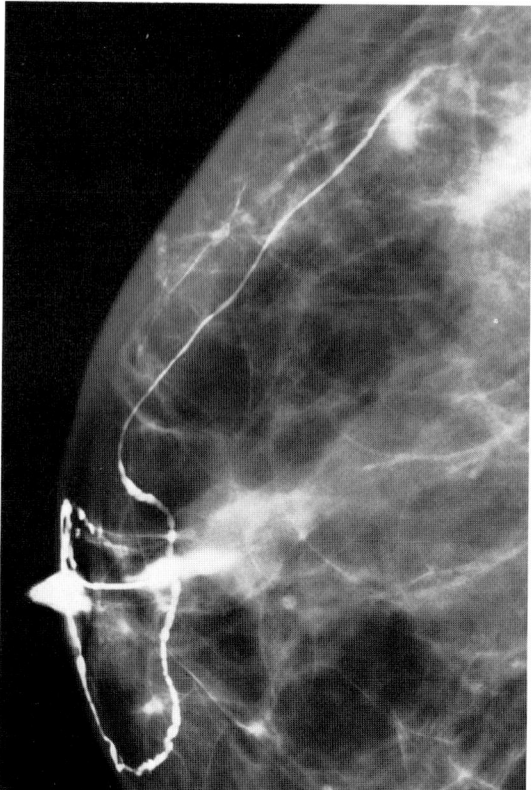

Abb. 7 Lymphgefäßdarstellung auf indirektem Wege infolge extraduktaler Kontrastmittelinjektion bei einer Galaktographie. Das Lymphgefäß ist an seiner typischen segmentierten Kontur und dem Verlauf im submamillären und subkutanen Bereich einwandfrei von einem Milchgang zu unterscheiden

graphie erfolgt oft eine Stauung der Venen, die seitendifferente Bilder ergibt. Die „einseitig weite Vene" ist deshalb diagnostisch nicht mehr verwertbar.

Lymphbahnen

Die Lymphgefäße sind im nativen Röntgenbild nicht sichtbar.
Die Kontrastdarstellung einzelner Lymphbahnen kommt gelegentlich bei der Galaktographie zustande, wenn ein größeres Kontrastmittelextravasat durch Perforation des sondierten Milchganges retromamillär entsteht (Abb. 7). Diese Lymphbahnen sind daran zu erkennen, daß sie ein sehr zartes Kaliber, eine perlschnurartig wechselnde Enge und Weite haben und sich auch in der Peripherie nicht aufgabeln.
Die Darstellung der Lymphabflußwege der Mamma durch die übliche Lymphographietechnik ist möglich, aber ohne klinische Evidenz (direkte Lymphographie nach KETT u. Mitarb. 1970, JACOBS 1972; indirekte Lymphographie nach KVASNICKA u. Mitarb. 1971). Eine praktische Bedeu-

tung kommt der Lymphgangsdarstellung in der Klinik der Mammaerkrankungen nicht zu.

Abnorme Brustentwicklung

Amastie, das Fehlen der Brustanlage, ist eine relativ seltene Mißbildung. Sie kommt einseitig vor.
Polythelie ist die Entwicklung von mehreren Brustwarzen entlang der pränatalen Milchleiste ohne Vorhandensein einer Parenchymanlage. Durch das Röntgenbild läßt sich erkennen, ob hinter einer zusätzlichen Brustwarze ein Gangsystem oder eine Drüsenanlage vorhanden ist.
Polymastie: Hierbei ist sowohl eine zusätzliche Brustwarze als auch retromammilläres Parenchym vorhanden. Die zusätzlichen Milchdrüsenanlagen können sich entweder voll entwickeln oder an der Entwicklung während der Geschlechtsreife nur unvollständig teilnehmen.
Ektopische Parenchymanlagen: Sie finden sich ohne gleichzeitiges Bestehen einer Mamille und ohne Anschluß an das Gangsystem der Hauptmilchdrüse besonders in der Gegend der vorderen Achselfalte oder in der Achselhöhle selbst (DE CHOLNOKY 1951). Im „akzessorischen" Drüsengewebe kann sich sowohl eine Mastopathie als auch ein Karzinom entwickeln.
Hypertrophie: Während der Pubertät kann eine einseitige Brusthypertrophie auftreten, ohne daß irgendeine hormonelle Ursache zu finden ist. Die doppelseitige Brusthypertrophie tritt in der Gravidität auf und kann groteske Ausmaße erreichen.

Mastopathie

Synonyme: Mastopathia cystica fibrosa (chronica), Mastitis fibrosa cystica, Morbus Schimmelbusch, Morbus Reclus (französische Lit.), Fibroadenomatosis (skandinavische Lit.), Cystic disease (anglo-amerikanische Lit.), Mazoplasie (schmerzhafte, umschriebene Induration [nach CUTLER]).

Pathologie

Unter dem Einfluß zyklusabhängiger, hormoneller Dysregulationen entstehen Umbauvorgänge am Brustdrüsengewebe, die als Mastopathie bezeichnet werden. Es handelt sich um ein komplexes Geschehen, an dem fast alle Gewebsbestandteile der weiblichen Brust beteiligt sind, wobei diese Gewebsbeteiligungen jedoch in erheblicher Weise graduell und quantitativ differieren.
Umbauvorgänge am Milchgangsepithel: Epithelhyperplasien variieren zwischen geringgradiger bis zu mittelgradig gesteigerter Proliferation. Diesen Formen kommt keine besondere Bedeutung zu, solange die Proliferationen regelrecht sind.

Auch die Entwicklung einzelner Papillome oder einer Papillomatose sind graduelle Unterschiede dieses Geschehens. Wenn allerdings atypische duktale Epithelproliferationen vorkommen, so handelt es sich um eine „komplizierte" Mastopathie mit erhöhtem Entartungsrisiko.

Vermehrte Sekretproduktion führt zur Duktuserweiterung (blunt duct adenosis). Im Bereich der Drüsenendstücke entstehen Mikrozysten. Durch den Sekretdruck vergrößern sich diese Zysten. Durch Atrophie und Zerreißen der Zwischenwände entstehen aus mehreren kleinen Zysten größere Solitärzysten, die auch gekammert sein können.

Umbauvorgänge am Bindegewebe: Durch Vermehrung des intralobulären und interlobulären Stützgewebes sowie des periazinären und periduktalen Bindegewebes entsteht eine mastopathische Fibrose. Diese kann lokalisiert sein und kommt in dieser Form auch bei jüngeren Frauen vor. Die ausgeprägte diffuse Fibrose mit ganz einheitlicher bindegewebiger Umwandlung des Drüsenkörpers in derbes fibrotisches Gewebe ist vorwiegend in der postmenopausalen Brust älterer Frauen zu finden.

Umbauvorgänge am Drüsenepithel: Die Hypertrophie und Hyperplasie der Drüsenendstücke (Azini) führt zur Adenose oder Adenomatose.

Klinik

Häufigkeit der Mastopathie: Der Großteil der Frauen im mittleren Lebensalter hat mastopathische Umbauvorgänge unterschiedlicher Ausprägung. Die Häufigkeitsangaben aufgrund von histologischen Untersuchungen reichen bis zu 90% aller Frauen, weichen jedoch erheblich voneinander ab. Der Beginn einer Mastopathie setzt etwa mit dem 25. Lebensjahr ein, jedoch gibt es auch Mitteilungen über ausgeprägte mastopathische Veränderungen in früheren Lebensjahren. Die Häufigkeitskurve der Mastopathie fällt nach dem 50. Lebensjahr steil ab, jedoch sind in Einzelfällen auch noch in der 6. und 7. Lebensdekade ausgeprägte zystische Mastopathien oder Fibroadenosen zu finden.

Beschwerden: Viele Frauen mit Mastopathie haben zyklusabhängige prämenstruelle Schmerzen oder ein Spannungsgefühl in der Brust. Mit dem Einsetzen der Menstruation verschwinden diese Brustbeschwerden wieder.

Palpation: Bei der Palpation ist die Struktur der Brustdrüse körnig oder kleinknotig. Es gibt auch umschriebene Verdickungen des Drüsenparenchyms, vorwiegend in den oberen äußeren Quadranten. Wenn sie nicht seitengleich sind, so ist dies für eine Mastopathie unüblich und bedarf der Abklärung!

Zahlreiche kleine Zysten – aber auch eine Fibroadenose – imponieren als „Schrotkornbrust". Größere Zysten und Fibroadenome lassen sich als solitäre, rundliche Gebilde tasten, wobei die Konsistenz keine Differenzierung zwischen Zysten und Fibroadenomen zuläßt.

Sekretion: Sekretabsonderung kommt bei der Mastopathie sowohl einseitig als auch beidseitig vor. Das Sekret kann wäßrig oder gelblich-milchig-grünlich sein. Die einseitige Sekretion und jede blutige Sekretion muß durch Sekretzytologie und Galaktographie abgeklärt werden. Die beidseitige Sekretion bedarf keiner weiteren röntgenologischen Diagnostik.

Röntgensymptomatik der Mastopathie

Das Röntgenbild der Mastopathie entspricht weitgehend dem makroskopischen und pathologisch-anatomischen Befund.

Adenose

Durch proliferative mastopathische Vorgänge im Bereich der Drüsenendstücke entwickelt sich die Adenose. Je nach Ausprägungen der proliferativen Prozesse unterscheidet man verschiedene morphologische Formen (Abb. **8a–f**):

Einfache lobuläre Hypertrophie

Die Zahl der terminalen Gänge ist um das vielfache erhöht, ihre Lichtungen und ihre Epithelauskleidung sind aber noch normal. Der hypertrophierte Lobulus ist etwa 1 mm groß.

Blunt duct adenosis

Bei dieser von FOOTE u. STEWART 1945 beschriebenen Veränderung haben die terminalen Gänge an Zahl zugenommen, weisen Epithelproliferationen und eine plump endigende Erweiterung der Lichtungen auf (Abb. **8d**). Der Lobulus ist im histologischen Bild bei einer reinen Blunt duct adenosis etwa 1–2 mm groß.

Mikrozystische Adenose

Die terminalen Drüsenschläuche sind zystisch erweitert, die Läppchengrenzen aber nicht überschritten (Abb. **8e**).

Dicht nebeneinander liegende, adenotische Knötchen ergeben genauso wie kleine Zysten den Palpationsbefund der kleinkörnigen „Schrotkornbrust". Manchmal ist ein Knötchenkonglomerat als umschriebener Knoten (Adenosis Tumor/ HAAGENSEN) zu tasten (MENGES u. Mitarb. 1976).

Kleinzystische Mastopathie

Wenn die Mikrozysten die normale Läppchengröße überschreiten, wird von kleinzystischer Mastopathie gesprochen.

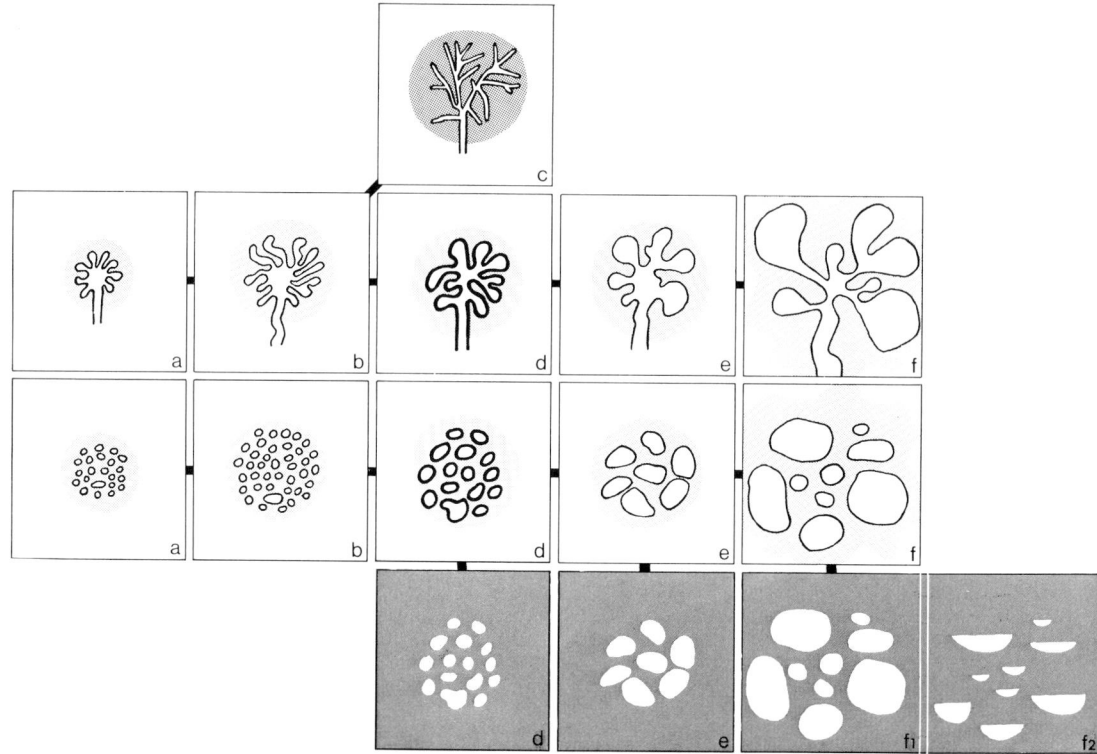

Abb. **8a–f** Schematische Darstellung der Entwicklung der kleinzystischen Mastopathie (nach *Lanyi* u. *Citoler*)
Obere Reihe, Längsschnitte: **a** normales Drüsenläppchen, **b** einfache lobuläre Hypertrophie, **c** sklerosierende (fibrosierende) Adenose, **d** Blunt duct adenosis, **e** mikrozystische Adenose, **f** kleinzystische Mastopathie. Mittlere Reihe, dieselben Entwicklungsstadien wie obere Reihe, jedoch im Querschnitt (ohne sklerosierende Adenose).
Untere Reihe: Mikroverkalkungen bei der Blunt duct adenosis (**d**), der kleinzystischen Adenose (**e**), der kleinzystischen Mastopathie (Kalkmilchzysten) auf der kraniokaudalen (**f₁**) und seitlichen (**f₂**) Aufnahme (letztere zeigen das sog. „Teetassenphänomen")

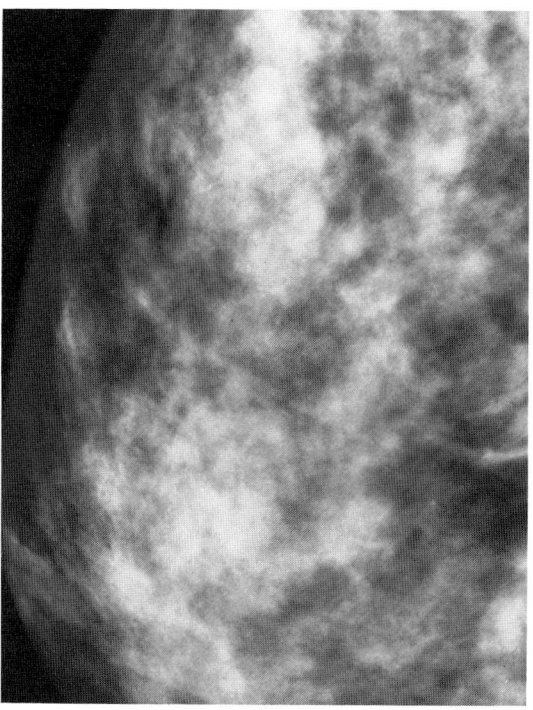

Im nativen Mammographiebild sind die etwa 3–5 mm großen, teils scharf, teils verschwommen konturierten, diffus verteilten Fleckschatten typisch für die kleinzystische Adenose (Abb. **8e** u. **9**).

Duktektasie

Die Duktektasie entsteht durch vermehrte Sekretbildung und Sekretstauung in den Milchgängen durch hormonelle Dysregulation oder durch lokale proliferative Vorgänge. Sie gehört demnach zum allgemeinen mastopathischen Formenbild und kommt bei allen Mastopathiearten vor. Umschriebene Ektasie führt zur Zystenbildung.
Die Duktektasie kann im *nativen* Mammogramm retromamillär mit 3–4 mm breiten Streifen in fächerförmiger Anordnung zur Darstellung kommen (s. Abb. **4**). Zur „spontanen" Darstellung (Abb. **10**) der erweiterten Milchgänge kommt es,

Abb. **9** Kleinzystisch-adenotische Mastopathie mit multiplen grobkörnigen bis kleinknotigen Strukturveränderungen, die sich durch Summation überlagern

wenn diese mit fetthaltigem oder öligem Sekret gefüllt sind (HOEFFKEN 1977, WOLFE 1974).

Die direkte Röntgendarstellung der Duktektasie erfolgt durch die Galaktographie mit positivem wasserlöslichem Kontrastmittel (Abb. **11**). Technik der Galaktographie S. 26.

Mikrozyste

Die Mikrozyste ist im Mammogramm nur dann von einem adenotischen Knötchen zu unterscheiden, wenn sie Kalkmilch enthält. Auf der kraniokaudalen Aufnahme wird die mit Kalkmilch gefüllte Mikrozyste als rundlicher Kalkschatten von 2–5 mm Durchmesser abgebildet, während auf der mediolateralen Aufnahme bei horizontalem Strahlengang ein halbmondförmiger Kalkschatten mit Niveaubildung zu sehen ist (Abb. **12a u. b**).

Dieses sogenannte „*Teetassenphänomen*" (LANYI 1977) wird durch Sedimentierung der Kalkpartikel (Psammomkörnchen) in der Sekretflüssigkeit („Kalkmilch") hervorgerufen.

Auf dem mediolateralen Mammographiebild sind die halbmondförmigen Kalkschatten manchmal schräg angeordnet, da sich die „Kalkmilch" noch nicht horizontal sedimentiert hat.

Kalkmilch enthaltende Mikrozysten können in einem umschriebenen Areal vorkommen oder diffus in der ganzen Brust verstreut sein. Diese Verkalkungsform wurde früher als pathognomonisch für die fibrosierende Adenose betrachtet, hat aber nach Untersuchungen von LANYI (1977, 1986) bei dieser Sonderform der Mastopathie nur Begleitcharakter.

Differentialdiagnostische Probleme ergeben sich bei gruppenartiger Anordnung von Kalkmilchzysten und bei zusätzlich punktförmigen, oder polymorphen Verkalkungen.

Wenn bei der Blunt duct adenosis oder der kleinzystischen Adenose in den erweiterten Drüsenschläuchen Kalk abgelagert ist, sieht man im Mammogramm eine kleine Gruppe von 3–5 mm Durchmesser mit eng beieinanderliegenden, rundlichen, an den Berührungsstellen manchmal abgeflachten Mikroverkalkungen (Morulaform) (LANYI u. CITOLER 1981; Abb. **13a u. b**).

Dieses charakteristische Bild ist unschwer vom gruppierten polymorphen Mikrokalk bei intraduktalem Karzinom zu unterscheiden (Abb. **14a u. b**).

Bei Unklarheiten muß in solchen Fällen eine histologische Klärung erfolgen.

Eine *Kontrastdarstellung* der Mikrozysten ist durch die Galaktographie zu erreichen (s. Abb. **11**).

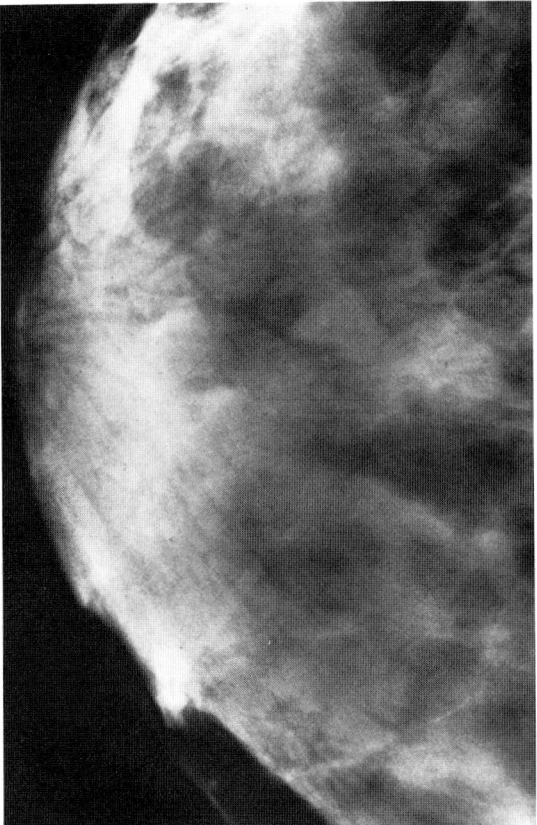

Abb. **10** „Spontane" Darstellung des Milchgangsystems durch fetthaltiges Sekret als „negative Kontrastierung"

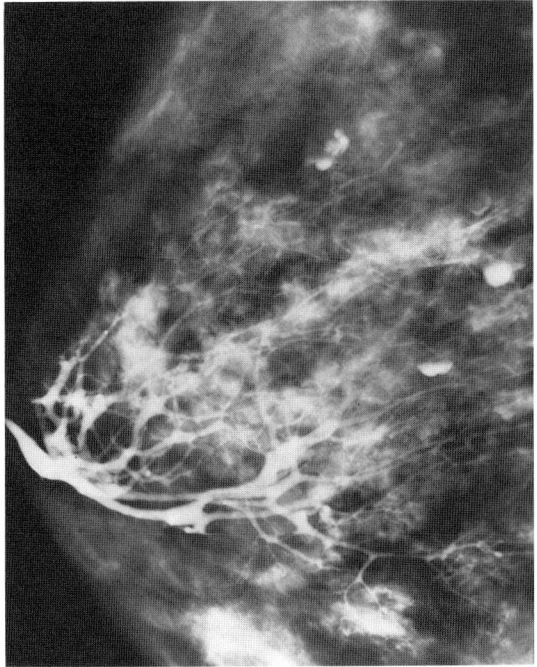

Abb. **11** Duktektasie und kleinzystische Mastopathie im Galaktogramm mit Spiegelbildung des Kontrastmittels in einzelnen Mikrozysten

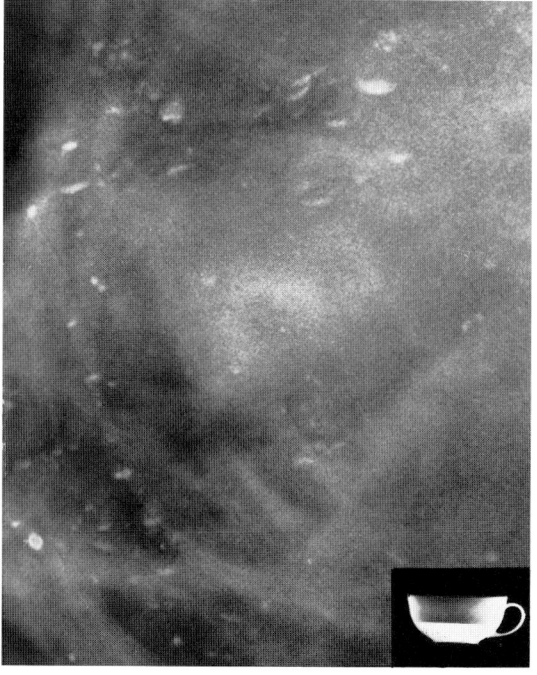

a

b

Abb. **12a** u. **b**   Mikrozysten mit Kalkmilchinhalt („Tee-tassen-Phänomen")
a Mediolaterale Aufnahme: zahlreiche Mikrozysten mit Spiegelbildung bzw. halbmondförmiger oder schräger Anordnung der dickflüssigen Kalkmilch in den Mikrozysten. Zur exakten horizontalen Spiegeleinstellung kommt es erst nach längerem Verharren in dieser Aufnahmeposition
b Kraniokaudale Aufnahme: rundliche, verwaschen konturierte Kalkmilchabbildungen in den Mikrozysten bei senkrechtem Strahlengang in der Aufsicht von oben

Abb. 13a u. **b**
a Charakteristisches Bild einer kleinzystischen Blunt duct adenosis mit dicht nebeneinander liegenden größeren Mikrozysten (Vergr. 15fach)
b Histologisches Bild einer kleinzystischen Blunt duct adenosis

▼

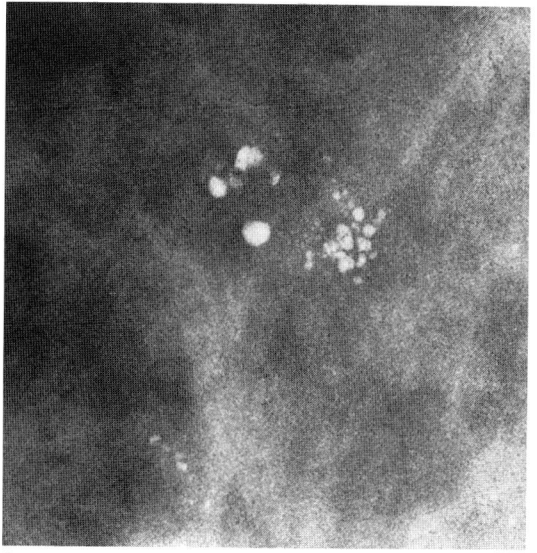

a

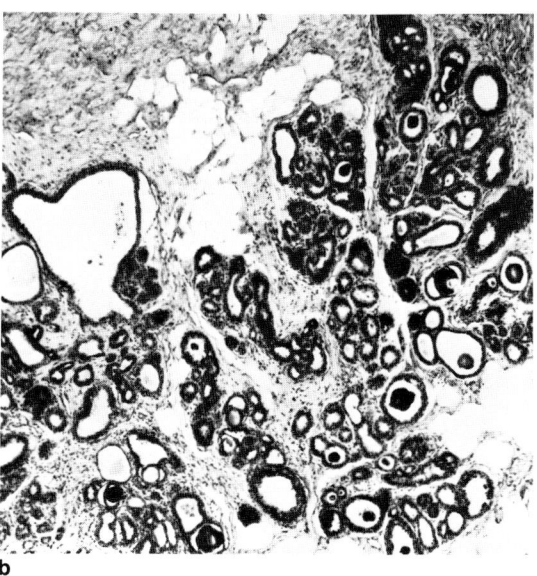

b

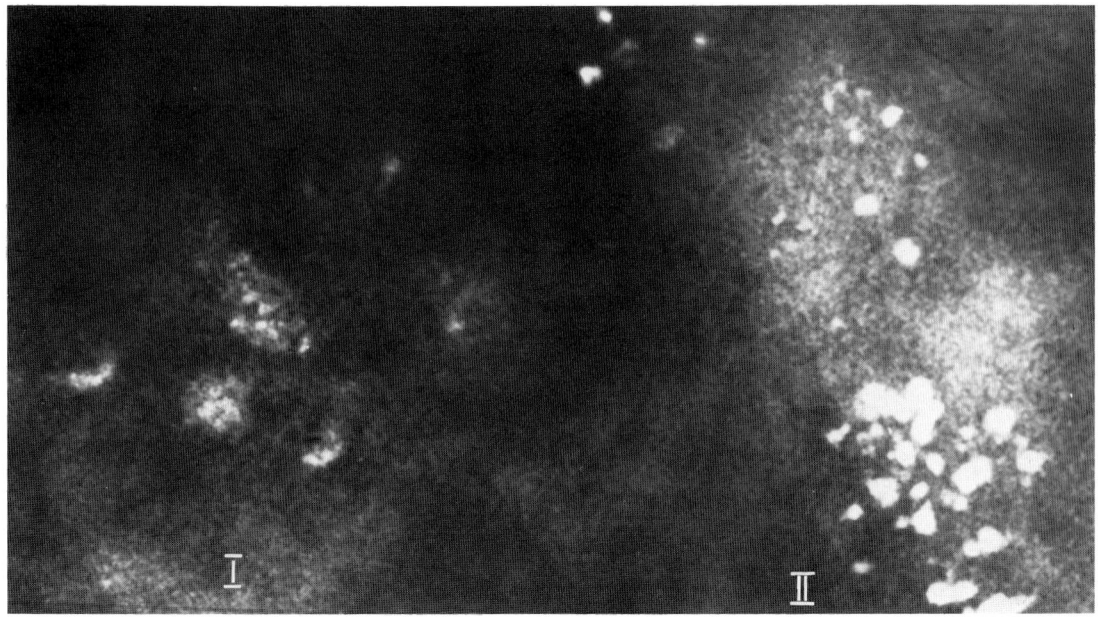

a

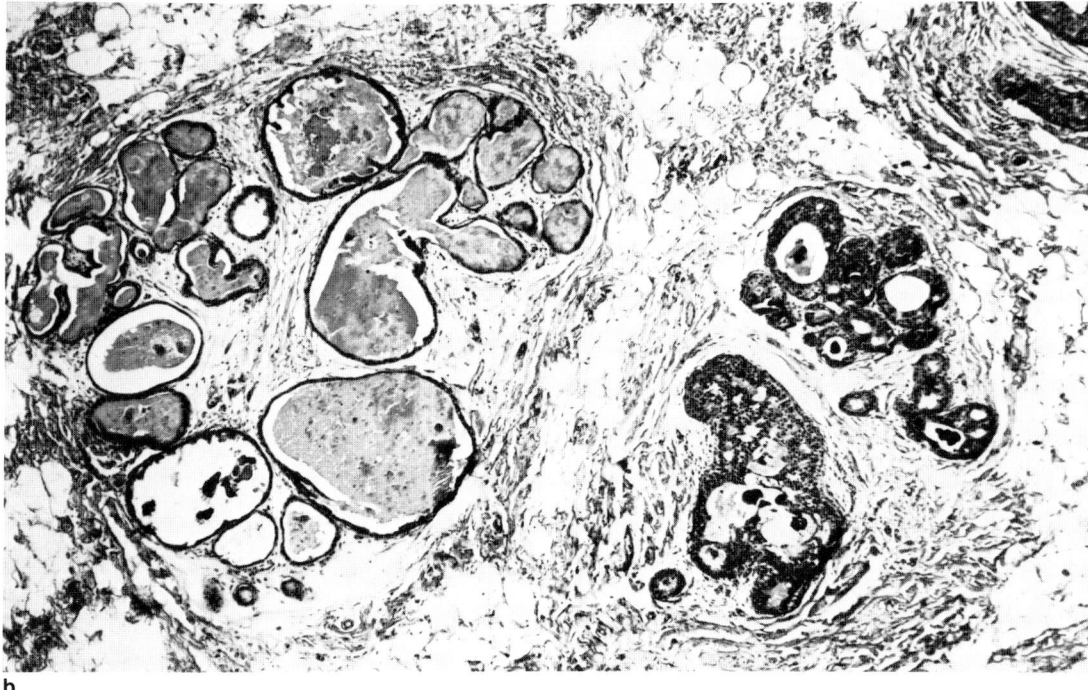

b

Abb. 14a u. b
a Mammographie mit mehreren Herden einer kleinzystischen Blunt duct adenosis (I) in der linken Bildhälfte. Die Gruppe besteht aus dicht beieinander liegenden kalkmilchgefüllten Mikrozysten. Der Durchmesser der Gruppe beträgt wenige Millimeter. Im rechten Bildabschnitt (II) unregelmäßige, polymorphe dichte Mikrokalzifikationen in einer Gruppe von 2 cm
Durchmesser als Hinweis auf ein intraduktales Karzinom (Vergr. 13fach)
b Histologisches Bild: Dem Röntgenbefund entsprechend findet sich in der linken Bildhälfte eine kleinzystische Blunt duct adenosis, in der rechten Bildhälfte ein
Ausläufer des intraduktalen Karzinoms

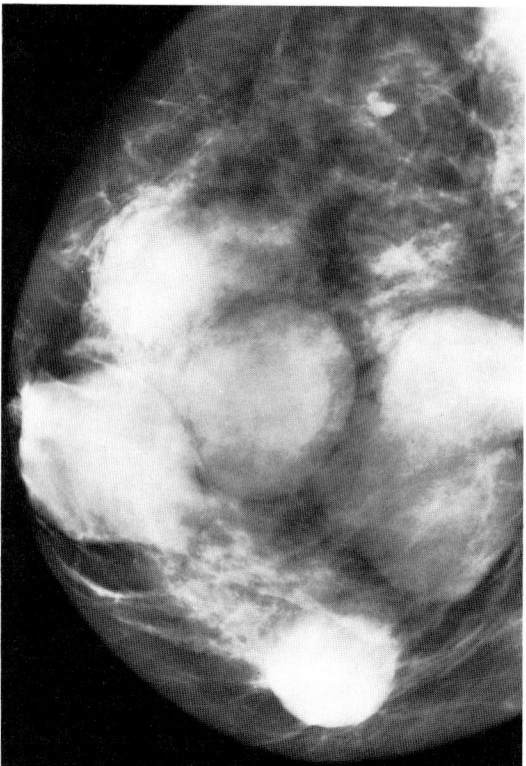

Abb. 15　Großzystische Mastopathie mit mehreren solitären Zysten, die von „Sicherheitssäumen" aus verdrängtem Fettgewebe umgeben werden. Eine Unterscheidung solcher Zysten von Fibroadenomen ist auf dem Nativmammogramm nicht möglich

Großzystische Mastopathie

Die *Makrozyste* entsteht solitär oder multipel (großzystische Mastopathie) aus Mikrozysten. Die Makrozyste kommt im Mammogramm als Rundschatten zur Darstellung (Abb. **15**). Mehrkammrige Zysten sind polyzyklisch.

Eine unscharfe Randkonturierung einer Zyste spricht nicht immer für einen infiltrativen (malignen oder entzündlichen) Prozeß, da dies Phänomen durch Superposition von dichtem Gewebe bedingt sein kann. Deshalb ist ein genaue Konturanalyse durch Kompressionszielaufnahme und Sonographie von außerordentlicher Wichtigkeit.

Die häufig vorhandene schmale Aufhellungszone von verdrängtem Fettgewebe um den Rundschatten („*Halosymptom*", GROS 1963) kann für die Gutartigkeit des Prozesses sprechen (sogenannter „*Sicherheitssaum*"). Die gelegentliche Beobachtung solcher Aufhellungszonen bei langsam wachsenden malignen Prozessen reduziert allerdings den Wert dieses Symptomes.

Makrozysten sind nur tastbar, wenn sie prall gefüllt sind. Die nicht tastbaren Zysten (Sonographie) haben keinen Krankheitswert.

Eine spontane Rückbildung der Zysten kommt vor.

Die weitergehende Diagnostik eines mammographisch nachgewiesenen rundlichen Gebildes erfolgt durch Sonographie und bei vorhandenem Tastbefund durch Feinnadelpunktion. Bei Aspiration von Flüssigkeit wird die Zyste komplett entleert und anschließend mit Luft aufgefüllt (Pneumozystographie).

Pathologische intrazystische Prozesse wie Wandverdickungen (Abb. **16**), intrazystischen Blut-

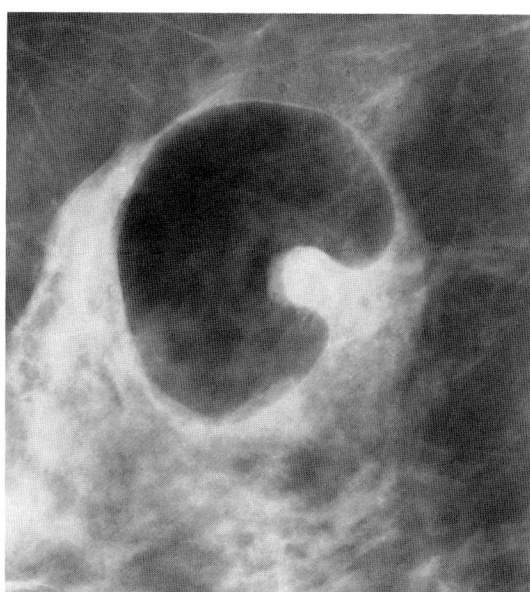

Abb. **16**　Pneumozystographie einer „komplizierten Zyste" mit einseitig verdickter Zystenwand und einem papillomatösen Wandvorsprung. Histologie: Papillom

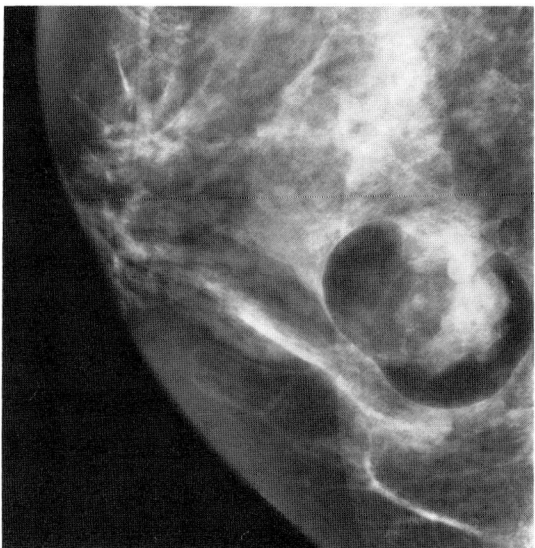

Abb. **17**　Pneumozystographie einer „komplizierten Zyste" mit intrazystischem Gebilde Histologie: Papillom

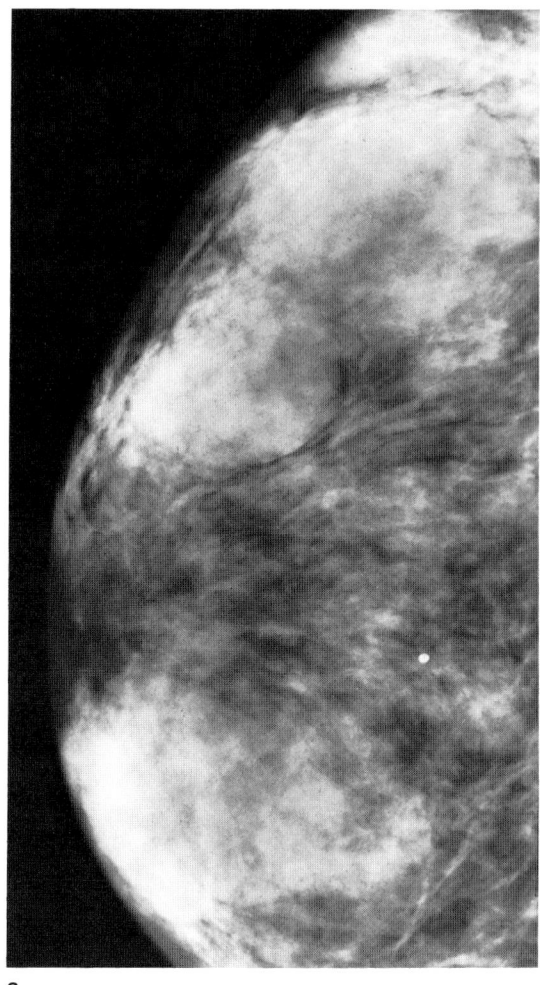

a

b

Abb. 18a u. b
a Mastopathie mit mehreren großen rundlichen Gebilden. Punktion: trübgelber Zysteninhalt

b Pneumozystographie: zwei unkomplizierte Zysten
(glatte Innenkonturen, kein pathologischer extrazysti-
scher Prozeß, unauffällige Zytologie des Zysteninhaltes). Zwei kleinere Zysten sind nicht entleert

Abb. **19** Pneumozystographie einer gekammerten
Zyste, die am Zystenrand eine Gruppe von ganz feinen
Mikroverkalkungen aufweist. Es handelt sich um eine
„komplizierte Zyste" (symptomatische Zyste am Rand
eines Milchgangskarzinoms) (Verg. 3fach)

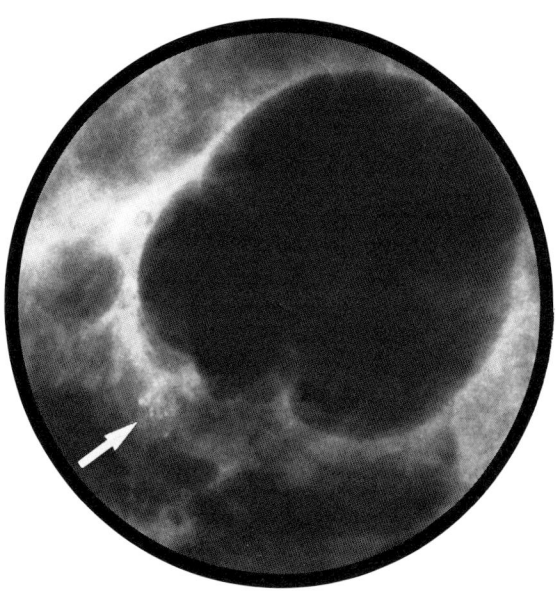

koagula oder Papillome (Abb. **17**) lassen sich mit der Pneumozystographie mit absoluter Sicherheit erkennen, ebenso maligne papilläre Karzinome. Solche von der normalen Konfiguration abweichende Befunde verlangen eine weitergehende Diagnostik.

Die „unkomplizierte" Zyste (Abb. **18a** u. **b**) hat im Pneumozystogramm folgende Merkmale:
– glatte innere und äußere Wandkontur,
– keine Wandverdickung,
– keine intrazystischen Gebilde.

Hinweise auf eine „komplizierte" Zyste sind:
– partielle Wandverdickungen (entzündliches Infiltrat, Karzinom, s. Abb. **67**),
– intrazystische Vorwölbungen an der Zystenwand (Papillom, s. Abb. **16**; papilläres Karzinom, s. Abb. **68**),
– intrazystisch liegendes Gebilde (organisiertes Hämatom),
– parazystische Fremdstrukturen (Gewebsverdichtung, Mikrokalk; Abb. **19**) als Hinweis auf Neoplasie oder anderweitiges pathologisches Geschehen.

Parazystische Veränderungen durch Adenomatose, Fibroadenome oder Zysten können bei Projektion auf die Zyste einen intrazystischen Prozeß vortäuschen. Die sorgfältige Bildanalyse in zwei Ebenen kann vor einer Fehldiagnose und damit vor einer überflüssigen Operation bewahren.

Sollte bei röntgenologisch unauffälliger Zyste die zytologische Untersuchung einen Problembefund ergeben, so muß eine histologische Klärung folgen.

Pneumozystographietechnik

Feinnadelpunktion und Pneumozystographie sowie zytologische Untersuchung (GROS u. Mitarb. 1954, HAAGE u. FISCHEDICK 1964, HOEFFKEN u. HINTZEN 1970, HOEFFKEN u. LANYI 1973) gehören routinemäßig zur Mammadiagnostik, weil dieses praktisch komplikationslose und gefahrlose Verfahren nicht nur eine exakte Diagnostik ermöglicht, sondern in der überwiegenden Mehrzahl der Fälle die Operation unkomplizierter Zysten erspart.

Steriles Arbeiten ist obligat. Die Punktion wird mit Kanüle Kaliber Nr. 1 (0,9 mm $\varnothing$) oder 2 (0,8 mm $\varnothing$) bei liegender oder sitzender Patientin mit horizontaler Einstichrichtung durchgeführt, damit bei Kompression der Zyste die Kanülenlage unverändert intrazystisch bleibt. Nach kompletter Entleerung erfolgt Auffüllung mit Luft im Verhältnis ~ 1:2 des aspirierten Zysteninhaltes. Anschließend werden zur Pneumozystographie Aufnahmen in zwei Ebenen gemacht.

Die zytologische Untersuchung der Aspiratflüssigkeit sollte obligat erfolgen aus diagnostischen und forensischen Gründen.

Die Rückbildung der entleerten und mit Luft gefüllten Zyste soll nach 3 Monaten durch Palpation oder Mammographie kontrolliert werden.

Bei makroskopischem Verdacht auf eine infizierte Zyste ist anschließende Luftauffüllung nicht prinzipiell kontraindiziert, wohl aber bei Aspiration von eindeutigem Eiter aus einem Abszeß. Über die Indikation eines prophylaktischen Antibiotikaschutzes muß individuell entschieden werden. Die von KROKOWSKI (1977, 1979) verbreitete Angst vor iatrogener Fernmetastasierung durch Punktion (und Biopsie) ist unbegründet (GRUNDMANN 1979, LANYI 1979, ROBBINS u. Mitarb. 1954).

Fibrose

Die Fibrose als Teilerscheinung der Mastopathie ist durch Vermehrung und Verdichtung aller Bindegewebskomponenten (*intralobuläres*, sogenanntes Mantelgewebe sowie *interlobuläres* und kollagenes Stützgewebe) gekennzeichnet.

Die sogenannte Fibrosis mammae der alten Frau ist charakterisiert durch das Fehlen von Zysten und das Dominieren des Bindegewebes in Form einer Fibrose und Hyalinose. Die Elastose (HAMPERL 1975) ist wegen ihrer strahligen Konfiguration als besondere Form zu erwähnen. Diese elastisch-hyalinen Veränderungen sind um teilweise oder vollständig obliterierte, fibrös umgewandelte Milchgänge angeordnet, die vorwiegend bei jüngeren Patientinnen starke, epitheliale Proliferationen oder aber papilläre Wucherungen aufweisen. Mammographisch kommt die Fibrose entweder in Form feiner, periduktaler und perizystischer Bindegewebszüge (Abb. **20**) oder aber bei Fibrosis mammae als dichtes homogenes Gewebe zur Darstellung.

Die sogenannte „strahlige Narbe" (EGGER u. Mitarb. 1976) manifestiert sich röntgenologisch als Sternfigur (Abb. **21**).

Differentialdiagnostische Probleme: benigne sternförmige Strukturen (Fibrose, Hyalinose, Elastose, Kollagenose) können von einem beginnenden Szirrhuskarzinom oft nur durch Exstirpation und histologische Untersuchung unterschieden werden.

Sklerosierende Adenose

Synonyme: Fibrosierende Adenose, fibrosing adenosis, adenosis sclerotisans.

Unter dieser Mastopathieform versteht man eine lobulär orientierte Proliferation des Epi- und Myothels und des Bindegewebes (HAMPERL 1939, 1970). Sie kommt histologisch oft als Teil- bzw. Nebenbefund bei allgemeiner Mastopathie, bei

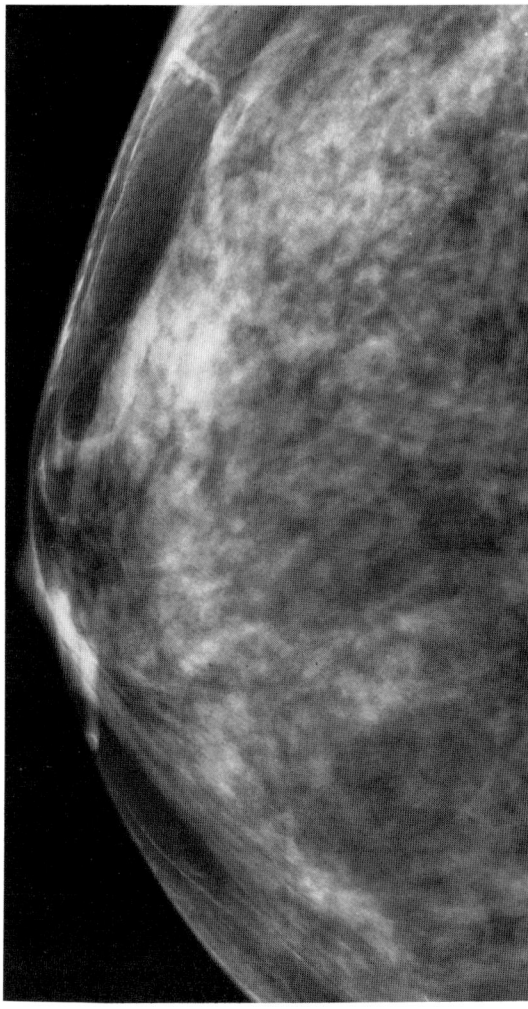

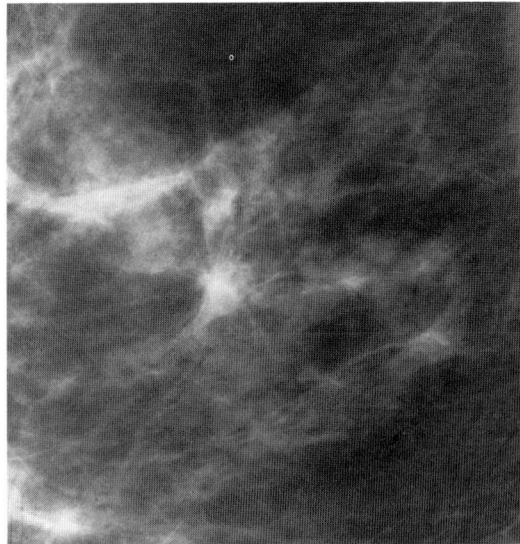

Abb. **21**   Kleiner unregelmäßiger Knoten mit strahligen Randstrukturen und fibrotischer Reaktion der Umgebung. Differenzierung zwischen szirrhösem Karzinom und mastopathischer Fibrose von der Morphologie her nicht möglich. Prinzipielle Indikation zur Biopsie Histologie: Mastopathische Fibrose

◀Abb. **20**   Fibrosis mammae der alten Frau mit kleinknotiger Struktur

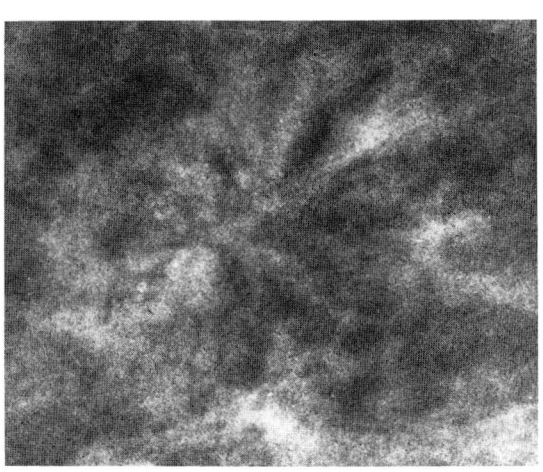

a

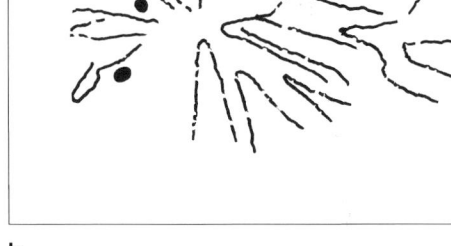

b

Abb. **22a** u. **b**
a   Mammogramm (Ausschnittsvergr. 3,5fach) und
b   schematische Darstellung: Strahlige Struktur mit 3 Mikroverkalkungen. Obwohl die strahlige Struktur nicht karzinomcharakteristisch ist, ist ein kleiner, auf der Basis eines Komedokarzinoms entstandener Szirrhus nicht ausschließbar. Histologisch: Sklerosierende Adenose mit Wucherung der Myothelzellen und des Bindegewebes (*Lanyi* 1986)

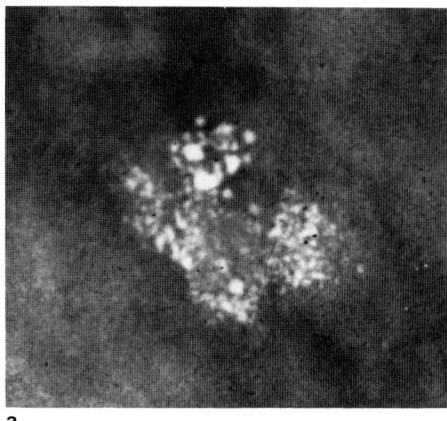 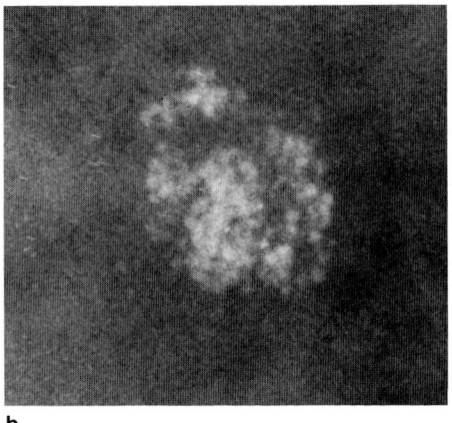

a　　　　　　　　　　　　　　　　　b

Abb. **23a** u. **b**　Mikroverkalkungsgruppen bei sklerosierender Adenose:
a Beobachtung *Hendriks / Nymegen,*　**b** Beobachtung *Lanyi*

Fibroadenomen, Papillomen und bei Karzinomen vor (BÄSSLER 1978). Selten führt die sklerosierende Adenose zu echten Knotenbildungen. In manchen Fällen besteht die Möglichkeit der histologischen Fehldiagnose, weil das mikroskopische Bild – vor allem im Schnellschnitt – ein Karzinom vortäuschen kann. Die sklerosierende Adenose stellt insofern also ein diagnostisches Risiko dar, zählt aber nicht zu den echten Risikomastopathien mit erhöhter Entartungsquote.

Röntgensymptomatik: Die früher als typisch für diese Krankheit beschriebenen rundlichen Verkalkungen haben sich aufgrund neuerer Untersuchungen als mastopathische Mikrozysten mit Kalkinhalt erwiesen (LANYI 1977). Diese sind aber keine Röntgenzeichen der sklerosierenden Adenose, sondern gehören zu dem Bild der einfachen mikrozystischen Mastopathie.

Das auffällig gehäufte Vorkommen von sklerosierenden Adenosen neben Kalkmilchzysten hatte den falschen Eindruck erweckt, daß die Kalkmilchzysten für die sklerosierende Adenose charakteristische Verkalkungen wären (GERSHON-COHEN u. Mitarb. 1966, HOEFFKEN u. LANYI 1973).

Es hat sich jedoch durch neuere Untersuchungen von LANYI (1986) gezeigt, daß sich die sklerosierende Adenose im Mammogramm durch eine Kombination von mehr oder weniger polymorphen Mikroverkalkungen und einer strahligen mastopathischen Strukturverdichtung diagnostizieren läßt (Abb. **22 a** u. **b**).

Die Polymorphie der Mikroverkalkungen entsteht durch Deformierung infolge Verziehungen von Mikrozysten durch die benachbarte sklerosierende Adenose (Abb. **23 a** u. **b** sowie **24** und nächste).

Gelegentlich kommen auch sehr ausgedehnte oder ganz diffuse Verteilungen von rundlichen Mikrokalkgruppen in größeren Arealen einer

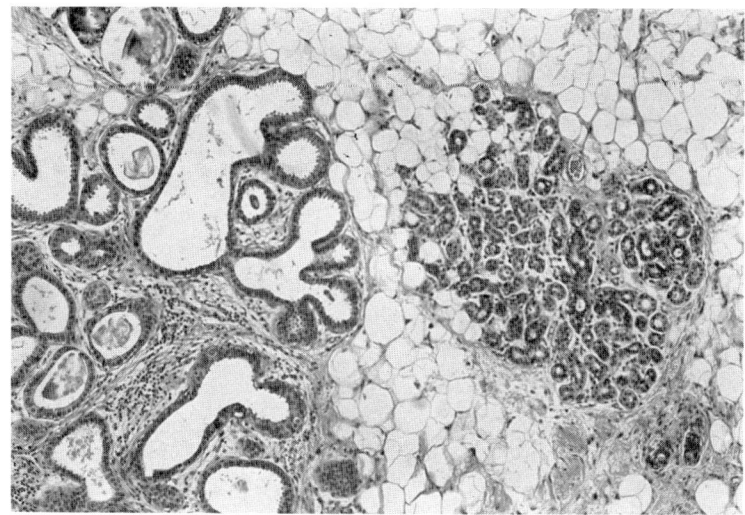

Abb. **24** Histologisches Bild einer rundlichen Mikrokalkgruppe mit polymorphen Einzelverkalkungen bei sklerosierender Adenose neben einer kleinzystischen Mastopathie (R. *Holland / Nymegen*)

oder beider Mammae bei ausgedehnter sklerosierender Adenose gemischt mit kleinzystischer Adenose vor (Abb. **25**).

Die polymorphen (linien-, bohnen-, punkt- oder v-förmigen) Verkalkungen unterscheiden sich von den polymorphen intraduktalen Karzinomverkalkungen durch folgende Besonderheiten:
- geringe Kalkdichte (Sekretverkalkungen),
- Vergesellschaftung von polymorphen und granulären Verkalkungen,
- rundliche Formation der Gesamtgruppe.

Carcinoma lobulare in situ (CLIS)

Pathologie: Der Terminus „lobular carcinoma in situ" stammt von FOOTE u. STEWART (1941).
Zytomorphologisch handelt es sich hier um eine Proliferation kleiner heller Epithelzellen, die die Lichtung eines oder mehrerer Lobuli und eventuell auch der zugehörenden terminalen Ductuli vollständig ausfüllen. HAAGENSEN (1962, 1971, HAAGENSEN u. Mitarb. 1972) verwendet für diese Veränderung den Begriff „lobuläre Neoplasie" und unterscheidet zwei Formen:
Beim Typ A besteht die Neoplasie aus Zellen mit gleichförmigen, runden oder ovalen Kernen ohne Mitosen. Beim Typ B finden sich Zellen mit ungleichmäßiger Kerngröße und Kernform sowie gröberem Chromatingerüst und vereinzelten Mitosen. Beide Typen kommen auch nebeneinander vor. Die DNA-Bestimmungen zeigen bei Typ A ein Muster, das Ausdruck einer gesteigerten Proliferation sein kann, dagegen wurde bei Typ B DNA-Verteilung wie bei Mammakarzinom gefunden (SACHS u. Mitarb. 1976, ZIPPEL u. KUNZE 1977). Die Gefahr einer Malignisierung ist um so größer, je atypischer der Prozeß qualitativ und quantitativ ist.

Die langjährige Beobachtung von Patientinnen mit Carcinomata lobularia in situ zeigt, daß man bis zu etwa 30% mit einer malignen Entartung rechnen muß (ANDERSEN 1974, HAAGENSEN u. Mitarb. 1972, HUTTER u. FOOTE 1971, ZIPPEL u. Mitarb. 1979). Diese Umwandlung kann viele Jahre dauern! In der Umgebung von Mammakarzinomen wird das lobuläres Karzinom in situ etwas öfter gefunden (nach SACHS u. Mitarb. 1976 8% der Fälle).
BÄSSLER (1978) spricht bei den einfachen Formen des lobulären Carcinoma in situ von „lobulärer Präkanzerose" und erst bei gesteigert atypischem Epithel vom „lobulären Carcinoma in situ".
Der Stellenwert des sogenannten lobulären Carcinoma in situ in der Wertskala prämaligner, epithelialer Veränderungen der Brust ist noch keineswegs endgültig bestimmt.
Es gibt weder einen Beweis für die Behauptung, daß der Typ A fakultativ reversibler ist, noch gibt

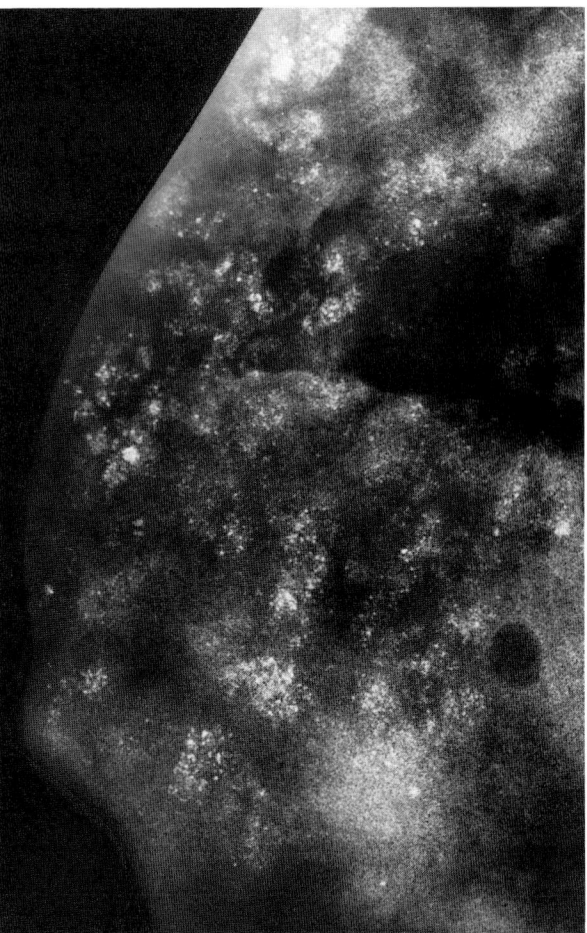

Abb. **25** Mammogramm, Ausschnitt (Vergr. 4fach): zahlreiche, rundliche, ovalär-amorphe, teils konfluierende Gruppen von vorwiegend rundlichen, punktförmigen, hin und wieder etwas polymorphen Mikroverkalkungen. Ähnliche, wenn auch nicht so ausgeprägte Veränderungen in der anderen Brust
Histologie: Ausgedehnte sklerosierende Adenose
(*Lanyi* 1986)

es irgendeine Bestätigung für die Annahme, daß aus dem Typ B „sich ein Karzinom entwickeln kann". Unsere bisherigen Kenntnisse beruhen überwiegend auf Indizien, denn man kann das Schicksal des für die Diagnose entnommenen Gewebes mit CLIS nicht weiter verfolgen und ist deshalb auf Spekulationen oder auf Analogieschlüsse von In-situ-Karzinomen an anderen Organen (insbesondere an der Cervix uteri) angewiesen.

Röntgenologie: Es besteht keine gesicherte Korrelation zwischen den mammographischen Befunden und dem histologischen Substrat des lobulären Carcinoma in situ (HOEFFKEN u. LANYI 1973). Diese Meinung hat in ihrer Gültigkeit in den vergangenen Jahren nichts eingebüßt. Wie schon 1972 von LANYI u. Mitarb. berichtet, erfolgten die

Tabelle 1   Vorschlag zur Klassifizierung des Entartungsrisikos bei Mastopathie (nach *Prechtel*)

		Entartungs-risikofaktor	Verteilung %
Mastopathie I	keine Epithelproliferation	0,86	70
Mastopathie II	reguläre Epithelproliferation ohne Atypien	2,43	21
Mastopathie III	Epithelproliferation mit mäßiggradigen Atypien	wahrscheinlich höher als Mastopathie II	5
	Epithelproliferation mit gesteigerten Atypien	31,4	4

Biopsien, bei denen ein CLIS gefunden wurde, vorwiegend wegen gruppierter Mikroverkalkungen mit mammographischem Verdacht auf einen intraduktalen Prozeß unklarer Dignität. Die Tatsache, daß sowohl bei wenigen nebeneinanderliegenden wie auch bei diffus verstreuten Mikroverkalkungen ein CLIS gefunden wurde, setzt differentialdiagnostischen Überlegungen jeder Art eine Grenze. Die histologische Diagnose eines Carcinoma lobulare in situ ist auch weiterhin ein Zufallsbefund.

Risikomastopathie

Histologie: Neben harmlosen, zurückbildungsfähigen Epithelproliferationen können persistierende, eventuell papilläre oder atypische Proliferationen entstehen, die dann als fakultative Präkanzerosen anzusehen sind. Das Problem ist die Beurteilung der Größe des Entartungsrisikos, da dieses von entscheidender therapeutischer Bedeutung ist.

Von mehreren Klassifizierungsvorschlägen ist das Schema von Prechtel 1972, Prechtel u. Gehm 1975 praktikabel. Es versucht, verschiedene Stufen der Epithelproliferationen mit ihrem Entartungsrisiko in Beziehung zu setzen (Tab. 1).

Die Bewertung der Epithelproliferationen ist im Einzelfall noch immer problematisch. Es gibt keine strengen Trennlinien zwischen den Gruppen, die Übergänge sind fließend. Eine Differenzierung zwischen schwerer Atypie und intraduktalem Karzinom kann histologisch äußerst schwierig sein, besonders im Bereich der Mastopathie III, wo die gesteigerten, atypischen Epithelproliferationen schon Transformationen in ein duktales In-situ-Karzinom aufweisen können.

Klinik: Eine spezifische Symptomatik der Risikomastopathie gibt es nicht. Probatorische Exzisionen werden bei fehlendem mammographischen Befund meist wegen Knotenbildungen durchgeführt.

Obwohl die Epithelproliferationen oft mit vermehrter Sekretbildung einhergehen, werden Präkanzerosen nur selten aufgrund eines pathologi-

schen sekretzytologischen Befundes entdeckt. Auch bei einem sekretzytologischen Verdacht kann die Lokalisation des fraglichen Prozesses bei fehlendem Tastbefund trotz Galaktographie äußerst schwierig sein, wenn mehrere Milchgänge Sekret absondern.

Risikomastopathie im Mammogramm

Wenn man die histologischen Schwierigkeiten in der Beurteilung der Epithelproliferationen kennt, wird man nicht erwarten können, daß die Mammographie eine exakte Definition ermöglicht.

Im gesamten Spektrum der Epithelproliferationen von einfacher Mehrschichtigkeit bis zum intraduktalen Karzinom können Kalkablagerungen vorkommen.

Polymorphe Mikroverkalkungen duktaler Anordnung sind stets verdächtig auf einen pathologischen intraduktalen Prozeß (Abb. **26**). Dies erfordert immer eine Biopsie zur Klärung.

Rundliche Mikroverkalkungen haben bei vereinzeltem Vorkommen keine Bedeutung.

„Gruppierungstendenz": Ansammlung von zahlreichen Mikrokalzifikationen in einem isolierten Areal können schwerwiegendere diagnostische Bedeutung haben und bedürfen sorgfältiger Analyse mit Kompressions-Zielaufnahmen und Absicherung durch eine Kontrolluntersuchung nach 3–6 Monaten.

Die neueren Erkenntnisse über die Bedeutung der „mastopathischen" Mikroverkalkungen im Mammogramm lassen sich nach dem heutigen Wissensstand folgendermaßen zusammenfassen:

– Wenn Mikroverkalkungen in einer pfefferkorn- oder streichholzkopfgroßen Gruppe beieinanderliegen und rundlich isomorph konfiguriert sind, entsprechen sie Mikrozysten mit Kalkablagerungen im Sekret bei kleinzystischer Mastopathie oder Blunt duct adenosis. Sie sind nicht karzinomverdächtig, müssen aber 1- bis 2mal durch Mammographie kontrolliert werden.

– Wenn einzelne rundliche Mikroverkalkungen verstreut im Parenchym der Brust einseitig oder beidseitig vorkommen, handelt es sich um harmlose Mikrozysten mit Kalkinhalt.

– Wenn zahlreiche punktförmige oder rundliche oder sichelförmige (im mediolateralen Bild) Mikroverkalkungen einseitig oder beidseitig vorkommen oder überall verstreut liegen, so handelt es sich um Kalk in Mikrozysten.

– Wenn dagegen wenige oder multiple punktförmige Mikroverkalkungen in einer Gruppe liegen, die der dendritischen Verzweigung des Milchgangsystems entspricht (mehreckige geometrische Formationen, z. B. dreiecks-, trapez- oder rhombusförmig o. ä.), dann ist dies ein Hinweis auf ihre intraduktale Lage. Sie bedürfen der gezielten Exstirpation zur histologischen Untersuchung (cribriformes oder papilläres Karzinom?)

– Wenn zudem einzelne oder zahlreiche Mikroverkalkungen bizarre, polymorphe Form haben, dann ist der Prozeß suspekt auf eine Präkanzerose oder ein intraduktales Karzinom (Abb. 27).

Während bei gruppierten Verkalkungen die Lokalisation zur Biopsie einfach ist, kann dies bei verstreut liegenden Verkalkungen äußerst schwie-

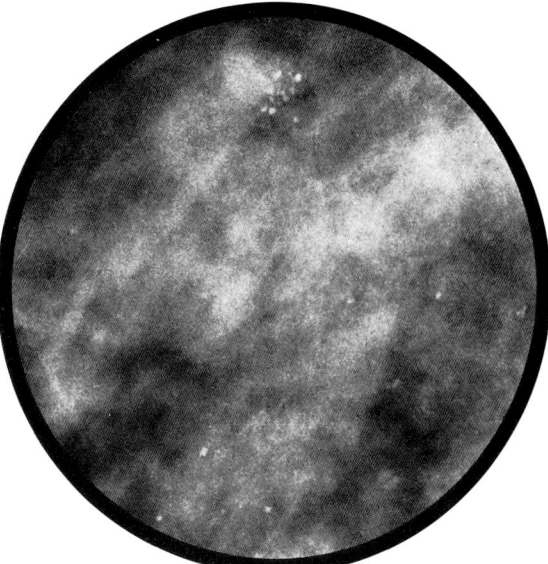

Abb. **26** Gruppierte Mikroverkalkungen – teils rundlich, teils polymorph – in einem pfefferkorngroßen Areal. Außerdem vereinzelte granuläre Kalkablagerungen in der Umgebung (Vergr. 2fach)
Abklärung durch Biopsie: Mastopathie mit Kalkmilchzysten und atypischen intraduktalen Epithelproliferationen

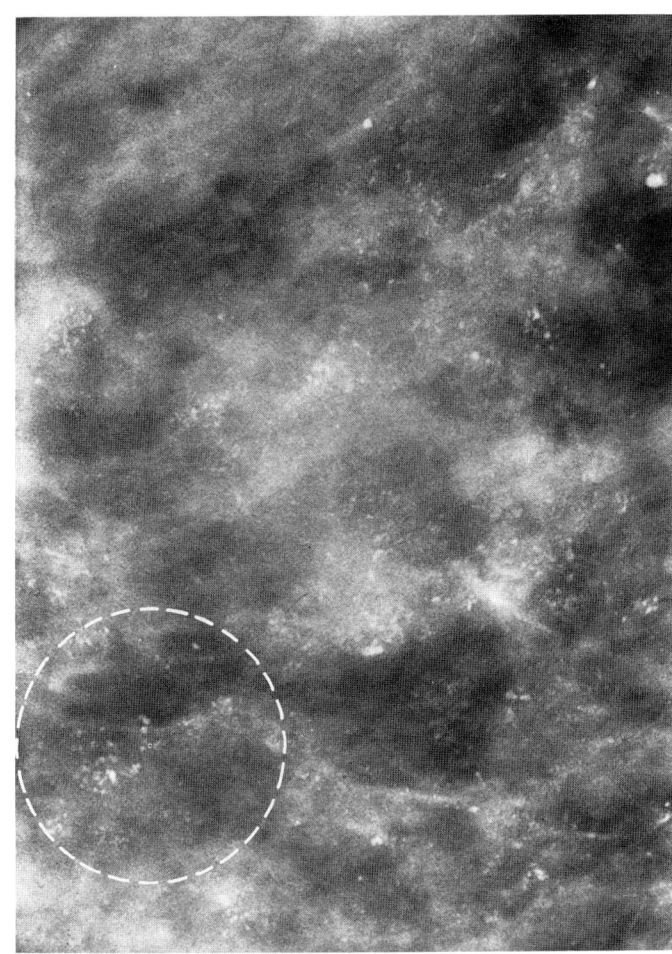

Abb. **27** Diffus verstreute rundliche, wenig schattenintensive Kalkablagerungen in Mikrozysten und im Milchgangsekret bei Mastopathie
Im linken unteren Bildbereich (Kreis) sind die Mikroverkalkungen polymorph und schattendicht als Hinweis auf intraduktales Karzinomwachstum
Histologie: 4 × 5 mm großes solides intraduktales Karzinom

rig sein. Der Vorschlag, in solchen Fällen bei fehlendem Tastbefund zur Bestimmung des mutmaßlichen Epithelproliferationsgrades eine Biopsie aus dem oberen äußeren Quadranten zu veranlassen, ist eine Notlösung und stützt sich nur auf die statistisch größere Wahrscheinlichkeit der Mammakarzinomlokalisation in diesem Quadranten.

Wenn bei einer Biopsie aufgrund von karzinomverdächtigen Mikroverkalkungen im Mammogramm ein sogenanntes CLIS und nicht das vermutete Karzinom gefunden wurde, sollte etwa 1–2 Monate nach der Operation eine röntgenologische Kontrolle erfolgen, um zu überprüfen, ob der verdächtige Befund komplett entfernt und die Histologie repräsentativ ist.

Diagnostische und therapeutische Konsequenzen

Ein erhöhtes Entartungsrisiko ist zu vermuten, wenn mehrere der nachfolgenden Kriterien vorliegen:

- Im histologischen Bild: verstärkte Proliferation, atypische Proliferation, lobuläres Carcinoma in situ, intraduktale Papillomatose.
- Im Mammogramm: zahlreiche Mikroverkalkungen beiderseits vom granulären und vereinzelt polymorphen Typ in dichten, fibrotischen Mammae (zumindest diagnostisches Risiko).
- Bei der klinischen Untersuchung: ungewöhnlich grobes, knotiges Drüsenparenchym beiderseits (diagnostisches Risiko).
- In der Anamnese: familiäre Belastung mit Brustkrebs in der unmittelbaren Verwandtschaft oder eigene Krebserkrankung der anderen Brust.

Ein erhöhtes Brustkrebsrisiko besteht nach WOLFE (1976) auch bei einem besonderen Parenchymmuster der Brust im Mammogramm. WOLFE unterscheidet vier verschiedene „breast patterns" als Index für das Risiko einer Brustkrebsentwicklung:

N_1 Niedrigstes Risiko: überwiegend Fettgewebsstruktur mit geringer Dysplasie. Keine sichtbaren Milchgänge.

P_1 Niedriges Risiko: hauptsächlich Fettgewebsstruktur mit „prominent ducts" in der retromamillären Region von weniger als einem Viertel des Brustvolumens oder auch einem schmalen Strang von Milchgängen in einem Quadranten.

P_2 Hohes Risiko: starke Entwicklung von prominentem Milchgangsmuster in mehr als einem Viertel des Brustvolumens.

Dy Höchstes Risiko: starke „Dysplasie" des Drüsengewebes mit diffuser oder homogener Verdichtung des ganzen Parenchyms.

WOLFE fand bei seinen Untersuchungen, daß 80% der von ihm beobachteten Mammakarzinome im Brustparenchym-Muster P_2 und Dy vorkamen. EGAN u. MOSTELLER (1977), MENZELL u. Mitarb. (1977) sowie KESSLER u. FISCHEDIK (1980) stellten dies in Frage, während V. JOHN u. Mitarb. (1978) und J. HÜPPE (1980) die Bedeutung des dichten mammographischen Brustdrüsenmusters als Hinweis auf ein erhöhtes Brustkrebsrisiko bedingt bestätigten.

Je mehr solcher Risikofaktoren sich summieren, um so größer ist die Wahrscheinlichkeit, daß mit einer Brustkrebsentstehung zu rechnen ist. Die sich daraus ergebenden Konsequenzen müssen individuell getroffen werden unter Berücksichtigung des Lebensalters, der Persönlichkeitsstruktur, der kosmetischen Ansprüche, des Sicherheitsbedürfnisses, der familiären Situation, der Größe und Beschaffenheit der Brüste.

Mindestanforderungen der Überwachung bei Risikofällen sind monatliche Selbstuntersuchung, halbjährlich ärztliche Untersuchung und jährliche Mammographie. Die Thermographie kann eine gewisse Entscheidungshilfe geben, ist aber kein Ersatz der Mammographie. Beim Auftreten von Problembefunden muß Abklärung durch Punktionszytologie oder Biopsie und histologische Klärung erfolgen. Die höchste Stufe der diagnostischen und gleichzeitig therapeutischen Konsequenzen ist die subkutane Mastektomie (mit oder ohne Augmentation). Nach dem heutigen Stand der plastischen Chirurgie und unter Berücksichtigung der kosmetisch nicht immer befriedigenden Spätergebnisse wird man eine subkutane Mastektomie nur dann empfehlen, wenn mehrere gravierende Risikofaktoren gleichzeitig vorliegen.

Auch für das lobuläre Carcinoma in situ gibt es keine einheitliche Therapie. Die Meinungen schwanken zwischen operativer Behandlung (Mastektomie, subkutaner Mastektomie, Segmentresektion) und Überwachung (FISHER u. FISHER 1977, HOEFFKEN 1976, KAUFMANN 1974). Wegen der Bilateralität, die in etwa 15% der Fälle vorliegen soll (WARNER 1969), wird bei Feststellung eines Carcinoma lobulare in situ die orientierende Probeexzision aus dem oberen äußeren Quadranten der kontralateralen Brust empfohlen.

Die Schwierigkeit der Therapiestrategie besteht hier – wie auch bei anderen *fakultativen* Präkanzerosen – darin, daß ein diagnostisch repräsentatives Material eigentlich nur durch Entfernung beider Drüsenkörper zu gewinnen wäre. Wir selbst sind sehr zurückhaltend in der Indikationsstellung zur prophylaktischen subkutanen Mastektomie.

Gutartige Geschwülste

Fibroadenom

Pathologie: Das Fibroadenom ist bei jungen Frauen die häufigste Ursache eines tastbaren Knotens, kommt aber auch im späterem Lebensalter vor. Es tritt vorwiegend solitär, gelegentlich aber auch multipel und bilateral auf.

Die Fibroadenome sind der hormonellen Stimulierung durch Zyklus, Gravidität und Laktation unterworfen.

Es handelt sich um eine Knotenbildung, die je nach dem Überwiegen der adenomatösen oder der fibrösen Anteile als Adenom, Fibroadenom oder Fibrom bezeichnet wird. Aufgrund ihrer feingeweblichen Strukturen werden intra- und/oder perikanalikuläre Fibroadenome unterschieden. Eine klinische Bedeutung kommt diesem histologischen Unterschied nicht zu.

Wichtig ist die Neigung der Fibroadenome zur Hyalinisierung und Verkalkung, da dies typische mammographische Phänomene hervorruft.

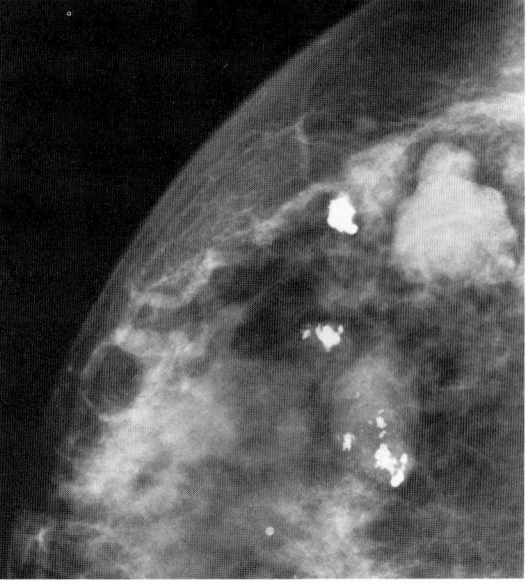

Abb. **28** Mehrere Fibroadenome, teilweise mit grobscholligen, unterschiedlich großen Verkalkungsformen

Die epithelialen Anteile des Fibroadenoms können karzinomatös, die bindegewebigen dagegen sarkomatös entarten. Eine maligne Umwandlung kommt jedoch äußerst selten vor (BÄSSLER 1978), so daß wir die Empfehlung von EGGER u. MÜLLER (1977), nach der *alle* Fibroadenome wegen Entartungsgefahr operativ entfernt werden sollen, für unnötig halten. Nur wachsende Fibroadenome müssen exstirpiert werden.

Klinik: Fibroadenome sind als glatte, verschiebliche Knoten tastbar, wenn sie viel Bindegewebe enthalten, entsprechende Größe haben und oberflächlich liegen. Schmerzhaftigkeit und vorübergehende Schwellung des Knotens sind hormonell bedingte Erscheinungen.

Das *hyalinisierte Fibroadenom* kann alle klinischen und mammographischen Zeichen eines mit produktiver Fibrose einhergehenden Karzinoms hervorrufen.

Röntgenologie: Das Fibroadenom imponiert als rundliches oder oraläres, oft gelapptes Gebilde mit glatten Konturen. Oft ist es von einem „Sicherheitssaum" umgeben (Abb. **28**).

In den Hohlräumen der Fibroadenome entstehen die charakteristischen grobscholligen oder korallenartigen Verkalkungen (Abb. **29**).

Eine Zunahme der Kalzifikation ist nicht selten bei langjährigen Mammographiekontrollen zu beobachten (Abb. **30 a** u. **b**).

Differentialdiagnostische Probleme: Diese gibt es nicht, wenn das Fibroadenom charakteristische Verkalkungen aufweist, die grobschollig großpunktförmig-girlandenförmig oder geweihartig konfiguriert sind. Auch inkomplette oder kom-

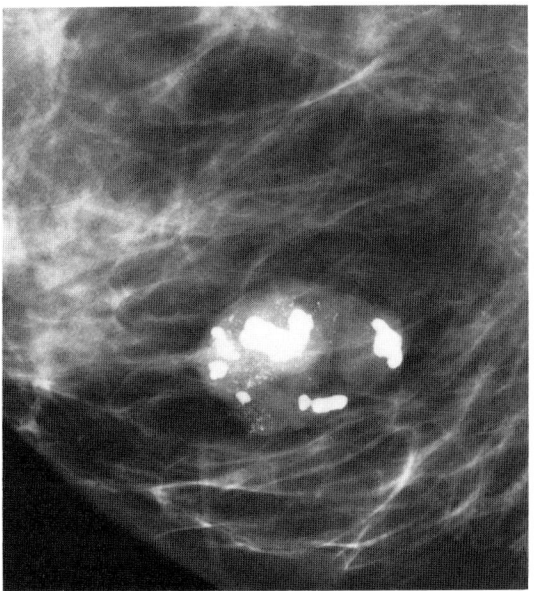

Abb. **29** Fibroadenom mit typischen groben Verkalkungen und zahllosen Mikroverkalkungen, die differentialdiagnostisch Abgrenzungsschwierigkeiten gegenüber einer malignen Entartung bereiten
Histologie:
benignes Fibroadenom mit Kalkablagerungen

plette schalige Randverkalkungen sind charakteristisch für ein Fibroadenom.

Problematisch wird die Differentialdiagnose der Fibroadenomverkalkungen, wenn es sich um Mikroverkalkungen handelt. Diese sind im histologischen Präparat entweder in den größeren und kleineren Spalträumen der intrakanalikulären Fi-

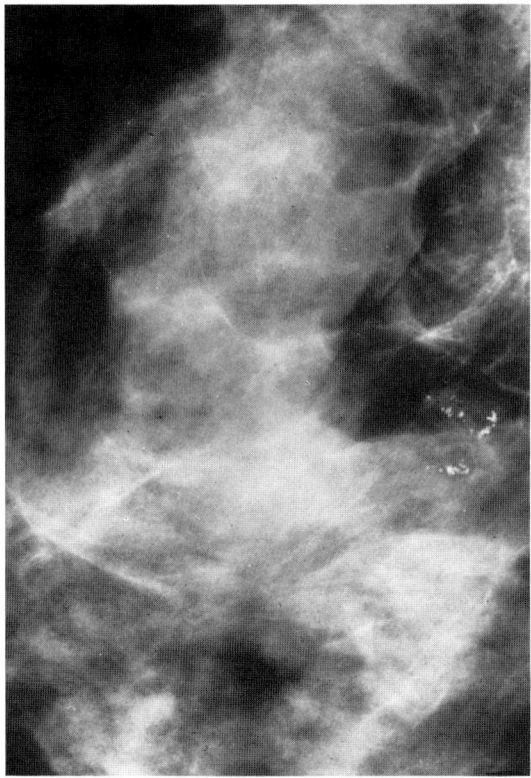 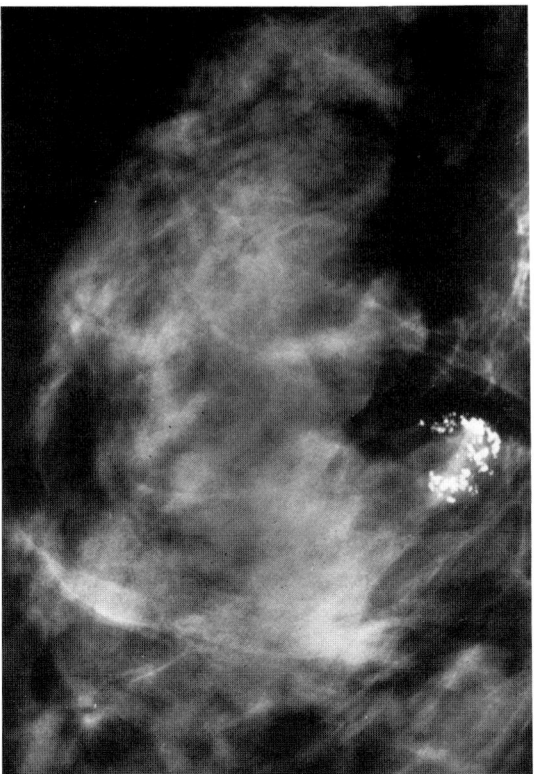

Abb. **30 a** u. **b**
a Mehrere polymorph konfigurierte Mikroverkalkungen von großer Kalkdichte in einem nicht exakt definierbaren Areal

b Kontrolle nach 2 Jahren: Zunahme der Zahl der Mikroverkalkungen, die auch jetzt noch größtenteils polymorph konfiguriert sind, einige aber bereits größere plumpe Konfiguration haben: Fibroadenomverkalkungen

broadenome gelegen, dann zwar vielgestaltig, aber relativ groß und plump. Anders verhält es sich demgegenüber anscheinend mit den Verkalkungen in den perikanalikulären Fibroadenomen, bei denen der Aufbau des Milchgangsystems weitgehend erhalten geblieben ist. Die hierin entstandenen Sekretverkalkungen sind dann kleiner, polymorph oder punktförmig.

Sie können erhebliche differentialdiagnostische Schwierigkeiten bei der Abgrenzung gegenüber duktalen Karzinomverkalkungen verursachen, besonders dann, wenn kein rundlicher weichteildichter glatt begrenzter Fibroadenomknoten vorhanden ist. Zur Abklärung ist dann nur die Exstirpation und histologische Untersuchung geeignet.

Desweiteren gibt es Stromaverkalkungen innerhalb der Fibroadenome mit Hyalinisierung und Sklerosierung. Diese sind amorph oder schlierig, manchmal auch ganz fein punktförmig angeordnet. Auch diese Verkalkungen machen differentialdiagnostisch oft große Probleme, wenn sie in einem größeren Fibroadenom auftreten. Solche Befunde sind von einem medullären Karzinom mit schlierigen Nekroseverkalkungen nicht zu differenzieren und nur durch Feinnadelpunktion und Zytologie oder durch Exstirpation und histologische Untersuchung abzuklären.

Die Entscheidung über die Bedeutung problematischer Mikroverkalkungen kann verbindlich nur durch eine Biopsie und histologische Untersuchung erfolgen.

Das hyalinisierte Fibroadenom kann durch „spikulaartige", fibrotische Randreaktionen ein Karzinom vortäuschen (Abb. **31 a** u. **b**).

Mit der sogenannten Adenographie (WAHLERS u. Mitarb. 1977) kann man die Beschaffenheit des Fibroadenoms eingehender studieren (Abb. **32**). Der Nachweis einer uniformen Gewebsstruktur erleichtert die Entscheidung zur Belassung eines Fibroadenoms (aber nur nach zytologischer Diagnosesicherung).

Ein vollkommen glatt konturiertes Fibroadenom ohne Verkalkungen kann von einem gleichfalls glatt konturierten medullären Karzinom nur durch fächerartige Feinnadelpunktion (Abb. **33**) und zytologische Untersuchung des aspirierten Materials unterschieden werden.

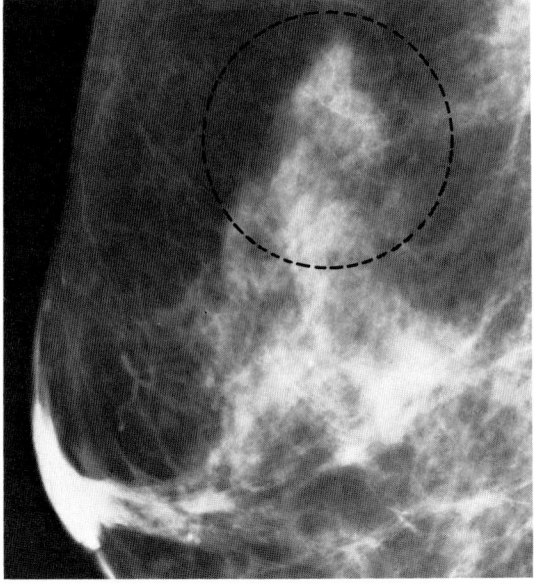

a

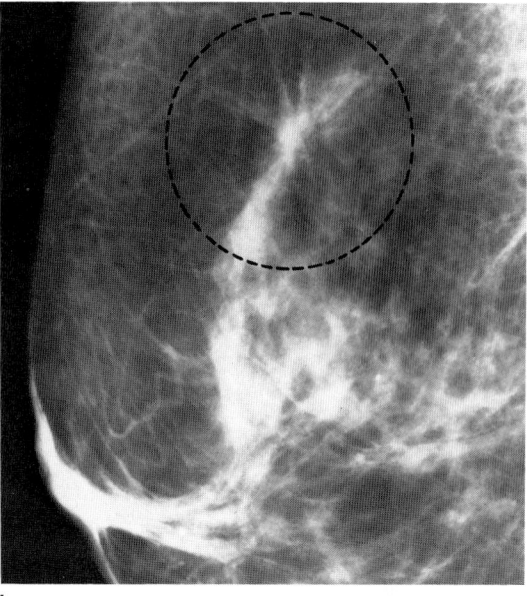

b

Abb. **31a** u. **b**
a Gewebsverdichtung am oberen Parenchymrand
b Kontrolluntersuchung nach 2 Jahren: Am oberen Parenchymrand ist aus der ursprünglich diffusen Gewebsverdichtung ein umschriebener sternförmiger Prozeß entstanden.
Histologie: hyalinisiertes Fibroadenom

Die Differenzierung zwischen einem soliden Knoten und einer Zyste ist zuverlässig durch die Sonographie möglich.

Bei einem größeren Rundschatten müssen das Cystosarcoma phyllodes und das echte Sarkom in die differentialdiagnostischen Überlegungen einbezogen werden. Im übrigen gilt das gesamte Spektrum der Rundschattendifferentialdiagnostik (S. 567).

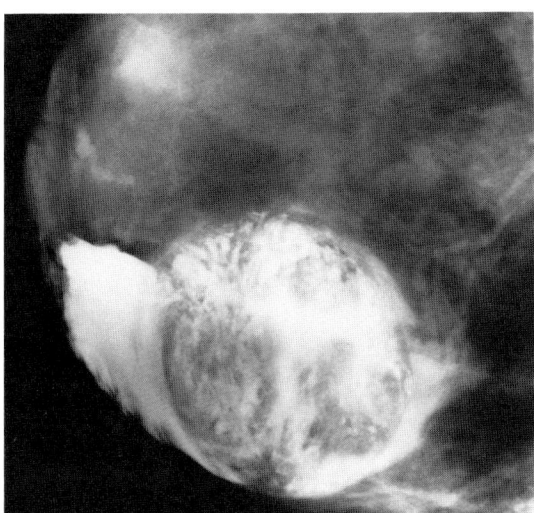

Abb. **32** Kontrastdarstellung eines perikanalikulären Fibroadenoms durch intratumorale Kontrastmittelinjektion

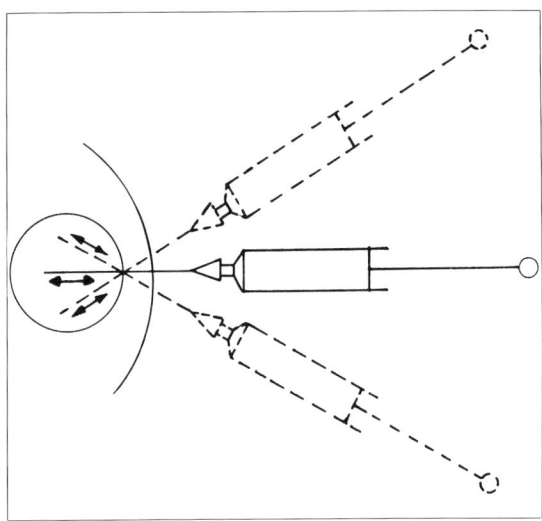

Abb. **33** Schematische Darstellung der fächerartigen Feinnadelpunktion

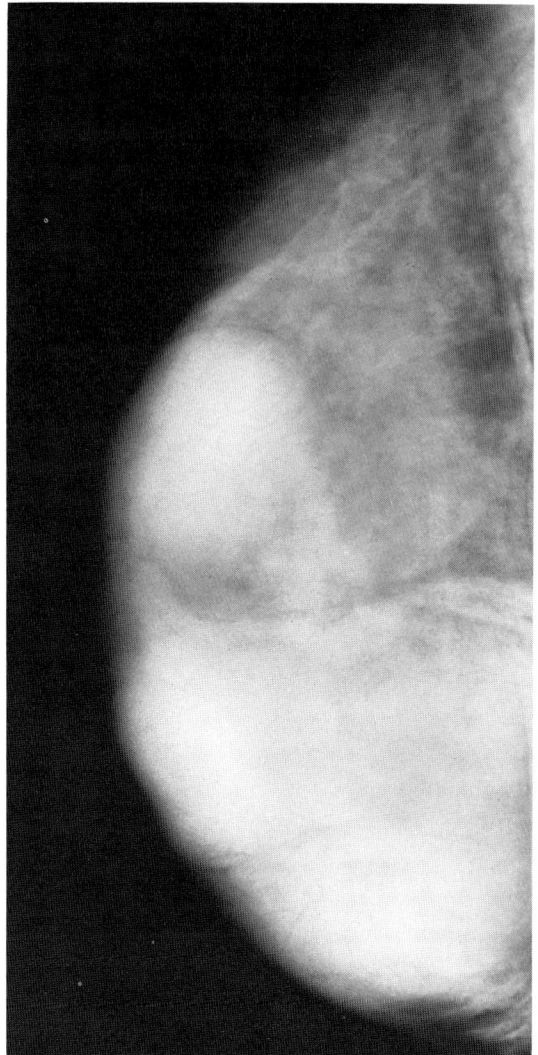

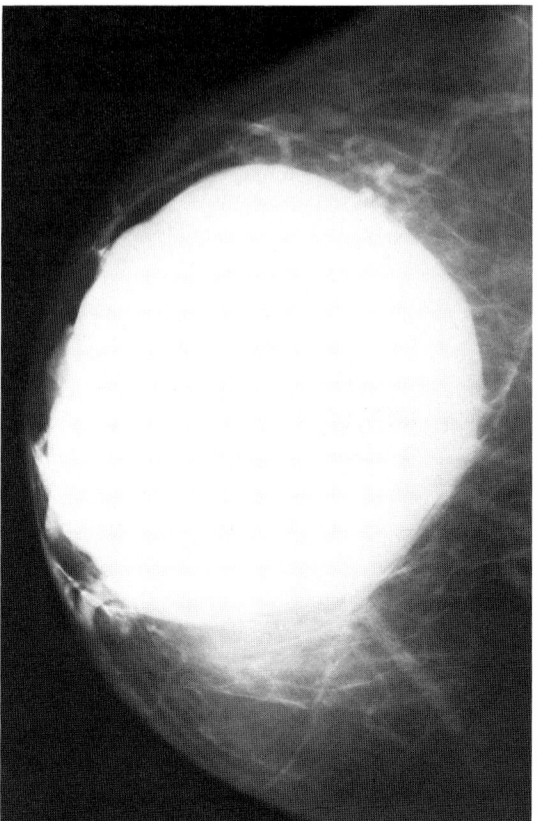

Abb. **35** Großes Cystosarcoma phyllodes mit glatten Randkonturen und Verdrängung der umliegenden Gewebsstrukturen als Zeichen des expansiven Wachstums

Abb. **34** Cystosarcoma phyllodes, aus zahlreichen Einzelknoten zusammengesetzt. Die Kutis ist über dem Tumor verschieblich. Die andere Brust des 17jährigen Mädchens ist völlig normal

Cystosarcoma phyllodes

Synonyme: Riesenfibroadenom, Giant fibroadenoma (amerikanische Lit.), Adenoma pseudosarcomatodes.

Pathogenetisch ist das Cystosarcoma phyllodes mit dem Fibroadenom verwandt, und in seiner Umgebung sind manchmal auch Fibroadenome zu finden.

Von Bedeutung ist die Abgrenzung der unterschiedlich zellreichen Formen: innerhalb des Oberbegriffes dieser mesenchymalen Tumoren reicht das Spektrum von dem zellarmen, blattartig formierten (phylloid = blattartig) Riesenfibroadenom über das benigne Zystosarkom (mit wenig Mitosen) bis hin zu der seltenen, primär malignen, sarkomatösen Form.

Selten wird die karzinomatöse Umwandlung der epithelialen Komponente beobachtet. Knorpel- und Knochenbildung im Zystosarkom sind Raritäten.

Rezidive treten nach Operationen auf, wenn die Exstirpation nicht weit genug im Gesunden durchgeführt wurde. Hämatogene Metastasen soll es auch bei gutartigen Zystosarkomen geben (BÄSSLER 1978).

Klinik: Typisch ist die einseitige (nur in 1% der Fälle beiderseits!) derbe, höckrige Riesengeschwulst mit atrophischer, über dem Tumor verschieblicher, dünner (manchmal rotviolett verfärbter, selten exulzerierter) Haut. Anamnestisch ist die schnelle Entwicklung charakteristisch.

Das notwendige Ausmaß der Operation (Tumorexstirpation oder Mastektomie) hängt von der Tumorgröße ab. Eine Bestrahlung ist kontraindiziert.

Röntgenologie: Man findet entweder ein Konglomerat vieler Einzelknoten (Abb. 34) oder einen extrem großen einheitlichen Tumor (Abb. 35). Glatte Konturen, Schattenhomogenität ohne Verkalkungen bestimmen das mammographische Bild (GERSHON-COHEN u. MOORE 1960).

Differentialdiagnostik: Ein typisches klinisches und röntgenologisches Bild mit charakteristischer Anamnese gibt kaum differentialdiagnostische Probleme. Im Zweifelsfall muß man den Tumor gegenüber einem übergroßen Fibroadenom, einer Riesenzyste, einem außergewöhnlich großen medullären Karzinom oder Sarkom abgrenzen. Während die Differenzierung gegenüber Zyste und medullärem Karzinom durch Punktion und Zytologie einfach erreichbar ist, können umschriebene sarkomatöse Umwandlungen durch Punktionszytologie nicht sicher erfaßt werden (MC DIVITT u. Mitarb. 1968). Da nichtzystische Tumoren dieser Größe ohnehin der histologischen Klärung zugeführt werden müssen, ist eine exakte praeoperative Differentialdiagnostik lediglich von akademischem Interesse.

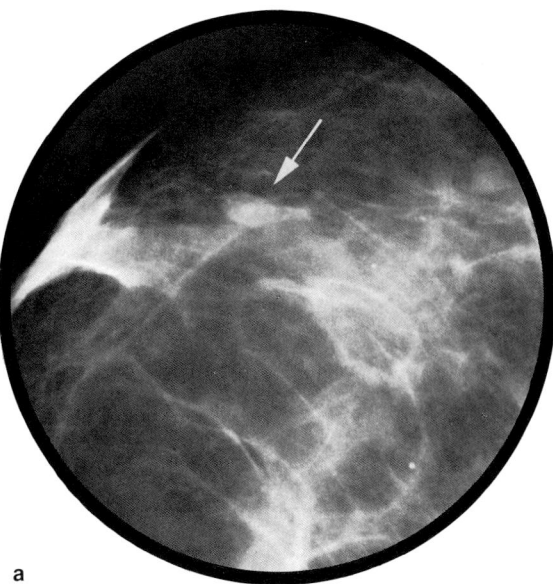

a

Gutartige papilläre Veränderungen

Pathologie: Die rundlichen oder gelappt konfigurierten, manchmal breitbasigen, manchmal gestielten Papillome gehen aus der Milchgangswand hervor. Die Papillome sind durch ein feingliedriges Astwerk fibroepithelialer Proliferationen gekennzeichnet, wobei ein Überwiegen des bindegewebigen Anteils zu einer fibroadenomatösen Form (sogenanntes sklerotisches Papillom) führt.

Papillome können solitär, multipel oder – selten – diffus entstehen (BÄSSLER 1966).

Die reale Morbidität (1,5–3,9% aller Mammatumoren) ist sehr schwer einschätzbar, da viele Papillome oder Papillomatosen keine klinischen Symptome hervorrufen und histologisch nicht untersucht werden.

Die Meinung von HAAGENSEN (1971), nach der die Papillomatose und nicht das Papillom als Präkanzerose anzusehen sind, bleibt vorläufig unbewiesen.

Die Entartung von Papillomen scheint selten zu sein. LANYI fand bei seinen Untersuchungen 6% papilläre Karzinome und 94% benigne Papillome. Umstritten ist auch die Häufigkeit einer späteren Karzinomentstehung im Bereich einer vorausgegangenen Milchgangsexstirpation mit Papillom oder Papillomatose. Die Häufigkeit solcher späteren Karzinomentstehungen wird bei mehrjähriger Nachbeobachtung mit 1–2–4% angegeben. Eine verbindliche Beurteilung der Dignität von Milchgangspapillomen im Galaktogramm ist makroskopisch durch die Röntgenaufnahmen nicht möglich. Sie sollte der histologischen Untersuchung überlassen bleiben.

Mit der häufigeren Durchführung der Galaktographie werden wir künftig über Häufigkeit und Entartungsrisiko der Papillome mehr erfahren.

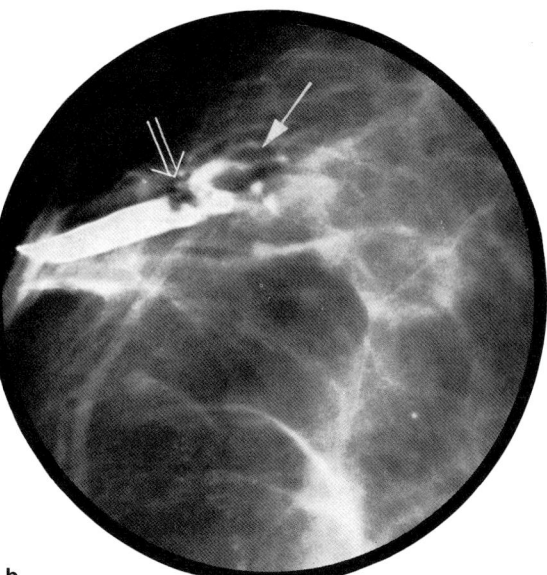

b

Abb. **36a** u. **b**
a Ausschnittsvergrößerung (1,5fach) einer Nativaufnahme: ovales glattrandiges Gebilde mit stielartigem Fortsatz (Pfeil)
b Galaktographie: intraduktale Aussparung durch ein Milchgangspapillom (Pfeil). Ein weiteres Milchgangspapillom (Doppelpfeil), das sich auf der Nativaufnahme nicht erkennen ließ

Klinik: Das typische Symptom des Papilloms ist die einseitige Sekretion aus einem Milchgang. Sie kann serös, blutig oder milchig sein. Nur ganz selten wird das Papillom als Knoten getastet. Schrumpfende, narbige Reaktion um ein Papillom kann ausnahmsweise zu einer Hauteinziehung führen.

Die Papillomatose zeigt keine eigenständigen klinischen Symptome.

Röntgenologie: Im *nativen* Mammogramm ist ein *Milchgangspapillom* nur äußerst selten als glatt konturierter, ovalärer Schatten mit „schnabelförmigem" Fortsatz zu sehen, dessen Längsachse zur Mamille gerichtet ist (Abb. **36 a** u. **b**) (HOEFFKEN u. LANYI 1973).

Ein szirrhusähnliches Bild kann entstehen, wenn ein benignes Papillom mit spikulaartigen, bindegewebigen Umgebungsreaktionen einhergeht (FENOGLIO u. LATTES 1974).

Die *intraduktale Papillomatose* wird oft bei Probeexzisionen wegen rundlichen isomorphen intraduktalen Mikroverkalkungen entdeckt (bei 43 Biopsien wegen dieser Indikationen fand LANYI [1979] 7 intraduktale Papillomatosen).

Das intraduktale Papillom kommt im *Galaktogramm* zur Darstellung

 - als „Kontrastmittelaussparung" innerhalb eines ektatischen Milchganges (Abb. **37**),
 - in Form einer halbbogig begrenzten „Milchgangsamputation" (Abb. **38**) bei kompletter Duktusobturation.

Differentialdiagnostik: Intraduktale Aussparungen im Galaktogramm durch Luftbläschen oder eingedicktes Sekret müssen von Papillomen eventuell durch Doppeluntersuchung differenziert werden. Bei papillomatösen Gebilden gibt es keine röntgenologische Differenzierungsmöglichkeit zwischen Gut- und Bösartigkeit. Auch die Sekretzytologie garantiert keine differenzierte Diagnose. Blutbeimengung im Sekret oder Zysteninhalt spricht nicht unbedingt für Malignität! Abklärung muß durch Exstirpation und histologische

Untersuchung erfolgen. Aufgabe des Röntgenologen ist es, die präoperative Lokalisation des Papilloms vorzunehmen, nicht jedoch die Dignität zu bestimmen. Die präoperative Lokalisation mit Kontrastmittel-Methylenblau-Füllung (HOEFFKEN u. LANYI 1973) ist unerläßlich für eine erfolgreiche operative Entfernung.

Papillome können bei der Galaktographie durch andere Füllungsdefekte (Kontrastmittelschaum, Luftbläschen) oder eingedicktes Sekret (Abb. **39 a** u. **b**) vorgetäuscht werden.

Galaktographietechnik

Indikation: Einseitige Sekretabsonderung jeglicher Ausprägung, besonders bei blutiger oder bräunlicher Sekretion.

Nicht notwendig ist die Galaktographie bei beiderseitiger Sekretion, besonders bei Sekretaustritt aus mehreren Milchgangsöffnungen.

Bei einseitiger Sekretion aus mehreren Öffnungen (klares Sekret, weißlich gelbliches Sekret oder grünlich schwarzes Sekret) ist eine Galaktographie nur erforderlich bei mammographischem, zytologischem oder klinischem Hinweis auf einen pathologischen duktalen Prozeß. Es lassen sich mehrere Milchgänge zur gleichen Zeit oder nacheinander sondieren. Die Kanülen können zur Definition ihrer Zuordnung während der Röntgenaufnahme belassen werden, indem sie durch Steristrip oder sonstige nicht röntgenschattengebende Klebestreifen fixiert werden.

Technisches Vorgehen

Desinfektion: Eine ausreichende Sterilität ist obli-

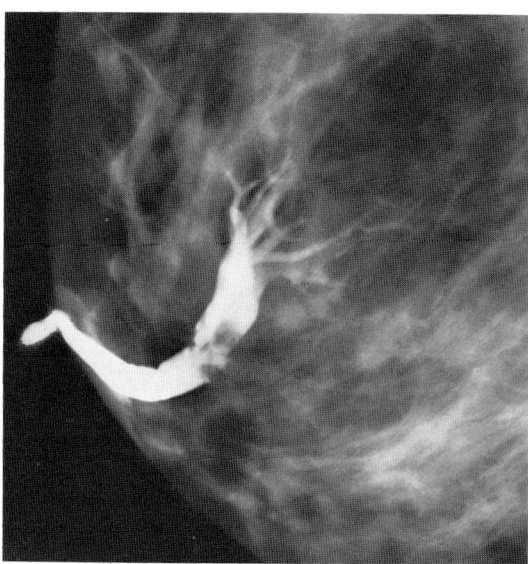

Abb. **37** Galaktographie mit Duktektasie und intraduktaler Kontrastmittelaussparung durch ein solitäres Papillom

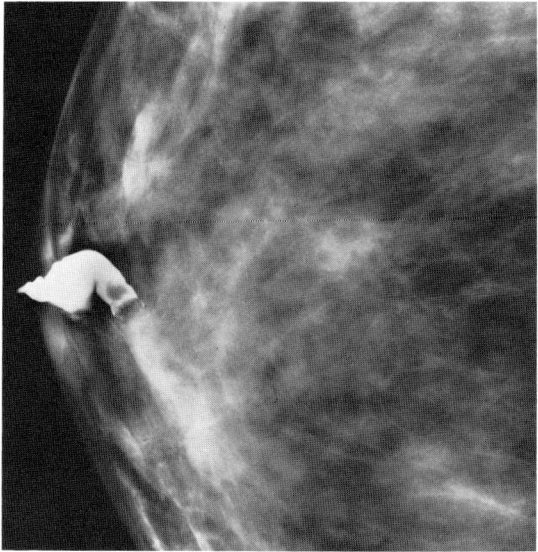

Abb. **38** Galaktographie mit Duktektasie und einem kleinen intraduktalen Papillom als Aussparung sowie komplettem Verschluß des Milchganges durch ein größeres Papillom

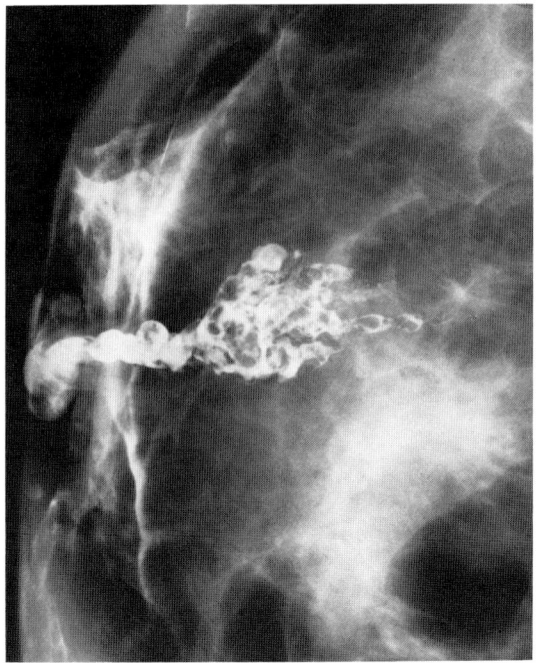

a

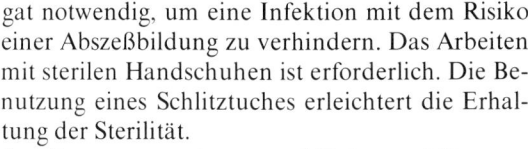

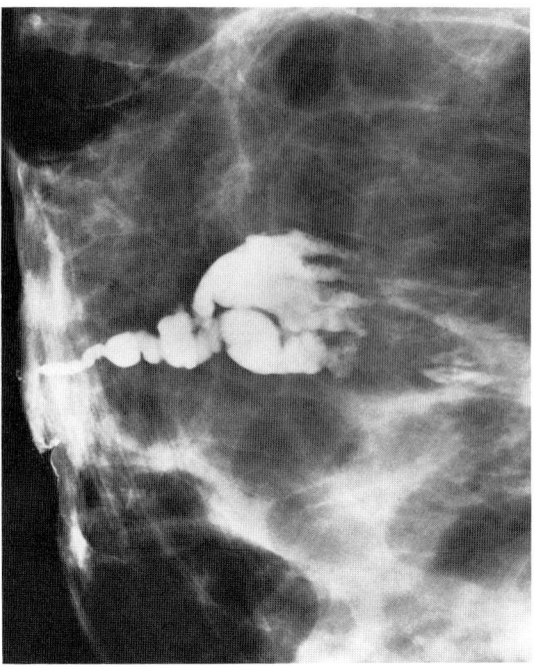

b

Abb. **39a** u. **b**
a Galaktogramm mit Füllungsdefekten durch eingedicktes Sekret

b Nach Auspressen des Milchganginhaltes komplette
Kontrastfüllung: Duktektasie ohne pathologischen intraduktalen Prozeß

gat notwendig, um eine Infektion mit dem Risiko
einer Abszeßbildung zu verhindern. Das Arbeiten
mit sterilen Handschuhen ist erforderlich. Die Benutzung eines Schlitztuches erleichtert die Erhaltung der Sterilität.
Sondierung von sehr engen Milchgangsöffnungen
ist möglich mit einer feinen konisch zulaufenden
Silbersonde. Diese ist biegbar und kann dem Verlauf des Milchganges angepaßt werden.
Zur Injektion benutzt man entweder eine Lym-
phographiekanüle Nr. 35 oder Nr. 40 oder eine
dünne Tränengangskanüle aus dem ophthalmologischen Instrumentarium.
Es gibt auch spezielle Plastiksonden mit Mandrin,
die als Einmalbesteck geliefert werden. Ihre Anwendung ist problematisch wegen der nur schwer
vermeidbaren Luftbläschen im Kontrastmittel.
Eine Lupe und ein helles Punktlicht erleichtert
die Auffindung der sezernierenden Milchgangsöffnung. Diese ist am Boden einer Krypte zu suchen. Nach Wegtupfen des Sekretes von der Mamille läßt sich bei Kompression die Ausgangsöff-
nung des Milchganges finden. Diese wird dann
sondiert. Die Mamille wird dabei mit zwei Fingern erfaßt und langsam hochgezogen, so daß die
Kanüle in den gestreckten Milchgang hereinglei-
ten kann. Schwierigkeiten gibt es, wenn unmittelbar hinter der Milchgangsöffnung eine Abwinke-
lung des Milchganges vorhanden ist oder ein re-
tromamilläres Papillom den Milchgang ausfüllt.

Dann ist nur durch besonders vorsichtiges Suchen
die tiefere Einführung der Kanüle möglich.
Manchmal muß man aber hierauf verzichten und
die Injektion auch bei oberflächlicher Lage der
Kanülenspitze vornehmen, indem man die Mamille mit zwei Fingern komprimiert. Das wasserlösliche Kontrastmittel (60–70%iges ionisches
Kontrastmittel oder bei einem Allergie-Risikopa-
tienten auch nichtionisches Kontrastmittel) wird
mit einer 2-ml-Glasspritze injiziert (die Verwendung einer Einmal-Kunststoffspritze ist sehr problematisch, da solche Spritzen trotz aller Sorgfalt
keine luftbläschenfreie Kontrastmittelinjektion
ermöglichen). Die Kontrastmittelmenge ist ganz
individuell zu bemessen. Es gibt keine verbindli-
chen klinischen oder mengenmäßigen Anhaltspunkte für den Einzelfall. Die Angabe der Patientin, daß ein „brennender" Schmerz auftritt, ist
nicht Zeichen einer kompletten Milchgangsfül-
lung, sondern eher Hinweis auf eine paraduktale
Injektion. Patientinnenangabe über eine „ziehen-
de" Sensation geben ebenfalls keinen verbindli-
chen Hinweis auf eine komplette Milchgangsfül-
lung, sondern stellen eher eine normale Symptomatik bei der Kontrastmittelinjektion dar.
Ausreichend ist meistens die Menge von 0,5–1 ml
Kontrastmittel (nur bei Duktektasie braucht man
eine wesentlich größere Kontrastmittelmenge).
Die Röntgenaufnahmen auf Mammographiefil-
men werden in der gleichen Projektion wie die

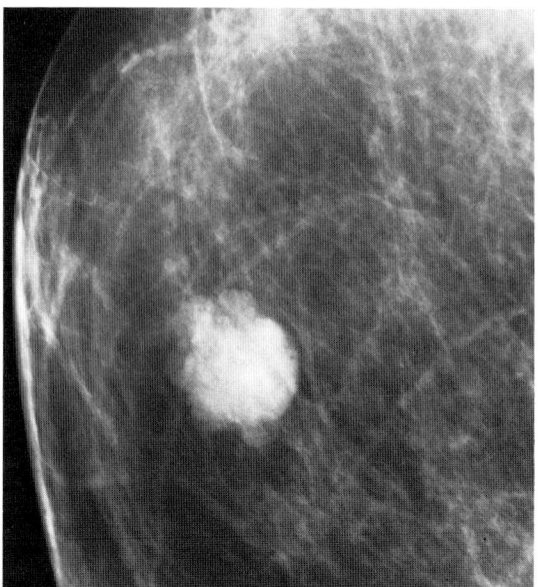

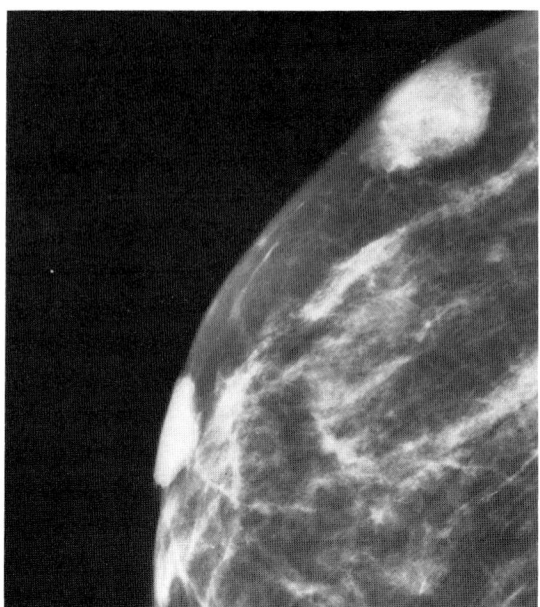

Abb. **40** Intramammäres Hämangiom mit knotenför-miger Konfiguration und gelappten Konturen. Kein Tastbefund. Thermographie unauffällig

Abb. **41** Schweißdrüsenzyste: ovales, subkutan lie-gendes glatt konturiertes Gebilde

vorausgegangenen Routine-Mammographieauf-nahmen angefertigt.

Als Filmmaterial kann ein höher empfindlicher Film mit 90 Sekunden Maschinenzeit genommen werden, um den Untersuchungsgang abzukürzen. Die Anwendung der Xeroxtechnik erfordert eine Verdünnung des Kontrastmittels auf 30%.

Vor der Röntgendarstellung müssen Mamille und Brust von Kontrastmittelresten gesäubert werden,

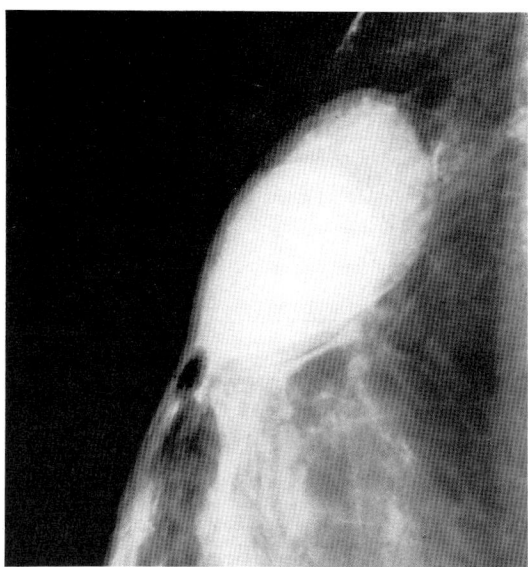

Abb. **42**
Ovales, glatt begrenztes Gebilde direkt subkutan
Punktion: Blutaspiration
Histologie: subkutanes Neurofibrom

um Täuschungen zu vermeiden. Die Injektions-kanüle kann vor der Untersuchung herausgezo-gen werden und der Sekretaustritt aus der Mamil-le durch Verklebung verhindert werden, man kann die Kanüle auch belassen und sie durch ei-nen Klebestreifen fixieren (s. oben).

Präoperative Milchgangmarkierung: Am Vortag der Operation oder am Operationstag selber kann in typischer Galaktographietechnik durch Injek-tion eines Gemisches von Patentblau 0,4 ml mit Kontrastmittel 1,6 ml (zusammen 2 ml) eine Blaufärbung des sezernierenden Milchgang-systems vorgenommen werden. Die Kontrastmit-telbeimischung ist erforderlich, um durch eine Mammographieaufnahme die korrekte Kontra-stierung des gesuchten Milchganges präoperativ noch einmal zu beweisen und dadurch die irr-tümliche Blaufärbung eines normalen Milch-gangs auszuschließen.

Seltene gutartige Geschwülste

Die Kenntnis der seltenen Tumoren ist überwie-gend aus differentialdiagnostischen Gründen not-wendig.

Hämangiom

(DAHL-IVERSEN 1933, DE CHOLNOKY 1939, GOZ-ZETTI u. VIO 1963, HAMPERL 1973)

Sie imponieren klinisch als Tumoren, wenn sie tastbare Größe erreichen und durch die Haut bläulichrot schimmern. Ein zuverlässiges klini-sches Symptom soll das druckabhängige Blaßwer-den des Tumors bei manueller Kompression sein.

Röntgenologie: Mammographisch findet man einen Rundschatten mit glatten oder gelappten Konturen (Abb. **40**). Wenn das Hämangiom nicht mit der Haut fixiert ist, muß das gesamte Spektrum der intramammären Rundschatten-Differentialdiagnostik miteinbezogen werden. Bei einer Hautfixierung kommen differentialdiagnostisch zusätzlich in Frage:

– Schweißdrüsenzyste (Abb. **41**)
– subkutanes Neurofibrom (Abb. **42**).

Eine Artdiagnose wird auch durch Blutaspiration bei Punktion nicht unbedingt erreicht, da man Blut auch bei anderen in Frage kommenden gutartigen rundlichen Knoten (intrazystisches Papillom, subkutanes Neurofibrom) und auch artefiziell aspirieren kann.

Lymphangiom

Das Röntgenbild der sehr seltenen knotigen Erkrankungsform wurde von Hessler (1967) beschrieben.

Neurofibrom

Neurofibrome der Mammakutis können beim Morbus Recklinghausen gelegentlich beobachtet werden (Ottow 1939, Cheatle u. Cutler 1931). Ohne klinische Untersuchung können sie auf einem Mammogramm als intramammärer Rundschatten fehlinterpretiert werden. Das *subkutane Neurofibrom* kann im Röntgenbild als ovalärer, unmittelbar subkutan liegender und mit der Haut fixierter, glatt konturierter, homogener Schatten imponieren (Abb. **42**). Es ist weder klinisch noch röntgenologisch von einem Hämangion zu unterscheiden. Bei dieser Tumorart können auch histologisch differentialdiagnostische Schwierigkeiten auftauchen.

Leiomyom

Leiomyome entstehen aus der glatten Muskulatur, die im Areolabereich, in der Wand von Blutgefäßen und in den Myoepithelzellen der Azini und Milchgänge lokalisiert ist.
Röntgenologisch kann das „tiefe Leiomyom" als glatt konturierter Randschatten imponieren, während die „areolare Form" röntgenologisch nicht zur Darstellung kommt. Misgeld u. Mitarb. (1970) haben von einer diffusen Leiomyomatose berichtet, die der Lymphangiosis carcinomatosa röntgenologisch zum Verwechseln ähnlich war.

Granularzellmyoblastom

Das Granularzellmyoblastom, dessen Ausgangsort die Schwann-Zellen peripherer Nerven sind, kann makroskopisch, aber auch histologisch im Gefrierschnitt wie ein Szirrhus aussehen (Bässler

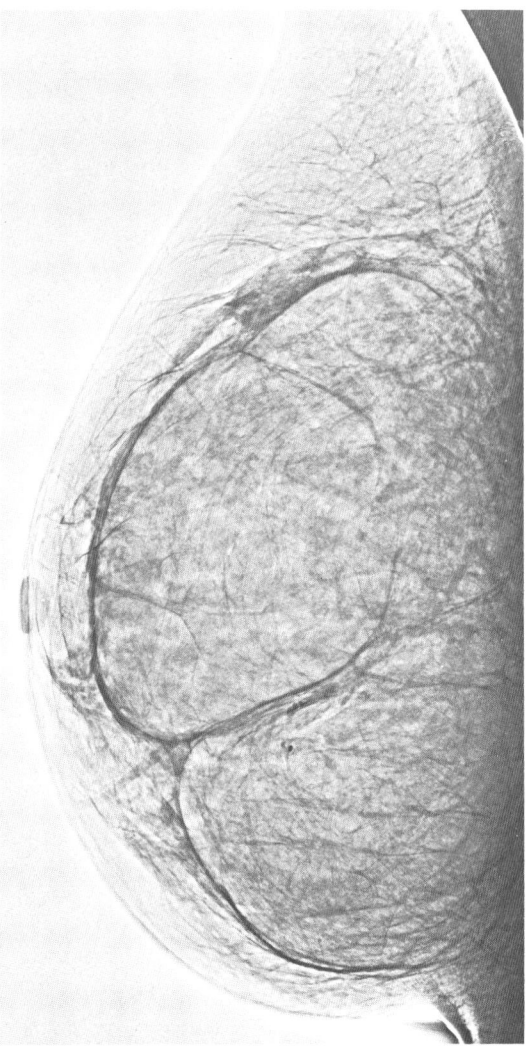

Abb. **43** Xeromammogramm: Großes Lipom mit mehreren transluzenten Fettknoten in einer Bindegewebskapsel

1978). Röntgenologisch sieht diese ausgesprochen seltene Tumorart wie ein szirrhöses Karzinom aus (Kalbfleisch u. Mitarb. 1978).

Fettgewebsgeschwülste

Lipom

Unter Lipom versteht man eine Geschwulst aus Fettgewebe, das von seiner Umgebung durch eine Bindegewebskapsel getrennt ist. Diese langsam wachsenden und lange Zeit unveränderten Lipome sind klinisch als gut abgrenzbare Knoten zu tasten. Sie sind meist weich, können aber bei manchmal fester Konsistenz den Verdacht auf einen malignen Tumor erwecken. Der mit Punktionszytologie komplettierte Röntgenbefund kann diesen Verdacht widerlegen. Eine Probeentnahme ist in der Mehrzahl der Fälle vermeidbar.

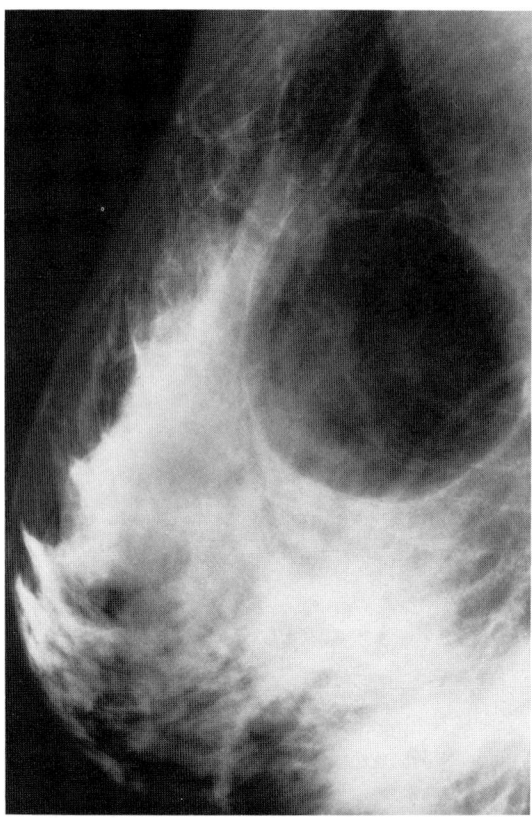

Abb. 44 Größeres Lipom mit deutlicher Bindegewebskapsel und Verdrängung des umliegenden Parenchyms

Im *Mammogramm* kommt das Lipom als ein dem Tastbefund entsprechender rundlicher, öfters auch gelappter, mit feiner Kapsel umgebener Fettgewebsbezirk zur Darstellung. In der Mehrzahl der Fälle ist es gleichfalls von Fettgewebe umgeben (Abb. **43**), seltener sieht man ein Lipom innerhalb von adenotischem Drüsenparenchym (Abb. **44**). Differentialdiagnostische Probleme gibt es nicht.

Fibroadenolipom

Das Fibroadenolipom (Synonyme: Lipoadenofibrom, Adenolipom, Brusthamartom) ist eine Seltenheit. Hesler u. Mitarb. (1978) fanden bei der Auswertung von 10 000 Mammographien 16 Fibroadenolipome.
Pathologisch handelt es sich um ein von einer bindegewebigen Kapsel umgebenes Lipom mit herdförmigen fibrösen und adenomatösen Anteilen (Boldt u. Hermanutz 1975, Cutler 1961, Haagensen 1971, Hoeffken u. Lanyi 1973, Puente Duany 1951, 1961, Spalding 1945).
Klinisch ist manchmal trotz der Größe des Gebildes kaum eine Resistenz zu tasten.
Röntgenologie: Von einer Kapsel umgebenes fetthaltiges Gebilde mit fleckigen Einlagerungen (wie eine „aufgeschnittene Bauernwurst" aussehend) (Abb. **45**). Eine maligne Entartung ist selten, aber von Lanyi einmal beobachtet worden.

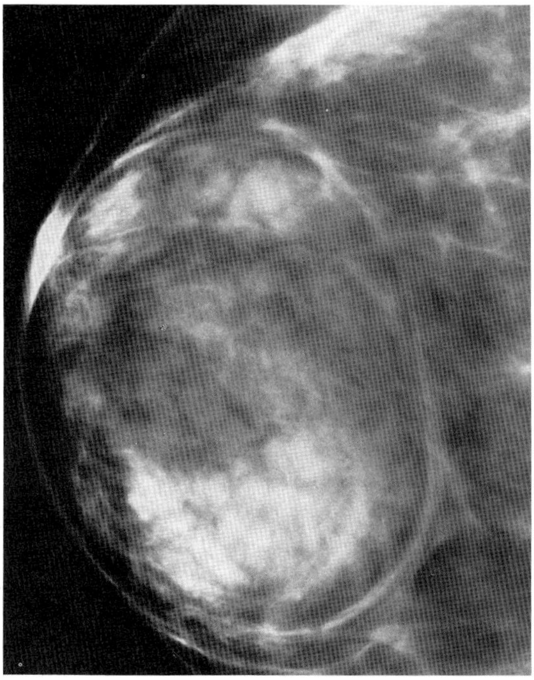

Fettgewebsnekrosen

Die Fettgewebsnekrosen bzw. ihre Folgezustände sind auf Traumatisation, operative Eingriffe sowie bakterielle und abakterielle Entzündungen zurückzuführen.

Pathologie: Nach Läsion der Fettzellmembran tritt das Neutralfett aus seiner Hülle heraus. Auf seine Reizwirkung antwortet das Mesenchym mit Lipophagenproduktion. Hierdurch entstehen Fettvakuolen, die entweder durch bindegewebige oder kalkhaltige Kapselbildung abgegrenzt werden oder aber mit Bindegewebsfibrose ausheilen. Hierauf beruhen folgende Veränderungen:

– *Liponekrotische Makrozyste oder Ölzyste:* Sie kommt vorwiegend in einem Narbenbereich vor, ist 1–2 cm groß, weist eine – eventuell verkalkte – Bindegewebskapsel und ein einreihiges Epithel auf.
– *Liponekrotische Mikrozyste:* Sie kommt öfter ohne bekannte Traumatisation vor. Ihr erster Beschreiber Leborgne (1967) vermutete einen Zusammenhang zwischen diesen Mikrozysten und Karzinomentstehung. Hierfür gibt es keine Beweise.

Abb. 45 Charakteristisches Röntgenbild eines Fibroadenolipoms, das von einer Bindegewebskapsel umgeben ist und zahlreiche dichte Adenomknoten sowie Fettgewebe enthält

– *Nichteitrige Pannikulitis der Brust* (Morbus Pfeifer-Weber-Christian): Bei dieser zum „rheumatischen Formenkreis" gehörenden Krankheit werden schubweise subkutan auftretende Knoten als Reaktion auf akute, febrile, entzündliche Zustände verstanden. Das Fettgewebe kann sich verflüssigen, die Kapsel kann verkalken. Das Rothmann-Makai-Syndrom unterscheidet sich von der Pfeifer-Weber-Christian'schen Erkrankung durch das Fehlen einer entzündlichen Allgemeinsymptomatik wie Fieber, Arthralgien und Minderung des Allgemeinbefindens. Beide Formen treten spontan auf, ohne daß bisher ein infektiöses Agens, ein Trauma in der Anamnese oder Zusammenhänge mit der Einnahme von Medikamenten nachgewiesen worden sind (KATZER und BÄSSLER 1985).

– *Mit Fibrose ausgeheilte Fettgewebsnekrose:* nach stärkerem Trauma (z. B. Autounfall), nach Operation oder aber nach langjährigen Mikrotraumatisationen (z. B. „Büstenhalterdrucksyndrom") entstehen fibröse Narben mit umschriebener Gewebsverdichtung oder strahliger Struktur.

Klinik: Die Ölzyste ist als ein perlenartiger Knoten in einem Narbenbereich zu tasten. Der Knoten kann punktiert werden.

Die *liponekrotische Mikrozyste* hat keine klinischen Symptome.

Bei der *nichteitrigen Pannikulitis* der Brust tastet man mehrere harte, bis zu 1 cm große Knoten in der subkutanen Fettschicht. Sie sind gut beweglich und glatt.

Wenn eine *Fettgewebsnekrose mit Fibrosierung* ausheilt, sieht man als Ergebnis der sekundären Verkürzung der Cooperschen Bänder ein sogenanntes *Plateausymptom* bzw. Retraktionsphänomen, das einer karzinombedingten Hauteinziehung zum Verwechseln ähnlich sein kann. Auch bei dem *„Büstenhalterdrucksyndrom"* kann klinisch die reaktive Fibrose nicht von anderen mit produktiver Fibrose einhergehenden Prozessen (Szirrhus, Tuberkulose, sklerosierende Adenosis) abgegrenzt werden.

Röntgenologie: Die Ölzyste imponiert als bindegewebiger Ringschatten mit transluzentem Inhalt (Abb. **46**). Die Kapsel kann teilweise oder vollständig verkalkt sein (Abb. **47**).

Die *liponekrotischen Mikrozysten* sind 2–3 mm groß und treten oft multipel auf (Abb. **46**). Gelegentlich ist das Verschwinden und Wiederauftreten dieser Verkalkungen im Verlaufe mehrjähriger Mammographiekontrollen zu beobachten.

Die *nichteitrige Pannikulitis der Mamma (Morbus Pfeifer-Weber-Christian)* zeigt im Röntgenbild zahlreiche 2–10 mm große, rundliche oder ovalä-

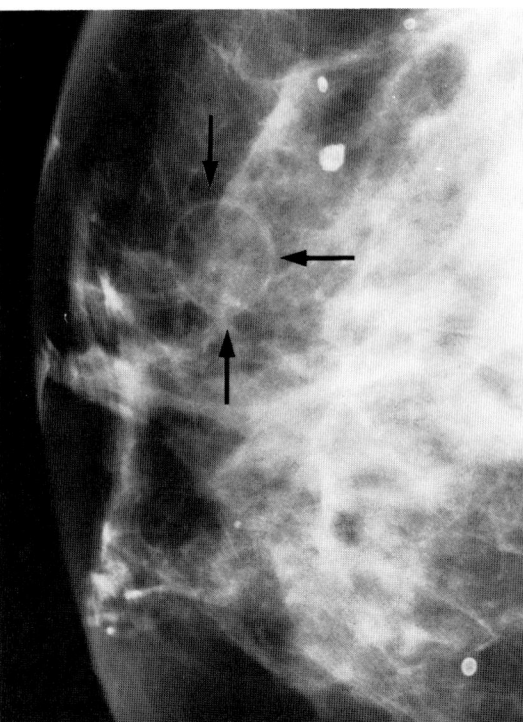

Abb. **46**   Ölzyste mit 12 mm Durchmesser nach einer Probeexzision (Pfeile). Das Zentrum der Ölzyste ist transluzent, die bindegewebige Zystenwand glatt konturiert. Verkalkte liponekrotische Mikrozysten in der Umgebung

re Verkalkungen direkt unterhalb der Haut (Abb. **48**) im subkutanen Fettgewebe.

Die *traumabedingten Fettgewebsnekrosen* und auch das *Büstenhalterdrucksyndrom* lassen eine umschriebene, strahlige Fibrose entstehen.

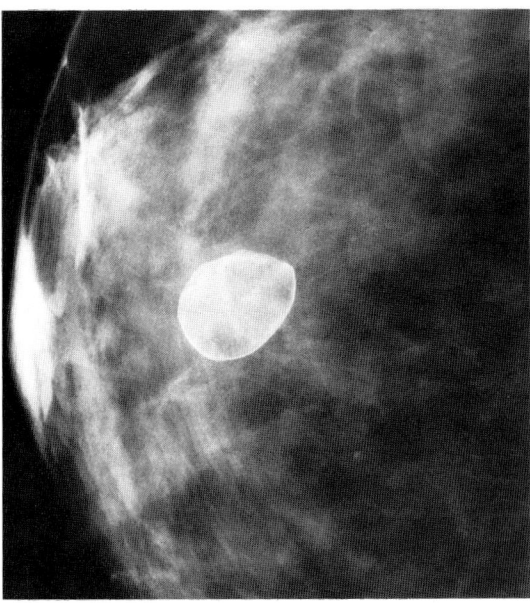

Abb. **47**   Verkalkte Ölzyste nach Brustquetschung mit transluzentem Zentrum und verkalkter Kapsel

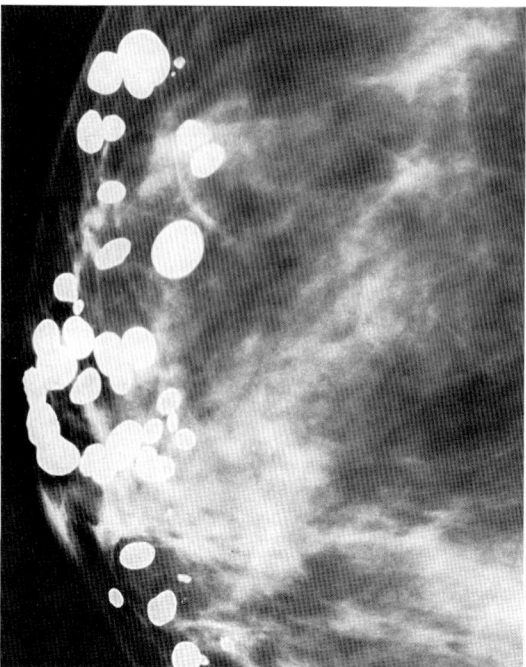

Abb. **48** Zahlreiche blasenförmige Verkalkungen im subkutanen Fettgewebe: verkalkte multiple Fettgewebsnekrosen.
Derselbe Befund in der anderen Brust.
Diagnose: Zustand nach Panniculitis nodularis non suppurativa febrilis

Differentialdiagnose: Von den verschiedenen Verkalkungsformen dieser Krankheitsgruppe mit ihrer unverwechselbaren, charakteristischen Form sind die verkalkten Talgdrüsen der Haut abzugrenzen. Diese haben eine rundliche, manchmal auch ovale, „nierenförmige" Konfiguration. Sie sind sehr klein. Der Nachweis einer intrakutanen Lokalisation der einen oder anderen dieser Verkalkungen sichert die Diagnose dieser häufigen Verkalkungen, die nicht als intramammärer Mikrokalk fehlinterpretiert werden dürfen.

Schwierige differentialdiagnostische Probleme können bei den mit *schrumpfender Fibrose* einhergehenden *Fettgewebsnekrosen* auftauchen, wenn sie strahlige Strukturen und Mikroverkalkungen aufweisen. Diese Fälle sind gegenüber einem Szirrhus nur schwer oder überhaupt nicht abgrenzbar. Die Anamnese (Biopsie- oder Inzisionsnarben oder lokale Gewalteinwirkung), kurzfristige Kontrolle sowie die Punktionszytologie können bei der Diagnosefindung behilflich sein.

Man beachte aber, daß eine negative Punktionszytologie das Vorhandensein eines Karzinoms in einem Narbengebiet keineswegs ausschließt. Die differentialdiagnostische Problematik erfordert letztlich manchmal eine erneute Biopsie zur histologischen Klärung.

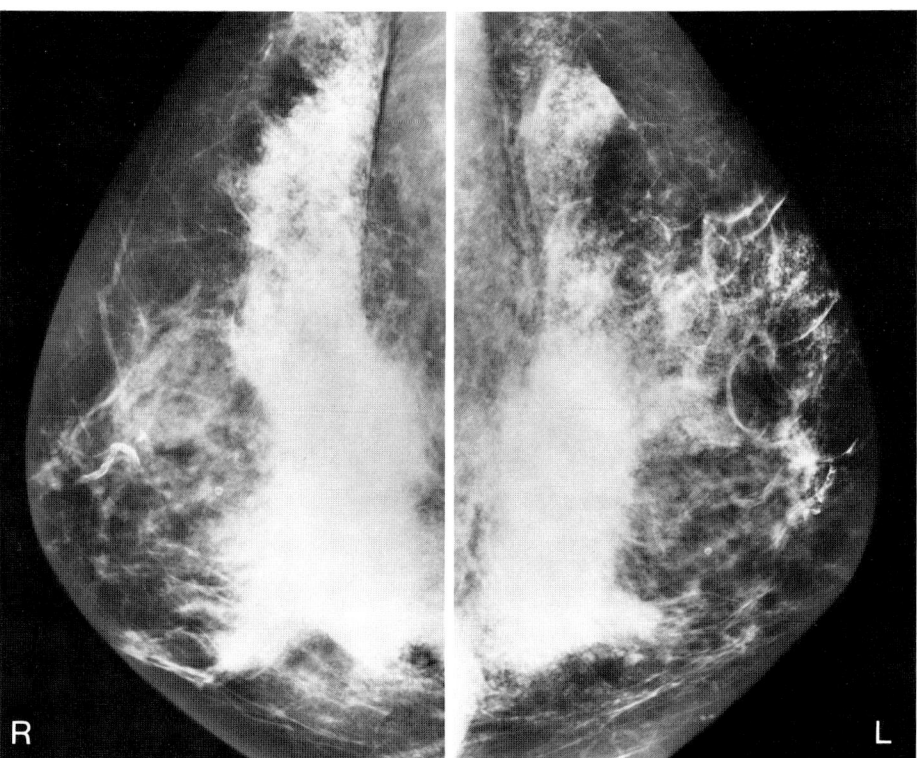

R   L

Abb. **49**   Mammafibrose nach Augmentation vor etwa 20 Jahren mit intramammärer Injektion (vermutlich Paraffin). Differentialdiagnostische Probleme bei der Abgrenzung gegenüber einem szirrhösen Karzinom

Fettgewebsnekrosen mit granulomatösen Veränderungen, reaktiver Fibrose und Kalkablagerungen können nach Injektion von Paraffin (Paraffinome) oder Silicon (Silikonome) entstehen (Abb. **49** u. Abb. **112**).

Die *postpartalen* und *postoperativen Mamillennekrosen* durch Ischämie, Venenthrombose, Arterienwandruptur oder medikamentöse Behandlung mit Antikoagulantien, Antibiotika oder Sulfonamiden sowie *Mammainfarkte, Teil-* oder *Totalnekrosen* der Brust stellen sehr seltene klinische Probleme dar. Sie können auch als Komplikationen nach subkutaner Mastektomie und nach Reduktionsplastik auftreten.

Entzündungen

Akute Mastitis

Die früher häufigste Form der meist durch Staphylococcus aureus hervorgerufenen akuten Mastitis war die Mastitis puerperalis während der Stillperiode.

Sie stellt ein vorwiegend klinisches Problem dar und bedarf kaum der röntgenologischen Untersuchung.

Besondere diagnostische Bedeutung kommt heute eher den Mastitiden außerhalb des Puerperiums zu, da diese von einem inflammatorischen Karzinom manchmal schwer zu unterscheiden sind.

Das *klinische* Bild bietet alle klassischen Symptome einer akuten Entzündung mit Hautrötung, schmerzhaftem Knoten, Fluktuation, eitrigem Mamillensekret, bis zur Fistelbildung. Die regionalen Lymphknoten sind meist vergrößert und dolent.

Bei einem kleinen fluktuierenden Abszeß kann Entleerung mittels Punktion erfolgen, bei einem großen Abszeß ist eine chirurgische Behandlung nötig.

Röntgenologie: Die *akute zirkumscripte Mastitis* ist mammographisch durch eine unscharf begrenzte Gewebsverdichtung markiert, entsprechend dem palpablen entzündlichen Infiltrat. Dies ist bei Mammographie-Kontrollen nach antibiotischer Behandlung rückläufig (Abb. **50a** u. **b**), oder das Infiltrat schmilzt ein und wird zum Abszeß, der als deutliche begrenzte Gewebsverdichtung im Kontrollmammogramm bestehen bleibt. Diagnosesicherung sollte stets durch Feinnadelpunktion und Zytologie erfolgen (eventuell mehrmals).

Die *akute diffuse Mastitis* ist mammographisch zu erkennen:
– an der allgemeinen oedematösen Verdichtung des Mammaparenchyms (Abb. **51**),
– an der netzig strukturierten Verdichtung des subkutanen Fettgewebes (Abb. **51**),

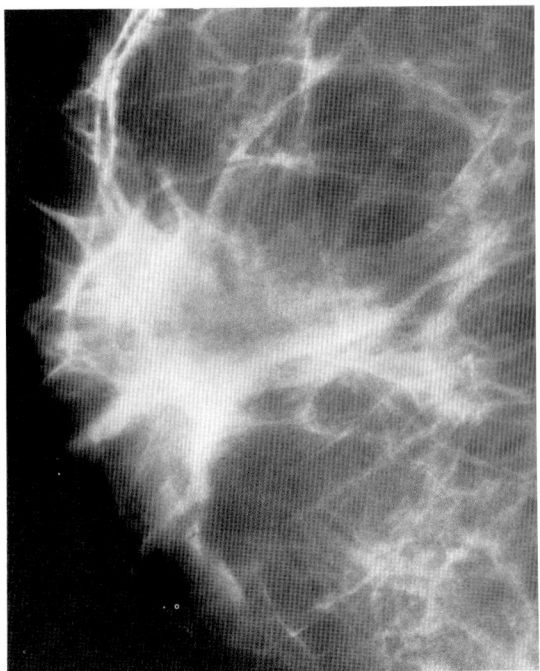

a

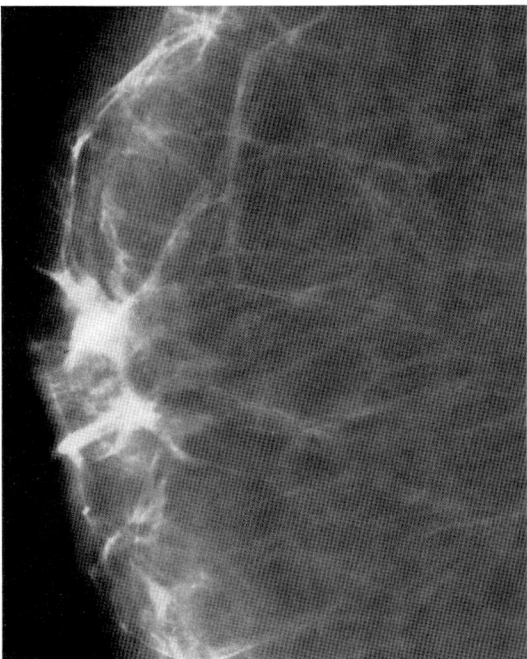

b

Abb. **50a** u. **b** Verlaufsbeobachtung einer retromamillären akuten Mastitis
a Bizarre retromamilläre Verdichtung mit dysharmonischer strahliger Ausbreitung ohne eindeutige Begrenzung. Keine Zeichen eines Malignoms.
Klinik: Entzündung
b Kontrolle nach einem Monat: Rückbildung des Prozesses mit residualer retromamillärer Fibrose

– am Sichtbarwerden des vorderen Faszienblattes als lineare Begleitstruktur zwischen Kutis und Parenchym (Abb. **51**),

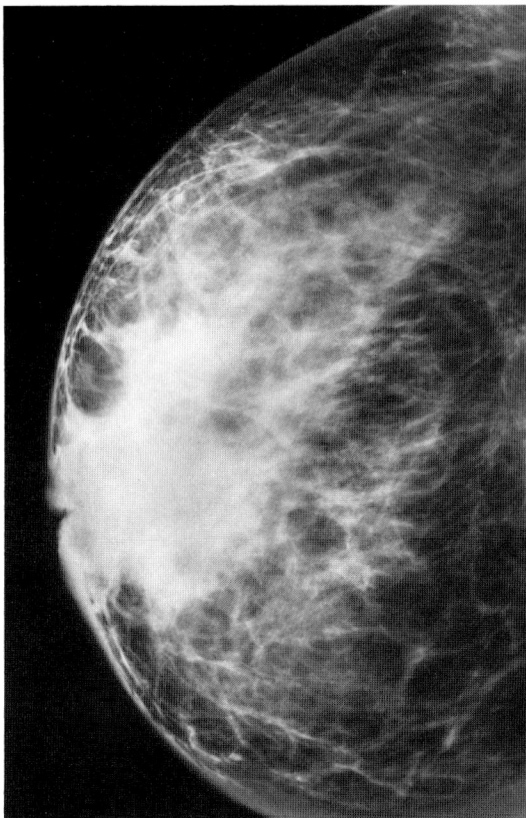

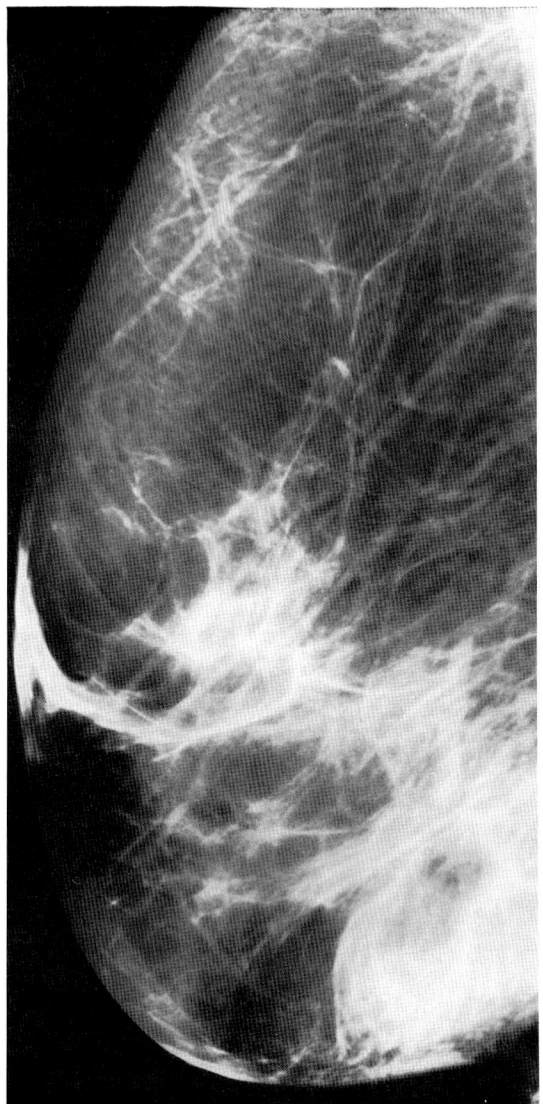

Abb. 51 Akute diffuse Mastitis mit infiltrativer Verdikkung der Mamille, der benachbarten Kutis und des retromamillären Gewebes. Das subkutane Fettgewebe ist ebenfalls infiltriert (netzige Strukturen und Sichtbarkeit des vorderen Faszienblattes infolge Ödem).
Klinik: inflammatorische Rötung und Verdickung der Mamille und der perimamillären Haut mit hochschmerzhafter akuter Symptomatik

– an der Verdickung der Haut (partiell oder allgemein) bzw. an der Mamillenverdickung (Abb. 51).

Die *chronische Mastitis* ergibt im Mammogramm eine umschriebene Gewebsverdichtung entsprechend dem klinischen Befund. Die Unterscheidung von einem mastopathischen Areal oder einem Malignom ist nur durch fächerförmige Feinnadelpunktion und Zytologie (in Übereinstimmung mit Anamnese und Klinik) möglich (s. auch Abb. 52).

Differentialdiagnose: Zwischen einer Mastitis und einem inflammatorischen Karzinom ist mammographisch nur dann eine Unterscheidung möglich, wenn karzinomtypische Mikrokalzifikationen oder ein typisches szirröses Karzinom nachweisbar sind. Ansonsten sind klinische Untersuchung und klinisch-röntgenologische Kontrollen nach antibiotischer und antiphlogistischer Therapie (Abb. 50a u. b) unerläßliche Mittel der Diagnosefindung. Nach spätestens 1 Monat sollte die Diagnose gesichert sein!

Abb. 52 Klinik: apfelgroßer, kaum beweglicher Knoten unten in der Nähe der Thoraxwand. Mehrere feine Hauteinziehungen: „eindeutiges Karzinom".
Mammogramm: dem Tastbefund entsprechender großer fibrotischer Prozeß. Haut verdickt, Subkutis infiltriert. Keine Mikroverkalkungen.
Thermogramm: eindeutiger „hot spot".
Radiologisch-thermographische Beurteilung: maligne Veränderung.
Histologie: Verdacht auf Tuberkulose
Tierversuch: Bestätigung der Diagnose einer Tuberkulose

Mastitis tuberculosa

Die Mammatuberkulose ist äußerst selten. Bässler (1978) schätzt den Anteil der Mammatuberkulose unter 0,5% aller Mammabiopsien.
In der Literatur wird die Mammatuberkulosehäufigkeit unter den entzündlichen Brusterkrankungen mit 0,3–1,6% angegeben (Keller 1977).

Pathogenetisch werden eine Primärform und eine sekundäre Form unterschieden, wobei die Existenz ersterer fraglich ist. Der Infektionsweg ist bei der sekundären Form a) lymphogen-retrograd, b) kontinuierlich fortgeleitet (Rippenkaries, spezifische Pleuritis), c) hämatogen.

Pathologie: Am häufigsten kommt die knotige Form vor, die durch einen verkäsenden Herd entsteht. Durch Einschmelzen solcher Herde entstehen *Kavernen* und *kalte Abszesse,* die zur *Fistelbildung* und *Exulzeration* führen können. Bei der *sklerosierenden Form* steht die Neubildung kollagenen Bildgewebes als Antwort auf die Infektion im Vordergrund. Die *diffuse miliare* Mammatuberkulose ist äußerst selten.

Klinisch werden sowohl langsam sich entwickelnde (meist indolente) *Knoten* als auch stürmisch beginnende, akute allgemeine Entzündungen beobachtet. Gelegentlich tritt eine *eitrige Sekretion* auf, wenn die „lobuläre Tuberkulose" in das duktale System als Galaktophoritis einbricht. Die *sklerosierende Form* kann alle klinischen Zeichen eines szirrhösen Karzinoms haben. Die *Anamnese* kann auf eine Tuberkulose hinweisen, hat jedoch kaum Beweiskraft, da auch Brustkrebspatientinnen an Lungentuberkulose vorerkrankt sein können.

Röntgenologie: Eine verbindliche Artdiagnose ist unmöglich (Abb. **52**). Die *noduläre Tuberkulose* wird in der Regel als *solides Karzinom,* die *szirrhöse Form* als *Szirrhus* und die *diffuse Tuberkulose* als *Lymphangiosis carcinomatosa* fehlgedeutet (LEBORGNE 1953). Bei einer Fistelbildung ist die tuberkulöse Ätiologie nur durch eine bakteriologische oder histologische Verifizierung zu klären.

Mondor-Krankheit

Unter Mondor-Syndrom versteht man die Thrombophlebitis obliterans superficialis der V. thoracoepigastrica und ihrer Äste (MONDOR 1939). Sie kommt im Bereich der weiblichen Brust, aber auch beim Manne an der seitlichen Thoraxwand vor (Abb. **53** und **54**).

Klinik: Schmerzhafter, stricknadeldicker, oberflächlicher, erhabener Strang in der Brust im Verlauf der V. thoracoepigastrica (Abb. **55**). Andererseits kann die obliterierende Phlebitis zur Fixierung von oberflächlichem Faszienblatt und Cooperschen Ligamenten führen und eine rinnenartige Hauteinziehung (Abb. **56**) entstehen lassen, die dem Unerfahrenen karzinomverdächtig erscheinen kann. Diese verschwinden nach wenigen Tagen bis Wochen ohne Therapie.

Röntgenologie: Hauptaufgabe der Mammographie ist es, ein Karzinom oder einen anderweitigen Prozeß auszuschließen.

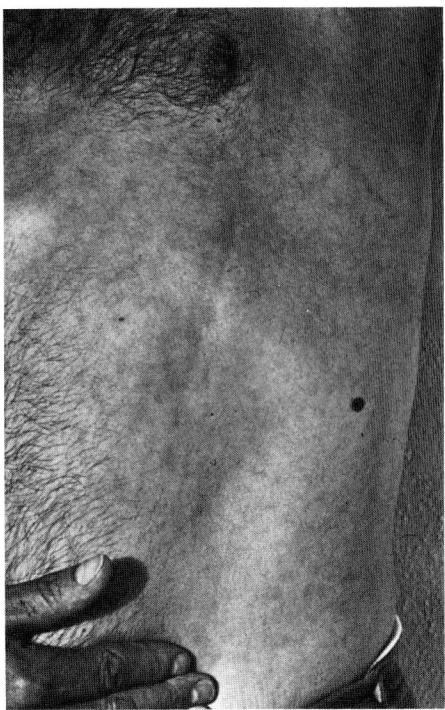

Abb. **53** Mondor-Syndrom bei einem Mann mit rinnenartiger Hautfixierung im Verlauf der thrombophlebitischen Vene

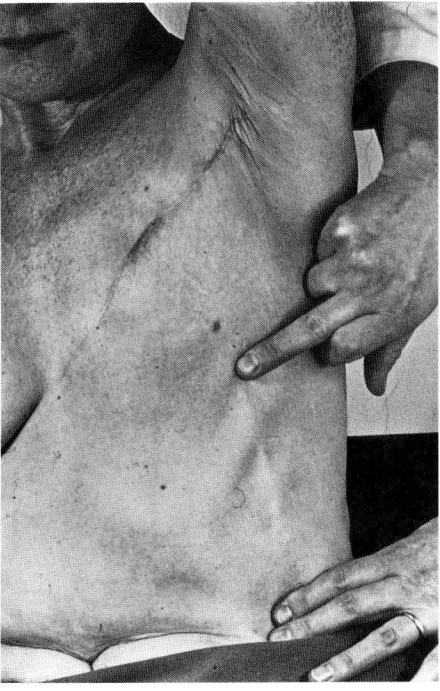

Abb. **54** Mondor-Syndrom bei einer Frau nach Mamma-Ablatio: erhabener Strang durch die thrombosierte Vene

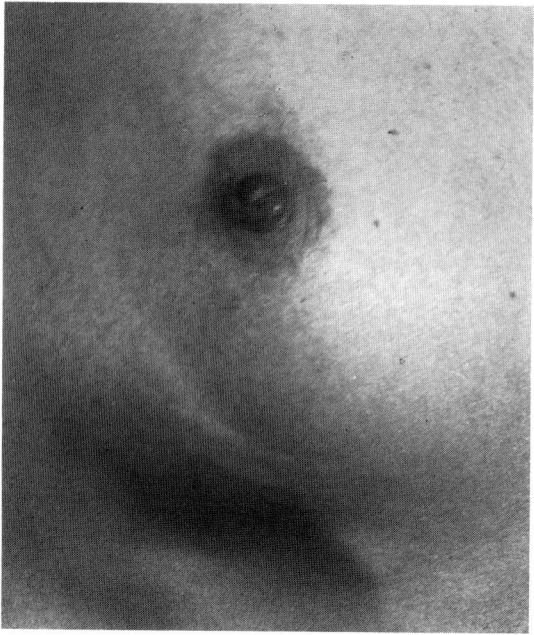

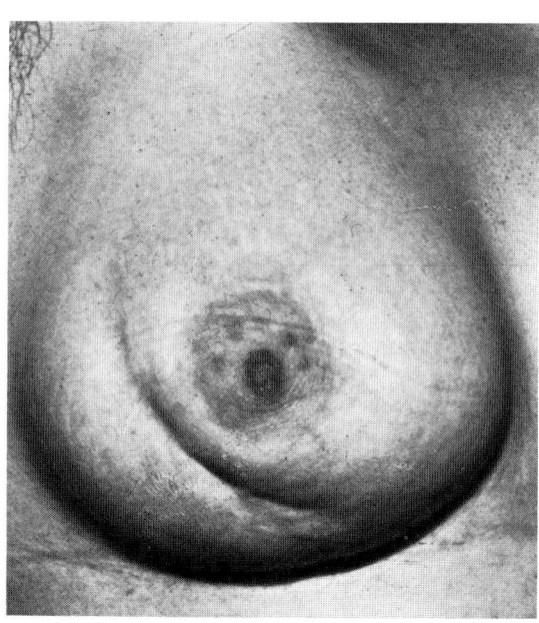

Abb. 55   Mondor-Syndrom mit oberflächlicher, thrombophlebitischer Vene. Im Mammabereich schräg verlaufende, strichförmige Hauteinziehung, deren Verlängerung im Bereich der Umschlagfalte als prominenter Strang imponiert

Abb. 56   Mondor-Syndrom mit tiefer, bogenförmiger Hauteinziehung im lateralen Mammabereich (plötzlich aufgetreten und nach 3 Wochen wieder verschwunden)

Abakterielle chronische Mastitis (sogenannte Plasmazell-Mastitis)

Synonyme: Komedomastitis, Mastitis (oder Galaktophoritis) obliterans, periduktale Mastitis, Retentionssyndrom, Gangektasie und chronische Galaktophoritis (BÄSSLER), Mammary duct ectasia (HAAGENSEN), Secretory disease (GEHRSHON-COHEN), Varikozeletumor der Brust (BLOODGOOD).

Pathogenetisch wird diese Krankheit als Ergebnis zweier nebeneinander oder nacheinander ablaufender Prozesse verstanden: sezernierende Mastopathie (sogenannte Secretory disease) und Fettgewebsnekrose. Die verschiedenen Synonyme sind eigentlich Bezeichnungen für einzelne Etappen des langsam fortschreitenden Prozesses:

Durch Sekretretention (secretory disease; INGLEBY u. GERSHON-COHEN 1960) entsteht eine Duktektasie (mammary duct ectasia; HAAGENSEN 1971). Wenn sie retromamillär als wurmartiger Tumor zu tasten ist, spricht man von Varikozeletumor (BLOODGOOD 1923).

Durch eine intraduktale, abakterielle Entzündung entsteht das Bild einer „Komedomastitis",

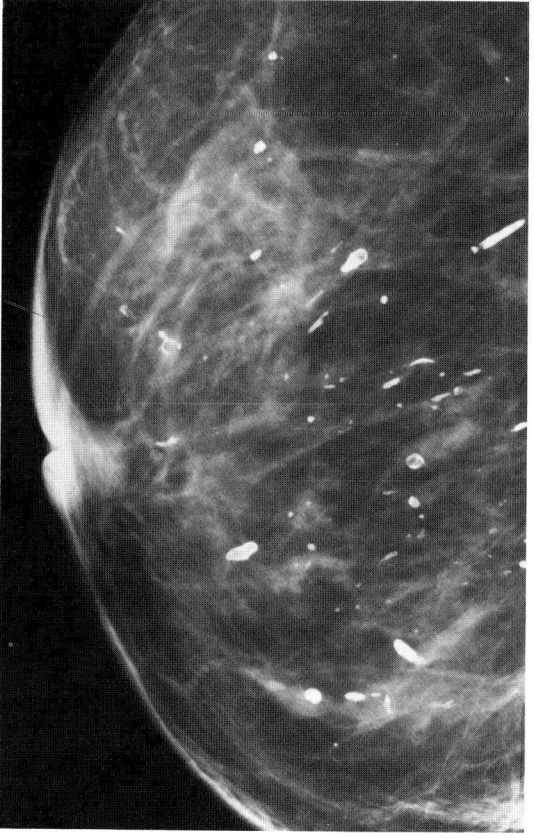

Abb. 57   Plasmazellmastitis bei einer 75jährigen Frau mit Involutionsmamma: typische ovaläre oder rundliche periduktale Verkalkungen sowie strichförmige intraduktale Sekretverkalkungen. Wenig Bindegewebsvermehrung in retromamillären Bereich

bei Gangobliteration spricht man von Mastitis oder Galactophoritis obliterans.

Durch Sekretaustritt in das periduktale Gewebe entsteht eine Fettgewebsnekrose. Dabei kommt es zu einer gemischtzelligen, lymphozytären, histiozytären und plasmazellulären Infiltration. Man spricht dann von Plasmazellmastitis, obwohl das Auftreten von Plasmazellen nicht obligat ist.

In der letzten Phase des Prozesses entsteht aufgrund der chronischen, abakteriellen, manchmal granulierenden Entzündung eine schrumpfende Fibrose.

Klinik: Pastenartig ausdrückbares Sekret und wurmartige retromamillär tastbare Milchgänge bilden das klinische Krankheitsbild. Beides kann fehlen.

Typisch für Plasmazellmastitis sind die langsame Mamillenretraktion und die retromamilläre Verhärtung.

Röntgenologie: Die *linien-* oder *lanzettenförmigen* Verkalkungen sind meistens „fischzug"-artig angeordnet und auf die Mamille gerichtet. Sie entsprechen verkalktem, eingedicktem Sekret. Die lanzettenförmigen Verkalkungen liegen in spindelartig erweiterten Milchgängen (Abb. **57**).

Häufig finden sich auch bläschenförmige Verkalkungen. Sie entsprechen verkalkten, liponekrotischen Mikrozysten und sind Zeichen der begleitenden Fettgewebsnekrose.

Die Fibrose ist besonders retromamillär angeordnet und kann eine Dreieckform aufweisen, deren Spitze auf die Mamille zeigt.

Die Mamille kann eingezogen sein (Abb. **58**).

Im Galaktogramm kommt das pastenartig eingedickte Sekret der Komedomastitis als Kontrastmittelaussparung zur Darstellung. Ohne „Milchgangslavage" oder Auspressen des Milchganginhaltes kann man es mit einem intraduktalen, papillären Prozeß verwechseln (s. Abb. **39a** u. **b**). Auch eine Gangobliteration aufgrund der Galactophoritis obliterans kann fälschlicherweise als Papillom angesehen werden.

Differentialdiagnostisch muß ein Karzinom ausgeschlossen werden.

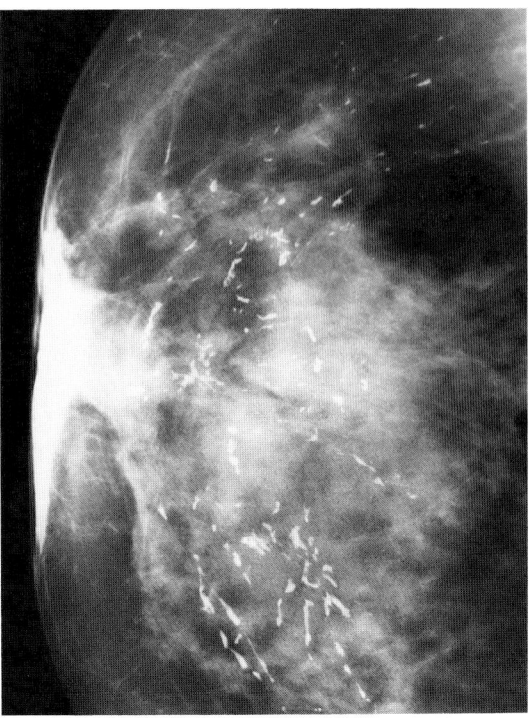

Abb. **58**   Plasmazellmastitis mit typischer retromamillärer „flammenartiger" Gewebsverdichtung, aber ganz atypischen polymorphen intraduktalen Kalkablagerungen im duktalen Ausbreitungsbereich (den Verkalkungen eines intraduktalen Komedokarzinoms sehr ähnlich)
Histologie: Plasmazellmastitis

Bösartige Erkrankungen der Brust

Einteilungsschema

Bei den bösartigen Mammatumoren handelt es sich überwiegend um Karzinome epithelialen Ursprungs und nur selten um vom Bindegewebe ausgehende Sarkome. Außerdem gibt es in der weiblichen Brust Organmanifestationen von Systemerkrankungen wie Leukämie oder Lympho-

granulomatose und dem malignen Lymphom. Selten sind Metastasen anderweitiger Primärtumoren.

Das Mammakarzinom entsteht durch maligne Entartung des Epithels der Milchgänge (duktales Karzinom) oder der Brustdrüsenläppchen (lobuläres Karzinom). Das duktale Karzinom ist die weitaus häufigste Art.

Duktale Wachstumsformen: Das Milchgangskarzinom weist anfangs ein nichtinfiltrierendes, später ein infiltrierendes Wachstum auf. Nicht selten sind beide Wachstumsarten nebeneinander zu finden. Das atypische Epithel breitet sich intraduktal entweder in Form solider Zapfen aus, wobei die Krebszellen dicht nebeneinander liegen (solides intraduktales Karzinom = „Komedokarzinom"), oder zeigt kleinpapilläre bzw. kribriforme Karzinomstrukturen. Mischformen sind häufig.

Sonderformen duktaler Ausbreitung sind das Paget-Karzinom mit einer intraepidermalen Ausbreitung in der Mamillenregion und das sogenannte inflammatorische oder diffus wachsende Karzinom.

Knotige Wachstumsformen: Der intraduktalen Tumorausbreitung steht das knotige infiltrative Karzinomwachstum gegenüber.

Das Carcinoma scirrhosum wächst mit sehr ausgeprägter produktiver Fibrose, das Carcinoma solidum simplex mit geringerer produktiver Fibrose, während das Carcinoma medullare fast ausschließlich karzinomatöse Zellen ohne Zwischensubstanz entwickelt. Das Kolloidkarzinom ist durch Schleimbildung charakterisiert.

Diese knotig wachsenden Milchgangskarzinome sind die häufigsten Formen des Brustkrebses (80%).

Demgegenüber sind die vom Drüsenläppchen ausgehenden lobulären Karzinome seltener. Sie behalten im weiteren Wachstum den Aufbau der Läppchenstruktur des Drüsengewebes bei.

Die Differenzierung der verschiedenen Mammakarzinome hat eine klinische und mammographische Bedeutung, weil ihnen unterschiedliche Wachstumsformen zukommen, die spezielle differentialdiagnostische Probleme beinhalten. Deshalb wird in diesem Zusammenhang auf die Klassifikation von McDIVITT u. STEWART (1968) zurückgegriffen, da diese Klassifikation nicht nur die histologischen Strukturen, sondern auch das dynamische Geschehen und die äußere Form der Karzinomentwicklung berücksichtigt.

Intraduktale Karzinome

Pathologie: Im präinvasiven Anfangsstadium weisen diese intraduktalen Karzinome zwar alle zytomorphologischen Kriterien der Malignität auf, jedoch finden sich keine Zeichen des invasiven Wachstums. Im weiteren Verlauf breitet sich das intraduktale Karzinom innerhalb der Gänge immer weiter in Richtung zu den Drüsenendstücken einerseits und zur Mamille andererseits aus, befällt benachbarte Milchgänge und durchbricht zuerst an umschriebenen Stellen, dann auf breiter Front die Milchgangswand: Es wird zum invasiven, intraduktalen Karzinom.

Man unterscheidet bei diesem intraduktalen Karzinomwachstum die Form des soliden, intraduktalen Karzinoms (Komedokarzinom) und die Form des kleinpapillären und kribriformen Karzinoms. Obwohl beide Formen nebeneinander innerhalb eines Milchganges oder Segments vorkommen, bestehen feingewebliche Unterschiede: Während bei dem „soliden Typ" die Ausführungsgänge mit soliden, dicht nebeneinander liegenden atypischen, epithelialen Zellverbänden ausgefüllt sind und die Zell- und Kernpolymorphie deutlich ausgeprägt ist, haben die kleinpapillären kribriformen Karzinome eine siebartige (daher „kribiforme") Struktur mit nur geringer Zellpolymorphie. Zwischen den Krebszellverbänden bleiben Hohlräume, die im histologischen Schnitt ein siebartiges Bild hervorrufen (cribrum = das Sieb).

Klinik: Das noninvasive intraduktale Karzinom ist – welcher Typ auch immer – klinisch anfangs symptomlos (okkultes Karzinom).

Das noninvasive intraduktale Karzinom vom papillären Typ weist manchmal (aber nicht obligat) eine blutige serös oder milchige Sekretion auf. Ein länglicher, wurmartiger Tastbefund ist nur bei oberflächlicher Lage vorhanden.

Das intrazystische papilläre Karzinom hat keine spezifische klinische Symptomatik. Der Tastbefund entspricht einer Zyste. Sekretion oder umschriebene Schmerzen kommen vor.

Wenn das intraduktale Karzinom die Milchgangswand durchbricht und in die Umgebung infiltrierend einwächst, wird es als Resistenz tastbar.

Röntgenologie: Die Diagnose des klinisch symptomlosen, noninvasiven intraduktalen soliden Karzinoms (Komedokarzinom) ist aufgrund der charakteristischen Mikroverkalkungen möglich.

Obwohl die Mikroverkalkungen beim Brustkrebs schon im Jahre 1913 von SALOMON beschrieben wurden und ihre diagnostische Bedeutung seit LEBORGNE (1951) allgemein bekannt ist, gab es lange Zeit keine differenzierte Wertung dieses Röntgenbefundes (BACLESS u. WILLEMIN 1967, EGAN 1964, GERSHON-COHEN u. Mitarb. 1966, HOEFFKEN u. LANYI 1973).

Diese diagnostische Unsicherheit bei problematischen Befunden ist Anlaß zu zahlreichen Probeexzisionen. In 70–87% der wegen Mikroverkalkungen operierten Fälle wird kein Karzinom gefunden (CITOLER 1980, LANYI u. CITOLER 1981), wobei andererseits festzustellen ist, daß die Übergänge zwischen präkanzerösen und malignen Epithelproliferationen auch für erfahrene Histologen nicht immer zuverlässig abgrenzbar sind.

LANYI verdanken wir die Differenzierungsmöglichkeit der benignen und malignen Mikroverkalkungen im Mammogramm (LANYI 1977, 1982, 1983 u. 1986).

Zwei mammographische Phänomene sind für die Differentialdiagnose von Wichtigkeit:

Die Einzelform der Mikroverkalkungen

Polymorphie: Das Nebeneinander von polymorphen punkt-, linien-, V-förmigen Verkalkungen bestimmt das Bild des intraduktalen Karzinoms (Abb. **59**).

Eine minimale Polymorphie innerhalb der ansonsten aus punktförmigen Mikroverkalkungen bestehenden Gruppe mit mindestens einigen linien- oder V-förmigen Mikroverkalkungen ist auch bei den kleinsten Karzinomen zu finden (Abb. **60**). Dieses Phänomen der Polymorphie ist nur von

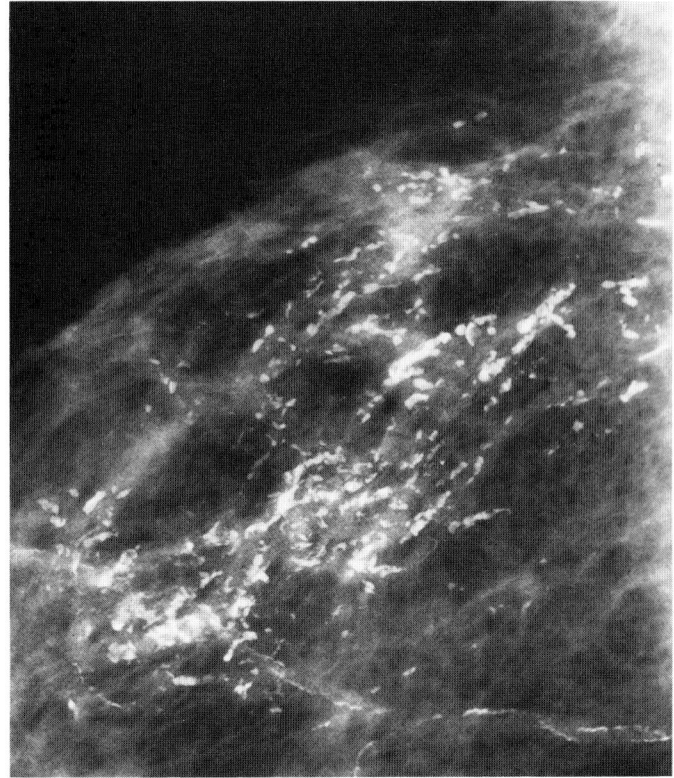

Abb. **59** Intraduktales solide wachsendes Karzinom („Komedokarzinom") mit zahlreichen polymorphen, dicht gruppiert liegenden Mikroverkalkungen (verkalkte Tumornekrosen) (Vergr. 2fach)

den verschiedenen histologischen Strukturen des duktalen Karzinoms her zu verstehen:

a) Die Mikroverkalkungen des soliden Komedokarzinoms entsprechen verkalktem nekrosiertem Karzinomgewebe. Sie liegen in den sich verzwei-

genden Milchgängen und sind dementsprechend vorwiegend linien- und ast-(V-)förmig (Abb. **61**). Sie sind sehr kalkdicht.

b) Die Verkalkungen des feinpapillären-cribriformen Karzinoms entsprechen dagegen Sekretver-

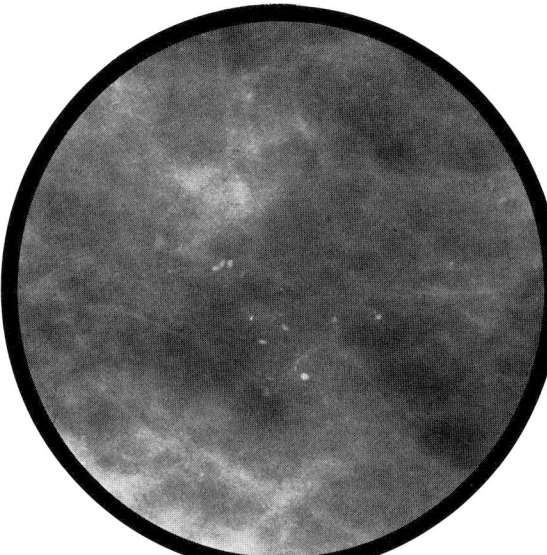

Abb. **60** Intraduktales (papilläres) Karzinom mit überwiegend punktförmigen, aber auch vereinzelt polymorphen Mikroverkalkungen in einer dreieckförmigen Gruppe (Vergr. 2fach)

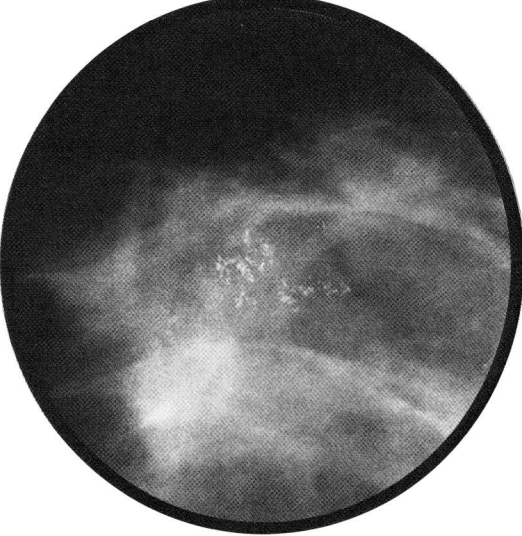

Abb. **61** Rhomboidförmige Gruppe dicht nebeneinander liegender Mikroverkalkungen innerhalb terminaler Milchgänge: 10 mm großes (klinisch okkultes) intraduktales Karzinom (Vergr. 2fach)

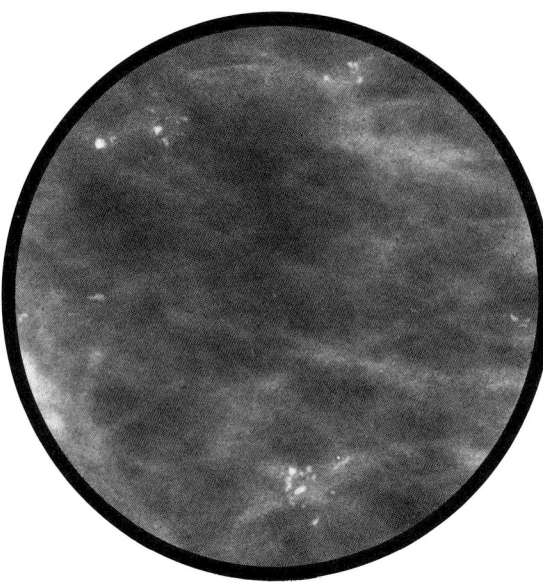

Abb. **62**   Vereinzelte Gruppen von 4 bis 15 Mikroverkalkungen innerhalb eines größeren Areals.
Histologie: überwiegend papillär wachsendes intraduktales Karzinom, das nur an vereinzelten Stellen nekrotische Tumorzapfen mit Verkalkungen aufweist (Vergr. 1,5fach)

kalkungen (mit Psammomkörnchen wie in den Kalkmilchzysten): Sie liegen innerhalb der Hohlräume des cribriformen Karzinomgewebes und sind punktförmig (Abb. **62**). Sie sind weniger kalkdicht infolge der Sekretbeimengung. Da es sich bei den duktalen Karzinomen oft um Mischformen von solidem und papillärem Karzinomwachstum handelt, können auch verschiedene Mikrokalkformen nebeneinander vorkommen: sowohl polymorphe wie auch punktförmige isomorphe Mikroverkalkungen (s. Abb. **60**). Die Formation der Mikrokalkgruppe ist dann hinweisend auf die intraduktale Lage.

Die Formation der Mikroverkalkungsgruppe

Die Mikroverkalkungen sind räumlich einem Lobus bzw. duktalem Segment oder Subsegment zugehörig. Der Lobus hat als Teil der halbkugeligen Brust eine Pyramidenform mit mehreckiger Basis und Ausrichtung der Pyramidenspitze auf die Mamille oder auf den zugehörigen Hauptmilchgang. Diese Formation nehmen auch die Mikroverkalkungen des duktalen Karzinoms ein (Abb. **63**).
Durch die Röntgenprojektion ergeben sich verschiedene geometrische Figuren. So bilden sich auf dem Röntgenfilm dreieckige, viereckige, tra-

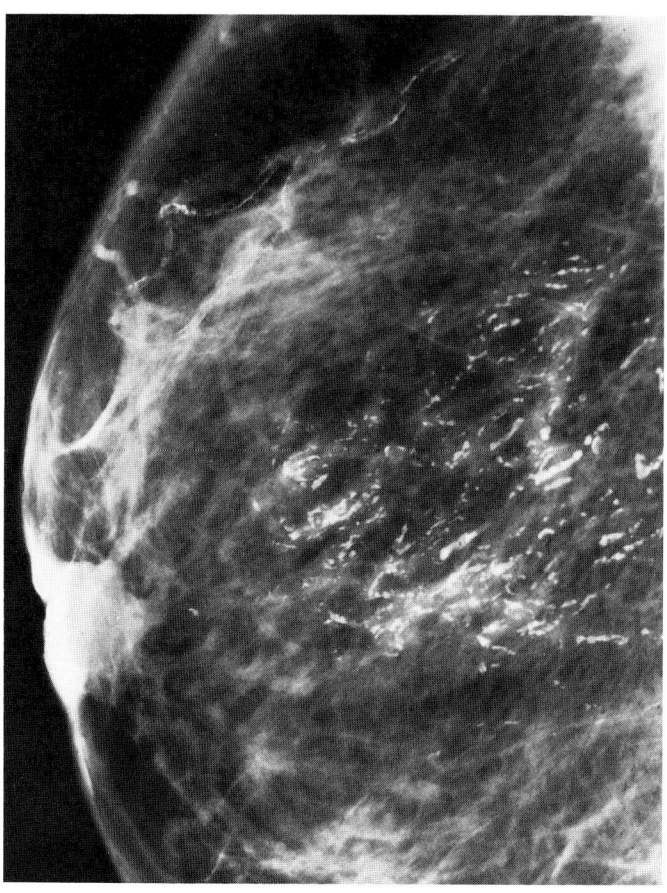

Abb. **63**   Intraduktales Karzinom mit trapezförmiger Formation der gruppierten polymorphen Mikroverkalkungen als Ausdruck der Karzinomausbreitung in den Milchgängen eines Lobus

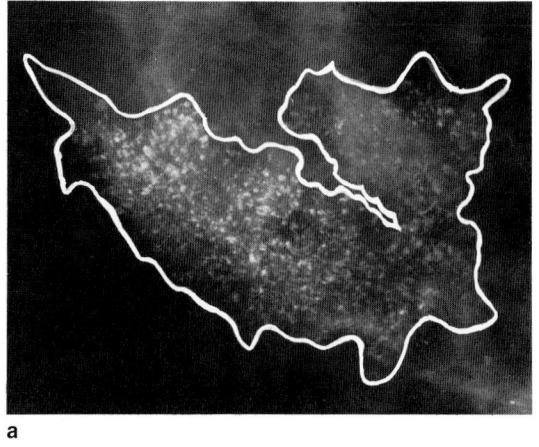

a

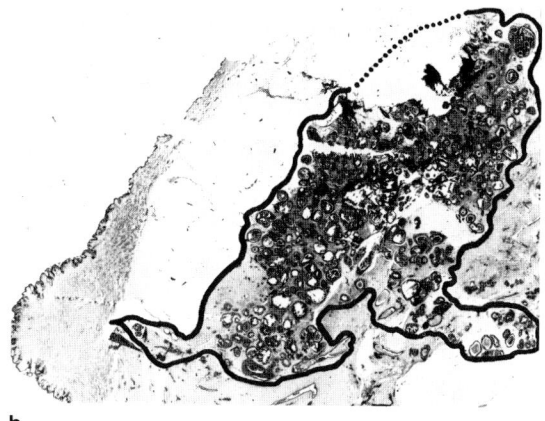

b

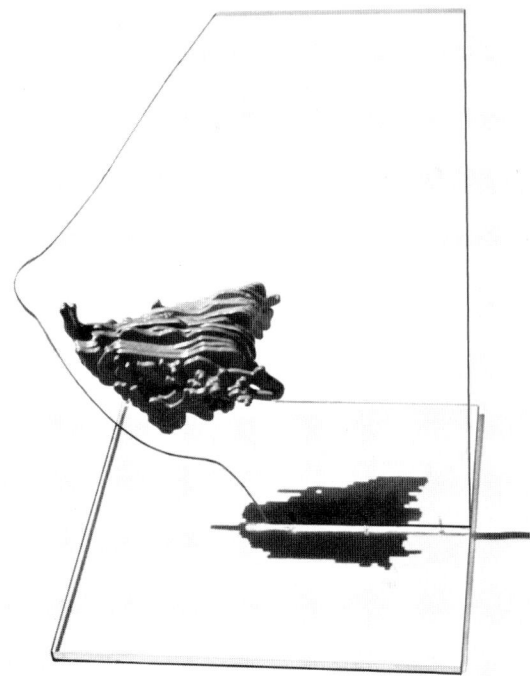

c

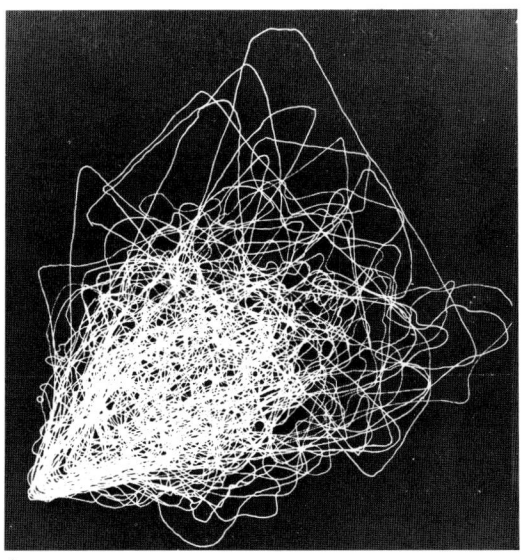

d

Abb. **64 a–e**
a Dreieckförmige ausgedehnte Gruppe von dicht nebeneinanderliegenden, polymorphen Mikroverkalkungen
b Histologisches Bild desselben Falles. Die dreieckige Konfiguration kommt auch hier zur Darstellung: Intraduktales Karzinom
c Das ganze Karzinom wurde stufenweise aufgeschnitten, maßstabgerecht vergrößert und zum Modell gebaut. Es zeigt die keilförmige Anordnung des Karzinoms (nach *Lanyi* u. *Citoler*)
d Summationsbild der Außenkonturen von 153 Mikroverkalkungsgruppen bei intraduktalen Karzinomen. Der Kern zeigt eine Dreiecksform
e Prozentuales Vorkommen der verschiedenen Gruppenkonfigurationen beim intraduktalen Karzinom (*Lanyi*)

e

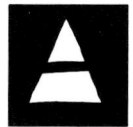 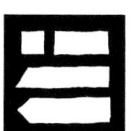 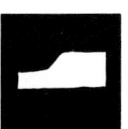 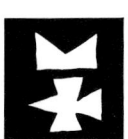 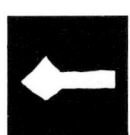 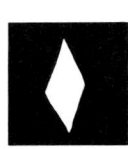 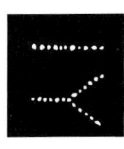 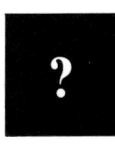

65 %   9,5 %   4,0 %   5 %   4,0 %   5,5 %   4,0 %   3,0 %

pezförmige oder andere eckig angeordnete Formationen ab – niemals aber finden sich bei intraduktaler Lage der Mikroverkalkungen rundliche Formationen. Die Überprüfung zahlreicher Mammogramme mit intraduktalen Karzinomen hat ergeben, daß zumindest in einer der beiden Aufnahmeebenen die Mikroverkalkungen sich in einer dreieckförmigen Anordnung abbilden (Abb. **64a–e**, „Dreiecksprinzip"; Lanyi 1977, 1981). Dieses Phänomen gibt einen wichtigen Hinweis auf die intraduktale Lage der Mikroverkalkungen, kommt aber nicht nur beim Karzinom, sondern auch bei *intraduktalen* Verkalkungen benigner Genese vor.

Die größeren Gruppen weisen wellige Formationsgrenzen und dorsale schwalbenschwanzähnliche Einkerbungen auf.

Aufgrund dieser beschriebenen Leitsymptome kann mit ziemlich großer Sicherheit ein intraduktales Karzinom diagnostiziert oder ausgeschlossen werden.

Gruppierte Mikroverkalkungen, die den Kriterien für Benignität nicht entsprechen, müssen wegen der diagnostischen Unsicherheit exstirpiert werden. Man muß aber versuchen, die „sicher gutartigen" gruppierten Verkalkungen zu differenzieren, um unnötige Biopsien zu vermeiden. Dies ist mit weitgehender Sicherheit möglich (Lanyi u. Neufang 1984).

Differentialdiagnose der Verkalkungen im Mammogramm

Grobschollige Verkalkungen:
- Fibroadenom (s. Abb. **28** und Abb. **29**),
- Karzinom mit zentraler Nekrose,
- knochenbildendes Sarkom (s. Abb. **95**).

Schlierenförmige Verkalkungen:
- große Fibroadenome (selten),
- Carcinoma medullare,
- Carcinoma solidum simplex.

Ring- oder teilringförmige Verkalkungen:
- Zysten,
- Fibroadenome,
- Liponecrosis microcystica calcificata (s. Abb. **46**),
- Panniculitis nodularis nonsuppurativa febrilis (Pfeifer-Weber-Christian) (s. Abb. **48**),
- Ölzyste (s. Abb. **47**),
- Plasmazellmastitis (s. Abb. **57**),
- verkalkte Talgdrüse der Haut.

Halbmondförmige Verkalkungen:
- Mikrozysten mit sedimentiertem Kalkmilchinhalt (Abb. **12a** u. **b**) (nur bei seitlicher Röntgenaufnahme!/im kraniokaudalen Bild rundlich).

Linienförmige Verkalkungen:
- Arteriosklerose (s. Abb. **6**),
- Plasmazellmastitis (s. Abb. **57** und Abb. **58**),
- Milchgangskarzinom (s. Abb. **59** und Abb. **63**).

Punktförmige, rundliche Mikroverkalkungen:
- mikrozystische Mastopathie mit Sekretverkalkungen (s. Abb. **12b**),
- Blunt duct adenosis mit Sekretverkalkungen (s. Abb. **13a** u. **b**),
- proliferierende Mastopathie und Papillomatose (duktale Sekretverkalkungen, s. Abb. **26** u. Abb. **27**),
- Narbenverkalkungen,
- Fibroadenome (beginnende Verkalkungen, s. Abb. **28** u. **29**),
- papilläre/kribriforme Karzinome (duktale Sekretverkalkungen, Abb. **62**).

Polymorphe Mikroverkalkungen:
- Milchgangskarzinom (duktale Tumornekroseverkalkungen, s. Abb. **59, 61, 63**).
- sklerosierende Adenose (Sekretverkalkungen in deformierten Mikrozysten, s. Abb. **23**),
- Fibroadenome (Sekretverkalkungen in Spalträumen des Fibroadenom, Abb. **28** u. Abb. **29**),

In Gruppen angeordnete Mikroverkalkungen:
- Milchgangskarzinom (s. Abb. **61, 65, 14**),
- kleinzystische Mastopathie, Blunt duct adenosis (s. Abb. **13a, b** und **14a, b**),
- sklerosierende Adenose (Abb. **25**),
- Narbenverkalkung,
- beginnende Verkalkungen in einem Fibroadenom (Abb. **30a** u. **b**),
- beginnende Verkalkungen einer Arterie.

Diffus verstreute Mikroverkalkungen:
- *ausgedehntes Milchgangskarzinom* (s. Abb. **63**),
- verkalkte Talgdrüsen der Haut,
- Kalkmilchzysten bei Mastopathie (s. Abb. **12a** u. **b**),
- fibröse Mastopathie.

Außerdem muß man bei allen Verkalkungsformen auch Kunstprodukte ausschließen.

Die jahrelange Konstanz der Zahl der Mikroverkalkungen spricht nicht gegen eine maligne Entartung, andererseits kann eine zahlenmäßige Zunahme von Mikroverkalkungen erster Hinweis maligner Entartung sein (Menges u. Mitarb. 1976) (s. Abb. **87a** u. **b**). Das intraduktale papilläre Karzinom kann bei vorhandener Sekretion im Galaktogramm dargestellt werden (Abb. **66a** u. **b**).

Intrazystisches papilläres Karzinom

Es kann nur durch Sonographie oder im Pneumozystogramm röntgenologisch dargestellt werden. Man sieht nach Aspiration des blutigen oder

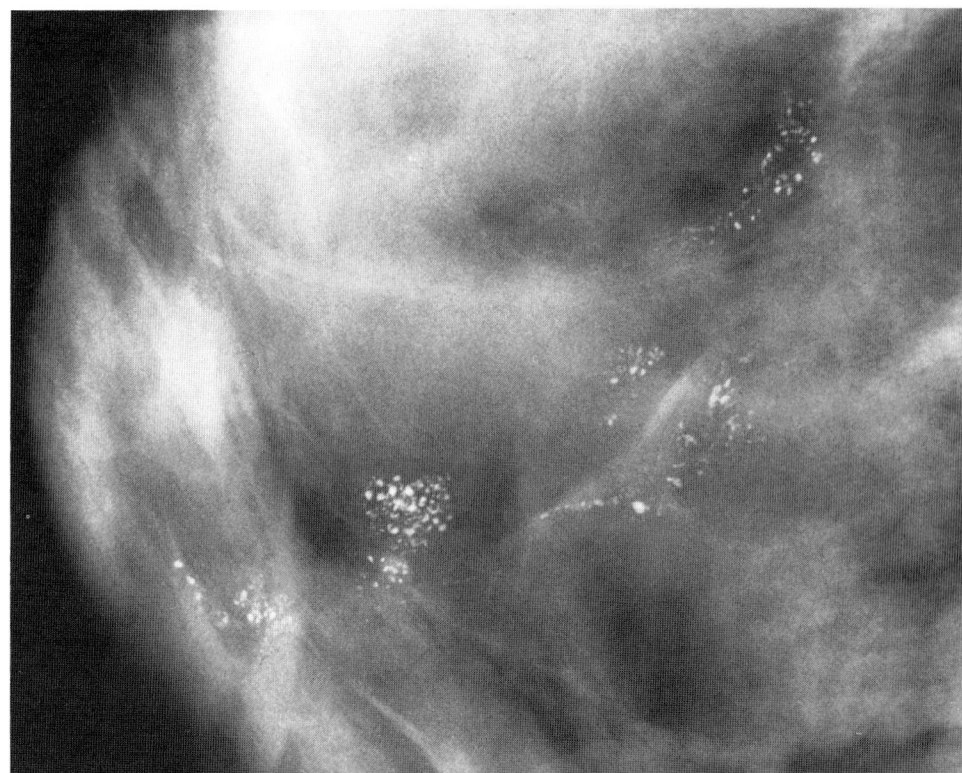

Abb. **65** Intraduktales Karzinom mit mehreren dreieckförmigen Mikroverkalkungsgruppen. Die Verkalkungen sind polymorph. Sie markieren in ihrer Lage die dendritischen Aufzweigungen der terminalen Milchgänge (Vergr. 2fach)

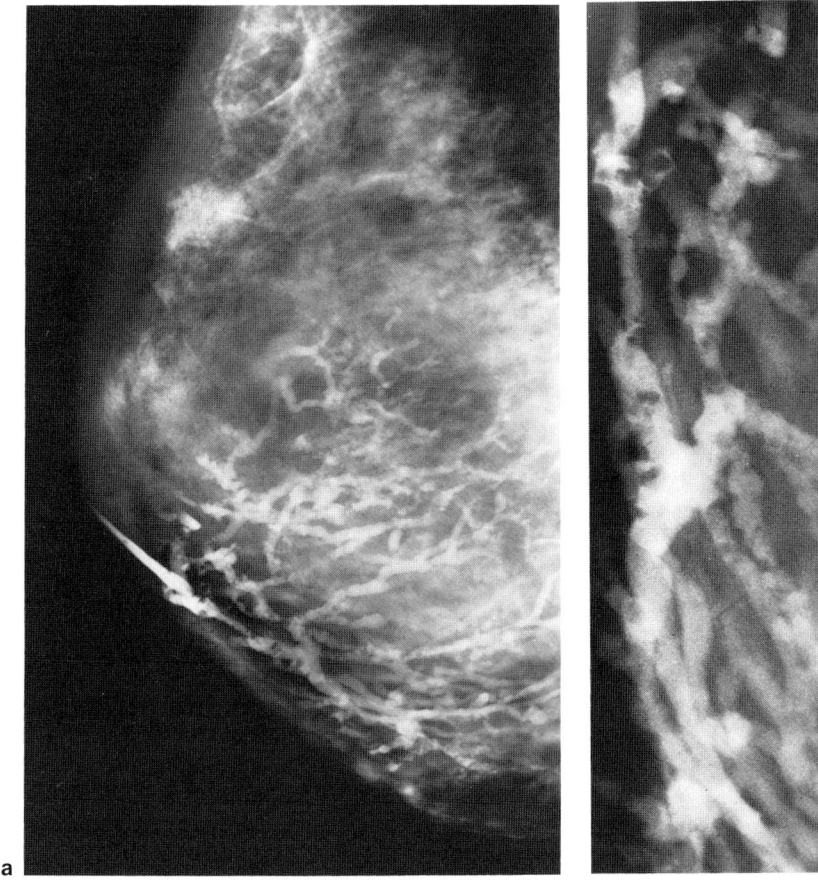

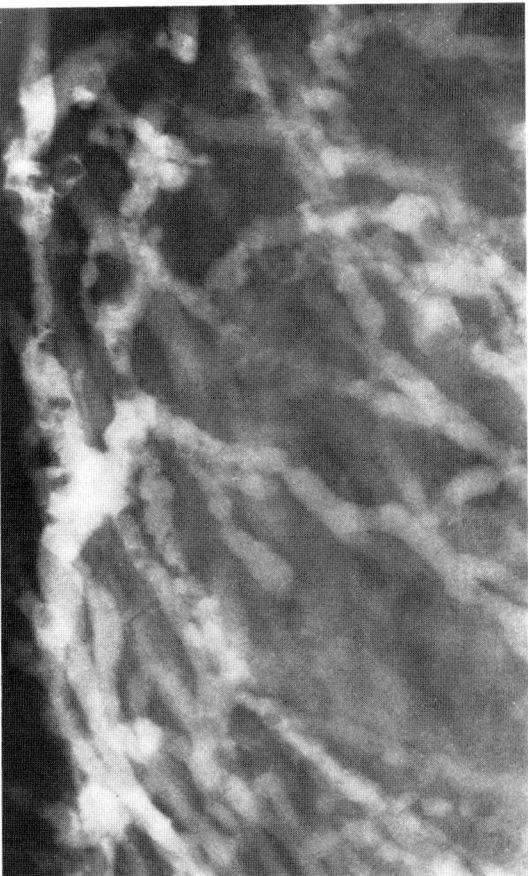

a

b

Abb. **66a** u. **b** Galaktographie: Milchgangskarzinom mit intraduktalen Kontrastmittelaussparungen durch papilläre Karzinomanteile   **a** Übersichtsbild, **b** 3fache Detailvergrößerung

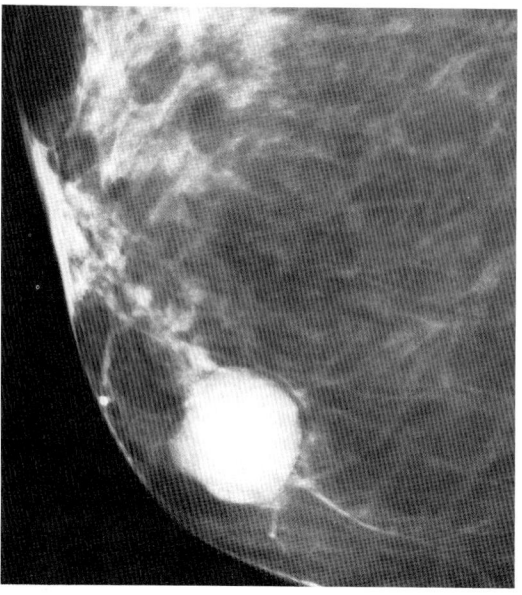

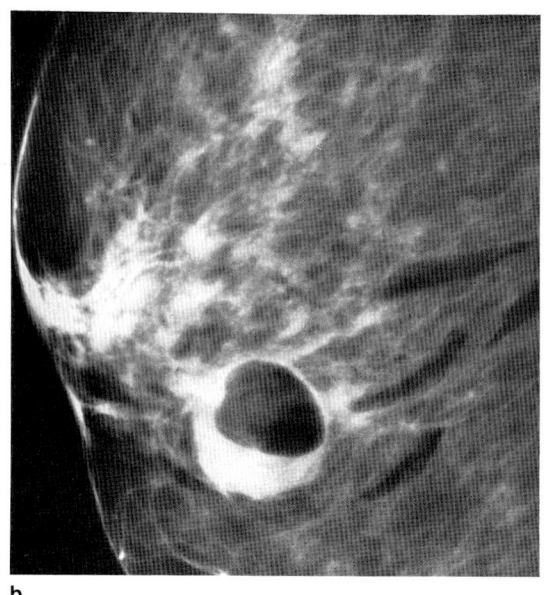

a   b

Abb. **67a** u. **b**

a Gelapptes, rundliches Gebilde, das fast überall glatt begrenzt ist und einem tastbaren Knoten entspricht. Keine Hautbeteiligung. Keine Gewebsreaktion in der Umgebung. Punktion: 4 ml blutige Flüssigkeit

b Pneumozystographie: komplette Entleerung der Zyste. Erhebliche Zystenwandverdickung
Histologie: intrazystisches papilläres Karzinom

bräunlichen Zysteninhaltes im Pneumozystogramm entweder eine umschriebene Unebenheit und Verdickung der Zystenwand (Abb. **67a** u. **b**) oder einen papillären Prozeß (Abb. **68**).
Die Beurteilung der Dignität ist Aufgabe der histologischen Untersuchung! Die Aussagekraft der Zytologie ist bei allen papillären Prozessen eingeschränkt.

Milchgangskarzinom mit Mamillenbeteiligung – Paget-Karzinom

Pathologie: Unter Paget-Karzinom versteht man ein Milchgangskarzinom mit klinischer Manifestation in der Epidermis der Brustwarze. Während ein nur histologisch nachweisbarer, krebsiger Befall der Mamille in etwa 30% aller Mammakarzinome vorkommt (CITOLER u. ZIPPEL 1974), ist eine klinische Manifestation in Form eines Paget-Karzinoms selten (1–3%, nach BÄSSLER 1978). Histologisch sind verhältnismäßig große Karzinomzellen mit reichlichem hellem Zytoplasma und einem großen, rundlichen oder auch polymorphen Kern mit unterschiedlichem Chromatingehalt (sogenannte Paget-Zellen) zu sehen.
Außer der Karzinommanifestation in der Mamille ist ein intraduktales oder knotiges Karzinomwachstum entweder retromamillär oder in der Tiefe der Brust obligat vorhanden.

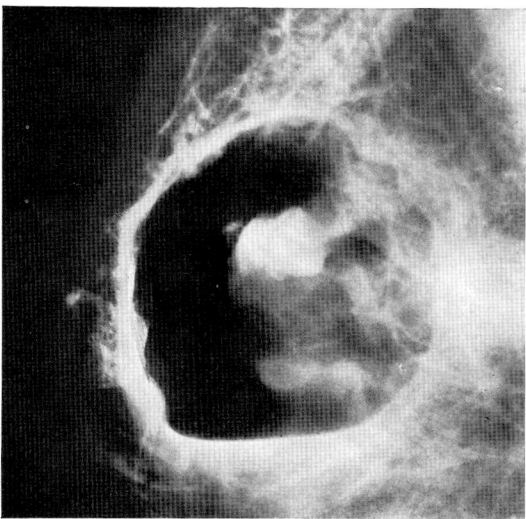

Abb. **68** Pneumozystographie mit großgelapptem, papillärem Gebilde und unregelmäßig konturierter Wandverdickung: komplizierte Zyste.
Histologie: intrazystisches papilläres Karzinom

Klinik: Krustenbildung (Abb. **69**), Bläschenbildung, Dyskeratose, nässendes Ekzem, Erosion und Ulzeration (Abb. **70**) sind die einzelnen Phasen der Mamillenveränderung. Sie können mit Hyperästhesie, Schmerzen und Juckreiz verbunden sein. Ein Knoten ist nur in etwa der Hälfte der Fälle tastbar. In der klinischen Differentialdiagnostik ist neben einem Kontaktekzem auch an einen Morbus Bowen zu denken. Diese Präkanzerose ist auch histologisch von einem Paget-Karzinom manchmal nur schwer zu unterscheiden.

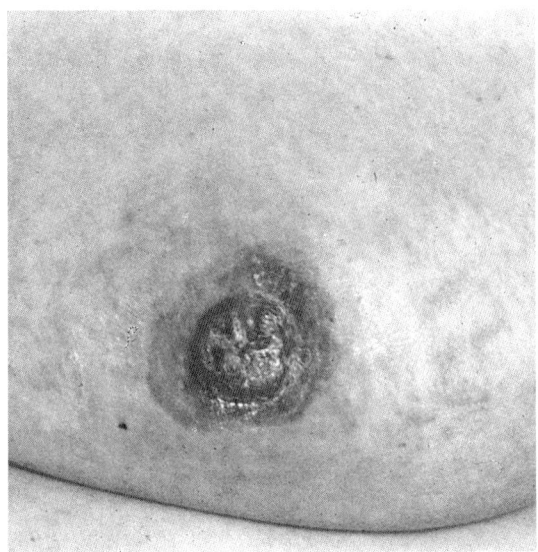

Abb. **69** Diskrete ekzemartige Mamillenveränderung bei Paget-Karzinom

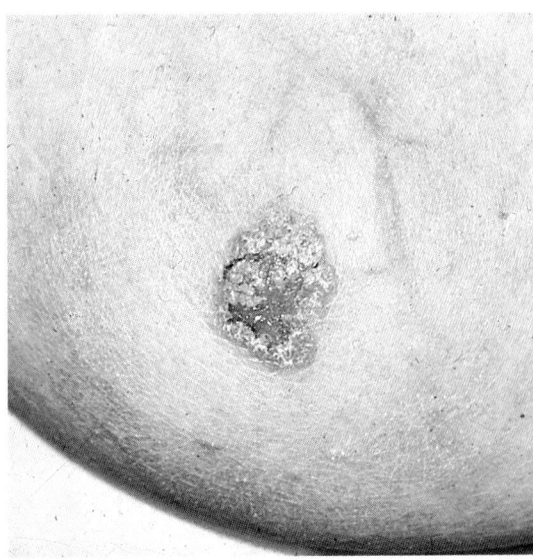

Abb. **70** Klassisches Paget-Karzinom mit Ulzeration der Mamille

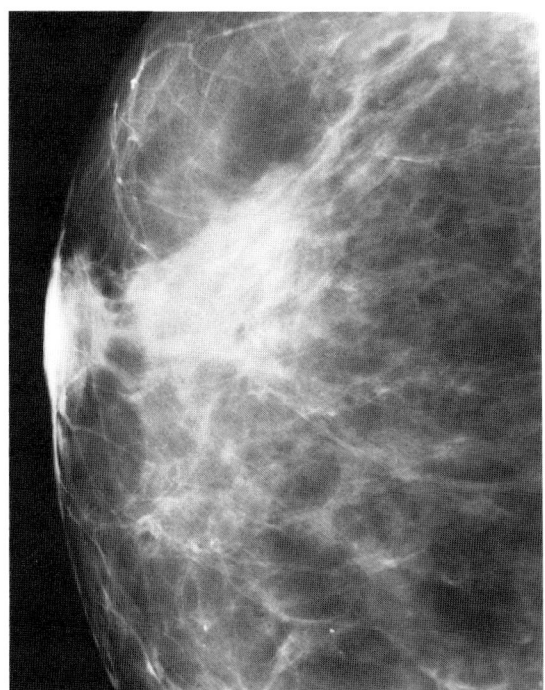

Abb. **71** Klinik: Paget-Karzinom mit therapieresistenter Rötung und Ulzeration der Mamille.
Mammographie: geringe Verdickung der Mamille und uncharakteristische Strukturvermehrung retromamillär

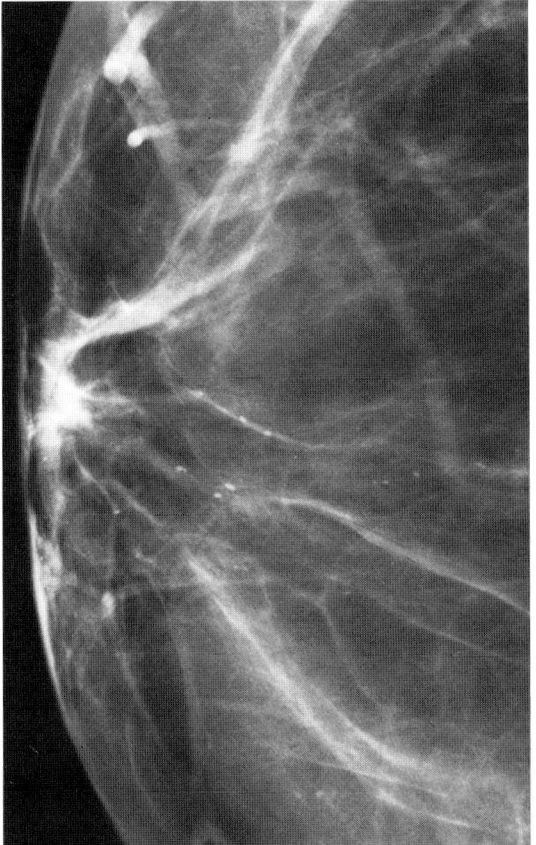

Abb. **72** Klinik: diskrete ekzemartige Mamillenveränderung.
Mammogramm: retromamilläre intraduktale (in Linien hintereinander liegende) Mikrokalzifikationen (Vergr. 1,5fach).
Diagnose: Paget-Karzinom

Die Kontaktzytologie kann die typischen, sogenannten Paget-Zellen zeigen. Jede therapieresi-
stente Mamillen-„Entzündung" ist verdächtig auf
Paget-Karzinom!

Röntgenologie: Die Diagnose eines Paget-Karzinoms
setzt sich aus klinischen und röntgenologischen
Bausteinen zusammen. Im Mammogramm muß
man nach einer Mamillenverdickung (Abb. **71**)
und erweiterten, retromamillären Milchgängen
sowie den typischen Zeichen des intraduktalen
(Abb. **72**) oder knotigen Karzinoms retromamillär oder in der Tiefe der Brust suchen. Wenn keine eindeutige Röntgendiagnose zu stellen ist, so
ist eine kurzfristige Mammographiekontrolle innerhalb von 1 Monat notwendig. Ein negatives
Mammogramm schließt ein Paget-Karzinom
nicht aus! Bei weiterhin unklarer Situation ist
eine Biopsie zwingend nötig.

Karzinome mit knotiger Form

Synonyme: Carcinoma scirrhosum, Carcinoma
solidum simplex, Carcinoma medullare, Carcinoma adenomatosum, Carcinoma gelatinosum

Pathologie: Wenn die entarteten Zellen des duktalen Karzinoms die Basalmembran durchbrechen und die Umgebung infiltrieren, entstehen
Tumorknoten.
Sind verschiedene Tumor-Anteile zu finden, so
wird der histologische Typ des Karzinoms nach
der dominierenden Reaktionsform bestimmt.
Beim Dominieren der produktiven Fibrose
spricht man von einem *Szirrhus.* Wenn der zelluläre und der bindegewebige Anteil annähernd
gleich groß sind, so wird von einem „einfachen"
Karzinom (*Carcinoma solidum simplex*) gesprochen. Beide Formen des duktalen Karzinoms mit
produktiver Fibrose können adenoide Strukturen
entwickeln, so daß sie auch als Adenokarzinome
bezeichnet werden können.
Bei überwiegend zellulärem Tumoraufbau und
weitgehendem Fehlen von Zwischensubstanz
spricht man von einem *medullären Karzinom* und
bei überwiegender intratumoraler Schleimbildung von *Gallertkrebs* (muzinöses Karzinom oder
Carcinoma gelatinosum).

Klinik: Das klinische Bild des invasiven knotigen
Karzinoms ist abhängig von
– Ausdehnung,
– Tumorlokalisation,
– Tumorgröße im Verhältnis zur Brustgröße,
– Wachstumsform des Tumors.

Das infiltrierende Karzinom kann klinisch okkult
sein, wenn es die klinische Tastschwelle (1–2 cm)
noch nicht erreicht hat oder aber, wenn es im
Verhältnis zur Brustgröße klein ist bzw. in der

Tiefe der Brust liegt. Ein vorwiegend medulläres
(also weiches) Karzinom kann klinisch okkult
sein, obwohl es schon die Schwelle der „tastbaren
Größe" überschritten hat und hautnah lokalisiert
ist.

Ein harter, üblicherweise tastbarer Geschwulst-
knoten kann klinisch okkult beiben, wenn die
Brust fibrotisch, adenotisch oder großzystisch verändert und schwer durchtastbar ist (GROS 1960,
LANYI u. LITTMANN 1970, LANYI 1974).
Das klassische klinische Bild des Mammakarzi-
noms mit hartem, auf der Unterlage fixiertem,
großen Knoten und retrahierter Mamille, Apfelsi-
nenhaut oder mit Exulzeration und Lymphknotenpaket in der Axilla sieht man heute selten.
Dies ist ein Erfolg der Vorsorgeuntersuchungen.
Oft tastet man nur eine minimale Verhärtung ohne sonstige wahrnehmbare Veränderungen und
muß sämtliche diagnostische Möglichkeiten
(Mammographie, Sonographie, Thermographie,
Punktionszytologie, Biopsie) aufwenden, um die
Diagnose zu stellen.
Bei Karzinomformen mit produktiver Fibrose
(*Szirrhus, Carcinoma solidum simplex*) imponiert
der tastbare Knoten deutlich größer, als es der
realen Tumorgröße im Mammogramm entspricht. Dieses diagnostisch wertvolle Phänomen
entsteht infolge der Fixierung des peritumoralen
Fettgewebes durch die fibrotischen „Krebsfüße".
Man tastet in diesem Fall nicht den Krebsknoten
selbst, sondern zusätzlich das ihn umgebende fixierte Fettgewebe (SHUCKSMITH u. DOSSET 1965).
Dies erklärt auch die seltenen Fälle, bei denen ein
Szirrhus mammographisch kaum erkennbar ist,
weil im Mammogramm lediglich das tumorfixier-
te Fettgewebe mit diskreten, irregulären Bindegewebsstrukturen ohne einen eigentlichen Tumorknoten dominiert.
Das sogenannte „Plateauphänomen" (d.h. umschriebene mehr oder weniger ausgedehnte Hautfixierung) sowie die Mamillenretraktion sind keine karzinomspezifischen Zeichen, sondern sprechen für einen schrumpfenden Prozeß in der
Brust (DEGRELL 1969, 1976). Außer bei einem
Szirrhus können Retraktionsphänomene auch
durch Plasmazellmastitis, mit Fibrose ausgeheilte
Fettgewebsnekrose, durch hyalinisertes Fibroadenom und beim intraduktalen, sklerosierten Papillom entstehen.
In seltenen Fällen kann als erstes und einziges
Symptom eines Karzinoms die punktförmige
Hauteinziehung auch bei einwandfrei beurteilbaren, mammographisch unauffälligen Verhältnissen der röntgenologischen Tumorerkennbarkeit
lange Zeit (1–2 Jahre) vorausgehen.

Röntgenologie: Tumorbeschaffenheit, Ausdehnung und Lokalisation sowie die umgebende

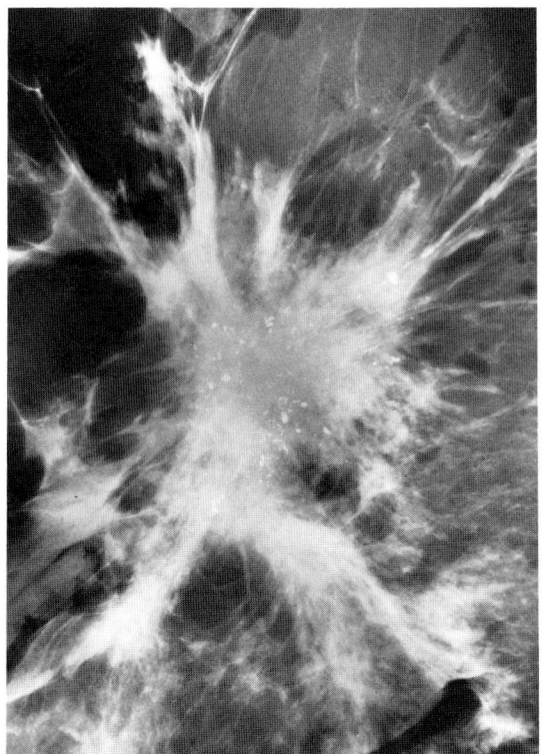

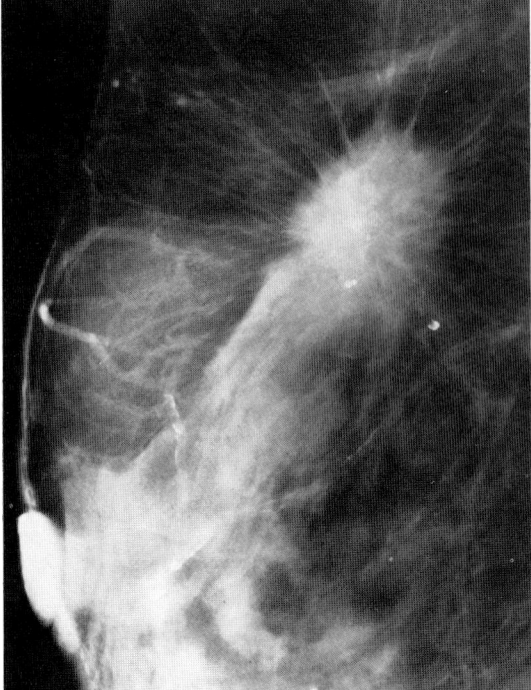

Abb. **73** Szirrhöses Karzinom mit unregelmäßigem, zentralem Knoten und typischen Karzinomausläufern („Krebsfüße"). Zahlreiche polymorphe intraduktale Mikroverkalkungen (Präparatradiographie, Vergr. 1,5fach)

Abb. **74** Typisches szirrhöses Karzinom im Mammogramm: zentraler Tumorknoten mit eingekerbten Rändern und klassischen „Krebsfüßen", „kometschweifartigem" Ausläufer in Richtung auf die Mamille und Hypervaskularisation in der Tumorumgebung. Einige verkalkte Mikrozysten am Tumorrand. Arterielle Gefäßwandverkalkungen in der Umgebung

Struktur bestimmen das mammographische Bild des invasiven Karzinoms.

Je mehr produktive Fibrose, desto mehr sind „Spiculae", „strahlige", „sternförmige" Strukturen bildbestimmend.

Je weniger Fibrose vorhanden ist, desto rundlicher ist der maligne Knoten. Man kann die histologische Artdiagnose (Szirrhus, Carcinoma solidum simplex, Carcinoma medullare) aufgrund der röntgenologischen Erscheinungsform oft präzise definieren.

Carcinoma scirrhosum

Die häufigste Form des Brustkarzinoms ist der *Szirrhus*. Er besteht aus einem unregelmäßigen Knoten mit strahlenartig angeordneten „Krebsfüßen". Diese als „Spikulae" bezeichneten Ausläufer sind für die Diagnose bestimmend. Sie sind bei 50–60% aller Karzinome zu finden und damit die häufigsten Malignitätszeichen (v. FOURNIER u. Mitarb. 1975; Abb. **73**).

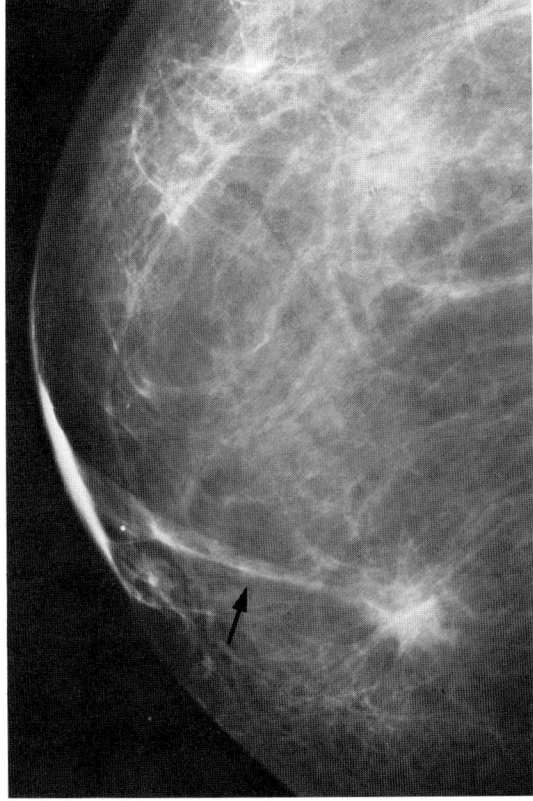

Abb. **75** Szirrhöses Karzinom mit strangartiger Verbindung zur Mamille: „Warnungsstreifen" ▶

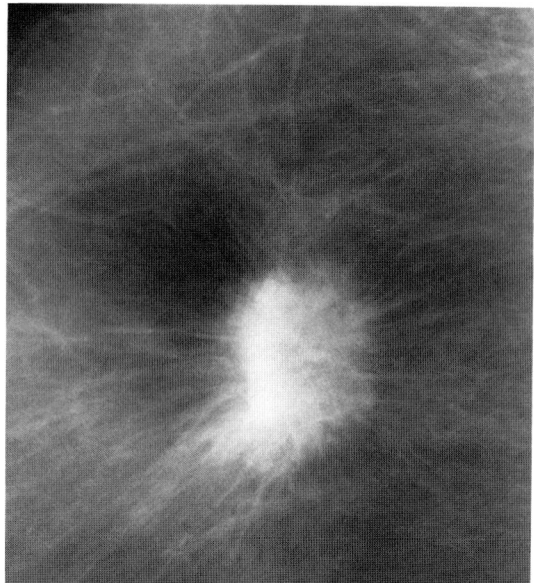

Abb. 76 Szirrhöses Karzinom mit transluzentem Hof durch peritumorales dehydriertes Fettgewebe (Zone A nach Nordenström)

Weitere Röntgensymptome des Szirrhus sind der „Kometschweif" (Abb. 74), der „Warnungsstreifen" (Abb. 75), Mikroverkalkungen sowie eine helle Fettgewebszone (Zone A; nach NORDENSTRÖM 1981) in der unmittelbaren Umgebung der Karzinome mit ausgeprägter produktiver Fibrose (Abb. 76).

Auf diese Zone ist schon von verschiedenen Autoren (SHUCKSMITH u. DOSSEI 1965, WILLEMIN 1972) aufmerksam gemacht worden. Auch den

Pathologen war schon aufgefallen, daß der Szirrhus manchmal von einer Zone besonders gelben Fettgewebes umgeben ist. Nach NORDENSTRÖM (1981) handelt es sich um dehydriertes Fettgewebe, das infolge der Wirkung eines elektrischen Feldes zwischen Tumor und Umgebung wasserarm geworden ist. Dieses Phänomen kommt aber nicht ausschließlich beim szirrhösen Karzinom, sondern auch bei einer sternförmigen mastopathischen Fibrose vor, wodurch sich sein diagnostischer Wert vermindert.

Carcinoma solidum simplex

Das Carcinoma solidum simplex hat weniger produktive Fibrose als der Szirrhus, deswegen zwar eine unregelmäßige Knotenform mit höckriger Oberfläche, aber nur kurze plumpe Ausläufer (Abb. 77).

Carcinoma medullare

Eine rundliche Knotenform mit mehr oder weniger glatten Konturen wird in etwa 25% der Karzinome gefunden (v. FOURNIER u. Mitarb. 1975). Diese Form entspricht histologisch vorwiegend dem *medullären Karzinom* (Abb. 78).

Die weitere Konturanalyse der medullären Karzinome zeigt manchmal an umschriebener Stelle feinzackige Ausläufer. Aber auch eine Abflachung der Kontur des Rundschattens an einer oder mehreren Stellen kommt beim medullären Karzinom vor. Dieses Zeichen ist bei Zysten nie, manchmal aber beim Fibroadenom zu finden.

Gallertkrebs (Carcinoma gelatinosum)

Diese relativ seltene Karzinomform ist durch die

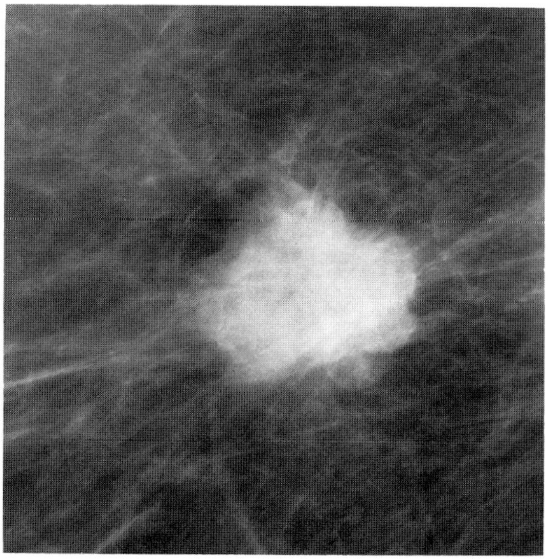

Abb. 77 Carcinoma solidum simplex mit höckrigem Tumorknoten, der an der Oberfläche mehrfach eingekerbt ist und plumpe, zapfenförmige Tumorausläufer aufweist

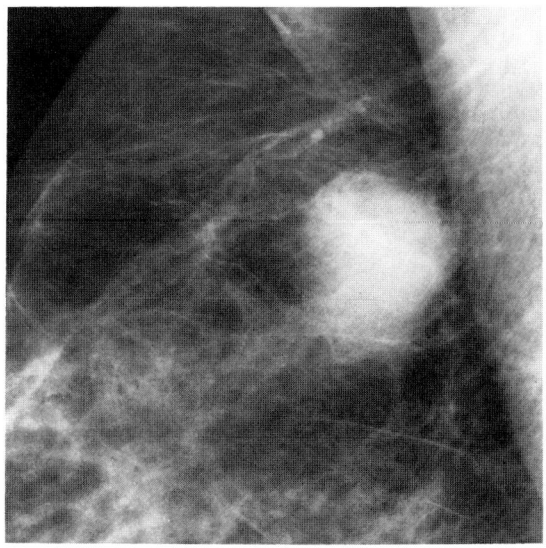

Abb. 78 Medulläres Karzinom mit rundlichem Tumorknoten, der weitgehend glatt begrenzt ist und nur an einer Stelle feine Ausläufer aufweist

Produktion von gallertiger Zwischensubstanz charakterisiert. Die Tumorknoten dieser Karzinome haben deshalb auf der Schnittfläche ein glasiges Aussehen und enthalten eine gallertartige Masse. Sie haben glatte Außenkonturen und eine nur wenig höckrige Oberfläche. Auf dem Röntgenbild sind sie meist rundlich konfiguriert und haben nur gelegentlich eine etwas buckelige oder partiell abgeflachte Randkontur (Abb. **79**).

Zusätzliche diagnostische Hinweise

Mikroverkalkungen sind bei knotigen Karzinomen ein Hinweis dafür, daß das invasive Karzinom aus einem Milchgangskarzinom entstanden ist (s. Abb. **73**). Die Mikroverkalkungen sind in 30–35–40% aller Karzinome nachweisbar (CHAVANNE u. GREGOIRE 1956, v. FOURNIER u. Mitarb. 1975, GERSHON-COHEN u. Mitarb. 1966, LEBORGNE 1953). Sie können innerhalb und außerhalb des Karzinomknotens liegen.

Retraktionsphänomene und *Kutisverdickungen*. Sie sind sowohl vom Tumor-Haut-Abstand, vom Ausmaß der produktiven Fibrose als auch von der Tumorgröße abhängig. So fanden v. FOURNIER u. Mitarb. (1975) bei Karzinomen unter 1 cm lediglich in 3,7% der Fälle eine Hautverdickung, während bei großen Karzinomen die Zahl auf 44,5% anstieg. Eine Haut- bzw. Mamilleneinziehung konnte dagegen von diesen Autoren bei 7,7% der Frühkarzinome und bei 89% der ausgedehnten Karzinome festgestellt werden. Die umschriebene Kutisverdickung und retikuläre Zeichnung im subkutanen Fettgewebe is mammographisch feststellbar, bevor die Hautfixierung klinisch auftritt.

Die „*weite, korkzieherartig geschlängelte*" Vene (HOEFFKEN u. MOCK 1970) ist nur bedeutungsvoll, wenn sie zwischen dem pathologischen Prozeß und der Subkutis verläuft. Andere verdickte Venenverläufe sind durch die Kompression bei der Mammographie zu erklären.

Lymphknotenvergrößerung. Sie ist ein uncharakteristisches Phänomen und verhältnismäßig selten intramammär zu finden. Lymphknotenvergrößerungen können sowohl reaktiv-unspezifisch wie auch metastatisch bedingt sein. Randständige Defekte in vergrößerten Lymphknoten werden durch partielle fettige Degeneration und nicht durch Metastasen hervorgerufen.

Das „mammographisch okkulte Karzinom"

Einige wenige Mammakarzinome sind röntgenologisch nicht diagnostizierbar. Ursache kann sein:

- Kein Densitätsunterschied zwischen dem Karzinomgewebe und dem umgebenden dichten, mastopathischen Gewebe oder sehr dichtes Parenchym der jungen Frau;

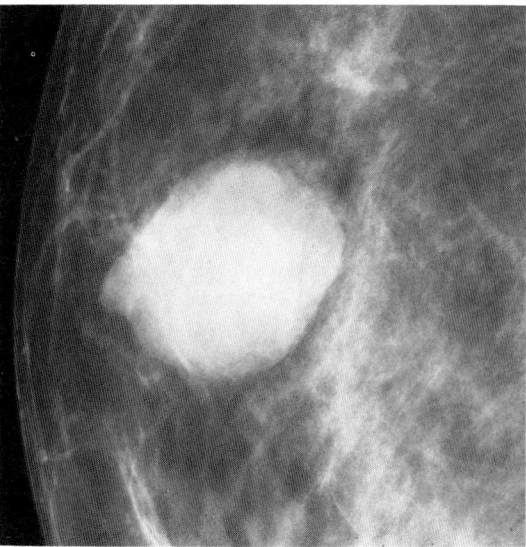

Abb. **79** Gallertkrebs mit rundlichem, glatt begrenztem Tumorknoten

- rein intraduktales Karzinomwachstum ohne Mikroverkalkungen;
- periphere Tumorlokalisation, die eine mammographische Abbildung nicht ermöglicht;
- fehlerhafte Technik: falsche Einstelltechnik, mangelhafte Aufnahmequalität durch apparative Unzulänglichkeit, unbrauchbare Film-Qualität, Entwicklungsfehler u. ä.

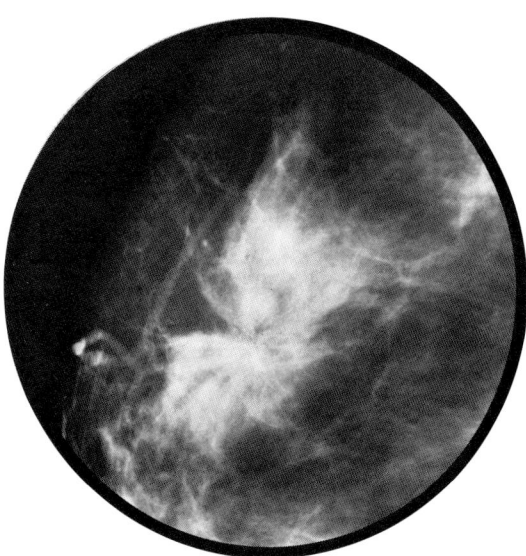

Abb. **80** Strahlige Strukturverdichtung hinter dem oberen Mamillenrand ohne zentrale Knotenbildung. Kutis nicht infiltriert oder retrahiert. Normale Mamille, Diskrete Resistenz bei der Palpation.
Thermographie: atypisches Gefäß.
Diagnose: Verdacht auf ein szirrhös wachsendes Karzinom.
Im Mammogramm keine differentialdiagnostische Unterscheidungsmöglichkeit gegenüber einer ausgedehnten mastopathischen Fibrose (s. Abb. **81–83**).
Histologie: szirrhöses Karzinom

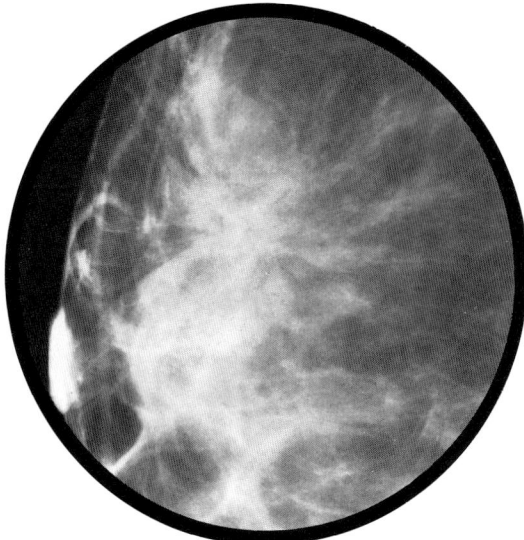

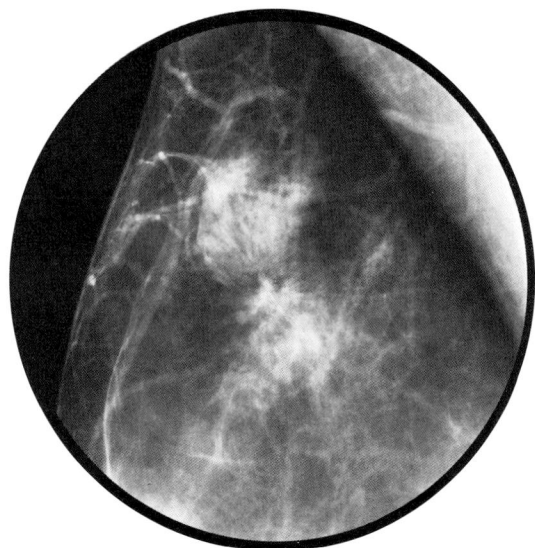

Abb. **81**   Großer strahliger, fibröser Prozeß ohne zentralen Knoten. Keine Kutisverdickung oder -retraktion. Normaler Tastbefund. Normale Thermographie.
Diagnose: nur durch Biopsie möglich!
Histologie: lokalisierte mastopathische Fibrose

Differentialdiagnose der strahligen Strukturen im Mammogramm

– Szirrhöses Karzinom (Abb. **73**), Carcinoma solidum simplex (s. Abb. **77**),
– „strahlige Fibrose" (Abb. **81**),
– knotige, strahlige Form der fibrosierenden Adenose (Abb. **82**),
– reaktive Fibrose in der Umgebung von Papillomen und Papillomatosen,

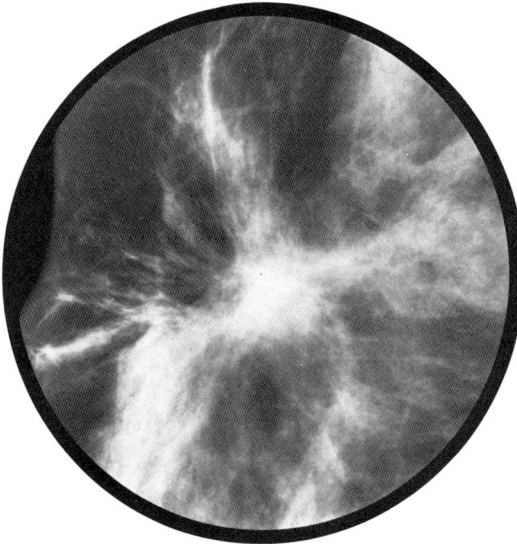

Abb. **83**   Strahlige Struktur: Zustand nach viermaliger Probeexzision mit ausgedehnten narbigen Veränderungen.
Statt erneuter Operation: konsequente Überwachung!
Seit 2 Jahren unveränderter Befund

Abb. **82**   Strahliger Prozeß ohne zentrale Knotenbildung. Das bipolare Ausstrahlen der sternförmigen Strukturen sowie der fehlende Tastbefund, die normale Kutis und das normale Thermogramm sprechen gegen ein szirrhöses Karzinom. Trotzdem ist Biopsie zur Diagnosesicherung erforderlich!
Histologie: Fibrosierende Adenose

– sklerosierende Form der Tuberkulose (s. Abb. **52**),
– hyalinisiertes Fibroadenom (s. Abb. **31 a** u. **b**),
– Granularzellmyoblastom,
– umschriebene, fibrotische Mastopathie (s. Abb. **81** und **82**),
– akute Mastitis (s. Abb. **50 a** u. **b**),
– mit Fibrose ausgeheilte Fettgewebsnekrosen,
– subareoläre Fibrose bei der Plasmazellmastitis (s. Abb. **58**),
– postoperative Narben (Abb. **83**).

Anamnestische Angaben und der Vergleich mit früheren Mammogrammen können sehr aufschlußreich sein. Bereits eine minimale, strahlige Struktur kann ein Hinweis auf Szirrhus sein, wenn sie auf den Voraufnahmen nicht zu sehen war (s. Abb. **90 a** u. **b**).

Klinische Zeichen einer Entzündung sprechen eher für eine Mastitis als für ein Karzinom. In solchen Fällen sollte man vor der voreiligen Diagnose eines Szirrhus eine Kontrolle nach massiver antibiotischer und antiphlogistischer Behandlung vornehmen (s. Abb. **50 a** u. **b**). Auch das *Fehlen von Tastbefund* und *Hautbeteiligung* können richtungsweisend sein, wenn eine ausgedehnte, strahlige Struktur subkutan vorliegt (Abb. **81** und **82**), denn ein größeres szirrhöses Karzinom ist nicht ohne klinische Symptomatik.

Mit *sorgfältiger Bildanalyse* sollte nach *Konturunregelmäßigkeiten des Drüsenkörpers* (Abb. **84**) und *Sekundärzeichen* des Malignoms gesucht werden, wobei besonders das Vorhandensein von karzinomatypischen Mikroverkalkungen (s. Abb. **73**) als wichtiges, differentialdiagnostisches Zeichen gilt (das Fehlen von Sekundärzeichen allein bedeutet jedoch nicht, daß es sich um einen gutartigen Prozeß handelt).

Die für Plasmazellmastitis typischen Verkalkungen helfen die richtige Diagnose einer subareolaren, benignen Fibrose zu stellen (s. Abb. **58**).

Die Bildanalyse muß immer in zwei Ebenen erfolgen. Das Fehlen eines Befundes in der zweiten Ebene kann den Verdacht auf einen karzinomatösen Prozeß nur bedingt entkräften.

Das Ergebnis einer Punktionszytologie muß stets in Übereinstimmung mit der Wertigkeit der übrigen Symptome gebracht werden, und bei Zweifeln muß die Punktionszytologie wiederholt oder die Indikation zu einer Biopsie gestellt werden.

Differentialdiagnose der Rundschatten im Mammogramm

- Medulläres Karzinom (s. Abb. **78**),
- Gallertkrebs (s. Abb. **79**),
- Zyste (s. Abb. **18a** u. **b**),
- Fibroadenom (s. Abb. **28**),
- Cystosarcoma phyllodes (s. Abb. **35**),
- intrazystisches oder intraduktales Papillom (s. Abb. **36a** u. **b**),
- Hämangiom und subkutanes Neurofibrom (s. Abb. **40** und **42**),
- Schweißdrüsenzyste (s. Abb. **41**),
- normaler oder pathologischer Lymphknoten (s. Abb. **4** und **100**),
- Abszeß und infizierte Zyste,
- Metastase,
- Sarkom (s. Abb. **94**),
- knotige Form der Lymphogranulomatose (s. Abb. **97**),
- noduläre Form der Tuberkulose,
- umschriebene, rundlich konfigurierte Drüsenparenchyminsel,
- eingezogene oder nicht tangential eingestellte Mamille,
- verschiedene Hautveränderungen (Nävus, Hautfurunkel, Atherom, Neurofibromatosis Recklinghausen),

Neben sorgfältiger Anamnese, klinischer Untersuchung, Bildanalyse und -kontrolle ist die Punktions-Zytologie unser bewährtestes Mittel, eine klare Diagnose zu erreichen.

Weder Intensität noch Größe eines glatt konturierten Rundschattens erlauben eine Differenzierung zwischen medullärem Karzinom, Zyste, Cystosarcoma phyllodes oder Sarkom bzw. einer Metastase. Man kann in diesen Fällen nur mit Punktion und Zytologie eine Differentialdiagnose erreichen. Die Ultraschalluntersuchung ist zur Differenzierung geeignet.

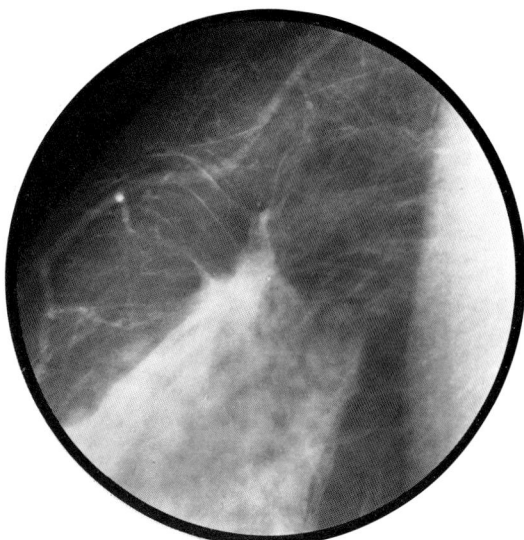

Abb. **84** Strahlige Struktur am oberen Parenchymrand: Kleiner Szirrhus (nur an den ausstrahlenden Krebsfüßen erkennbar)

Die nicht tastbaren, infolgedessen nur stereotaktisch punktierbaren, rundlichen, glatt konturierten Verschattungen müssen röntgenologisch individuell in 3- bis 6monatigen Abständen kontrolliert werden (eventuell in einer Ebene) oder exstirpiert werden.

Zur stereotaktischen Punktion ist das TRC-Mammotest-Gerät nach NORDENSTRÖM erforderlich.

Eine gezielte Punktion kann auch mit Lochtubus (BREZINA 1975, 1980), Rastertubus und fokussierter Kanülenführung (KRAMANN u. Mitarb. 1975, KRAMANN 1980) durchgeführt werden.

Diffuses Karzinom und sogenanntes inflammatorisches Karzinom

Das Bild des diffusen Karzinoms entsteht, wenn Karzinomzellen in die subepidermalen Lymphspalten und Blutgefäßkapillaren einwandern und die Lumina verlegen. Es handelt sich hierbei meist um undifferenzierte Karzinome hohen Malignitätsgrades.

Klinisch findet man die Symptome der Lymphstauung und der fleckigen passiven Hyperämie. Die Haut ist geschwollen, orangenschalenähnlich und kann landkartenartige, rötliche Areale wie bei einer Entzündung aufweisen.

Die erkrankte Brust ist größer, derber und schwerer als die andere Brust.

Anfangsstadien imponieren oft wie eine Mastitis. Deshalb bedürfen solche Erscheinungen außerhalb des Puerperiums besonderer diagnostischer Skepsis.

Röntgenologisch wird das Bild bestimmt durch *Zeichen des Ödems* und der Infiltration mit Haut-

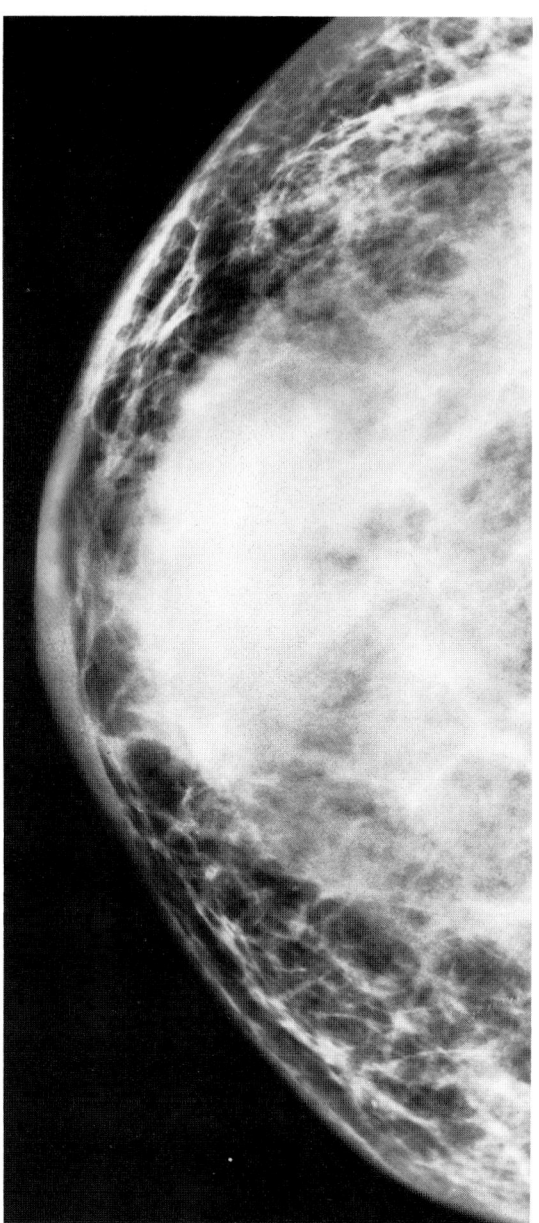

Abb. **85** Diffuses Karzinom mit Kutisverdickung, trabekulärer und netziger Infiltration des subkutanen Fettgewebes sowie Verdichtung des ganzen Drüsenkörpers. Im unteren Bildbereich ist das vordere Faszienblatt sichtbar

verdickung, Verdickung der Subkutis, Verdickung des vorderen Faszienblattes und der subkutanen Trabekel (Abb. **85**). Der Nachweis eines intraduktalen oder invasiven Karzinoms (Abb. **86**) kann zwar wegen des Ödems sehr schwer sein, ist jedoch für die Diagnosefindung unabdingbar, da die Röntgenzeichen des Ödems unspezifisch sind und auch bei axillärer Lymphblockade (wie z.B. bei der Lymphogranulomatose), kardialem Anasarka (beiderseits), Leukämie (beiderseits) sowie chronischer Lymphangiose und bei Vena-cava-superior-Thrombose vorkommen können.

Differentialdiagnostische Probleme tauchen nur bei fehlenden röntgenologischen Malignitätskriterien (kein Karzinomknoten oder Mikrokalk) auf. Anamnese und klinische Untersuchung sowie die Laborwerte sind oft richtungsweisend. Kurzfristige Kontrollen (1 Monat) nach entsprechender Behandlung müssen zur Diagnosefindung führen. Als letzte diagnostische Maßnahme bleibt die Stanzbiopsie oder die operative Biopsie. Die Punktionszytologie ist häufig unergiebig!
Diese meist infauste Form des diffus wachsenden Mammakarzinoms ist primär strahlentherapeutisch und chemotherapeutisch zu behandeln. Die operative Mastektomie ist zwecklos, da sie biologisch nicht im gesunden Gewebe erfolgen kann. Die Mehrzahl der Patientinnen stirbt innerhalb der ersten 2 Jahre nach Erkrankungsbeginn.

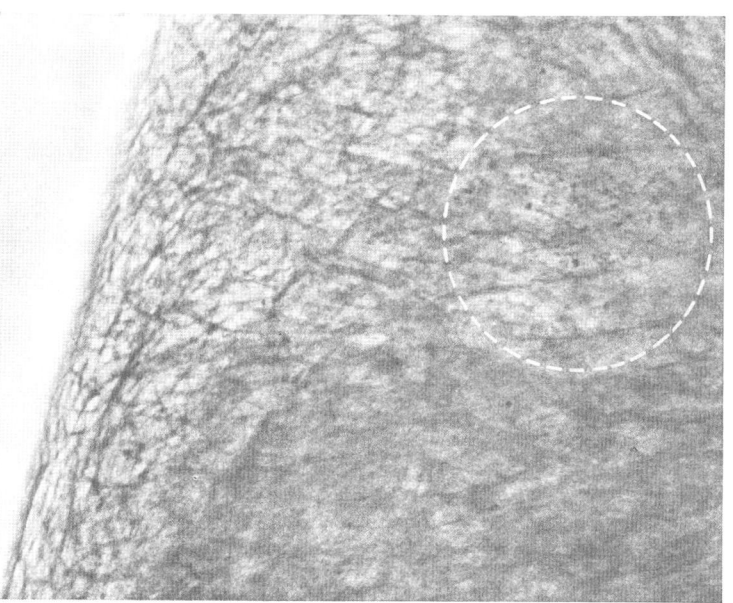

Abb. **86** Klinik: Hautrötung seit etwa 4 Wochen. „Peau d'orange". Diskrete tastbare Resistenz. Differentialdiagnose: Mastitis oder inflammatorisches Karzinom? Xeromammogramm: Hautverdickung und netzig-trabekuläre Durchsetzung des subkutanen Fettgewebes sind vieldeutig. Diagnosefindung durch den Nachweis von gruppierten polymorphen Mikrokalzifikationen: diffuses Karzinom mit intraduktalem Karzinomwachstum

Differentialdiagnose diffuser Mammaveränderungen

- Diffuses Karzinom (s. Abb. **85**),
- Morbus Hodgkin (s. Abb. **98**),
- Lymphstauung wegen Blockade,
- kardiales Ödem,
- Leukämie (s. Abb. **99**),
- ausgedehnte akute Mastitis (s. Abb. **51**),
- diffuse Form der Tuberkulose,
- Zustand nach mehrfacher Probeexzision,
- Zustand nach Bestrahlung,
- ungewöhnlich großes Hämatom,
- Riesenfibroadenom,
- Fibroliposarkom (s. Abb. **96**),
- intramammäre Silikoninjektion (s. Abb. **112**),
- defekte Silikonprothese (s. Abb. **110**),
- intramammäre Paraffininjektion (s. Abb. **49**),
- ausgedehnte Mastopathie,
- Leiomyomatosis.

Seltene Mammakarzinomformen

Die *infiltrierende Form* des *lobulären Karzinoms*, das *apokrine Karzinom* und das *tubuläre Karzinom* kommen selten vor.

Das infiltrierende, lobuläre Karzinom kann eine rundliche, knotige Form oder ebenso wie das tubuläre Karzinom eine strahlige Form aufweisen.

Das apokrine Karzinom kann wie ein Papillom aussehen. Das Plattenepithelkarzinom innerhalb eines Cystosarcoma phyllodes bleibt röntgenologisch „maskiert" und wird lediglich durch Biopsie und histologische Untersuchung gefunden. Die genannten Karzinomformen weisen keine charakteristischen röntgenologischen oder klinischen Zeichen auf, die es erlauben würden, sie von anderen Karzinomarten zu differenzieren.

Karzinomwachstum

Erste Erkenntnisse über die Wachstumsgeschwindigkeit und die Art der Formveränderungen während der Tumorvergrößerung des Mammakarzinoms haben wir durch die Mammographie gewonnen.

Infolge von Mehrfachuntersuchungen über eine längere Zeit ist es möglich geworden, die jeweils gemessene Tumorgröße mit dem Zeitintervall in Beziehung zu bringen und dadurch eine Tumorverdopplungszeit zu berechnen. Dieses Verfahren geht auf COLLINS u. Mitarb. (1956) zurück. Die Berechnung erfolgt nach folgender Formel:

$$T_D = \frac{\ln 2 (t_2 - t_1)}{\ln V_2 - \ln V_1}$$

T_D = Verdopplungszeit,
$\ln$ = natürlicher Logarithmus,
$t_2 - t_1$ = Zeitspanne zwischen den beiden Mammographien,
V_2, V_1 = errechnete Tumorvolumina.

Unter den Voraussetzungen, daß ein Tumor aus einer einzelnen Mutterzelle entsteht, der Tumor *ausschließlich* aus Tumorzellen besteht, keine Zwischensubstanz entwickelt wird und *sämtliche* Zellen an der *regelmäßigen* Teilung teilnehmen, gilt nachfolgendes Denkmodell eines Tumorwachstums:

Während einer Tumorverdopplungszeit (T) verdoppelt sich das Tumorvolumen durch Verdopplung der Tumorzellzahl.

Gänzlich unberücksichtigt bleibt bei diesem Denkmodell die hohe Tumorzelluntergangsrate.

Eine Karzinomerkennung im Mammogramm ist erst bei einer Tumorgröße von etwa 3–5 mm Durchmesser möglich. Zur Erreichung dieser Tumorgröße müssen etwa 24 Verdopplungen in der „prämammographischen" Tumorwachstumszeit erfolgen. Über die Wachstumsdynamik in dieser Vorphase haben wir keinerlei Kenntnisse.

1 ml Tumorvolumen enthält bei einer Tumorzellgröße von 10 μm die Zahl von 1 Milliarde (10^9) maligner Zellen. Zur Entstehung dieser Tumorzellzahl aus einer Tumor-Urzelle sind 30 Verdopplungen nötig.

Unsere Berechnungsmöglichkeiten einer Tumorverdopplungszeit beschränken sich also auf die Endphase der Tumorentwicklung. In dieser „klinischen Tumorzeit" ist die Tumorgrößenverdopplung weitgehend exponentiell, wie Mehrfachbeobachtungen ergaben (v. FOURNIER u. Mitarb. 1980). In der Endphase des Tumorwachstums wächst der Tumor oft langsamer (zentrale Nekrose und ähnliche Gründe), die Tumorverdopplungszeit wird länger, und die Wachstumskurve flacht sich ab (Gompard-Funktion).

Ob in den frühen Wachstumsphasen das Mammakarzinom rascher oder langsamer oder wechselnd wächst, bleibt vorläufig unbekannt. Immunologische Abwehrfaktoren des Wirts einerseits und Gefäßversorgung des Tumors andererseits spielen wohl neben der spezifischen Dynamik der Tumorzellteilung eine entscheidende Rolle.

Die Berechnung der Tumorverdopplungszeit setzt eine Volumenbestimmung des Karzinoms voraus. Diese ist nur bei gut definierten Knoten mit einiger Genauigkeit möglich. Erhebliche Meßfehler bei unregelmäßiger Tumorform beeinträchtigen die Genauigkeit der Berechnungen der Tumorverdopplungszeit.

Alle bisherigen Publikationen (COLLINS u. Mitarb. 1956, v. FOURNIER u. Mitarb. 1976, 1977, GERSHON-COHEN u. Mitarb. 1963, GREMMEL u. Mitarb. 1977, HEBER u. Mitarb. 1976, HERMANUTZ u. Mitarb. 1975, HEUSER u. Mitarb. 1978, HOEFFKEN u. HEUSS 1977, KUSAMA u. Mitarb. 1972, LUNDGREN 1977, OESER 1974, PEARLMAN 1976) stützen sich auf die Beobachtung der Wachstumsgeschwindigkeit bei soliden, ausmeßbaren Tumorknoten, eliminieren also zwangsläufig die intraduktalen Karzinomwachstumsformen (Mikrokalk) und die diffus wachsenden Karzinome. Außerdem entziehen sich der Erfassung alle sehr schnell wachsenden „Intervallkarzinome", die im Intervall nach einer Vorsorgeuntersuchung bemerkt werden und umgehend ohne Mammographiekontrolle zur Operation kommen. Infolgedessen stützen sich unsere bisherigen Kenntnisse über die Wachstumsgeschwindigkeit des Mammakarzinoms auf ein selektiertes Krankengut, bei dem die rasch wachsenden Karzinomformen sicher unterrepräsentiert sind. Trotzdem zeichnen sich wertvolle Erkenntnisse für unser klinisches Verhalten, die Vorsorgeintervalle und die prognostischen Aussagen ab (v. FOURNIER u. Mitarb. 1980):

1. Mittlere Tumorverdopplungszeit: 248 Tage (Einzelwerte bei 200 Beobachtungsfälle zwischen 38 Tagen und 10 Jahren).

2. Verteilung der Wachstumsgeschwindigkeiten:

sehr schnell	$T_D < 100$ Tage:	29 Fälle = 14,5%,
mittel	T_D 101–300 Tage:	104 Fälle = 52,0%,
langsam	$T_D > 300$ Tage:	67 Fälle = 33,5%.

3. Bei jungen Frauen ist die Wachstumsgeschwindigkeit meist schneller als in der Postmenopause.

4. Die Wachstumsgeschwindigkeit der Metastasen ist etwas schneller als die des Primärtumors.

5. Die Thermographie zeigt bei rasch wachsenden Mammakarzinomen häufiger tumorpositive Zeichen als bei langsam wachsenden Fällen.

Untersuchungsintervalle

Vorsorge-Untersuchungen: Wenn man die sehr rasch wachsenden Karzinome (14,5%) außer Betracht läßt, so ergeben sich folgende Empfehlungen:

– Routineüberwachung mit Mammographie nach 6 T_D-Zeiten (Tumorwachstum zwischen 5 mm und 20 mm Durchmesser) = 2 Jahre.
– Risikogruppenüberwachung nach 3 T_D-Zeiten = 1 Jahr.
– Klinische Vorsorgeüberwachung mit Palpation = jährlich.
– Selbstuntersuchung der Frauen aus Risikogruppen zur Früherfassung rasch wachsender Karzinome = monatlich.

Kontroll-Untersuchungen: Bei unklaren Mammographiebefunden nicht vor Ablauf von einer mittleren T_D-Zeit (100 Tage) = 3 Monate (in dieser Zeit wird eine Tumorvolumenverdopplung im Mammogramm eben erkennbar: Tumordurchmesser von z. B. 10 mm auf 12,4 mm vergrößert), bei Mikrokalk = max. 1 Jahr.

Wachstumsformen des Minimal-Cancer

Das intraduktale Karzinomwachstum wird mammographisch in seinen Frühformen erst erkennbar, wenn Mikrokalkablagerungen innerhalb der Tumornekrosen auftreten. Dies hat zwar keinen Bezug zur Karzinomgröße und -ausbreitung, ist jedoch das frühestmöglich erkennbare Kriterium der intraduktalen malignen Entartung. Deshalb müssen jegliche Mikrokalzifikationen – auch eine einzelne oder wenige –, wenn sie polymorph kon-

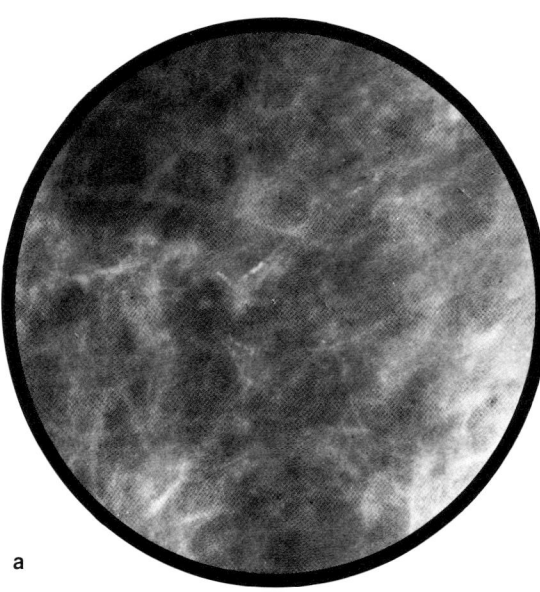

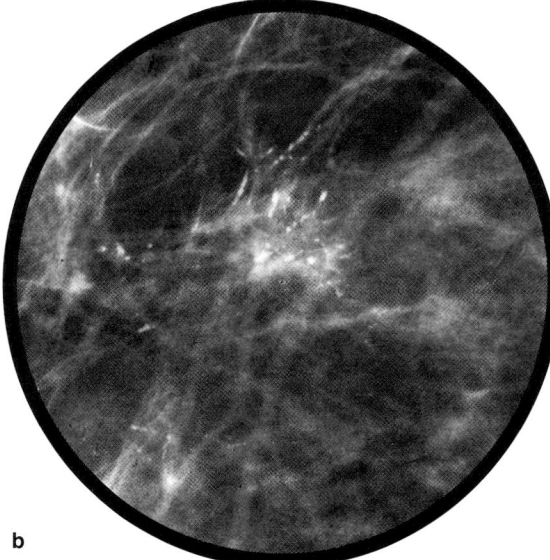

a

b

Abb. **87 a** u. **b**
a Vereinzelte, polymorphe Mikroverkalkungen bei einer 59jährigen Frau

b Nach 3½ Jahren: Zunahme der Mikroverkalkungen und Entstehung einer größeren Mikroverkalkungsgruppe: intraduktales Karzinomwachstum (Vergr. 2fach)

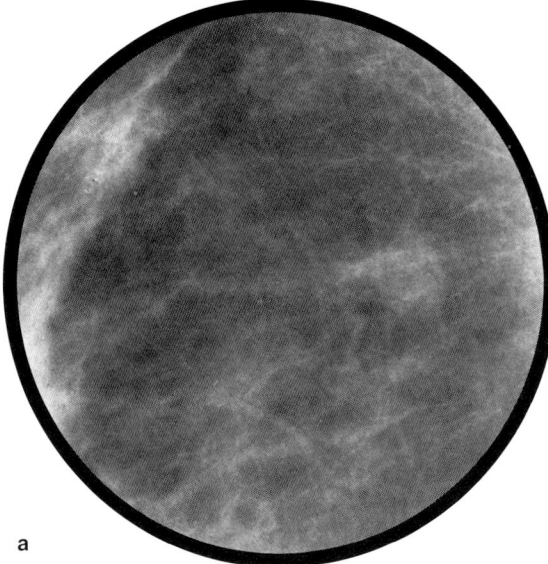

a

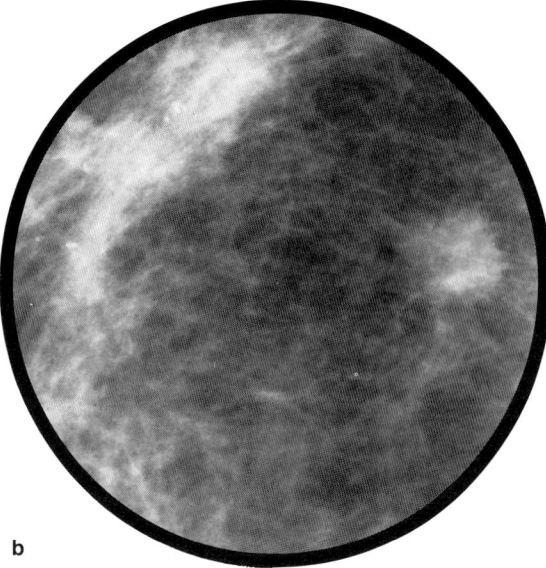

b

Abb. **88a** u. **b**
a 64jährige Frau mit einem kleinen diskreten fleckigen Gebilde in den dorsalen Parenchymschichten mit
einer Ausdehnung von 7 × 8 mm

b Kontrolle 5 Monate später: Entwicklung eines deutlichen szirrhösen Karzinoms mit einem Durchmesser
von 13 mm
Verdoppelungszeit: 91 Tage

figuriert sind, kontrolliert werden (Abb. **87a**). Die
Zahl der Mikroverkalkungen nimmt erfahrungsgemäß meist nur langsam zu im Verlauf von mehreren Jahren. Deshalb ist bei solchen Problemfäl-
len die Mammographiekontrolle erstmals nach 6
Monaten, später in jährlichen Intervallen indiziert. Wenn 10 oder mehr **polymorphe** Mikroverkalkungen in einer Gruppe zusammenliegen, ist
die Abklärung durch Biopsie meist indiziert
(Abb. **87b**). Das infiltrative Karzinomwachstum
führt nach Durchbrechen der duktalen Basal-

membran zu einer periduktalen Gewebsverdichtung oder Knotenbildung. In einigen Fällen bildet eine solche initiale Karzinominfiltration anfänglich einen kleinen strukturlosen Verdichtungsbezirk (Abb. **88a**) und wird erst nach einigen Monaten zu einem strahlig konfigurierten
Szirrhus (Abb. **88b**) oder einem rundlichen medullären Karzinom. In anderen Fällen ist die
strahlige szirrhöse Karzinomformation schon sehr
früh vorhanden und vergrößert sich mit der
Wachstumszeit (Abb. **89a** u. **b**).

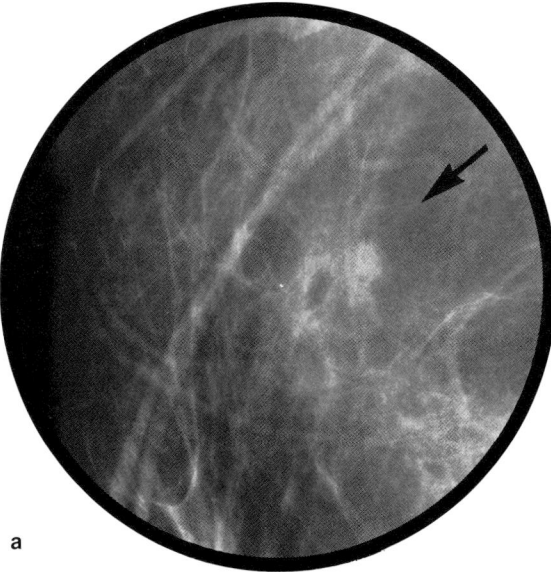

a

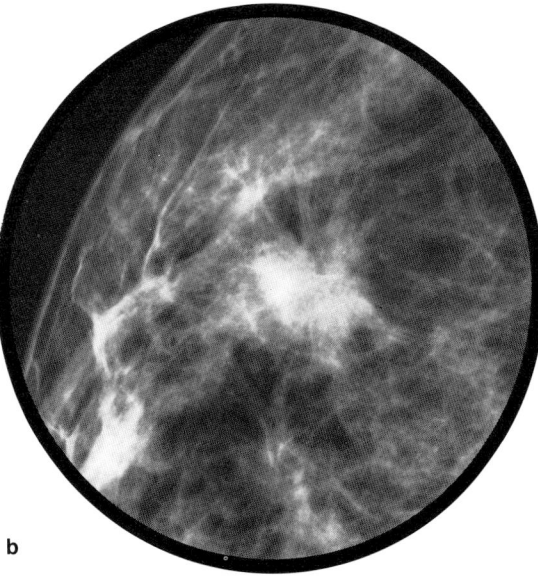

b

Abb. **89a** u. **b**
a Diskrete sternförmige Gewebsverdichtung bei einer
58jährigen Frau

b Kontrolluntersuchung nach 2 Jahren: szirrhöses
Karzinom (Volumenzunahme von 0,11 zu 1,12 cm³)
Verdoppelungszeit: 226 Tage

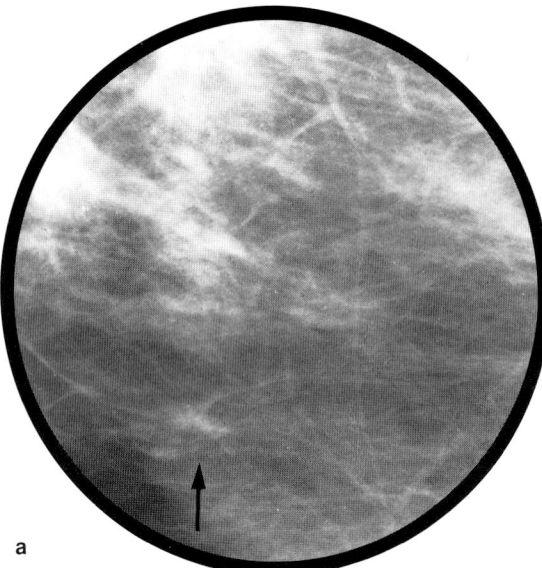
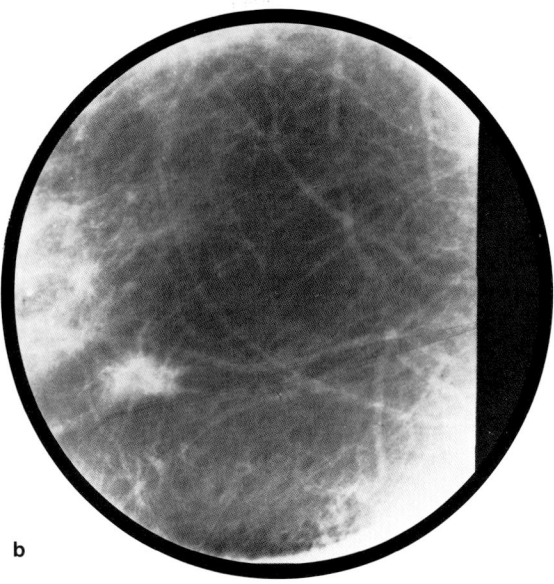

a

b

Abb. **90a** u. **b**   68jährige Frau mit Ablatio der anderen Brust vor 5 Jahren
a Mammographie: ganz diskrete Strukturverdichtung im unteren vorderen Brustbereich, aus der sich später ein Karzinom entwickelt

b   Nach 2,1 Jahren ist ein szirrhöses Karzinom herangewachsen mit einer Größe von 6 × 11 mm
Verdoppelungszeit: 317 Tage

Trotz Kenntnis der Morphologie solcher Frühformen des Karzinoms ist die Diagnose häufig erst durch Mammographiekontrolle zu erreichen (Abb. **90a** u. **b**). Besonders problematisch ist die Frühdiagnose bei einem Karzinomwachstum in dichtem mastopathischem Parenchym und in der parenchymdichten Brust der jungen Frau.

Eine Vorverlegung der Diagnose wäre nur möglich durch großzügige Indikationsstellung zu einer Biopsie mit einem entsprechenden Anstieg von – im Nachhinein – überflüssigen operativen Gewebsentnahmen. Hier ergibt sich ein Ausweg in Form der fächerförmigen Feinnadelpunktion und Zytologie (s. Abb. **33**), der gezielten Punktion (BREZINA 1975, KRAMANN 1975, 1980) sowie der stereotaktischen Punktion (NORDENSTRÖM 1977, VAILLANT und HOEFFKEN 1985).

Präoperative Lokalisation nonpalpabler Prozesse

Die gezielte Exstirpation mammographisch suspekter Prozesse, die nicht palpabel sind, erfordern eine gut funktionierende Zusammenarbeit zwischen Radiologen, Operateur und Pathologen. Es gibt mehrere Möglichkeiten:

Geometrische Lokalisation. Sie erfolgt durch Ausmessen der Mammographiebilder und Markierung der vermuteten Lokalisation auf der Haut mit Angabe der Tiefenlage (Abb. **91a** u. **b**). Diese Methode ist sehr ungenau, da die Gewebsverschiebungen durch die Kompression der Brust

bei der Mammographie in der mediolateralen und der kraniokaudalen Aufnahme eine divergente Lage des Prozesses hervorruft. Die Biopsie muß deshalb sehr großzügig gemacht werden. Die hierdurch bedingte Narbenbildung ist für die spätere Überwachung unvorteilhaft.

Kanülenlokalisation. Nach vorausgegangener geometrischer Lokalisation wird durch Einstechen einer Kanüle die vermutete Lokalisation markiert. Durch Röntgenaufnahmen in zwei Ebenen wird die Kanülenlage überprüft. Die Einstichstelle der Kanüle muß so gewählt werden, daß sie die Anfertigung dieser Röntgenaufnahmen zuläßt. Mehrfaches Korrigieren der Kanülenlage und jeweils erneute Mammographiekontrolle kann erforderlich werden, um eine exakte Lokalisation zu erreichen. Die präoperative Umlagerung der Patientin und der operative Vorgang selbst können eine Verschiebung der Kanülenlage hervorrufen. Deshalb eignet sich diese Methode fast nur bei Radiärschnitten, die jedoch aus kosmetischen Gründen heute zugunsten der perimamillären Schnittführung weitgehend aufgegeben worden sind.

Die *„Angelhaken“-Drahtmarkierung* ist eine Modifikation der einfachen Kanülenmarkierung. Das hierzu konstruierte Instrument besteht aus einer Kanüle mit 90 mm Länge und 0,7 mm Kaliber, die einen Metalldraht mit hakenförmiger Biegung der Spitze enthält*. Die Kanüle mit

---

* Frank Breast Biopsy Guide, Randall Faichney Corp., Avon Industrial Park, Avon, Mass. 02322, USA

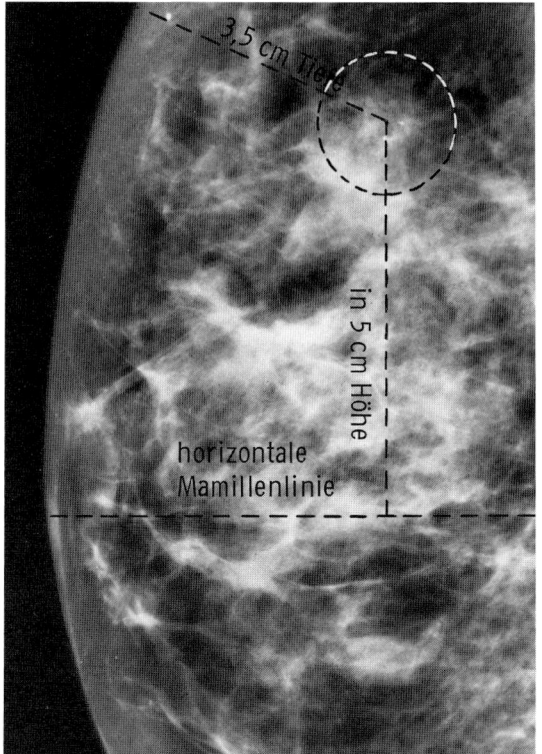

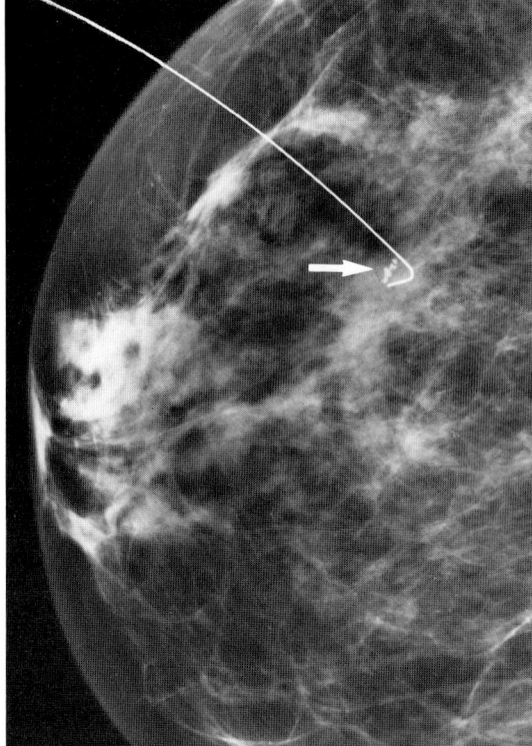

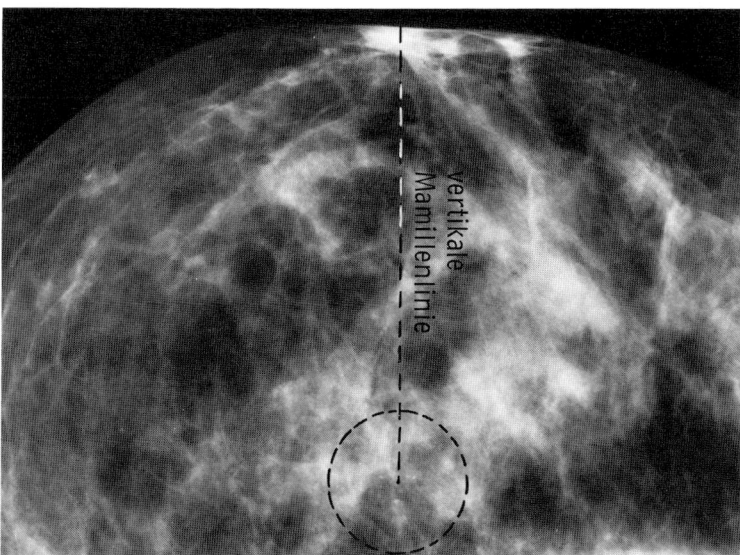

▲
Abb. **92**   „Angelhaken"-Markierung einer nonpalpablen Mikrokalkgruppe zur gezielten Biopsie (intraduktales Karzinom).
Mediolaterales Bild

◀ Abb. **91a** u. **b**   Geometrische Lokalisation eines nonpalpablen Befundes. Der Mikrokalk liegt 5 cm höher als die Mamille, exakt in der Mittellinie, in 3,5 cm Tiefe unter der Kutis.
a   Mediolaterales Bild
b   Kraniokaudales Bild

Draht wird in die Gegend der Läsion eingestochen und die erreichte Lage durch Mammographieaufnahmen in zwei Ebenen überprüft (Abb. **92**). Bei zufriedenstellender Lage wird die Kanüle herausgezogen und der mit seinem Haken in der Läsion fixierte Metalldraht belassen. Er ragt an der Einstichstelle aus der Haut heraus als Wegweiser für eine „direkte" Inzision wie auch zum subkutanen Aufsuchen der Läsion vom Mamillenrandschnitt aus. Diese Markierung erlaubt eine Biopsie zu einem geplanten Zeitpunkt, unabhängig vom Lokalisationsvorgang.

Gezielte oder stereotaktische Punktion: Mit einer Spezialeinrichtung (BREZINA 1975) oder mit der stereotaktischen Punktionsapparatur TRC (NORDENSTRÖM 1977) wird der problematische Prozeß präoperativ punktiert und dauerhaft entweder durch eine Farbstoffinjektion (sterile schwarze Tusche = carbo medicinalis) oder durch Einschieben von metallischem Nahtmaterial durch die Kanüle bzw. einem Metallkügelchen markiert.
Diese Lokalisation ist an das Vorhandensein einer entsprechenden Apparatur gebunden.

Kontrastmittel-Farbstoff-Markierung: Diese Methode ergibt bei einem eingearbeiteten Team sehr gute Resultate. Nach vorheriger geometrischer Lokalisation wird an der vermuteten Stelle in der gemessenen Tiefenlage ein Depot einer Mischung aus 0,1 ml Patentblau und 0,4 ml wasserlöslichem Röntgenkontrastmittel injiziert. Durch Mammographieaufnahmen in zwei Ebenen erfolgt die Überprüfung der Lage des Kontrastmitteldepots (Abb. **93a** u. **b**). Bei geringer Divergenz zwischen der Markierung und dem Problembefund genügt eine entsprechende Zielangabe für den Operateur. Bei einem größeren Abweichen der Markierung kann eine Korrektur durch eine zweite Injektion mit einem andersfarbigen Farbstoff-Kontrastmittel-Depot vorgenommen werden. Hierzu eignet sich eine Mischung aus 0,1 ml unverdünntem Indocyanin-Grün-Testfarbstoff (Viher-Test*) mit 0,4 ml wasserlöslichem Röntgenkontrastmittel.

Die anschließende Biopsie sollte baldmöglichst vorgenommen werden, um die Diffusion des Farbstoffdepots gering zu halten (möglichst innerhalb von 30 Minuten).

(Hinweis: Präoperative Sedierung erst im Anschluß an die Lokalisation verabreichen, da die Patientin anderenfalls bei den Mammographiekontrollen kollabiert.)

Präparatradiographie: Die Überprüfung der erfolgreichen Gewebsentnahme muß in allen Fällen durch intraoperative Präparatradiographie erfolgen. Ein Aufnahmesystem mit Kurzzeitentwicklung (Film-Folien-Kombination) verkürzt die intraoperative Wartezeit. Die Präparatradiographie erfordert ein Mammographiegerät oder eine andere Weichteil-Spezialröntgenapparatur (nicht möglich mit Röntgenkugel o. ä.).

Präparatmarkierung: Für den Pathologen wird die Auffindung des mammographischen Problembefundes im Biopsiematerial erleichtert durch eine Markierung der suspekten Stelle mittels einer eingestochenen Kanüle. Die richtige Lage muß durch eine Wiederholung der Präparatradiographie überprüft werden.

Die histologische Untersuchung wird durch das Kontrastmittel-Farbstoff-Depot nicht beeinträchtigt (kann auch ausgewaschen werden).

---

* Chemo-Pharm-Dorsch, Bremen

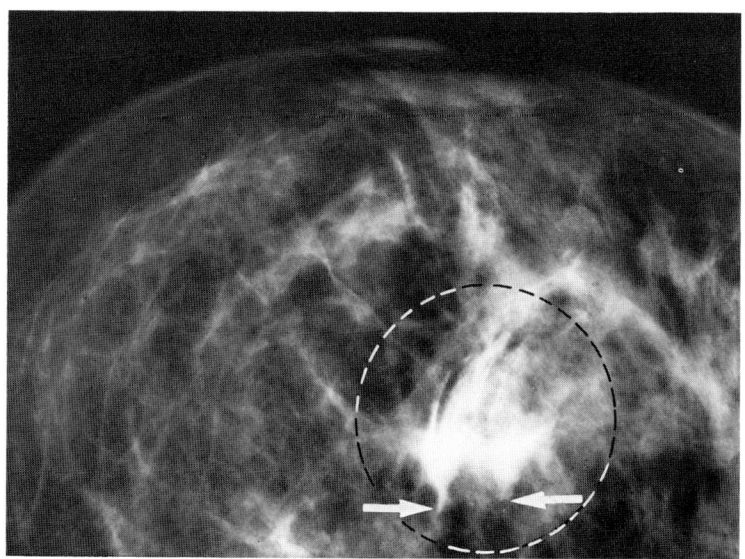

a

b

Abb. **93a** u. **b** Kontrastmittel-Patentblau-Markierung eines nonpalpablen Problembefundes zur gezielten Biopsie. Die Markierung liegt knapp kaudal und etwas oberflächennäher als der Mikrokalk.
a Mediolaterales Bild
b Kraniokaudales Bild

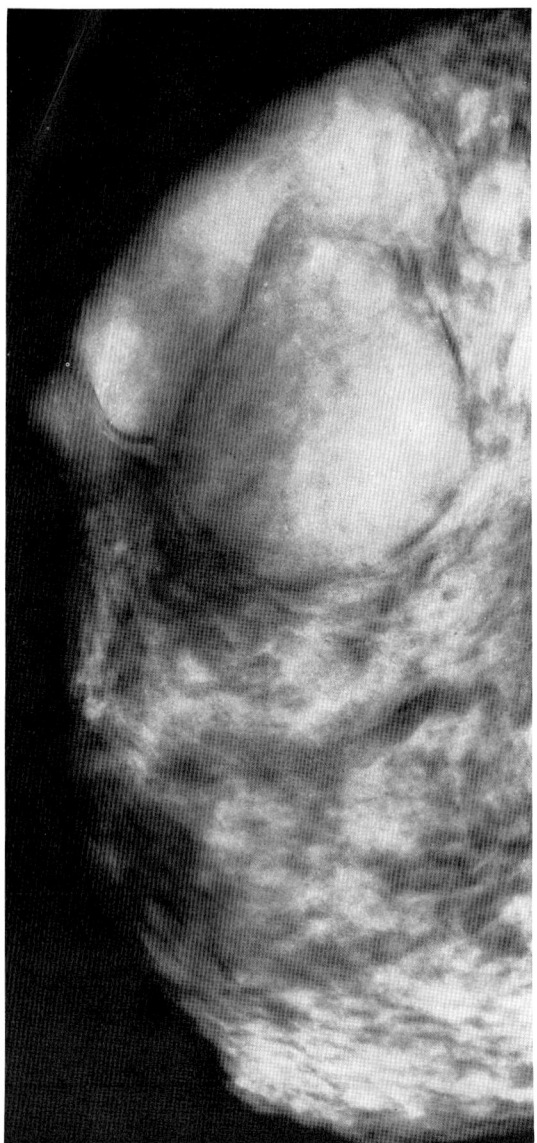

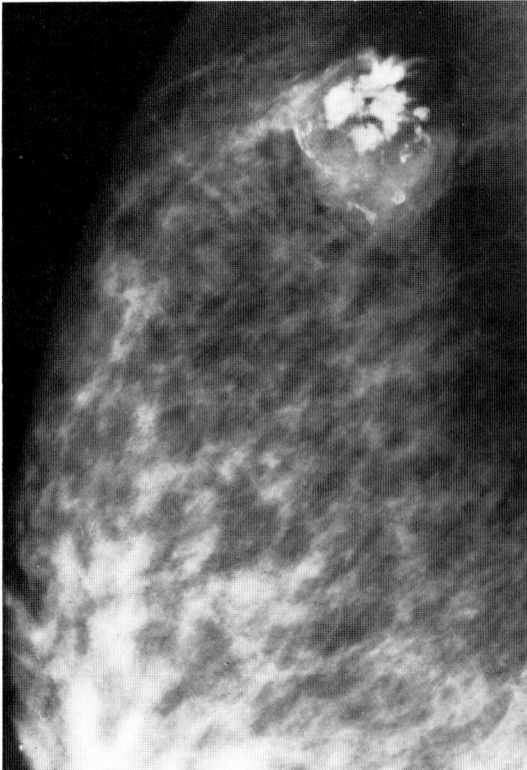

Abb. **95** Osteoplastisches Sarkom der Mamma (*Schöner* u. *Krüger*, Lichtenfels)

◄ Abb. **94** Spindelzellensarkom mit raschem Tumorwachstum.
Mammographie: glatt begrenzter, mehrknotiger Tumor. An einzelnen Stellen Mikrokalk. Verdrängung des normalen Parenchyms durch expansives Wachstum (*Hüppe*, München)

Sarkom

Pathologie: Maligne mesenchymale Geschwülste der Mamma sind selten. Sie werden unter den bösartigen Brusttumoren in einer Häufigkeit von weniger als 1% gefunden. Bei Männern ist das Sarkom unter den malignen Brusttumoren mit 5,5% relativ häufiger vertreten als bei den Frauen (PETRACIC u. Mitarb. 1970). Die Sarkome müssen von der seltenen malignen Variante des Cystosarcoma phyllodes abgegrenzt werden, weil letzteres auch epitheliale Gewebsstrukturen enthält.

Histologie: Histologisch unterscheidet man die *ausdifferenzierten Formen* (Fibro-, Angio-, Osteo-, Rhabdomyo-, Leiomyo- und Myxoidsarkome) von den *unreifzelligen Stromasarkomen* (Spindelzell-, Rundzell- und Polymorphzellsarkome).

Außerdem gibt es Lympho- und Retikulosarkome in der Mamma.

Klinik: Die Sarkome wachsen meist besonders schnell, entweder als gut umschriebene Knoten (z. B. Fibrosarkome) oder unscharf abgegrenzt und diffus (z. B. Stromasarkome). Eine Metastasierung erfolgt vorwiegend auf dem Blutweg (häufig in der Lunge). Die axilläre Lymphknotenmetastasierung gilt prognostisch als ungünstig (SINNER 1961, OTT u. Mitarb. 1961). Das Angiosarkom hat eine besonders schlechte Prognose.

Eine besondere Sarkomform ist das Lymphangiosarkom der Schulter und des Armes (Stewart-Treves-Syndrom 1948), das auf dem Boden eines chronischen Armödems nach Operation oder Strahlentherapie des Mammakarzinoms entstehen kann.

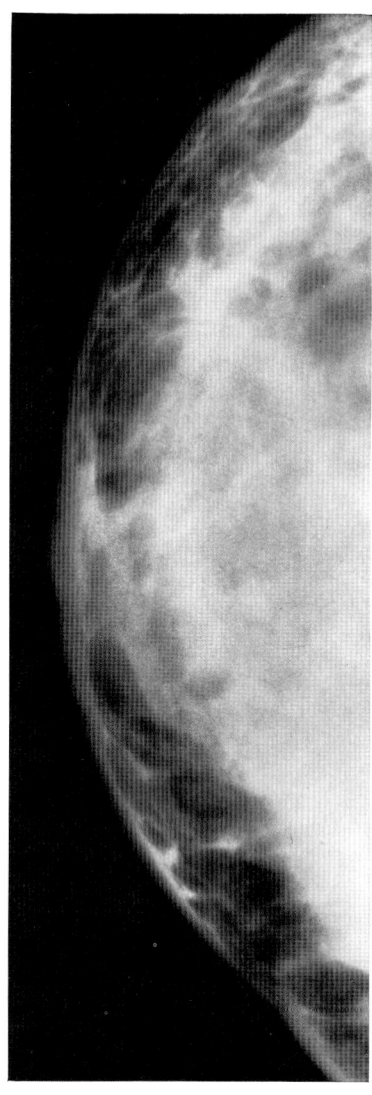

Punktion und zytologische Untersuchung möglich.

Die undifferenzierten Stromasarkome (Abb. **96**) können diffus wachsend alle Bruststrukturen durchsetzen und sind dann morphologisch vom infiltrierend wachsenden Karzinom und von der diffusen Ausbreitung maligner Lymphome oder einer Leukämie nicht zu unterscheiden. Differenzierungshilfe geben bei solchen diffusen Prozessen nur das klinische Bild, die Punktionszytologie und die Histologie.

Primäres malignes Lymphom und Lymphogranulomatose

Definition und Klinik: Die Mamma ist nur äußerst selten der Ort der Primärmanifestation des Morbus Hodgkin und des malignen Non-Hodgkin-Lymphomes. Es gibt eine knotige und eine diffuse Form. Häufiger ist der sekundäre Brustbefall im Spätstadium der Lymphomerkrankungen.

Röntgenologie: Bei der knotigen Form der Lymphogranulomatose und beim malignen Lymphom finden sich im Mammogramm rundliche oder mehrknotig zusammengesetzte relativ glattrandi-

Abb. **96** Fibroliposarkom. Rasches Wachstum innerhalb von Wochen, zuerst in der linken, dann in der rechten Mamma bei einer 35jährigen Frau. Massive Vergrößerung und Verhärtung der Mammae mit verdickter und geröteter Haut. 4 Wochen vorher Probeexzision: Fibrose.
Mammographie: diffuse Durchsetzung des gesamten Drüsenkörpers. Netzige und streifige Infiltration des subkutanen Fettgewebes. Infiltrative Verdickung der Kutis (*Albring*, Gelsenkirchen)

Röntgenologie: Die ausdifferenzierten Sarkome bilden große, glattbegrenzte solitäre oder gelappte Knoten (Abb. **94**). Sie sind von einer „Pseudokapsel" aus verdrängtem Fett- und Bindegewebe umgeben. Weichteilsarkome der Mamma können knöcherne Strukturen (Abb. **95**) oder bizarre Kalkeinlagerungen enthalten. Eine Unterscheidung zwischen medullären Karzinomen, Cystosarcoma phyllodes und großen gutartigen Fibroadenomen oder großen Zysten ist nur durch

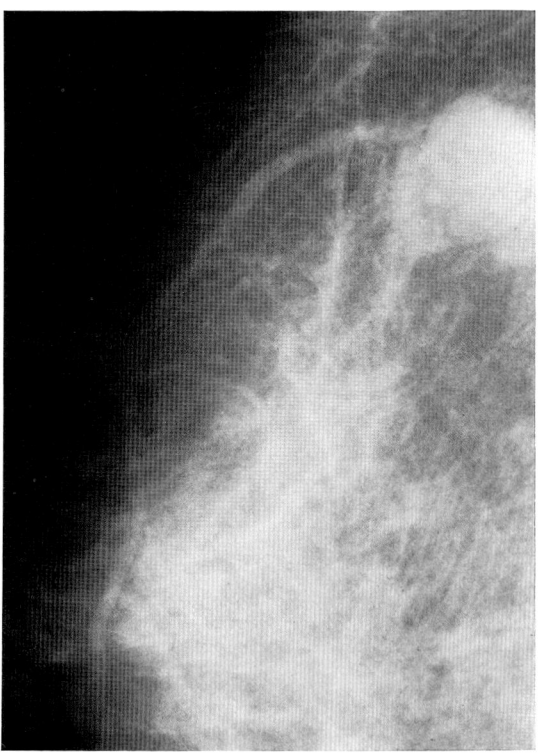

Abb. **97** Knotige Form der Mammalymphogranulomatose. Im oberen Mammabereich ein relativ scharf abgegrenzter mehrhöckriger Knoten und „weite Vene" (*Zwicker* u. *Thelen,* Radiologische Universitätsklinik Bonn)

ge Knoten (Abb. **97**). Es fehlen Mikrokalk und strahlige Ausläufer. Eine röntgenologische Differenzierung zwischen knotiger Brustlymphogranulomatose, Fibroadenom und medullärem Karzinom ist nur sehr bedingt und nur bei bereits bekannter Grundkrankheit möglich.

Die infiltrativen Formen ergeben dichte, inhomogene und unregelmäßig begrenzte Infiltrationen oder eine diffuse Durchsetzung des Brustgewebes (Abb. **98**).

Leukämie

Die akute Leukämie kann zu einem diffusen Befall beider Mammae führen.

Bei einer chronischen Myelose können die Mammae von knotigen leukämischen Infiltraten durchsetzt sein.

Bei der chronisch lymphatischen Leukämie können intramammäre Lymphknoten befallen sein.

Klinik: Eine diffuse Hautrötung und Infiltrationen beider Mammae ist typisch für die akute Leukämie. Knotige leukämische Brustinfiltrate kommen besonders bei einer chronischen Leukämie vor.

Röntgenologie: Bei der diffusen Form sind beide Mammae von einem dichten Fremdgewebe durchsetzt (Abb. **99**). Das subkutane Fettgewebe ist von netzigen und streifigen Strukturen durchzogen und die Kutis ist homogen oder lamellär verdickt.

Die knotigen leukämischen Infiltrate sind von anderen benignen und malignen Knotenbildungen mammographisch nicht zu unterscheiden (Abb. **100**). Nähere Differenzierung ist nur durch Punktionszytologie oder Histologie möglich.

Metastasen

Metastatische Absiedelungen in der weiblichen Brust sind nicht häufig. Sie stammen am ehesten von einem Mammakarzinom der anderen Brust, von einem malignen Melanom oder von einem Bronchialkarzinom. Andere Primärkarzinome sind als Metastasenquelle selten.

Röntgenologie: Die Metastasen sind im Mammogramm glatt, rund und oft multipel. Häufig sind mehrere Knoten gleich groß.

Die Punktionszytologie gibt weitere Differenzierungsmöglichkeiten, wenn keine Primärerkrankung bekannt ist.

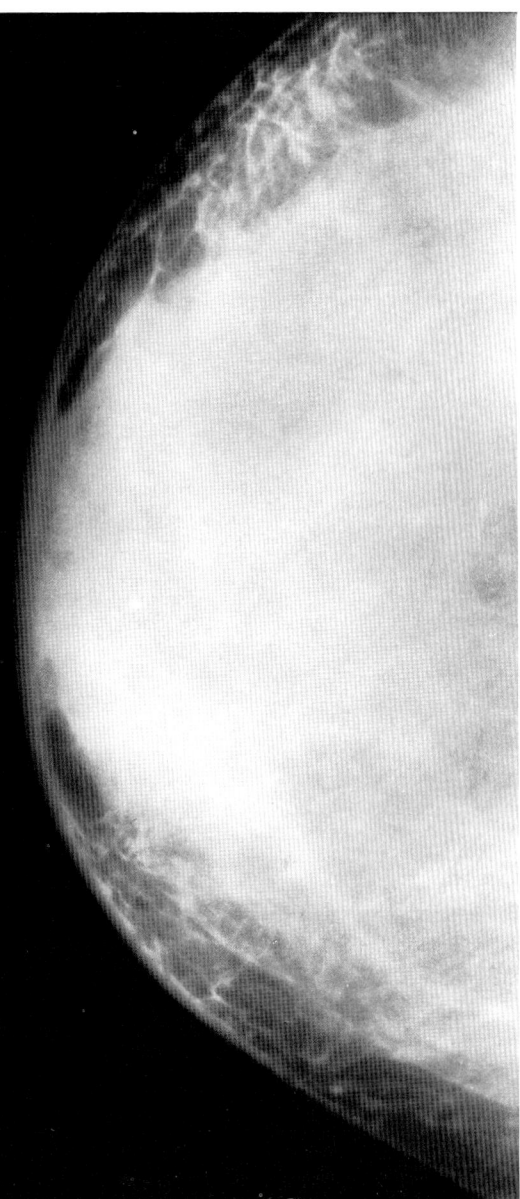

Abb. **98** Diffuse Form der Mammalymphogranulomatose. Verdichtung des Drüsenkörpers, netzige Durchsetzung des subkutanen Fettgewebes. Infiltration der Kutis

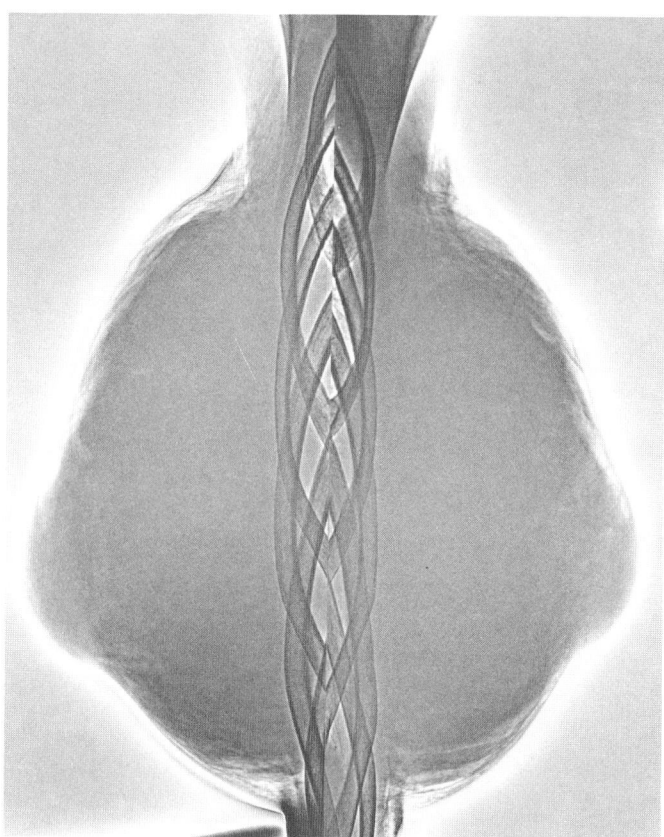

Abb. **99** Xeromammogramme, seitliche Aufnahme: Diffuse beiderseitige Brustinfiltration bei akuter lymphatischer Leukämie

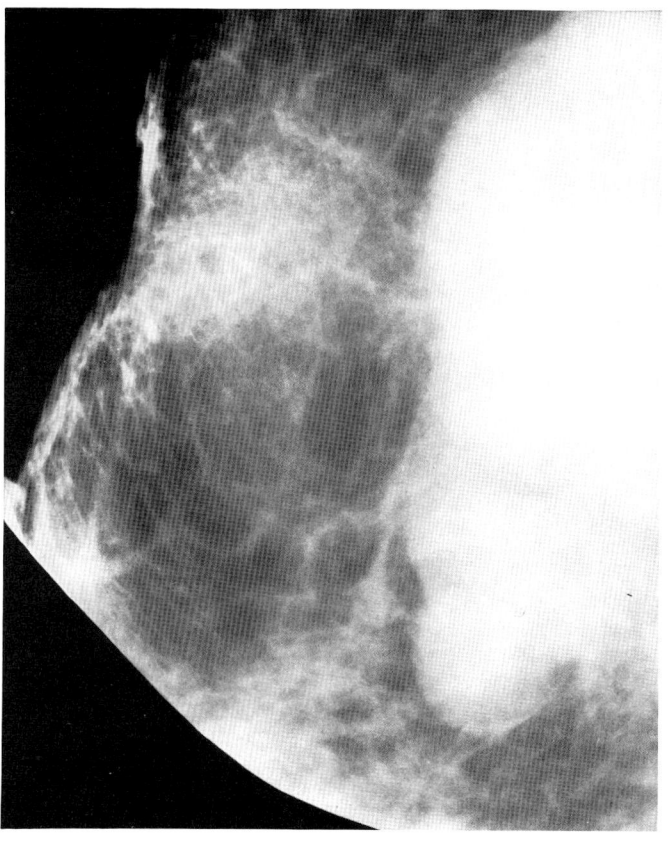

Abb. **100** Lymphknotenpaket in der Gegend der vorderen Achselfalte bei lymphatischer Leukämie. Verdickung der Kutis und subkutane Narbenfibrose nach Probeexzision

Brusterkrankungen beim Mann

Gynäkomastie

Die Gynäkomastie ist eine gutartige Vergrößerung der männlichen Brust mit Aussprossung der
Milchgänge und Vermehrung des Bindegewebes.
Drüsenläppchen entwickeln sich hierbei nur ausnahmsweise.

Die Gynäkomastie des Jugendlichen entsteht
meist beiderseits (nicht immer!) durch hormonelle Störungen vor oder während der Pubertät
(„Pubertätsgynäkomastie"). Diese bildet sich
spontan in Jahresfrist zurück. Hormonelle Be-
handlungsversuche sind oft ineffektiv oder sym-
ptomverstärkend. Bei jedem Jugendlichen mit
Gynäkomastie muß durch sorgfältige klinische
Untersuchung eine Gentialanomalie und ein Ho-
dentumor ausgeschlossen werden. Röntgenaus-
scheidungsurogramm, Röntgenaufnahme des
Schädels zum Ausschluß eines Hypophysentu-
mors und Computertomographie (Nieren und
Nebennieren) können zum Ausschluß eines hor-
monproduzierenden Tumors erforderlich werden.
Ein Hormonstatus ist bei Feststellung von Abnormitäten im Urogenitalsystem notwendig.

Die Gynäkomastie des Mannes in den mittleren
Jahren ist oft medikamentös bedingt (Psycho-
pharmaka, Antihypertensiva, Spirololacton, Digi-

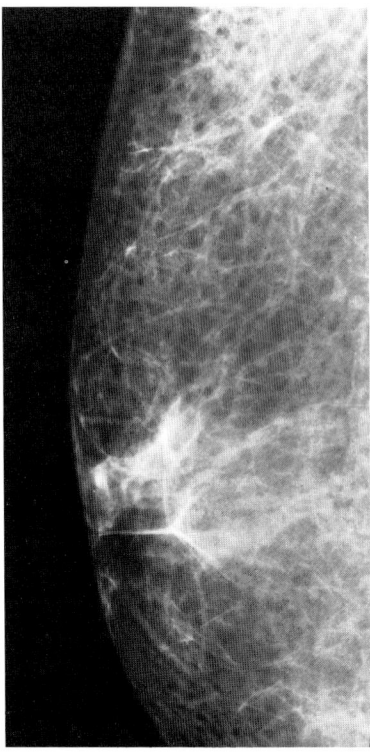

Abb. **101** Diskrete Gynäkomastie mit geringer Aussprossung der retromamillären Milchgänge und kon-
zentrischer Gewebsverdichtung im Mammogramm.
Kein Tastbefund

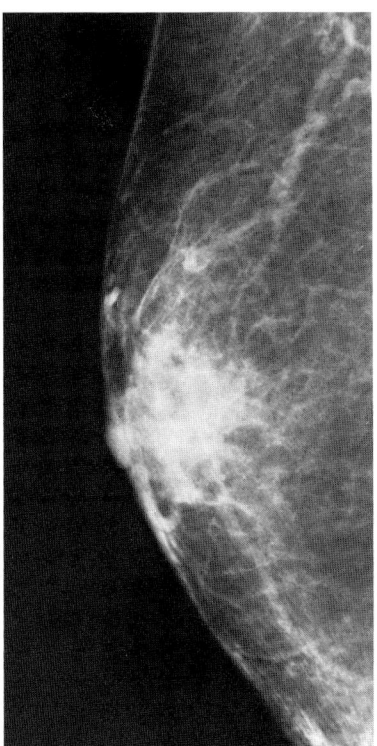

Abb. **102** Geringe Gynäkomastie mit rundlicher Gewebsverdichtung im Mammogramm und entsprechen-
dem knotigen Tastbefund

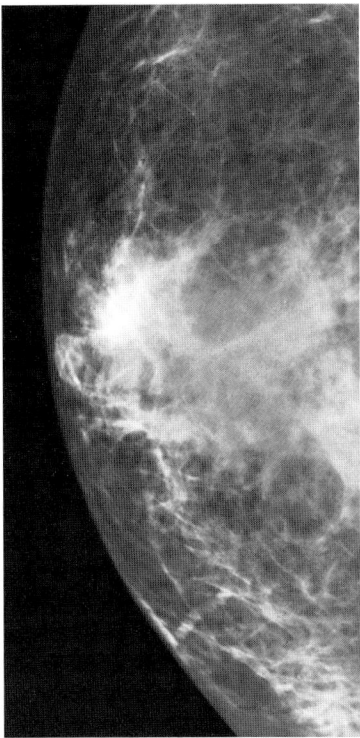

Abb. **103** Ausgeprägte Gynäkomastie mit streifig-
fleckiger retromamillär-konzentrischer Gewebsverdichtung im Mammogramm und tastbarer schmerzhafter
Resistenz

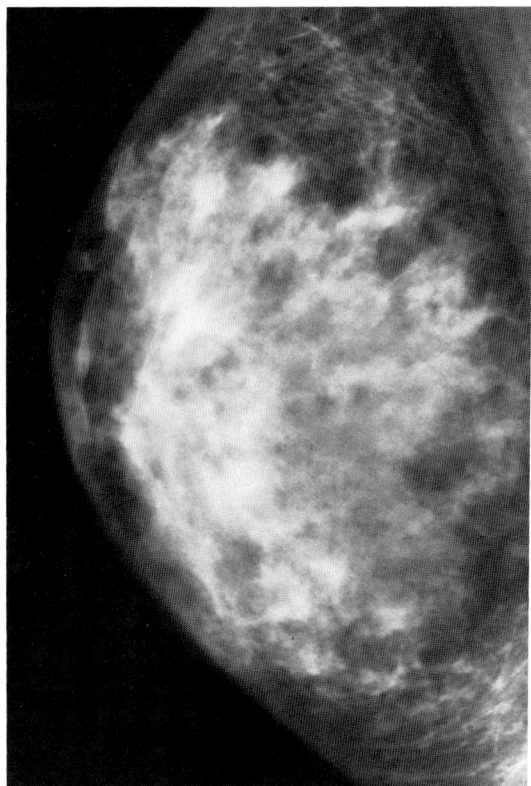

Abb. **104** Extreme Gynäkomastie nach langdauernder Östrogentherapie

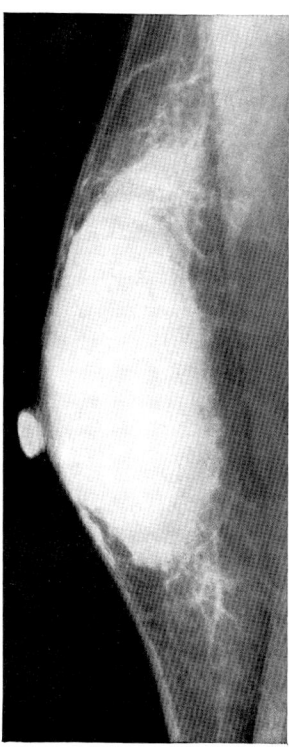

Abb. **105** Gynäkomastie mit großer knotiger Gewebsverdichtung retromammillär bei einem 46jährigen Mann

talis, Hormonmedikation). Des weiteren müssen hormonproduzierende Tumoren im Urogenitalsystem ausgeschlossen werden sowie ein Leberschaden. Manchmal ist eine unbemerkte alimentäre Hormonzufuhr durch Fleischgenuß von östrogengemästeten Tieren als Ursache einer sonst nicht erklärlichen Gynäkomastie zu vermuten. Die Gynäkomastie im Greisenalter wird oft abgetan mit dem Hinweis auf das „Climacterium virile". Stets müssen aber alle anderen medikamentösen und hormonellen Faktoren sowie hormonproduzierende Tumoren und ein Leberschaden ausgeschlossen werden.

Bei der Gynäkomastie ist die Mammographie stets indiziert, da nur durch diese Untersuchung die verschiedenen Formen der Gynäkomastie zu unterscheiden sind und ein Karzinom ausgeschlossen werden kann.

Man unterscheidet folgende Gynäkomastieformen:

– Echte Milchgangshyperplasie in Form der „Gynaecomastia vera". Bei dieser Form der Gynäkomastie findet man im Röntgenbild streifige, fleckige oder ganz gleichmäßig dichte Strukturen (Abb. **101–105**). Die Gynäkomastie ist immer zentral hinter der Mamille lokalisiert. Bei den streifigen Formen ist eine radiäre Ausrichtung zur Mamillenrückseite vorhanden.
– Vergrößerung der Brust durch vermehrte Fettansammlung „Lipomastie" (Adiposomastie).

Sekretion aus der Mamille ist oft durch Hormonzufuhr hervorgerufen. Zytologische Untersuchung und Galaktographie sind erforderlich.

Solide Knoten und Zysten lassen sich nur durch die Punktion zuverlässig unterscheiden und durch zytologische Untersuchungen näher differenzieren (Fibrome, Adenofibrome, Epithelzysten).

Bei Störungen im Steroid-Metabolismus mit erhöhtem Östrogenspiegel oder Störungen im Androgen-Östrogen- Verhältnis ist der Versuch einer Behandlung mit dem Antiöstrogen Tamoxifen indiziert (EVERSMANN u. Mitarb. 1984).

Karzinom

Das Karzinom beim Mann ist eine seltene Erkrankung (ungefähr 1% aller Mammakarzinome), (HAAGENSEN 1971, HOEFFKEN u. LANYI 1973). Es gibt beim Mann die gleichen Karzinomformen wie bei der Frau: Carcinoma scirrhosum, Carcinoma solidum simplex, Adenokarzinom, medulläres Karzinom und Gallertkrebs. Auch das Paget-Karzinom der Mamille kommt vor.

Selten sind rein intraduktale Wachstumsformen.

Röntgensymptomatik: Das szirrhöse Karzinom ist an dem unregelmäßigen Knoten und den strahligen Ausläufern zu erkennen (Abb. **106 a u. b**). Der

Abb. **106a** u. **b** Szirrhöses Karzinom beim Mann
a Das mediolaterale Bild zeigt die charakteristische mamillen-exzentrische Lokalisation
b Unregelmäßiger Tumorknoten mit „Krebsfüßen" und Kutisbeteiligung (kraniokaudales Mammogramm)

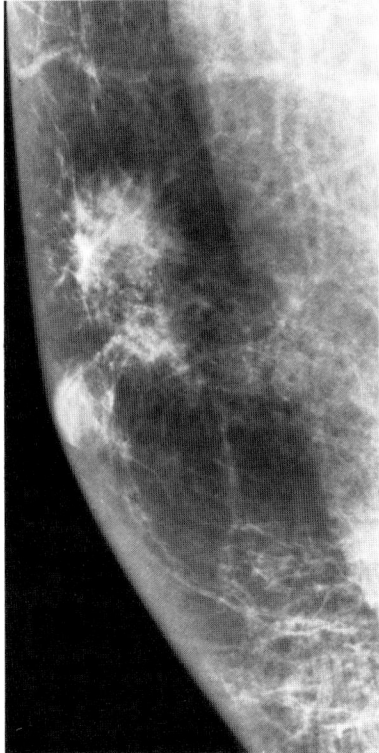
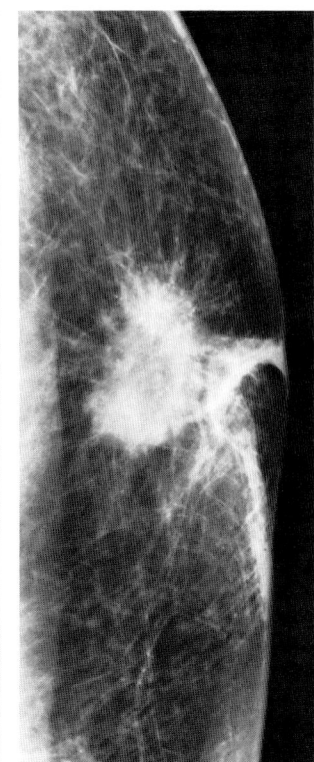

a   b

Szirrhus liegt immer exzentrisch zur Mamillenregion. Dies läßt eine Unterscheidung gegenüber der strahligen Form der Gynäkomastie zu, die konzentrisch hinter der Mamille angeordnete Strukturen aufweist.

Das Carcinoma solidum simplex ist mehr knotig, und die strahligen Ausläufer sind plumper und spärlicher. Es liegt ebenfalls exzentrisch zur Mamillenrückseite.

Das medulläre Karzinom und der Gallertkrebs wachsen als rundliche, oft relativ glatt begrenzte Knoten, so daß sie von Fibromen oder Zysten nicht immer zu unterscheiden sind. Eine Artdiagnose ist ohne Punktion und Zytologie unmöglich.

Ähnliches gilt auch für das diffuse Karzinomwachstum.

Das seltene intraduktale Karzinomwachstum ist auch beim Mann an den gruppierten polymorphen Mikrokalzifikationen zu erkennen (Abb. **107**).

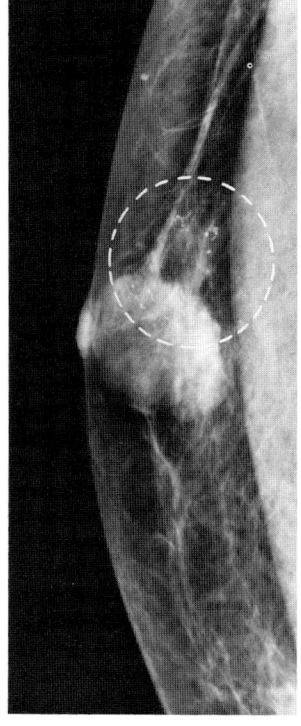

Abb. **107** Intraduktaler Brustkrebs beim Mann mit karzinomtypischen polymorphen Mikrokalzifikationen (*Käfer*, Köln)

Plastische Operationen der Brust

Reduktionsplastik

Die Korrektur der ein- oder doppelseitig hypertrophischen Brust wird kaum noch durch ausgiebige Exzisionen oder durch Teilamputationen des oberen Brustsektors vorgenommen, sondern erfolgt als klassische volumenverkleinernde Operation nach STRÖMBECK (1960, 1964) mit einer halbbogigen Schnittführung in der unteren Brustfalte mit einer senkrecht zur Mamille verlaufenden und einer perimamillären Naht (oder modifiziert) (Abb. **108**).

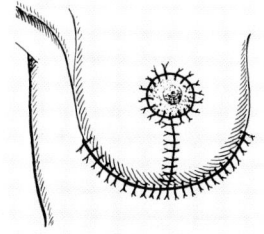

Abb. **108**
Reduktionsplastik-Naht

Die Mammographie nach Reduktionsplastik zeigt Parenchymdefekte und Verlagerung der Parenchymreste in atypische Regionen sowie fibröse Narbenzüge. Innerhalb der intramammären Narbenbereiche können Mikrokalkablagerungen auftreten, die differentialdiagnostische Schwierigkeiten bei der Abgrenzung gegenüber einem intraduktalen Karzinom entstehen lassen. Wenn infiltrative Vorgänge fehlen, so spricht dies bei den differentialdiagnostischen Erwägungen gegen ein Karzinom (Palpationsbefund und Thermographie!). Ölzysten sind relativ häufig (Ringfiguren mit translucentem Inhalt).

Augmentationsplastik

Bei ein- oder doppelseitigen Brusthypoplasien werden zur Augmentation des Brustkörpers Kunststoff-Inlays benutzt (Abb. **109**). Diese sind sehr stabil und werden selten durch äußere Gewalteinwirkung (z. B. Mammographie trotz ent-

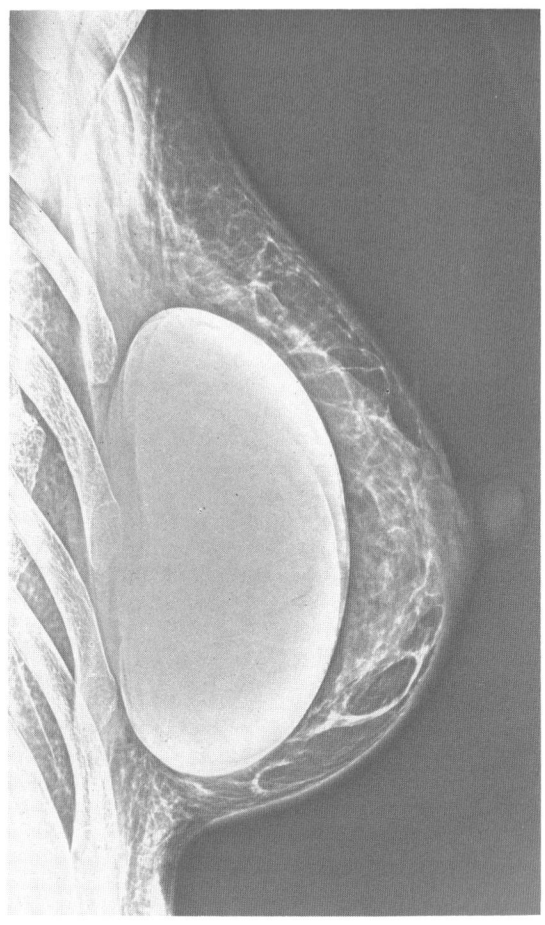

Abb. **109** Augmentationsplastik mit dorsal liegendem Silikon-Inlay und ventral verlagertem Parenchym

sprechender vorsichtiger Kompression) defekt. Ausgetretenes Silikon bei lädiertem Inlay ruft eine zirkumskripte fibröse Reaktion hervor (Abb. **110**).
Zur Augmentation werden heute ausschließlich Silikon-Inlays benutzt, bei denen die Außenhaut aus Silikon und die Füllung aus Silikon-Gel oder aus physiologischer Kochsalzlösung besteht. Es gibt einkammrige Inlays und doppelwandige Inlays, deren Vorderkammern mit physiologischer Kochsalzlösung oder Kortisonlösung gefüllt wer-

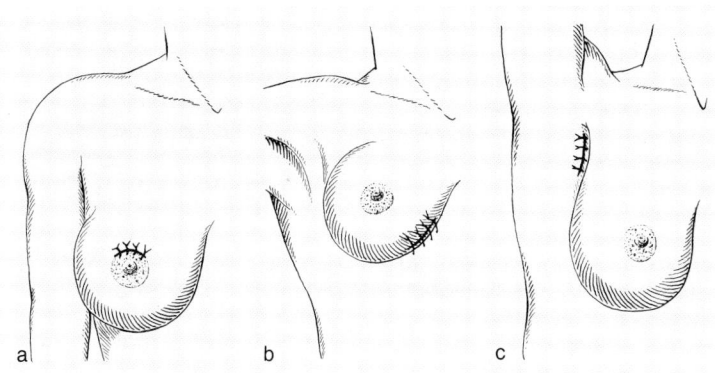

Abb. **111a–c** Augmentation mit Inlay: Naht der verschiedenen Zugangswege (nach *F. K. Beller*)
a vom Warzenhofrand
b vom Inframammärschnitt
c vom axillären Schnitt

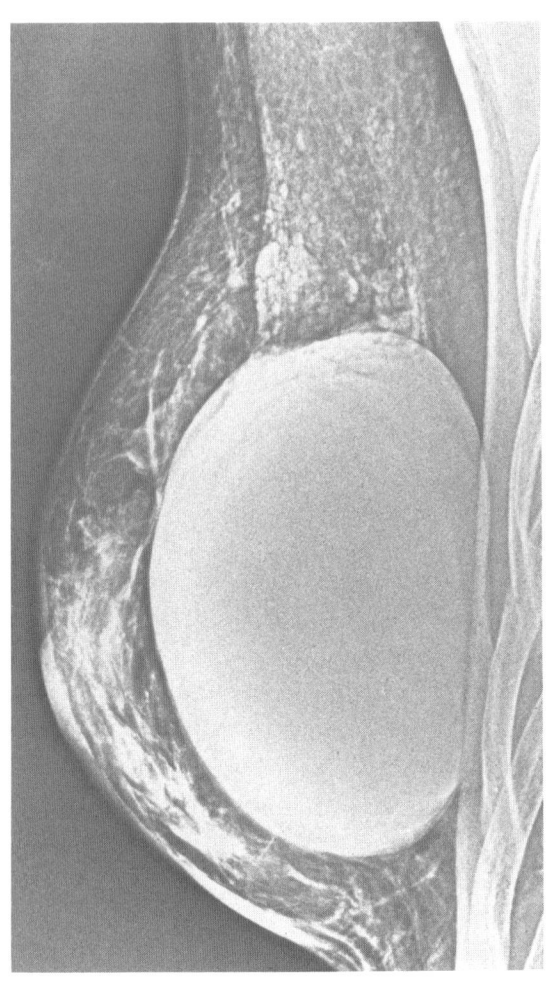

Abb. **110** Defektes Inlay mit Austritt von Silicon-Öl nach kranial

Zur Augmentation wurde auch Silikonöl oder Paraffinöl frei in das Brustgewebe injiziert. Im Mammogramm findet man danach das feintropfig verteilte Material als transluzente rundliche Areale mit Umgebungsfibrose (s. Abb. **49**) oder kleine kugelförmige Verkalkungen (Abb. **112**).

Die Augmentation nach subkutaner Mastektomie kann bei genügender Brustgröße auch mit körpereigenem Gewebe nach Vornahme einer Reduktionsplastik und Benutzung des desepithelisierten Gewebes der unteren Brusthaut und des subkutanen Fettgewebes zur Auffüllung der Wundhöhle gemacht werden. Im Mammogramm sieht man dann einen mit Fettgewebe ausgefüllten und auch von Blutgefäßen und Bindegewebssepten durchzogenen Brustkörper, so daß ohne Kenntnis der Operationstechnik Zweifel an einer kompletten subkutanen Mastektomie auftreten können.

den können, um die Kapselfibrose zu verhindern (Kortisonfüllungen wurden wegen Komplikationen wieder verlassen).
Nach Einbringung solcher Inlays durch axilläre oder perimamilläre oder in der unteren Brustfalte gelegte Schnittführung entfallen später erkennbare Narben (Abb. **111a–c**).
Körpereigenes Material wurde früher als Derma-Fett-Faszien-Lappen aus dem Gesäß entnommen. Kapselfibrose, Kapselverkalkungen und Verflüssigung oder Nekrotisierung des Fettgewebes führten zu kosmetischen Spätstörungen, aber auch infolge leichter Vulnerabilität des Implantats zu manchmal erheblichen chronisch-entzündlichen und fibrotischen Komplikationen.
Im Mammogramm lassen sich Derma-Fett-Plastiken an der Strahlendurchlässigkeit des Implantates und am Kapselsaum erkennen. Die Kapsel verkalkt in erheblichem Umfang.

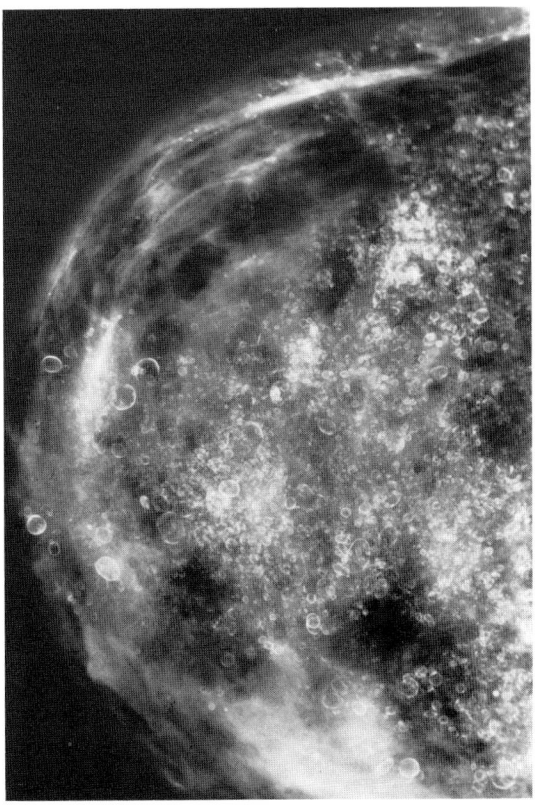

Abb. **112** Zustand nach Augmentation mit Injektion von Silikon in das Brustgewebe (*Rado*, Bergheim)

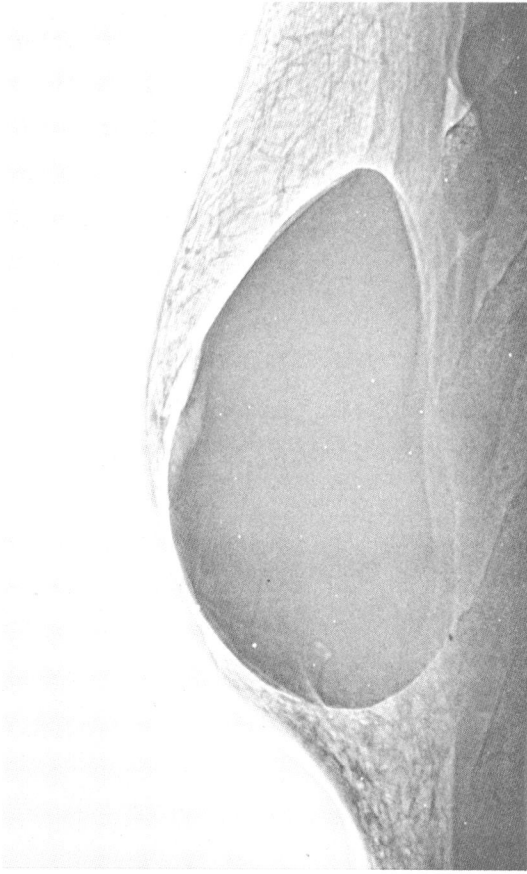

Abb. **113**   Brustrekonstruktion mit Silikon-Inlay

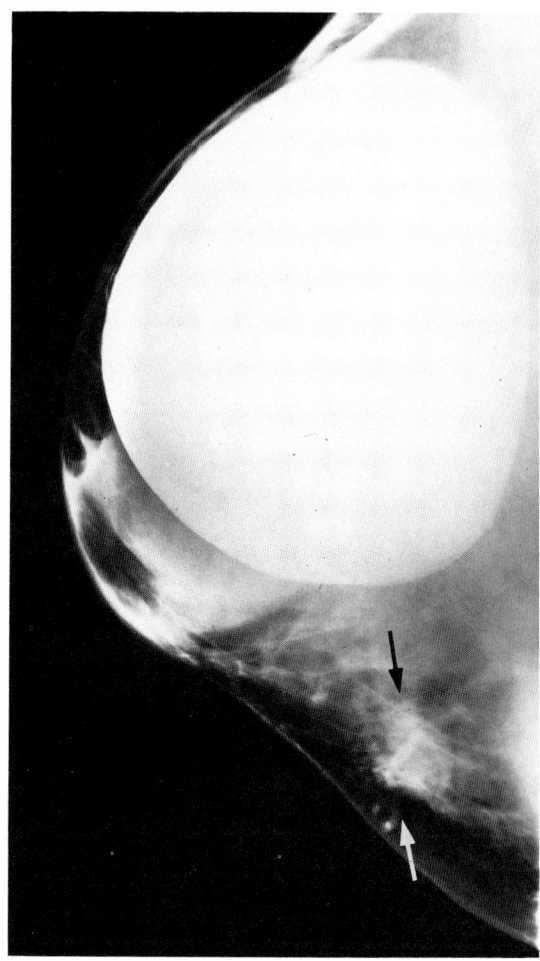

Abb. **120**   Karzinomentstehung neben einem Inlay wegen subkutaner Mastektomie (*C. Lendvai-Viragh, Köln*)

Brustrekonstruktionsplastiken

Eine Rekonstruktion der Brust nach Mamma-ablatio wird üblicherweise mit einem Silikon-Inlay vorgenommen (Abb. **113**).

Wenn genügend Thoraxweichteilverschieblichkeit besteht, erfolgt die Augmentation durch einfaches Einführen des Inlays in eine subkutan oder (besser) retromuskulär operativ geschaffene Tasche. Sind die Thoraxwandweichteile zu straff, so erfolgt Mobilisierung der Brustweichteile durch einen Latissimus-dorsi-Schwenklappen oder durch Verschiebelappenplastik aus der Flanke bzw. der Bauchregion und Augmentation mit Eigenge-webe oder Silikon-Inlay (Abb. **114–119,** s. S. 585 bis 588).

Die Verwendung des Latissimus-dorsi-Haut-Muskel-Lappens wurde erstmals 1912 von D'Este für die Deckung von Defekten nach radikaler Mastektomie beschrieben und als Methode von Tansini bezeichnet, der dieses Verfahren 1896 angegeben hatte.

Das Verfahren war in Vergessenheit geraten und wurde unabhängig von der damaligen Arbeit durch Olivari 1976 neu entdeckt und für die Defektdeckung der Brustwand beschrieben. Mühl-bauer u. Olbrisch haben es 1977 für die Rekonstruktion der Brust eingeführt, McCraw und Bostwick haben diese Technik verfeinert, Bost-wick sowie Mathes und Nahai haben dieses Verfahren in allen Einzelheiten beschrieben (nach F. K. Beller).

Die Plastische Chirurgie hat zahlreiche Methoden der Brustrekonstruktion nach Mamma-Ablatio entwickelt in dem Bestreben, möglichst reichlich Weichteilgewebe zu mobilisieren ohne störende postoperative Narbenbildung. Die Wahl der Rekonstruktionsmethode wird bestimmt durch Ausgangssituation nach Ablatio Mammae (Narbenverlauf, Straffheit der Thoraxwandweichteile, Strahlenveränderungen der Kutis und Sub-kutis) sowie dem körperlichen Habitus der Patientin und der Größe der kontralateralen belassenen Brust.

Methoden der Mamma-Rekonstruktion

Latissimus-dorsi-Schwenklappen

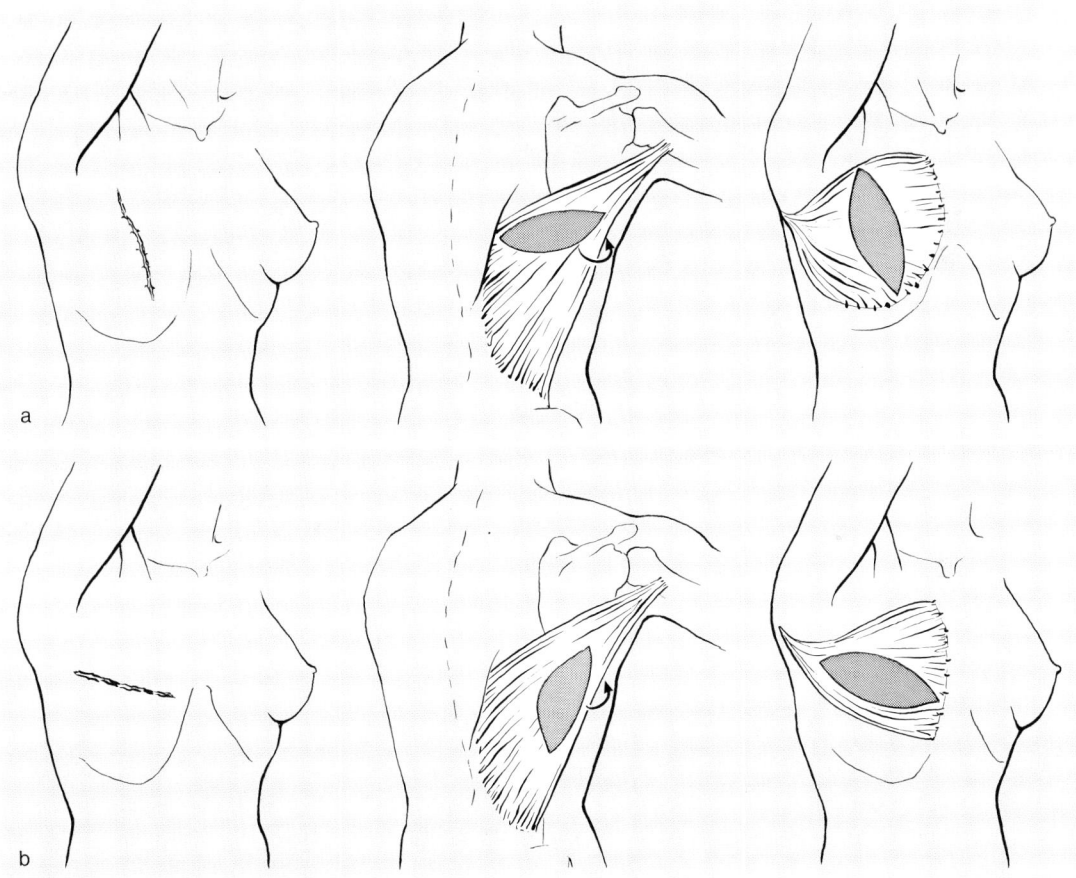

Abb. **114a** u. **b** Positionierung der Hautinsel aus dem Latissimusmuskel bei senkrecht verlaufender Mastektomienarbe (**a**) und bei horizontal verlaufender Mastektomienarbe (**b**) bei Rotation des Lappens um 120 Grad, so daß die Ellipse genau zwischen die Wundränder der exzidierten Narbe paßt

Die Skizzen und Legenden zu den Abb. **114−119** sind entnommen dem Beitrag „Rekonstruktion der weiblichen Brust nach Mastektomie" von *H. Bohmert* im Atlas der Mammachirurgie von *F. K. Beller* / 1985.

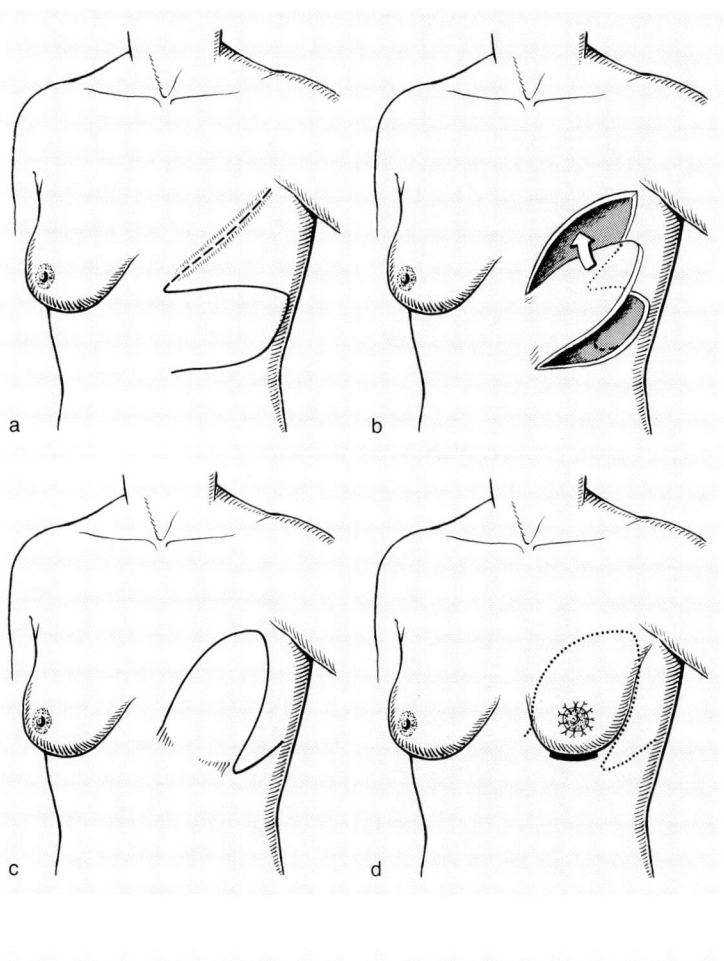

Thorakoepigastrischer Lappen

Abb. **115a–d** Brustrekonstruktion mit thorakoepigastrischem Lappen
a Lappen an typischer Stelle markiert
b Verlagerung des Lappens zwischen die Wundränder der gespreizten Mastektomienarbe
c Lappen in Position
d Kontur sowie Mamille und Areola rekonstruiert

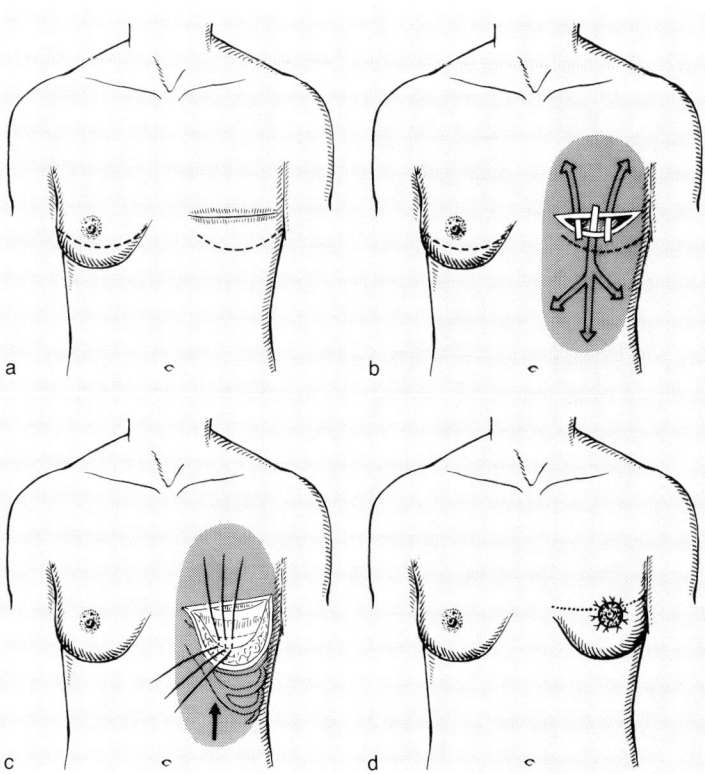

Abdominelle Verschiebeplastik

Abb. **116a–d** Brustrekonstruktion mit abdomineller Verschiebeplastik
a Die neu zu bildende Submammarfalte ist angezeichnet
b Die Mastektomienarbe ist exzidiert. Die Hautdecke ist bis in die Höhe des Nabels unterminiert
c Die mobilisierte Hautdecke wird von der Bauch- zur Brustregion verlagert und in Höhe der Submammarfalte und am Rippenperiost fixiert
d Das Hautdefizit im Brustbereich ist ausgeglichen und eine Prothese submuskulär implantiert und die Mamille rekonstruiert

Vertikaler Rektuslappen

Abb. 117a–d Vertikaler Rektuslappen

a Die Hautinsel ist ellipsenförmig in senkrechter Richtung auf den ipsilateralen Rektusmuskel – der kontralaterale ist ebenso verwendbar – markiert

b Der Rektusmuskel ist mobilisiert bis zum Ansatz am Rippenbogen

c Der untere Rand des M. pectoralis major wird abgelöst, um eine submuskuläre Tasche für die Aufnahme des Implantates zu bilden. Der Rektusmuskel ist an seinem Ansatz vom Rippenbogen abgetrennt unter Schonung der epigastrischen Gefäße und wird kranial mit dem Pektoralismuskel und kaudal mit der Submammarfalte vereinigt. Die Rektusscheide wird verschlossen

d Der Hautinsellappen ist in den Mastektomiedefekt eingenäht, die vertikale Schnittwunde verschlossen

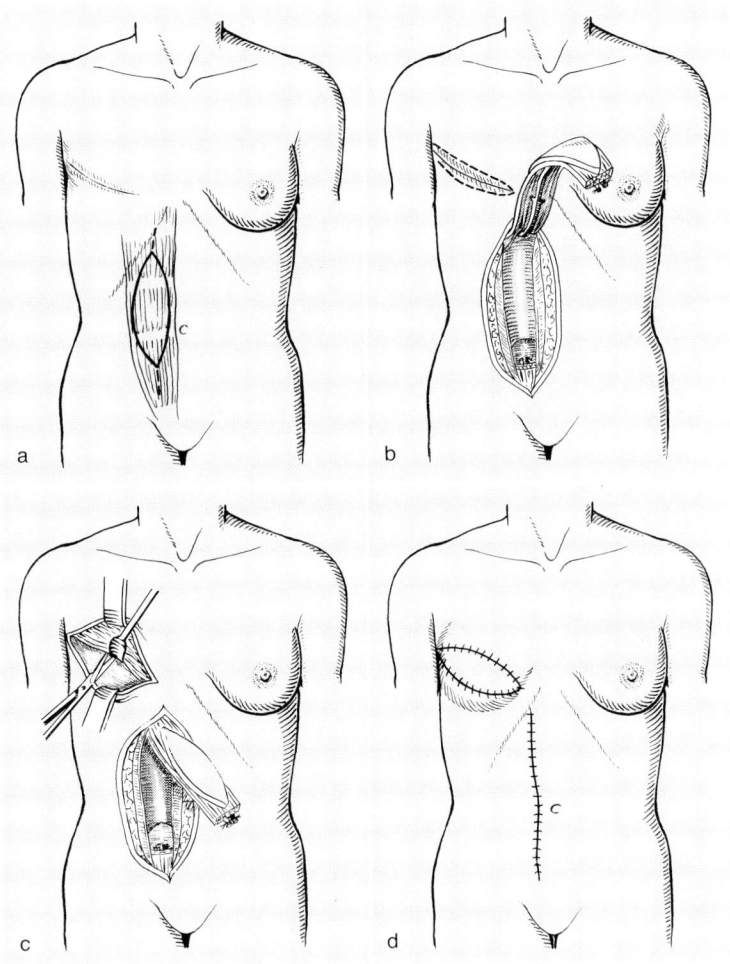

Kontralateraler thorakoepigastrischer Lappen = oberer Rektuslappen

Abb. 118a–d Schematische Darstellung der Technik der Brustrekonstruktion mit dem kontralateralen thorakoepigastrischen Lappen

a Der Lappen ist angezeichnet

b Der Rektuslappen wird an seinem Gefäßstiel gegen den Uhrzeigersinn kaudalwärts um 180 Grad gedreht und in den Mastektomiedefekt verlagert

c Verlagerung des des-epithelialisierten Bauchhautlappens unter den Rektuslappen zur Volumenauffüllung und Herstellung der gewünschten Kontur

d Ergebnis des Rekonstruktionsverfahrens

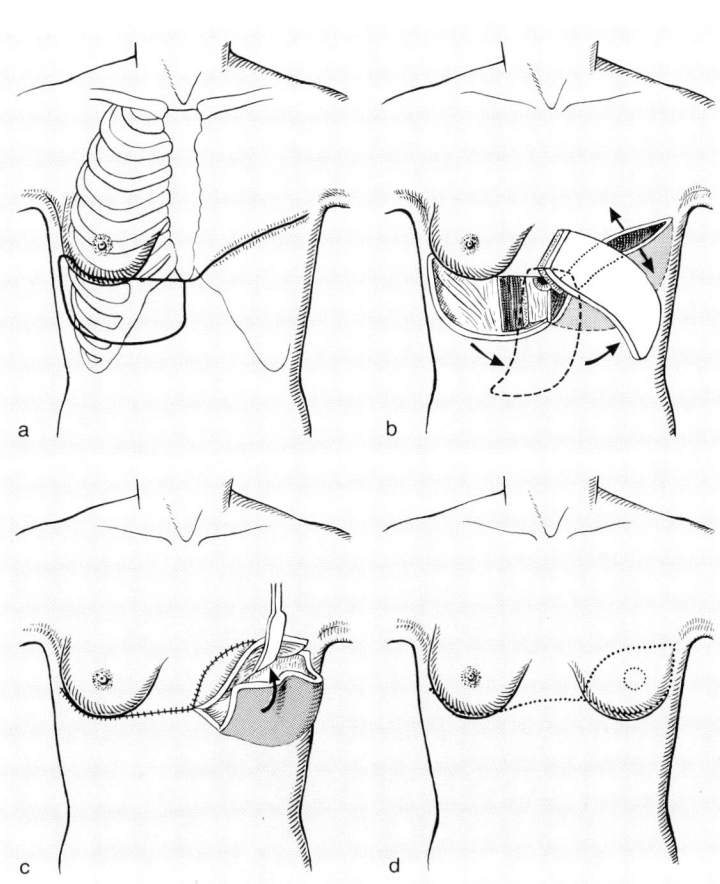

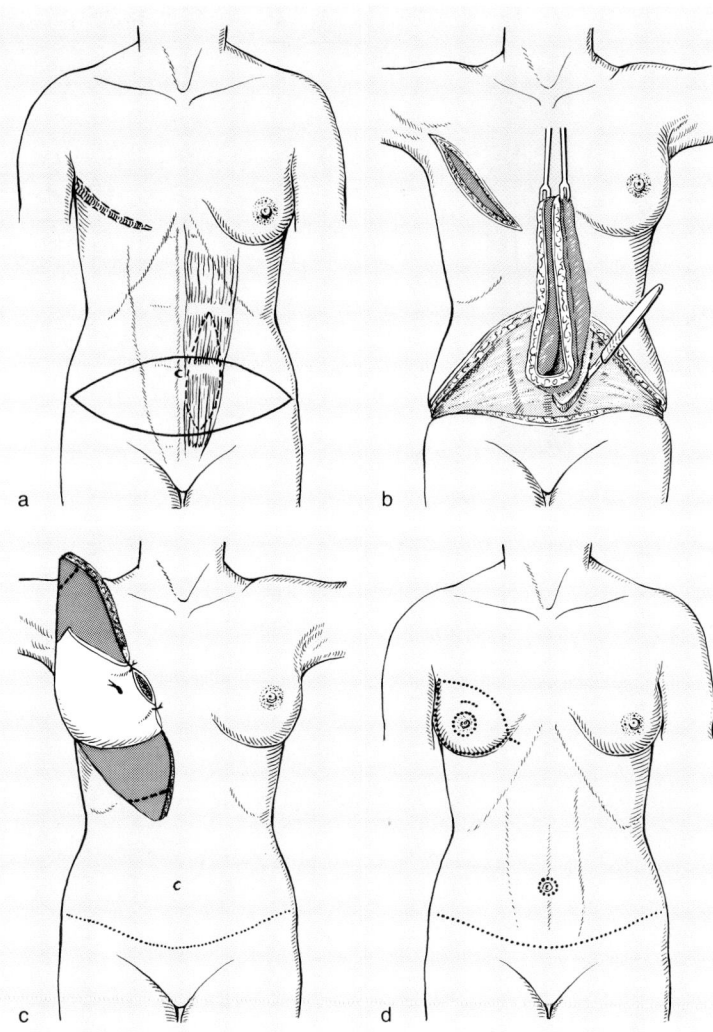

Unterer querer Rektus-Lappen = TRAM

Abb. **119a–d** Unterer querer Rektuslappen (TRAM = Transverse lower rectus abdominis musculocutaneous flap)

a Am Unterbauch ist eine Ellipse aus Haut und Subkutis von der Symphyse bis zum Nabel und beiderseits bis zur vorderen Axillarlinie markiert – ähnlich dem Schnittmuster einer abdominalen Dermolipektomie. Im unteren Rektusabschnitt ist im Bereich der Linea arcuata die Umschneidefigur für die Mobilisierung des Rektusmuskels markiert

b Der ellipsenförmige Hautinsellappen ist präpariert und wird durch die perforierenden Gefäße auf der Seite des zu mobilisierenden Rektusmuskels ernährt

c Der Lappen wird durch den Tunnel in den Mastektomiedefekt verlagert. Der kraniale Anteil des Lappens wird in die Tiefe versenkt, der kaudale Anteil wird eingeschlagen

d Die Kontur ist nachgebildet und die Wundränder sind vereinigt

Röntgenologie:

Im Mammogramm sind die Silastik-Inlays sehr schattendicht. Wassergefüllte Inlays sind etwas besser strahlendurchlässig. Die Xeromammographie (High-filtration-technic mit 40 kV und 1,5-mm-Al-Filterung) ist zur Überwachung besser geeignet als die normale Weichstrahlmammographie mit Film.

Neuere Erfahrungen mit der Computertomographie lassen den großzügigen Einsatz der CT-Untersuchung bei der Nachsorge nach Brustrekonstruktionen mit Inlay-Augmentation als sehr sinnvoll (wenn nicht sogar als obligat) erscheinen (Abb. 121).

Röntgenologisch ist es oft schwierig zu unterscheiden, ob Kalkablagerungen oder Gewebsverdichtungen zum Transplantat gehören oder zu einem daneben entstandenen Karzinom (Abb. 120). Auch die klinische Erkennung eines Karzinoms ist in einem solchen Falle besonders schwierig, denn die Transplantate können durch die Umgebungsreaktion einen höckrigen Palpationseindruck hervorrufen.

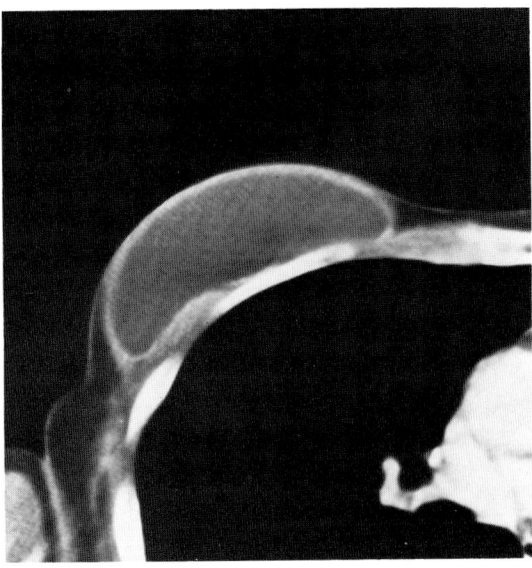

Abb. 121 Nachsorge mit CT-Untersuchung nach Brustrekonstruktion mit Inlay-Augmentation. Narbengewebe im subkutanen Fettgewebe an der seitlichen Thoraxwand

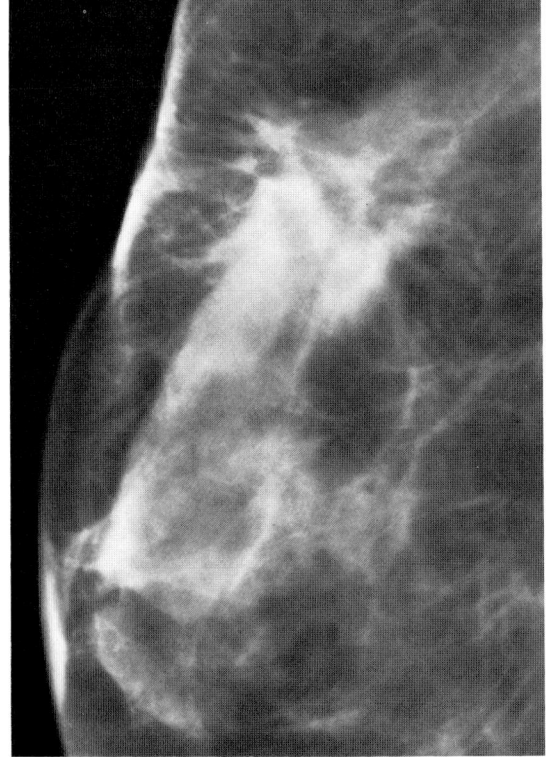

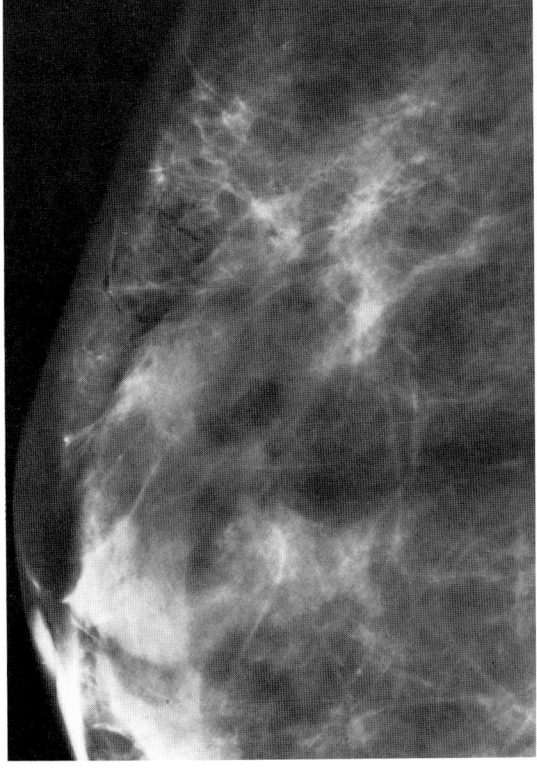

a

b

Abb. **122a** u. **b**

a Szirrhöses Mammakarzinom bei einer 76jährigen Frau mit axillären Lymphknotenmetastasen und Skelettmetastasen ($T_2N + M +$)

b Nach palliativer Strahlentherapie mit 45 Gy Telekobalt vollständige Rückbildung des Tumorknotens. Strahlige Restfibrose
Punktionszytologie und Mammographie bis 15 Monate nach Radiatio: kein lokales Tumorrezidiv

Die Brust nach Strahlentherapie

Primäre Strahlentherapie des Brustkrebses

Die primäre Strahlentherapie bei Brustkrebs wird nur in Ausnahmefällen mit besonderer Indikationsstellung durchgeführt (lokale Inoperabilität, inflammatorisches Karzinom; allgemeine Inoperabilität wegen hohem Lebensalter oder schwerem Grundleiden).

Die mammographische Kontrolle nach primärer Strahlentherapie des Brustkrebses gibt Auskunft über Tumorregression, -Auflösung und Tumorverkalkungen, Reaktion des Bindegewebes durch die Bestrahlung sowie Tumorrezidiventstehung.

Der Tumorknoten wird entweder nach Erreichen einer tumorwirksamen Herddosis immer kleiner und kann vollständig verschwinden oder es entsteht an der Stelle des Karzinomknotens eine anfangs ungeordnete strahlig-streifige Gewebsverdichtung, die sich durch Schrumpfung verkleinert.

Beim Szirrhus kann auch nach vollständiger Rückbildung des zentralen Tumorknotens der fibrotische Anteil in Form der strahligen Ausläufer bestehen bleiben (Abb. **122a** u. **b**).

Die Mikroverkalkungen können teilweise oder vollständig verschwinden (Abb. **123a** u. **b**). Dies ist aber trotz Tumorrückbildung nicht immer der Fall.

Die Strahlenveränderungen des Bindegewebes der Mamma und der Haut bestehen in einer primär exsudativen Reaktion und einer nachfolgenden indurativen Fibrose. Dementsprechend ist die Kutis nach Bestrahlung – je nach dem Grad der Strahlenveränderung – verdickt, das subkutane Fettgewebe netzig-trabekulär durchsetzt und die Bindegewebssepten sind vergröbert.

Die Karzinome bilden sich nur bei ausreichender Strahlensensibilität zurück. Das Mammogramm gibt lediglich einen makroskopischen Aufschluß über die erreichte Tumorrückbildung.

Über das Vorhandensein von vitalen Tumoranteilen oder eines Tumorrezidivs ist nur durch fächerförmige Feinnadelpunktion oder Stanzbiopsie zuverlässige Information möglich. Die Verlaufskontrolle mit Thermographie wird zur Überwachung primär strahlenbehandelter Mammakarzinome empfohlen (v. FOURNIER u.a.).

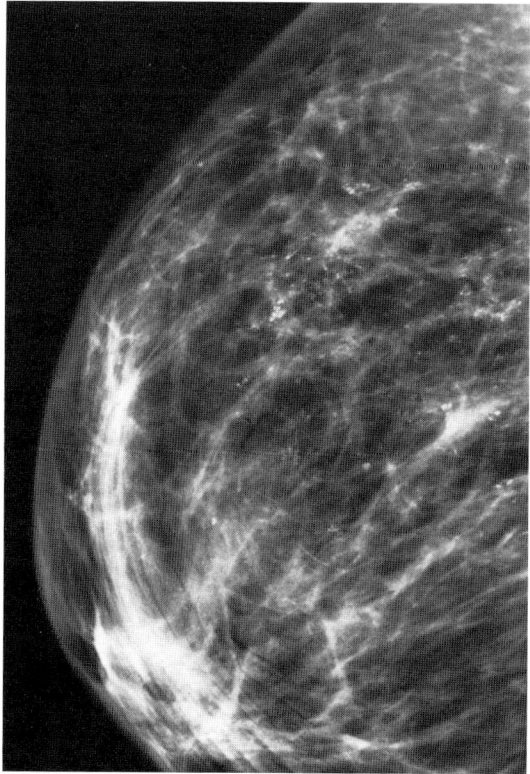

a

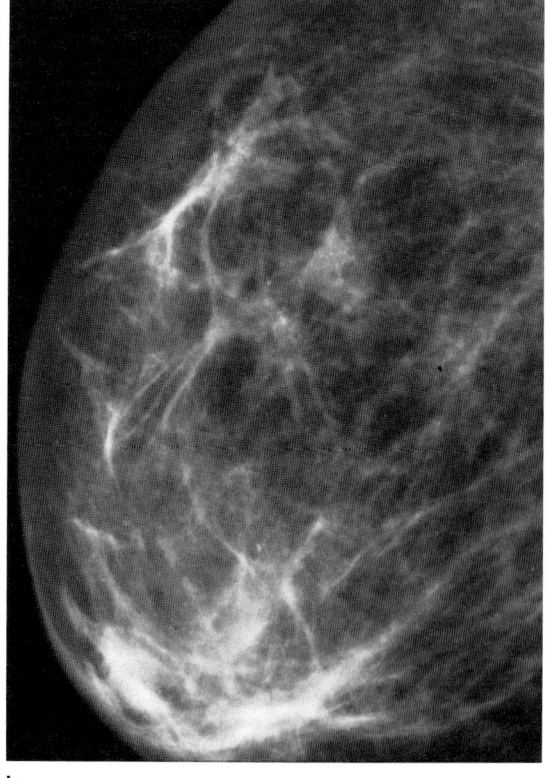

b

Abb. **123a** u. **b**
a Intraduktales Mammakarzinom bei einer 57jährigen Frau mit zahlreichen Mikroverkalkungen

b Weitgehendes Verschwinden der Mikroverkalkungen nach Strahlentherapie

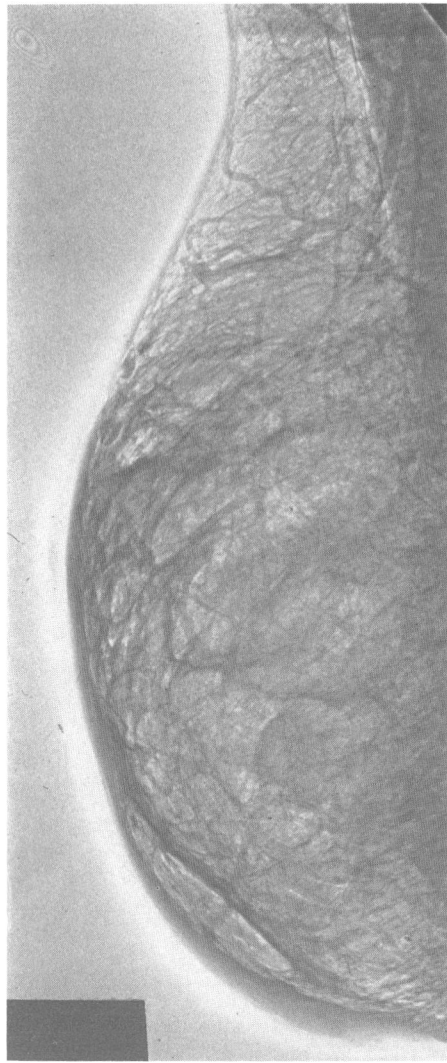

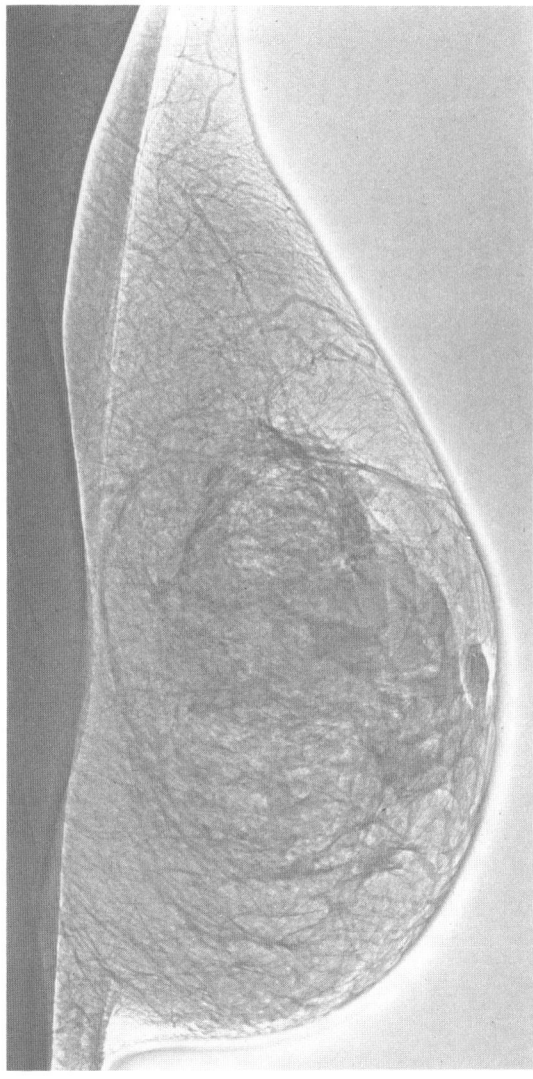

Abb. **124** Zustand nach Tumorektomie wegen eines Mammakarzinoms und kurativer Strahlenbehandlung: Kutisverdickung und Fibrose des subkutanen Fettgewebes und Drüsenkörper als Frühfolge der vorausgegangenen Tumorexstirpation und Strahlenbehandlung

Abb. **125** Geringe Restfibrose im oberen Parenchymbereich mit narbigem Strang zur Kutisrückseite, 5 Jahre nach brusterhaltender Operation wegen Mammakarzinoms

Nachsorge nach brusterhaltender Behandlung des Mammakarzinoms mit Tumorektomie und kurativer Strahlentherapie

Die Patientenüberwachung nach brusterhaltender Therapie des Mammakarzinoms stellt besondere Anforderungen an den Radiologen.

Nach Tumorektomie und üblicher Brust-Totalbestrahlung mit 50,0 Gy/HD und Boostbestrahlung der Tumorexstirpationsstelle mit Elektronen-Kleinraumbestrahlung mit 10–20 Gy resultieren folgende Veränderungen:

Im Anfang entsteht eine stärkere exsudative Strahlenreaktion des Drüsenkörpers, des subkutanen Fettgewebes und eine ödematöse Hautverdickung (Abb. **124**). Diese bleibt etwa bis maxi-mal 12 Monate bestehen, bildet sich langsam zurück und geht in eine mehr oder weniger geringe oder mäßig starke Restfibrose über (Abb. **125**). Dabei überrascht oft die Diskrepanz zwischen der relativ deutlichen Fibrose im Mammogramm und der kaum bemerkbaren Verfestigung der bestrahlten Brust bei der Palpationsuntersuchung. Die Überwachung erfolgt durch ½jährliche Mammographiekontrollen im Rahmen der engmaschigen Nachsorgeuntersuchung während des 1.–3. postoperativen Jahres.

Die Entstehung eines Lokalrezidives ist erkennbar durch das Auftreten von anfänglich nicht vorhandenen polymorphen Mikroverkalkungen in einem unregelmäßig konfigurierten Areal

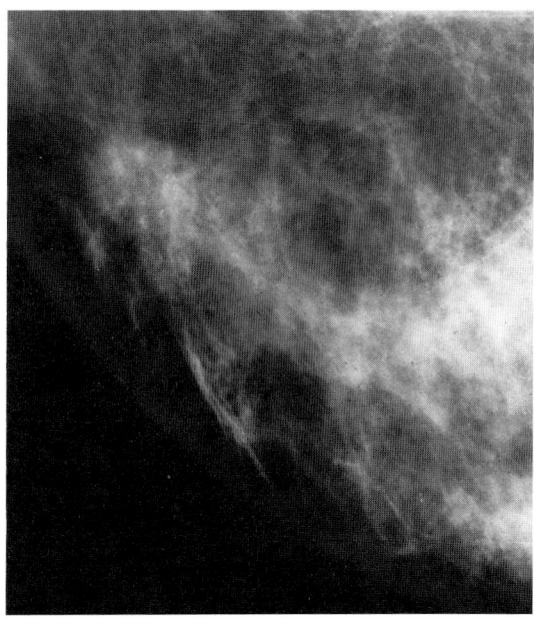

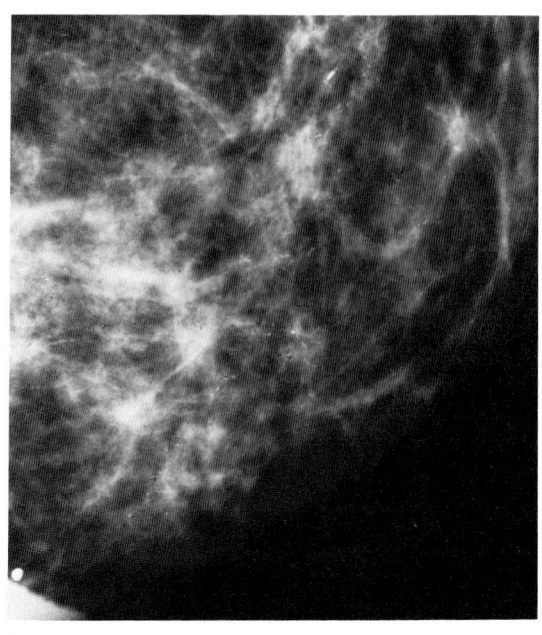

a

Abb. 126a u. b **a** Primärtumor: Szirrhöses Karzinom im oberen äußeren Quadranten

b

b Tumorrezidiv: Duktales Karzinomwachstum mit Mikroverkalkungen im medialen Brustbereich

(Abb. **126a** und **126b**) oder das Auftreten einer Strukturverdichtung (Abb. **127a** und **127b**). Wenn diese eine strahlige Struktur aufweist, muß differentialdiagnostisch eine Unterscheidung gesucht werden zwischen der Entstehung einer Narbenfibrose (Abb. **128**) infolge der vorausgegangenen Tumorektomie und der Entstehung eines szirrhösen Karzinomrezidives. Die diagnostische Entscheidung ist fast nur möglich durch fächerförmige oder gezielte Feinnadelpunktion und zytologische Untersuchung. Wenn hierbei kein repräsentativ erscheinendes Ergebnis erzielt wird, muß eine weitergehende histologische Untersuchung durch eine Biopsie angestrebt werden, möglichst als wenig invasive Drill- oder Stanzbiopsie. Zu einer offenen operativen Biopsie wird man sich nur bei anderweitig nicht erreichbarer diagnostischer Sicherheit entschließen (wegen der zu erwartenden Wundheilungsstörungen nach vorausgegangenen Strahlentherapie). Die wenig invasiven diagnostischen Methoden sollten also unbedingt ausgeschöpft und eventuell auch mehrmals zur Erhöhung der diagnostischen Sicherheit durchgeführt werden, statt unverzüglich eine offene Biopsie bei jedem Problembefund zu veranlassen.

Die Lokalrezidive wachsen nach vorausgegangener kurativer Bestrahlung relativ langsam, so daß man eine Mammographiekontrolle zur Diagnosesicherung in 3 Monaten in jedem Falle verantworten kann.

Die *Filmmammographie* ist (wegen der begrenzten Dichteauflösung) bei der Bruststrukturverdichtung durch die postoperative Narbenbildung in ihrer diagnostischen Sicherheit begrenzt.

Die *Xeroxmammographie* kann bei der Nachsorgeuntersuchung der bestrahlten Brust oft von besonderem Vorteil sein.

Die *Thermographie* gibt einen Hinweis auf ein Lokalrezidiv, wenn bei der Verlaufskontrolle ein Hot spot oder ein atypischer Gefäßstern auftritt, der anfänglich nicht vorhanden war.

Die *Ultraschalluntersuchung* gibt kaum differentialdiagnostische Hilfestellung, da die allgemeine Fibrose nach der Bestrahlung die Beurteilungsmöglichkeit einschränkt.

Feinnadelpunktion und *Stanzbiopsie* müssen bei Problembefunden großzügig eingesetzt werden.

Die *Palpation* und der klinische Befund haben oft dominierende Bedeutung bei der Nachsorgeuntersuchung!

Die *Computertomographie* mit hochauflösenden CT-Apparaturen ist von nichtzuersetzender Bedeutung zur Überwachung der Bruststrukturen und der regionären Lymphknoten sowie der Lymphknotenstationen retrosternal und im oberen Medinastinum. Jede neuauftretende oder zunehmende Gewebsverdichtungen der Brust (Abb. **129**), jede Größenzunahme von Lymphknoten in der Axilla, zwischen dem M. pectoralis major und minor sowie am hinteren Rande des Pectoralismuskels und am vorderen

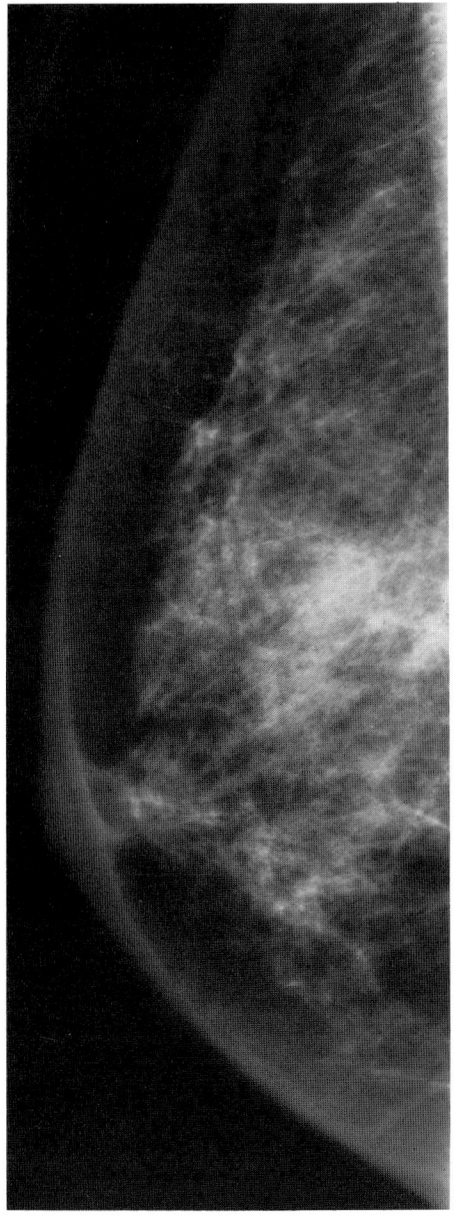

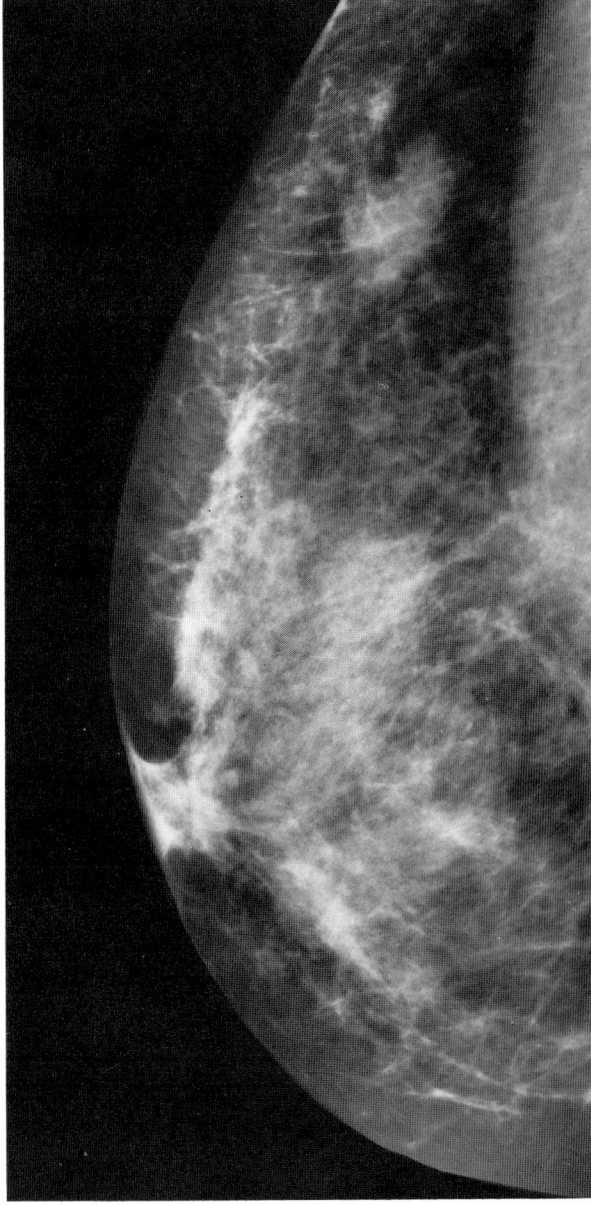

a

b

Abb. **127 a** u. **b**
a   Zustand nach Primärtumorexstirpation retromamillär und kurativer Strahlentherapie

b   Tumorrezidiv 7 Monate nach brusterhaltender Behandlung wegen Mammakarzinom mit 15 mm großem
unregelmäßigem Rezidiv-Knoten (*C. Lendvai-Viragh,*
Köln)

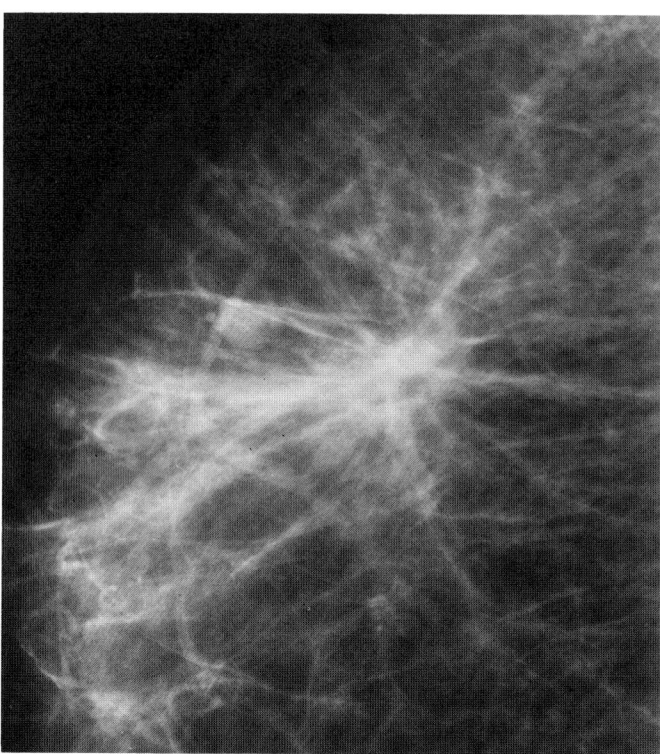

Abb. **128** Große strahlige Narbe nach Tumorektomie

Rande des M. latissimus dorsi sind suspekt auf eine Lymphknotenmetastase, wenn die Größe des Lymphknotens 6–8 mm übersteigt (Abb. **130**). Nur bei zentraler fettiger Degeneration sind auch Lymphknoten von mehr als 10 mm Größe unverdächtig.

Jeder erkennbarer Lymphknoten im aortopulmonalen Fenster ist metastenverdächtig (Abb. **131**).

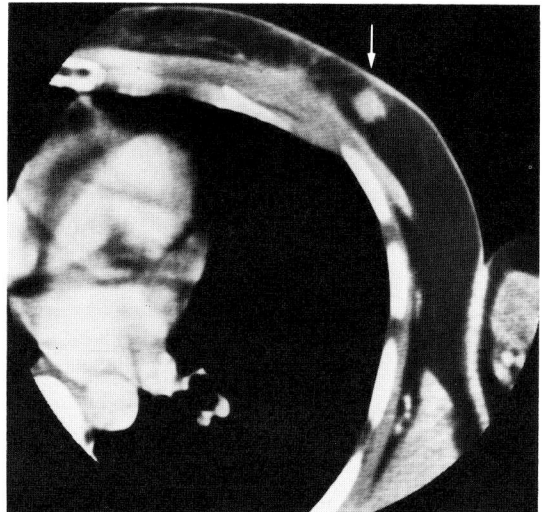

Abb. **129** Neu aufgetretener Knoten neben der Tumorektomienarbe: Karzinomrezidiv

In der Lunge sind auch kleinste intrapulmonale Metastasen und eine Lymphangiosis caracinomatosa mit wesentlich größerer Sicherheit erkennbar, als dies mit konventionellen Röntgenuntersuchungsmethoden möglich ist.

Nachsorgeplan:

– ¼jährliche Palpation und Inspektion sowie notwendige Laboruntersuchungen.
– ½jährliche Mammographie der behandelten Brust im 1. bis 3. postoperativen Jahr (Routineüberwachung der anderen Brust jährlich).
– Jährliche „große Nachsorgeuntersuchung" mit klinischer Untersuchung, Laboruntersuchung einschließlich Tumormarker, Mammographie beiderseits, Knochenszintigraphie, Oberbauchsonographie sowie CT von Hals und Thorax (im 1. postoperativen Jahr CT-Untersuchung besser halbjährlich).

Nur durch sorgfältige und engmaschige Nachsorgeuntersuchungen mit allen zur Verfügung stehenden klinischen, labortechnischen und bildgebenden Verfahren ist die brustkonservierende Behandlung des Mammakarzinoms zu verantworten.

Abb. **130** Mehrere vergrößerte Achsel-
lymphknoten zwischen M. pectoralis minor und Thoraxwand: Lymphknotenmetastasen

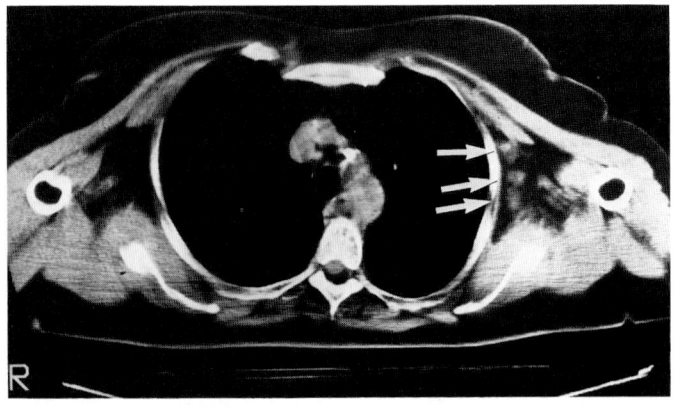

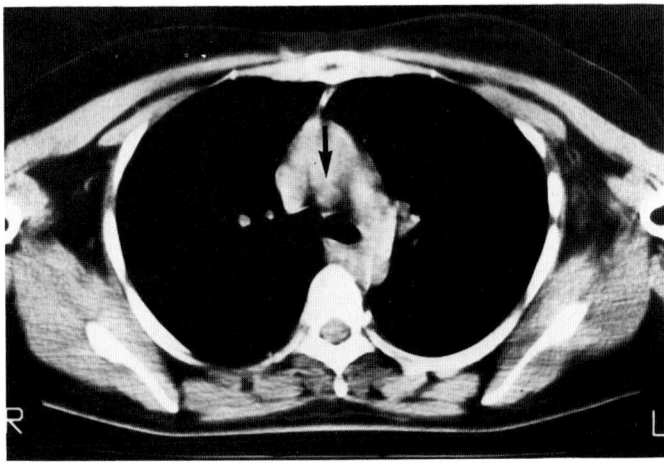

Abb. **131** Lymphknotenmetastasen im
oberen Mediastinum („aortopulmonales
Fenster")

Literatur

Ackerman, L. V., A. Ch. Watt, P. Shetty, M. J. Flynn, M. Burke, A. Kambouris, G. Fine, S. Wilderman: Breast lesions examined by digital angiography. Radiology 155 (1985) 65

Andersen, J. A.: Lobular carcinoma in situ: a long-term follow up in 52 cases. Acta path. microbiol. scand. 82 (1974) 519

Baclesse, F., A. Willemin: Atlas of Mammography. Literaire des Facultes, Paris 1967

Bässler, R.: Formen der Makromastie. Beitr. path. Anat. 133 (1966) 430

Bässler, R.: Pathologie der Brustdrüse. Springer, Berlin 1978

Beller, F. K.: Atlas der Mammachirurgie. Schattauer, Stuttgart 1985

Bloodgood, J. C.: The clinical picture of dilated ducts beneath the nipple frequently to be palpated as a doughy worm-like mass, the varicocele tumor of the breast. Surg. Gynec. Obstet. 36 (1923) 486

Bohmert, H.: In Beller, F. K.: Atlas der Mammachirurgie. Schattauer, Stuttgart 1985

Bold, I., D. Hermanutz: Fibro-Adeno-Lipom der Mamma. Fortschr. Röntgenstr. 123 (1975) 92

Bolmgren, J., B. Jacobson, B. Nordenström: Stereotaxic instrument for needle biopsy of the mamma. Amer. J. Roentgenol 129 (1977) 121

Bostwick, J.: Aesthetic and Reconstructive Breast Surgery. Mosby, St. Louis 1983

Brezina, K.: Ergebnisse der Mammographie mit gezielter Nadelbiopsie. Wien. klin. Wschr. 87 (1975 a) 666

Brezina, K.: Röntgenologisch gezielte Mammabiopsie. Fortschr. Röntgenstr. 122 (1975 b) 330

Brezina, K.: Über die Verwendung der Mammographie zur gezielten Feinnadelbiopsie. Röntgenpraxis 33 (1980) 235

Brown, P. W., J. Silverman, E. Owens, D. C. Tator, J. J. Terz, W. Lawrence: Intraductal, "noninfiltrating" carcinoma of the breast. Arch. Surg. 111 (1976) 1063

Chavanne, G., A. Gregoire: Diagnostique radiologique des tumeurs de la glande mammaire. Publication des Etudiants de la Faculté de Médicine, Louvain 1956

Cheatle, G. L., M. Cutler: Tumors of the Breast. Arnold, London 1931

De Cholnoky, T.: Benigne tumors of the breast. Arch. Surg. 38 (1939) 79

De Cholnoky, T.: Accessory breast tissue in the axilla, N. Y. ST. J. Med 51 (1951) 2245

Citoler, P.: Pathologie der Mikroverkalkungen. Vortr. International Congress on Senology, Hamburg 27.–31. Mai 1980

Citoler, P., H. H. Zippel (1974): Karzinombefall der Mamille bei Mammacarcinomen. Gynäkologe 7 (1974) 186

Collins, V. P., R. Loeffler, H. Tivey: Observations on growth rates of human tumors. Amer. J. Roentgenol. 76 (1956) 988

Cooper, A. P.: The Anatomy and Diseases of the Breast. Lea & Blanchard, Philadelphia 1845

Cutler, M.: Tumors of the Breast. Pitman, London; Lippincott, Philadelphia 1961

Dahl-Iversen, E.: Intramammary angioma. Hospitalstidende 76 (1933) 653

Degrell, I.: Die Bedeutung des Retraktionsphänomens für die Frühdiagnose des Mammakarzinoms. Strahlentherapie 217 (1969) 252

Degrell, I.: Atlas der Brustdrüsenerkrankungen. Karger, Basel 1976

Egan, R. L.: Mammography. Thomas, Springfield/Ill. 1964

Egan, R. L., R. C. Mosteller: Breast Cancer Mammography Patterns. Cancer (Philad.) 40 (1977) 2087

Egger, H., S. Müller: Das Fibroadenom der Mamma. Kann der

Kliniker auf die Exzision verzichten? Dtsch. med. Wchschr. 102 (1977) 1495

Egger, H., J. Weishaar, H. Hamperl: „Sterne" im Mammogramm – Karzinome und „strahlige Narben". Geburtsh. u. Frauenheilk. 36 (1976) 547

Eversmann, T., J. Moito, K. von Werder: Testosteron- und Östroradiolspiegel bei der Gynäkomastie des Mannes. Dtsch. med. Wschr. 109 (1984) 1678

Farrow, J. H.: Clinical considerations and treatment of in situ lobular breast cancer. Amer. J. Roentgenol. 102 (1968) 652

Fenoglio, C., R. Lattes: Sclerosing papillary proliferation in the female breast. A benign lesion often mistaken for carcinoma. Cancer (Philad.) 33 (1974) 691

Fisher, E. R., B. Fisher: Lobular carcinoma of the breast: An overview. Ann. Surg. 185 (1977) 377

Foote, F. W., F. W. Stewart: Lobular carcinoma in situ: A rare form of mammary cancer. Amer. J. Path. 17 (1941) 491

Foote, F. W., F. W. Stewart: Comparative studies of cancerous versus noncancerous breasts. Amer. Surg. 121 (1945) 6

v. Fournier, D., F. Kubli, H. Kuttig, C. Curland, J. Hüter: Häufigkeitsverteilung der Malignitätszeichen bei der Mammographie. Med. Welt (Stuttg.) 26 (1975) 2211

v. Fournier, D., W. Höffken, H. Junkermann, M. Bauer, W. Kühn: Growth rate of primary mammary carcinoma and its metastases. In Zander, J., J. Baltzer: Early Breast Cancer. Springer, Berlin 1985

Fournier, D., E. Weber, W. Hoeffken, M. Bauer, F. Kubli, V. Barth: Growth rate of 147 mammary carcinomas. Cancer (Philad.) 45 (1980) 2198

Fournier, D., H. Kuttig, F. Kubli, P. Prager, H. Stolpe, A. Maier, J. Hutter: Wachstumsgeschwindigkeit des Mammacarcinoms und röntgenologische „Frühdiagnosen". Strahlentherapie 151 (1976) 318

Fournier, D., H. Kuttig, A. A. Müller, J. Klapp, E. Otto, H. Stolpe, F. Kubli, U. Haller: Brustkrebsfrüherkennung: Kontrolle von Risikogruppen oder Massenscreening – Wer soll geröntgt werden? (Klinische, röntgenologische und thermographische Risikogruppen bei 14 000 Patientinnen mit 582 Mammakarzinomen). Med. Welt (Stuttg.) 28 (1977) 359

Friedrich, M.: Der Einfluß der Streustrahlung auf die Abbildungsqualität bei der Mammographie. Fortschr. Röntgenstr. 123 (1975) 556

Friedrich, M., P. Weskamp: Bildgütefaktoren bei der Film-Mammographie. I. Mitteilung. Fortschr. Röntgenstr. 125 (1976a) 269

Friedrich, M., P. Weskamp: Bildgütefaktoren bei der Film-Mammographie. II. Mitteilung. Fortschr. Röntgenstr. 125 (1976b) 461

Galkin, B. M., S. A. Feig, A. S. Patchefsky, I. W. Rue, W. J. Gamblin jr., D. G. Gomez, L. M. Marchant: Ultrastructure and microanalysis of "benign" and "malignant" breast calcifications. Radiology 124 (1977) 245

Gershon-Cohen, J., L. Moore: Roentgenography of giant fibroadenoma of breast (cystosarcoma phylloides). Radiology 74 (1960) 619

Gershon-Cohen, J., S. M. Berger, B. M. Curcio: Breast cancer with microcalcifications: diagnostic difficulties. Radiology 87 (1966) 613

Gershon-Cohen, J., S. M. Berger, H. S. Hickstein: Roentgenography of breast cancer moderating concept of "biologic predeterminism". Cancer (Philad.) 16 (1963) 961

Gozzetti, G., A. Vio: Contributo allo studio degli emangiomi intramammari. Ateneo parmense 34 (1963) 205

Gremmel, H., H. Wendhausen: Die Bedeutung der Tumorverdopplungszeit für die klinische Strahlentherapie. Strahlentherapie 153 (1977) 620

Gros, Ch. M.: Radio-klinische Diagnose des Mammakarzinoms. Röntgen-Bl. 13 (1960) 373

Gros, Ch. M.: Les maladies du sein. Masson, Paris 1963

Gros, Ch. M., R. Sigrist, S. Burg: La pneumomastographie (Technique du radiodiagnostic de kystes du sein). J. Radiol. Electrol. 35 (1954) 882

Grundmann, E.: Keine Metastasenförderung durch Biopsien. Dtsch. Ärztebl. 76 (1979) 699

Haage, H., O. Fischedick: Die Solitärcyste der weiblichen Brust im Röntgenbild. Fortschr. Röntgenstr. 100 (1964) 639

Haagensen, C. D.: Mammary duct ectasia. A disease that may simulate carcinoma. Cancer (Philad.) 4 (1951) 749

Haagensen, C. D.: Lobular carcinoma of the breast. Clin. Obstet. Gynec. 5 (1962) 1093

Haagensen, C. D.: Diseases of the Breast, 2nd ed. Saunders, Philadelphia 1971

Haagensen, C. D., N. Lane, R. Lattes: Neoplastic proliferation of the epithelium of the mammary lobules. Adenosis, lobular neoplasie, and small cell carcinoma. Surg. Clin. N. Amer. 52 (1972) 497

Hamperl, H.: Über die Myothelien (myo-epithelialen Elemente) der Brustdrüse. Virchows Arch. path. Anat. 305 (1939) 171

Hamperl, H.: The myothelia (myoepithelial cells). Normal state; regressive changes; hyperplasia, tumors. Curr. Top. Path. 53 (1970) 161

Hamperl, H.: Hämangiome der menschlichen Mamma. Geburtsh. u. Frauenheilk. 33 (1973) 13

Hamperl, H.: Strahlige Narben und obliterierende Mastopathie. Beiträge zur pathologischen Histologie der Mamma. XI. Virchows Arch. path. Anat. Hist. 369 (1975) 55

Hassler, O.: Microradiographic investigations of calcifications of the female breast. Cancer (Philad.) 23 (1969) 1103

Heber, R., S. Edward: Mammographische Beobachtungen über den Verlauf des unbehandelten Mammakarzinoms. Röntgen-Bl. 29 (1976) 76

Hermnutz, K. D., M. Thelen, P. Thurn: Die Diagnose des Mammacarcinoms unter dem Aspekt der Wachstumsrate. Fortschr. Röntgenstr. 123 (1975) 162

Hessler, C.: Cystic lymphangioma of the breast. First roentgen-description. Radiology 88 (1967) 135

Hessler, Ch., P. Schnyder, L. Ozzello: Hamartoma of the breast: diagnostic observations of 16 cases. Radiology 126 (1978) 95

Heuser, L. B. S., J. S. Spratt, H. Polk: Growth rates of primary breast cancers. Cancer (Philad.) 43 (1978) 1888

Hoeffken, W.: Mammographie der Frühveränderungen. Vortrag: International Symposium on Non-cancerous Breast Diseases, Strasbourg 30. 6.–3. 7. 1976

Hoeffken, W.: Spontane Milchgangsdarstellung bei der Mammographie. Radiologe 17 (1977) 203

Hoeffken, W., K. Heuss: Beobachtungen zur Wachstumsgeschwindigkeit beim Mammacarcinom. Vortrag: Deutscher Röntgenkongreß, Münster 19.–21. Mai 1977

Hoeffken, W., C. Hintzen: Die Diagnostik der Mammacysten durch Mammographie und Pneumocystographie. Fortschr. Röntgenstr. 112 (1970) 9

Hoeffken, W., M. Lanyi: Röntgenuntersuchung der Brust. Thieme, Stuttgart 1973

Hoeffken, W., K. W. Mock: Die „weite Vene" als indirektes mammographisches Zeichen für Malignität von pathologischen Mammaveränderungen. Radiologe 10 (1970) 136

Hüppe, J. R.: Risikoabschätzung für Brustkrebsentwicklung mit Hilfe des mammographischen Parenchymmusters. Vortrag: Deutscher Röntgenkongreß Köln 15.–17. Mai 1980

Hutter, R. V. P., F. W. R. Foote: Lobular carcinoma in situ. Long term follow-up. Cancer (Philad.) 28 (1971) 1527

Ingleby, H., J. Gershon-Cohen: Comparative Anatomy, Pathology and Roentgenology of the Breast. University of Pennsylvenia Press, Philadelphia 1960

Jacobs, H.: Möglichkeiten der direkten Mammalymphographie. Fortschr. Röntgenstr. 116 (1972) 781

John, V., W. Herting, E. Kurz, R. Callies: Veränderungen des Milchgangsmusters der weiblichen Brust als Kriterium zur Früherfassung von Patienten mit erhöhtem Brustkrebsrisiko? Vergleichende histologisch-mammographische Studie bei 160 Carcinomfällen. Radiologe 18 (1978) 108

Kalbfleisch, H., G. Lauth, G. Mühlberger, S. Nitschke: Das Granulocellmyoblastom der weiblichen Brust und seine differentialdiagnostische Abgrenzung gegen das Mammacarcinom. Radiologe 18 (1978) 143

Katzer, B., R. Bässler: Inflammatorischer Pseudotumor der Mamma durch Pannikulitis. Pathologe 6 (1985) 113

Kaufmann, C.: Die Bedeutung der Erkrankungen der Mamma in der frauenärztlichen Praxis. Gynäkologe 7 (1974) 180

Keller, L.: Genital- und Peritonealtuberkulose der Frau – Mammatuberkulose. Prax. Pneumol. 31 (1977) 757

Keßler, M., O. Fischedick: Mammaparenchymmuster nach Wolfe und Carcinomrisiko. Fortschr. Röntgenstr. 132 (1980) 428

Kett, K., L. Lukacs: Direct lymphography of the breast. Lymphology 3 (1970) 2

Kett, K., L. Lukacs, G. Varga: Über den Wert der indirekten Lymphographie beim Mammacarcinom. Bruns Beitr. klin. Chir. 218 (1970) 27

Kramann, B.: Controlled puncture of the breast for preoperative marking. In Anacker, H., U. Gullotta, N. Rupp: Percutaneous Biopsy and Therapeutic Vascular Occlusion. Thieme, Stuttgart 1980 (p. 87)

Kramann, B., J. Feser: Eine neue Methode zur Lokalisierung nicht tastbarer Läsionen der weiblichen Brust. Fortschr. Röntgenstr. 123 (1975) 369

Krokowski, E.: Muß die heutige Krebstherapie verändert werden? Mitteilungsdienst GBK 18 (1977) 6

Krokowski, E.: Biopsien von Melanomen Kunstfehler – Biopsien anderer Malignome zwingende Notwendigkeit? Gynäk. Prax. 3 (1979) 439

Kusama, S., J. S. Spratt jr., W. L. Donegan, F. R. Watson: The gross rate of growth of human mammary carcinoma. Cancer (Philad.) 2 (1972) 594

Kvasnicka, I., J. Dvorak, B. Stara: Indirekte Mammalymphographie mit Verographin. Erste Ergebnisse. Fortschr. Röntgenstr. 115 (1971) 619

Lanyi, M.: Das klinisch okkulte Mammakarzinom. Dtsch. Ärztebl. 71 (1974) 1087

Lanyi, M.: Differentialdiagnose der Mikroverkalkungen. Röntgenbildanalyse von 60 intraductalen Carcinomen, das „Dreieckprinzip". Radiologe 17 (1977a) 213

Lanyi, M.: Differentialdiagnose der Mikroverkalkungen: Die verkalkte mastopathische Mikrocyste. Radiologe 17 (1977b) 217

Lanyi, M.: Die spezifischen Mikroverkalkungsmuster der gutartigen Mammaveränderungen. Senologia 2 (1977c) 31

Lanyi, M.: Nutzen und vermeintliche Risiken von Mammapunktionen. Zugleich eine Erwiderung auf Krokowskis Ausführungen. Gynäk. Prax. 3 (1979) 451

Lanyi, M.: Möglichkeiten und Grenzen der Mikrokalkdifferentialdiagnostik. Vortrag am 61. Deutschen Röntgenkongreß 1980

Lanyi, M.: Formanalyse von 153 Mikroverkalkungsgruppen maligner Genese: Das „Dreiecksprinzip". Fortschr. Röntgenstr. 136 (1982) 77

Lanyi, M.: Formanalyse von 5641 Mikroverkalkungen bei 100 Milchgangskarzinomen: Die Polymorphie. Fortschr. Röntgenstr. 139 (1983) 240

Lanyi, M.: Diagnostik und Differentialdiagnostik der Mammaverkalkungen. Springer, Berlin 1986

Lanyi, M., P. Citoler: Differentialdiagnose der Mikroverkalkungen: Die kleincystische (blunt duct) Adenose. Fortschr. Röntgenstr. 134 (1981) 225

Lanyi, M., P. Citoler: Räumliche Darstellung eines vorwiegend intraductalen Carcinoms. Röntgen-Bl. 34 (1981) 146

Lanyi, M., I. Littmann: Die Entdeckung des klinisch occulten Brustdrüsenkarzinoms mit der Mammographie. Chirurg 41 (1970) 169

Lanyi, M., K. F. R. Neufang: Möglichkeiten und Grenzen der Differentialdiagnostik gruppierter intramammärer Mikroverkalkungen. Fortschr. Röntgenstr. 141 (1984) 4

Lanyi, M., P. Citoler, H. H. Zippel: Das lobuläre Carcinoma in situ der Mamma. Vortrag: Symposium international therapeutiques non multilantes des cancéreuses du sein. Strasbourg, 27.–30. Juni 1972

Leborgne, R.: Diagnosis of tumors of the breast by simple roentgenography. Calcification in carcinomas. Amer. J. Roentgenol. 65 (1951) 1

Leborgne, R. A.: The breast in Roentgendiagnosis. Impressora Uruguaya S. A., Montevideo 1953

Leborgne, R. A.: Esteatonercrosis quistica calcificata de la mama. Torax 16 (1967) 172

Lundgren, B.: Observations on growth rate of breast carcinomas and its possible implications for lead time. Cancer (Philad.) 40 (1977) 1722

Mathes, S., F. Nahai: Clinical Atlas of Muscle and Musculocutaneous Flaps. Mosby, St. Louis 1979

McCraw, J. B., J. III Bostwick, C. E. Horton: Methods of soft tissue coverage for the mastectomy defect. Clin. plast. Surg. 6 (1979) 57

McDivitt, R. W., F. W. Stewart, J. W. Berg: Tumors of the Breast. Armed Forces Institut of Pathology, Washington 1968

McKeown, K. C., K. W. Wilkinson: Tuberculous disease of the breast. Brit. J. Surg. 39 (1952) 420

Menges, V.: Die umschriebene kleincystische Mastopathie unter dem klinischen Aspekt eines malignen Tumors. Fortschr. Röntgenstr. 121 (1974) 328

Menges, V., P. Frank, P. P. Rager: Zahlenmäßige Zunahme von Mikroverkalkungen, ein wichtiges röntgendiagnostisches Kriterium für das occulte Mammakarzinom. Fortschr. Röntgenstr. 124 (1976) 372

Menzell, L., M. Rosenbloom, A. Naimark: Are breast patterns a risk index for breast cancer? A reappraisal. Amer. J. Roentgenol. 128 (1977) 547

Misgeld, V., A. Albrecht, W. Höfer: Mammäre Leiomyomatose unter dem Bild einer Lymphangiois carcinomatosa. Fortschr. Röntgenstr. 112 (1970) 649

Mondor, H.: Tronculite sous-cutanée subaige de la paroi thoracique antérolatérale. Mén. Acad. Chir. 65 (1939) 1271

Mühlbauer, W., R. Olbrisch: The latissimus dorsi myocutaneous flap for breast reconstruction. Chir. plast. 4 (1977) 27

Nordenström, B.: Stereotaxic Screw Needle Biopsy of Nonpalpable Breast Lesions: Breast Carcinoma. The Radiologist's Expanded Role. Wiley, New York 1977

Nordenström, B., J. Zajicek: Stereotaxic needle biopsy and preoperative indication of nonpalpable mammary Lesions. Acta cytol. (Philad.) 21 (1977) 350

Nordenström, B.: Biological closed electric circuit. Nordic Medical, Stockholm 1983

Oeser, H.: Krebsbekämpfung, Hoffnung und Realität. Thieme, Stuttgart 1974

Olivari, N.: The latissimus flap. Brit. J. plast. Surg. 29 (1976) 126

Ottow, B.: Über solitäre gestielte Fibrome der Brustwarzen. Zbl. Gynäk. 63 (1939) 503

Pearlman, A. W.: Breast cancer influence of growth rate on prognosis and treatment evaluation. Cancer (Philad.) 38 (1976) 1826

Petracic, B., F. K. Mörl, R. Bähr, R. Wenzel: Mammasarkome. Langenbecks Arch. klin. Chir. 326 (1970) 239

Prechtel, K.: Beziehungen der Mastopathie zum Mammakarzinom. Fortschr. Med. 90 (1972) 43

Prechtel, K., O. Gehm: Morphologisch faßbare Vorstadien des Mammakarzinoms. Verh. dtsch. Ges. Path. 59 (1975) 498

Puente Duany, M.: Lipofibroadenosis de aspecto tumoral de las mammas. Arch cuba. Cancer 10 (1951) 326

Puente Duany, M.: Hiperplasia adenofibrolipomatosa o fibrolipomatosis periglandular de aspecto tumoral de la mama. Arch. cuba. Cancer 18 (1961) 361

Robbins, G. F., et al.: Is aspiration biopsy of breast cancer dangerous to the patient? Cancer (Philad.) 7 (1954) 774

Sachs, H., B. Mayer, J. Bahnsen: Carcinoma lobulare insitu der Mamma. Klinische, morphologische und cytofotometrische Aspekte. Med. Welt 27 (1976) 1819

Salomon, A.: Beiträge zur Pathologie und Klinik der Mammacarcinome. Arch. klin. Chir. 103 (1913) 573

Shucksmith, H. S., J. A. Dossett: Pseudolipoma of the breast. Brit. med. J. 1965/II, 1459

Sinner, W.: Zur Frage der männlichen Mammasarkome. Strahlentherapie 114 (1961) 595

Spalding, J. E.: Adenolipoma and lipoma of the breast. Guy's Hosp. Rep. 94 (1945) 80

Stewart, F. W., N. Treves: Lymphangiosarcoma in postmastectomy lymphedema; a report of six cases in elephantiasis chirurgica. Cancer (Philad.) 21 (1968) 64

Strömbeck, J. O.: Mammaplasty: Report of a new technique based on the two pedicle principle. Brit. J. plast. Surg. 13 (1960) 79

Strömbeck, J. O.: Transactions of the Third International Congress of Plastic Surgery. Washington, Oct. 1963. – International Congress Series No. 66. Excerpta Medica, Amsterdam 1964 (p. 87)

Strömbeck, J. O.: Reduction mammaplasty. In Gibson, T.: Plastic Surgery. Butterworth, London 1964

Tabár, L., K. Kett, A. Németh: Tuberculosis of the breast. Radiology 118 (1976) 587

Teubner, J., J. Z. Lenk, K. U. Wentz, M. Georgi: Vergrößerungsmammographie mit 0,1 mm Mikrofokus – Vergleich von Raster- und Vergrößerungstechnik bei Zielaufnahmen. Radiologe 27 (1987) 155

Vaillant, W., W. Hoeffken: Stereotactic Tru-Cut Biopsy of Nonpalpable Lesions in Mammography. Early Breast Cancer, ed. by J. Zander, J. Baltzer. Springer, Berlin 1985

Wahlers, B. R. Plum, O. Fischedick: Die perkutane Darstellung von Milchgängen in gutartigen Mammatumoren. Fortschr. Röntgenstr. 126 (1977) 345

Warner, N. E.: Lobular carcinoma of the breast. Cancer (Philad.) 23 (1969) 840

Willemin, A.: Les images mammographiques. Karger, Basel 1972

Wolfe, J. N.: Mammography: Ducts as a sole indicator of breast carcinoma. Radiology 89 (1967) 206

Wolfe, J. N.: Breast patterns as an index of risk for developing breast cancer. Amer. J. Roentgenol. 126 (1976) 1130

Zippel, H. H., P. Citoler: Häufigkeit des lokal begrenzten Wachstums von Mammakarzinomen. Dtsch. med. Wschr. 101 (1976) 484

Zippel, H. H., P. Citoler, B. Koszak: Prognose des lobulären Carcinoma in situ der Mamma. Verh. Dt. Ges. für Pathologie, 63 (1979) 507

Zippel, H. H., W. P. Kunze: The nuclear DNA content of lobular neoplasia of the mammary gland. Arch. Gynäk. 222 (1977) 265

Anhang

Vergrößerungstechnik

Die Vergrößerungsmammographie mit Mikrofokus ist durch die Neukonstruktion leistungsfähiger Röntgenröhren mit einer effektiven Fokusgröße von 0,1 mm möglich geworden.

TEUBNER u. Mitarb. (1987) haben die röntgenphysikalischen und bildtechnischen Voraussetzungen geprüft und kommen zu folgender Analyse:

– Mit einer gemessenen Fokusgröße von 0,11×0,17 mm läßt sich eine effektive Vergrößerung von 1,88- bis 2,13fach erreichen und durch die Benutzung eines „high speed" Filmfoliensystems eine relevante Zusatzinformation bei der *Mikrokalkanalyse* in etwa 60% der Fälle erreichen (Abb. **132a** u. **b**).

– Feine *Bindegewebssepten* und Spiculae werden zwar selten besser dargestellt, jedoch ergibt sich häufig eine bessere Gewebsentfaltung durch die höhere punktuelle Kompression und die Beurteilung der 2fach vergrößerten Bindegewebsstrukturen erleichtert die diagnostischen Entscheidungen. Infolgedessen ist durch die Beseitigung überlagerungsbedingter Verdichtungsfiguren oft ein Tumorausschluß möglich.

Aufgrund eigener Erfahrungen (HOEFFKEN u. LANYI 1987) ist die Vergrößerungsmammographie mit Mikrofokus eine wesentliche Ergänzung der Rastermammographie zur Verbesserun der Mikrokalkanalyse und gibt größere diagnostische Sicherheit bei unklaren mammographischen Befunden.

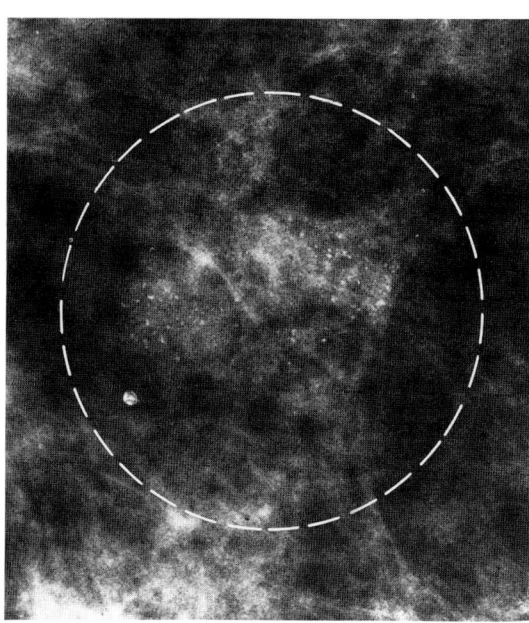
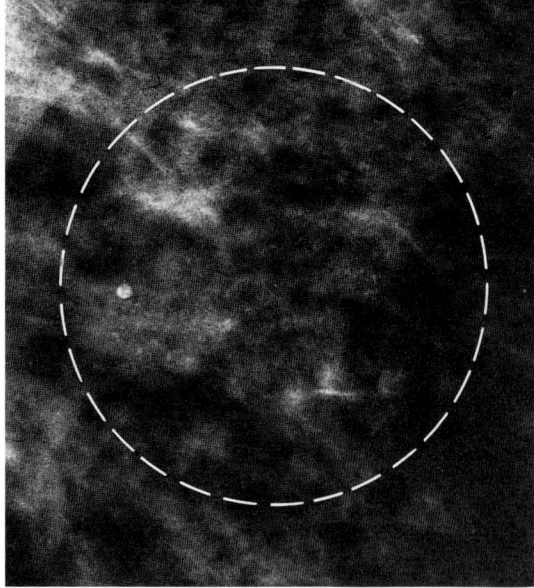

Abb. **132a** u. **b**   Mikrokalk bei duktalem Karzinom
a   Vergrößerungsmammographie mit 0,1-mm-Mikrofokus, Vergrößerungsfaktor 2
Kodak Min-R Folie, Kodak OM 1 Film
FFD 65 cm
Resultat: Zahlreiche Mikroverkalkungen. Gute Beurteilbarkeit der Form der einzelnen Verkalkungen und der Gruppenformation

b   Mammographie mit 0,6-mm-Fokus, optisch nachvergrößert 2fach
Kodak Min-R Folie, Cronex 70 M Film
FFD 60 cm
Resultat: Nicht alle Mikroverkalkungen erkennbar. Keine Beurteilbarkeit der Form der einzelnen Verkalkungen

Ultraschalluntersuchung der Mamma

M. Friedrich

Einleitung

Die Ultraschalluntersuchung der weiblichen Brust hat in letzter Zeit zunehmend an Bedeutung gewonnen, teils durch rasche Fortschritte in der Untersuchungstechnik, teils in der Hoffnung, zumindest einen Teil der mammographisch okkulten, d.h. nicht erkennbaren Karzinome mit Hilfe eines neuen auf anderen physikalischen Abbildungskriterien beruhenden bildgebenden Verfahrens zusätzlich zu entdecken. In der nunmehr 30jährigen Geschichte der Anwendung von Ultraschall in der Diagnostik der Brustdrüsenerkrankungen wurden zahlreiche unterschiedliche untersuchungstechnische Konzepte versucht. Auch heute ist noch kein allgemein anerkanntes und in jeder Hinsicht befriedigendes Untersuchungsverfahren etabliert, wenn auch die jetzige Entwicklung sehr stark in Richtung des Echtzeitverfahrens mittels handgeführter, hochauflösender Schallsonden weist.

Die ersten experimentellen Messungen an normalem und pathologischem Brustdrüsengewebe hat WILD (1950) durchgeführt. WELLS u. EVANS (1968) stellten den ersten zweidimensionalen Immersionsscanner vor, und die Arbeitsgruppe um KOSSOFF u. Mitarb. (1978) hat als erste einen automatischen Compound-Scanner in Immersionstechnik mit Grauskaladarstellung entwickelt und erheblich zur Vervollkommung der Ultraschalltechnologie beigetragen. Großflächige fokussierte Schallköpfe mit längerer Wasservorlaufstrecke in Immersionstechnik wurden erstmals von FRY u. Mitarb. (1968/72) eingesetzt. Ein großes klinisches Erfahrungsgut ist von GROS u. Mitarb. (1977, 1978) mit konventionellen allgemeinen Ultraschallgeräten erworben worden. KOBAYASHI u. Mitarb. (1974, 1978) sowie PLUYGERS u. Mitarb. (1977, 1980) haben umfangreiche Untersuchungsserien mit dem sogenannten Wasserbeutel-Vorlaufscanner durchgeführt, und WAGAI u. TSUTSUMI (1977) haben erstmals versucht, den Ultraschall als Basisuntersuchung in der Brustkrebsvorsorge einzusetzen.

Untersuchungstechnik

Aus verschiedenen Gründen stellt die Mamma ein schallphysikalisch „schwieriges" Organ dar:

1. Bei der sehr uneinheitlichen und variablen Gewebszusammensetzung aus Fett- sowie Drüsen- und Bindegewebe, fehlt ein homogenes echographisches Grundmuster zur Entdeckung kleinerer fokaler Läsionen.
2. Die Verform- und Komprimierbarkeit der Mamma bringt erhebliche Probleme bei der Schallankopplung mit sich.
3. Die erwünschte sonographische Charakterisierung und Differenzierung speziell der soliden Mammaveränderungen in gutartig und bösartig stellt größte Anforderungen an die echographische Bildqualität.
4. Beim Versuch einer vollständigen Volumenerfassung des Organs treten, wie bei allen Ultraschallverfahren, erhebliche Probleme einer vollständigen Schallbilddokumentation auf.

Vom methodischen Ansatz her sind zwei verschiedene Untersuchungskonzepte der Mammasonographie zu unterscheiden:

1. Mammasonographie als *Zusatzuntersuchung* zu den übrigen Methoden der Mammadiagnostik, d.h. vorwiegend zur genaueren Charakterisierung bekannter, aber unklarer Befunde, oder
2. als Basisuntersuchung, d.h. zur Entdeckung unbekannter Befunde.

Beide Zielsetzungen führen zu unterschiedlichen Gerätekonzepten.

Manuelle Scanverfahren

Hier sind zunächst die konventionellen B-Bild-Geräte mit langsamem Bildaufbau zu nennen. Mit ihnen ist auch in der Mammadiagnostik ein großes klinisches Erfahrungsgut gewonnen worden (GROS u. Mitarb. 1977, IGL u. Mitarb. 1980, PLUYGERS u. Mitarb. 1977, 1980). Meist werden kleinflächige, intern kurz fokussierte, hochfrequente (5 MHz) Schallsonden in direktem Hautkontakt benutzt. Dieses Untersuchungsverfahren ist in der Regel langsam und langwierig und nur zur gezielten sonographischen Differenzierung tastbarer oder anderweitig lokalisierter Befunde geeignet. Ein systematisches Absuchen des gesamten Mammavolumens zum Auffinden unbekannter Mammaveränderungen, z.B. im Rahmen der Brustkrebsvorsorge, kommt hiermit nicht in Betracht.

Alle übrigen manuellen Scanverfahren arbeiten nach dem Real-Time-Prinzip. Sie haben ihren Platz in der *Abklärung unklarer Tastbefunde*. Hier sind zunächst die mechanischen Echtzeitscanner mit integrierter Wasservorlaufstrecke und mittle-

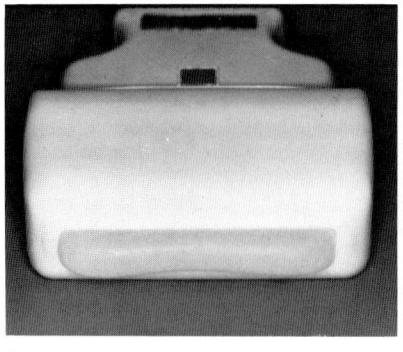

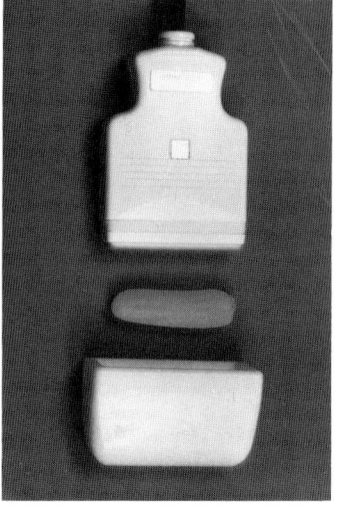

Abb. **1a** u. **b** Elektronischer Linear-Schallkopf für Nahbereich-Sonographie, Betriebsfrequenz 5 MHz
a Mit aufgesteckter Wasservorlaufstrecke
b Wasservorlaufstrecke, aufsteckbare Halterung und Schallkopf auseinandergenommen

a

b

rem Auflösungsvermögen zu erwähnen, wie z. B. der Nahbereichsscanner zum Combison 100 R (Fa. Kretz-Technik). Diese Geräte vereinigen den Vorteil einer weichen Ankopplungsmembran mit einem mittelgroßen Schallblickfeld (8–12 cm) und einem befriedigenden Auflösungsvermögen. Qualitativ vergleichbar hiermit sind die höher frequenten (5–7 MHz) Schallsonden zu den meisten elektronischen Linearscannern. Zu den starren Linear-Schallsonden sind aufsteckbare Wasservorlaufstrecken zur flexiblen Anpassung an die gebogenen Mammaoberflächen entwickelt worden (Abb. 1a u. b). Zu den „hochauflösenden" Nahbereichsscannern ist die Echtzeit-Ultraschall-„Lupe" Biosound (Fa. Biodynamics) und das Gerät Microview (Fa. Picker) zu rechnen. Diese mit Frequenzen zwischen 8 und 10 MHz arbeitenden Geräte stellen bei einer Eindringtiefe von etwa 4 cm und einem recht engen Blickfeld von nur 3–4 cm eine Gewebeschnittfläche von etwa 16 cm² 4- bis 5fach vergrößert mit exzellentem Auflösungsvermögen dar.

Als Vorteile der manuellen Scanverfahren können gelten:
1. Die direkte Zuordnung von Tastbefund und Sonogramm,
2. das in der Regel bessere Auflösungsvermögen in Folge höherer Schallfrequenzen gegenüber automatischen Immersionsverfahren.
3. Die besser ablesbaren schallphysikalischen Kriterien.
4. Die mögliche Konsistenzbeurteilung von Tumoren sowie der Nachweis von Gewebeinfiltrationen und Fixierungen.
5. Die gleiche Lage der Patientin bei Sonographie und Operation und
6. der viel geringere Kostenaufwand gegenüber automatischen Scannern.

Dem stehen folgende Nachteile gegenüber:
1. Der fehlende anatomische Überblick über das Gesamtorgan.
2. Die in der Regel unvollständige Erfassung des Gesamtorgans.
3. Die inadäquate Schallbilddokumentation und
4. die schlechtere Reproduzierbarkeit.

Automatische Scanverfahren

Hierzu zählen die Scanner mit externem Wasservorlauf, die Immersionsscanner und spezielle Brustapplikatoren zu kommerziellen Real-Time-Geräten. Die beiden Hauptvertreter der ersteren Kategorie sind das Gerät Sonolayergraph SSL 25a (Fa. Toshiba) und der Brustscanner EUB 2 B der Fa. Hitachi. Beides sind relativ langsam arbeitende Bogen- oder Linear-Scan-Geräte mit 5 MHz-Sonden. Der Wasserbeutel bzw. Schallapplikator führt zu einer erheblichen Kompression des Mammagewebes, was einerseits den Vorteil einer besseren Schallpenetration in die Brust in Folge erhöhter Reflexivität des Mammagewebes hat, andererseits aber den Nachteil, daß die Mammaform und Retraktionen des subkutanen Fettgewebes nicht oder nur schlecht erkennbar sind. Die Geräte haben ein beachtliches Auflösungsvermögen und gewährleisten einen bogenförmigen oder linearen automatischen Scan über eine Blickfeldbreite von etwa 15 cm. So können automatisch ganze Brustquadranten mäanderförmig in Schichtebenenabständen von 1 oder 2 mm abgetastet werden. Insbesondere japanische Arbeitsgruppen (KOBAYASHI 1977, 1980) sowie PLUYGERS u. Mitarb. (1977, 1980) haben mit diesen Geräten umfangreiche klinische Erfahrungen gesammelt.

Unter den *Immersionsscannern* sind zu nennen:
- Oktoson (Fa. Ausonics),
- Life Instruments Brustscanner (Fa. Life Instruments),
- Sonic Mammographic Viewer SMV 120 (Fa. Technicare).

Diese Geräte gehen von dem Untersuchungskonzept der freien Mammaimmersion in einem Wasserbad bei auf dem Bauch liegender Patientin aus. Sie ermöglichen einen automatischen Linear- (SMV 120 Scanner) oder Sektor- oder Compound-Scan der Brust (Oktoson und Life Instruments Scanner) in programmierbaren Schichtebenenabständen und -richtungen. Wesentlicher Vorteil ist der gute anatomische Überblick über das Gesamtorgan (Abb. 2), Hauptnachteil die fehlende Zuordnung von Tastbefund und Ultraschallbild, insbesondere im Hinblick auf die spätere Operation. Weitere Vorteile sind die gute Reproduzierbarkeit, die in der Regel problemlose Schallankopplung und zum Teil auch die Delegierbarkeit der Untersuchung. Beim Versuch einer vollständigen volumetrischen Erfassung der Brust ist allerdings der große Zeitaufwand (1/2 bis 3/4 Stunde) zu berücksichtigen. Es liegen umfangreiche Erfahrungsberichte zum klinischen Einsatz der Immersionsscanner vor (COLE-BEUGLET u. Mitarb. 1982, 1983, EGAN u. EGAN 1984, HACKELÖER 1980, 1981, 1982, KESSLER u. Mitarb. 1983, KOPANS u. Mitarb. 1982, LAUTH u. Mitarb. 1982, 1984, MATURO u. Mitarb. 1980, 1982, SICKLES u. Mitarb. 1983, VAN KAICK u. Mitarb. 1980). An die Seite der finanziell sehr aufwendigen Immersionsscanner stellen sich in jüngster Zeit Real-Time-Geräte mit speziellen Mammaapplikatoren zur automatischen und schnellen sonographischen Abbildung der gesamten Brust. Zu erwähnen ist der von BIELKE u. Mitarb. (1980) entwickelte Mammaapplikator zur Untersuchung bei sitzender Patientin. Auch sind Prototypen von automatischen Linear-Schallsonden-Brustapplikatoren zur kreisförmigen Abtastung der Brust erprobt worden. Die Geräte vereinigen den Vorteil eines guten Auflösungsvermögens mit demjenigen des Real-Time-Verfahrens mit kurzer Untersuchungsdauer und vollständiger Volumenerfassung der Mamma. Nachteilig ist immer noch die behinderte Zuordnung von Tastbefund und Ultraschallbild. Unabhängig von der Gerätetechnik hat sich eine mäßige bis starke Kompression des Mammagewebes als vorteilhaft erwiesen. Hierauf haben zuerst GROS u. DALE (1978) hingewiesen. Unter Kompression erhöht sich die Echogenität des Brustdrüsengewebes durch vermehrte Senkrechtausrichtung interstitieller akustischer Grenzflächen zum Schallkopf. Außerdem verringert sich die benötigte Eindringtiefe, und die Konsi-

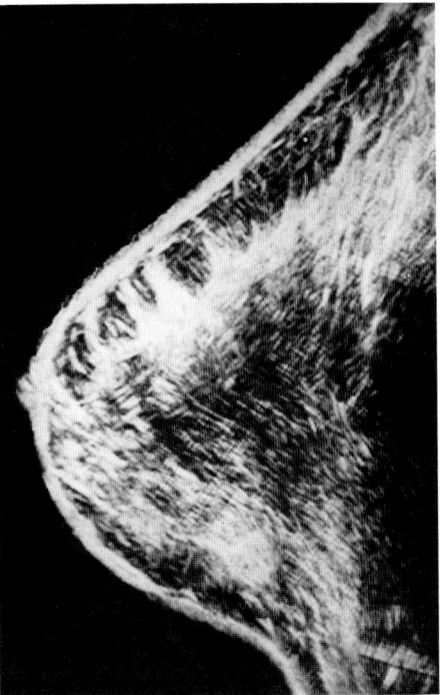

Abb. 2 Immersionssonogramm der Mamma (Oktoson, Ausonics), abgenzbare anatomische Strukturen: Hautsaum mit Mamille, hyporeflexiver, subkutaner Fettsaum, darin Coopersche Ligamente, Drüsenkörper (aus *M. Friedrich, C. C. Claussen, R. Felix:* Fortschr. Röntgenstr. 135 [1981] 704)

stenz des Mammagewebes sowie die Verschiebbarkeit der internen Mammastruktur wird beurteilbar. Die erhöhte Echogenität des komprimierten Drüsengewebes erhöht den echographischen Kontrast zwischen in der Regel hyporeflexivem Tumor und mittel- bis hyperreflexivem Drüsengewebe. Speziell bei Immersionsscannern wird durch Mammakompression das durch mangelhafte Schallpenetration verursachte „zentrale Auslöschphänomen" (Abb. 3a u. b), das zu Fehlinterpretationen führen kann, vermieden (FRIEDRICH 1981, VAN KAICK u. Mitarb. 1980). Als Nachteil bei Mammakompression können diskrete Retraktionsphänomene, die nur in freier Immersion hervortreten, übersehen werden; außerdem können anatomische Strukturen verzerrt und Tastbefunde unter Mammakompression verlagert werden.

Noch im Entwicklungsstadium sind computerunterstützte Ultraschallverfahren, die koronale, d.h. brustwandparallele Querschnittsbilder der Mamma erzeugen, deren Bildpunkte die Schallschwächung oder Schallgeschwindigkeit wiedergeben (CARSON u. Mitarb. 1979, GLOVER 1977, GREENLEAF u. Mitarb. 1980, 1981). Bezüglich der Ultraschall-Reflektions-Computertomographie der Brust muß auf die einschlägige Literatur verwiesen werden (FRIEDRICH u. Mitarb. 1982, ROBINSON u. KNIGHT 1981, WADE u. Mitarb. 1980). Auch liegen erste klinische Ergebnisse über die Digni-

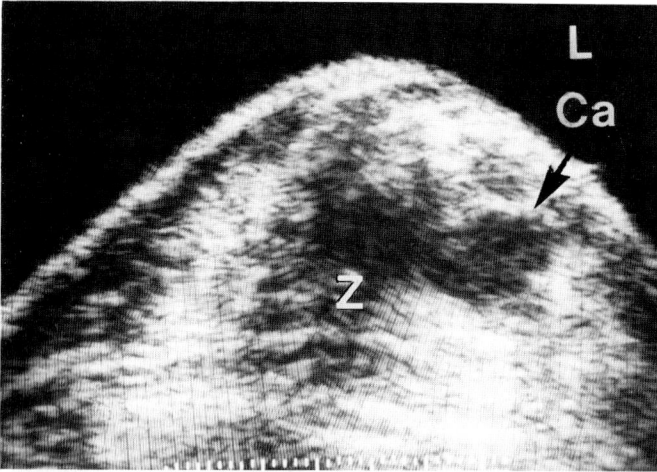

a

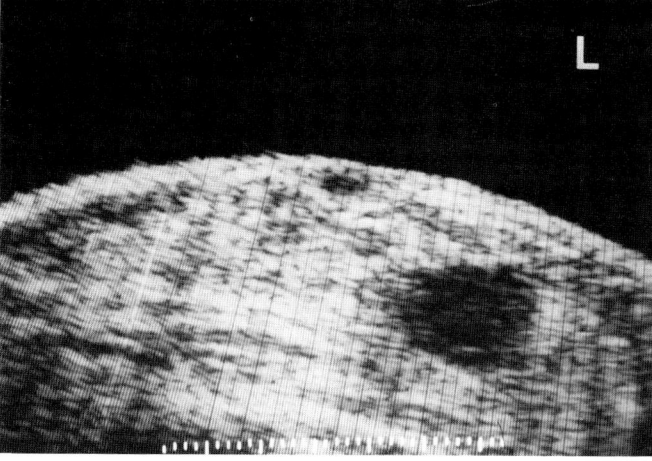

b

Abb. **3a** u. **b** Immersionssonogramm (Oktoson, Ausonics)
a Freie Mamma-Immersion, zentral hyporeflexive Zone durch mangelnde Penetration (Z), „zentrales Auslöschphänomen", rechts daneben: hyporeflexiver Tumorknoten (Ca)
b Gleicher Fall wie **a** mit Mammakompression, gute Penetration des Mammaparenchyms, strukturloses zentrales Auslöschphänomen verschwunden, erhöhter echographischer Kontrast zwischen hyporeflexivem Tumorknoten (Ca) und hyperreflexivem Drüsenparenchym
(aus *M. Friedrich, C. C. Claussen, R. Felix:* Fortschr. Röntgenstr. 135 [1981] 704)

tätsbeurteilung palpabler und nicht palpabler Mammatumoren mittels Doppler-Blutflußmessungen vor (BURNS u. Mitarb. 1982, MINASIAN u. BAMBER 1982, WELLS u. Mitarb. 1977). Der maligne Tumorknoten zeichnet sich durch erhöhte Dopplersignale in Folge stärkerer, zum Teil anarchischer Vaskularisation aus.

Nach den Empfehlungen einer Expertenkommission sind bei der Mammasonographie folgende apparative und personelle Anforderungen zu stellen:

1. Bei Verwendung mechanischer oder elektronischer Real-Time-Linearscanner muß bei einer Betriebsfrequenz von mindestens 5 MHz sowie einer elektronischen Fokussierung mit Tiefenbereich zwischen 0,5 und 5 cm eine minimale Sichtfeldbreite und -tiefe von 5 cm gewährleistet sein. Andere mechanische Real-Time-Scanner müssen eine dieser Spezifikation entsprechende Bildqualität garantieren.

2. Auch bei Geräten mit langsamem Bildaufbau (Compound-Scanner) ist eine minimale Betriebsfrequenz von 5 MHz und bei direktem Hautkontakt eine kleinflächige (6 mm) Schallsonde zu fordern, bei Benutzung eines Wasservorlaufs eine

diesem im Fokusbereich angepaßte größerflächige Schallsonde zu verwenden.
Die Immersionsscanner sollen in der Bildqualität den unter 1 genannten Anforderungen genügen.

3. Vom Untersucher ist die Ausübung einer fachbezogenen Sonographie sowie der Nachweis des Erwerbs von klinischen, mammographischen und mammasonographischen Kenntnissen an mindestens 400 selbständig unter fachkundiger Anleitung durchgeführten und beurteilten Untersuchungen zu fordern.

Ultraschallmorphologie der Mamma

Ähnlich wie die Mammographie kann die Ultraschalluntersuchung über die gewebliche Zusammensetzung der Mamma Aufschluß geben. Bei einer fettgewebig infiltrierten Involutionsmamma (Abb. **4a** u. **b**) sind ebenso wie im Mammogramm die hyperreflexiven Interlobärsepten sowie die polygonale hyporeflexive Fettläppchenstruktur zu erkennen. Umgekehrt ist das strahlendichte und binde- und drüsengewebsreiche, histologisch

Abb. **4a** u. **b**   Anatomie der Mamma und ihre Gewebezusammensetzung
a   Kraniokaudales Mammogramm: Weitgehender Ersatz des Drüsengewebes durch Fett (Involutionsmamma)
b   Immersionssonogramm (Oktoson, Ausonics): Polygonale Läppchenstruktur, zentralmäßig fibrosierter Restdrüsenkörper (aus *Friedrich:* Gynäk. Prax. 6 [1982] 339)

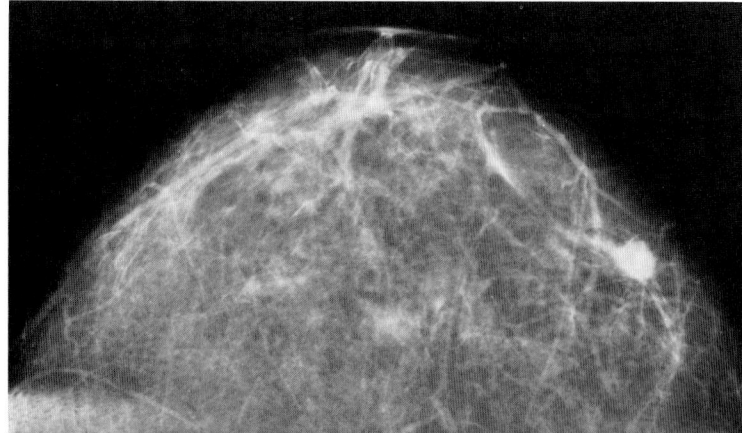

a

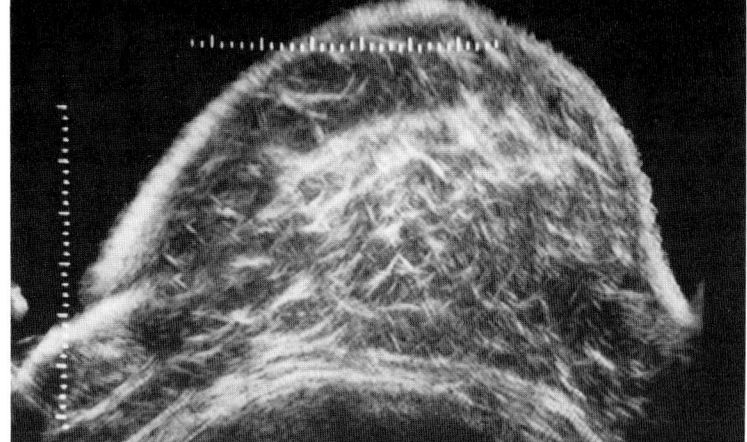

b

Abb. **5a** u. **b**   Anatomie der Mamma und Gewebszusammensetzung
a   Mediolaterales Mammogramm: Drüsen- und bindegewebsreiche juvenile Mamma
b   Immersionssonogramm in kraniokaudaler Richtung (Oktoson, Ausonics): Homogenes, echoreiches Reflexmuster der juvenilen Mamma (aus *M. Friedrich:* Gynäk. Prax. 6 [1982] 339)

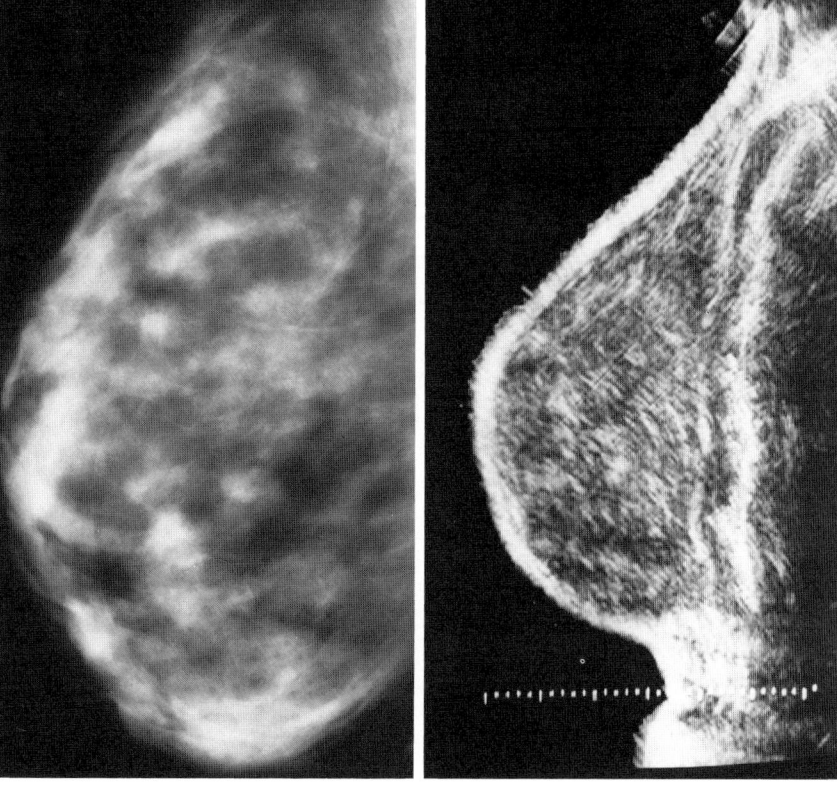

a   b

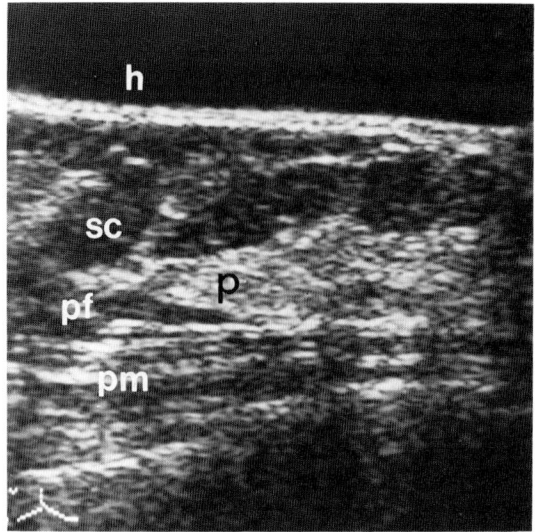

Abb. **6** Anatomische Leitstrukturen im Mammasonogramm (elektronischer Linearscanner LS 3000, Picker-Hitachi, 5 MHz)

h   = Haut
sc = subkutaner Fettsaum, mit Cooperschen Ligamenten
p   = hyperreflexives Drüsenparenchym
pf = präpektoraler Fettsaum
pm = Pektoralismuskulatur

inhomogene Mammaparenchym einer juvenilen Mamma im Sonogramm an einem fast homogenen, hyperreflexiven Grundmuster kenntlich (Abb. **5a** u. **b**).

Das Streuverhalten und die Echogenität der Mammagewebskomponenten hängt von deren histologischer Homogenität und damit Gleichmäßigkeit von physikalischer Dichte, Schallgeschwindigkeit und Elastizität ab. Fettläppchen mit homogener Fettvakuoleneinlagerung ebenso wie Mammatumoren mit dichter, einheitlicher Zellpackung wie auch homogen parallelfaseriges, straffes Bindegewebe enthalten nur wenige Streuzentren zur Schallreflektion und erscheinen deshalb hyporeflexiv (reflexarm). Die sternförmige Konfiguration kollagenen Bindegewebes in der infiltrativen Randzone szirrhöser Karzinome führt bei großem Impedanzunterschied zum umgebenden Fettgewebe zu verstärkter Streuung und damit Echogenität auf der schalleintrittsseitigen Hälfte der Läsion (hyperreflexiver Rand-

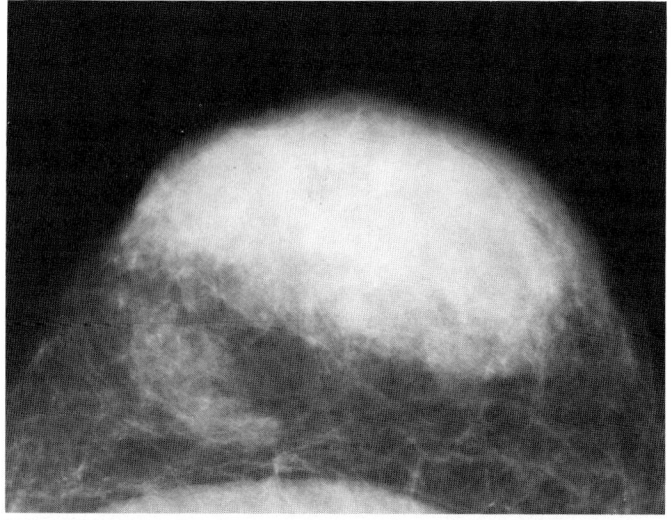

a

b

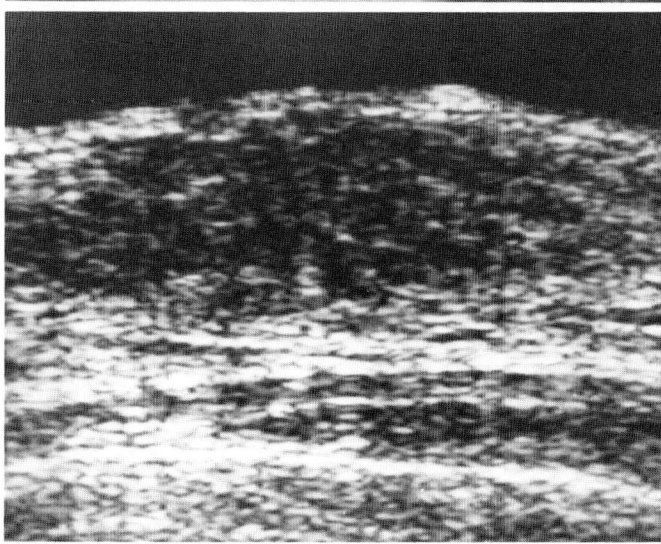

Abb. **7a** u. **b** Fibroplastisch-fibroadenomatöser dreieckförmiger retromamillärer Drüsenkörper, 40jährige Patientin
a Kraniokaudales Mammogramm mit strahlendichtem feinknotig strukturiertem Drüsenkörper
b Kontaktsonogramm mit Wasservorlaufstrecke, kraniokaudale Richtung: Dem strahlendichten, feinnodulären Drüsenkörper im Mammogramm entsprechender hyporeflexiver, retromamillärer Drüsenkörper mit mamilluradiärer Grundstruktur

saum), andererseits durch starke Schallbrechung und Absorption zu einem Schallschatten an der schalleintrittsabgewandten Seite des Tumors (FIELDS 1980, KOBAYASHI 1979, TEUBNER u. Mitarb. 1983). Der Reflexreichtum normalen Drüsengewebes resultiert aus dem histologisch inhomogenen Aufbau aus Drüsengängen und Endstücken, intra- und interlobulärem Mantelbindegewebe und eingelagerten kleineren Fettinseln. Bei starkem Überwiegen einer der erwähnten Gewebskomponenten, z. B. auch bei umschriebenem Ersatz des Drüsengewebes durch eine homogene diffuse Fibrose, nimmt die Echogenität wegen des Fehlens akustischer Grenzflächen ab. Der relativ einheitliche Aufbau der Fibroadenome bewirkt deren homogenes und reflexarmes Echomuster (s. weiter unten).

Nach den obigen Ausführungen lassen sich in jedem Mammasonogramm, insbesondere unter den Bedingungen der Mammakompression, folgende anatomische Leitstrukturen identifizieren (Abb. 6):

– Der hyperreflexive Hautsaum,
– der echoarme subkutane Fettmantel, durchzogen von den Cooperschen Ligamenten,
– das in der Echostruktur variable, meist reflexreiche Drüsenparenchym,
– die schwach reflexive präpektorale Fettschicht und
– die Thoraxwand, bestehend aus hyperreflexiver Pektoralisfaszie und hyporeflexiver Muskulatur, im Wechsel mit schallabsorbierenden Rippen.

Wie oben erwähnt, kann das starke Überwiegen einer Gewebskomponente (meist des Bindegewebes), einen mammographisch dichten Drüsenkörper sonographisch reflexarm erscheinen lassen (Abb. 7a u. b). Der mamilluradiäre Drüsenkörperaufbau wird dennoch erkennbar. Für die Bildinterpretation wichtig ist auch noch das Verständnis des Refraktionsschattens (Abb. 8) (ROBINSON u. Mitarb. 1981, TEUBNER u. Mitarb. 1983). Refraktionsschatten entstehen an den zur Schalleintrittsrichtung geneigten Grenzflächen zwischen Medien unterschiedlicher Schallimpedanz (Schallimpedanz = physikalische Dichte × Schallgeschwindigkeit) dadurch, daß ein erheblicher Teil der Schallenergie durch Brechung und/oder Reflektion aus der Eintrittsrichtung abgelenkt wird und deshalb zur Abbildung der tiefergelegenen Strukturen nicht zur Verfügung steht. Ein Refraktionsschatten tritt deshalb z. B. an allen vom Schallstrahl schräg getroffenen, glattwandigen Grenzflächen von Zysten, Tumoren und auch interlobären Bindegewebssepten sowie Cooperschen Ligamenten (Abb. 8, Abb. 9a u. b sowie Abb. 10a–c) auf. Bei den Zysten und

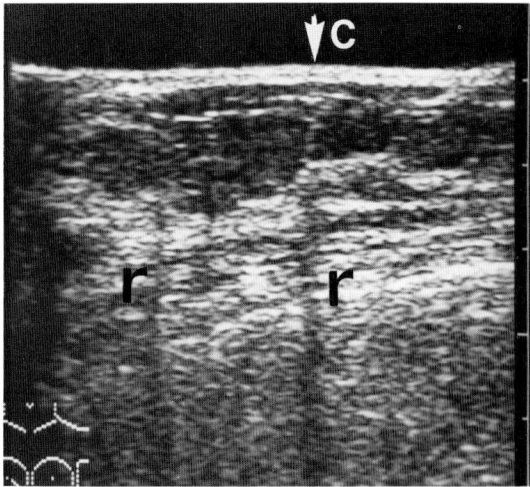

Abb. 8   Refraktionsschatten (r) an Cooperschen Ligamenten (c)

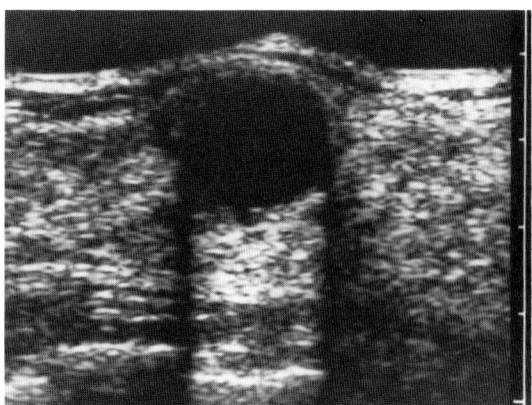

a

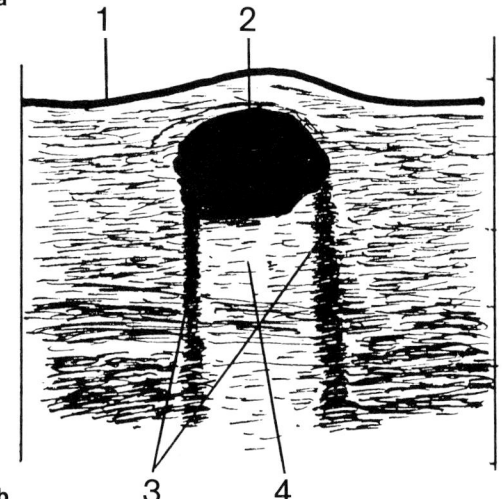

b

Abb. 9a u. b   Makrozystische Mastopathie
a   Kontaktsonogramm mit Wasservorlaufstrecke, einfache Mammazyste
b   Schema zu a
1 = hyperreflexiver Hautsaum
2 = Zyste
3 = bilateraler Refraktionsschatten
4 = hyperreflexive nachgeschaltete Zone

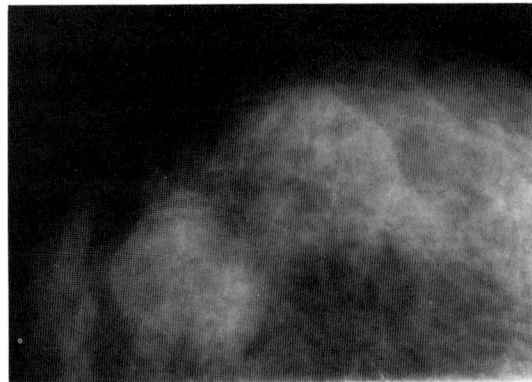

a

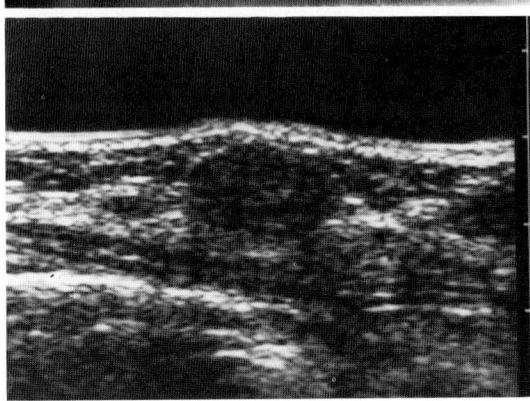

b

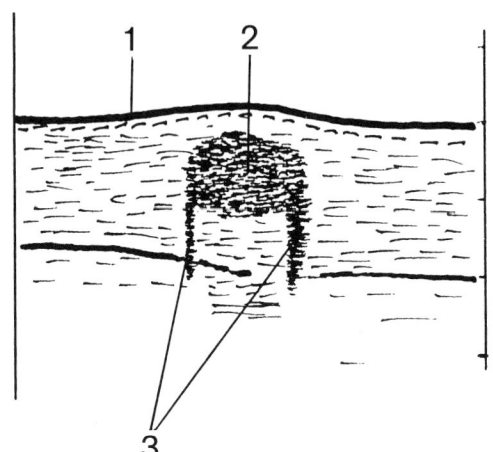

c

Abb. **10a–c** Fibroadenom, 42jährige Patientin. Klinik: Rechts außen gut verschieblicher, etwa bohnengroßer, derber Tumor
a Mediolaterales Mammogramm: Glattrandig begrenzter, homogen dichter, weitgehend runder Verdichtungsbezirk
b Kontaktsonogramm rechts außen: Glattrandiger, hyporeflexiver, rundlich-ovaler Bezirk mit homogenem Binnenecho und angedeutetem, bilateralem Refraktionsschatten
c Schema zu **b**
1 = Hautsaum
2 = Fibroadenom
3 = bilateraler Refraktionsschatten

Histologie: Intrakanalikuläres Fibroadenom mit herdförmiger Epitheliose, kein Malignitätsanhalt

knotig umschriebenen Mammaveränderungen wird er auch als bilateraler Schallschatten bezeichnet. Er ist nicht zu verwechseln mit dem zentralen Schallschatten hinter sternförmigen fibrotischen Gewebskonfigurationen wie z. B. szirrhösen Karzinomen, hyalinen Degenerationen und Narben. Ein im Hautniveau beginnender Schallschatten ist praktisch immer narbig bedingt.

Gutartige Mammaveränderungen

Mastopathie

Bezüglich des pathologisch-anatomischen Substrats der Mastopathie sei auf den Beitrag von HOEFFKEN und LANYI verwiesen. – Unter den verschiedenen Mastopathieformen ist die makrozystische Mastopathie in Form einzelner oder multipler *Zysten* sonographisch einfach und eindeutig nachweisbar. Die einfache mastopathische Zyste ist gekennzeichnet als echofreier, runder oder ovalärer Bezirk mit glatten Innenwandungen, einem bilateralen Refraktionsschatten und infolge verstärkter Schalleitung in der Zyste, einer nachgeschalteten hyperreflexiven Zone (Abb. **9a** u. **b**). Der Nachweis von Zysten ist ja von jeher eine Domäne des Ultraschalls gewesen und gelingt bei der Mamma mit fast 100%iger Sicherheit. Je nach Auflösungsvermögen des Gerätetyps lassen sich Mammazysten bis zu Stecknadelkopfgröße, d. h. fast in die Größenordnung der mikrozystischen Mastopathie, aufspüren. Bisweilen hat die Zysteninnenwand leistenartige Vorsprünge in Form wandständiger Septen, oft ist auch eine Kammerung durch multiple Septierungen oder eine Konglomeratbildung zu beobachten (Abb. **11a** u. **b**). Mammazysten sind, insbesondere bei jüngeren und mittelalten Frauen mit strahlendichtem Drüsengewebe, mammographisch oft nicht zu erkennen; in diesen Fällen ist der Nachweis nicht tastbarer und nicht vermuteter Mammazysten im Sonogramm bei der Interpretation dieser mammographisch dichten Drüsenareale hilfreich. Auch bei zahlreichen Patientinnen mit nicht tastbaren unklaren Herdschatten im Mammogramm ermöglicht die Sonographie eine sichere Differenzierung zwischen zystisch und solide. Die klassischen mammographischen Kriterien der Zyste, insbesondere eine glatte Randkontur und das Fetthalo-Zeichen, können auch bei harmlosen Mammazysten durch anliegendes bindegewebsreiches Drüsengewebe verwischt sein, so daß eine sichere Differenzierung vom Mammogramm her nicht möglich ist. Auch größere „schlaffe" Mammazysten können der Palpation entgehen. Bei all diesen Patientinnen wird durch ultraschall-kontrollierte Absaugung und Luftfüllung der Zysten das umliegende Mammagewebe

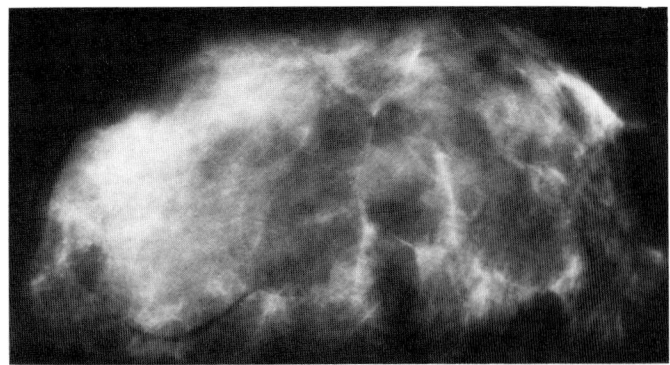

a

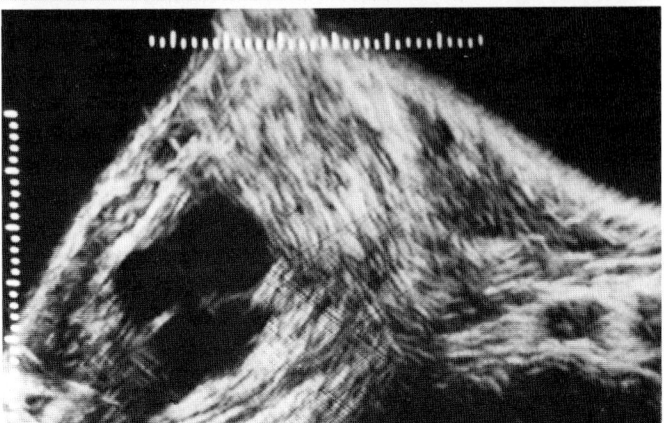

b

Abb. **11a** u. **b** Makrozystische Mastopathie, Konglomeratzyste im axillären
Ausläufer
a Kraniokaudales Mammogramm: Han-
telförmiger Verdichtungsbezirk außen mit
präpektoralem „Halo"-Zeichen = Ver-
drängungsfettpolster
b Immersionssonogramm (Oktoson)
dreigekammerter reflexfreier Bezirk:
mehrkammerige Konglomeratzyste
(aus: *M. Friedrich:* Gynäk. Prax. 6 [1982]
339)

beim Pneumozystogramm besser beurteilbar
(Abb. **12a–d**).

Darüber hinaus können aber auch im Sonogramm verdächtige Prozesse um oder in Mammazysten in begrenztem Umfang erkannt werden
(Abb. **13a,b** und **14**). Insbesondere intrazystische
„Vegetationen" sind an Konturunregelmäßigkeiten sowie Verdickungen der Zystenwand erkennbar. Da eine Dignitätsbeurteilung in diesen Fällen weder mammographisch noch sonographisch
möglich ist, ist die primäre operative Exstirpation
und nicht die Feinnadelpunktion indiziert.
Die nicht zystischen Formen der Mastopathie
bzw. die Mischformen, d.h. fibrozystisch-fibro-
adenomatösen oder überwiegend solid fibroadenomatösen, sind sonographisch wesentlich
schwieriger einzustufen (Abb. **15a,b** und **16a,b**).
Meist findet sich im Gebiet des mastopathischen
Indurationsbezirks ein komplexes Reflexmuster.
Fibrozystisch-adenomatöse Gebiete stellen sich
sonographisch meist als unregelmäßig begrenzte
flächige, inhomogen hyper-/hyporeflexive Areale, manchmal mit kleineren abgrenzbaren echofreien Zysten dar. Die vorwiegend fibroplastisch-
adenomatösen mastopathischen Indurationen

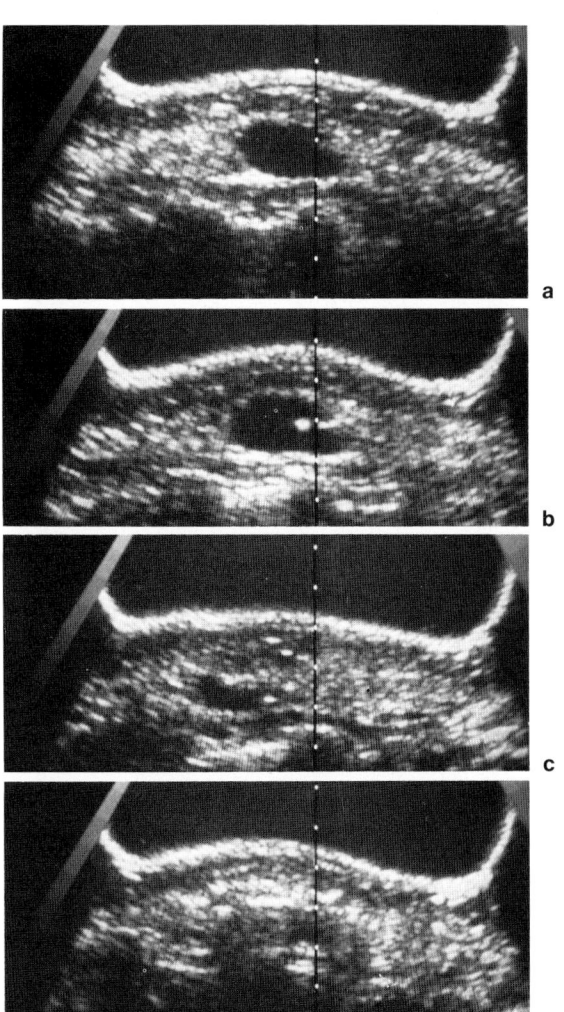

a

b

c

d

Abb. **12a–d** Sonographisch gesteuerte Zystenpunktion und -aspiration
a Unkomplizierte Mammazyste
b Nadelspitzenecho in der Zyste
c Weitgehende Aspiration der Zystenflüssigkeit
d Zyste nach Luftfüllung, Lufthaube als hyperreflexives Band mit nachgeschalteter Schattenzone

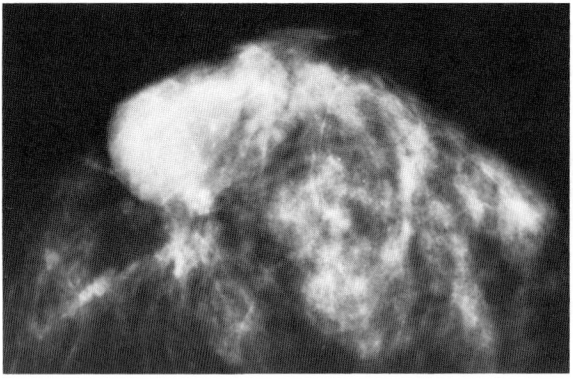

a

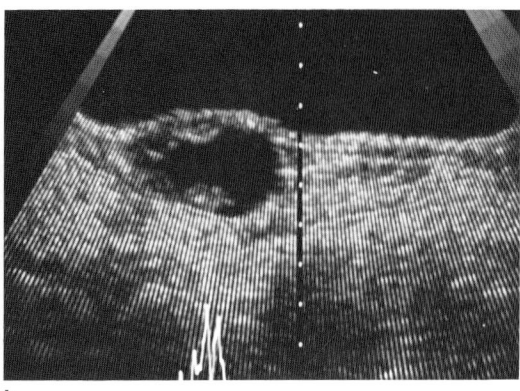

b

Abb. **13a** u. **b** „Komplizierte" Mammazyste. Klinik: In einer perimamillären Probeexzisionsnarbe entstandener derber, 2 cm großer Knoten
a Kraniokaudales Mammogramm mit ca. 3 cm großem teils glatt abgrenzbarem, teils unscharf begrenztem Verdichtungsbezirk rechts lateroretromamillär

b Kontaktsonogramm (Combison 100, Kretz-Technik): Überwiegend areflexiver Bezirk mit unregelmäßiger Innenkontur und 5 mm dickem, wandständigem, solidem Bezirk. Histologie: Mammazyste mit intrazystischem Papillom
(aus *M. Friedrich:* Gynäk. Prax. 6 [1982] 339)

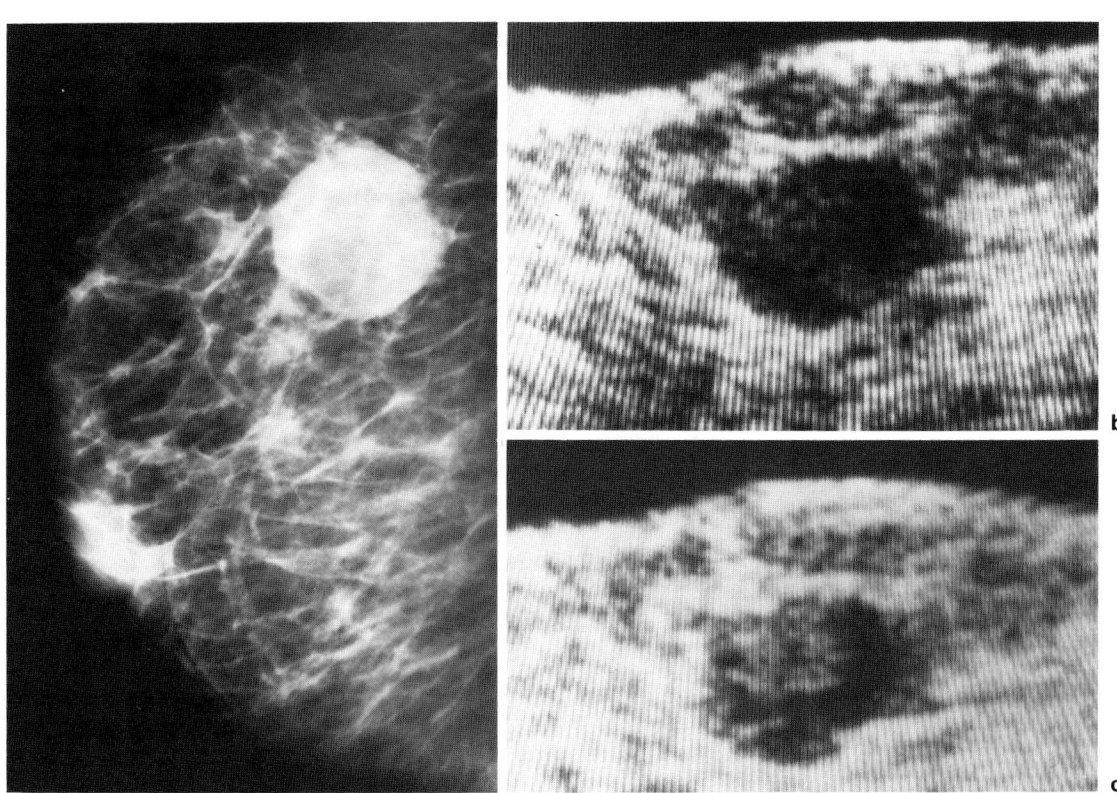

a

b

c

Abb. **14a–c** „Komplizierte" Mammazyste, 70jährige Patientin
a Mediolaterales Mammogramm: Isolierter Verdichtungsbezirk mit unscharfer Kontur nach präpektoral
b Kontaktsonogramm (Combison 100, Kretz-Technik): Teilweise areflexives Areal mit bandförmigen, echohaltigen Zonen und zapfenförmigen, hyporeflexi-

ven Ausläufern in das Drüsengewebe, Vedacht auf intrazystischen Tumor, Histologie: intrazystisches Karzinom
c Kontaktsonogramm, anderer Anschnitt des intrazystischen Tumors
(aus *M. Friedrich:* Gynäk. Prax. 6 [1982] 339)

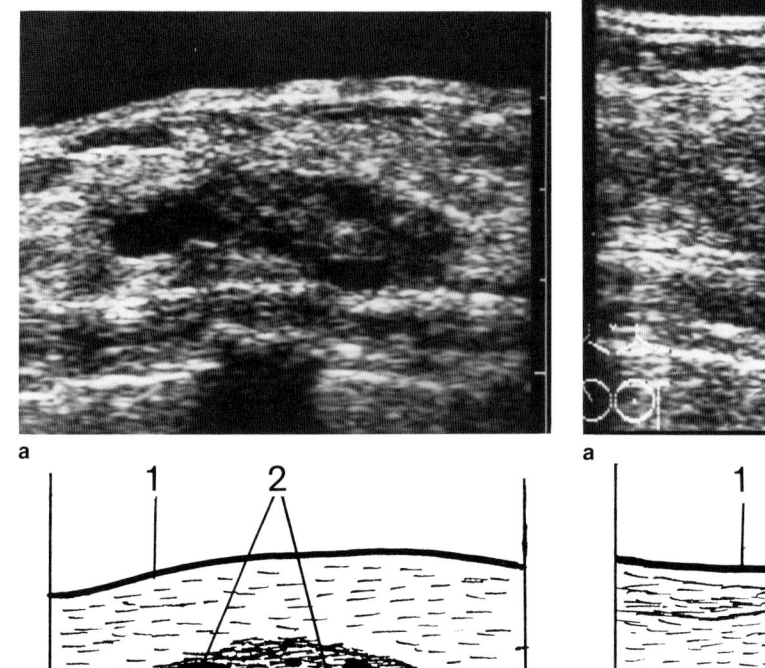

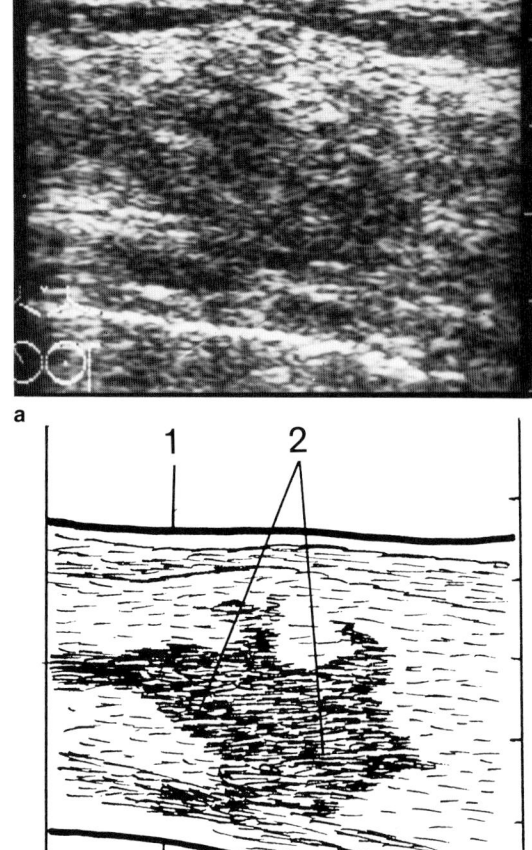

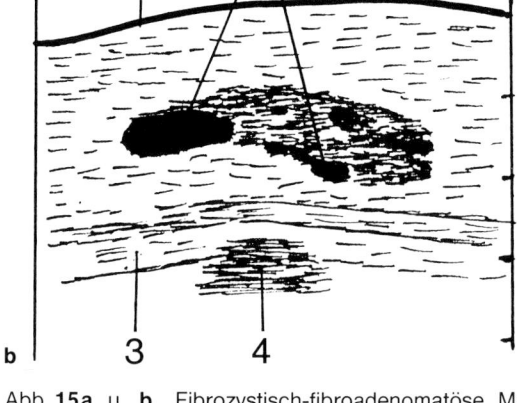

Abb. **15a** u. **b** Fibrozystisch-fibroadenomatöse Mastopathie

a Sonographisch komplexe Mammaveränderung mit kleineren, reflexfreien Zonen, eingelagert in bandförmige, hyporeflexive Areale

b Schema zu **a**

1 = Hautsaum   3 = Interkostalmuskulatur
2 = Zysten   4 = Rippe

Abb. **16a** u. **b** Fibrozystische Mastopathie, 44jährige Patientin. Klinik: Grobknotig diffus verdichteter Drüsenkörper rechts oben außen

a Kontaktsonogramm rechts oben außen: Unregelmäßig gefelderter hyporeflexiver Bezirk mit erheblicher Schallabsorption

b Schema zu **a**

1 = Hautsaum
2 = fibroplastisch-fibrozystisches Gewebe
3 = Pektoralismuskulatur

Histologie: Makroskopisch grauweißes elastisches, homogenes Brustdrüsenparenchym mit einzelnen, bis 3 mm großen Zysten, mikroskopisch: stärkere, interlobuläre, intralobuläre sowie periduktale Fibrose

sind schalleintrittsseitig meist hyperreflexiv mit zunehmender Reflexarmut im Zentrum in Folge starker Schallabsorption; sie sind unter Real-Time-Bedingungen weniger komprimierbar als das normale Drüsengewebe und buckeln die äußere Drüsenkörpergrenze in Richtung subkutanem Fettsaum vor (Abb. **15a,b** und **16a,b**). Eine Dignitätsaussage ist sonographisch, wie auch mammographisch in diesen Fällen nur sehr eingeschränkt möglich.

Gutartige Geschwülste

Fibroadenom

Die sonographischen Beurteilungskriterien umschriebener solider „knotiger" Mammaveränderungen sind:

– Form (rund, oval, gelappt),
– Kontur (glatt, unregelmäßig),
– Binnenecho (stark, mittel, schwach, regelmäßig, unregelmäßig),

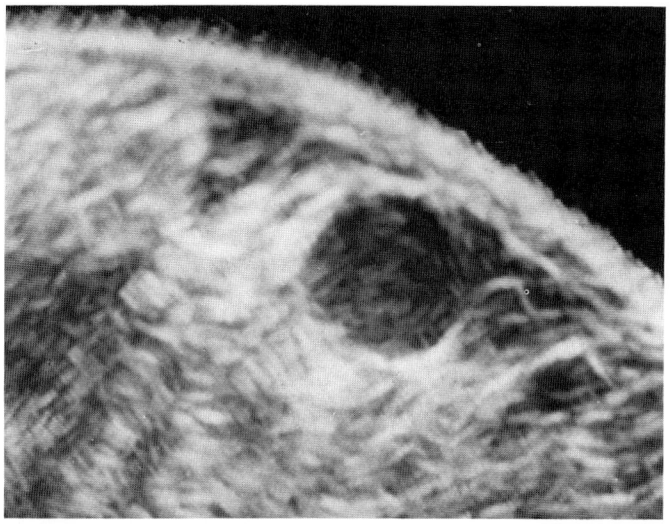

a

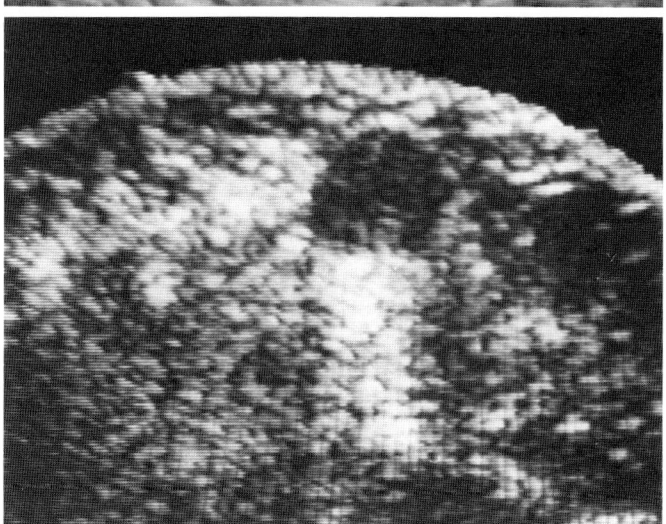

b

Abb. **17a** u. **b**   Rundes Fibroadenom
a Immersionssonogramm, Compound-Technik (Oktoson): Runder, hyporeflexiver, homogener Bezirk mit hyperreflexivem Verdrängungssaum nahe der äußeren Drüsenkörpergrenze
b Immersionssonogramm, Einfach-Scan-Technik (Oktoson): Hyporeflexiver Bezirk mit bilateralen Refraktionsschatten und nachgeschalteter, hyperreflexiver Zone infolge nur schwacher Schallschwächung im Fibroadenom

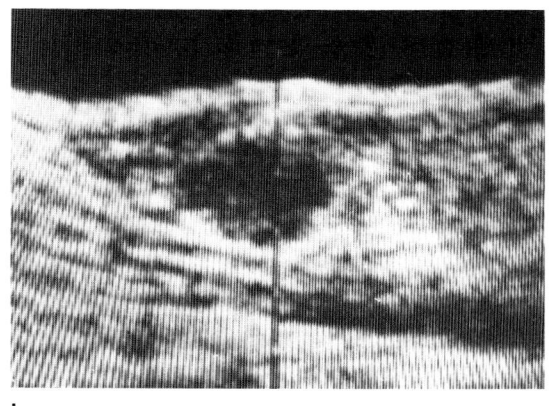

a   b

Abb. **18a** u. **b**   Formvarianz der Fibroadenome
a Längs-ovalärer, glatt begrenzter, hyporeflexiver Bezirk mit gut definiertem Hinterwandecho und homogenem Binnenecho: ovaläres Fibroadenom

b Gelappter, hypodenser Bezirk mit gut definiertem Hinterwandecho und inhomogenem Binnenecho: gelapptes Fibroadenom

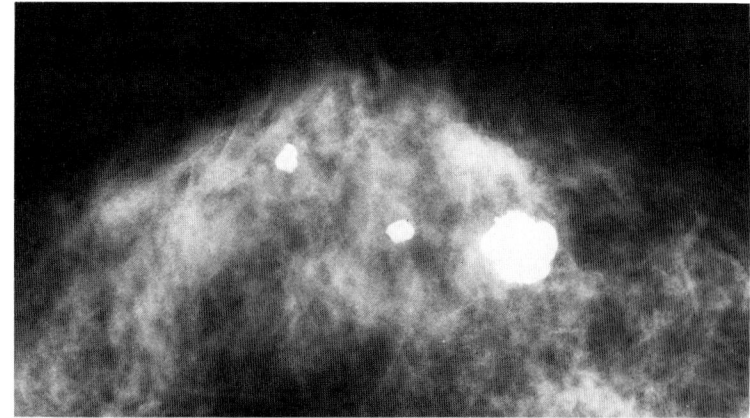

Abb. **19 a** u. **b**
Verkalktes Fibroadenom
a Kraniokaudales Mammogramm mit 3 Verkalkungsherden (Fibroadenome)
b Kontaktsonogramm (Combison 100): Scharf begrenzter Schallschatten hinter verkalktem Fibroadenom
(aus *M. Friedrich:* Gynäk. Prax. 6 [1982] 339)

a

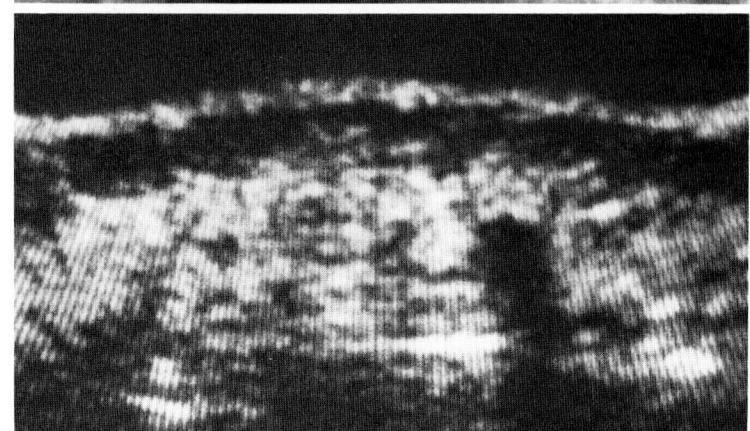

b

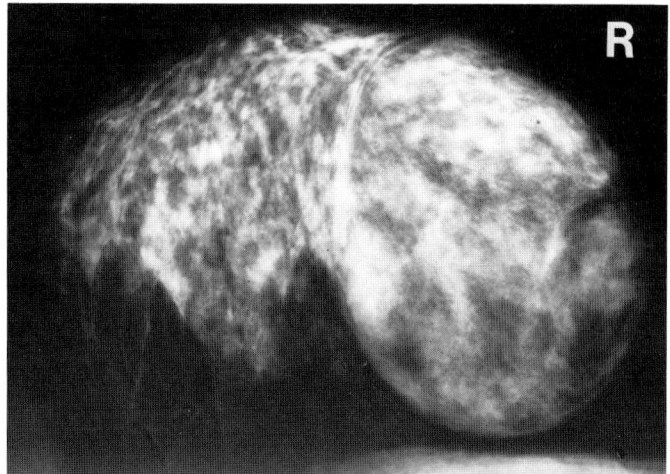

R

a
b

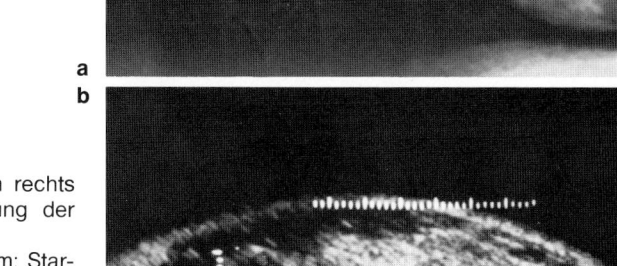

R

Abb. **20a** u. **b** Fibroadenolipom rechts außen mit feinlobulärer Verteilung der Gewebekomponenten
a Kraniokaudales Mammogramm: Starke Auftreibung des axillären Fortsatzes rechts durch abgekapselten, über faustgroßen Bezirk mit feinlobulärer Struktur
b Immersionssonogramm mit Mammakompression (Oktoson), diffus hyperreflexiver, glatt begrenzter Bezirk: feinlobuliertes Fibroadenolipom
(aus *M. Friedrich, C. C. Claussen, R. Felix:* Fortschr. Röntgenstr. 135 [1981] 704)

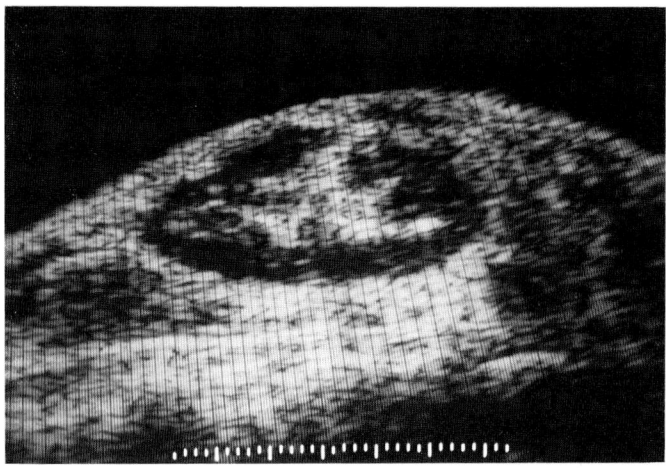

a

b

Abb. **21a** u. **b** Grob lobuliertes Fibroadenolipom
a Immersionssonogramm, Mammakompression: Ovaläres, scharf begrenztes, hyporeflexives Areal mit baumartig
verzweigendem hyperreflexivem zentralem Drüsenbindegewebeanteil
b Schema zu **a**
1 = Hautsaum
2 = lipomatöser Tumoranteil
3 = fibroadenomatöser Tumoranteil

– Grenzecho zur Umgebung (stark, schwach an Eintritts-/Austrittsseite),
– bilateraler Refraktionsschatten (vorhanden, nicht vorhanden),
– Schallschwächung (stark, mittel, schwach).

Nach Angaben der Literatur (COLE-BEUGLET u. Mitarb. 1983) haben Fibroadenome in etwa 50% eine runde (Abb. **17a** u. **b**), in 37% ovale Form (Abb. **18a**), und sind in 15% gelappt (Abb. **18b**). Die Außenkontur ist überwiegend glatt, in 25% unregelmäßig. Das innere Echomuster ist ganz überwiegend reflexarm, in einzelnen Fällen sogar echofrei, die innere Echoverteilung ist überwiegend fein-homogen. Das Grenzecho ist in etwa der Hälfte der Fälle stark und die Schallschwächung in 90% in Folge des homogenen fibroepithelialen Aufbaus nur schwach. Bei der hier wiedergegebenen sonomorphologischen Charakterisierung der Fibroadenome darf jedoch nicht vergessen werden, daß die „typischen" Benignitätszeichen in 10–20% der Fibroadenome fehlen und umgekehrt in 10–20% der umschrieben wachsenden Karzinome zu finden sind. Aufgrund dieser Überlappung sonomorphologischer Beurteilungskriterien ist eine Dignitätsaussage nur bedingt möglich.

Das Riesenfibroadenom oder Zystosarcoma phylloides zeichnet sich in der Regel durch seine Ausmaße und blattförmig gelappte Außenkontur aus, die sonographische Binnenstruktur ist ähnlich wie beim Fibroadenom reflexarm und homogen. Eine maligne Entartung ist sonographisch nicht nachzuweisen.
Ein verkalktes Fibroadenom zeigt Abb. **19a** u. **b**.

Lipom, Fibroadenolipom

Lipome sind meist als weiche, gut abgrenzbare, seltener prall elastische Resistenzen tastbar und sonographisch ähnlich wie Fibroadenome reflexarm mit homogen schwachem Binnenechomuster. Die kapselartige Begrenzung ist fast immer nachweisbar, unter Real-Time-Bedingungen ist die Verformbarkeit und Elastizität gut zu erkennen. Demgegenüber weisen die seltenen Fibroadenolipome ein recht unterschiedliches sonographisches Erscheinungsbild auf (Abb. **20a,b** und **21a,b**). Bei feinlobulierter Durchmischung der drei Gewebekomponenten (Fett-, Drüsen- und Bindegewebe [Abb. **20a** u. **b**]) weist der Tumor ein diffus hyperreflexives Binnenecho, bei groblappiger Verteilung der Gewebekomponenten ein komplexes hypo-/hyperreflexives Reflexmuster auf (Abb. **21a** u. **b**).

Abb. **22a** u. **b** Ölzyste
a Kraniokaudales Mammogramm: Ca. 1 cm großer runder, abgekapselter Bezirk von fettgewebiger Transparenz, retromamillär verkalkte Liponekrose
b Kontaktsonogramm: 1 cm großer, reflexfreier Bezirk mit bilateralem Refraktionsschatten *ohne* nachgeschalteter hyperreflexiver Zone, letzteres als Hinweis auf eine stärkere Schallabsorption im kolliquierten Fett als in einer wasserhaltigen Zyste

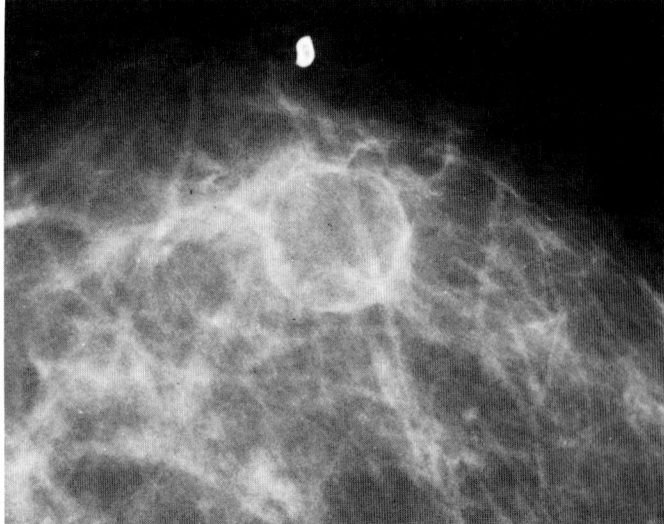

a

Fettgewebsnekrosen, Ölzysten

Ölzysten sind durch Fettgewebsnekrose und Verflüssigung entstandene, bindegewebig abgekapselte Zysten mit öligem Inhalt. Sonographisch sieht man einen areflexiven, glatt begrenzten Bezirk mit bilateralem Refraktionsschatten. Eine nachgeschaltete hyperreflexive Zone fehlt, da die Schallabsorption im öligen Zysteninhalt stärker als in Zysten mit wäßrigem Sekret ist (Abb. **22 a** u. **b**).

Entzündungen

Hier ist in erster Linie die akute puerperale Mastitis mit oder ohne Abszedierung zu nennen. Mammographisch ist wegen des gesteigerten Funktionszustandes und hohen Flüssigkeitsgehalts der Mamma eine eingetretene Abszedierung in der Regel nicht zu erkennen. Sonographisch stellt sich der Mammaabszeß meist als hyporeflexiver, rundlicher Bezirk mit irregulärem hypo- oder hyperreflexivem Randsaum dar (Abb. **23 a** u. **b**). Das Hinterwandecho ist gut erhalten, gelegentlich existiert eine hyperreflexive nachgeschaltete Zone. Unter Berücksichtigung von Anamnese und Klinik ist der Befund meist eindeutig, in seltenen Fällen kann die Differenzierung gegenüber einem inflammatorischen Karzinom schwierig sein.
Bei der chronischen Form der umschriebenen Mastitis, dem Mammafurunkel, imponiert im Sonogramm die produktiv-fibrotische Kapsel als hyperreflexiver Randsaum und das nekrotische Zentrum hyporeflexiv und unregelmäßig begrenzt (Abb. **24 a** u. **b**). Allein vom mammographischen und sonographischen Bild her ist die Differenzierung zum Karzinom her oft unmöglich.

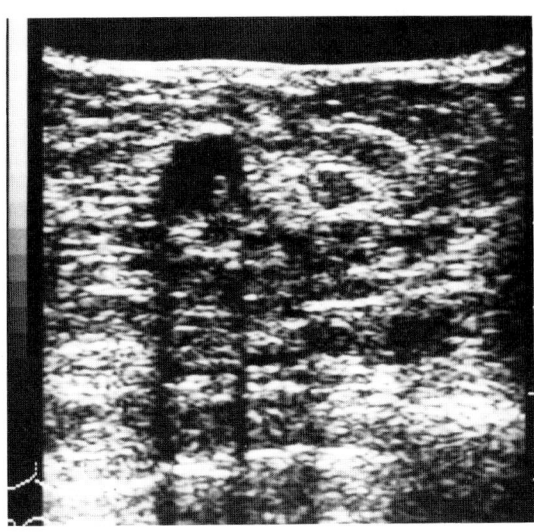

b

Traumatische Mammaveränderungen

Je nach Schwere des Traumas kommt es zu einem umschriebenen Ödem der Mamma oder einem intramammären Hämatom. Ähnlich der schleierartigen Trübung des Ödembereichs im Mammogramm werden die akustischen Grenzen zwischen hyperreflexivem Hautsaum, hyporeflexivem subkutanem Fettgewebe und der hyperreflexiven äußeren Drüsenkörpergrenze verwischt, wobei insbesondere durch das Ödem im subkutanen Fettsaum sich dessen Echogenität derjenigen des Drüsenkörpers nähert. Umschriebene Hämatome lassen sich als glatt abgrenzbare, je nach Alter mehr oder weniger reflexarme Zonen ausmachen. Im Zuge der Resorption und Organisation kann es zu hyaliner bindegewebiger Degeneration mit im Mammogramm sternförmiger Gewebskonfi-

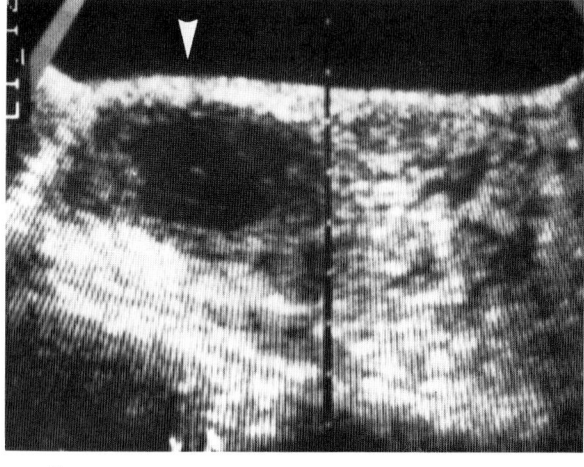
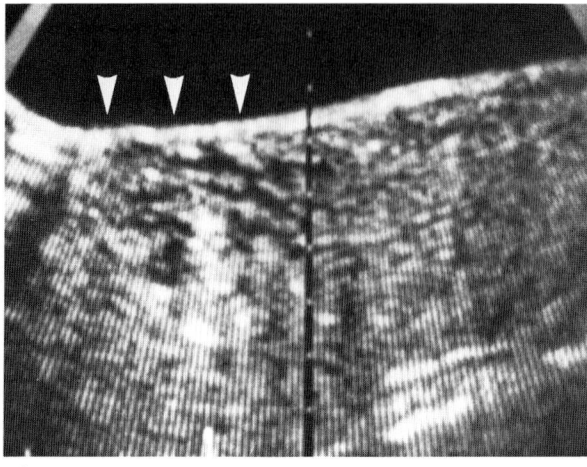

a

b

Abb. **23a** u. **b** Puerperale Mastitis mit Abszedierung, 4 Wochen post partum
a Kontaktsonogramm: Abszeß (Pfeilspitze) als zentral hypo- bis areflexiver Bezirk mit unregelmäßigem, schalenartigem, hyporeflexivem Randsaum

b Rechter, oberer, äußerer Quadrant, retromamillär erweiterte Milchgänge (Pfeilspitzen)
(aus *M. Friedrich:* Gynäk. Prax. 6 [1982] 339)

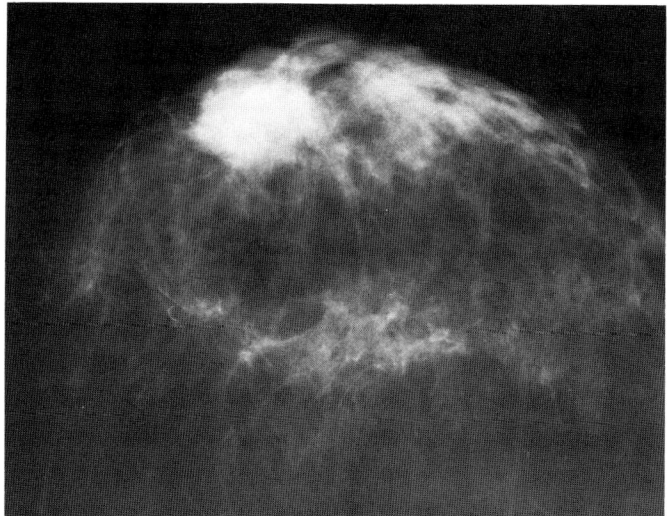

a

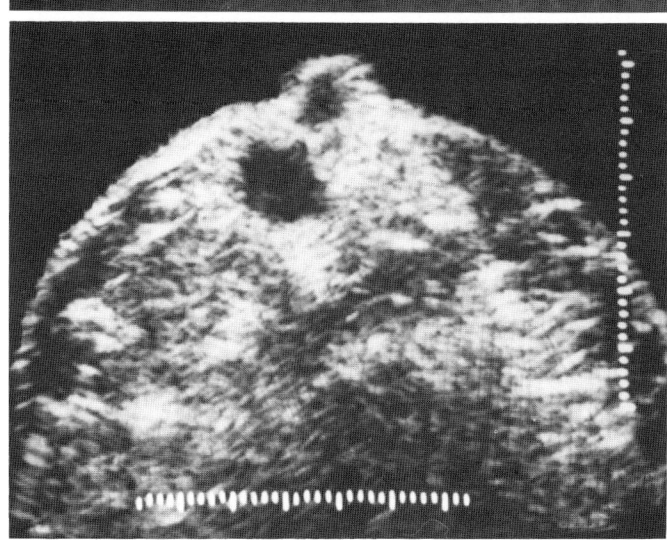

b

Abb. **24a** u. **b** Chronisch-entzündlicher Mammaprozeß, Mammafurunkel. Klinik: 70jährige Patientin, mit der Haut verbakkener „entzündlicher" indolenter, 3 cm großer Knoten supramamillär, nach Angaben der Patientin seit Jahren (!) bestehend
a Kraniokaudales Mammogramm: Retromammillär unscharf begrenzter Verdichtungsbezirk mit einzelnen Ausläufern, Verdacht auf solides Karzinom
b Immersionssonogramm (Oktoson): Retromammillär hyporeflexiver, unregelmäßig begrenzter Bezirk mit hyperreflexiver breiter Randzone: Verdacht auf malignen Mammaprozeß, z.B. szirrhöses Karzinom. Histologie: Chronisches Furunkel der Mamma, kein Anhalt für Malignität
(aus *M. Friedrich:* Gynäk. Prax. 6 [1982] 339)

guration kommen, die im Sonogramm zu einer „typischen" Karzinom-Schallschattenzone führt. Insbesondere bei derartigen intramammär gelegenen Narben ist die Verwechslung mit einem szirrhösen Karzinom möglich. Postoperative Narben zeigen bei im Narbenverlauf liegender Schnittführung eine Obliteration des hyporeflexiven subkutanen Fettsaums, d. h. ein kontinuierliches Übergehen von hyperreflexivem Hautsaum zu Drüsengewebe, bei senkrecht zum Narbenverlauf liegender Schnittführung eine im Hautniveau beginnende Refraktionsschattenzone. Letztere ist kaum mit einem Karzinomschallschatten zu verwechseln.

Mammaimplantate (Fettgewebsprothesen, Silikonprothesen)

Insbesondere bei strahlenundurchlässigen Silikonimplantaten ist die Form und Lage des Implantates innerhalb der Mamma im Immersionssonogramm mindestens ebensogut beurteilbar wie mammographisch. Darüber hinaus kann das Entstehen einer Kapselfibrose gut erkannt werden. Bei Eigen- oder Fremdfettgewebsimplantaten tritt oft ein stark hyperreflexiver Randsaum in Folge der randständigen Verkalkung mit nachgeschaltetem Schallschatten und dadurch eingeschränkter Beurteilung des Implantatinneren auf. Vereinzelt ist über die sehr gute Entdeckbarkeit von Karzinomen in der Implantatumgebung berichtet worden (COLE-BEUGLET u. Mitarb. 1983, EGAN u. EGAN 1984).

Bösartige Mammageschwülste

Entsprechend der vielgestaltigen makroskopisch anatomischen und mammographischen Wuchsform der Karzinome ist auch ihr sonographisches Erscheinungsbild mannigfaltig. Etwa 70% der knotig wachsenden Mammakarzinome zeigen die szirrhotische Wuchsform (Stechapfel-, Sternform) mit einem auch sonographisch spezifischen Erscheinungsbild. Ca. 15% der knotigen Mammakarzinome treten mammographisch als glatt und scharf berandete benigne anmutende Rundschatten auf, die auch sonographisch Benignitätszeichen aufweisen und deshalb leicht fehlinterpretiert werden können. Die mammographisch ausschließlich durch Mikrokalzifikationen erkennbaren intraduktalen, nicht invasiven oder invasiven Karzinome entgehen in der Regel dem sonographischen Nachweis, da Mikroverkalkungen derzeit unterhalb des sonographischen Auflösungsvermögens liegen. Bei diesen mammographisch im noch nicht invasiven Stadium erfaßbaren intraduktalen Karzinomen besteht erst dann die

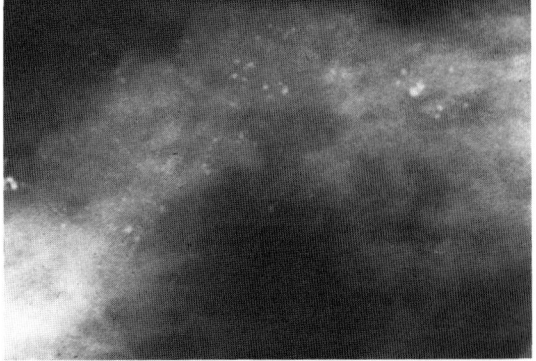
a

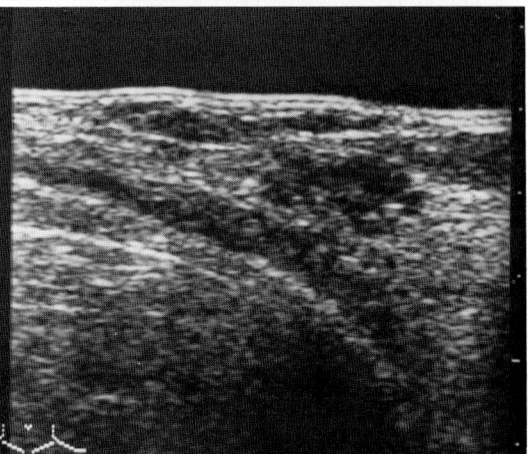
b

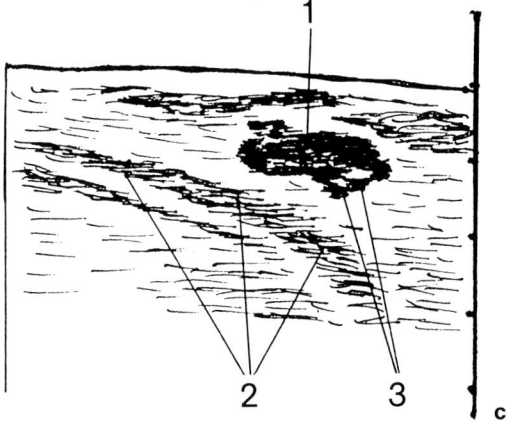
c

Abb. 25a–c Infiltrierendes Milchgangskarzinom mit Mikrokalk
a Dreifache Ausschnittsvergrößerung aus suspektem Mikrokalkareal
b Kontaktsonogramm: Rechts oben außen tubuläres hyporeflexives Areal im mittelreflexiven Drüsenkörper, unter Real-Time-Bedingungen einzelne Punktechos
c Schema zu **b**
1 = Milchgangskarzinom
2 = präpektorales Fett
3 = unter Real-Time-Bedingungen als Punktechos identifizierbare Kalkpartikel

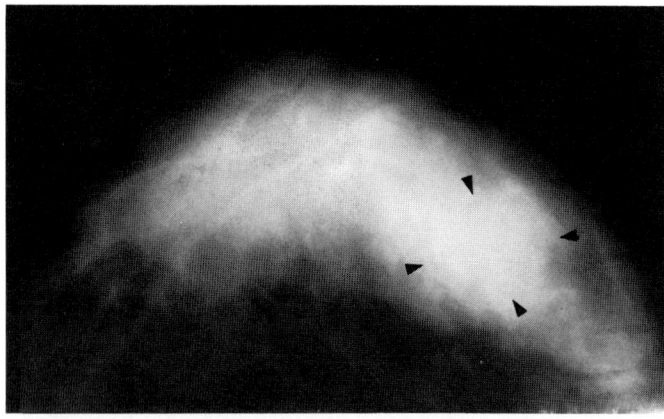

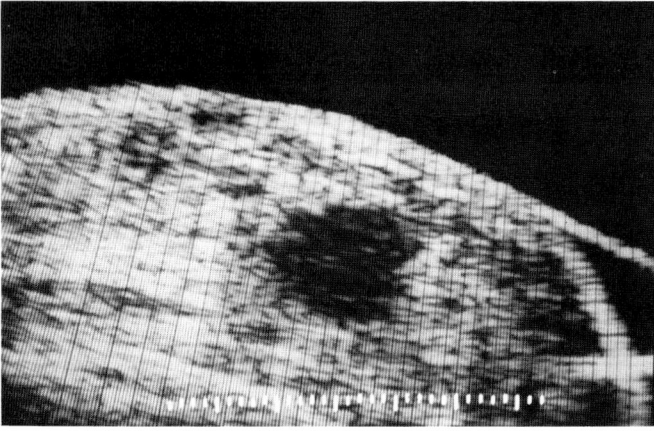

Abb. **26a** u. **b**   Mammographischer und sonographischer Tumorkontrast
a   Kraniokaudales Mammogramm links: Diskrete Auftreibung des axillären Fortsatzes mit angedeutetem Tumorkernschatten
b   Immersionssonogramm mit Kompression (Oktoson): Hyporeflexiver, gezackt berandeter Tumorbezirk, deutlich abgenzbar im hyperreflexiven Drüsenparenchym
(aus *M. Friedrich, C. C. Claussen, R. Felix:* Fortschr. Röntgenstr. 135 [1981] 704)

Chance einer Entdeckung mittels Ultraschall, wenn ein invasives, gangüberschreitendes Wachstum zur Ausbildung eines soliden periduktalen Tumorzapfens geführt hat. Erst dann sind, meist unter Kenntnis der Lokalisation, im Sonogramm uncharakteristische, bandförmige hypodense Zonen im Verlauf von Gangsegmenten auszumachen (Abb. **25a–c**).

Ist der Nachweis suspekter Mikroverkalkungen als entscheidender Vorteil der Mammographie in der Frühdiagnose des Mammakarzinoms anzuerkennen, so kann im Einzelfall ein relativer Vorteil für die Sonographie resultieren durch den erhöhten echographischen Kontrast von Karzinomgewebe und normalem oder fibroplastisch-fibroadenomatösem Mammagewebe (Abb. **26a** u. **b**). Auch palpable Mammakarzinome sind öfters in diesen strahlendichten Mammae gar nicht oder nur als angedeuteter Kernschatten mit oder ohne „Krebsfüßchen" erkennbar, während sie sonographisch leicht als reflexarme, regelmäßig oder gezackt berandete Areale mit oder ohne Schallschatten hervortreten (Abb. **26a** u. **b**). Wie oben erwähnt, bilden die meisten als Knoten wachsenden Karzinome um sich herum eine mehr oder weniger ausgeprägte produktive Fibrose mit Infiltration und Retraktion des benachbarten Drüsen-

oder Fettgewebes, so daß die typische sternförmige oder szirrhöse Gewebskonfiguration entsteht. Die Ultraschallwellen werden an den zahlreichen Septen dieser produktiven Fibrose intensiv gestreut, gebrochen und aus der ursprünglichen Richtung quer ins Nachbargewebe abgelenkt. Dadurch erklärt sich ein hyperreflexiver sternförmiger Randsaum und ein reflexarmer Kern der szirrhösen Karzinome (Abb. **27a–c** und **28a–c**). Durch die hohe Schallabsorption entsteht hinter dem Szirrhus ein Schallschatten (in 70%). Nach Untersuchungen von KOBAYASHI (1979) wird dieser Schallschatten durch den hohen Bindegewebsgehalt (ca. 75%) im szirrhösen Karzinom bedingt. Unter anderem dürfte auch die sternförmige Anordnung der Bindegewebssepten und der Impedanzsprung zum benachbarten Fettgewebe hierbei eine Rolle spielen. Bei sehr ausgeprägter produktiver Fibrose und unter den Bedingungen der freien Mammaimmersion kann der hyperreflexive „besenreiserartige" Randsaum das sonographische Erscheinungsbild des Szirrhus ganz beherrschen und der Schallschatten weniger deutlich erkennbar sein (Abb. **29a** u. **b**). Der Schallschatten ist als ein zwar relativ sensibles, aber unspezifisches Kennzeichen des Szirrhuskarzinoms zu werten. Er tritt nämlich auch hinter jeder an-

Abb. **27 a–c** Mammographisch-sonographisches Erscheinungsbild des szirrhösen Mammakarzinoms
a Kraniokaudales Mammogramm links mit sternförmigem Retraktionsherd am Übergang zum axillären Ausläufer
b Immersionssonogramm mit Kompression (Oktoson), Einfach-Scan: Hyporeflexiver, gezackt berandeter Bezirk mit abgeschwächtem Hinterwandecho inmitten hyperreflexivem fibrotischem Restdrüsenkörper
c Immersionssonogramm, Kompression, Compoundscantechnik
(aus *M. Friedrich, C. C. Claussen, R. Felix:* Fortschr. Röntgenstr. 135 [1981] 704)

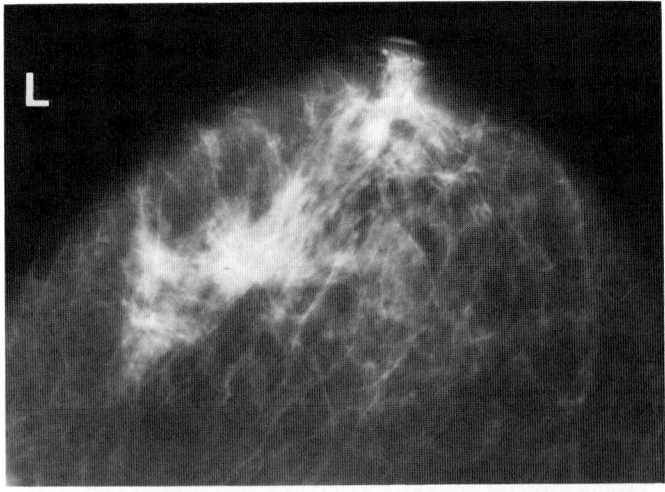

a

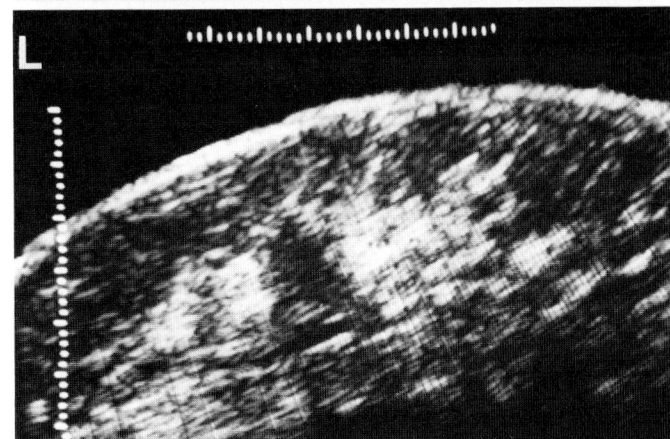

b

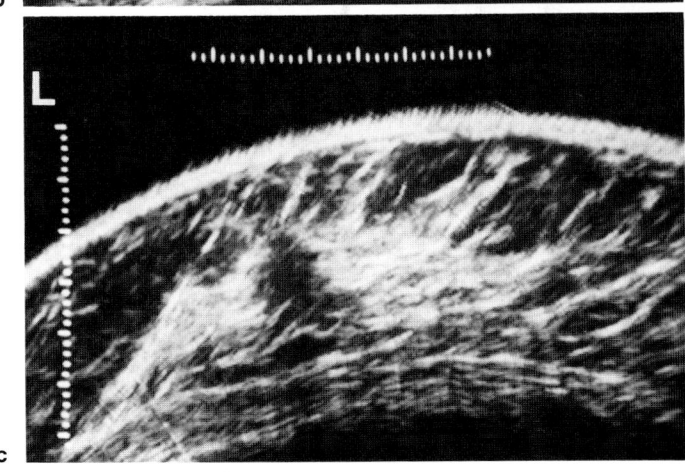

c

deren „szirrhösen Gewebskonfiguration" wie hyalinen Narben (EGGER u. Mitarb. 1976, FRIEDRICH 1980), bei posttraumatischen Veränderungen (WOLF u. HOHENBERG 1984) und, weniger ausgeprägt, auch hinter mastopathischen Veränderungen auf.

Als weitere Malignitätskriterien sind zu nennen 1. eine unregelmäßig gezackte Außenkontur mit zapfenförmigen Ausläufern in die Umgebung (Abb. **30 a**), 2. ein inhomogenes inneres Echomuster im Tumor (Abb. **30 b**). Der bilaterale Refraktionsschatten kommt bei benignen wie, häufiger asymmetrisch, bei malignen Tumoren vor (s. Abb. **10 a–c** und **30 a–c**). Außerdem ist die überwiegend unscharfe Begrenzung der Karzinome (ca. 80%) im Gegensatz zur glatten Begrenzung, oft mit hyperreflexivem Verdrängungssaum, bei Fibroadenomen und gutartigen Prozessen (50–60%) zu erwähnen.

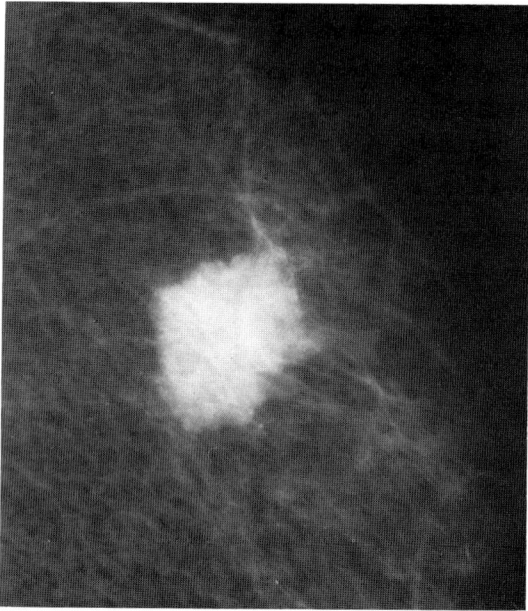

a

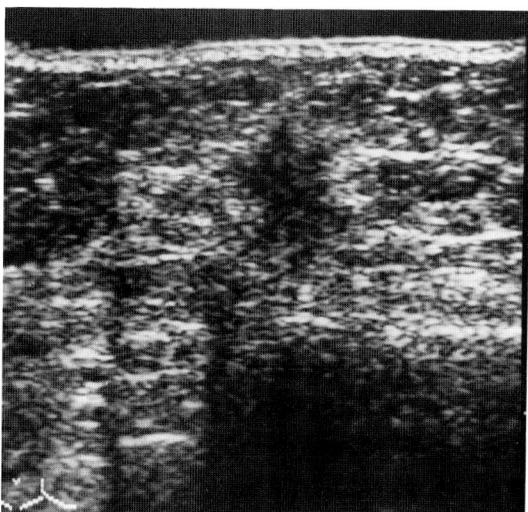

b

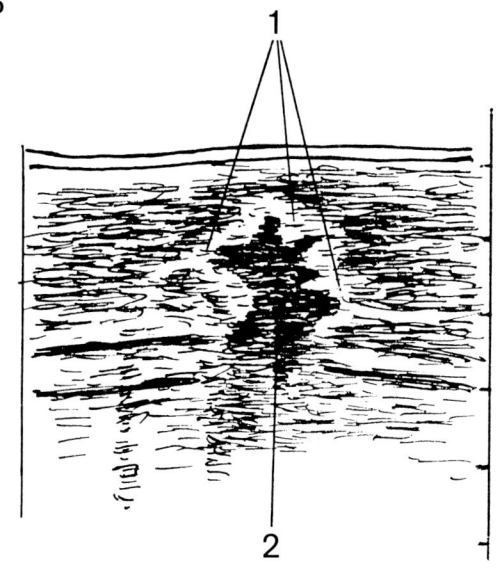

c

Ähnlich wie bei der Mammographie ist, besonders beim szirrhösen Karzinom, die Diskrepanz zwischen Größe des Tastbefundes und des schallabsorbierenden Bezirks ein wesentliches Malignitätskriterium. Es läßt sich optimal nur bei manuellen Scanverfahren erfassen. Gerade die als überwiegend glatt berandete Rundschatten im Mammogramm nachweisbaren und makroskopisch-anatomisch als umschriebene Knoten wachsenden Karzinome, die zwischen 15 und 20% aller Karzinome ausmachen, erschweren die sonographische Differenzierung solider Läsionen erheblich. Vor allem medulläre und papillotubuläre Karzinome wachsen expansiv mit kapselförmiger Abgrenzung zur Umgebung und zeigen mammographisch wie sonographisch gleich viel Malignitäts- und Benignitätsmerkmale (Abb. 31a–c). Auch wenn generell gilt, daß bei einem sonographisch nachgewiesenen soliden Prozeß immer mehrere bzw. möglichst alle morphologischen Kriterien (Form, Kontur, Grenzecho zur Umgebung, innere Echostruktur, Hinterwandecho, Schallschwächung und bilaterale Refraktionsschatten) in die Beurteilung mit einbezogen werden müssen, stützt sich die Malignomdiagnose oft auf nur ein einzelnes vorhandenes Malignitätszeichen (Abb. 31a–c). Dabei ist außerdem hervorzuheben, daß eine diskrete Konturunschärfe, ein Schallschatten oder Konturunregelmäßigkeiten oft nur aus bestimmten „Blickrichtungen", d. h. Einfallswinkeln des Schalls unter Real-Time- Bedingungen herausgearbeitet werden müssen, was eine entsprechende Qualifikation des Untersuchers voraussetzt.

Besonders medulläre Karzinome können, vermutlich aufgrund der hohen Packungsdichte an einheitlichen Karzinomzellen, sehr geringe Binnenechos aufweisen sowie in Folge geringer Absorption eine nachgeschaltete hyperreflexive Zone aufweisen, beides Kriterien, die zusammen mit der glatten Berandung zur Verwechslung mit eiweißreichen Zysten führen können.

Sekundäre Malignitätszeichen wie eine Hautinfiltration sind sonographisch gut nachzuweisen, Hautretraktionen in der Regel nur im Immersionssonogramm. Diese Veränderungen sind aber bei einer sachkundigen Inspektion und Palpation der Brust ebenso zu bemerken. Die sonographi-

Abb. **28a–c**
Teils szirrhöses, teils solides Mammakarzinom
a Mediolaterales Mammogramm
b Kontaktsonogramm mit sternförmiger hyporeflexiver Zone und hyperreflexiver Randfibrose
c Schema zu **b**
1 = sternförmige hyperreflexive produktive Fibrose
2 = hyporeflexiver Kern des teils soliden, teils szirrhösen Karzinoms mit schlecht abgrenzbarem Hinterwandecho

Abb. **29a u. b** Szirrhöses Karzinom mit ausgeprägter strahliger Randfibrose
a Kraniokaudales Mammogramm links mit zum Teil knotigem, zum Teil sternförmigem Verdichtungsbezirk und grobscholligem Kalk
b Immersionssonogramm, freie Mamma-Immersion (Oktoson): Im Karzinombereich stark hyperreflexive besenreiserartige Fibrosezone mit angedeutetem Schallschatten

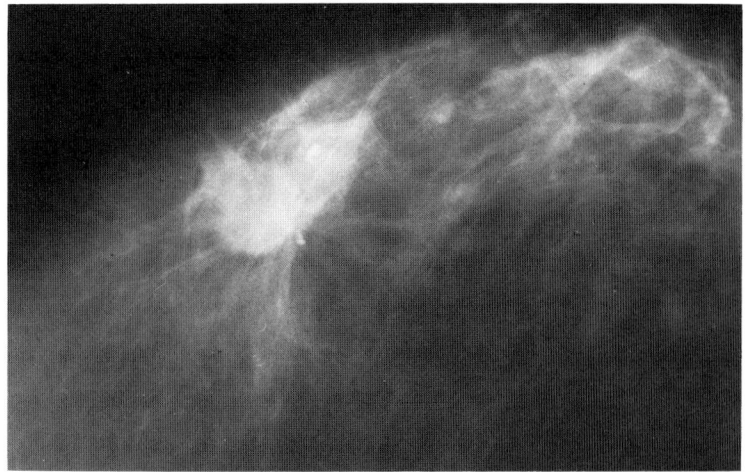

a

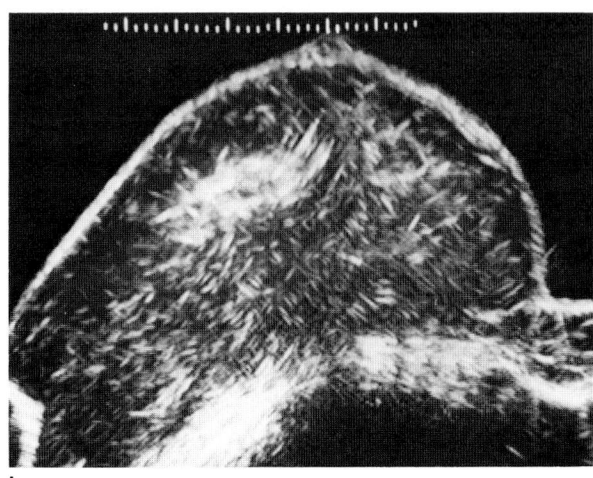

b

schen Beurteilungskriterien zur Unterscheidung der beiden häufigsten als umschriebener Knoten vorkommenden Mammatumoren, des Fibroadenoms und des infiltrierenden Milchgangskarzinoms, lassen sich wie folgt zusammenfassen:

1. Fibroadenome sind mehrheitlich rund oder oval, gelegentlich gelappt, Karzinome zeigen alle Formvarianten gleich häufig (rund, oval, gelappt oder tubulär).

2. Fibroadenome haben ganz überwiegend eine glatte Randkontur, meist mit hyperreflexivem Verdrängungssaum, wohingegen Karzinome mehrheitlich eine unscharfe und irreguläre Kontur aufweisen.

3. Sowohl Fibroadenom wie Karzinom sind mehrheitlich echoarm, das Fibroadenom zeigt mehrheitlich ein homogenes, das Karzinom inhomogenes Binnenecho.

4. Das Austrittsecho ist beim Fibroadenom ganz überwiegend deutlich erkennbar, während die Karzinome insgesamt überwiegend einen dorsalen Schallschatten aufweisen. Ausnahmen stellen die umschrieben wachsenden medullären, papillotubulären und schleimbildenen Karzinome dar.

5. Entsprechend dem vorstehend Gesagten ist die Schallschwächung im Karzinom überwiegend hoch, im Fibroadenom mit Ausnahme von verkalkten Fibroadenomen, schwach.

6. Bilaterale Refraktionsschatten kommen sowohl beim Fibroadenom wie umschrieben wachsenden Karzinom mäßig häufig vor, lassen aber keine Differenzierung zu.

Beim inflammatorischen Karzinom ist der Wert der Sonographie eingeschränkt, insbesondere ist die Unterscheidung zur akuten Mastitis ebenso schwierig wie mammographisch und klinisch.

Diagnostischer Stellenwert der Mammasonographie

Die Mammasonographie ist heute als additives Diagnoseverfahren in ihrer komplementären Rolle zur Mammographie allgemein anerkannt. Wegen der ganz unterschiedlichen physikalischen Gegebenheiten und diagnostischen Kriterien ist es nicht angebracht, die Sonographie und Mammographie als konkurrierende Verfahren zu vergleichen. Beide Methoden sind in ihrer Aussage komplementär, was deutlich in der höheren Trefferquote sowohl gutartiger wie bösartiger Mammaveränderungen bei kombinierter Anwendung beider bildgebender Verfahren hervorgeht (Tab. 1). Die Gründe für diese komplementäre Rolle sind:

– Die bessere Strukturerfassung und Beurteilung mammographisch dichter, schlecht beurteilbarer Brüste durch die Sonographie,
– die fast 100%ige Differenzierung klinisch oder mammographisch unklarer Befunde in flüssigkeitshaltig oder solide und

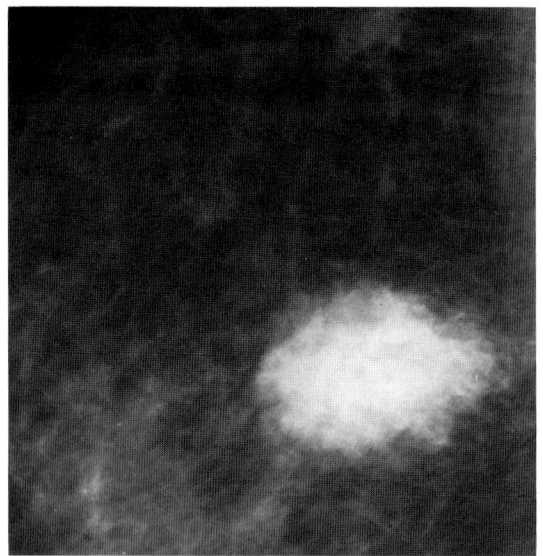

a

b

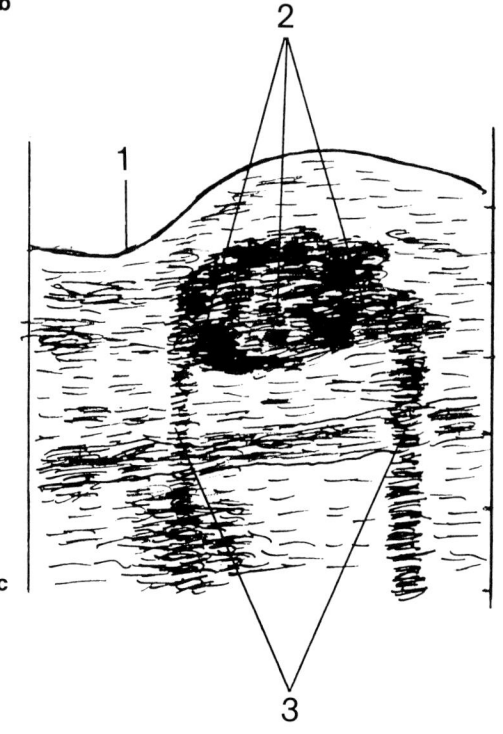

c

- die vorteilhafte Anwendung der Sonographie bei den drüsen- und bindegewebsreichen Mammae jüngerer Frauen sowie während der Schwangerschaft.

Als die komplementären Vorteile der Mammographie sind zu nennen:
- Die frühdiagnostische Bedeutung des Mikrokalks,
- die wesentlich bessere Beurteilbarkeit fetthaltiger Mammae älterer Frauen und
- die für ein Screeningverfahren äußerst wichtige, relativ einfache Durchführbarkeit (2 Aufnahmen in 2 Ebenen im Gegensatz zu zahlreichen Schnittbildern bei der Sonographie).

Daraus ergibt sich die Indikation der Mammasonographie als einer sehr geeigneten additiven Methode zur Mammographie. Sowohl zur gezielten Abklärung unklarer Palpationsbefunde oder Verdichtungsbezirke im Mammogramm wie zur ergänzenden Durchmusterung mammographisch kaum beurteilbarer dichter Drüsenkörper ist die Mammasonographie heute nicht mehr wegzudenken. Mit ihr kann nicht nur der Nachweis der zystischen Natur bei einer durch andere Methoden lokalisierten unklaren Mammaveränderung erbracht werden, sondern es kann wegen des viel größeren echographischen Kontrastes zwischen Tumor- und normalem Drüsengewebe mit dem Aufspüren solcher solider Läsionen in mammographisch nicht oder kaum beurteilbaren dichten Drüsenkörpern gerechnet werden. Die sonographische Nachweisempfindlichkeit hängt hier allerdings stark von der Geräte- und Untersuchungstechnik ab (s. weiter unten). In der Regel liegt der Wert der Mammasonographie im *reinen Nachweis* derartiger solider Läsionen zusätzlich zur Mammographie und nicht in ihrer feingeweblichen Differenzierung. Bei älteren Frauen mit mehr fettgewebig involviertem Drüsenparenchym ist der echographische Kontrast zwischen Tumor- und Fettgewebe (beides hyporeflexiv) sehr gering, der Strahlenkontrast im Mammogramm hingegen groß. Auch von daher ergibt sich der komplemen-

Abb. **30a–c** Solides Mammakarzinom
a Mediolaterales Mammogramm: Karzinomherd mit zahlreichen Einkerbungen und plumpen, stellenweise streifenartigen Ausläufern in die Umgebung
b Kontaktsonogramm: Stark hyporeflexiver Tumorknoten mit plumpen Ausläufern in die Umgebung, inhomogenem, grobem Binnenechomuster, gut definiertem Hinterwandecho, asymmetrischem, bilateralem Refraktionsschatten
c Schema zu **b**
1 = Hautsaum
2 = solides Karzinom
3 = bilateraler Refraktionsschatten

Abb. **31a–c** 1 cm großes invasives Milchgangskarzinom, 48jährige Patientin
a Untersuchungsdatum: 18. 7. 1983: 6 mm großer, rundlicher Verdichtungsbezirk, stellenweise unscharf berandet
b Untersuchungsdatum: 28. 10. 1983: Erhebliche Größenzunahme des jetzt 1 cm großen Verdichtungsbezirkes, lokale Randunschärfen
c Kontaktsonogramm: Knapp 1 cm großer, hyporeflexiver, hautnah gelegener Herd mit unscharfer, leicht gezackter Berandung und gut definiertem Hinterwandecho. Histologie: invasives Milchgangskarzinom

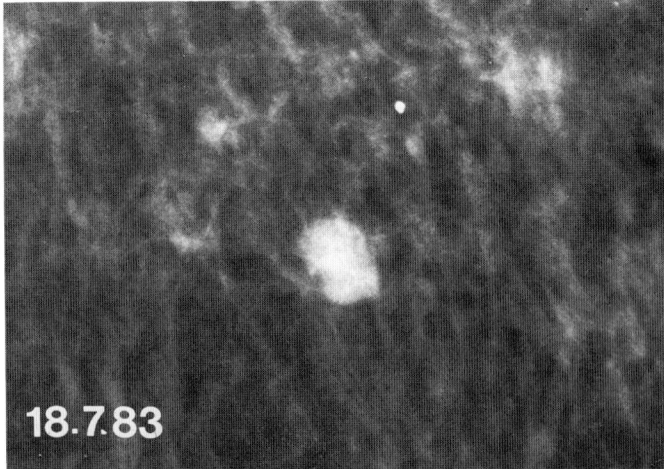

a

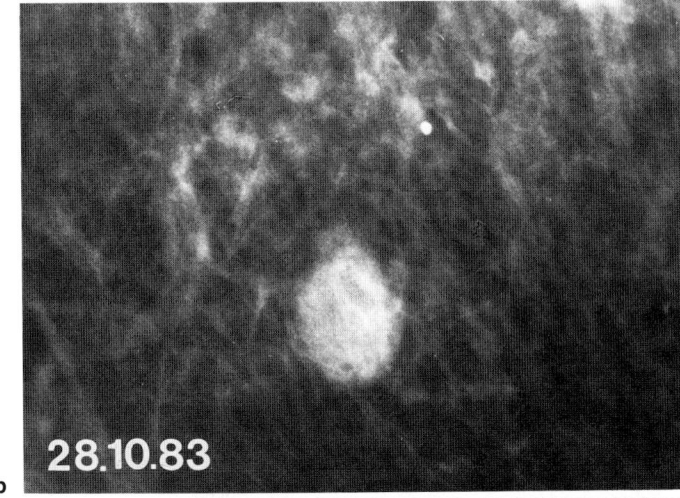

b

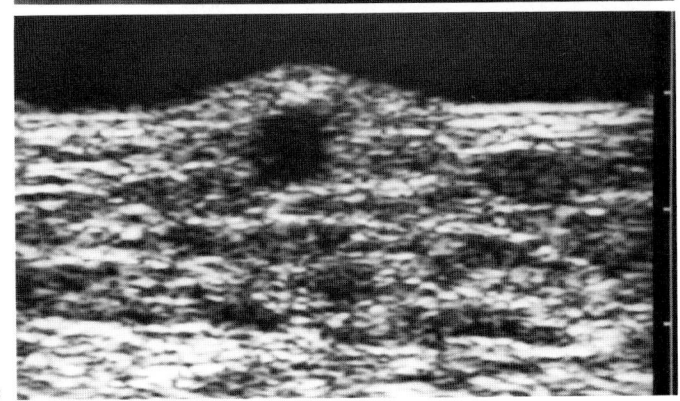

c

täre Wert von Mammasonographie und Mammographie; bei einer strahlendurchlässigen mammographisch gut beurteilbaren Brust ist von einer zusätzlichen Mammasonographie keine neue Information zu erwarten.

Neben der 100%igen Differenzierung eines Befundes in zystisch oder solide wird übereinstimmend in der Literatur auch über eine mit der Mammographie gleichwertige oder überlegene

Beurteilung gutartiger solider Mammaveränderungen durch Ultraschall berichtet (HARPER u. KELLY-FRY 1980, KOSSOF u. Mitarb. 1978, PLUYGERS u. ROMBAUT 1980). Die Empfehlung, bei Vorliegen der Benignitätskriterien den Tumor nur sonographisch weiter zu kontrollieren, muß jedoch wegen der Überlappung im makroskopischanatomischen, mammographischen und sonographischen Erscheinungsbild gut- und bösartiger

Tabelle **1**

Sensitivität von Sonographie und Mammographie in der Diagnostik des Mammakarzinoms (Literaturangaben)

	Sonographie	Mammographie	Sono- u. Mammographie
Teixidor u. *Kazam* 1977	26/33 (79%)	31/33 (94%)	32/33 (97%)
Gros u. Mitarb. 1978	T_0 5/13 (38%) T_1 18/26 (69%) T_2 138/160 (86%)	–	–
Kobayashi 1978	T_1 31/40 (78%) T_2 52/58 (90%)	28/37 (76%) 49/56 (88%)	–
Pluygers u. Mitarb. 1980	T_0 7/12 (58%) T_1 43/52 (82%)	4/12 (33%) 42/50 (81%)	8/12 (66%) 48/52 (92%)
Cole-Beuglet u. Mitarb. 1981	T_1 7/24 (29%) 7/19 (36%) T_2 49/53 (92%)	13/20 (65%) 29/36 (80%)	20/20 (100%)
Igl u. Mitarb. 1980	T_1 (13) >29/31 (94%) T_2 (13)	29/31 (94%)	31/31 (100%)
Rosner u. Mitarb. 1980	16/24 (67%)	22/24 (92%)	24/24 (100%)

Kessler u. Mitarb. 1983
    Compound-Scan
 	
    Immersions-Scan
	
	T_1 (<1 cm) 12/18
	T_1 (>1 cm) 24/26
	T_2 28/28
	T_1 10/18
	T_2 8/9
		
		18/18
		9/9
			–
			
			–

Schmidt u. Mitarb. 1981	T_1 (<1 cm) 3/4 T_1 (>1 cm) 16/20 T_2 22/24	2/2 18/20 24/24	–

Sickles 1983
 	
    ∅ LK-Befall
    1–3 LK +
    4 + > LK +
	T_1 (<1 cm) 1/12
	T_1 (>1 cm) 16/27
	T_2 20/25
	21/44
	8/11
	8/9
		11/12
		26/27
		25/25
		42/44
		11/11
		9/9
			–

Lauth u. Mitarb. 1984	T_1 (<1 cm) 16/30	21/30	–

Tumoren mit größter Zurückhaltung betrachtet werden.

Die Bedeutung der Mammasonographie für die (Früh-)Diagnose des Mammakarzinoms läßt sich aus den Zahlenangaben in Tab. **1** abschätzen. Unter dem frühdiagnostischen Aspekt interessant sind im Grunde nur die T_0- und T_1-Stadien (Tumoren < 2 cm). Während einige Autoren in älteren Arbeiten eine mit der Mammographie vergleichbare Trefferquote bei T_1-Karzinomen behaupten, haben die neueren Vergleichsstudien die eindeutige Überlegenheit der Mammographie in der Frühdiagnostik des Karzinoms gegenüber der Mammasonographie bewiesen. Auch bei verfei-

nerter Geräte- und Untersuchungstechnik liegt die sonographische Trefferquote bei T_1-Tumoren immer deutlich unter derjenigen der Mammographie. Unterscheidet man innerhalb der Gruppe der T_1-Tumoren diejenigen < 1 cm, werden die Unterschiede zur Mammographie noch deutlicher (KESSLER u. Mitarb. 1983, SCHMIDT u. Mitarb. 1981, SICKLES u. Mitarb. 1983, LAUTH u. Mitarb. 1984). Der Grund für die geringere Erfolgsquote der Mammasonographie gegenüber der Mammographie in der Frühdiagnostik des Mammakarzinoms liegt, wie alle Vergleichsstudien ergeben, in der Nachweismöglichkeit von suspekten Mikroverkalkungen als einzigem Hinweis auf das

Vorliegen eines frühen Karzinoms im Mammogramm bzw. dem fehlenden Mikrokalknachweis durch Sonographie. Auch wenn die manuellen Scanverfahren im Aufspüren der Tumoren < 1 cm den automatischen, an sich für den Screeningaspekt konzipierten Immersionsscannern überlegen sind, kommt man zusammenfassend zu dem Schluß, daß die Mammasonographie wegen ihrer geringeren Treffsicherheit bei frühen Tumorstadien und ihres zeitlichen, personellen und auch apparativen Aufwandes zur Zeit kein der Mammographie ebenbürtiges Screeningverfahren ist. Zu dieser Erkenntnis sind sämtliche kritischen Untersucher- und Autorengruppen gekommen. Die komplementäre Rolle der Sonographie als Zusatzuntersuchung zur Mammographie geht andererseits aus der deutlich erhöhten Treffsicherheit bei kombinierter Anwendung beider Verfahren hervor (vgl. Tab. **1**).

Die derzeitigen Empfehlungen zum praktischen Einsatz der Mammasonographie lassen sich wie folgt zusammenfassen:

1. Als *Zusatzuntersuchung* zur Mammographie bei palpatorisch oder mammographisch unklarem bzw. suspektem Befund sowie bei mammographisch nicht oder kaum beurteilbaren strahlendichten Mammae. Hierbei wird ein Großteil der mammographisch oder palpatorisch unklaren Befunde als harmlose Mammazysten durch Sonographie abgeklärt.

2. Bei Patientinnen unter dem 30. Lebensjahr mit Tastbefunden in der Brust kann die Mammasonographie als Erstuntersuchung zum Nachweis von Zysten eingesetzt werden. Ebenso kann sie bei gesicherter makrozystischer Mastopathie im Falle eines neu aufgetretenen Palpationsbefundes zwischen den regelmäßigen Kontrollmammographien zum Zystennachweis als einzige Untersuchungsmethode eingesetzt werden.

3. Bei Brustprothesen, speziell Silikonimplantaten sowie bei Frauen in der zweiten Graviditätshälfte liefert die Sonographie mit der Mammographie gleichwertige oder überlegene Informationen.

4. Als selbständiges oder etwa alleiniges Brustkrebs-Screeningverfahren ist die Mammasonographie derzeit nicht geeignet.

Literatur

Baum, G.: Ultrasound mammography. Radiology 122 (1977) 199–205

Bielke, G., Z. Nieswandt, G. Wessels, R. Schmarsow, H. Kiefer: Echtzeit-Mammasonographie mit Hilfe eines speziellen Applikators. Tumor Diagn. 5 (1980) 255–259

Burns, P. N., M. Halliwell, P. N. T. Wells, A. J. Webb: Ultrasonic Doppler studies of the breast. Ultrasound Med. Biol. 8 (1982) 127–143

Carson, P. L., A. L. Scherzinger, T. V. Oughton, J. E. Kubitschek, P. A. Lambert, G. E. Moore, M. G. Dunn, D. E. Dick: Progress in Ultrasonic Computed Tomography (CT) of the Breast. SPIE 173 Application of Optical Instrumentation in Medicine VII. 1979 (p. 372–381)

Cole-Beuglet, C., R. A. Beique: Continous ultrasound B-scanning of palpable breast masses. Radiology 117 (1975) 123–128

Cole-Beuglet, C., G. Schwartz, A. B. Kurtz, A. S. Patchefsky: Ultrasound mammography for the augmented breast. Radiology 146 (1983) 737–742

Cole-Beuglet, C., R. Z. Soriano, A. B. Kurtz, B. B. Goldberg: Ultrasound analysis of 104 primary breast carcinomas classified according to histopathologic type. Radiology 147 (1983) 191–196

Cole-Beuglet, C., R. Z. Soriano, A. B. Kurtz, B. B. Goldberg: Fibroadenoma of the breast: sonomammography correlated with pathology in 122 patients. Amer. J. Roentgenol. 140 (1983) 369–375

Cole-Beuglet, C., B. B. Goldberg, A. B. Kurtz, A. S. Patchefsky, G. S. Shaber, C. S. Rubin: Clinical experience with a prototype real-time dedicated breast scanner. Amer. J. Roentgenol. 139 (1982) 905–911

Cole-Beuglet, C., B. B. Goldberg, A. B. Kurtz, C. S. Rubin, A. S. Patchefsky, G. S. Shaber: Ultrasound mammography: a comparison with radiographic mammography. Radiology 139 (1981) 693–698

Cole-Beuglet, C., R. Soriano, A. B. Kurtz, J. E. Meyer, D. B. Kopans, B. B. Goldberg: Ultrasound, X-ray mammography, and histopathology of cystosarcoma phylloides. Radiology 146 (1983) 481–486

Dale, G., B. Gairard: Le kyste mammaire: triomphe de l'échographie. Senologia 1 (1975) 25–44

Dale, G., Ch. M. Gros: Echotomographie mammaire par balayage rapide. Senologia 2 (1977) 3–8

Dick, D. E., R. D. Elliott, R. L. Metz, D. S. Rojohn: A new automated, high resolution ultrasound breast scanner. Ultrason. Imag. 1 (1979) 368–377

Egan, R. L., K. L. Egan: Automated water-path full-breast sonography: correlation with histology of 176 solid lesions. Amer. J. Roentgenol. 143 (1984) 499–507

Egan, R. L., K. L. Egan: Detection of breast carcinoma: comparison of automated water-path whole-breast sonography, mammography, and physical examination. Amer. J. Roentgenol. 143 (1984) 493–497

Egger, H., I. Weishaar, H. Hamperl: „Sterne" im Mammogramm – Karzinome und „strahlige Narben". Geburtsh. u. Frauenheilk. 36 (1976) 547–553

Eulenburg, R., B. J. Hackelöer, G. Lauth, B. Hüneke, V. Duda, R. Buchholz: Ultraschall-Mammografie: Spezielle Einsatzbereiche. Geburtsh. u. Frauenheilk. 41 (1981) 169–172

Eulenburg, R., B. Hüneke, V. Duda, B. J. Hackelöer, G. Lauth, R. Buchholz: Ultraschallmammografie: Die abszedierende Mastitis und ihre sonographische Differentialdiagnose. Dtsch. Ärztebl. 79 (1982) 31–37

Fields, S. I.: Ultrasound mammographic-histopathologic correlation. Ultrason. Imag. 2 (1980) 150–161

Fleischer, A. C., C. A. Muhletaler, V. H. Reynolds, J. E. Machin, G. A. Thieme, A. L. Bundy, A. C. Winfield, A. E. James: Palpable breast masses: evaluation by high frequency, hand-held real-time sonography and xeromammography. Radiology 148 (1983) 813–817

Friedrich, M.: Ultraschalluntersuchung der Brust – Erfahrungen mit einem hochauflösenden „Real-Time"-Gerät. Radiologe 20 (1980) 209–225

Friedrich, M.: Neue technische Entwicklungen der Röntgen- und Ultraschalluntersuchung der Mamma. Röntgenpraxis 34 (1981) 181–195

Friedrich, M.: Was leistet die Mamma-Sonographie? Gynäk. Prax. 6 (1982) 393–414

Friedrich, M., C. C. Claussen, R. Felix: Methodische Aspekte der Mammasonographie – Erfahrungen mit einem Immersionsscanner (Octoson). Fortschr. Röntgenstr. 135 (1981) 704–713

Friedrich, M., E. Hundt, G. Maderlechner: Computerized ultrasound echotomography of the breast. Europ. J. Radiol. 2 (1982) 78–87

Gairard, B., G. Dale: Le kyste mammaire: triomphe de l'échographie. Deuxième partie: Séméiologie echographique des kystes. Senologia 1 (1976) 13–26

Grant, E., J. D. Richardson, O. S. Cigtay, A. Dritschilo, Th. C. Lee: Sonography of the breast: findings following conservative surgery and irradiation for early carcinoma. Radiology 147 (1983) 535–539

Grant, E. G., R. W. Holt, B. Chun, J. D. Richardson, L. W. Orson, O. S. Cigtay: Angiosarcoma of the breast: sonographic, xeromammographic, and pathologic appearance. Amer. J. Roentgenol. 141 (1983) 691–692

Greenleaf, J. F., R. C. Bahn: Clinical imaging with transmissive ultrasonic computerized tomography. I.E.E.E. Trans. biomed. Engng 28 (1981) 177–185

Greenleaf, J. F., S. K. Kenue, B. Rajagopalan, R. C. Bahn, St. A. Johnson: Breast imaging by ultrasonic computer-assisted tomography. In Metherell, A. F.: Acoustical Imaging, vol. VIII. Plenum, New York 1980 (pp. 599–614)

Gros, Ch. M., G. Dale, B. Gairard: Echographie mammaire: critères de malignité. Senologia 4 (1977) 47–54

Gros, Ch. M., G. Dale, B. Gairard: La compression en échographie mammaire. Senologia 3/2 (1978) 3–14

Hackelöer, B. J., G. Lauth, V. Duda, B. Hüneke, R. Buchholz: Neue Möglichkeiten der Ultraschallmammographie. Geburtsh. u. Frauenheilk. 40 (1980) 301–312

Hackelöer, B. J., V. Duda, B. Hüneke, G. Lauth, R. Bald, R. Buchholz: Ultraschallmammographie: Entwicklung, Stand und Grenzen. Ultraschall 3 (1982) 94–108

Hackelöer, B. J., B. Hüneke, V. Duda, R. Eulenburg, G. Lauth, R. Buchholz: Sonographische Differentialdiagnose der Mammakarzinome. Ultraschall 2 (1981) 129–134

Harper, P., E. Kelly-Fry: Ultrasound visualization of the breast in symptomatic patients. Radiology 137 (1980) 465–469

Harper, A. P. E. Kelly-Fry, J. S. Noe, J. R. Bies, V. P. Jackson: Ultrasound in the evaluation of solid breast masses. Radiology 146 (1983) 731–736

Harper, A. P., V. P. Jackson, J. Bies, R. Ransburg, E. Kelly-Fry, J. S. Noe: A preliminary analysis of the ultrasound imaging characteristics of malignant breast masses as compared with X-ray mammographic appearances and the gross and microscopic pathology. Ultrasound Med. Biol. 8 (1982) 365–368

Howry, D. H., D. A. Stott, W. R. Bliss: The ultrasonic visualization of carcinoma of the breast and other soft-tissue structures. Cancer (Philad.) 7 (1954) 354–358

Igl, W., K. Lohe, W. Eiermann, R. Bassermann, J. Lissner: Sonographische Carcinomdiagnostik der weiblichen Brust im Vergleich zur Mammographie. Tumor Diagn. 5 (1980) 247–253

Jellins, J., G. Kossoff, T. S. Reeve: Detection and classification of liquid-filled masses in the breast by gray scale echography. Radiology 125 (1977) 205–212

Jellins, J., G. Kossoff, F. W. Buddee, T. S. Reeve: Ultrasonic visualization of the breast. Med. J. Aust. 58 (1971) 305–307

van Kaick, G., J. Teubner, W. Schmidt: Echomammographie. In Frommhold, W., P. Gerhardt: Das Mammakarzinom. (Klinisch-radiologisches Seminar, Bd. XII.) Thieme, Stuttgart 1982 (S. 56–67)

van Kaick, G., W. Schmidt, J. Teubner, D. Lorenz, A. Lorenz, A. Müller: Echomammographie mit verschiedenen Gerätetypen bei herdförmigen Läsionen. Tumor Diagn. 4 (1980) 179–186

Kasumi, F., A. Fukami, K. Kuno, T. Kajitani: Characteristic echographic features of circumscribed cancer. Ultrasound Med. Biol. 8 (1982) 369–375

Kessler, M., W. Igl, B. Krauss, R. Bassermann, D. H. Bohmert, W. Eiermann, K. J. Lohe, J. Lissner: Vergleich von Mammographie und automatisierter Sonographie an 700 Patienten. Fortschr. Röntgenstr. 138 (1983) 331–339

Kleedorfer, D., D. Pflanzer, K. Pflanzer, S. Kiprov, K. Fochem: Wertigkeit der Ultraschalluntersuchung und sonographische Differentialdiagnose bei der Mammazyste. Röntgen-Bl. 35 (1982) 287–294

Kobayashi, T.: Clinical ultrasound of the Breast. Plenum, New York 1978

Kobayashi, T.: Diagnostic ultrasound in breast cancer: analysis of retrotumorous echo patterns correlated with sonic attenuation by cancerous connective tissue. J. clin. Ultrasound 7 (1979) 471–479

Kobayashi, T.: Current status or breast echography. In Kurjak, A.: Progress in Medical Ultrasound, vol. I. Excerpta Medica, Amsterdam 1980 (p. 173)

Kobayashi, T., O. Takatani, N. Hattori, K. Kimura: Differential diagnosis of breast tumors. Cancer (Philad.) 33 (1974) 940–951

Kopans, D. B.: "Early" breast cancer detection using techniques other than mammography. Amer. J. Roentgenol. 143 (1984) 465–468

Kopans, D. B., J. E. Meyer, K. H. Proppe: The double line of skin thickening on sonograms of the breast. Radiology 141 (1981) 485–487

Kopans, D. B., J. E. Meyer, R. T. Steinbock: Breast cancer: the appearance as delineated by whole breast water-path ultrasound scanning. J. clin. Ultrasound 10 (1982) 313–322

Kopans, D. B., J. E. Meyer, K. K. Lindfors, S. S. Bucchianeri: Breast sonography to guide cyst aspiration and wire localization of occult solid lesions. Amer. J. Roentgenol. 143 (1984) 489–492

Kossoff, G., J. Jellins, T. S. Reeve: Ultrasound in the detection of early breast cancer. In Grundmann, E., L. Beck: Early Diagnosis of Breast Cancer. Methods and Results. Fischer, Stuttgart 1978

Lapayowker, M. S., G. Revesz: Thermography and ultrasound in detection and diagnosis of breast cancer. Cancer (Philad.) 46 (1980) 933–938

Lauth, G., V. Duda, B. J. Hackelöer: Möglichkeiten und Grenzen der Interpretation von Ultraschall-Mammogrammen. Röntgen-Ber. 13 (1984) 21–34

Lauth, G., V. Duda, R. Eulenburg, B. J. Hackelöer, B. Hüneke: Möglichkeiten und Grenzen der Brustkrebs-Früherkennung mittels Ultraschall-Mammographie. Röntgenpraxis 37 (1984) 62–65

Lauth, G., R. Eulenburg, B. J. Hackelöer, V. Duda, B. Hüneke, R. Buchholz: Röntgen-Mammographie und Sonographie der Brust – Ein Vergleich. Röntgen-Bl. 35 (1982) 359–363

Loch, E. G., G. Bielke, H. Kiefer, Z. Nieswandt, W. von Seelen: Klinische Erprobung und Weiterentwicklung einer Ultraschallmethode zur Erkennung pathologischer Veränderungen der Mammae. Ultraschall 3 (1982) 119–124

Maturo, V. G., N. R. Zusmer, A. J. Gilson, B. E. Bear: Ultrasonic appearance of mammary carcinoma with a dedicated whole-breast scanner. Radiology 142 (1982) 713–718

Maturo, V. G. N. R. Zusmer, A. J. Gilson, W. M. Smoak, W. R. Janowitz, B. E. Bear, J. Goddard, D. E. Dick: Ultrasound of the whole breast utilizing a dedicated automated breast scanner. Radiology 137 (1980) 457–463

Minasian, H., J. C. Bamber: A preliminary assessment of an ultrasonic doppler method for the study of blood flow in human breast cancer. Ultrasound Med. Biol. 8 (1982) 357–364

Moskowitz, M.: Reihenuntersuchungen zur Diagnostik des Mammakarzinoms: Wie wirksam sind unsere Untersuchungsmethoden? In Frischbier H.-J.: Die Erkrankungen der weiblichen Brustdrüse. Thieme, Stuttgart 1982

Mulz, D.: Zur Treffsicherheit von Tumorpunktionen in der Brust. Mögliche Fehlerquellen zur Punktionszytologie. Geburtsh. u. Frauenheilk. 41 (1981) 253–254

Mulz, D., G. Althammer, A. Knüpfer: Möglichkeiten der Ultraschalluntersuchung der Mammae. Geburtsh. u. Frauenheilk. 41 (1981) 249–252

Mulz, D., H. Egger, A. Knüpfer, G. Althammer: Mikrokalk im Mammogramm und Darstellungsmöglichkeit im Ultraschall. Geburtsh. u. Frauenheilk. 41 (1981) 255–258

Pluygers, E., M. Rombaut: Ultrasonic diagnosis of breast diseases. Tumor Diagn. 4 (1980) 187–194

Pluygers, E., M. Beauduin, F. Devergnies, A. Pieron, M. Rombaut: Séméiologie échographique du sein normal et du sein dysplasique. Senologia 2 (1977) 3–9

Pluygers, E., M. Rombaut, M. Beauduin, B. Hendrik, F. Devergnies, A. Pieron, G. Tamignaux: Possibilities, results and indications of breast echography. J. belge Radiol. 60 (1977) 181

Robinson, D. E., P. C. Knight: Computer reconstruction techniques in compound scan pulse-echo imaging. Ultrason. Imag. 3 (1981) 217–234

Robinson, D. E., L. S. Wilson, G. Kossoff: Shadowing and enhancement in ultrasonic echograms by reflection and refraction. J. clin. Ultrasound 9 (1981) 181–188

Rosner, D., L. Weiss, M. Norman: Ultrasonography in the diagnosis of breast disease. J. surg. Oncol. 14 (1980) 83–96

Schmidt, W., J. Teubner, G. van Kaick, D. von Fournier, F. Kubli: Ultrasonographische Untersuchungsergebnisse bei der Mammadiagnostik. Geburtsh. u. Frauenheilk. 41 (1981) 533–539

Sickles, E. A., R. A. Filly, P. W. Callen: Breast cancer detection with sonography and mammography: comparison using state-of-the-art equipment. Amer. J. Roentgenol. 140 (1983) 843–845

Sickles, E. A., R. A. Filly, P. W. Callen: Benign breast lesions: ultrasound detection and diagnosis. Radiology 151 (1984) 467–470

Teixidor, H. S., E. Kazam: Combined mammographic-sonographic evaluation of breast masses. Amer. J. Roentgenol. 128 (1977) 409–-417

Teubner, J., A. Müller, G. van Kaick: Echomorphologie der Brustdrüse. Radiologe 23 (1983) 97–107

Thiel, Ch., G. Schweikhart: Ultraschallmammographie: Ihre Bedeutung im Rahmen einer integrierten Mammadiagnostik. Fortschr. Röntgenstr. 137 (1982) 1–12

Wade, G., S. Elliott, I. Khogeer, G. Flesher, J. Eisler, D. Mensa, N. D. Ramesh, G. Heidbrecher: Acoustic echo computer tomography. In Metherell, A. F.: Acoustical Imaging, vol. VIII. Plenum, New York 1980 (pp. 565–576)

Wagai, T., M. Tsutsumi: Mass screening of breast cancer by grey scale serial echography. In White, D., R. E. Brown: Ultrasound in Medicine, vol. III A: Clinical Aspects. Plenum, New York 1977

Wagai, T., M. Tsutsumi: Ultrasound examination of the breast. In Logan, W. W.: Breast Carcinoma. The Radiologist's expanded role. Wiley, New York 1977

Weiss, L., D. Rosner, W. E. Glenn: Visualization of lesions with an advanced ultrasonic device: results of a pilot study. J. surg. Oncol. 10 (1978) 251–271

Wells, P. N. T., K. T. Evans: An immersion scanner for two-dimensional ultrasonic examination of the human breast. Ultrasonics 6 (1968) 220–228

Wells, P. N. T., M. Halliwell, B. Skidmore, A. J. Webb, J. P. Woodcock: Tumour detection by ultrasonic Doppler blood flow signals. Ultrasonics 15 (1977) 231–232

Wigley, K. D., J. L. Thomas, M. E. Bernardino, J. L. Rosenbaum: Sonography of gynecomastia. Amer. J. Roentgenol. 136 (1981) 927–930

Wild, J. J.: The use of ultrasonic pulses for the measurement of biologic tissues and the detection of tissue density changes. Surgery 1950, 183–188

Wild, J. J., J. M. Reid: Further pilot echographic studies on the histologic structure of tumors of the living intact human breast. Amer. J. Path. 28 (1952) 839–861

Wolf, G., G. Hohenberg: Mammographisches und sonographisches Erscheinungsbild traumatischer Veränderungen der weiblichen Brust. Fortschr. Röntgenstr. 141 (1984) 204–208

Thermographie der Mamma

M. Friedrich

Einleitung

Unter Thermographie versteht man die bildliche Darstellung der elektromagnetischen Eigenstrahlung eines Körpers im Infrarotwellenlängenbereich (Wärmestrahlung). Grundlage der Thermographie in der Diagnostik der Brustdrüsenerkrankungen war der Nachweis LAWSONS (1957), daß die Temperatur über einem Mammakarzinom höher war als auf der symmetrischen Region der Gegenseite. Diese Beobachtung führte zu dem Schluß, daß der Tumor als Ausdruck eines gesteigerten Stoffwechsels vermehrt Wärme produziert, die durch Wärmeleitung und Abtransport durch die Blutgefäße bis zur Hautoberfläche gelangt. Spätere Untersuchungen haben gezeigt, daß neben dem erhöhten Tumormetabolismus auch eine Hyper- und Neovaskularisation des malignen Tumors für die erhöhte Temperatur in dessen Umgebung verantwortlich ist. So erklärt sich auch, daß bisweilen kleinere Karzinome in größerem Hautabstand thermographisch indirekt durch Überwärmung der efferenten Venen nachweisbar werden. Nach Untersuchungen von GAUTHERIE u. Mitarb. (1973) kann ein Tumor um so wahrscheinlicher thermographisch erfaßt werden, je größer er ist und je oberflächlicher er liegt. Außerdem hat die Erfahrung gezeigt, das langsam wachsende Karzinome mit hohem Bindegewebsgehalt wegen ihrer zu schwachen Wärmeproduktion oft thermographisch negativ sind, während schnell wachsende Karzinome mit hohem Zellgehalt thermographisch besser nachweisbar sind.

Es werden heute zwei Verfahren angewandt:
- die elektronische Thermographie (Distanz- oder Infrarotthermographie) und
- die Plattenthermographie mit Flüssigkristallen (Kontaktthermographie)

Elektronische Thermographie (Distanzthermographie)

Die von der Brust abgestrahlte Wärme (Infrarotstrahlung) wird von einer Infrarotkamera mittels Detektoren, die für Infrarotstrahlung sensibel sind, aufgefangen und in elektromagnetische Impulse umgewandelt, die auf einem Monitor sichtbar gemacht und photographiert werden können. Als Detektoren dienen Halbleiter wie Indianman-timonid, die bei Erwärmung mit erhöhtem Leitungsvermögen für elektrischen Strom reagieren. Die Stromschwankungen werden über eine Fernsehröhre auf den Monitor übertragen. Bei entsprechender Kühlung des Detektors durch flüssigen Stickstoff (Unterdrückung des thermischen Rauschens) reagiert jener auf Temperaturschwankungen äußerst empfindlich. Obwohl nur ein Bruchteil der Infrarotstrahlung des menschlichen Körpers vom spektralen Meßbereich des Detektors erfaßt wird, reicht die Detektorempfindlichkeit für eine Temperaturauflösung von 0,1–0,2 °C und damit für medizinische Zwecke aus. Bei den heute üblichen Thermographiesystemen wird die Infrarotstrahlung von einem Punkt des Meßobjektes mit Hilfe einer Optik aus Germaniumlinsen in die Ebene des nahezu punktförmigen Infrarotdetektors gebracht. Durch ein mechanisch-optisches Projektionssystem wird der Meßpunkt zeilenförmig über das Meßobjekt geführt und so auf dem Leuchtschirm ein der Wärmeverteilung proportionales sichtbares Grautonbild aufgebaut. Das geometrische Auflösungsvermögen einer derartigen Kamera liegt bei 2 mm in 2 m Meßabstand. Die Kamera ist auf verschiedene Meßentfernungen einzustellen und erfasst im Durchschnitt eine Fläche von 40×40 cm mit einer Bildfrequenz von 16 Bildern/s. Moderne Thermokameras erzeugen ein farbiges Thermogramm, in dem in ihrer Breite wählbare Temperaturbereiche den verschiedenen Farben zugeordnet werden. Außerdem können Bereiche gleicher Temperatur (Isothermen) elektronisch hervorgehoben werden. Mittels einer kalibrierten Infrarot-Wärmesonde läßt sich das elektronische Thermogramm auf eine bestimmte Temperatur kalibrieren im Gegensatz zur Plattenthermographie, bei der überwiegend die Gefäßverläufe sichtbar gemacht und keine Temperaturdifferenzen gemessen werden. Auch digitale Nachverarbeitung und automatisierte Auswertungen des elektronischen Thermogramms sind beschrieben worden. Vor der Untersuchung sitzt die Patientin mit entblößtem Oberkörper zur Abkühlung einige Minuten im Untersuchungsraum, der eine Temperatur von 20 °C aufweisen soll. Bei einer Routineuntersuchung werden stets Aufnahmen von direkt frontal unter Einschluß beider Brüste zum Seitenvergleich sowie zur Erfassung der axillären und supraklavikulären Regionen Aufnahmen in 30–45 Grad Schrägdrehung der Patientin beiderseits durchgeführt. Durch die Isothermen-Einstellung können Temperaturunterschiede zwischen beiden Mammae oder zwischen zwei Punkten derselben Brust exakt gemessen und die Ausdehnung einer warmen Zone bestimmt werden. Das thermographische Erscheinungsbild einer normalen Brust ist sehr variabel. In der Regel ist die Temperaturverteilung der Brüste zwar seitsymmetrisch, es existieren jedoch viele physiologische Gefäßvariationen. Die Brustwarze ist in der Regel kalt. Das thermographische Erscheinungsbild ist durch zahlreiche Faktoren wie Alter der Patientin, hormonelle Aktivität, Schwangerschaft, Stillperiode und Einnahme von Kontrazeptiva beeinflußt. Außerdem bestehen zyklusabhängige Schwankungen, besonders vor der Regel, weshalb Thermographien nach der Menstruation durchgeführt werden sollen. Während der Schwangerschaft und in der Stillperiode besteht eine globale Überwärmung beider Brüste mit weitgestellten Gefäßen, zur Menopause hin werden die Brüste kälter. Unter normalen Umständen existieren entsprechend der Verteilung der intra- und subkutanen Venen verschiedene vaskuläre Grundmuster, die in der Regel symmetrisch und über Jahre konstant sind. Es kommen aber auch normalerweise seitasymmetrische Gefäßvarianten vor. Insbesondere die Straßburger Schule um GROS (GROS u. Mitarb. 1971, 1972) hat durch ihre Klassifizierung der thermographischen Symptomatologie der Mammakarzinome eine gewisse Standardisierung in die Vielfalt der normalen und pathologischen Befunde gebracht. Danach müssen als *elementare pathologische Zeichen* betrachtet werden (GROS u. Mitarb. 1972):

1. Ein warmer Herd, hypertherm im Gegensatz zur symmetrischen Stelle der anderen Brust,
2. ein Temperaturunterschied größer als 2 °C zwischen dem Herd und der symmetrischen Gegend der Gegenseite,
3. ein Temperaturunterschied von mehr als 1,5 °C zwischen dem Herd und einem Bezugspunkt auf dem Sternum,
4. die topographische Übereinstimmung zwischen der Lokalisation des Herdes und einem Tastbefund oder mammographischen Befund,
5. die Gesamtüberwärmung einer Brust im Gegensatz zur anderen,
6. die Gesamtüberwärmung einer Brust im Gegensatz zur Referenzstelle über dem Sternum,
7. Zusätzlich linienförmige oder fleckförmige Hyperthermien und
8. generell ein unterschiedliches Temperaturverteilungsmuster beider Brüste.

Nach GROS besteht der Verdacht auf Bösartigkeit nur beim Zusammentreffen von mindestens vier dieser genannten Zeichen auf derselben Brust.

Nicht verdächtig ist das Vorliegen nur eines oder das Zusammentreffen von nur zwei oder drei Zeichen, mit Ausnahme, daß auf der gleichen Brust ein hyperthermer Herd und eine Gesamthyperthermie vorliegen. Zusätzlich ist die einseitig warme Mamille ein Verdachtsmoment.

Andere Autoren setzen die malignomverdächtige Temperaturdifferenz zwischen beiden Brüsten bzw. zwischen zwei Punkten einer Brust höher oder niedriger an, was naturgemäß zu einer Verschiebung der Sensitivität und Spezifität der Methode führt (s. Ergebnisse).

Plattenthermographie mit Flüssigkristallen (Kontaktthermographie)

Bei der Kontaktthermographie werden in einer dünnen Folie „mikroverkapselte" Flüssigkristalle in Hautkontakt gebracht und dadurch die Gefäßverläufe der Körperoberfläche sichtbar gemacht. Das Verfahren beruht auf der Entdeckung FERGASONS (1964), daß Cholesterinkristalle mit den Eigenschaften von Flüssigkristallen auf Temperaturschwankungen mit Farbänderungen reagieren. Die schraubenförmige Molekularstruktur dieser Kristalle ermöglicht die temperaturabhängige Veränderung der optischen Eigenschaften, speziell der Reflexionseigenschaften dieser Kristalle in dem Sinne, daß weißes Licht entsprechend der Ganghöhe der Schraubenstruktur des Kristalls mit unterschiedlicher Wellenlänge, d.h. Farbe, reflektiert wird („selektive Reflexion"). Bereits bei Temperaturschwankungen von 3–4 °C werden sämtliche Reflexionsfarben des sichtbaren Spektrums reversibel durchlaufen.

1970 gelang erstmals die „Mikroverkapselung" der Flüssigkristalle (TRICOIRE 1970), wobei diese durch eine dünne polymere Schicht in Form kleiner Bläschen „verpackt" und auf eine dünne wärmeleitende Kunststoffolie fixiert werden. Die in einen Rahmen gespannte Folie kann der zu untersuchenden Brust aufgelegt werden. Sie ist für mehrere 100 Untersuchungen haltbar und heute in den verschiedensten Temperaturbereichen lieferbar. Für die Mammadiagnostik haben sich Platten mit einer Empfindlichkeit zwischen 31 und 34 °C bewährt. Bei dieser „Plattenthermographie" ist die cholesterinkristallhaltige Plastikfolie in einem Rahmen der Größe 15 × 21 cm gespannt und die Platte auf einem Metallstativ befestigt, an dessen anderen Ende eine Kleinbildkamera mit Elektronenblitz angebracht ist. Nach Auflegen der Platte auf die Brust entsteht auf der Folie in Sekundenschnelle eine Farbverteilung, die auf Farbfilm dokumentiert wird. POCHACZEVSKY u. MEYERS (1979) verwenden anstelle der starren

Thermographieplatte eine „Flexi-Therm-Flüssig-kristallfolie" ohne Rahmen, die mittels Vakuumpumpe fest auf *beide Brüste* aufgepreßt wird und damit einen Seitenvergleich ermöglicht.

Bei der normalen plattenthermographischen Untersuchung wird die Platte jeder Brust zunächst von frontal und anschließend seitlich aufgepreßt, bei größeren Brüsten sind zusätzliche Einstellungen notwendig. Nach dieser Orientierungsuntersuchung im warmen Zustand wird die Brust mit einem Kaltluftfön abgekühlt und im sogenannten „dynamischen Test" die Wiedererwärmung der Brust durch erneutes Auflegen der Platte beobachtet. Nach TRICOIRE lassen sich die durch ein Karzinom hervorgerufenen Wärmebezirke und Gefäßverläufe durch diese Abkühlung überhaupt nicht unterdrücken oder treten danach schneller als die normale Vaskularisation wieder hervor. Dieser Test weist naturgegeben starke Patienten- und Untersucherabhängige Schwankungen auf. Als wesentliche Vorteile der Plattenthermographie gegenüber der elektronischen Distanzthermographie sind die unvergleichlich geringeren Kosten und das bessere räumliche Auflösungsvermögen der Thermographieplatten hervorzuheben, als Nachteil der fehlende simultane Vergleich beider Brüste. Als ein wesentliches Erschwernis der Plattenthemographie ist allerdings die lange Erfahrung zu werten, die nötig ist, die karzinomverdächtigen Gefäßzeichen während der Untersuchung herauszuarbeiten und zu erkennen.

Entsprechend der arteriellen Versorgung der weiblichen Brust überwiegend von lateral her, stellen sich im Plattenthermogramm diese stärker ausgeprägten Gefäße lateral als blaue Stränge dar, die sich zur Axilla hin fortsetzen. Die medialen Gefäßstränge sind meist geringer entwickelt. Die Brustwarze ist kühl. Im übrigen verhält sich das Wärmeverteilungsmuster in Abhängigkeit von Alter der Patientin und Funktionszustand der Brust ähnlich wie oben bei der Distanzthermographie erwähnt. Bei der Mastopathie ist vor allem das oberflächliche Venensystem stark prominent, es können auch flächige Wärmezonen auftreten. Letztere finden sich auch bei entzündlichen Veränderungen oder bei ausgedehnten Karzinomen mit Hautinfiltrationen. Gutartige Tumore sind thermographisch meist neutral oder eher kühler durch Auseinanderdrängung von Gefäßen. Zysten stellen sich als kalte Areale, oft mit erkennbarer Gefäßverdrängung dar.

Maligne Tumoren werden plattenthermographisch entweder an ihrer erhöhten Temperatur oder einer atypischen Vaskularisation erkannt. Für das retromammillär gelegene Karzinom ist die warme Mamille besonders typisch. Besonders von TRICOIRE (TRICOIRE u. Mitarb. 1970, 1973) und

später von MÜHLBERGER u. LAUTH (1974, 1975) sind die plattenthermographischen Merkmalstypen und Kriterien für atypische Gefäße beschrieben worden. Hierzu zählen die sternförmige Anordnung von Gefäßen, die beim Abkühlen nur unvollständig verschwinden, die sogenannte „maligne Schleife" (TRICOIRE), d. h. Schleifenbildungen von an den Tumor herangezogenen Gefäßen, oder die sogenannten „amputierten Gefäße" (TRICOIRE) bzw. der plötzliche stumpfe Gefäßabbruch (MÜHLBERGER u. LAUTH 1974, 1975). Insbesondere der stumpfe Gefäßabbruch soll nach MÜHLBERGER u. LAUTH zehnmal häufiger durch ein Karzinom als durch einen gutartigen Befund verursacht werden. Als atypisch ist ein Gefäßverlauf zu bezeichnen, wenn 1. die Richtung von den normalen lateralen und medialen Gefäßsträngen abweicht, 2. das Gefäßkaliber sehr groß ist, 3. die Verbindung zu den übrigen Gefäßen fehlt und, wie erwähnt, 4. das Gefäß im Verlauf plötzlich abbricht.

Ergebnisse

Im großen und ganzen liefern Distanz- und Plattenthermographie ähnliche diagnostische Ergebnisse. Aus der umfangreichen Literatur läßt sich zusammenfassend feststellen, daß im Mittel ca. 80% der Karzinome infrarotthermographisch als suspekt oder maligne eingestuft werden, hierbei schwankt die Rate der richtig positiven Ergebnisse zwischen 30 und knapp 100%. Die Trefferquote hängt entscheidend von der Höhe des als malignomverdächtig angesehenen Temperaturgradienten ab. Wird letzterer hoch angesetzt, nimmt die Rate der falsch negativen Thermographiebefunde stark zu und der falsch positiven Befunde ab. Betrachtet man die Trefferquote der Infrarotthermographie in Abhängigkeit von der Tumorgröße, so entnimmt man der Literatur für T_1-Tumoren (kleiner als 2 cm) eine thermographische Entdeckungsrate von im Mittel 50%, für T_2-Tumoren von 65% und T_3- und T_4-Stadien 87% (FRISCHBIER u. LOHBECK 1977). Die Entdeckungsrate beim T_1-Tumor schwankt jedoch erheblich, zwischen 21% bei BOTHMANN u. Mitarb. (1974) und 70% bei AMALRIC u. Mitarb. (1974). Ähnliches gilt für die Plattenthermographie. Sieht man von den extrem günstigen Ergebnissen von TRICOIRE u. Mitarb. (1970) mit einer plattenthermographischen Trefferquote von 100% ab, ergibt sich für die Plattenthermographie nach Literaturangaben im Mittel ein karzinomverdächtiger Befund in 83% der Fälle (FRISCHBIER u. LOHBECK 1977). Auch hier ist wiederum die Abhängigkeit der Trefferquote von der Tumorgröße interessant: Abgesehen von den wiederum weit überdurchschnittlich positiven Ergebnissen für das kleine Mammakarzinom bei TRICOIRE u. Mitarb. (1973)

kann plattenthermographisch nur etwa jedes zweite Karzinom im Stadium T₁ nachgewiesen werden (BOTHMANN u. Mitarb. 1974, LAUTH u. Mitarb. 1975, MÜHLBERGER u. Mitarb. 1974, MÜLLER u. Mitarb. 1974, FRISCHBIER u. LOHBECK 1977). Gelegentlich ist über etwas bessere Ergebnisse bei der Plattenthermographie gegenüber der Distanzthermographie berichtet worden (MÜLLER u. BARTH 1974).

Bedeutung der Thermographie in der Karzinom-Frühdiagnostik

Es ist unbestritten, daß auch in einem Vorsorgekollektiv, d.h. bei vorwiegend asymptomatischen Frauen, durch die Thermographie klinisch okkulte Karzinome entdeckt werden können, die durch keine andere Untersuchungsmethode nachweisbar waren. Nach Literaturangaben dürfte dies bei etwa 5% aller Karzinome der Fall sein. Umgekehrt ist ebenso unstrittig, daß im Rahmen des Screenings etwa jedes zweite klinisch okkulte Karzinom bei ausschließlicher Anwendung der Thermographie übersehen würde. Daraus geht hervor, daß die Thermographie nach allgemeiner Übereinstimmung heute als alleinige Untersuchungsmethode neben Inspektion und Palpation zur Brustkrebsvorsorge nicht akzeptabel ist (AMALRIC u. Mitarb. 1974, FRISCHBIER und LOHBECK 1977, HÜPPE 1976, MOSKOWITZ u. Mitarb. 1976, MILBRATH 1977, STARK 1977). Sie ist auch schon deshalb hierfür unzureichend, weil bei fehlendem Tastbefund und verdächtigem Thermogramm die Lokalisation des Tumors verborgen bleibt, eine zielgerichtete Gewebeentnahme aufgrund des Thermogramms somit nicht möglich ist. Auch der Vorschlag (LAPAYOWKER u. REVESZ

1980), den Einsatz der Mammographie in der Brustkrebsvorsorge von einem positiven Thermogramm abhängig zu machen, scheitert an der primär zu geringen Sensitivität der Thermographie, weil zwischen 40 und 80% der mit anderen Untersuchungsverfahren, speziell der Mammographie entdeckbaren Karzinome dadurch unentdeckt bleiben würden. Der Thermographie kann deshalb in der Frühdiagnostik des Mammakarzinoms nur eine additive Rolle neben Inspektion, Palpation und Mammographie zugeschrieben werden. In dieser Zielsetzung erhöht sie die Treffsicherheit und liefert in mehrerer Hinsicht wertvolle Informationen.

1. Wie aus den Untersuchungen von GAUTHERIE u. GROS (1980) hervorgeht, kann an einem auffälligen Thermogramm eine Risikosituation der Patientin neben den übrigen bekannten Risikofaktoren wie erhöhtes Alter, familiäre Belastung und mastopathischer Proliferation erkannt werden. Diese Zusatzinformation ist wichtig für die Bemessung der Untersuchungsintervalle in der Brustkrebsvorsorge.

2. Bei nachgewiesenem Karzinom kann anhand der Wärmeproduktion im Tumor die Prognose der Erkrankung abgeschätzt werden, da, ebenfalls nach Untersuchungen von GAUTHRIE u. GROS (1979, 1980), eine enge Beziehung zwischen Tumorwachstumsrate, Metastasierungswahrscheinlichkeit und Wärmeproduktion besteht.

3. Nach alleiniger Strahlentherapie oder lokaler Tumorexzision und Strahlentherapie kann thermographisch ein Lokalrezidiv am erneuten Anstieg der Wärmeproduktion in der Regel früher als klinisch oder mammographisch erkannt werden.

Literatur

Amalric, R., J.-M. Spitalier: La téléthermographie dynamique en carcinologie clinique. Nouv. Presse méd. 2 (1973) 1049–1052
Amalric, R., D. Giraud, C. Altschuler, J.-M. Spitalier: La téléthermographie dans le diagnostic des cancers du sein. J. Radiol. Électrol. 56 (1975) 314–316
Amalric, R., D. Giraud, C. Altschuler, J.-M. Spitalier: Value and interest of dynamic telethermography in detection of breast cancer. Acta thermograph. 2 (1976) 89–99
Amalric, R., J.-M. Spitalier, D. Giraud, C. Altschuler: Thermography in diagnosis of breast diseases. Bibl. radiol. 6 (1975) 65–76
Barrett, A. H., P. C. Myers, N. L. Sadowsky: Microwave thermography in the detection of breast cancer. Amer. J. Roentgenol. 134 (1980) 365–368
Barth, V.: Brustdrüse. (Röntgen, wie? wann?, Bd. V.) Thieme, Stuttgart 1979 (S. 1–183)
Barth, V., K. Prechtel: Pathologie und Radiologie (Roentgendiagnostik und Thermographie) der Brustdrüse. In Diethelm, L. u. Mitarb.: Handbuch der medizinischen Radiologie, Bd. XIX. Springer, Berlin 1982

Bothmann, G., F. Kubli: Die Flüssig-Kristall-Thermographie. Fortschr. Med. 92 (1974) 48–49
Bothmann, G., V. d. Bussche, F. Kubli, G. Seybold: Die Plattenthermographie – eine neue Methode in der Diagnostik des Mammakarzinoms. Dtsch. med. Wschr. 99 730–734
Bourjat, P., M. Gautherie: Thermographie der Mammakarzinome. Electromedica 1 (1972) 17
Brun del Re, R., D. Stucki, A. Almendral: Die Plattenthermographie, eine komplementäre senologische Untersuchungsmethode. Krebsmedizin 1, Nr. 1 Ärztliche Fortbildung, 11–15
Colin, C.: Pronostic du cancer mammaire en thermographie infrarouge. Electrodiagn. Ther. 14 (1977) 147–152
Dodd, G. D.: Present status of thermography, ultrasound and mammography in breast cancer detection. Cancer (Philad.) 39 (1977) 2796–2805
Egan, R. L., G. T. Goldstein, M. M. McSweeney: Conventional mammography, physical examination, thermography and xeroradiography in the detection of breast cancer. Cancer (Philad.) 39 (1977) 1984–1992
Fergason, J. L.: Liquid crystals. Sci. Amer. 211 (1964) 462–470

Frischbier, H.-J., H. U. Lohbeck: Frühdiagnostik des Mamma-karzinoms. Thieme, Stuttgart 1977

Gautherie, M., C. M. Gros: Thermographie und Brustkrebs: Diagnose, Prognose, Überwachung. Der aktuelle Platz der Thermographie in der Senologie. Gynäk. Rundsch. 19 (1979) 181–227

Gautherie, M., C. M. Gros: Breast thermography and cancer risk prediction. Cancer (Philad.) 45 (1980) 51–56

Gautherie, M., P. Bourjat, J. Quenneville, Ch. Gros: Puissance thermogène des epithéliomas mammaires. I. Détermination par thermométrie intratumorale et thermographie infrarouge cutanée. Biomédicine 18 (1973) 421

Gautherie, M., Y. Quenneville, C. Rempp, Ch. Gros: Valeur informative comparée de la téléthermographie (infrarouge) et de la thermographie de contact (cristaux liquides) en sénologie. J. Radiol. Électrol. 56 (1975) 316–318

Gros, Ch., P. Bourjat, M. Gautherie: Die Diagnose von Brust-karzinomen durch Infrarot-Thermographie. Fortschr. Röntgenstr. 116 (1972) 669–674

Gros, Ch., M. Gautherie, F. Archer, P. Haehnel, C. Colin: Classification thermographique des cancers mammaires. Bull. Cancer 1. 58,3 (1971) 351–362

Hessler, C., M. Gautherie: Procédés diagnostiques pour l'évaluation du degré de malignité du carcinome mammaire. Le point de vue du radiologue. Schweiz. med. Wschr. 107 (1977) 972–974

Hüppe, J. R.: Mammographie und Thermographie in der Früherkennung des Mammakarzinoms. Med. Welt 27 (1976) 1017–1023

Isard, H. J., W. Becker, R. Shilo, B. J. Ostrum: Breast thermography after four years and 10 000 studies. Amer. J. Radiol. 115 (1972) 811–822

Jones, C., W. P. Greening, J. B. Davey, J. A. McKinna, V. J. Greeves: Thermography of the female breast: a five year study in relation to the detection and prognosis of cancer. Brit. J. Radiol. 48 (1975) 532–545

Lapayowker, M. S., G. Revesz: Thermography and ultrasound in detection and diagnosis of breast cancer. Cancer (Philad.) 46 (1980) 933–938

Lauth, G., H. Kalbfleisch, P. Kuba, G. Mühlberger, J. Olbricht, G. Wiegand-Auerbach: Treffsicherheit diagnostischer Methoden bei Mammatumoren. Dtsch. Ärztebl. 14, (1975) 953–959

Lawson, R. N.: Thermography – a new tool in the investigation of breast lesions. Canad. Serv. med. J. 13 (1957) 617–624

Lloyd Williams, K., F. Lloyd Williams, R. S. Handley: Infra-red thermometry in the diagnosis of breast diesease. Lancet 1961/II, 1378

Lohbeck, H. U.: Sind Brustkrebsvorsorgeuntersuchungen ausschließlich mit der Thermographie abzulehnen? In Frischbier, H.-J.: Die Erkrankungen der weiblichen Brustdrüse. Thieme, Stuttgart 1982

Lohbeck, H. U., H.-J. Frischbier: Der Wert der Infrarot- und Plattenthermographie bei der Frühdiagnostik des Mammakarzinoms. Röntgen-Bl. 31 (1978) 329–332

Melander, O.: Early diagnosis of breast cancer detection by thermography. In Grundmann, E.: Cancer Campaign, vol. I: Early Diagnosis of Breast Cancer. Fischer, Stuttgart (pp. 187–191)

Milbrath, J. R.: Does thermography aid in breast cancer detection? In Logan, W. W.: Breast Carcinoma. Wiley, New York 1977 (pp. 255–258)

Moskowotz, M., J. Milbrath, P. Gartside, A. Zermeno, D. Mandel: Lack of efficacy of thermography as a screening tool for minimal and stage I breast cancer. New Engl. J. Med. 295 (1976) 249–252

Mühlberger, G., G. Lauth: Die atypischen Gefäße der weiblichen Brust bei der Plattenthermographie. Geburtsh. u. Frauenheilk. 35 (1975) 177–181

Mühlberger, G., G. Lauth, H. Kalbfleisch: Die Wertigkeit der Plattenthermographie in der Mammadiagnostik. Münch. med. Wschr. 116 (1974) 2047–2054

Müller, R., V. Barth, F. Heuck: Plattenthermographie („Thermographie en plaque") der Mamma. Dtsch. med. Wschr. 99 (1974) 72–76

Pochaczevsky, R., P. H. Meyers: Vacuum contoured, liquid crystal, dynamic breast thermoangiography as an aid to mammography in the detection of breast cancer. Clin. Radiol. 30 (1979) 405–411

Spitalier, J. M., D. Giraud, C. Altschuler, R. Almaric: Place de la téléthermographie dynamique après radiothérapie curative des cancers du sein. J. Radiol. Électrol. 56 (1975) 327–329

Stark, A. M.: Die Bestimmung des Brust-Krebs-Risikos mit der Thermographie. In Frischbier, H.-J., U. Lohbeck: Frühdiagnostik des Mammakarzinoms. Thieme, Stuttgart 1977

Stark, A. M., St. Way: The screening of well women for the early detection of breast cancer using clinical examination with thermography and mammography. Cancer (Philad.) 33 (1974) 1671–1679

Tricoire, J.: La thermographie en plaque technique nouvelle d'utilisation des cristaux liquides. Presse méd. 55 (1970) 2481–2482

Tricoire, J., L. Mariel, J.-P. Amiel: Thermographie et diagnostic des petites tumeurs du sein. Nouv. Presse méd. 2 (1973) 1117–1119

Tricoire, J., L. Mariel, J. P. Amiel, G. Poirot, J. Lacour, S. Fajbisowicz: Thermographie en plaque de 300 malades atteintes d'affections variées du sein. Presse méd. 55 (1970) 2483–2486

Ulmer, H. U., K. Würthner, K. M. Lüdecke: Vergleich von Mikrowellen- und Infrarotthermographie bei der Entdeckung von malignen Brusttumoren. Fortschr. Röntgenstr. 141 (1984) 208–211

Kernspin-Tomographie der Mamma

M. Friedrich

Einleitung

Die (KS-)Kernspin-Tomographie ist das jüngste und aufwendigste unter den modernen bildgebenden Verfahren der medizinischen Diagnostik. Sie benutzt elektromagnetische Wellen im Radiofrequenzbereich, um die magnetischen Momente der im Körper vorhandenen Wasserstoffatome anzuregen und über die unterschiedliche Energieabgabe und -verteilung ein Querschnittsbild des Körpers darzustellen. Jedoch hat nicht nur die Dichteverteilung der Wasserstoffatome einen Einfluß auf die Signalintensität, sondern auch der physikochemische Zustand, der wesentlich die Energieabgabe der Wasserstoffatomkerne bestimmt. Zur ausführlichen Darstellung des Prinzips der KS-Tomographie wird auf S. 190 ff. und die einschlägigen deutschsprachigen Monographien verwiesen (PFANNENSTIEL u. MEVES 1984, ROTH 1984, ZEITLER 1984, u. RAMM u. Mitarb. 1986), hier sollen nur die für das Verständnis des nachfolgenden wesentlichen Begriffe dargelegt werden.

Die Eigenrotation des Wasserstoffatomkerns, der sogenannte Kernspin, erzeugt ein magnetisches Kernmoment, welches man sich vereinfacht als kleinen Stabmagneten vorstellen kann. Diese unzählig vielen atomaren Stabmagnete werden in einem starken externen Magnetfeld, wie es in einem KS-Tomographen herrscht, entlang der Verlaufsrichtung der Feldlinien ausgerichtet. Nach einer derartigen Ausrichtung können sie durch einen Radiofrequenzimpuls in eine auf dem statischen Magnetfeld senkrecht stehende Quer- oder Transversalrichtung ausgelenkt werden. Diese Transversalschwingung der Elementarmagnete erzeugt in einer sie umschließenden elektrischen Empfängerspule eine hochfrequente Wechselspannung, das Kernresonanzsignal. Im Laufe der Zeit werden die in transversaler Richtung schwingenden Elementarmagnete mit einer Zeitkonstanten T_1 durch das statische Grundmagnetfeld wieder in die Längsrichtung gezwungen, wodurch das Kernresonanzsignal abnimmt. Man nennt diese Zeitkonstante T_1 auch longitudinale oder Spin-Gitter-Relaxationskonstante. Das äußerlich ableitbare Kernresonanzsignal verliert aber auch zusätzlich dadurch an Intensität, daß die transversal schwingenden magnetischen Momente, beeinflußt durch die örtlich unterschiedliche Stärke des äußeren Magnetfeldes und, auf atomarer Ebene, die unterschiedliche magnetische Umgebung durch die Nachbaratome, mit einer Zeitkonstante T_2 unterschiedlich schnell schwingen, d. h. im Laufe der Beobachtungszeit außer Phase geraten. Man bezeichnet die phasenbedingte Abnahme des KS-Resonanzsignals als *Quer-* oder *Transversalrelaxation*, die dazugehörige Zeitkonstante T_2 als *Spin-Spin-* oder *Querrelaxationszeit*. Die Intensität des KS-Resonanzsignals hängt somit ab von der im jeweiligen Meßvolumen vorhandenen Zahl schwingender magnetischer Momente, der sogenannten *Spindichte* – im Falle des Wasserstoffatoms der Protonendichte – sowie den beiden Relaxationszeitkonstanten T_1 und T_2.

Durch Hinzuschalten eines sogenannten Gradientenfeldes, d. h. Überlagerung des statischen Grundmagnetfeldes durch örtlich variable Gradientenfelder, gelingt es, die Atomkerne nur einer bestimmten Schicht im Körper, deren Spin-Frequenz der Frequenz des eingestrahlten Anregungsimpulses entspricht, anzuregen (*selektive Anregung*). Gradientenfelder in den beiden anderen Raumrichtungen bewirken eine Phasen- und Frequenzkodierung, die es erlaubt, im Körper den Entstehungsort punktgenau zu lokalisieren. Die Signalintensität eines Bildpunktes ist je nach benutzter Anregungssequenz von der Spin- oder Protonendichte sowie mit unterschiedlicher Gewichtung von der Längs- und Querrelaxationszeit T_1 und T_2 abhängig. Man spricht von *Protonendichtebildern* bei starker Gewichtung durch die Protonendichte sowie von T_1- und T_2-betonten Bildern. Im sogenannten *Spin-Echo-Mode* entspricht eine lange Pulswiederholzeit Tr (z. B. 1600 ms) und eine kurze Echozeit Te (z. B. 35 ms) einem Protonendichtebild, eine kurze Tr-Zeit (z. B. 400 ms) und kurze Te-Zeit (z. B. 35 ms) einem T_1-betonten Bild und schließlich eine lange Tr-Zeit (z. B. 1600 ms) und lange Echo-Zeit Te von $\geqq$ 70 ms einem T_2-betonten Bild. Eine oft benutzte Pulssequenz zur Erzeugung stark T_1-gewichteter Bilder ist die sogenannte *Inversion-Recovery*-(IR)-Sequenz. Wie weiter unten dargestellt wird, läßt sich durch die unterschiedlichen Meßsequenzen der Bildcharakter und damit der Kontrast zwischen den einzelnen Gewebekomponenten erheblich variieren. Einer der wesentlichen erhofften Vorteile der KS-Tomographie ist demnach die Möglichkeit der Gewebsdifferenzierung aufgrund unterschiedlicher T_1- und T_2-Zeiten. Insbesondere die Weichteilgewebe mit ihrer hohen Protonendichte lassen eine gute Kontrastunterscheidung der einzelnen Gewebearten durch die KS-Tomographie erwarten, ganz im Gegensatz zur Röntgendiagnostik, wo überwiegend Elemente mit höherer Ordnungszahl, wie z. B. Kalzium, aufgrund ihrer Absorption zur Bildgebung beitragen.

Aufgrund der genannten Grundlagen der KS-Tomographie kann man folgende *Vorteile* dieses Verfahrens für die Diagnostik der Brustdrüsenerkrankungen erwarten:

– das nach dem heutigen Erkenntnisstand fehlende Risiko unter Zugrundelegung der heute üblichen Frequenzen und Energieübertragungen der Meßsequenzen,

– die bessere Strukturerfassung des Gesamtorgans sowie umschriebener Veränderungen durch die schichtweise Untersuchung ähnlich wie bei der Sonographie.

Als *Nachteile* müssen in Kauf genommen werden:
– die derzeit noch hohen Kosten und eingeschränkte Verfügbarkeit des Verfahrens,
– die augenblicklich noch langen Meßzeiten bei
  unbequemer Lagerung der Patientin und
– die Kontraindikation bei Herzschrittmacher
  oder relative Gegenanzeige bei Metallimplantaten.

Zur Zeit befindet sich die KS-Tomographie der
Brust im Stadium der klinischen Erprobung; es
muß derzeit offen bleiben, ob sich das Verfahren
in Zukunft, wenn auch im begrenzten Umfang
und mit strenger Indikationsstellung, in der routinemäßigen Diagnostik der Brustdrüsenerkran-
kung etablieren kann.

Untersuchungstechnik

Die Untersuchung erfolgt in Bauchlage der Patientin, wobei die Brust in eine topfförmige Mam-
maspezialspule hineinhängt. Der Vorteil dieser
die Brust umschließenden Brustspule liegt in dem
etwa 10fach höheren Signal-Rausch-Verhältnis
gegenüber der den ganzen Körper umschließenden Ganzkörperspule (KAISER u. Mitarb. 1985).
Durch entsprechende Schaltung der Gradientenfelder ist eine schichtweise Abbildung der Brust
in den drei Hauptrichtungen sagittal, transversal
und koronar oder auch in beliebigen schrägen
Schichtrichtungen möglich, ohne daß sich die Patientin umlagern müßte. Von WOLFMAN u. Mitarb. (1985) ist auch eine Mamma-Doppelspule
beschrieben worden, die die simultane Abbildung
beider Brüste in entsprechender sagittaler und
koronarer Schnittführung ermöglicht.

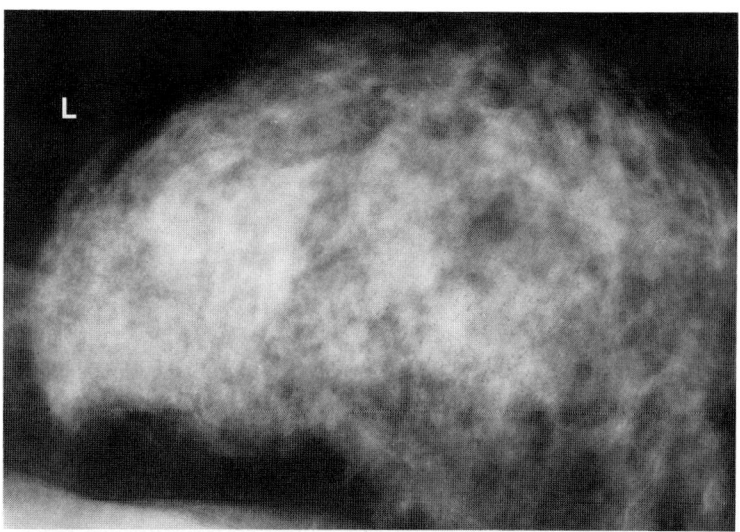

a

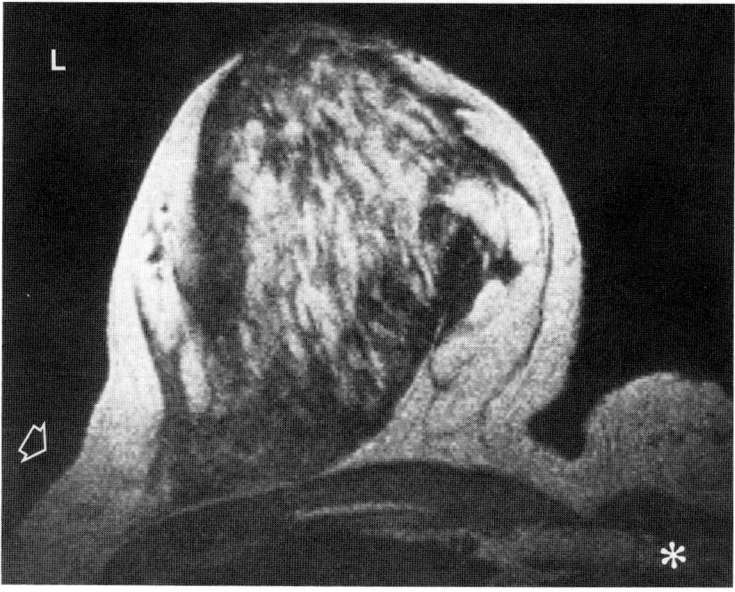

b

Abb. **1a** u. **b** Vergleich Mammogramm – KS-Tomogramm
a Kraniokaudales Mammogramm der linken Brust bei knotiger Mastopathie
b Transversales KS-Tomogramm in Mamillenhöhe, Spin-
Echo-Mode 400/35 ms, offener
Pfeil: Axilla, Sternchen: Brustbein

Bei der Vielzahl der möglichen Bildparameter, Meßsequenzen und Abbildungsebenen empfiehlt sich ein standardisiertes Untersuchungsschema: Routinemäßig sollten sagittale oder transversale Schichten im T_1- und T_2-betonten Spin-Echo-Mode und nur im Bedarfsfall zusätzlich IR-Sequenzen und koronare Schichten durchgeführt und Protonendichtebilder erstellt werden. Selbst bei Beschränkung auf nur 22–28 Einzelschichten pro Seite muß derzeit mit einer Untersuchungszeit von 40 Minuten je Brust gerechnet werden. Eine Abhilfe werden hier in Zukunft wahrscheinlich schnelle Meßsequenzen bringen.

Tastbefunde können markiert werden, indem paramagnetische Substanzen für die KS-Tomographie (BRASCH u. Mitarb. 1984, WEINMANN u. Mitarb. 1984, STRICH u. Mitarb. 1985, REVEL u. Mitarb. 1986) entweder direkt auf die Haut aufgebracht werden oder damit gefüllte Ringschläuche über dem Testbefund aufgeklebt werden.

Die Schichtdicke beträgt zwischen 5 und 10 mm.

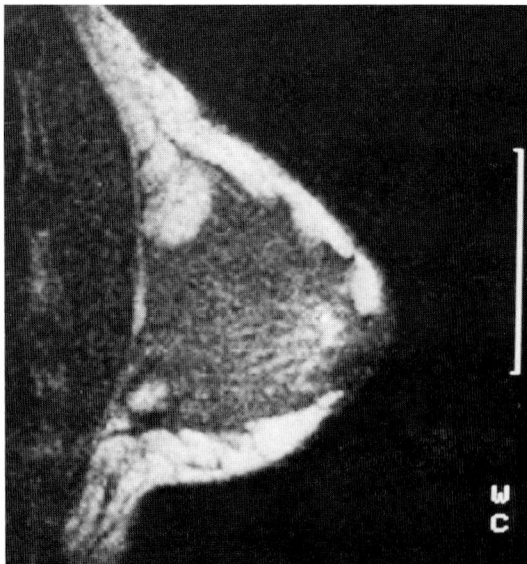
a

Bildcharakter

Das transversale (Abb. 1 b) oder sagittale (Abb. 2 a–c) KS-Tomogramm der Brust gibt in der Regel einen sehr guten Überblick über das Gesamtorgan sowie seiner Beziehung zur vollständig abgebildeten Thoraxwand (Abb. 1 b). Im T_1-betonten Bild stellt sich bindegewebsreiches Parenchym relativ signalarm auf dem Hintergrund eines signalintensiven Fettgewebes dar. Bei entsprechend dünner Schicht sind interlobäre Bindegewebssepten gut erkennbar, die mamilluradiäre Anordnung der periduktal fibrosierten Milchgänge ist ebenso deutlich wie mammographisch sichtbar. Im Protonendichtebild (Abb. 2 b) nimmt der Signalintensitätsunterschied zwischen Fett- und Drüsengewebe ab und im T_2-betonten Bild hat zellreiches und bindegewebsarmes Drüsenparenchym etwa dieselbe Signalintensität wie Fettgewebe, lediglich das periduktale Mantelbin-

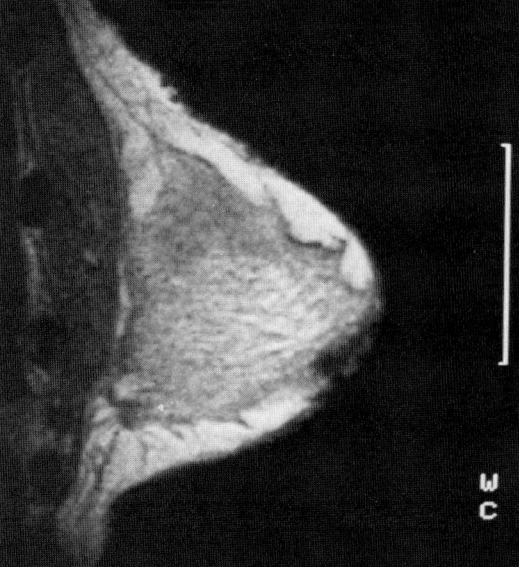
b

Abb. **2 a–c** KS-tomographisches Signalverhalten bei normalem Brustdrüsenparenchym, jeweils sagittale Schnitte, gering paramamillär außen
a T_1-betontes Bild, Spin-Echo-Mode 400/35 ms: Signalreiches subkutanes Fettgewebe, signalarmer Drüsenkörper
b Protonendichtebild, Spin-Echo-Mode 1600/35 ms: Relative Signalintensitätszunahme des Drüsenparenchyms gegenüber dem Fettgewebe, relative Signalabnahme des fibrotischen Duktusgewebes im oberen präpektoralen Bereich
c T_2-betontes Bild, Spin-Echo-Mode 1600/105 ms: Etwa gleiche Signalintensität von Fettgewebe und adenomatösem Drüsengewebe, Unterscheidbarkeit von signalarmem fibrotischem Duktusgewebe und adenomatösem Drüsenparenchym

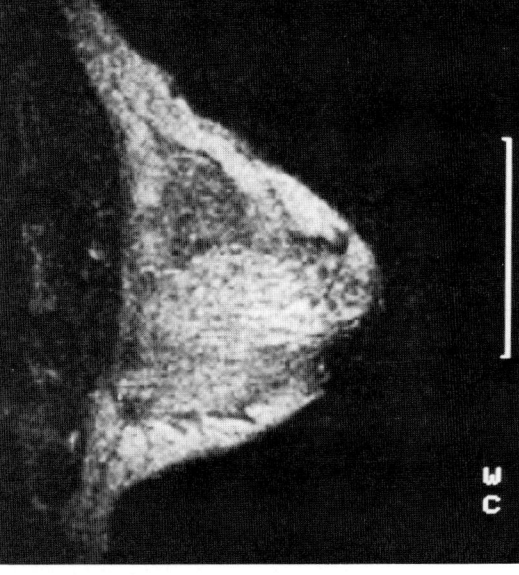
c

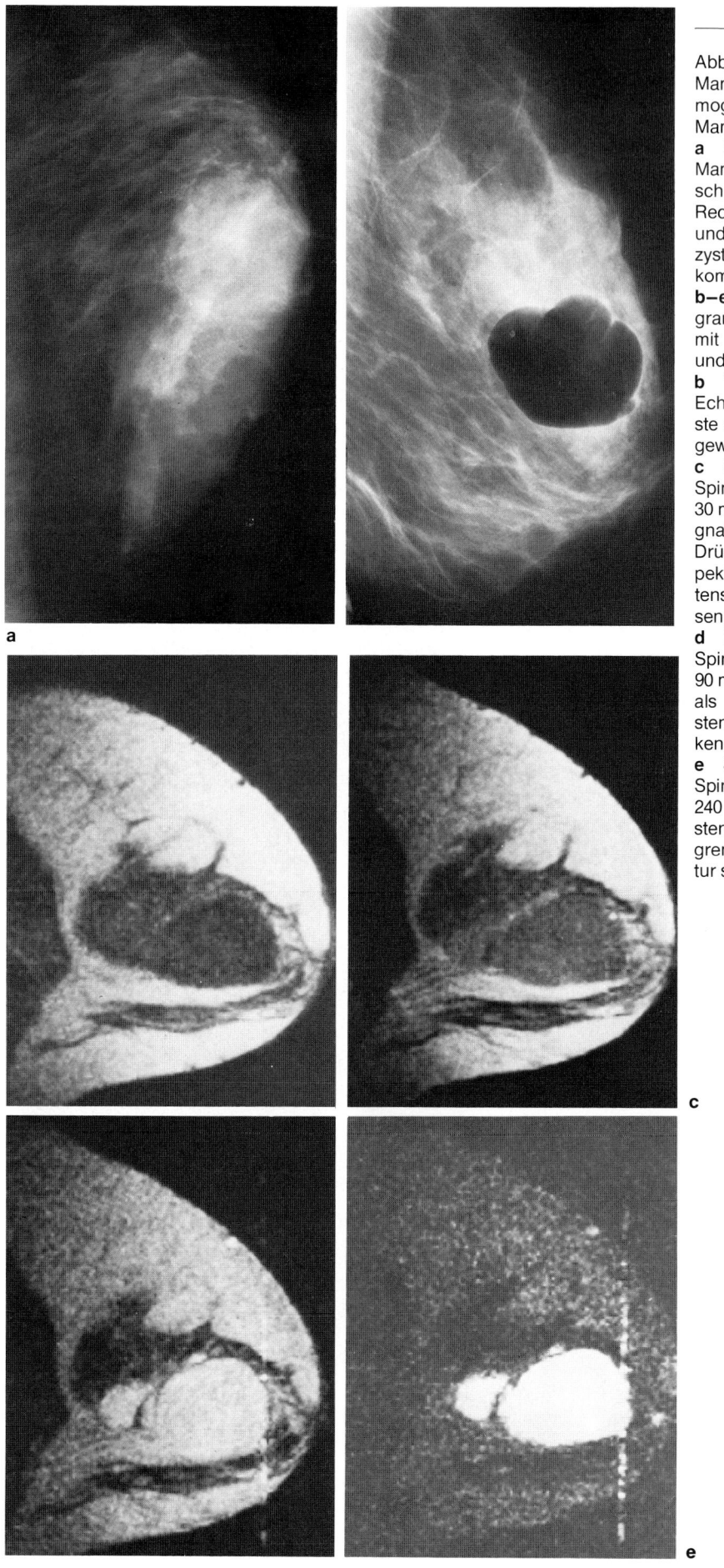

Abb. **3 a–e** Vergleich Mammogramm – KS-Tomogramm bei septierter Mammazyste

a Links: Mediolaterales Mammogramm mit Herdschatten retromamillär. Rechts: Nach Aspiration und Luftfüllung (Pneumozystographie), septierte unkomplizierte Mammazyste

b–e Sagittale KS-Tomogramme in Mamillenhöhe mit unterschiedlicher T_1- und T_2-Gewichtung:

b T_1-betontes Bild, Spin-Echo-Mode 400/35 ms: Zyste signalärmer als Drüsengewebe

c Protonendichtebild, Spin-Echo-Mode 1600/30 ms: Zyste etwas signalstärker als fibrotisches Drüsenparenchym (präpektoral), etwa gleich intensiv wie adenoides Drüsenparenchym

d Mäßig T_2-betontes Bild, Spin-Echo-Mode 1600/90 ms: Zyste signalreicher als Fettgewebe, Nebenzysten sowie Septierung erkennbar

e Stark T_2-betontes Bild, Spin-Echo-Mode 1600/240 ms: Signalintensive Zystenflüssigkeit, gute Abgrenzbarkeit der Innenkontur sowie der Septierung

degewebe bleibt deutlich signalärmer als das Parenchym und Fettgewebe (Abb. **2c**).

Mammazysten, fibrozystische Mastopathie

Aufgrund der langen T_1- und T_2-Relaxationszeit der Protonen in den frei beweglichen Wassermolekülen der Zystenflüssigkeit zeigen sich Mammazysten im T_1-betonten Bild signalarm (Abb. **3b**, **4b** u. **c**) und im stark T_2-betonten Bild (Abb. **3e**) sehr signalintensiv. Besonders im T_2-betonten Bild ist die Innenkontur der Zysteninnenwand gut beurteilbar (Abb. **3e**). Im Protonendichtebild (Abb. **3c** und **4d**) nimmt die Zystenflüssigkeit etwa die Signalintensität des umgebenden drüsenreichen Parenchyms an und kann dadurch übersehen werden.

Aufgrund des beschriebenen Signalverhaltens sind Mammazysten in der Regel eindeutig zu identifizieren. Es können jedoch differentialdiagnostische Schwierigkeiten auftreten gegenüber muzinösen oder zell- und wasserreichen umschrieben wachsenden Karzinomen, die eine ähnliche Signalcharakteristik aufweisen (HEYWANG u. Mitarb. 1985). Auch sogenannte „komplizierte" Zysten, d.h. solche mit entzündlichen oder tumorösen Nachbarschaftsprozessen, können KS-tomographisch ein mehrdeutiges Bild ergeben (Abb. **4a–e**). Während im stark T_1-betonten Bild (Abb. **4b**) ein homogen signalarmer Zysteninnenraum imponiert, wird das Zysteninnere im mäßig T_1-betonten Bild (Abb. **4c**) und Protonendichtebild (Abb. **4d**) inhomogen mit zum Teil unscharfer Randkontur. Erst das T_2-betonte Spin-Echobild (Abb. **4e**) zeigt wieder einen homogen strukturierten signalreichen Zysteninhalt mit relativ glatter Innenwand. Es handelt sich um eine chronische ulzeröse, teils xanthöse Milchgangsentzündung retromamillär in der Umgebung einer Mammazyste. Als Ausdruck der entzündlichen Infiltration ist das Nachbargewebe um die Zyste im T_2-betonten Bild etwas signalstärker als das übrige Drüsenparenchym. Ein maligner intraduktaler Prozeß ist KS-tomographisch nicht auszuschließen (vgl. Abb. **11a–d**).

Fibroadenome

Je nachdem in welchem Lebensalter Fibroadenome (Abb. **5a–d**) gefunden werden, kann der adenomatöse oder der fibromatöse Gewebeanteil stark überwiegen. Beim juvenilen Fibroadenom herrscht die adenomatöse zellreiche Gewebekomponente mit entsprechend hohem Wassergehalt des Tumors vor, während beim Fibroadenom der reiferen und alten Frau die faserreiche, wasserärmere fibromatöse Komponente stark überwiegt. Entsprechend unterschiedlich ist die Signalcharakteristik im KS-Tomogramm (Abb. **5c** u. **d**,

Abb. **8b–d** und **9b** u. **c**). Im T_1-betonten Bild erscheint das Fibroadenom ähnlich wie periduktal fibrotisches Ganggewebe signalarm, im Protonendichtebild je nach Wassergehalt isointensiv oder signalärmer als das Nachbarparenchym. Das juvenile zellreiche Fibroadenom weist im T_2-betonten Bild (Abb. **5d**) eine deutlich höhere Signalintensität als das umgebende Gewebe wie auch das Fettgewebe auf. Die übrigen morphologischen Kriterien wie Größe, Form und Randkontur unterscheiden sich nicht von der aus dem Mammogramm bzw. Sonogramm bekannten Information. Das faserreiche Adenofibrom der älteren Frau, sei es verkalkt (Abb. **9a–c**) oder ohne mammographisch erkennbaren Kalk (Abb. **8a–d**) bleibt auch im stark T_2-betonten Bild signalarm und unterscheidet sich dadurch von allen anderen Tumoren, insbesondere zellreichen Karzinomen. Hier zeichnet sich die Möglichkeit einer Differenzierung nicht verkalkter mammographischer Rundschatten bei der mittelalten bis älteren Frau ab.

Dysplasieknoten, entzündliche Veränderungen, Implantate

Dysplasieknoten mit hohem Bindegewebsanteil sind im T_1- und T_2-betonten Bild signalarm und weisen eine uncharakteristische Konfiguration auf. Mastitiden, sofern nicht abszedierend, führen je nach Ausprägung des entzündlichen Ödems zu einem uncharakteristischen Signalanstieg im T_2-betonten Bild, eine Differenzierung gegenüber einem diffusen intraduktalen Prozeß ist kaum möglich. Fettgewebsimplantate oder Implantate von Kunststoffprothesen, z.B. Silikonprothesen, sind aufgrund des Schichteffektes und der Abbildungsmöglichkeit in variablen Schichtrichtungen in ihrer Außenkontur und unmittelbaren Umgebung kernspintomographisch besser beurteilbar als mammographisch oder sonographisch. Im Mammogramm sind wegen der Strahlendichte des Silikonimplantates bzw. der intensiven Verkalkungen von Fettgewebsimplantaten immer nur kleine Teilbereiche der Implantatumgebung in zwei Ebenen beurteilbar, im Sonogramm behindern oft Schallschatten eine vollständige Beurteilung der Gesamtzirkumferenz. KS-tomographisch ist sowohl die Randkontur, die unmittelbare Umgebung wie auch das Implantatinnere hervorragend beurteilbar. Die randständigen Kalkinkrustationen stellen sich im Kernspintomogramm als signalarmer Randsaum dar, das Implantatfettgewebe gleich intensiv oder etwas signalärmer als das umgebende Mammafettgewebe (Abb. **6a** u. **b**).

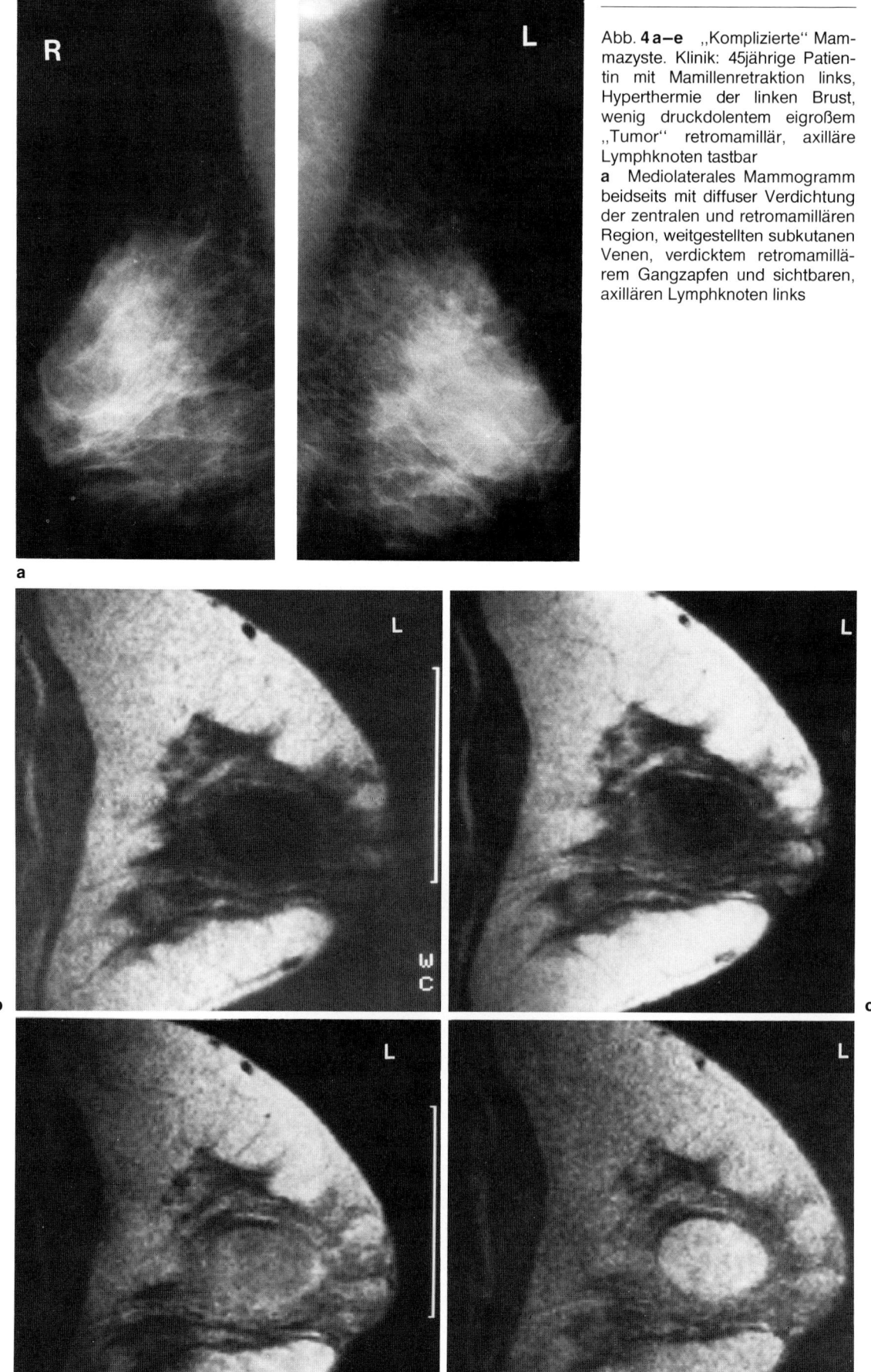

Abb. **4 a–e** „Komplizierte" Mammazyste. Klinik: 45jährige Patientin mit Mamillenretraktion links, Hyperthermie der linken Brust, wenig druckdolentem eigroßem „Tumor" retromamillär, axilläre Lymphknoten tastbar
a Mediolaterales Mammogramm beidseits mit diffuser Verdichtung der zentralen und retromamillären Region, weitgestellten subkutanen Venen, verdicktem retromamillärem Gangzapfen und sichtbaren, axillären Lymphknoten links

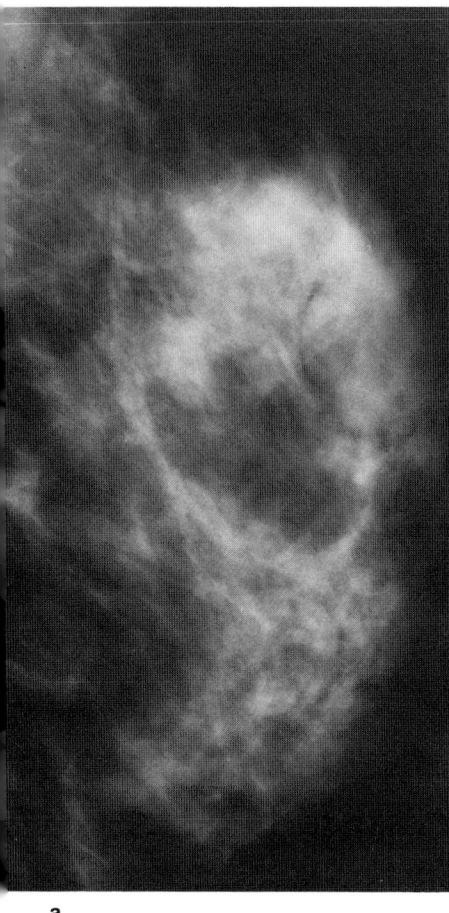

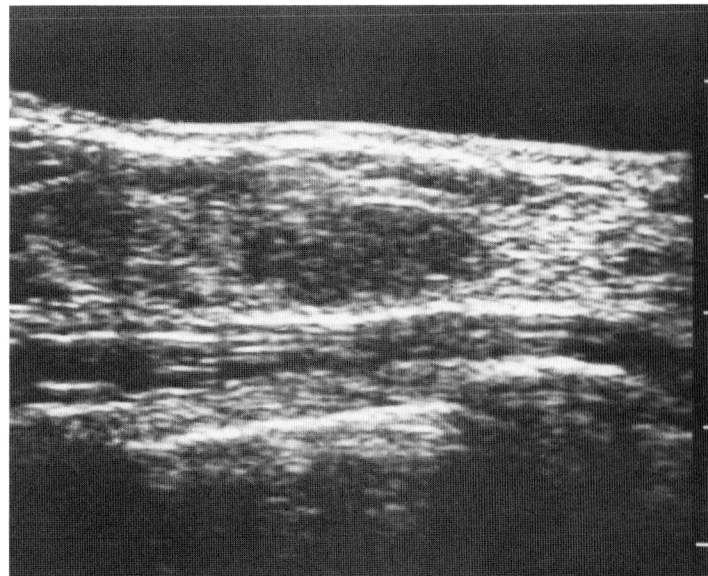

b

a

Abb. **5a–d** Vergleich Mammogramm – Sonogramm
– MR-Tomogramm bei juvenilem Fibroadenom
a Mediolaterales Mammogramm mit fetthalobegrenz-
tem, leicht gelapptem Herdschatten supramamillär
b Real-Time-Sonogramm mit Wasservorlaufstrecke
(LS 3000, Firma Picker): Leicht gelappte echoärmere
quer-ovale Läsion mit homogenem Binnenechomuster

Abb. **5c u. d** ▶

◀ Abb. **4b–e** Sagittale KS-Tomogramme durch die Mamillenregion links in unterschiedlicher T_1-/T_2-Gewich-
tung:
b Stark T_1-gewichtetes Bild, Inversion Recovery
Mode 400/1500/35 ms: Zyste als sehr signalarmer,
zentral gelegener Bezirk abgrenzbar
c Mäßig T_1-betontes Bild, Spin-Echo-Mode 400/
35 ms: Inhomogene Binnenstruktur der Zyste, die signalstärker als im stark T_1-betonten Bild ist, Wandverdickung und -unschärfe an der unteren Zirkumferenz

d Protonendichtebild, Spin-Echo-Mode 1600/35 ms:
Zyste etwas signalintensiver als interlobäres Bindegewebe, signalintensiverer unregelmäßig dicker Randsaum an der unteren Zirkumferenz
e T_2-gewichtetes Bild, Spin-Echo-Mode 1600/70 ms:
Zystenflüssigkeit signalintensiv dargestellt, Begrenzung zwischen freier Zystenflüssigkeit und entzündlich
veränderter Zystenwand wieder schärfer. Histologie:
2 cm große Zyste in proliferierender fibrös-zystischer
Mastopathie mit chronisch xanthöser, teils ulzeröser
Galaktophoritis

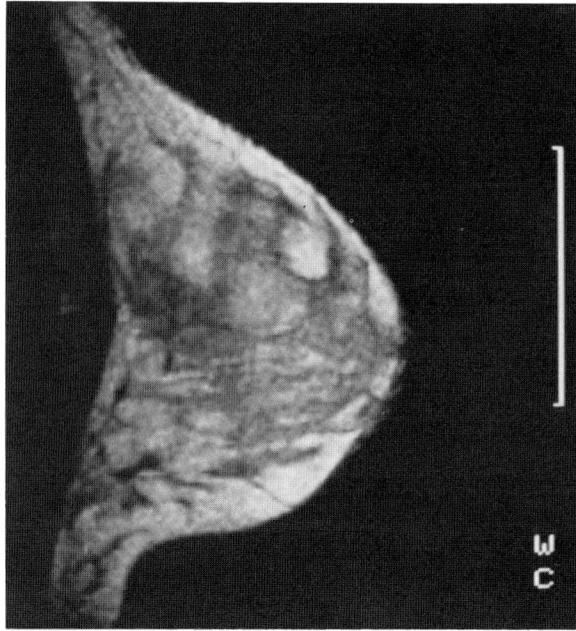

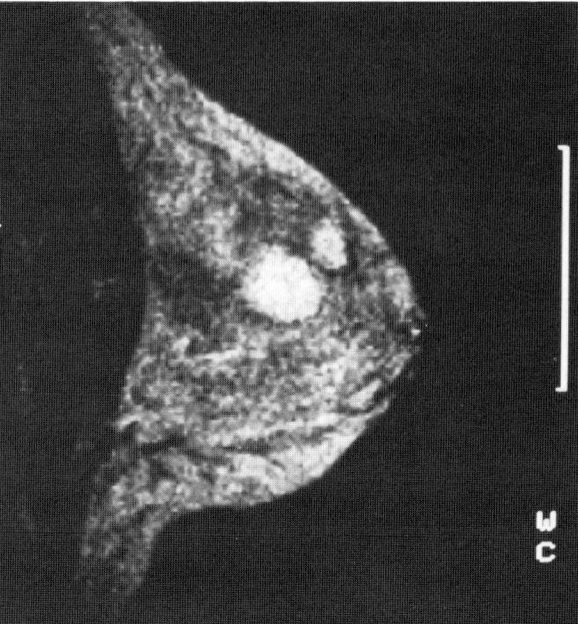

c

Abb. **5c** u. **d** Sagittale KS-Tomogramme durch die Mamillenregion:
c Protonendichtebild, Spin-Echo-Mode 1600/35 ms: Fibroadenom gleich intensiv mit adenoidem Drüsengewebe

d T$_2$-betontes Bild, Spin-Echo-Mode 1600/105 ms: Hohe Signalintensität im Fibroadenom, Nachweis eines zweiten, kleineren Fibroadenoms kranial, im seitlichen Mammogramm ebenfalls andeutungsweise erkennbar. Signalschwaches, fibrotisches Duktusgewebe präpektoral

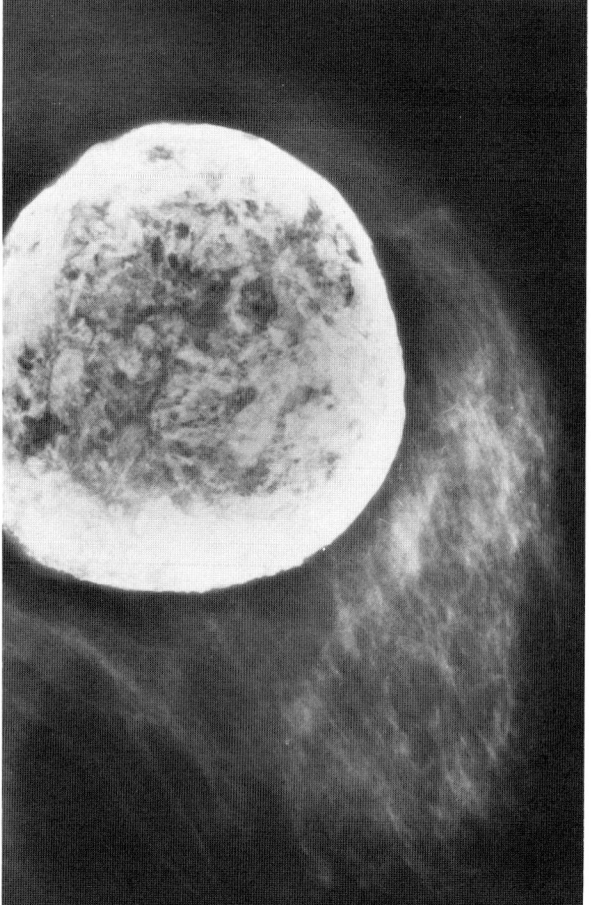

a

b

Abb. **6a** u. **b** Vergleich Mammogramm – KS-Tomogramm bei homologem Fettgewebsimplantat
a Mediolaterales Mammogramm mit intensiv randständig verkalktem homologem Fettgewebsimplantat, Überlagerung von Teilen des Drüsenparenchyms durch die intensiven Verkalkungen
b Sagittales KS-Tomogramm in Mamillenhöhe, relative T$_1$-Betonung, Spin-Echo-Mode 600/35 ms: Fettimplantat hinter dem Brustdrüsenparenchym gut abgrenzbar, signalarmer verkalkter Randsaum, Signalintensität des Implantatfettes etwas geringer als umgebendes Fettgewebe der Brust. Gute Beurteilbarkeit der Umgebung

Bösartige Brustdrüsenerkrankungen

Besonders die sternförmig wachsenden szirrhösen Karzinome weisen auf dem Hintergrund von umgebendem Fettgewebe im stark T_1-betonten Bild (IR-Sequenz, Abb. 7b u. c) die meisten Malignitätsmerkmale auf, wie sie auch mammographisch erkennbar sind: Die sternförmigen Bindegewebsausläufer, die unregelmäßige gezackte Außenkontur sowie Retraktionsphänomene nach retromamillär bzw. präpektoral. Insbesondere die Tumorbeziehung zur Brustwand (Abb. 7b) ist kernspintomographisch mindestens gleich gut beurteilbar wie mammographisch oder sonographisch. Der Grad einer Tumorfixierung präpektoral ist allerdings bei der Echtzeit-Ultraschalluntersuchung besser abschätzbar. Sind die szirrhösen Karzinome von bindegewebsreichem dysplastischen Mammagewebe umgeben, so sind sie ähnlich wie im Mammogramm auch kernspintomographisch nur schwer zu finden, zumal im T_1-betonten Bild kein Signalunterschied zum umgebenden fibrotischen Dysplasiegewebe besteht (s. Abb. 9b). Je nach Zellreichtum kann im stark T_2-betonten Bild (Abb. 8c u. d) ein relativer Signalanstieg gegenüber dem fibrotischen Duktusgewebe und dadurch eine schwache Abgrenzbarkeit des Tumors eintreten. Abb. 8a–d zeigt ein solches

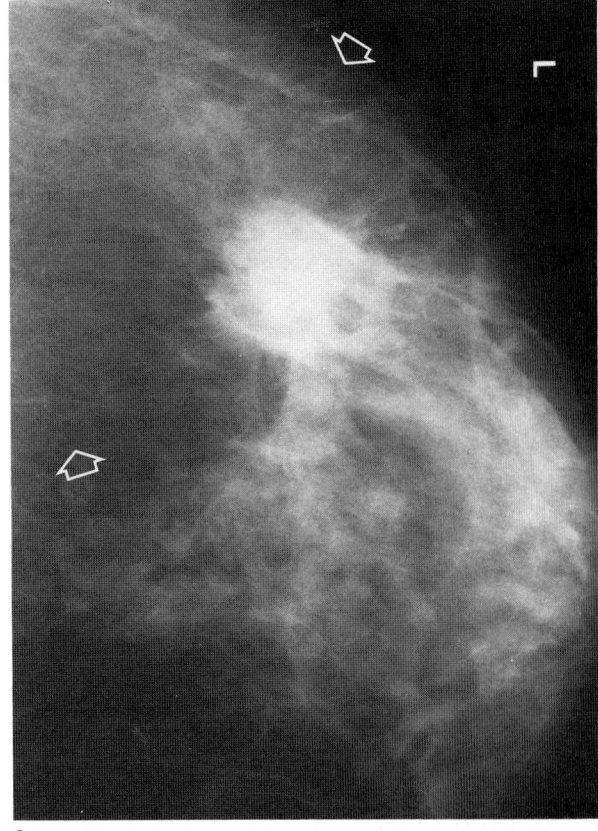

a

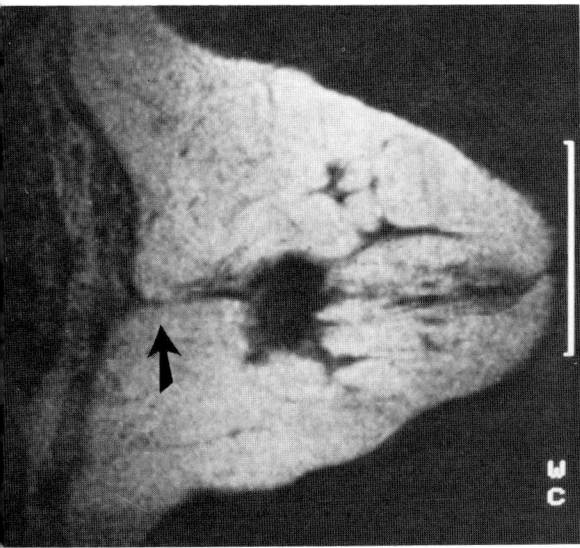

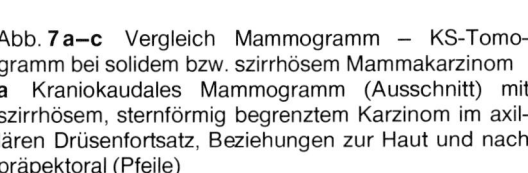

b

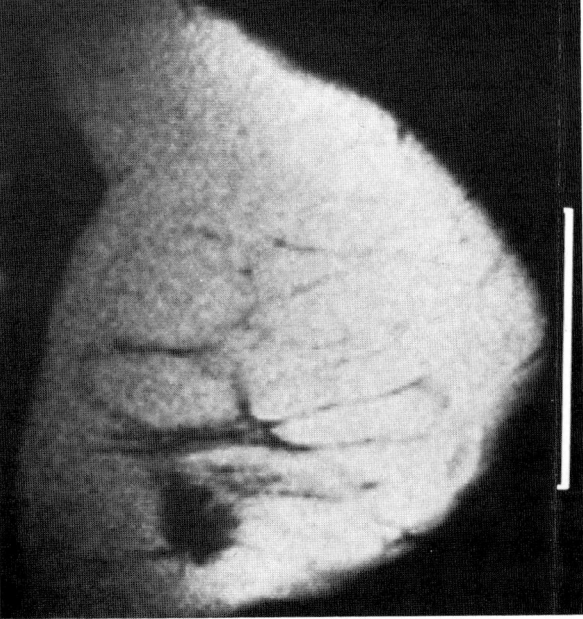

c

Abb. 7a–c Vergleich Mammogramm – KS-Tomogramm bei solidem bzw. szirrhösem Mammakarzinom
a Kraniokaudales Mammogramm (Ausschnitt) mit szirrhösem, sternförmig begrenztem Karzinom im axillären Drüsenfortsatz, Beziehungen zur Haut und nach präpektoral (Pfeile)
b Sagittales KS-Tomogramm paramamillär links, T_1-betontes Bild, Inversion Recovery Mode 400/1500/ 35 ms: Gute Beurteilbarkeit der Randkontur und der Umgebungsinfiltration, insbesondere der Beziehung nach pektoral (Pfeil)
c Sagittales KS-Tomogramm (anderer Fall als a u. b), T_1-betontes Bild, Spin-Echo-Mode 400/35 ms: Sehr gute Abgrenzbarkeit der gezackten Außenkontur sowie der fibrotischen Ausläufer beim szirrhösen Karzinom in Fettgewebe

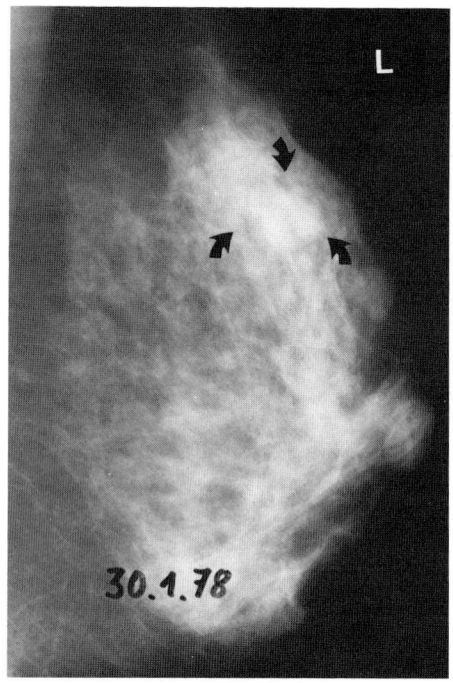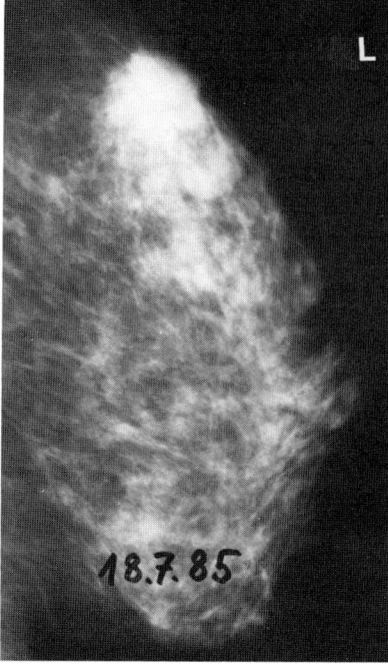

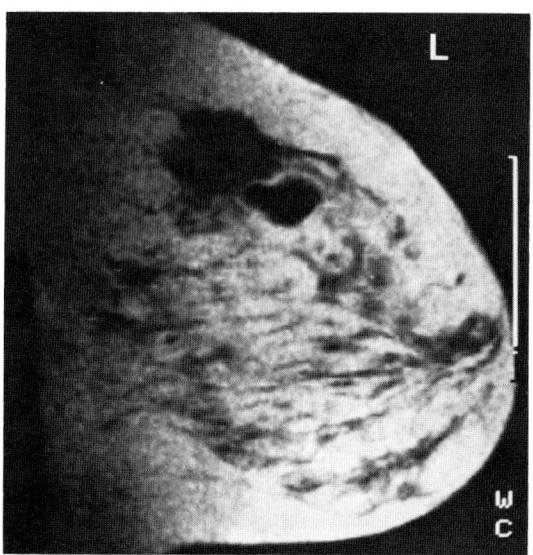

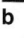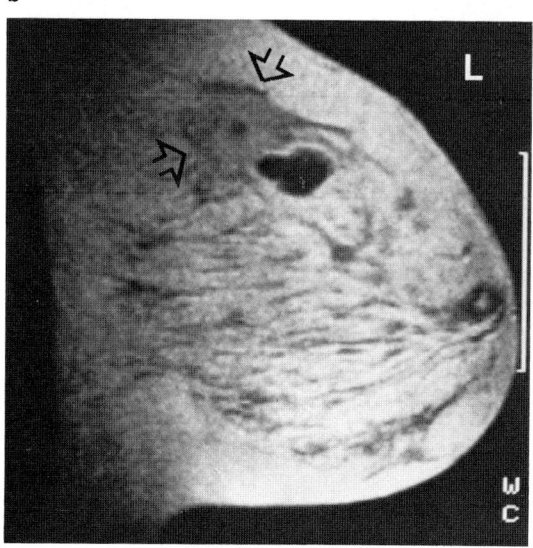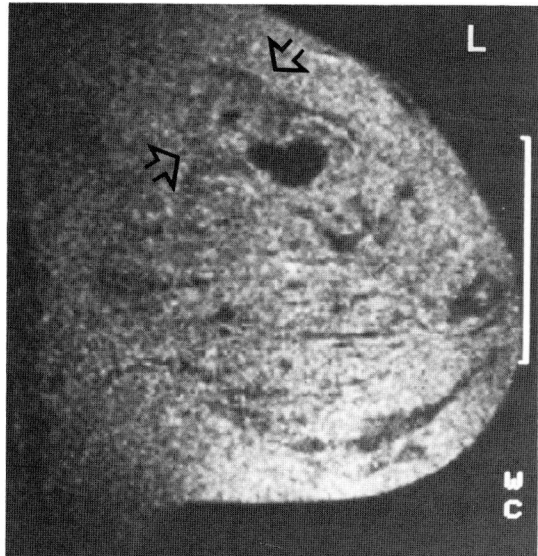

Abb. **9 a–c** Vergleich Mammogramm –
KS-Tomogramm bei solidem Karzinom
und verkalktem Fibroadenom
a Mediolaterales Mammogramm mit typisch verkalktem Fibroadenom (offener
schwarzer Pfeil) und weichteildichtem
gelapptem Herdschatten (waagerechter,
weißer Pfeil) mit benachbarter Retraktion
des Drüsengewebes (schräger, schwarzer Pfeil)
b u. **c** Sagittale KS-Tomogramme durch
die Befunde von **a,** relative T_1-Gewich-
tung, Spin-Echo-Mode 600/35 ms:
b Gleiche Signalintensität von solidem
Karzinomherd (senkrechter, schwarzer
Pfeil) und fibrotischem Drüsengewebe
c Sehr signalschwaches verkalktes Fibroadenom (offener, schwarzer Pfeil)

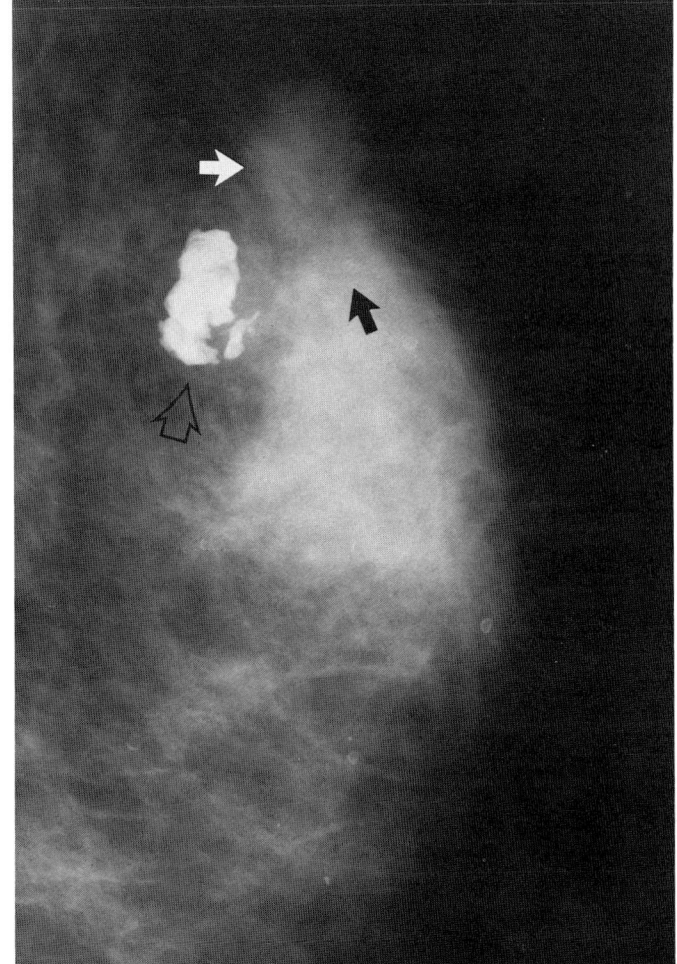

a

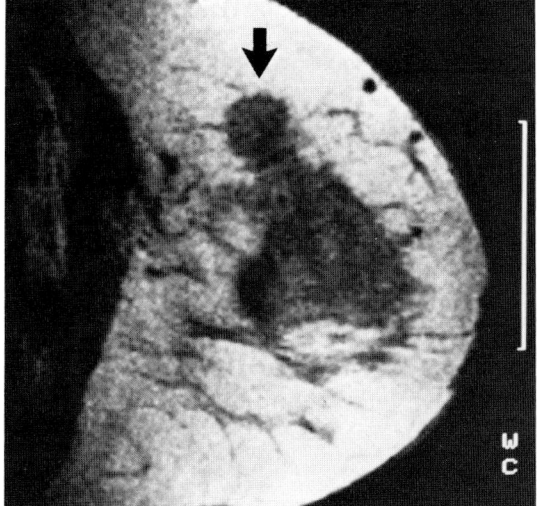

b

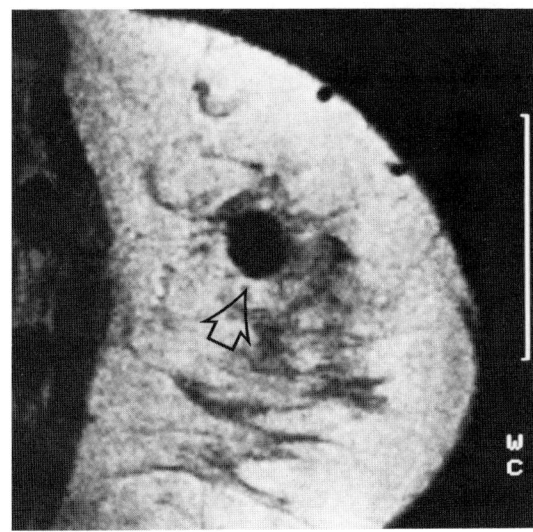

c

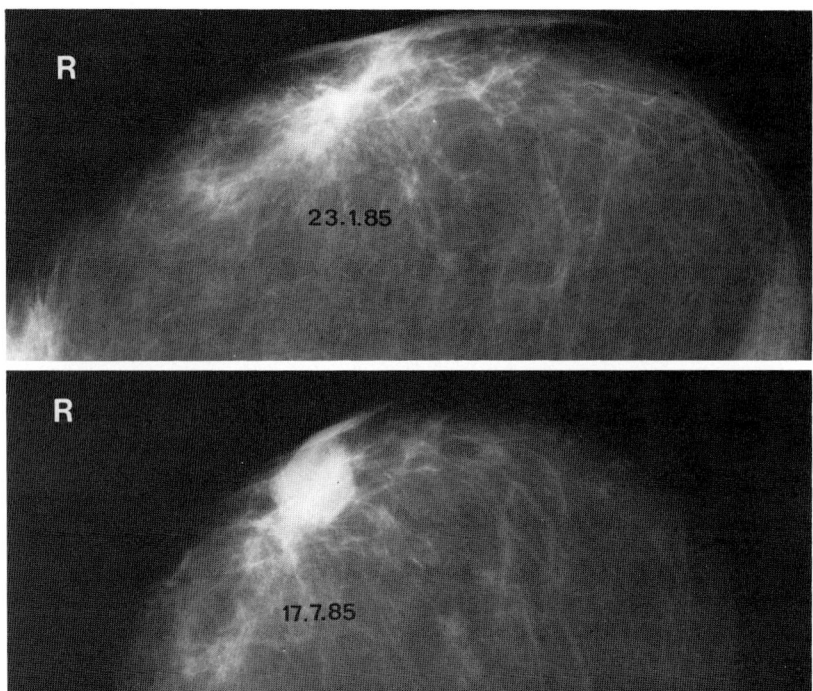

a

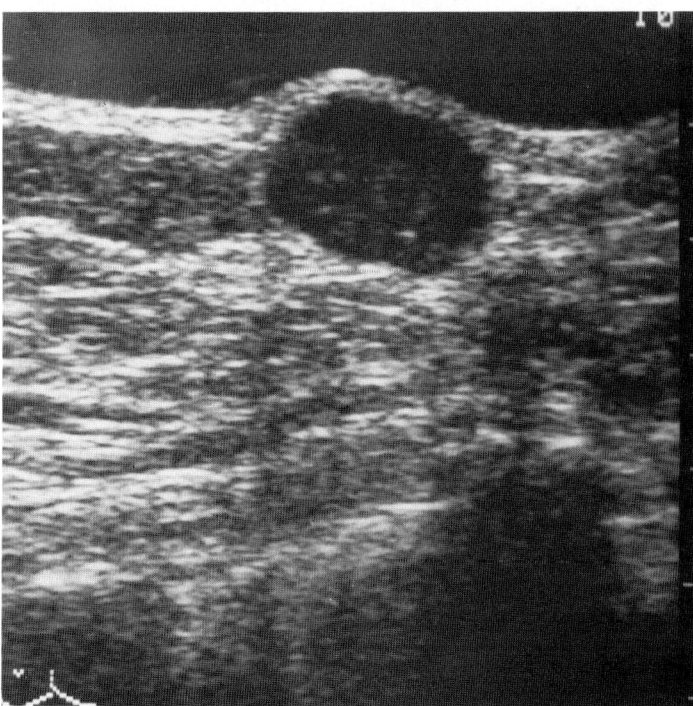

b

Abb. **10a–f** Vergleich Mammogramm – Sonogramm – KS-Tomogramm bei zellreichem, umschrieben wachsendem Karzinom. Anamnese und Klinik: 56jährige Patientin mit axillärem Lymphknoten rechts, Exstirpation des Lymphknotens im Januar 1985: Karzinommetastase, anschließend Mamma-Probeexzision rechts durch Perimamillarschnitt. Sekundärheilung mit wiederholter Entleerung von Eiter. Im Juli 1985 Nachweis eines 2 cm großen, derben Knotens in der Probeexzisionsnarbe
a Kraniokaudales Mammogramm der rechten Brust, Verlaufsbeobachtung: Obere Bildhälfte (23. 1. 85) Zustand nach frischer Probeexzision, perimamillär mit Hautverdickung und lokalen Narbenzügen. Untere Bildhälfte (17. 7. 85) 2 cm großer, glatt begrenzter Knoten im Gebiet der Probeexzision
b Real-Time-Sonogramm (LS 3000, Firma Picker) mit Wasservorlauf: Vorwölbung der Haut, glatt begrenzter echoarmer, im Hautniveau und Subkutanbereich gelegener Bezirk

teils szirrhöses, teils solides, mäßig zellreiches Karzinom in der Nachbarschaft eines fibrotischen Fibroadenoms ohne Kalk. Der Tumorkontrast ist im T_1-betonten Bild gegenüber dem Fettgewebe am größten, im stark T_2-betonten Bild nimmt das zellreichere Tumorzentrum gleiche Signalintensität wie das umliegende Fettgewebe an. Das Kar-

zinom ist nur noch an dem signalärmeren Randsaum der produktiven Fibrose abgrenzbar. Wie oben bereits erwähnt, bleibt das fibrotische Fibroadenom auch im T_2-betonten Bild charakteristischer Weise signalarm. – Abb. **9b** veranschaulicht das gleichartige Signalverhalten solider, nur mäßig zell- und überwiegend bindegewebsreicher solider Karzinome gegenüber bindegewebsreichem dysplastischen Mammagewebe. Der Tumor wird nur gegenüber umgebendem Fettgewebe abgrenzbar und läßt nur hier die malignomspezifischen Formmerkmale der Außenkontur erkennen.

Umschrieben wachsende zellreichere Karzinome (Abb. 10a–f) weisen mammographisch und KS-tomographisch eine glatte kapselartige Begrenzung auf und sind von diesem Formmerkmal her von gutartigen Prozessen weder mammographisch noch sonographisch noch KS-tomographisch zu unterscheiden. Im T_1-betonten Bild sind sie signalarm, im Protonendichtebild etwas signalstärker als das umgebende bindegewebsreiche Drüsengewebe und signalärmer als Fettgewebe (Abb. 10d) und schließlich im T_2-betonten Bild (Abb. 10e) fast isointensiv mit Fettgewebe und signalstärker als bindegewebsreiches Drüsengewebe oder Narbengewebe. Sie verhalten sich damit wie jeder andersartige zellreiche und damit relativ wasserhaltige umschriebene Mammaprozeß.

Die nicht umschrieben wachsenden periduktal infiltrierenden Milchgangskarzinome mit oder ohne fibrotischer Stromareaktion sind im T_1-betonten Bild (Abb. 11b) ähnlich wie im Mammogramm KS-tomographisch nur an den Retraktionsphänomenen erkennbar. Im T_2-betonten Bild weist das intra- und periduktal wachsende Tumorgewebe eine höhere Signalintensität als das signalarme periduktale Mantelbindegewebe auf (Abb. 11c u. d). Auch hier ist gegenüber einem entzündlich retrahierenden Prozeß KS-tomographisch nicht zu unterscheiden.

Gewebedifferenzierung mittels T_1 und T_2-Relaxationszeiten

Eine der großen Erwartungen an die KS-Tomographie ganz allgemein war die erhoffte Differenzierung benigner und maligner Gewebe mittels der Relaxationszeiten T_1 und T_2. Diese Hoffnung wurde geweckt durch eine Vielzahl von Untersuchungen der 70er Jahre noch vor der Ära der

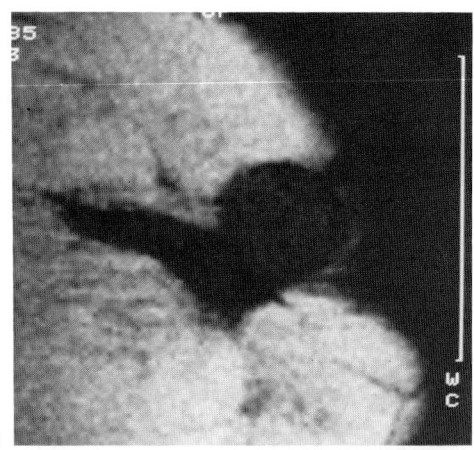

c

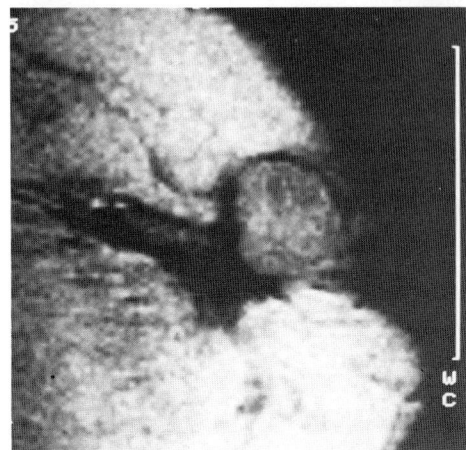

d

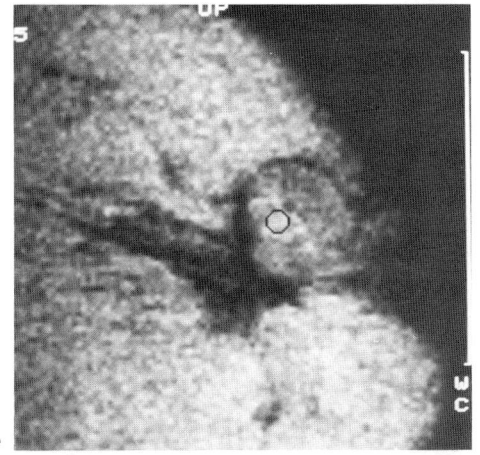

e

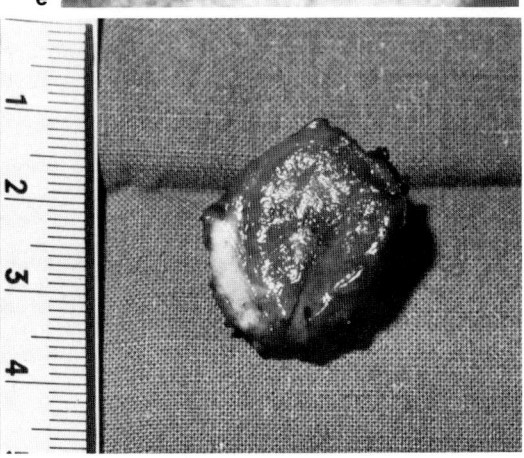

Abb. 10c–e Sagittale KS-Tomogramme durch den Herdbefund:
c T_1-betontes Bild, Spin-Echo-Mode 400/35 ms: Signalarmer, glatt begrenzter Bezirk im Bereich signalarmer Probeexzision-Narbengewebes
d Protonendichtebild, Spin-Echo-Mode 1600/35 ms: Relative Signalzunahme im Knoten, signalarme, vermutlich fibrotische Kapsel
e T_2-betontes Bild, Spin-Echo-Mode 1600/70 ms: Weitere, relative Signalzunahme im Zentrum
f Operationspräparat: In der Schnittfläche markiger Tumorknoten, Histologie: undifferenziertes, solides Karzinom mit positivem Östrogenrezeptornachweis

f

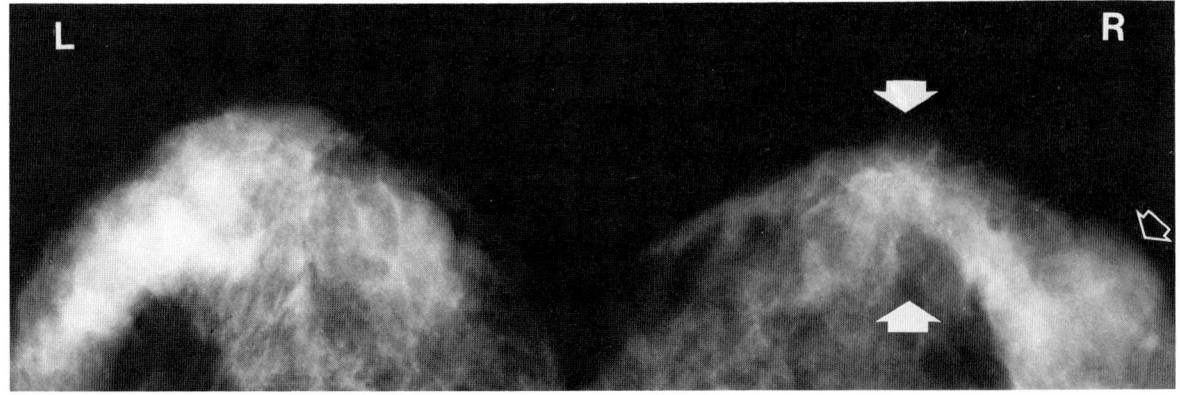

a

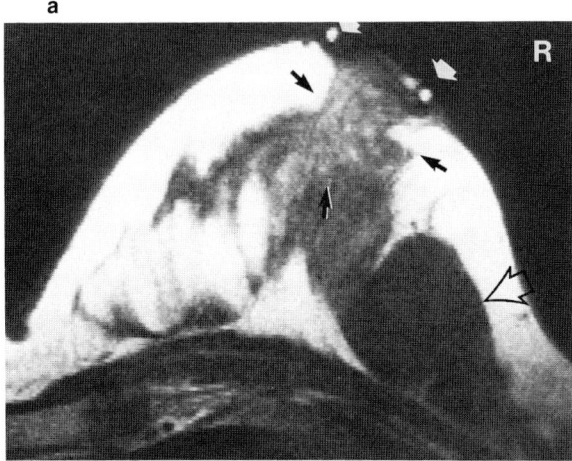

b

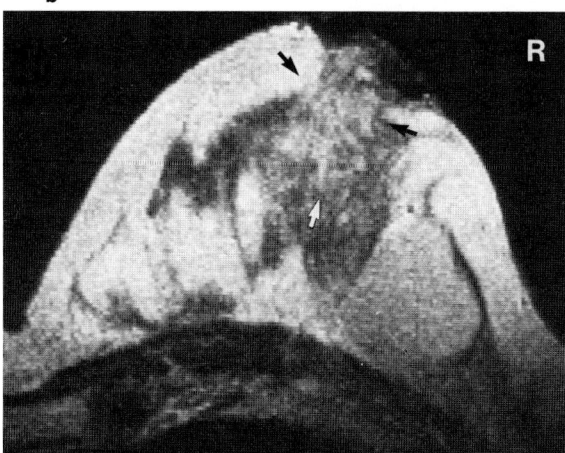

c

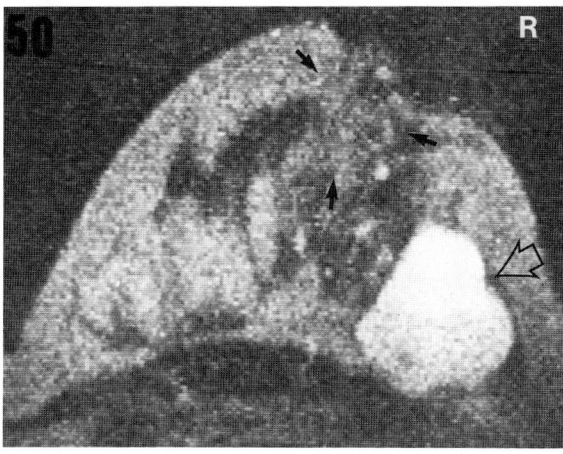

d

Abb. **11 a–d** Vergleich Mammogramm – KS-Tomogramm bei infiltrierendem Milchgangskarzinom rechts
a Kraniokaudale Mammogramme, im Seitenvergleich Retraktion des Drüsengewebes in der rechtsretromamillären Region (senkrechte, weiße Pfeile), glatter Herdschatten (offener, weißer Pfeil) im Gebiet eines glatten Tastbefundes. Auch links einzelne glattrandige Herdbefunde
b–d Transversale KS-Tomogramme rechts in Mamillenhöhe, Mamille markiert mit Gadolinium-DTPA-haltigem Ringschlauch perimamillär (**b** schräge, weiße Pfeile):
b T_1-betontes Bild, Spin-Echo-Mode 400/35 ms: Mamillenmarkierung (schräge, weiße Pfeile), Retraktion des retromamillären Drüsengewebes mit Verbreiterung des retromamillären Gangzapfens (geschlossene, schwarze Pfeile), im Gebiet des periduktal infiltrierenden Karzinoms höhere Signalintensität als im periduktal-fibrotischen Restdrüsenparenchym. Signalarme, glatt begrenzte Zyste, rechts lateral (schräger, offener, schwarzer Pfeil)
c Schwach T_1-betontes Bild, Spin-Echo-Mode 1600/60 ms: Retromamillärer karzinomatöser Infiltrationsbezirk, relativ noch signalintensiver (kleine schwarze Pfeile) gegenüber dem signalärmeren fibrotischen Duktusgewebe. Relative Signalzunahme der Mammazyste
d Stark T_2-betontes Bild, Spin-Echo-Mode 1600/150 ms: Starke Signalzunahme der Zyste (schräger offener schwarzer Pfeile) sowie Nachweis einzelner kleinerer Zysten im Drüsenparenchym, bei erheblicher Zunahme des Rauschens (schwaches Signal im 5. Echo!). Karzinomatöser Infiltrationsbezirk retromamillär nur noch andeutungsweise abgrenzbar

bildgebenden KS-Tomographie, in denen *In-vitro-Bestimmungen der Relaxationszeiten* an Zellkulturen und supravitalen Geweben unterschiedlichster Herkunft durchgeführt wurden. Es zeichnete sich auf vielen Gebieten eine Unterscheidbarkeit von malignem zu benignem Gewebe anhand der T_1- oder T_2-Zeit allein oder einer Kombination aus beiden ab. Erst seit Aufkommen der bildgebenden KS-Tomographie Anfang der 80er Jahre wurden auch *Messungen der Relaxationszeit in vivo* möglich.

DAMADIAN sagte 1971 als einer der ersten den Wert des Kernresonanzverfahrens für die Tumordiagnostik voraus. HAZLEWOOD u. Mitarb. (1972, 1974) stellten signifikante Unterschiede der Relaxationszeiten von normalem und karzinomatösem Brustgewebe bei Mäusen fest. Eine Korrelation von T_1-Relaxationszeit und Wassergehalt des Gewebes war von SARYAN u. Mitarb. (1974) gefordert worden. MEDINA u. Mitarb. (1975) diskutieren die große Variationsbreite von In-vitro-T_1- und -T_2-Bestimmungen an menschlichem Brustdrüsengewebe wegen der sehr großen Variabilität der Gewebezusammensetzung, insbesondere der Fettgewebsbeimischung. BEAL u. Mitarb. (1982) kommen an Zellkulturen normaler menschlicher Brustdrüsenepithelien und menschlicher Brustkrebszellinien zu der Feststellung, daß die T_1-Relaxationszeit nicht mit dem reinen Wassergehalt, sondern am engsten mit der Beweglichkeit des intrazellulären Wassers korreliert und diese wiederum mit dem Vorhandensein intrazytoplasmatischer „Mikrotubules". Je kürzer die Tumorverdopplungszeit, desto weniger intrazytoplasmatische „Mikrotubules", desto höhere Mobilität des intrazellulären Wassers und desto längere T_1-Relaxationszeit. GOLDSMITH u. Mitarb. (1978) hatten an menschlichen Brustgewebsproben anhand eines T_1/T_2-Malignitätsindexes mit mehr als 95%iger Sicherheit Adenokarzinomgewebe von Fibroadenom und normalem Brustdrüsenparenchym in vitro unterscheiden können. Zu einer ähnlichen Aussage kommen später auch BRONSKILL u. Mitarb. (1985). Nur durch die Kombination von T_1- und T_2-Zeit läßt sich Tumorgewebe von Fett- sowie Bindegewebe differenzieren. MCSWEENEY u. Mitarb. (1984) konnten durch eine sehr exakte Auswertung der T_2-Abklingkurve noch einen malignen Tumorzellanteil von nur 5% in fibrösem Drüsenparenchym in vitro nachweisen.

Vergleichsweise dürftig sind in der Literatur quantitative Aussagen über *In-vivo-Relaxationszeiten* von Brustdrüsenveränderungen. Die ersten Bestimmungen stammen von ROSS u. Mitarb. (1982), die eine Überlappung der T_1-Werte von dysplastischem Mammagewebe und Karzinom feststellen. EL YOUSEF u. Mitarb. (1985) konnten mit Hilfe der T_1-Werte alle umschriebenen benignen und malignen Prozesse, vornehmlich wegen des verminderten Fettgehaltes, von normalem, immer fettgewebshaltigem Brustgewebe trennen, nicht aber maligne von benignen Veränderungen. Lediglich Zysten sind aufgrund ihrer langen T_2-Zeit und die duktale Hyperplasie wegen ihrer sehr kurzen T_2-Zeit relativ spezifisch erkennbar. Auch von HEYWANG u. Mitarb. (1985) wurde die Überlappung der T_1- und T_2-Werte von Karzinom und Fibroadenom bestätigt. Zysten sind an ihren langen T_1- und T_2-Zeiten identifizierbar, wenn auch Verwechslungen mit schleimbildenden oder zellreichen, stark wasserhaltigen Karzinomen vorkommen können.

Einer exakten T_1- und T_2-Zeitbestimmung in vivo steht die Inhomogenität der Brustspulenempfindlichkeit und die nur begrenzte Zahl und Lage der Meßpunkte der T_1- und T_2-Zerfallsverläufe entgegen. KJOS u. Mitarb. (1985) stellten Berechnungen über die praktische Genauigkeit von in vivo T_1- und T_2-Bestimmungen in Abhängigkeit von der zeitlichen Lage der Anregungs- und Auslesesignale relativ zu den tatsächlichen Relaxationszeiten ab. Liegt die tatsächliche T_1-Relaxationszeit außerhalb der beiden zur Bestimmung benutzten Repetitionszeiten Tr und die reale T_2-Zeit außerhalb der benutzten Echozeiten Te, so nimmt die Ungenauigkeit der Bestimmung sehr schnell zu. Darüber hinaus fanden NELSON u. Mitarb. (1985) schon bei normalem Brustdrüsenparenchym innerhalb eines regulären Monatszyklus erhebliche Schwankungen der T_1-Relaxationszeit.

Wertung des Verfahrens

Als methodische *Vorteile* der KS-Tomographie gegenüber der Mammographie werden angeführt:

- die überlagerungsfreie Abbildung,
- die optimale Abbildung der Präpektoralregion sowie der Axilla,
- die Erkennbarkeit der Binnenstruktur des pathologischen Prozesses,
- die Entdeckbarkeit auch kleinerer Tumoren und
- die nach heutigem Kenntnisstand sehr wahrscheinliche Unschädlichkeit des Verfahrens.

Als *Nachteile* sind zu nennen:
- die fehlende Erkennbarkeit von Kalk und Mikrokalk,
- die derzeit noch lange Untersuchungszeit,
- die unbequeme Lagerung während der Untersuchung,
- die hohen Kosten und
- die auch in nächster Zukunft sicher nur eingeschränkte Verfügbarkeit des Verfahrens.

Die bisherigen klinischen Vergleichsstudien zwischen Mammographie und Kernspintomographie (DASH u. Mitarb. 1985, EL YOUSEF u. Mitarb. 1985, HAYWANG u. Mitarb. 1985, KAISER u. Mitarb. 1985, KEELER 1983, ROSS u. Mitarb. 1982) zeigen, daß die Entdeckbarkeit umschriebener pathologischer Mammaprozesse im KS-Tomogramm ebenso wie bei der Mammographie von der Beschaffenheit des Umgebungsgewebes, d. h. vom Kontrast Tumor zu Nachbarschaftsgewebe, abhängt. In fettreichem Umgebungsgewebe können KS-tomographisch auch kleinere (< 1 cm) Mammakarzinome entdeckt und anhand der aus der Mammographie bekannten morphologischen Kriterien der Randkontur und Umgebungsreaktionen als solche eindeutig klassifiziert werden. Schwieriger wird die Auffindung umschriebener oder diffuser krankhafter Prozesse in bindegewebsreichem Drüsengewebe. Insbesondere bei soliden Veränderungen mit Ausnahme des Fibroadenolipoms ist die Signalintensität im T_1-betonten und Protonendichtebild nicht wesentlich unterschiedlich gegenüber faserreichem Duktusgewebe, erst im stark T_2-betonten Bild kann das duktal invasive Karzinom an einer etwas höheren Signalintensität gegenüber dem übrigen signalarmen Duktusgewebe erkannt werden (vgl. Abb. 11 d). Übereinstimmend wird in der Literatur bei allerdings noch kleinen Fallzahlen über eine etwa *gleich große Trefferquote bei Karzinomen von KS-Tomogramm und Mammogramm* berichtet. Als differentialdiagnostischer *Vorteil der KS-Tomographie* kann gewertet werden, daß faserreiche, *wasserarme Adenofibrome* älterer Frauen, die im Mammogramm als uncharakteristische, nicht verkalkte, glatt berandete Herdschatten imponieren, KS-tomographisch anhand ihrer niedrigen Signalintensität in allen Aufnahmesequenzen *als Fibrom identifiziert* und von mammographisch und sonographisch ähnlich aussehenden umschrieben wachsenden zellreichen oder schleimbildenden Karzinomen differenziert werden können.

Anders verhält es sich bei den juvenilen *zell- und wasserreichen Fibroadenomen*. Sie weisen dasselbe Signalverhalten (signalarm im T_1-betonten, relativ signalreich im T_2-betonten Bild) wie zellreiche Karzinome oder Lymphknoten auf. Selbst einfache Mammazysten (sehr signalschwach im T_1-betonten, sehr signalstark im T_2-betonten Bild) können zu Verwechslungen mit sehr wasserhaltigen, glatt begrenzten muzinösen Karzinomen führen (HEYWANG u. Mitarb. 1985). Im übrigen sind Zysten jedoch durch ihr Signalverhalten gegenüber allen anderen umschriebenen Mammaläsionen charakterisiert und eindeutig zu identifizieren.

Von den soliden Veränderungen ist neben dem faserreichen Fibrom das fetthaltige Lipom und Fibroadenolipom an der Binnenstruktur und deren Signalverhalten eindeutig erkennbar.

Bei entzündlichen Mammaveränderungen, Mastitis oder Mammabszeß hat sich die KS-Tomographie nach bisherigem Erfahrungsstand als nicht besonders hilfreich erwiesen.

Die erhoffte Differenzierung maligner und benigner Gewebe mit Hilfe der KS-tomographischen Bildparameter (T_1 / T_2 und Spindichte) gelingt in vivo derzeit nur unvollkommen. So stimmen die meisten Autoren von *In vivo*-Messungen (ROSS u. Mitarb. 1982, KEELER 1983, EL YOUSEF u. Mitarb. 1985, HEYWANG u. Mitarb. 1985, STELLING u. Mitarb. 1985, DASH u. Mitarb. 1986) darin überein, daß zwischen soliden benignen und malignen Mammaprozessen ein weiter Überlappungsbereich der T_1- und T_2-Zeiten besteht und über diese KS-tomographischen Parameter keine sichere Unterscheidung möglich ist. In der Regel werden hierzu die auch mit den anderen bildgebenden Verfahren erkennbaren morphologischen Dignitätskriterien herangezogen. Einschränkend ist hinzuzufügen, daß mit der derzeitig möglichen oder eingesetzten Meßungenauigkeit der T_1- und T_2-Bestimmungen eine exakte Gewebsdifferenzierung auch kaum zu erwarten ist.

Zukünftige Entwicklung

Die zukünftige Entwicklung der Kernspintomographie der Brust wird darauf abzielen, die derzeit noch bestehenden methodischen Schwierigkeiten zu überwinden:

1. Bewegungsunschärfen und Atmungsartefakte werden möglicherweise durch die jetzt entwickelten schnellen Bildsequenzen vermieden werden können.

2. Doppelkonturierungen und Konturunschärfen durch die chemische Verschiebung (Hochfeldmagnete) werden zukünftig durch rechnerische Korrekturen vermeidbar sein.

3. Durch spezielle Aufnahmeverfahren werden selektive Abbildungen des Fettgewebes und des wasserhaltigen Gewebes mit zusätzlicher Differenzierung solider Mammaprozesse möglich.

Eine noch nicht vorhersehbare Entwicklung wird die Anwendung von paramagnetischen Substanzen nehmen wie z. B. des Gadolinium-DTPA-Komplexes (BRASH u. Mitarb. 1984, HEYWANG u. Mitarb. 1986, REVEL u. Mitarb. 1986, STRICH u. Mitarb. 1985, WEINMANN u. Mitarb. 1984). Nach intravenöser Gabe steigt die Signalintensität sowohl im Karzinom wie in gutartigen Prozessen, speziell auch Fibroadenomen, aber auch entzündlichen Prozessen deutlich an. Auch die proliferierende Mastopathie zeigt einen Signalanstieg, nicht dagegen ältere fibrotische Narben, die dadurch von einem Szirrhuskarzinom zu unterscheiden sind. In der Differenzierung der Mastitis vom inflammatorischen Karzinom wird die KS-Tomographie weder im Nativscan noch nach Kontrastmittel weiterhelfen.

Zum gegenwärtigen Stand lassen sich auch unter Berücksichtigung des hohen Kostenaufwandes und der beschränkten Verfügbarkeit für die KS-Tomographie der Mamma einzelne Spezialindikationen erkennen wie:

– die ergänzende Untersuchung von Patientinnen mit Mammaprothesen oder Implantaten wegen der besseren Beurteilbarkeit der gesamten Implantatzirkumferenz,
– bei Verdacht auf brustwandnahen infiltrativen Mammaprozeß und

– in der Differenzierung des glatt begrenzten umschriebenen, nicht verkalkten Herdschattens im Mammogramm bei der älteren Frau in faserreiches signalarmes Fibrom oder zell- und wasserreiches im T_2-betonten Bild signalreiches Karzinom.

Bei den diffus periduktal infiltrierenden Milchgangskarzinomen hilft die KS-Tomographie im Vergleich zur Mammographie (Mikrokalk) und Sonographie nicht wesentlich weiter.

Eine abschließende Wertung der KS-Tomographie der Brust ist bei der noch voll im Gange befindlichen technischen und methodischen Entwicklung des Verfahrens derzeit noch nicht möglich.

Literatur

Beall, P. T., B. R. Brinkley, D. C. Chang, D. F. Hazlewood: Microtubule complexes correlated with growth rate and water proton relaxation times in human breast cancer cells. Cancer Res. 42 (1982) 4121–4130

Beall, P. T., B. B. Asch, D. C. Chang, D. Medina, C. F. Hazlewood: Distinction of normal, preneoplastic and neoplastic mouse mammary primary cell cultures by water nuclear magnetic resonance relaxation times. J. nat. Cancer Inst. 64 (1980) 335–338

Beall, P. T., D. Medina, D. C. Chang, P. K. Seitz, C. F. Hazlewood: Systemic effect of benign and malignant mammary tumors on the spin-lattice relaxation time of water protons in mouse serum. J. nat. Cancer Inst. 59 (1977) 1431–1433

Bovée, W. M. M. J., K. W. Getreuer, J. Smidt, J. Lindeman: Nuclear magnetic resonance and detection of human breast tumors. J. nat. Cancer Inst. 61 (1978) 53–55

Brasch, R. C., H.-J. Weinmann, G. E. Wesbey: Contrast-enhanced NMR imaging: animal studies using gadolinium-DTPA complex. Amer. J. Roentgenol. 142 (1984) 625–630

Bronskill, M. J., D. W. Brown: Relaxation time measurement in human breast tissue. Soc. magn. Resonance Med. IVth Ann. Meet., London 13–19. Aug. 1985, 30–31 (pp. 30–31)

Damadian, R.: Tumor detection by nuclear magnetic resonance. Science 171 (1971) 1151–1153

Damadian, R., K. Zaner, D. Hor, T. Di Maio, L. Minkoff, M. Goldsmith: Nuclear magnetic resonance as a tool in cancer research: human tumours by NMR. Ann. N.Y. Acad. Sci. 222 (1983) 1048–1076

Dash, N, A. R. Lupetin, R. H. Daffner, Z. L. Deeb, R. J. Sefczek, R. L. Schapiro: Magnetic resonance imaging in the diagnosis of breast disease. Amer. J. Roentgenol. 146 (1986) 119–125

El Yousef, S. J.: Magnetic resonance imaging of the human breast. Comparative evaluation with mammography. Soc. magn. Resonance Med. IIIrd Ann. Meet., New York 13.–17. Aug. 1984, 772–773

El Yousef, S. J., R. H. Duchesneau, R. J. Alfidi: Nuclear magnetic resonance imaging of the human breast. RadioGraphics 4 (1984) 113–121

El Yousef, S. J., D. M. O'Connell, R. H. Duchesneau, M. J. Smith, Ch. A. Hubay, S. P. Guyton: Benign and malignant breast disease: magnetic resonance and radiofrequency pulse sequences. Amer. J. Roentgenol. 145 (1985) 1–8

El Yousef, S. J., R. J. Alfidi, R. H. Duchesneau, Ch. A. Hubay, J. R. Haaga, P. J. Bryan, J. P. Lipuma, A. E. Ament: Initial experience with nuclear magnetic resonance (NMR) imaging of the human breast. J. Comput. assist. Tomogr. 7 (2) (1983) 215–218

Goldsmith, M., J. A. Koutcher, R. Damadian: NMR in cancer, XIII: Application of the NMR malignancy index to human mammary tumours. Brit. J. Cancer 38 (1978) 547–554

Hazlewood, C. F., G. Cleveland, D. Medina: Relationship between hydration and proton nuclear magnetic resonance relaxation times in tissues of tumor-bearing and non-tumor-bearing mice: implications for cancer detection. J. nat. Cancer Inst. 52 (1974) 1849–1853

Hazlewood, C. F., D. C. Chang, D. Medina, G. Cleveland, B. L. Nichols: Distinction between preneoplastic and neoplastic state of murine mammary glands. Proc. nat. Acad. Sci. (Wash.) 69 (1972) 1478–1480

Herfkens, R., P. Davis, L. Crooks, L. Kaufman, D. Price, T. Miller, A. R. Margulis, J. Watts, J. Hoenninger, M. Arakawa, R. McRee: Nuclear magnetic resonance imaging of the abnormal live rat and correlations with tissue characteristics. Radiology 141 (1981) 211–218

Heywang, S. H., G. Frenzl, M. Edmaier, M. Kessler: Kernspintomographie der Mamma – Erste Erfahrungen. Int. Kernspintomographie-Symp., Garmisch-Partenkirchen 24.–27. 1. 1985, 401–402

Heywang, S. H., G. Frenzl, M. Edmaier, W. Eiermann, R. Bassermann, I. Krischke: Kernspintomographie in der Mammadiagnostik. Fortschr. Röntgenstr. 143 (1985) 207–212

Heywang, S. H., D. Hahn, H. Schmidt, I. Krischke, W. Eiermann, R. Bassermann, J. Lissner: MR imaging of the breast using gadolinium-DTPA. J. Comput. assist. Tomogr. 10 (1986) 199–204

Hollis, D. P., L. A. Saryan, J. C. Eggleston, H. P. Morris: Nuclear magnetic resonance studies of cancer. VI: Relationship among spin-lattice relaxation times, growth rate, and water content of Morris hepatomas. J. nat. Cancer Inst. 54 (1975) 1469–1472

Inch, W. R., J. A. McCredie, R. R. Knispel, R. T. Thompson, M. M. Pintar: Water content and proton spin relaxation time for neoplastic and non-neoplastic tissues from mice and humans. J. nat. Cancer Inst. 52 (1974) 353–356

Kaiser, W., E. Zeitler: Die Kernspintomographie der Mamma – Diagnose, Differentialdiagnose, Probleme und Lösungsmöglichkeiten. Teil I: Untersuchungsverfahren. Fortschr. Röntgenstr. 144 (1986) 459–465

Kaiser, W., E. Zeitler: Die Kernspintomographie der Mamma – Diagnose, Differentialdiagnose, Probleme und Lösungsmöglichkeiten. Teil II: Diagnostik. Fortschr. Röntgenstr. 144 (1986) 572–579

Kasturi, S. R., S. S. Ranade, S. Shah: Tissue hydration of malignant and uninvolved human tissues and its relevance to proton spin lattice relaxation mechanisms. Proc. Ind. Acad. Sci (B) (1986) 60–74

Keeler, E. K.: Clinical application of NMR using the FONAR technique in diseases of the breast and lung. In Wende, S., M. Thelen: Kernspintomographie in der Medizin. Springer, Berlin 1983

Kjos, B. O., R. L. Ehman, M. Brant-Zawadzki: Reproducibility of T1 and T2 relaxation times calculated from routine MR imaging sequences: phantom study. Amer. J. Roentgenol. 144 (1985) 1157–1163

Ling, G. N., M. Tucker: Nuclear magnetic resonance relaxation and water contents in normal mouse and rat tissues and in cancer cells. J. nat. Cancer Inst. 64 (1980) 1199–1207

McSweeney, M. B., W. C. Small, V. Cerny, W. Sewell, R. W. Powell, J. H. Goldstein: Magnetic resonance imaging in the diagnosis of breast disease: use of transverse relaxation times. Radiology 153 (1984) 741–744

Mansfield, P., et al.: Human whole body imaging and detecting of breast tumors by NMR. Phil. Trans. B 209 (1980) 503

Medina, D., C. F. Hazlewood, G. Cleveland, D. C. Chang, H. J. Spjut, R. Moyers: Nuclear magnetic resonance studies on human breast dysplasias and neoplasms. J. nat. Cancer Inst. 54 (1975) 813–818

Nelson, T. R., D. H. Pretorius, L. M. Schiffer: Variations in breast relaxation parameters with menstrual cycle. Magn. Resonance Imag. 3 (1985) 198

Partain, C. L., M. V. Kulkarni, J. P. Jones, A. C. Winfield, A. C. Fleischner, D. L. Page, A. E. Hames: Magnetic resonance imaging of the breast: evaluation of a surface coil technique at 0,5 Tesla. Soc. magn. Resonance Med., IIIrd Ann. Meet., New York 13.–19. Aug. 1984, 571

Peemoeller, H., R. K. Shenoy, M. M. Pintar, W. R. Kydon, W. R. Inch: Improved characterization of healthy and malignant tissue by NMR line-shape relaxation correlations. Biophys. J. 38 (1982) 271–276

Pfannenstiel, P., M. Meves: Die NMR-Tomographie. Klinischer Einsatz und Wirtschaftlichkeit. Thieme, Stuttgart 1985

Ramm, B., W. Semmler, M. Laniado: Einführung in die MR-Tomographie. Enke, Stuttgart 1986

Ranade, S. S., S. Shah, K. S. Korgaonkar, S. R. Kasturi, R. S. Changhule, R. Vijayaraghavan: Absence of correlation between spin-lattice relaxation times and water content in human tumor tissues. Physiol. chem. Phys. 8 (1976) 131–135

Revel, D., R. C. Brasch, H. Paajanen, W. Rosenau, W. Grodd, B. Engelstad, P. Fox, J. Winkelhake: Gd-DTPA contrast enhancement and tissue differentiation in MR imaging of experimental breast carcinoma. Radiology 158 (1986) 319–323

Ross, R. J., J. S. Thompson, K. Kim, R. A. Bailey: Nuclear magnetic resonance imaging and evaluation of human breast tissue: preliminary clinical trials. Radiology 143 (1982) 195–205

Roth, K.: NMR-Tomographie und -Spektroskopie in der Medizin. Springer, Berlin 1984

Saryan, L. A., D. P. Hollis, J. S. Economou, J. C. Eggleston: Nuclear magnetic resonance studies of cancer. IV. Correlation of water content with tissue relaxation time. J. nat. Cancer Inst. 52 (1974) 599–602

Small, W. C., M. B. McSweeney, J. H. Goldstein, C. W. Sewell, R. W. Powell: Handling of in vitro human breast tissue samples: protocol requirements for accurate NMR relaxation measurements. Biochem. biophys. Res. Commun. 112 (1983) 991–999

Smith, M. A., D. M. Kean, U. Chetty, R. H. B. Douglas, E. A. Rifkind, A. E. K. Kirkpatrick, J. J. K. Best: T_1 distribution in the normal female breast and correlation with mammography. Soc. magn. Resonance Med. IVth Ann. Meet., London 19.–23. Aug. 1985, 111

Stelling, C. B., P. C. Wang, A. Lieber, S. S. Mattingly, W. O. Griffen, D. E. Powell: Prototype coil for magnetic resonance imaging of the female breast. Radiology 154 (1985) 457–462

Strich, G., P. L. Hagan, K. H. Gerber, R. A. Slutsky: Tissue distribution and magnetic resonance spin lattice relaxation effects of gadolinium-DTPA. Radiology 154 (1985) 723–726

Weinmann, H.-J., R. C. Brasch, W.-R. Press, G. E. Wesbey: Characteristics of gadolinium-DTPA Complex: a potential NMR contrast agent. Amer. J. Roentgenol. 142 (1984) 619–624

Wolfman, N. T., R. Moran, P. R. Moran, N. Karstaedt: Simultaneous MR imaging of both breasts using a dedicated receiver coil. Radiology 155 (1985) 241–243

Zeitler, E.: Kernspintomographie. Deutscher Ärzteverlag, Köln 1984

Röntgendiagnostik des Respirationstraktes beim Kind

M. A. Lassrich und E. Richter

Einleitung

Allgemeines

Die Diagnose und Differentialdiagnose der Erkrankungen des Respirationstraktes bei Kindern stützen sich weitgehend auf Röntgenuntersuchungen. Jeder behandelnde Arzt, vor allem der Pädiater und der Kinderchirurg, ist heutzutage auf eine genaue und objektive Information angewiesen, die häufig eine Möglichkeit zur gezielten Therapie eröffnet. Bei der Diagnostik einer solchen Erkrankung kann man sich weder voll auf die Angaben der Eltern noch auf die unpräzisen Aussagen der Kinder selbst und auch nicht allein auf die Symptomatologie sowie die klinische Untersuchung verlassen. Der physikalische Lungenbefund ist oft unsicher, zudem läßt er sich bei schreienden Säuglingen und bei Kleinkindern nur schwer erheben. Wie unentbehrlich alle Röntgenuntersuchungen des Atemtraktes bei Kindern geworden sind, ergibt sich auch aus der Tatsache, daß Thoraxaufnahmen in allen Kinderkliniken und pädiatrischen Röntgenabteilungen zu den häufigsten Röntgenuntersuchungen gehören (WISSLER 1972, EBEL u. WILLICH 1979).
Allgemein wird heute anerkannt, daß bei Kindern eine Röntgenuntersuchung der Thoraxorgane unerläßlich ist, um die Existenz, die Ausdehnung und Beschaffenheit sowie die Lokalisation und Form vieler pulmonaler Veränderungen nachzuweisen. Aber während es häufig gelingt, den Charakter und die Natur der Läsionen zu präzisieren (z.B. Verdichtungen, Abszesse, Zysten, Pleuraexsudat), ist es nur selten möglich, durch Röntgenuntersuchungen allein die Ätiologie und Pathogenese einer Erkrankung zu klären.
Die Kenntnisse über die Lungenerkrankungen des Kindes sind während der letzten beiden Jahrzehnte erheblich gewachsen, so daß heute vom Radiologen eine umfassende und differenzierte Untersuchung gefordert wird. Sie bedient sich aller gängigen Methoden und Spezialverfahren, die allerdings der jeweiligen Altersstufe angepaßt sein müssen. Für die richtige Interpretation der Röntgenaufnahmen sind darüber hinaus fundierte Kenntnisse über die spezielle Pathologie und über die charakteristischen Lungenerkrankungen in den einzelnen Altersstufen unerläßlich.
Die klinische Symptomatologie wechselt bei Erkrankungen des Respirationstraktes häufig nicht nur von Krankheit zu Krankheit, sondern sie ist in besonderem Maße vom Alter der Kinder abhängig und läßt meist bereits den Ort der Läsion (obere oder untere Atemwege, Lunge, Pleura) vermuten. Diese Tatsache erleichtert sowohl die Technik als auch die Taktik der Röntgendiagnostik. Klinisches Bild, Krankheitsverlauf und Röntgenuntersuchungen, in manchen Fällen auch die Lungenpunktion, sind diagnostisch entscheidend, während die Untersuchung des Sputums bei Kindern von eingeschränktem Wert ist (AVERY u. Mitarb. 1981, KENDIG u. CHERNICK 1983, VON DER HARDT 1984).

Indikationen

Die Indikationen für eine Röntgenuntersuchung und für Kontrollaufnahmen sind zum Nutzen des Kindes insgesamt breit anzulegen und nicht einzuschränken, aber im Einzelfall immer klar zu präzisieren. Sie dürfen auf keinen Fall zum Schaden des Kindes aus unbegründeter „Strahlenangst", also aus Unkenntnis der bei einer Röntgenaufnahme applizierten minimalen Strahlenmenge und deren Auswirkungen ungebührlich eingeengt werden.

Indikationen bei Neugeborenen: Jede Form der „Atemnot" während der ersten Lebensstunden und -tage bedarf sofort einer Röntgenuntersuchung des Respirationstraktes. Diese „Atemnot" ist klinisch gekennzeichnet durch eine erheblich gesteigerte Atemfrequenz (mehr als 60/Minute), durch Dyspnoe oder gar eine kurzdauernde Apnoe sowie eine stöhnende Atmung mit inspiratorischen Einziehungen des Jugulums, des Sternums und der Zwischenrippenräume. Manchmal treten ein Stridor und Husten, Nahrungsverweigerung, Schwierigkeiten beim Saugen und Schlucken oder Schluckstörungen mit einer Aspiration hinzu. Die Kinder sind blaß-grau. Eine Zyanose weist entweder auf eine ernsthafte Lungenerkrankung oder einen angeborenen Herzfehler oder auf deren Kombination hin. Ist während dieser „Atemnot" zusätzlich der Leib stark aufgetrieben (z.B. durch Zwerchfellhochstand bei Darmobstruktion, bei einer Darmperforation oder einem Erguß in der Bauchhöhle), bedarf es einer Übersichtsaufnahme mit der gleichzeitigen Darstellung der Thorax- *und* der Abdominalorgane auf einem Film.

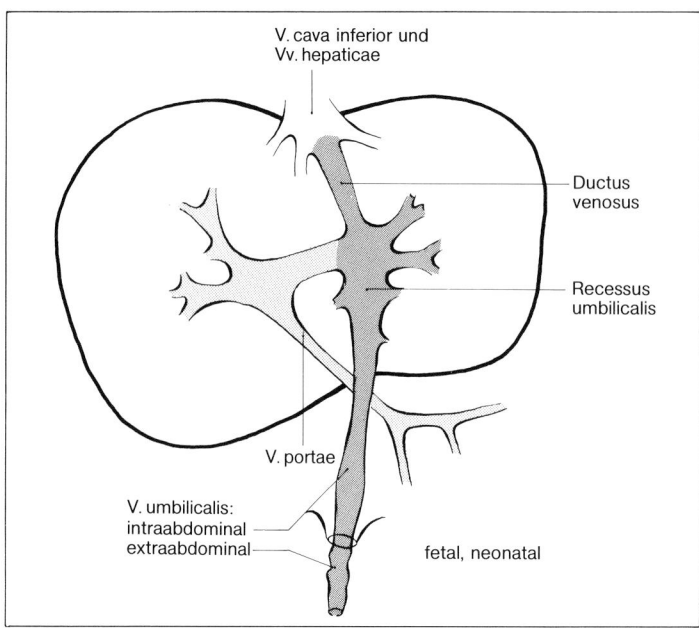

V. cava inferior und
Vv. hepaticae

Ductus
venosus

Recessus
umbilicalis

V. portae

V. umbilicalis:
intraabdominal
extraabdominal

fetal, neonatal

Abb. **1** Schematische Darstellung von Nabelvene und Ductus venosus beim Neugeborenen: Die Kenntnis der anatomischen Situation ist für die Einführung und Lokalisation eines Nabelvenenkatheters beim Neugeborenen unerläßlich. Die Nabelvene mündet in den Recessus umbilicalis und setzt sich im Ductus venosus (Arantii) fort, der in eine Lebervene oder in die V. cava inferior mündet. Postnatal ist dieser Gang noch für einige Tage offen, so daß hierdurch ein physiologischer venöser Zugang für Infusionen gegeben ist

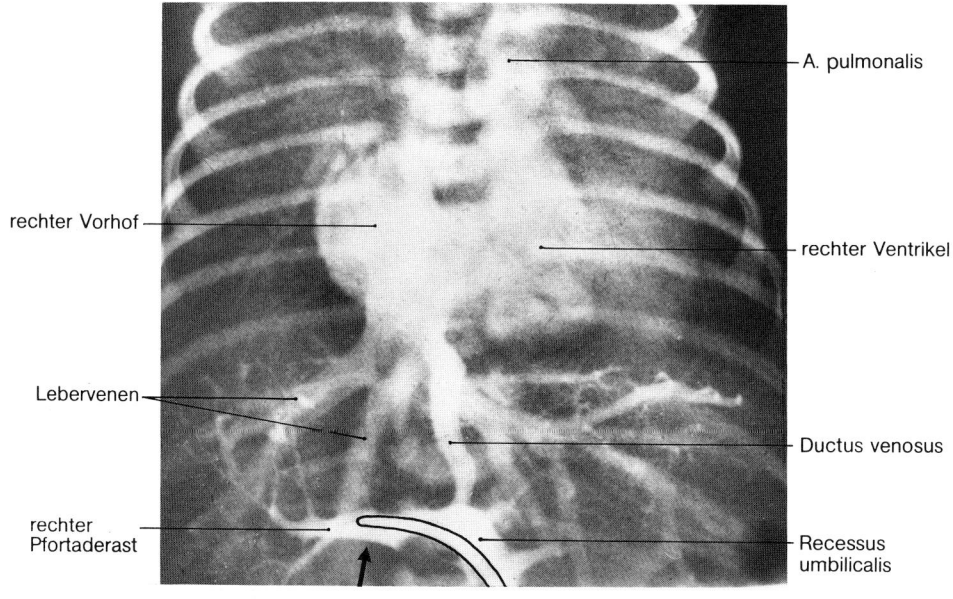

A. pulmonalis

rechter Vorhof

rechter Ventrikel

Lebervenen

Ductus venosus

rechter
Pfortaderast

Recessus
umbilicalis

▲ Abb. **2** Nabelvenenkatheter, Testinjektion (Neugeborenes): Nach Einführung eines Nabelvenenkatheters werden durch Testinjektion (3 ml Urovison) die Abstromverhältnisse geprüft. Fehlerhafte Position der Katheterspitze (Pfeil) innerhalb des rechten Pfortderastes, so daß ein Teil des Kontrastmittels in das Leberparenchym, der größere Teil aber über den Ductus venosus in die Lebervene, in den rechten Vorhof und den rechten Ventrikel abfließt

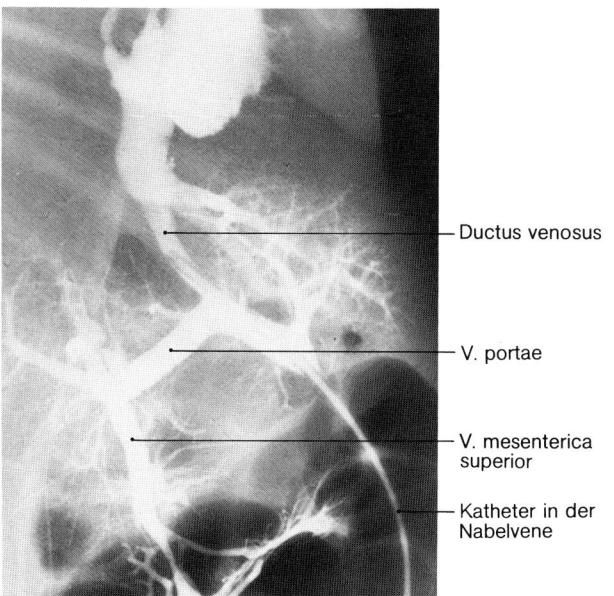

Ductus venosus

V. portae

V. mesenterica
superior

Katheter in der
Nabelvene

◀ Abb. **3** Postmortale Füllung des fetalen Pfortadersystems über einen Nabelvenenkatheter (Fetus, mens VIII, SSL 29 cm): Kontrastmittelinjektion durch einen über die Nabelvene eingeschobenen Katheter. Die pränatal und bei der Geburt vorhandenen Gefäße werden dargestellt, die für therapeutische und diagnostische Prozeduren von großer Bedeutung sind

Abb. **4** Nabelvenenkatheter in richtiger Position (Neugeborenes): Der Katheter hat die Nabelvene, den Recessus umbilicalis und den Ductus venosus passiert und liegt mit seiner Öffnung (Pfeil) innerhalb der V. cava inferior direkt unterhalb des rechten Vorhofs. – Pleuradrainage nach Herzoperation

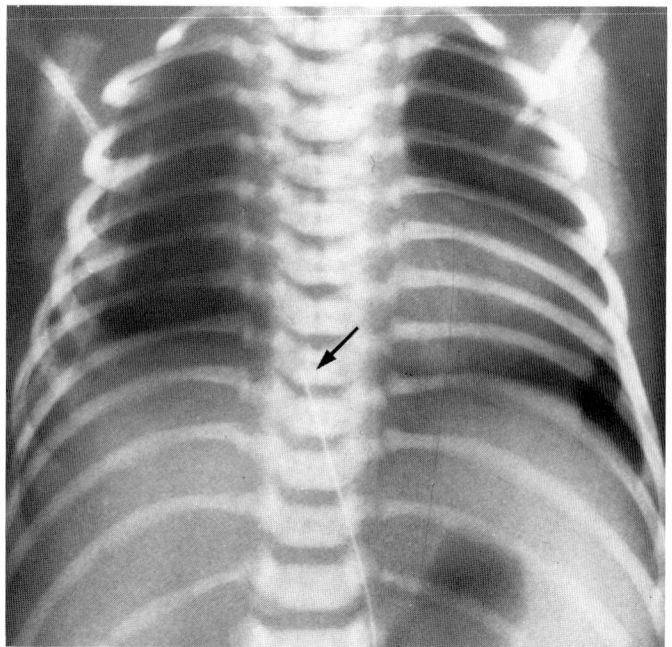

Kontrolluntersuchungen sind erforderlich, wenn die erste Röntgenaufnahme bereits eine schwere Erkrankung zeigt. Sie müssen entsprechend der Grundkrankheit, ihrem Verlauf und den therapeutischen Maßnahmen (Beatmung) in meist kurzen, gut überlegten Intervallen, mitunter sogar mehrmals täglich, wiederholt werden. Sind trotz „Atemnot" röntgenologisch anfangs noch keine faßbaren Veränderungen vorhanden, so ist wenige Stunden später zur Klärung solch eine Aufnahme zu wiederholen.

Neugeborene mit schwerer Asphyxie und mit Schock, die beatmet werden müssen, erhalten zur Versorgung und Überwachung einen zentral-venösen und oft einen arteriellen Katheter sowie eine Magensonde. Komplikationen sind bekannt und relativ häufig. Selbst bei paravenöser Lage läßt sich ein Katheter oft widerstandslos neben dem Gefäß im weichen Bindegewebe noch vorschieben (QUERFELD u. Mitarb. 1984). Es kann zu einer Gefäßruptur, zu Infektionen, zu Thrombose, Sepsis und Embolie, zu Pleuraverletzungen und sogar zum Katheterabriß kommen.

Die *röntgenologische Positionskontrolle* dieser Katheter ist unbedingt erforderlich, Fehllagen bedeuten eine Gefährdung und sind sofort zu korrigieren (SCHRANZ u. Mitarb. 1983) (Abb. **1–10**).

Indikationen bei Säuglingen: Atemwegs- und Lungenerkrankungen beginnen häufig mit Husten, Fieber, Nasenflügelatmen, einer erhöhten Atem- und Pulsfrequenz, Blässe, Unruhe, schlechtem Trinken oder gar einer Nahrungsverweigerung und Erbrechen. Wenn der physikalische Lungenbefund unsicher ist und daher in die Irre führen kann, sind unbedingt Röntgenaufnah-

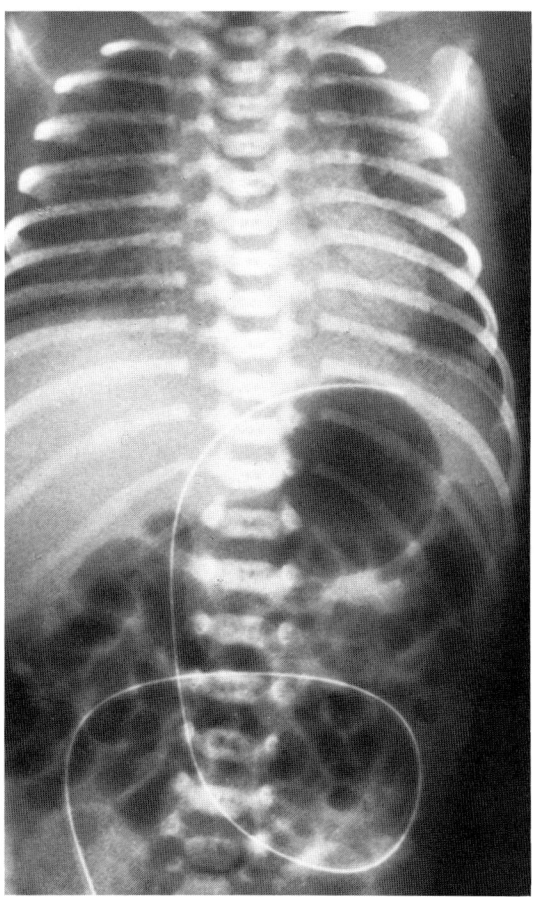

Abb. **5** Nabelvenenkatheter im linken Leberlappen: Neugeborenes mit Atemnotsyndrom, 3 Stunden alt. – Der Nabelvenenkatheter ist über den Sinus venosus bis in den linken Leberlappen vorgeschoben, der in diesem Alter bis zur linken Bauchwand reicht. Lagekorrektur erforderlich

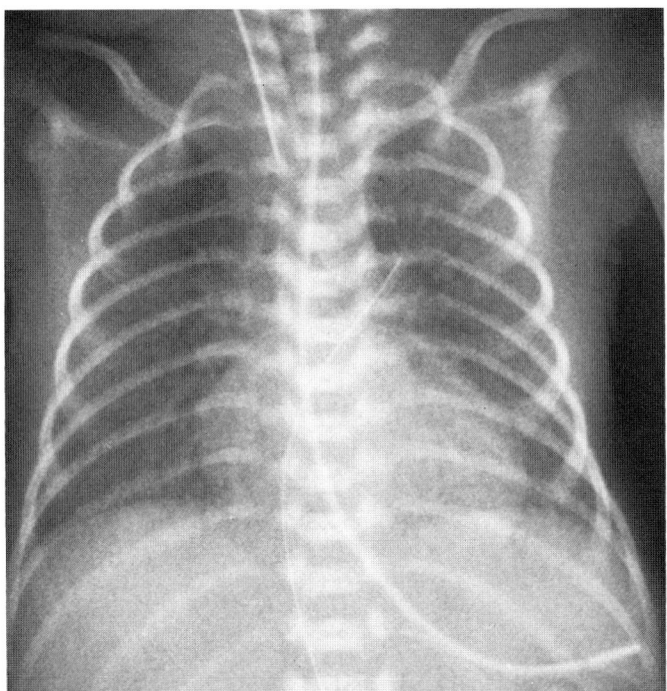

Abb. **6** Lokalisation von Trachealtubus, Magensonde und Nabelvenenkatheter: Frühgeborenes, 1. Lebenstag, 1100 g Gewicht. Atemnotsyndrom. Unreife Lunge. – Reguläre Position des Trachealtubus. Die Magensonde ist etwas zu tief eingeschoben und drückt die Magenwand zur Seite. Der Nabelvenenkatheter hat den rechten Vorhof und das Foramen ovale sowie den linken Vorhof passiert und liegt mit der Spitze in einer Lungenvene (Korrektur erforderlich)

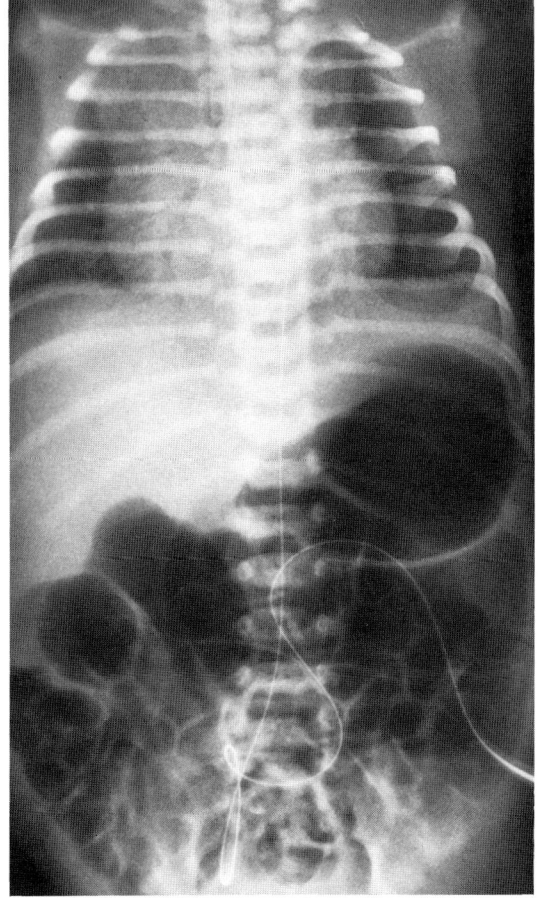

men erforderlich. Natürlich macht jede Form der akuten Atemnot eine Röntgenuntersuchung der Luftwege und der Lunge notwendig. Auch chronische Gedeihstörungen und chronische Fieberzustände bedürfen zur Abklärung einer Röntgenaufnahme. Lungenerkrankungen, die chirurgisch behandelt werden müssen, erfordern eingehende Röntgenuntersuchungen. Auch bei auffälligen Thoraxformen mit Verdacht auf eine genetisch bedingte Anomalie können Thoraxaufnahmen aufgrund charakteristischer Rippen- und Wirbelsäulenveränderungen die Zuordnung erleichtern.

Indikationen bei Kleinkindern: Husten, Fieber und Nasenflügelatmen, eine Dyspnoe und Zyanose, der Verdacht auf eine Fremdkörperaspiration und eine akute Atemwegsobstruktion sowie chronische Erkrankungen (z. B. obstruktive Bronchitis, Mukoviszidose, Gedeihstörungen) bedürfen der Röntgenuntersuchung. Primäre Malignome im Thoraxraum (z. B. Neuroblastome) oder Neoplasmen mit intrapulmonalen Absiedlungen (z. B. Wilms-Tumoren, Neuroblastome, Rhabdomyosarkome) erfordern Röntgenaufnahmen.

Abb. **7** Nabelarterienkatheter: 14 Stunden altes Neugeborenes. – Der durch die Nabelarterie eingeführte Katheter zieht an der vorderen Bauchwand abwärts, erreicht die rechte A. iliaca und die Aorta. Spitze in Höhe des 7. BWK. Günstige und ungefährliche Lokalisation zwischen Abgang des Ductus Botalli und der A. coeliaca. – Ringförmige Aufhellung im linken Unterfeld der Lunge durch Loch im Inkubatordeckel. Trachealtubus zu tief eingeführt

Abb. **8** Atelektase durch fehlerhafte Tubuslage (Neugeborenes): Der Tubus ist zu weit eingeschoben und liegt mit seinem Ende im rechten Hauptbronchus. Durch diese fehlerhafte Position kann die Luft weder in den linken Hauptbronchus noch in den rechten Oberlappenbronchus eindringen, so daß sofort eine Atelektase entsteht. Ihre Lösung erfolgte unmittelbar nach dem Zurückziehen des Tubus in seine richtige Position

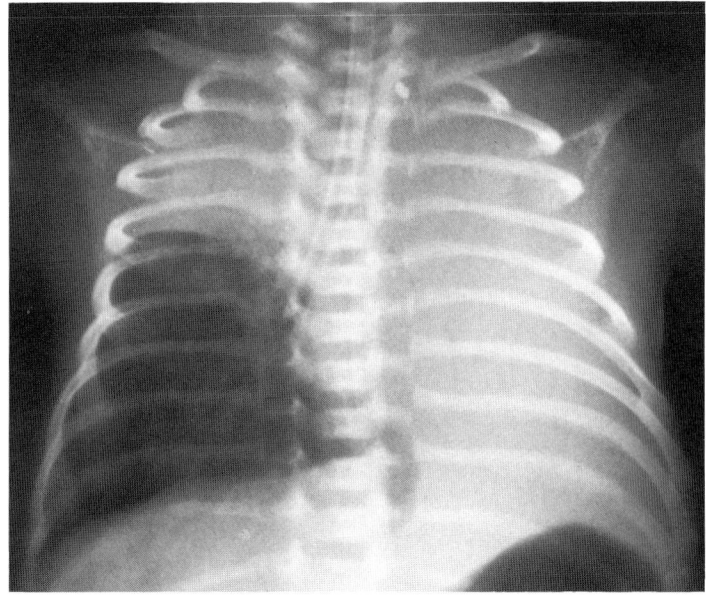

Komplikationen zytostatischer Therapie (z. B. bei Leukämie) in Form atypischer Pneumonien sind röntgenologisch gut erfaßbar.

Indikationen bei Schulkindern: Der klinische Verdacht auf eine akute oder chronische Erkrankung der Bronchien, der Lunge, der Pleura, des Mediastinums, des Zwerchfells, des Thoraxskeletts und der Thoraxwand erfordert eine Röntgenuntersuchung. Diese Notwendigkeit ergibt sich ferner bei chirurgischen Lungenerkrankungen und nach einem Thorax- und Bauchtrauma, bei auffälliger Thoraxform, bei Anomalien der Thoraxwand und der Wirbelsäule. Akute und chronische Blähzustände der Lunge (Asthma bronchiale, Mukoviszidose) sowie die Hämoptoe bedürfen einer Rönt-

genaufnahme und Kontrolluntersuchungen. Bei allen Malignomen ist nach thorakalen Absiedlungen zu fahnden.

Aufgrund einer kritischen Befundinterpretation der Übersichtsaufnahmen soll man schließlich die Indikationen zu weiterführenden röntgendiagnostischen Verfahren, ferner auch zu andersartigen Untersuchungsmethoden herleiten (BALL 1985).

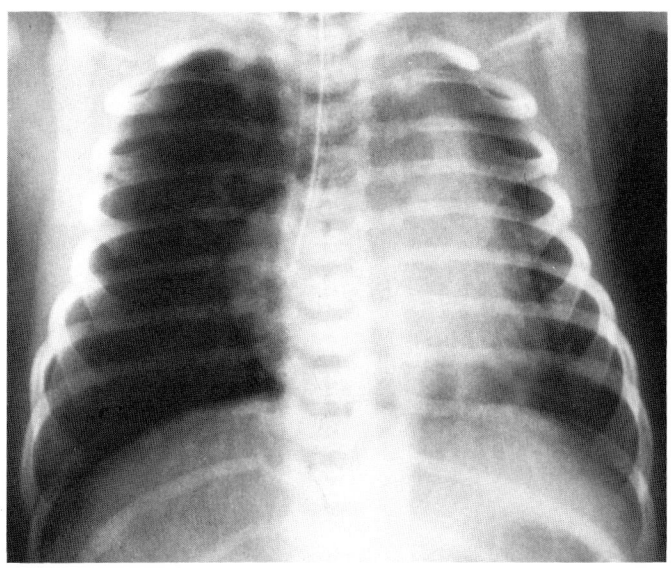

Abb. **9** Emphysem durch fehlerhafte Tubuslage (Neugeborenes): Der zu tief eingeschobene Tubus führt durch eine Ventilwirkung zu einer starken Überblähung der rechten Lungenhälfte, die sich bis in den Mediastinalraum vorwölbt. Verlagerung des Mediastinums, Minderbelüftung der linken Lunge

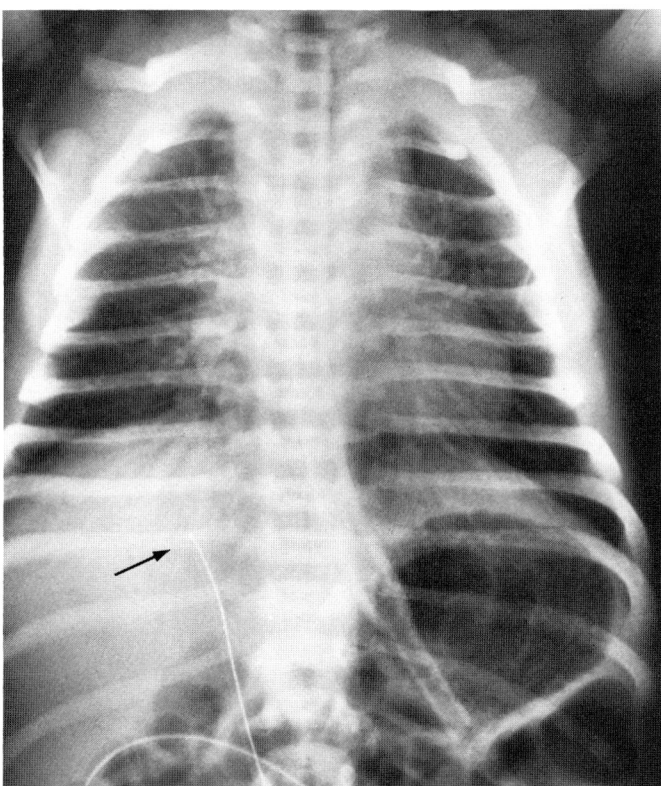

a

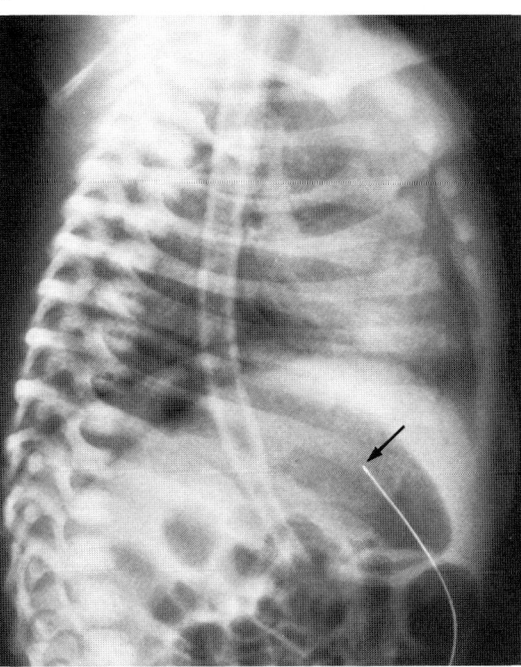

b

Abb. **10 a** u. **b**   Fehlintubation: 2 Stunden altes Neugeborenes mit Atemnotsyndrom durch Flüssigkeitslunge
a Beim Intubationsversuch wurde der Tubus (älteres Modell) versehentlich in den Ösophagus eingeschoben und liegt mit seiner Spitze im Magen. Nabelvenenkatheter mit seiner Spitze im Ductus venosus (Pfeil)
b Seitenaufnahme. – Lokalisation des Tubus dorsal der Trachea im Ösophagus. Tubusspitze im Magen. Nabelvenenkatheter im Ductus venosus (Pfeil).

Untersuchungstechnik

Allgemeines

Die Thoraxaufnahme stellt bei Kindern aller Altersstufen die wichtigste und entscheidende röntgenologische Untersuchungsmethode des Respirationstraktes dar. Sie liefert uns bei minimaler Strahlenexposition ein Maximum an objektiver Information sowie ein bleibendes Dokument für die Analyse und Beurteilung des Krankheitsverlaufs. Voraussetzung für eine ergiebige Untersuchung bleibt jedoch, daß die Besonderheiten der jeweiligen Aufnahmetechniken während der verschiedenen Altersstufen strikt beachtet werden. Schwierigkeiten eigener Art gibt es bei Neugeborenen, Säuglingen und Kleinkindern, bei denen Einsicht und Mitarbeit fehlen. Sie empfinden instinktiv Angst vor dem ungewohnten Untersuchungsraum, den Geräten und vor der Untersuchung selbst. Diese Patienten bedürfen einer behutsamen Betreuung durch die Röntgenassistentin, die Eltern oder durch eine Kinderschwester, deren Assistenz zusammen mit einigen Hilfsgeräten zur Beruhigung und Ruhigstellung notwendig ist. Älteren Kindern sollte man vorher sagen, welche Untersuchung geplant ist und wie sie ablaufen wird, um durch diese persönliche Ansprache ihr Vertrauen zu gewinnen und ihnen jede Furcht zu nehmen.

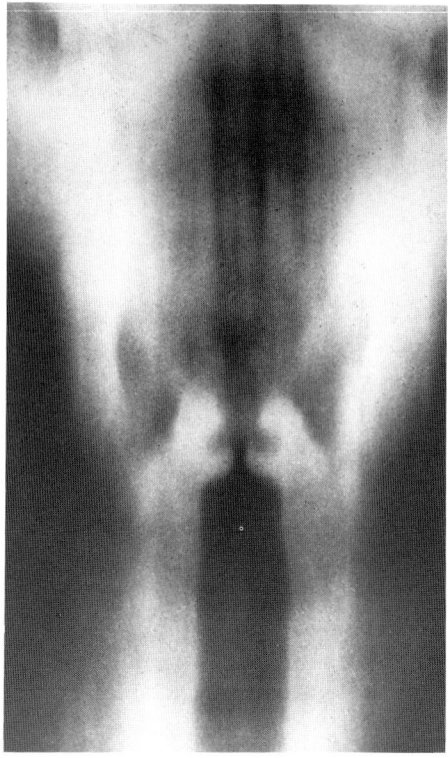

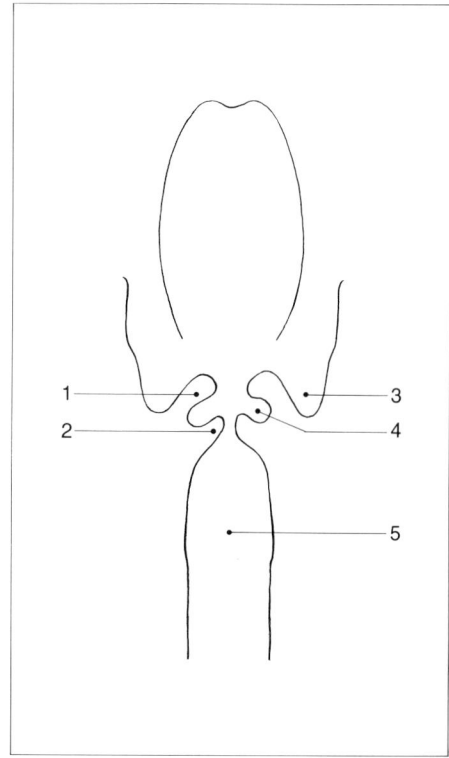

a   b

Abb. 11 a u. b Kehlkopf und Trachea: 12jähriges Kind
a Sagittale Schichtaufnahme in Phonationsstellung.
Symmetrische Form des Recessus piriformis. Gut erkennbar sind die Taschenbänder, die Sinus Morgagni
und die Stimmbänder. Bei Schichtuntersuchungen
müssen Kehlkopf und Trachea in einer Ebene parallel
zur Tischplatte liegen

b Skizze
1 = Taschenband
2 = Stimmband
3 = Recessus piriformis
4 = Sinus Morgagni
5 = Trachea

Weil ein Teil der Thoraxorgane sich aufgrund ihrer Funktionen schnell bewegt (Atmung, Herzaktion, Gefäßpulsationen) sind *kurze Expositionszeiten* erforderlich. Sie sollten bei Kindern 5 ms
nicht überschreiten, um Unschärfen der
Zwerchfellkontur und der Lungenstruktur zu vermeiden, die durch Atembewegungen und den
Herzschlag zustande kommen. Nur Apparate
höchster Leistungsklasse, die für die Röntgendiagnostik bei Kindern allgemein zu fordern sind,
liefern für diese kurzen Expositionszeiten eine
ausreichende Strahlenmenge und besitzen auch
exakte Schaltaggregate. Stehen Doppelfokusröhren zur Verfügung, so ist der größere Fokus wegen der deutlich kürzeren Belichtungszeit vorzuziehen.
Der Verwendung einer *Belichtungsautomatik* sind
Grenzen gesetzt. Sie ist besonders bei Neugeborenen und Säuglingen wegen der kleinen Thoraxdi-
mensionen problematisch bzw. unzweckmäßig.
Die jeweils persönlichen Erfahrungen mit entweder freier Belichtung oder der Verwendung einer

Belichtungsautomatik sind für die Aufnahmequalität entscheidend.
Die *Aufnahmespannung* soll je nach Apparatetyp
und Alter des Kindes bei Sagittalaufnahmen zwischen 60 (Säuglinge) und etwa 75 (Schulkinder)
kV liegen. Sie ist so zu wählen, daß ein günstiger
Kontrast erzielt wird und Feinheiten der Lungenstruktur nicht überstrahlt werden, aber hinter
dem Herzen gelegene Verdichtungen noch gut erkennbar bleiben. Für Seitenaufnahmen benötigt
man jeweils etwa 10 kV mehr oder exponiert mit
der Hartstrahltechnik. Niedrigere Spannungen
können zwar den Kontrast erhöhen, benötigen
aber längere Expositionszeiten und bringen eine
größere Oberflächendosis mit sich.
Die *Hartstrahltechnik* (ca. 110–125 kV) soll bei
Lungenaufnahmen etwa vom 9. bis 10. Lebensjahr an ausschließlich angewandt werden. Sie ermöglicht eine bessere Darstellung der Trachea
und der Hauptbronchien und kann daher
Schichtuntersuchungen häufig überflüssig machen. Mit Erfolg setzt man sie auch bei Atelekta-

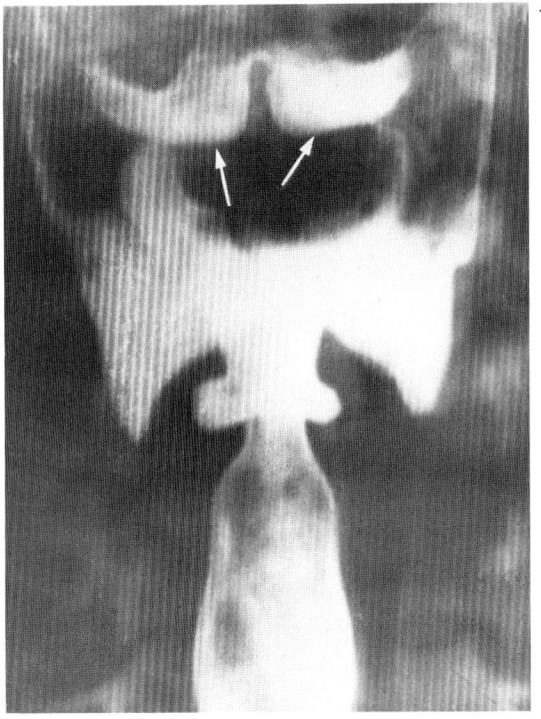

◄ Abb. 12 Kehlkopfdarstellung bei Schlucklähmung: 10jähriges Kind mit kurzdauernden Schluckstörungen während einer Meningoenzephalitis. – Durch Beschlag mit aspiriertem Kontrastmittel wird die Binnenstruktur des Kehlkopfes sichtbar. Man erkennt in symmetrischer Anordnung die Vallekel des Zungengrundes (Pfeile), die Recessus piriformes, die Sinus Morgagni und die Trachea

sen, Mittelschattenveränderungen, großflächigen Verdichtungen, Tumoren, Veränderungen innerhalb des Herz- und Zwerchfellschattens sowie für Seitenaufnahmen ein. Diagnostisch wichtige Strukturen, die sonst durch Superposition dem Nachweis entgehen können, werden leichter erfaßt. Auch läßt sich die Expositionszeit und die Oberflächendosis bei dieser Technik noch reduzieren. Es genügt ein Schachtverhältnis des Rasters von 8/40.

Die Expositionsdaten sind für Thoraxaufnahmen dann richtig gewählt, wenn man die Lungenstruktur in aller Klarheit erkennen kann. Die Brustwirbelsäule soll innerhalb des Mittelschattens sichtbar, aber nicht in allen Einzelheiten zu differenzieren sein. Mit dieser Technik kann man auch hinter dem Herzen gelegene Verdichtungen durch Summationswirkung mit dem Herzschatten gut darstellen. An der Zwerchfellposition und der Zwerchfellwölbung läßt sich ablesen, ob die Aufnahme in der erwünschten Atemphase exponiert wurde. Sorgfältige Einblendung, besonders nach kaudal, ist selbstverständlich. Die Kassetten sollen vorgewärmt sein, so daß bei Berührung mit der Brusthaut ein Erschrecken oder Muskelzittern vermieden wird.

Zweckmäßig sind *Universalfolien. Feinzeichnende Folien* bringen diagnostisch keinen Gewinn, weil die Expositionszeiten so stark ansteigen, daß die Unschärfen durch Atembewegungen und die Herz- und Gefäßpulsationen den vermeintlichen Schärfegewinn zunichte machen können. Wenn bei geringer Apparateleistung zu lange Expositionszeiten erforderlich werden und Unschärfen durch eine Veratmung oder durch Herzpulsationen entstehen, sind *hochverstärkende Folienkombinationen* (seltene Erden) von Vorteil. Die Daten für die Filmverarbeitung müssen überprüft und konstant gehalten werden. Das ganze Bilderzeugungssystem bedarf einer ständigen Funktionskontrolle (STENDER u. SAURE 1982).

Untersuchungsmethoden

Thoraxübersichtsaufnahmen

Thoraxaufnahme: Sie wird auch bei Kindern üblicherweise im p. a. Strahlengang mit einem Fokus-Film-Abstand von 150 cm angefertigt. Dabei bleibt der kleinen Dimensionen wegen die geo-

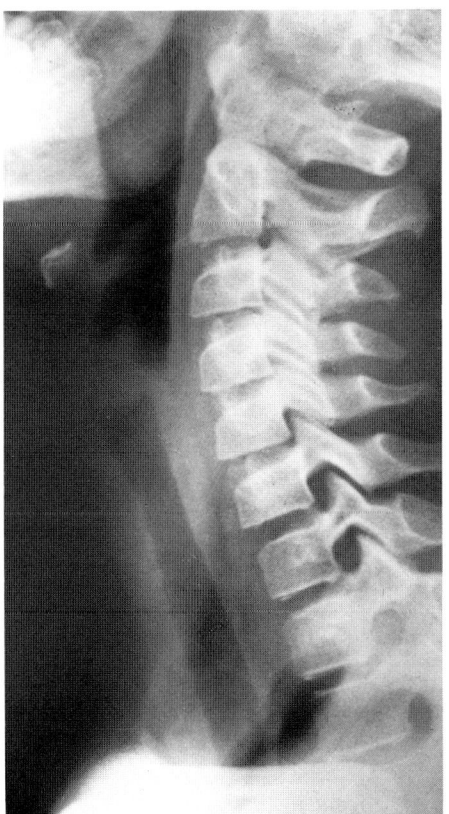

Abb. 13 Obere Trachea seitlich (12jähriges Kind): In dieser Position gelingt am besten die Darstellung der Kehlkopfstrukturen und der oberen Trachea. Die Schultern müssen herabgezogen, die Halswirbelsäule gestreckt werden

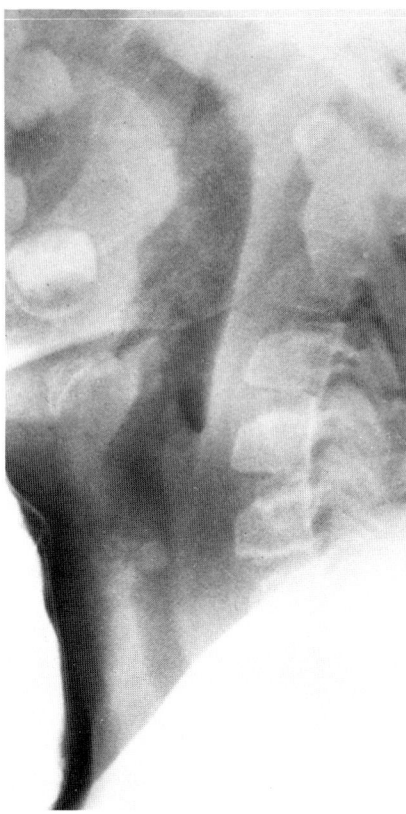

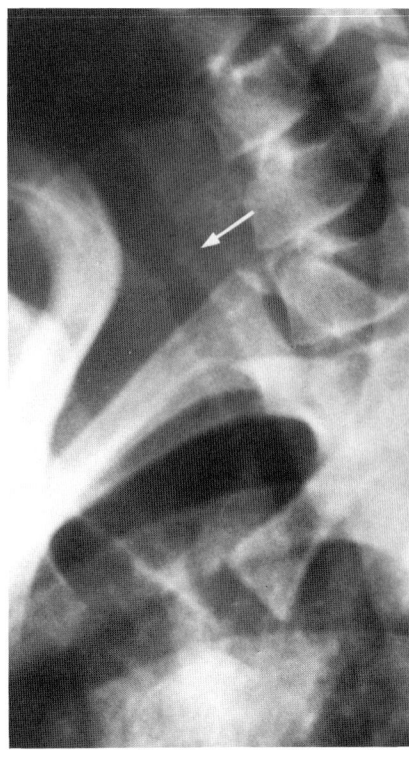

Abb. **14** Entzündliches Granulom in der Trachea: 4jähriges Kind. – Nach längerdauernder Intubation trat ein inspiratorischer Stridor auf. – Schleimhautgranulom in Form eines polypösen Tumors. Endoskopisch bestätigt (Beispiel für die Ergiebigkeit einer Seitenaufnahme)

Abb. **15** Trachealstenose nach Intubation: 7jähriges Kind. – Nach einer Herzoperation war längere Zeit eine Beatmung notwendig. – Die gezielte Aufnahme in Schrägprojektion eignet sich am besten zur Darstellung der Stenose unterhalb der oberen Thoraxapertur. Umschriebene ringförmige Einengung (Pfeil) mit prästenotischer inspiratorischer Dilatation

metrische Verzeichnung der Organe des Mittelschattens, der Lungenstruktur und der seitlichen Thoraxwand so gering, daß man sie praktisch vernachlässigen kann. Steht kein Großapparat zur Verfügung, so genügt für Säuglinge wegen des kleineren Thoraxdurchmessers auch eine Fokus-Film-Distanz von 100 cm, weil man damit die Belichtungszeit auf die Hälfte reduzieren und die Gefahr unscharfer Aufnahmen verringern kann. Für die Anfertigung dieser Standardaufnahme ist die aufrechte Position anzustreben, also die Exposition im Stehen, Sitzen oder Hängen wünschenswert.

Thoraxaufnahmen im Liegen: Sie sind manchmal bei schwerkranken und frisch operierten Kindern nicht zu umgehen. In dieser Position erscheinen Herz- und Gefäßband breiter, die Hili werden teilweise verdeckt und das Zwerchfell steht höher als üblich. Unmittelbar nach Thoraxoperationen kann man Kinder auch nicht zu einer tiefen Inspiration veranlassen.

Einige Autoren (ZSEBÖK 1958, GEFFERTH 1962 u. a.) empfahlen, bei Neugeborenen und Säuglingen die Thoraxaufnahmen allgemein in Rückenlage anzufertigen, weil sich dabei die Lagerung und die Fixierung unproblematisch gestalten. Die Autoren vertraten die Auffassung, daß diese Position nicht nur dem physiologischen Zustand besser entspricht, sondern auch keinen merklichen Einfluß auf die röntgenologische Darstellung der Thoraxorgane hat. Zwar sind bei sehr jungen Säuglingen Thoraxaufnahmen im Liegen und in aufrechter Position manchmal recht ähnlich, trotz alledem bleiben aber Aufnahmen in aufrechter Position erstrebenswert, weil dabei die Abdominalorgane nach unten sinken und leichter eine günstige Zwerchfellposition und eine bessere Lungenbelüftung erzielt wird.

Seitenaufnahmen: Sie sind bei vielen Fragestellungen hilfreich, gehören aber beim Kinde nur dann zur Standarduntersuchung, wenn im Übersichtsbild pathologische Veränderungen zu erkennen oder zu vermuten sind, deren Lokalisation wünschenswert ist. Seitenaufnahmen erleichtern die Zuordnung intrapulmonaler Prozesse zu den einzelnen Lappen oder Segmenten und sind bei

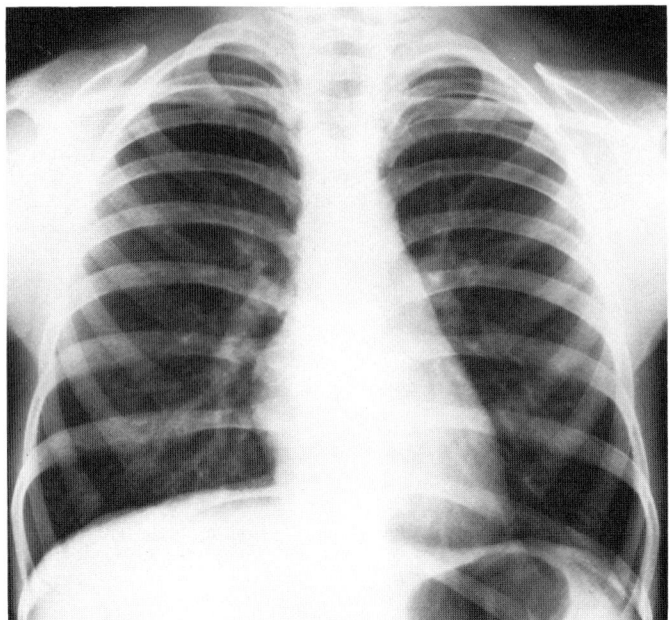

Abb. **16**   Normale Sagittalaufnahme (7jähriges Kind): Aufnahme im Stehen und in Inspiration. Regelrechte Zwerchfellposition. Dem Alter entsprechende Hiluskonfiguration. Normale Transparenz beider Lungenfelder mit guter Differenzierung der Lungenstruktur. Die Konturen des Mittelschattens sind noch wenig unterteilt. Die Aufnahmedaten sind dann richtig gewählt, wenn man im Mittelschatten die Wirbelsäule, allerdings undifferenziert, sieht und auch durch den Herzschatten die Gefäßstruktur noch sichtbar bleibt

chirurgischen Lungenerkrankungen vor und nach Thoraxoperationen unerläßlich. Man erkennt auch klarer basale und retrokardiale Lungenveränderungen, die allerdings infolge einer örtlichen Überblähung leicht überstrahlt werden können.

Wichtig sind Seitenaufnahmen bei allen Erkrankungen der Luftwege, besonders der Trachea und des Mediastinums, weil man in dieser Projektion eine gute räumliche Zuordnung erhält.

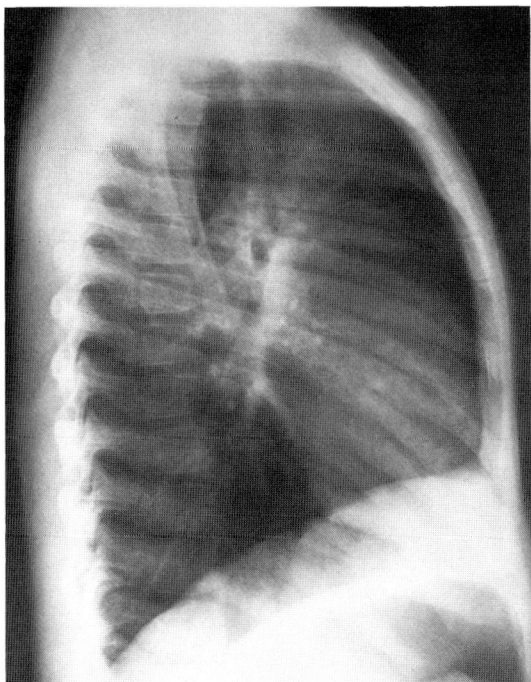

Abb. **17**   Normale Seitenaufnahme (dasselbe Kind wie in Abb. **16**): Diese Projektion ist besonders ergiebig bei der Beurteilung des retrosternalen Feldes und der retrokardialen Strukturen. Damit gelingt auch die exakte Lokalisation intrapulmonaler und pleuraler Veränderungen. Die Hilusschatten beider Seiten addieren sich zu einer geschlossenen Figur

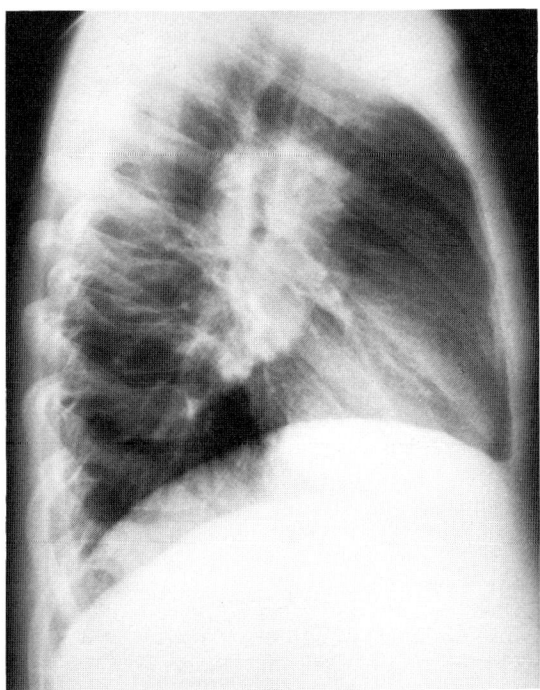

Abb. **18**   Stark vergrößerter Hilus bei Leukämie (12jähriges Kind): Erhebliche beidseitige Hilusvergrößerung durch Lymphknotenbefall. Die veränderten Lymphknoten beider Seiten addieren sich zu einer auffallend dichten und großen Hilusfigur (Beispiel für die Ergiebigkeit einer Seitenaufnahme)

Abb. **19** Basale Lungeninfiltrationen: 3jähriges Kind mit Fieber und Husten.– Die übliche p.-a. Aufnahme läßt beiderseits basal medial zwar geringfügige Infiltrationen erkennen, deren Ausdehnung und Lokalisation aber erst durch eine Zielaufnahme sichtbar wird (Abb. **20**)

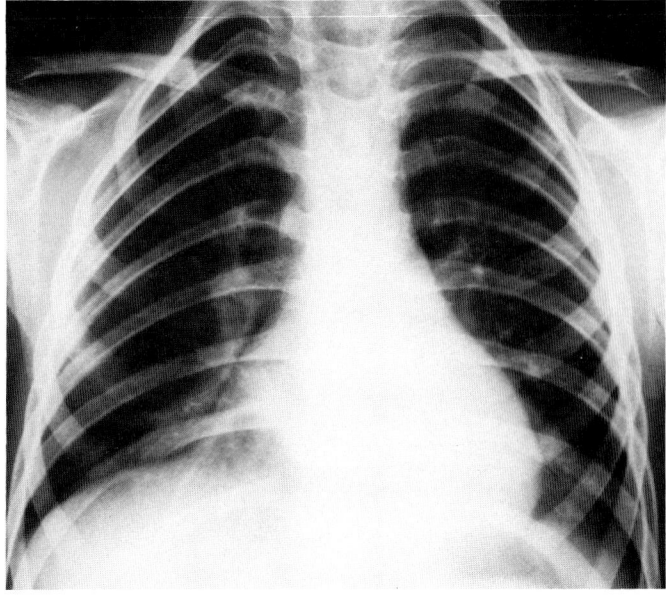

Schrägaufnahmen: Mit einer Drehung des Kindes um etwa 30–45 Grad bringen sie für die Darstellung der Trachea, der Bifurkation und der Hauptbronchien sowie bei paravertebralen und dorsalen Verdichtungen große Vorteile. Solche Aufnahmen werden erforderlich, um Stenosen der Luftröhre, ferner Veränderungen des paratrachealen Raumes nachzuweisen.

Die beste Information über *Erkrankungen der oberen Luftwege* (z. B. bei inspiratorischem Stridor) ist durch eine Seitenaufnahme des Halses zu erhalten. Sie soll zusätzlich zur üblichen Thoraxaufnahme angefertigt werden und läßt die Strukturveränderungen in allen Etagen des pharyngealen Raumes, der Epiglottis, im Kehlkopfbereich und in der subglottischen Trachea erkennen. Diagnostiziert werden können u. a. eine Epiglottitis, ein Croup, Entzündungen, Fremdkörper und Tumoren. Man darf solche Kinder während ihrer oft bedrohlichen Atemnot zum Zwecke der Röntgenuntersuchung nicht in eine Position bringen oder gar in einer solchen Position immobilisieren, die sie selbst vermeiden, z. B. dürfen Kinder mit Epiglottitis nur im Sitzen und nicht im Liegen untersucht werden (Abb. **11–18**).

Durchleuchtung der Thoraxorgane

Sie ist beim Kind lediglich als gezielte und ergänzende Untersuchung mit einer vorher präzisierten Fragestellung berechtigt und darf daher nicht der allgemeinen Orientierung oder dem Ausschluß krankhafter Veränderungen dienen. Sie wird wegen der beschränkten diagnostischen Ergiebigkeit, der subjektiven Bewertung und vor allem wegen der größeren Strahlenexposition nur noch mit besonderer Indikation (und zwar stets *nach*

Anfertigung einer oder mehrerer Lungenaufnahmen) durchgeführt.

Kinder dürfen heutzutage nicht mehr mit der konventionellen Durchleuchtungsmethode untersucht werden. Die Verwendung einer BV-Fernsehkette ergibt nicht nur eine beträchtliche Dosiseinsparung, sondern bringt auch erhebliche weitere Vorteile. Da sich die Untersuchungen in einem schwach erleuchteten Röntgenraum

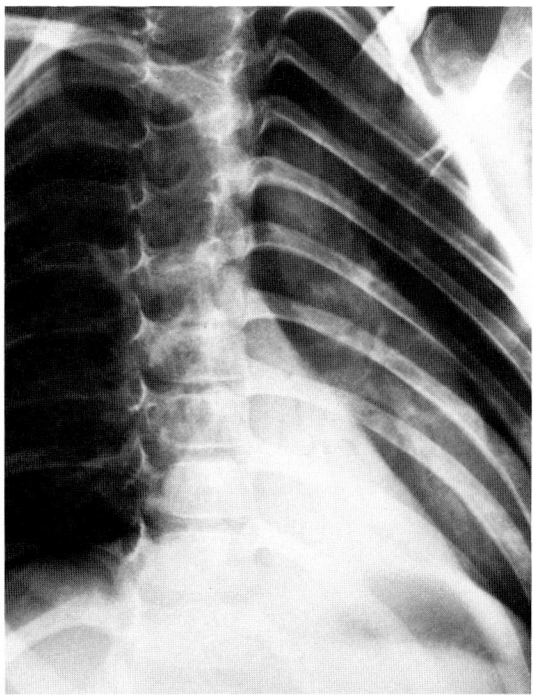

Abb. **20** Unterlappenatelektase links (Ergänzende Untersuchung zu Abb. **19**): Erst die gezielte Aufnahme in Schrägprojektion macht die Unterlappenatelektase durch Summation mit dem Herzschatten sichtbar

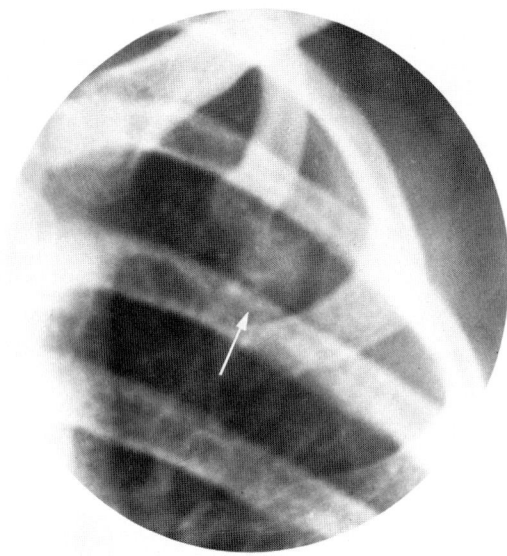

Abb. 21 Zielaufnahme eines frischen tuberkulösen Primärherdes (5jähriges tuberkulinpositives Kind): Der weiche haselnußgroße Primärherd links infraklavikulär projizierte sich im Übersichtsbild auf die erste Rippe und wurde erst durch eine Zielaufnahme (leichte Drehung, angehobene Arme) im hellen Interkostalfeld sichtbar (Pfeil)

durchführen lassen, werden die Kinder nicht mehr durch die Dunkelheit geängstigt. Das Fernsehbild ist ihnen vertraut und größere Kinder sind selbst in der Lage, das Durchleuchtungsbild auf dem Monitor mit Interesse zu verfolgen. Alle Durchleuchtungsphasen können mit einem *Bandspeicher* festgehalten werden. Sie sind dann sofort abrufbar, durch wiederholtes Betrachten besser zu analysieren und können einem größeren Kreis zugänglich gemacht werden. Aber selbst mit modernem Instrumentarium ist eine Thoraxdurchleuchtung für das Kind immer noch mit einer etwa 3- bis 4mal größeren Strahlenexposition verbunden, als es

Thoraxaufnahmen in zwei Ebenen mit sich bringen (FENDEL 1969).

Bei einer Durchleuchtung mit präzisierter Fragestellung soll sich die Untersuchung allein auf das diagnostische Problem beschränken. Geklärt werden können besonders Belüftungsstörungen durch eine Ventilbronchostenose, Veränderungen der Zwerchfellbeweglichkeit, pathologische Pulsationen u. a. Ein kleines Durchleuchtungsfeld, kurze Durchleuchtungszeiten, Hin- und Herdrehen des Kindes während der Untersuchung, Beobachtungen bei tiefer In- und Exspiration (bei Säuglingen und Kleinkindern während des Schreiens) sind wichtig, um die pathologische Zwerchfellbeweglichkeit oder ein Mediastinalwandern zu erkennen.

Die Durchleuchtung von Säuglingen und unruhigen Kleinkindern ist besonders mühsam, weil solche Kinder nicht in der gewünschten Position verbleiben und Drehmanöver schwierig zu bewerkstelligen sind. Mehrere Haltevorrichtungen zur Fixierung und Positionierung stehen zur Verfügung (Diagnost 73 P mit C-Bogen und Junior-Diagnost der Fa. Philips, Infantoskop der Fa. Siemens u. a.), deren Verwendung allerdings einen zusätzlichen Zeitaufwand verlangt. Hilfsgeräte erübrigen sich häufig, wenn man die Säuglinge im Liegen durchleuchtet, was kaum Nachteile mit sich bringt. Die Arme werden dabei nach oben gebracht und von einer Halteperson an den Kopf angelegt, so daß mit dieser Assistenz eine bequeme Drehung in alle Durchmesser möglich ist.

Während einer Durchleuchtung sollen *Zielaufnahmen* angefertigt werden, falls auf den üblichen Thoraxbildern umschriebene pathologische Veränderungen oder kleine Herdbildungen infolge einer Überlagerung durch Rippen oder Weichteile nicht einwandfrei zur Darstellung kommen. In solchen Fällen kann man die während der Durchleuchtung erkannten Veränderungen bei günstiger Atemphase und in bester Freiprojektion bildlich gut festhalten. Dafür eignen sich besonders umschriebene Verdichtungen in den Spitzenfeldern, hinter den Schlüsselbeinen und im retrokardialen Raum (Abb. **19–21**).

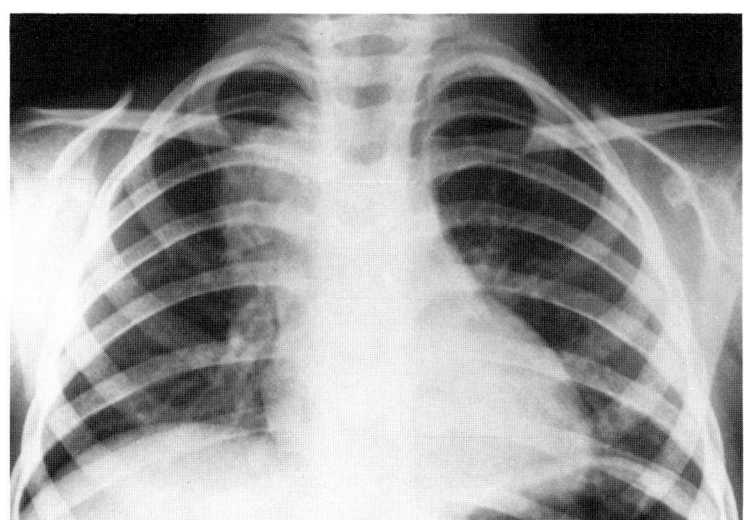

Abb. **22** Vergrößerung der paratrachealen Lymphknoten, Übersichtsaufnahme (3jähriges tuberkulinpositives Kind): Flächige Verschattung rechts paratracheal, die keine weitere Differenzierung erlaubt

Schichtuntersuchungen

Als spezielle Indikation gilt die Darstellung zahlreicher Veränderungen an den großen Luftwegen und den Hiluslymphknoten, von Abszessen und anderen Hohlräumen, die Differenzierung großflächiger Verschattungen und Lungenmißbildungen, die Suche nach pulmonalen Metastasen und die Analyse von Mediastinal- und Lungentumoren. Die Untersuchung läßt sich nur erfolgreich durchführen, wenn die Kinder ruhig liegen und den Atem anhalten können bzw. nicht forciert atmen. Man soll älteren Kindern den Schichtvorgang (ohne Röntgenstrahlung) mehrmals vorführen, um sie mit der Untersuchung vertraut zu machen. Schichtuntersuchungen sind heute seltener als früher erforderlich, weil ein Teil der erwünschten Informationen bereits durch Hartstrahl- und Zielaufnahmen gewonnen werden kann.

Da Säuglinge und Kleinkinder den Atem nicht anhalten, hat man eigentlich nur bei der tomographischen Untersuchung zwerchfellferner Gebilde (Hilusregion, Mediastinum, Oberfelder) Aussichten auf nicht veratmete Aufnahmen. Auch darf der Pendelwinkel nicht zu groß sein (ca. 30 Grad), um die Expositionszeit so kurz wie möglich zu halten. Gute Ergebnisse werden daher auch mit der *Zonographie* erzielt. Hierbei stellt die kurze Belichtungszeit den entscheidenden Gewinn dar. Säuglinge und Kleinkinder bedürfen gelegentlich einer

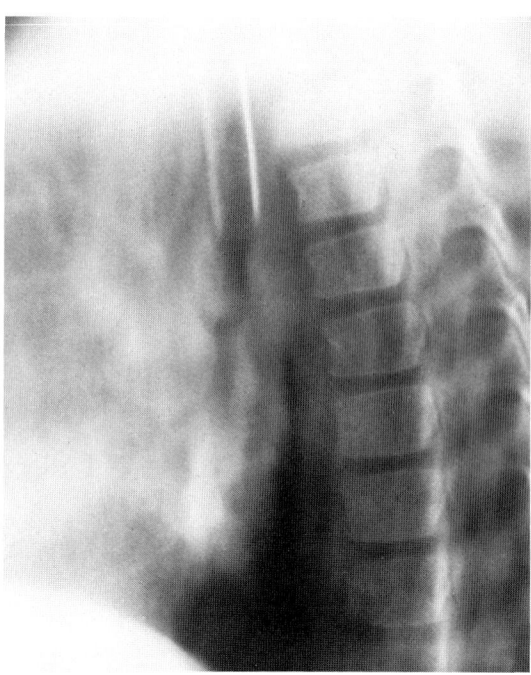

Abb. **24** Schichtuntersuchung der Trachea in Schrägposition: 3jähriges Kind mit laryngotrachealer Papillomatose. Nach Abtragung der einzelnen Geschwülste traten immer wieder Papillome, vor allem in der unteren Trachea und im Bifurkationsbereich auf. – Der Trachealverlauf, die Bifurkation und die beiden Hauptbronchien werden gut sichtbar und sind durch Papillome umschrieben verändert

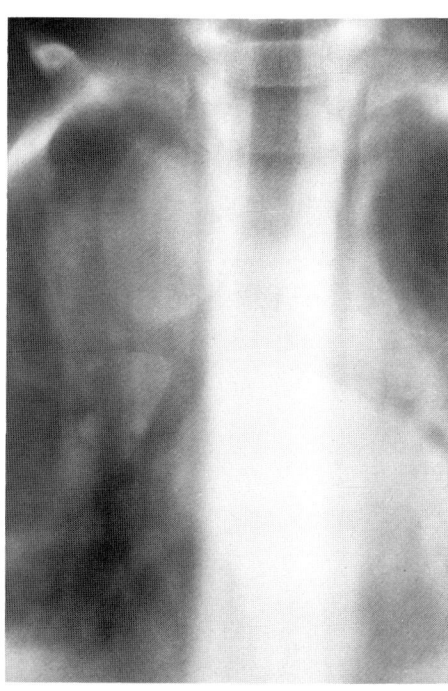

Abb. **23** Vergrößerung der paratrachealen Lymphknoten, Tomogramm (dasselbe Kind wie in Abb. **22**): Tomographisch lassen sich im rechten Hilus, vor allem rechts paratracheal erheblich vergrößerte Lymphknoten nachweisen (Beispiel für die Ergiebigkeit einer zusätzlichen Schichtuntersuchung)

leichten Sedierung (z. B. Chloralhydrat). Aus Gründen der Strahlenreduktion empfiehlt sich manchmal die Anwendung der *Simultantomographie*, die allerdings Einschränkungen bei der Darstellung feiner Strukturen mit sich bringt.

Die Schichtuntersuchung der Hilusregion kann auch in einer *Schräglage von 55 Grad* durchgeführt werden (MIKITY u. WIELER 1980). Diese Projektion bietet als Vorteil eine besonders gute Darstellung der Trachea, der Bifurkation und der Hauptbronchien, des Hilus mit seinen Lymphknotenveränderungen, der perihilären Region, des Mediastinums sowie der Äste der A. pulmonalis. Das Kind wird dazu in eine halbrechte bzw. halblinke Position gedreht und die Schräglage durch Zellstoffkissen oder einen Holzkeil unterstützt (BERNARD u. Mitarb. 1967, SNOPEK 1984) (Abb. **22–24**).

CT-Untersuchungen

Sie haben eine erhebliche Bedeutung bei vielen intrathorakalen Erkrankungen erlangt, weil Querschnitte dargestellt werden können. Sie sind dann notwendig, wenn alle üblichen diagnostischen Verfahren keine Klarheit oder nur widersprüchliche Ergebnisse gebracht haben. Aber in

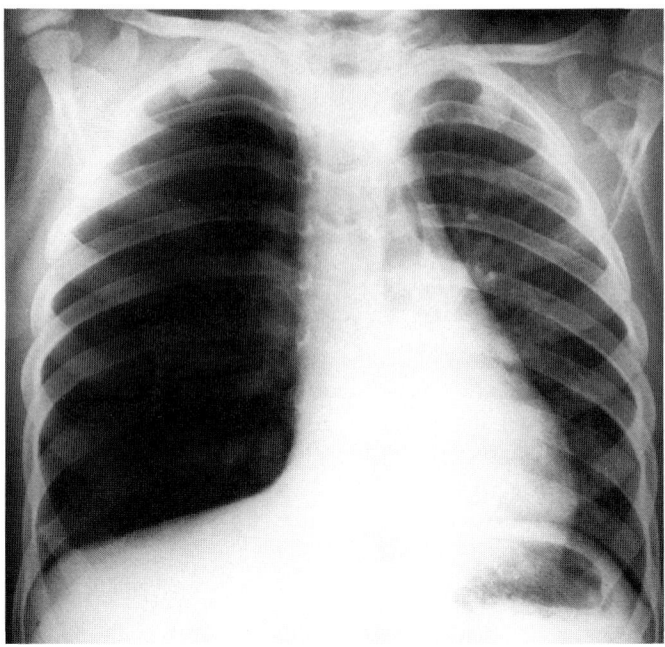

Abb. **25** Große Lungenzyste, Übersichtsaufnahme: 2½jähriges Kind mit asymmetrischer Thoraxform, Dyspnoe bei Anstrengungen. – Die rechte Thoraxhälfte ist vergrößert, das Zwerchfell abgeflacht. Erheblich verstärkte Transparenz der rechten Lunge mit Reduktion der Hilus- und Lungenzeichnung. Die überblähte Lunge reicht weit in das vordere Mediastinum. Mittelschatten nach links verlagert

jedem Einzelfall sind der Nutzen, das Risiko und der Aufwand (Zeitaufwand, Kosten) gegeneinander abzuwägen. Als spezielle Belastung sind zu erwähnen: Säuglinge und Kleinkinder bedürfen einer Sedierung und Immobilisation. Es besteht die Gefahr einer Unterkühlung. Die Kontrastmittelgabe ist nicht ohne Risiko. Auch darf wegen eines möglichen Erbrechens bei Kontrastmittelgabe einige Stunden vor der Untersuchung keine Nahrung mehr verabfolgt werden. Die Hautdosis wird je nach Gerätetyp von FEARON u. VUCICK (1985) mit 1,1–2,4 rad angegeben. Weitere Probleme bestehen bei Neugeborenen, Säuglingen und Kleinkindern darin, daß deren Atmung nicht angehalten und nicht kontrolliert werden kann. Nur Geräte mit kurzer Scan-Zeit bieten Aussicht auf eine ergiebige Untersuchung. Auch bereitet der kleine

Thorax bei Neugeborenen und Säuglingen spezielle aufnahmetechnische Schwierigkeiten. Aber die genannten Risiken und Besonderheiten sind in vielen Fällen gering im Vergleich zum diagnostischen Gewinn (KIRKS 1984, MILLER u. Mitarb. 1985).
Bei mehreren anatomischen Strukturen des Respirationstraktes und deren Veränderungen kann die CT-Untersuchung bei Kindern besonders ergiebig sein. Hierzu gehören die *Luftröhre* mit den *Hauptbronchien*, die *Lunge*, der *Mediastinalraum* und die *Thoraxwand* (Abb. **25** und **26**).
Trachea und Hauptbronchien lassen sich bei Kompression von außen mit entsprechender Verlagerung sowie bei im Lumen gelegenen Tumoren besonders gut beurteilen.
In der *Lunge* wird die Suche bzw. der Ausschluß

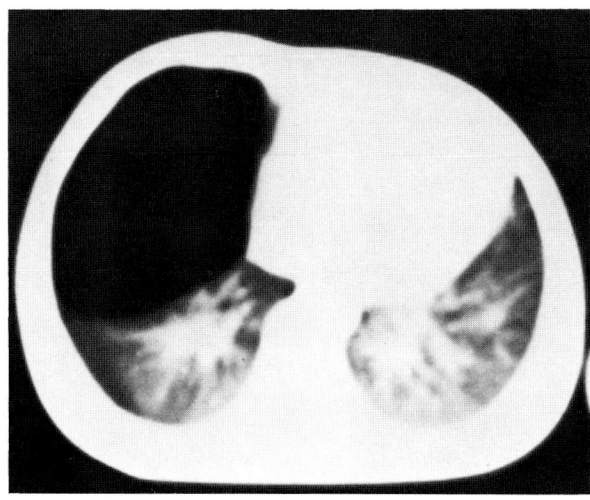

Abb. **26** Große Lungenzyste, CT-Untersuchung (dasselbe Kind wie in Abb. **25**): Vorgewölbte asymmetrische Thoraxwand. Ventral gelegener luftgefüllter Hohlraum. Die Restlunge ist nach dorsal verlagert und zusammengedrückt, ein Pneumothorax damit unwahrscheinlich

von Metastasen bei bekannten malignen Tumoren (Wilms-Tumoren, osteogenem Sarkom, Rhabdomyosarkom u. a.) vor allem bei einer geplanten Resektion zuverlässiger. Die CT-Untersuchung ist der konventionellen Tomographie bei pleura- und zwerchfellnahen (posterior-inferioren) Absiedlungen sowie retrosternalen und retrokardialen Veränderungen meist überlegen. Durch den frühen Nachweis von Tumorverkalkungen noch vor ihrer Darstellbarkeit mit Hilfe einer Nativaufnahme ist bei Neuroblastomen eine frühere Tumordifferenzierung zu erreichen.

Im *Mediastinum* gelingt die Begrenzung von Tumoren und die Differenzierung tumorähnlicher Strukturen besser als mit konventioneller Technik, ferner ist die Suche nach okkulten Tumoren aussichtsreicher. Der retrosternale Raum und der retrokardiale Raum ist auch der Diagnostik gut zugänglich.

Bei *Pleura- und Thoraxwandveränderungen* im Rahmen von Neoplasien und Entzündungen kann man leichter unterscheiden, ob ein Erguß oder eine Metastase vorliegt (KIRKS u. KOROBKEN 1980).

Bronchographie

Die Indikation für eine Bronchographie ist bei Kindern heutzutage streng zu stellen, weil die erhoffte Information oft schon durch gezielte Aufnahmen und die Hartstrahltechnik, durch Schicht-, CT- und Funktionsuntersuchungen zu erhalten ist. Allerdings benötigt ein Thoraxchirurg gelegentlich darüber hinaus Informationen, die nur die Bronchographie liefern kann. Sie ist auch gerechtfertigt, wenn durch die Untersuchung Zweifel über die Indikation zu einem Eingriff beseitigt werden sollen. Bronchogramme vermögen zwar Strukturveränderungen im Tracheobronchialsystem aufzudecken, können aber nichts über die Lungenfunktion und kaum etwas über die Rückbildungsfähigkeit der einzelnen Läsionen aussagen. Es ist jeweils abzuwägen, ob dabei die Bronchographie oder die Bronchoskopie oder gar die Kombination beider Verfahren im Rahmen derselben Untersuchung diagnostisch erforderlich sind.

Als Indikation gelten der Verdacht auf Bronchiektasen, Bronchusstenosen unspezifischer und spezifischer Art, Fisteln, tracheobronchiale Tumoren, Tracheal-, Bronchial- und Lungenanomalien, schwere Folgen einer Fremdkörperaspiration und die Hämoptyse. Kontraindiziert ist die Untersuchung bei einer respiratorischen Insuffizienz, weil durch die Bronchographie die Lungenfunktion vorübergehend zusätzlich beeinträchtigt wird (Abb. **27–29**).

Wir führen die Bronchographie bei Säuglingen, Klein- und jungen Schulkindern in Intubations-

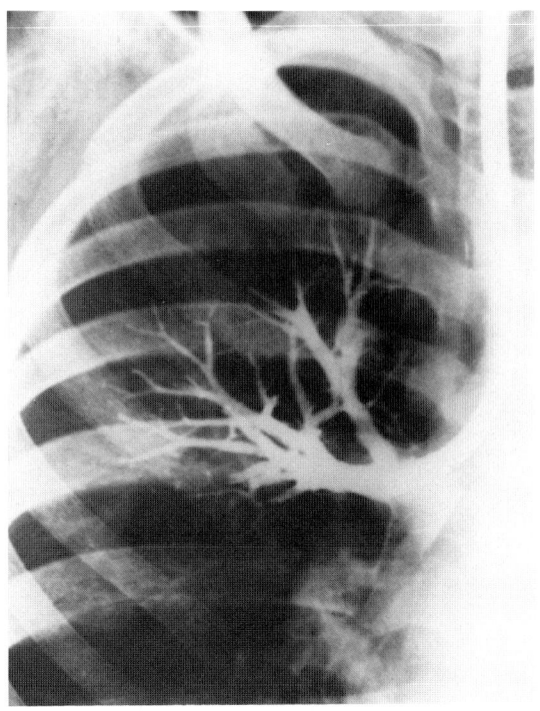

Abb. **27**   Gezielte Bronchographie des rechten Oberlappens (11jähriges Kind): Die gezielte Untersuchung (Metras-Katheter) erlaubt eine überlagerungsfreie Darstellung des apikalen (1) Segmentbronchus. Die beiden anderen Segmentbronchien (2 und 3) überlagern sich etwas

narkose, bei älteren Kindern gelegentlich auch nach Lokalanästhesie jeweils in Form einer gezielten Untersuchung unter Durchleuchtungskontrolle mit Metras-Kathetern (bei Säuglingen mit dünnen Gummikathetern) durch. Eine Sekretentleerung (Abhusten, Hängelage) ist vor der Untersuchung unbedingt erforderlich. Als Kontrastmittel werden wäßrige Suspensionen in möglichst kleiner Menge verwendet (z. B. Hytrast, Dionosil). Erwünscht ist lediglich ein Beschlag des Tracheobronchialbaumes unter Vermeidung einer kompletten Lumen- und einer Alveolarfüllung. Pro Untersuchung soll nur das Bronchialsystem eines Lungenlappens, höchstens einer Lungenhälfte dargestellt werden, um die vorübergehende Funktionseinschränkung zu begrenzen und pathologische Befunde überlagerungsfrei darstellen zu können. Zielaufnahmen in verschiedenen Projektionen sowie In- und Exspirationsaufnahmen ergeben zusammen mit Übersichtsaufnahmen klare Hinweise auf die Bronchialveränderungen und deren Lokalisation. Schwere Läsionen bleiben unerkannt, wenn die Bronchien mit Sekret gefüllt sind und das Kontrastmittel diese Lumina nicht erreichen kann (BRÜNNER 1967, MERADJI u. KERREBIJN 1976, POZNANSKI 1976, SNOPEK 1984).

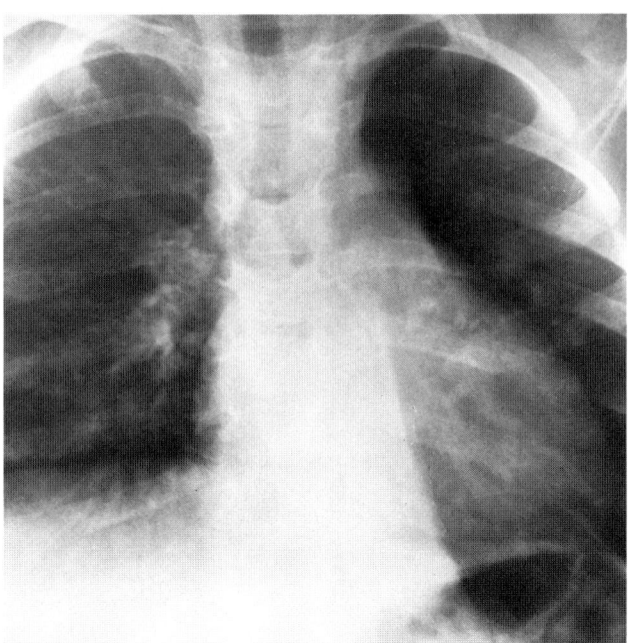

Abb. **28** Bronchiektasen, Zielaufnahme: 4jähriges Kind mit rezidivierenden fieberhaften Lungeninfektionen. – Dreieckförmige paravertebrale Verdichtung links basal durch einen geschrumpften Unterlappen. Die Restlunge ist kompensatorisch überbläht

Pulmonalisangiographie

Die *Lungenangiographie* ist, abgesehen von kardialen oder kombinierten Anomalien, indiziert bei Verdacht auf Pulmonalisangiome (arteriovenöse Fisteln), die als „Tumor" imponieren. Sie ist ferner sinnvoll und ergiebig bei einigen Gefäßveränderungen im Gefolge chronischer Lungen-

erkrankungen, bei Tumorverdacht, besonders aber bei Verdacht auf die Agenesie einer Pulmonalarterie (Lungenaplasie, Lungenhypoplasie) und beim pathologischen Verlauf einer Pulmonalarterie. Anomalien des venösen Rückflusses (totale oder partielle Fehleinmündung der Lungenvenen) ergeben weitere Indikationen. Die Untersuchung gilt auch als wichtige diagnostische

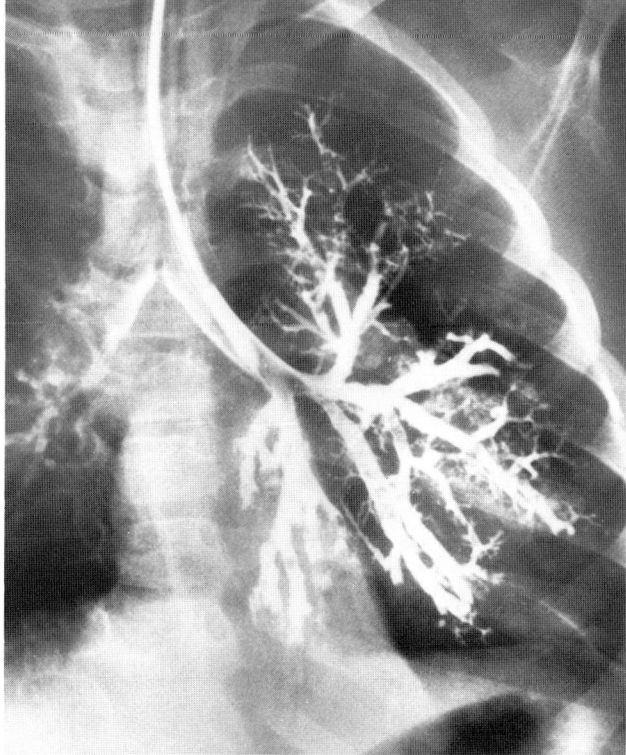

Abb. **29** Bronchiektasen, Bronchographie (dasselbe Kind wie in Abb. **28**): Gezielte Bronchographie des linken Unterlappens, der erheblich geschrumpft ist. Erweiterte Segmentbronchien, die Sekret enthalten und sich daher nicht bis zu ihrem Ende füllen lassen. Die anschließende Darstellung des linken Oberlappens ergab zusätzlich eine Bronchiektasie in der Lingula

Abb. **30a** u. **b** Zwerchfellhernie links (Bochdalek-Typ) (10 Monate alter Säugling): Schwere Dyspnoe während der Neugeborenenperiode, die Erkrankung wurde aber nicht diagnostiziert. Jetzt Tachypnoe und gelegentlich Erbrechen

a In der linken Thoraxhälfte ein System unterschiedlich großer Aufhellungen, die bis ins Spitzengebiet und in das Mediastinum reichen. Der Mittelschatten ist erheblich nach rechts verlagert, das linke Zwerchfell läßt sich nicht abgrenzen

b Die Kolonfüllung zeigt, daß große Teile des proximalen Dickdarms innerhalb der linken Thoraxhälfte liegen. Auch große Dünndarmabschnitte befinden sich intrathorakal (Beispiel für die Notwendigkeit einer zusätzlichen Untersuchung des Magen-Darm-Traktes)

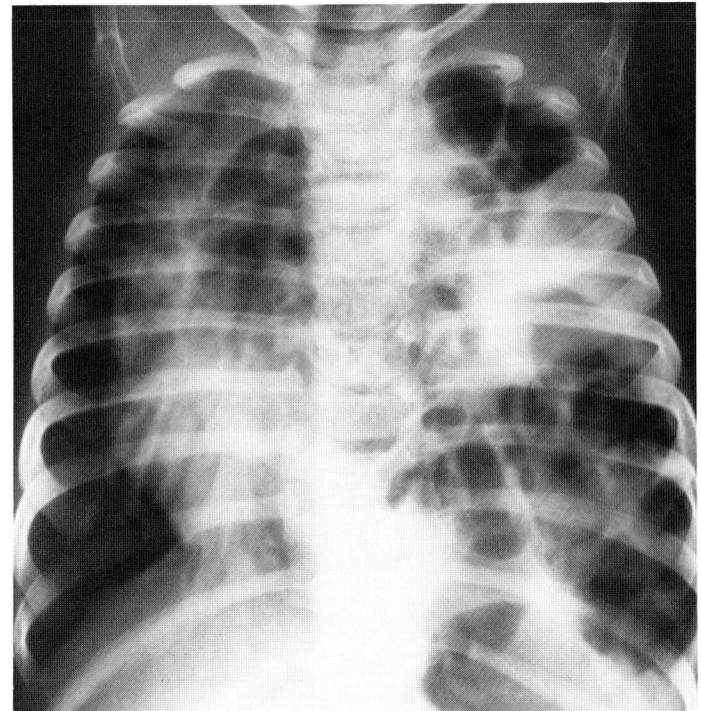

a

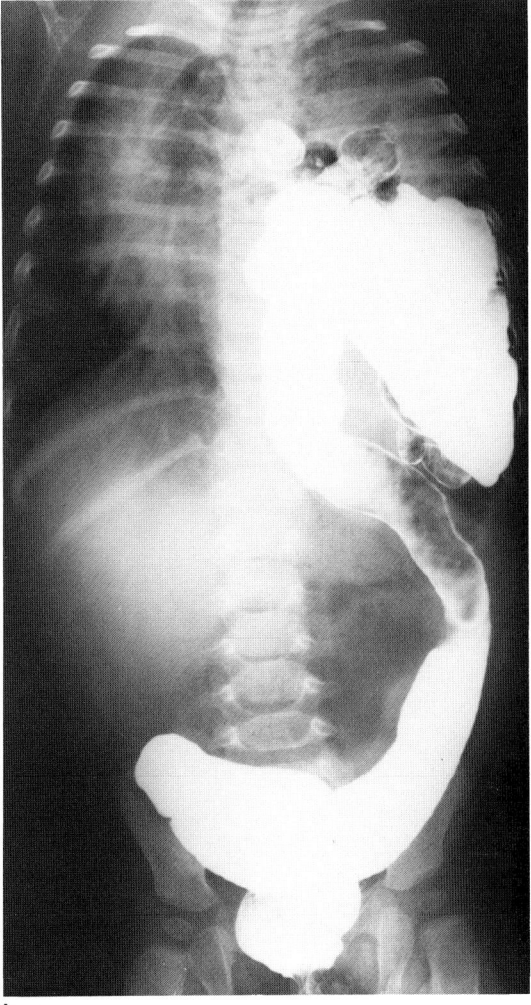

b

Methode vor thoraxchirurgischen Eingriffen und unterscheidet sich in der technischen Durchführung prinzipiell nicht von derjenigen bei Erwachsenen. Sie wird als periphere Angiographie (vom Arm aus), meist aber als *selektive Dextrokardiographie* oder als *selektive Pulmonalisangiographie* vorgenommen. Gelegentlich ist zusätzlich eine *Aortographie* (Lungensequestration) erforderlich (LEFEBVRE u. PLAINFOSSE 1967, STANLEY u. MILLER 1982).

Die Belüftung und Durchblutung der Lungen können mit Hilfe von *Isotopen* untersucht werden. Lokale, einseitige oder diffuse Störungen der Perfusion und der Ventilation werden z.B. mit Technetium 99m bzw. mit Xenon 133 nachgewiesen (TREVES 1985).

Die *Darstellung der Speiseröhre und des Magens* evtl. auch des Kolons mit Kontrastmittel ist bei einer größeren Anzahl von Lungenerkrankungen, von Zwerchfellanomalien und Mediastinalveränderungen unumgänglich. Hierher gehören insbesondere Fistelverbindungen zwischen Ösophagus und Trachea, Positionsänderungen oder Hernien des Zwerchfells und Erkrankungen im Mediastinalraum, sei es infolge von Fisteln, Verlagerungen, einer Lungenschrumpfung und Tumoren sowie angeborenen und erworbenen Herzfehlern (LASSRICH u. PRÉVÔT 1983) (Abb. **30–32**).

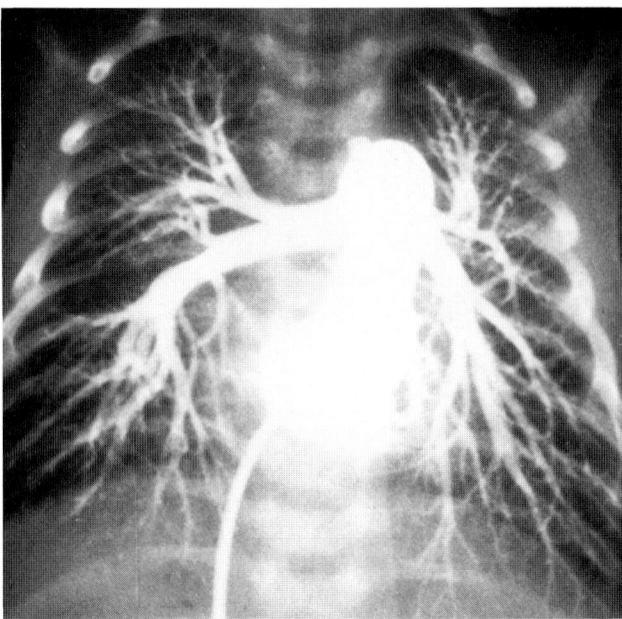

Abb. **31** Normale Lungenangiographie (1 Monate alter Säugling): Injektion des Kontrastmittels in den rechten Ventrikel. Normaler Abstrom in beide Äste der A. pulmonalis. Kaliber, Lage und Anordnung aller Gefäßaufzweigungen sind normal

Besonderheiten bei Frühgeborenen (Intensivstation), Neugeborenen und Säuglingen

Schwerkranke Frühgeborene, Neugeborene und Säuglinge müssen häufig unter schwierigen Bedingungen (im Inkubator oder Bett) auf der Intensivstation untersucht werden. Diese ungünstigen Voraussetzungen erfordern einen fahrbaren und *leistungsfähigen* Röntgenapparat (z. B. Kondensatorapparat), der zum kranken Kind gebracht werden kann. Er liefert dank seiner kurzen Expositionszeiten (2–3 ms) trotz hoher Atemfrequenz scharfe Aufnahmen. Während die Kassette in ein steriles Tuch geschlagen und unter den Thorax geschoben wird, kann das Kind bei einer solchen Röntgenuntersuchung weiter beatmet und mit Infusionen versorgt werden. Bei diesem Vorgehen vermeidet man sowohl eine Unterkühlung als auch eine Schädigung durch den Transport in die Röntgenabteilung. Unter solchen Bedingungen fällt auch der Entschluß leichter, Kontrollaufnahmen in ausreichender Zahl anzufertigen. Eine sorgfältige Einblendung und die Wahl einer adäquaten Aufnahmespannung von etwa 50–60 kV bei 100 cm Fokus-Film-Abstand sind erforderlich, um bei diesen Kindern Aufnahmen

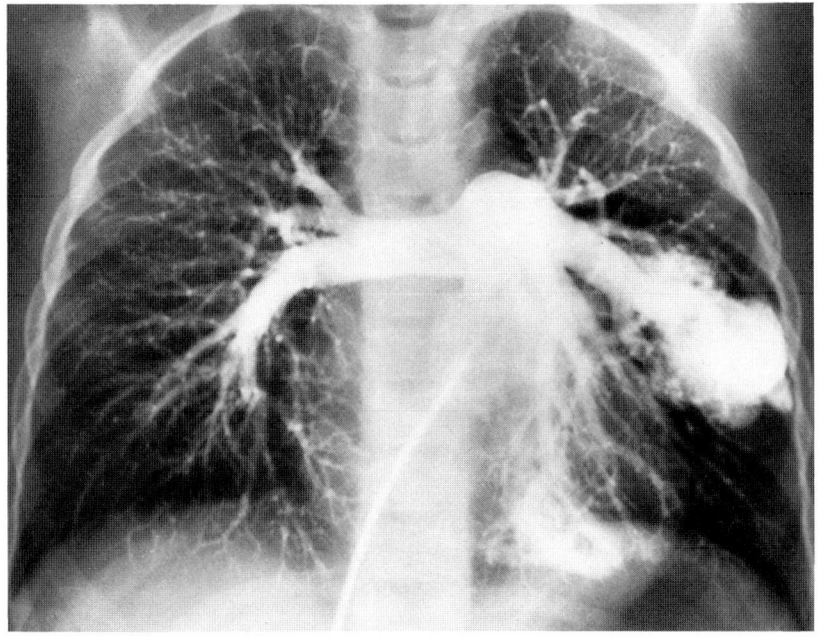

Abb. **32** Arteriovenöse Fistel (7jähriges Kind mit leichter Zyanose): Kontrastmittelinjektion in den Ausflußtrakt des rechten Ventrikels. Rasche Füllung eines Gefäßkonvoluts über breite zuführende Arterien in der linken Lungenhälfte (Beispiel für die Ergiebigkeit einer Lungenangiographie)

Abb. **33** Thoraxaufnahme in Exspiration (Neugeborenes, 1. Lebenstag): Die Aufnahme in tiefer Exspiration läßt überhaupt keine beatmete Lunge erkennen, so daß eine schwerwiegende Erkrankung vorgetäuscht wird. Die Kontrollaufnahme (unmittelbar anschließend) in guter Inspiration zeigte aber normale Verhältnisse

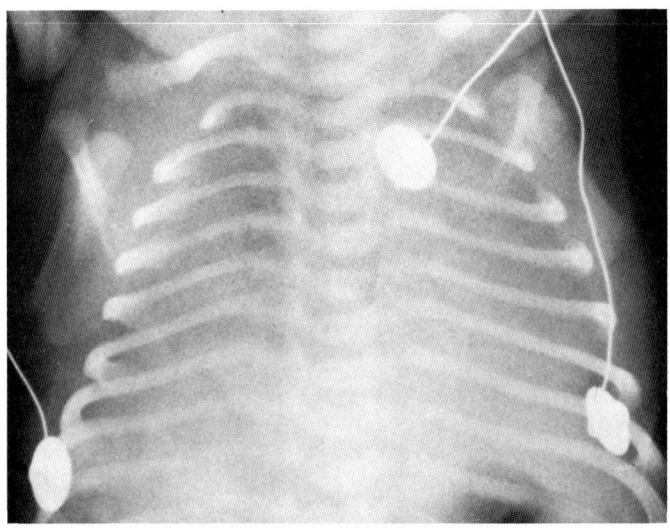

Abb. **34** Thoraxaufnahme beim Kleinkind – Exspiration (15 Monate altes Kind): Transparenzminderung beider Lungenhälften medial. Stark verbreiterter Mittelschatten. Der Thymus weicht nach beiden Seiten aus. Erschwerte Beurteilung der Lungenstruktur und der Mediastinalorgane

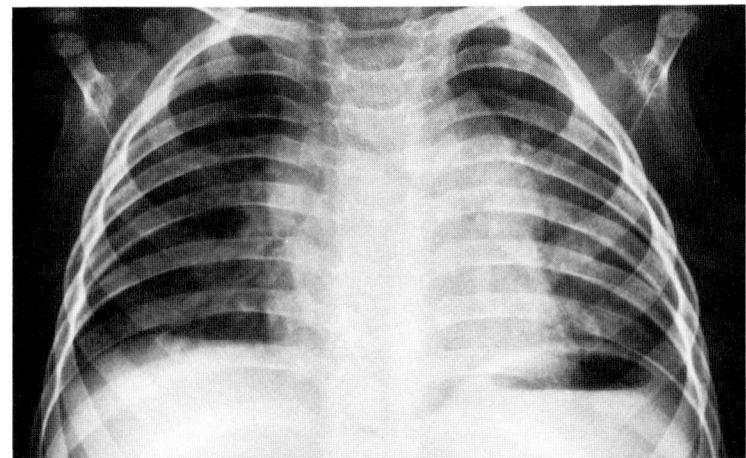

Abb. **35** Thoraxaufnahme beim Kleinkind – Inspiration (dasselbe Kind wie in Abb. **34**): Bei guter Inspiration ist die Lunge normal transparent. Der Mittelschatten wird gestreckt und erscheint jetzt unauffällig

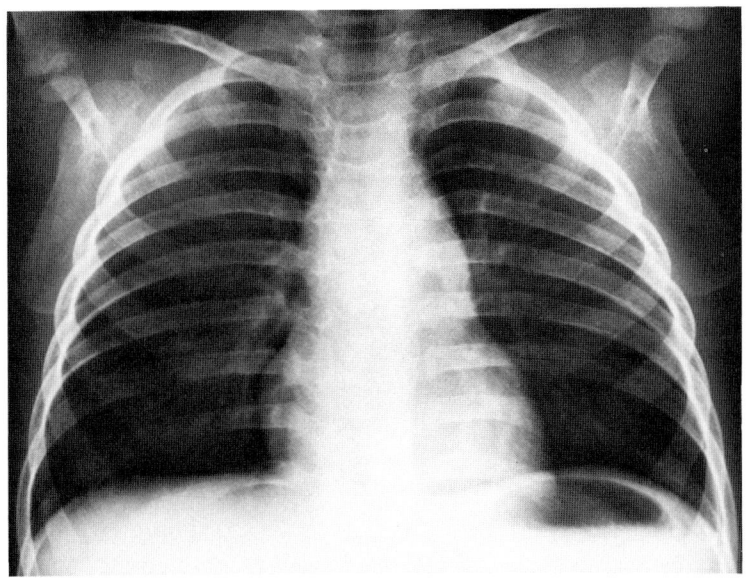

mit gutem Kontrast zu erzielen. Falls Seitenbilder notwendig werden, kann man entweder das Kind im Inkubator auf die Seite drehen oder aber eine Aufnahme in Rückenlage mit horizontalem Strahlengang anfertigen (DAVIS 1967, FRANKEN u. Mitarb. 1979, SINGLETON 1981, OPPERMANN, WILLE u. ULMER 1982).

Falls die Untersuchung in der Röntgenabteilung durchgeführt werden kann, ist bei Neugeborenen und Säuglingen eine Fixierungshilfe erforderlich. Sie soll eine richtige Position und eine gute Immobilisation gewährleisten. Solche Hilfsgeräte müssen leicht zu handhaben und abwaschbar sein. In vielen Röntgenabteilungen hat sich dafür die Cellon-Hülle „BABIX" gut bewährt. Sie ist in mehreren Größen verfügbar (entsprechend dem Alter und Gewicht der Säuglinge) und läßt sich leicht reinigen, zudem erfordert die Handhabung nur einen geringen Zeitaufwand. Man muß das Kind mit Schaumgummikissen so behutsam, aber fest einbinden, daß sein Gewicht nicht allein an den Armen hängt. Ein gut fixierter Säugling läßt sich dann leicht vor der Kassette in die gewünschte aufrechte Position bringen und verhält sich meist ruhig. Der Röntgenraum soll warm genug sein (etwa 30 Grad), um auf jeden Fall eine Auskühlung der jungen Kinder zu vermeiden.

Die Thoraxaufnahme soll beim Säugling (auch beim schreienden Kind) am *Ende einer Inspiration bei Atemstillstand*, also in der Umkehrphase der Atmung zwischen Inspiration und Exspiration, exponiert werden. Das gelingt nur, wenn die Atmung während des Aufnahmevorganges sorgfältig beobachtet wird und die

Auslösung der Aufnahme unter Sichtkontrolle mit einem Zwei-Stufen-Handschalter erfolgt. Es hat sich als zweckmäßig erwiesen, wenn die Röntgenassistentin dazu seitlich neben dem Kind hinter einem Bleifenster steht und die Atmung sowie die Position sorgfältig beobachtet. Zweifellos ist diese Phase des Untersuchungsablaufs, nämlich die Exposition in der richtigen Atemphase, bei Säuglingen und Kleinkindern aufnahmetechnisch am wichtigsten. Nur so gelingen Aufnahmen in ausreichender Inspiration, die allein diagnostisch verwertbar sind (Abb. 33–35).

Für die Beurteilung der Atemphase im Röntgenbild geben der Zwerchfellstand, die Lungentransparenz und die Form des Mittelschattens klare Hinweise. Gut verwertbar sind Aufnahmen, bei denen sich die Zwerchfellkuppe etwa in die Höhe der 8. Rippe projiziert. Findet sich die rechte Zwerchfellkontur aber parallel der 7. Rippe oder gar noch höher, dann existiert eine Minderbelüftung oder das Röntgenbild wurde während der Ausatmung exponiert. Die Beachtung des Zwerchfellstandes ist ferner bei vergleichender Beurteilung mehrerer Thoraxaufnahmen einer Serie sehr wichtig. Aber auch ein stärkerer Meteorismus, eine große Magenblase nach heftigem Schreien und Luftschlucken oder ein prallgefüllter Magen unmittelbar nach dem Füttern heben das Zwerchfell, insbesondere seine linke Hälfte, erheblich an.

Bei Aufnahmen am ersten Lebenstag ist die *Altersangabe in Stunden* wichtig, um das Erscheinen und die Entwicklung pathologischer Befunde exakt verfolgen zu können.

Typische Aufnahmefehler: Die Aufnahmedaten müssen so gewählt werden, daß man die Lungenstruktur einwandfrei beurteilen kann. Schon geringe Abweichungen von der optimalen Exposition verändern bei Säuglingen den Bildcharakter ganz erheblich. Bei überbelichteten Aufnahmen kommt es zu einem Verlust an erkennbarer Lungenzeichnung, bei unterbelichteten Filmen fehlt eine ausreichende Differenzierung.

Die Exposition am Ende einer *Schreiexspiration* ergibt infolge der physiologischen Transparenzminderung beider Lungenfelder diagnostisch problematische Röntgenbilder. Der Luftgehalt der Lunge vermindert sich so stark, daß eine solche Aufnahme unbrauchbar ist. Fehlerhafterweise können dadurch eine Atelektase, eine Pneumonie, ein Lungenödem oder gar eine Lungenblutung diagnostiziert werden. Die Rippen verlaufen dann fast horizontal, und der Mittelschatten ist ungewöhnlich breit. Die paravertebralen Regionen und der Hilus werden verdeckt, die basalen und vor allem die dorsalen Lungenabschnitte lassen sich nicht mehr einsehen (Abb. 36–37).

Bei mageren Frühgeborenen und Säuglingen, die in Rückenlage mit erhobenen Armen untersucht werden müssen, kann sich die Rückenhaut zu

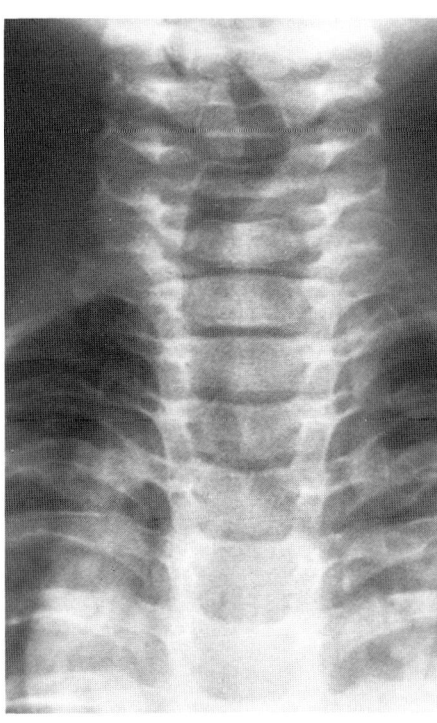

Abb. **36** Gestauchte Trachea (13 Monate altes Kleinkind): Gestauchte und daher geknickt verlaufende Trachea. Es handelt sich um einen Normalbefund, den man während der Ausatmung, besonders beim Schreien bei Säuglingen und Kleinkindern antrifft

Falten zusammenschieben. Sie erscheinen dann in beiden Unterfeldern als bogige Linien, die nicht als pathologische intrathorakale Strukturen oder gar Pleuraveränderungen (Pneumothorax) angesehen werden dürfen.

Schon eine geringe *Drehung* des Kindes bei der Aufnahme führt zu einer unterschiedlichen Transparenz beider Lungehälften und verändert die Herzsilhouette. Die Trachea verläßt die Mittellinie und der ganze Mediastinalschatten wirkt in seiner Form und Lage ungewöhnlich bzw. pathologisch. Der Drehungsgrad läßt sich am besten abschätzen, wenn man auf beiden Seiten die Knorpel-Knochen-Grenze der Rippen vergleicht und sie nicht symmetrisch vorfindet. Auch projizieren sich dann die Sternoklavikulargelenke und die Schlüsselbeine selbst asymmetrisch. Schon durch eine geringe Drehung des Kopfes zur Seite hin, wie es bei beatmeten Kindern öfters der Fall ist, kann das Oberfeld einer Seite verschleiert sein und zu Fehldeutungen Anlaß geben.

Eine *Kippung der Röntgenröhre*, eine *ungenaue Zentrierung*, aber auch eine *lordotische Position* bei unruhigen, sich aufbäumenden Kindern ergeben eine fehlerhafte Projektion der Thoraxorgane. Die Thoraxform erscheint dann ungewöhnlich, weil sich die Schlüsselbeine weit über den Thoraxraum hinaus nach kranial projizieren, die dorsalen Rippenanteile horizontal verlaufen und die ventralen Portionen sogar nach aufwärts gerichtet sind und höher stehen als die dorsalen Abschnitte. Die Lungenfelder wirken klein, auch lassen sich Herzgröße und Herzform nicht mehr exakt beurteilen (WHITE 1980) (Abb. **38**).

Besonderheiten bei Kleinkindern

Kleinkinder im Alter von etwa 1 bis 4 Jahren machen bei der Anfertigung von Thoraxaufnahmen die größten Schwierigkeiten, weil sie sich nicht

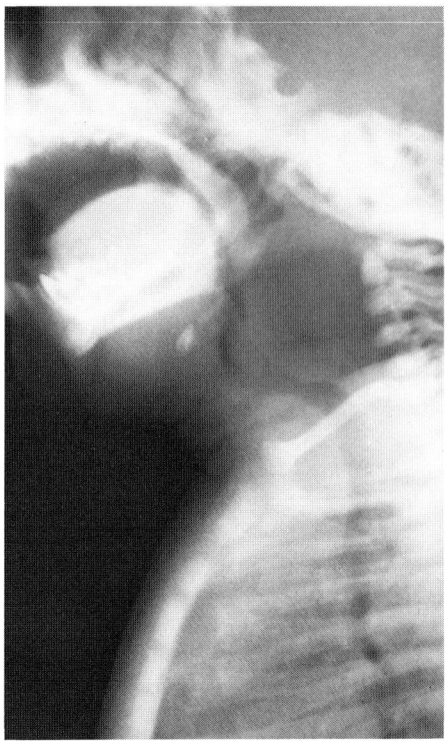

Abb. **37** Gestauchte Trachea beim jungen Säugling (12 Tage altes Kind): Aufnahme während der Schreiexspiration. Der Epipharynx wird durch Pressen vorübergehend verschlossen. Die Trachea ist gestaucht und verläuft bogig. Stark verbreiterter prävertebraler Weichteilschatten (Normalbefund während der Schreiexspiration)

mehr wie Säuglinge fixieren lassen. Trotz und Gegenwehr sowie Angst vor der unbekannten Untersuchung können außerordentlich heftig sein. Wir bevorzugen in dieser Altersstufe die Aufnahme im Sitzen, weil die Positionierung und Fixierung damit am leichtesten möglich ist. Allerdings ge-

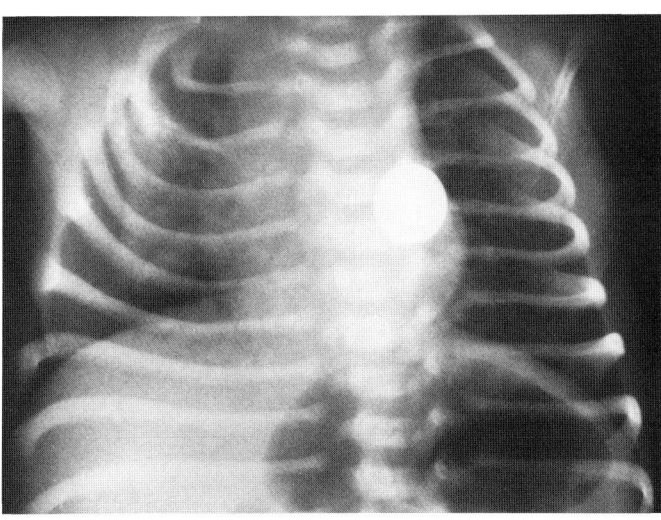

Abb. **38** Fehlprojektion (Neugeborenes): Durch eine falsch zentrierte Röhre oder eine starke Lordose und Drehung während der Exposition kommt eine Fehlprojektion der Rippen, des Zwerchfells und des Mittelschattens zustande (Fremdaufnahme)

lingt dann seltener eine Aufnahme in tiefer Inspiration, da das Zwerchfell beim Sitzen durch die Baucheingeweide etwas nach oben gedrückt wird. Die Arme des Kindes werden seitlich hochgeführt und an den Kopf angelegt. Die Mutter oder die Kinderschwester können so das Kleinkind an beiden Oberarmen festhalten und aufrichten und auch die Kopfhaltung sowie die Position korrigieren.

Ein guter Kontakt zum Kind und ein Eingehen auf seine Angst sind wichtiger als alle Fixierungshilfen, von denen sich das Kleinkind häufig eingeengt fühlt, was die Gegenwehr noch verstärkt. Geschick und Geduld der Röntgenassistentin, die Anwesenheit und Hilfe einer verständigen und zur Mitarbeit bereiten Mutter oder eine Kinderschwester sind wichtige Garanten für technisch einwandfreie Aufnahmen.

Typische Aufnahmefehler: Exposition in Ausatmung, gedrehte Aufnahmen, fehlerhafte Projektion infolge einer lordotischen Position bei Kindern, die sich gegen jede Fixierung wehren oder nicht gut gehalten werden können.

Besonderheiten bei Schulkindern

Bei den zur Mitarbeit bereiten und verständnisvollen Kindern dieser Altersstufe ergeben sich keine besonderen Schwierigkeiten. Für die Aufnahme ist die aufrechte Position (im Stehen) meist möglich, weil damit eine günstige Zwerchfellposition erzielt wird. Das Röntgenbild wird nach guter Inspiration bei Atemstillstand exponiert. Dieses Atemmanöver auf Zuruf muß bei einer Erstuntersuchung mit dem Kind vorher unbedingt besprochen bzw. geübt werden.

Alle Röntgenuntersuchungen bei Kindern erfordern besondere Erfahrung und Geduld und ausreichend Zeit, da man mit Hetze und Ungeduld die wünschenswerte Mitarbeit blockieren und ins Gegenteil verwandeln kann. Einstellungsfehler und technisch unzureichende Aufnahmen sind die unausbleibliche Folge, Wiederholungsaufnahmen (mit erneutem Zeitaufwand und erneuter Strahlenexposition) dann nicht zu umgehen. Lange Wartezeiten sowie Lärm und Unruhe in der Umgebung müssen unbedingt vermieden werden.

Strahlenexposition und Strahlenschutz

Die Probleme der Strahlenexposition durch Röntgenuntersuchungen sind beim Kind deswegen von besonderer Bedeutung, weil bei der langen Lebenserwartung die Summation der Strahlendosis zu bedenken ist. Auch bringen die kleinen Körpermaße eine relativ große Körperdosis mit sich und die Gonaden liegen näher am Strahlenfeld als bei einem älteren Patienten. Zudem erschwert die Unruhe bei Säuglingen und Kleinkin-

dern den Strahlenschutz. Bei jeder Röntgenuntersuchung läßt sich an Dosis dann am meisten einsparen, wenn die Vorbereitungen zur Aufnahme und die Anfertigung der Röntgenaufnahme selbst mit solcher Sachkenntnis, Sorgfalt und Umsicht durchgeführt werden, daß keine Wiederholung erforderlich ist.

Nach eigenen Messungen liegt die Oberflächendosis pro Thoraxaufnahme bei Neugeborenen und Säuglingen unter Verwendung einer Normalfolie zwischen 3 bis 7 mrad. HARTUNG (1959) gab noch Dosiswerte zwischen 7,3 und 13 mrad an. Die Reduktion aufgrund empfindlicherer Filme, verbesserter Folien und Entwicklungsbedingungen ist offensichtlich. Bei Kleinkindern und Schulkindern wird pro Thoraxaufnahme (60–75 kV, sagittaler Strahlengang) eine Oberflächendosis von 8–15 mrad gemessen, bei Hartstrahltechnik reduziert sich die Oberflächendosis deutlich.

Die an den männlichen Gonaden ermittelte Dosis durch Streustrahlung liegt bei exakter Einblendung des Nutzstrahlenkegels deutlich unter 0,1 mrad. Nach FENDEL (1967) entspricht die Gonadendosis bei Jungen pro Thoraxaufnahme etwa der natürlichen Strahlenbelastung von 2–3 Stunden Dauer.

Diese Zahlen gelten als Orientierungswerte, sie sind jeweils von der Arbeitsweise der einzelnen Röntgenabteilungen und weiteren Aufnahmeparametern sowie von den örtlichen Verarbeitungsbedingungen abhängig. Die während einer Thoraxaufnahme applizierte Strahlenmenge ist beim Kind demnach so gering, daß bei klarer Indikation auf keinen Fall aus Gründen der „Strahlenbelastung" und einer unbegründeten Angst vor Strahlenschäden auf eine Röntgenuntersuchung und auf Kontrolluntersuchungen verzichtet werden darf. Voraussetzung bleibt, daß die Untersuchung klar indiziert ist, unter optimalen Aufnahme- und Arbeitsbedingungen sorgfältig durchgeführt wird und vermeidbare Strahlenexpositionen unterbleiben (WESENBERG 1977, FENDELu. STIEVE 1983, SCHMIDT u. ZEITLER 1983).

Zur Reduktion der Streustrahlung und extrafokaler Strahlung soll man dem Kind eine Bleigummischürze mit Stahlbügel oder Kettenverschluß anlegen. Wir benutzen dazu ein breites Halteband, in das Bleigummi eingearbeitet ist. Es wird um den unteren Teil des Rückens gelegt, schützt vor ungewollter Direktstrahlung und fixiert gleichzeitig das Kind am Thoraxstativ.

Im Sinne des Strahlenschutzes ist es auch erforderlich, auswärts angefertigte Röntgenaufnahmen zu beschaffen und die eigene Untersuchung gegebenenfalls einzuschränken oder gar zu unterlassen.

Beim Einsatz *fahrbarer Röntgengeräte* auf Neugeborenen- und Intensivstationen sind folgende Besonderheiten zu beachten: Bei Früh- und Neugeborenen wird bei Thoraxaufnahmen ein so kleines Volumen durchstrahlt, daß nur sehr wenig Streustrahlung entsteht. Nach POZNANSKI u. Mitarb. (1974) wurden bei entsprechenden Dosismessungen in einem Abstand von 30 cm vom untersuchten Kind weniger als 70 μrad pro Aufnahme gemessen. Es besteht demnach weder für andere Kinder in demselben Raum (deren Bettenabstand vom untersuchten Patienten in der Regel wesentlich mehr als 30 cm beträgt) noch für das Personal oder die Eltern am Bett des Kindes irgendeine Gefährdung. Eine Schwester benötigt nur dann eine Bleigummischürze, wenn sie während der Exposition näher als 30 cm an das kranke Kind herantritt und es beispielsweise während der Aufnahme im Inkubator in der richtigen Posi-

tion hält. Bleischürzen erübrigen sich, wenn sich die Schwester, die Eltern oder anderes Personal in größerer Entfernung vom Untersuchungsort aufhalten. Falls das Primärstrahlenbündel für spezielle Aufnahmen horizontal gerichtet wird, muß man dafür sorgen, daß es nicht andere Kinder oder Personen im Raume trifft.

Röntgenanatomie und Röntgenphysiologie

Lungenentwicklung

Zum besseren Verständnis der Lungenpathologie des Kindes, besonders bei Frühgeborenen und Neugeborenen, sollen die wichtigsten Fakten der embryonalen und der postnatalen Entwicklung dargestellt werden (STARCK 1975, WASSNER 1980).

Die Lungenanlage – „*Lungenfeld*" – ist nach abgeschlossener Primitiventwicklung bereits bei etwa 2,5 mm langen, 2 Wochen alten Embryonen zu entdecken. Diese umschriebene knospenartige Region des Urdarmes grenzt sich unter Ausbildung eines Septums (Septum oesophagotracheale) bald vom primären Vorderdarm ab. Sie wächst in die Länge und bildet eine primitive Trachea mit einem asymmetrischen Lungensäckchen. In der 5. Woche (beim etwa 8 mm langen Embryo) werden nach weiterer Sprossung die Stammbronchien erkennbar; auch läßt sich bereits eine Differenzierung der Lappenanlagen wahrnehmen. Anschließend zeigt sich die symmetrische Anlage der Pulmonalarterien und Lungenvenen. Damit ist die „*embryonale Periode*" bis zum Ende der 6. Woche abgeschlossen.
Während der 6.–17. Schwangerschaftswoche, der „*pseudoglandulären Periode*", erfolgt eine weitere Teilung der Luftwege bis jenseits der Segmentbronchien. Die Aufzweigungen in die präazinären Bronchusgenerationen 1 bis 16 ist etwa bis zur 16. Schwangerschaftswoche abgeschlossen. Zu diesem Zeitpunkt stellen die peripheren Luftwege blind endende tubuläre Strukturen dar. In dieser Entwicklungsphase besitzt die Lunge ein drüsenähnliches „pseudoglanduläres" Aussehen.
Die 3. Entwicklungsphase – „*kanalikuläre Periode*" – läuft während der 17. bis 24. Schwangerschaftswoche ab und ist durch die Proliferation des Mesenchyms gekennzeichnet, in der auch ein stark verzweigtes Gefäßnetz entsteht. Es entwickeln sich auch die letzten bronchialen Generationen als zukünftige Bronchioli respiratorii. Durch weitere Proliferation der Kapillaren in enger Anlehnung an die distalen Luftwege kann man gelegentlich schon dünne Membranen zwischen Blut- und Luftwegen erkennen, so daß sich bereits die Möglichkeit zum Gasaustausch anbahnt. Aus dieser Tatsache erklärt sich die erste – wenn auch noch geringe – postnatale Überlebenschance solcher Frühgeborener.
Die 4. Entwicklungsphase – „*sakkuläre Periode*" – umfaßt die Zeit von der 24. Schwangerschaftswoche bis zur Geburt. In dieser für das Überleben bei Frühgeburt besonders wichtigen Periode entstehen primitive Ductus alveolares, die anfangs von kubischem, später von flachem Epithel ausgekleidet sind und sich stark an die Gefäße anlehnen. Erste primitive Alveolen entstehen an den Alveolarductus um die 24. Schwangerschaftswoche. Von der 28. Woche an, also bei einem Körpergewicht von ca. 1000 g und einem Lungengewicht von ca. 20 g, befinden sich die Kapillaren in so enger Nachbarschaft

zum Epithel der Lunge, daß ein ausreichender Gasaustausch und damit ein postnatales Überleben solcher Kinder möglich wird.
Die *Lymphkapillaren* sind kurz vor der Geburt größer und zahlreicher als beim Erwachsenen. Die postnatal besonders stark ausgeprägte Lymphzirkulation ist für den Abtransport der Lungenflüssigkeit von Bedeutung (s. „Flüssigkeitslunge" der Neugeborenen).
Die 5. (postnatale) Entwicklungsphase – „*alveoläre Periode*" – reicht von der Geburt bis etwa zum 7. bis 12. Lebensjahr. Der Azinus als respiratorische Funktionseinheit ist gut entwickelt. Etwa um das 8. Lebensjahr wird die endgültige Zahl von Azini erreicht, dann erfolgt lediglich noch deren Vergrößerung durch fortschreitende Teilung und eine Differenzierung der intraazinären Elemente (ENGEL 1950, OSBORNE, EFFMANN u. HEDLUND 1983).

Entscheidende Faktoren für eine normale fetale Lungenentwicklung sind nach HARRISON u. Mitarb. (1984), daß die Lunge und der Thoraxraum intrauterin nicht komprimiert werden (z.B. durch eine Zwerchfellhernie, durch Hydronephrose, Aszites oder Oligohydramnion) und zudem fetale Atembewegungen möglich sind (Phrenikusagenesie). Sonst droht eine Lungenhypoplasie.

Röntgenphysiologie der Neugeborenenlunge

Der Foetus erhält seinen Sauerstoff über die Plazenta. Daher sind schwere Lungenmißbildungen, die postnatal den Gasaustausch empfindlich beeinträchtigen, während des intrauterinen Lebens funktionell ohne Bedeutung. Zwar werden in utero bereits Atembewegungen beobachtet, die offenbar für eine normale Lungenentwicklung notwendig sind. Aber forcierte Atembewegungen kommen nicht vor. Soweit sie experimentell beobachtet wurden, handelte es sich um Notsituationen des Fetus, z.B. um einen schweren akuten Sauerstoffmangel („fetal distress").
Die embryonale Lunge befindet sich nicht im Kollapszustand, sondern ist mit Flüssigkeit gefüllt und wird durch sie ausgespannt. Die Lungenflüssigkeit stammt von den Epithelien der Lunge, unterscheidet sich also von der Amnionflüssigkeit, mit der sie sich bei der Entleerung während der Geburt aber mischt.
Der Impuls zum ersten Atemzug des Neugeborenen kommt durch die Erregung zentraler Chemorezeptoren, die Änderung der Umgebungstempe-

ratur des äußeren Milieus und durch taktile Hautreize zustande. Röntgenkinematographisch wurde nachgewiesen, daß sich die Lunge während der ersten forcierten Atemzüge bereits komplett mit Luft füllt (LIND u. Mitarb. 1966). Dabei wird ein negativer Pleuradruck zwischen 10 und 70 cm Wassersäule erzeugt. Die Lungenentfaltung erfolgt so rasch und vollständig, daß schon nach 30 Minuten fast eine normale Residualkapazität erreicht wird. Auch die Dehnbarkeit der Lunge (Compliance) nimmt während der ersten 2 Lebenstage um das Vier- bis Fünffache zu, gleichzeitig fällt der Atmungswiderstand rasch ab (BARTELS u. Mitarb. 1972, STRANG 1977). Bei Frühgeborenen und Reifgeborenen findet man vom 2. Lebenstag an bis ins späte Säuglingsalter ein Atemvolumen pro Minute von 200–250 ml pro kg, bzw. 120–160 ml alveolare Ventilation pro kg (RIEGEL 1984).

Die Lunge behält nach der Geburt – beim Fehlen klinischer Symptome – noch über Stunden Reste der fetalen Lungenflüssigkeit. Sie wird auf dem Lymphweg und über die Lungenvenen rasch abtransportiert, soweit sie nicht bereits unter der Geburt durch die Thoraxkompression ausgedrückt wurde. Man erkennt diese geringen Flüssigkeitsmengen röntgenologisch in den Interlobärspalten in Form von „Haarlinien" und im Pleuraraum sowie an der besonders deutlichen „Lungenzeichnung" während der ersten 24 Stunden.

Die Produktion von *Surfactant* (aus Phosphorlipiden und Proteinen) durch die Pneumozyten vom Typ II ist von entscheidender Bedeutung für die Funktion der Neugeborenenlunge. Er verhütet den Alveolarkollaps während der Exspiration, erhöht die Compliance, unterstützt die Beseitigung der Alveolarflüssigkeit und verhindert die Transsudation in die Alveolen. Die Alveolarbelüftung und die Lungendurchblutung werden durch die Herabsetzung des präalveolären und präkapillaren Widerstandes verbessert. Darüber hinaus gilt er als ein wichtiger Faktor des Abwehrsystems der Neugeborenenlunge. Kleine Mengen des Surfactant werden etwa bereits um die 24. Schwangerschaftswoche gebildet, er steht meist aber erst von der 34. Schwangerschaftswoche an ausreichend zur Verfügung. Sein Fehlen stellt eine wichtige Voraussetzung für die Membrankrankheit der Frühgeborenen dar.

Die *Lungendurchblutung*, die pränatal nur etwa 10% des Herzminutenvolumens ausmacht, nimmt nach der Geburt mit der Entfaltung der Lunge schlagartig zu. Die Lungengefäße erweitern sich bei zunehmendem Sauerstoffgehalt und ansteigenden pH-Werten des Blutes. Parallel dazu nimmt der Widerstand im Lungenkreislauf ab. Die Strömungsrichtung im Ductus arteriosus kehrt sich für kurze Zeit vor dem Verschluß zu einem Links-rechts-Shunt um. Auch das Foramen ovale verschließt sich, allerdings zunächst nur funktionell.

Wachstum des Thoraxraumes

Vor dem Einsetzen der Atmung ist der Thorax des Neugeborenen ausgesprochen glockenförmig. Unmittelbar nach der Geburt ändert sich die Thoraxform infolge der Lungenentfaltung und wird zylindrisch, wobei sich Sagittaldurchmesser, Breite und Höhe fast gleichen. Mit zunehmendem Alter vergrößert sich der Transversal- und Vertikaldurchmesser stärker als der ventrodorsale Durchmesser. Gleichzeitig streckt sich der Mittelschatten, und das in der Säuglingszeit fast querliegende Herz wandert mehr in eine vertikale Position.

Konstitutionelle Faktoren der Thoraxform machen sich allerdings schon im Kleinkindesalter bemerkbar. Etwa bis zu 7 Jahren ändert sich das Verhältnis von Breite zur Tiefe des Thorax nur geringfügig. Die endgültige Gestalt erhält der Brustkorb erst in der Pubertätszeit. Der Brustumfang liefert ein einfaches und zuverlässiges Maß für das Wachstum des Brustkorbes, das innerhalb der ersten 12 Monate mit einer Zuwachsrate von 50% des Ausgangswertes am schnellsten erfolgt. Sie beträgt im 2. Lebensjahr nur noch 9% und später lediglich noch 2–4% pro Jahr. Die Vergrößerung des Thoraxvolumens und damit der Atemkapazität wird durch das Tiefertreten des Zwerchfells, also der Thoraxbasis, am stärksten gefördert, weil dort der Thoraxquerschnitt am größten ist (GRÄPER 1938). Die Mediastinalorgane nehmen um so mehr Raum vom Gesamtvolumen ein, je jünger ein Kind ist.

Trachea und Bronchien

ENGEL (1950) hat systematisch die Anatomie des Bronchialbaumes von Kindern unterschiedlichen Alters anhand vieler Ausgüsse untersucht und geklärt. Er konnte exakte Maße für die Länge und die Weite der Trachea sowie der Hauptbronchien angeben und hat damit wichtige Grundlagen für die Röntgendiagnostik erarbeitet.

Die Länge der Trachea beträgt beim Neugeborenen 4 cm, bei Kindern vor der Pubertät ca. 6 cm und beim Erwachsenen ca. 12 cm. Das Kaliber der Trachea ist bei Neugeborenen und Säuglingen im Verhältnis zum Thoraxvolumen ziemlich groß und paßt sich damit gut an die besondere Art der Atmung in dieser Lebensperiode an. Der erhebliche Sauerstoffbedarf, bedingt durch den intensiven Stoffwechsel und das schnelle Wachstum, macht bei der oberflächlichen Atmung trotz hoher Atemfrequenz einen weiten Zugang zur Lunge notwendig. Jenseits der Säuglings- und Kleinkindzeit ist ein übergroßes Luftröhrenkaliber nicht mehr so wichtig, weil der Thorax geräumiger und die Atemmuskulatur kräftiger werden, so daß größere Atembewegungen möglich sind.

Abb. **39** Schematische Darstellung des Tracheobronchialsystems, der A. pulmonalis und der Bronchiallymphknoten (nach *Engel*): Es werden die topographischen Beziehungen zwischen Bronchialsystem, A. pulmonalis und den Bronchiallymphknoten dargestellt. Sie schließen sich zwar anatomisch an das Gefäßsystem an, werden aber in der Nomenklatur auf den Bronchialbaum bezogen
Extrahiläre Lymphknoten:
1 = Bifurkationslymphknoten,
2 = rechte tracheobronchiale (paratracheale) Gruppe,
3 = Lymphknoten an der Aorta und am Ductus arteriosus
Hiläre Lymphknoten:
4 = medioanteriore Lymphknoten,
5 = posterolaterale Lymphknoten

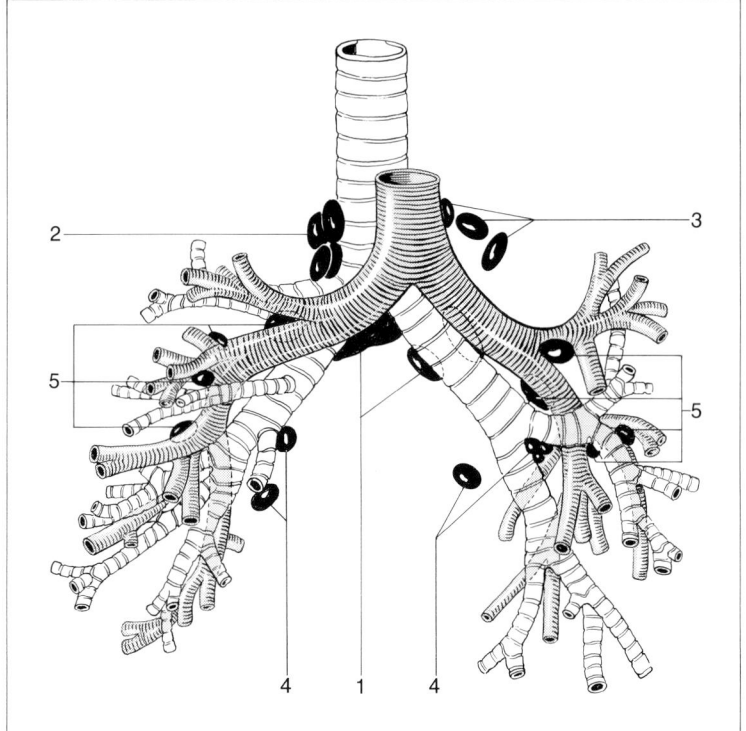

Während das Volumen der Lunge vom Neugeborenenalter an um etwa das Zwanzig- bis Dreißigfache wächst, nimmt das Lumen der Luftröhre weniger zu. Ihr Durchmesser beträgt bei Frühgeborenen (28. Schwangerschaftswoche) 4, bei Reifgeborenen 6, bei Einjährigen 9, und bei Erwachsenen (mit erheblichen Schwankungen) 21–27 mm (BREATNACH u. Mitarb. 1984). Für die Pathophysiologie ist ferner die Tatsache wichtig, daß die kurze Trachea mit ihrem relativ großen Kaliber beim Säugling Entzündungen der Luftwege und der Lunge begünstigt (Abb. **39–42**).
Die Luftröhre liegt etwas rechts der Mittellinie, und zwar um so mehr, je jünger das Kind ist. Sie kann infolge ihrer Einbettung in lockeres Bindegewebe ohne Schwierigkeiten nach rechts und links ausweichen, wenn der erhöhte intrapulmonale Druck einer Seite dies erforderlich macht. Bei Säuglingen und Kleinkindern sieht man auf dem Höhepunkt einer Exspiration normalerweise einen Knick im oberen Trachealbereich, der durch Stauchung zustande kommt. Trachea und Hauptbronchien sind infolge ihrer Luftsäulen im Thoraxröntgenbild (p.-a. Strahlengang, Schräg- und Seitenaufnahmen) bei Säuglingen und Kindern gut zu erkennen und mit ausreichender Sicherheit zu beurteilen. Während der Inspiration erweitert und verlängert sich die Trachea, und die Bifurkation rückt tiefer. Der Winkel der Hauptbronchien zur Trachea, bezogen auf die Median-Sagittal-Ebene, variiert erheblich und beträgt

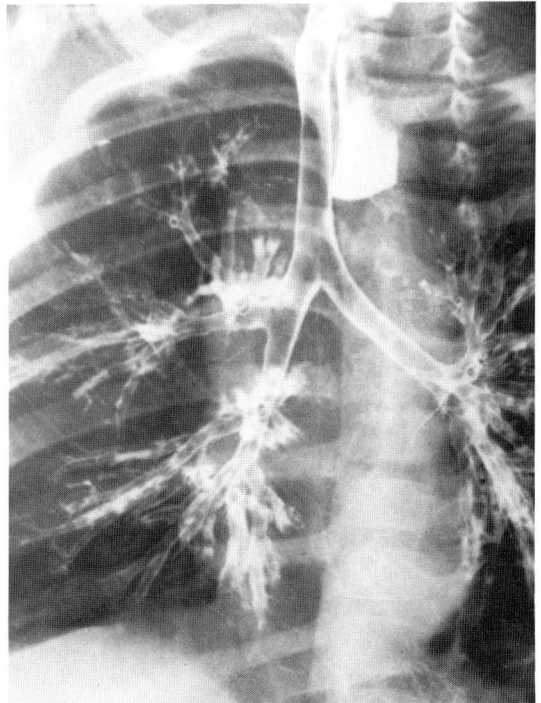

Abb. **40** Übersichtsbronchogramm (1½ Jahre altes Kind): Das Bronchialsystem der Lunge ist durch einen zarten Wandbeschlag vollständig dargestellt. Haupt- und Segmentbronchien lassen sich gut differenzieren

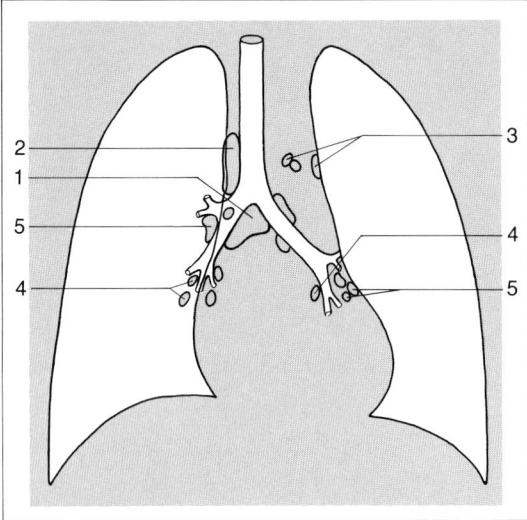

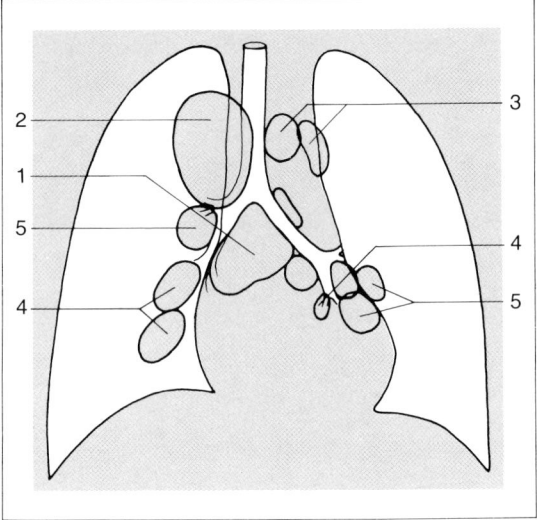

Abb. 41 Normale Bronchiallymphknoten (nach *Engel*): Die normalen Bronchiallymphknoten wurden in ein schematisiertes Röntgenbild eingezeichnet. Der größte Teil der Lymphknoten liegt innerhalb des Mittelschattens, so daß die Voraussetzungen für eine röntgenologische Darstellung ungünstig sind (Bezeichnungen wie in Abb. **39**)

Abb. 42 Vergrößerte Bronchiallymphknoten (nach *Engel*): Nur die rechts der Trachea und am rechten Hauptbronchus gelegenen Lymphknoten stellen sich bei einer Vergrößerung einwandfrei dar, weil sie in das helle Lungenfeld hineinragen. Ungünstiger sind die Darstellungsmöglichkeiten für die Lymphknoten der linken Seite und an der Bifurkation (Bezeichnungen wie in Abb. **39**)

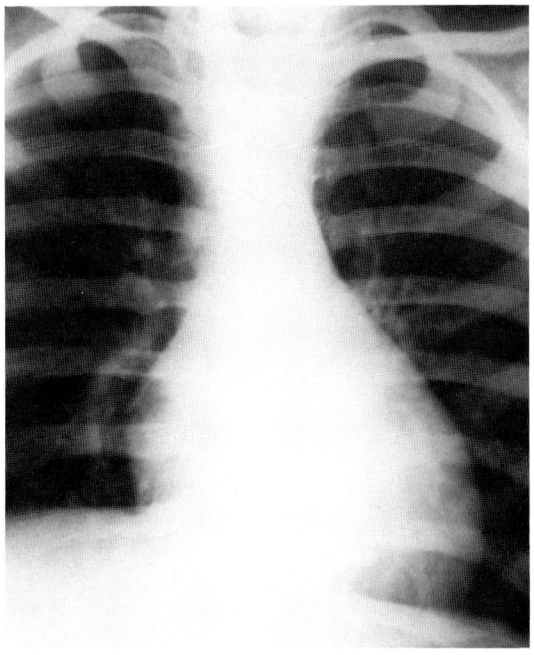

Abb. 43 Normaler Hilus (18 Monate altes Kleinkind): Während beim Säugling von einer Hilusfigur noch nicht viel zu erkennen ist, wird der Hilusschatten im 2. Lebensjahr deutlicher und differenzierter. Es besteht jedoch eine erhebliche Variabilität der Hiluselemente bei den einzelnen Kindern. Dadurch scheitert jeder Versuch, durch Maße die vom Alter abhängige „normale Hilusgröße" festzulegen

rechts zwischen 10 und 35, links zwischen 30 und 50 Grad, nimmt während der Exspiration zu und bei der Inspiration ab. Die Bifurkation steht bei Neugeborenen in Höhe des 3. und im 1. Lebensjahr in Höhe des 3. bis 4. Brustwirbels. Sie senkt sich innerhalb des 2. bis 6. Lebensjahres bis zum 4. bzw. 5. und zwischen dem 7. bis 12. Lebensjahr bis zum 5. bis 6. Brustwirbel.

Beim Säugling ist das Lumen der peripheren Luftwege im Vergleich zur Trachea relativ eng und der Strömungswiderstand entsprechend hoch. Daraus erklärt sich die stärkere Neigung, bei Infektionen eine Lungenblähung oder Atelektasen zu entwickeln.

Hilus

Die Darstellung, die Analyse und die Beurteilung des Hilusgebietes sind beim Kind besonders wichtig, weil sich hier, vor allem in den Hiluslymphknoten zahlreiche pathologische Prozesse abspielen können. Das Hilusbild wird durch unspezifische und spezifische Erkrankungen sowie durch Herz- und Gefäßkrankheiten wesentlich, manchmal typisch verändert. Die Beurteilung des Hilus bleibt infolge seiner geometrischen Unregelmäßigkeit und seiner vom Alter abhängigen variablen Größe und Form schwierig, so daß man lange Zeit zwischen Skepsis und Überbewertung der radiologischen Kriterien geschwankt hat.

Im Hilusgebiet liegen in komplizierter Verflechtung auf engem Raum mehrere große Röhrensysteme beisammen, nämlich die Pulmonalarterie mit ihren Aufzweigungen, die Pulmonalvenen, die Hauptbronchien und die Bronchialarterien. Die Gefäße sind das entscheidende anatomische Substrat des Hilusschattens, während die normalen Lymphknoten und das hiläre Bindegewebe an der Bildung der Hilusfigur kaum Anteil haben und die großen Bronchien den Hilus begrenzen, aufhellen und unterteilen. Der Hilusschatten ist demnach ein komplexes Gebilde und setzt sich aus Schattenbildungen zusammen, die durch Arterien, Venen und Lymphgefäße, durch Bronchien, Lymphknoten, Pleura, Lungengewebe und das Interstitium hervorgerufen werden. *Schattengebende* und *schattensubtrahierende Faktoren* bestimmen seine röntgenologische Erscheinungsform (SCHMID 1950, 1959) (Abb. **43–45**).

Zu den *schattengebenden Komponenten* gehören normalerweise die Gefäße, die Bronchialwände, die Hiluslymphknoten, die Pleura und das Interstitium. Additiv, im Sinne eines pathologischen Hilusschattens, wirken alle exsudativen und transsudativen Prozesse, ferner eine Vergrößerung der Lymphknoten, Atelektasen und Lungenverdichtungen, Verdichtungen innerhalb des Interstitiums und der Interlobärpleura, ferner Einlagerungen in den Hilus, besonders aber die vermehrte Blutfüllung der Gefäße.

Schattensubtrahierende Faktoren sind die Bronchiallumina und insbesondere eine Lungenblähung mit ihrem vor und hinter dem Hilusgebiet liegenden Lungengewebe.

Im Hilusgebiet überlagern sich die anatomischen Substrate dieser beiden Gruppen. Das Plus der schattengebenden Komponenten stellt den im Röntgenbild sichtbaren Hilusschatten dar. Es bleibt praktisch unmöglich, die „normale" Hilusgröße durch Breiten-, Längen- und Volumenmessungen zu bestimmen. Ein solcher Versuch scheitert an der großen Variabilität der Hiluselemente bei den einzelnen Kindern. Zudem ist die Hilusgröße abhängig von der Aktionsphase des Herzens und von der Atemphase. Die Grenzen zum Krankhaften sind fließend, daher erfordert eine Hilusbeurteilung die Berücksichtigung aller variierenden Faktoren.

Die am Hilusaufbau beteiligten anatomischen Strukturen verändern sich mit dem *Wachstum* et-

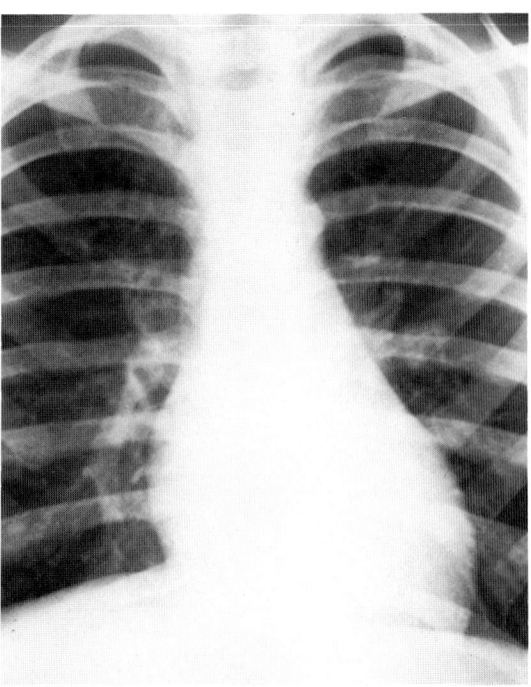

Abb. **44** Normaler Hilus (5 Jahre altes Kind): Die Hilusfigur ist in dieser Altersstufe bereits gut entwickelt, wird auf beiden Seiten weitgehend vom Mittelschatten gelöst und ist übersichtlich. Der Hilus rechts erscheint kommaförmig und wird durch den Stammbronchus des Mittel- und Unterlappens vom Herzrand abgesetzt. Axial getroffene Gefäße bedingen Rundschatten. Quergetroffene Bronchien erscheinen als Ringschatten mit heller Lichtung

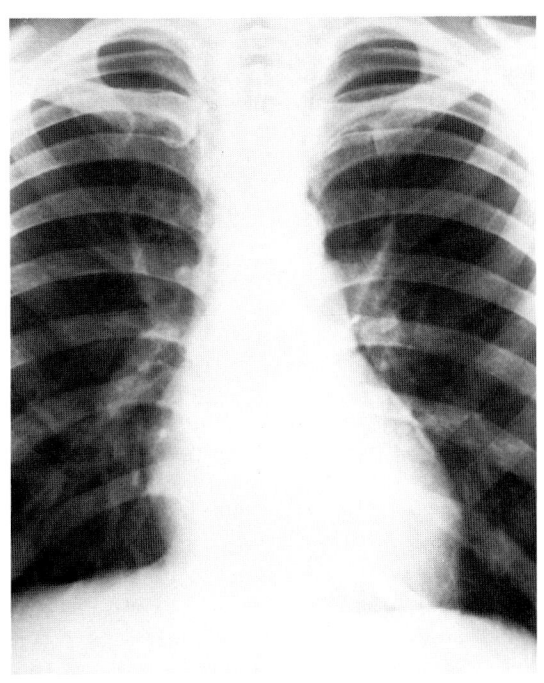

Abb. **45** Normaler Hilus (12jähriges Kind): Die beim Kleinkind begonnene Entwicklung der Hilusfigur ist fortgeschritten. Beide Hili sind scharf konturiert und kräftig. Die rechte Hilusfigur setzt sich sowohl gegen den Mittelschatten als auch gegen das Lungenfeld gut ab, während die linke Hilusfigur sich der Kontur des Mittelschattens anlegt

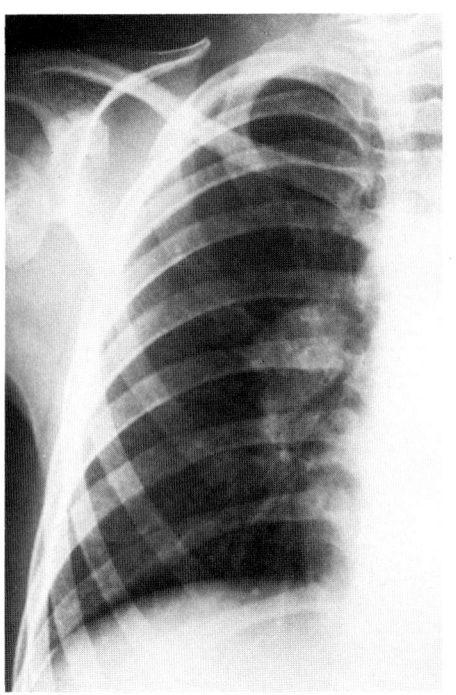

Abb. **46** Vergrößerte Lymphknoten im rechten Hilus (6jähriges tuberkulin-positives Kind): Erhebliche umschriebene und homogene Vergrößerung des rechten Hilus durch eine reaktive Lymphknotenvergrößerung bei frischer Tuberkuloseinfektion. Kein pulmonaler Herd

mehr asthenische Thoraxform mit entsprechend schlankem Mittelschatten vorhanden ist.

Normalerweise genügt für eine Hilusbeurteilung die übliche Thoraxaufnahme. Manchmal wird man aber zusätzlich Schräg- und Seitenaufnahmen sowie Schichtuntersuchungen, auch in Schrägprojektionen, heranziehen müssen. Besonders der Nachweis von Lymphknotenvergrößerungen im Hilus- und Mediastinalbereich bzw. in Nachbarschaft der Trachea und der Bifurkation wird durch die Tomographie erleichtert. Sie bietet darüber hinaus den Vorteil, endobronchiale Komplikationen bei der Tuberkulose (Einbruch, Stenosen, Atelektasen) frühzeitig zu erkennen (FRITSCH u. Mitarb., 1983). Im Seitenbild summiert sich der Hilusschatten beider Seiten, so daß er größer und dichter als bei sagittalem Strahlengang erscheint.

Für eine differenzierte Hilusbeurteilung soll man folgende Kriterien berücksichtigen: Die *Größe*, *Struktur*, *Dichte* und *Begrenzung*, das *Verhältnis zum Mittelschatten* und *Einlagerungen*.

Die *Hilusgröße* nimmt dann zu, wenn die *schattengebenden Faktoren überwiegen*. Hierzu gehören Lymphknotenvergrößerungen, eine Sekretfüllung der Bronchien, Exsudationen oder Transsudatio-

wa in gleicher Weise, so daß von diesen Gebilden keine wesentliche Änderung des Hilusbildes ausgeht. Lediglich die Gefäße entwickeln sich etwas stärker als die Bronchien, wodurch der Hilusschatten an Dichte zunimmt. Für die Sichtbarkeit der Hilusfigur sind diejenigen Veränderungen des Thoraxraumes wichtiger, die durch das Wachstum erfolgen. Je jünger ein Kind ist, um so mehr liegen die Hauptbronchien und große Teile des Hilusgebietes innerhalb des breiten Mittelschattens. Mit dem Tiefertreten des Zwerchfells und der Streckung des Mittelschattens verlagern sich die Stammbronchien sowie die Hauptäste der A. pulmonalis an den Herzrand und später noch weiter nach lateral. Erst dann (3. bis 6. Lebensjahr) projiziert sich der Hilus weitgehend in das helle Lungenfeld. Der rechte Hilus wird früher sichtbar als der linke und löst sich besser vom Mittelschatten. Sobald sich die Herzbucht vertieft, wird auch der linke Hilus gut beurteilbar. Größe und Schattendichte der Hili nehmen mit dem Wachstum des Kindes auch deswegen zu, weil als Folge unvermeidlicher rezidivierender Luftwegsinfekte eine *physiologische Verschwielung* einsetzt. Für die Sichtbarkeit der Hilusfigur ist es ferner wichtig, ob der Thorax konstitutionell breit und der Mittelschatten plump ist, ein relativer Zwerchfellhochstand besteht oder ob eine

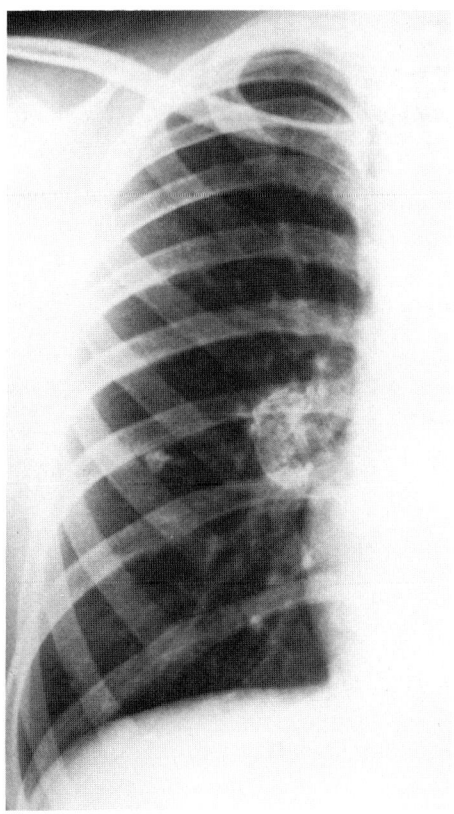

Abb. **47** Verkalkter Lymphknoten im rechten Hilus (8jähriges Kind): Verkalkungen im erheblich vergrößerten Hiluslymphknoten bei kleinem verkalkten Primärherd im rechten Mittelgeschoß (vgl. Abb. **46**)

nen in das peribronchiale und perivaskuläre Gewebe des Hilusgebietes, eine Hyperämie der Bronchialwände und des Interstitiums sowie größere Hilusgefäße. Der gleiche Effekt kommt durch eine Abnahme der subtrahierenden Faktoren zustande, besonders bei verminderter Luftfüllung der Alveolen, also des Lungengewebes vor und hinter dem Hilus.

Reaktive Veränderungen der Hiluslymphknoten finden sich nahezu bei allen infektiösen Erkrankungen des Respirationstraktes. Diese Lymphknotenveränderungen stehen bei der Tuberkulose des Kindes oft im Mittelpunkt der Diagnostik, da die Erkrankung häufig in diesen Lymphknoten fortschreitet, während der Primärherd innerhalb der Lunge unbedeutend ist oder gar unsichtbar bleibt. Die Voraussetzungen für die röntgenologische Darstellung der Bronchiallymphknoten sind ungünstig, weil sie größtenteils innerhalb des Mittelschattens verborgen liegen und keinen ausreichenden Kontrast gegenüber den anderen Strukturen aufweisen. Die Lymphknoten schließen sich zwar anatomisch der Pulmonalarterie und ihren Verzweigungen an, werden aber in der

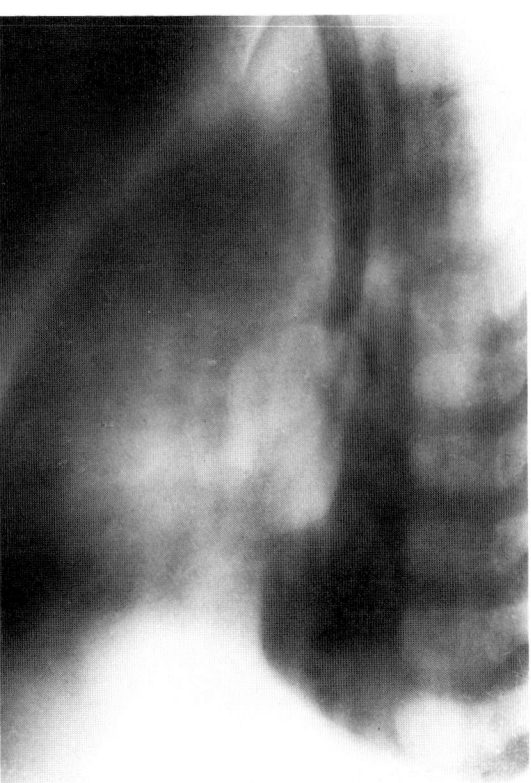

Abb. **49** Vergrößerter Bifurkationslymphknoten (3jähriges Kind): Mit der üblichen Technik läßt sich der walnußgroße Bifurkationslymphknoten nicht abbilden. Eine präzise Darstellung ist jedoch mit Hilfe einer frontalen Schichtaufnahme möglich

röntgenologischen Nomenklatur auf den Bronchialbaum bezogen. Ein tumoriger Hilusschatten entsteht dann, wenn vergrößerte Lymphknoten die Hauptstämme der Hilusgefäße und die Hauptbronchien überlagern und in das helle Lungenfeld hineinragen. Während man die rechts der Trachea und am rechten Hauptbronchus gelegenen Lymphknoten bei einer Vergrößerung gut erkennen kann, bleibt die Darstellungsmöglichkeit für die Lymphknoten der linken Seite und an der Bifurkation ungünstig (Abb. **46** und **47**).

Die *Hilusstruktur* erfährt im Laufe der Entwicklung eine Veränderung, indem sie deutlicher und dichter wird. Während beim Säugling sich der Hilus röntgenologisch nur als ein feines Ästchenwerk darstellt, wird er beim Kleinkind schon streifig und beim Schulkind mehr strähnig bis strängig. Solange die längsgerichteten Strukturen vorherrschen, wird die Hilusfigur scharf abgebildet. Sie verändert sich erst beim Auftreten extravaskulärer Flüssigkeit im Hilusgebiet, bei verstärkter Gefäßfüllung und einer entzündlichen Verdickung der Bronchialwände. Durch eine tumorartige Lymphknotenvergrößerung kann die streifige Hilusstruktur ebenfalls verloren gehen und einer inhomogenen oder kompakten Ver-

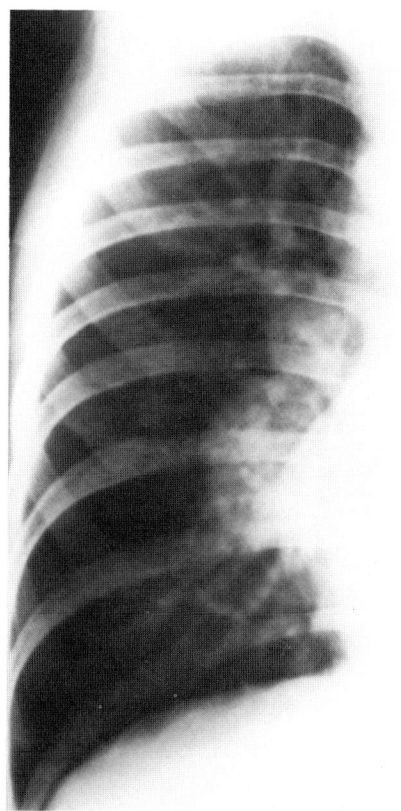

Abb. **48** Vergrößerte Bronchiallymphknoten durch frische Tuberkulose: 17 Monate altes Kleinkind mit Fieber, Husten und einer stridorösen Atmung. – Die knollig vergrößerten Lymphknoten rechts wölben sich in das helle Lungenfeld vor. Die Veränderungen entsprechen der schematischen Darstellung in Abb. **42**

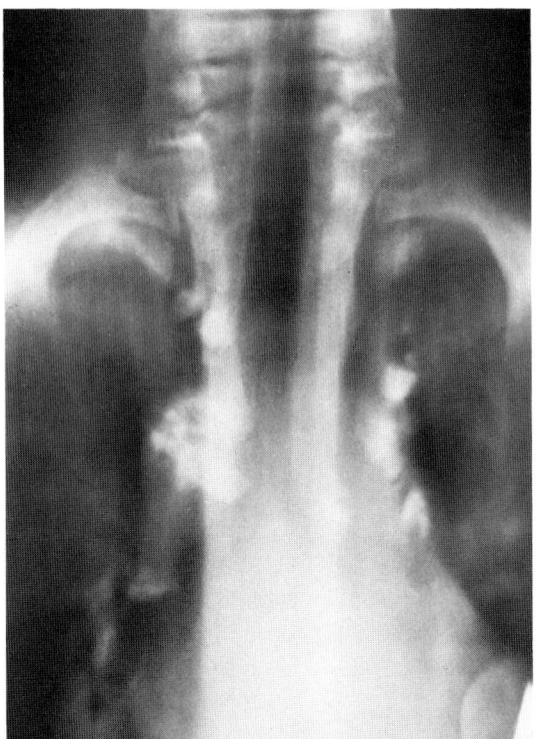

Abb. **50** Verkalkte Bronchiallymphknoten, Schichtaufnahme (6jähriges Kind): Schichtuntersuchung in Bifurkationsebene. Beim Vergleich mit dem Schema Abb. **42** lassen sich die verkalkten Lymphknoten gut analysieren. Einkerbung an der Trachealwand (wahrscheinlich durch Verlötung nach Perforation) durch einen großen Lymphknoten, der im rechten Tracheobronchialwinkel liegt

schattung Platz machen. Eine Auflockerung des Hilusschattens erfolgt durch solche Erkrankungen, die mit einer Lungenblähung einhergehen (Asthma bronchiale, Emphysem, Bronchiolitis).

Die *Dichte des Hilusschattens* nimmt zu, wenn die Hilusgefäße größer und zahlreicher als üblich sind und die Bronchialwände durch entzündliche Hyperämie und Ödem sich verdicken. Zur Dichte tragen ferner vergrößerte Lymphknoten und ein infiltriertes Lungengewebe vor und hinter der Hilusfigur bei.

Unter *lateraler Begrenzung* des Hilus versteht man das Verhältnis der Hilusfigur zu den Lungenfeldern, also die Beschaffenheit seiner peripheren Konturen. Geht die relativ scharfe seitliche Begrenzung verloren, so beruht das auf einer Flüssigkeitsvermehrung im Hilusgebiet. Damit ist ein Hinweis auf eine entzündliche Erkrankung gegeben. Hierher gehören die Veränderungen bei Peribronchitis, die sich besonders in die abhängigen Lungenabschnitte um den unteren Hiluspol lokalisieren, weil das intrakanalikuläre Exsudat dabei absackt. Bei einer Exsudation ist die vermehrte Streifenbildung aber nicht auf die Unterfelder beschränkt. Liegt nur eine reaktive Vergrößerung der Hiluslymphknoten ohne Exsudation vor, so bleibt die Grenze gegenüber den Lungenfeldern scharf.

Eigentlich müßte die Hilusfigur zum Mittelschatten hin an Dichte zunehmen, sie wird aber rechts durch den Hauptbronchus aufgehellt und ist daher gegen den Mittelschatten gut abgesetzt. Diese Trennung hängt von konstitutionellen Faktoren ab und wird mit steigendem Alter deutlicher. Die Aufhellung kann unter pathologischen Verhältnissen, besonders durch Lymphknotenvergrößerungen, verschwinden (Abb. **48–51**).

Als *Einlagerungen in den Hilus* sind vor allem Kalkablagerungen in den Lymphknoten zu nennen. Es werden alle Übergänge von einer zunehmenden Dichte bei beginnender Verkalkung bis zu eindeutigen kalkigen Inkrustationen beobach-

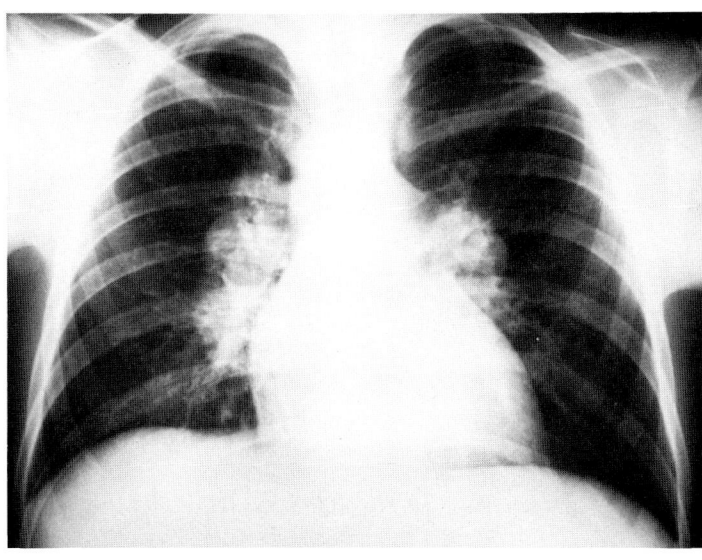

Abb. **51** Beidseitige Hilusvergrößerung bei Leukämie (12jähriges Kind): Erhebliche Vergrößerung der Hiluslymphknoten, die auf beiden Seiten weit in die Lungenfelder hineinreichen

tet. Damit kann das Hilusbild bereits Hinweise auf das erkrankte System im Hilus liefern, nämlich auf eine ältere verkalkte Hiluslymphknoten-Tuberkulose.

Früher ist dem *Bronchialsystem* als einer Komponente des Hilusschattens zu viel Bedeutung beigemessen worden. Einerseits kommen durch die Bronchiallumina subtraktive Effekte, andererseits durch die Bronchialwände aber addierende Faktoren zustande. Normalerweise überwiegen die subtrahierenden Faktoren. Das gilt allerdings nur für die großen Bronchien, während die kleinen Bronchien überhaupt nicht sichtbar werden. Eine Zunahme der Schattendichte und der Hilusgröße resultiert aus einer Wandverdickung (Peribronchitis), ferner durch den Wegfall der Subtraktionswirkung, wenn die Bronchiallumina Sekret enthalten. Den gleichen Effekt bewirkt eine Wandhyperämie. Aber eine akute Entzündung der Luftwege verstärkt den Hilusschatten nicht so sehr durch die Sekretfüllung der Bronchiallumina, sondern mehr durch die Hyperämie der Bronchialwände und eine reaktive Schwellung der Hiluslymphknoten. Bei Bronchitiden mit Lungenblähung entstehen sehr unterschiedliche Bilder, weil die Subtraktionswirkung der Lungenblähung variabel ist und den schattengebenden Effekt (Verdickung und Hyperämie der Bronchialwand) zunichte machen kann. Insgesamt sind also die Erkrankungen des Bronchialsystems in ihren Auswirkungen auf den Lungenhilus nicht sehr groß.

Das *Gefäßsystem* hat für die Ausbildung des Hilusschattens eine besonders große Bedeutung. Veränderungen der Gefäßstruktur sind auch relativ leicht zu erkennen, weil sie das Bronchialsystem und die Hiluslymphknoten nicht beeinflussen. Rundliche homogene Fleckschatten im Hilusgebiet geben uns einen Anhalt für den Durchmesser und die Zahl orthograd getroffener Gefäße. Diese Bewertung des Gefäßbildes und des Lungendurchflusses stellt bei Vitien einen wichtigen Bestandteil der röntgenologischen Vorfelddiagnostik dar. Die Gefäße sind bei allen *Vitien mit großem Links-rechts-Shunt* (z.B. offener Ductus arteriosus Botalli, Vorhofseptumdefekt, Ventrikelseptumdefekt) zahlreicher und voluminöser und lassen bereits eine Abschätzung der Shuntvolumina zu. Solche Röntgenkriterien sind allerdings nicht meßbar und daher dem subjektiven Urteil des Beobachters bzw. seiner speziellen Erfahrung unterworfen. Geübte Untersucher können meist einen Links-rechts-Shunt von etwa 30% an aufwärts am Gefäßbild erkennen. Je größer aber die Herzsilhouette bzw. der Mittelschatten selbst ist (z.B. bei Vitien mit ausgeprägtem Links-rechts-Shunt), um so mehr wird der eigentliche Hilus mit seinen Gefäßen vom Herzen überlagert. Das trifft besonders für Säuglinge zu. Auf hart exponierten Aufnahmen kann man aber durch den Mittelschatten hindurch das Gefäßsystem zufriedenstellend beurteilen. Zusätzliche Seitenaufnahmen sind zur Abschätzung der Gefäßkomponente sehr aufschlußreich, weil man die erhöhte Zahl

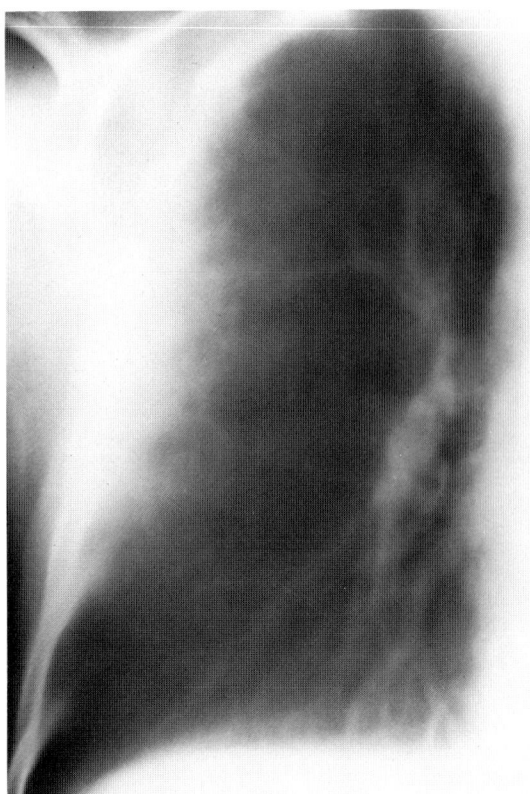

Abb. 52 Tomogramm des rechten Hilus (7jähriges Kind): Das Tomogramm des Hilus ermöglicht meist die klare Unterscheidung zwischen Lymphknoten und Gefäßschatten. Der rechte Ast der A. pulmonalis sowie die untere, im Herzzwerchfellwinkel gelegene Pulmonalvenengruppe wird gut sichtbar

von Gefäßquerschnitten im Hilusbereich gut erkennen kann (Abb. 52 und 53 a–c).

Bei allen *Vitien mit stark vermindertem Lungendurchfluß* (z.B. hochgradige valvuläre Pulmonalstenose, Fallotsche Tetralogie) sieht man spärlich entwickelte Hilusgefäße und eine verminderte Lungengefäßzeichnung sowie dünne Lungenvenen (BALL u. Mitarb. 1976, HEGENBARTH u. Mitarb. 1981) (Abb. 54 a, b).

Lungenparenchym

Das *Gewicht* der Lunge eines Neugeborenen beträgt ca. 50–60 g, während das Lungengewicht bei Erwachsenen um 700 g liegt. Das *Lungenvolumen* steigert sich von 200–250 ml beim Neugeborenen bis zu etwa 5–6 l beim Erwachsenen. Zum Zeitpunkt der Geburt sind im Mittel 24×10^6 Alveolen vorhanden. Ihre Zahl wächst bis zum Alter von 8 Jahren auf ca. 300×10^6 und entspricht dann etwa der Zahl bei Erwachsenen (HISLOP u. REITH 1974, THURLEBECK 1977). Während bis zum 8. Lebensjahr noch Größe *und* Zahl der Alveolen zunehmen, bleibt es später bei einer reinen Größenzunahme.

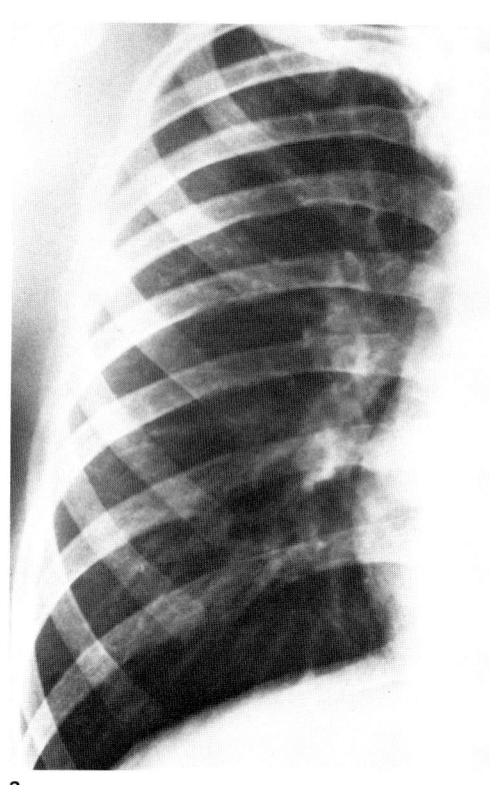

a

Abb. **53 a–c**   Rechter Hilus (11jähriges Kind)

a Übersichtsbild: Normaler rechter Hilus, dessen Gefäßkomponenten in den nächsten Abbildungen dargestellt werden. Bei der Hilusfigur handelt es sich um ein komplexes Gebilde, dessen schattengebende Faktoren im wesentlichen aus den Arterienästen, den Lungenvenen, den Bronchialwänden, den Lymphknoten, der Pleura und dem Interstitium bestehen. Die einzelnen Komponenten lassen sich im Übersichtsbild nicht einwandfrei trennen

b Arterielle Gefäßfüllung: Darstellung einer wesentlichen schattengebenden Hiluskomponente, nämlich des rechten Astes der A. pulmonalis sowie seiner normalen Aufzweigungen (Angiokardiographie wegen Isthmusstenose)

c Venöse Gefäßfüllung: Auch die Lungenvenen haben einen wesentlichen Anteil an der Hilusfigur. Sie vereinigen sich meist unmittelbar vor dem Eintritt in den linken Vorhof zu zwei größeren Gruppen (untere im Herzzwerchfellwinkel sichtbare und obere Pulmonalvenengruppe)

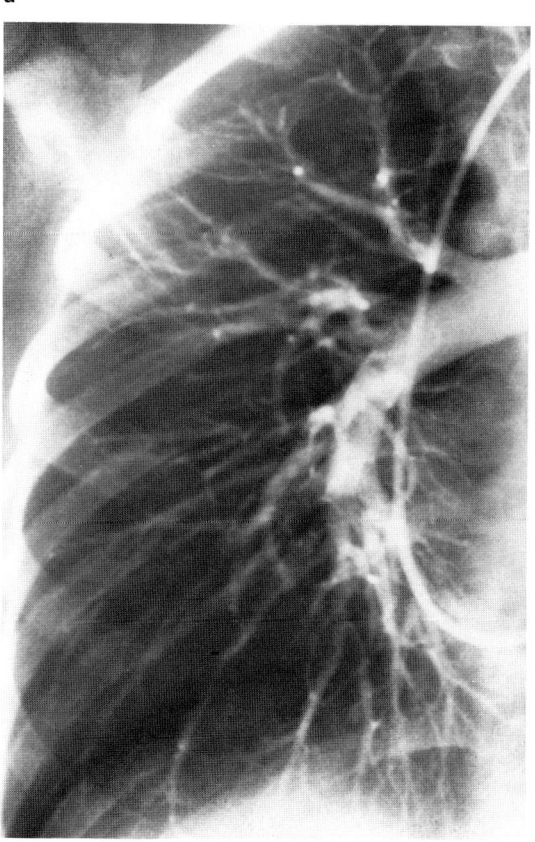

b

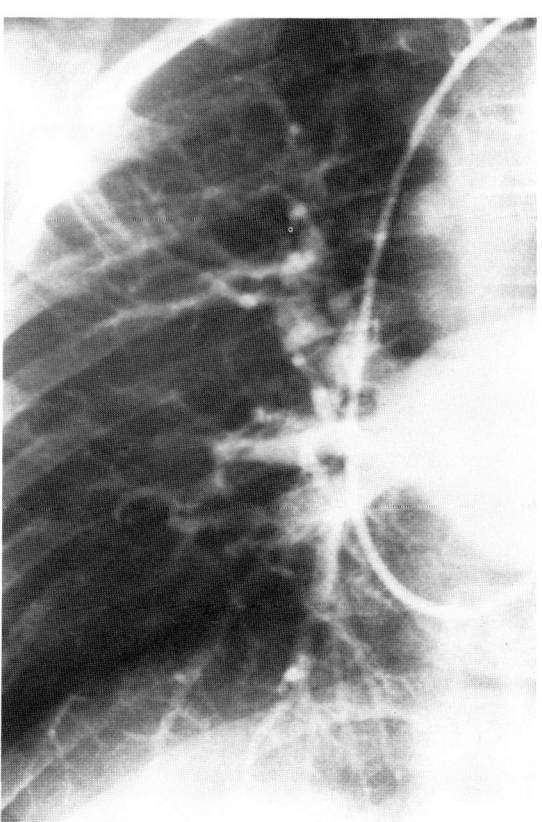

c

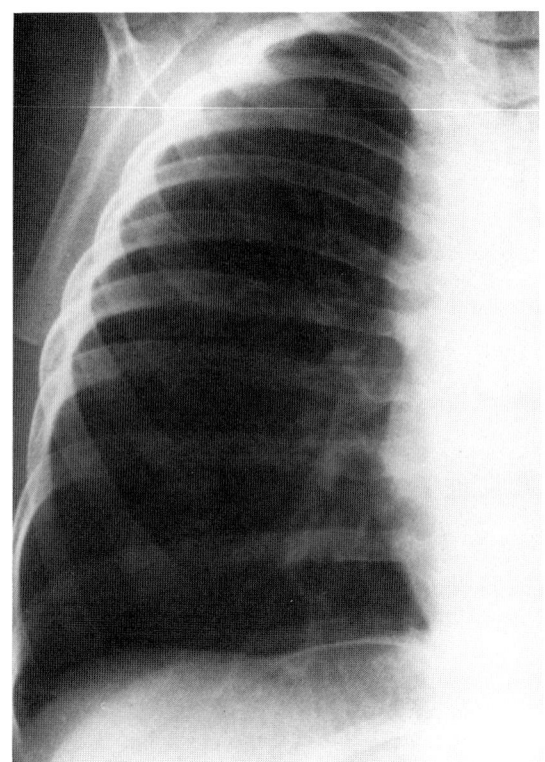

a

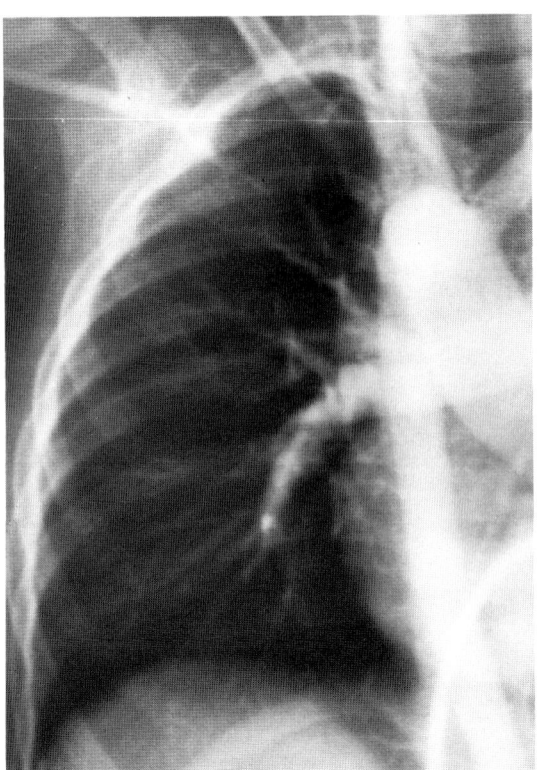

b

Abb. **54 a** u. **b**   Rechter Hilus bei Fallotscher Tetralogie (1½ Jahre altes Kleinkind)
a   Nativbild: Auffallend zarte und kleine Hilusfigur infolge der schmalen rechten A. pulmonalis und ihrer dünnen Äste

b   Angiokardiographie: Aufgrund der veränderten Hämodynamik (Pulmonalstenose) und des verminderten Lungendurchflusses sind die A. pulmonalis und ihre Äste, ebenso die Lungenvenen, schmal, so daß eine auffallend kleine Hilusfigur resultiert. Hohe Rechtslage der Aorta

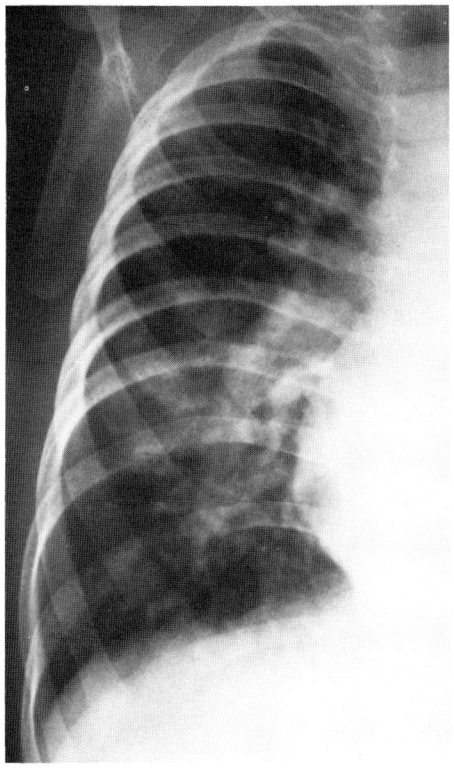

a

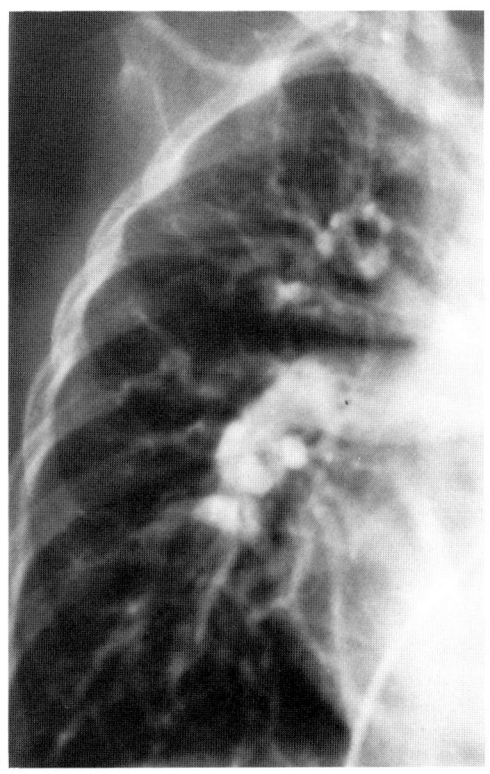

b

Abb. **55 a** u. **b**   Rechter Hilus bei großem Ventrikelseptumdefekt (16 Monate altes Kleinkind)
a   Nativbild: Auffallend große und dichte Hilusfigur infolge der weiten A. pulmonalis und ihrer erweiterten Äste

b   Angiokardiographie: Aufgrund der veränderten Hämodynamik (erhebliche Rezirkulation) und des erhöhten Lungendurchflusses sind die A. pulmonalis und ihre Äste deutlich erweitert. Diese arterielle Gefäßkomponente des Hilusschattens addiert sich mit den ebenfalls stark dilatierten Lungenvenen zur vergrößerten Hilusfigur

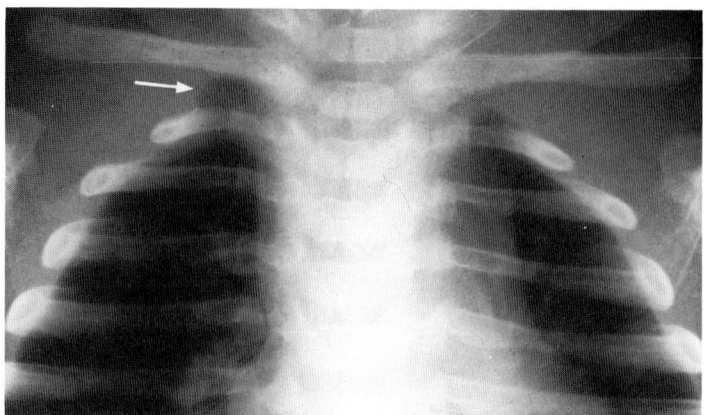

Abb. **56** Lungenprotrusion im Spitzengebiet (4 Wochen alter Säugling): Durch Schreien oder durch eine Lungenblähung werden die Lungenspitzen vorübergehend über die obere Thoraxapertur hinaus vorgewölbt (Pfeil). Diese „kranialen Hernien" sind klinisch bedeutungslos

Die *Atemoberfläche* der Lunge beträgt beim reifen Neugeborenen 2,8 m², verdoppelt sich innerhalb von 3 Monaten und beträgt beim Erwachsenen ca. 75 m² (DUNNILL 1962). Nach einer „Faustregel" entspricht die Atemoberfläche (in m²) ungefähr dem Körpergewicht (in kg).

Von erheblicher klinischer Bedeutung ist die Tatsache, daß infolge des Entwicklungspotentials der Lunge von Neugeborenen, Säuglingen und jungen Kindern selbst ausgedehnte Schädigungen der respiratorischen Einheiten noch durch Wachstum beseitigt werden können. Dasselbe gilt für die intakte Restlunge nach operativer Entfernung von Lungenteilen.

Die Eindellungen an der Lungenoberfläche durch die Rippen und die Ausbuchtung der Lunge zwischen den Rippen bei Säuglingen sind ein Hinweis dafür, daß während der Periode des schnellen Wachstums ein Mißverhältnis zwischen dem verfügbaren Thoraxraum und dem Lungenvolumen besteht. Auch sieht man im frühen Säuglingsalter normalerweise eine Vorwölbung der Lungenspitze nach kranial über die ersten Rippen hinaus. Dieser physiologische Blähzustand und die dünne Thoraxwand machen die Lungen für Röntgenstrahlen besonders transparent und lassen intrapulmonale Strukturen gut erkennen. Das Volumen und die Transparenz der Lunge verändern sich erheblich während des Atemzyklus. Der stärkste Luftwechsel findet, besonders bei Säuglingen, in den unteren zwei Dritteln der Lunge statt (Abb. **56**).

Pleura

Beide Pleurablätter stellen sich normalerweise röntgenologisch nicht dar, weil sie dünn sind und die gleiche Schattendichte wie die benachbarten Strukturen, nämlich die Thoraxwand, das Zwerchfell und das Mediastinum aufweisen. Basal lateral wird manchmal ein schmaler symmetrischer Begleitschatten der Rippen sichtbar, der aber der Interkostalmuskulatur bzw. subpleura-

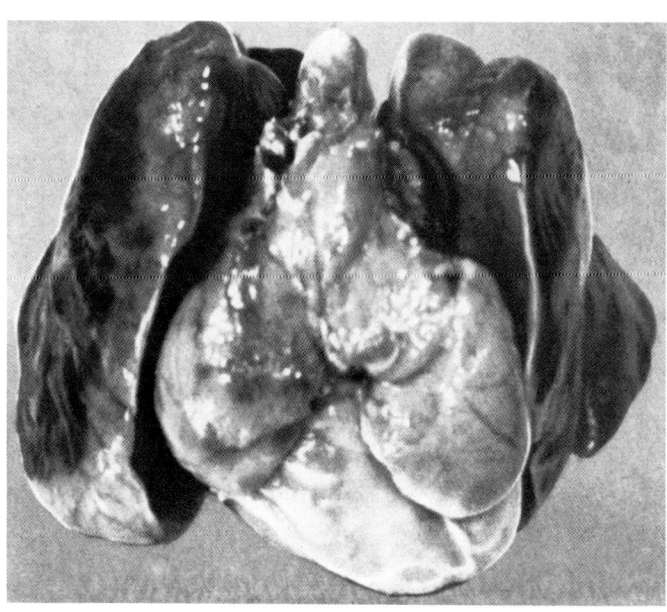

Abb. **57** Thymus beim Neugeborenen, Sektionspräparat (*Zsebök* 1958): Beide Lappen eines normalen Thymus bedecken große Teile der Vorderfläche des Herzens und überragen den Herzrand auf beiden Seiten

lem Fettgewebe und nicht der eigentlichen Pleura entspricht.

Auch die doppelten Pleuralagen der interlobären Spalten bleiben meist unsichtbar. Während der ersten Lebenswochen sieht man nicht selten die interlobäre Pleura zwischen Oberlappen und Mittellappen als feine Haarlinie, die nach einigen Wochen verschwindet. Offenbar bildet sich diese Pleuralage nur während der frühen Säuglingszeit als Strichschatten ab. Möglicherweise tragen stärkeres subpleurales Bindegewebe oder dünne marginale Atelektasen zu deren Darstellbarkeit bei. Gelegentlich findet sich diese Haarlinie auch bei völlig gesunden größeren Kindern offenbar in denjenigen Fällen, in denen eine optimale orthograde Projektion dieser Pleuralage zustande kommt.

Die engen Beziehungen der Pleura zum Ösophagus im hinteren Mediastinum, besonders im Bereich des Recessus azygo-oesophagealis, machen es verständlich, daß bei Kindern nach dem Verschlucken spitzer Fremdkörper nicht nur eine Ösophagusperforation, sondern auch ein Pneumothorax zustande kommen kann.

Thymus

Der Thymus liegt im vorderen oberen Mediastinum unmittelbar hinter dem Sternum vor der Trachea, den großen Gefäßen und dem Perikard. Dieses weiche Organ erhält seine Form in erster Linie durch die benachbarten Strukturen und entwickelt sich bei seiner Vergrößerung entsprechend dem verfügbaren Raum und dem geringsten Widerstand. Es wächst im Mediastinum im allgemeinen von apikal nach kaudal und schließlich auch nach beiden Seiten in Richtung zur Lunge hin. Die Drüsensubstanz setzt sich aus zahlreichen Läppchen von ca. 0,5 cm Durchmesser zusammen. Der Thymus wird von der Pleura in seiner Lage fixiert gehalten, zudem besteht eine plattenförmige Verbindung der zentralen Portionen mit dem Perikard (Abb. **57**).

Das relativ größte Thymusgewicht (ca. 20 g), bezogen auf das Körpergewicht, findet man mit Abstand bei Säuglingen und Kleinkindern. Dieses Verhältnis ändert sich kontinuierlich, obwohl der Thymus von der Geburt an bis etwa zur Pubertät noch an Gewicht zunimmt. Während aller Altersstufen sind Größe und Form des Thymus außerordentlich variabel, so daß alle Versuche, besonders während der Säuglingsperiode, problematisch blieben, Normalgewichte und Normalmaße anzugeben. Lange Zeit wurde aufgrund von Sektionsergebnissen ein kleiner Thymus (wie man ihn nach schwerer und zehrender Krankheit bei Säuglingen und Kleinkindern autoptisch findet) als normal und der üblicherweise große Thymus gesunder, plötzlich zu Tode gekommener Kinder

als pathologisch vergrößert angesehen. Verbindliche Gewichtsangaben über den normalen Thymus sind jedoch nur von denjenigen Kindern zu erhalten, die aus voller Gesundheit plötzlich zu Tode kommen (tödliche Unfälle). In solchen Fällen war der Thymus überraschend groß, scheinbar also vergrößert, dabei handelte es sich aber lediglich um den zu wenig bekannten Normalbefund. Einen ähnlich großen Thymus fand man auch bei plötzlich aus unklarer Ursache oder nach kürzester Krankheitsdauer verstorbenen Kindern, so daß viele Jahre lang ein Zusammenhang zwischen dem plötzlichen Tod und der „Thymushyperplasie" vermutet wurde. Diese Beobachtungen führten schließlich zu der nie bewiesenen Annahme eines sogenannten „Thymustodes", nämlich dem Zusammentreffen eines plötzlichen Todes mit einem großen Thymus. Diese Vorstellungen haben sich als nicht haltbar erwiesen.

Der Thymus hat für das Kind vorwiegend immunologische Bedeutung, übernimmt eine entscheidende Rolle bei der Entwicklung der Immunkompetenz und ist wichtig für die Ausreifung bzw. Funktion der Lymphozyten. Eine fehlerhafte Funktion führt zu Immundefekten bzw. Autoimmunerkrankungen (SCHULTE-WISSERMANN u. GARDILCIC 1981). Seit längerer Zeit sind auch die antagonistischen Beziehungen zwischen Thymus und NNR-Hormonen bekannt. Jede Streßsituation (z. B. akute Infektionskrankheiten), die mit einer erhöhten NNR-Steroidausschüttung einhergeht, bewirkt eine rasche Verkleinerung des Organs. Den thymolytischen Effekt der NNR-Hormone macht man sich gelegentlich zunutze, indem man beim Vorliegen zwingender diagnostischer Gründe durch Kortisongaben innerhalb weniger Tage eine vorübergehende Thymusverkleinerung herbeiführt. Passagere Verkleinerungen treten auch rasch im Verlauf von Hungerperioden und Fieber auf. Die Größenabnahme wird nach Beseitigung solcher Störungen schnell wieder ausgeglichen. Wenn nach schwerer Krankheit der Thymusschatten im Röntgenbild wieder größer wird oder überhaupt erstmalig erscheint, ist dies als Hinweis für die Gesundung und eine gute Gewichtszunahme anzusehen.

Röntgendiagnostik: Die zentral gelegenen Thymusabschnitte bilden zusammen mit den übrigen Mediastinalorganen im Sagittalbild den dichten Mittelschatten und sind daher niemals isoliert sichtbar oder in ihrer exakten Größe beurteilbar. Die nach unten reichende zungenartige Portion ist oft doppelt ausgebildet, liegt der Herzoberfläche auf und summiert sich ebenfalls mit dem Mittelschatten. Der laterale Thymusrand setzt sich gut gegen das helle Lungengewebe ab. Normalerweise ist bei Neugeborenen und Säuglingen der

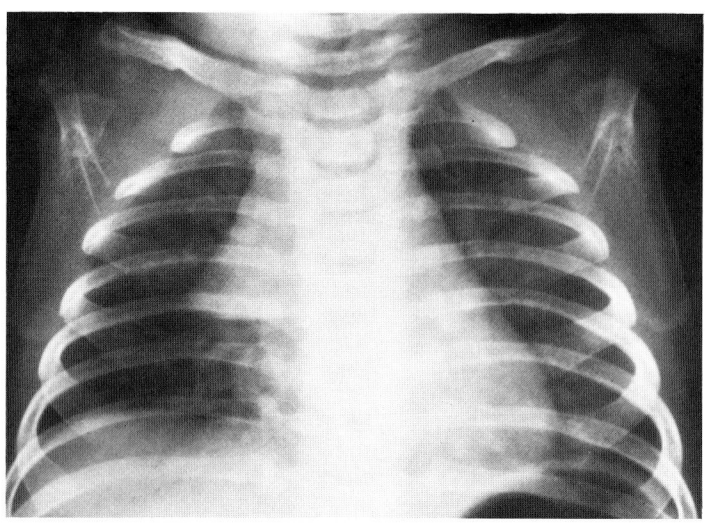

Abb. **58a** u. **b** Thymus, Segelform (7 Monate alter Säugling)
a Dreieckförmiger Thymus, der rechts den Mittelschatten flügelartig begrenzt, gegen das helle Lungenfeld scharf abgesetzt ist und in Höhe des kleinen Lappenspaltes endet
b Die Schrägaufnahme läßt die Form und Größe des segelartigen Thymus gut erkennen. Der Thymus endet basal in Höhe des geraden Lappenspaltes

a

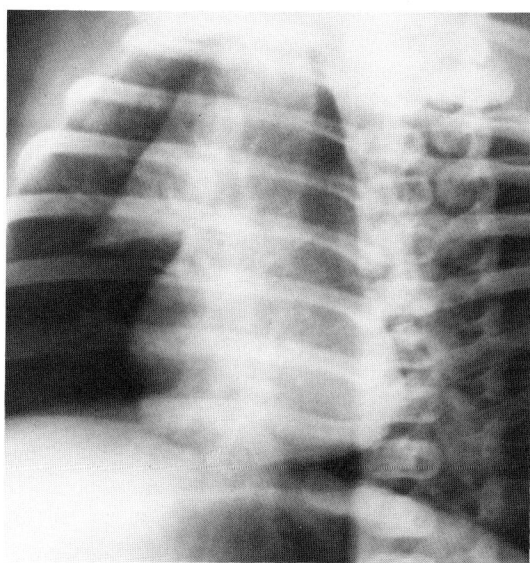

b

Thymus im Bereich des rechten oberen Mediastinums randbildend, nicht aber die V. cava superior. Auch links verschwindet der Aortenbogen hinter dem nach lateral reichenden Thymus. Eine Seitenaufnahme ist zur Klärung der Thymusgröße unbedingt erforderlich. Dabei zeigt sich bei großem Organ der retrosternale Raum verschattet. Der Thymus ist dabei manchmal nach unten geradlinig oder bogig begrenzt und gut abgesetzt. Schrägaufnahmen sind in Zweifelsfällen ebenfalls von Wert.

Die Atmung beeinflußt erheblich die Thymusform. Während einer tiefen Inspiration mit entsprechender Vergrößerung des Thoraxraumes wird auch der Thymus gestreckt. Die vordere Thoraxwand hebt sich, so daß auch der retrosternale Raum erweitert wird und der Thymus besser Platz findet. Darüber hinaus drücken ihn dann die luftgefüllten Lungen in eine Mittelposition. Bei tiefer Exspiration muß der inkompressible,

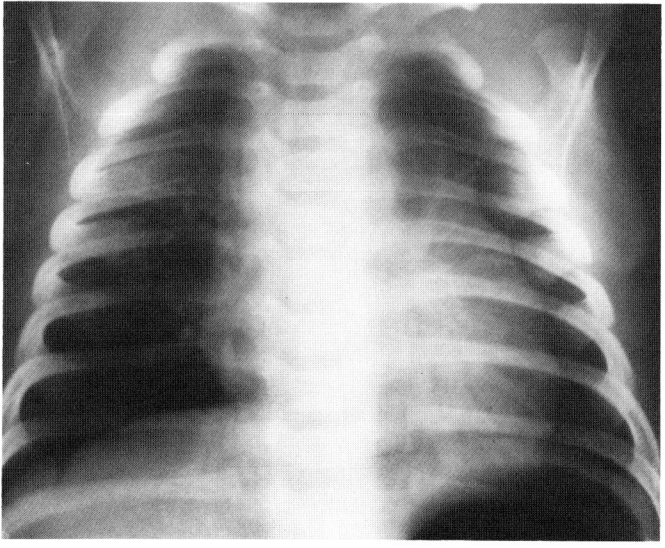

Abb. **59** Thymus, Wellenform (3 Monate alter Säugling): Wellenförmige Begrenzung der linken Mediastinalkontur, die vom vergrößerten Thymus gebildet wird. Die vorderen Rippenanteile imprimieren das weiche Thymusgewebe und rufen diese wellenförmige Begrenzung hervor

aber verformbare Thymus dagegen nach der Seite hin ausweichen, so daß sich bei Säuglingen der Mittelschatten erheblich verbreitert und Teile der medialen Lungenabschnitte überlagert werden.

Alle Einteilungsversuche in knollige, pelerinenförmige, zwei- oder dreilappige und flügelartige Formen sind klinisch ohne Belang und unterstreichen nur die erhebliche Formenvariabilität des Thymus (Abb. **58a, b** und **59**).

Manchmal kommt es zu einer stärkeren seitlichen Ausdehnung, so daß sich rechts ein paramediastinaler Dreieckschatten ausbildet, der in Höhe des geraden Lappenspaltes endet (sog. *„Segelzeichen"*). Solch eine Thymusform findet man bei gesunden Säuglingen in 9%. Der bei 22% aller Lungen durchgehende Ober-Mittellappenspalt begünstigt diese Entwicklung. Bei einem segelförmigen paramediastinalen Dreieckschatten wird gelegentlich fälschlicherweise anstatt eines Thymus eine Pleuritis mediastinalis superior anterior oder eine interlobäre Pleuritis angenommen, aber auch eine schrumpfende Oberlappenatelektase in Betracht gezogen.

Ist der linke Thymuslappen besonders groß, so erscheint die linke Kontur des Mittelschattens gewellt, weil die vorderen Rippenanteile bogige Impressionen am Thymus hervorrufen (sog. *„Wellenzeichen"*).

Als röntgenologischer Beweis für einen großen Thymus gilt die Verbreiterung des oberen Mittelschattens nach einer oder nach beiden Seiten hin in Kombination mit einer Verschattung des retrosternalen Raumes. Solch ein breiter Mittelschatten ist meist scharf konturiert und manchmal bogig oder doppelbogig. Von einem großen Thymus werden leicht auch die paravertebralen

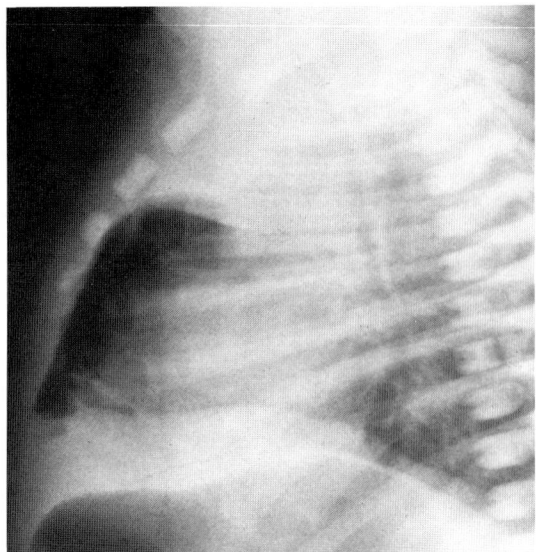

Abb. **60** Großer Thymus, Seitenaufnahme (Neugeborenes): Der obere Retrosternalraum ist durch einen großen Thymus verschattet, der scharfrandig in Höhe des Lappenspaltes endet

Lungenabschnitte überdeckt. Bei gesunden Säuglingen sind daher erhebliche Varianten der Mittelschattenkonfiguration vorhanden. Wenn man diese Tatsache beachtet, dann reduziert sich das differentialdiagnostische Problem einer Mittelschattenvergrößerung ganz erheblich (Abb. **60–62a, b**).

Wichtig ist auch die Tatsache, daß ein röntgenologisch großer Thymusschatten nicht unbedingt mit einem vergrößerten Organ identisch ist. Die örtlichen Raumverhältnisse bedingen, ob ein Thymus mehr oder weniger aus dem Mittelschat-

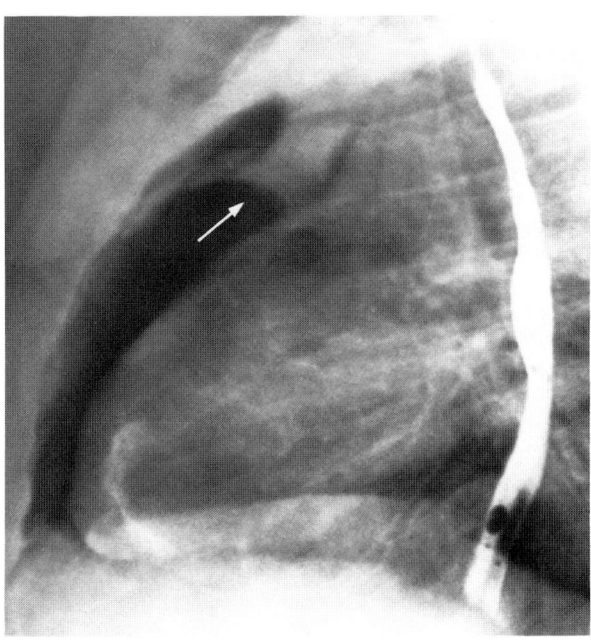

Abb. **61** Thymus, dargestellt durch Pneumomediastinum (6 Monate alter Säugling, spontanes Pneumomediastinum): Der ziemlich kleine Thymus (Pfeil) ist durch Luft abgehoben, von der vorderen Thoraxwand und vom Gefäßband durch einen Luftmantel gelöst

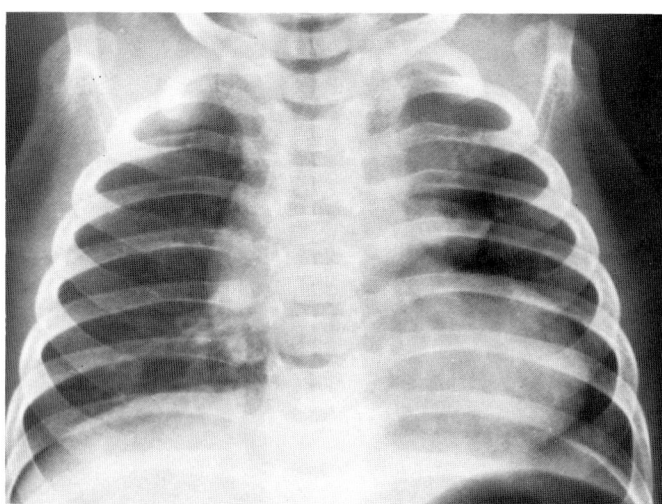

a

Abb. **62 a u. b**   Gelappter Thymus
(4 Monate alter Säugling)
a   Großer, mehrfach gelappter Thymus, der zu einer Unterbrechung der Mediastinalkontur links führt. Der Thymus verbreitert auch rechts das Mediastinum
b   Seitenaufnahme: Der mehrfach gelappte Thymus füllt den oberen retrosternalen Raum vollständig aus. Belüftete Lunge zwischen Thymusvorderwand und Sternumhinterwand

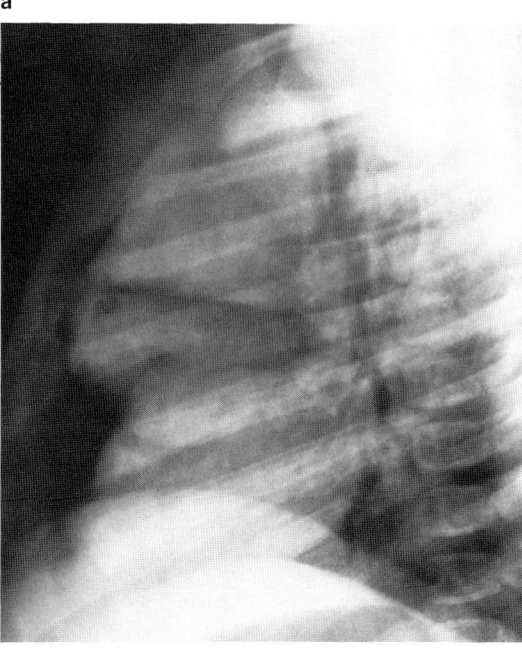

b

Mediastinaltumor vortäuschen und sogar bis zum Zwerchfell reichen. Seitenaufnahmen und Schrägaufnahmen helfen bei der Klärung. Die probatorische Gabe von Kortikosteroiden (5 Tage lang 1 mg Prednison pro kg) klärt dann die Situation, weil sich danach in 80–90% der Thymus rasch verkleinert. Diese Medikation ist nur selten notwendig, aber manchmal erforderlich, wenn bei großem Thymus ein Herzfehler vorliegt und die Herzgröße und Herzform exakt geklärt werden müssen. Eine Röntgenbestrahlung zur Reduktion der Thymusgröße während der Säuglingszeit ist heute selbstverständlich kontraindiziert, weil nach solchen Behandlungen eine Zunahme von Leukämien und Schilddrüsenkarzinomen beobachtet wurde (PIFER u. Mitarb. 1963).

Der Thymus beeinträchtigt normalerweise weder die Speiseröhre noch die Luftröhre. Der Radiologe muß allerdings jedes Mal sorgfältig einem klinischen Verdacht nachgehen, ob ein großer Thymus Kompressionssymptome an den Atemwegen oder dem Ösophagus verursacht. Eine Hypotonie des Larynx, Anomalien des Larynx oder der Trachea, aspirierte Fremdkörper usw. sind bei Säuglingen viel häufiger ursächlich für einen Stridor anzuschuldigen als ein großer Thymus. Da erhebliche respiratorische Kaliberschwankungen der Trachea bestehen, sind zum Nachweis einer Trachealeinengung durch den Thymus jeweils gezielte Aufnahmen in Schrägprojektion während der Inspiration und der Exspiration erforderlich. Zweifellos kann ein knolliger atypisch gelegener Thymus im Bereich der oberen Thoraxapertur gelegentlich eine Trachealkompression verursachen. Ein Ösophagogramm bzw. die Beobachtung der Breipassage klärt auch die Frage, ob eine Kompression der Speiseröhre besteht (Abb. **63 a, b–67**).

Atypische Lage: Diagnostische Schwierigkeiten ergeben sich bei der seltenen atypischen Position

ten tritt und breit erscheint. Die Grenze zwischen normaler Größe und Hyperplasie läßt sich daher kaum ziehen. Zwar ist die Bezeichnung „großer Thymusschatten" gerechtfertigt, sie ist aber nicht mit einer „Thymusvergrößerung" gleichzusetzen. Die zunehmende Erfahrung hat gelehrt, mit dieser Bezeichnung außerordentlich zurückhaltend umzugehen, weil sie bereits einen abnormen Zustand charakterisiert. Diagnostische Schwierigkeiten können sich ergeben, wenn eine Thymushyperplasie von ungewöhnlicher Größe und Form vorliegt, ein großer Thymus scheinbar Stridor oder Schluckschwierigkeiten verursacht, der Thymus an atypischer Stelle liegt oder noch jenseits des 2. Lebensjahres vorhanden ist.

Ein *ungewöhnlich großer Thymus* kann beispielsweise eine Oberlappenpneumonie oder einen

Abb. **63 a** u. **b**   Sehr großer Thymus: 7 Monate alter gut gedeihender Säugling. Röntgenaufnahme wegen eines funktionellen Herzgeräusches
a   Nach beiden Seiten stark verbreiteter Mittelschatten durch großen Thymus, der einen Mediastinaltumor imitiert
b   Seitenaufnahme: Der retrosternale Raum ist bis nach unten durch den sehr großen Thymus ausgefüllt, dessen dorsale Begrenzung scharfrandig ist

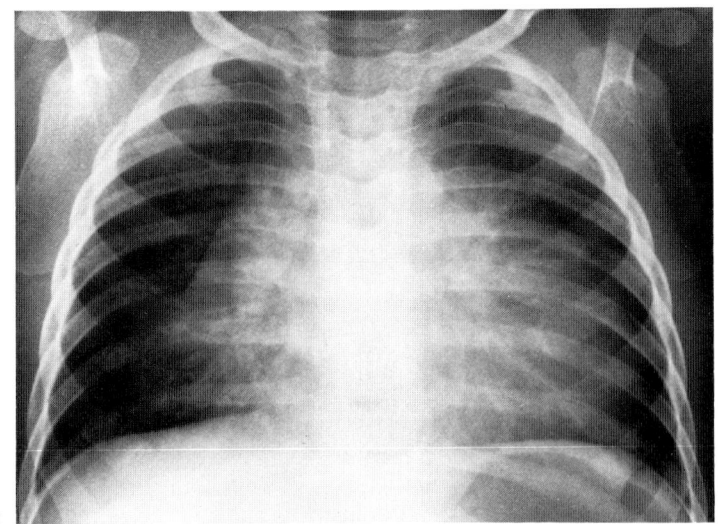

a

des Thymus. Man kann ihn gelegentlich im hinteren oberen Mediastinum finden, er kann als kugelförmiges Gebilde in der Mitte des vorderen oberen Mediastinums liegen und eine Zyste vortäuschen. Auch eine Verlagerung in die Halsregion ist möglich. Manchmal handelt es sich dabei um dystopes Thymusgewebe. Weil diese Gebilde oft nicht auf Kortison ansprechen, bleibt eine Abgrenzung gegenüber einem Tumor (z.B. Neuroblastom) schwierig (OPPERMANN u. WILLICH 1978). Manchmal bedarf es zur Klärung einer Thorakotomie, die in solchen Fällen allein als zuverlässig angesehen wird (SHACKELFORD u. MCALISTER 1974, BLASIMANN u. Mitarb. 1977, EBEL 1980).

Persistierender Thymus: Ganz vereinzelt wird ein Thymus auch noch bei Kleinkindern und Schulkindern radiologisch gefunden. 2% der Kinder von 5 Jahren oder älter weisen einen erkennbaren Thymus auf. Ein „betontes Pulmonalissegment" bei älteren Kindern beruht gelegentlich auf ei-

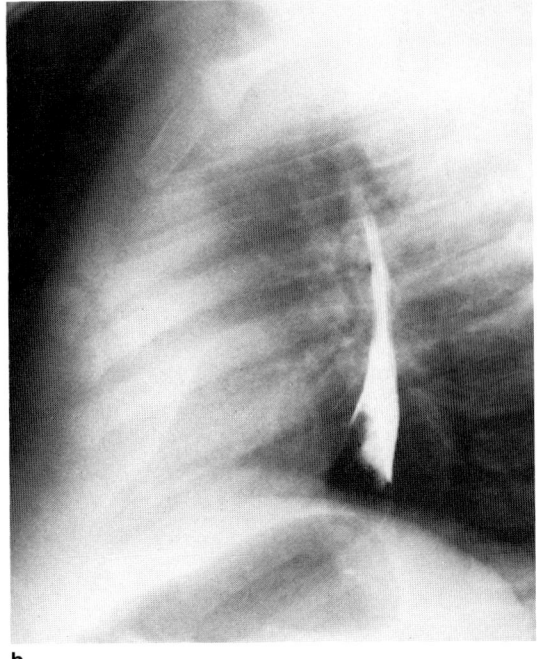

b

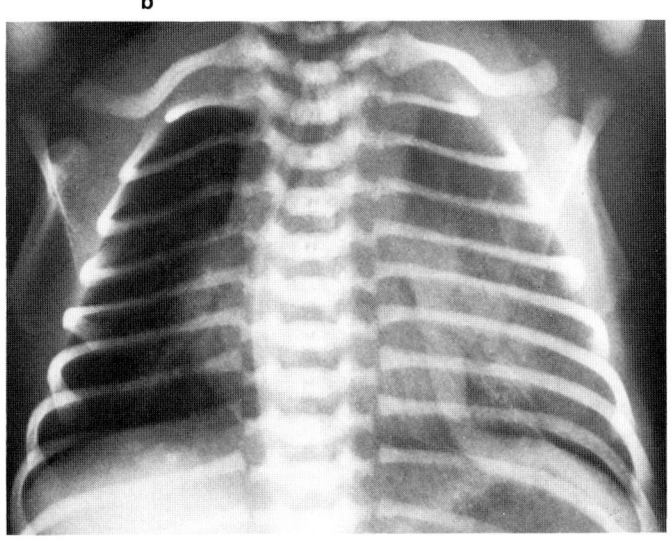

Abb. **64**   Ungewöhnlich großer Thymus, Tumorverdacht (Neugeborenes, 2 Tage alt, Geburtsgewicht 2000 g, Atemnotsyndrom): Stark reduzierter Luftgehalt der linken Lunge mit bandförmigen Streifenschatten. Verlagerung des Mittelschattens und des Ösophagus nach rechts. Operation: Ungewöhnlich großer Thymus mit Bronchuskompression und partieller Oberlappenatelektase. Kein Neoplasma, kein Thymom

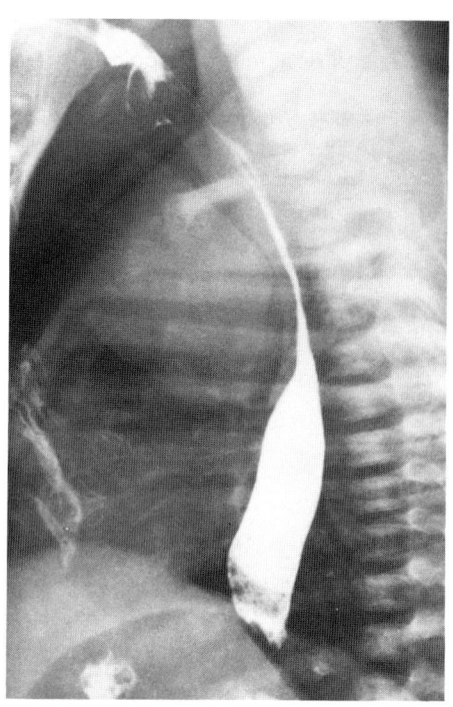

Abb. 65 Trachealkompression durch Thymus: 1 Monat alter Säugling mit erheblichem inspiratorischen Stridor. – Großer knolliger Thymus, der eine umschriebene Trachealeinengung verursacht. Die Kortisonbehandlung blieb ohne Wirkung, so daß eine operative Entfernung erforderlich wurde. Normales Thymusgewebe

nem Thymus. Er zeigt sich bei CT-Untersuchungen Jugendlicher noch in zahlreichen Fällen (KIRKS 1984). Ein bei älteren Kindern mit konventionellen Methoden nachweisbarer Thymus erfordert Kontrolluntersuchungen, um keinen Thymustumor zu übersehen. Allerdings sollte man bei solchen Beobachtungen immer mehr zum Abwarten als zur operativen Klärung raten.

Frühgeborene weisen in der Regel einen *kleinen Thymus* auf, solange sie untergewichtig sind. Erst bei guter Entwicklung und normalem Gewichtsanstieg zeigt sich die übliche Thymusgröße normal gedeihender Säuglinge.

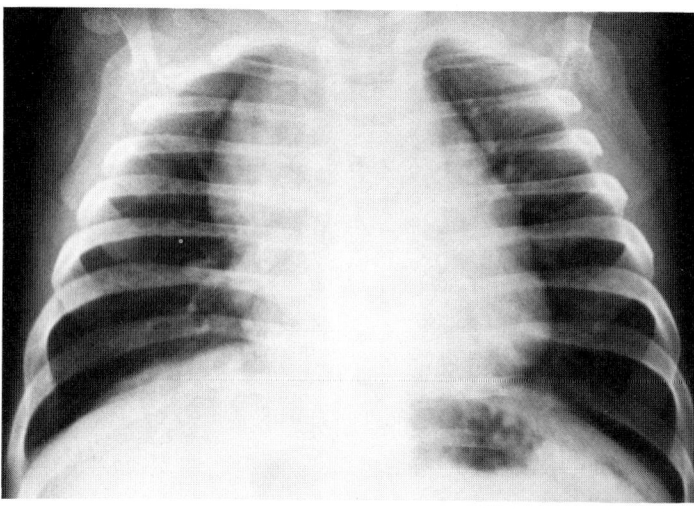

Abb. 66 Thymus und Herzfehler: 7 Monate alter Säugling mit VSD. – Nach beiden Seiten erheblich verbreiterter Mittelschatten, der rechts großbogig, links kleinbogig begrenzt ist. Die exakte Herzgröße läßt sich nicht angeben

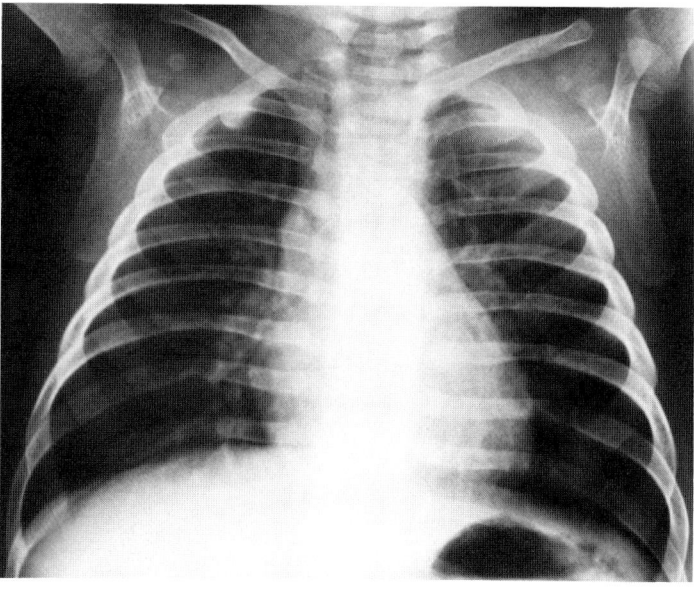

Abb. 67 Reduktion der Thymusgröße mit Kortison (dasselbe Kind wie in Abb. 66): Der vergrößerte Thymus hat sich innerhalb von 14 Tagen zurückgebildet, so daß jetzt sowohl die Herzgröße, als auch die Hilusgröße klar beurteilt werden können

Abb. **68** Thymusaplasie: 4 Monate alter Säugling mit Agammaglobulinämie. – Weil der Thymus fehlt, können die rechte und die linke Lunge in den vorderen Mediastinalraum eindringen und den Mittelschatten aufhellen

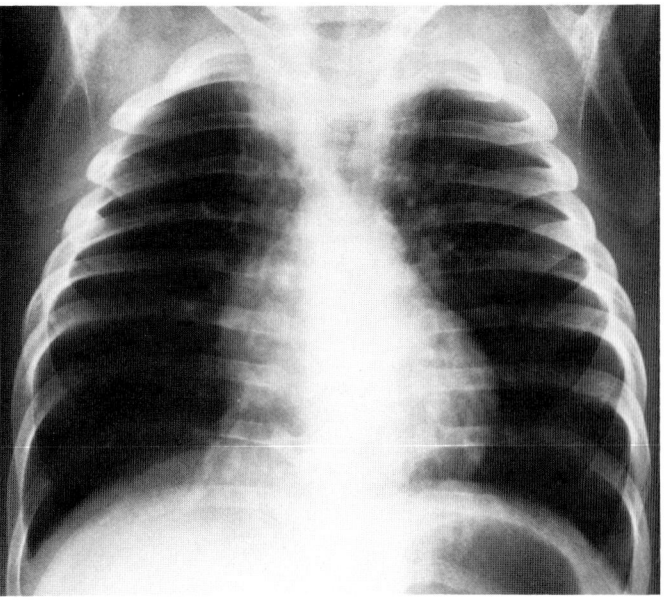

Thymusaplasie: Sie ist bei Kindern selten, wird aber in Kombination mit einem Fehlen der Parathyreoidea und bei einigen genetisch bedingten Erkrankungen (manche Formen der Agammaglobulinämie) beobachtet (KIRKPATRICK u. DIGEORGE 1968). Solche Kinder sind infektanfällig, zeigen eine Wachstumsverzögerung und weisen häufig auch infolge des Epithelkörpermangels eine neonatale Tetanie auf. Der Nachweis solch einer Aplasie macht Schwierigkeiten. Der klinische Verdacht erfordert immer eine CT-Untersuchung, während die früher gängige Klärung mit Hilfe eines Pneumomediastinums bei Kindern kaum mehr in Betracht kommt (Abb. **68**).

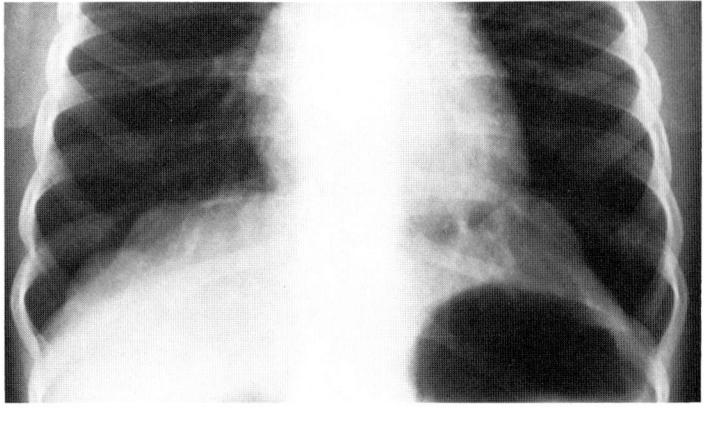

Abb. **69** Zwerchfellbuckelung (2½ Jahre altes Kleinkind): Die Kontur des Zwerchfells bildet unterschiedlich große Bögen, die bei tiefer Inspiration am deutlichsten werden. Sie sind klinisch ohne Bedeutung und entstehen durch hypertrophierte bzw. gruppenförmig angeordnete Muskelbündel oder durch unterschiedlich innervierte Muskelzüge

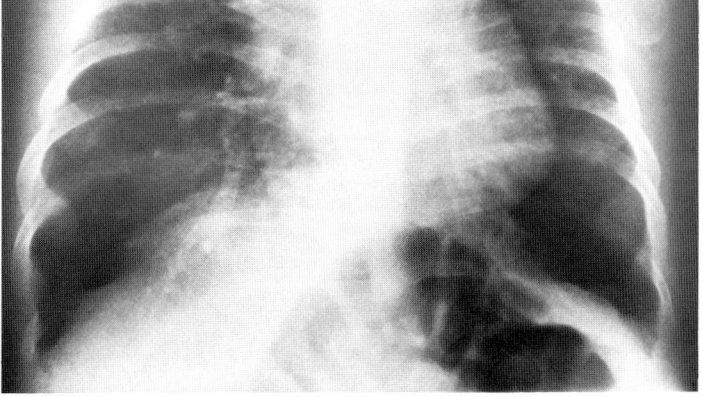

Abb. **70** Insertion des Zwerchfells bei Lungenblähung (Säugling mit Bronchiolitis): Nur bei starker Lungenblähung mit extrem tief stehendem Zwerchfell wird seine zackenartige Insertion an den Rippen sichtbar

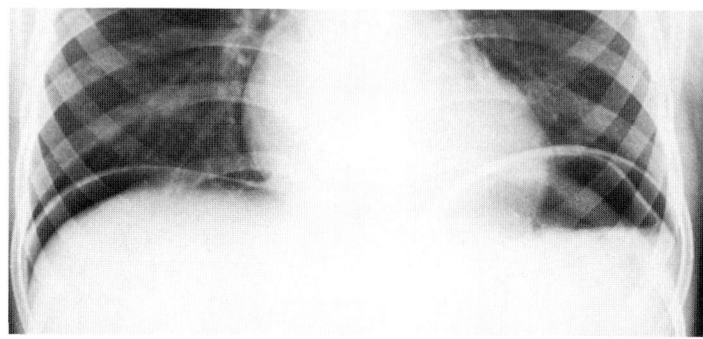

Abb. 71 Luft unter dem Zwerchfell (7jähriges Kind): Luft in der freien Bauchhöhle nach Operation, die sich im Stehen unter den Zwerchfellkuppen sammelt. Dadurch wird die ungewöhnlich dünne Muskelplatte des Zwerchfells im Bereich des Centrum tendineum sichtbar (Normalbefund)

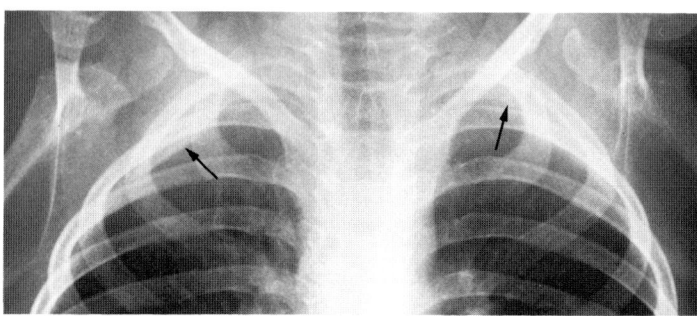

Abb. 72 Breite Spitzenpleura (6 Jahre altes Kind): Die Pleura im Spitzengebiet beider Seiten (1.–3. Rippe) erscheint bei manchen gesunden Kindern ungewöhnlich breit (Pfeile), weil sich hier im Pleuraraum lockeres Bindegewebe und einzelne Inseln von Fettgewebe angesammelt haben. Es lag keine Entzündung vor

Zwerchfell

Das Zwerchfell bildet mit seiner dünnen Muskelplatte bei Neugeborenen und Säuglingen den unteren elastischen Abschluß, gleichsam den Boden eines faß- oder walzenförmigen Thoraxraumes, dessen Rippen fast horizontal verlaufen und dessen Ausdehnungsmöglichkeit vor dem physiologischen Deszensus der Thoraxorgane und der Baucheingeweide wesentlich eingeschränkt ist. Anatomische Veränderungen und Funktionsstörungen sind meist schon mit einer üblichen Thoraxaufnahme zu erkennen. Eine zusätzliche Durchleuchtung soll nur mit gezielter Fragestellung vorgenommen werden.

Bei Säuglingen und jungen Kindern sind die Zwerchfellkuppen nur gering gewölbt, auch ist der rechte und der linke Recessus costodiaphragmaticus flacher als bei älteren Kindern und bei Erwachsenen. Der rechte Herzzwerchfellwinkel gestaltet sich sehr variabel, weil die V. cava inferior oder die Lebervenen unterschiedlich ausgeprägt sind. Gelegentlich reicht ein großer Thymus so weit nach kaudal, daß er diesen Winkel ausfüllt.

Die Abgrenzung des normalen vom pathologischen Zwerchfell ist beim Kinde deswegen schwierig, weil das Diaphragma physiologischerweise relativ leicht und häufig seine Form und Position verändert. Auch variiert die Atemverschieblichkeit sogar bei demselben Kinde unter verschiedenen Untersuchungsbedingungen. Als beste Funktionsprüfung ist beim Säugling und Kleinkind die Schreiatmung anzusehen. Dabei zeigt sich eine gute bzw. eine starke in- und exspiratorische Verschieblichkeit und Formänderung der Zwerchfellkuppen mit einer Abflachung der Bögen. Die bei Erwachsenen wichtige Öffnung der Komplementärräume während der Einatmung und eine stärkere Wölbung während der Ausatmung spielen nur eine untergeordnete Rolle.

Unregelmäßige Bogenbildungen der Zwerchfellkuppen (Buckelung) sind bei lungengesunden Kindern nicht selten. Es handelt sich dabei lediglich um eine klinisch bedeutungslose Variante der Zwerchfellstruktur. Die rechte Zwerchfellhälfte wird häufiger betroffen als die linke und ist oft in zwei oder drei Bögen unterteilt, wobei der mediale Buckel am höchsten steht und am stärksten gekrümmt ist. Diese Buckelbildung bevorzugt die mittleren medialen Partien und beruht auf einer angeborenen Schwäche der kurzen Muskelfasern. Man diskutiert ferner eine ungleichmäßige Innervation eines an und für sich gesunden Zwerchfells, so daß einzelne Muskelzüge als Wulst erscheinen. Bei maximaler Inspiration oder bei starker Lungenblähung (Bronchiolitis) sieht man beiderseits konkave „Zwerchfellzacken", die lediglich in dieser extremen Atemposition die Zwerchfellinsertionen an den Rippen zeigen (Abb. 69–72).

Bei Neugeborenen und Säuglingen nehmen beide Zwerchfellhälften eine relativ hohe Position ein. Während des 1. Lebenshalbjahres steht die linke Seite durch den stark gefüllten Magen oder eine große Magenluftblase gelegentlich etwas höher

Tabelle **1** Die Position des Zwerchfells, gemessen an den Wirbelkörpern (nach *Engel*)

Alter Jahre	Rechts	Links
1	8– 9	8– 9
2	8– 9	9–10
3	9–10	9–10
9	9–10	10–11
12	10–11	10–11

als die rechte Zwerchfellkuppe. Im 2. Lebenshalbjahr zeigen sich beide etwa auf gleichem Niveau, später findet man die rechte Seite höher als die linke. Die Zwerchfellexkursionen selbst sind gering.

Bis zum 2. Lebenshalbjahr überwiegt der abdominelle Atemtypus, der bei der eingeschränkten Exkursionsmöglichkeit des Zwerchfells schon in Ruhe eine hohe Atemfrequenz erfordert. Es fehlt dem Säugling aber die Möglichkeit, die Zwerchfellexkursionen zu vergrößern und damit die Atmung zu vertiefen. Der Mehrbedarf an Atmungsluft kann nur durch eine Frequenzsteigerung gedeckt werden. Im 2. Lebensjahr beginnt der Übergang zum gemischten Atemtypus. Die Aktionsfreiheit des Zwerchfells und die Exkursionsmöglichkeiten des knöchernen Thorax nehmen zu, so daß die Atmung vertieft und langsamer erfolgen kann.

Beim Erwachsenen wird der Stand der Zwerchfellkuppe auf die dorsalen Anteile der Rippen bezogen. Weil sich der Neigungswinkel der Rippen beim Kind während des Wachstums fortlaufend ändert, hat ENGEL (1950) vorgeschlagen, die Zwerchfellposition auf einen durch die Atmung nicht verschieblichen Punkt, nämlich auf die Wirbelkörper der Brustwirbelsäule, zu projizieren. Seine Angaben sind in der Tab. 1 dargestellt.

Die Differenzen des Zwerchfellstandes sind besonders bei Kleinkindern in aufrechter Position und im Liegen erheblich. Auch können die Atemphase, das Schreien, die Bauchpresse und der Druck der Baucheingeweide selbst die Zwerchfellposition stark beeinflussen. Daher bleibt insgesamt der klinische Wert von Zahlenangaben beschränkt. Erst größere und konstante Abweichungen und erhebliche Seitenunterschiede haben Gewicht.

Thoraxskelett

Rippen: Die ersten Ossifikationszentren erscheinen bereits in der 9. Fetalwoche, also etwas früher als in den Wirbelkörpern. Die Verknöcherung beginnt in der Gegend des Angulus costae und schreitet so rasch voran, daß der größte Teil der Thoraxwand am Ende des 4. Fetalmonats dünne Knochenspangen enthält. Die vorderen Rippenanteile bleiben knorpelig, die physiologische Verkalkung im Rippenknorpel erfolgt nie vor der Pubertät. Zu dieser Zeit findet man im Tuberculum costae und in den Rippenköpfchen sekundäre Ossifikationszentren, die erst im 3. Lebensjahrzehnt verschwinden.

Während des Säuglingsalters beträgt der Winkel zwischen dem Rippenabgang und der Wirbelsäule fast 90 Grad. Die Rippen haben damit eine Faßreifenstellung inne und erst mit Beginn des physiologischen Deszensus ändert sich ihr Neigungswinkel. Ähnlich verhalten sich auch die im Säuglingsalter weiten Interkostalräume. Bei pathologischen Lungenprozessen oder Skoliosen ist die einseitige Verschmälerung der Interkostalräume besonders auffällig. Aber diese Veränderungen muß man von zufälligen Haltungsanomalien abtrennen, wie sie bei unruhigen und sich wild gebärdenden Säuglingen häufig vorkommen.

Sternum: Die Ossifikation im Manubrium sterni beginnt im 3. bis 6. Fetalmonat, danach folgen von oben nach unten fortschreitend in Intervallen von etwa je einem Monat die 3 bis 4 paarigen Ossifikationszentren im Corpus sterni (RUCKENSTEINER 1931). Jeder Knochenkern besitzt anfangs zwei Ossifikationszentren, die sich bald zu einem einheitlichen Knochenkern vereinigen. Bei der Geburt weist das Kernpaar im Manubrium sterni schon solch einen einheitlichen Knochen auf, während die Fusion im Korpus ungefähr um das 6. Lebensjahr abgeschlossen ist, aber bis zum 12. Lebensjahr dauern kann. Die Zahl der Ossifika-

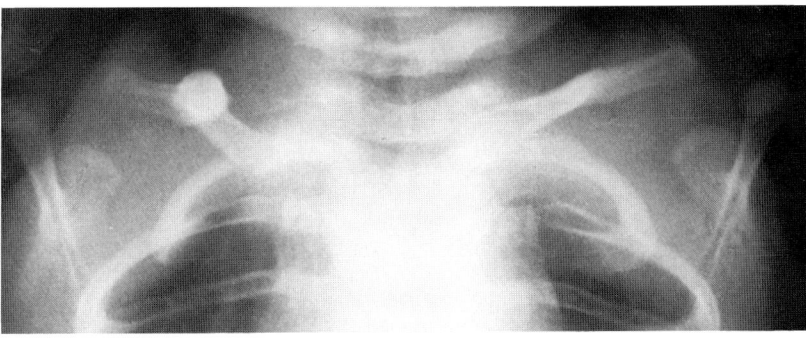

Abb. **73** Atypische Klavikulaprojektion (2 Monate alter Säugling): Die rechte Klavikula projiziert sich infolge einer leichten Drehung in einer Form, die eine Fraktur imitiert

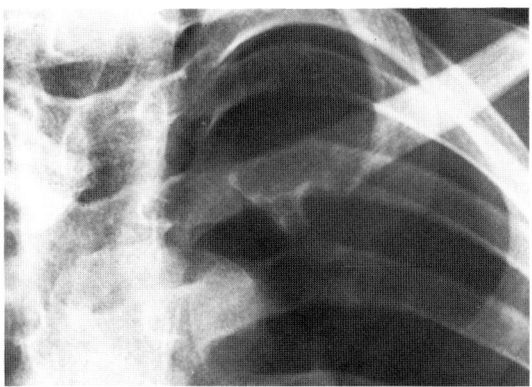

Abb. 74 Fossa rhomboidea: Die muldenförmige unregelmäßige Einkerbung am unteren Rand des medialen Klavikulaendes stellt eine Bandgrube dar. Sie wird durch die Insertion des Lig. costoclaviculare (Rhomboidligament) gebildet, das zur 1. Rippe zieht. Die Anomalie ist oft symmetrisch vorhanden

tionszentren und ihr Erscheinen ist bei gesunden Kindern großen Schwankungen unterworfen, so daß sich das Sternum nicht für eine Beurteilung der jeweiligen Knochenentwicklung eignet. Die Ossifikation des Processus xiphoideus erfolgt ganz unregelmäßig. Manubrium, Korpus und Processus xiphoideus bleiben während der ganzen Kindheit als separate Knochenelemente sichtbar.

Das Sternum verschwindet auf exakt eingestellten Thoraxaufnahmen innerhalb des Mittelschattens, während man es mit Schrägaufnahmen, besonders aber mit Seiten- und Schichtaufnahmen gut darstellen kann. Schon bei geringer Schrägposition lösen sich beim Kind die Ränder der Knochenkerne des Manubrium sterni teilweise aus dem Mittelschatten und werden dann leicht mit verkalkten Lymphknoten verwechselt. Die seitliche Begrenzung des Manubrium sterni und des Sternoklavikulargelenks werden besonders bei schmalem Gefäßband gelegentlich sichtbar.

Im Rahmen des physiologischen Deszensus senkt sich das Sternum gleichzeitig mit den Rippen, wodurch dann eine thorakale Atmung möglich wird. Dieser Deszensus beruht nicht allein auf dem Übergang vom Liegen zum Sitzen und Stehen. ENGEL (1950) vertrat die Auffassung, daß der knöcherne Thorax schneller wächst als die Lungen und die veränderte Sternumposition damit zwangsläufig gekoppelt ist. Diese Ansicht wird durch die Beobachtung untermauert, daß der physiologische Deszensus auch bei zerebral schwer geschädigten Kindern zustande kommt, die nie in der Lage sind, sich selbst aufzurichten oder gar zu laufen.

Klavikula: Bereits während der 5. bis 6. Fetalwoche, also früher als in irgendeinem anderen Kno-

chen, findet man in der Klavikula Ossifikationszentren. Die Ossifikation beginnt in einem lateralen und medialen Zentrum, die sich später vereinigen. Um das 17. Lebensjahr erscheint im Knorpel des sternalen Endes ein weiterer Knochenkern, der zwischen dem 20. bis 25. Lebensjahr mit der Klavikula verschmilzt.

Die Klavikula steht beim Neugeborenen so hoch, daß sie sich über die Lungenspitzen projiziert. Der mittlere Teil wird infolge seiner S-förmigen Krümmung verkürzt wiedergegeben. Besonders bei Säuglingen sieht man den mittleren Abschnitt des Schlüsselbeins oft axial getroffen, wodurch ein Ringschatten mit hellem Zentrum entsteht. Auf Verwechselungen dieses Phänomens mit Klavikulafrakturen ist besonders hinzuweisen (Abb. **73**).

Erst beim Schulkind wird – wie bei Erwachsenen – der Begleitschatten der Klavikula sichtbar, der medial in den Schatten des M. sternocleidomastoideus übergeht. Beim jungen Kind fehlt dieser Begleitschatten, weil sich die Fossa supraclavicularis noch nicht ausgebildet hat und sich daher die Hautbedeckung des Schlüsselbeins im Röntgenbilde nicht abzeichnen kann. Die Unterfläche der Klavikula zeigt nahe dem sternalen Ende oft eine Einsenkung, die *Fossa rhomboidea* (Insertionsstelle des Lig. costoclaviculare), die einem Knochendefekt ähnelt. Sie kann einseitig oder doppelseitig sein und darf nicht mit Destruktionen verwechselt werden (Abb. **74**).

Skapula: Ihre Ossifikation beginnt in der 9. bis 10. Embryonalwoche. Bei der Geburt ist das Schulterblatt von einer Knorpellage umgeben, die nur an der axillaren Kante fehlt. Manchmal sieht man zu dieser Zeit bereits den Knochenkern des *Processus coracoideus,* der gewöhnlich erst innerhalb des 1. Lebensjahres erscheint. In der späten Kindheit kann hier noch ein akzessorischer Knochenkern auftreten, der nicht mit einer Fraktur verwechselt werden sollte. Während der Säuglingszeit und bei Kleinkindern gibt es Unterschiede in der Größe und Form des Processus coracoideus beider Seiten. Bei Säuglingen, deren Arme während der Röntgenaufnahme nach oben geführt und am Kopf angelegt werden, projiziert sich die Skapula neben das Thoraxskelett, der mediale Abschnitt des Schulterblattes gelegentlich aber in den äußeren oberen Teil der Lungenfelder, so daß eine Pleuraaffektion vorgetäuscht werden kann. Die *Spina scapulae* ist manchmal als streifenartige Doppellinie innerhalb der Lungenoberfelder zu sehen und darf nicht mit intrapulmonalen Verdichtungen verwechselt werden. Das *Akromion* weist gewöhnlich einen Knochenkern auf, der in Dichte und Begrenzung unregelmäßig ist. Die *Cavitas glenoidalis* kann Aufhellungen zeigen, die Destruktionen ähnlich sind.

Ein Knochenkern am *Angulus inferior* kann einen pleuranahen Rundherd vortäuschen.

Weichteile der Thoraxwand

Die Thoraxweichteile sind bei Säuglingen und jungen Kindern verhältnismäßig wasser- und fettreich. Muskel- und Hautschichten lassen sich am Thoraxrand auf kontrastreichen Aufnahmen gut unterscheiden.

Einige Schattengebilde können bei Kindern Anlaß zu Täuschungen geben: Die Transparenz der lateralen Lungenfelder wird oft durch die vorderen Achselfalten herabgesetzt, die bei geradliniger Begrenzung einen Pneumothorax oder auch ein Pleuraexsudat vortäuschen können. Haarzöpfe, die während der Aufnahme herabhängen, ergeben unregelmäßige Schattengebilde in den Lungenspitzen und -oberfeldern, deren Deutung bei Unkenntnis der Sachlage Schwierigkeiten bereitet. Pigmentnävi, Hämangiome oder auch stark pigmentierte Mamillen, besonders bei heranwachsenden Mädchen, können mit intrapulmonalen Rundherden verwechselt werden. Gegebenenfalls klärt die Verschieblichkeit während der Durchleuchtung den Befund.

Bei Schrägaufnahmen sieht man die subkostale Muskellage als schmalen, den Rippen innen aufliegenden Begleitschatten. Er befindet sich oberhalb der parietalen Pleura, nimmt nach basal an Intensität ab und darf nicht mit einer Pleuraschwarte verwechselt werden. Der Recessus costodiaphragmaticus erweist sich dabei selbstverständlich als frei von Exsudat oder Verklebung.

Innerhalb der Halsweichteile, supraklavikulär und in der Achselhöhle, sollte man auf verkalkte Lymphknoten achten. Wenn sie sich in die Spitzenfelder projizieren, können sie Lungenveränderungen vortäuschen.

Erkrankungen der Neugeborenen und der Säuglinge

Analyse der Thoraxröntgenaufnahme beim Neugeborenen

Die Neugeborenenperiode umfaßt die Zeit von der Geburt bis zur vollendeten funktionellen Umstellung des Organismus auf die neuen extrauterinen Lebensbedingungen und ist im wesentlichen nach 4 Wochen abgeschlossen. Lebenswichtige Veränderungen während des Überganges vom intrauterinen zum extrauterinen Leben betreffen den Respirationstrakt und das Herz-Kreislauf-System (Wegfall der Plazentafunktion mit Beginn der Lungenatmung, Verschluß des Ductus arteriosus Botalli und des Foramen ovale). Die Anpassungsstörungen und die Erkrankungen dieser Organe bewirken, daß die Mortalität in dieser Periode so hoch ist wie niemals mehr während des späteren Lebens. Solche Erkrankungen lassen sich mit einer Röntgenuntersuchung der Thorax-organe meist gut erkennen. Aber die Schwierigkeiten der Beurteilung sind oft erheblich, weil die Röntgenaufnahmen häufig in Rückenlage mit einer wenig leistungsfähigen Apparatur angefertigt werden müssen, Seitenaufnahmen kaum möglich sind und die Respirationsphase schwer zu kontrollieren ist. Entscheidende Bildfaktoren sind in die Auswertung einzubeziehen, nämlich die Position während der Aufnahme, die Atemphase, die Schärfe, die Filmschwärzung und der Kontrast. Über den ideal exponierten Film bzw. den Bildcharakter gibt es unterschiedliche, ganz persönliche Vorstellungen.

Während der Neugeborenenperiode steht bei *normaler Lungenbelüftung* die rechte Zwerchfellkuppe in Höhe der 8. Rippe (Abb. 75). Bei *Unterbelüftung* findet man die rechte Zwerchfellkontur parallel zur 7. Rippe oder noch höher. In diesem

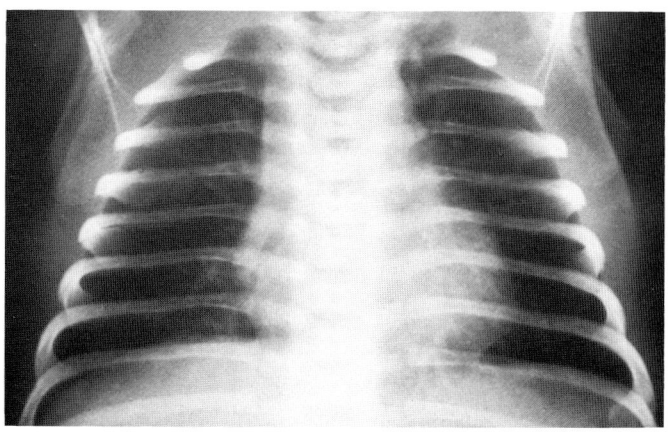

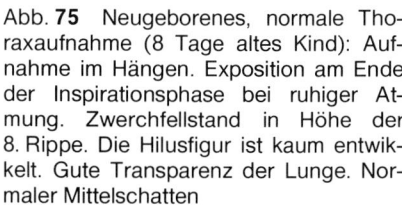

Abb. **75** Neugeborenes, normale Thoraxaufnahme (8 Tage altes Kind): Aufnahme im Hängen. Exposition am Ende der Inspirationsphase bei ruhiger Atmung. Zwerchfellstand in Höhe der 8. Rippe. Die Hilusfigur ist kaum entwickelt. Gute Transparenz der Lunge. Normaler Mittelschatten

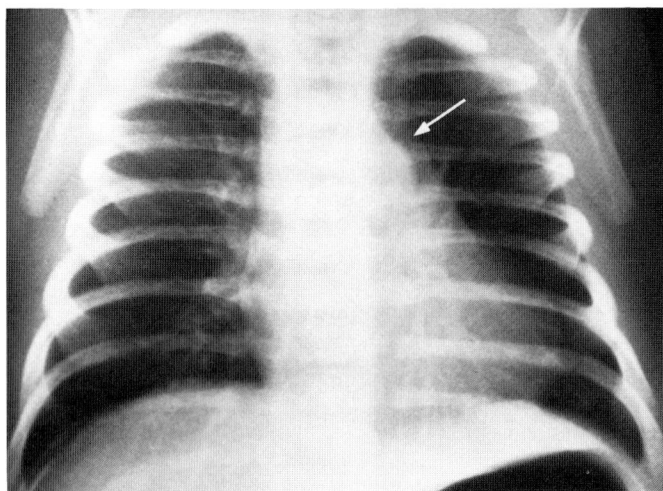

Abb. **76** Sog. „ductus bump" (Neugeborenes, 3. Lebenstag): Gut belüftete
Lunge. Bogige Vorwölbung (Pfeil) im
normal geformten Mittelschatten etwas
unterhalb des Aortenbogens, die in der
2. Lebenswoche verschwand. – Der
„ductus bump" beruht auf einem erweiterten Segment der A. pulmonalis und
dem Ductus arteriosus Botalli vor seinem
Verschluß

Fall ist auch der Sagittaldurchmesser des Thorax häufig verkleinert und das Sternum abgeflacht. Solche Befunde haben aber nur dann Gewicht, wenn sie konstant nachweisbar sind, also nicht auf einem während der Ausatmung exponierten Röntgenbild beruhen. Eine *Überblähung* läßt sich dann diagnostizieren, wenn das Zwerchfell parallel der 9. Rippe oder tiefer steht, keine normale Wölbung mehr aufweist und im Seitenbild entsprechend abgeflacht ist. In einer solchen Situation findet man auch den Sagittaldurchmesser vergrößert, das Sternum angehoben und die Lunge in die Interkostalräume vorgewölbt.

Die während der intrauterinen Entwicklung flüssigkeitsgefüllte und kleine Lunge muß sich postnatal rasch entleeren und mit Luft füllen. Die Darstellbarkeit der röntgenologisch erfaßbaren Strukturen innerhalb der Lungenfelder hängt sowohl vom Grad der Belüftung als auch von der Resorption der fetalen Lungenflüssigkeit ab. Solange noch deren Reste vorhanden sind (etwa bis zu 24 Stunden nach der Geburt) kann man eine schleierartige Eintrübung der Lungenfelder mit etwas verstärkter Lungenzeichnung finden, die nach Sectio oder einer Entbindung aus Steißlage am deutlichsten ist. Reste nicht resorbierter Lungenflüssigkeit sind auch dann anzunehmen, wenn sich während des 1. Lebenstages umschriebene Verdichtungen zeigen, die bereits am nächsten Tage verschwunden sind. Die Interlobärsepten enthalten ebenfalls geringe Flüssigkeitsmengen und sind daher häufig als lineare Schatten sichtbar.

Lungeninfiltrationen und Veränderungen der intra- und extrathorakalen Strukturen sollen systematisch analysiert werden:
– *Verdichtungen:* Bewertung von Zahl, Größe, Schattenintensität, Begrenzung, Verteilung, Lokalisation.
– *Aufhellungen:* Bewertung ähnlich wie bei Verdichtungen. Zu achten ist auf weitere Lokalisationen innerhalb des Pleuraraumes, des Mediastinums und des Perikards.
– *Verlagerungen und Formveränderungen:* Bewertung der Position der Mediastinalorgane, des

Zwerchfells, aber auch des Bronchialsystems und der Lunge.
– *Beurteilung des Skelettsystems und der Thoraxweichteile.*

Postnatal öffnet sich bei sinkendem intrapulmonalen Gefäßwiderstand rasch die Lungenstrombahn, so daß die Blutzirkulation im kleinen Kreislauf zunimmt. Daraufhin stabilisiert sich innerhalb der ersten Lebenstage die Hilus- und Lungengefäßzeichnung. Erst danach, also nach mehreren Tagen bzw. einigen Wochen, ist man in der Lage, radiologisch die beginnenden Symptome eines größeren Links-rechts-Shunts (z. B. großer VSD, großer Ductus arteriosus Botalli) oder einer verminderten Lungendurchblutung (Fallotsche Tetralogie, schwere Pulmonalstenose) zu erkennen.

Die Herzgröße nimmt nach der Drosselung der Blutzufuhr von der Plazenta während des 1. Lebenstages rasch ab und stabilisiert sich etwa innerhalb von 24 bis 72 Stunden. Aber das späte Abklemmen der Nabelschnur kann ebenso wie das zusätzliche Ausstreichen eine *vorübergehende Hypervolämie* mit relativer Herzvergrößerung bewirken, weil sich die zirkulierende Blutmenge um etwa ein Sechstel erhöht.

Die *Form des Mittelschattens* hängt stark von der Atemphase ab. Ein üppig entwickelter Thymus verursacht ganz beträchtlich die Schwierigkeiten, zuverlässig die Herzgröße zu beurteilen. Rechts stellen die V. cava superior und der rechte Vorhof die Begrenzung des Mittelschattens dar, soweit sie nicht vom Thymus überlagert werden. Die üblichen randbildenden Strukturen links wie der Aortenknopf und die Pulmonalarterie lassen sich meist noch nicht klar erkennen, zudem werden sie ebenfalls häufig vom Thymus überdeckt. Aber öfters stellt sich ein sog. *„ductus bump"* in Form einer ovalen weichteildichten Vorwölbung links paravertebral auf der Höhe des Aortenbogens dar

(Abb. 76). Diese Struktur zeigt Eigenpulsationen und beruht, wie sich angiokardiographisch nachweisen läßt, auf einem erweiterten Segment der A. pulmonalis und dem Ductus Botalli vor seinem Verschluß. Der „ductus bump" fehlt meist noch am 1. Lebenstage, ist am 2. bis 3. Tage besonders deutlich und verschwindet, sobald der pulmonale Widerstand abfällt und der Ductus obliteriert.

Die reguläre Position des Mittelschattens stellt einen wichtigen Indikator normaler, seine Verlagerung aber gestörter intrathorakaler Druck- und Volumenverhältnisse dar. Bei Druckminderung innerhalb einer Thoraxhälfte (Atelektase, Lungenaplasie usw.) oder bei Drucksteigerung (Pneumothorax, Zwerchfellhernie usw.) verlagern sich die Mediastinalorgane erheblich.

Atemnotsyndrom der Neugeborenen und der jungen Säuglinge

Zahlreiche, ganz unterschiedliche ätiologische Faktoren und pathogenetische Mechanismen können beim Neugeborenen und jungen Säugling

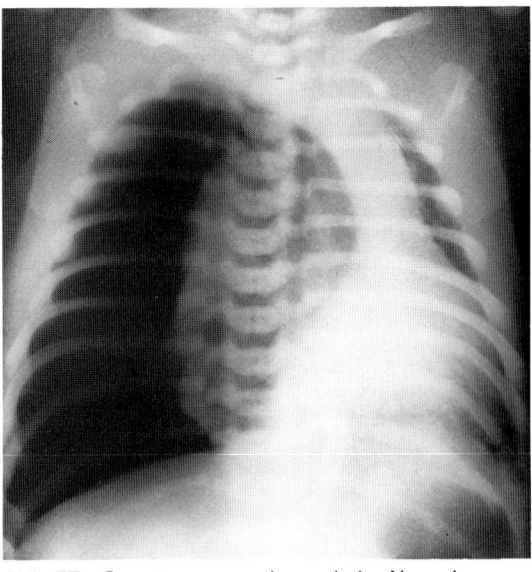

Abb. 77 Spontanpneumothorax beim Neugeborenen (2 Stunden altes Kind. Schwerstes Atemnotsyndrom mit Blässe und Tachykardie): Totalkollaps der rechten Lunge durch einen Pneumothorax. Er reicht im vorderen Mediastinum weit über die Mittellinie, verlagert die Mediastinalstrukturen und behindert die linke Lunge bei der Atmung. Erheblicher Zwerchfelltiefstand rechts

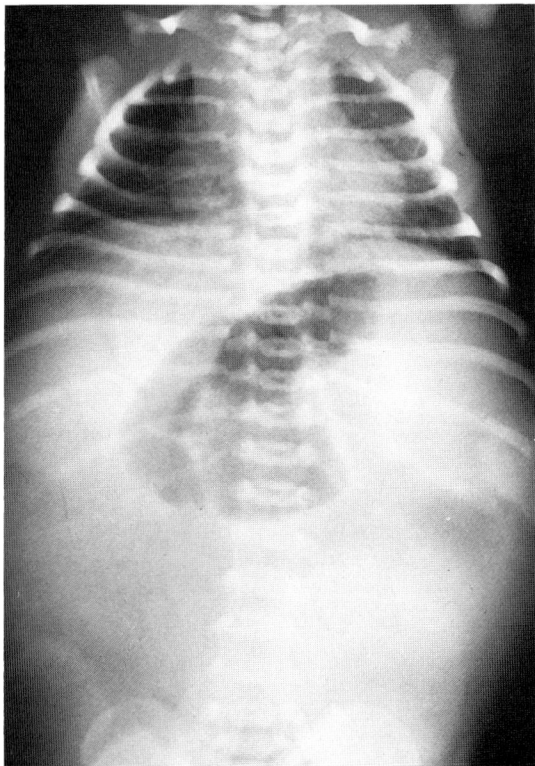

Abb. 78 Lungenhypoplasie bei Mekoniumperitonitis: 3 Stunden altes Neugeborenes mit erheblicher Tachypnoe. – Stark verkleinerter Thoraxraum mit Lungenhypoplasie. Die komplette Darmobstruktion und das Exsudat in der Bauchhöhle verursachten bereits intrauterin einen Zwerchfellhochstand und beeinträchtigten die Lungenentwicklung (extrathorakale, aber intrauterine Ursache des Atemnotsyndroms)

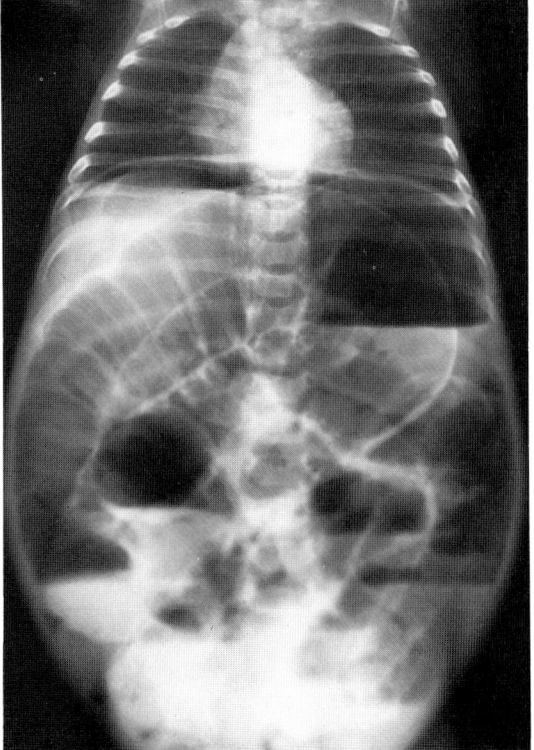

Abb. 79 „Lungenhypoplasie" bei Hirschsprungscher Krankheit: 3 Monate alter Säugling mit Erbrechen, stark aufgetriebenem Leib und erheblicher Dyspnoe. – Zwerchfellhochstand. Enorm geblähter Dünn- und Dickdarm. Ileussituation mit Perforation. Die nach der Geburt einsetzende funktionelle Dickdarmobstruktion verursachte einen permanenten Zwerchfellhochstand mit Behinderung der postnatalen Lungenentwicklung eine schwere, gelegentlich lebensbedrohliche „Atemnot" herbeiführen. Man findet dieses führende Symptom der meisten kardiorespiratorischen Erkrankungen bei etwa 3% aller Lebendgeborenen. Solche Störungen werden unter dem klinischen Begriff des Atemnotsyndroms (ANS) bzw. Respiratory-distress-syndrome (RDS) zusammengefaßt. Da zahlreiche an der Ventilation beteiligte Systeme und Funktionen beeinträchtigt sein können, gibt es entsprechend vielfältige Ursachen. Das Atemnotsyndrom im weiteren Sinne ist nicht mit dem „Syndrom der hyalinen Membranen" gleichzusetzen, das nur *eine* der zahlreichen Ursachen der „Atemnot" des Neugeborenen darstellt.

Die beachtlichen Fortschritte der modernen Neonatologie mit einer erstaunlichen Senkung der perinatalen Sterblichkeit und der Verhütung von Spätschäden beruhen zum großen Teil auf der

frühen Diagnostik und Therapie des ANS. Die Dringlichkeit dieser Maßnahmen während der ersten Lebensstunden und Lebenstage ergibt sich aus der Tatsache, daß ohne Behandlung eine zentrale Hypoxie auftritt und zerebrale Spätschäden folgen können. Das ernste klinische Bild bedarf sofort der Klärung, um eine wirksame und spezielle Therapie einzuleiten. Röntgenuntersuchungen helfen entscheidend, die einzelnen Ursachen aufzudecken, die Erkrankung zu lokalisieren, Komplikationen zu erkennen und Behandlungsergebnisse zu verfolgen.

Die wichtigsten klinischen Symptome des ANS bei Neugeborenen sind ein *Anstieg der Atemfrequenz* auf über 60/min (Normalwerte 40–50/min), erhebliche *inspiratorische Einziehungen* der Interkostalräume, des Sternums und der oberen sowie unteren Thoraxapertur, eine *graublasse Farbe* evtl. mit *Zyanose*, ferner *geblähte Nasenflü-*

Tabelle 2   Ursachen der Atemnot des Neugeborenen (nach *Avery*)

Erkrankungen des Lungenparenchyms	*Erkrankungen des Herzens*
– hyaline Membrankrankheit	
– transitorische Neugeborenentachypnoe (Flüssigkeitslunge, „wet lung disease")	*Gefäßanomalien*
– Mekoniumaspiration	– doppelter Aortenbogen und andere echte Ringbildungen
– Neugeborenenpneumonie	– Anomalien des Truncus brachiocephalicus und der linken A. carotis communis
– Wilson-Mikity-Syndrom	– aberrierende linke Pulmonalarterie („pulmonary sling")
– bronchopulmonale Dysplasie	
– Lungenblutung	
– pulmonale Lymphangiektasie	*Thoraxskelett*
– adenomatoide Malformation	– asphyxierende Thoraxdysplasie
– Lungensequestration	– thanatophorer Zwergwuchs
– Lungenagenesie, -hypoplasie	– Achondrogenesis
	– Hypophosphatasie
	– Achondroplasie
Tracheobronchiale Erkrankungen	– Osteogenesis imperfecta
– tracheoösophageale Fistel	– Knochentumoren, Myopathien
– kongenitales lobäres Emphysem	
– bronchobiläre Fistel	*Gastrointestinale Erkrankungen*
– Tracheomalazie	– Ösophagusatresie, tracheoösophageale Fistel
– Verkalkungen der Trachealknorpel	– Chalasie (Kardiainsuffizienz)
	– Vergrößerung des Bauchraumes:
Veränderungen des Pleuraraumes	a) großes Pneumoperitoneum (Perforation)
– Pneumothorax, Pneumomediastinum	b) Aszites, Chyloperitoneum, Hämoperitoneum
– Chylothorax	c) abdominelle Tumoren und Zysten
– Hämatothorax	
– Hydrothorax	
– Pleuraempyem	*Erkrankungen des Nasopharynx und Larynx*
	– Choanalatresie
Tumoren und Zysten	– nasopharyngeale Motilitätsstörung
– Neuroblastom	– Laryngomalazie, Tracheomalazie
– Teratom, Thymom	– Kehlkopfmembranen, Stenosen usw.
– verschiedenartige Zysten	– Tumoren, Zysten
– zystisches Hygrom	
	Intrakranielle Erkrankungen
Veränderungen des Zwerchfells	– intrakranielle Blutungen
– Zwerchfellhernie, -agenesie	– medikamentöse Atemdepression
– Zwerchfellähmung	– zerebral bedingte Asphyxie
– Eventration	
	Stoffwechselerkrankungen
	– Hypoglykämie
	– Thyreotoxikose

gel und *Kinnbewegungen bei der Atmung.* Das *exspiratorische Stöhnen* kommt durch die Ausatmung gegen eine verengte Stimmritze zustande. Dadurch bleibt ein erhöhter positiver Druck in den Alveolen erhalten, der die Gefahr eines Alveolarkollapses vermindert und die O_2-Diffusion verbessert. Dieser von der Natur entwickelte Schutzmechanismus wird bei der Beatmungstherapie (positiver endexspiratorischer Druck) künstlich angewendet. Die extremen Atemanstrengungen stehen im krassen Gegensatz zum sonst schlaffen, stark mitgenommenen, fast reglosen Kind.

Radiologisch soll man primär nach Lungenveränderungen fahnden (Abb. **77**). Fehlen sie, dann ist nach anderen *intra- und extrathorakalen Erkrankungen* und *Mißbildungen* zu suchen (Abb. **78** und **79**). Hierzu gehören Anomalien der oberen und unteren Atemwege, schwere Veränderungen des Mediastinums und des Herzens, der Pleura und des Zwerchfells, aber auch Erkrankungen im Bauchraum mit erheblichen Auswirkungen auf die Zwerchfellposition und auf die Atmung wie intestinale Verschlüsse, eine Darmperforation und Aszites usw. Schwere geburtstraumatische Schädigungen, z.B. durch zerebrale Blutungen, bringen ähnliche Folgen mit sich.

Die Darstellung der wichtigsten Krankheitsbilder und Ursachen eines ANS, soweit sie radiologisch erfaßbar sind, erfolgt topographisch in Anlehnung an eine schematische Übersicht von AVERY (1980) (Tab. **2**).

Erkrankungen des Nasopharynx und Larynx

Choanalatresie

Allgemeines: Der angeborene Verschluß der hinteren Nasenöffnungen kommt einseitig oder beidseitig vor (Verhältnis etwa 5:1). Meist beruht er auf einer knöchernen Lamelle, gelegentlich auf einem membranösen Septum (Verhältnis 9:1). Die Obstruktion findet sich rechts häufiger als links und lokalisiert sich zwischen das posteriore Ende der Nasenmuscheln und die Mündung der Tube in den Pharynx. Man schätzt die Häufigkeit für beidseitige Verschlüsse auf etwa 1:8000, sie ist deutlich größer, wenn man die einseitigen Obstruktionen hinzurechnet.

Klinik: Das Neugeborene atmet physiologischerweise ausschließlich durch die Nase und erlernt erst die Mundatmung nach 2 bis 3 Wochen. Weil bei *bilateraler Choanalatresie* den Kindern die Nasenatmung nicht möglich ist, kommt es sofort nach der Geburt zu schweren respiratorischen Störungen, die sich beim Füttern noch verstärken (Aspirationsgefahr) und sogar zum Tode durch Ersticken führen können. Die Neugeborenen sind in Ruhe zyanotisch – im Gegensatz zu Kindern mit schweren Herz- und Lungenerkrankungen –

und werden beim Schreien sofort rosig. Durch den Wechsel von Zyanose (beim Versuch der physiologischen Nasenatmung) und normaler Hautfarbe (beim Schreien) entsteht eine zyklische Dyspnoe. *Einseitige Verschlüsse* werden erst später klinisch manifest und dadurch auffällig, daß auf der betroffenen Seite ständig Nasensekret nach außen abläuft. Die Anomalie ist oft mit anderen Mißbildungen (gespaltenes Zäpfchen, doppelter Tragus, Augenfehler, Herzfehler, Ösophagusatresie, anorektale Anomalien) vergesellschaftet (WILLIAMS 1971, STROME 1975).

Eine Choanalatresie wird aufgrund der klinischen Symptome und nach einem Sondierungsversuch dann wahrscheinlich, wenn man mit einem Plastikkatheter (Charr 8) in einer Entfernung von etwa 32 mm vom Nasenloch auf Widerstand stößt.

Röntgendiagnostik: Eine Übersichtsaufnahme des Kopfes (seitlich) läßt nur selten die knöcherne Lamelle erkennen, die mit dem Vomer, dem Pterygoid und dem Palatum sowie der Schädelbasis in Verbindung steht und für den Verschluß verantwortlich ist. Diagnostisch entscheidend bleibt eine spezielle Kontrastmitteluntersuchung. Man muß vorher das Nasensekret absaugen und in jede Nasenöffnung ein abschwellendes Medikament einbringen, um nicht lediglich aufgrund ei-

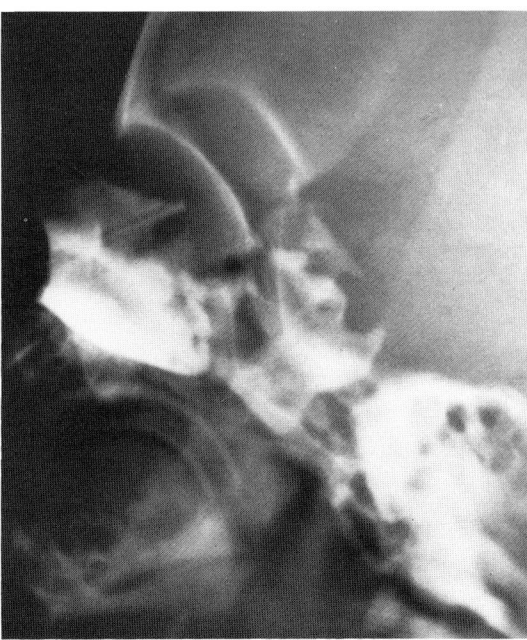

Abb. **80** Bilaterale Choanalatresie: Neugeborenes, 1. Lebenstag. – Schwere Atemnot, die nur während des Schreiens bei geöffnetem Munde vorübergehend verschwand. Erst nach Einführung eines oropharyngealen Tubus war eine ruhige Atmung möglich. – Untersuchung in Rückenlage mit horizontalem Strahlengang. Instillation wasserlöslichen Kontrastmittels durch eine Sonde. Kein Abfluß in den Pharynx aufgrund der Atresie. Die Anomalie bestand auf beiden Seiten

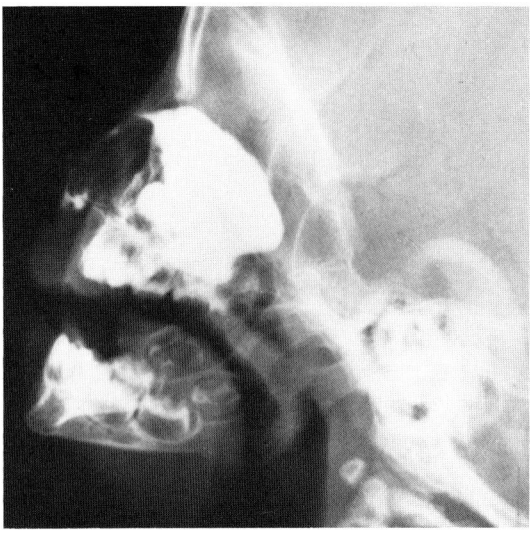

a

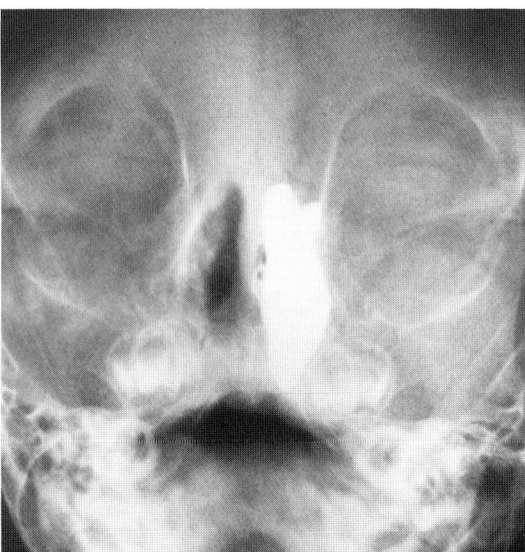

b

Abb. **81 a** u. **b**   Einseitige Choanalatresie: 7 Monate alter Säugling, der aus einem Nasenloch ständig Sekret entleerte
a Untersuchung in Rückenlage mit horizontalem Strahlengang nach Kontrastmittelinstillation in ein Nasenloch. Vollständige Abflußbehinderung durch die Atresie
b Aufnahme in Rückenlage: Das Kontrastmittel kann nicht nach hinten abfließen und füllt eine Nasenhälfte aus

nes schweren Schleimhautödems fehlerhafterweise einen Verschluß zu diagnostizieren. Außerdem kann ein Schleimpropf vor der Atresie wie ein intranasaler Tumor aussehen (KLEINMAN u. WINCHESTER 1975). Nach diesen Vorbereitungen bringt man in Rückenlage des Kindes wasserlösliches Kontrastmittel oder Barium durch eine Sonde in eine Nasenhälfte ein. Bei einer Atresie wird das Kontrastmittel in der Gegend der Choanen

aufgehalten, so daß der übliche Abfluß in den Pharynxraum ausbleibt. Zielaufnahmen in Rükkenlage bei seitlichem Strahlengang sowie in a.-p. Richtung bestätigen die Obstruktion. Durch eine zusätzliche axiale Aufnahme kann noch klarer der Ort des Verschlusses aufgezeigt werden. Beide Nasenhälften sind getrennt und in ausreichendem zeitlichen Abstand bzw. nach kompletter Eliminierung des Kontrastmittels zu untersuchen, damit sich die Füllungsbilder nicht überlagern. Falls nur eine hochgradige Stenose vorliegt, läßt sich auch solch eine partielle Abflußbehinderung erkennen (Abb. **80** und **81 a, b**). Mit CT-Untersuchungen (SYLOVIS u. Mitarb. 1985) kann man die anatomischen Veränderungen am besten darstellen. Damit gelingt vor allem der Nachweis, ob ein knöcherner oder nur ein membranöser Verschluß vorliegt.

Die sofortige Behandlung der Anomalie erfolgt durch Einführen eines Güdel-Tubus oder eines Orotrachealtubus, die fürs erste eine Mundatmung ermöglichen und die bedrohliche Atemnot beheben. Die Beseitigung der Atresie muß chirurgisch vorgenommen werden. Rezidive kommen vor und bedürfen dann erneut einer Röntgenuntersuchung, um weitere operative Schritte planen zu können (FERGUSON u. KENDIG 1972).

Pierre-Robin-Syndrom

Allgemeines: Die Anomalie ist durch eine Mikro- und Retrognathie mit einer pathologischen und klinisch bedeutungsvollen Rückverlagerung der Zunge charakteri-

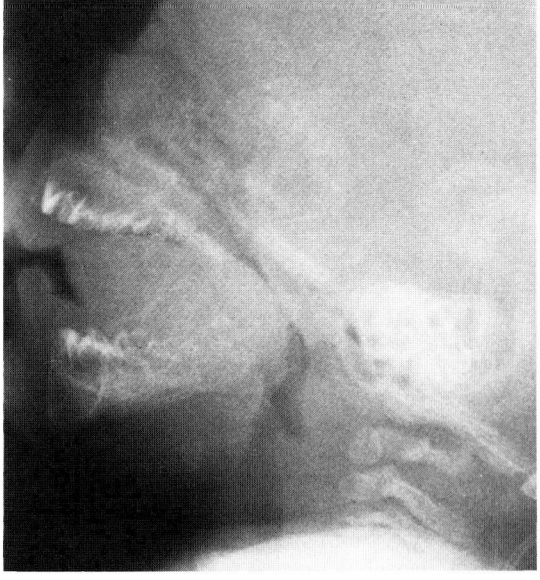

Abb. **82**   Pierre-Robin-Syndrom: 3 Monate alter Säugling mit schnarchendem inspiratorischen Stridor, Erstickungsanfälle beim Trinken. – Unterkieferhypoplasie. Kurze, aufgerichtete Zunge, die nach dorsal verlagert ist, in den Rachenraum hineinragt und den Mesopharynx weitgehend ausfüllt

siert. Ätiologisch wird eine intrauterine Fehlposition des Kopfes, nämlich eine ungewöhnlich lang anhaltende Nackenbeuge angenommen. Die Zunge bleibt daher während dieser frühen Entwicklungsphase der Gesichtsstrukturen (7. bis 8. Fetalwoche) zwischen beiden Hälften des sekundären Gaumens eingeklemmt, verhindert deren Zusammenwachsen und kann sich nicht ausreichend in die Mundhöhle hinein entwickeln. So wird verständlich, daß man bei 80% dieser Kinder zusätzlich eine breite Gaumenspalte oder einen abnorm hohen Gaumen findet. Die Häufigkeit der Mißbildung wird mit 1 : 50 000 angegeben (ROBIN 1934).

Klinik: Der Zungengrund verlegt intermittierend wie ein Ventil den Mesopharynx bzw. den Kehlkopfeingang und verursacht von Geburt an schwere Atemstörungen, die bis zur Blockade der Luftwege reichen. Charakteristisch sind ein schnarchender inspiratorischer Stridor, eine Zyanose und tiefe inspiratorische Einziehungen des Epigastriums. Bei Trinkversuchen kann es sogar zu Erstickungsanfällen kommen. Äußerlich fällt besonders der gegenüber dem Oberkiefer stark zurücktretende hypoplastische Unterkiefer auf. An zusätzlichen Anomalien werden Vitien, Fehlbildungen im Magen-Darm-Trakt, Strabismus, Sternumanomalien, eine Kyphose, Extremitätenmißbildungen sowie in ca. 20% eine geistige Retardierung angegeben (GRIMM u. Mitarb. 1964, GRAFPINTHUS u. BETTEX 1971).

Röntgendiagnostik: Im Seitenbild des Kopfes erkennt man die beträchtliche Hypoplasie des Unterkiefers und die aufgerichtete kurze Zunge. Sie ist erheblich nach dorsal verlagert, kann durch die Gaumenspalte in den Nasenrachenraum hineinragen und den Mesopharynx weitgehend ausfüllen bzw. verschließen. Aufgrund dieser Fehlposition wird die starke Behinderung der Luftpassage durch die Nase erklärlich. Andere Syndrome, die eine kleine Mandibula aufweisen und die Atemwege beeinträchtigen (Goldenhar-Syndrom, mandibulo-faziale Dysostose), sind differentialdiagnostisch abzugrenzen (Abb. **82**).
Die akute Atemnot dieser Neugeborenen oder jungen Säuglinge läßt sich etwas mildern, wenn sie in Bauchlage gebracht werden, evtl. ist eine operative Fixation der Zunge vor der Mundöffnung erforderlich. Falls die gefährliche Anfangsphase überwunden werden kann, wachsen der Unterkiefer und die Zunge rasch und kontinuierlich zu normaler Größe heran. Dieses Wachstum mit der korrespondierenden Erweiterung der Luftwege läßt sich röntgenologisch einwandfrei dokumentieren (HEAR u. Mitarb. 1982).

Konnataler Stridor

Allgemeines: Er wird durch eine stridoröse Atmung gekennzeichnet, die entweder von Geburt an vorhanden ist oder sich im Laufe des 1. Lebensmonats ausbildet. Dieses Symptom mit seinem lauten, schnarchenden Geräusch (am stärksten während des Inspiriums) entsteht durch die Behinderung des Luftstroms und hat seine lokale Ursache ganz überwiegend im Bereich des Kehlkopfes. Der konnatale laryngeale Stridor beruht in 75 bis 85% auf einer angeborenen ungenügenden Festigkeit der Kehlkopfstrukturen (Epiglottis, aryepiglottische Falten, Aryknorpel), die sich während der Inspiration lumenwärts bewegen und den Luftstrom behindern. Die Epiglottis erscheint ebenfalls ungewöhnlich weich und überlang oder in ihrer Form verändert und wird während der Inspiration in Richtung zur Glottisöffnung gesogen. Auch die aryepiglottischen Falten sind schlaff, lappig und groß. Sie verengen zusätzlich während der Einatmung die Glottisöffnung. Der abnorme weiche Larynxknorpel (sog. „Laryngomalazie") zeigt histologisch keine einheitliche Störung der Knorpelentwicklung, sondern nur gelegentlich histochemische Anomalien der Knorpelmatrix. Knaben werden häufiger betroffen als Mädchen (Verhältnis 2 : 1).

Klinik: Die Atemstörung beunruhigt die Mütter häufig außerordentlich. Der Stridor ist intermittierend, wird bei flacher Atmung, in Bauchlage, in Ruhe oder während des Schlafes geringer oder verschwindet sogar vorübergehend, um sich aber deutlich bei Aufregungen, während des Fütterns und bei Infektionen der oberen Luftwege zu verstärken. Auf dem Höhepunkt der Symptome können sogar suprasternale, interkostale und epigastrische Einziehungen vorkommen, die sich während einer akuten Laryngitis infolge der Schleimhautschwellung deutlich steigern. Dann resultiert eine stärkere Dyspnoe oder gar eine Zyanose. Die Phonation ist normal und bleibt auch beim Schreien unauffällig. Das Kind selbst wird durch die Störung nicht beeinträchtigt und gedeiht gut. Die Prognose ist günstig, weil mit zunehmender Verfestigung des Knorpels und der Kaliberzunahme von Larynx und Trachea sich der Stridor bis zum Ende des 1. oder innerhalb des 2. Lebensjahres verliert (ZACH u. Mitarb. 1979, LINDEMANN 1983). Aufgrund neuerer Erkenntnisse sind eine Abduktionshemmung der Stimmbänder oder eine Stimmbandlähmung im Gefolge einer geburtstraumatischen Schädigung gelegentlich für einen „konnatalen Stridor" verantwortlich. Bei diesen Kindern ist aber die Stimme beeinträchtigt.

Röntgendiagnostik: DUNBAR (1970) beobachtete bei röntgenkinematographischen Untersuchungen solcher Säuglinge (Rückenlage mit horizontalem Strahlengang) eine Vibration der aryepiglottischen Falten und deren Verlagerung während der Inspiration zur Larynxöffnung hin. In üblichen Seitenaufnahmen der Kehlkopfregion zeigen sich beim echten konnatalen Stridor jedoch keine Auffälligkeiten. Das Persistieren der Symptome über die übliche Zeit hinaus, eine Progredienz oder gar eine Zyanose erfordern jedoch eine Röntgenuntersuchung des Hypopharynx, des Larynx und der oberen Trachea in zwei Ebenen, die immer eine Durchleuchtung mit Aufnahmen

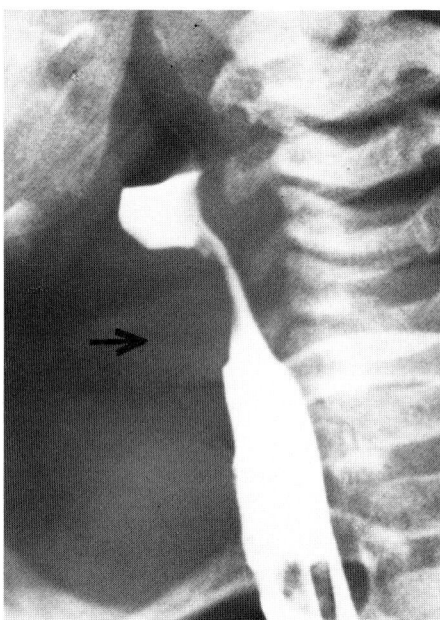

Abb. **83**   Krikoidstenose: 4 Monate alter Säugling. Seit der Geburt erheblicher inspiratorischer Stridor. Verschlimmerung durch akuten Luftwegsinfekt, so daß eine Tracheotomie erforderlich wurde. Laryngoskopisch: Erhebliche subglottische Stenose. Tracheographisch: Hochgradige trichterförmige Einengung des Larynx (Aufnahme Dr. *Meradji*)

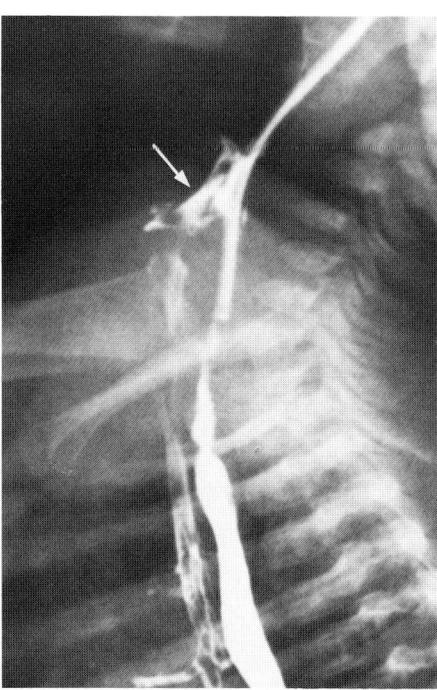

Abb. **84**   Ösophagotrachealer Spalt: Neugeborenes mit Hustenattacken und Aspiration bei jedem Trinkversuch. – Ösophagusfüllung über eine Sonde mit Darstellung einer geringfügigen Stenose. Überlauf in die oberste Trachea durch einen breiten Spalt (Pfeil). Endoskopisch und operativ verifiziert (Aufnahme Prof. *Hauke*)

in In- und Exspiration sowie ein Ösophagogramm und eine Thoraxaufnahme einschließen soll. Nur dann lassen sich extralaryngeal oder im Kehlkopfbereich liegende pathologische Strukturen mit einer ähnlichen klinischen Symptomatologie ausschließen oder nachweisen.

Kehlkopfanomalien

Allgemeines und Klinik: Bei den seltenen angeborenen Kehlkopfanomalien, die möglicherweise als Folge einer ausgebliebenen oder inkompletten Epithelresorption bzw. Rekanalisation während der fetalen Entwicklung (7. bis 8. Woche) entstehen, werden der Larynx als Ganzes oder einzelne Strukturen betroffen. Falls diese Fehlentwicklung inkomplett abläuft, kommt es lediglich zur Ausbildung einer Stenose oder von Membranen. Nach häufigen Begleitmißbildungen wie einer ösophagotrachealen Fistel oder Herzfehlern ist zu fahnden (Landing u. Dixon 1979).

Die kongenitale *Kehlkopfatresie* ist äußerst selten und verhindert jegliche Lungenbelüftung. Die Atembewegungen des Neugeborenen bleiben erfolglos. Beim Versuch des Absaugens kann man den Kehlkopf nicht passieren und die Luftröhre nicht erreichen. Dementsprechend mißlingen alle Intubationsversuche. Die Kinder erliegen dieser Anomalie, wenn der Verschluß nicht sofort endoskopisch erkannt und durch eine Tracheotomie umgangen wird. Im Thoraxröntgenbild zeigt sich, daß jegliche Luft im Bronchialsystem und in der Lunge fehlt („weiße Lunge").

Bei einer *Kehlkopfstenose* existiert vom Einsetzen der Atmung an, unmittelbar nach der Geburt, ein Stridor, bei stärkerer Ausprägung zusätzlich eine Zyanose. Zur akuten Atemnot gesellt sich manchmal eine Aphonie. Pathologisch-anatomisch findet sich eine knorpelige Formation im Krikoidbereich als Ausdruck einer Störung während der Rekanalisationsphase, so daß nur ein sehr dünner dorsaler Kanal für die Luftpassage frei bleibt (*Krikoidstenose*) (Abb. **83**). Falls die Enge nicht hochgradig ist, entwickeln sich die Symptome erst später und nehmen besonders bei akuten Luftwegsinfektionen zu (Meradji u. Mitarb. 1982).

Bei *Kehlkopfmembranen* finden sich dünne Epithelhäutchen zwischen den Stimm- und Taschenbändern, so daß eine Enge vorhanden ist, eine strideröse Atmung entsteht und das Neugeborene auch nicht richtig schreien kann. Die Obstruktion ist meist inkomplett. Bei Intubationsversuchen zur Beseitigung der akuten Atemnot gelingt es häufig, solche dünnen Membranen zu zerstören.

Eine *subglottische Falte* stellt als kongenitale Anomalie eine mit Schleimhaut bedeckte, bindegewebige Membran bzw. eine fibröse Segelbildung dar. Sie liegt meist wenige Millimeter unterhalb der Stimmlippen, gelegentlich auch oberhalb der Karina. Die Mißbildung läßt sich nur endoskopisch verifizieren.

Röntgendiagnostik: In Übersichts- und Zielaufnahmen der Kehlkopfregion findet man als Symptom für eine behinderte Inspiration eine aktive, reflektorische Weitstellung des Hypopharynx und manchmal auch eine subglottische, symmetrische Einengung von etwa 5 mm Länge (GRÜNEBAUM 1975). Die Anomalien sind einer kombinierten endoskopischen Untersuchung sowie einer Laryngotracheographie mit Instillation eines wasserlöslichen Kontrastmittels zugänglich. Die Untersuchungen erfordern ein behutsames Vorgehen und besondere Erfahrung. Selbstverständlich ist immer zusätzlich eine Thoraxaufnahme erforderlich, um andere intrathorakale Ursachen der Atemnot und des Stridors zu klären.

Laryngo-tracheo-ösophageale Spaltbildungen

Allgemeines und Klinik: Bei diesen Anomalien ist die vollständige Trennung von Trachea und Ösophagus ausgeblieben, so daß der Larynx infolge einer Fehlentwicklung des Krikoids dorsal gespalten bleibt. Man rechnet solche Spaltbildungen zu den selteneren Fistelverbindungen zwischen der Luft- und Speiseröhre, die sich meist zwischen dem Hypopharynx und dem obersten Trachealabschnitt lokalisieren. Der Grad der Mißbildung variiert erheblich. Bei den schwersten Formen ist der Spalt lang, so daß Trachea und Ösophagus über eine größere Strecke hin ein gemeinsames Rohr bilden (DAUM u. Mitarb. 1965, PETTERSON 1969).

Die betroffenen Kinder geraten bald nach der Geburt in Atemnot, weil sie Schluckschwierigkeiten haben und leicht und häufig aspirieren. Die Phonation ist ebenfalls beeinträchtigt.

Röntgendiagnostik: Die Untersuchung des Schluckaktes (seitlicher Strahlengang, wasserlösliches Kontrastmittel) läßt die Anomalie dann sichtbar werden, wenn sich ein Überlauf in die Trachea zeigt und auch klar erfaßt werden kann. Die röntgenkinematographische Untersuchung oder die Bandaufzeichnung des Schluckaktes sind hier besonders wichtig und aufschlußreich, weil sich die Mißbildung nur mit einer schnellen Bildfolge gegenüber einem einfachen Überlauf des Kontrastmittels in die Trachea bei Störungen des Schluckaktes abgrenzen läßt (Abb. 84). Die endo-

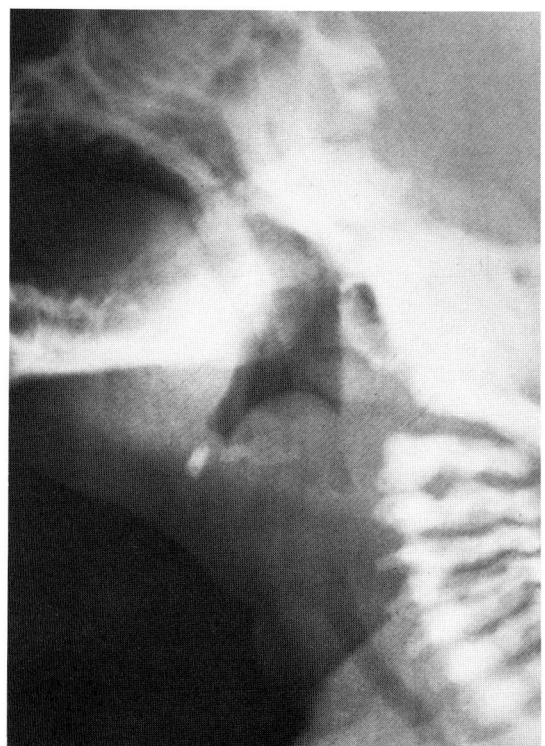

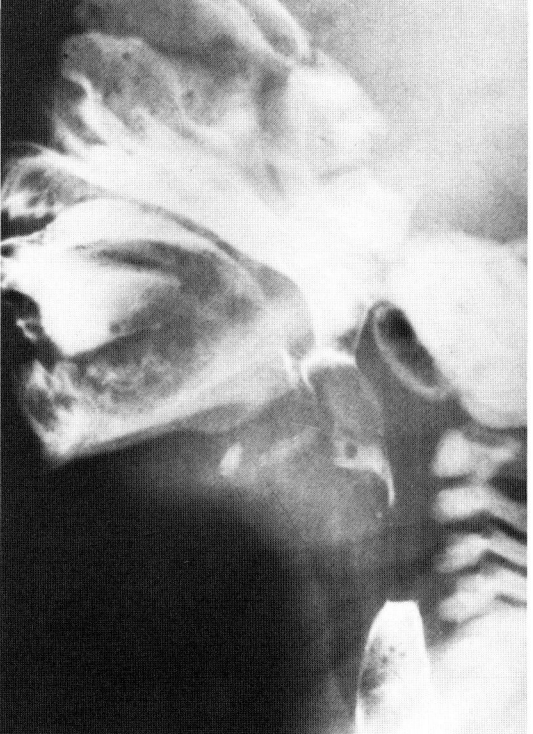

a   b

Abb. 85a u. b Larynxzyste: 6 Stunden altes Neugeborenes mit starkem inspiratorischen Stridor und Zyanose
a Ein rundlicher weichteildichter Tumor verschließt fast den Kehlkopfeingang und erweitert den Hypopharynx. – Operativ bestätigte Larynxzyste

b Schluckstörungen: Ein regulärer Abschluß des Epipharynx war während des Schluckens nicht möglich, so daß Kontrastmittel in den Nasenrachenraum eindrang, aus der Nase lief und die Schluckschwierigkeiten erklärte

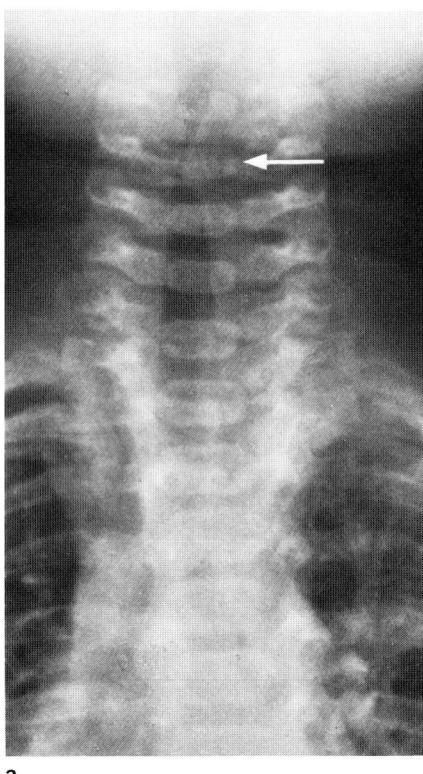

a

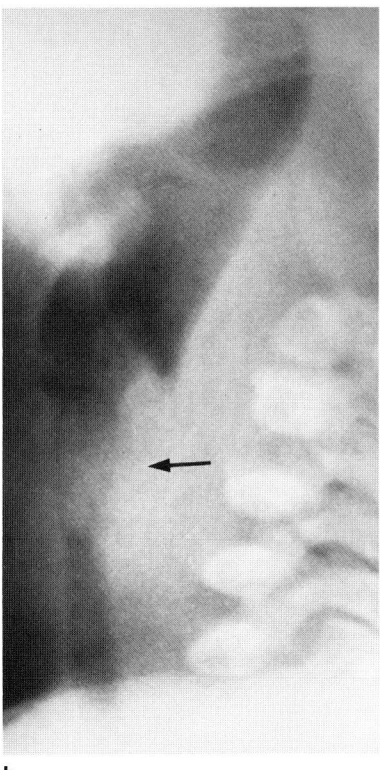

b

Abb. **86 a** u. **b**   Tracheales Hämangiom: 2 Monate altes Mädchen mit Gesichts- und Zungenhämangiomen. Seit der Geburt zunehmender inspiratorischer Stridor
a Sagittalbild: Umschriebene, asymmetrische Einengung der oberen Trachea (Pfeil)
b Seitenbild: Gezielte Aufnahme in Inspiration. Länglicher, der dorsalen Wand aufsitzender Tumor unterhalb der Stimmritze, der das Tracheallumen erheblich einengt (Pfeil). – Endoskopisch bestätigt

skopische Untersuchung ist immer angezeigt. Über die kombinierte endoskopisch-radiologische Diagnostik berichteten FELMAN u. TALBERT (1972).

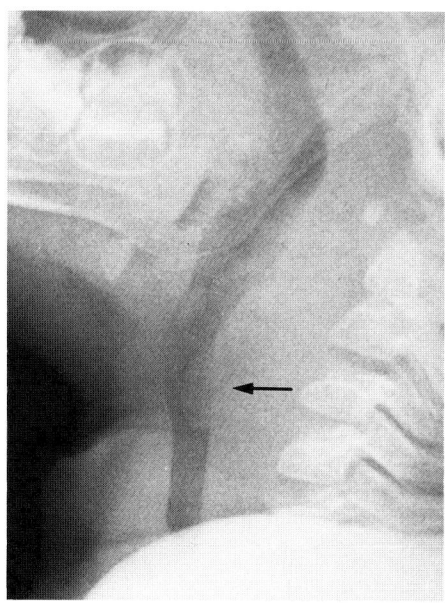

Abb. **87**   Tracheales Hämangiom, Rückbildung durch Kortison (dasselbe Kind wie in Abb. **86 a** u. **b** im Alter von 13 Monaten): Unter Kortisonbehandlung hat sich das Hämangiom allmählich zurückgebildet, die Atemnot ließ nach und die Einengung des Tracheallumens verringerte sich

Zysten und Tumoren im Kehlkopfbereich

Larynxzysten

Allgemeines und Klinik: Sie entstehen meist aus versprengten, sezernierenden Epithelresten der Schleimhaut, stellen Retentionszysten mit muköscm Inhalt dar und erschcincn in Kugclform von unterschiedlicher Größe. Sie können bereits bei der Geburt vorhanden sein, wölben sich in das Lumen des Kehlkopfes vor und verursachen einen schweren inspiratorischen Stridor, ferner eine heisere Stimme oder gar eine Aphonie. Die Intensität der Atemnot hängt sowohl von der Größe als auch der Lokalisation der Zyste ab (Kehlkopfeingang bzw. aryepiglottische Falten). Schluckschwierigkeiten treten hinzu. Laryngoskopisch zeigt sich eine rundliche glatte Vorwölbung mit partieller Verlegung der Atemwege. Die bedrohliche Atembehinderung läßt sich durch eine Zystenpunktion oder eine Resektion rasch beheben (MATZKER 1975).

Röntgendiagnostik: Seitenaufnahmen der Kehlkopfregion und des Hypopharynx sind am ergiebigsten, die gezielt in Inspiration und Exspiration angefertigt werden sollen. Man erkennt dabei im Larynxbereich einen weichteildichten rundlichen Tumorschatten, der das Lumen fast verschließt, die Epiglottis verdeckt oder einbezieht und die Luft aus dem Hypopharynx verdrängt. Eine Kontrastmittelgabe verdeutlicht diese zystische Struktur und zeigt oft zusätzlich eine Schluckstörung, nämlich das Eindringen von Kontrastmittel in den Epipharynx und den Nasenraum. Kontrollen nach Punktion oder Exzision belegen den therapeutischen Effekt durch frei gewordene Luftwege (SHACKELFORD u. McALISTER 1972, RICHTER 1975) (Abb. **85a** u. **b**).

Laryngotracheale Hämangiome

Allgemeines: Sie gehören bei Neugeborenen und Säuglingen zu den klinisch wichtigsten Tumoren im Laryngotrachealbereich, liegen meist dorsal oder lateral in der Schleimhaut und engen die Atemwege erheblich ein. Man findet diese Geschwülste auf den Stimmlippen, in der subglottischen Region, meist aber in der oberen Trachea. Während sich einige dieser Gefäßgeschwülste auf die Atemwege beschränken, ist in etwa 50% der Fälle eine Angiomatose im Kopf- und Halsbereich sowie in der Mundhöhle zu finden. Wenn sich bei einem jungen Säugling mit kutanen Gefäßgeschwülsten ein Stridor entwickelt, so besteht der dringende Verdacht auf ein subglottisches oder tracheales Hämangiom. Mädchen werden dreimal häufiger betroffen als Jungen.

Klinik: Die Atemnot ist das führende klinische Symptom. Sie beginnt meist vor dem 3. Lebensmonat in Form eines inspiratorischen Stridors, der später noch zunimmt, weil die Geschwülste wachsen. Auch Schreien kann die Symptome wegen der Zunahme der Blutfüllung im Angiom vorübergehend verstärken. Es erscheint endoskopisch als ein flacher Tumor mit typisch rötlichvioletter Farbe, liegt oft einseitig der Wand an und ist kompressibel. Aber die endoskopische Diagnostik kann irreleiten, wenn der Tumor nicht

oberflächlich in der Mukosa, sondern in der Tiefe der Schleimhaut liegt und dann die charakteristische Farbe vermissen läßt. Eine Biopsie zur Klärung der Art eines solchen Tumors verbietet sich wegen der Blutungsgefahr. Unter Steroidtherapie verkleinern sich die Hämangiome oft deutlich, so daß die Atemnot nachläßt.

Die Geschwulst kann für das Kind gefährlich werden, wenn die Obstruktion durch ein zusätzliches Ödem (akute Laryngotracheitis) rasch zunimmt. Gelegentlich ist daher eine Tracheotomie unumgänglich. Das Tracheostoma muß dann über längere Zeit beibehalten werden, bis eine spontane Involution einsetzt, wie sie auch für andere Hämangiome des Säuglings während und nach dem ersten Lebensjahr charakteristisch ist.

Röntgendiagnostik: Sagittal- und Seitenaufnahmen, vor allem aber Zielaufnahmen zeigen eine umschriebene, durch den Tumor verursachte Einengung der obersten Trachea, die das Luftröhrenkaliber deutlich reduziert. Die Stenose erscheint im Sagittalbild asymmetrisch, im Seitenbild läßt sich der Tumor meist an die Hinterwand der Trachea lokalisieren. Auch eine CT-Untersuchung zeigt diese asymmetrische Einengung. Sitz und Ausdehnung der Geschwulst, der Grad der Trachealeinengung und Atembehinderung sowie Verlaufskontrollen unter Therapie lassen das Angiom und seine allmähliche Rückbildung gut erkennen (SUTTON u. NOGRADY 1973) (Abb. **86a, b** **–88a, b**).

Tumoren und Entzündungen in der Kehlkopfumgebung

Allgemeines: Sie beeinträchtigen nicht nur die Position des Kehlkopfes und des Hypopharynx,

Abb. **88a** u. **b** Tracheales Hämangiom: 5 Monate alter Säugling. Seit der Geburt zunehmende Atemnot mit inspiratorischem Stridor
a Der Trachealhinterwand sitzt ein breitbasiger Tumor auf und engt den Luftweg erheblich ein (Pfeil). Endoskopisch: Unterhalb der Stimmritze bläulich-livider Tumor, der sich über 3–4 Knorpelspangen erstreckte
b CT-Untersuchung: Hochgradige, etwas asymmetrische Trachealeinengung. – Rasche Besserung nach 14tägiger Kortisonmedikation

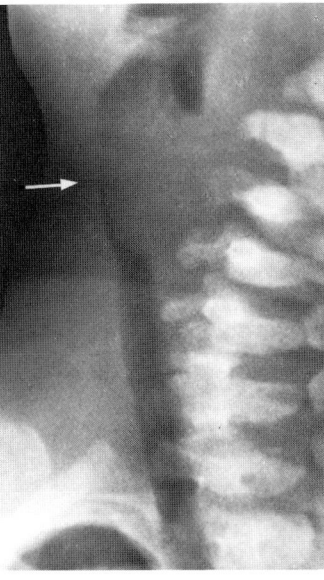

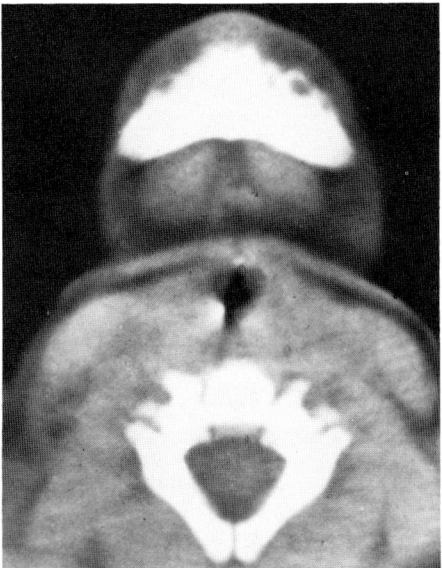

a   b

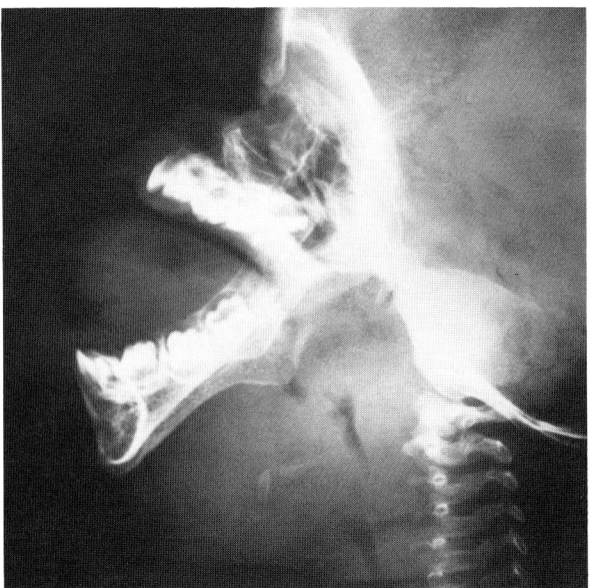

Abb. **89**   Zystisches Lymphangiom des Halses: 1 Jahr altes Kind. Seit der Geburt zunehmende Atemnot mit inspiratorischem Stridor. – Der große weichteildichte Tumor komprimiert die Larynxregion und hat durch sein Wachstum alle Kehlkopfstrukturen sowie die Trachea nach ventral verlagert. Mundboden und Zunge sind in den Tumor einbezogen. Deformierung und Subluxation des Unterkiefers

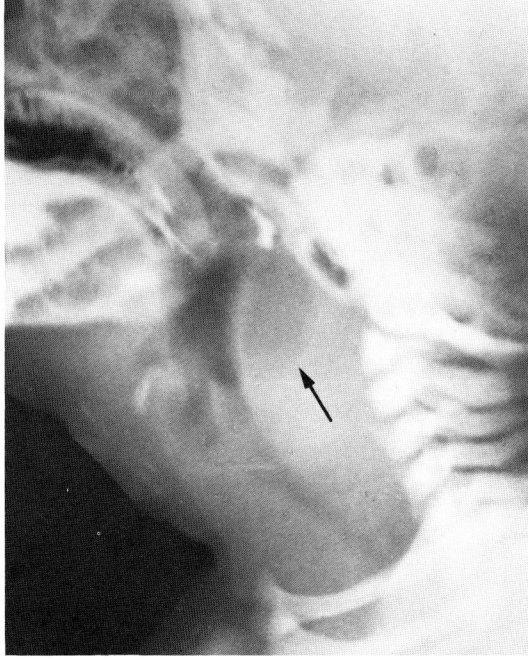

Abb. **90**   Seitliche Halszyste: 10 Tage altes Neugeborenes mit stridoröser Atmung seit der Geburt. – Verbreiterung der prävertebralen Weichteile mit zystischer Aufhellung (Pfeil) und Verlagerung des Larynxeinganges. Die Zyste lag in der lateralen Halsregion und wurde operativ beseitigt

sondern haben durch eine Einengung der Luftwege klinisch bedeutsame Auswirkungen. Es kommt zu einem inspiratorischen Stridor, zu dem sich oft Schluckschwierigkeiten gesellen. Als Ursache findet man im wesentlichen zystische Lymphangiome des Halses, große Halszysten, Neuroblastome und Teratome, eine kongenitale Struma sowie retropharyngeale Abszesse. Aber nur bei einem Teil dieser Tumoren ist radiologisch eine Artdiagnose möglich.

Röntgendiagnostik: Sagittal- und Seitenaufnahmen evtl. mit Hartstrahltechnik sowie Zielaufnahmen zeigen häufig eine Einengung des Hypopharynx und des Kehlkopfeinganges und eine Verlagerung des Kehlkopfes nach ventral oder zur Seite. Auch der subglottische Raum und der oberste Trachealabschnitt kann über eine größere Strecke hin stenosiert oder verdrängt werden. Ein Ösophagogramm klärt zusätzlich den Kompressionseffekt sowie eine begleitende Schluckstörung. Die CT-Untersuchung vermag in Zweifelsfällen den zystischen oder soliden Charakter solch eines Gebildes aufzudecken und seine Beziehungen zur Umgebung, vor allem auch Knochendestruktionen an der Schädelbasis darzustellen.

Die Kenntnis einiger röntgenanatomischer Besonderheiten ist für die richtige Interpretation pathologischer Veränderungen dieser Region unumgänglich: Bei Neugeborenen und Säuglingen ist der prävertebrale Weichteilschatten normalerweise wesentlich breiter als später. Allerdings hängt seine Breite sowohl von der Atemphase als auch von der Kopfhaltung ab und ist daher außerordentlich variabel. Die Nativaufnahme soll daher bei gestrecktem Hals und herabgezogenen Schultern während der Inspiration angefertigt werden. Eine günstige Darstellung läßt sich auch dann erzielen, wenn man das Kind in Rückenlage bringt, die Schultern durch Unterpolsterung etwas anhebt, den Kopf leicht nach dorsal hängen läßt und die Aufnahme mit horizontalem Strahlengang exponiert. Der prävertebrale Weichteilschatten in Höhe von C_1–C_4 entspricht in seiner Breite etwa dem Sagittaldurchmesser eines halben oder gar eines ganzen Wirbelkörpers dieser Region. Bei Beugung des Kopfes nach vorn, besonders aber während einer Schreiexspiration, kann sich der prävertebrale Weichteilschatten bis auf das dreifache eines Wirbelkörpers verbreitern. Die Exspiration erkennt man jeweils am angehobenen Kehlkopf (Position des Zungenbeins), einer bogig verlaufenden, gestauchten Trachea und einer engen Luftröhre (s. Abb. **37**). Prävertebrale Tumoren oder entzündliche Reaktionen ändern während der Atemphase dagegen nicht ihre Größe.

Zystisches Lymphangiom des Halses: Es handelt sich um eine weich-elastische, oft voluminöse Geschwulst, die häufig bereits bei der Geburt vorhanden ist oder sich im Laufe des 1. Lebensjahres entwickelt. Sie wird von einigen Autoren als Hamartom angesprochen und besteht aus einem Konglomerat größerer und kleinerer dünnwandiger Zysten. Sie enthalten meist eine klare gelbliche, oft schleimige Flüssigkeit, die sich nach Blutungen verfärbt. Der Tumor lokalisiert sich bevorzugt in die seitliche Halsregion. Aber auch die Zunge kann von diesen lymphangiomatösen Zysten durchsetzt werden und sich gewaltig vergrößern. Die Zysten erreichen gelegentlich Kindskopfgröße und dehnen sich dann auch ins Mediastinum aus, wo sie die Atemwege komprimieren können. Durch akute Blutungen kommt es zu einer schnellen und ungewöhnlichen Vergrößerung mit einer entsprechenden Druckwirkung auf die umgebenden Organe (MEINEL u. Mitarb. 1972) (Abb. **89**).

Seitliche Halszysten: Sie lokalisieren sich als Abkömmlinge der Kiemengänge in die laterale Halsregion und können Pflaumengröße erreichen. Sie besitzen einen schlitzförmigen Zugang vom Sinus piriformis her und bilden eine lufthaltige zystische Formation. Bei größeren Gebilden kommt eine Kompression und Verlagerung der Luftwege mit stridoröser Atmung zustande (Abb. **90**).

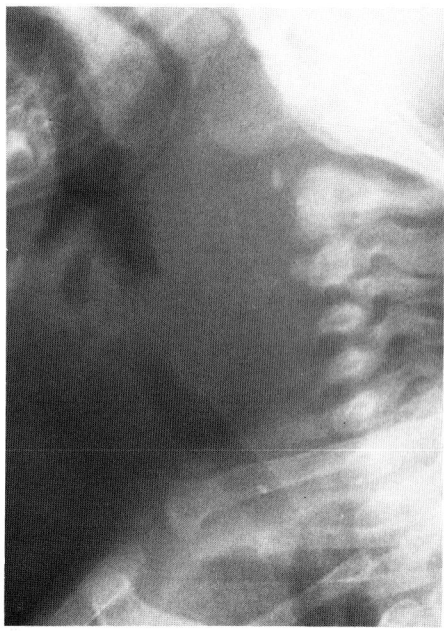

Abb. **91** Pharyngeales Neuroblastom: 8 Monate alter Säugling mit Stridor und Schluckschwierigkeiten. – Gezielte Seitenaufnahme. Erhebliche Verbreiterung der retropharyngealen Weichteile mit Verlagerung und Einengung der Kehlkopfstrukturen. Histologisch: Neuroblastom

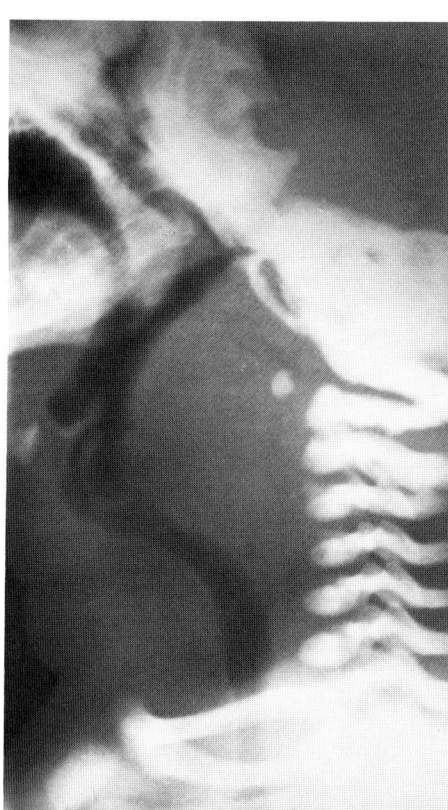

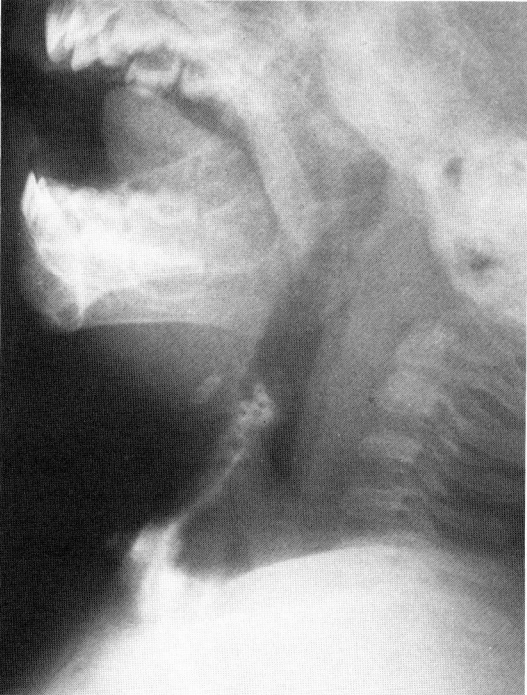

Abb. **92** Retropharyngeale Struma: 14 Tage alter Säugling mit stridoröser Atmung und Schluckschwierigkeiten. – Bei der Inspektion zeigte sich eine Vorwölbung der Rachenhinterwand. – Halbkugelige, retropharyngeale Weichteilverdickung mit Verlagerung des Kehlkopfes und der Trachea nach ventral. Szintigraphisch bestätigt

Abb. **93** Leckage in die Halsweichteile nach Katheterperforation (5 Monate alter Säugling): Der vom linken Arm aus eingeführte venöse Katheter hat die V. anonyma perforiert. Zunehmende Atemnot während der Infusion. – Das zum Nachweis der Perforationsstelle instillierte Kontrastmittel fließt (wie die Infusionslösung) in die Kehlkopfregion ab und engt subglottisch die Trachea hochgradig ein

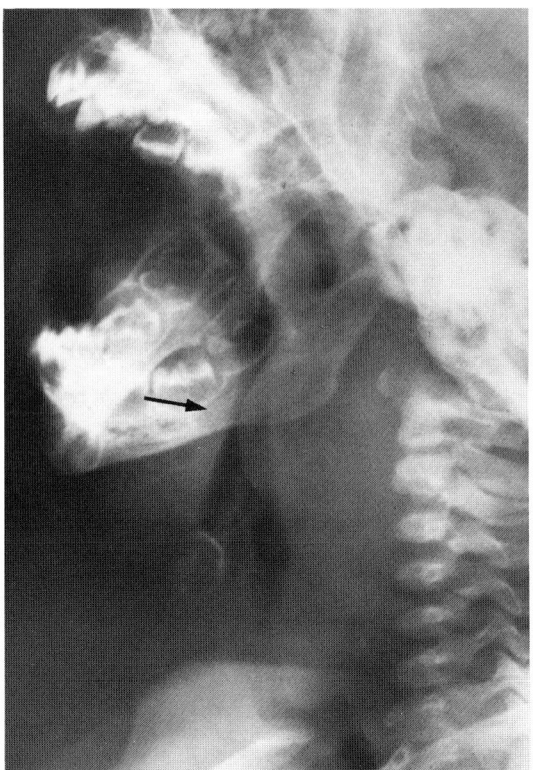

Abb. **94** Retropharyngealabszeß: 4 Monate alter Säugling. – Nach einem Nasenracheninfekt plötzlich inspiratorischer Stridor. Nackensteifigkeit, Fieber und Schluckschwierigkeiten. – Der im retropharyngealen Gewebe gelegene Abszeß (Pfeil) engt den Schlundraum erheblich ein und komprimiert den Kehlkopfeingang

Neuroblastome: 3,2% dieser Tumoren lokalisieren sich in den Pharynx- und Halsbereich. 50% der betroffenen Kinder sind jünger als 2 Jahre. Neben den klinischen Symptomen wie Abgeschlagenheit, Appetitlosigkeit mit Gewichtsverlust und Fieber kommen gelegentlich Schluckbeschwerden und bei stärkerer Tumorausdehnung auch Atembeschwerden durch Verlagerung oder Kompression des Kehlkopfes zustande. Die Geschwülste sind weichteildicht, enthalten allerdings häufiger kleinfleckige Verkalkungen. Röntgenologisch ist wegen der schnellen Metastasierung das gesamte Skelett zu untersuchen (LANZKOWSKY 1983). Diagnostisch ist ferner eine Knochenmarksuntersuchung sowie eine Urinuntersuchung auf Vanillinmandelsäure erforderlich (Abb. **91**).

Kongenitale Struma, ektopisches Schilddrüsengewebe: Durch eine große Struma ist bei Neugeborenen eine Kehlkopf- und Trachealkompression mit stridoröser Atmung möglich. Aber auch ektopisches Schilddrüsengewebe im Bereich des Zungengrundes, des Ductus thyreoglossus persistens, subhyoidal, aber auch retropharyngeal (als Folge einer Hemmung des normalen Deszensus oder ei-

ner gesteigerten Migration) kann eine Atembehinderung hervorrufen. Die tumoröse Formation läßt sich mit Übersichtsaufnahmen eindeutig diagnostizieren, die Artdiagnose erfordert eine Szintigraphie (GHARIEB 1972) (Abb. **92**).

Gefäßperforation bei Infusionen: Im Rahmen einer parenteralen Ernährung über einen vom Arm oder vom Hals her eingeführten venösen Katheter kann nach Perforation des Gefäßes Infusionsflüssigkeit in die umgebenden Weichteile oder sogar in den Pleuraraum eindringen, sich im Halsbereich um die Trachea ausbreiten und durch Kompression der Luftwege zu akuter Atemnot führen. Eine probatorische Kontrastmittelinstillation durch den Katheter beweist die Gefäßperforation und den Flüssigkeitsaustritt. Solch eine Situation wird für den Säugling schnell bedrohlich, falls die Infusion nicht sofort unterbrochen bzw. die fehlerhafte Katheterposition revidiert wird (Abb. **93**).

Retropharyngeale Abszesse: Man findet sie überwiegend bei Säuglingen und Kleinkindern nach eitrigen Infektionen der oberen Luftwege, in deren Gefolge es zu einer Vereiterung der tiefen retropharyngealen Lymphknotengruppen kommt. Fieber, Atemnot mit einem pharyngealen Schnarchen, Stridor und Schluckbeschwerden sowie Nackensteifigkeit sind charakteristisch. Falls die Inspektion der Mundhöhle gelingt, sieht man die polsterartige Vorwölbung der geröteten und ödematös geschwollenen Rachenhinterwand.

Röntgendiagnostik: Diese Abszesse sind durch eine tumorartige Vorwölbung des retropharyngealen Weichteilschattens mit einer Einengung des luftgefüllten Pharynxraumes charakterisiert. Kehlkopf und Trachea werden ventralwärts verlagert. Nach spontaner Ruptur oder nach Inzision kann es innerhalb derartiger Abszesse zur Ausbildung eines Flüssigkeitsniveaus kommen. Es droht dann auch die Aspiration infektiösen Materials. Die Röntgenuntersuchung ist besonders aufschlußreich für die Erkennung tiefer gelegener Abszesse, die sich einer Inspektion und Palpation entziehen. Man kann ferner ausschließen, ob die Abszeßentwicklung nicht etwa die Folge eines eingespießten Fremdkörpers ist oder von einer Osteomyelitis der Wirbelsäule herrührt (RAMILLO u. Mitarb. 1978). Eine Thoraxaufnahme klärt, ob es zusätzlich zu einer Mediastinitis oder einer Aspiration gekommen ist (Abb. **94**).

Tracheobronchiale Erkrankungen
Fehlbildungen der Trachea

Allgemeines: Sie sind selten, ihr anatomisches Substrat ist variabel. Während eine *Agenesie* (manchmal in Kombination mit einer Larynxatresie) eine Rarität darstellt und mit dem Überleben nicht vereinbar ist, kommt den *angeborenen Stenosen* eine weit größere klinische Bedeutung zu (EFFMAN u. Mitarb. 1975, SIPLOVICH u. CYWES 1982).

Die *intrathorakale Trachealstenose* in Form einer kongenitalen Hypoplasie beruht offensichtlich auf einer Fehlentwicklung der Knorpelringe. Hierbei sind die Knorpelspangen durch eine Anomalie der Pars membranacea ringförmig geschlossen und zudem fehlerhaft geformt, so daß gelegentlich ein sanduhrförmiger Trachealquerschnitt zustande kommt und die Trachea leicht kollabiert. LANDING u. WELLS (1973) wiesen darauf hin, daß bei einigen Kindern mit Chondrodysplasie solche tracheobronchialen Knorpelanomalien zu erwarten sind.

Die Trachealstenose kann kurzstreckig oder trichterförmig sein, aber auch als eine kontinuierliche Lumeneinengung bis zur Bifurkation reichen. Häufig sind dann die Hauptbronchien in die Anomalie einbezogen. Während beim kurzstreckigen Typ pathogenetisch eine fehlerhaft abgelaufene Trennung des Vorderdarms in Trachea und Ösophagus angenommen wird, stellt die kontinuierliche Lumeneinengung offenbar eine Unterentwicklung der gesamten Luftröhre dar.

Klinik: Bei allen Formen der Trachealstenose besteht von Geburt an entsprechend dem Grad der Einengung ein inspiratorischer Stridor unterschiedlicher Intensität, der während einer akuten Laryngotracheitis durch die Schleimhautschwellung erheblich verstärkt wird. Die Stimme ist normal und weist auf die subglottische Lokalisation der Läsion hin (LÖRINCZ u. Mitarb. 1980/81).

Röntgendiagnostik: Nativaufnahmen, besonders in Schrägprojektionen und bei wechselnder Atemphase, ergeben häufig schon einen Hinweis auf die enge Trachea, die ungewöhnliche Kaliberschwankungen während der In- und Exspiration aufweist. Bei dieser Beurteilung muß man die große Variabilität des normalen Trachealkalibers bedenken (WITTENBORG u. Mitarb. 1967). Die spezielle Diagnostik besteht sowohl bei der segmentären als auch der langstreckigen Form in einer Tracheographie. Dabei ist strikt zu beachten, daß man bei der Untersuchung lediglich nur einen zarten Wandbeschlag anstreben darf und nicht etwa durch die Untersuchung selbst die Symptome bedrohlich verstärkt (GRÜNEBAUM 1975). Die Behandlung der Anomalie ist wiederholt erfolgreich durchgeführt worden (STROM u. DONAHOE 1982).

Trachealstenosen durch Gefäßanomalien

Allgemeines: Atypisch angelegte arterielle Gefäße und Ligamente können in Form von „Gefäßringen" Trachea und Ösophagus so fest umschließen, daß beide Lumina erheblich eingeengt werden. Daran sind unterschiedliche anatomische Strukturen beteiligt. Entwicklungsstörungen des Aortenbogens und seiner großen Äste verursachen manchmal zusammen mit dem Lig. arteriosum Botalli solch einen Ring, der jedoch das kardiovaskuläre System funktionell nicht beeinträchtigt. Aber durch eine hochgradige, umschriebene Einengung der Luftröhre treten von seiten des Respirationstraktes ernsthafte Symptome auf, so daß eine Klärung und eine Therapie erforderlich werden. Manche Gefäßanomalien verursachen ohne Ringbildung lediglich eine bedeutsame Trachealkompression (EDWARDS 1979).

Klinik: Die Säuglinge leiden durch solch eine extramurale Einengung der Luftröhre von Geburt her an einer stridorösen Atmung. Der tracheale Stridor ist oft in- und exspiratorisch, besteht auch während des Schlafes und verstärkt sich beim Schreien. Das Schlucken und die Nahrungspassage durch den Ösophagus intensivieren vorübergehend den Stridor und die Dyspnoe. Manchmal erfolgt wegen der behinderten Ösophaguspassage in Höhe der Ringbildung sogar ein Überlauf der Nahrung in die Trachea, der Hustenattacken, eine Zyanose und eine Aspirationspneumonie mit Erstickungsanfällen verursacht. Allen diesen Anomalien ist gemeinsam, daß sich während einer akuten Tracheobronchitis aus einem nicht be-

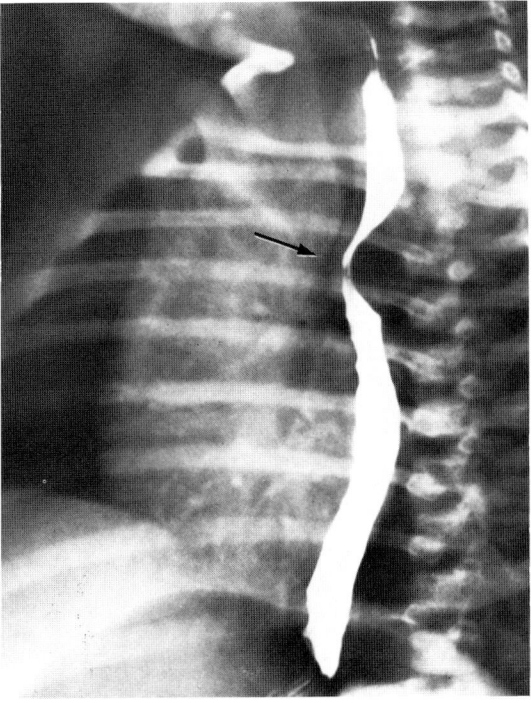

Abb. **95** Trachealstenose durch doppelten Aortenbogen: 3 Wochen alter Säugling. Seit der Geburt stridoröse Atmung. Beim Füttern Erstickungsanfälle. – Speiseröhre und Luftröhre werden von einem Gefäßring umschlossen. Es resultiert eine erhebliche und umschriebene Trachealstenose (Pfeil) sowie eine großbogige dorsale Ösophagusimpression in derselben Höhe

drohlichen Stridor eine schwere Atemnot entwikkeln kann, weil das Tracheallumen dann durch die Schleimhautschwellung zusätzlich eingeengt wird. Eine Dorsalflexion des Kopfes mit Streckung der Trachea führt manchmal zur Linderung des Stridors. Diese Position wird von den Säuglingen häufig spontan eingenommen (KALLFELZ 1985).

Röntgendiagnostik: Mit Sagittal- und Seitenaufnahmen sowie gezielten Schrägaufnahmen der Trachea und einem Ösophagogramm lassen sich die Anomalien aufdecken. Die Übersichtsaufnahme (evtl. Hartstrahltechnik) ist daraufhin zu analysieren, auf welcher Seite der Aortenbogen und die Aorta descendens liegen. Findet sich bei einem Stridor nach Ausschluß aller üblichen Ursachen eine lokalisierte Trachealeinengung und im Ösophagogramm eine umschriebene Impression, so ist eine Gefäßdarstellung erforderlich, um eventuell durch eine Operation die bedrohliche Situation rasch zu beseitigen. Eine Tracheographie ist dann sinnvoll, wenn die Trachealstenose durch Nativaufnahmen lediglich zu vermuten, aber nicht eindeutig zu erkennen ist und die Klärung der Ursache eine weiterführende Diagnostik verlangt (WOLF u. Mitarb. 1978, LASSRICH u. PRÉVÔT 1983).

Doppelter Aortenbogen: Er stellt den häufigsten Typus derartiger Gefäßringe dar und entwickelt sich, wenn nicht nur der linke, sondern auch der rechte 4. fetale Aortenbogen persistiert. Die aufsteigende Aorta teilt sich dann in zwei Äste, die ringförmig Trachea und Ösophagus umgreifen, um sich dorsal im absteigenden Teil wieder zu einem einheitlichen Gefäß zu vereinigen. Beide Bögen können unterschiedlich dick sein, gelegentlich variiert zusätzlich auch der Abgang der großen Aortenbogenäste.

Röntgenologisch ist der doppelte Aortenbogen durch eine umschriebene Einengung der Trachea gekennzeichnet, die man häufig schon mit Nativaufnahmen nachweisen kann. Der Ösophagus wird durch den dorsalen pulsierenden Gefäßanteil imprimiert und nach vorn gedrückt. Weil Luft- und Speiseröhre in diesem festen Gefäßring wie in einer Zwinge gehalten werden, zeigen Zielaufnahmen die umschriebene Trachealstenose und die Ösophagusimpression. Angiokardiographisch läßt sich nach Kontrastmittelinjektion in den linken Ventrikel der arterielle Gefäßring exakt darstellen. Diese Untersuchung ist auch deswegen wichtig, weil erst dann der Operateur entscheiden kann, welcher Ast dünner angelegt ist und welchen Bogen er bei der Trennung des Ringes ligieren muß (Abb. **95**).

Obgleich postoperativ die Dyspnoe ziemlich rasch verschwindet, bleibt oft noch zur Enttäuschung der Eltern über viele Monate ein Stridor

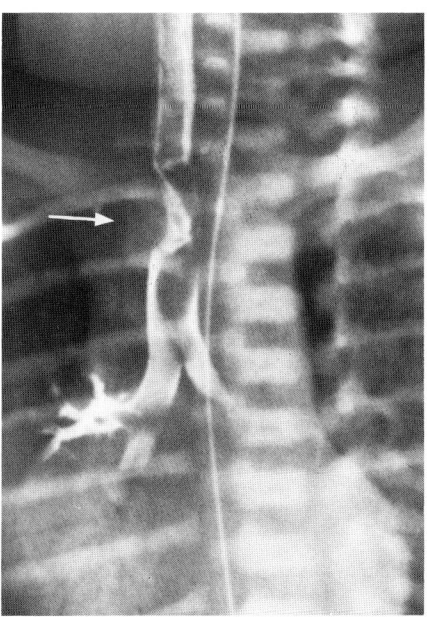

a

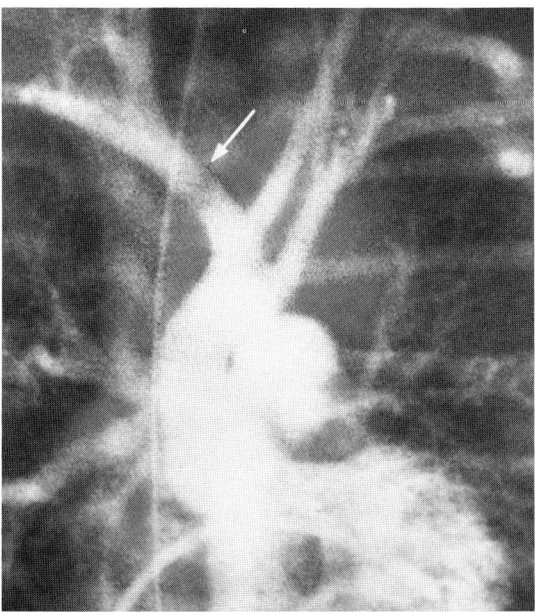

b

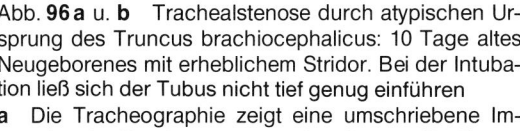

Abb. **96 a** u. **b** Trachealstenose durch atypischen Ursprung des Truncus brachiocephalicus: 10 Tage altes Neugeborenes mit erheblichem Stridor. Bei der Intubation ließ sich der Tubus nicht tief genug einführen
a Die Tracheographie zeigt eine umschriebene Impression der Trachea von ventral und lateral (Pfeil)

b Cine-Angiokardiographie mit Kontrastmittelinjektion in den linken Ventrikel. Der Truncus brachiocephalicus entspringt weit medial und speist drei große Gefäße. Er wird durch die Kreuzung mit der Trachea eingeengt (Pfeil) und stenosiert seinerseits die Luftröhre. Kontrastmittelfüllung der A. pulmonalis über einen offenen Ductus arteriosus Botalli

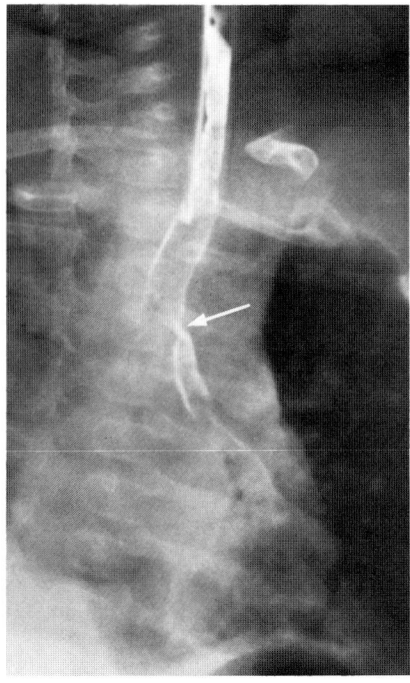

a

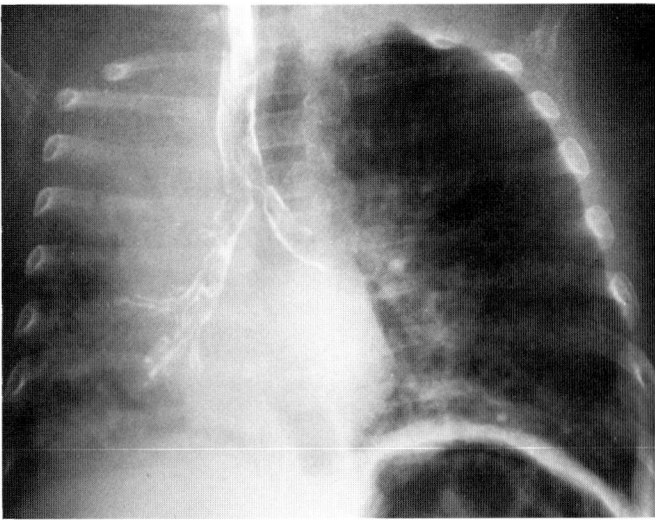

b

Abb. **97 a** u. **b**   Erworbene Bronchusstenose: 5 Monate alter Säugling mit schwerer hyaliner Membrankrankheit. Eine Langzeitbeatmung war erforderlich
a   Stenose am Abgang des linken Hauptbronchus (Pfeil), die während der Krankheit und der Behandlung entstand
b   Ausbildung eines schweren einseitigen Emphysems, weil die Stenose wie ein Ventil wirkte und eine zunehmende Überblähung der linken Lunge herbeiführte

bestehen. Die über längere Zeit durch den Gefäßring komprimierte Trachea gewinnt erst allmählich in ihrem engen und hypoplastischen Abschnitt wieder eine genügende Wandfestigkeit und ein ausreichendes Kaliber.

Hohe Rechtslage der Aorta: Der rechts gelegene Aortenbogen und die rechts absteigende Aorta können auch ohne zusätzliche Gefäßanomalie die Trachea oder einen der großen Bronchien der rechten Seite komprimieren und zu einem Emphysem, einer Atelektase oder deren Kombination führen. Diese Veränderungen sind bereits im Nativbild zu erkennen, weil der Aortenknopf und die absteigende Aorta rechts zu finden sind. Die Trachea wird umschrieben von rechts imprimiert und nach links verlagert, das Ösophagogramm zeigt eine rechts gelegene Impression durch den Aortenbogen.

Rechts liegender Aortenbogen mit linksseitigem Ductus arteriosus bzw. Lig. Botalli: Diese Anomalie kann ebenfalls eine Ringstruktur bilden. Ductus oder Lig. Botalli verbinden dann links vom Ösophagus und der Trachea den Isthmus aortae mit der A. pulmonalis und bilden dadurch einen Ring. Im Ösophagogramm zeigt sich durch diese Struktur eine Impression mit einer korrespondierenden Trachealeinengung. Die Ausprägung der klinischen Symptome hängt davon ab, wie stark die Trachea stenosiert wird.

Anomaler Ursprung des Truncus brachiocephalicus: Wenn dieses große Gefäß weiter links als üblich aus dem Aortenbogen entspringt, kann es von rechts und ventral auf die Trachea drücken, zu einer Tracheomalazie führen und einen inspiratorischen Stridor mit Atemnot hervorrufen. Manchmal fehlen die klinischen Symptome noch unmittelbar nach der Geburt, treten aber bei einer zunehmenden Trachealkompression während der ersten Lebensmonate auf.
Die Trachea zeigt bei gut penetrierten Aufnahmen eine umschriebene Einengung wenige Zentimeter oberhalb der Bifurkation von der rechten Seite oder von vorn und ist eventuell etwas nach links verlagert. Der dorsal verlaufende Ösophagus wird dabei nicht imprimiert (MOESS u. Mitarb. 1975). Die Tracheographie ermöglicht eine genaue Lokalisation der Impression, die Angiokardiographie klärt während der Darstellung des Aortenbogens und seiner Äste den atypischen Gefäßabgang (STRIFE u. Mitarb. 1981) (Abb. **96 a** u. **b**).

Abnormer Ursprung der linken A. subclavia: Wenn dieses Gefäß aus der rechten Hälfte des Aortenbogens entspringt und *zwischen* Speiseröhre und Trachea oder sogar *vor der Trachea* zur linken Axilla zieht, kann eine Trachealkompression mit stridoröser Atmung zustande kommen. Die Trachea zeigt dann entweder dorsal oder ventral eine umschriebene Impression, die meist durch eine

Tracheographie erkennbar wird. Eine ventrale Ösophaguseindellung findet sich dann, wenn das Gefäß zwischen Luft- und Speiseröhre verläuft.

Abnormer Verlauf der linken A. pulmonalis: Dieses Gefäß kann fehlerhaft aus dem rechten Ast der A. pulmonalis entspringen und zwischen Ösophagus und Trachea nach links ziehen (vascular sling). Der vorwiegend exspiratorische Stridor beruht auf einer umschriebenen Trachealeinengung oder Einengung eines Hauptbronchus unmittelbar unterhalb der Bifurkation an der Kreuzungsstelle dieses Gefäßes, so daß eine einseitige Lungenblähung möglich ist. Zusätzlich findet man eine Eindellung des Ösophagus von vorn. Die Klärung der Anomalie erfolgt durch eine Tracheographie und eine Pulmonalisangiographie (MANZ u. Mitarb. 1977, HAN u. Mitarb. 1980).

Erworbene Trachealstenosen

Allgemeines: Es lassen sich drei unterschiedliche Mechanismen abgrenzen, die eine Stenoseentwicklung einleiten können, nämlich *extratracheale*, *intramurale* und *intraluminale* Veränderungen (SZEKELY u. FARKAS 1981).

Unter den *extratrachealen Ursachen* sind vor allem Impressionen durch eng anliegende, vergrößerte Lymphknoten bei unspezifischen oder spezifischen Entzündungen, durch Tumoren im Mediastinum und gelegentlich durch eine Thymushyperplasie zu nennen.

Zu den *intramuralen Formen* rechnet man fibrotische Wandveränderungen und eine Tracheomalazie, die als Folgen der Intubation, einer Tracheotomie und durch Läsionen und Infektionen bei Langzeitbeatmung zustande kommen können.

Die geringste Verletzungs- und Schädigungsquote ist bei einer kurzdauernden endotrachealen oder endobronchialen Intubation zu verzeichnen. Sie dient – neben der Narkose bei Operationen und der Endoskopie – der Behandlung einer hochliegenden Luftwegsobstruktion (z. B. einer akuten Epiglottitis), der Beseitigung aspirierten Fremdmaterials und eines akuten Schleim- und Sekretverschlusses, besonders bei Säuglingen, deren Atemtätigkeit nicht funktioniert (Atemnotsyndrom, schwere zerebrale Schädigung usw.).

Intramurale Schädigungen kommen vor allem bei *Langzeitintubationen* vor (Abb. 97a u. b). Trotz der Benutzung moderner weicher Katheter und einer behutsamen Einführung ist dabei eine Verletzung der sehr zarten, durch Hypoxie manchmal besonders vulnerablen Schleimhaut möglich. Ein reduzierter Allgemeinzustand und schlechte Kreislaufverhältnisse begünstigen lokale Schleimhautschäden, die über eine reaktive Granulomentwicklung und eine Narbenbildung in diesen englumigen Luftwegen zur Stenose führen können. Sie lokalisiert sich häufig in die Höhe des Ringknorpels, aber auch in die Trachea und den Abgang der Hauptbronchien. Heutzutage lassen sich diese schwerwiegenden Komplikationen durch die Verwendung eines möglichst kleinen Endotrachealtubus aus gut verträglichem Material und eine schonende Intubation weitgehend vermeiden. Daher sind entsprechende Komplikationen seltener geworden. Dieser erfreuliche Rückgang wird aber fast wieder durch die Tatsache aufgehoben, daß man heute die Intubation über eine wesentlich längere Zeit ausdehnt als früher (HERMAN 1983).

Den beatmeten Säuglingen droht zudem trotz sorgsamster Hygiene und der Antibiotikagabe eine *bakterielle Infektion der Luftwege*, die eine Stenoseentwicklung begünstigt. Zwar vermag ein regelmäßiges Absaugen mit einem weichen Katheter nach vorheriger Instillation von 1–2 ml physiologischer Kochsalzlösung (sog. „Bronchialtoilette") die Infektionsgefahr und die Atelektaseentwicklung durch Schleim und Sekret zu verringern. Aber für die Tracheal- und Bronchialschleimhaut besteht durch diese Maßnahme eine zusätzliche Verletzungsgefahr.

Intraluminale Formen entwickeln sich dann, wenn Tumoren oder tumorähnliche Granulome den

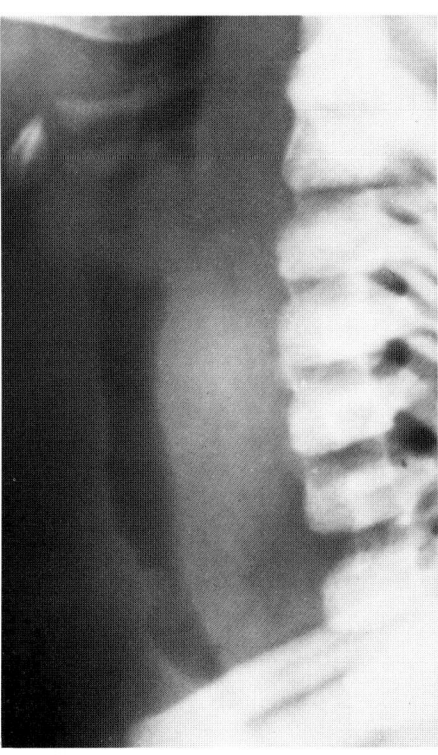

Abb. **98** Stenose nach Tracheotomie (zunehmender Stridor nach Tracheotomie): Granulomentwicklung am Orte des ehemaligen Tracheostomas mit erheblicher Einengung des Lumens. Das Granulom konnte endoskopisch abgetragen werden

Luftstrom erheblich behindern. Hierzu zählen auch Schleimhaut- und Wandveränderungen nach der Perforation tuberkulös erkrankter Lymphknoten.

Klinik: Nach der Extubation dauern Heiserkeit, Dyspnoe und Dysphagie meist nur 1–2 Tage. Ein Stridor und Husten infolge einer Stenose entwickelt sich üblicherweise erst nach einigen Wochen. Der Stridor kann erheblich zunehmen und in eine respiratorische Insuffizienz übergehen. Die Symptome einer Stenose bilden sich mitunter auch schon während der Langzeitbeatmung aus, indem sich einseitig ein Emphysem oder eine Atelektase als Hinweis auf eine Ventilbronchostenose entwickelt (NAGARAJ u. Mitarb. 1980, MILLER u. Mitarb. 1981). Obstruktive Bronchitiden oder Pneumonien sind möglich.

Nach einer Tracheotomie werden auch Wandläsionen durch den Tubus beobachtet, der an der Trachealwand scheuert. Die unvermeidliche Infektion kann die Trachealwand schädigen und eine Tracheomalazie bewirken. Nach einer Tracheotomie kommt es auf der Höhe des Tracheostomas gelegentlich durch Granulomentwicklung zur Einengung des Lumens, so daß eine operative Entfernung des Gewebes erforderlich wird (Abb. **98**).

Röntgendiagnostik: Der Nachweis hochsitzender Stenosen gelingt mit Übersichts- und Zielaufnahmen. Immer sind Untersuchungen in In- und Exspiration erforderlich, um eine Ventilbronchostenose aufzudecken und die Ventilwirkung solch einer Enge abzuschätzen (Abb. **99**). Erhebliche in- und exspiratorische Kaliberschwankungen der Trachea weisen auf eine Tracheomalazie hin

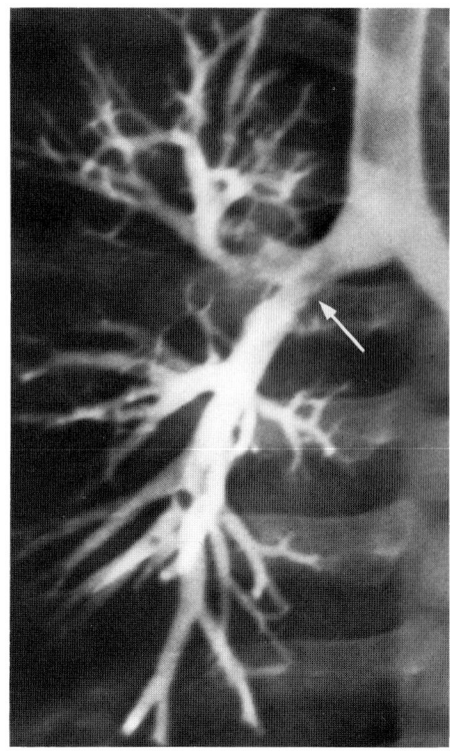

Abb. **99** Bronchusstenose durch Tuberkulose: Infektion während der Säuglingszeit. Jetzt exspiratorisches Keuchen durch Lymphknotenkompression und -einbruch. – Zirkuläre Enge des rechten Hauptbronchus mit unregelmäßigen Wandkonturen (Pfeil). Überblähung der rechten Lunge durch eine Ventilbronchostenose

Abb. **100a u. b**
Tracheomalazie: 4 Monate alter Säugling. Während eines akuten Luftwegsinfektes erstmals in- und exspiratorischer Stridor, der auch nach Abklingen der Erkrankung anhielt
a Inspirationsaufnahme: Normales Trachealkaliber im subglottischen Bereich
b Exspirationsaufnahme: Während der Exspiration kollabiert die Trachea ungewöhnlich stark. Diese übergroßen Kaliberschwankungen sind Folge einer ungewöhnlich weichen Trachealwand

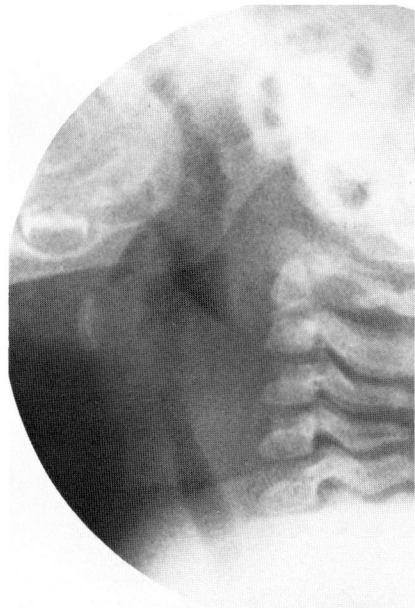 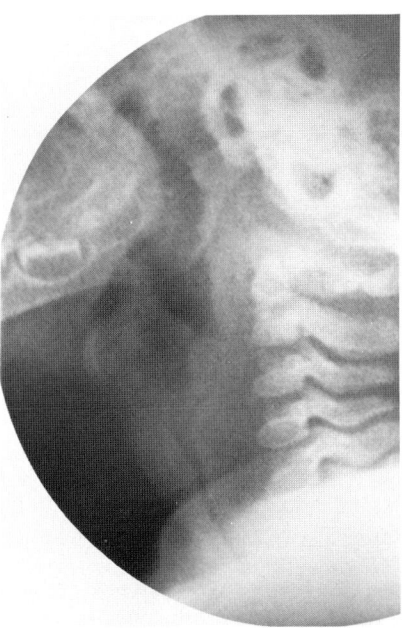

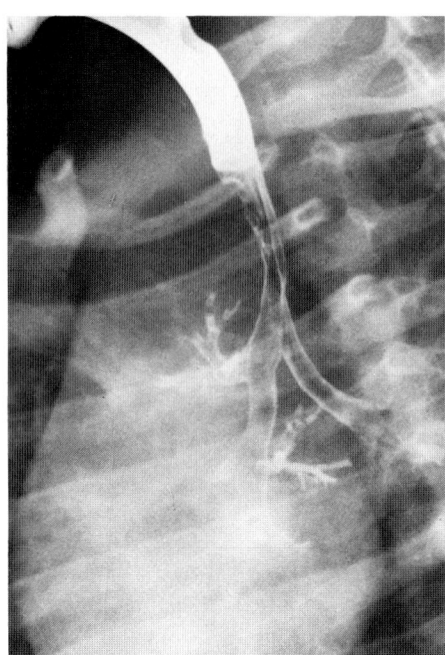
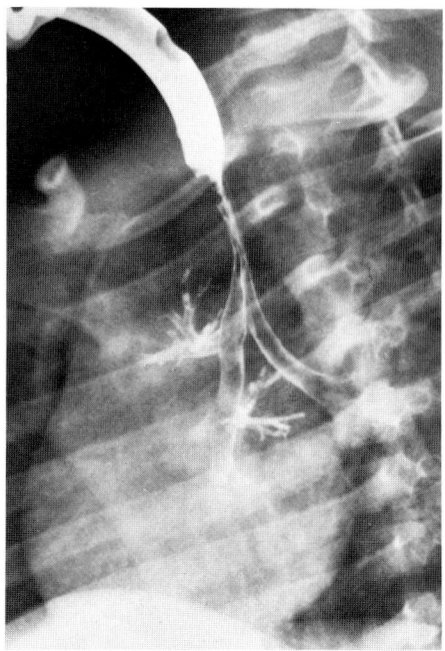

a   b

Abb. **101 a** u. **b**   Tracheomalazie nach Tracheotomie: 2jähriges Kind. Tracheostoma seit mehreren Monaten, exspiratorisches Keuchen, immer wieder Luftwegsinfektionen. Tracheographie
a   Inspiration: Während der Inspiration zeigt sich unterhalb des Tubusendes ein etwa normales Kaliber der Luftröhre
b   Exspiration: Die Trachea kollabiert während der Exspiration fast vollständig. Offenbar wurde durch rezidivierende Infektionen die Wandstruktur der Luftröhre erheblich geschädigt und ihre Stabilität vermindert

(Abb. **100 a** u. **b**). Gelegentlich wird aber eine Tracheographie erforderlich, wenn die Stenose in Bifurkationsnähe liegt oder sich gar in einem Hauptbronchus lokalisiert. Zudem kann man damit eindeutig das wechselnde Lumen der Trachea bei Malazie demonstrieren (MANTEL u. Mitarb. 1973) (Abb. **101 a** u. **b**).

Kongenitales lobäres Emphysem

Allgemeines: Die Erkrankung ist durch eine starke bis extreme Überblähung eines Lungenlappens oder eines -segments charakterisiert und verursacht bei Neugeborenen und Säuglingen das Bild eines akuten Atemnotsyndroms. Man macht

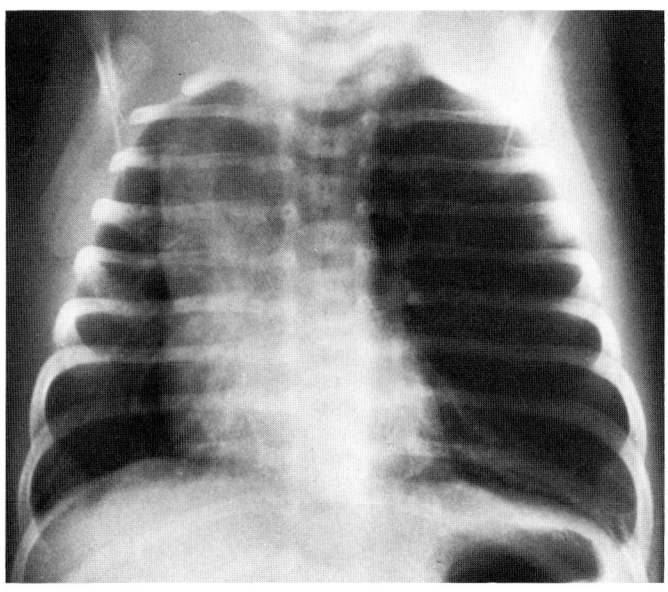

Abb. **102**   Kongenitales lobäres Emphysem des linken Oberlappens: 3 Wochen alter Säugling mit zunehmender Dyspnoe und leichter Zyanose. – Stark erhöhte Transparenz der linken Lunge durch exzessive Überblähung des Oberlappens (operativ bestätigt). Kraniale Herniation. Asymmetrische Thoraxform. Der Unterlappen ist vollständig zusammengedrückt und nur in Form einiger zarten Streifenschatten basal erkennbar. Verlagerung des Mittelschattens nach rechts. Der überblähte Oberlappen dringt im vorderen Mediastinalraum zur Gegenseite

Abb. **103 a−c** Kongenitales lobäres Emphysem des Mittellappens, leichte Form: 8 Monate alter Säugling mit geringer Dyspnoe
a Erhöhte Transparenz des rechten Mittel- und Untergeschosses durch den überblähten Mittellappen. Der Oberlappen ist verkleinert, der Unterlappen zusammengedrückt. Mäßige Verlagerung der Mediastinalstrukturen
b Isolierte Überblähung und Vergrößerung des Mittellappens (Pfeile), während Ober- und Unterlappen zusammengedrückt werden

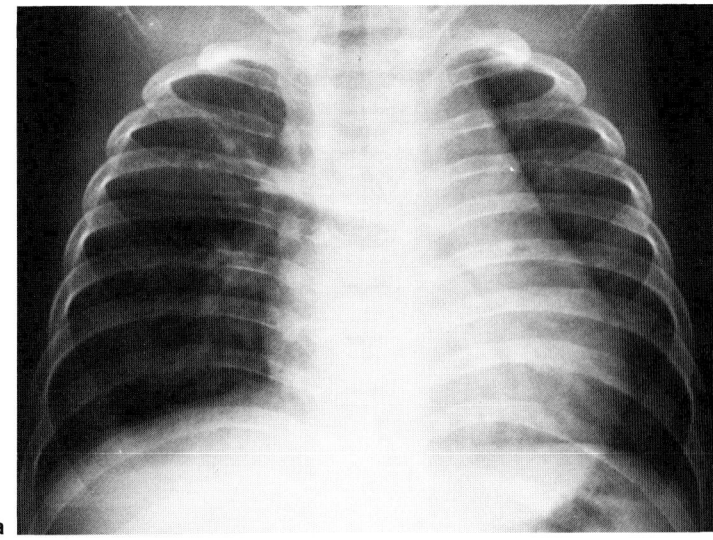

a

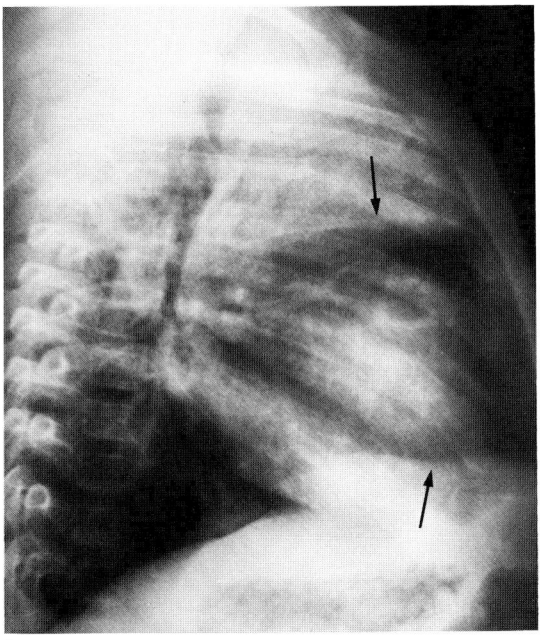

b

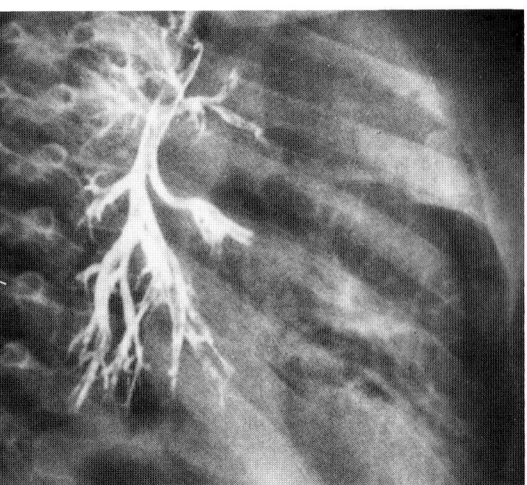

c Der Mittellappenbronchus verläuft gekrümmt und ist eingeengt, so daß es nur zur partiellen Füllung kommt. Offenbar bewirkt die Wand − bzw. Lumenveränderung eine Ventilbronchostenose. Der Mittellappen hebt sich durch seine Überblähung von der benachbarten Lunge ab. − Operativ bestätigt

ursächlich eine umschriebene Strukturanomalie bzw. eine Dysplasie des Bronchialknorpels verantwortlich, so daß während des Exspiriums ein Kollaps der Bronchialwand zustande kommt. Eine klappenartig wirkende Schleimhautfalte, eine erworbene Stenose, endobronchiales Granulationsgewebe, zähes intrabronchiales Sekret und Detritus, aber auch eine äußere Kompression durch abnorm verlaufende Gefäße, durch Lymphknoten, durch eine bronchogene Zyste oder eine Ösophagusduplikatur bewirken ähnliche Ventilationsstörungen. Etwa in der Hälfte der Fälle fehlt allerdings ein klares anatomisches Substrat.

Im befallenen Lappen- oder Segmentbronchus entwickelt sich ein Ventilmechanismus, der zwar die freie Inspiration zuläßt, jedoch bei der Exspiration atemmechanisch wirksam wird. Die Folge ist ein einseitiger intrathorakaler Überdruck mit progressiver Überblähung der Alveolen und einem erhöhten Residualvolumen. Der Gasaustausch ist im betroffenen Gebiet und in den komprimierten Lungenabschnitten reduziert, die Vitalkapazität herabgesetzt. Die Kompression der Lungenkapillaren sowie die Beeinträchtigung des venösen Rückflusses durch die Verlagerung des Mediastinums bewirken respiratorische und zirkulatorische Störungen.

Die erstaunlich starke Überblähung und Volumenzunahme im erkrankten Lappen führt in kurzer Zeit zu Atelektasen der benachbarten Lungenabschnitte, zu einer Verdrängung der Mediastinalorgane nach der kontralateralen Seite und zu einer Thoraxasymmetrie. Meist wird der linke Oberlappen befallen (Abb. **102**). In der Häufigkeit folgen der Mittellappen und der rechte Oberlappen. Die Unterlappen werden kaum betroffen. Nur ausnahmsweise beobachtet man simultan Veränderungen in zwei Lappen (WEINGÄRTNER 1977, JAUSSI-BOVET u. KUFFER 1978, RUPPRECHT u. Mitarb. 1981).

Klinik: Die Erkrankung wird gelegentlich schon bei Neugeborenen nach den ersten Atemzügen, meist aber während des 1. bis 6. Lebensmonats manifest. Es besteht eine zunehmende Dyspnoe und Tachypnoe mit Atemfrequenzen von 60–100/min. Oft ist eine mäßige Zyanose vorhanden, die sich beim Schreien verstärkt. Die Säuglinge zeigen eine Nasenflügelatmung und inspiratorische Einziehungen im Jugulum und Epigastrium. Auf der betroffenen Seite findet man einen hypersonoren Klopfschall und abgeschwächtes Atemgeräusch. Obwohl diese Lungenhälfte überbläht und die Thoraxhälfte verstärkt gewölbt ist, zeigen sich hier kaum Atemexkursionen. Jungen werden zweimal so häufig betroffen wie Mädchen.

Röntgendiagnostik: Thoraxaufnahmen in zwei Ebenen und Serienuntersuchungen lassen eine rasch fortschreitende, mitunter monströse Überblähung einer Seite erkennen, so daß hier kaum mehr Lungenzeichnung vorhanden ist. In ausge-

prägten Fällen dehnt sich solch ein erkrankter Lappen (meist der linke Oberlappen) im vorderen Mediastinum weit über die Mittellinie zur Gegenseite aus, komprimiert die Restlunge und verdrängt die Mediastinalorgane. Falls sich die Erkrankung in den rechten Oberlappen lokalisiert, werden durch die starke Überblähung der Mittellappen und der Unterlappen atelektatisch und auf kleinstem Raum zusammengepreßt. Diese beiden Lappen stellen sich dann lediglich als streifige Verdichtungen basal-medial dar. Ist der Mittellappen betroffen, so resultiert eine entsprechende Atelektase des Ober- und Unterlappens. Die Interkostalräume verbreitern sich, und das Zwerchfell wird stark nach unten gedrückt. Aufnahmen in In- und Exspiration bestätigen den bedrohlichen Ventilmechanismus. Während der Exspiration bleibt die erkrankte Lungenhälfte stark überbläht, weil kaum Luft entweichen kann (CREMIN u. MOVSOWITZ 1971).

Bei weiterführenden diagnostischen Verfahren wie einer Bronchoskopie, Bronchographie und Angiokardiographie muß man bedenken, daß sie die bereits ateminsuffizienten Säuglinge besonders belasten. Nur wenn bei leichteren Erkrankungen Unklarheiten bestehen oder der Verdacht auf ein endobronchiales Hindernis aufkommt, sind diese zusätzlichen Untersuchungen gerechtfertigt (Abb. **103**a u. b).

Eine *Bronchoskopie* ist diagnostisch häufig unergiebig, weil man aufgrund der kleinen Verhältnisse die kritische Region nicht einsehen kann. Die *Bronchographie* ist in charakteristischen Fällen entbehrlich. Aber man findet gelegentlich Struk-

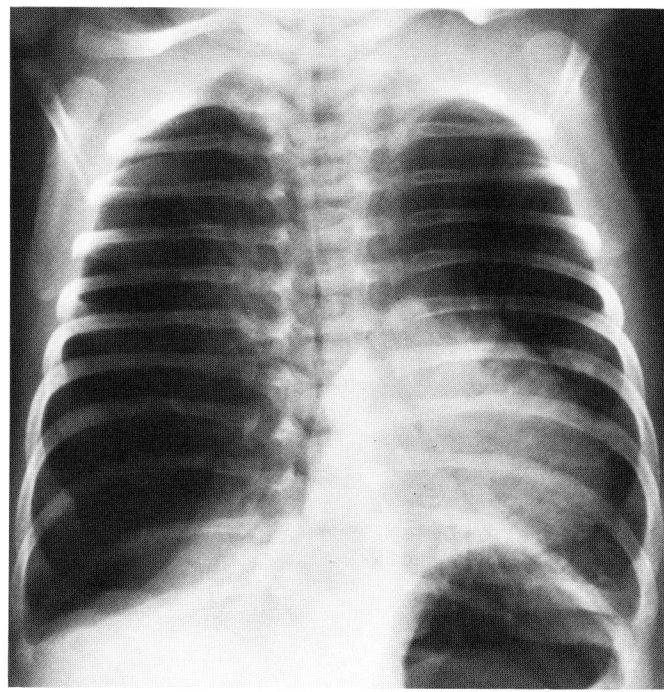

Abb. **104** Kongenitales lobäres Emphysem des Mittellappens, schwere Form: 1 Monat altes Kind. Zunehmende Dyspnoe und Zyanose. – Hochgradige Überblähung der rechten Lunge mit starker Verlagerung der Mediastinalorgane und Zwerchfelltiefstand. Operativ: Extreme Überblähung des Mittellappens. Der Unter- und der Oberlappen waren durch den Druck kollabiert

Abb. **105** Mediastinal- und Hautemphysem bei kongenitalem lobärem Emphysem des rechten Oberlappens: 2 Monate alter Säugling. Seit der Geburt zunehmende Dyspnoe und mäßige Zyanose. Unmittelbar vor der Operation entwickelte sich ein hochgradiges Mediastinal- und Hautemphysem. Die Luft drang auch in die Halsweichteile vor. Der Mittelschatten wird stark nach links verlagert. Mittel- und Unterlappen sind nur als Streifenschatten erkennbar. – Operativ bestätigt

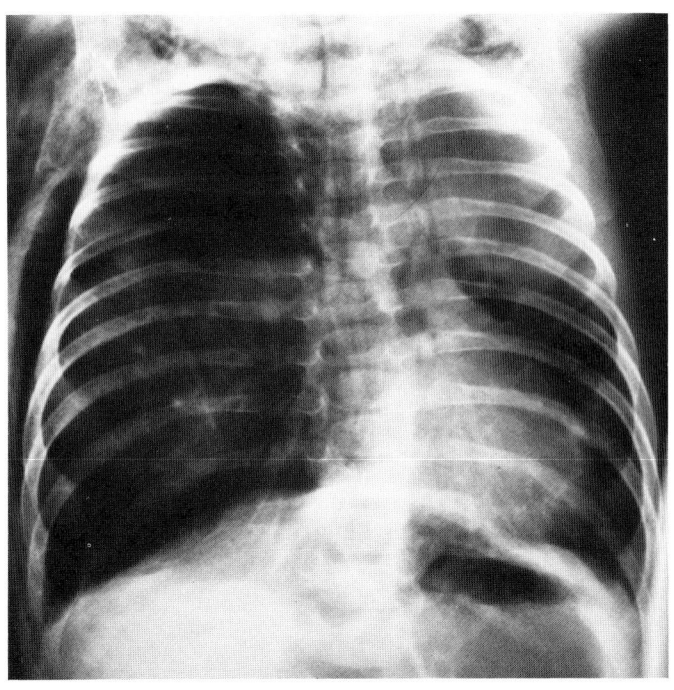

turveränderungen am Abgang eines fast kollabierten Segment- oder Lappenbronchus oder umschriebene Stenosen (Abb. **103 c**). Die *Angiokardiographie* erlaubt zwar eine genauere Lokalisation der Anomalie, aber die Gefäße selbst erweisen sich nicht als pathologisch, lediglich ihr Verlauf ist der Überblähung entsprechend atypisch. Diese Untersuchungsmethode sollte aber dann eingesetzt werden, wenn man klinisch ein zyanotisches Vitium nicht ausschließen kann oder der Verdacht auf ein atypisches Gefäß besteht, das durch Kompression eines Lappenbronchus das Krankheitsbild hervorruft. Allerdings werden bei 10% der betroffenen Kinder zusätzlich Herzfehler beobachtet. Differentialdiagnostisch ist insbesondere ein Pneumothorax, eine kongenitale Spannungszyste, eine Zwerchfellhernie und eine Fremdkörperaspiration mit den Symptomen einer Ventilbronchostenose, ferner eine Lungenaplasie auszuschließen (HEGENBARTH u. Mitarb. 1980) (Abb. **104** und **105**).

Die Behandlung besteht in der Resektion des veränderten Lappens. Die Operation darf in schweren Fällen nicht hinausgeschoben werden, um die Gefahr einer hypoxämischen Schädigung zu vermeiden. Lediglich bei leichten Formen (segmentär oder subsegmentär begrenztes Emphysem) kann man zuwarten, weil sich dabei öfters eine spontane Rückbildung anbahnt. Alle Kinder bedürfen postoperativ der röntgenologischen Kontrolle.

Lungenagenesie, Lungenaplasie, Lungenhypoplasie

Das Spektrum dieser Anomalien reicht von der beidseitigen Agenesie bis zu milden Formen der einseitigen Hypoplasie. Offenbar beruhen diese fehlerhaften Entwicklungen auf teratogenen, genetischen oder mechanischen Einwirkungen in der frühen Embryonalzeit (etwa 4. Woche), aber auch während späterer Entwicklungsphasen.

Lungenagenesie und Lungenaplasie

Allgemeines: Die *Agenesie* ist die schwerste Form der konnatalen Lungenfehlbildung, bei der weder ein Bronchialsystem noch Parenchym oder Gefäße vorhanden sind.

Bei einer *Aplasie* findet sich noch ein rudimentärer Hauptbronchus, aber es fehlt ebenfalls differenziertes Lungengewebe. Die Anomalie kann familiär auftreten. Begleitmißbildungen (Wirbelsäule, Herz, Urogenital- und Magen-Darm-Trakt) sind etwa bei der Hälfte der Patienten vorhanden und bestimmen entscheidend das postnatale Überleben und den Verlauf (SWISCHUK u. Mitarb. 1979).

Die *bilaterale Agenesie* ist außerordentlich selten und mit dem Leben nicht vereinbar. Bei dieser Form der Anomalie endet die Trachea blind, der Thoraxraum ist klein und eine Atmung nicht möglich.

Die *einseitige Agenesie und Aplasie* findet sich dagegen etwas häufiger. Trotz einiger pathologisch-anatomischer Unterschiede bestehen zwischen beiden Formen klinisch, funktionell und radiolo-

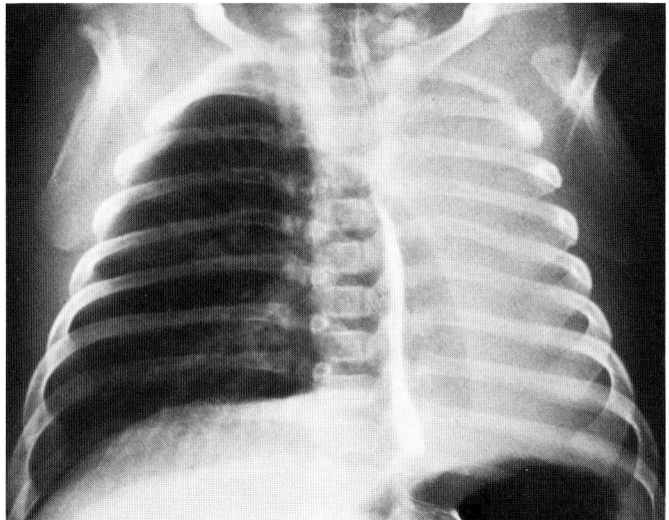

a

Abb. **106a** u. **b** Lungenaplasie links: 2 Monate alter Säugling. Seit der Geburt mäßige Tachypnoe und leichte Zyanose
a Homogene Verschattung der linken Thoraxhälfte, die kein belüftetes Lungengewebe enthält und die Mediastinalorgane aufgenommen hat. Überblähung der rechten Lunge, die weit über die Mittellinie im vorderen Mediastinalraum nach links reicht. Vergrößerung der rechten Thoraxhälfte mit Zwerchfelltiefstand
b Bronchogramm: Der linke Hauptbronchus ist nur als blind endender kurzer Stumpf ausgebildet, damit wird die Aplasie bestätigt. Isolierter Abgang des rechten Oberlappenbronchus

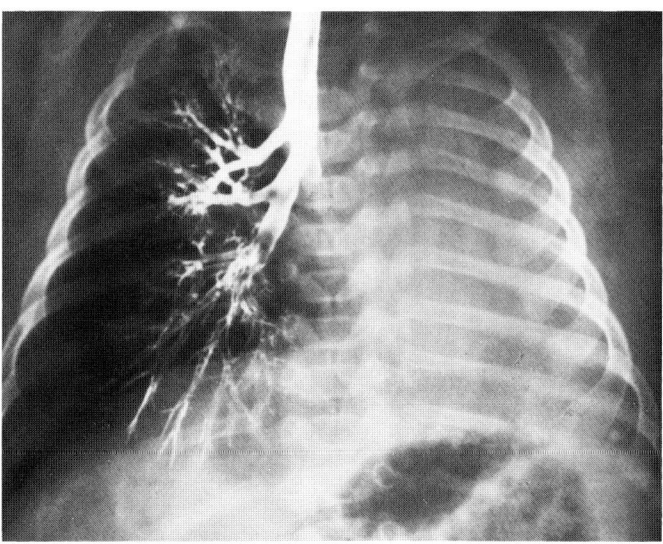

b

gisch große Ähnlichkeiten. Die linke Seite wird bevorzugt, die betroffene Thoraxhälfte wird durch die Verlagerung der Mediastinalorgane und durch lockeres Bindegewebe aufgefüllt. Auch fehlt die entsprechende A. pulmonalis.

Die kontralaterale Lunge hypertrophiert, ist ungewöhnlich lobuliert (1- bis 5lappige Lunge), besitzt eine atypische Bronchialaufzweigung und herniiert zur Gegenseite. Offenbar wird das Wachstum durch den verfügbaren Raum so stark stimuliert, daß sich die übliche Alveolenzahl etwa verdoppelt. Durch Überdehnung dieser Lunge vergrößert sich ihr Totraum, was zu einer Reduktion der respiratorischen Austauschfläche, der Alveolarventilation und der Lungendurchblutung führt. Oft weist die Trachea fehlgebildete Knorpelringe auf (BAUMGARTL u. ERKENS 1961).

Klinik: Während ein Teil der Neugeborenen ein Atemnotsyndrom aufweist, lassen andere Kinder eine ausgeprägte Symptomatologie vermissen. Sie äußert sich dann lediglich in einer diskreten Dyspnoe, besonders bei Anstrengungen. Man sieht auf der anomalen Seite eingeschränkte Atemexkursionen. Auch fehlt hier das Atemgeräusch und die Herztöne liegen atypisch. Der Klopfschall ist auf der Gegenseite hypersonor. Bei Neugeborenen ist der Thorax noch normal konfiguriert, wird aber später allmählich asymmetrisch und einseitig abgeflacht. Eine Skoliose tritt hinzu. Die Leistungsfähigkeit der Kinder ist trotz verminderter Atemreserven jenseits der Säuglingszeit wenig beeinträchtigt, falls nicht die Begleitmißbildungen sich in den Vordergrund der klinischen Symptomatologie und Beschwerden drängen. Im späteren Lebensalter ist jedoch meist ein Leistungsabfall zu erwarten. Jungen werden zweimal häufiger betroffen. Rezidivierende Pneumonien mit respiratorischer Insuffizienz bestim-

Abb. **107 a** u. **b** Lungenaplasie rechts:
9jähriges Kind
a Asymmetrischer Thorax. Der Mittelschatten ist komplett in die rechte Thoraxhälfte verlagert, die Trachea hat ihre Mittelposition verlassen. Das Zwerchfell ist nicht abgrenzbar. Überblähung der linken kompensatorisch vergrößerten Lunge, die weit in die rechte Thoraxhälfte reicht
b Angiokardiographie mit Kontrastmittelinjektion in den rechten Ventrikel. Es findet sich lediglich eine gut entwickelte linke A. pulmonalis, während rechts Gefäße und Lungenparenchym fehlen

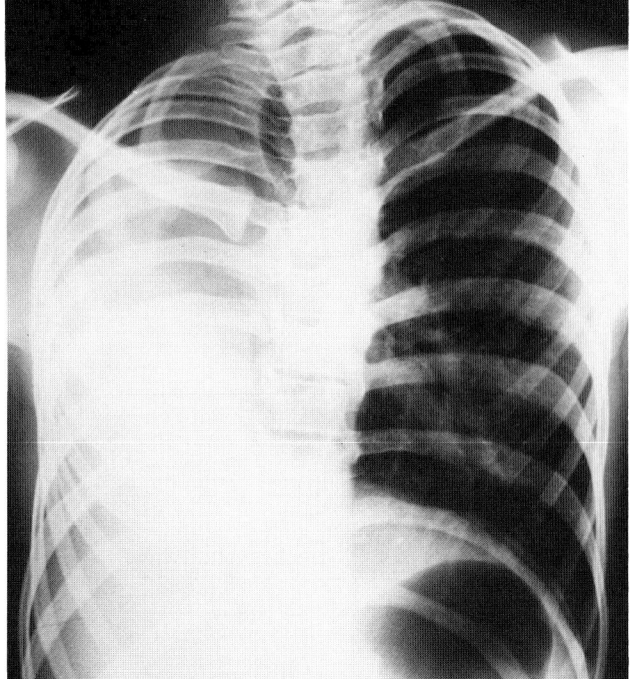

a

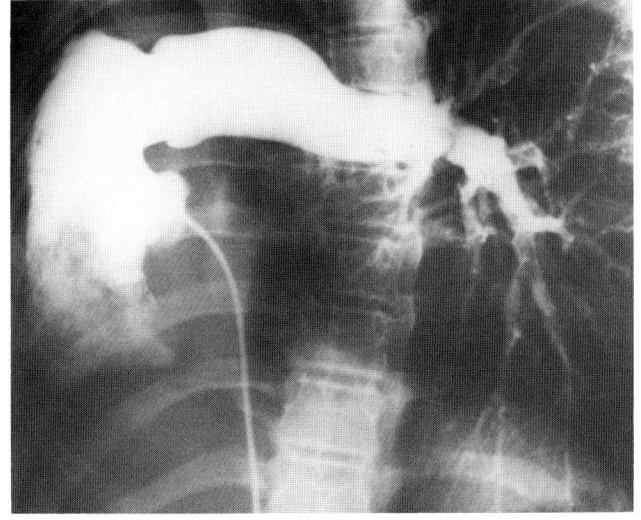

b

men die Überlebenschancen. Etwa 30% der Kinder sterben an der Anomalie und den Begleitmißbildungen (VIELHABER u. Mitarb. 1977).

Röntgendiagnostik: Die betroffene Thoraxhälfte ist wie nach einer Pneumektomie homogen verschattet und etwas kleiner, die Interkostalräume sind enger. Das Zwerchfell steht hoch und läßt sich nicht abgrenzen, sondern lediglich durch die Position der Magenblase vermuten. Die Mediastinalorgane, deren Differenzierung nicht gelingt, liegen im lungenfreien Thoraxraum.

Die andere vergrößerte Lungenhälfte ist verstärkt transparent und herniiert vor dem Herzen zur Gegenseite, das Zwerchfell steht tief. Der Thorax wird jenseits der Neugeborenenperiode asymmetrisch und die Trachea zur veränderten Seite hin verzogen.

Mit einer *Bronchographie* gelingt die Differenzierung zwischen einer Agenesie (kein Bronchusrudiment) und einer Aplasie (Bronchusrudiment vorhanden), ferner eine Aussage über weitere Anomalien des Bronchialbaumes der vorhandenen Lungenhälfte (Abb. **106 a** u. **b**).

Eine *Angiokardiographie* zeigt die veränderte Lage der einzelnen Herzhöhlen und das einseitige Fehlen der Pulmonalarterie. Diese Untersuchung ist immer dann erforderlich, wenn zusätzlich schwere Vitien vorliegen (Abb. **107 a** u. **b**).

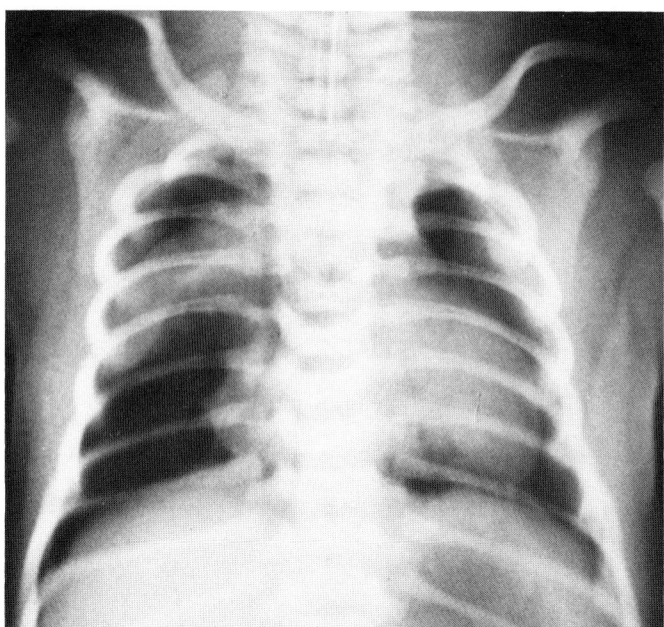

Abb. **108** Beidseitige Lungenhypoplasie: Neugeborenes mit Potter-Syndrom. Schwerste Atemnot unmittelbar nach der Geburt. Beim Beatmungsversuch entstand beiderseits ein Pneumothorax, weil sich die ausgesprochen hypoplastische Lunge nicht mit Luft füllen ließ. – Die rechte Lunge ist vollständig, die linke weitgehend kollabiert. Sektion: Hochgradige Lungenhypoplasie, Nieren-, Harnleiter- und Blasenagenesie

Bei der seltenen *lobären Agenesie und Aplasie,* die häufig asymptomatisch verläuft, ähneln radiologisch die Veränderungen denen einer Atelektase. Differentialdiagnostisch ist vor allem eine komplette Atelektase einer Seite, das kongenitale lobäre Emphysem und eine schwere einseitige Lungenhypoplasie auszuschließen.

Lungenhypoplasie

Allgemeines: Ihr vielgestaltiges Erscheinungsbild läßt eine einheitliche Nomenklatur nicht zu. Die Anomalie umfaßt sowohl eine Unterentwicklung des Lungengewebes als auch zusätzliche Strukturanomalien des Bronchial- und Gefäßsystems. Sie kann bilateral ausgebildet sein, aber auch nur eine Seite oder einzelne Lappen betreffen. Begleitende Mißbildungen anderer Organe (Zwerchfell, Herz, Nieren, Skelett) sind häufig (SALZER 1980, ZAUNBAUER u. Mitarb. 1981).

Bei einer primären *bilateralen Hypoplasie* sind das Gewicht und die Größe der Lunge reduziert. Die Alveolenzahl, die Zahl der Bronchien und Gefäße ist vermindert, weil die ursächlichen Faktoren besonders während der ersten 3 Schwangerschaftsmonate wirksam sind und die Differenzierung stark beeinträchtigen. Die Anomalie kann auch auf einer langdauernden intrauterinen Lungenkompression beruhen, die von außen oder von innen einwirkt. Dann fehlt während der Entwicklungsphase dem Organ eine entsprechende Möglichkeit zur Ausdehnung. Man findet die Lungenhypoplasie bei schwersten angeborenen Nierenanomalien (z. B. Potter-Syndrom), die eine fetale Anurie verursachen und mit einem Oligohydramnion einhergehen (NAKAYAMA u. Mitarb. 1983) (Abb. **108** und **109**). Auch bedrohliche abdominelle Erkrankungen mit einer erheblichen Raumforderung (z. B. Exsudatbildung bei Mekoniumperitonitis) haben denselben Effekt, weil sie in-

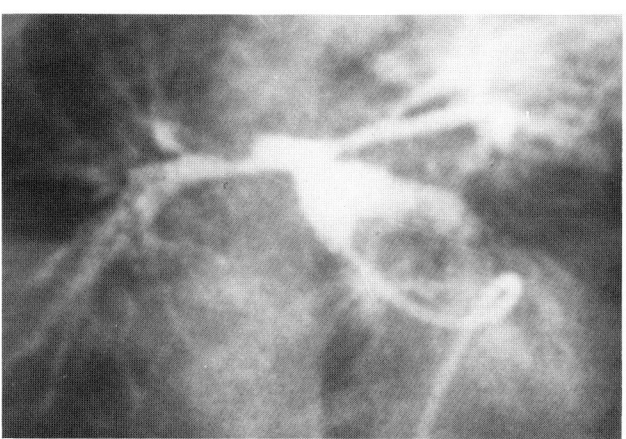

Abb. **109** Beidseitige Lungenhypoplasie, Cine-Angiographie: 9 Monate alter Säugling mit Atemnot bei Anstrengungen. Kleine, überblähte Lunge beiderseits. – Der Stamm der A. pulmonalis sowie beide Äste und ihre Aufzweigungen sind ausgesprochen hypoplastisch

Abb. **110a** u. **b**   Lungenhypoplasie rechts: 8jähriges, etwas leistungsgemindertes Kind

a Asymmetrischer Thorax mit kleiner rechter Lunge, die übermäßig transparent ist und kaum eine Gefäßzeichnung aufweist. Während der rechte Hilus kaum sichtbar ist, projiziert sich der linke Hilus aufgrund der Verlagerung des Mittelschattens frei und ist groß

b Cine-Angiographie: Kontrastmittelinjektion in den Stamm der A. pulmonalis. Der linke Ast ist weit und zweigt sich normal auf, der rechte Ast ist ausgesprochen hypoplastisch

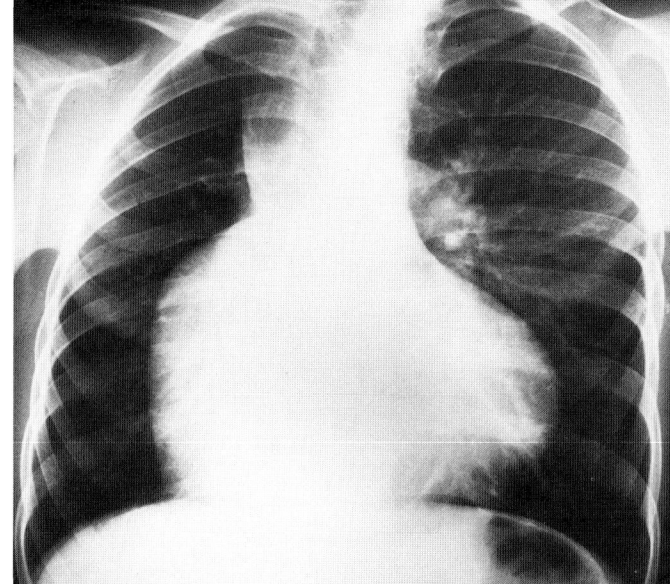

a

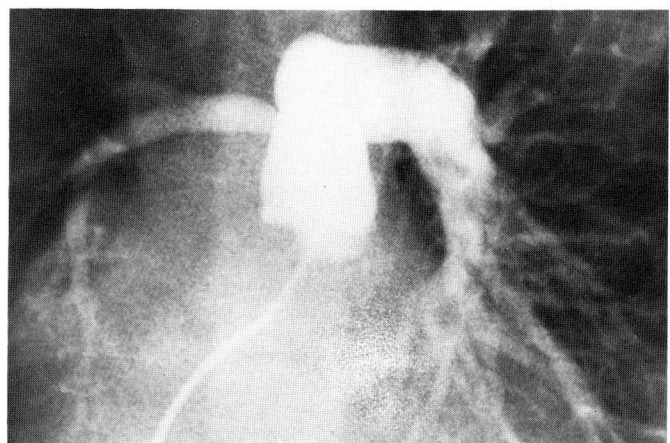

b

trauterin das Zwerchfell stark anheben und damit den Thoraxraum verkleinern (s. Abb. **78** und **79**). Anomalien des Thoraxskeletts mit hochgradiger Reduktion des Thoraxraumes (z. B. asphyxierende Thoraxdystrophie, thanatophorer Zwergwuchs, Achondroplasie) lassen ebenfalls eine normale Lungenentwicklung nicht zu. Ähnliche Beobachtungen konnten bei schwerwiegenden konnatalen Muskelerkrankungen gemacht werden. Die Ausprägung der Anomalie ist sehr variabel.

Eine *einseitige Hypoplasie* findet man bei der kongenitalen Zwerchfellhernie. Hierbei wird infolge des intrauterinen Prolapses der Baucheingeweide in den Thoraxraum die Organentwicklung durch die permanente Kompression stark beeinträchtigt. Der Grad der Lungenhypoplasie entspricht der Reduktion des verfügbaren Thoraxraumes, also dem Umfang des Prolapses. Aber auch die Lunge der Gegenseite ist unterentwickelt. Nach der Operation kann solch eine hypoplastische Lunge erheblich wachsen, so daß noch

eine erstaunliche postpartale, alveoläre Entwicklung möglich wird. Allerdings bleiben längere Zeit eine Ventilationsschwäche und eine Infektneigung bestehen. Große angeborene intrathorakale Zysten und Tumoren haben denselben Effekt (Abb. **110a** u. **b**).

Eine meist rechtsseitige Lungenhypoplasie findet sich regelmäßig beim *Scimitar-Syndrom*. Diese Anomalie umfaßt neben der unterentwickelten Lunge eine Hypoplasie der A. pulmonalis, eine partielle Lungenvenen-Fehleinmündung in die untere Hohlvene und die Versorgung einiger Lungenanteile durch Systemarterien (Abb. **111a** u. **b**).

Klinik: Ein Teil der Kinder mit schweren Formen der Lungenhypoplasie kommt tot zur Welt, ein anderer Teil stirbt bald nach der Geburt. Höhere Grade der Anomalie gehen mit einem Atemnotsyndrom oder einer Dyspnoe einher, milde Formen bleiben symptomarm oder symptomlos. Al-

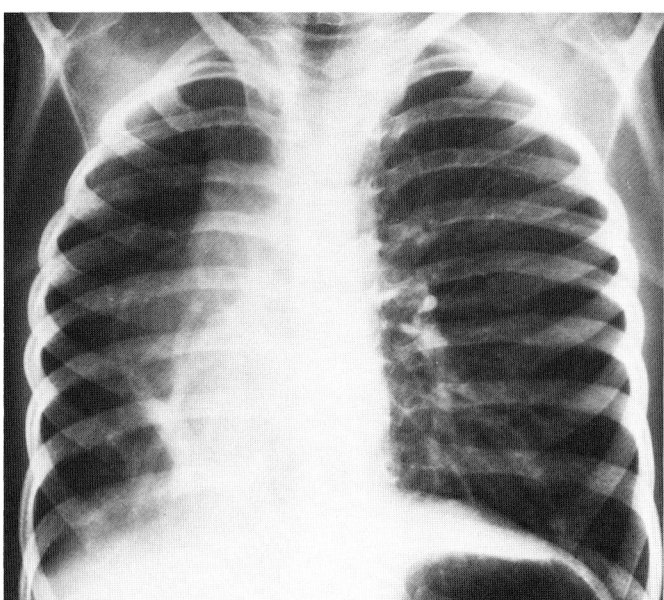

a

Abb. **111a** u. **b** Lungenhypoplasie bei Scimitar-Syndrom: Kleinkind mit verminderter Leistungsfähigkeit
a Die rechte Lunge ist deutlich verkleinert, die Gefäßzeichnung vermindert, der Mittelschatten verlagert. Atypische Gefäßformationen rechts parakardial durch fehleinmündende Lungenvenen (angiokardiographisch bestätigt)
b Seitenaufnahme: Breite bandartige Verschattung retrosternal, die dem lungengewebsfreien Raum entspricht und lockeres Bindegewebe mit Fettgewebe enthält (Pfeile)

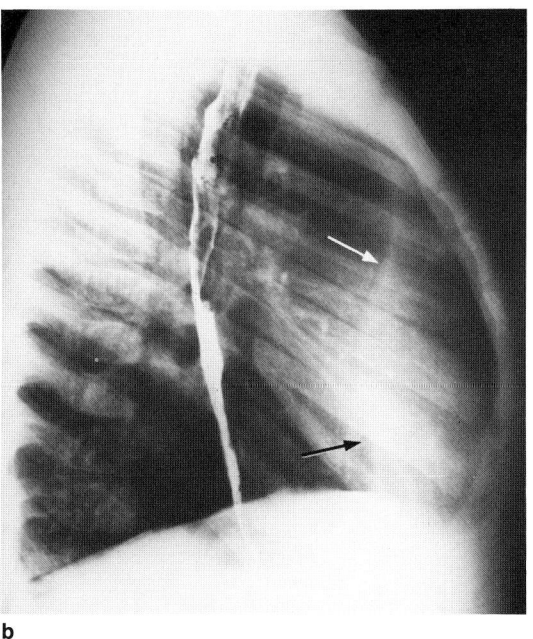

b

lerdings neigen solche Patienten zu Lungeninfektionen. Komplikationen wie ein Pneumothorax und ein Pneumomediastinum sind häufig. Sie treten oft bei der Beatmung solcher Neugeborener auf und verursachen einen besonders schweren, manchmal tödlichen Kollaps.

Röntgendiagnostik: Bei beidseitiger Hypoplasie erscheint durch eine Reduktion des Lungenvolumens der Thoraxraum verkleinert und wirkt gegenüber dem Rest des Rumpfes auch ausgesprochen unterentwickelt. Es besteht manchmal eine herabgesetzte Transparenz der Lunge. Die Zwerchfellkuppen finden sich etwa in Höhe der 6. bis 7. Rippe.
Bei einseitiger oder auf einen Lappen beschränkter Hypoplasie sieht man ein vermindertes Volumen einer Thoraxhälfte mit herabgesetzter Transparenz und einer Verlagerung der Mediastinalstrukturen. CREMIN u. BASS (1975) fanden als typisches Symptom retrosternal eine breite bandförmige Verdichtungszone. Bei rechtsseitiger Hy-

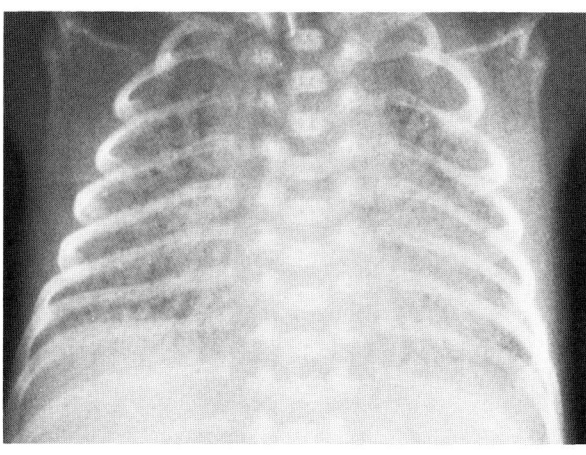

Abb. **112** Unreife Lunge: Frühgeborenes von 800 g, 2 Stunden alt, mit kraftlosen Atembewegungen und häufigen Apnoen. – Ausgedehnte fleckige Verdichtungen aufgrund unentfalteter Lungenareale. Radiäre zarte Streifenschatten infolge der verzögerten Resorption der Lungenflüssigkeit. Kein nachweisbarer Thymusschatten

poplasie rückt das Herz in eine Mittelposition und kann daher auch eine Ursache für eine Meso- oder gar eine Dextrokardie darstellen.

Die *Bronchographie* zeigt Anomalien der dünnkalibrigen Bronchien und einzelner Segmente. Die Angiographie läßt eine Hypoplasie der Lungenarterien, eine reduzierte Vaskularisation der Lunge und entsprechend unterentwickelte Lungenvenen erkennen.

Bronchographie und *Angiographie* sowie die *Lungenszintigraphie* können am besten eine Klärung der verschiedenen Ursachen einer ungleichen Lungenbelüftung sowie das Ausmaß dieser Anomalien herbeiführen (HOFNER u. Mitarb. 1979).

Erkrankungen des Lungenparenchyms

Die unreife Lunge

Allgemeines und Klinik: Bei Frühgeborenen mit einem Geburtsgewicht unter 1500 g kommt zwar das Syndrom der hyalinen Membranen besonders häufig vor (s. später), aber bei einem Teil dieser sehr untergewichtigen Kinder findet sich manchmal eine reine Adaptationsstörung der Lunge mit ernsten klinischen Symptomen. Sie beruhen auf gut umschriebenen, pathologisch-anatomischen Kriterien. In Sektionspräparaten solcher Kinder fehlen hyaline Membranen und entsprechende Alveolaratelektasen, weil offenbar ausreichend Surfactant in normaler Zusammensetzung vorhanden ist. Unbelüftete Areale durchsetzen aber die ganze Lunge.

Das klinische Bild wird mehr durch Anfälle von Apnoe und Bradykardien sowie durch einen hämodynamisch wirksamen offenen Ductus arteriosus Botalli als durch ein Atemnotsyndrom gekennzeichnet. Diese Frühgeborenen bedürfen über längere Zeit einer assistierten Beatmung mit niedrigem Druck und niedriger Frequenz. Die Überlebensrate beträgt inzwischen mehr als 80%.

Röntgendiagnostik: Aufgrund nicht entfalteter Lungenbezirke zeigen sich granuläre Verdichtungen unterschiedlicher Intensität und Größe sowie einige weiche Fleckschatten bei einem sonst ausreichend belüfteten Parenchym. Es fehlt ein positives Luftbronchogramm. Vom Hilus ausgehende radiäre Streifenschatten beruhen auf der verzögerten Resorption der Lungenflüssigkeit. Als Hinweis auf einen offenen Ductus arteriosus kann sich nach einigen Tagen eine schleierartige Trübung (Lungenödem), später auch eine verstärkte Hilus- und Lungengefäßzeichnung mit einer Zunahme der Herzgröße zeigen. Der Thymusschatten ist klein oder fehlt sogar. Das Lungenvolumen ist nicht – wie bei einer Membrankrankheit – vermindert (EDWARDS u. Mitarb. 1980) (Abb. **112**).

Transitorische Tachypnoe des Neugeborenen („Flüssigkeitslunge", „wet lung disease")

Allgemeines: Die Kompression des Thoraxraumes während der Geburt bei der Passage des Kindes durch den engen Geburtskanal hat zur Folge, daß der größte Teil der fetalen Lungenflüssigkeit ausgepreßt wird. Der Rest wird postpartal rasch resorbiert und über die Lymphgefäße und die Lungenvenen abgeleitet. Dieser Vorgang läuft bei jedem Neugeborenen im Rahmen der postpartalen Adaptation unbemerkt ab. Aber seine Störungen aufgrund einer verzögerten Resorption oder durch zuviel Lungenflüssigkeit rufen bald nach der Geburt Symptome in Form einer „Atemnot" hervor. Auch die Lungencompliance ist vermindert, es besteht jedoch kein Surfactantmangel. Frühgeborene, Kinder diabetischer Mütter, ferner Neugeborene mit Hypoproteinämie werden öfters betroffen. Durch Sectio zur Welt gekommene Neugeborene, bei denen eine Thoraxkompression unter der Geburt und damit die physiologisch-mechanische Entleerung der Lungenflüssigkeit nicht erfolgt, neigen stärker zu dieser Adaptationsstörung. Manche Autoren diskutieren als Ursache auch eine vorübergehende Herzinsuffizienz.

Klinik: Betroffene Neugeborene atmen unmittelbar nach der Geburt schnell (60–120/min) und oberflächlich, sind grau-blaß, eventuell etwas zyanotisch und benötigen Sauerstoff. Die klinischen Symptome erreichen während der ersten 24 Stunden ihren Höhepunkt, um dann allmählich, aber konstant bis zum 2. oder 3. Lebenstage abzufallen und zu verschwinden. Die Störung betrifft mehr Jungen als Mädchen und kommt etwas häufiger vor als die Erkrankung an hyalinen Membranen.

Röntgendiagnostik: Die Lungenfelder sind auf beiden Seiten etwas überbläht (Zwerchfellstand 8. bis 9. Rippe), weil die normale Belüftung und Entlüftung behindert werden. Die vorhandene Lungenflüssigkeit erlaubt zwar noch die Inspiration, aber das Entweichen der Luft ist erschwert, weil die kleinen Atemwege durch die interstitielle Flüssigkeit versperrt bleiben. Der Hilus wirkt streifig und dicht. Auf beiden Seiten zeigt sich eine perihiläre, radiär ausgerichtete Streifenbildung. Man nimmt an, daß sie durch eine temporäre Erweiterung und Überfüllung der peribronchialen Lymphgefäße und der Venen zustande kommt. Umschriebene weiche Fleckschatten beruhen auf einer alveolären Flüssigkeitsansammlung und nicht auf alveolären Atelektasen wie bei der Erkrankung an hyalinen Membranen. Sie können retikulonoduläre Formationen verursachen, die an eine Aspirationspneumonie erinnern.

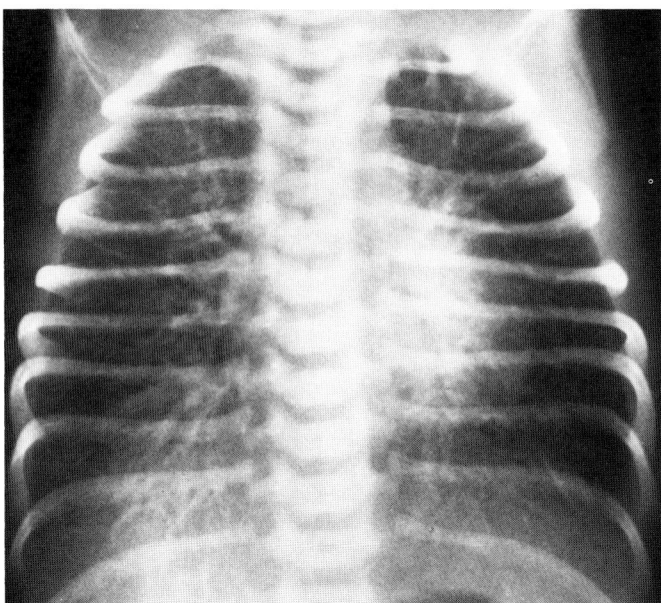

Abb. 113 Flüssigkeitslunge (wet lung disease): 6 Stunden altes reifgeborenes Kind mit starker Dyspnoe und mäßiger Zyanose. – Überblähte Lunge. Grobe, radiär verlaufende Streifenschatten, die zum Hilus hin ziehen, rechts stärker als links. Zarte netzartige Struktur in der Peripherie. Minimaler Pleuraerguß, etwas großes Herz

Die Veränderungen sind in der rechten Lungenhälfte aus nicht geklärten Gründen etwas deutlicher als links. Häufig finden sich kleine Pleuraergüsse. Auch die Interlobärspalten werden für kurze Zeit durch eine Flüssigkeitsansammlung sichtbar. Das Herz ist normal groß, gelegentlich besteht eine geringe vorübergehende Kardiomegalie.

Die röntgenologischen Veränderungen verlaufen parallel zum klinischen Befund, erreichen am 1. Lebenstag ihren Höhepunkt und verschwinden mit dem Abklingen der klinischen Symptome innerhalb von 1 bis 3 Tagen. Verlaufsbeobachtungen (täglich eine Röntgenaufnahme) bestätigen und sichern die Diagnose und erleichtern die Differentialdiagnose. Dabei sind vor allem die Erkrankung an hyalinen Membranen (unterbelüftete Lunge mit granulärer Struktur, Zunahme während des Verlaufs), die perinatale Pneumonie (langsamer Rückgang), die persistierende fetale Zirkulation und schwere Vitien (z.B. das hypoplastische Linksherzsyndrom) zu bedenken (WESENBERG u. Mitarb. 1971) (Abb. 113 und 114).

Syndrom der hyalinen Membranen

Allgemeines: Die Erkrankung tritt unmittelbar postnatal auf, beruht auf einem Mangel an Surfactant (Anti-Atelektasefaktor) und stellt die häufigste Ursache für die Entwicklung eines schweren Atemnotsyndroms der Früh- und Neugeborenen dar. Synonyme sind: Membrankrankheit, Idiopathic respiratory distress syndrome (IRDS).

Die Erkrankungshäufigkeit hängt von der Reife des Kindes, vor allem von seinem Geburtsgewicht ab. Liegt es unter 1000 g, so entwickelt sich in etwa 65%, zwischen 1000 und 1500 g in 18%, zwi-

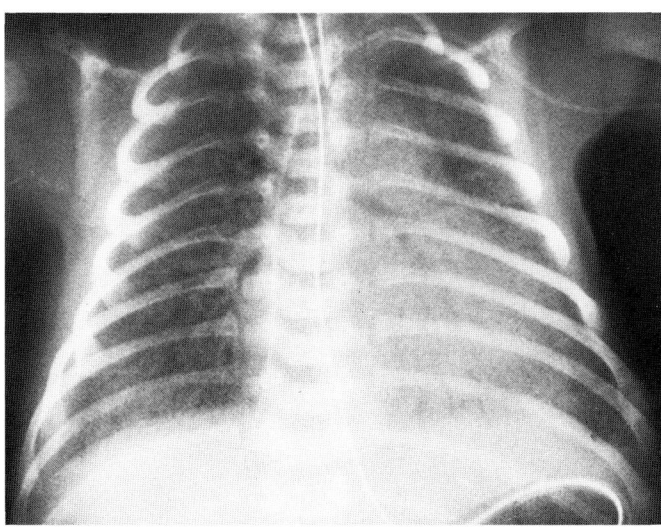

Abb. 114 Flüssigkeitslunge (wet lung disease): Reifgeborenes Kind, 1. Lebenstag, mit erheblicher Dyspnoe und leichter Zyanose. – Allgemein herabgesetzte Transparenz, besonders basal. Hier zeigen sich diffus winzige Fleckschatten und perihiläre Streifenschatten, Pleuraexsudat rechts basal. Etwas vergrößertes Herz

schen 1500 und 2000 g in 6,2% und zwischen 2000 und 2500 g nur noch in 1% das schwere Krankheitsbild. Männliche Frühgeborene werden 1,5- bis 2mal häufiger betroffen als weibliche, was man auf die frühere Ausreifung der Lunge bei Mädchen bezieht. Ein erhöhtes Erkrankungsrisiko besteht für Kinder diabetischer Mütter, nach Blutungen während der Schwangerschaft, nach operativer Entbindung sowie bei allen Faktoren, die während der Geburt eine Asphyxie des Neugeborenen herbeiführen.

Ätiologie und Pathogenese: Frühgeborene können noch nicht in ausreichender Menge Surfactant produzieren. Er bedeckt normalerweise in Form eines Lipoproteinfilms die Innenfläche der kugelförmigen Alveolen und vermindert deren Oberflächenspannung, so daß die eröffneten Alveolen auch noch im Exspirium mit Luft gefüllt bleiben. Er erhöht die Lungencompliance und reduziert die Atemarbeit. Zudem erleichtert er die Resorption der Lungenflüssigkeit. Surfactant steigert die Lungendurchblutung durch eine verbesserte Alveolarbelüftung und setzt den präkapillaren Widerstand herab. Darüber hinaus gilt er als ein wichtiger Faktor des Abwehrsystems der Lunge. Die Bildung von Surfactant wird durch die Gabe von Kortikosteroiden (Mutter) gefördert und ist eventuell prophylaktisch notwendig.

Bei *Surfactantmangel* droht ein Kollaps der Alveolen und Bronchiolen während der Exspiration. Es vermindert sich ferner die Compliance, so daß die Lungenbelüftung eingeschränkt wird und leicht Atelektasen entstehen. Der pulmonale Widerstand bleibt hoch und begünstigt einen zunehmenden intrapulmonalen Rechts-links-Shunt. *Pathologisch-anatomisch* findet man bei früh verstorbenen Kindern in den terminalen Bronchiolen und in den Alveolen Niederschläge einer homogenen, fibrinähnlichen Substanz in Form der „hyalinen Membranen". Die Niederschläge entstehen durch die Transsudation von Plasmaproteinen und Zelltrümmern, falls die Kinder einige Stunden gelebt haben, und gelten als ein typisches Schockäquivalent der Lunge. Sie ist praktisch luftleer, auffallend dunkelrot und leberartig. Histologisch finden sich überall größere und kleinere Atelektasen.

Klinik: Die klinischen Symptome beginnen unmittelbar nach der Geburt oder in den ersten Lebensstunden in Form einer Tachypnoe (bis 120/min), Nasenflügeln, exspiratorischem Stöhnen, inspiratorischen Einziehungen im Jugulum, interkostal und sternal sowie einer Zyanose. Oft bestehen zusätzlich Apnoen von einigen Sekunden Dauer. Die Blutgasanalyse ergibt eine erniedrigte arterielle Sauerstoffsättigung und eine gemischte respiratorisch-metabolische Azidose.

Die frühzeitige maschinelle Beatmung dieser schwerkranken Neugeborenen brachte einen entscheidenden Behandlungsfortschritt. Bei leichteren Formen wird nach der Intubation ein *kontinuierlich positiver Druck* (CPAP = continuous positive airway pressure) in den Atemwegen aufrechterhalten, der den Alveolarkollaps verhindert. Schwerere Verläufe erfordern einen anderen Beatmungstyp, der durch einen *positiven endexspiratorischen Druck* (PEEP = positive endexpiratory pressure) gekennzeichnet ist (RIEGEL u. Mitarb. 1979). Ein hämodynamisch wirksamer *offener Ductus arteriosus Botalli* verschlechtert sowohl das klinische Bild als auch die Beatmungssituation. Eine Besserung ist häufig erst nach medikamentöser Behandlung (Indomethacin) oder einem operativen Verschluß zu erwarten.

Röntgendiagnostik: Die Korrelation zwischen dem klinischen Befund, dem Röntgenbild und den histologischen Veränderungen ist unbestritten. Weil sich das klinische Bild rasch ändern kann und auch Komplikationen auftreten, sind häufige Kontrollaufnahmen notwendig. Schon während der ersten Lebensstunden zeigen sich charakteristische Veränderungen in Form feiner retikulogranulärer Fleckschatten, die fast gleichmäßig über beide Lungenhälften verteilt sind. Diese Strukturveränderungen beruhen einerseits auf kollabierten Alveolen (Mikroatelektasen), die von einem interstitiellen Ödem und von Hämorrhagien umgeben sind, andererseits auf kompen-

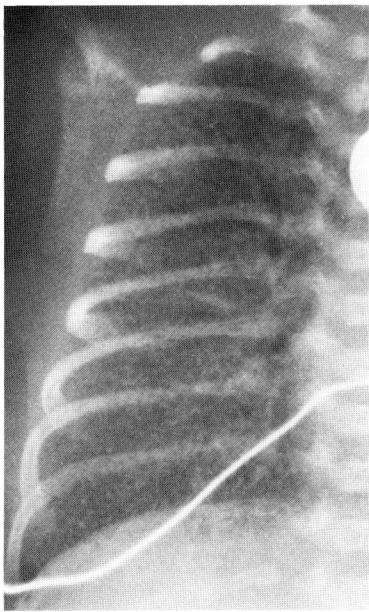

Abb. **115** Syndrom der hyalinen Membranen, Stadium I: Frühgeborenes, 1300 g, 4 Stunden alt. – Die Lunge ist mit weichen granulären Fleckschatten angefüllt, am stärksten basal. Durch die sofortige Beatmung wurde die anfängliche Minderbelüftung reduziert

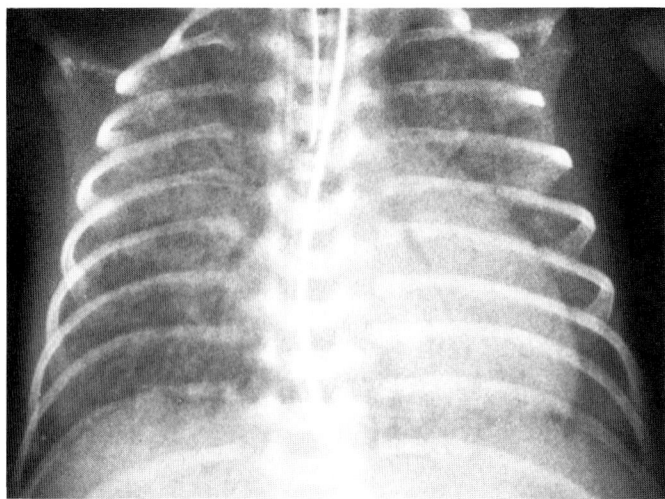

Abb. **116** Stadium II: Frühgeborenes mit 1100 g Gewicht. – Die Lunge ist angefüllt mit weichen Fleckschatten, die rechts im Oberlappen bereits konfluieren. Positives Luftbronchogramm. Zwerchfell und Herzrand noch gut abgrenzbar. Später Entwicklung eines interstitiellen Emphysems und einer bronchopulmonalen Dysplasie

satorisch überblähten Arealen, die den erweiterten luftgefüllten Bronchioli respiratorii bzw. den Ductus alveolares entsprechen. Es existiert eine mäßige Unterbelüftung mit Transparenzminderung, obwohl die Randpartien der Unterfelder häufig etwas überbläht sind. Das Zwerchfell steht etwa in Höhe der 6. bis 7. Rippe, zudem fehlt die physiologische Vorwölbung der lateralen Lungenanteile in die Interkostalräume. Beim Fortschreiten der Erkrankung vermindert sich die Transparenz der Lunge und die feingranulären Verdichtungen nehmen zu. Sie gehen dann in konfluierende Verschattungen über. Präterminal können die Lungenfelder praktisch luftfrei werden.

Auf der Grundlage der *Röntgensymptomatologie* hat sich die Unterteilung in 4 Stadien als zweckmäßig erwiesen, deren Grenzen allerdings fließend sind. Diese Stadieneinteilung entspricht weitgehend der klinischen Situation. Sie ergibt auch einen brauchbaren Anhalt für die aktuell

notwendige Behandlung, ferner über Behandlungserfolge und die Prognose (GIEDION 1967, 1977, WESENBERG 1973).

Stadium I: Mäßige Unterbelüftung der Lunge. Beiderseits sieht man diskrete retikulogranuläre Herdbildungen, die durch das dichte Nebeneinander von kleinsten belüfteten und unbelüfteten Lungenbezirken entstehen. Die Herz- und Zwerchfellkontur ist gut abgrenzbar. Wenn dieses Verdichtungsmuster ohne weitere Zunahme über den 1. Lebenstag hinaus bestehen bleibt, ist ein leichter Verlauf zu erwarten und die Prognose günstig. Die Aufhellung der Lungenfelder beginnt dann vom 3. Tage an von lateral nach zentral (Abb. **115**).

Stadium II: Das anfänglich diskrete retikulogranuläre Muster wird deutlicher und geht durch zunehmende Unterbelüftung in eine bilaterale Transparenzminderung mit Teilatelektasen über.

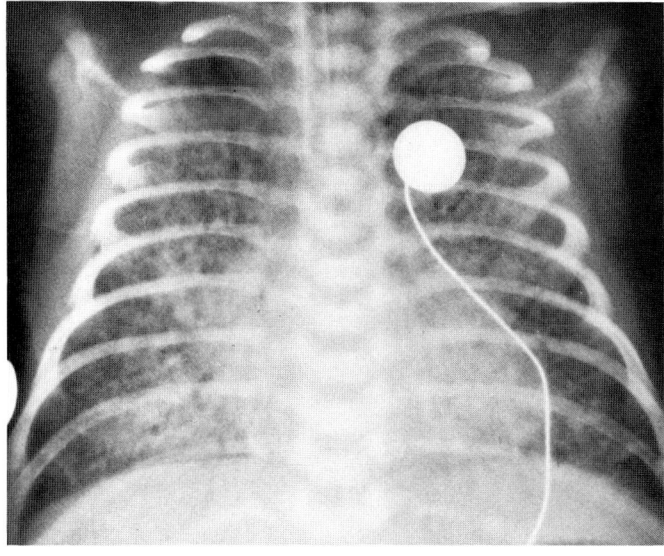

Abb. **117** Stadium II: Neugeborenes, Kind diabetischer Mutter, 3. Lebenstag. Atemnot-Syndrom. – Trotz Beatmung Transparenzminderung der Lunge mit weichen Fleckschatten. Zunehmende Verdichtungen besonders basal durch Teilatelektasen. Herzrand und Zwerchfell noch abgrenzbar

Abb. 118   Stadium III: Frühgeborenes
am 3. Lebenstage mit fortschreitender
Erkrankung. – Konfluierende Verdichtungen in der ganzen Lunge, besonders basal. Positives Luftbronchogramm. Beginnendes interstitielles Emphysem in Form
fleckiger oder streifiger Aufhellungen.
Herz und Zwerchfell nicht mehr abgrenzbar. Nabelarterienkatheter

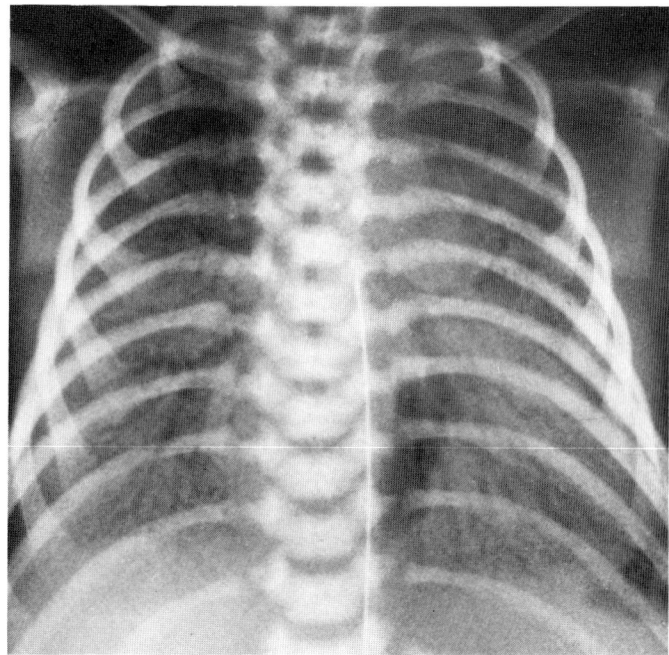

Das Bronchialsystem wird jetzt innerhalb des
Mittelschattens deutlicher erkennbar, reicht über
den Herzrand hinaus und ist auch in den medialen Unterfeldern gut zu sehen (positives Luftbronchogramm). Herz- und Zwerchfellkontur
werden etwas unscharf. Die Prognose ist noch
günstig (Abb. **116** und **117**).

Stadium III: Erheblich verminderte Lungentransparenz mit Konfluenz der granulären Verdichtungen. Charakteristisches und deutlich
sichtbares Luftbronchogramm. Es entsteht durch
peribronchiale Atelektasen, Infiltrationen, Exsudationen und eine allgemeine Minderbelüftung,
so daß sich das lufthaltige Bronchialsystem bis

weit in die Peripherie gut heraushebt. Mittelschatten und Zwerchfell sind schlecht abgrenzbar. Abnahme des Luftgehaltes im Magen-Darm-
Trakt. Ungünstige Prognose (Abb. **118**).

Stadium IV: Totalverschattung der Lunge („wei-
ße Lunge"). Innerhalb der Lungenfelder sind
Strukturen nicht mehr erkennbar. Ausgeprägtes
Luftbronchogramm. Es lassen sich weder Herz-
schatten noch Zwerchfellkonturen abgrenzen.
Schlechte Prognose (Abb. **119**).

Verlauf: Innerhalb der ersten 12–24 Stunden
können die Lungenveränderungen noch zunehmen. Oft sind die oberen Lungenanteile geringer
befallen als die unteren Abschnitte. Man führt

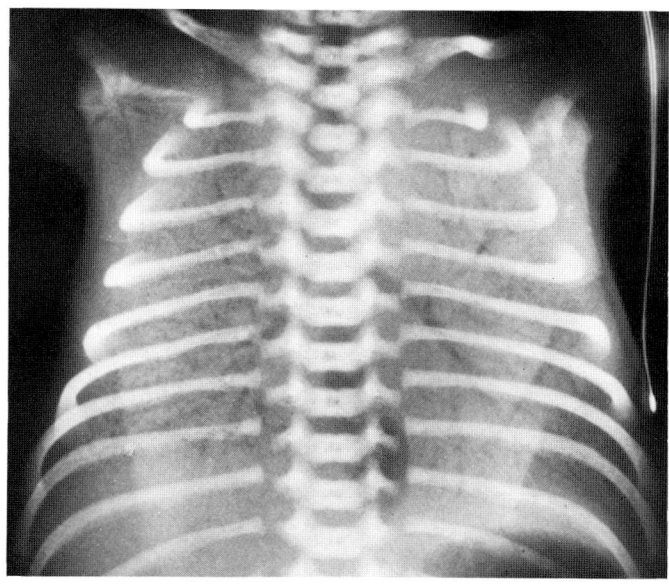

Abb. 119   Stadium IV: Frühgeborenes,
1500 g. Erste Lebensstunde, schwerste
Atemnot. – Die Lunge ist luftleer geblieben. Ausgeprägtes Luftbronchogramm.
Herz und Zwerchfell sind kaum abgrenzbar. Hautfalten in Projektion auf beide
mediale Unterfelder

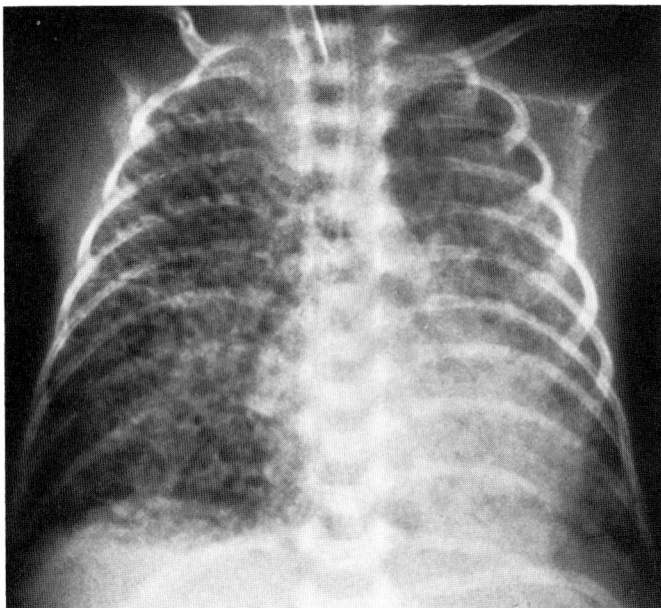

Abb. **120** Syndrom der hyalinen Membranen, interstitielles Emphysem: Frühgeborenes, Verlaufskontrolle im Alter von 4 Wochen. – Deutliche Lungenblähung. Ausgeprägtes interstitielles Emphysem in Form kleinzystischer Aufhellungen

dies auf die frühere Ausreifung der oberen Lungenpartien und auf die schlechtere Belüftung der Unterfelder aufgrund der Rückenlage der Kinder zurück. Bei leichteren Formen (Stadium I und II) erfolgt die Rückbildung oft innerhalb weniger Tage. Meist bleibt noch für kurze Zeit ein geringes Emphysem mit verstärkter Lungenzeichnung bestehen.

Für die richtige Bewertung der Veränderungen ist eine Röntgenaufnahme in guter Inspiration erforderlich. Bei Expositionen in Exspiration kommt es dadurch gelegentlich schon zum Kollaps des Bronchialbaumes, so daß ein positives Luftbronchogramm nicht mehr zustande kommen kann. Oft wird auch die erste Thoraxaufnahme unmittelbar nach der Intubation und dem Beatmungsbeginn angefertigt. Dann erzielt man allerdings durch die in die Lunge gepreßte Luft ein Bild, das

eine Besserung vortäuscht (Pseudoclearing) (LASSRICH 1977, ALART 1982).

Komplikationen

Nach längerer maschineller Beatmung und Sauerstoffzufuhr können Folgezustände im Lungenparenchym und Komplikationen beobachtet werden, die der Erkrankung selbst, aber auch beiden Noxen zuzurechnen sind („Barotrauma"). Bei mittelschweren und schweren Krankheitsverläufen beobachtet man manchmal ein *interstitielles pulmonales Emphysem*, einen *Pneumothorax*, ein *Pneumomediastinum*, ein *Pneumoperikard*, den *offenen Ductus arteriosus Botalli* und eine *bronchopulmonale Dysplasie*.

Interstitielles pulmonales Emphysem: Seit der Einführung der Beatmungstherapie, die als invasives

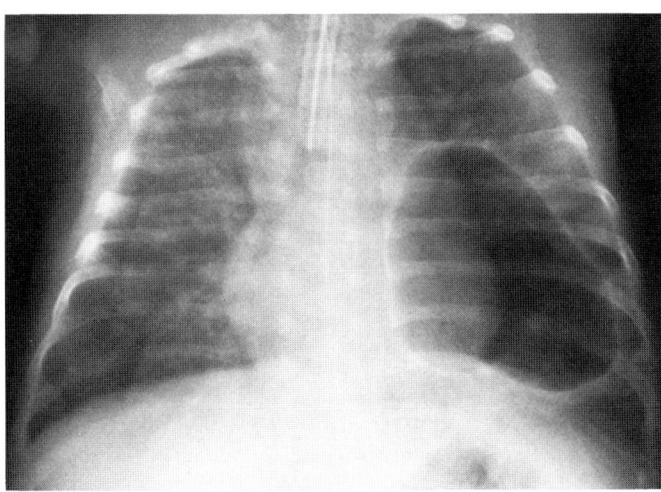

Abb. **121** Syndrom der hyalinen Membranen, Pseudozyste (Frühgeborenes): Im Gefolge eines interstitiellen Emphysems entwickelte sich eine Ventilzyste, die ständig an Größe zunahm und drainiert werden mußte. Die ziemlich dicke Zystenwand enthält komprimiertes bzw. atelektatisches Lungenparenchym. Pneumothorax rechts lateral

Abb. **122** Syndrom der hyalinen Membranen, Pneumothorax lateral, ventral und subpulmonal (Frühgeborenes von 1200 g Gewicht): Unter Respiratortherapie entstand bei interstitiellem Emphysem ein ausgedehnter Pneumothorax. Die beidseitige laterale Luftansammlung wurde durch eine Drainage fast beseitigt. Transparenzzunahme der linken Thoraxhälfte durch intrapleurale Luft, die sich bei Rückenlage ventral und medial ansammelt und parakardial eine bandförmige Aufhellung hervorruft. Ferner besteht ein subpulmonaler Pneumothorax

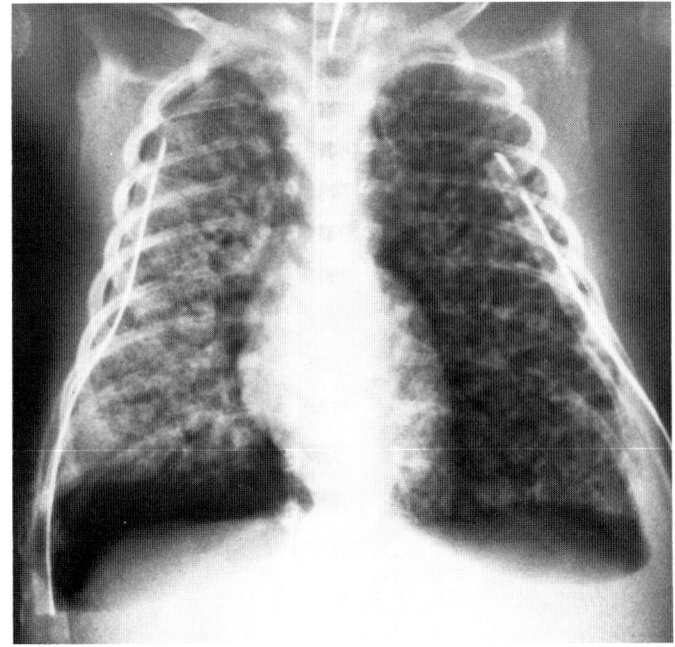

Verfahren anzusehen ist, haben interstitielle Luftansammlungen deutlich zugenommen (AVERY 1981). Bei unreifer Lunge kommt es häufig zur Alveolarruptur und zum Austritt der Luft ins Interstitium. Dann erscheinen im Vorstadium winzige Aufhellungen, womit die charakteristische retikulogranuläre Zeichnung des Membransyndroms durch eine feinblasige Struktur ersetzt wird. Sie entsteht durch die Überdehnung der Bronchioli terminales und der Ductus alveolares und verschwindet anfangs noch während der Exspiration. Später werden gleichmäßig über die Lunge verteilte, kleine bläschenförmige Aufhel-lungen sichtbar, die der interstitiellen Luft entsprechen und sich in einer primär verdichteten Lunge besonders deutlich zeigen. Jetzt bleibt jedoch die Entleerung dieser Bläschen während der Exspirationsphase aus (Abb. **120**).

Das seltenere *einseitige interstitielle Emphysem* kommt dann zustande, wenn endogene oder exogene Bronchialobstruktionen (durch Schleimpfröpfe oder Tubusfehlpositionen) vorliegen.

Manchmal können sich Luftdepots im Interstitium durch eine kontinuierliche Größenzunahme in zystische Gebilde umwandeln. Diese *Pseudozy-*

Abb. **123** Syndrom der hyalinen Membranen, Pneumomediastinum und Pneumothorax: Während der Erkrankung und Respiratorbehandlung entwickelte sich nach Ausbildung eines interstitiellen Emphysems unter Kollapssymptomen ein ausgedehntes Pneumomediastinum, ferner ein Pneumothorax rechts subpulmonal und apikal. Die schwer veränderte Lunge kann nicht stärker kollabieren

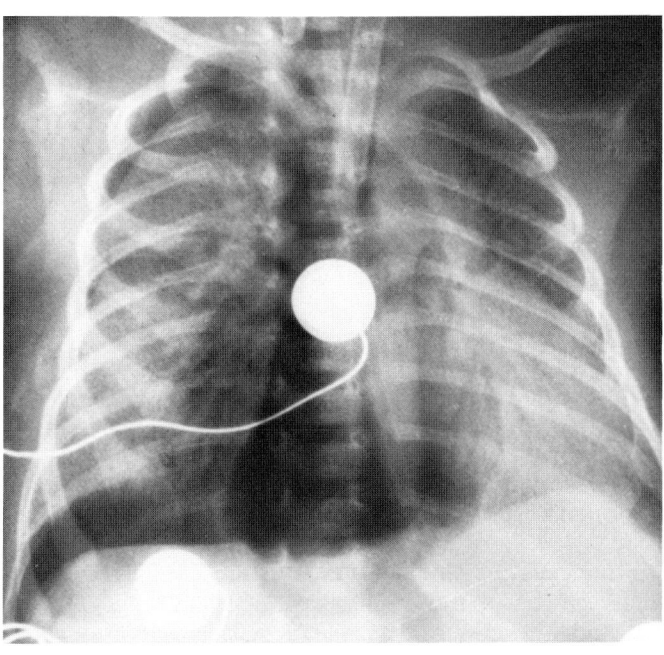

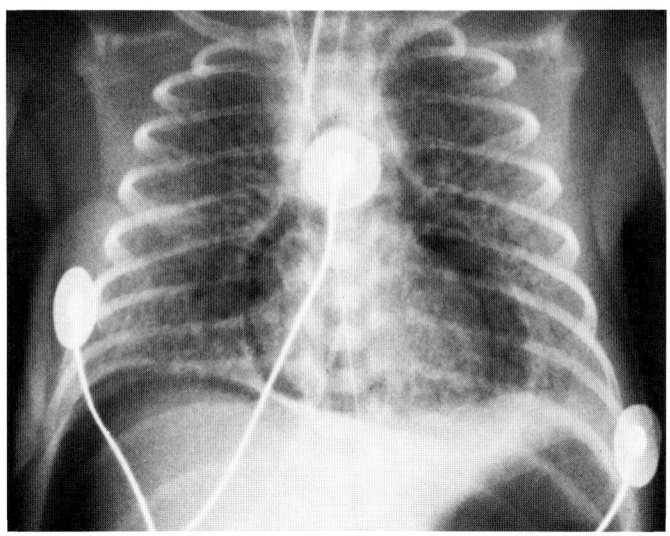

Abb. **124** Syndrom der hyalinen Membranen, Pneumoperikard und Pneumoperitoneum (3 Tage altes Frühgeborenes): Schwerster Krankheitsverlauf mit sehr früher Entwicklung eines interstitiellen Emphysems. Die Luft drang in den Herzbeutel ein und umgab mantelförmig das Herz, erreichte ferner die Bauchhöhle (Pneumoperitoneum)

sten (einzeln oder multipel) zeigen sich in Form rundlicher oder ovalärer Aufhellungszonen mit einem deutlichen Verdichtungssaum, der aus komprimiertem Lungengewebe besteht (Abb. **121**). Die Rückbildung benötigt meist einige Wochen. Eine exzessive Größenzunahme kann zur Kompression der Nachbarorgane führen und bedarf manchmal sogar der chirurgischen Behandlung (CLARKE u. EDWARDS 1979). Falls die Luft durch Einriß der Pleura entweicht, entsteht ein Pneumothorax.

Pneumothorax: Klinisch macht eine plötzliche Verschlechterung mit Kollaps, Zyanose und stärkerer Atemnot auf diese Komplikation aufmerksam. Sie entwickelt sich unter Respiratortherapie einseitig oder auch doppelseitig in etwa 12–40%. Wegen der intrapulmonalen Infiltrationen kommt nur ein partieller Lungenkollaps zustande. Die intrapleurale Luft kann sich ungehindert verteilen, weil Adhäsionen fehlen. Da bei diesen schwerkranken Neugeborenen die Thoraxaufnahmen fast ausschließlich im Liegen angefertigt werden, ergibt sich eine charakteristische Luftverteilung.

Oft findet sich der Luftmantel *lateral* und *apikal.* In Rückenlage ist die *anteriore Lokalisation* besonders häufig, dabei erscheint der Thorax einseitig hell und die Herzkontur wird auffallend scharf sichtbar. Der *mediale Pneumothorax* ist durch eine paramediastinale Zone verstärkter Transparenz charakterisiert. Eine *basale Luftansammlung* entspricht einem supradiaphragmatikalen, sichelförmigen Pneumothorax. Nur zusätzliche Aufnahmen in Rücken- oder in Seitenlage (kranke Seite nach oben) mit horizontalem Strahlengang gestatten, das häufig unterschätzte Volumen der ausgetretenen Luft besser zu beurteilen. Falls ein einseitiger Pneumothorax unter erhöhtem Druck steht, wird das Zwerchfell abgeflacht und

nach unten gedrückt, das Herz und das Gefäßband zur Seite gedrängt.

Der Pneumothorax muß manchmal rasch durch eine Saugdrainage beseitigt werden. Rezidive sind beim Membransyndrom jederzeit möglich. Alle Maßnahmen und Verläufe bedürfen der radiologischen Kontrolle (Abb. **122**).

Pneumomediastinum: Nach einer Alveolarruptur (bei interstitiellem Emphysem) dringt die Luft perivaskulär und peribronchial in den Mediastinalraum ein und ist als unregelmäßige Aufhellung innerhalb des oberen Mittelschattens zu erkennen. Dabei werden die Thymuslappen von dieser Luft umgeben und angehoben, die nur selten unter erhöhte Spannung gerät. Ebenso ungewöhnlich ist es, daß sie zwischen die Halsweichteile vordringt. Auch im Seitenbild zeigt sich deutlich die verstärkte Transparenz des Retrosternalraumes und der von freier Luft umgebene Thymus (Abb. **123**).

Falls Luft aus dem Mediastinalraum entlang der großen Gefäße oder des Ösophagus in den Retroperitonealraum eindringt und nach Einreißen des sehr zarten Peritoneums die Bauchhöhle erreicht, entsteht zusätzlich ein *Pneumoperitoneum.* Fehlende klinische Symptome einer Magen-Darm-Perforation weisen dann den Weg, um diese freie Luft im Bauchraum richtig zu bewerten, denn der Zustand bedarf keiner Operation.

Pneumoperikard: Es entwickelt sich gelegentlich im Gefolge eines interstitiellen Emphysems. Dabei dringt Luft über den Mediastinalraum offenbar an der Umschlagfalte des Perikards an den großen Gefäßen oder längs der Lungenvenen in den Herzbeutel ein. Klinisch bleibt ein geringer Lufteinschluß meist symptomlos. Größere Luftmengen bergen allerdings die Gefahr einer lebensbedrohlichen Tamponade in sich, so daß eine sofortige Punktion angezeigt und lebensrettend

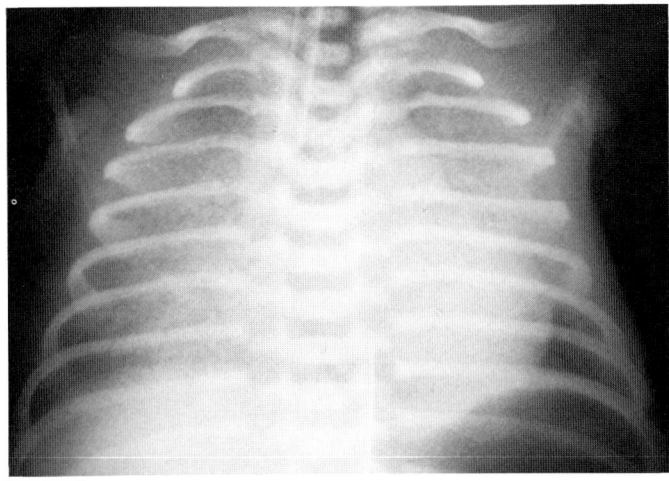

a

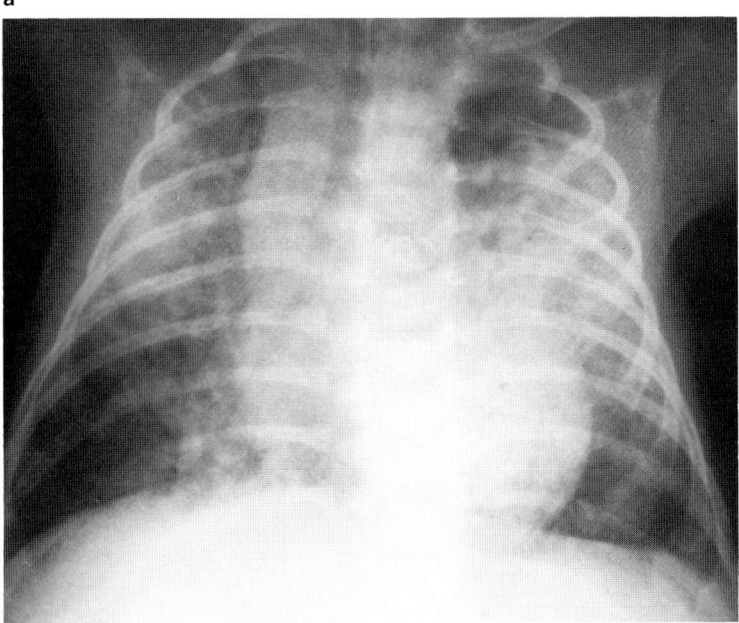

b

Abb. **125 a–c** Syndrom der hyalinen Membranen, großer Ductus arteriosus Botalli: Frühgeborenes, 1200 g Gewicht, 4. Lebenstag, kein Herzgeräusch.

a Winzige weiche Fleckschatten mit Konfluenz in der ganzen Lunge. Schleierartige Trübung durch beginnendes Ödem. Etwas vergrößertes Herz

b Im Alter von 4 Wochen: Verschlechterung der Beatmungssituation. Jetzt leises Herzgeräusch. Ausgeprägte fleckige Verdichtungen mit Konfluenz im Perihilusgebiet und in der Lunge. Zunahme der Herzgröße. – Angiokardiographisch: Großer offener Ductus arteriosus

c Im Alter von 2 Monaten nach Duktusligatur: Sehr rasche klinische Besserung. – Die intrapulmonalen Veränderungen sind verschwunden, die Herzgröße ist normal. Postoperative Rippenveränderungen links

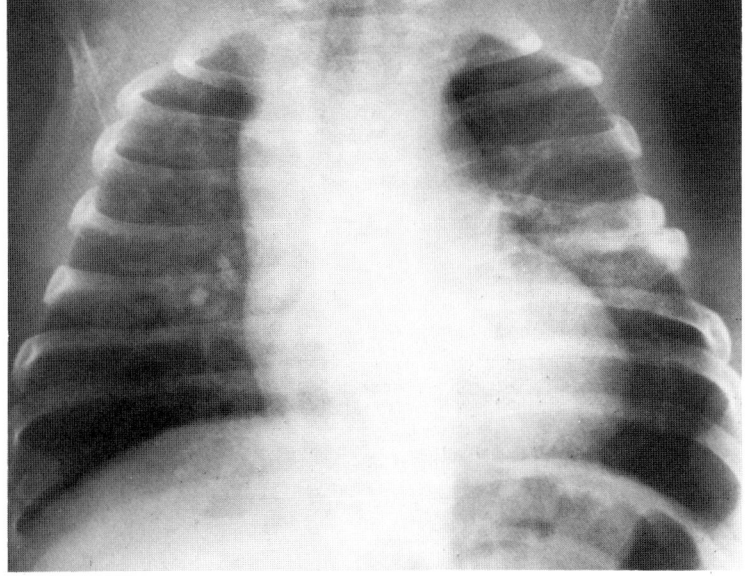

c

ist. Eine plötzlich einsetzende Bradykardie mit Blutdruckabfall, eine Zyanose sowie schlecht hörbare Herztöne weisen auf diese ernsten hämodynamischen Auswirkungen hin, wobei es innerhalb des luftgefüllten Perikards zu einer deutlichen Größenabnahme des Herzens kommt. Ein unterschiedlich breites Aufhellungsband zwischen Herz und Herzbeutel charakterisiert solch eine Luftansammlung. Sie reicht oben bis zur Umschlagfalte an den großen Gefäßen und unter dem Herzen bis auf die Zwerchfellebene. Ein Pneumoperikard mit sehr geringer Luftmenge läßt sich nur in Form eines ungewöhnlich scharfen Herzrandes erkennen bzw. vermuten (Abb. **124**).

Offener Ductus arteriosus Botalli: Bei Frühgeborenen mit IRDS kann die chronische Hypoxie und die Gefäßunreife den physiologischen Duktusverschluß verhindern bzw. verzögern. Nach MÜLLER u. Mitarb. (1984) wurde bei 214 schwer erkrankten Kindern unter Langzeitbeatmung in über 50% ein hämodynamisch wirksamer, offener Duktus, bei leichteren Erkrankungen noch in 10% gefunden. Diese Anomalie erschwert erheblich die Entwöhnung vom Respirator. Auch steigt damit das Risiko für die Entstehung einer bronchopulmonalen Dysplasie an. Ein therapeutischer Fortschritt läßt sich oft erst nach einer Duktusligatur oder nach einem pharmakologisch induzierten Duktusverschluß (Indomethacin) erzielen. Die klinische Diagnose bereitet erhebliche Schwierigkeiten, weil oft noch kein Geräusch vorhanden ist und sich lediglich die Symptome der Grundkrankheit trotz Behandlung ohne ersichtlichen Grund verstärken. Das Röntgenbild zeigt neben den Veränderungen durch IRDS schon während der 1. Lebenswoche eine zentral betonte schleierartige Eintrübung durch ein beginnendes Lungenödem. Erst etwas später kommt es bei einem Drittel der Kinder aufgrund des anwachsenden Links-rechts-Shunts zu einer Kardiomegalie sowie einer verstärkten Hilus- und Lungengefäßzeichnung. Nach einer Duktusligatur normalisiert sich die Herzgröße sehr rasch (HIGGINS u. Mitarb. 1979). Auch läßt sich dann die Grundkrankheit erfolgreicher behandeln (Abb. **125 a–c**).

Bronchopulmonale Dysplasie: Sie gilt als eine Spätfolge der maschinellen Beatmung sowie der hohen toxisch wirkenden Sauerstoffkonzentrationen und wird überwiegend bei Frühgeborenen, jedoch auch bei reifen Neugeborenen beobachtet. In der Pathogenese spielen die Lungenunreife, das Membransyndrom, vor allem auch die mechanische Verletzung der Schleimhaut durch den hohen intermittierenden Beatmungsdruck eine entscheidende Rolle (Barotrauma). Der Anteil der schädigenden Faktoren an der Entstehung der Krankheit ist im Einzelfall jedoch auch heute noch unklar. Die Angaben über die Häufigkeit nach Respiratortherapie schwanken zwischen 17 und 68% (OPPERMANN u. Mitarb. 1977, MÜLLER 1979).

Klinisch bilden sich die Symptome einer zunehmenden respiratorischen Insuffizienz aus. Die Situation verschlechtert sich jeweils durch Atelektasen, durch einen Pneumothorax, ein Mediastinalemphysem oder einen offenen Ductus arteriosus Botalli.

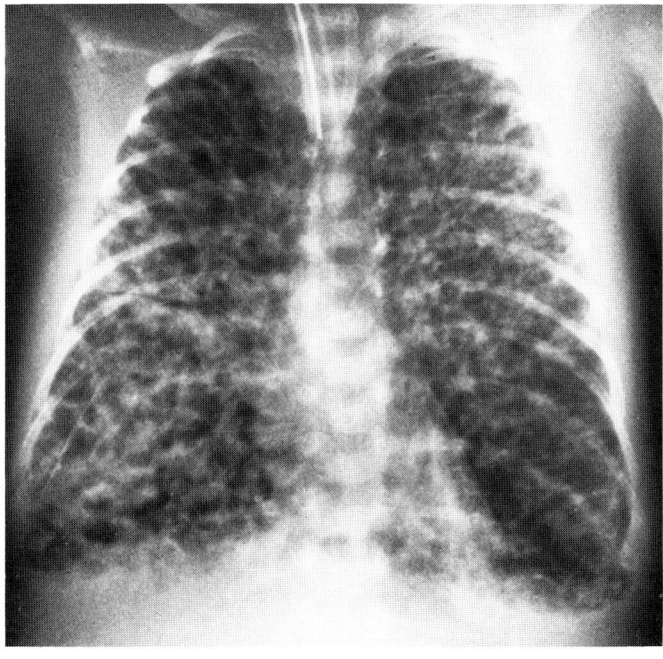

Abb. **126** Syndrom der hyalinen Membranen – Bronchopulmonale Dysplasie: 4 Wochen altes Frühgeborenes mit schwerem Krankheitsverlauf. – Ungewöhnlich starke Lungenblähung mit vergrößertem Thoraxraum. Zwerchfelltiefstand. Die ganze Lunge ist mit wabenähnlichen Formationen unterschiedlicher Größe angefüllt. Auffallend kleines Herz und schmales Gefäßband, der Thymus ist nicht mehr sichtbar

Abb. **127 a** u. **b** Syndrom der hyalinen Membranen – Verlaufsbeobachtung
a 7 Wochen altes Frühgeborenes mit ausgedehnten Veränderungen im Sinne eines interstitiellen Emphysems und einer bronchopulmonalen Dysplasie. Eine Respiratorbehandlung war 3 Monate lang erforderlich
b Dasselbe Kind im Alter von 3 Jahren. Gute Entwicklung. Neigung zu Luftwegsinfekten. Die intrapulmonalen Veränderungen haben sich bis auf eine mäßige Lungenblähung vollständig zurückgebildet

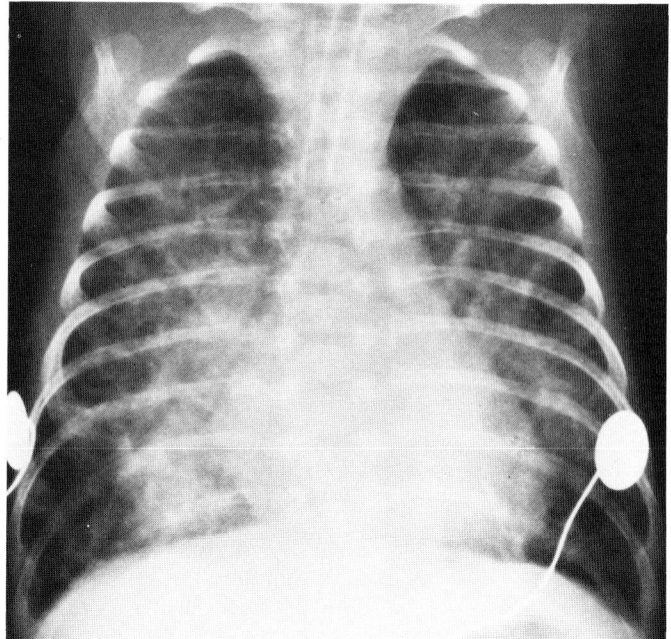

a

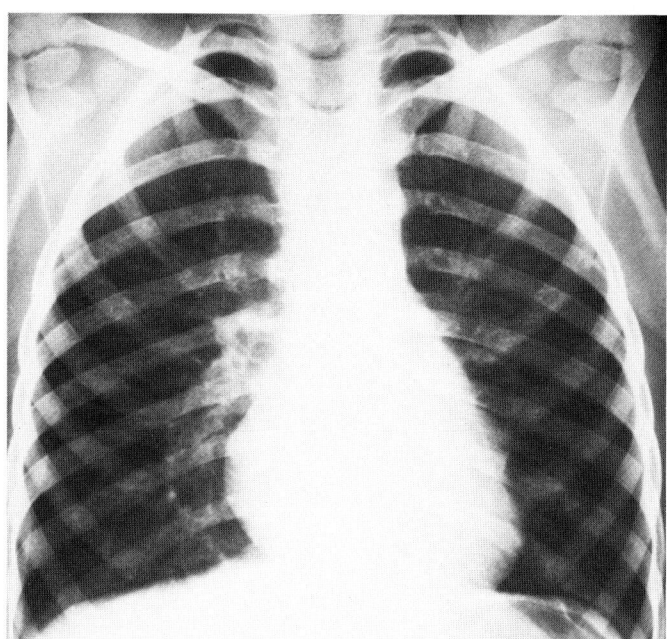

b

Dem klinischen Bild parallel entwickeln sich in mehreren Stufen erhebliche pathologisch-anatomische Veränderungen. Alveolarzellen, Bronchialschleimhaut und Lungengefäße (Mediahypertrophie) werden geschädigt. Nach einer alveolären und bronchiolären Nekrose mit Exsudation und Metaplasie der Epithelien kommt es über ein alveoläres Emphysem zu fortschreitenden emphysematösen Veränderungen. Die bindegewebigen Strukturen nehmen zu, so daß sich schließlich eine interstitielle Fibrose entwickelt. Eine asymmetrische Ausbildung ist möglich (BECKER u. Mitarb. 1984).

Das typische Röntgenbild entwickelt sich manchmal sogar schon in der 1. Lebenswoche, meist aber etwas später, anfangs in Form einer zunehmenden Transparenzminderung mit einer grobgranulären Struktur. Innerhalb dieser Verdichtungen zeigen sich bald zahlreiche kleine zystische Areale als Hinweis auf fokale alveoläre Emphysembezirke, die an Größe ziemlich rasch zunehmen. Danach nimmt die Lunge bald oder allmählich den Charakter einer „Wabenlunge" an. Neben zystischen Aufhellungsfiguren und einem generalisierten Emphysem mit Zwerchfelltiefstand und erweitertem Thoraxraum treten streifi-

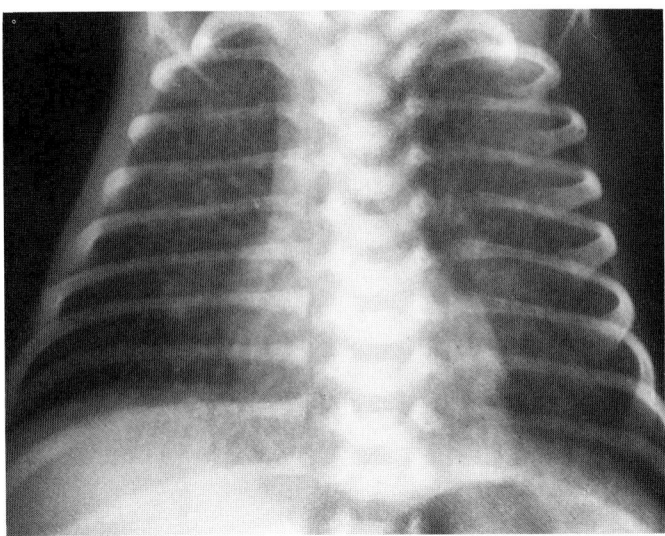

a

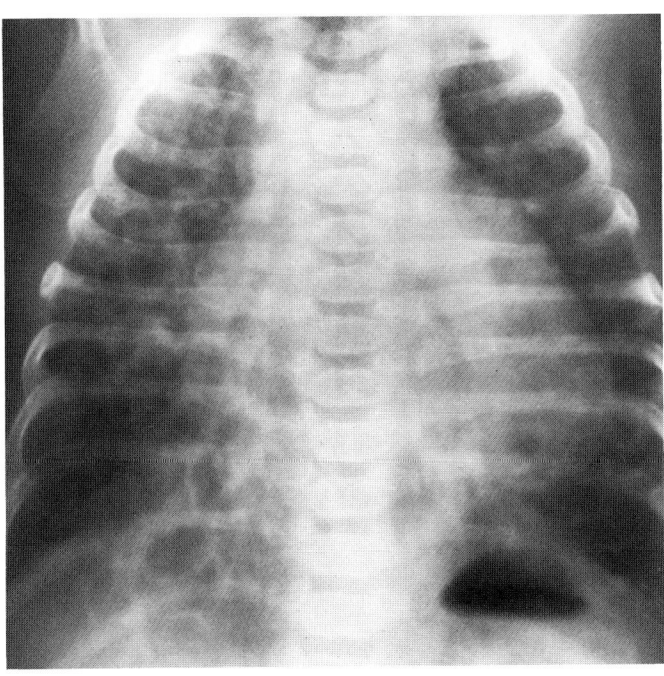

b

Abb. **128a** u. **b** Wilson-Mikity-Syndrom
a Frühgeborenes: Nach der Geburt keine Respirationsprobleme. Beginnende Tachypnoe im Alter von 3 Wochen, ohne daß eine Beatmung erforderlich wurde. – Weiche, diffus verteilte Fleckschatten im Wechsel mit fokaler Überblähung. Basal lateral emphysematöse Abschnitte
b Im Alter von 4 Monaten: Zwerchfelltiefstand mit Lungenblähung. Ausgeprägte wabige Struktur mit unterschiedlich großen bullösen Aufhellungen, besonders stark basal und rechts. Diese Veränderungen gleichen denjenigen einer bronchopulmonalen Dysplasie

ge Verdichtungen durch dystelektatische und narbige Bezirke bevorzugt in den Oberfeldern auf (NORTHWAY u. ROSAN 1968, PONHOLD u. CORADELLO 1980) (Abb. **126**).
Die Letalität beträgt bei schweren Formen bis zu 40%. Der Tod tritt aufgrund einer therapierefraktären pulmonalen Insuffizienz sowie einer pulmonalen Hypertension mit Rechtsherz-Dekompensation ein.
Obwohl schwere Veränderungen über Wochen und Monate hinaus bestehen können, kommt es aufgrund der erstaunlichen Regenerationsfähigkeit der Lunge kontinuierlich zu einer Erholung des erheblich geschädigten Organs. Allerdings bleibt für lange Zeit eine Lungenblähung bestehen. Sie kann nur in Kenntnis der Vorgeschichte

richtig gedeutet werden. Häufig ist röntgenologisch nach 2 bis 3 Jahren kein krankhafter Befund mehr zu erheben. Die Kinder sind lediglich in den ersten Lebensjahren etwas mehr als Vergleichskinder durch Infekte der Luftwege gefährdet (ROSENKRANZ u. Mitarb. 1979) (Abb. **127a** u. **b**).

Wilson-Mikity-Syndrom

Allgemeines: Diese seltene Erkrankung unbekannter Ätiologie ist durch ein Atemnotsyndrom mit mehr chronischem Verlauf und charakteristischen Röntgenveränderungen gekennzeichnet. Sie kommt fast ausschließlich bei Frühgeborenen mit einem Geburtsgewicht unter 1500 g vor. Die

Lungenveränderungen werden auf eine vorübergehende Reifungsstörung zurückgeführt. Pathologisch-anatomisch, aber auch nach Lungenpunktionen zeigt sich, daß einige Alveolen kollabiert bleiben, andere überbläht sind und gleichzeitig nur eine geringe Fibrose besteht. Man findet fokale Infiltrate aus mononukleären Zellen, kleinere Blutungen und eine Reduktion der Kapillaren. Intrapulmonale Shunts verursachen eine arterielle Untersättigung, der Ductus arteriosus Botalli bleibt meist offen.

Klinik: Die Frühgeborenen bieten am 1. und 2. Lebenstage keine nennenswerten Respirationsprobleme, so daß anfangs weder Sauerstoff zugeführt noch künstlich beatmet werden muß. Die Symptome in Form einer Dyspnoe und einer leichten Zyanose beginnen allmählich nach 1–4 Wochen, so daß die Kinder erst dann eine maschinelle Atemhilfe und Sauerstoff benötigen. Die Prognose ist ernst. Bei den überlebenden Kindern beobachtet man zwar im 1. Lebensjahr noch vermehrt bronchopulmonale Infektionen, später aber eine durchaus normale Entwicklung. Eine pulmonale Hypertension bleibt jedoch aus (WILSON u. MIKITY 1960, KAUFMANN 1962).

Röntgendiagnostik: Die Lunge erscheint während der ersten Lebenstage noch normal. Nach 1 bis 2 Wochen beginnt mit dem Einsetzen einer relativ geringen Atemnot die Entwicklung retikulär-nodulärer Verdichtungen, die mit Arealen fokaler Überblähung abwechseln. Ein basales Emphysem tritt hinzu. Dem schließt sich regelmäßig ein mehr wabiges Stadium an, bis schließlich bullöse Aufhellungsfiguren entstehen. Zusätzlich zeigen sich streifige, vom Hilus radiär ausgehende Verdichtungen durch Dystelektasen, außerdem auch grobfleckige Verschattungen. Bei klinischer Besserung kommt es allmählich, oft erst im Verlaufe von Monaten, wieder zur Normalisierung. Differentialdiagnostische Schwierigkeiten bereitet die Abgrenzung gegenüber einer bronchopulmonalen Dysplasie nach IRDS. Die Unterscheidung stützt sich nur auf den späteren Krankheitsbeginn und den Krankheitsverlauf, nicht aber auf das Röntgenbild. Die Schwierigkeiten erhöhen sich auch durch die Tatsache, daß für die Kinder mit dem Beginn der klinischen Symptomatologie häufig eine Sauerstoffzufuhr und eine Respiratorbehandlung notwendig wird, die ihrerseits die Entwicklung einer bronchopulmonalen Dysplasie begünstigt bzw. einleitet. Charakteristisch ist der Krankheitsverlauf lediglich dann, wenn die Lungenveränderungen ohne vorausgehendes Atemnotsyndrom und ohne Respiratortherapie auftreten. Die Erkrankung wird heute nur noch selten beobachtet (MIKITY u. Mitarb. 1967) (Abb. **128 a** u. **b**).

Aspirationssyndrome

Folgenschwere Aspirationen können intrauterin, während der Geburt, unmittelbar postnatal oder in der frühen Säuglingsperiode erfolgen. Die unterschiedliche Ätiologie und die Behandlung erfordern eine klare Differenzierung. Sie ist auch meist klinisch-radiologisch möglich.

Fruchtwasser- und Mekoniumaspiration

Allgemeines: Vor der Geburt wird physiologischerweise durch „Atembewegungen" des Fetus Lungenflüssigkeit und Fruchtwasser nur in sehr begrenzter Menge ausgetauscht. Eine intrauterine fetale Hypoxie (z. B. durch Kompression der Nabelschnur oder andere Noxen) löst infolge einer Stimulation des Atemzentrums forcierte „Atembewegungen" aus, die zu einer stärkeren oder gar erheblichen Fruchtwasseraspiration führen. Dieselbe Noxe kann durch eine Vagusstimulation die vorzeitige Entleerung von Mekonium bewirken, das dann in das Fruchtwasser abgegeben wird. Solche Partikel gelangen ebenfalls bereits intrauterin durch Atembewegungen in die Luftwege und in die Lunge.

Falls es während der Geburt noch innerhalb des Geburtskanals vorzeitig zu Atembewegungen kommt, kann in dieser Situation ebenfalls reichlich normales Fruchtwasser sowie Blut und Schleim aspiriert werden. Intratracheale, intrabronchiale und alveoläre Aspirationen sind die Folge.

Art und Menge des aspirierten Materials sowie die Widerstandskraft des Kindes bestimmen Schwere und Verlauf der Erkrankung. Während reine Flüssigkeit ziemlich rasch eliminiert wird, rufen zähe Mekoniumpartikel je nach Größe und Sitz eine partielle oder komplette Obstruktion hervor oder sind für einen Ventilmechanismus verantwortlich. Eine Überblähung, aber auch eine Atelektasebildung ist möglich, wenn Mekonium in den dünnen Bronchien hängenbleibt. Bestandteile des aspirierten Materials wie Lanugohaare und Konglomerate aus abgeschilferten Epithelien beteiligen sich an der Obstruktion. Die Aspiration hat eine lokale Vasokonstriktion zur Folge, die den raschen Abfall des intrapulmonalen Strömungswiderstandes verhindert und zum Persistieren der fetalen Zirkulation beiträgt. Für den gesamten Krankheitsverlauf ist das Verhältnis von Fruchtwasser und Mekonium im Aspirat entscheidend (GOODING u. GREGORY 1971, HOFFMANN u. Mitarb. 1974).

Klinik: Die Aspiration von Fruchtwasser ohne und mit Mekonium führt unmittelbar nach der Geburt zu erheblichen Respirationsstörungen. Es stellen sich eine Tachypnoe mit stöhnender Atmung und eine Zyanose ein. Der Thoraxraum

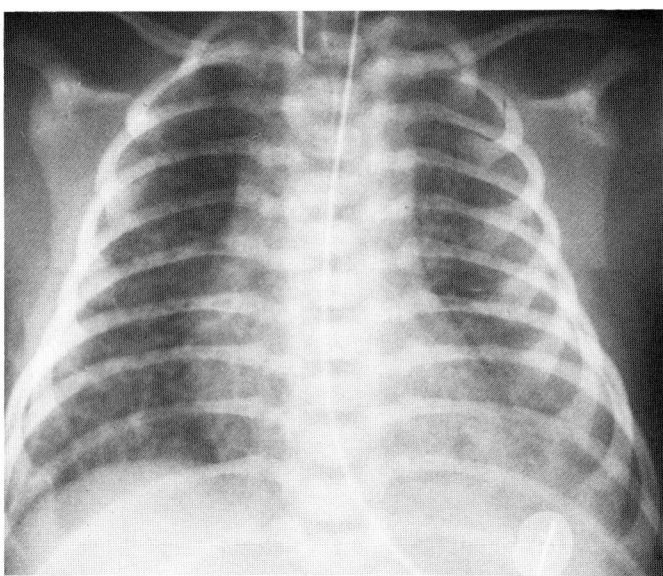

Abb. **129** Fruchtwasseraspiration:
6 Stunden altes reifes Neugeborenes mit Tachypnoe, stöhnender Atmung und Zyanose. Aus Mund und Rachen wurde reichlich Fruchtwasser abgesaugt. – Weiche Fleckschatten in der überblähten Lunge. Rechts etwas Pleuraexsudat. Transparenzminderung links basal durch konfluierende Verdichtungen

wirkt durch Überblähung vergrößert. Bei den betroffenen Kindern handelt es sich meist um Reifgeborene, besonders aber um übertragene Neugeborene nach einer komplizierten Schwangerschaft. Die Häufigkeit der Störung wird auf etwa 10% geschätzt, beinhaltet dann aber leichte und schwere Verläufe.

Aus Mund und Rachen kann durch Absaugen reichlich Fruchtwasser entfernt werden, während sich die tieferen Luftwege kaum erreichen lassen. Es ist bei Mekoniumbeimengungen grünlich, bei Blutbeimengungen rötlich verfärbt und enthält manchmal zusätzlich Schleim.

Die klinischen Symptome klingen bei reiner Fruchtwasseraspiration ziemlich schnell ab, halten aber bei einer Mekoniumaspiration wesentlich länger an. Das Aspirat ist gewöhnlich keimfrei. Falls es aber pathogene Keime enthält und

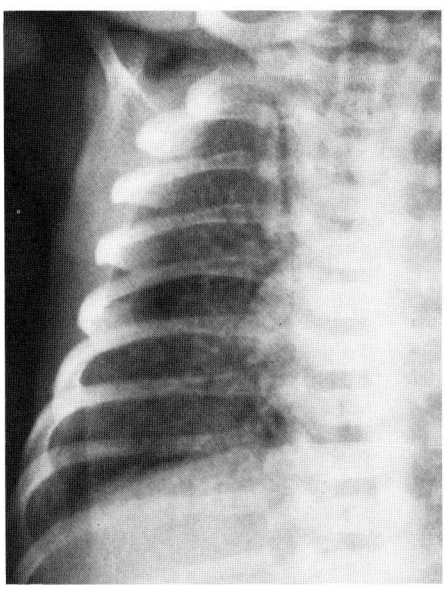

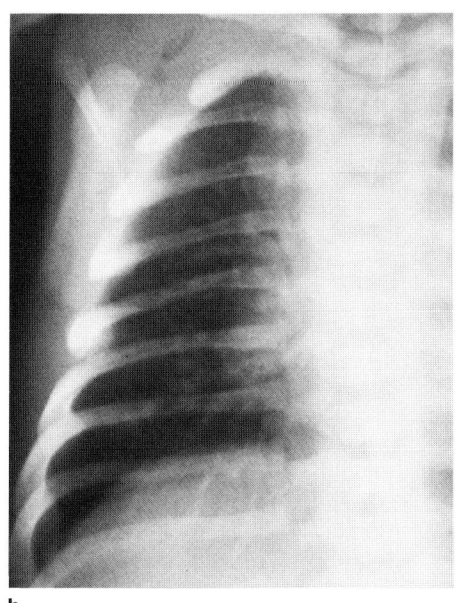

a   b

Abb. **130a** u. **b**   Fruchtwasseraspiration
a 4 Stunden altes reifes Neugeborenes mit Tachypnoe und Zyanose. Überlange Geburtsdauer. In der überblähten Lunge diffus verteilte kleine weiche Fleckschatten
b Kontrolluntersuchung im Alter von 15 Stunden. Jetzt fast normale Atmung. Die intrapulmonalen Fleckschatten sind nach rascher Fruchtwasserresorption innerhalb weniger Stunden verschwunden. Diese Entwicklung ist zur Abgrenzung gegenüber einer Mekoniumaspiration wichtig

Abb. **131** Mekoniumaspiration:
1½ Stunden altes Neugeborenes mit erheblicher Dyspnoe, stöhnender Atmung und Zyanose. – Diffus mit weichen Fleckschatten angefüllte überblähte Lunge. Die Rückbildung beanspruchte mehrere Tage. Nabelarterienkatheter

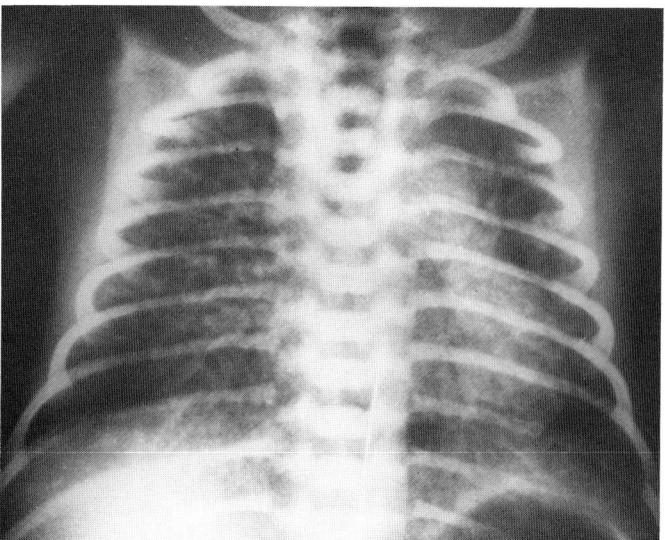

damit eine bakterielle Infektion der Lunge einleitet, ist ein besonders ernster und langwieriger Verlauf zu erwarten.

Röntgendiagnostik: Die intrapulmonalen Veränderungen werden nur dann sichtbar, wenn die großen Luftwege frei sind und die Neugeborenen ausreichend atmen können. Entscheidend für das radiologische Bild ist die Menge des Fruchtwassers, besonders aber der Anteil des Mekoniums. Beide Komponenten lassen sich nur durch Verlaufsbeobachtung trennen. Während reine Flüssigkeit mehr homogene und umschriebene Verdichtungen produziert, die meist innerhalb der ersten 24 Lebensstunden verschwinden, modifizieren Mekoniumpartikel entscheidend diesen günstigen Verlauf (Abb. **129** und **130a, b**).

Auch bei einer Mekoniumaspiration verschwindet die beigemengte Flüssigkeit schnell aus den Lungen. Die verbliebenen Partikel rufen aber durch eine Bronchialobstruktion unterschiedlich große fokale Verdichtungen, ferner durch einen Ventilmechanismus lokale Überblähungen hervor. Dann finden sich in beiden Lungenfeldern grobfleckige, teils noduläre Verschattungen durch fokale Atelektasen, die von örtlichen Überblähungen begleitet werden. Bei der Obstruktion größerer Bronchien resultieren Segment- oder Lappenatelektasen. Öfters entwickelt sich ein interstitielles Emphysem. Häufig besteht ein allgemeines Emphysem mit Zwerchfelltiefstand und einer stärkeren Vorwölbung der Lunge in die Interkostalräume. Ein Pneumothorax oder ein Pneumomediastinum sind gängige Komplikationen.

Das Röntgenbild erfordert für die exakte Interpretation die Kenntnis der klinischen Daten. Verlaufskontrollen sind zur Differenzierung des Aspirats erforderlich (WEISSENBACH u. Mitarb. 1982) (Abb. **131**).

Aspirationen bei Anomalien des oberen Magen-Darm-Traktes

Bei rezidivierenden Aspirationspneumonien muß die Röntgendiagnostik auch auf Mißbildungen ausgerichtet werden, die ein häufiges oder gar unstillbares Erbrechen begünstigen.

Ösophagusatresie: Diese Kinder sind unmittelbar nach der Geburt unauffällig und atmen spontan.

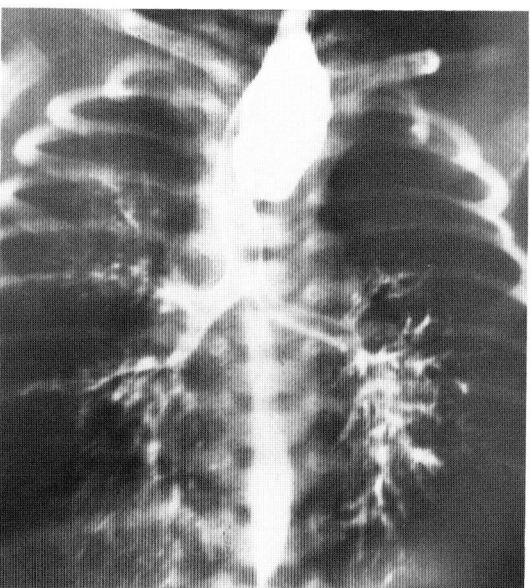

Abb. **132** Aspiration bei Ösophagusatresie (Typ III b): Der obere Blindsack füllt sich üblicherweise mit Speichel und Sekret oder mit Flüssigkeit bei kontraindizierten Trinkversuchen, so daß ein ständiger Überlauf in das Tracheobronchialsystem stattfindet. Dieser Mechanismus spiegelt sich während einer fehlerhaften Diagnostik wieder (auswärtige Aufnahme), wobei Kontrastmittel nach Überfüllung des oberen Blindsackes in das Tracheobronchialsystem abfließt

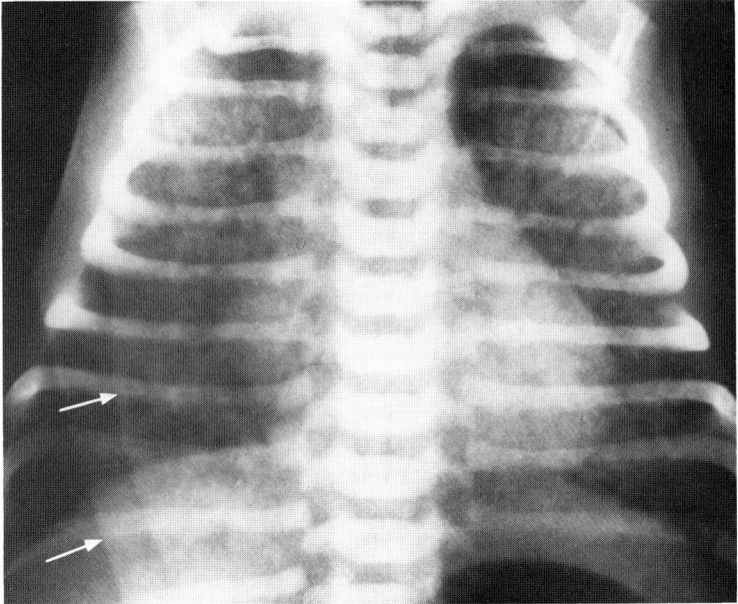

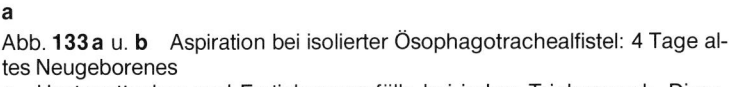

a

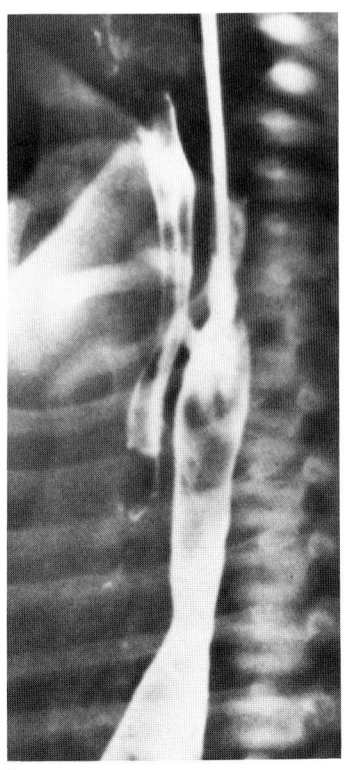

b

Abb. **133a** u. **b**   Aspiration bei isolierter Ösophagotrachealfistel: 4 Tage altes Neugeborenes
a   Hustenattacken und Erstickungsanfälle bei jedem Trinkversuch. Disseminierte weiche Fleckschatten, besonders in den Oberfeldern mit apikalem Pneumothorax links. Überblähung der Unterfelder. Streifenbildung durch Hautfalten (Pfeile), da die Aufnahme im Liegen angefertigt wurde
b   Kontrastmittelinstillation in den Ösophagus über eine Sonde. Darstellung der kurzen, relativ weiten Fistel mit Überlauf in das Tracheobronchialsystem

Aber schon während der ersten Lebensstunden erkennt man ungewöhnlich viel Schleim und Sekret in Mund und Nase. Ein Teil dieser Flüssigkeit ist unter Ausbildung von Schaumbläschen bald auch vor der Mund- und Nasenöffnung zu finden. Bei Schluckversuchen gelangt der Speichel durch Überlauf aus der oberen atretischen Ösophagusportion ausschließlich in das Tracheobronchialsystem und in die Lunge (Abb. **132**). Eine Aspiration mit Atemstörungen und Dyspnoe sind die Folge. Über eine untere Ösophagotrachealfistel kann auch Mageninhalt in die Lunge gelangen und die Aspiration verstärken. Der Magensaft wirkt ätzend auf die Bronchialschleimhaut und kompliziert die Pneumonie.

Bei diesen klinischen Symptomen ist jeder Fütterungsversuch kontraindiziert. Wenn er unter Verkennung der Situation trotzdem erfolgt, werden schwerste Hustenattacken und Erstickungsanfälle sowie eine massive Pneumonie ausgelöst. Die spezielle Diagnostik mit einer angepaßten Untersuchungstechnik muß sofort erfolgen.

Isolierte Ösophagotrachealfistel vom H-Typ: Hierbei dringt Ösophagusinhalt in das Tracheobronchialsystem ein und wird aspiriert. In ausgeprägten Fällen mit breiter Verbindung ist das klinische Bild bereits bei Neugeborenen durch schwere

Hustenattacken und Erstickungsanfälle beim Füttern gekennzeichnet. Rezidivierende Aspirationspneumonien und Atelektasen sind die Folge. Ferner ist ein erheblicher Meteorismus für die Anomalie charakteristisch, weil kontinuierlich – ohne Schlucken – Luft aus der Trachea durch die Fistelverbindung über den Ösophagus in den Magen-Darm-Trakt eindringen kann und ihn ungewöhnlich stark aufbläht.

Diese Fistelverbindung lokalisiert sich in den Bereich zwischen Pharynx und Bifurkation. Der Fistelgang ist unterschiedlich weit und lang, er verläuft stets von der Vorderwand des Ösophagus schräg nach aufwärts zur Hinterwand der Trachea. Die Verbindung ist inkonstant offen und manchmal schwierig nachzuweisen, weil sie passager durch Schleim und Nahrungspartikel verschlossen wird. Sie erfordert eine spezielle Untersuchungstechnik (Abb. **133a** u. **b**).

Erbrechen mit der Gefahr einer Nahrungsaspiration ist auch für die Anomalien am Mageneingang kennzeichnend. Bei jeder Aspirationspneumonie jenseits der Neugeborenenperiode ist nach diesen Erkrankungen zu fahnden. Es handelt sich im wesentlichen um die *Chalasie bzw. Kardiainsuffizienz*, um *Miniaturformen der Hiatushernie* und um die typische Hiatushernie.

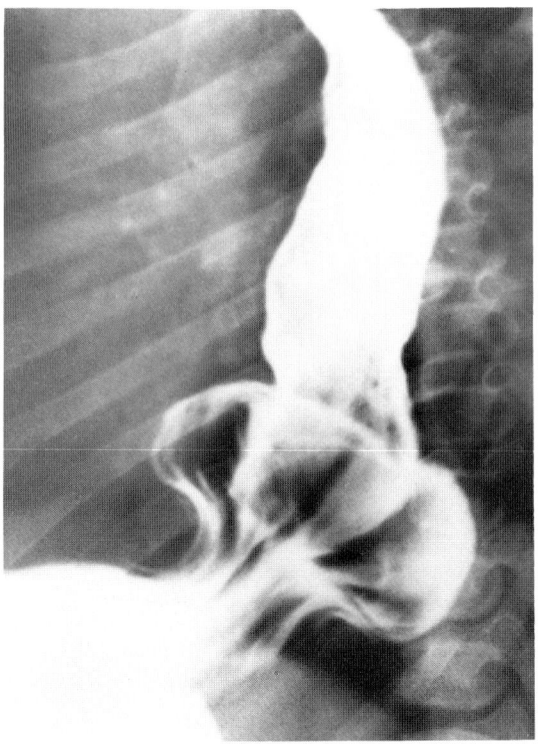

Abb. **134** Aspirationen bei gleitender Hiatushernie: 4 Monate alter Säugling. Seit Geburt häufiges Erbrechen und wiederholt Aspirationspneumonien. – Ein Teil des Magenfornix ist durch den erweiterten Hiatusschlitz prolabiert. Durch Reflux gefüllter atonischer Ösophagus. Der Reflux erfolgte häufig beim Schreien und Pressen

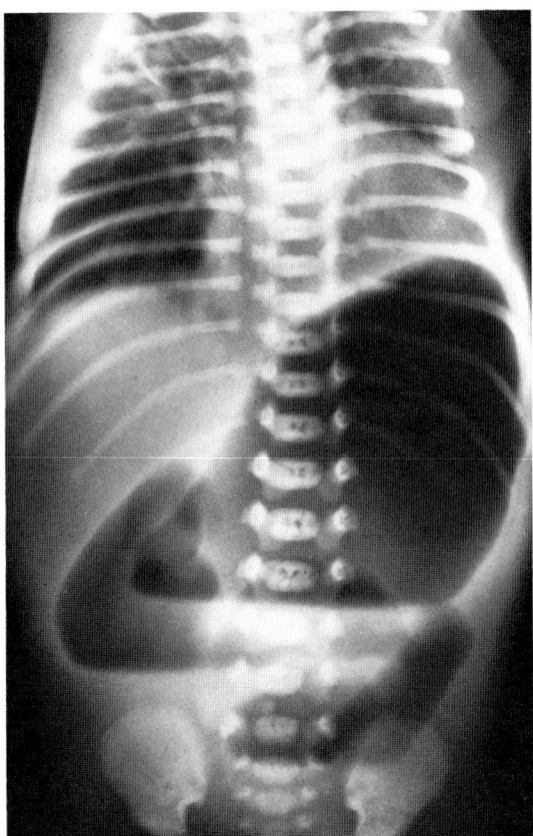

Abb. **135** Aspiration bei Jejunalatresie: Frühgeborenes, 2. Lebenstag. Erbrechen mit Hustenattacken. Aufgetriebener Oberbauch. – Streifen- und Fleckschatten, besonders in der rechten Lunge. Magen und oberste Dünndarmschlingen sind stark gebläht und zeigen Flüssigkeitsspiegel. Der Dickdarm enthält keine Luft. Der Nachweis einer Aspiration ist für die Wahl des Operationstermins ausschlaggebend

Chalasie: Nach der Geburt ist für eine Übergangszeit von einigen Wochen der Verschlußmechanismus des distalen Ösophagus noch nicht so funktionstüchtig, um konstant einen präzisen Abschluß zu gewährleisten. Beim Schreien und Pressen erfolgt daher durch die Zunahme des intraabdominellen Druckes, besonders bei untergewichtigen und schwächlichen Säuglingen, ein Reflux, der eine Aspiration ermöglicht.

Miniaturformen der Hiatushernie: Sie werden am häufigsten bei sehr jungen Säuglingen beobachtet und stellen das Bindeglied zwischen reinen Funktionsstörungen und ausgeprägten großen Hernien dar. Es stellt sich dabei leicht und häufig Reflux ein, so daß eine Nahrungsaspiration zustande kommen kann. Aber auch die Entwicklung einer Refluxösophagitis mit Blutungsgefahr und der Ausbildung einer narbigen Stenose ist möglich.

Typische Hiatushernien: Die Symptomatologie beginnt im frühen Säuglingsalter, manchmal sogar kurze Zeit nach der Geburt. Charakteristisch sind häufiges Erbrechen, Dystrophie und eine Anämie durch ständigen Blutverlust. Als wichtige Lungenkomplikation stellt sich durch die Aspira-

tion des erbrochenen Mageninhaltes öfters eine Pneumonie ein. Die Gefahr der Aspiration ist ferner dann gegeben, wenn sich auf der Grundlage der schweren Refluxösophagitis eine Narbenstenose entwickelt. Diese hochgradige Enge behindert die Nahrungspassage, verstärkt das Erbrechen und leistet einer Aspiration Vorschub (Abb. **134**).

Tiefer gelegene Atresien: Komplette Verschlüsse am *Magenausgang,* im *Duodenum* und im oberen *Dünndarm* rufen schon am ersten Lebenstage unstillbares Erbrechen hervor. Es besteht daher immer die Gefahr einer Nahrungsaspiration. Die Diagnostik solcher Verschlüsse ist dringlich und sollte *vor* einer Aspiration erfolgen. Übersichtsaufnahmen der Bauch- und der Thoraxorgane in aufrechter Position (auf einem Film) liefern charakteristische Befunde. Die Blockade der Luftpassage gibt exakt den Ort des Verschlusses wieder. Die Lungenaufnahme läßt den Grad der Aspira-

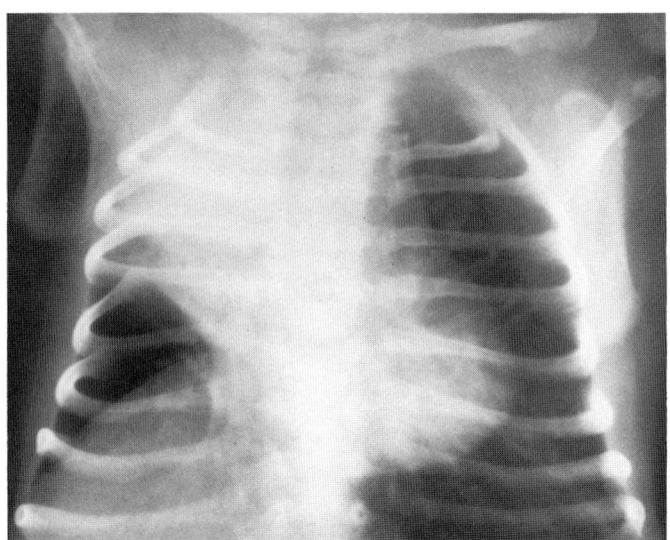

Abb. **136** Aspirationspneumonie: 2 Monate alter Säugling mit Hämatomyelie und ausgedehnten schlaffen Lähmungen. Schluckstörungen mit Nahrungsaspiration. Ein ausreichendes Abhusten war dem kraftlosen Kinde nicht möglich. – Homogene Verdichtung des rechten Oberfeldes durch Atelektase von Ober- und Mittellappen, nachdem aspirierte Nahrung die Lappenbronchien verlegt und eine Pneumonie ausgelöst hatte

tion erkennen und ist für die Indikationsstellung zur Operation bzw. für den Operationstermin von erheblicher Bedeutung (Abb. **135**).

Alle diese Anomalien bedürfen einer speziellen, der Fragestellung angepaßten Diagnostik (LASSRICH u. PRÉVÔT 1983).

Aspirationspneumonien durch Schluckstörungen

Allgemeines: Prädisponiert sind alle Kinder mit Koordinationsstörungen des Schluckmechanismus. Zentrale oder periphere Läsionen der beim Schlucken beteiligten Nerven, aber auch primäre Myopathien, örtliche Erkrankungen oder Mißbildungen können den komplizierten Schluckvorgang ernsthaft beeinträchtigen. Dabei funktioniert der Abschluß des Epipharynx sowie der Verschluß des Kehlkopfeinganges nicht mehr zuverlässig.

Schluckstörungen werden unmittelbar postnatal bei erheblicher Unreife, bei schwerem Atemnotsyndrom, ferner bei massiven Infekten des Nasenrachenraumes gefunden. Eine große Zahl anatomischer Ursachen ist ebenfalls verantwortlich: Choanalatresie, Pierre-Robin-Syndrom, Lippen-Kiefer-Gaumen-Spalte, angeborene Makroglossie und andere Zungenmißbildungen, eine Larynxzyste, angeborene schwere Ösophagusstenosen, Stenosen nach Verätzungen, durch Gefäßanomalien, durch steckengebliebene Fremdkörper und deren Folgen usw. Die Aspiration stellt manchmal auch das erste und wichtige Symptom einer neurologischen Störung (Hirnblutung) des Neugeborenen dar.

Klinik: Schluckstörungen manifestieren sich beim Neugeborenen häufig in Form von Fütterungsschwierigkeiten. Die klinischen Symptome reichen von leichtem Husten und einer Tachypnoe

bis zu akuten Erstickungsanfällen und Zyanose während des Trinkens und sind von der Art und Menge des aspirierten Materials abhängig. Die Säuglinge aspirieren besonders leicht Milch, während eine Breifütterung nicht so gefährlich ist. Milch obturiert vorübergehend die Bronchien und erleichtert als guter Nährboden eine rasche Bakterieninvasion. Bei Frühgeborenen kann sich danach aufgrund der Resistenzschwäche rasch eine Sepsis entwickeln.

Röntgendiagnostik: Die Objektivierung und Analyse solch einer Schluckstörung erfordert die sorgfältige Untersuchung des Pharynx, des Schluckaktes und des Ösophagus während einer Kontrastmitteluntersuchung. Die Funktionsstörung kann dabei der bukkalen, der pharyngealen oder ösophagealen Phase des Schluckaktes zugeordnet werden.

Nach einer massiven Aspiration aufgrund einer Schluckstörung zeigen sich in beiden Lungenhälften rundliche, ungleich verteilte weiche Herdbildungen. Es besteht eine allgemeine Überblähung. Falls durch das Erbrochene eine Obstruktion eines Lappenbronchus zustande kommt, werden auch großflächige Verdichtungen durch Atelektasen beobachtet. Auch eine Abszeßbildung kann sich anbahnen. Weil die Säuglinge meist im Liegen gefüttert werden bzw. beim Erbrechen auch Rückenlage einnehmen, erfolgt die Aspiration aus anatomischen Gründen am häufigsten in den rechten Oberlappen (Abb. **136**). Falls eine Diskrepanz zwischen dem schweren klinischen Zustand und dem Röntgenbild besteht, so ist etwa 12 Stunden später eine Kontrolle erforderlich, weil die Ausprägung faßbarer Veränderungen im Lungenbild dann nachhinkt.

Nach massiver Aspiration sauren Mageninhalts kann es zu einer „chemischen Pneumonie" mit ausgedehntem Lungenödem und einer partiellen Lungenzerstörung kommen, wenn der pH-Wert unter 3,0 liegt.

Eine fehlerhafte Lage einer Magensonde (im distalen Ösophagus) führt während der Nahrungsapplikation leicht zu einer massiven Aspiration. Solch eine Sonde wurde entweder nicht tief genug eingeführt oder hat sich während der Pflege nach kranial bewegt bzw. ist vom Kind selbst partiell hochgezogen worden (CONNING u. REILLY 1972, HOFFMAN u. Mitarb. 1974, GRÜNEBAUM 1975, DANUS u. Mitarb. 1976).

Bronchiolitis

Allgemeines: Diese akute, manchmal bedrohliche Krankheit befällt hauptsächlich Säuglinge (Manifestationsgipfel während der ersten 6 Lebensmonate) sowie Kleinkinder und gilt in dieser Altersperiode als häufigste Erkrankung der tiefen Atemwege. Sie wird hauptsächlich durch virale Infektionen (RS-Viren) ausgelöst, bakterielle Superinfektionen sind aber möglich. Durch die Entzündung der engen und dünnwandigen Bronchiolen in Kombination mit Schleim- und Eiterbildung kommt eine erhebliche Lumeneinengung mit partieller oder vollständiger Verlegung zustande. Eine schwere Ventilationsstörung mit respiratorischer Insuffizienz ist die Folge. Die Erkrankung tritt am häufigsten während der naßkalten Monate auf, kommt aber gelegentlich auch epidemisch vor.

ENGEL (1950) unterschied pathologisch-anatomisch eine katarrhalische und eine murale Bronchiolitis. Die katarrhalische Form betrifft nur die Schleimhaut. Bei der muralen Form sind ausgeprägte Veränderungen der ganzen Wand durch proliferative und ulzeröse Prozesse

zu beobachten. Das Ödem der Bronchialwand, die von Lymphozyten, Plasmazellen und Makrophagen durchsetzt ist, führt zu einer fast totalen Verlegung der Bronchiallumina. Bei der proliferativen Form kann es sogar durch Epithelwucherung und massive Zelldesquamation sowie durch eine fibröse Organisation zu einem vollständigen Verschluß des Lumens kommen (Bronchiolitis obliterans). Bei den schweren ulzerösen Veränderungen greift die Entzündung immer auf das peribronchiale Gewebe über, so daß disseminierte bronchopneumonische Herde entstehen können.

Klinik: Manchmal wird ein Vorstadium mit einer Rhinitis durchlaufen, aus dem sich schlagartig das ernste Krankheitsbild entwickelt. Eine Tachypnoe, keuchhustenähnlicher Husten, Nasenflügelatmen und Flankenatmung, eine auffallende Blässe, eine leichte Zyanose und Ängstlichkeit aufgrund der akuten Atemnot charakterisieren die schwere und bedrohliche Erkrankung. Besonders die Exspiration ist stark behindert und verlängert und oft mit einem giemenden und keuchenden Geräusch verbunden. Die Bronchiolitis wird immer wieder als eine der möglichen Ursachen des plötzlichen Kindstodes diskutiert. Etwa bei 10–30% der kranken Kinder entwickelt sich später ein Asthma bronchiale (WISSLER 1972).

Röntgendiagnostik: Für die Erkrankung charakteristisch ist eine erhebliche Lungenblähung mit einem stark gewölbten und erweiterten Thoraxraum, der in ausgeprägter Inspirationsstellung verharrt. Von der Überblähung sind besonders die lateralen Unterfelder und das Spitzengebiet betroffen. Die Zwerchfellbeweglichkeit ist minimal. Man sieht bei dem extremen Zwerchfelltiefstand die Insertionen an den Rippen. Beide Hili sind verbreitert und verdichtet. Peribronchiale Infiltrationen und ein peribronchiales Ödem wer-

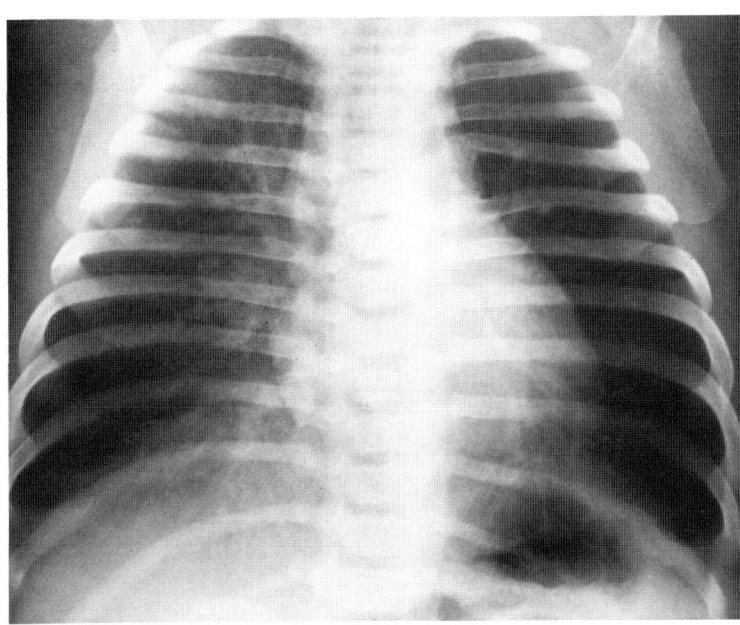

Abb. **137** Bronchiolitis: 5 Monate alter Säugling mit erheblicher Dyspnoe und mäßiger Zyanose. Kein Fieber. – Erweiterter Thoraxraum mit starker Lungenblähung und Zwerchfelltiefstand. Streifenschatten im Perihilusgebiet. Keine umschriebenen Lungenverdichtungen. Schmales Herz und Gefäßband

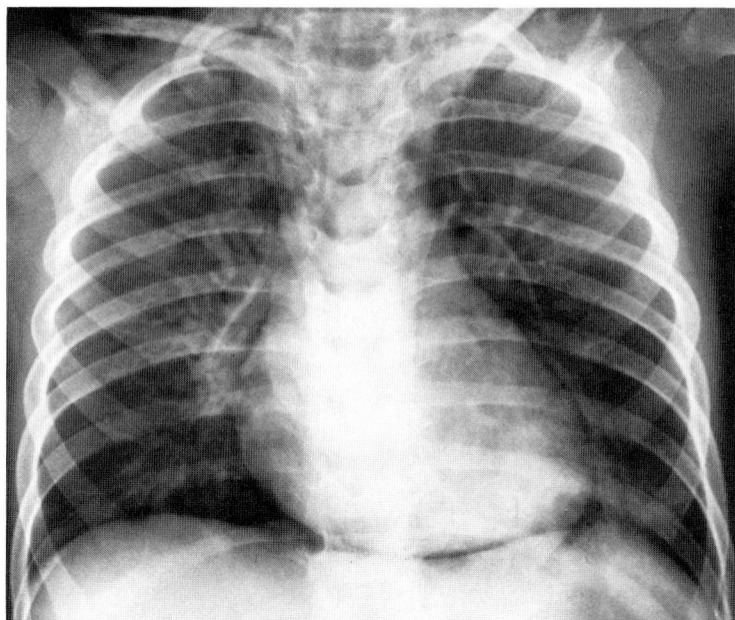

Abb. **138** Bronchiolitis mit Mediastinalemphysem und Pneumoperikard: 1½ Jahre altes Kleinkind. Während der Erkrankung entwickelte sich unter Zunahme der Atemnot ein ausgedehntes Mediastinalemphysem. Die Luft ist auch in den Herzbeutel eingedrungen und umgibt mantelförmig das Herz

den als dichtere Streifenbildungen erkennbar. Seltener zeigen sich zusätzlich lobuläre Verdichtungen, soweit sie nicht infolge der starken Lungenblähung überstrahlt werden. Auch kleine atelektatische Bezirke durch Sekretverhaltung in den Bronchien kommen vor. Ein Pneumothorax kann als Komplikation lebensbedrohliche Auswirkungen haben, während von einem Pneumomediastinum kaum dramatische Symptome zu befürchten sind. Der Mittelschatten ist auffallend schmal, er verbreitert sich lediglich bei akuter Rechtsherz-Dekompensation. Im Seitenbild sieht man das vorgewölbte Sternum und retrosternal infolge der Lungenblähung eine breite Aufhellungszone, so daß der Thymusschatten praktisch verschwindet (OSBORNE 1978) (Abb. **137** und **138**).

Pneumonien der Neugeborenen

Allgemeines: Bei diesen lebensbedrohlichen Erkrankungen mit hoher Sterblichkeit erfolgt die Infektion intrauterin oder perinatal. Erreger dieser Pneumonien sind Bakterien, Pilze und Viren, die auf unterschiedlichem Wege in die Lunge gelangen. Neugeborene, besonders aber Frühgeborene sind aufgrund ihrer mangelhaft entwickelten Abwehrmechanismen viel infektanfälliger als ältere Kinder.

Beim *pränatalen Infektionsmodus* aszendieren die Keime der mütterlichen Bakterienflora, infizieren das Fruchtwasser und verursachen durch Aspiration eine schwere Lungenerkrankung. Diaplazentar übertragene Infektionen sind seltener. Nach

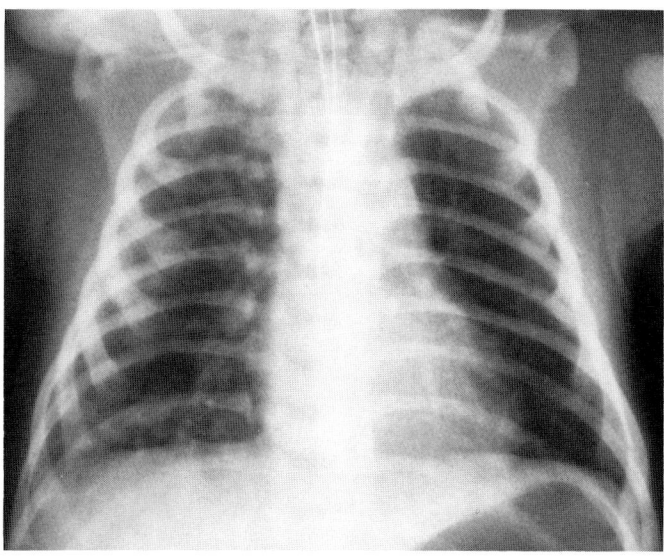

Abb. **139**   B-Streptokokken-Pneumonie: Unmittelbar nach der Geburt schweres Krankheitsbild mit Atemnot, Schocksymptomen, Hypothermie und Septikämie. Positive Blutkulturen. – Ausgedehnte kleinfleckige, weiche Verdichtungen, vorwiegend in der rechten Lunge mit mäßiger Lungenblähung

einem solchen Ereignis kommen die Neugeborenen schwerkrank zur Welt, die Atmung setzt verzögert ein und es besteht eine Hypothermie sowie ein Atemnotsyndrom.

Die Infektion kann auch *unter der Geburt* während der Passage durch die Geburtswege erfolgen. Prädisponierend wirken ein vorzeitiger Blasensprung und eine überlange Geburtsdauer.

Postnatal sind besonders die beatmeten Neugeborenen mit schwerer Grundkrankheit durch eine zusätzliche Lungeninfektion gefährdet. Sie kann im Gefolge der Intubation oder durch eine Aspiration zustande kommen.

Röntgenologisch zeigen sich bei diesen infektiösen Pneumonieformen ganz unterschiedliche Veränderungen. Sie sind vom Infektionsmodus und vom Zeitpunkt der Thoraxaufnahme während der Krankheitsentwicklung abhängig. Sie reichen von einer geringen Transparenzminderung bis zum Bild der „weißen Lunge", von überwiegend alveolären bis zu interstitiellen Reaktionen und zu Mischbildern. Häufige Röntgenkontrollen sind zur Präzisierung der Krankheit unbedingt erforderlich. Klinischer Verlauf und der Erregernachweis im Trachealsekret oder mit Blutkulturen müssen zur Interpretation herangezogen werden (OPPERMANN u. WILLE 1977).

B-Streptokokkenpneumonie

Allgemeines und Klinik: In 5–30% aller schwangeren Frauen finden sich vaginal B-Streptokokken (β-hämolysierende Streptokokken der Gruppe B). Die Infektionsgefahr für Neugeborene erhöht sich bei vorzeitigem Blasensprung oder infiziertem Fruchtwasser. Immer kommt es zu einer Septikämie, wobei die Lunge lediglich das Hauptmanifestationsorgan der Erkrankung darstellt. Die Bestätigung eines klinischen Verdachtes erfolgt durch positive Blutkulturen. Bei der *Frühform* der Erkrankung entwickelt sich bei den meist reifen Neugeborenen kurz nach der Geburt ein schweres Krankheitsbild, wobei Atemnot, Zyanose, Schocksymptome und eine Hypothermie dominieren. Die *Spätform* beginnt erst nach einigen Tagen.

Röntgendiagnostik: Die anfangs etwas verwaschene Lungenzeichnung mit begleitenden Pleuraergüssen kann einen ersten Hinweis auf eine Streptokokken-B-Sepsis mit Lungenbeteiligung geben. Bei etwa der Hälfte der Kinder zeigen sich bald retikulonoduläre Veränderungen wie beim hyalinen Membransyndrom, manchmal sieht man grobstreifige perihiläre, aber auch grobfleckige und konfluierende Verdichtungen. Die Letalität dieser Erkrankung ist eng mit dem Röntgenbefund korreliert und am höchsten bei Veränderungen, die dem hyalinen Membransyndrom stark ähneln. Bessere Überlebenschancen haben jene Neugeborenen, bei denen grobfleckige Infiltrationen vorhanden sind (HAMMERSEN u. Mitarb. 1977, ROOS u. Mitarb. 1979) (Abb. **139**).

Lungenbefall bei Candidiasis

Allgemeines und Klinik: Bei Frühgeborenen und Neugeborenen ist die Kontamination mit Candida albicans aus der mütterlichen Scheide und die anschließende Besiedlung der Mundschleimhaut normal. Wenn Voraussetzungen für eine systemische Candidiasis vorliegen (z.B. angeborene Immunmangelerkrankungen, schwere Allgemeinerkrankungen, Thymusaplasie), kann es hämatogen zu einer Ausbreitung in verschiedene Organe kommen. Der Befall des Respirationstraktes erfolgt durch eine Aspiration oder über den Blutweg. Säuglinge, die lange Zeit parenteral ernährt werden müssen, sind in erhöhtem Maße gefähr-

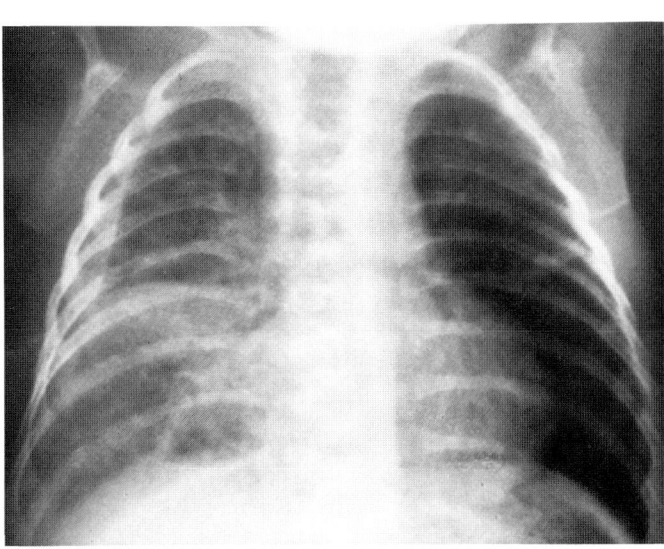

Abb. **140** Lungenbefall bei Candidiasis: Schwerkrankes Frühgeborenes mit systemischer Candidiasis. Husten. Isolierung des Pilzes durch eine Blutkultur. Allmähliche Besserung unter systemischer Behandlung. – Herdförmige Verdichtungen rechts, die im Unterfeld konfluieren. Mäßiges Pleuraexsudat

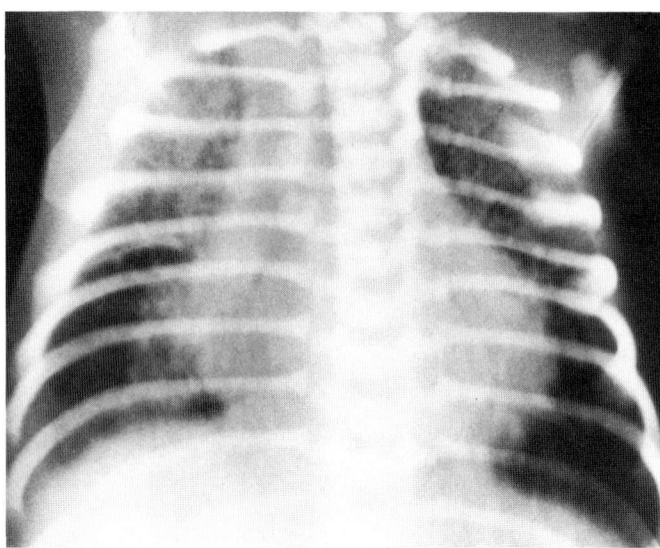

Abb. **141**   Listeriose: 3 Tage altes Neugeborenes. Multiple kleinfleckige Herde, vorwiegend in beiden Oberlappen, rechts stärker ausgeprägt. Das Kind verstarb. Histologisch: Listeriosegranulome (Aufnahme Prof. *Willich*)

det. Die Pilzpneumonie ist häufig Folge einer systemischen Mykose, die sich in mehreren Organen manifestiert.

Der Krankheitsbeginn ist schleichend, eine nennenswerte Temperaturerhöhung bleibt aus. Husten, eine leichte Erhöhung der Atemfrequenz und eine allmähliche Verschlechterung des Allgemeinzustandes sind zu beobachten. Die Isolierung des Pilzes aus der Blutkultur ist diagnostisch entscheidend. Manchmal wird dazu sogar eine Lungenpunktion oder eine Biopsie notwendig. Verlauf und Prognose hängen weitgehend von der Grundkrankheit ab.

Röntgendiagnostik: Die intrapulmonalen Veränderungen sind durch eine mangelhafte Entzündungsreaktion gekennzeichnet und täuschen anfangs über die Intensität des Pilzbefalls. Bei dem schweren, oft fulminanten Krankheitsverlauf zeigt sich zu Beginn eine Lungenblähung, der grobnoduläre Verdichtungen folgen. Diese Herde konfluieren häufig schnell und weisen auf die rasche Progredienz hin. Da eine spezifische Behandlung von vitaler Bedeutung ist, sollte der Verdacht auf diese Pneumonieform rechtzeitig durch den Pilznachweis untermauert werden (DIXON u. HOUSTON 1978, PATRIQUIN u. Mitarb. 1980) (Abb. **140**).

Listeriosepneumonie

Allgemeines und Klinik: Die Infektion des Neugeborenen mit Listeria monocytogenes erfolgt häufig bereits transplazentar. Die Schwangeren selbst leiden nur unter uncharakteristischen und milden Krankheitserscheinungen. Die Auswirkungen auf den Fetus sind vom Infektionstermin abhängig und können bei früher Erregerinvasion sogar zur Totgeburt führen. Bald nach der Geburt werden Symptome einer Pneumonie, einer Meningitis oder Sepsis beobachtet. Die Erreger lassen sich aus Blut, Liquor und Magensaft züchten.

Die Infektion kann auch postpartal durch eine Aspiration von Amnionflüssigkeit bzw. Vaginalsekret zustande kommen, das den Erreger enthält. Die infizierten Neugeborenen sind dyspnoisch und zyanotisch. Bei kaum einem Kind ist die Erkrankung auf die Lunge beschränkt.

Röntgendiagnostik: WILLICH (1967) verglich in einem großen Krankengut die Lungenaufnahmen mit dem pathologisch-anatomischen Substrat. Er fand unterschiedliche, aber offenbar charakteristische Veränderungen, nämlich miliare Lungenverdichtungen (durch Listeriosegranulome), bronchopulmonale Herde ohne Tendenz zur Konfluenz (durch Listeriose-Bronchopneumonien) sowie Dystelektasen. Auch mehr streifige Verdichtungen durch eine interstitielle Reaktion wurden registriert. Die Rückbildung der Veränderungen benötigt einige Wochen (Abb. **141**).

Chlamydienpneumonie

Allgemeines und Klinik: Die Häufigkeit dieser Pneumonieform wird mit 2–8 auf 1000 Lebendgeborene angegeben und hat in den letzten Jahren zugenommen. Die Kinder infizieren sich während der Geburt mit Chlamydia trachomatis, wenn der Genitaltrakt der Mutter den Erreger beherbergt, was in 4–13% der schwangeren Frauen der Fall sein soll. Dadurch kommt auch die Einschlußkörperchen-Konjunktivitis der Neugeborenen zustande.

Die Symptome entwickeln sich in der 3. bis 12. Lebenswoche. Tachypnoe und Stakkatohusten bei nur geringer Beeinträchtigung des Allgemeinzustandes charakterisieren den klinisch meist milden Verlauf. Nur selten besteht leichtes Fieber.

Abb. **142a** u. **b** Chlamydienpneumonie: 15 Tage alter Säugling mit Tachypnoe, Husten und geringer Beeinträchtigung des Allgemeinzustandes. Erreger im Trachealsekret nachgewiesen
a Sagittalbild: Die Lunge ist überbläht und mit kleinfleckigen Herden übersät
b Seitenbild: Ausgeprägte miliare Herdbildungen, die über die ganze Lunge verteilt sind

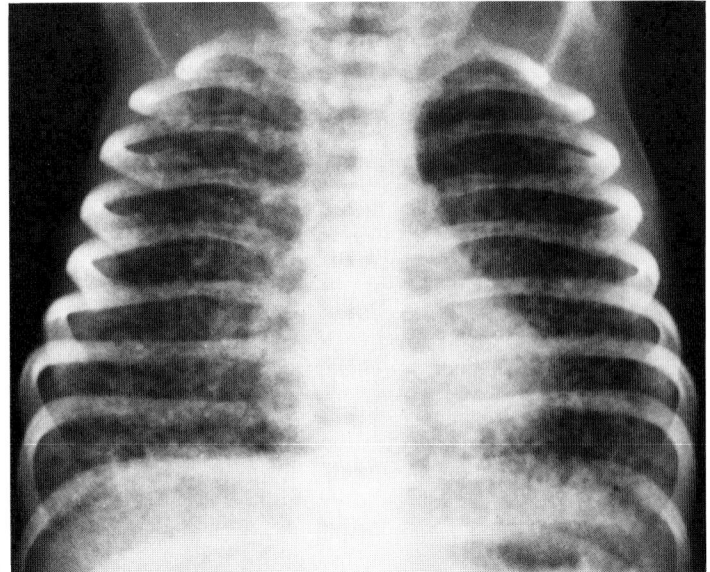

a

Die Diagnose läßt sich durch den Erregernachweis im Sputum bzw. im Trachealsekret stellen.

Röntgendiagnostik: Es zeigen sich innerhalb einer überblähten Lunge meist parahiläre, grobstreifige, interstitielle Verdichtungen. Aber auch gemischte alveolär-interstitielle Infiltrationen sind vorhanden, so daß ein miliares Bild zustande kommen kann. Die Diskrepanz zwischen einem markanten Röntgenbefund mit ausgeprägten interstitiellen Veränderungen und dem meist milden klinischen Verlauf spricht für eine Chlamydienpneumonie, weil andere Pneumonieformen mit interstitiellen Verdichtungen ein wesentlich schwereres klinisches Bild bieten (PEUCKERT u. Mitarb. 1981, MUTZ 1982, ZACH u. RITSCHL 1982) (Abb. **142a** u. **b**).

Interstitielle plasmazelluläre Pneumonie (Pneumocystis-carinii-Pneumonie der Säuglinge)

Allgemeines: Die Erkrankung gilt als sehr infektiös und befällt fast ausschließlich Frühgeborene und junge schwächliche Säuglinge. Sie tritt meist epidemisch in Kinderkliniken und Säuglingsheimen auf. In der Bundesrepublik wurde eine Häufung während der Jahre 1953/54 beobachtet, seither ist ein deutlicher Rückgang eingetreten. Die Inkubationszeit beträgt nach Beobachtungen an Kontaktketten etwa 4–8 Wochen. Fast regelmäßig lassen sich im Trachealsekret oder nach Lungenpunktionen zystenartige Gebilde (Pneumocystis carinii) nachweisen, die wahrscheinlich die Erreger darstellen oder an der Infektion beteiligt sind.

Pathologisch-anatomisch sind in ausgeprägten Fällen alle Lungenlappen betroffen und infiltriert, die basalen Abschnitte aber emphysematös. Anfangs füllen sich

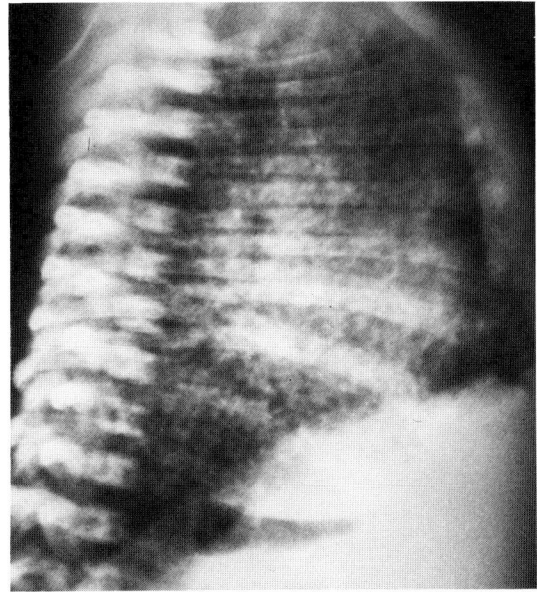

b

kleine Alveolengruppen mit abschilfernden Zellen des respiratorischen Epithels und mit Ödemflüssigkeit, manchmal auch mit Blut. Es folgt eine intensive zelluläre Infiltration der Interalveolarsepten mit Plasmazellen und Histiozyten, so daß ein Teil der Alveolen atelektatisch wird. Dazwischen entwickelt sich ein alveoläres Emphysem. Nach Überschreiten des Höhepunktes verschwinden die Veränderungen in den Alveolen sowie die interstitiellen Infiltrationen durch Phagozytose.

Klinik: Die Erkrankung beginnt meist schleichend. Die Säuglinge sind auffallend blaß, müssen sich beim Trinken ungewöhnlich anstrengen und atmen mit einer Frequenz von 60–120/min. Mit der Dyspnoe steigern sich Unruhe und Ängstlichkeit. Hustenattacken, eine blaß-livide Hautfarbe und ein spärlicher Auskultationsbe-

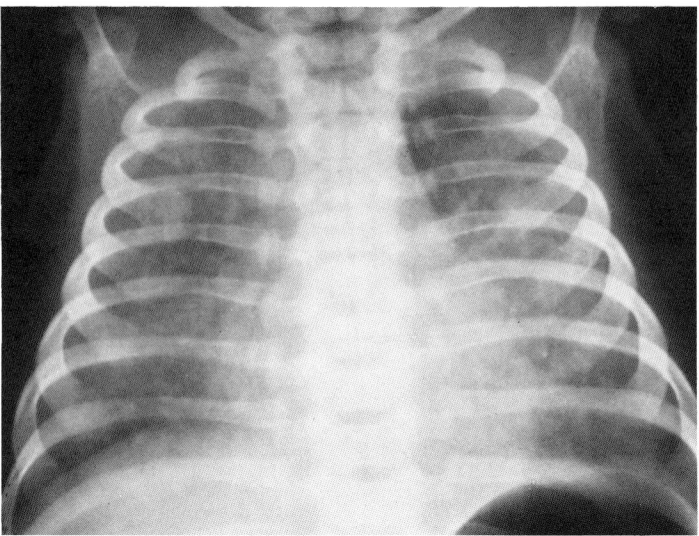

Abb. 143   Interstitielle Pneumonie (Pneumozystenpneumonie): 3 Monate alter Säugling. Atemfrequenz von 80 pro Minute. – Über die ganze Lunge verteilte, weiche, zum Teil konfluierende Fleckschatten

fund bei starker Lungenblähung kennzeichnen das mehrere Wochen dauernde, meist ohne Fieber einhergehende Krankheitsbild. Die Sterblichkeit ist hoch und beträgt je nach Epidemie 20–25%.

Röntgendiagnostik: Zu Beginn der Erkrankung, in der oft klinisch noch keine eindeutigen Symptome vorhanden sind, findet sich bereits eine milchglasartige Transparenzminderung. Bald zeigen sich feine Fleckschatten oder streifig retikuläre Verdichtungen, die offenbar infiltrierten und atelektatischen Bezirken entsprechen. Die veränderte Lunge vermag sich während der Inspiration nicht mehr aufzuhellen. Bei voll ausgeprägtem Krankheitsbild findet man pseudomiliare Herde,

durch deren Konfluenz auch ein grobmiliares Bild entstehen kann. Bezeichnenderweise sind die Veränderungen fast immer symmetrisch. Beide Oberfelder werden am stärksten betroffen, während beide Unterfelder, besonders lateral, durch starke Überblähung aufgehellt sind. Durch ein zunehmendes Emphysem wird röntgenologisch eine Besserung vorgetäuscht.

Als Komplikation ist vor allem der Pneumothorax zu nennen. Das obstruktive Emphysem verhindert aber einen stärkeren Lungenkollaps, so daß der Luftmantel nur schmal bleibt. Es kann auch zum Mediastinalemphysem, ferner zu einem Emphysem der Thorax- und Halsweichteile kommen (EBEL u. FENDEL 1967) (Abb. **143** und **144**).

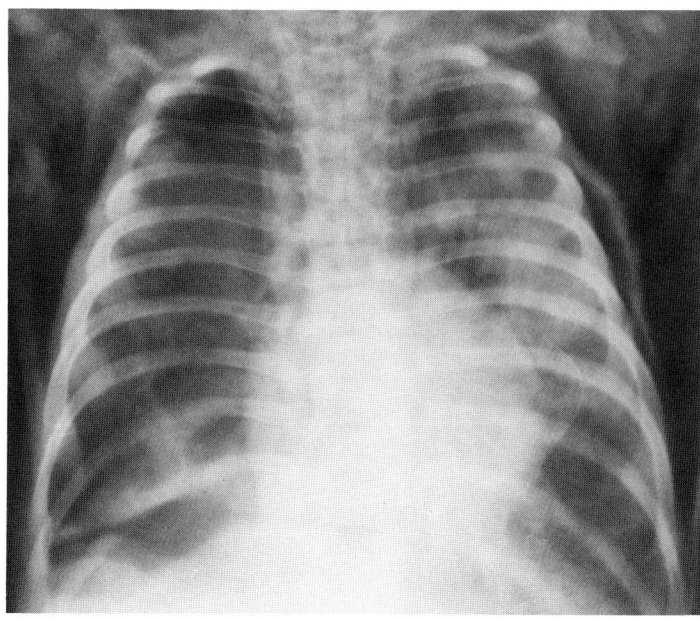

Abb. 144   Interstitielle Pneumonie (Pneumozystenpneumonie): 3 Monate alter Säugling. Atemfrequenz von 100 pro Minute. – Unter schweren Kollapssymptomen entwickelte sich plötzlich ein ausgedehntes Emphysem im Mediastinum und der Thoraxwand. Haut und Muskulatur sind abgehoben

Abb. **145 a** u. **b**
Abszedierende Pneumonie
a 1 Monat alter, hochfiebernder und dyspnoischer Säugling: Homogen verschattete rechte Lunge. Bisher keine Aufhellungen durch Abszeßhöhlen. Verlagerung des Mittelschattens. Eitriges Pleuraexsudat mit Staphylokokken
b 14 Tage später: Tomographisch lassen sich große Abszeßhöhlen mit Verdichtung des umgebenden Lungengewebes erkennen. Mäßige Skoliose

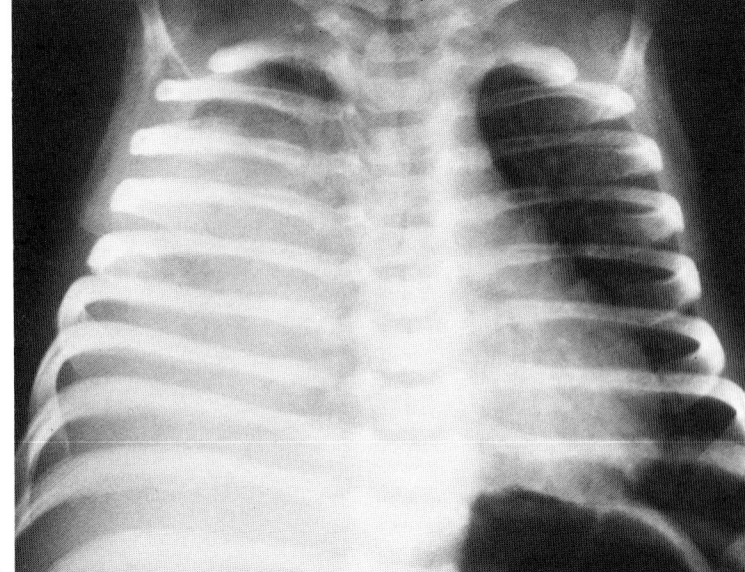

a

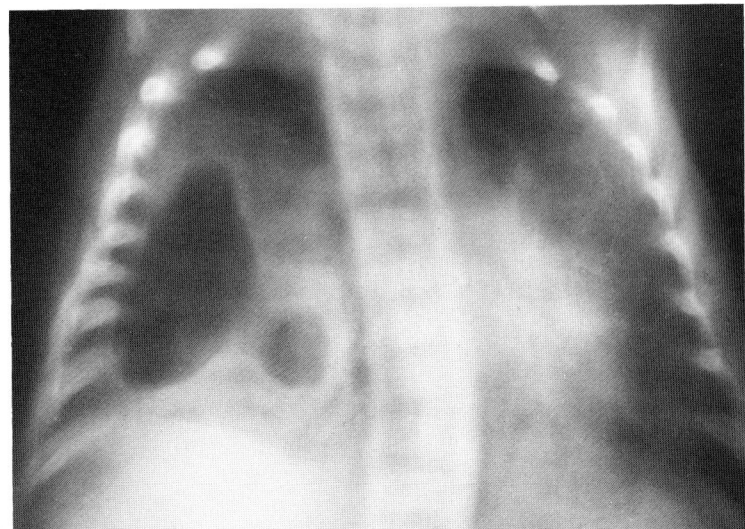

b

Abb. **146** Abszedierende Pneumonie (5 Monate alter Säugling): Pyopneumothorax mit Teilkollaps der rechten Lunge, in der sich basal zahlreiche Abszeßhöhlen finden. Luft ist auch in die laterale Thoraxwand eingedrungen

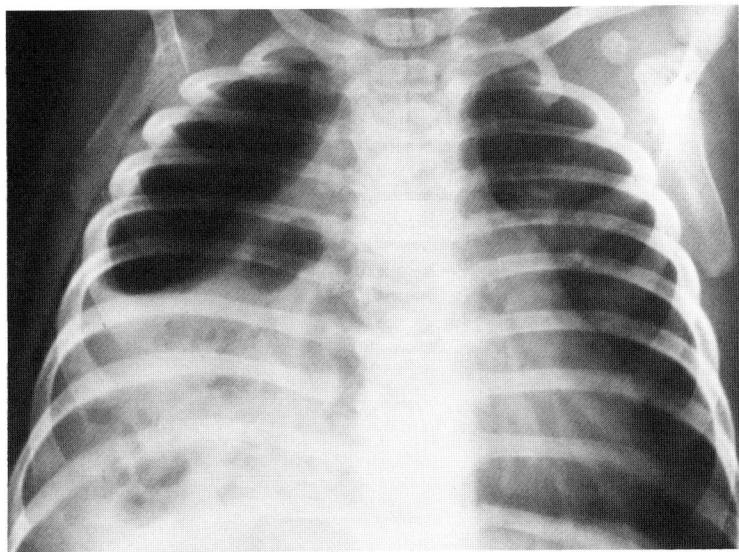

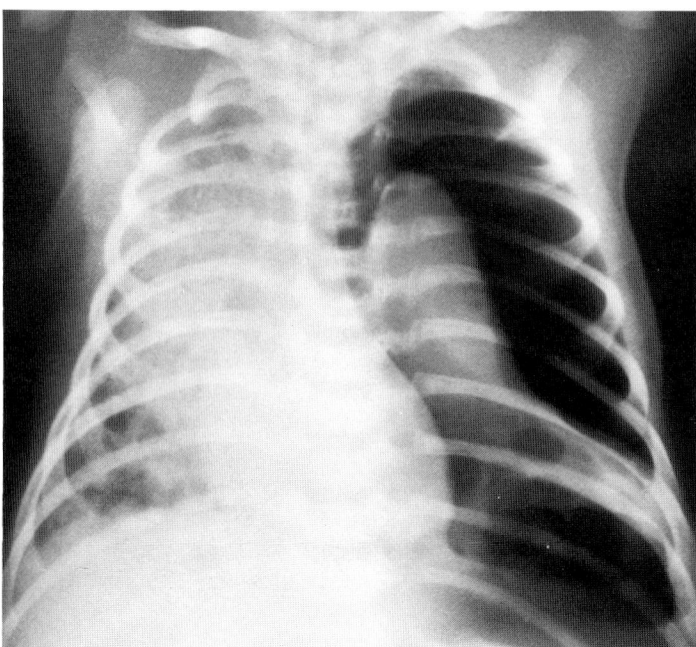

Abb. **147** Pneumothorax bei abszedierender Pneumonie: 3 Wochen alter Säugling. Während der Erkrankung kam es plötzlich zu einem bedrohlichen Kollaps. – Partiell kollabierte linke Lunge mit einigen Abszeßhöhlen. Multiple Verdichtungen auch in der rechten Lunge, offenbar durch septische Herdbildungen. Verlagerung der Mediastinalorgane

Primär abszedierende Pneumonie (Staphylokokkenpneumonie)

Allgemeines: Sie befällt bevorzugt Säuglinge und Kleinkinder. 60–70% der Patienten erkranken während des 1. und 2. Lebensjahres mit einem Frequenzmaximum im 3. Lebensmonat. Der Erreger, der Staphylococcus aureus, erreicht bronchogen oder hämatogen die Lunge und läßt sich in Blutkulturen sowie im Pleurapunktat nachweisen. Sein Toxin wirkt nekrotisierend, so daß im Lungengewebe rasch ein Ödem und ein Gewebszerfall zustande kommen. Die Tendenz zur Abszeßbildung, zur Empyementwicklung und der Ausbildung von Pneumatozelen charakterisieren diese schwere Krankheit.

Klinik: Toxisch-septische Allgemeinsymptome wie verfallenes Aussehen, eine blaß-zyanotische Verfärbung, Kreislaufschwäche und hohes Fieber kennzeichnen den Beginn der Erkrankung. Die Säuglinge husten, atmen oft stöhnend und zeigen manchmal Symptome eines paralytischen Ileus, die sogar zuerst im Vordergrund stehen können und an eine akute abdominelle Erkrankung denken lassen. Als Ausdruck der Pleurabeteiligung findet sich bald ein Pleuraerguß, bei dessen Punktion man anfangs ein trüb-seröses, oft bräunlich gefärbtes Exsudat und erst später sanguinolenten Eiter erhält. Rasch entwickelt sich dann ein Empyem. Falls noch ein Pneumothorax oder durch einen Ventilmechanismus gar ein Spannungspyopneumothorax hinzutreten, geraten die Kinder in eine lebensbedrohliche Atemnot. Die frühzeitige antibiotische Therapie, die

unterschiedliche Virulenz der Erreger und das Alter des Kindes lassen Varianten im Verlauf zu.

Röntgendiagnostik: Im Frühstadium, das röntgenologisch nicht immer erfaßt wird, sieht man uneinheitliche Veränderungen in Form grobfleckiger, weicher oder dichterer Herde. In einem Drittel der Fälle sind beide Seiten betroffen. Zonen örtlicher Überblähung wechseln mit streifig-fleckigen Verdichtungen. Danach folgt rasch durch das interstitielle Ödem eine flächenhafte Eintrübung, die sich bald durch die Ausbildung eines Empyems in eine homogene Verschattung umwandelt. Die zunehmende Exsudatbildung und die Lungeninfiltrationen verursachen eine Mediastinalverlagerung.

Die entzündlichen Herde können rasch einschmelzen und Abszesse bilden. Solche Abszeßhöhlen werden innerhalb der homogenen Verschattung aber erst dann sichtbar, wenn sie Anschluß an das Bronchialsystem erhalten. Sie sind dickwandig und nur kurze Zeit nachweisbar. Durch eine überschießende Fibrinablagerung bilden sich erhebliche Pleuraschwarten, deren Resorption auffallend rasch erfolgt. Eine dadurch bedingte Skoliose ist nur vorübergehend vorhanden (Abb. **145 a** u. **b**).

Im Verlauf der Erkrankung kommt es häufig zur Ausbildung zahlreicher polyzystischer Formationen (Pneumatozelen, Pneumopathia bullosa). Nach heutiger Auffassung sind sie nicht nur Folgen einer Gewebszerstörung, sondern entwickeln sich überwiegend aufgrund eines Ventilmechanismus. Anfangs sieht man lediglich kleine Aufhellungen, die rasch an Größe gewinnen. Sie bleiben rundlich oder oval, sind dünnwandig und zeigen gelegentlich kleine Flüssigkeitsspiegel. Manchmal entwickeln sich aber diese Hohlräume zu so großen Gebilden, daß eine Verdrängung benachbarter Strukturen und eine starke Mediastinalverlagerung mit Dyspnoe und Zyanose zustande kommt. Nur solch eine Entwicklung erfordert eine Drainage oder eine chirurgische Behandlung. Meist bleiben diese Pneumatozelen harmlos und verschwinden durch Ruptur innerhalb einiger Wochen oder Monate (Abb. **146** und **147**).

Auf weitere Komplikationen, wie eine Perikarditis, ein Mediastinalempyem und eine Rippenosteomyelitis ist zu achten. Auch ist die Entwicklung von Bronchiektasen möglich. Monate-, sogar jahrelang bleiben als Reste der Erkrankung Veränderungen des Lungengerüstes bestehen, die aber eine gute Rückbildungstendenz aufweisen (WISSLER 1961, 1972, STEPHAN 1978).

Frühkindliche Bronchopneumonien

Allgemeines: Diese Pneumonieformen überwiegen bei allen entzündlichen Lungenerkrankungen während des Säuglings- und Kleinkindalters. Ihr Häufigkeitsgipfel liegt im 2. Lebenshalbjahr und im 2. Lebensjahr. Die Altersabhängigkeit erlaubt aber keine Rückschlüsse auf den jeweiligen Erreger. Es kommen sowohl Viren der RS-Gruppe als auch Bakterien sowie Mischinfektionen in Betracht. Zwar ist für die Therapie eine ätiologische Klassifikation wünschenswert, sie läßt sich aber nur schwer realisieren.

Das anatomische Substrat der meist herdförmigen Lungenverdichtungen besteht aus entzündlichen Infiltrationen bis etwa zur Größe eines Lobulus sowie aus kleinen Atelektasen. Alle Veränderungen halten sich nicht an Segment- oder Lappengrenzen. Örtliche Überblähungen, ferner ein generalisiertes Emphysem, ähnlich wie bei einer Bronchiolitis, treten in unterschiedlicher Ausprägung hinzu. Reaktive Vergrößerungen der Hiluslymphknoten und eine Beteiligung der feineren Äste des Bronchialbaumes sind die Regel. Diese Entzündungsform wird aufgrund der noch unentwickelten Abwehrleistung des Lungengewebes auf entzündliche Noxen als „primitive Reaktion" angesehen.

Klinik: Die Erkrankung beginnt mit den Symptomen eines „Luftweginfektes", nämlich mit Schnupfen, Husten und Fieber. Fließende Übergänge von einer akuten Bronchitis zu einer Bronchopneumonie sind jederzeit möglich. Offenbar bilden die kurzen Luftwege einen wesentlichen dispositionellen Faktor. Das Absteigen der Infektion und das Übergreifen auf das Lungengewebe zeigt sich in einer zunehmenden Dyspnoe mit beschleunigter und angestrengter Atmung, präinspiratorischem Nasenflügeln und einer unterschiedlich starken Zyanose. Die Kinder sind blaß und wirken matt. Meningismus und Krämpfe, ein protrahierter Kollaps sowie ein Meteorismus, eine parenterale Dyspepsie, eine Pyurie und Otitiden können das Krankheitsbild komplizieren und die Symptomatologie verändern. Weil der physikalische Lungenbefund häufig diskret ist oder sich schwer erheben läßt, sollte immer zur Klärung eine Röntgenaufnahme angefertigt werden.

Röntgendiagnostik: Bezeichnungen wie „Peribronchitis", „Herdpneumonie" und „Bronchopneumonie" werden gelegentlich noch für die unterschiedliche Ausprägung einer fast einheitlich ablaufenden Erkrankung verwendet. Heutzutage sollte sich die Beschreibung aber mehr auf die Herdform, ihre Größe, ihre Zahl und Lokalisa-

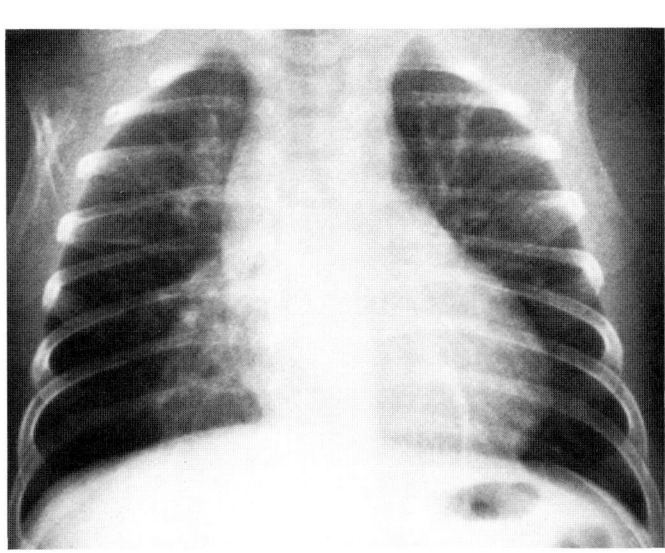

Abb. **148** Frühkindliche Bronchopneumonie: 10 Tage alter Säugling mit Husten und erheblicher Dyspnoe. – Zwerchfelltiefstand mit Lungenblähung. Von beiden Hili gehen dichte Streifenschatten radiär in die Lungenfelder (mehr hilifugale Form der Bronchopneumonie)

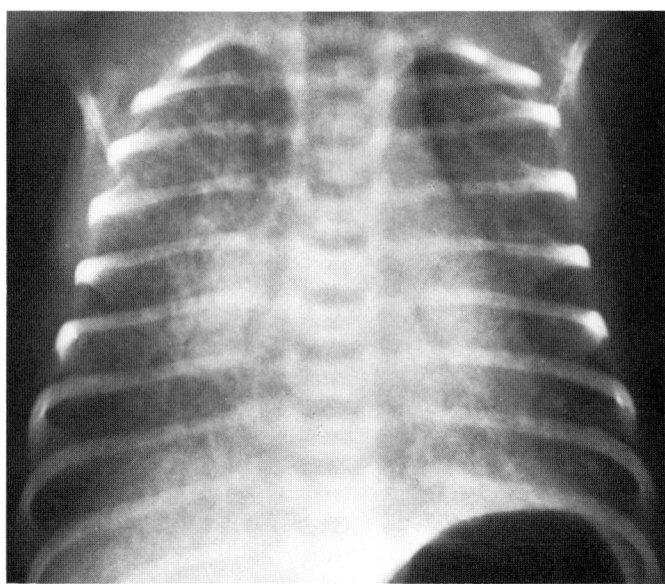

Abb. **149** Frühkindliche Bronchopneumonie: 3 Wochen alter Säugling mit Fieber, Husten und Trinkschwierigkeiten. – Zwerchfelltiefstand mit Lungenblähung. Diffus verteilte kleinfleckige Verdichtungen, die um den Hilus konfluieren (mehr miliare Form der Bronchopneumonie)

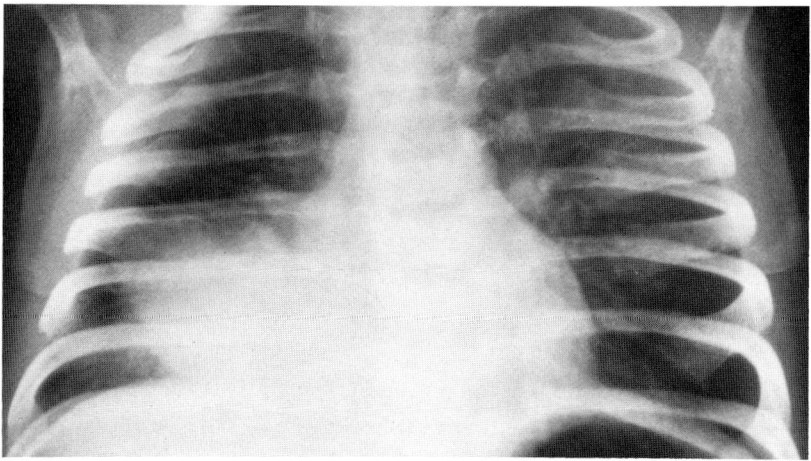

Abb. **150**
Frühkindliche Bronchopneumonie: 2 Monate alter Säugling mit Fieber, Husten und Nasenflügelatmung. – Walnußgroße, offenbar durch Konfluenz entstandene Verdichtung rechts parakardial (mehr konfluierende Form der Bronchopneumonie)

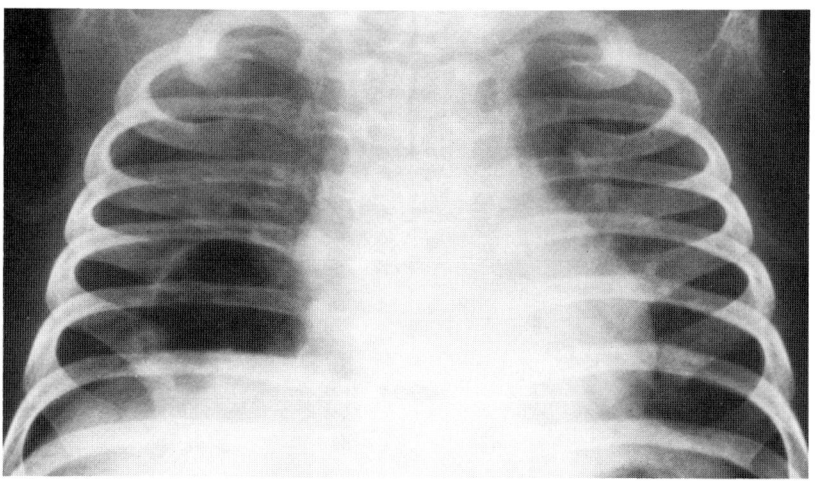

Abb. **151**
Postpneumonische Emphysemblase bei frühkindlicher Bronchopneumonie (dasselbe Kind wie in Abb. **150**, 1½ Monate später): Während der Rückbildung zeigten sich im verdichteten Areal zunächst mehrere kirschkerngroße Aufhellungen, die sich später zu einer walnußgroßen, dünnwandigen Höhle vereinigten. Typische postpneumonische Emphysemblase, die durch einen Ventilmechanismus entstanden war und kurze Zeit später verschwand

tion beziehen. Als elementare entzündliche Veränderung gilt der kleine, weiche, unscharfe und rundliche Herd. Miliare Bilder sowie größere Verdichtungsbezirke sind möglich. Selbst ausgedehnte Verdichtungsareale bleiben unabhängig von Segment- und Lappengrenzen.

Mehr deskriptive Bezeichnungen der Verdichtungen wie „hilifugal", „miliar" und „konfluierend" sind früher zur Verdeutlichung herausgehoben worden.

Bei der mehr *hilifugalen Form* sind die fleckigen Herdschatten um den Hilus am dichtesten angeordnet. Die Infiltrationen folgen dem Gefäß- und dem Bronchialverlauf bis zur Peripherie hin. Sie konfluieren in den zentralen Abschnitten unterschiedlich stark, werden im Perihilusgebiet schon spärlicher und nehmen zur Lungenperipherie hin weiter ab, wo sie zudem noch durch emphysematöse Lungenabschnitte überstrahlt werden können (Abb. **148**).

Die mehr *miliare Form* imitiert das Bild einer grobfleckigen Miliartuberkulose. Allerdings sind die Einzelschatten nicht ganz so scharf begrenzt, zeigen eine deutliche Neigung zur Konfluenz und nehmen peripheriewärts ab. Zur Differentialdiagnose bedarf es selbstverständlich der Tuberkulindiagnostik und der Verlaufsbeobachtung (Abb. **149**).

Bei der mehr *konfluierenden Form* kommt es zu größeren Verdichtungsbezirken. Solch ein Infiltrat ist unscharf begrenzt und inhomogen aufgrund des bronchopneumonischen Charakters (SCHMID 1962, SCHUSTER 1966) (Abb. **150** und **151**).

Atelektasen und Dystelektasen

Atelektasen

Allgemeines und Klinik: Normalerweise wird die Lunge eines Neugeborenen durch die ersten Atemzüge rasch und vollständig belüftet. Falls die Atmung aber nicht in Gang kommt, bleibt der fetale luftfreie Zustand erhalten, die Lunge *komplett atelektatisch* und der Thorax glockenförmig. Bei Beatmungsversuchen oder einer Schnappatmung wird dann zwar die Trachea und das Bronchialsystem etwas mit Luft gefüllt, aber sie vermag nicht in die Lunge einzudringen. Forcierte Beatmungsversuche führen in solchen Fällen lediglich zu einem interstitiellen Emphysem oder einem Pneumothorax, nicht aber zu einer Lungenbelüftung.

Lobäre Atelektasen oder *Segmentatelektasen* beruhen gewöhnlich auf einem vorübergehenden Bronchusverschluß durch einen zähen Schleimpfropf, durch Sekret oder aspirierte Nahrung (Obstruktionsatelektasen). Der betroffene Lungenbezirk wird dann innerhalb weniger Sekunden luftleer. Ausgedehnte Obstruktionsatelektasen entwickeln sich bei einer fehlerhaften Position des Trachealtubus bei Säuglingen während der Behandlung mit Atemhilfen. Falls er zu tief eingeschoben wird, verschließt er den Hauptbronchus der Gegenseite (s. Abb. **8**).

Ein Hauptbronchus kann auch durch ein sehr großes Herz (im Liegen), einen Tumor oder ein atypisches Gefäß so stark komprimiert werden, daß die freie Luftpassage aufhört (*Kompressionsatelektasen*).

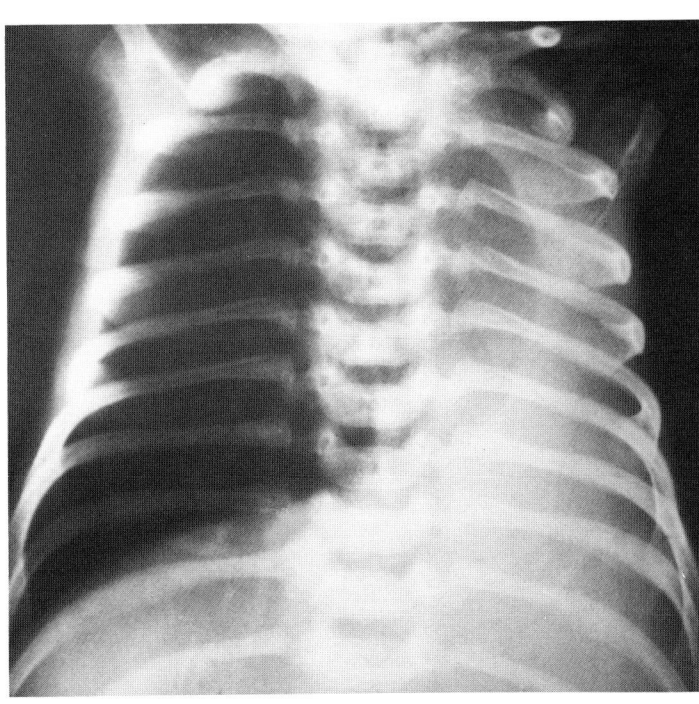

Abb. **152** Atelektase der linken Lunge (1 Monat alter Säugling): Während einer Bronchopneumonie entwickelte sich plötzlich unter Zunahme der Dyspnoe eine komplette Atelektase der linken Lunge, offenbar durch Verstopfung des Bronchus mit zähem Sekret. Erhebliche kompensatorische Überblähung der rechten Seite. Alle Mediastinalstrukturen liegen in der linken Thoraxhälfte

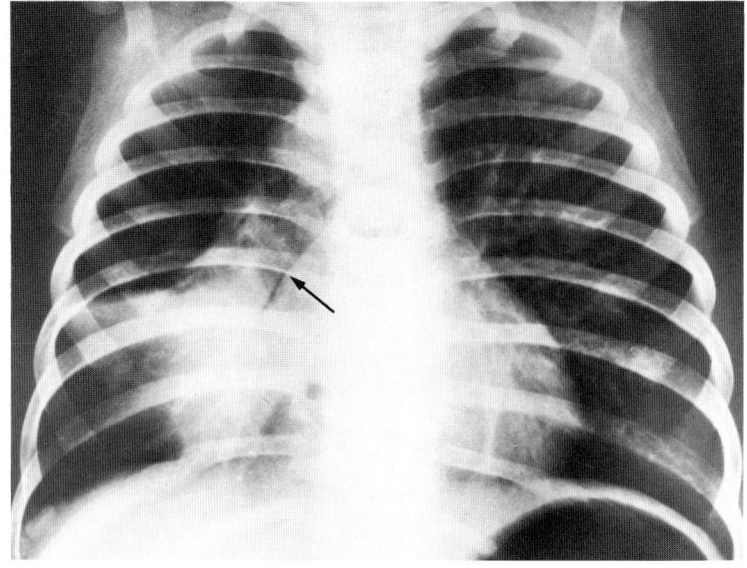

a

Abb. **153 a** u. **b** Mittellappenatelektase: 11 Monate alter Säugling mit einer frischen Tuberkulose
a Sagittalbild: Dreieckige fast homogene Verschattung, die mit ihrer Basis dem rechten Herzrand aufsitzt. Kompensatorische Überblähung der übrigen Lunge. Die Atelektase des Mittellappens beruhte auf einer Bronchusstenose im Gefolge einer starken Lymphknotenvergrößerung (Pfeil)
b Seitenbild: Spindelförmige homogene Verschattung, die dem Mittellappen entspricht. Große Lymphknotenpakete im Hilusgebiet. Überblähung des retrokardialen und des retrosternalen Lungenfeldes

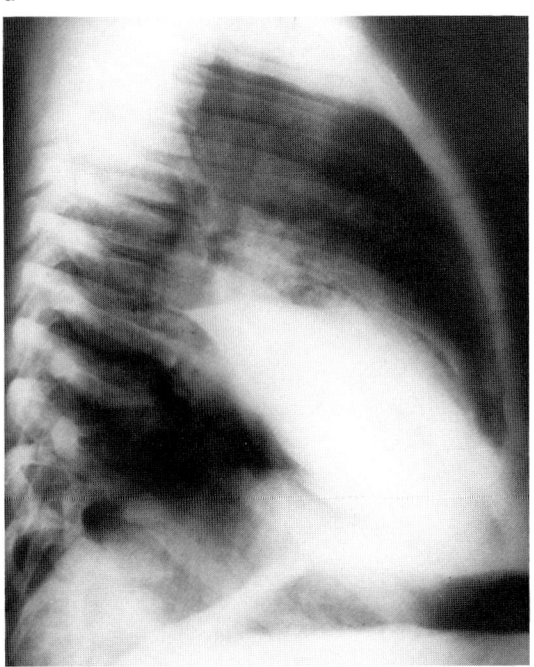

b

Nach Beseitigung des Verschlusses verschwindet die Atelektase wieder rasch. Bleibt sie aber längere Zeit bestehen, so wird das Lungengewebe erheblich geschädigt und schrumpft. Schließlich bilden sich Bronchiektasen aus. Infektionen verstärken diesen ungünstigen Verlauf.

Röntgendiagnostik: Segment- oder Lappenatelektasen führen zu einer homogenen Verdichtung des betroffenen Lungenbezirks und zu einer Volumenabnahme. Die benachbarten Strukturen und der Mittelschatten werden in Richtung zur Atelektase hin verzogen, die benachbarten Lungenabschnitte kompensatorisch überbläht. Aber diese dynamischen Auswirkungen sind nur bei großflächigen Atelektasen zu erwarten. Unmittelbar nach der Beseitigung solch einer Obstruktion wird der von der Belüftung ausgeschaltete Lungenbezirk rasch oder gar schlagartig normal transparent (WESENBERG u. STRUBLE 1972) (Abb. **152** und **153 a, b**).

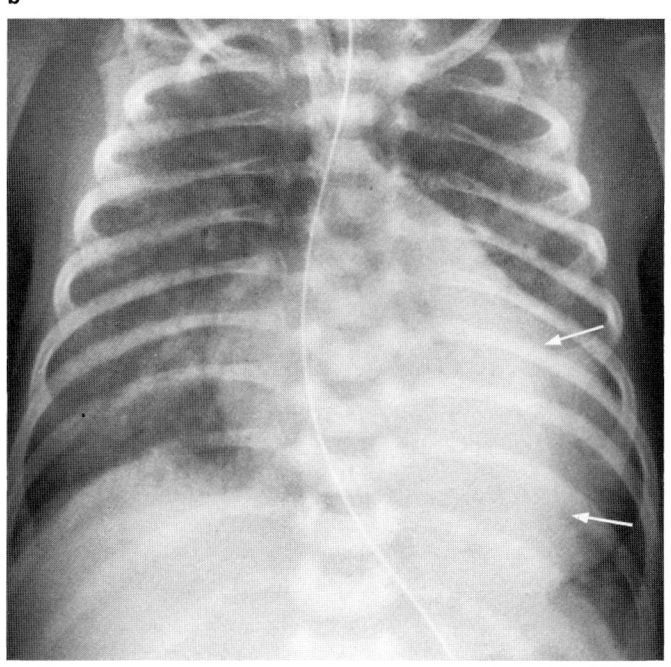

Abb. **154** Dystelektase bei Herzfehler: 2½ Wochen alter Säugling mit stark vergrößertem Herzen bei Shuntvitium (großer ASD II). Aufnahme im Liegen. – Großflächiger, retrokardial gelegener Verdichtungsbezirk (Pfeile), der offenbar nach Kompression des Unterlappenbronchus durch das stark vergrößerte Herz entstand. Bei Lagewechsel verschwand die Dystelektase aufgrund einer normalen Belüftung

Abb. **155** Lungenblutung: 8 Tage altes reifes Neugeborenes. Plötzlich erhebliche Dyspnoe und Zyanose mit Hämatokritabfall. Durch den endotrachealen Tubus lief blutiges Sekret ab. – Die Lunge ist trotz Beatmung fast luftleer. Sektion: Massive alveoläre Blutung

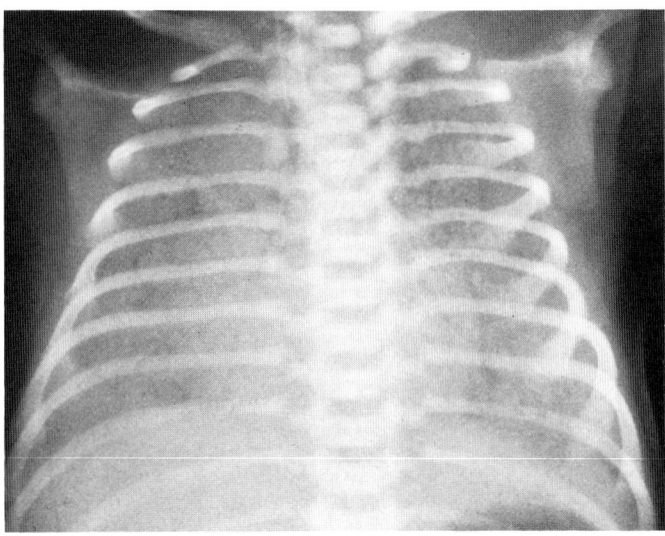

Dystelektasen

Allgemeines und Klinik: Während der ersten Lebenstage können kleinere, unterbelüftete Areale persistieren, falls die Kinder zu einer normalen respiratorischen Aktivität nicht fähig sind. Man findet solche dystelektatischen Bezirke bei atemgestörten, erheblich unreifen Frühgeborenen, aber auch bei Neugeborenen, z. B. nach geburtstraumatischer Hirnschädigung mit einer Läsion des Atemzentrums, bei Atemdepression durch Medikamente unter der Geburt oder bei schweren kongenitalen Muskelerkrankungen. Diese Kinder haben Anfälle von Atemstillstand und zeigen insgesamt eine ineffektive Atemtätigkeit. Aber solche minderbelüfteten Areale verschwinden spontan beim Schreien und bei einer entsprechend forcierten Lungenbelüftung. Auch bei schwerkranken Säuglingen, die konstant in Rük-

kenlage verharren, sind die paravertebralen Lungenabschnitte häufig ungenügend belüftet und ungenügend durchblutet und werden dann vorübergehend dystelektatisch. Unter solchen Voraussetzungen kann sich eine Pneumonie entwickeln. Die klinischen Symptome sind nur geringfügig, so daß man oft von den röntgenologisch faßbaren Veränderungen überrascht wird, die offenbar noch durch eine hypostatische Flüssigkeitsansammlung verstärkt werden.

Röntgendiagnostik: Bei dieser Gruppe von Kindern läßt sich die Thoraxaufnahme oft nicht in ausreichender Inspiration anfertigen. Dystelektasen verursachen dichtere, teilweise sogar konfluierende breite Streifenschatten, die meist retrokardial und paravertebral liegen. Die Veränderungen verschwinden häufig nach Lagewechsel, z. B. in horizontaler Seitenlage, wodurch die Lun-

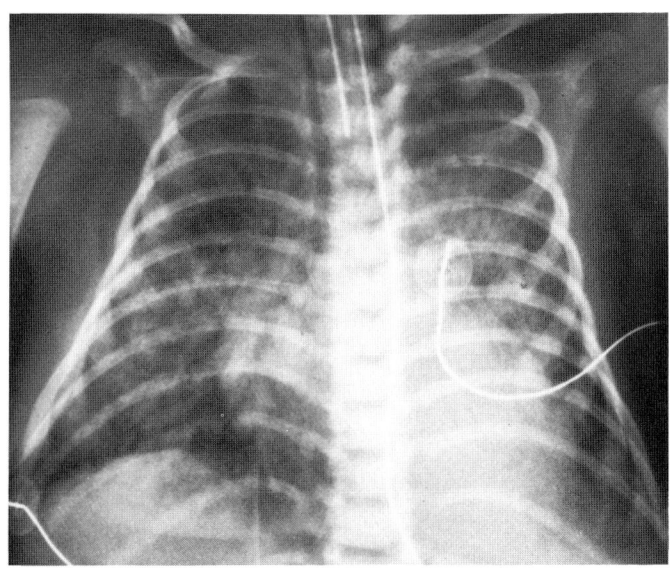

Abb. **156** Lungenblutung: 1 Monat alter Säugling. Aus Mund und Nase wurde plötzlich blutiges Sekret entleert. Hämatokritabfall und Abfall der arteriellen Sauerstoffsättigung. – Grobfleckige Verdichtungen in der gesamten Lunge

genbelüftung entscheidend verbessert wird. Die um solche Bronchiallumina manchmal entstehenden entzündlichen Herde dehnen sich oft kraniokaudal aus und treten in Kombination mit atelektatischen Bezirken auf. Eine Verkleinerung der betroffenen Lappen, eventuell sogar eine mäßige Verziehung des Mittelschattens, ist möglich (Abb. **154**).

Lungenblutungen beim Neugeborenen

Allgemeines: Kleinere interstitielle oder alveoläre Lungenblutungen werden bei Autopsien Frühgeborener und Neugeborener als Epiphänomen der Grundkrankheit öfters gefunden. Sie sind klinisch ohne Bedeutung. Die Blutungsbereitschaft beruht besonders auf der erheblichen Unreife bei sehr niedrigem Geburtsgewicht sowie auf einer pränatalen oder neonatalen Asphyxie, die mit einer Kapillarschädigung einhergeht. Hier liegt auch der therapeutische Ansatz zur Senkung dieser Komplikation, der auf eine verbesserte Schwangerenüberwachung und Geburtsleitung hinzielt. Die selteneren massiven intrapulmonalen Blutungen führen auch heute noch meist zum Tode.
Pathologisch-anatomisch läßt sich die interstitielle Lungenblutung – ein bei Frühgeborenen am 1. Lebenstag häufig tödliches Ereignis – von der später auftretenden alveolären Lungenblutung unterscheiden.

Klinik: Bei stärkeren Lungenblutungen kommt es plötzlich zu einer erheblichen Dyspnoe und Zyanose, zu einem Hämatokritabfall und einem Abfall der arteriellen Sauerstoffsättigung. Als diagnostisch entscheidendes Symptom zeigt sich bei der Hälfte der Kinder, daß aus Mund und Nase sowie durch den endotrachealen Tubus blutiges Sekret entleert bzw. abgehustet wird.

Röntgendiagnostik: Es zeigen sich grobfleckige Verdichtungen und bei massiver alveolärer Blutung sogar ausgedehnte Verschattungen, manchmal in Form der „weißen Lunge". Dagegen verursachen die interstitiellen Blutungen mehr streifige Verdichtungen. Weil spezifische röntgenologische Veränderungen fehlen, ergibt das Röntgenbild erst zusammen mit den klinischen Daten verwertbare Hinweise zur Interpretation dieser Verdichtungen (LOHER u. GIEDION 1971, BOMSEL u. Mitarb. 1975) (Abb. **155** und **156**).

Kongenitale pulmonale Lymphangiektasie

Allgemeines und Klinik: Die Mißbildung der intrapulmonalen Lymphgefäße beruht auf einer frühembryonalen Entwicklungsstörung. Drei verschiedene Formen mit unterschiedlicher Prognose lassen sich bei dieser seltenen Anomalie abgrenzen:

– *Die isolierte Entwicklungsstörung der pulmonalen Lymphgefäße:* Pathologisch-anatomisch finden sich zahlreiche weite und zystisch veränderte Lymphgefäße. Gleich nach der Geburt zeigen sich schwerste kardiorespiratorische Störungen mit einer Dyspnoe und Zyanose, denen die Neugeborenen fast immer erliegen.

– *Die pulmonale Lymphangiektasie in Kombination mit schweren Herzfehlern:* Zusätzlich zur pathologischen Grundsituation zeigt sich häufiger eine totale Lungenvenen-Fehleinmündung oder ein hypoplastisches Linksherzsyndrom. Die Mißbildung führt ebenfalls meist zum Tode.

– *Die pulmonale Lymphangiektasie im Rahmen einer generalisierten Lymphgefäßerkrankung:* Die Lunge ist auffallend unelastisch. Es kommt dadurch zu einer alveolären Hypoventilation

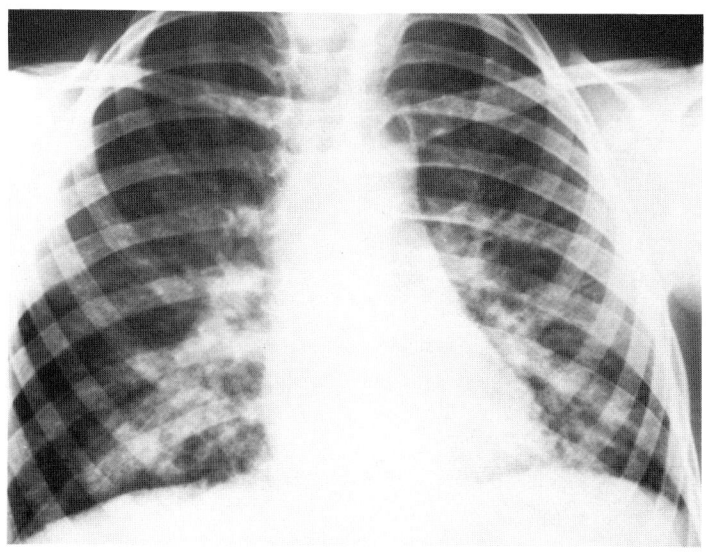

Abb. **157** Kongenitale Lymphangiektasie: Generalisierte Lymphgefäßerkrankung mit intestinaler Lymphangiektasie und Beinödem. Zunehmende Lungenveränderungen seit der Säuglingszeit. Im Alter von 4 Jahren zeigte die gesamte Lunge, rechts stärker als links, retikulär-noduläre Formationen mit örtlichen Überblähungen, ferner grobnetzige, besonders perihilär lokalisierte Streifenschatten

Abb. **158** Herzvergrößerung bei schwerer supraventrikulärer Tachykardie: Reifes Neugeborenes, 3 Stunden alt, blaß und dyspnoisch. Tachykardie von 450 pro Minute mit 2:1 Überleitung. – Erhebliche allseitige Herzvergrößerung mit beginnender Dekompensation und kardialer Stauung. Nach medikamentöser Behandlung normalisierte sich die Herzgröße innerhalb von 2 Wochen

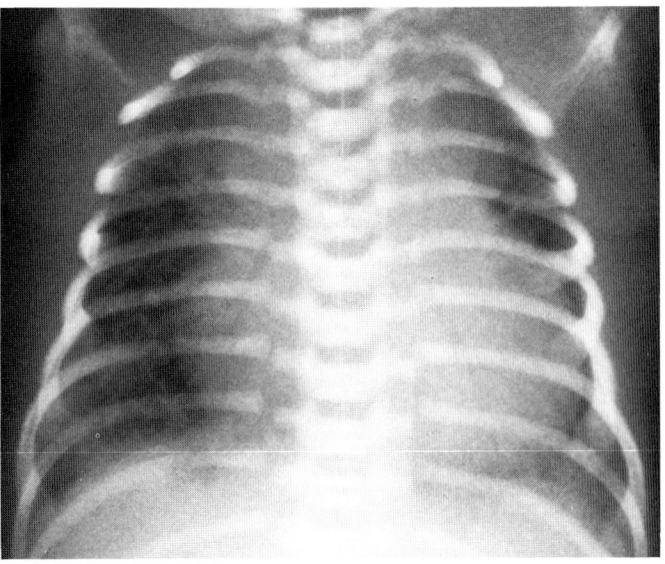

mit einer Neigung zu Pneumonien. Das Hauptproblem der Krankheit stellt jedoch die intestinale Lymphangiektasie mit Eiweißverlust und eventuell einer Elephantiasis dar. Solche Kinder überleben die Anomalie, sind allerdings in ihrer Entwicklung beeinträchtigt.

Röntgendiagnostik: Durch die Ansammlung zystisch erweiterter Lymphgefäße zeigen sich in der überblähten Lunge retikulär-noduläre Formationen, die deutlich größer sind als bei der Membrankrankheit. In ihrer Nachbarschaft finden sich durch örtliche Überblähungen zahlreiche Aufhellungsareale, so daß das Bild einem interstitiellen Emphysem ähnelt. Grobnetzige, besonders perihilär lokalisierte Streifenschatten entstehen ebenfalls durch Lymphgefäßerweiterungen. Darüber hinaus sieht man kleine Fleckschatten durch einen Alveolarkollaps. Die Formationen ähneln dabei entzündlichen bronchopulmonalen Herden (SHANNON u. Mitarb. 1974, WEIGEL u. MENZEL 1974, SCHMIDT-REDEMANN u. Mitarb. 1980) (Abb. **157**).

Neugeborene mit Herzfehlern

Allgemeines: Die Hämodynamik der meisten Herzfehler ist intrauterin und damit für die pränatale Entwicklung der Kinder ohne Belang. Daher findet man unmittelbar nach der Geburt auch ein normales Thoraxröntgenbild. Erst während des Überganges zur postnatalen Hämodynamik werden schwere Vitien klinisch manifest. Einige Tage oder Wochen später findet man auch entsprechende radiologische Veränderungen am Herzen und an den Lungengefäßen.

Klinik: Es dominieren Tachypnoe und Dyspnoe, graublasses Aussehen, Zyanose und Trinkschwierigkeiten. Oft fehlt anfangs ein Herzgeräusch. Bei Neugeborenen sind die Symptome bedrohlicher Herzfehler und schwerer Lungenerkrankungen oft außerordentlich ähnlich. Aber ihre Unterscheidung ist für die Behandlung dringlich und muß so schnell wie möglich erfolgen. Nicht die häufigsten Vitien wie VSD, ASD und PDA, sondern komplexe Anomalien verursachen sehr früh

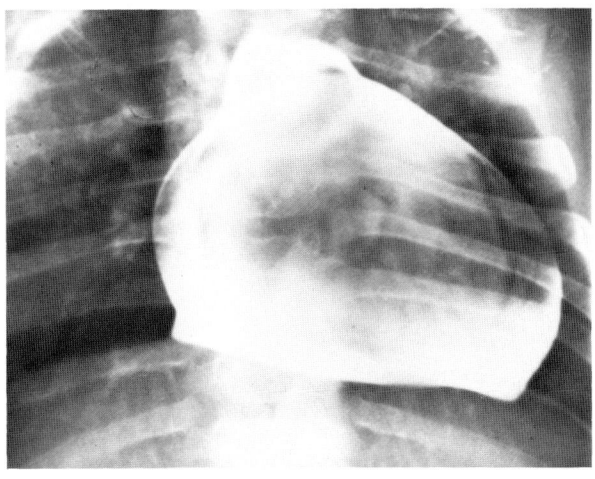

Abb. **159** Herzvergrößerung durch Perikarderguß: 7 Monate alter Säugling. Während einer Angiokardiographie kam es zur Perforation des Myokards an der Katheterspitze, so daß Kontrastmittel in den Herzbeutel einfloß. Vorübergehende Rhythmusstörung und kurzdauernde Herzvergrößerung. Das intraperikardiale Kontrastmittel läßt die Umschlagfalte und Insertion des Herzbeutels an der Aorta und der Pulmonalis gut erkennen. Es wurde innerhalb von 2 Stunden resorbiert

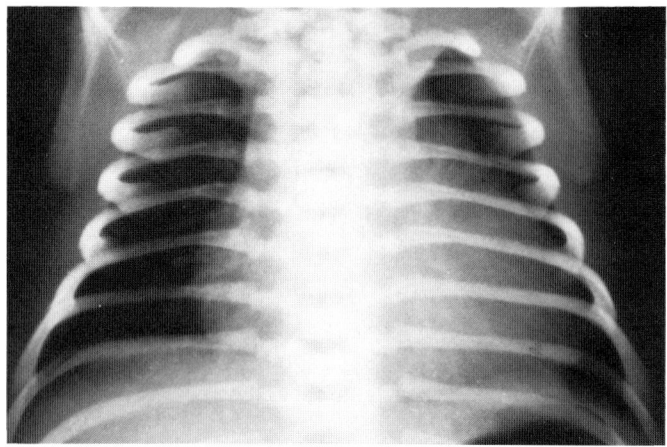

Abb. **160** Angeborener Herzfehler – Pulmonalatresie: 2 Tage altes, stark zyanotisches und dyspnoisches Neugeborenes. – Erheblich vergrößertes Herz. Ungewöhnlich spärliche Hilus- und Lungengefäße, die ihr Blut aus einem noch offenen Ductus arteriosus erhalten. – Angiokardiographisch bestätigt

ernste Symptome. Hierzu gehören das hypoplastische Rechtsherzsyndrom, das hypoplastische Linksherzsyndrom, die Transposition der großen Arterien, die Fehleinmündung aller Lungenvenen, die hochgradige Aorten- und Isthmusstenose und andere Mißbildungen. Unbehandelt führen diese Herzfehler rasch zum Tode.

Röntgendiagnostik: Die Nativdiagnostik stützt sich auf die Beurteilung des *Mittelschattens* (Herz und Gefäßband), der *Hilus- und Lungengefäßzeichnung* sowie des *viszeroatrialen Situs* (Lagebeurteilung von Leber und Magenblase in bezug zur Herzposition). Ausgangspunkt sind jeweils Thoraxaufnahmen in zwei Ebenen. Da sich besonders die Herzgröße und die Lungengefäßzeichnung als die zwei wichtigsten Parameter der Röntgendiagnostik anfangs rasch ändern können, sind Kontrollen im Abstand von wenigen Tagen unbedingt erforderlich.

Mittelschatten: Bei Neugeborenen ist das Herz relativ groß. Erst nach etwa 4 Tagen, also nach der Adaptation des Kreislaufs an die postnatale Hämodynamik, weist es eine reguläre Größe und

Form auf. Bis dahin ist auch der physiologische Flüssigkeitsverlust beendet. Ebenso ist eine durch das Ausstreichen der Nabelschnur bedingte Hypervolämie im Abklingen. Eine vorübergehende Herzvergrößerung, die als Folge einer perinatalen Anoxie oder Hypoxie auftreten kann, verschwindet ebenfalls während dieser Zeit (Abb. **158** und **159**).

Die Herzgröße läßt sich nur in Aufnahmen beurteilen, die in ausreichender Inspiration angefertigt wurden. Es ist bei Neugeborenen oft nicht möglich, die Größe der einzelnen Herzbinnenräume mit hinreichender Zuverlässigkeit zu beurteilen. Auch Schrägaufnahmen helfen hier nicht weiter. Eine lordotische Position oder eine Rotation verändern ebenfalls die Form des Mittelschattens. Wichtig sind ferner die Beurteilung der Position des Herzens (regulär, nach rechts oder links verlagert, rotiert) und die Stellung der Herzachse (regulär, steil, horizontal, angehobene Spitze).

Hilus- und Lungengefäße: Ihre Beurteilung stellt ein außerordentlich wichtiges Kriterium für die

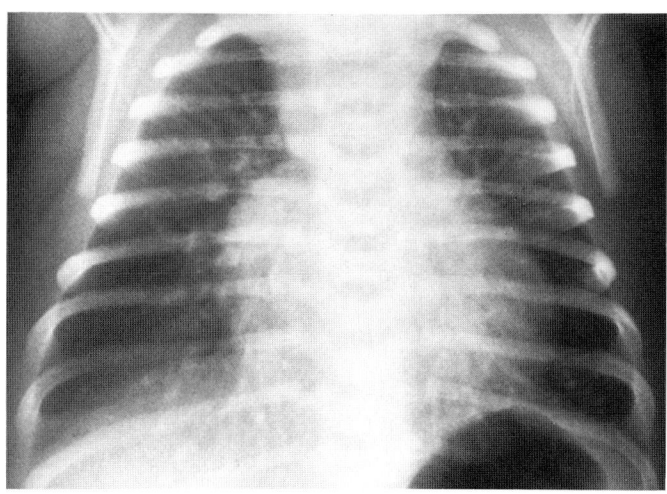

Abb. **161** Angeborener Herzfehler – Shuntvitium (großer VSD): 4 Tage altes Neugeborenes mit Tachypnoe und Trinkschwierigkeiten. Kein Herzgeräusch. – Deutlich vergrößertes Herz. Bereits kurze Zeit nach der Geburt zeigt sich eine verstärkte Hilus- und Lungengefäßzeichnung, die während der nächsten Wochen noch erheblich zunahm. – Angiokardiographisch bestätigt

Zuordnung eines Vitiums dar. Sie ist schwierig und hängt erheblich von der persönlichen Erfahrung des Betrachters ab. Dabei muß eine Antwort auf die Frage gefunden werden, ob die Hilus- und Lungengefäßzeichnung normal, zu spärlich oder verstärkt ist, ob eine aktive oder passive Hyperämie vorliegt oder nicht. Entsprechende Veränderungen sind während der ersten Lebenstage noch nicht zu erwarten, weil erst nach dem Übergang vom intra- zum extrauterinen Leben sich eine Umstellung des Lungenkreislaufs vollzieht und durch das Einsetzen der Atmung ein weiterer Faktor hinzutritt, der die Gefäßsituation beeinflußt.

Normale Hilus- und Lungengefäßzeichnung: Beim Neugeborenen erscheinen die Lungengefäße aufgrund des noch kleinen Kalibers insgesamt etwas spärlich. Im Hilusbereich sieht man überwiegend die Lungenarterien und ihre ersten Aufzweigungen, rechts deutlicher als links, weil der rechte Hilus nicht so stark durch den Mittelschatten verdeckt wird. Die Gefäße verjüngen sich kontinuierlich vom Hilus bis zur Lungenperipherie hin.

Verminderte Hilus- und Lungengefäßzeichnung: Sie ist durch einen besonders kleinen Durchmesser der quergetroffenen Arterienäste im hilusnahen Thoraxdrittel gekennzeichnet. In der Lungenperipherie fehlen praktisch die Gefäßstrukturen, auch ist die Strahlentransparenz erhöht. Die Lungenvenen (rechts parakardial, links retrokardial) sind auffallend schmal. Solche Veränderungen sieht man beispielsweise bei einer Pulmonalatresie (Abb. **160**) und hochgradiger valvulärer Pulmonalstenose, bei Fallotscher Tetralogie, einer Trikuspidalatresie u. a.

Verstärkte Hilus- und Lungengefäßzeichnung: Die pulmonalen Arterienäste sind normalerweise bei orthograder Abbildung etwa gleich groß wie die orthograd getroffenen Bronchiallumina. Sobald sich größere Gefäßquerschnitte zeigen, die über das hilusnahe Drittel in die Peripherie hinausreichen, ist eine verstärkte Hilus- und Lungengefäßzeichnung zu diagnostizieren. Vitien mit einem großen Links-rechts-Shunt verursachen im Gefolge des vermehrten Lungendurchflusses rasch solch eine Änderung des arteriellen Gefäßbildes (*aktiv vermehrte Lungengefäßzeichnung*). Diese Gefäßveränderungen werden geschätzt und sind mit Meßmethoden nicht zu untermauern. Zu beachten bleibt ferner, daß auch bei Vitien mit einem großen Links-rechts-Shunt erst 1–2 Wochen nach der Geburt, nach Absinken des physiologischen pulmonalen Strömungswiderstandes, sich ein Links-rechts-Shunt mit charakteristischem Gefäßbild und einer Herzvergrößerung entwickeln kann. Das trifft besonders für die häufigen klassischen Shunt-Vitien zu (VSD, ASD, PDA) (Abb. **161**).

Eine passive Hyperämie (*passiv vermehrte Lungengefäßzeichnung*) läßt sich dann diagnostizieren, wenn die erweiterten hilusnahen Lungengefäße unscharf werden, eine hilifugale milchglasartige Transparenzminderung sich abzeichnet und eine unscharf begrenzte Gefäßzeichnung in der Peripherie hinzukommt. Bei erhöhtem Druck in den Lungenvenen tritt Flüssigkeit in das Interstitium aus und ruft anfangs eine verstärkte perihiläre streifige Zeichnung hervor. Bei Zunahme dieser Exsudation werden auch die Alveolen beeinträchtigt, so daß ein Lungenödem mit flächen-

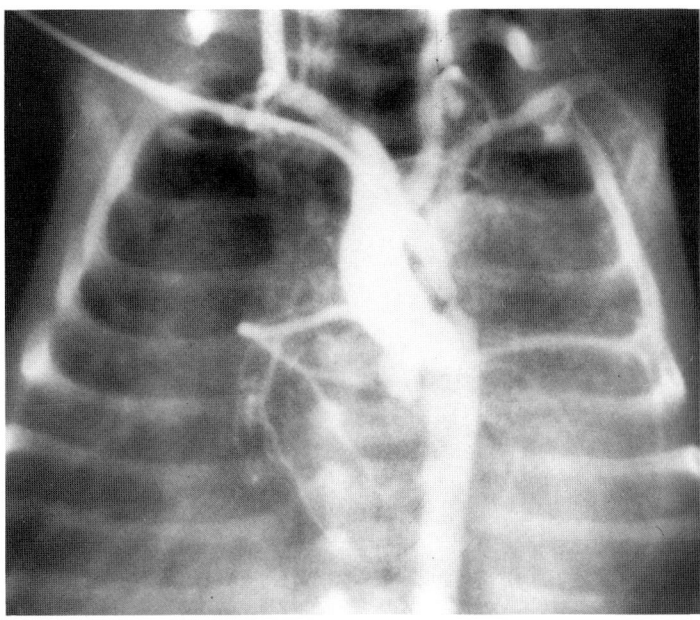

Abb. **162** Aortenisthmusstenose (Neugeborenes): Gegen Ende der 1. Lebenswoche beginnende Dyspnoe und Trinkschwierigkeiten. Keine Femoralispulse. Zunehmende, schließlich starke Herzvergrößerung. – Hochgradige Aortenisthmusstenose über eine Strecke von fast 2 cm

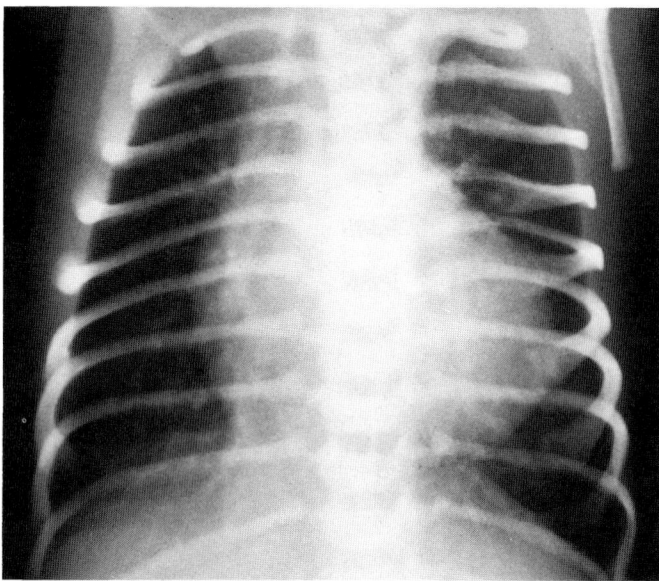

a

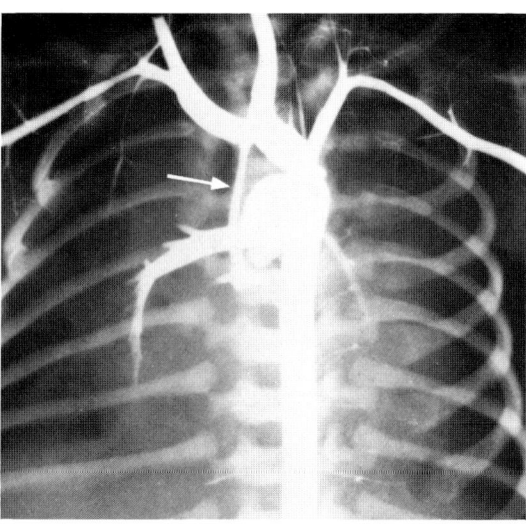

b

haften Eintrübungen bis zur Peripherie hin resultiert (z.B. bei hypoplastischem Linksherzsyndrom, bei Linksherz-Dekompensation, bei einer
kompletten Lungenvenen-Fehleinmündung vom
subdiaphragmatikalen Typ, bei sehr großem Ductus arteriosus Botalli) (Abb. **162** und **163a, b**).

Bei Neugeborenen und jungen Säuglingen ist die
Differenzierung zwischen einer aktiven Hyperämie, einer passiven Hyperämie und dem Übergang in ein Lungenödem einerseits sowie entzündlichen pulmonalen Verdichtungen andererseits oft schwierig, manchmal sogar unmöglich.
Verlaufskontrollen und die Einbeziehung klinischer Daten helfen bei der Differentialdiagnose
(HEGENBARTH u. KALLFELZ 1974, GALANSKI u.
EICKSCHEN 1978, SCHUMACHER u. BUHLMEYER
1978, SWISCHUK 1980) (Abb. **164** und **165a, b**).

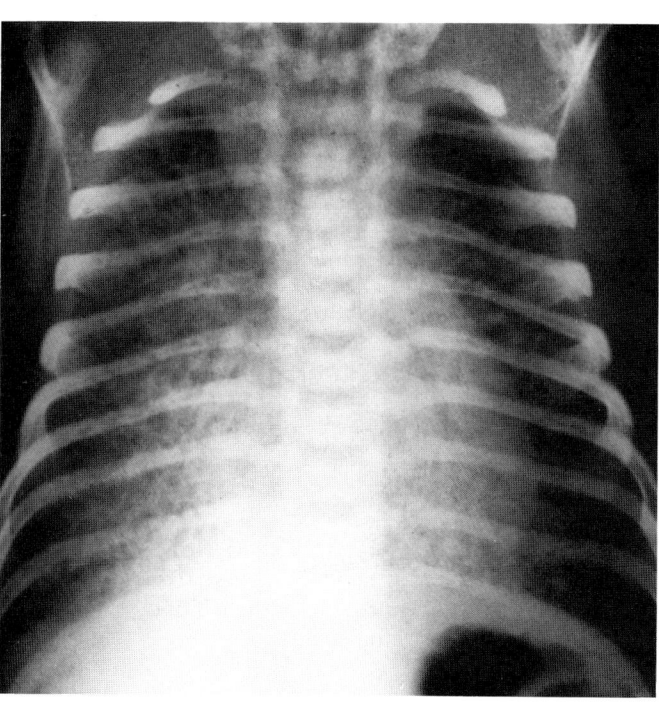

Abb. **165a** u. **b** Totale Lungenvenen-
fehleinmündung (subdiaphragmatikaler
Typ): 3 Wochen alter Säugling mit
Dyspnoe und Trinkschwierigkeiten
a Vom Hilus ausgehende radiäre Streifenschatten, die durch Ödem unscharf
sind und bis in die Peripherie reichen.
Ausgangsbild für eine Angiokardiographie mit Injektion in den rechten Ventrikel
b Nach der Kontrastmittelinjektion in
den rechten Ventrikel und der Lungen-
passage sammelt sich das Kontrastmittel
in den Lungenvenen, die sich in einem
zentralen Sinus vereinigen. Von hier aus
fließt das Kontrastmittel über ein breites
Gefäß (Pfeil) in die Pfortader

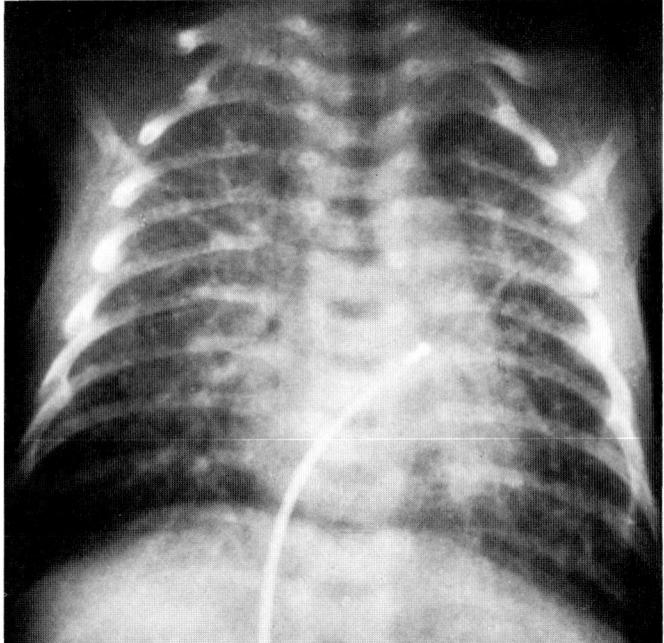

a

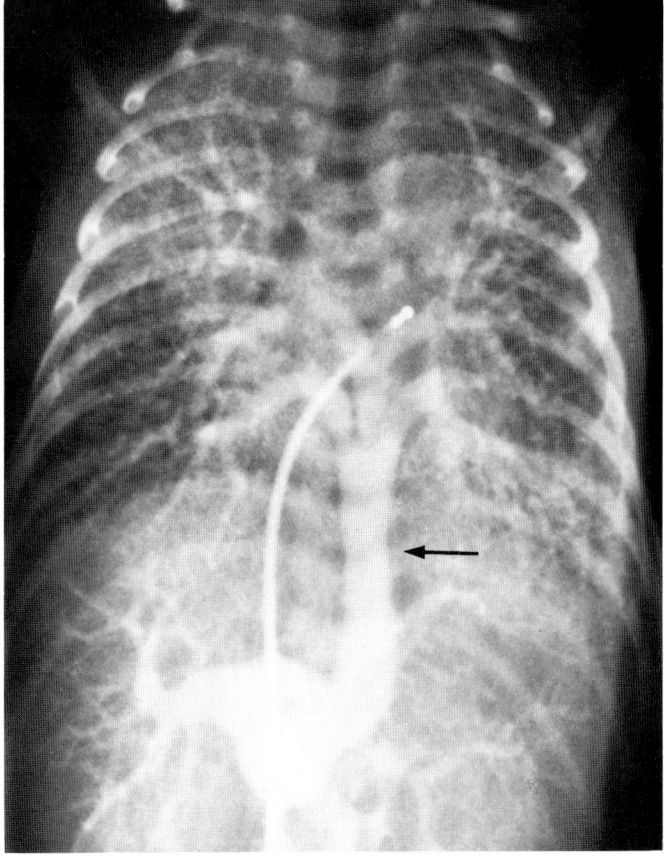

b

Viszeroatrialer Situs: Normalerweise besteht eine strenge Zuordnung des viszeralen zum atrialen Situs, so daß der rechte Vorhof sich fast immer auf der Seite der Leber befindet (viszeroatriale Konkordanz). Die Positionsbeurteilung von Magenblase und Leber in ihrer Beziehung zum Herzen hilft bei der Analyse angeborener und erworbener Lageanomalien.

Der viszeroatriale Situs muß besonders bei der Differenzierung dysontogenetischer Lageanomalien (Dextrokardie, Mesokardie, isolierte Levokardie) geklärt werden. Es ergeben sich daher bereits im Nativbild drei Lagetypen, nämlich

- der *Situs solitus visceroatrialis* (Normalposition, Leber rechts, rechter Vorhof rechts, Magenblase links),
- der *Situs inversus visceroatrialis* (Leber links, rechter Vorhof links, Magenblase rechts),
- der *Situs ambiguus visceroatrialis* (Leber mittelständig, Magenblase keiner Seite sicher zuzuordnen, häufig singulärer Vorhof, Milzdysgenesie).

Herzverlagerungen in die rechte oder linke Thoraxhälfte (Dextroposition, Lävoposition) treten durch extrakardiale Faktoren auf (z. B. bei Zwerchfellhernien, einem Pleuraerguß, einem Pneumothorax, einer Lungenhypoplasie).

Persistierende fetale Zirkulation (PFC-Syndrom)

Allgemeines: In der fetalen Lunge besteht durch die enggestellten Arteriolen ein erhöhter Gefäßwiderstand, der etwa das Fünffache des postnatalen Wertes beträgt. Infolgedessen durchströmen pränatal nur etwa 10% des Herzminutenvolumens die Lunge, während die Hauptmenge des vom rechten Ventrikel ausgeworfenen Blutes über den Ductus arteriosus Botalli abfließt.

Mit dem Beginn der Atmung sinkt nach der Geburt der Lungengefäßwiderstand rasch ab, so daß jetzt das meiste vom rechten Ventrikel ausgeworfene Blut die Lunge durchströmt und oxygeniert werden kann. Der postnatale Duktusverschluß beendet die fetalen Zirkulationsverhältnisse. Durch die erhöhte Blutmenge, die postnatal die Lunge passiert, steigt auch der Druck im linken

Vorhof an und verschließt funktionell das Foramen ovale, so daß hier ebenfalls der pränatale Kurzschluß aufhört.

Während der letzten Jahre sind zahlreiche Beobachtungen mitgeteilt worden, daß bei manchen Neugeborenen der pulmonale Gefäßwiderstand erhöht bleibt, sogar den Systemwiderstand übertreffen kann und daher die fetale Kreislaufsituation erhalten wird. Diese pathologischen Strömungsverhältnisse haben der Störung ihren Namen gegeben.

Bei der PFC handelt es sich um ein Syndrom, das durch eine schwere Hypoxie infolge einer pulmonalen Hypertension gekennzeichnet wird, wobei strukturelle Herzfehler fehlen. Nach den gegenwärtigen Ansichten sind offenbar unterschiedliche Faktoren daran beteiligt, durch eine Vasokonstriktion der Lungenarterien die Blutzirkulation über fetale Verbindungen aufrechtzuerhalten. Man diskutiert eine pränatale oder perinatale Hypoxie bzw. Streßsituation. Ein pulmonaler Gefäßspasmus wird auch bei einer Anzahl metabolischer Störungen beobachtet (z. B. Hypoglykämie, metabolische Azidose, Polyzytämie).

Früher neigte man zur Ansicht, daß diese Störung meist isoliert, also ohne Lungenveränderungen, auftritt. Aber nach MARTEN u. Mitarb. (1977) lassen sich oft gleichzeitig im Lungenparenchym unterschiedliche Erkrankungen verifizieren, wobei die PFC lediglich ein sekundäres Phänomen darstellt. Hierzu gehören das Syndrom der hyalinen Membranen, das Aspirationssyndrom, die Flüssigkeitslunge, unterschiedliche Pneumonieformen des Neugeborenen, eine Zwerchfellhernie oder eine Lungenhypoplasie. Solche Erkrankungen können für sich allein zwar kein PFC-Syndrom auslösen, allerdings wird ihr Krankheitsverlauf erheblich beeinträchtigt.

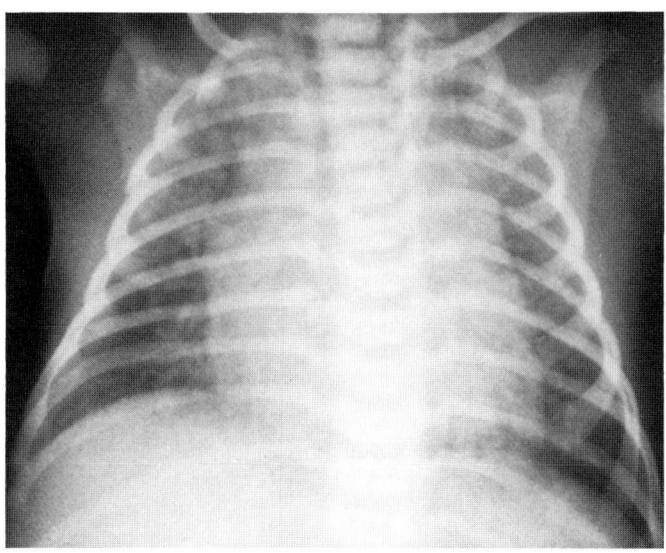

Abb. **166** Persisitierende fetale Zirkulation (PFC): 4 Stunden altes deutlich zyanotisches Neugeborenes. Kein Herzgeräusch. – Vergrößertes Herz mit vermehrter Fleckzeichnung in den Lungenfeldern. Echokardiographisch: Vorübergehend deutlich vergrößerter rechter Vorhof und vergrößerter rechter Ventrikel. – Die Symptome verschwanden innerhalb weniger Tage, die Herzgröße normalisierte sich

Klinik: Es werden meist reife oder sogar übertragene Neugeborene betroffen. Unmittelbar nach der Geburt oder innerhalb der ersten 24 Stunden zeigt sich eine Zyanose, ferner eine Erhöhung der Atemfrequenz, verbunden mit einer Asphyxie, so daß ein Atemnotsyndrom vermutet wird. Oft ist sofort nach der Geburt eine Beatmung erforderlich. Falls die systemische Hypoxie beträchtlich wird, kommt es zu einer Beeinträchtigung der Myokardfunktion, die im EKG, eventuell auch im Echokardiogramm nachweisbar ist (Erweiterung des rechten Vorhofes und des rechten Ventrikels). Obwohl es sich um eine ernsthafte Störung handelt, ist die Prognose allgemein gut.

Der akuten Form, die während der ersten Lebenstage zu beobachten ist, steht die chronische Form gegenüber. Bei ihr bleibt aus nicht bekannten Gründen ein erhöhter pulmonaler Gefäßwiderstand von der Geburt an bestehen und geht schließlich in eine bleibende pulmonale Hypertension mit Mediahypertrophie über. Die Erkrankung endet später durch ein Versagen des rechten Ventrikels.

Röntgendiagnostik: Bei einem großen Teil der Kinder ist die Lunge frei von pathologischen Veränderungen. Die Vaskularisation ist eher spärlich. Durch eine systemische Hypoxie kann eine Herzvergrößerung zustande kommen, die den rechten Vorhof und den rechten Ventrikel betrifft. Auch eine Herzdekompensation mit kardialer Stauung ist möglich. Eine Herzkatheteruntersuchung ist meist entbehrlich, weil heute der klinische Verdacht auf eine Transposition der großen Arterien (mit ähnlicher Symptomatologie) sich fast immer echokardiographisch ausräumen läßt. Die Lungenparenchymerkrankungen, die sekundär eine pulmonale Hypertension bewirken können, sind gut zu erfassen und meist gut zu differenzieren.

Der Verlauf der Krankheit erfordert anfangs tägliche Kontrolluntersuchungen (SILVERSTEIN u. Mitarb. 1977) (Abb. **166**).

Erkrankungen der Pleura und des Pleuraraumes

Pneumothorax beim Neugeborenen

Allgemeines: Während der ersten Atemzüge wird häufig ein ungewöhnlich hoher transpulmonaler Druck (bis etwa 100 cm Wassersäule) entwickelt. Er kann einen Einriß der Alveolen und der Pleura bewerkstelligen, so daß Luft in den Pleuraraum austritt. Eine entsprechende Gefahr droht auch bei forcierter Reanimation oder nach einer perinatalen Aspiration. Die Häufigkeit des *Spontanpneumothorax* wird bei Neugeborenen mit 1–2% angegeben. Eine wesentlich höhere Quote zeigt sich bei Kindern während der Respiratortherapie zur Behandlung eines Atemnotsyndroms.

Klinik: Bei einem ausgedehnten Pneumothorax kommt es plötzlich zur Tachypnoe, einem verfallenen Aussehen, einem Blutdruckabfall und einer Verschlechterung der Blutgaswerte, während Kinder mit nur partiellem Lungenkollaps oft ernsthafte Symptome vermissen lassen. Entwickelt sich aber gar ein beidseitiger Pneumothorax, so geraten die Neugeborenen in Gefahr, die eine Behandlung durch eine Pleuradrainage mit Absaugen der Luft erforderlich macht.

Röntgendiagnostik: Die Luft umgibt mantelförmig eine Lungenhälfte und führt dann zu einem Teilkollaps oder gar einem kompletten Kollaps. Falls sich der Einriß an der Lungenoberfläche schnell schließt, wird die Luft innerhalb weniger Tage resorbiert. Die Luftverteilung ist von der jeweiligen Position der Kinder abhängig und wech-

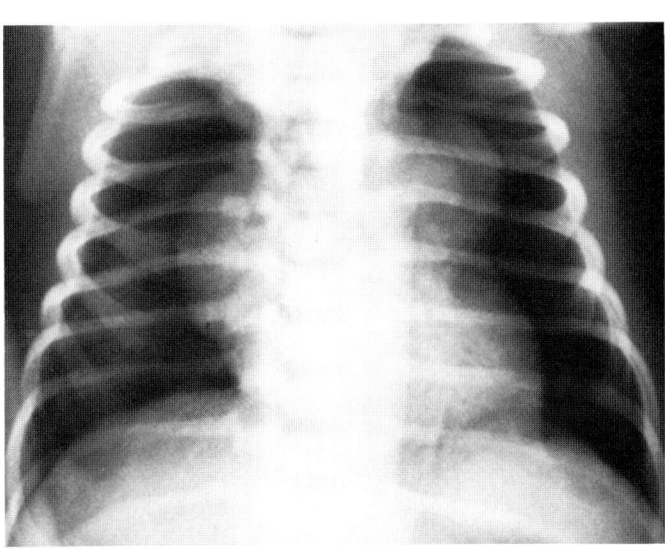

Abb. **167** Spontanpneumothorax beim Neugeborenen: 3 Stunden altes Neugeborenes mit starker Dyspnoe und schwerem Kollaps. – Pneumothorax beiderseits mit erheblichem Lungenkollaps. Die Lunge hat sich zum Hilus hin retrahiert

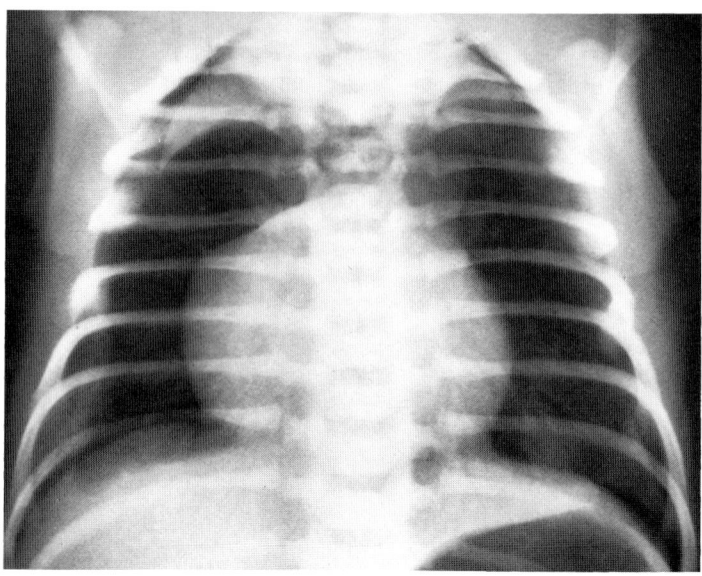

Abb. 168 Spontanes Pneumomediastinum: 16 Stunden altes Neugeborenes mit Dyspnoe. – Die Lunge ist überbläht. Die in den oberen Mediastinalraum eingedrungene Luft umgibt beide Lappen des Thymus und hebt sie flügelartig an

selt bei jeder Lageänderung, so daß auch atypische Luftansammlungen zustande kommen. Der Pneumothorax lokalisiert sich dementsprechend lateral, kranial, anterior, medial oder basal (subpulmonal). Nur Aufnahmen in zwei Ebenen lassen eine Abschätzung der ausgetretenen Luftmenge zu. Bleibt das Leck an der Pleuraoberfläche aber bestehen, so kann sich rasch ein *Spannungspneumothorax* mit respiratorischer Insuffizienz entwickeln. Dann wird das Zwerchfell dieser Seite stark nach unten gedrückt und gleichzeitig kommt es zu einer erheblichen Verlagerung der Mediastinalstrukturen. Die Position eines Drainagekatheters muß röntgenologisch immer überprüft werden. In Seitenaufnahmen zeigt sich dabei gelegentlich, daß die Katheterspitze dorsal liegt, die Luft sich aber ventral ansammelt, so daß die Drainage unwirksam ist und eine Positionskorrektur des Katheters erforderlich wird (STEELE u. Mitarb. 1971, VERSMOLD 1977) (Abb. 167 und 168).

Hydrothorax

Allgemeines und Klinik: Pleuraergüsse kommen als eigenständige Erkrankung nur selten vor. Man findet sie bei Neugeborenen meist als Begleitsymptom anderer schwerer Erkrankungen, z.B. bei einem Hydrops fetalis, der infantilen polyzystischen Nierenerkrankung, bei Lungenvenenobstruktionen und manchen komplizierten Herzfehlern. Stärkere Ergüsse können eine schwere respiratorische Insuffizienz hervorrufen, weil sie die Lunge komprimieren, die Atemfläche stark einengen und den Atemwiderstand erheblich erhöhen. Die Thorakozentese ist sowohl zur Klärung der Art des Ergusses als auch zur Entlastung erforderlich. Besondere Probleme existieren dann, wenn umfangreiche Pleuraergüsse bereits intrauterin entstehen, die Lunge in ihrer Ausdehnung beeinträchtigen und die Entwicklung einer Lungenhypoplasie begünstigen.

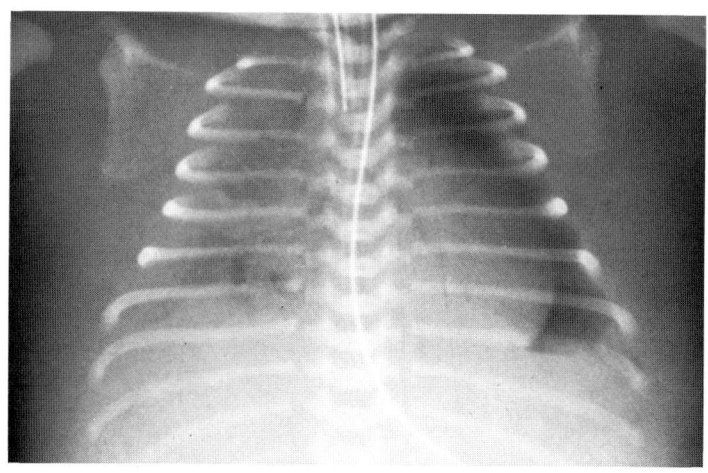

Abb. 169 Hydrothorax bei Hydrops: 2 Stunden altes Neugeborenes. Hochgradige allgemeine Ödeme und schwere Dyspnoe bei Erythroblastose. – Ausgeprägter Pleuraerguß rechts. Die Lunge ist zusätzlich mit Ödemflüssigkeit gefüllt. Erguß weiterhin in der Bauchhöhle

Abb. **170** Pleuraexsudat rechts: 5 Monate alter Säugling, der an Pneumonie erkrankt war. – Lateraler Exsudatschatten, der bis in das Spitzengebiet reicht und in den mediastinalen Pleuraraum übergeht. Der Transparenzunterschied zwischen der rechten und linken Seite wird durch den mantelförmigen Erguß verursacht, der zudem eine Lungenkompression bewirkt

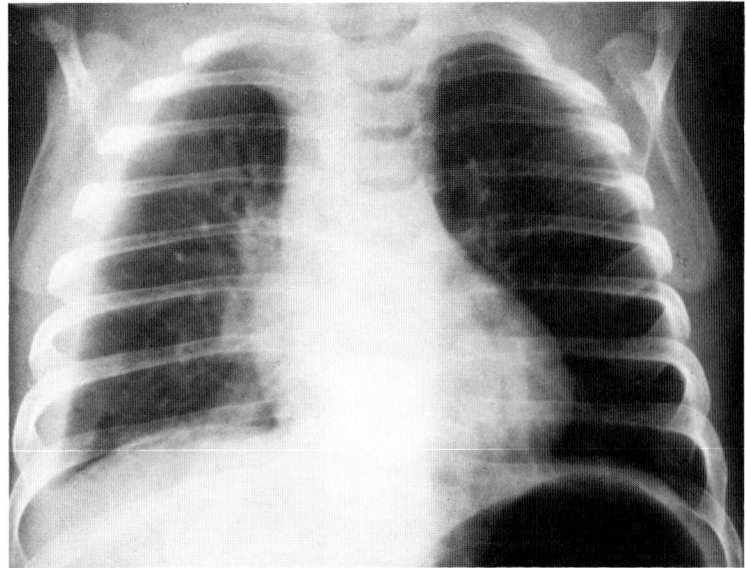

Röntgendiagnostik: Bei starkem Exsudat findet man einen vergrößerten Thoraxraum, der weitgehend in maximaler Inspirationsstellung verharrt. Die Neugeborenen nehmen aufgrund der schweren Atemnot eine Lordoseposition ein und benutzen die Atemhilfsmuskulatur, so daß die oberen ventralen Rippenanteile nach kranial gerichtet werden. Es zeigt sich ein Mantelerguß unterschiedlicher Breite mit Transparenzminderung der betroffenen Seite oder bei beidseitiger Lokalisation eine homogene Trübung der gesamten Lunge. Dabei kann sich bei starker Exsudatansammlung das Bild der „weißen Lunge" ergeben, wobei nur zentral eine geringe Belüftung vorhanden ist. Auch lassen sich dann der Mittelschatten und das Zwerchfell nicht mehr abgrenzen. Geringfügige Ergüsse verursachen nur einen randständigen Exsudatschatten, der auch häufig in den interlobären Pleuraraum reicht, sowie eine mäßige Transparenzminderung hervorruft, weil das Exsudat zirkulär die Lunge umgibt (GIEDION 1965, FREY u. Mitarb. 1977, FRISCH u. SCHNABEL 1979) (Abb. **169–171**)

Chylothorax

Allgemeines und Klinik: Beim konnatalen Chylothorax sammelt sich die Flüssigkeit primär retropleural an und dringt erst nach Einriß der Pleura in den Pleuraraum ein. Ursache und Pathogenese dieser häufigsten Ergußbildung bei Neugeborenen bleiben fast immer unklar. Man schuldigt beispielsweise eine Ruptur des Ductus thoracicus während der Geburt an. Er kann auch bei einer Thoraxoperation verletzt werden (Verschluß eines Ductus arteriosus Botalli, Operation einer Koarktation, einer Ösophagusatresie, einer Zwerchfell-

hernie). Nur bei wenigen Kindern vermutet man eine Mißbildung des gesamten Lymphsystems.
Die klinischen Symptome sind häufig geringfügig, aber natürlich von der Exsudatmenge abhängig. Bei beidseitiger starker Exsudatansammlung resultiert allerdings eine erhebliche Dyspnoe, ja sogar eine lebensbedrohliche Atemnot. Solch eine Flüssigkeitsansammlung veranlaßt immer eine diagnostische und therapeutische Punktion. Die

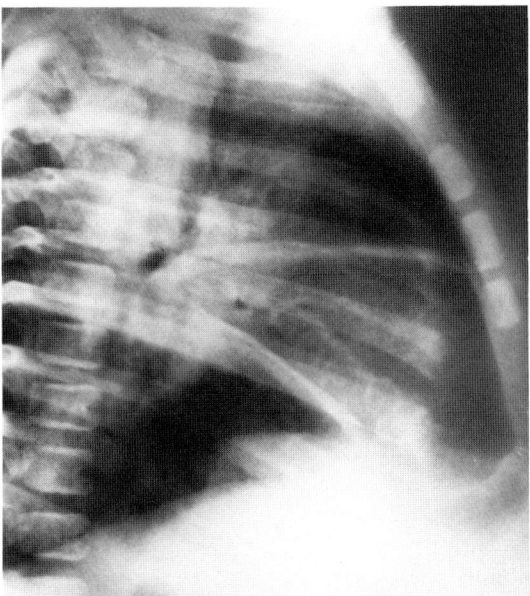

Abb. **171** Interlobäre Pleuritis (5 Monate alter Säugling): Während im Sagittalbild nur eine schleierartige Verschattung der rechten Lunge vorhanden war, wird im Seitenbild die Exsudatansammlung und die Exsudatmenge zwischen Mittel- und Oberlappen sowie zwischen Mittel- und Unterlappen eindeutig sichtbar

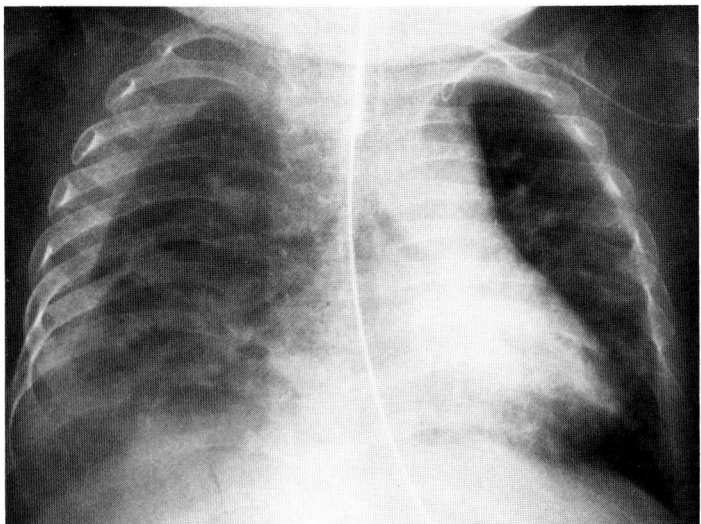

a

Abb. **172a** u. **b** Chylothorax rechts:
11 Monate alter Säugling. Langdau-
ernde Beatmung wegen chronischer
Pneumonie
a Transparenzminderung der ganzen rechten Lunge. Bandartige Verschattung rechts lateral, die im Spitzengebiet breiter wird und in den mediastinalen Pleuraraum übergeht. Bei
der Punktion chylöse Flüssigkeit. Ein
zentralvenöser Zugang vom linken
Arm her war nicht mehr möglich
b Blockade des venösen Zuflusses
links: Thrombose der V. anonyma
und V. cava superior mit Ausbildung
eines kollateralen Netzes. Auch der
Ductus thoracicus war in die Thrombose einbezogen und der Lymphabfluß behindert

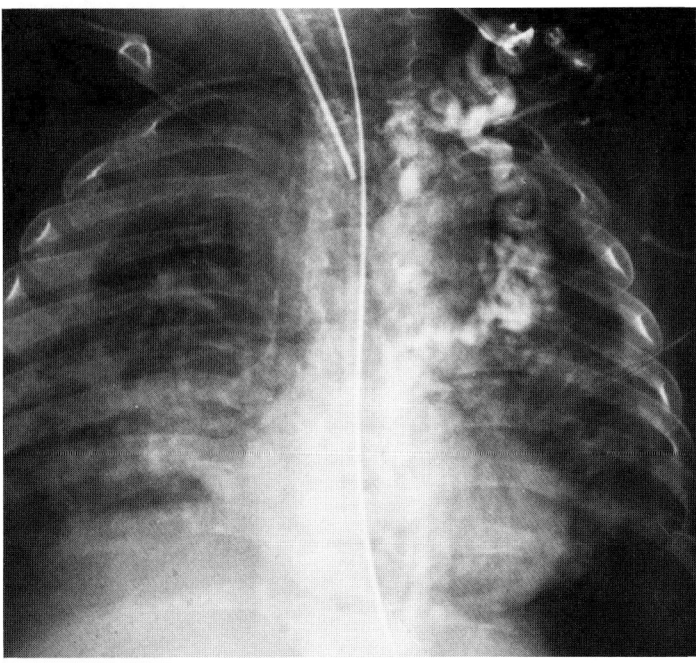

b

Flüssigkeit ist bei Neugeborenen zunächst klar
und wird erst nach der Fütterung von Milch chy-
lös, so daß man so lange einen Hydrothorax vermutet, bis die Kinder Fett (Milch) erhalten. Üblicherweise kommt es nach einigen Punktionen
zum Sistieren der Exsudatbildung, so daß die
Prognose bei kleinen Exsudatmengen insgesamt
günstig ist.

Röntgendiagnostik: Anfangs kann sich lediglich
eine Verbreiterung des Mittelschattens zeigen, die
durch eine lokale Ansammlung von Chylus bewirkt wird, der schließlich in den Pleuraraum
übertritt. Dann gleichen die Röntgensymptome
denen eines Hydrothorax. Der Erguß findet sich
rechts häufiger als links, verursacht einen bandförmigen Schatten, der oft kranial am breitesten
ist. Bei starker Ergußbildung wird eine Seite homogen verschattet und der Mittelschatten aus seiner Position verdrängt. Bei beidseitigen schweren
Formen sieht man nur zentral noch eine etwas
belüftete Lunge. Dabei sammelt sich gleichzeitig
oft auch Flüssigkeit im Bauchraum an. Eine große intrapleurale Flüssigkeitsmenge kann – falls
sie schon längere Zeit während der Fetalperiode
vorhanden war – ebenfalls eine Lungenhypoplasie hervorrufen. Sie bereitet nach diagnostischer
und therapeutischer Punktion durch den Zwang
zu rascher Ausdehnung der Lunge eventuell große Schwierigkeiten (WILLICH u. KUNDERT 1971,
WAGNER u. ZWEYMÜLLER 1973, SÜTHOFF 1985)
(Abb. **172a** u. **b**).

Abb. **173** Pyopneumothorax (15 Monate altes Kind): Während einer abszedierenden Pneumonie kam es durch eine bronchopleurale Fistelbildung zum Teilkollaps der rechten Lunge. Luft und Eiter bilden einen Spiegel. Eitriges Exsudat wurde durch Punktion entleert

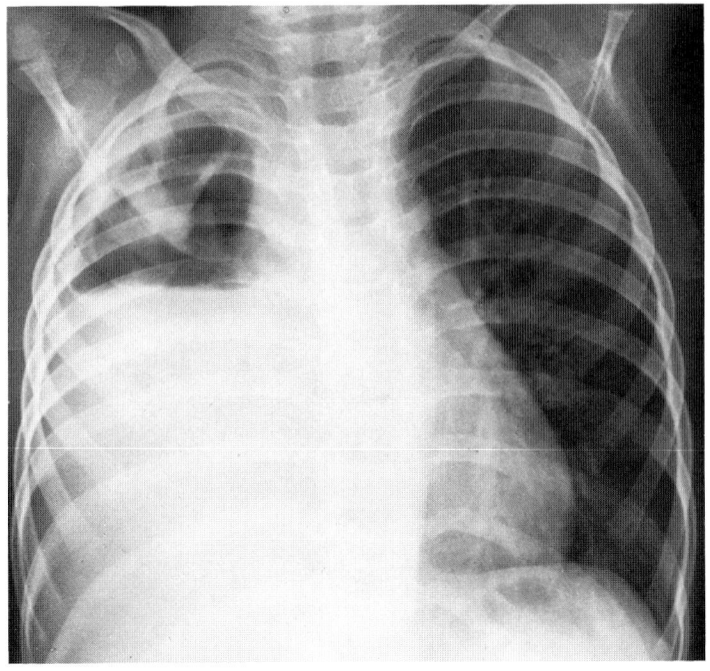

Hämatothorax

Allgemeines und Klinik: Bei Neugeborenen sind Blutungen in den Pleuraraum selten. Sie beruhen auf einer dem Lebensalter eigenen Blutungsbereitschaft oder einem Trauma. Als bekannte Ursachen gelten ein Morbus haemolyticus neonatorum, die Ruptur eines aneurysmatischen Ductus arteriosus Botalli, eine Herz- oder Gefäßperforation während einer Herzkatheteruntersuchung, eine Rippenfraktur während der Geburt oder bei einer Reanimation, ein pleuranahes Hämangiom oder eine angeborene Zwerchfellhernie.

Die Symptome bestehen in einer zunehmenden Dyspnoe, bei stärkerer Blutung in einer Anämie, einem Kreislaufkollaps und einer Tachykardie. Selbstverständlich klärt erst die Pleurapunktion die Art der Flüssigkeitsansammlung.

Röntgendiagnostik: Wie bei allen anderen Ergüssen findet man eine bandförmige bzw. eine mantelartige Verschattung, die bei starker Ausbildung sogar eine vollständige Eintrübung einer Lungenhälfte zur Folge hat, sie ist links häufiger als rechts (OPPERMANN u. WILLE 1980).

Pleuraempyem

Allgemeines und Klinik: Eitrige Pleuraergüsse entwickeln sich als Sekundärerkrankungen im Verlaufe bakterieller Pneumonien, besonders während einer Staphylokokkenpneumonie oder bei subpleuralen Lungenabszessen, die in die Pleurahöhle durchbrechen. Solch eine Eiteransammlung gilt immer als gefährliche Komplika-

tion. Die Punktion ist therapeutisch angezeigt und klärt ferner die Art des Exsudates.

Röntgendiagnostik: Je nach der Eitermenge ergeben sich unterschiedliche Bilder. Bei geringem Exsudat sieht man lateral einen bandförmigen Begleitschatten und eine mäßige Trübung der betroffenen Seite. Steht der Erguß aber unter erhöhtem Druck, so kommt es zur Abflachung des Zwerchfells und einer Verdrängung des Mittelschattens zur Gegenseite. Bei ausgedehntem Exsudat wird eine Lungenhälfte ganz verschattet. Falls sich eine bronchopulmonale Fistel ausbildet, dringt auch Luft in den Pleuraraum ein, so daß sich ein *Pyopneumothorax* mit einem, bei Kammerung auch mit mehreren Flüssigkeitsspiegeln entwickelt (Abb. **173**).

Bei der Rückbildung eitriger Ergüsse zeigt sich vorübergehend eine Pleuraschwarte, die bei Säuglingen und Kleinkindern eine überraschend gute Rückbildungstendenz aufweist und innerhalb von Wochen oder Monaten ganz verschwindet. Die Gefahr einer Skolioseentwicklung ist daher in diesem Alter kaum gegeben. Auch im Sulcus costarius kann sich durch eingedicktes Sekret eine Auflagerung ausbilden, die später durch Resorption wieder verschwindet.

Zwerchfellveränderungen

Zwerchfellhernien

Allgemeines: Zwerchfellhernien beruhen auf Entwicklungsstörungen oder sind gelegentlich – bei Säuglingen selten – Folge traumatischer Einwirkungen (Ruptur durch Unfall, Kindesmißhandlung). Die Komplexität der Zwerchfellentwicklung macht Lücken in der dünnen Muskelplatte verständlich, die lediglich bindegewebig gedeckt sind. Diese persistierenden pleuroperitonealen Kanäle ermöglichen hauptsächlich an drei Orten eine Herniation von Baucheingeweiden in den Thoraxraum, nämlich dorsal am Trigonum lumbocostale (Bochdaleksche Lücke), ventral rechts am Trigonum sternocostale (Morgagnische Lükke) sowie ventral links am Trigonum sternocostale (Larreysche Lücke). Weil bei dieser Situation der gesamten Lunge ausreichend Raum für eine reguläre fetale Entwicklung fehlt, bleibt sie besonders auf der betroffenen Seite hypoplastisch. Aber auch auf der Gegenseite ist die Lungenentwicklung durch die Verlagerung der Mediastinalorgane beeinträchtigt. Da solch eine hypoplastische Lunge nach einer Hernienoperation nicht ohne kritische Überdehnung den Thoraxraum zu füllen vermag, kann sich durch Einriß an der Oberfläche ein Pneumothorax entwickeln. Daher ist der Grad der Lungenhypoplasie für postoperative Schwierigkeiten ausschlaggebend. Mit der Unterentwicklung der Lunge ist eine Gefäßhypoplasie sowie eine persistierende fetale Zirkulation gekoppelt, weil sich der Duktus verspätet schließt und der erhöhte pulmonale Widerstand längere Zeit bestehen bleiben kann. Die Häufigkeit der Anomalie liegt bei etwa 0,05% der Geburten.

Je nach Lokalisation der Lückenbildung unterscheidet man verschiedene Formen der Zwerchfellhernie. Präoperativ gelingt es jedoch nicht, die Größe des Defektes genau anzugeben.

Allerdings ist es klinisch auch wichtiger, die herniierten Organe (Magen, Dünndarm, Dickdarm, Omentum, Niere, Milz, Leber) zu benennen und die Folgen der Verlagerung für die Thoraxorgane näher zu präzisieren. Fast immer sind zusätzlich Anomalien der Darmdrehung und des Mesenterialansatzes vorhanden, die eine solche exzessive Organverlagerung erst ermöglichen (TÖNDURY 1967, BERDON u. Mitarb. 1968).

Klinik: Die Symptome beruhen – je nach Umfang der Herniation von Baucheingeweiden – auf einer Beeinträchtigung der Lunge, kaum jedoch auf Funktionsstörungen der herniierten Organe selbst. Der bereits intrauterin erfolgte massive Eingeweideprolaps verursacht unmittelbar nach der Geburt eine schwere Atemnot mit Dyspnoe, eine Zyanose und eine Azidose. Die Symptome verstärken sich, sobald durch die ersten Atemzüge und Schluckbewegungen Luft in den Magen-Darm-Trakt eindringt, ihn aufbläht, damit mehr Raum beansprucht, die Lunge an der Entfaltung und Atmung hindert und das Herz sowie die großen Gefäße verlagert. Die Herztöne sind (bei linksseitigem Prolaps) rechts zu hören, der Bauchraum ist klein und die Bauchdecke eingesunken. Die Dyspnoe kann sich bei Maskenbeatmung (ohne vorherige Einführung einer Magensonde) akut steigern, weil dadurch der Magen sehr stark aufgebläht wird.

Die Diagnose muß schnell, möglichst am 1. Lebenstag gestellt werden, weil die meisten Kinder ohne Behandlung sterben. Nur in leichteren Fäl-

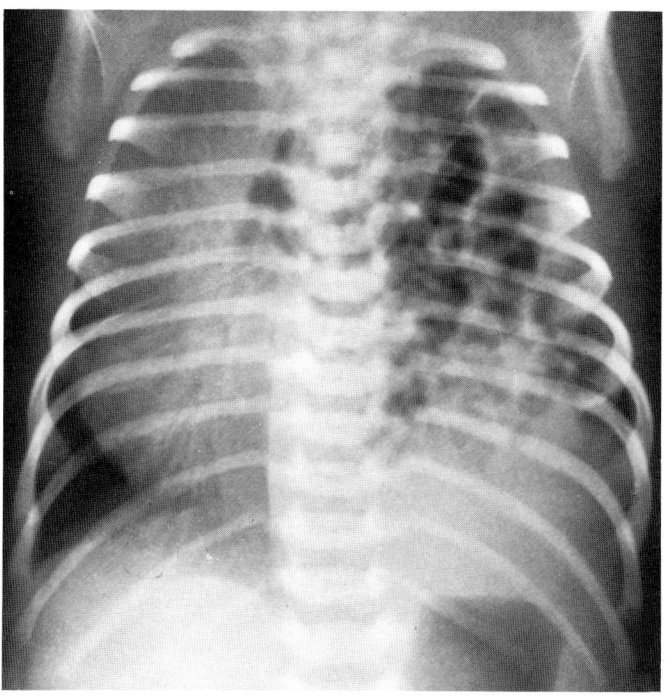

Abb. **174** Zwerchfellhernie (Bochdalek-Typ): 3 Stunden altes Neugeborenes mit erheblicher Atemnot. Herztöne rechts. – In der linken Thoraxhälfte unterschiedlich große Aufhellungen durch beginnende Luftfüllung des Magen-Darm-Traktes, der fast komplett in den Thoraxraum verlagert ist. Magen in regulärer Position. Alle Mediastinalorgane wurden in die rechte Thoraxhälfte gedrängt

Abb. **175** Zwerchfellhernie (Bochdalek-Typ): 3 Stunden altes Neugeborenes mit schwerer Atemnot, die sofort eine Beatmung erforderlich machte. – Die linke Zwerchfellkontur ist nicht mehr sichtbar und die ganze linke Thoraxhälfte mit luftgeblähten Dünndarmschlingen gefüllt. Alle Mediastinalstrukturen sind nach rechts verlagert. Die Magensonde zeigt die intrathorakale Magenposition und dient dazu, die weitere bedrohliche Luftfüllung des Darmtraktes vor der Operation zu verhindert

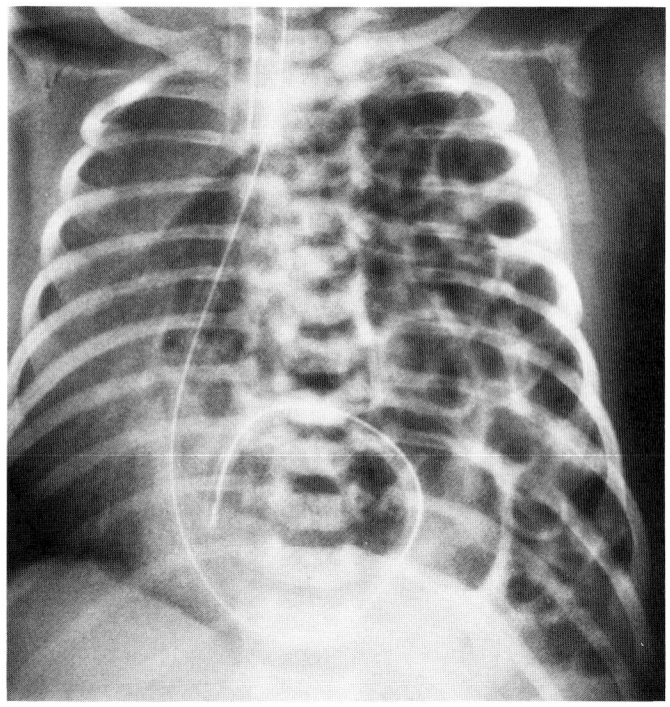

len überwinden die Neugeborenen auch ohne Operation die erste kritische Periode. Postoperativ wächst zwar die hypoplastische Lunge relativ schnell, trotzdem kommt es zu einer Emphysembildung, die über längere Zeit bestehen bleibt. Eine Sonderform der Hernienbildung tritt erst etwa eine Woche nach der Geburt auf („late onset hernia").

Bochdalek-Typ

Die dorsale Hernie (Prolaps durch die posterolaterale Lücke) stellt die häufigste Form der Hernienbildung dar und ist fast nur links zu finden. Rechts wird eine solche Lücke weitgehend durch die Leber geschützt.

Röntgendiagnostik: Übersichtsaufnahmen in zwei Ebenen müssen simultan die Thorax- und Abdominalorgane erfassen. Die Röntgensymptomatologie hängt vom Zeitpunkt der Untersuchung und dem Grad der Organverlagerung ab. Unmittelbar nach der Geburt zeigt sich eine fast komplette Verschattung der linken Thoraxhälfte. Wegen der noch unzureichenden Luftfüllung des Magen-Darm-Traktes fehlen zu diesem Zeitpunkt die charakteristischen Röntgensymptome. Aber eine zweite, wenige Stunden später durchgeführte Untersuchung klärt die Situation: Die Zwerchfellkuppe ist nicht sichtbar. In der linken Thoraxhälfte lassen sich dann zahlreiche luftgefüllte Darmabschnitte erkennen, die wie Lungenzysten oder Waben aussehen, während die reguläre Lungen-

struktur fehlt. Ein Teil der prolabierten Darmschlingen enthält Sekret, so daß Flüssigkeitsspiegel zustande kommen. Innerhalb der kleinen Bauchhöhle sieht man meist luftgefüllte Magenanteile sowie das Colon descendens, aber nur wenige luftgefüllte Dünndarmabschnitte. Die Luftblähung des Magens kann so stark sein (durch Beatmung), daß ein inkompletter Volvulus zustande kommt oder eine große Lungenzyste vorgetäuscht wird. Beim Neugeborenen soll die Diagnostik ausschließlich mit Nativaufnahmen erfolgen, weil eine Kontrastmittelgabe keine zusätzlichen Informationen liefert und die Operation nur verzögert und erschwert (Abb. **174** und **175**). Bei älteren Säuglingen sind Kontrastmitteluntersuchungen, besonders des Kolons, nicht nur gefahrlos, sondern sinnvoll (Abb. **176 a** u. **b**).

Bei einer Hernienbildung rechts können kleinere oder größere Leberanteile, ferner Abschnitte des Magen-Darm-Traktes prolabieren. Eine geringfügige Verlagerung ist klinisch ohne Bedeutung. Die Anomalie wird daher meist zufällig bei einer Thoraxaufnahme entdeckt. Ist der Prolaps jedoch stärker, so bleiben rechts die basalen Lungenabschnitte hypoplastisch. Die prolabierte Leber erscheint dann intrathorakal als großer „Tumorschatten", dessen Identifikation schon sehr früh während einer Nabelvenensondierung durch den Katheterverlauf bzw. eine umbilikale Venographie, später durch eine Cholezystographie (Verlagerung der Gallenblase), eine Szintigraphie und eine Sonographie gelingt (GLASSON u. Mitarb. 1975, HERZOG u. Mitarb. 1978).

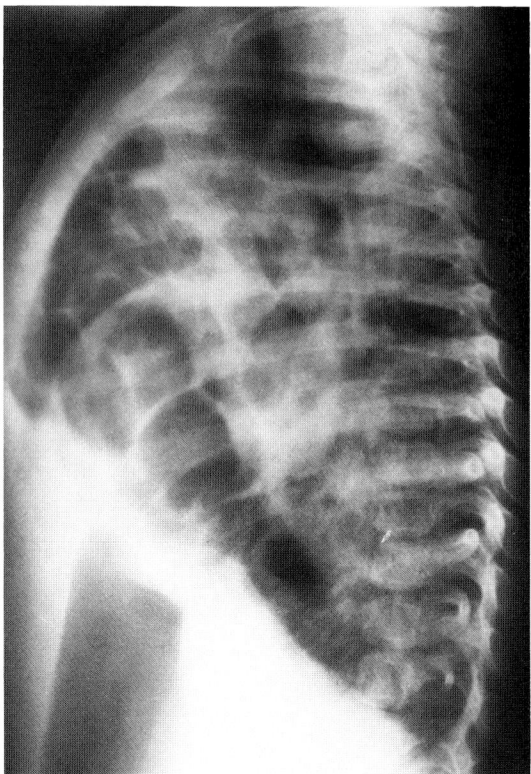

a

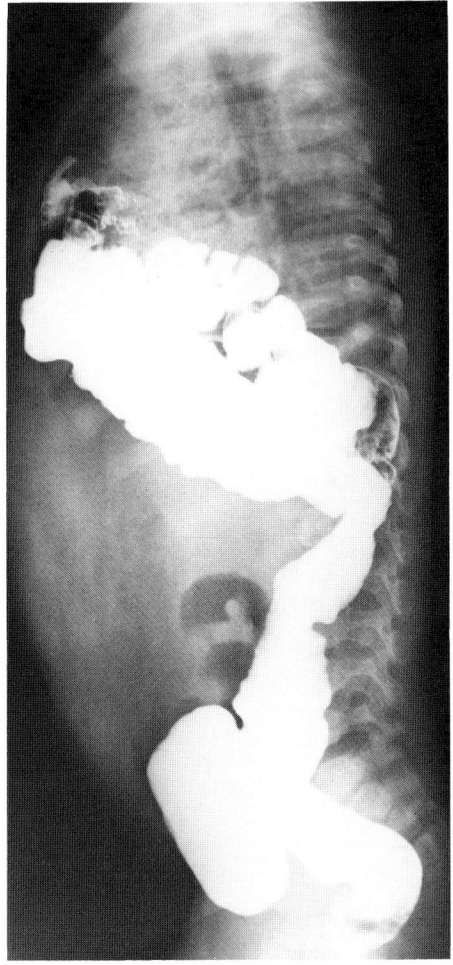

b

Abb. 176a u. **b** Zwerchfellhernie: 10 Monate alter Säugling. Schwierige Neugeborenenperiode mit Atemnot, die das Kind aber überlebte. Eine spezielle Diagnostik unterblieb
a Seitenbild: Luftgeblähte Dünn- und Dickdarmschlingen füllen die linke Thoraxhälfte aus, so daß eine ausgeprägte Wabenstruktur entsteht
b Kolonkontrastdarstellung: Die Dickdarmfüllung zeigt die Existenz einer posterolateralen Lücke und die intrathorakale Kolonposition. In diesem Alter ist eine Kontrastmitteluntersuchung präoperativ ungefährlich und sinnvoll

Morgagni-Typ

Diese retrosternale Hernie findet sich rechts häufiger als links, weil hier das Perikard breiter angeheftet ist und weitgehend vor einem Prolaps schützt. Bei kleinen Lücken ist die Herniation geringfügig, so daß nur Teile des Querkolons, des Omentums, distale Magenabschnitte und Dünndarmteile sowie Lebergewebe prolabieren können. Symptome in Form uncharakteristischer vager Oberbauchbeschwerden treten erst im Kleinkind- und im Schulalter auf.

Röntgendiagnostik: Die Übersichtsaufnahme hängt in ihrer Ergiebigkeit vom Inhalt des Bruchsackes ab. Enthält er nur Lebergewebe, so zeigt sich parakardial im Herz-Zwerchfell-Winkel ein homogener, rundlicher und gut begrenzter Weichteilschatten. Prolabieren aber Abschnitte des luftgefüllten Darmes, so findet sich parakar-

dial bzw. retrosternal eine entsprechende Aufhellung und bei Kontrastmittelapplikation ein verlagerter Darmanteil.

Hernien bei umschriebenem Zwerchfelldefekt

Wenn eine mehr zentral gelegene Lücke im muskulären und membranösen Zwerchfellabschnitt besteht, so prolabiert je nach Defektgröße ebenfalls ein Teil des Bauchinhalts. Bei kleineren Öffnungen verlagert sich nur ein Kolonabschnitt, die Milz, ein Teil der Leber oder eine Niere.

Röntgendiagnostik: Während prolabierte lufthaltige Darmabschnitte bereits aufgrund einer Nativaufnahme eine Verdachtsdiagnose zulassen, stellen sich parenchymatöse Organe als homogene Gebilde dar. Die Interpretation solcher Befunde erfordert zusätzlich eine Szintigraphie, eine Sonographie oder eine intravenöse Urographie.

Peritoneoperikardiale Hernie

Dieser seltenere, vorn gelegene Hernientyp ist oft mit Anomalien des Sternums und der Bauchwand

Abb. **177 a** u. **b** Intraperikardiale Zwerchfellhernie: 9 Monate alter Säugling mit zunehmendem Hämatinerbrechen

a Übersichtsaufnahme: Der Mittelschatten ist erheblich verbreitert und enthält luftgefüllte Abschnitte des Magendarmtraktes. – Operativ bestätigt

b Kontrastmitteldarstellung: Nach der Kontrastmittelgabe zeigte sich eine Verlagerung des Magenfornix, später auch von Teilen des Querkolons in die Perikardhöhle

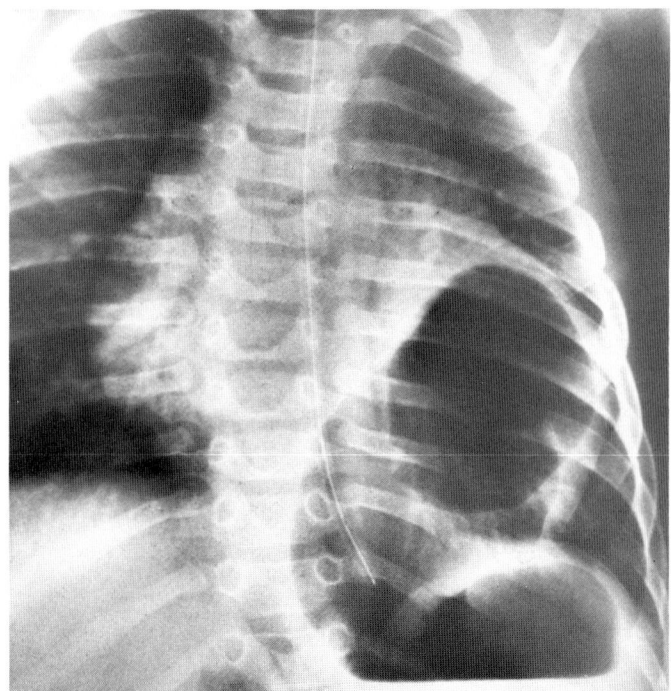

a

verquickt. Aufgrund eines solchen Defektes kann manchmal Bauchhöhleninhalt in den Perikardbeutel eindringen. Dabei verbreitet sich der Herzschatten besonders basal. Die im unteren Mittelschatten gelegenen Aufhellungen entsprechen dann luftgefüllten Abschnitten des Magen-Darm-Traktes, die sich nach Kontrastmittelapplikation identifizieren lassen. Sie lokalisieren sich im Seitenbild in den vorderen Abschnitt des Herzschattens. Die in die Perikardhöhle prolabierten Magen-Darm-Abschnitte komprimieren das Herz und beeinträchtigen seine Funktion (FRANKEN 1976, WALLACE 1977) (Abb. **177 a** u. **b**).

Zwerchfellduplikatur (akzessorisches Diaphragma)

Allgemeines und Klinik: Bei dieser Anomalie findet sich eine aus fibromuskulärem Gewebe gebildete Membran, die eine Thoraxhälfte – meist die rechte – in zwei Kompartments teilt. Diese Gewebsplatte zieht vom ventralen Abschnitt des Zwerchfells schräg durch die ganze Thoraxhälfte, um posterolateral etwa an der 5. bis 7. Rippe zu inserieren. Dadurch wird der oft hypoplastische Unterlappen von der übrigen Lunge getrennt. Die bogenförmige Aussparung der Membran im Hilusbereich läßt Bronchien und Pulmonalgefäße unbehindert passieren. Zusätzliche Fehlbildungen, vor allem der Lungengefäße, der Lunge selbst, des Bronchialsystems sowie der Wirbelsäule kommen vor. Die erste Beschreibung dieser Anomalie, deren Pathogenese unklar ist, stammt von HAEBERLIN (1945). – Klinisch bestehen

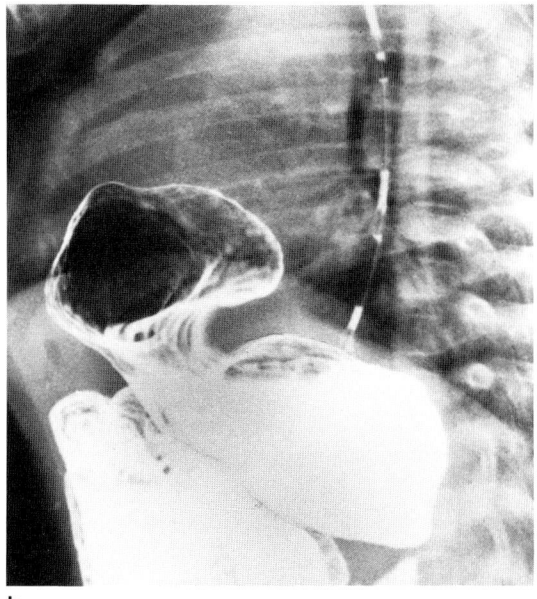

b

Atemstörungen während der Neonatalperiode, später rezidivierende Infekte der oberen und unteren Luftwege sowie die Neigung zu Pneumonien (Abb. **178**).

Röntgendiagnostik: Im Sagittalbild zeigt sich eine inhomogene Transparenzminderung einer Lungenhälfte, die medial am stärksten ist und zur Peripherie an Intensität verliert. Der Herzrand wird praktisch ausgelöscht, das Mediastinum diskret zur Seite verzogen. Die betroffene Thoraxhälfte erscheint kleiner. Im Seitenbild findet man eine

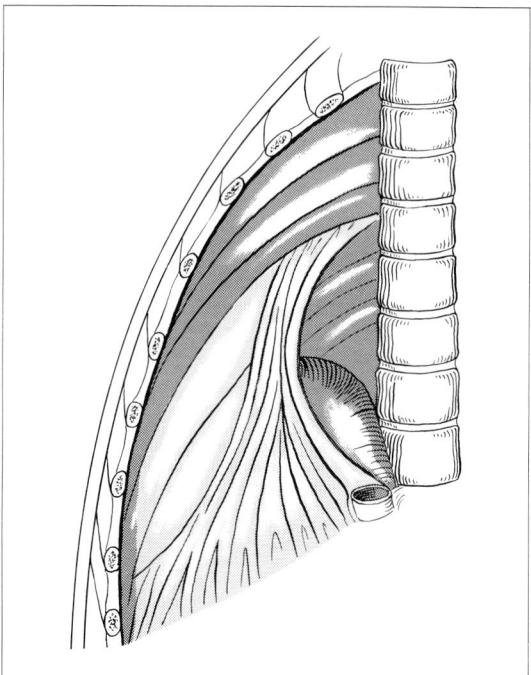

Abb. **178**   Zwerchfellduplikatur (Schema): Eine fibro-muskuläre Membran zieht vom rechten ventralen Abschnitt des Zwerchfells schräg durch die ganze Thoraxhälfte und teilt sie in zwei Kompartments. Der hypoplastische Unterlappen wird durch diese Membran von der übrigen Lunge getrennt

bandförmige retrosternale, nach dorsal scharf abgegrenzte Verdichtung. Sie stellt nicht etwa die Duplikatur selbst dar, sondern entspricht extrapleuralem Binde- und Fettgewebe. Es füllt den leeren Raum aus, der durch den hypoplastischen oder fehlenden Lungenanteil entsteht. – Differentialdiagnostisch ist eine Pleuritis mediastinalis, eine Teilatelektase, eine isolierte Lungenhypoplasie und eine pulmonale Sequestration abzugrenzen. Bei Unklarheiten kann eine Tracheobronchogra-

phie und eine Pulmonalisangiographie weiterhelfen (WILLE u. Mitarb. 1975, KANANOGLU u. TUNCBILEK 1978) (Abb. **179**).

Funktionsstörungen

Relaxation (Eventration)

Allgemeines und Klinik: Das Zwerchfell (links häufiger als rechts) weist aufgrund eines konnatalen Bildungsfehlers der Muskulatur nur wenige dünne Muskelfasern auf und ist zu einer funktionsarmen oder gar funktionslosen Membran verkümmert. Aus diesem Grunde gibt es dem Druck der Baucheingeweide nach und wölbt sich weit in den Thoraxraum vor. Die Entwicklungsstörung kann eine oder beide Seiten betreffen oder auch lediglich einen umschriebenen Abschnitt der Muskelplatte verändern. Eine Hypoplasie bzw. Entwicklungsstörung der benachbarten basalen Lungenabschnitte oder gar der betroffenen Lungenhälfte mit Teilkollaps und Minderbelüftung ist möglich. Als deren Folge entsteht eine Verkleinerung des Thoraxraumes mit einer Reduktion der Belüftungskapazität. Atelektasen und bronchopulmonale Infektionen werden begünstigt, sogar die Entwicklung von Bronchiektasen wurde beobachtet. Nur bei ausgeprägten Formen besteht eine Dyspnoe mit Hypoxie, besonders während der Belastung.

Röntgendiagnostik: Röntgenaufnahmen in zwei Ebenen zeigen eine einseitige, seltener eine beidseitige oder eine umschriebene Vorwölbung des Zwerchfells in den Thoraxraum. Bei einer linksseitigen Relaxation kann der Magen invertiert sein und einen Magenvolvulus begünstigen. Auch liegt die linke Flexur dann ungewöhnlich hoch. Während einer Durchleuchtung zeigen sich nur geringe, aber keine paradoxen Zwerchfellbewegungen, die bei forcierter Atmung oder während einer Schreiatmung einigermaßen deutlich wer-

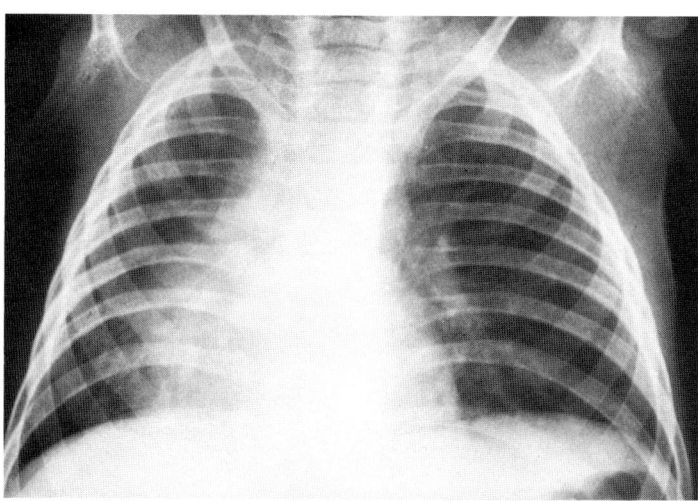

Abb. **179**   Zwerchfellduplikatur: 9 Monate alter Säugling mit rezidivierenden Luftwegsinfekten und Pneumonieneigung. – Transparenzminderung der rechten verkleinerten Thoraxhälfte. Unscharfer Herzrand, verzogener Mittelschatten. Bronchographisch bestätigte Unterlappenhypoplasie bei Zwerchfellduplikatur

Abb. **180** Relaxatio: 1 Tag altes Neugeborenes mit erheblicher Dyspnoe. – Das
linke Zwerchfell ist als dünne Muskelplatte erkennbar und steht extrem hoch, so
daß ein erheblicher Teil des luftgefüllten
Magen-Darm-Traktes intrathorakal liegt
und die Mediastinalstrukturen nach
rechts verlagert. Lungenhypoplasie links.
– Operativ bestätigt

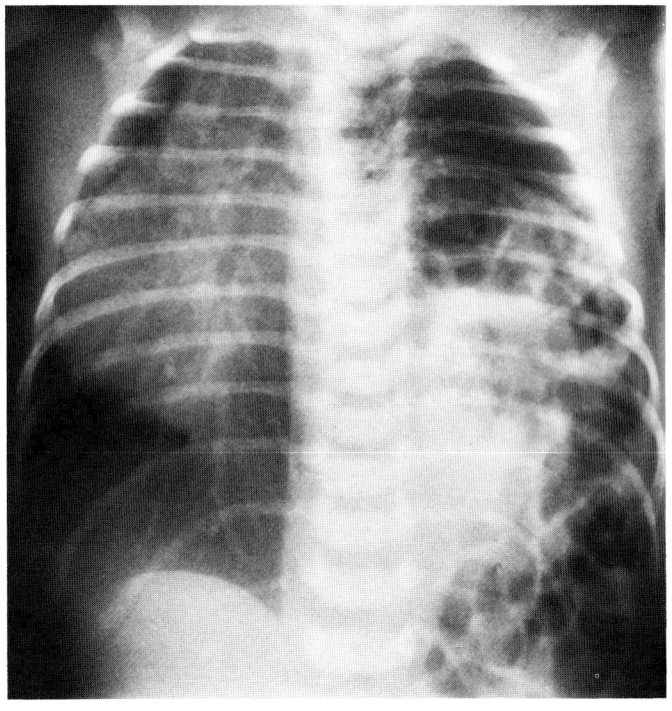

den und die Unterscheidung gegenüber einer ausgeprägten Zwerchfellähmung ermöglichen. Die
Durchleuchtung ergibt in Seitenlage die klarsten
Resultate, weil man dabei nicht nur den einseitigen Hochstand gut erkennt, sondern auch die seitendifferente Atemverschieblichkeit am besten
prüfen kann. Die Bandaufzeichnung hilft ebenfalls bei dieser Differenzierung. Eine Kompression der Lunge und eine Seitenverschiebung des
Mediastinums sind vorhanden. Rechts ist innerhalb solch einer umschriebenen Eventration Lebergewebe zu finden. Dabei kann die Unterscheidung gegenüber einer echten Zwerchfellhernie
ohne Pneumoperitoneum unmöglich sein (STAUF-
FER 1979) (Abb. **180** und **181**).

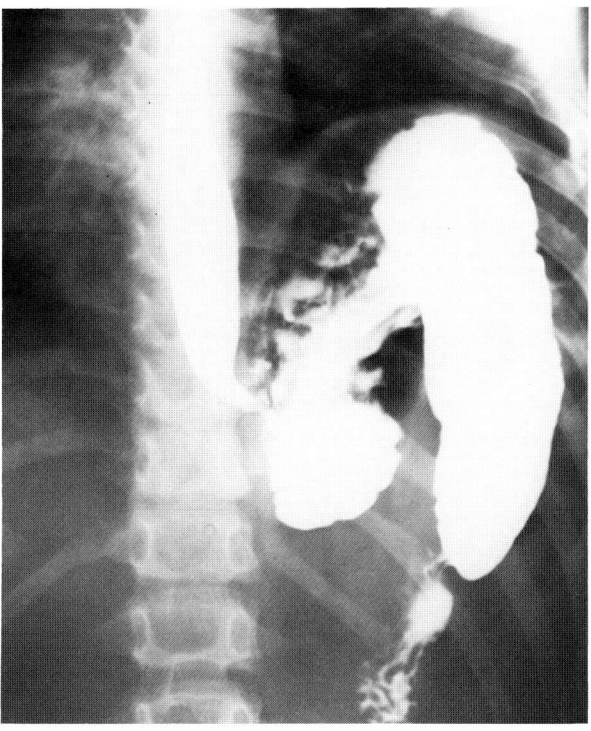

Abb. **181** Die Relaxatio, die seit der Säuglingszeit bekannt war, verringerte sich im Laufe der
Jahre beträchtlich. – Reguläre Kardiaposition. Inversion des Magens mit kranial gerichtetem Ma-
genkörper und abwärts verlaufendem Antrum.
Keine Entleerungsprobleme. Zusätzlich bestand
eine Lageanomalie des Darmes (Nonrotation)

Zwerchfellparalyse, Zwerchfellparese

Allgemeines und Klinik: Bei Neugeborenen ist eine einseitige Paralyse oder Parese des normal entwickelten Zwerchfells meist geburtstraumatisch bedingt und oft mit einer Armlähmung nach Plexusschädigung (Erbsche Lähmung) und einer Klavikulafraktur kombiniert. Der Grad der Phrenikusschädigung spiegelt sich im Grad der Bewegungsstörungen wider. Bei einer Paralyse fehlt jegliche aktive Zwerchfellbewegung, während bei einer Parese meist nur eine vorübergehende Schwäche der motorischen Aktivität vorhanden ist. Nach Thorax- und Herzoperationen bei Säuglingen kann es durch eine Verletzung des N. phrenicus bleibend (Paralyse) oder vorübergehend (Parese) zu einer einseitigen Zwerchfellähmung kommen. Beidseitige Formen finden sich bei schweren Muskelerkrankungen (z. B. Morbus Werdnig-Hoffmann).

Röntgendiagnostik: Der Grad des Zwerchfellhochstandes entspricht der Intensität der Phrenikusschädigung und ist in Übersichtsaufnahmen bei tiefer Inspiration bereits gut abzuschätzen.
Bei einer *Paralyse* fehlen während der Durchleuchtung nicht nur aktive Zwerchfellbewegungen, sondern man kann auch die paradoxen Exkursionen der geschädigten Zwerchfellhälfte einwandfrei erkennen: während einer tiefen Inspiration verschiebt sich die gelähmte Seite nach aufwärts, weil sie dem erhöhten intraabdominellen Druck nachgibt. Bei der Exspiration kehrt das Zwerchfell wieder in seine pathologische Ausgangslage zurück. Auch hierbei ist die Durchleuchtung in Seitenlage für den Vergleich beider Zwerchfellhälften am zweckmäßigsten. Das Mediastinum pendelt entsprechend. Bei einer *Parese*, also einer Teillähmung, sieht man lediglich eine Beeinträchtigung der motorischen Aktivität des Zwerchfells, nämlich eine herabgesetzte, aber reguläre Beweglichkeit, jedoch keine paradoxen Atembewegungen (WEXLER u. POOLE 1976).

Veränderungen des Thoraxskeletts und der Thoraxwand

Die wegen schwerer Atemnot oder einer postnatalen Bewegungsstörung der Arme angefertigten Thoraxaufnahmen lassen auch klinisch relevante Veränderungen des Thoraxskeletts erkennen. Es handelt sich dabei um traumatisch bedingte Skelettschäden, um allgemeine Skeletterkrankungen oder genetisch verankerte Skelettdysplasien. Nur auf die wichtigsten und häufigsten derartigen Veränderungen soll hier hingewiesen werden.

Traumatische Skelettschäden

Klavikulafraktur

Sie gilt als die weitaus häufigste geburtstraumatische Skelettläsion und kommt dann zustande, wenn eine Schulter während der Passage des Kindes durch den Geburtskanal stark gegen die Symphyse der Mutter gepreßt wird. Es handelt sich meist um eine Grünholzfraktur mit einer dorsokaudalen Achsenknickung des lateralen Fragments. Bei einer kompletten Trennung wird das mediale Fragment oft durch Muskelzug kranialwärts disloziert. Die Fraktur heilt schnell und ist bereits nach 1 bis 2 Wochen fest.

Klinik: Die Neugeborenen empfinden jede Schulter-Arm-Bewegung, besonders beim Wickeln und Aufnehmen, als schmerzhaft. Der Arm wird meist geschont und liegt etwas innenrotiert am Körper. Bei der Palpation findet sich eine umschriebene Schmerzempfindlichkeit über der frakturierten Klavikula. Diese Symptome sind allerdings manchmal so gering, daß erst der rasch entstehende, gut tastbare und sichtbare Kugelkallus auf die Knochenläsion aufmerksam macht. Die Fraktur kann sogar unbemerkt bleiben.

Röntgendiagnostik: Der Frakturnachweis gelingt mit der üblichen Thoraxaufnahme, falls die Klavikula nicht durch hochgehobene Arme und Schultern der Darstellung entgeht. Gelegentlich

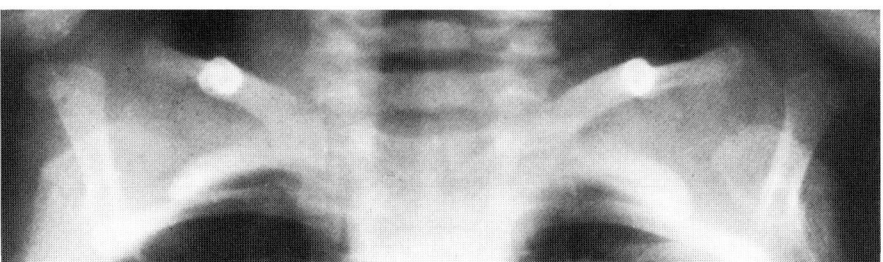

Abb. **182** Normale Klavikula beim jungen Säugling: Die Klavikula projiziert sich bei erhobenen Armen weit über die 1. Rippe. Die S-förmig geschwungenen Schlüsselbeine biegen in der Mitte stark nach dorsal um und werden an dieser Stelle axial abgebildet. Es entsteht daher ein durch die Kortikalis bedingter Ringschatten mit einem hellen Zentrum (Markraum). Die Kontinuität scheint unterbrochen, eine Fraktur kann vorgetäuscht werden

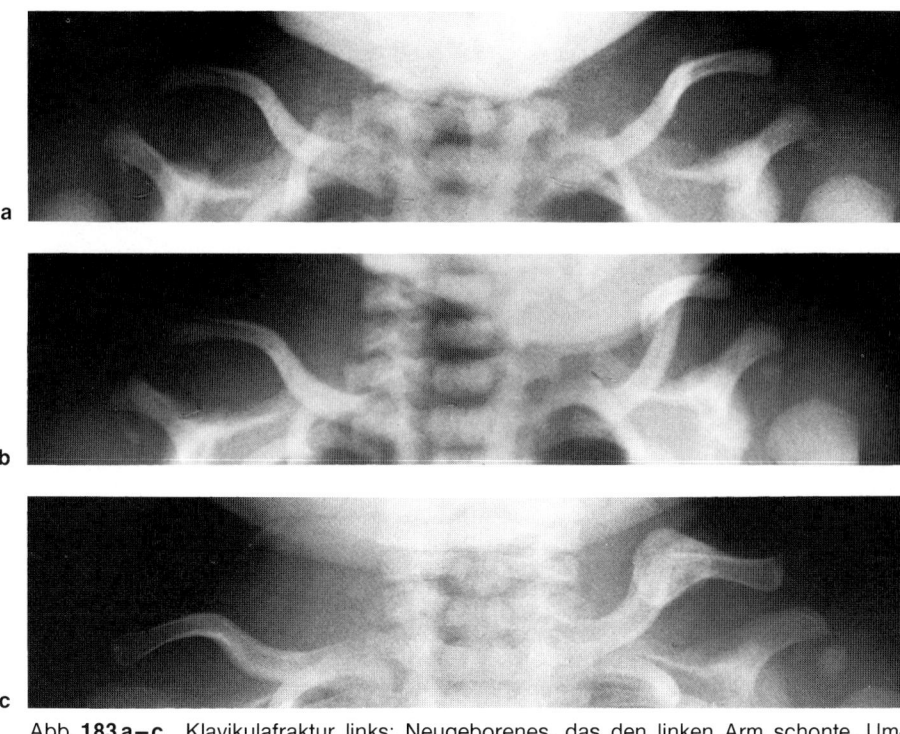

Abb. **183 a−c** Klavikulafraktur links: Neugeborenes, das den linken Arm schonte. Umschriebene Schmerzempfindlichkeit über der linken Klavikula

a In üblicher Aufnahmeposition ist die Fraktur kaum zu erkennen, weil sich die Frakturenden übereinander projizieren

b Nach geringer Drehung des Kindes und Änderung der Röhrenposition zeigt sich eindeutig die Fraktur. Die Frakturenden haben sich in Klavikulamitte etwas übereinander geschoben

c Geheilte Klavikulafraktur: Üppige Kallusbildung im Frakturbereich mit entsprechender Knochenauftreibung. Die Klavikula war 1½ Jahre später vollständig durchmodelliert und unauffällig

benötigt man eine Zusatzaufnahme in Lordoseposition oder in einer entsprechenden Schrägeinstellung. Dann projizieren sich die Schlüsselbeine in eine Region, die oberhalb der Lungenspitzen liegt.

Der Bruch lokalisiert sich meist in die Klavikulamitte oder an die Grenze zwischen mittlerem und lateralem Drittel. Die Kallusbildung erfolgt überraschend schnell und ist üppig, sie läßt sich röntgenologisch bereits nach einer Woche nachweisen. Selbst wenn sich die Frakturenden erheblich übereinanderschieben, ist die Knochenauftreibung in Schlüsselbeinmitte zwar einige Monate sichtbar, aber klinisch ohne Bedeutung. Auch bei weit auseinanderliegenden Frakturenden entwickelt sich später keine wesentliche Deformität oder Verkürzung, weil die Klavikula, unabhängig von der Frakturstellung, wieder vollständig durchmodelliert wird (KNIEMEYER u. Mitarb. 1981) (Abb. **182** und **183 a−c**).

Geburtstraumatische Epiphysenlösung

Sie kann dann zustande kommen, wenn bei Beckenendlage der Arm gelöst werden muß. Unter diesen Gegebenheiten ist das Risiko für eine Fraktur oder Infraktion im Epi- und Metaphysenbereich des proximalen Oberarmes mit Trennung der Epiphyse von der Metaphyse besonders groß. Manchmal sieht man zusätzlich eine epiphysennahe Oberarmfraktur.

Auch bei älteren Säuglingen ist solch eine Verletzung möglich, wenn man die Kinder während eines Sturzes durch einen Griff nach dem Oberarm festhält, um sie vor dem Hinfallen zu bewahren.

Klinik: Neugeborene und Säuglinge schonen ganz auffällig den verletzten Arm und äußern bei entsprechenden Bewegungen deutlich Schmerzen. Die Bewegungsarmut ähnelt derjenigen, die man bei einer Plexuslähmung findet. Die Weichteile im Bereich des M. deltoides sind geschwollen, schmerzhaft und überwärmt.

Röntgendiagnostik: Zur Beurteilung ist die simultane Darstellung beider Seiten erforderlich, weil sich dann die Abweichungen am klarsten zeigen. Da die Knochenkerne des Humeruskopfes und des Tuberculum majus bei 50% der Neugeborenen noch fehlen, sind anfangs häufig nur indirek-

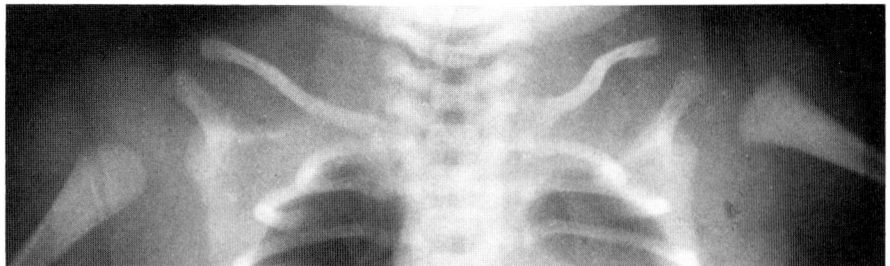

a

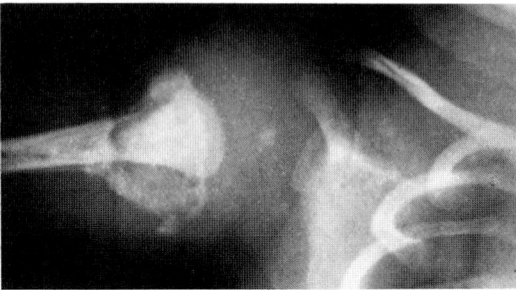

b

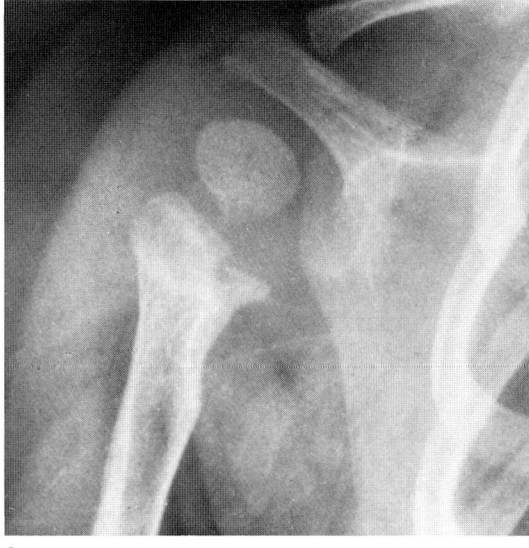

c

Abb. **184 a–c** Geburtstraumatische Epiphysenschädigung: Neugeborenes, Geburt aus Beckenendlage. Auffällige Schonung des rechten Armes
a Verdickte Weichteile um die rechte Schulter mit vergrößertem Abstand zwischen der Oberarmmetaphyse und der Fossa glenoidalis. Keine Knochenläsion erkennbar
b Verlauf: Im Alter von 3 Wochen mäßige Dislokation des Kopfkernes mit deutlicher Kallusentwicklung im Metaphysenbereich
c Heilung im Alter von 8 Monaten. – Es besteht lediglich noch eine unregelmäßige Knochenstruktur im Metaphysenbereich. Reguläre Position des großen Humeruskopfes. Keine Bewegungseinschränkung

Rippenfrakturen

Sie sind als geburtstraumatische Läsionen selten, kommen aber gelegentlich nach Reanimation, manchmal gemeinsam mit einer Klavikulafraktur vor.

Bei Frühgeborenen unter 1500 g Geburtsgewicht lassen sich öfters im Alter von 4 bis 6 Wochen Rippenfrakturen beobachten, weil der Knochen infolge einer hypophosphatämischen Rachitis eine sehr dünne Kortikalis und eine Kalksalzarmut aufweist. Dieser veränderte Knochen ist stärkeren mechanischen Beanspruchungen nicht mehr gewachsen und frakturiert. Hierzu gehören eine Reanimation, die Langzeitbeatmung und die Physiotherapie. Die Frakturen zeigen sich hauptsächlich an den unteren Rippen, wo die mechanische Beanspruchung durch die Atembewegungen am größten ist.

Bei Säuglingen sind „Hustenfrakturen" als Ermüdungsfrakturen beispielsweise bei chronischen Lungenerkrankungen, bei Pertussis oder einer Mukoviszidose nichts Ungewöhnliches. Man erkennt sie an einer unregelmäßigen Aufhellungslinie (Umbauzone) und spindelartigen Auflagerungen, die durch eine periostale Kallusbildung nach Infraktionen zustandekommen. Ein vorgeschädigtes Skelett (Rachitis) bildet auch hier die Voraussetzung für solche Knochenläsionen (Abb. **185**).

te Symptome vorhanden. Der Gelenkspalt ist durch eine Blutung etwas verbreitert. Man sieht daher einen vergrößerten Abstand zwischen Humerusmetaphyse und der Fossa glenoidalis. Die Weichteile sind verdickt. Manchmal ist ein kleines Stück der Kortikalis im Metaphysenbereich abgerissen. Etwa nach 8–10 Tagen beginnt die Verkalkung des subperiostalen Hämatoms. Nach einer Knochenabsprengung setzt eine erhebliche periostale Reaktion ein. Funktionell sind kaum Folgen dieser Läsionen zu beobachten. Nur selten bleibt der Humerus aufgrund einer Schädigung des Metaphysenbereichs etwas im Wachstum zurück (FÖRSTER 1971, EKENGREN u. Mitarb. 1978) (Abb. **184 a–c**).

Kindesmißhandlung

Typisch für die Folgen einer Kindesmißhandlung sind die epi- und metaphysären Schädigungen an den Extremitäten, die röntgenologisch durch eine Knochenabsprengung, eine periostale Reaktion und eine erhebliche Kallusbildung charakterisiert sind. Auf üblichen Thoraxbildern erkennt man solche Verletzungen am proximalen Humerus, am distalen Klavikulaende, am Akromion, der Skapula und an den Rippen. Rippenläsionen werden gewöhnlich bei Säuglingen und Kleinkindern, selten aber während der Neugeborenenperiode gesehen.

Alle Knochenveränderungen ähneln in ihrer Art und Lokalisation geburtstraumatischen Verletzungen, müssen aber (auch aus forensischen Gründen) klar abgegrenzt werden. Zu bedenken ist, daß man nach einer Kindesmißhandlung meist Frakturen unterschiedlichen Alters, also in einer unterschiedlichen Heilphase antrifft, weil üblicherweise solch eine Gewalteinwirkung mehrmals stattfindet. Differentialdiagnostisch ist ferner die exakte Registrierung der frühesten Kallusentwicklung entscheidend: Nach geburtstraumatischen Skelettläsionen kann man eine Kallusbildung bereits innerhalb von 7 bis 11 Tagen erkennen. Findet man aber erst *nach diesem Zeitpunkt* eine Fraktur ohne sichtbare Kallusentwicklung, so kann solch eine Läsion nicht mehr auf einem geburtstraumatischen Insult beruhen.

Rippenfrakturen bei Säuglingen aufgrund einer Kindesmißhandlung können sich hinten paravertebral, seitlich oder vorne lokalisieren. Bei solchen, besonders beidseitigen Läsionen besteht

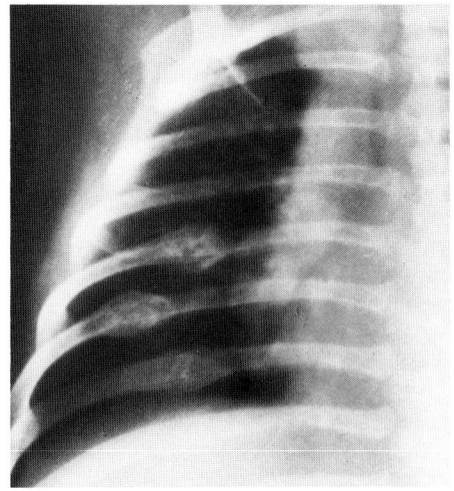

Abb. **185** Multiple Rippenfrakturen (3 Monate alter Säugling): Unregelmäßige Aufhellungslinien und spindelförmige Auftreibungen durch periostale Apposition und Kallusbildung nach Infraktion bei einem rachitisch vorgeschädigten Skelett. Sie entstanden durch länger anhaltenden stärkeren Husten und die Atembewegungen an besonders beanspruchten Rippenabschnitten

immer dann dieser Verdacht, wenn ein Trauma nicht bekannt ist und andere Frakturmechanismen ausgeschlossen werden können. Auch sind dabei die Knochenstruktur und der Mineralgehalt immer normal.

Differentialdiagnostisch müssen jeweils alle Knochenveränderungen auf der Grundlage von Stoffwechselerkrankungen, hämatologischen und dysplastischen Knochenerkrankungen ausgeschlos-

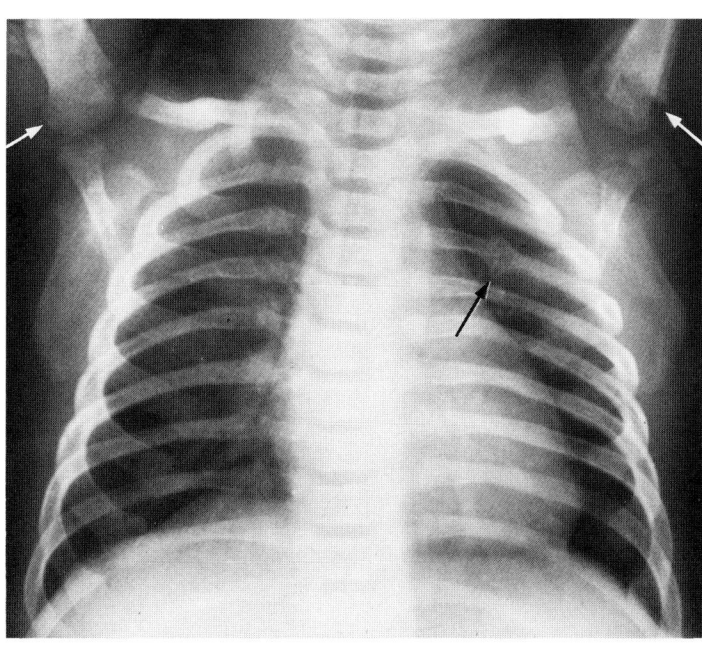

Abb. **186** Kindesmißhandlung (3½ Monate alter Säugling): Ein Trauma oder gar eine Kindesmißhandlung wurde von den Eltern strikt verneint. – Isolierte Rippenfraktur (Pfeil) an ungewöhnlicher Stelle mit üppiger Kallusentwicklung. Gleichzeitig sind charakteristische Metaphysenschädigungen an beiden Oberarmen mit weiteren Frakturen vorhanden (obere Pfeile). Unterschiedlich alte Frakturen auch an den unteren Extremitäten

sen werden, die deutliche Strukturveränderungen im Skelett aufweisen (CAFFEY 1972, CUMMING 1979) (Abb. **186**).

Infantile kortikale Hyperostose (Morbus Caffey)

Die Erkrankung wird am häufigsten in den USA, wesentlich seltener bei uns beobachtet und scheint zahlenmäßig im Rückgang begriffen zu sein. Sie beginnt meist in den ersten 5 Lebensmonaten, eine Virusätiologie wird diskutiert. Pathologisch-anatomisch findet sich eine akut entzündliche Reaktion des Periosts, der eine osteoide Trabekelbildung folgt. Der entzündliche Prozeß dringt nicht in den Markraum vor, erfaßt aber die benachbarten Weichteile. Die Mandibula wird bevorzugt befallen. Im Thoraxbereich zeigen sich typische Veränderungen an einem oder an beiden Schlüsselbeinen, an der Skapula und an den Rippen. – Das klinische Bild ist durch Fieber, Blässe, eine Schmerzhaftigkeit mit erheblicher Weichteilschwellung über dem betroffenen Knochen und eine Knochenverdickung charakterisiert. Manchmal beobachtet man eine Pseudoparalyse.

Röntgendiagnostik: Man findet eine mehr oder weniger starke periostale Apposition und schließ-

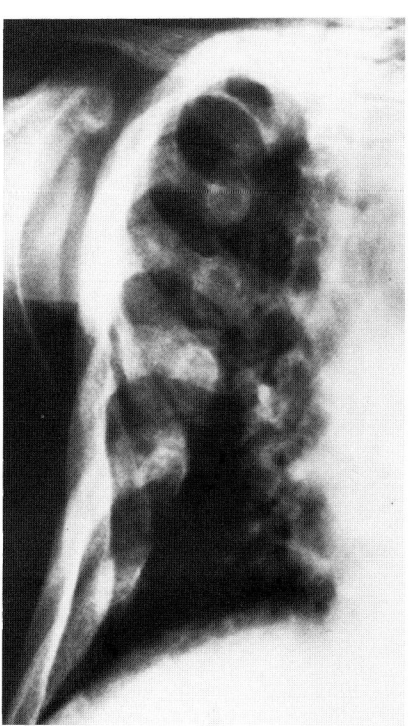

Abb. **187** Thoraxskelett bei geheilter Rachitis: Im Säuglingsalter schwere Rachitis. In der Heilphase entwickelten sich breite plumpe Rippen mit dicken knolligen Auftreibungen an der Knorpel-Knochen-Grenze (Rosenkranz). Diese Auftreibungen wölben sich nach außen, aber auch nach innen vor und engen den Brustraum erheblich ein. Glockenförmiger Thorax

lich eine zunehmende bis erhebliche Sklerose der Kortikalis. Die betroffenen Knochen können sich in unförmige Gebilde umwandeln. Die Knochenveränderungen sind viele Wochen lang, weit über die klinische Manifestation hinaus sichtbar, aber durchaus rückbildungsfähig. Die Diagnose basiert auf den typischen Röntgenbildern, während histologisch keine pathognomonischen Befunde vorliegen (CAFFEY 1946, YOUSEFZADEH u. Mitarb. 1979).

Gering ausgeprägte, aber ähnliche Periostveränderungen an den Schlüsselbeinen wurden in der letzten Zeit bei Neugeborenen und jungen Säuglingen beobachtet, die Prostaglandin erhielten. Das therapeutische Ziel war dabei, aus lebenswichtigen hämodynamischen Gründen den Ductus arteriosus Botalli offen zu halten (z. B. bei einer Pulmonalatresie).

Manifestationen von Skeletterkrankungen

Generalisierte Erkrankungen wie Rachitis, Skorbut, konnatale Lues, die Marmorknochenkrankheit, schwere hämolytische Anämien u. a. verursachen im Bereich des Thoraxskeletts ähnliche Knochenveränderungen, wie man sie an anderen Skelettabschnitten, besonders an den Extremitäten findet. Entsprechend dem großen Wachstumstempo sind im Thoraxbereich die auffallendsten Schäden an der Knorpel-Knochen- Grenze vorhanden.

Die Folgen einer schweren *Rachitis* sind röntgenologisch gut zu erfassen und klinisch besonders wichtig. Sie beeinflussen die Atemmechanik und verändern die Atmungskapazität. Während der akuten Erkrankung geben die weichen Rippen an den Orten der größten mechanischen Beanspruchung während jeder Inspiration nach und wölben sich nach innen. Es entwickelt sich während der Heilphase innerhalb kurzer Zeit eine erhebliche, über Jahre persistierende Thoraxdeformität. Sie ist durch knollige Auftreibungen an der Knorpel-Knochen-Grenze (rachitischer Rosenkranz) gekennzeichnet, die stärker nach innen als nach außen ragen und das Thoraxvolumen erheblich reduzieren. Der Brustkorb bleibt flach und wird durch die Erweiterung der unteren Thoraxapertur glockenförmig. Als Folge des Zwerchfellzuges am weichen Thoraxskelett bilden sich beiderseits vorn und lateral gut sichtbare, bleibende Einsenkungen aus (Harrisonsche Furche) (Abb. **187**).

Osteomyelitis

Isolierte osteomyelitische Prozesse im Bereich des Thoraxskeletts bei Säuglingen können die Rippen, die Schlüsselbeine und die Skapula erfassen. Sowohl akute als auch subakute Verläufe kom-

Abb. **188 a** u. **b**   Rippenosteomyelitis mit Empyem: 17 Tage alter dyspnoischer und hochfiebernder Säugling
a   Homogene Verschattung der rechten Thoraxhälfte. Verlagerung des Mittelschattens. Rechts basal etwas Exsudat. Pleurapunktion: eitriges Exsudat
b   3 Wochen später: Resorption des Ergusses. Die 9. Rippe rechts dorsal ist durch Osteolyse erheblich verändert (Pfeil). Diese Osteomyelitis setzte die Empyembildung in Gang

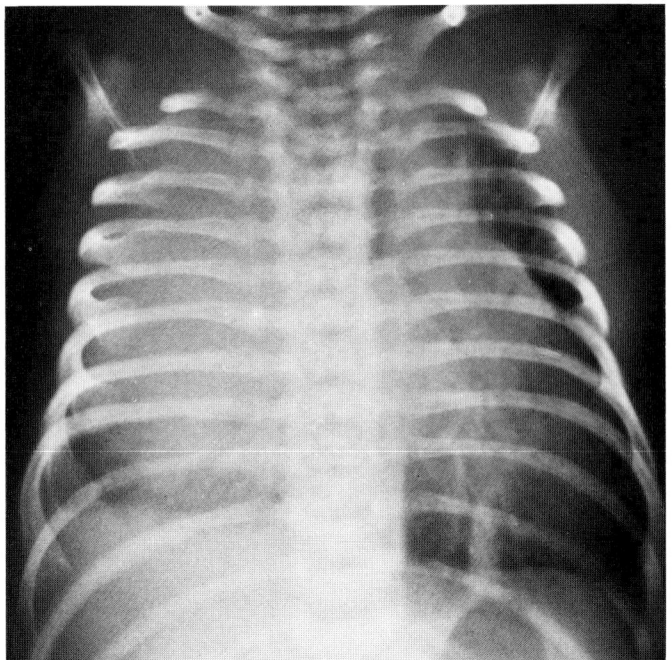

a

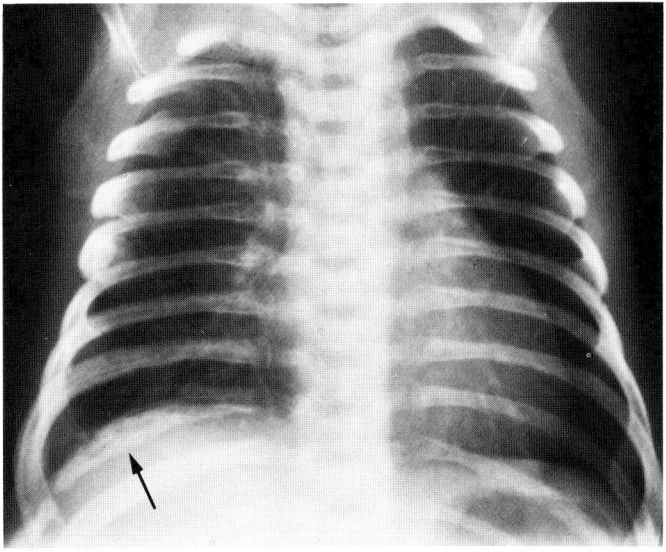

b

men vor. Häufig wird über Vorkrankheiten in Form von Hauterkrankungen oder Entzündungen im Bereich der oberen Luftwege berichtet.

Bei einer Osteomyelitis begünstigt die dünne Kortikalis dieses Alters eine frühe Penetration des Knochens und damit eine frühe Dekompression. Dadurch wird eine stärkere Knochennekrose vermieden. Die Eiterdrainage in den subperiostalen Raum führt zu einer raschen Abszeßentwicklung und Weichteilreaktion. Sequester werden viel rascher resorbiert als bei älteren Kindern. – Eine lokale Schwellung an den Rippen, der Klavikula oder der Skapula geben klinisch oft den ersten Hinweis. Die geringe lokale entzündliche Reaktion ist auch der Grund dafür, daß man längere

Zeit keine Osteomyelitis vermutet und erst das Thoraxröntgenbild die Knochenläsion und die Periostreaktion zeigt.

Röntgendiagnostik: Die osteomyelitischen Knochenveränderungen sind bei Säuglingen bereits etwa nach einer Woche zu erkennen. Die periostale Reaktion ist bemerkenswert stark. Bei der Heilung erfolgt der Aufbau des zerstörten Knochens rasch und fast komplett, so daß nach einigen Monaten kaum mehr Reste der Osteolyse erkennbar sind. Auch die Apposition des reaktiv verdickten Periosts erfolgt schnell. Bei einer Rippenosteomyelitis ist besonders auf eine örtliche Begleitpleuritis oder gar eine Empyementwick-

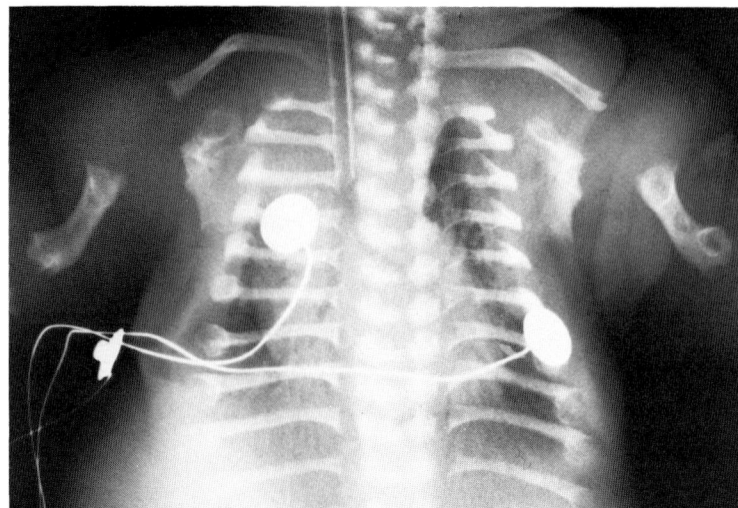

Abb. **189** Thanatophorer Zwergwuchs: 1 Tag altes Neugeborenes mit schwerer Atemstörung. – Schmaler Thorax mit Reduktion des Sagittal- und Transversaldurchmessers. Ausgeprägte Plattwirbel. Kurze Rippen, kurze gebogene Extremitätenknochen

lung zu achten (GIEDION 1970, OGDEEN u. LESTER 1975) (Abb. **188a** u. **b**).

Manifestationen von Skelettdysplasien

Einige Skelettdysplasien verursachen beim Neugeborenen schwere Atemstörungen. Eine aus diesem Grund angefertigte Thoraxaufnahme läßt charakteristische Veränderungen des Skelettsystems erkennen und ermöglicht deren Differenzierung.

Asphyxierende Thoraxdysplasie: Das autosomal rezessive Erbleiden wird durch einen ungewöhnlich langen und schmalen Thorax charakterisiert. Der Sagittal- und Transversaldurchmesser ist dagegen verkleinert. Horizontaler Verlauf der sehr kurzen Rippen, deren ventrale Enden irregulär aufgetrieben sind. Ergänzende Skelettaufnahmen zeigen auffallend kurze Extremitäten, sichern die Diagnose und sind differentialdiagnostisch unumgänglich (Ellis-van-Creveld-Syndrom, thanatophorer Zwergwuchs, metatrophischer Zwergwuchs) (CORTINA u. Mitarb. 1979).

Thanatophorer Zwergwuchs: Er ist unter anderem gekennzeichnet durch eine ausgeprägte Unterentwicklung des Skeletts. Charakteristisch sind ein schmaler Thorax mit Reduktion des Sagittal- und Transversaldurchmessers und ausgeprägte Plattwirbel. Die Extremitäten sind auffallend kurz, die langen Röhrenknochen gebogen. Großer Kopf. Die Kinder sterben bald nach der Geburt (GIEDION 1968) (Abb. **189**).

Achondroplasie: Die Rippen sind sehr kurz und breit. Auch das Sternum ist in die Unterentwicklung einbezogen, so daß der Thorax auffallend flach, sein Umfang reduziert und die vordere Wand verkürzt ist. Die Schlüsselbeine sind überlang. Der verkleinerte Thoraxraum verursacht bereits pränatal erhebliche Störungen der Lungen

entwicklung und der Herzfunktion. Ein intrauteriner Tod ist häufig (SILVERMANN 1973).

Osteogenesis imperfecta congenita: Die hochgradige und charakteristische Knochenbrüchigkeit entwickelt sich schon intrauterin, wodurch bereits pränatal multiple Frakturen an allen Skelettabschnitten, besonders auch an den Rippen zustande kommen (Gruppe 2 nach Sillence). Ihre Kortikalis ist dünn, ihr Kalksalzgehalt vermindert und die Strahlentransparenz vermehrt. Meist sind nach der Geburt die intrauterin entstandenen multiplen Rippenfrakturen mit einer üppigen Kallusbildung bereits gut sichtbar. Die Kinder sind auffallend kurzgliedrig, der Kopf dagegen ist groß (SPRANGER u. Mitarb. 1982).

Kongenitale Pseudarthrose der Klavikula: Bei dieser Anomalie ist die Ossifikation des primär bindegewebigen Mittelstücks auf einer oder auf beiden Seiten ausgeblieben. Die Ursache der Hemmungsmißbildung ist nicht bekannt. Bei Neugeborenen äußert sich die Anomalie in einer schmerzlosen Verdickung in der Klavikulamitte. Während des Wachstums nehmen die Schwellung und die Instabilität zu.

Im *Röntgenbild* fehlt das mittlere Drittel der Klavikula, während die beiden anderen Teile etwas länger als üblich sind und den knöchernen Defekt nicht so groß erscheinen lassen. Dabei liegt das mediale Segment vor und über dem kürzeren lateralen Teil. Die Unterscheidung gegenüber einer erworbenen Pseudarthrose nach Fraktur kann gelegentlich unmöglich werden, wenn keine früheren Röntgenaufnahmen vorliegen (LLOYD-ROBERTS u. Mitarb. 1975) (Abb. **190** und **191**).

Kleidopelvikokraniale Dysostose: Bei dieser Anomalie fehlen beide Schlüsselbeine oder sie sind nur partiell vorhanden (Aplasie bzw. Hypoplasie). Die Schultern sind deswegen ungemein beweglich und lassen sich vorn fast zusammenführen. An weiteren charakteristischen Röntgensymptomen außerhalb der Thoraxorgane sind erhebliche Verzögerungen der Ossifikation am

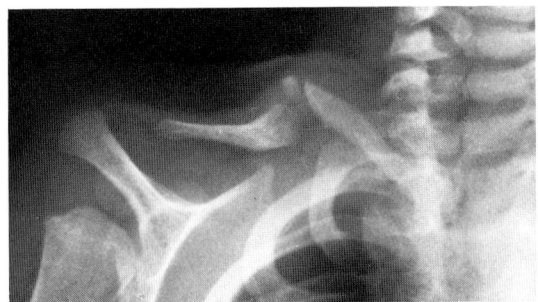

Abb. **190** Pseudarthrose der rechten Klavikula: 4 Monate alter Säugling mit tastbarer und schmerzloser Verdickung der rechten Klavikula. – Der Knochen ist etwa in der Mitte unterbrochen, beide Teile sind gegeneinander etwas verschoben. Eine Fraktur war nicht vorausgegangen

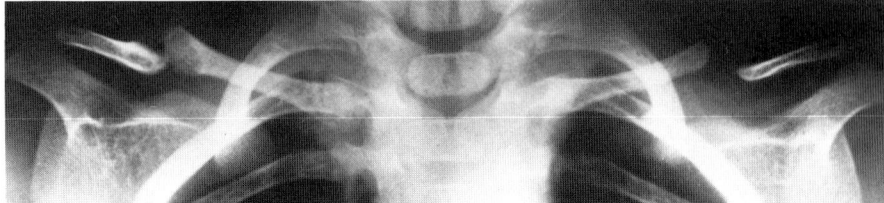

Abb. **191** Pseudarthrose beider Schlüsselbeine: Lateraler und medialer Klavikulaanteil bleiben als gesonderte Knochen bestehen, weil es nicht zu einer Vereinigung beider Knochenkerne gekommen war. Die Kinder können aufgrund dieser Anomalie die Schultern ungewöhnlich weit nach vorn bringen

Schädel mit der Ausbildung multipler Schaltknochen, eine mangelhafte Entwicklung der Ossa pubis und eine weite Symphyse sowie eine Hypoplasie der Ossa ilei zu finden (Jarvis u. Castrovonci 1974).

Rippenanomalien: Man kann sie in ihrer außerordentlichen Vielgestaltigkeit bereits im Röntgenbild des Neugeborenen befriedigend erkennen, obwohl noch ausgedehnte knorpelige Anteile vorhanden sind. Anomalien zwischen der 1. und 2. Rippe imponieren palpatorisch gelegentlich als harter indolenter „Tumor" in den lateralen Halsweichteilen oberhalb der Klavikula, solange die

knorpelige Verbindung noch sehr breit ist. Detailaufnahmen klären dann die Situation. Bei ausgeprägten Rippenmißbildungen bestehen fast immer auch schwere Anomalien der Wirbelsäule.

Veränderungen der Thoraxwand

Bei einigen Neugeborenen kommt es vorübergehend, meist zwischen dem 3. und 8. Lebenstag zu einer *physiologischen Schwellung der Brustdrüsen* (sog. Schwangerschaftsreaktion). Es handelt sich dabei um eine Reaktion des Drüsengewebes auf-

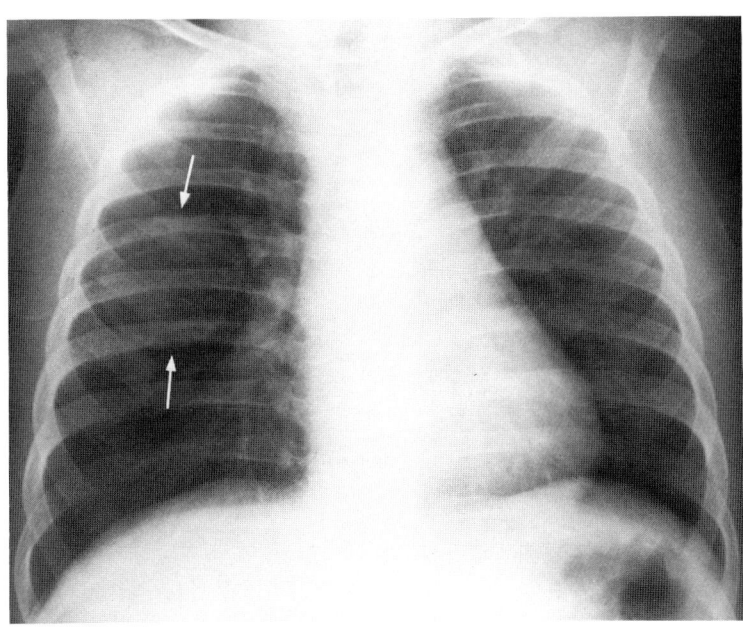

Abb. **192** Hämangiom der Thoraxwand (6 Monate alter Säugling): Das dorsal gelegene Hämangiom projiziert sich in die rechte Lunge und verursacht einen weichteildichten großen Rundschatten, dessen Interpretation die Kenntnis der Klinik erfordert (Pfeile)

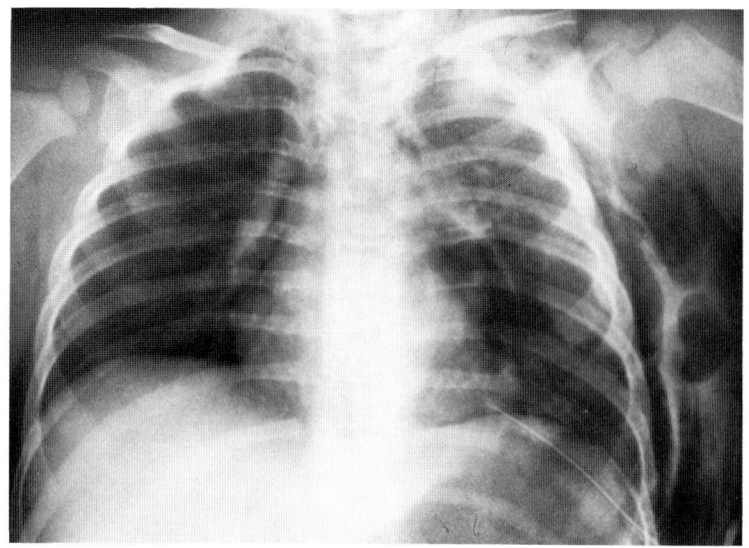

Abb. **193** Postoperatives Ödem
der Thoraxwand (3 Wochen alter
Säugling): Nach Duktusligatur
starkes Ödem der linken Thoraxwand mit blasenartigen und flächi-
gen Lufteinschlüssen. Pneumomediastinum und Luft in den Halsweichteilen. Pleuradrainage links
basal

grund des Übertritts östrogener Hormone von der Mutter auf das Kind. Oft ist die Schwellung nur geringfügig, kann aber auch die Größe einer Walnuß erreichen. Eine zu diesem Zeitpunkt angefertigte Thoraxaufnahme läßt dann meist symmetrische, rundliche Verschattungen in beiden Untergeschossen erkennen, die man nicht als intrapulmonale Veränderungen ansprechen darf.

Entzündliche oder neoplastische Prozesse der Thoraxwand verursachen Verschattungen, die nicht auf die Lunge bezogen werden dürfen. Hierher gehören Abszesse und Phlegmonen, Brustdrüsenabszesse, Hämangiome, Pigmentnävi usw. Klinische Angaben sowie die Inspektion helfen bei der Zuordnung (Abb. **192**).

Nach *Thorakotomien* (Herzfehler, Ösophagusanomalien) sieht man für einige Tage im Operationsgebiet Aufhellungen durch Lufteinschlüsse in den ödematösen Weichteilen, die Lungenabszesse oder Zysten vortäuschen können (Abb. **193**).

Während eines Pneumothorax kommt gelegentlich ein *Emphysem der Thoraxweichteile* und im Halsbereich zustande.

Beim Versagen der Nierenfunktion in der Neugeborenenperiode zeigt sich im Rahmen der allgemeinen Ödementwicklung auch ein erhebliches *Ödem der Thoraxweichteile*. Dabei erkennt man eine überraschend breite laterale Thoraxwand, die mit einer allgemeinen Transparenzminderung der Lunge infolge der ödematösen Wandverdikkung ventral und dorsal sowie einem interstitiellen Lungenödem einhergeht (Abb. **194**).

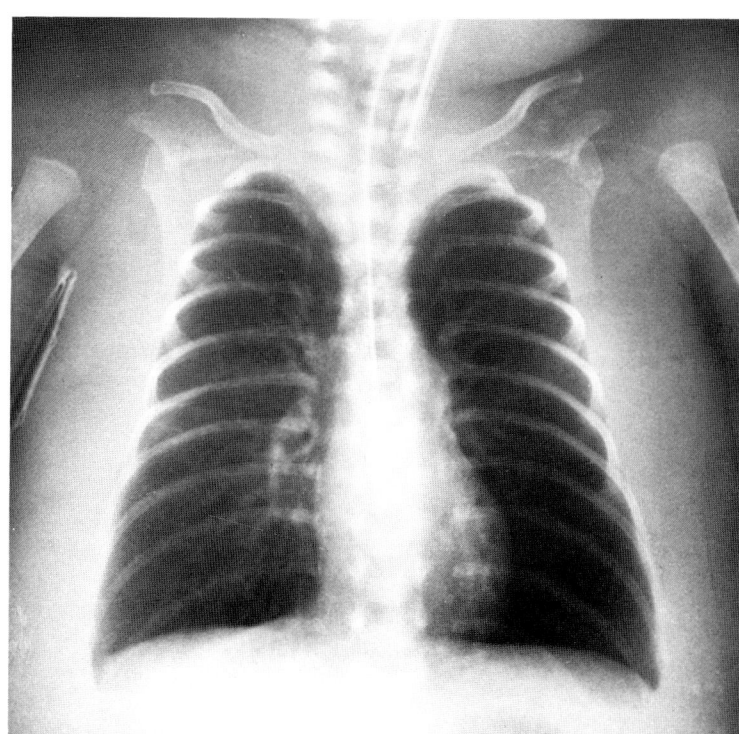

Abb. **194** Schwerstes Ödem der
Thoraxwand: Frühgeborenes von
1200 g mit Atemnotsyndrom. Ausfall der Nierenfunktion. – Starke
allgemeine Ödembildung mit
enormer Flüssigkeitsanreicherung
in der Thoraxwand. Intrapulmonal
und intrapleural zeigt sich jedoch
keine zusätzliche Flüssigkeit

Erkrankungen bei Kleinkindern und Schulkindern

Allgemeines

Beim Kleinkind wird die Pathophysiologie des Respirationstraktes überwiegend durch Infektionen geprägt, die häufiger sind und schwerer verlaufen als später. Die Infektionsgefährdung ist groß, weil Kleinkinder in Kindergärten und Schulen intensiv Kontakt mit Gleichaltrigen (und ebenfalls häufig Erkrankten) suchen. Die Frequenz dieser Erkrankungen, die überwiegend durch Viren hervorgerufen werden, steigt in dieser Zeit auf 4–8 pro Jahr, wobei die noch unentwickelte Immunität entscheidende dispositionelle Voraussetzungen schafft.

Der unterschiedliche Verlauf von Luftwegsinfektionen bei Kleinkindern, verglichen mit dem Verlauf bei Schulkindern und bei Erwachsenen, beruht offenbar auf der stärkeren Reagibilität der Schleimhaut. Ferner wirken sich die engen Lumina im Respirationstrakt nachteilig auf die Atemmechanik aus und begünstigen sowohl die Ausbreitung einer Infektion als auch eine ausgeprägte Symptomatik. Sobald die Schutzmechanismen des Atemtraktes (Nasenschleimhaut, Waldeyerscher Rachenring, Flimmerepithel der Bronchialschleimhaut, Hustenreflex) durchbrochen werden, hängt die Ausprägung der Erkrankung von der Art der Erreger, ihrer Menge sowie vom Alter und von der Widerstandskraft des Kindes ab. Auch korreliert die Schwere der Erkrankung in überraschender Weise mit dem Alter der Kinder. Beispielsweise gilt der Keuchhusten im ersten Trimenon als lebensgefährliche Krankheit, verläuft dagegen beim Schulkinde leicht. RS- oder Adenovireninfektionen können beim Säugling zu bedrohlichem Croup und zu Bronchiolitis führen, rufen aber bei älteren Kindern meist nur eine leichte Nasopharyngitis hervor (FENNER u. VON DER HARDT 1985).

Pharynx

Sie verursachen nicht nur Schluckstörungen, sondern bei Kleinkindern häufig auch eine starke Behinderung der Atmung und gelegentlich sogar eine akute Atemnot. Diese Veränderungen, deren Ursachen oft radiologisch geklärt werden können, lokalisieren sich in den Epi-, Meso- und Hypopharynx.

Im Mesopharynx kreuzen sich der Nahrungs- und Luftweg. Durch den zentral gesteuerten Schluckakt wird verhindert, daß Nahrung in das Tracheobronchialsystem eindringt. Bei Erkrankungen im Pharynxraum kommt es öfters zur Störung dieses komplizierten Bewegungsablaufes und daher zur Aspiration.

Röntgendiagnostik: Zwar ist der Mesopharynx der direkten Beobachtung und Beurteilung gut zugänglich, aber die Inspektion des Epi- und Hypopharynx kann bei anatomischen Varianten oder bei akuten Erkrankungen erhebliche Schwierigkeiten bereiten und wird häufig von Kleinkindern nicht toleriert. Meist ist eine seitliche Übersichtsaufnahme diagnostisch ausreichend, gelegentlich aber eine zusätzliche Durchleuchtung mit Zielaufnahmen erforderlich. Damit erhält man wichtige Informationen über die Ursachen und Ausdehnung einer Erkrankung und ihrer Auswirkungen auf den Atemtrakt, die mit keiner anderen Methode zu erhalten sind. Seitenaufnahmen sind dann besonders aufschlußreich, wenn der Pharynx ausreichend mit Luft gefüllt ist, also die Aufnahme während der Inspirationsphase (Nasenatmung bei geschlossenem Munde) exponiert wird.

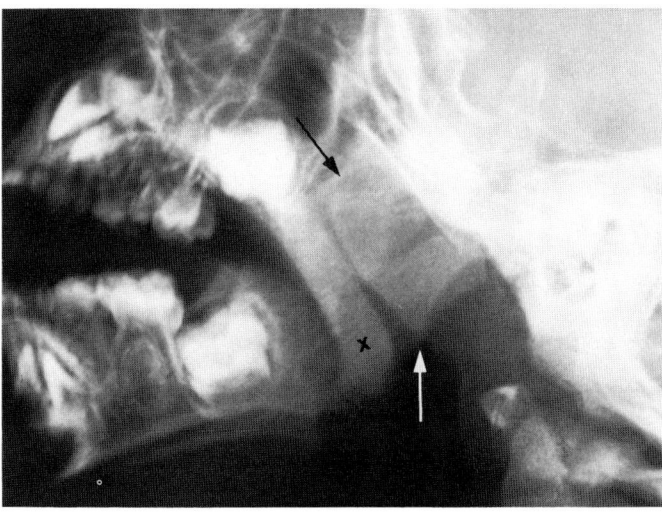

Abb. **195** Adenoide: 3jähriges Kind mit Mundatmung und einer Neigung zu Nasenracheninfekten. – Große Rachenmandel (Pfeile), die den Luftweg zwischen Uvula (X) und Rachenmandel stark einengt. Die Aufnahme muß bei Nasenatmung (geschlossenem Mund) angefertigt werden, weil sich sonst die Uvula der Rachenhinterwand anlegt und Adenoide nicht klar abgegrenzt werden können

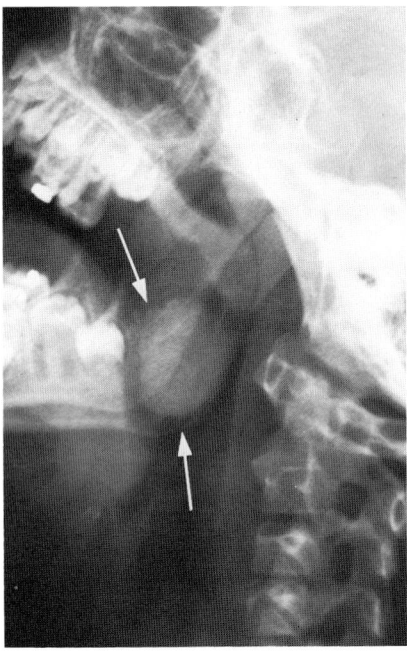

Abb. **196** Vergrößerte Gaumenmandeln: 8jähriges Kind. Schnarchende Atmung mit offenem Munde. – Stark vergrößerte Gaumenmandeln (Pfeile), die wie ein walnußgroßer Tumor den Mesopharynx ausfüllen und zu einer erheblichen Atembehinderung führen. Die Röntgenaufnahme wurde notwendig, weil das Kind (Morbus Down) eine Inspektion des Rachens nicht zuließ

Rachenmandel und Gaumenmandeln: Ihre Vergrößerung bewirkt bei Kleinkindern oft erhebliche Atemstörungen. Eine behinderte Nasenatmung, Schlafen mit offenem Munde oder schnarchende Atemgeräusche sind charakteristisch.

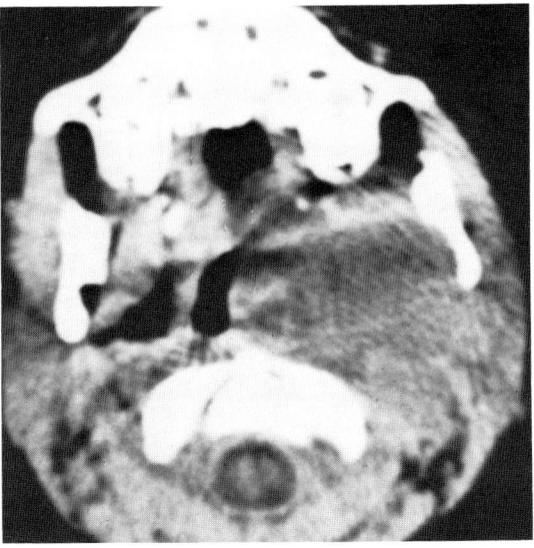

Abb. **198**   Rhabdomyosarkom im Pharynx: 5jähriges Kind. Seit 6 Monaten zunehmende Atemschwierigkeiten, inspiratorischer Stridor. – Großer weichteildichter Tumor mit erheblicher asymmetrischer Einengung des Rachenraums und des Luftweges. Kehlkopf und Trachea sind verlagert. – Operativ und histologisch verifiziert

Hinzu kommt eine Neigung zu häufigen Nasenracheninfektionen.

Die *Rachenmandel* wölbt sich halbkugelig vom Rachendach her als scharf begrenztes, weichteildichtes Organ in den luftgefüllten Pharynx vor. Bei *Adenoiden* ist der Röntgenbefund eindeutiger als das Ergebnis der Inspektion oder gar der Palpation. Er läßt sich zudem ohne Belästigung und Verängstigung der Kinder erheben. Die seitliche

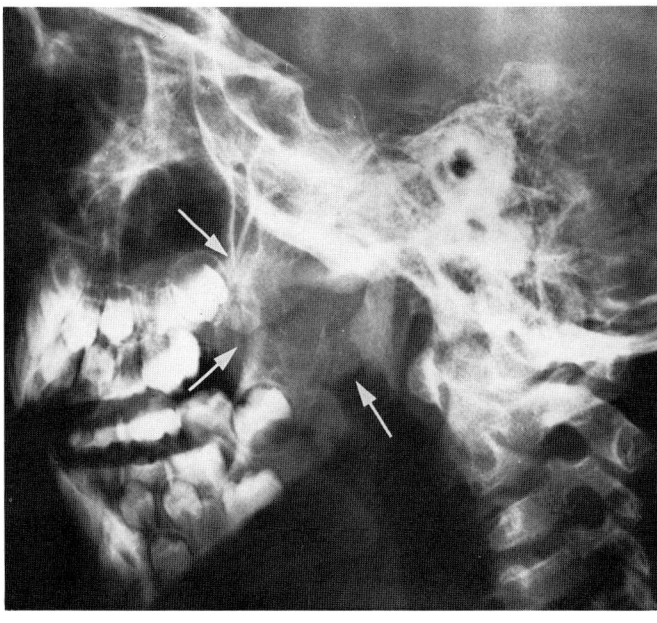

Abb. **197**   Nasenrachenfibrom: 9jähriges Kind mit behinderter Nasenatmung. – Kastaniengroßer, höckeriger Weichteiltumor (Pfeile), der den oberen Nasenrachenraum fast ausfüllt und den Luftweg verlegt. – Operativ verifiziert

Röntgenaufnahme ermöglicht auch eine Aussage über den Grad der Atembehinderung und erlaubt ferner, nach einer Adenotomie das Behandlungsergebnis zu überprüfen (Abb. **195**).

Stark vergrößerte *Gaumenmandeln* sind im luftgefüllten Mesopharynx ebenfalls auf Seitenaufnahmen einwandfrei zu erkennen und zu beurteilen (Abb. **196**).

Bei einer Verbreiterung des retropharyngealen Gewebes mit einer Atembehinderung ist bei Kindern auch an ein zystisches Hygrom, ein retropharyngeales Teratom oder eine vordere Meningozele und an Malignome zu denken (Abb. **197** und **198**).

Fremdkörper: Bei Kleinkindern besteht die Gefahr, daß sich Fremdkörper beim Verschlucken im Pharynx festsetzen oder querstellen und den Kehlkopfeingang weitgehend blockieren. Es kommt dann sofort zu einer behinderten Atmung oder gar zu einer bedrohlichen Atemnot, ferner zu starkem Husten-, Würg- und Brechreiz, einer Verweigerung der Nahrungsaufnahme und zu Schluckstörungen.

Mit einer Seitenaufnahme lassen sich Form und Größe des Fremdkörpers gut darstellen, vor allem kann man auch seine Auswirkungen auf den Kehlkopfeingang erkennen (Abb. **199**). Selbst nicht schattengebende Fremdkörper werden innerhalb des luftgefüllten Hypopharynx einwandfrei sichtbar (ALEXANDER u. Mitarb. 1969).

Entzündungen: Akute oberflächliche Entzündungen sind beim Kleinkind häufig und bedürfen keiner Röntgenuntersuchung. Falls sie sich jedoch von der Schleimhaut oder der Halswirbelsäule in das umliegende Weichteilgewebe ausbreiten, können die Atemwege erheblich eingeengt werden und zu Atemnot und Schluckstörungen mit Aspiration führen.

Blutungen: Ausgedehnte Blutungen (z. B. bei Hämophilie oder nach Verletzungen) in das lockere Gewebe der Pharynxhinterwand verengen nicht nur den Hypopharynxraum beträchtlich, sondern verursachen akute und bedrohliche Atembehinderungen. Eine Kompression und Verlagerung des Larynx und der Trachea sind die Folge. Die Luftröhre wird dadurch nach vorn gedrängt und ausgespannt, aber nicht gebuckelt, wie man es bei Säuglingen während der Exspiration sieht (Abb. **200**).

Larynx

Akute Entzündungen, die Einwirkung ätzender Substanzen, Fremdkörper und Tumoren bewirken bei Kindern oft dramatische Symptome in Form einer zunehmenden oder gar bedrohlichen Atemnot. Oft bedarf es einer Röntgenuntersu-

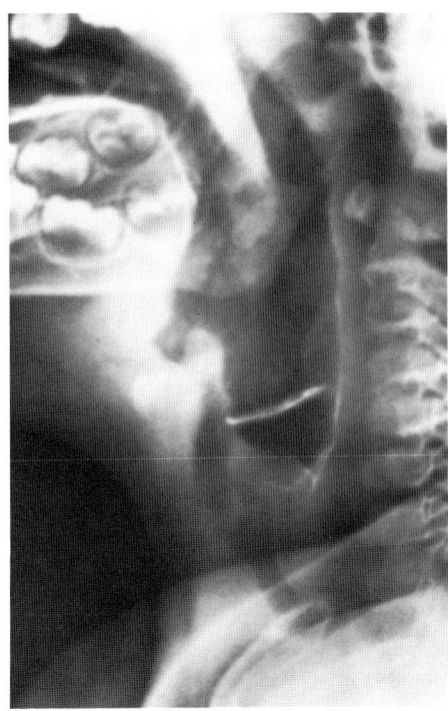

Abb. **199** Fremdkörper im Hypopharynx: 14 Monate altes Kleinkind. Plötzlich erhebliche Atemnot, Husten und Würgreiz. – Quergestelltes Spielzeugteilchen aus Plastik, das den Kehlkopfeingang komprimiert

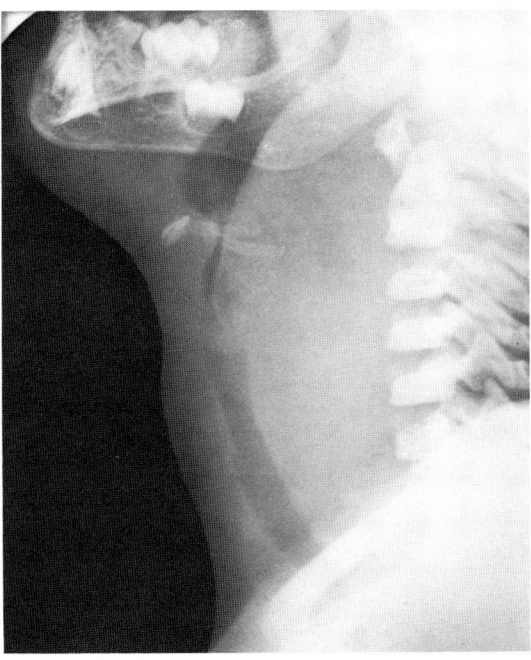

Abb. **200** Retropharyngeale Blutung: 3jähriger Junge mit Hämophilie. Plötzlich zunehmende stridoröse Atmung. – Erhebliche Verbreiterung der prävertebralen Weichteile durch Einblutung. Kompression und Verlagerung von Kehlkopf und Trachea. Rasche Beseitigung der akuten Atemnot nach der Gabe antihämophilen Plasmas

chung, um die Ursachen und ihre Auswirkungen zu klären.

Entzündungen

Klinisch, pathologisch-anatomisch und röntgenologisch unterscheidet man

1. die *Laryngitis supraglottica* (Epiglottitis),
2. die *Laryngitis acuta*,
3. die *Laryngitis subglottica* (obstruktive, subglottische Laryngotracheitis).

Laryngitis supraglottica (Epiglottitis acutissima)

Als Erreger werden meist der Haemophilus influenzae Typ B, seltener Streptokokken der Gruppe A sowie Pneumokokken gefunden. Häufig kommt eine Generalisierung mit Bakteriämie zustande. Gelegentlich lösen auch Viren diese Entzündung aus. Das mittlere Erkrankungsalter liegt bei 3½ Jahren.

Pathologisch-anatomisch ist die Erkrankung durch eine hochrote, stark geschwollene Epiglottis gekennzeichnet, die glasig aussieht und besonders weich ist. Häufig sind die aryepiglottischen Falten und die Aryknorpelregion in die sich rasch entwickelnde Zellulitis einbezogen. Durch diese akute Entzündung mit besonders starkem Ödem kann der Eingang zum Larynx plötzlich blockiert werden. Jungen sind häufiger betroffen als Mädchen.

Klinik: Zu Beginn finden sich in- und exspiratorische Rasselgeräusche, denen rasch ein zunehmender bis bedrohlicher inspiratorischer Stridor folgt. Heiserkeit und Aphonie fehlen meist. Die Sprache ist kloßig. Das Kind mag nicht mehr schluk-

ken und hält sich der Atemnot wegen in Dreifußstellung aufrecht. Die Erkrankung ist wegen der außerordentlich schnellen Entwicklung eines hochgradigen Stridors sehr gefährlich. Auch ein kompletter Verschluß des Kehlkopfeinganges mit Herzstillstand ist zu befürchten.

Die Diagnose läßt sich oft schon durch eine Inspektion stellen. Aber selbst solch eine Untersuchung ist nicht ungefährlich, weil sie eine komplette Obstruktion provozieren kann. Sie sollte daher, wie eine Röntgenuntersuchung, so geplant und durchgeführt werden, daß sofort eine intensivmedizinische Behandlung möglich ist (TÖLLNER u. TRÜBENBACH 1984).

Röntgendiagnostik: Falls die Inspektion nicht gelingt oder in ihrem Ergebnis zweifelhaft bleibt, kann eine Röntgenuntersuchung die Klärung herbeiführen. Sie muß wegen der bedrohlichen Situation rasch und schonend in derjenigen Position durchgeführt werden (meist im Sitzen), die vom Kinde selbst zur Linderung seiner Atemnot eingenommen wird. Jede andere, mitunter erzwungene Position gefährdet zusätzlich das Kind. Mit Übersichts- und Zielaufnahmen läßt sich eine hochgradig verdickte, kuppelförmige, plumpe Epiglottis nachweisen, die in den luftgefüllten Hypopharynx reicht und den Kehlkopfeingang fast verschließt. Infolge dieser partiellen Obstruktion bläht sich der Hypopharynx während der Inspiration auf. Das Röntgenbild ist differentialdiagnostisch auch bei der Abgrenzung gegenüber retropharyngealen Abszessen und su-

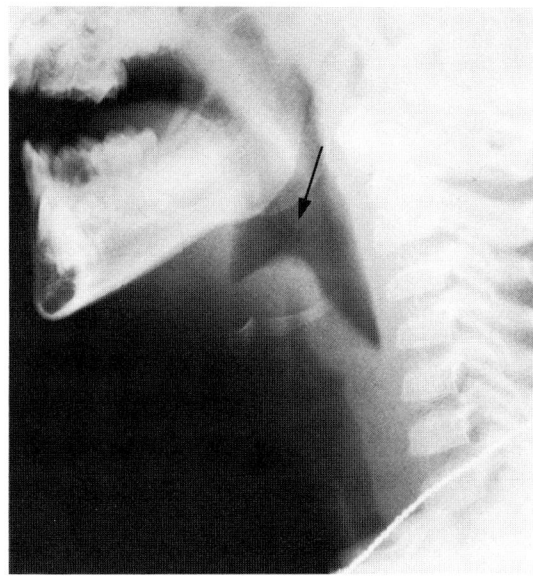

Abb. **201** Akute Epiglottitis: 3jähriges Kind mit bedrohlicher Atemnot und inspiratorischem Stridor. – Die Epiglottis ist erheblich verdickt (Pfeil), der Kehlkopfeingang nicht mehr frei

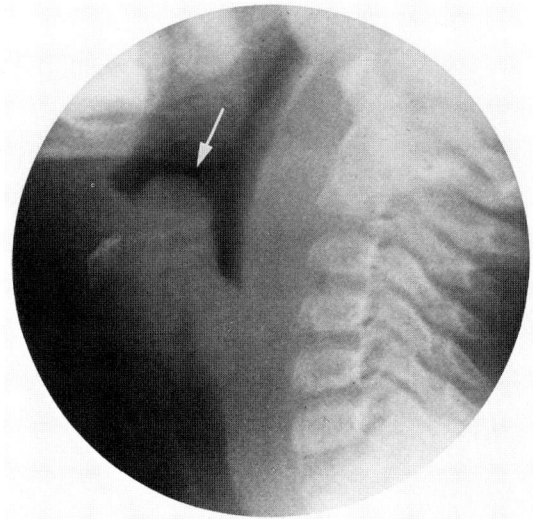

Abb. **202** Akute Epiglottitis: 3jähriges Kind. Nachts plötzlich einsetzende akute Atemnot mit Erstickungsgefahr. – Zielaufnahme. Die erheblich geschwollene Epiglottis (Pfeil) ragt kuppenförmig in den Mesopharynx. Der Kehlkopfeingang wird durch das Ödem fast verschlossen

praglottisch quergestellten Fremdkörpern sowie von Fremdkörpern im Kehlkopfbereich hilfreich (Abb. **201** und **202**).

Laryngitis acuta

Als isolierte Entzündung ist sie selten und kommt meist als Komplikation eines Infektes der oberen Luftwege (Rhinopharyngitis) vor, die dann auf den Kehlkopf übergreift und die tieferen Atemwege miterfaßt (katarrhalische Laryngotracheitis). Rauher bellender Husten, Heiserkeit und Schmerzen hinter dem Sternum bei Mitbeteiligung der Luftröhre sind charakteristisch. Die Erkrankung bedarf keiner Röntgenuntersuchung, es sei denn, daß der Verdacht auf eine zusätzliche Pneumonie besteht.

Laryngitis subglottica (obstruktive subglottische Laryngotracheitis)

Sie wird durch Infektionen mit Influenza A und B sowie Parainfluenzaviren, Echo- und RS-Viren sowie Adeno- und Masernviren hervorgerufen. Eine bakterielle Superinfektion ist jederzeit möglich. Man beobachtet ein gehäuftes Auftreten in der kalten Jahreszeit. Betroffen werden vorwiegend Kleinkinder. Diese Altersdisposition wird auf die besonders engen anatomischen Verhältnisse im subglottischen Raum und die starke Reagibilität der Bronchialschleimhaut auf entzündliche Reize während dieser Lebensphase zurückgeführt. Es besteht eine erhebliche Rezidivneigung.

Pathologisch-anatomisch zeigt sich ein variables Bild, das von einer katarrhalisch-ödematösen Entzündung bis zu schweren eitrig-ulzerösen Veränderungen mit Pseudomembranen reicht.

Klinik: Die Erkrankung beginnt meist mit einer Rhinopharyngitis. Daraus entwickelt sich oft innerhalb weniger Stunden das bedrohliche Bild der subglottischen Laryngitis. Heiserkeit, ein trockener bellender Husten, vor allem ein inspiratorischer Stridor mit zunehmender Luftnot und ausgedehnten jugulären, interkostalen und epigastrischen Einziehungen kennzeichnen die Erkrankung. Bei starker Luftnot stellen sich Blässe und Tachykardie sowie Erstickungsangst mit Zyanose ein. Die Diagnose beruht in erster Linie auf dem klinischen Bild.
Die Laryngitis acuta und subglottica kann schlagartig – fast immer während der Nacht – einsetzen und zu hochgradiger Atemnot führen. Diese gefürchtete Sonderform gehört zum „*Croup-Syndrom*".

Röntgendiagnostik: Im Sagittalbild zeigt sich eine trichterförmige Einengung der obersten Trachea durch die stenosierende Schleimhautschwellung.

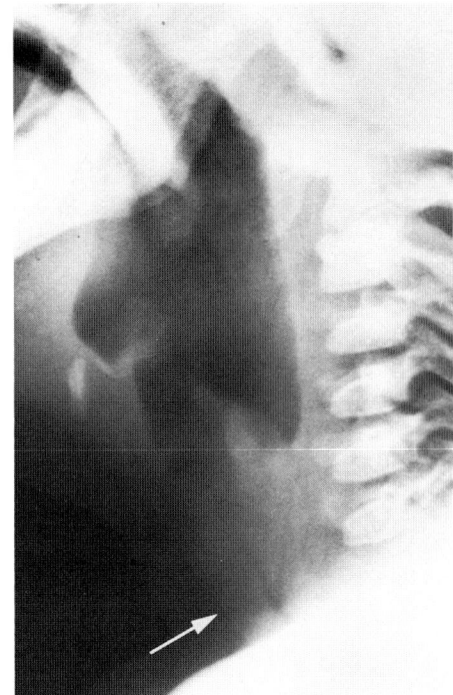

Abb. **203** Laryngitis subglottica: Kleinkind mit Atemnot, Husten und inspiratorischem Stridor. – Weitstellung bzw. Überblähung des Hypopharynx. Verdickte Epiglottis. Erhebliche subglottische Trachealeinengung (Pfeil)

Schon eine geringe Verengung der Lichtung in dieser Zone erzeugt eine atemmechanisch erhebliche Stenose. Erst 1–2 cm kaudalwärts wird das Lumen wieder normal. In gezielten Seitenaufnahmen oder Schrägaufnahmen stellt sich während der Inspiration diese subglottische Lumeneinengung am deutlichsten dar. Solch eine Röntgenuntersuchung ist sowohl zur Diagnosestellung wichtig als auch differentialdiagnostisch von Bedeutung, um andere Ursachen dieser Atemnot, wie eine Epiglottitis oder Fremdkörper auszuschließen und eine beginnende Pneumonie zu diagnostizieren (Abb. **203**).

Verätzungen und Verbrühungen

Die Einatmung heißer Dämpfe und schädigender Gase bewirkt eine thermochemische Läsion und innerhalb weniger Minuten ein schweres Ödem. Später treten oft sekundär Infektionen hinzu, gelegentlich resultiert eine Narbenbildung.
Auch beim versehentlichen Trinken ätzender Flüssigkeiten (Säuren, Laugen) sowie brühheißer Getränke (Kaffee, Milch) wird der Schluckvorgang akut so gestört, daß es neben einer Verätzung oder Verbrühung der Speiseröhre auch zur Aspiration dieser Flüssigkeiten kommt. Sie rufen eine akute Entzündung des Pharynx und der

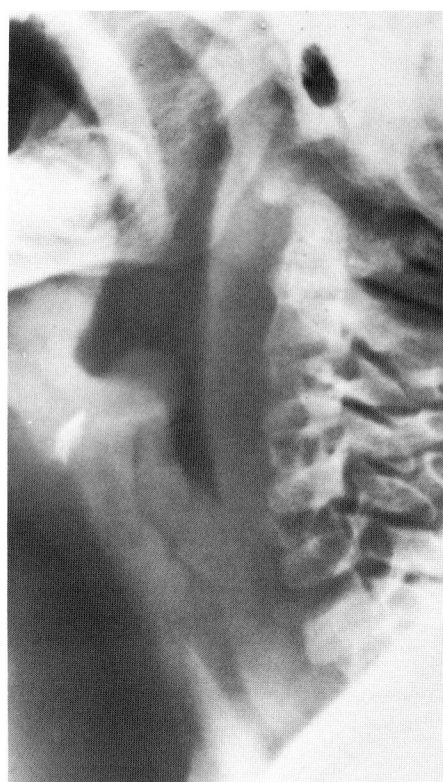

Abb. **204**   Rachen- und Kehlkopfverbrühung: 18 Monate altes Kleinkind. Plötzliche Atemnot nach versehentlichem Trinken kochendheißen Kaffees. – Ödem der Rachenhinterwand. Erhebliche Schwellung der Epiglottis. Schleimhautödem im Kehlkopfbereich und subglottisch

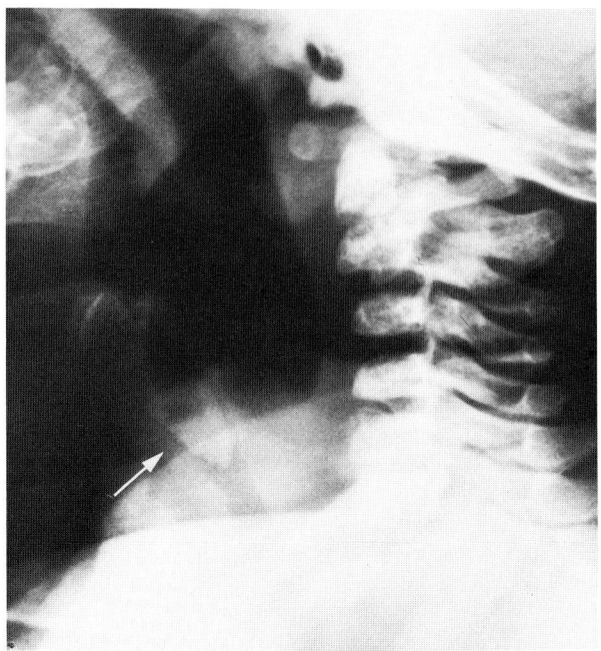

Abb. **205**   Fremdkörper im Kehlkopf: 8 Monate alter Säugling. Vor 2 Monaten wurde beim Trinken aus einem Weinglas unbemerkt ein Stück herausgebissen und aspiriert. Erst während eines Racheninfektes mit den Symptomen eines Pseudocroup erkrankt. – Der im Kehlkopf eingewachsene Fremdkörper (Pfeil) und die zusätzliche Schleimhautschwellung durch den Infekt verursachten zusammen die Symptome einer Atemwegsstenose

Epiglottis, bei Aspiration auch eine Entzündung des Kehlkopfes und der subglottischen Schleimhaut hervor, die sich klinisch in stridoröser Atmung oder gar in schwerster Atemnot äußert.

Röntgendiagnostik: In Seitenaufnahmen der Kehlkopfregion erkennt man einwandfrei die ödematös-entzündlichen Veränderungen im Larynxbereich. Die Epiglottis ist stark verdickt, der Kehlkopfeingang wird eingeengt und die normale Binnenstruktur des Kehlkopfes mit ihrer typischen Luftfüllung verändert (Abb. **204**).

Fremdkörper

Eine plötzlich ohne Infektzeichen und ohne Fieber auftretende Aphonie, kombiniert mit inspiratorischem Stridor und einem croupösen Husten, erweckt immer den Verdacht auf die Aspiration eines Fremdkörpers. Er kann sich supraglottisch oder im Kehlkopfbereich festsetzen. Die Atemstörungen steigern sich durch das akute Ödem manchmal bis zur Zyanose. Ältere Kinder klagen über Schmerzen im Kehlkopf- bzw. im Halsbereich. Meist wird anfangs das Schlucken verweigert.

Röntgendiagnostik: Die klinische Verdachtsdiagnose läßt sich häufig durch Nativ- und Zielaufnahmen des Hypopharynx bzw. der Kehlkopfregion in zwei Ebenen bestätigen. Manche Fremdkörper (z. B. Glassplitter) werden erst bei orthograder Strahlenrichtung erkennbar. Im Hypopharynx querliegende oder eingespießte Fremdkörper mit einer partiellen Blockade des Kehlkopfeingangs lassen sich am besten im Seitenbild darstellen. Mit der Röntgenuntersuchung klärt man sowohl die Lokalisation als auch die Auswirkungen solch eines Zwischenfalls und kann damit dem Operateur die erforderlichen Hinweise zur Entfernung geben (Abb. **205**).

Tumoren

Das *Larynxpapillom* gilt bei Kindern als der häufigste Tumor des Kehlkopfes. Er sitzt auf den Stimmlippen, stellt meistens ein warzenähnliches, rosafarbenes Gebilde dar und ist gelegentlich gestielt. Je nach Größe resultieren Heiserkeit, ein inspiratorischer Stridor und gelegentlich durch Blutungen ein rötlich tingiertes Sputum.

Bei einer Papillomatose zeigen sich multiple, wahrscheinlich viral ausgelöste Geschwülste. Falls sich mehrere größere Tumoren auf engem Raum häufen, besteht die Gefahr einer plötzlichen Verlegung der Luftwege. Gelegentlich kann die Tumorbildung auf die Trachea und die Bronchien übergreifen.

Die *Diagnose* wird üblicherweise endoskopisch gestellt. Vorher sollte jedoch röntgenologisch mit Übersichts- und Zielaufnahmen der Versuch unternommen werden, die Tumorbildung zu lokalisieren sowie andere Ursachen eines inspiratorischen Stridors auszuschließen. Das Papillom stellt sich dabei als ein knötchenförmiges Gebilde mit Verdickung und Deformität der Stimmlippen dar (Abb. **206**).

An weiteren wichtigen Geschwülsten im Kehlkopfbereich bei Kindern sind Hämangiome, Lymphangiome und Lymphhämangiome zu nennen. Die Diagnose erfolgt häufig endoskopisch. Röntgenaufnahmen sind jedoch erforderlich, um die Auswirkungen auf die Luftwege nachzuweisen, ferner um Kalkeinlagerungen (Teratome) aufzudecken.

Tracheobronchialsystem

Trachea

Verlagerungen: Alle der Trachea anliegenden Organe können durch eine Vergrößerung oder Er-

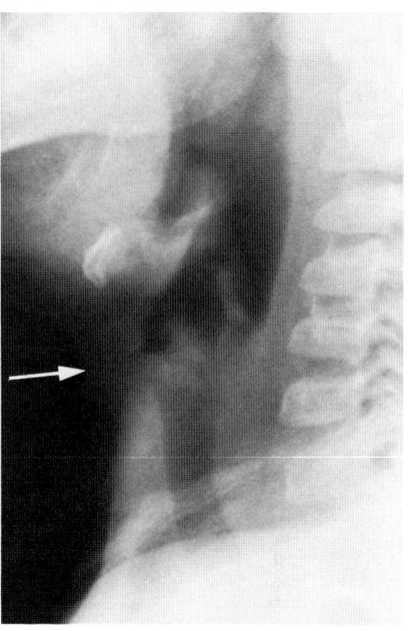

Abb. **206** Stimmlippenpapillom: 2jähriges Kleinkind mit zunehmender Heiserkeit, die unabhängig von Stimmbelastungen und Infekten war. – Im Stimmlippenbereich (Pfeil) atypische Verdickung. Laryngoskopisch: Graupengroßer papillomatöser Tumor, der gestielt der rechten Stimmlippe auflag

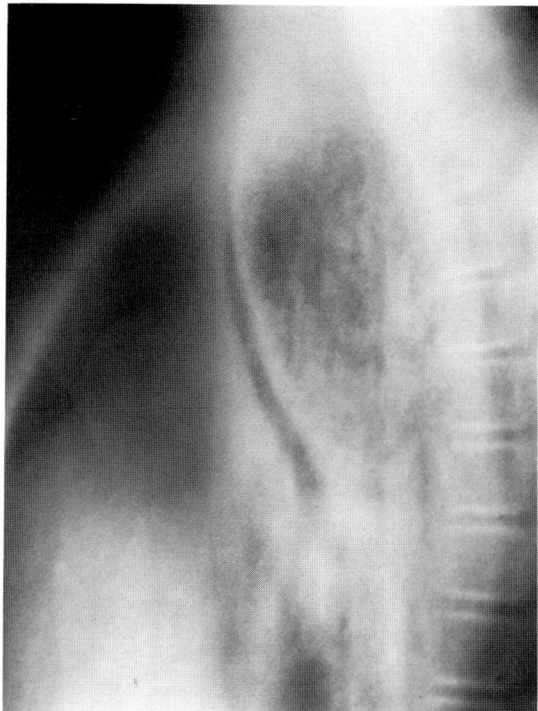

Abb. **207** Trachealverlagerung bei Megaösophagus: 8jähriges stark abgemagertes Mädchen. Seit 2 Jahren Regurgitation unverdauter Nahrung. Nachts Husten, offenbar durch Überlauf des stagnierenden Ösophagusinhaltes in das Tracheobronchialsystem. – Tomographie. Armdicker, mit Speise angefüllter Ösophagus, der die Trachea bogig ausspannt und einengt

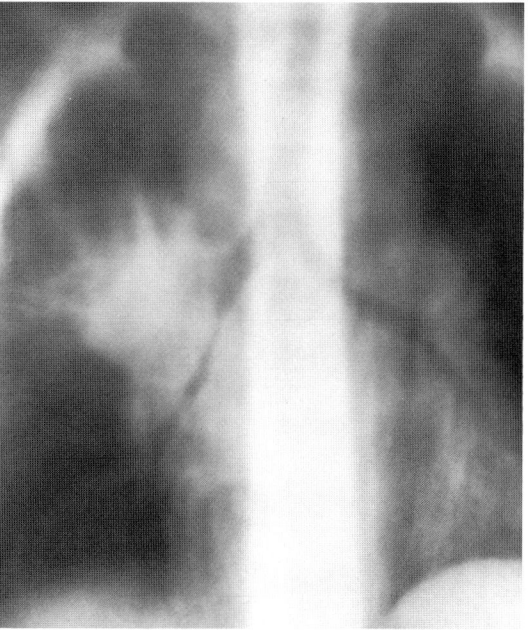

Abb. **208** Bronchusstenose bei Tuberkulose: 7jähriges Kind mit exspiratorischem Stridor. – Tomographie. Erhebliche Vergrößerung der Hilus- und der bronchopulmonalen Lymphknoten, die den rechten Unterlappenbronchus stark einengen. Überblähung des Unterlappens

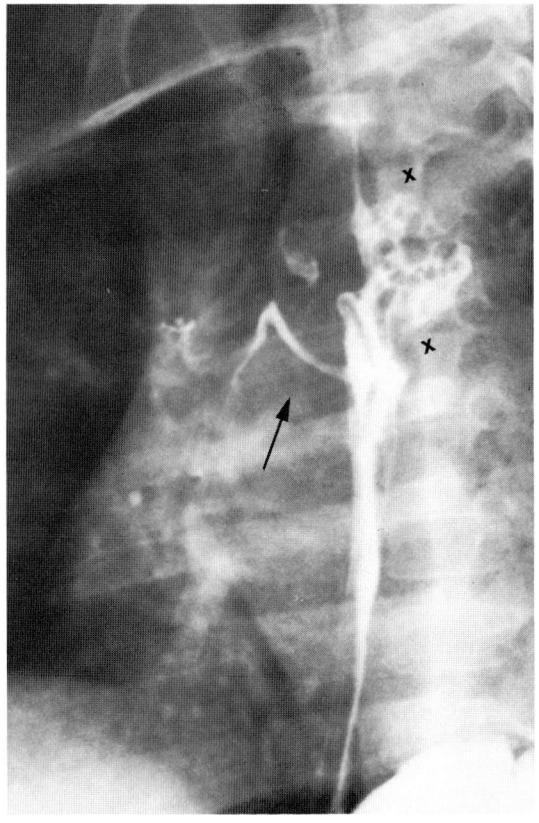

Abb. **209** Ösophagotracheale Fistel durch Fremdkörper: 2jähriges Kleinkind mit Aspirationspneumonie und Empyem. – In der mittleren Speiseröhre wurde ein flacher Fremdkörper (Spielzeug aus Plastik) offenbar wochenlang festgehalten. Es entwickelte sich eine Drucknekrose mit Fistelbildung zur Trachea (Pfeil) und eine periösophageale Abszeßhöhle (xx)

krankung die Trachea verlagern oder gar komprimieren. Im Halsbereich ist nach Schwellungen entzündlicher Art (Abszesse) oder Neoplasmen (Hämangiome, Strumen, Zysten, Geschwülste) zu fahnden. Im Mediastinum beeinflussen eine Mediastinitis, ein Megaösophagus, Tumoren, Adhäsionen und Narbenbildungen das Kaliber und den Verlauf der Luftröhre (Abb. **207** und **208**). Atelektasen einer ganzen Lungenhälfte bewirken eine hochgradige Trachealverziehung (MANDELL u. Mitarb. 1982).

Erworbene ösophagotracheale Fisteln: Falls sich bei Kleinkindern ein Fremdkörper nach versehentlichem Verschlucken im Ösophagus festsetzt und unbemerkt längere Zeit liegen bleibt, kann durch eine Schleimhaut- und Wandnekrose eine Fistelverbindung zum Tracheobronchialsystem zustande kommen. Diese Komplikation wird häufig erst aufgrund einer pulmonalen Symptomatologie (Aspirationspneumonie, Empyem) erkannt, während stärkere Schluckstörungen fehlen. *Diagnostisch* sind sowohl eine Thoraxaufnahme, besonders aber ein Ösophagogramm erforderlich. Das Kontrastmittel dringt dann in gleicher Weise wie die Nahrung vom Ösophagus aus über die Fistelverbindung in das Tracheobronchialsystem ein.
Ähnliche ösophagotracheale Fisteln beobachtet man gelegentlich nach der Operation einer Ösophagusatresie. Der Verdacht auf diese Fisteln im Operationsgebiet ist bei älteren Kindern dann gegeben, wenn sich Jahre nach dem Eingriff hartnäckige Infektionen des Tracheobronchialsystems einstellen. Diese Fistelbildungen werden durch eine partielle Fremdkörperblockade an relativ engen Anastomosen begünstigt. Der Nachweis dieser engen Kanäle erfordert eine dünne Bariumaufschwemmung. Die Fistel selbst und den Kontrastmittelbeschlag in der Trachea kann man mit Zielaufnahmen festhalten (Abb. **209** und **210**).

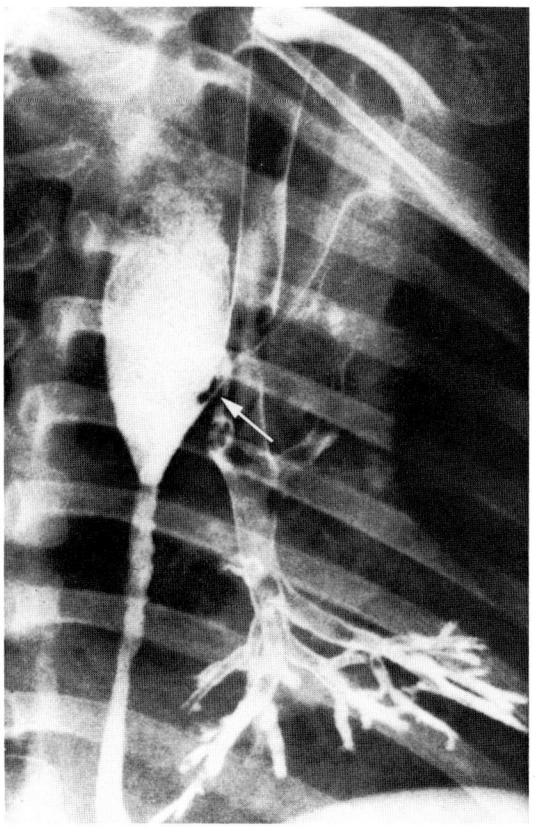

Abb. **210** Ösophagotrachealfistel nach Verätzung: 5jähriges Kind. 9 Wochen nach einer Ösophagusverätzung kam es zum Würgreiz beim Schlucken und zu Hustenattacken. – Ösophagotrachealfistel (Pfeil) in Höhe der Bifurkation mit Kontrastmittelüberlauf in das Tracheobronchialsystem. Röhrenförmige Ösophagusstenose

Verkalkungen im Trachealknorpel: Solche Einlagerungen sind ätiologisch unklar und insgesamt selten. Bereits bei Neugeborenen können derartige Verkalkungen vorkommen. Man findet sie sowohl im Knorpel des Kehlkopfes als auch in der Trachea und den Hauptbronchien (Abb. **211**). In jedem Falle ist nach einer idiopathischen Hyperkalzämie sowie nach einer Chondrodystrophia calcificans congenita zu fahnden. Gelegentlich folgt den Verkalkungen eine Stenose der Trachea (MARCHAL u. Mitarb. 1974, KAUFMANN u. Mitarb. 1976).

Katarrhhilus

Der Begriff *„Infekthilus"* bzw. *„Katarrhhilus"* hat sich in der klinisch-röntgenologischen Lungendiagnostik beim Kind als hilfreich erwiesen, obwohl diese Bezeichnung wenig konkret ist. Man sollte präziser von einem „vergrößerten Hilusschatten" sprechen. Er ist keiner speziellen Krankheit zuzuordnen, gilt aber als ein wichtiges diagnostisches Kriterium banaler Atemwegsinfektionen.

Jede akute und chronische Entzündung im Bereich der oberen Luftwege und der Bronchien (sog. banale, meist virale Luftwegsinfektionen) verursacht vorübergehend solch einen pathologischen Hilusschatten. Da besonders Kleinkinder an Virusinfektionen mit Entzündungen des Nasenrachenraumes und der Atemwege erkranken, sind in dieser Altersstufe reaktive Hilusveränderungen häufig. Bei solchen „Hustenkrankheiten" (ENGEL 1950) kann man meist einen pathologischen Hilusschatten finden. Auch einige für das Kindesalter typische Infektionskrankheiten wie Masern und Keuchhusten führen zu ähnlichen Hilusreaktionen.

Die veränderte „Hilusfigur" basiert auf einer ent-

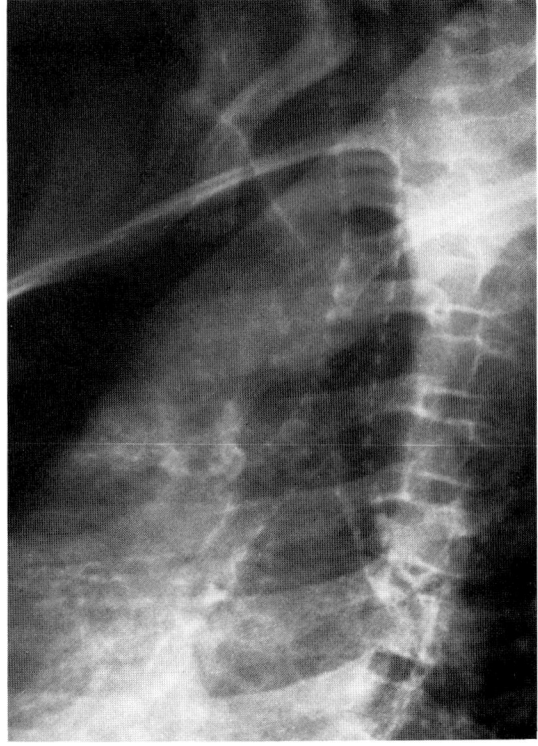

Abb. **211** Verkalkungen des Tracheal- und Bronchialknorpels: 4jähriges Kind. Röntgenuntersuchung wegen eines Luftweginfektes. Andere Symptome waren nicht vorhanden. – Die Knorpelringe der Trachea und der Hauptbronchien zeigen Kalkeinlagerungen. Keine Lumeneinengung

zündlichen Hyperämie des lockeren Hilusbindegewebes, ferner auf einer vermehrten Blutfülle der Hilusgefäße und der Bronchialwände. Lymphknotenvergrößerungen sowie entzündliche Infiltrationen und Exsudationen in Hilusnähe treten additiv hinzu.

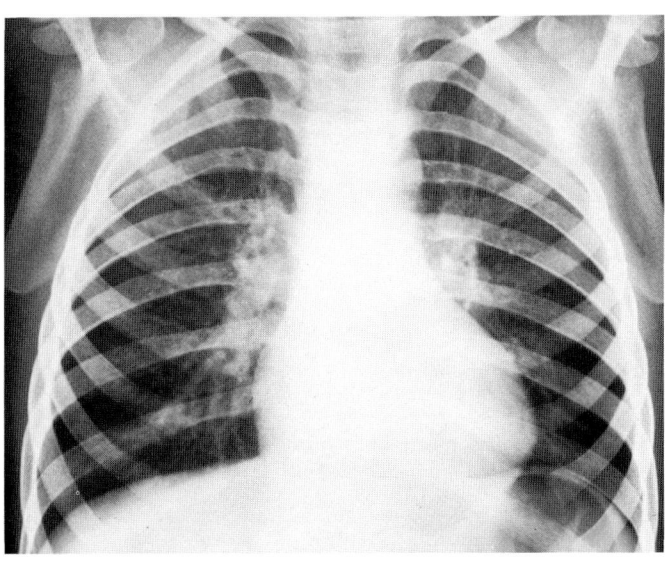

Abb. **212** Infekthilus: 5jähriges, infektanfälliges Kleinkind. – Der Hilusschatten ist auf beiden Seiten vergrößert und dicht. Gröbere Streifenschatten ziehen radiär in das Perihilusgebiet. Diese Veränderungen werden vor allem durch die Hyperämie der Hiluselemente verursacht

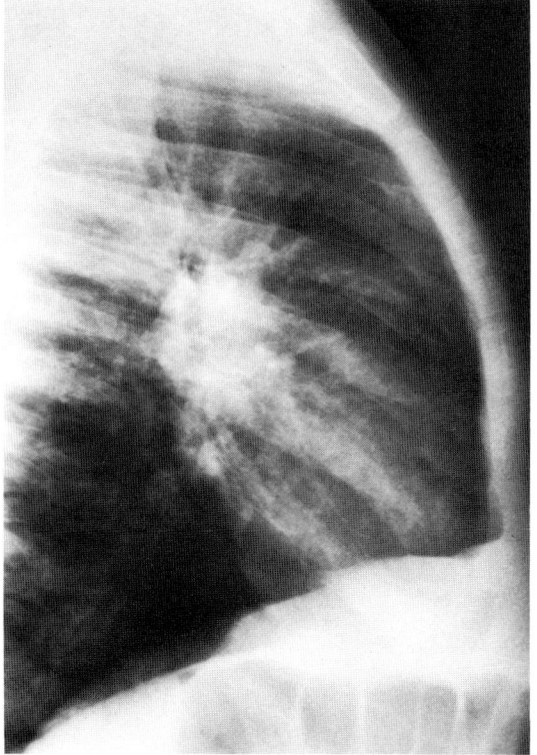

a

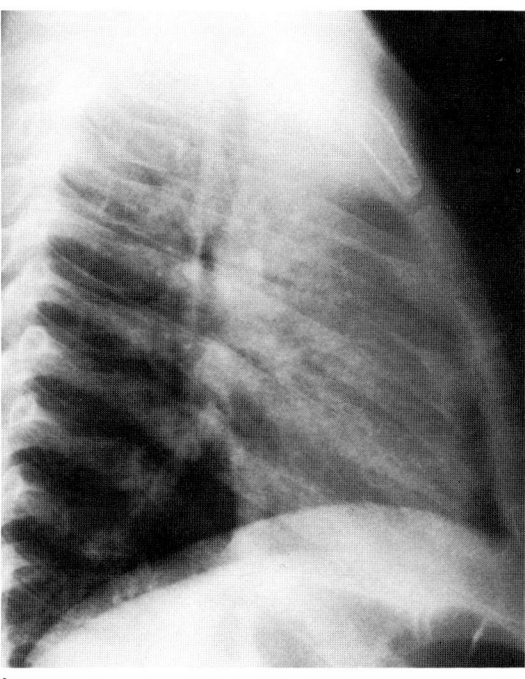

b

Abb. **213 a** u. **b**   Infekthilus, Seitenaufnahme: 2jähriges infektanfälliges Kleinkind
a   Der Hilus (Summationsschatten beider Seiten) ist deutlich vergrößert und dicht
b   Rückbildung. Nach dem Abklingen des Infektes hat sich die Hilusfigur innerhalb kurzer Zeit normalisiert

Röntgendiagnostik: Zur Darstellung genügt meist eine Sagittalaufnahme. Tomogramme lassen das Ausmaß der Hilusreaktion noch besser erkennen. In Seitenaufnahmen addiert sich die Hilusfigur beider Seiten, so daß ein „Infekthilus" eindrucksvoll zur Darstellung kommt (Abb. **212** und **213 a, b**).

Im *Säuglingsalter* stellt sich während solch eines Infektes der üblicherweise nur schwach sichtbare Hilusschatten erstmalig deutlich dar, rechts ausgeprägter als links, weil er hier partiell vom breiten Mittelschatten überdeckt wird. Sobald der Katarrh abgeklungen ist, lockert sich der veränderte Hilusschatten besenreiserartig auf und normalisiert sich wieder.

Im *Kleinkindalter* wird bei unspezifischen Luftwegsinfekten aus der üblichen zarten Hilusfigur ein breites, mehr oder minder inhomogenes, teils fleckiges Schattengebilde mit unscharfer lateraler Begrenzung, manchmal in Form einer „Schmetterlingsfigur" (ENGEL 1950). Rechts zeichnet sich dieser „Schmetterlingsflügel" infolge der besseren Freiprojektion gut ab, während er links vom Mittelschatten partiell verdeckt wird. Solch ein veränderter Hilusschatten verschwindet, sobald der Infekt abklingt. Wiederholte Katarrhe, wie sie bei einer rezidivierenden Bronchitis oder bei Asthma bronchiale vorkommen, verursachen nach einiger Zeit durch „Narbenentwicklung", also der Vermehrung des Hilusbindegewebes, einen dichteren Hilusschatten.

Bei *Schulkindern* wird der Hilus durch solche Luftwegsinfektionen vorübergehend breiter und dichter und ist dann lateral unscharf begrenzt.

Differentialdiagnostisch ist immer eine Tuberkulose auszuschließen (Tuberkulindiagnostik). Meist ist hier die Hilusveränderung nur einseitig. Angeborene Herzfehler mit Links-rechts-Shunt und einer Vergrößerung der Hilus- und Lungengefäße bewirken ebenfalls beidseitige Hilusveränderungen, deren Substrat aber vergrößerten Gefäßquerschnitten entspricht. Solch ein Hilusschatten setzt sich auch scharf gegen das Lungengewebe ab, weil ein entzündliches Ödem fehlt. Dem Infekthilus ähnliche Bilder kann man bei Kleinkindern auch während heftigen Schreiens sehen, weil es dadurch zu einer passageren Hyperämie im Lungengefäßsystem kommt. Die Zwerchfellposition und die verminderte Transparenz der Lunge zeigen dann eindeutig, daß solch eine Aufnahme während der Schreiexspiration exponiert wurde.

Bronchialsystem

Akute Luftwegsinfektionen, die gleichzeitig die Trachea sowie die großen und mittleren Bronchien betreffen, sind bei Klein- und Schulkindern ausgesprochen häufig. Diese entzündlichen Erkrankungen der intrathorakalen Luftwege werden unterschiedlich klassifiziert. *Röntgenologisch* sind ihre Auswirkungen auf die Hilusstruktur, das Bronchialsystem und das peribronchiale Gewebe oft gut zu erfassen.

Entzündungen

Akute Tracheobronchitis

Sie wird durch Viren (RS-Viren, Rhinoviren, Parainfluenza- und Influenzaviren) oder Bakterien hervorgerufen (primäre Infektion oder Superinfektion) und folgt oft einer Rhinopharyngitis und Laryngitis. Ein saisonaler Gipfel (kalte Jahreszeit, Herbst und Spätwinter) und ein Altersgipfel (Kleinkinder) sind charakteristisch. Konstitutionelle Faktoren begünstigen offenbar die Entwicklung und den Verlauf der Krankheit.

Pathologisch-anatomisch wird die akute Tracheobronchitis je nach Schweregrad durch eine Schleimhauthyperämie, eine Epitheldesquamation und eine leukozytäre Entzündung gekennzeichnet. Schleim und Sekret füllen einen Teil der Bronchiallumina. Eitrige Beimengungen sind vorhanden. Während sich bei älteren Kindern die Veränderungen häufig auf die oberen Luftwege beschränken, sind bei Kleinkindern oft zusätzlich die mittleren und kleinen Bronchien betroffen. Die Entzündung der Bronchialwände ist zudem ausgedehnter und macht auch die Erkrankung ernster. Manchmal erreicht die entzündliche Reaktion das peribronchiale Gewebe (Peribronchitis, peribronchiale pneumonische Herde). Nach einer schweren Wandschädigung ist sogar eine Obliteration oder eine Bronchiektasenentwicklung möglich. Neben den primären Formen gibt es Begleitbronchitiden bei zahlreichen Viruserkrankungen und bei bakteriellen Infektionskrankheiten.

Klinik: Druckgefühl hinter dem Sternum und ein zunächst trockener schmerzhafter, vor allem nachts auftretender Husten mit nur geringem Auswurf sind charakteristisch. Das Sputum wird von Kleinkindern verschluckt. Sobald es abgehustet werden kann, erweist es sich vorwiegend als schleimig, ist aber gelegentlich mit gelblich-grünen Eiterbeimengungen vermischt. Die Temperatur ist oft nur anfangs erhöht. Die Symptome halten etwa 1–2 Wochen an.

Röntgendiagnostik: Die Hyperämie und Exsudation im Hilusgebiet sowie die reaktive Vergrößerung der Hiluslymphknoten bilden die Grundlage eines verbreiterten und dichten Hilusschattens („Infekthilus"). Seine Abgrenzung gegenüber dem Lungengewebe ist oft unscharf, auch die Stammbronchien sind nicht mehr einwandfrei als gut sichtbare Aussparungen zu erkennen. In die Ober- und Unterfelder ziehen vom Hilus ausgehend verstärkt Streifenschatten, die durch sekretgefüllte Bronchien sowie die Hyperämie und Infiltration der Bronchialwände und des peribronchialen Gewebes hervorgerufen werden. CATEL (1954) prägte dafür den Begriff der „Katarrhlunge". Peribronchiale Verdichtungen in Form kleiner weicher Fleckschatten sind bei schwereren Formen zusätzlich vorhanden.

Röntgenologisch läßt sich auch viel eindeutiger als klinisch die Mitbeteiligung des Lungenparenchyms in Form einer Bronchopneumonie erkennen oder ausschließen. Weil das schleimig-eitrige Sputum durch die engen Bronchien nicht mehr einwandfrei abgehustet werden kann, zeigt sich vorübergehend eine Beeinträchtigung der Luftpassage mit Emphysem, eventuell auch mit Atelektasen, aus denen sich später Bronchiektasen entwickeln können (Abb. **214**).

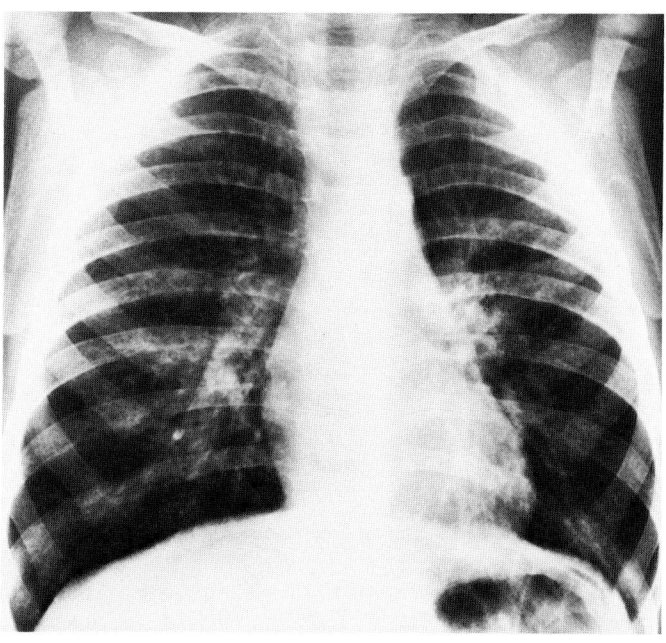

Abb. **214** „Katarrhlunge" 3jähriges Kind mit akutem Luftwegsinfekt. – Beide Hili sind dicht und breit. Die von den Hili ausgehenden Streifenschatten sind verstärkt. Mäßige Lungenblähung

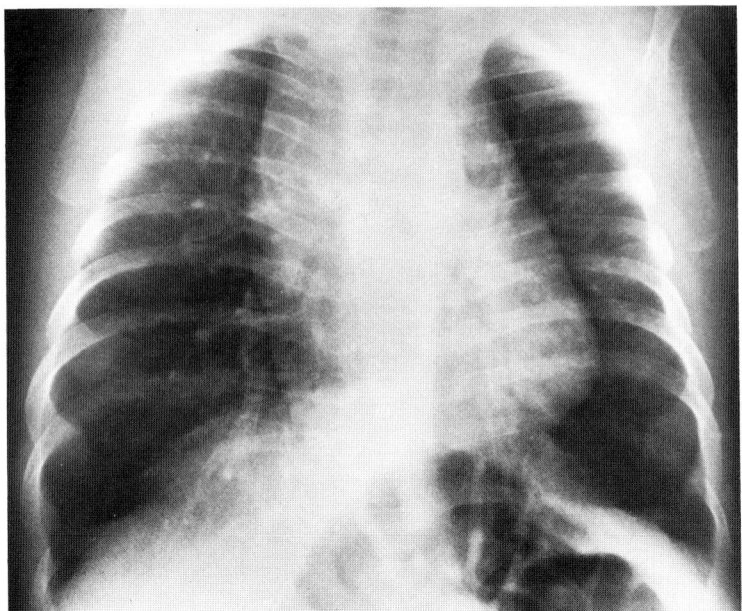

Abb. 215 Obstruktive Bronchitis: Älterer Säugling mit rezidivierenden Luftwegsinfektionen. – Starke Lungenblähung mit erheblichem Zwerchfelltiefstand. Erweiterter Thoraxraum. Streifige Hilusfigur, die rechts weitgehend durch die Lungenblähung ausgelöscht wurde

Obstruktive Bronchitis

Die Erkrankung (Synonyme: asthmatiforme Bronchitis, Blähungsbronchitis) befällt überwiegend ältere Säuglinge und Kleinkinder, die in dieser Form auf banale Infekte der oberen Luftwege antworten. Die obstruktive Komponente (Bronchospasmen) wird durch eine entzündliche Schleimhautschwellung und eine vermehrte Sekretion verstärkt. Es bestehen offensichtlich enge Beziehungen zum Asthma bronchiale. Auch ist eine familiäre Disposition mit Asthma und mit anderen allergischen Krankheiten öfters vorhanden. Von den betroffenen Kindern entwickelt ein Fünftel später ein echtes Asthma. Die Erkrankung ist in den naßkalten Monaten und in Regionen mit häufigem Nebel besonders verbreitet.

Die *Pathogenese* ist bis heute nicht eindeutig geklärt. Offenbar spielen anatomische Besonderheiten der tieferen Luftwege, vor allem die Enge der Bronchien während dieser Altersstufe, eine wichtige Rolle. Hinzu kommt eine altersbedingte erhöhte Ansprechbarkeit der Bronchialmuskulatur, die möglicherweise im Sinne einer Antigen-Antikörper-Reaktion sensibilisiert wird, so daß jeder neue Infekt wiederum eine obstruktive Bronchitis auslöst. Nach den nur spärlich verfügbaren pathologisch-anatomischen Beobachtungen sind die mittleren und kleinen Bronchien am stärksten betroffen.

Klinik: Bei der nur gelegentlich mit Fieber einhergehenden Erkrankung ist besonders das gut hörbare, verlängerte und keuchende Exspirium auffällig. Das Atmen bereitet sichtlich Mühe, die Atemfrequenz ist gesteigert, die Hustenstöße sind meist kurz und manchmal stakkatoartig. Perkuto-

risch besteht eine Lungenblähung. Man hört neben dem verlängerten Exspirium feinblasige knackende Geräusche. Die Kinder können erheblich mitgenommen sein und werden durch die Dyspnoe unruhig. Dauer der Erkrankung etwa 1–2 Wochen. Die schwerste Form der obstruktiven Bronchitis wird auch als Bronchiolitis bezeichnet.

Röntgendiagnostik: Es finden sich alle Symptome einer leichten bis mittelgradigen, selten einer hochgradigen Lungenblähung. Charakteristisch ist ferner ein Zwerchfelltiefstand mit eingeschränkten Atemexkursionen. Der Thoraxraum ist vergrößert. Die Rippen verlaufen mehr horizontal und die Interkostalräume sind erweitert. Die geblähte Lunge kann sich zwischen den Rippen vorwölben. Der Mittelschatten ist infolge der Lungenblähung und des Zwerchfelltiefstandes schmal, so daß sich die Hili gut absetzen und herausheben. Sie sind etwas dichter als üblich. Von den Hili aus ziehen Streifenschatten radiär in die Lungenfelder. Zwar ist die vom Hilus ausgehende Streifenbildung verstärkt, wird aber durch eine intensivere Lungenblähung wieder reduziert oder gar ausgelöscht. Eine komplizierende Bronchopneumonie läßt sich nur röntgenologisch erfassen, obwohl auch kleine weiche Herde durch die verstärkte Transparenz verschwinden können (Abb. **215**).

Sinubronchitis

Bei dieser im Kleinkind- und Schulalter häufigen Erkrankung liegt ein subakuter oder chronisch entzündlicher Prozeß in den Nasennebenhöhlen vor, der gleichzeitig mit einer Beteiligung der Tracheal- und der Bronchialschleimhaut einhergeht. Man vermutet, daß die Sinusitis direkt durch abfließendes Sekret oder indirekt auf hämatogenem Wege die Bronchitis auslöst und unterhält. Möglicherweise befällt die Entzündung auch simultan die Nasennebenhöhlen und das Tracheobronchialsystem. Nach BISALSKI (1960) sind adenoide Vegetationen als ein wesentlicher Faktor bei der Entwicklung der Krankheit anzusehen, weil dadurch die Ventilation der Nase behindert und die normale Atmung beeinträchtigt wird. Es existiert eine jahreszeitliche Häufung in den feuchtkalten Frühjahrs- und Herbstmonaten.

Die Entwicklung einer Sinubronchitis während einer banalen Rhinitis, nach grippalen Infekten und nach einer Pertussis ist bekannt. Man findet sie fast immer dann, wenn sich Kinder nach einem grippalen Infekt nicht recht erholen und besonders nachts weiter husten, weil im Liegen infektiöses Material aus der Nase in den Larynx und in die Trachea läuft.

Klinik: Bei allen Kindern mit behinderter Nasenatmung, anhaltendem Schnupfen und einem chronischen oder rezidivierenden Bronchialkatarrh muß man nach einer Sinubronchitis fahnden. Die Kinder produzieren gelegentlich Auswurf, weisen subfebrile Temperaturen auf, neigen zu Otitiden und klagen über Kopfschmerzen. Es besteht gelegentlich eine Druckempfindlichkeit der Oberkiefer. Bei der Racheninspektion sieht man oft eine Schleim- und Eiterstraße, eine granulierte Rachenhinterwand, eine Hyperplasie des lymphatischen Rachenringes als Folge chronischer Entzündungen und eine ödematös verschwollene Nasenschleimhaut. Über den Lungen kann man einen bronchitischen Befund erheben.

Röntgendiagnostik: Bei allen „Hustenkrankheiten" der Kinder sind Röntgenaufnahmen der Nasennebenhöhlen und der Lunge das diagnostisch ergiebigste Bildpaar.

Die *Aufnahme der Nasennebenhöhlen* ergibt eine homogene Verschattung beider Kieferhöhlen oder eine erhebliche Schleimhautschwellung, häufig eine Beteiligung der Siebbeinzellen mit einer stark verschwollenen Nasenschleimhaut, gelegentlich eine Beteiligung der Stirnhöhlen.

Die Seitenaufnahme des *Epipharynx* zeigt häufig ausgeprägte Adenoide.

Im Thoraxröntgenbild finden sich Veränderungen in Form eines „Infekthilus" bzw. einer „Katarrhlunge".

Rezidivierende Bronchitis

Sie nimmt eine Mittelstellung zwischen der akuten und chronischen Form ein und unterscheidet sich von beiden durch die Häufigkeit und die Krankheitsdauer. Zur Definition gehört, daß mindestens drei Schübe innerhalb eines Jahres aufgrund neuer Infektionen auftreten, die mit Husten, einem bronchitischen Auskultationsbefund und einer Dauer pro Schub von etwa 14 Tagen einhergehen.

Bei einer rezidivierenden (rekurrierenden) Bronchitis als einem polyätiologischen Krankheitsbild muß man versuchen, auch lokale und allgemeine Ursachen aufzudecken. Exogen ist nach Reizgasen (übermäßige Luftverschmutzung, starkes Rauchen in der Familie) zu fahnden. Monatelang unerkannt gebliebene Fremdkörper im Bronchialsystem rufen ebenfalls ständig neue Schübe einer Bronchitis hervor. Unter den weiteren Ursachen ist an die rezidivierenden Infekte der oberen Luftwege, vor allem an eine chronische Sinusitis zu denken. Fehlbildungen im Tracheobronchialsystem, eine Mukoviszidose und eine Abwehrschwäche durch Hypogammaglobulinämie sowie Witterungseinflüsse fördern die Bereitschaft zu immer neuen Erkrankungen (V. D. HARDT u. WENNER 1978, V. D. HARDT 1985).

Röntgendiagnostik: Die nach unterschiedlichen Intervallen rekurrierenden Schübe des bronchitischen Syndroms verursachen röntgenologisch jeweils etwa die gleichen Veränderungen, wie man sie bei der akuten Form findet. Peribronchiale Verdichtungen, auch kleine bronchopneumonische Herde, können hinzutreten. Nach mehreren Krankheitsschüben resultiert eine „physiologische Verschwielung" im Hilusgebiet, wobei die schattengebenden Hiluselemente etwas zunehmen.

Chronische Bronchitis

Bei Kindern fehlt bisher eine allgemein anerkannte Definition der Krankheit. Sie gilt als ein offenbar ätiologisch und pathogenetisch uneinheitliches Syndrom, das klinisch durch einen mindestens 8 Wochen, meist aber länger anhaltenden Husten ohne Auswurf und ohne Fieber gekennzeichnet ist. Die Hustenanfälle treten tags und nachts auf. Jüngere Kinder klagen dabei häufig über Leibschmerzen, offenbar aufgrund einer ständigen Beanspruchung der Bauchmuskulatur durch die Hustenattacken.

Die ätiologische Klärung erfordert auch den Ausschluß von konstitutionell bedingten Krankheiten, die das lokale Abwehrsystem der Lunge beeinträchtigen. Hierzu gehören eine Mukoviszidose, Immunmangel mit der Reduzierung der Infektabwehr und eine Ziliendysfunktion. Häufig findet sich ein hyperreaktives Bronchialsystem. Auch nach psychischen Besonderheiten ist zu fahnden (DOESEL 1970, WEINGÄRTNER u. DIETZSCH 1975).

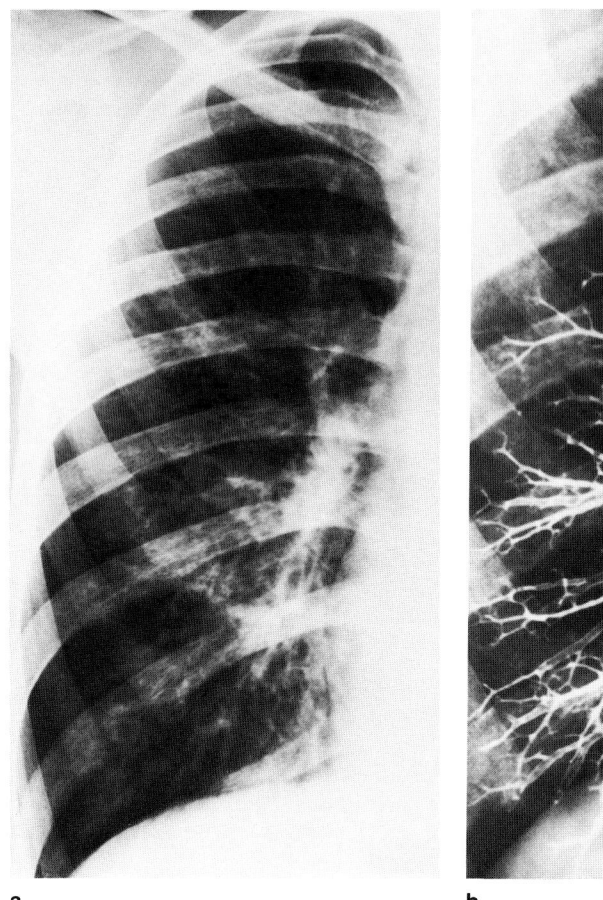
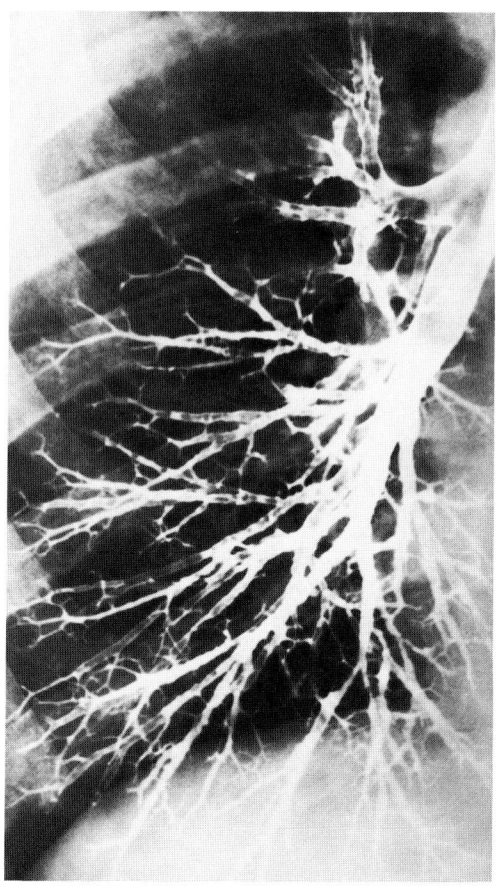

a   b

Abb. **216a u. b**   Deformierende Bronchitis: 14jähriges Kind. Seit über 6 Jahren rezidivierende fieberhafte Bronchitiden. Kaum Auswurf
a   Deutlich verstärkte Streifenbildung rechts parakardial und im Unterfeld
b   Bronchographie: Einige Segmentbronchien und kleinere Bronchien zeigen wellige Konturen und umschriebene Engen

Strukturelle Veränderungen der Mukosa mit einer entsprechenden Funktionsstörung sowie einer leichten Bronchialdilatation treten gelegentlich nach der ersten schweren Bronchitis auf. Solche Wandschädigungen beobachtet man auch nach Pneumonien, Masern und Grippe. Bakterielle und virale Infektionen können sich in einer derart geschädigten Bronchialwand immer wieder leicht ansiedeln. Aber auch Reiz- und Industriestoffe in der Atemluft sind von Bedeutung. Gleichzeitig findet sich häufig eine Sinusitis, die bei einer Mukoviszidose, beim Kartagener-Syndrom oder einer Hypogammaglobulinämie regelmäßig vorkommen.

Röntgendiagnostik: Übersichtsaufnahmen der Thoraxorgane stellen nur einen, allerdings sehr wichtigen Teil innerhalb der Gesamtdiagnostik dar. Man findet neben einem verbreiterten und dichten Hilusschatten eine vom Hilus ausgehende verstärkte Streifenbildung, die radiär in die Lungenfelder reicht und in den Untergeschossen am intensivsten ist. Auch retikuläre Verdichtungen, besonders in den basalen Abschnitten, sind zu beobachten. Zusätzlich besteht oft eine Lungenblähung. Über feinere Veränderungen der Mukosa

und der Bronchialwand lassen sich jedoch keine Aussagen machen.

Deformierende Bronchitis

Nach rezidivierenden oder chronischen Entzündungen entstehen stärkere und bleibende Veränderungen des Bronchialsystems. Sie sind nur bronchographisch faßbar und werden bei dieser speziellen Untersuchung in Form gewellter Konturen und von Kaliberdifferenzen der Segmentbronchien sichtbar. Hinzu kommt während der Füllung ein etwas verminderter Lungensog, während sich bei der Entleerung des Kontrastmittels eine gestörte und verzögerte Selbstreinigung zeigt. Manchmal enthalten die Bronchiallumina so reichlich Sekret, daß die Darstellung mit Kontrastmittel unvollständig bleibt und Füllungsdefekte und -abbrüche vorhanden sind. Selbstverständlich ist die Indikation zur bronchographischen Untersuchung streng zu stellen und nur dann gerechtfertigt, wenn der Verdacht auf schwere Veränderungen im Sinne von ausgedehnten Bronchiektasen besteht (HOPFGARTNER u. WURNIG 1978) (Abb. **216a** u. **b**).

Bronchiektasen

Sie kommen meist als Folge entzündlicher Krankheiten vor, insbesondere nach chronisch-rezidivierenden Bronchitiden, nach Pneumonien, Masern, Keuchhusten, einer Fremdkörperaspiration, einer Tuberkulose, bei Mukoviszidose usw. Zusätzlich ist offenbar eine konstitutionelle Bronchialwandschwäche als Voraussetzung erforderlich. Bronchiektasen sind bei Kindern während der letzten 20 Jahre erheblich seltener geworden, seit man Lungenerkrankungen früh und sorgfältig diagnostiziert, intensiv behandelt, streng auf Komplikationen achtet und seit die Tuberkulose stark in Rückgang ist. Angeborene Bronchiektasen (auch familiär, meist zylindrisch) sind selten. Anstelle der physiologischen Verschmälerung des Bronchiallumens zur Peripherie hin findet man lokalisierte zylindrische oder sackförmige Erweiterungen. Der Bronchus wird starr und die Sekretentleerung entsprechend erschwert. Die pathologische Erweiterung erfolgt durch die Zerstörung der bronchialen Wandstruktur, hauptsächlich der elastischen Substanz und der Muskulatur. Persistierende oder rezidivierende Infektionen unterstützen diese Entwicklung. Als wichtiger Faktor gilt ferner eine Bronchusobstruktion mit einer Stase des entzündlichen Sekrets, so daß die Infektion nicht abheilen kann. Aber auch schrumpfende Lungenprozesse, z.B. bei einer Tuberkulose, verändern durch Zug das Bronchialsystem. Besonders bei Bronchiektasen im Oberlappen sollte man an diesen Mechanismus denken.

Gelegentlich entwickelt sich innerhalb von Atelektasen eine vorübergehende *zylindrische Ektasie*. Sie beruht lediglich auf einer passageren Bronchusdilatation, die durch eine reflektorische Tonusstörung der Wand zustande kommt. Solche Ektasien sind nicht mit typischen Bronchiektasen gleichzusetzen und verschwinden wieder nach Lösung der Atelektase. Selbst nach einer Pertussispneumonie oder Fremdkörperaspiration wurden rückbildungsfähige Erweiterungen der Bronchiallumina beobachtet. Diese mögliche Entwicklung muß bei einer Indikationsstellung zur Lobektomie bedacht werden. Bronchusdilatationen von mehr als 6 Monaten Dauer gelten als irreversibel.

Bronchiektasen finden sich hauptsächlich in jenen Segmenten, die eine Sekretstauung begünstigen, nämlich in beiden Unterlappen, dem Mittellappen und in der Lingula. Etwa zwei Drittel der Erkrankungen beschränken sich auf eine Lungenhälfte. Seit man bronchographische Untersuchungen häufiger durchführt, konnte man Frühformen

aufdecken, die nur milde klinische Symptome verursachen.

Klinik: Bei älteren Kindern findet man charakteristischerweise einen chronischen Husten und morgendliche Entleerungen größerer Sputummengen. Sie enthalten gelegentlich Eiter- und Blutbeimengungen. Beim Abhusten (in Hängelage) wird oft eine unerwartet große Sekretmenge entleert. Jüngere Kinder verschlucken allerdings das Sputum. Auskultatorisch finden sich Rasselgeräusche an umschriebener Stelle, meist basal. Manchmal treten pneumonische Schübe mit Fieber hinzu. Die Kinder sind appetitlos und bleiben mager. In schweren Fällen entwickelt sich nach jahrelangem Verlauf schließlich eine Akrozyanose mit Trommelschlegelfingern und Uhrglasnägeln als Zeichen einer chronischen, respiratorischen Insuffizienz. Die befallene Thoraxhälfte ist oft flach.

Röntgendiagnostik: Selbst bei ausgedehnter Bronchiektasie zeigen übliche Nativaufnahmen in vielen Fällen enttäuschend wenig. Hartstrahlaufnahmen gelten als wichtige Ergänzung (HEIKEL u. TARVALA 1972). Nur manchmal ist im befallenen Areal eine Wabenstruktur vorhanden. Gelegentlich sieht man innerhalb des Herzschattens den geschrumpften linken Unterlappen als ein dreieckiges verdichtetes Areal, in dem erweiterte Bronchiallumina erkennbar werden (s. Abb. **20**, S. 659). Sie können allerdings bei einer Sekretfüllung vorübergehend verschwinden. Rezidivierende Pneumonien im Abstand mehrerer Monate innerhalb des Bronchiektasengebietes sind häufig.

Die Nachbarschaft des atelektatischen oder des partiell geschrumpften bronchiektatischen Lappens ist oft durch ein kompensatorisches Emphysem übermäßig strahlentransparent. Eine Verziehung des Mittelschattens kommt nach ausgedehnter Lappenschrumpfung zustande.

Schichtaufnahmen sind diagnostisch nur selten ergiebig, weil sie Details der anatomischen Veränderungen des Bronchiallumens häufig nicht zu zeigen vermögen. Eine *Bronchographie* ist dann erforderlich, wenn anamnestisch und klinisch hinreichend Verdacht auf eine Bronchiektasie besteht und eventuell eine chirurgische Behandlung erwogen wird. Vor dieser Untersuchung muß das Sekret aus den pathologischen Bronchiallumina durch Abhusten unbedingt entleert werden.

Die Füllung des erkrankten Lappens soll gezielt erfolgen. Nur so erhält man eine überlagerungsfreie Darstellung der veränderten Segmente in allen Projektionen, benötigt für die Untersuchung wenig Kontrastmittel und vermeidet eine gefährliche Verminderung des Respirationsvolumens. Der Lungensog ist im erkrankten Areal deutlich vermindert. Im geschrumpften Lappen liegen die

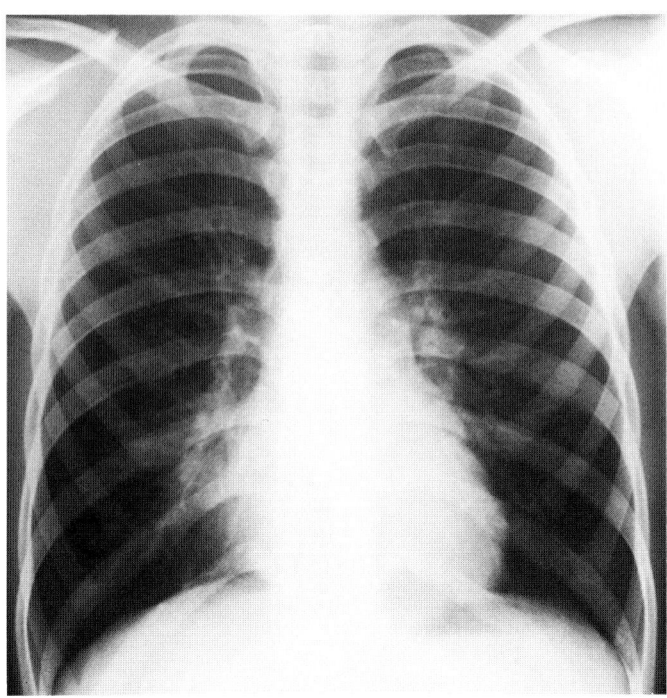

a

Abb. **217a–c** Bronchiektasen im Mittellappen: 14jähriges Kind mit häufigen
Atemwegsinfektionen, dabei etwas
schleimig-eitriges Sputum
a Rechts parakardial umschriebene
streifige Verdichtungen, die den Herzrand auslöschen
b Bronchographie: Bronchiektatisch
veränderter und geschrumpfter Mittellappen. Die zusätzliche Füllung des Unterlappens zeigt einwandfreie Segmentbronchien
c Bronchographie: Beide Segmentbronchien des Mittellappens sind erweitert und lassen sich nicht bis in die Peripherie füllen (Pfeile). Wellige Randkontur, unregelmäßiges Kaliber. Der Mittellappen ist stark verkleinert

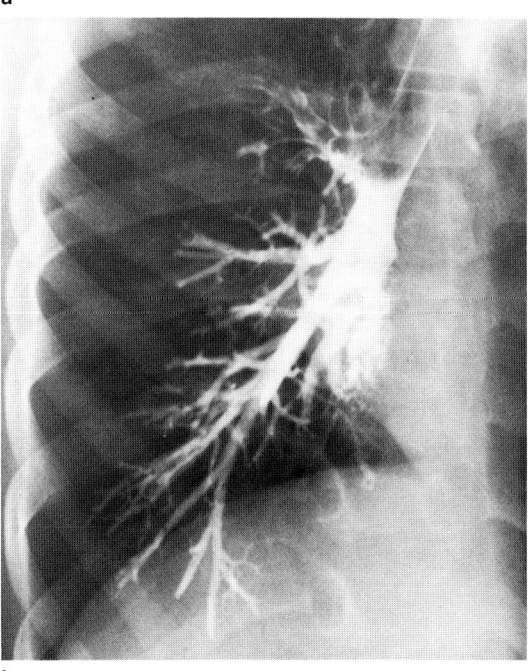

b

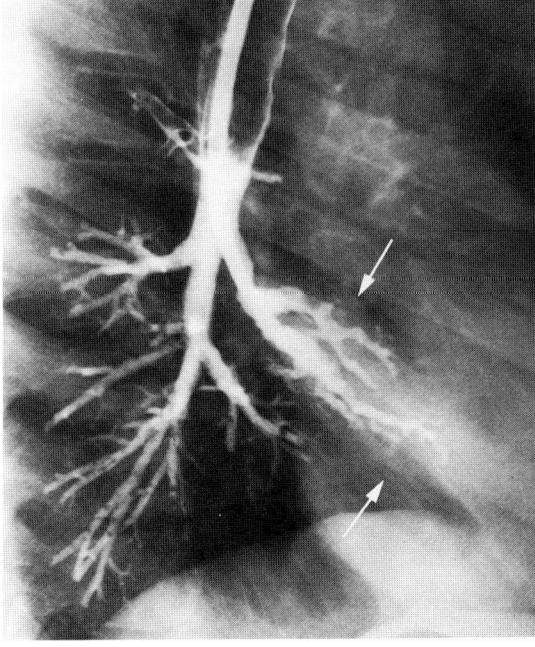

c

erweiterten Bronchien dicht beieinander und sind
starr. Die Kontrastmittelentleerung ist verzögert.
Falls sich Bronchiektasen nur in einem oder in
zwei Segmenten zeigen, ist die Untersuchung der
benachbarten Lappen und schließlich der ganzen
Lungenhälfte erforderlich, weil sie durch Überlauf des infektiösen Sekrets erkranken können.
Darüber hinaus benötigt der Kliniker vor einer
Entscheidung zugunsten der konservativen oder
operativen Therapie auch die Darstellung des

Bronchialsystems der Gegenseite. Sie muß geson-
dert erfolgen und vermittelt einen Einblick in die
Gesamtsituation (VANDEVIVERE u. Mitarb. 1980)
(Abb. **217a–c** und **218a, b**).

Fremdkörperaspirationen

Man findet sie überwiegend bei jungen Kindern
(1–4 Jahre), die in ihrem Spieltrieb kleinere Gegenstände in den Mund stecken oder zerkaute
Nahrung versehentlich aspirieren. Besonders ge-

Abb. **218a** u. **b** Akute Bronchusdilatation: 1 Monat alter Säugling mit Atemnotsyndrom unter Intensivtherapie. Starke Sekretentwicklung
a Rechts basal länger bestehende Atelektase. Kompensatorische Überblähung der benachbarten Lungenareale
b Gezielte Bronchographie des rechten Mittel- und Unterlappens: Stark erweitertes Bronchialsystem im atelektatischen Areal, offenbar aufgrund einer vorübergehenden Bronchusstenose mit akuter Bronchusdilatation. Beides bildete sich innerhalb von 14 Tagen zurück

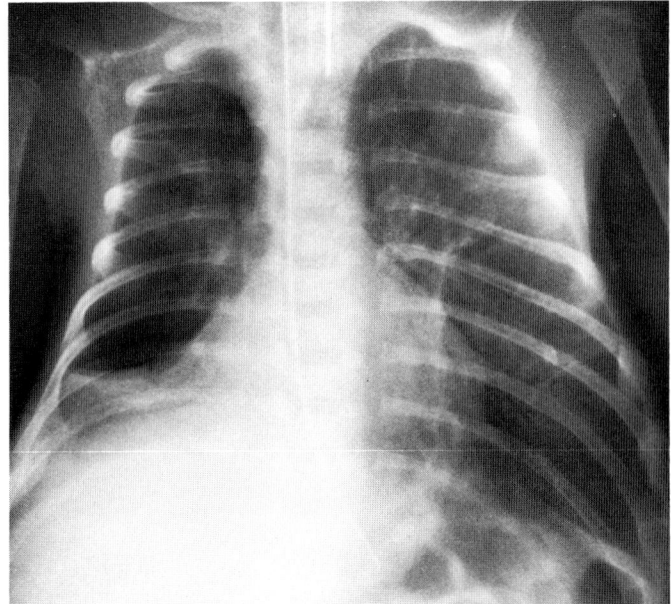

a

fährlich sind in dieser Hinsicht Nüsse (Erd- und Haselnüsse, Nußschokolade), die als Partikelchen während einer plötzlichen Inspiration – z. B. beim Erschrecken – in die Atemwege gelangen, leicht die Stimmlippen passieren und aufgrund ihrer glatten Oberfläche ungehindert im Tracheobronchialsystem abwärts gleiten. Sie bleiben selten oberhalb der Bifurkation, meist aber in Stamm- oder Segmentbronchien liegen. Die Aspiration erfolgt rechts häufiger als links, weil der rechte Hauptbronchus steiler verläuft. Vegetabilische Fremdkörper quellen innerhalb kurzer Zeit auf und rufen – wenn sie nicht sofort einen Bronchus verlegen – einen allmählichen Lumenverschluß mit Belüftungsstörung und Sekretverhaltung hervor. Um den Fremdkörper entstehen reaktive entzündliche Granulationen, die sein Einwachsen begünstigen können. Durch die Bakterienbesiedlung des aspirierten Materials kommt es zu einer eitrigen Bronchitis, zu Bronchopneumonien, Lungenabszessen und Bronchiektasen. Metallische Gegenstände rufen geringere entzündliche Reaktionen hervor.

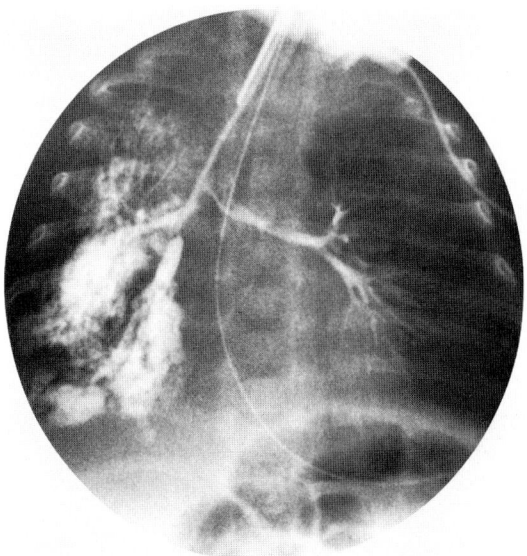

b

Klinik: Ein plötzlich auftretender starker Hustenanfall, dem in kurzen Abständen weitere keuchhustenähnliche Attacken folgen können, macht die Umgebung auf eine Aspiration aufmerksam. Regelrechte Erstickungsanfälle und eine Zyanose treten manchmal hinzu. Auf der betroffenen Seite findet sich ein hypersonorer Klopfschall und ein abgeschwächtes oder gar aufgehobenes Atemgeräusch.

Diese dramatischen initialen Symptome sind oft so kurz, daß sie der Beobachtung entgehen, falls ein Kind zu diesem Zeitpunkt unbeaufsichtigt ist. Sobald der Fremdkörper über die Bifurkation

hinaus vordringt, nehmen die Hustenattacken wegen der geringeren Empfindlichkeit der Bronchialschleimhaut ab und können sogar ganz aufhören. Danach folgt eine unterschiedlich lange Latenzzeit, in der die Krankheitssymptome unspezifisch sind und meist keine Beachtung finden oder gar ganz fehlen. Die Flüchtigkeit der initialen Phase und die geringe Symptomatologie während der Latenzzeit (chronische Bronchitis, keuchendes Exspirium wie bei Asthma) erklären, weshalb eine Fremdkörperaspiration über Monate unbemerkt bleiben kann. Die Eltern werden erst später durch Komplikationen wie rezidivierende Bronchopneumonien, Abszesse, Atelektasen und Bronchiektasen überrascht. Bei ungeklärten

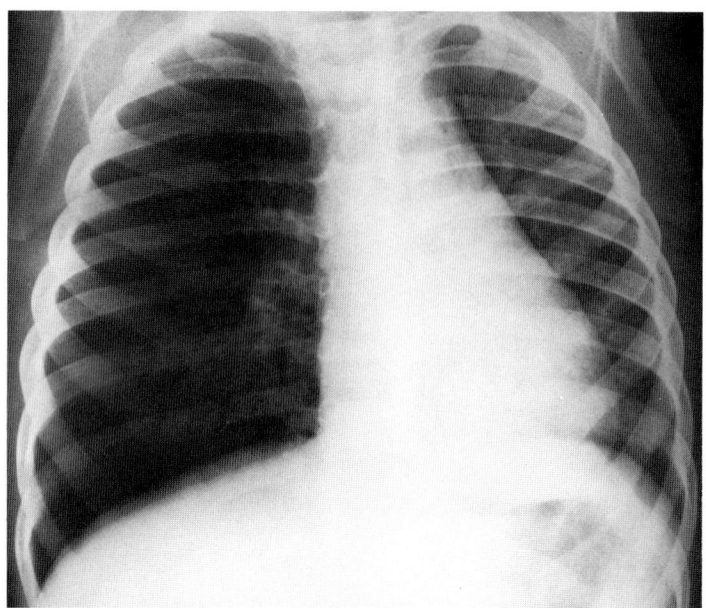

Abb. **219** Fremdkörperaspiration im rechten Hauptbronchus: 2jähriges Kleinkind. Beim Essen von Nußschokolade plötzlich heftige Hustenattacken. – Exspirationsaufnahme. Die rechte Lunge bleibt überbläht, das Zwerchfell steht tief und der Mittelschatten ist nach links verlagert. Normale Transparenzminderung der gesunden linken Lunge während der Ausatmung. Damit läßt sich eindeutig der aspirierte Fremdkörper in den rechten Hauptbronchus lokalisieren

Atemwegs- und Lungenerkrankungen sollte man bei Kleinkindern daher immer eine Fremdkörperaspiration erwägen (BLAZER u. Mitarb. 1980).

Röntgendiagnostik: Schattendichte Fremdkörper (Milchzähne, Steinchen, Spielzeugteile usw.) machen etwa 10% aus und lassen sich in der Trachea und dem Bronchiallumen gut erkennen. Aber auch einige nichtschattengebende Fremdkörper

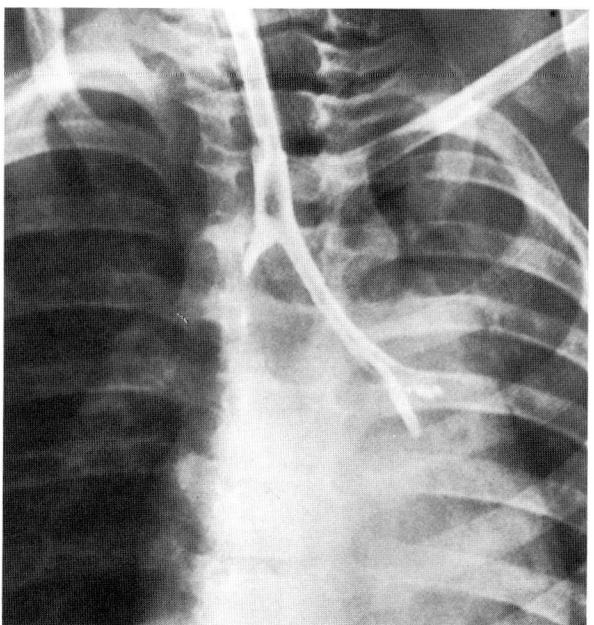

Abb. **220** Fremdkörperaspiration, Bronchographie: 2½jähriges Kind. Seit längerer Zeit giemendes Exspirium. Eine Fremdkörperaspiration war den Eltern nicht bekannt. – Kontrastmittelstop mit rechten Hauptbronchus. Überblähung der rechten Lunge. Endoskopisch wurden Partikelchen einer aspirierten Nuß entfernt

können innerhalb des Tracheallumens oder der Bifurkation sichtbar werden.

Der indirekte Nachweis eines nichtschattengebenden Fremdkörpers gelingt nur dann, wenn er sich in einem Hauptbronchus festsetzt, die Ventilation beeinträchtigt und Belüftungsstörungen entstehen. Ihre Intensität variiert, sie sind manchmal ausgeprägt, gelegentlich aber auch nur geringfügig. Durch die Darstellung der respiratorischen Auswirkungen, nämlich einer Ventilbronchusstenose, eines obstruktiven Emphysems oder einer Atelektase, gelingt auch die Seitenlokalisation, was die Extraktion erleichtert.

Die üblichen p.-a. Thoraxaufnahmen erweisen sich in 20% als normal. Diagnostisch entscheidend ist die Anfertigung eines *Bildpaares*, nämlich Röntgenaufnahmen in normaler *Inspiration*, vor allem aber in *maximaler Exspiration*. Bei Überbelüftung oder Unterbelüftung einer Lungenhälfte ist dann zu klären, welche Seite die pathologischen Veränderungen aufweist. Besondere Geschicklichkeit erfordert die Anfertigung der Exspirationsaufnahme, um die gestörte Lungenventilation aufzudecken. Falls dies bei unkooperativen Kleinkindern nicht gelingt, wird eine Thoraxdurchleuchtung erforderlich. Sie deckt dann eindeutig eine einseitige Ventilationsstörung in Form einer Ventilbronchostenose auf. Dabei sind während der Inspiration die Bronchialerweiterung und die Inspirationskraft zusammen noch so groß, daß die Luft neben dem Fremdkörper vorbeistreichen kann. Dagegen obturiert er während der Exspiration gemeinsam mit der physiologischen Verengung der Bronchien und dem Begleitödem weitgehend das Bronchiallumen. Selbst bei forcierter Ausatmung bleibt dann die betrof-

Abb. **221** Fremdkörperaspiration: 5jähriges Kind. Wiederholt etwas Husten und Fieber. Von einer Fremdkörperaspiration war nichts bekannt. – Schraube im Mittellappenbronchus. Um den festsitzenden Fremdkörper haben sich bereits entzündliche Granulationen entwickelt

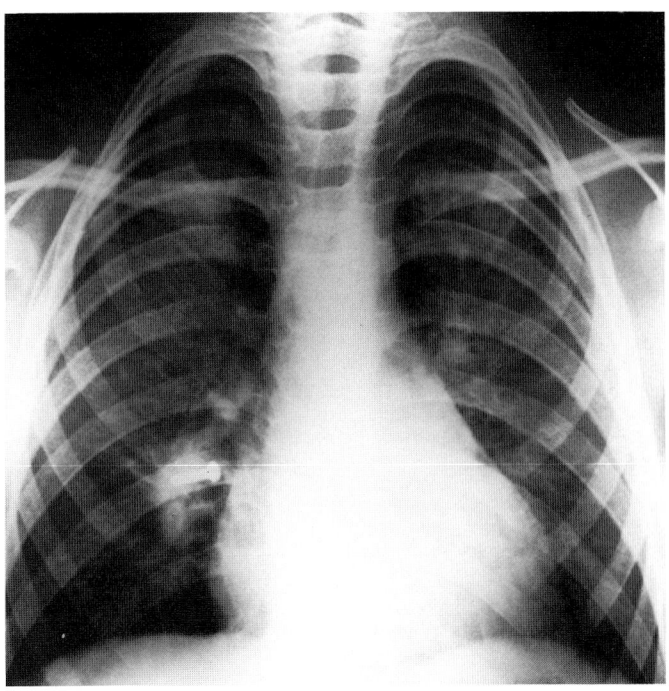

fene Seite hell, weil die Luft nicht rasch entweichen kann, während die gesunde Seite deutlich an Transparenz verliert. Beide Zwerchfellhälften verhalten sich sinngemäß: Auf der betroffenen Seite zeigt sich fast permanent ein Zwerchfelltiefstand und eine eingeschränkte Atemexkursion bei der Ausatmung, während die Atemverschieblichkeit der gesunden Seite normal ist. Gleichzeitig wandern die Mediastinalorgane zur gesunden Seite hin (Abb. **219–221**).

Falls sich ein größerer Fremdkörper im Bronchiallumen festsetzt, kommt es rasch örtlich zu einer reaktiven Schleimhautschwellung, so daß die anfängliche Ventilbronchostenose durch Lumenverschluß in eine *Atelektase* übergeht (Abb. **222**). Bei größeren Fremdkörpern bewirkt dieser Mechanismus die Totalatelektase einer ganzen Lungenhälfte, während kleinere Objekte nur den Verschluß eines Segmentbronchus herbeiführen. Bleibt ein Fremdkörper längere Zeit liegen, so folgt durch die Sekretstauung und Infektion bald eine *abszedierende Pneumonie*, eine *Bronchusdilatation* oder die Ausbildung von *Bronchiektasen*. Gelegentlich ist sogar bei leerer

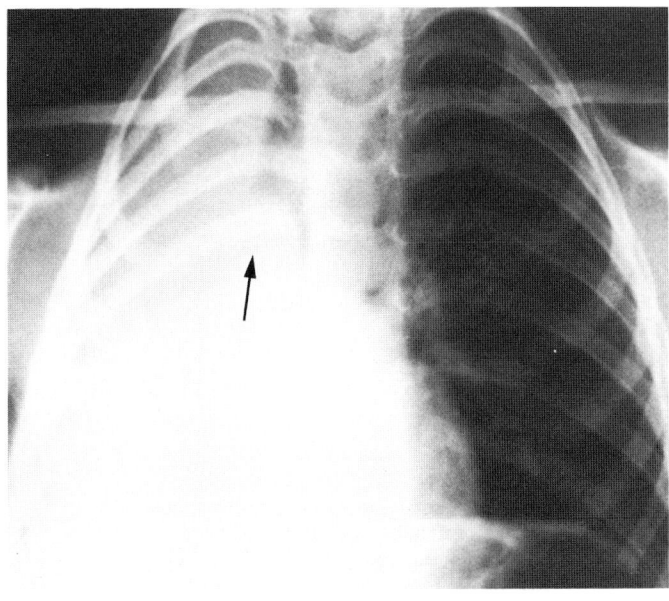

Abb. **222** Atelektase nach Fremdkörperaspiration: 3jähriges Kind. – Totale Atelektase der rechten Lunge nach Aspiration einer Bohne. Der rechte Hauptbronchus ist abrupt unterbrochen (Pfeil). Verziehung des Mittelschattens und der Trachea. Verengung der Interkostalräume. Kompensatorische Überblähung der Gegenseite

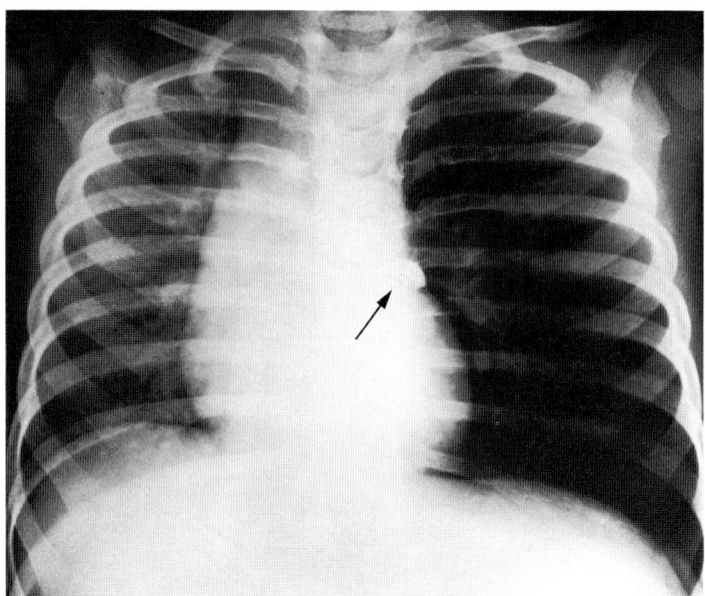

Abb. **223** Fremdkörperaspiration links: 13 Monate altes Kleinkind. Beim Spielen an der See plötzlich Hustenattacken. – Exspirationsaufnahme. Schattendichter Fremdkörper (Muschel) im linken Hauptbronchus (Pfeil). Ventilbronchostenose links mit Überblähung und Vergrößerung der linken Thoraxhälfte. Zwerchfelltiefstand. Verlagerung des Mediastinums nach der gesunden Seite

Vorgeschichte zur Klärung der Art des Verschlusses und seiner Auswirkungen eine *Bronchographie* erforderlich (Abb. **224**). Falls sich nach Fremdkörperaspiration eine Atelektase ausbildet und sie ohne Kenntnis der Anamnese bei der ersten Röntgenuntersuchung aufgedeckt wird, vermutet man fälschlicherweise eine Pneumonie. Erst wenn sie auf übliche Behandlung nicht verschwindet, kommt der Verdacht auf einen aspirierten Fremdkörper mit seinen Komplikationen auf. Auch ein Mediastinalemphysem oder ein Pneumothorax kann von der Grundkrankheit ablenken, weil beide Komplikationen gelegentlich die Folge einer Aspiration sind. Manchmal wird ein Fremdkörper während der Atemzyklen oder bei Hustenattacken von einem Bronchus in den anderen befördert und ruft dann schwer deutbare Röntgensymptome hervor.

7% der aspirierten Fremdkörper finden sich bilateral, 5% in der Trachea. Bei der Lokalisation oberhalb der Bifurkation ergibt sich eine beidseitige Unterbelüftung, eventuell eine erweiterte Trachea oberhalb des Hindernisses während der Inspiration. Die Situation bleibt radiologisch gelegentlich unklar, ist aber für das Kind gefährlich, weil bei einer kompletten Obstruktion keine Lungenbelüftung mehr möglich ist. Selbst wenn eindeutige Röntgenveränderungen fehlen, ist bei anamnestischem oder klinischem Verdacht eine Endoskopie angezeigt.

Üblicherweise können aspirierte Fremdkörper in etwa 90% durch Extraktion entfernt werden. Größe, Lokalisation und Konsistenz sind für den Erfolg ausschlaggebend. Durch Röntgenkontrollen läßt sich nachweisen, ob eventuell noch atemmechanisch wirksame Partikelchen im Bronchialsystem verblieben sind. Auch kann man Komplikationen des Eingriffs, wie lokalisierte Pneumonien, Blutungen oder ein Mediastinalemphysem, erkennen (SWISCHUK 1979).

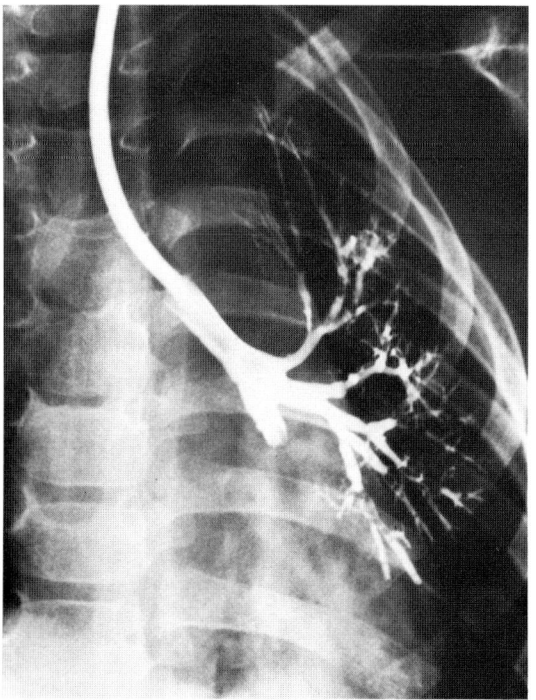

Abb. **224** Rezidivierende Pneumonien nach Fremdkörperaspiration: 7jähriges Kind mit therapieresistenten rezidivierenden Pneumonien. – Verschluß des linken Unterlappenbronchus. Operation: Atelektatischer Unterlappen mit schwerer Entzündung. Im Bronchiallumen Reste aspirierter Gräser

Lungen

Pneumonien

Allgemeines: Lungenentzündungen waren bei Kleinkindern einst sehr gefürchtet und endeten oft tödlich. Noch immer sind sie als ernste Krankheit zu betrachten, obwohl sich die Behandlungserfolge inzwischen entscheidend verbessert haben. Die spezielle Disposition junger Kinder besteht unverändert fort. Erhebungen über die Altersverteilung ergeben eine Häufung während der ersten 3 Lebensjahre. Der jahreszeitliche Gipfel liegt im Winter und im Frühling (SIMON u. Mitarb. 1975).

Bei älteren Kindern sind Lungenentzündungen heutzutage therapeutisch gut zu beeinflussen. Mit schwereren Verläufen muß man aber dann rechnen, wenn eine Pneumonie mit Systemerkrankungen der Atemorgane, z. B. einer Pankreasfibrose oder mit einer gestörten Abwehrleistung zusammentrifft.

Klinik: Plötzlich einsetzendes Fieber, Husten, erhöhte Atemfrequenz, ein pathologischer Auskultationsbefund, Erbrechen, Bauchweh mit aufgetriebenem Abdomen und ein Meningismus sind geläufige, allerdings unterschiedlich stark ausgeprägte Symptome. Das Gesicht der Kinder ist oft hochrot. Einziehungen im Jugulum und Epigastrium sowie die Benutzung der Atemhilfsmuskulatur kennzeichnen die Dyspnoe. Bei einer Pleurareizung ist die Atmung anstoßend und der Husten schmerzhaft, oft bleibt dann eine Thoraxhälfte bei der Atmung etwas zurück. Der physikalische Lungenbefund ist anfangs häufig enttäuschend gering. Erst später findet sich bei ausgedehntem Lappenbefall eine lokalisierte Schallverkürzung, Knisterrasseln und eine Bronchophonie, während die Diagnose segmentaler Pneumonien mit physikalischen Untersuchungsmethoden oft nicht gelingt. Ein durch starken Meteorismus aufgetriebener, manchmal druckempfindlicher Leib mit Erbrechen läßt zunächst einen Ileus vermuten. Bei rechtsseitigen Pneumonien werden die von der Pleura ausgehenden Schmerzen oft in das Abdomen lokalisiert und führen leicht zur Verwechslung mit einer Appendizitis.

Einteilung, Ätiologie und Pathogenese: Eine Klassifikation der Pneumonieformen wurde bei Kindern immer wieder nach ganz unterschiedlichen Kriterien versucht. Ursachen, Symptome und Verlauf gestalten sich allerdings so variabel, daß keine Einteilung existiert, die alle entscheidenden Faktoren berücksichtigt (BACHMANN 1960).

Eine Systematisierung der Pneumonieformen nach ätiologischen Gesichtspunkten ist nur bedingt möglich. Die meisten Pneumonien sind infektiösen Ursprungs. Bei Kleinkindern überwiegen die viralen Infektionen, während sich bei älteren Kindern als Erreger hauptsächlich das Mycoplasma pneumoniae, Pneumokokken, Staphylokokken und Streptokokken, Haemophilus influenzae, Friedländer-Bazillen usw. finden. Der Erregernachweis gestaltet sich oft schwierig und ist gelegentlich unmöglich, weil junge Kinder das Sputum verschlucken und es daher für eine Untersuchung nicht zur Verfügung steht. Auch die Keimbestimmung aus dem Rachen oder von Larynxabschnitten kann nur Anhaltspunkte geben, weil obere und untere Luftwege oft nicht die gleiche Flora beherbergen und die Identität mit den Pneumonieerregern nicht gewährleistet ist. Die Materialgewinnung mit Hilfe des Trachealkatheters oder gar des Bronchoskops bleibt problematisch. Zwar liefert eine Lungenpunktion beim Erregernachweis die zuverlässigsten Ergebnisse, stellt aber einen Eingriff dar, der nicht frei von Komplikationen ist. Er muß daher auf solche Fälle beschränkt bleiben, bei denen eine genaue Kenntnis der Erreger aus therapeutischen Gründen zwingend erscheint. Zusätzliche Probleme ergeben sich infolge der häufigen antibiotischen Vorbehandlung. Bei Kokkenerkrankungen kann die Blutkultur in 50–70% positive Ergebnisse liefern.

Ein weiterer Differenzierungsversuch, nämlich eine Gruppenbildung nach radiologischen Kriterien, ist bei Kindern ebenfalls problematisch, weil die Zuordnung der röntgenologischen Veränderungen zum jeweiligen pathologisch-anatomischen Prozeß sich nicht als verbindlich erweist. Zwar kann man mit einiger Zuverlässigkeit alveolär-exsudative oder interstitiell ablaufende Prozesse radiologisch erkennen und daraus einige Rückschlüsse auf die Ätiologie ziehen. Nach allgemeiner Erfahrung werden Lobär- und Segmentpneumonien sowie abszedierende Formen meist durch Bakterien verursacht, während interstitielle Entzündungen überwiegend viral ausgelöst werden. Erhebliche Schwierigkeiten der Klassifikation ergeben sich aber bei den häufigen Mischformen.

WISKOTT (1966) schlug daher vor, eine Einteilung der Pneumonien bei Kindern nach den Besonderheiten der Alterskonstitution vorzunehmen. Sein Klassifikationsprinzip berücksichtigt die vom Alter abhängige Immunitätslage sowie die Reaktionen des Lungengewebes gegenüber pulmonalen Infektionen. Nach seiner Ansicht ist die an das Alter des Kindes gebundene Fähigkeit zur Abwehr einer Infektion für den Krankheitsverlauf entscheidend. Sie bleibt als „werdende Funktion" längere Zeit unterentwickelt, um dann im Laufe des Wachstums allmählich zu reifen. Eine spezifische Immunität gegenüber pathogenen Keimen

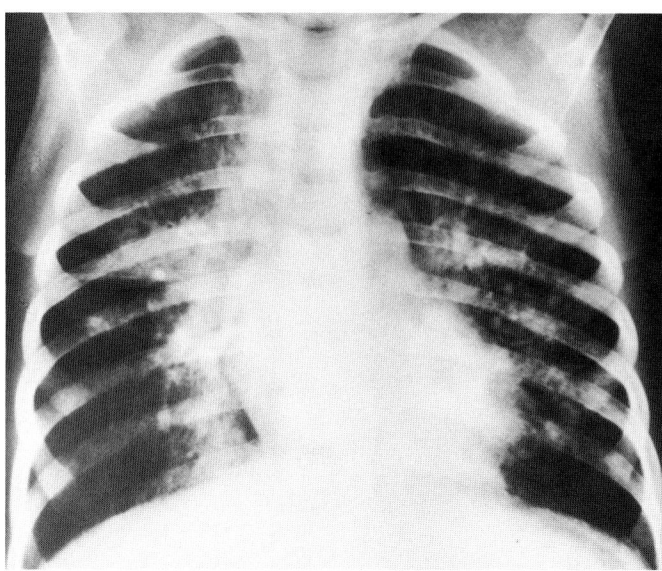

Abb. **225** Frühkindliche Bronchopneumonie: 14 Monate altes Kleinkind mit Husten, Fieber und Dyspnoe. – Dichte Hili.
Hilifugal ausgerichtete, streifig-fleckige
Verdichtungen mit Konfluenz. Kompensatorische Überblähung der Lungenperipherie

im Atemtrakt wird diaplazentar kaum übertragen und fehlt daher jüngeren Kindern. Diese Tatsache vermag deren besondere Disposition für Luftwegserkrankungen zu erklären.

Wenn man bei Kindern die jeweilige Fähigkeit zur Infektionsabwehr als Einteilungsprinzip benutzt, so ergibt sich nach WISKOTT eine brauchbare klinisch-radiologische Klassifikation der Pneumonien. Er unterscheidet daher zwischen einer *primitiven* (unreifen), *teilreifen* und *reifen Abwehrleistung*, denen jeweils entsprechende Pneumonieformen zugeordnet werden können.

1. *Frühkindliche Bronchopneumonien* entwickeln sich bei primitiver (unreifer) Abwehrlage, besonders während der Säuglingszeit. Sie wurden bereits auf S. 746 dargestellt (Abb. **225** und **226**).

2. *Übergangspneumonien* sind charakteristisch für die allmählich reifende Abwehrleistung von Kleinkindern gegenüber einer Infektion (Abb. **227**). Röntgenologisch finden sich dabei umschriebene und gleichmäßige Verdichtungsbezirke, die nur ein Segment oder Teile eines Lappens, selten größere Lappenbezirke einnehmen. Bevorzugt werden das anteriore Oberlappen- und das posterobasale Unterlappensegment. Die teillobäre Anordnung ist in der Regel auf die Erkrankung eines oder mehrerer Segmente *eines Lappens* beschränkt (Segmentpneumonien), während das Bild der klassischen lobären Pneumonie im 1. Lebensjahr kaum, im 2. und 3. Lebensjahr selten und erst ab dem 4. Lebensjahr häufiger zu finden ist. Unter den Komplikationen steht die Empyembildung an erster Stelle.

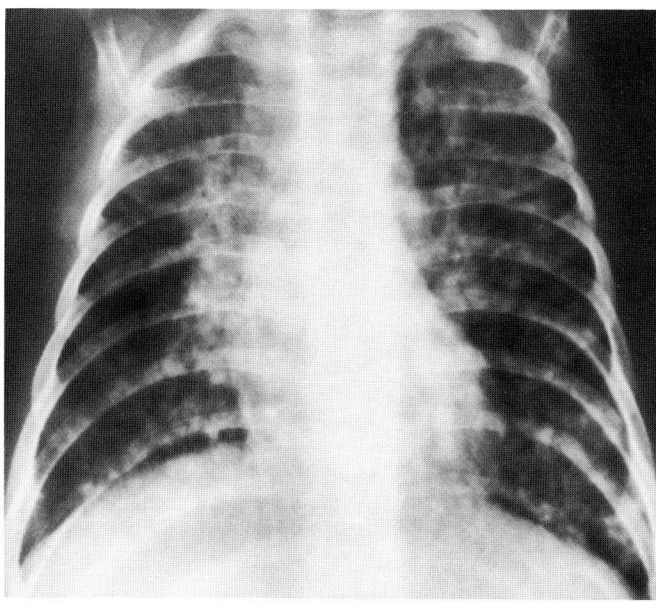

Abb. **226** Frühkindliche miliare Bronchopneumonie: Einjähriges schwerkrankes Kind mit Fieber, Husten, bedrohlicher Atemnot und Zyanose. – Die Lunge ist mit kleinen Verdichtungen übersät, die paravertebral und im Hilusgebiet konfluieren. Ein Teil dieser Verdichtungen wird durch die Lungenblähung der Randpartien überstrahlt

Abb. **227** Bronchopneumonie: 3jäh-
riges schwerkrankes Kind mit Fieber,
Husten und erheblicher Dyspnoe. –
Dichte Hili. Perihilär, parakardial und
retrokardial fleckige, teilweise konfluierende Verdichtungen

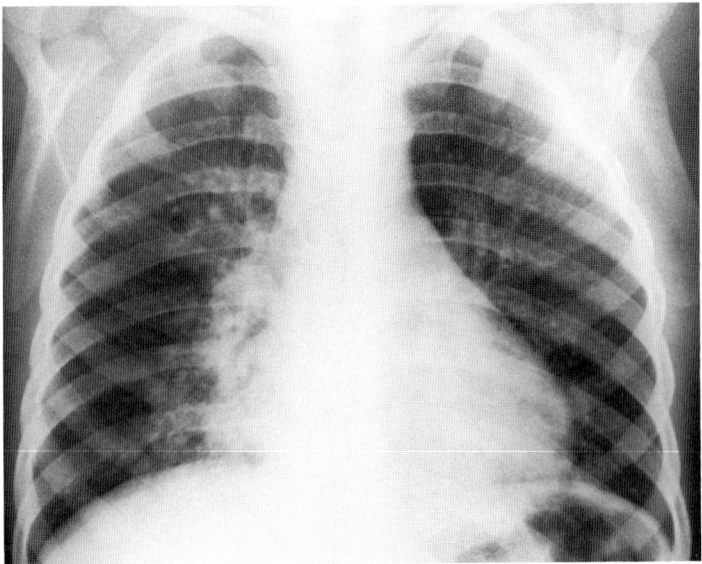

Abb. **227** Bronchopneumonie: 3jäh-
riges schwerkrankes Kind mit Fieber,
Husten und erheblicher Dyspnoe. –
Dichte Hili. Perihilär, parakardial und
retrokardial fleckige, teilweise konfluierende Verdichtungen

3. *Teillobäre und lobäre Pneumonien* sind charakteristisch für ältere Kleinkinder und für das
Schulkind. Nach WISKOTT zeigt sich bei dieser
Pneumonieform die voll entwickelte Infektionsabwehr und Infektionsbeantwortung in einer „fo-
kalen Bindung der Entzündung" an einen Lappen bzw. an mehrere Segmente. Es handelt sich
meist um bakteriell verursachte alveoläre Pneumonien.

Die charakteristischen morphologischen Veränderungen bestehen in der Exsudation in die Alveolen. Das Exsudat kann – abhängig vom Stadium der Krankheit – serös, blutig-serös, eitrig-
serös oder eitrig sein. Eine reaktive Vergrößerung
der regionalen Lymphknoten ist die Regel, während die Bronchialwände und das interstitielle

Gewebe von der Entzündung weitgehend ausgespart bleiben.
Das klassische Bild ist in voller Ausprägung beim
Kind heute klinisch und röntgenologisch nur selten anzutreffen, weil die frühzeitige antibiotische
Behandlung zahlreiche Modifikationen des Ab-
laufs mit sich bringt. Sie beeinträchtigt auch den
pathologisch-anatomischen Prozeß, so daß sich
öfters uncharakteristische Röntgenbefunde ergeben, die differentialdiagnostisch manchmal gegenüber Viruspneumonien schwer abzugrenzen
sind (KOSENOW 1982).

Röntgendiagnostik: Alveoläre Pneumonien be-
nennt man meist nach ihrer Lokalisation und ihrer Ausdehnung. Charakteristisch sind großflächige homogene Verdichtungen. Aber auch herd-

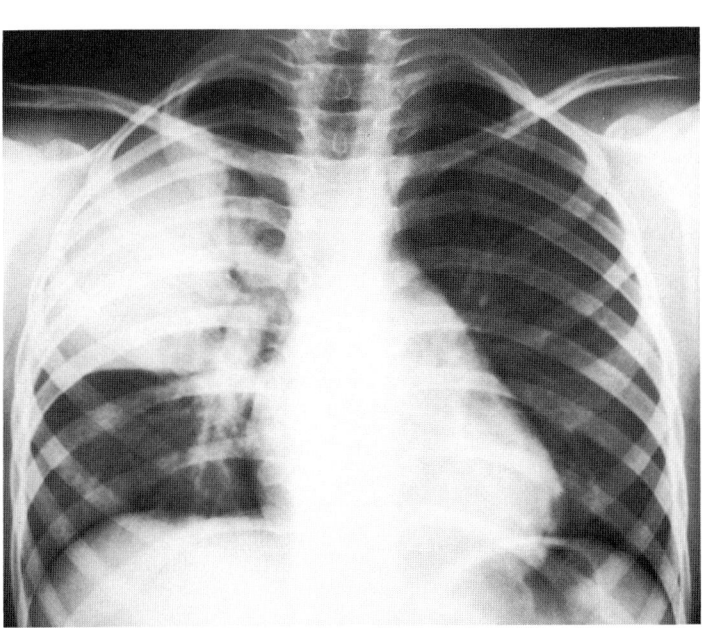

Abb. **228** Oberlappenpneumonie:
10jähriges Kind. – Homogene Verdichtung an der Oberlappenbasis
rechts mit scharfrandiger Begrenzung. Das Spitzengebiet ist frei geblieben. Im Seitenbild lokalisierte sich
die Verdichtung in das anteriore und
posteriore Segment

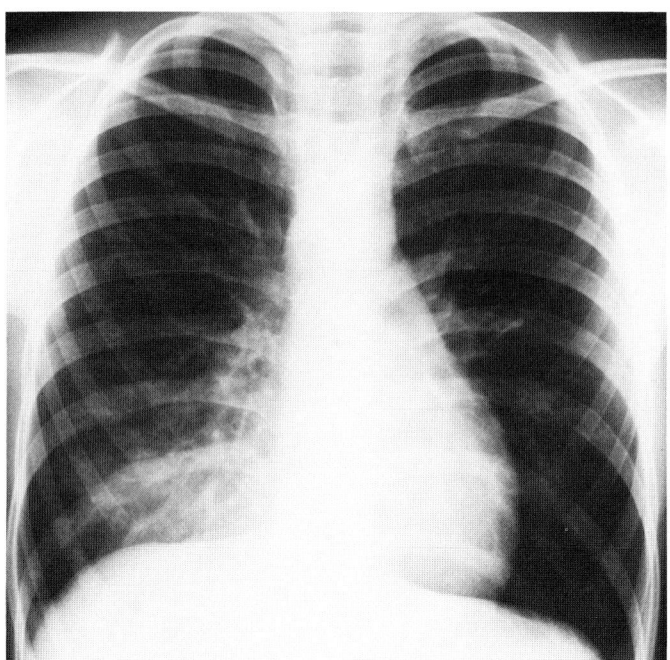

a

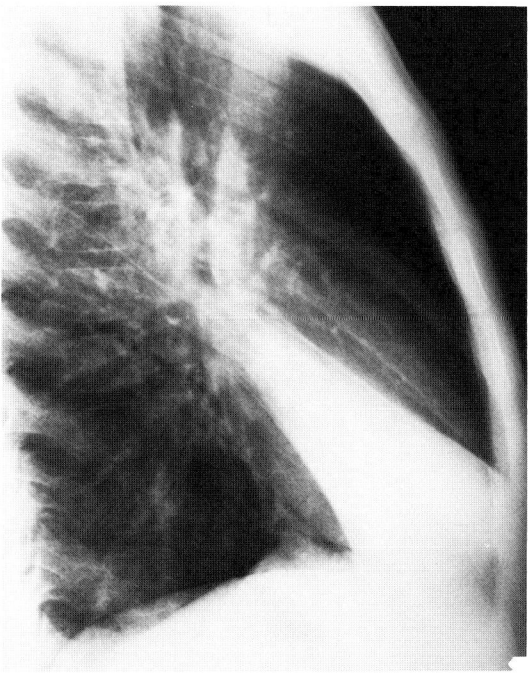

b

Abb. **229 a** u. **b**   Mittellappenpneumonie
(7jähriges Kind)
a Sagittalaufnahme: Fast homogene,
seitlich unscharf begrenzte Verdichtung
im rechten medialen Unterfeld, die sich
breitbasig dem Mittelschatten anlegt
b Seitenaufnahme: Keilförmige, durch
den kleinen und großen Lappenspalt
scharf begrenzte Verdichtung, die sich
auf den Mittellappen beschränkt

Üblicherweise lokalisieren sich ausgedehnte pneumonische Veränderungen nur in einen einzigen Lappen. Aber es kommen gelegentlich Verdichtungen in mehreren Lappen derselben Seite oder gar Infiltrationen auf beiden Seiten vor. Frontale, laterale und Schrägprojektionen sind erforderlich, um eine exakte Lokalisation und Zuordnung zu gewährleisten und die ganze Ausdehnung der Veränderungen aufzudecken.

Rechter Oberlappen: Das posteriore Segment wird am häufigsten betroffen. Die Verdichtungen im anterioren Segment imitieren bei Sagittalaufnahmen eine perihiläre Pneumonie, wobei der untere Abschluß oft geradlinig am Lappenspalt erfolgt (Abb. **228**).

Mittellappen: Die erhebliche Variabilität bezüglich seiner Größe und Form bringt es mit sich, daß im p.-a. Bild die Lokalisation dieser Verdichtung nicht exakt gelingt. Seitenaufnahmen sind dafür unerläßlich. Mit der üblichen Sagittalaufnahme allein läßt sich nicht entscheiden, ob es sich um eine Verdichtung im Mittellappen, im Unterlappen oder im Interlobärspalt handelt (Abb. **229 a** u. **b**).

Rechter Unterlappen: Auch hierbei gelingt die Lokalisation einer Verdichtung erst mit einer zusätzlichen Seitenaufnahme. Am häufigsten werden das apikale Segment (6) sowie das anterobasale Segment (7) betroffen. Ohne Seitenaufnahme ist die Verwechslung mit einer Oberlappenverdichtung, einer Mittellappenveränderung oder einem interlobären Pleuraexsudat möglich (Abb. **230 a, b** und **231**).

förmig verteilte lobuläre Formen kommen vor. Es kann eine ganze Lungenhälfte oder ein Lappen betroffen sein. Häufig bleibt ein Teil eines Lappens während der ganzen Krankheit unbeteiligt. Oft werden in den infiltrierten Bezirken luftgefüllte Bronchien sichtbar, solange sie nicht mit Sekret gefüllt sind. Aber auch bei interstitiellen Formen können die Bronchiallumina noch erkennbar bleiben, so daß diese Tatsache nicht als Kriterium für die eine oder die andere Form anzusehen ist.

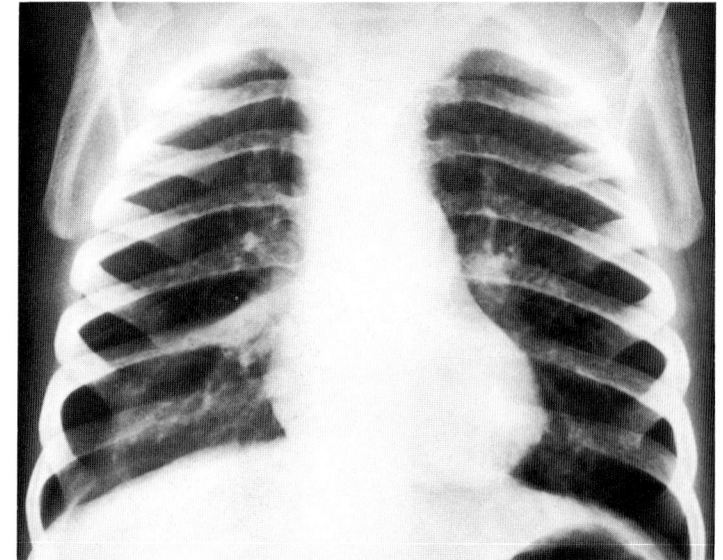

Abb. **230 a** u. **b** Segmentpneumonie: Kleinkind mit Fieber, Husten und Kurzluftigkeit
a Sagittalaufnahme: Schleierartige Verdichtung rechts im medialen Unterfeld und um den Hilus. Überblähung der seitlichen Lungenabschnitte
b Schrägaufnahme: Die Verdichtung lokalisiert sich überwiegend in das vordere (8.) Unterlappensegment

Linker Oberlappen: Er erkrankt seltener als die übrigen Lungenlappen und nur ausnahmsweise in ganzer Ausdehnung. Am häufigsten wird das posteriore Segment betroffen. Linker Ober- und Unterlappen überschneiden sich im p.-a. Bild mit Ausnahme der Lungenspitze so weitgehend, daß Seitenaufnahmen für die exakte Zuordnung unerläßlich sind. Verdichtungen in der Lingula entsprechen den Mittellappenveränderungen der anderen Seite.

Linker Unterlappen: Retrokardiale Verdichtungen entgehen bei zu weichen Aufnahmen leicht dem Nachweis, lassen sich aber auf gut penetrierten Aufnahmen innerhalb des Herzschattens einwandfrei erkennen. Seitenaufnahmen helfen bei der Zuordnung. Das gilt insbesondere für dorsobasal gelegene Veränderungen, die sich hinter der Zwerchfellkuppe verbergen. Allerdings kann ein Teil dieser Verdichtungen bei tiefer Inspiration

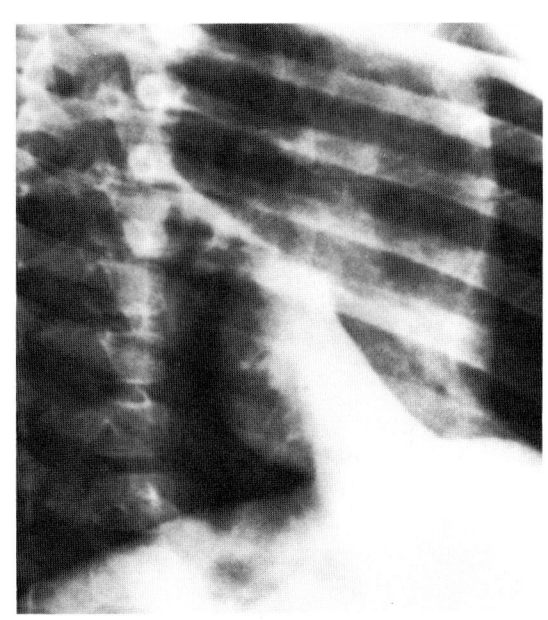

b

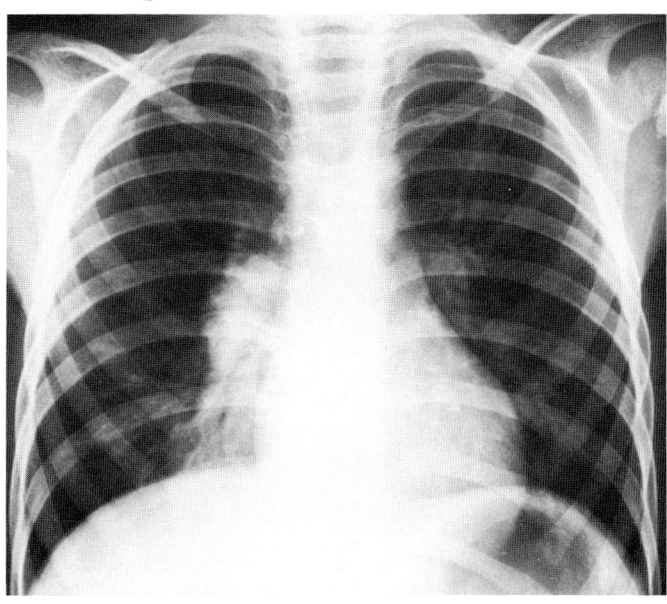

Abb. **231** Zentrale Pneumonie: 3jähriges Kind mit Fieber und Husten. – Vergrößerter Hilus mit homogener Verdichtung rechts parakardial (7. Segment)

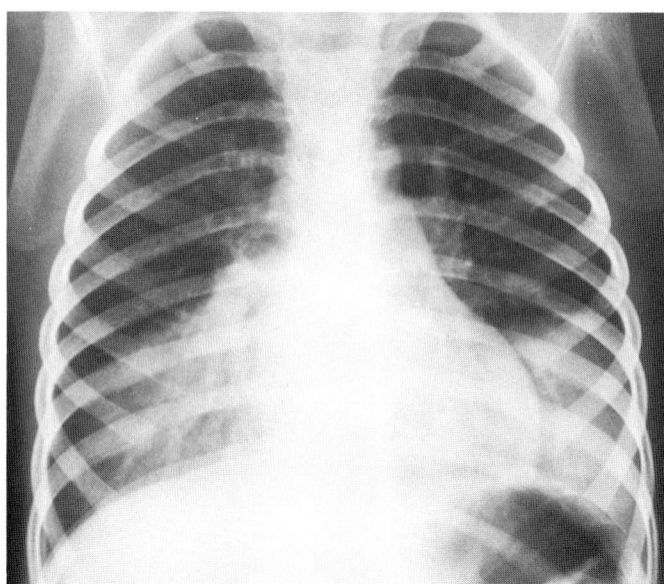

Abb. **232** Doppelseitige Pneumonie:
4jähriges Kind mit Fieber, Husten und
Schmerzen beim Atmen. – Beiderseits im
Unterfeld (Mittellappen und Unterlappen)
homogene, großflächige Verdichtungen

und entsprechender Überblähung der Darstellung entgehen (Abb. **232** und **233**).

Umschriebene pneumonische Verdichtungen zeigen manchmal in ihrem Aussehen viel Ähnlichkeit mit Neoplasmen und Lungenabszessen, besonders dann, wenn solche Infiltrationen rundlich sind. Falls sie in dieser Form nach Abklingen der klinischen Symptome noch über Wochen sichtbar bleiben, werden sie als *postentzündlicher Pseudotumor* bezeichnet (Abb. **234**).

Bei Pneumonien erscheint die Verdichtung intensiv und homogen, weil die Luft völlig aus den Alveolen verschwindet. Aber eine solche Formation ist nicht pathognomonisch für eine alveoläre Pneumonie, sondern ebenso bei manchen Tuberkuloseformen oder einer Atelektase zu finden. Die ursprünglich alveolären Reaktionen können

später auch auf das Interstitium übergreifen und wie primär interstitielle Reaktionen mit zusätzlicher Alveolarbeteiligung ablaufen. Bei den meisten pneumonischen Lungenerkrankungen ist im späteren Verlauf diese gemischte Reaktion die Regel. Während der Rückbildungsphase variiert der Röntgenbefund. Eine massive Verdichtung lockert sich vom Rande oder vom Zentrum her auf, wird wolkig-fleckig und inhomogen, so daß manchmal Einschmelzungen oder Emphysemblasen vorgetäuscht werden. Über längere Zeit bleibt noch eine vermehrte Streifenbildung im ehemals infiltrierten Lungenbezirk bestehen. Pneumonische Verdichtungen können viele Tage über die Zeit der klinischen Symptome hinaus sichtbar bleiben, daher ist nicht das Röntgenbild allein als Beweis für einen Therapieerfolg zu betrachten. Während der Rückbildung erkennt man auch ge-

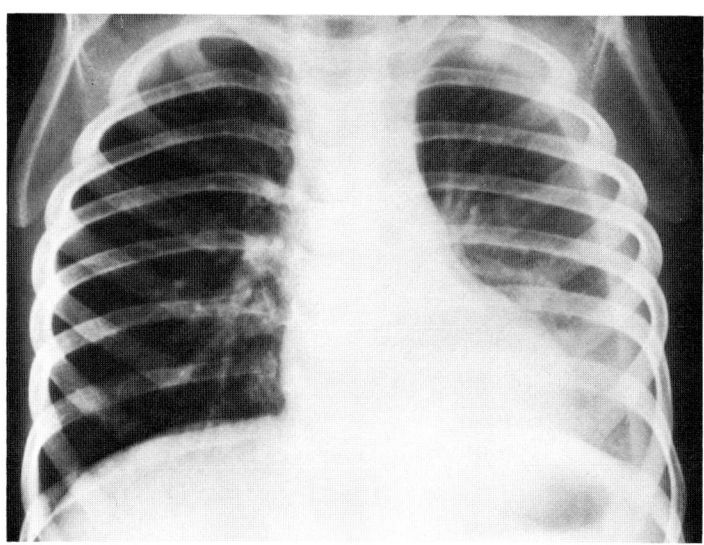

Abb. **233** Pneumonie mit Pleuritis:
1½ Jahre altes Kleinkind. – Ergußbildung als Komplikation einer Unterlappenpneumonie links. Der Exsudatschatten reicht bis in den mediastinalen Pleuraraum

legentlich kleine Pleuraexsudate, die bis dahin durch die Infiltrationen verdeckt wurden (WIL-LICH 1978, WISSLER 1978).

Interstitielle Formen

Die Ätiologie dieser Erkrankungen, die in allen Altersstufen anzutreffen sind, bleibt meist unklar. Man findet interstitielle Reaktionen bei Virusinfektionen, ferner als Komplikation bei Keuchhusten, Masern und Influenza, aber auch bei einer Vielzahl anderer Erreger. Die Infiltrationen lokalisieren sich hierbei in das Lungeninterstitium, in die interalveolären Septen, die Alveolarwände und die Alveolen in der Nachbarschaft der entzündlich veränderten Bronchien. Das entzündliche Ödem und die Hyperämie greifen auch auf das peribronchiale Gewebe über und beeinträchtigen das radiologische Bild. Die regionalen Lymphknoten sind beteiligt. In manchen Fällen tritt infolge der Belüftungsstörung durch Sekret und Schleim im Bronchialsystem ein obstruktives Emphysem, eine obstruktive Atelektase oder deren Kombination hinzu.

Röntgendiagnostik: Die Veränderungen in Form netzig-streifiger Verdichtungen lokalisieren sich typischerweise bilateral. Manchmal beschränken sie sich allerdings auf eine Lungenhälfte oder einen Lappen. Die Hauptläsionen finden sich meist in der Lungenbasis. Die Bronchialarterien sind erweitert, was die bronchovaskuläre Zeichnung verstärkt. Zu Beginn ist die vermehrte Zeichnung lediglich als Hinweis auf eine schwere Bronchitis (mit entsprechender Hyperämie) anzusehen, kann aber auch peribronchialen Verdichtungen

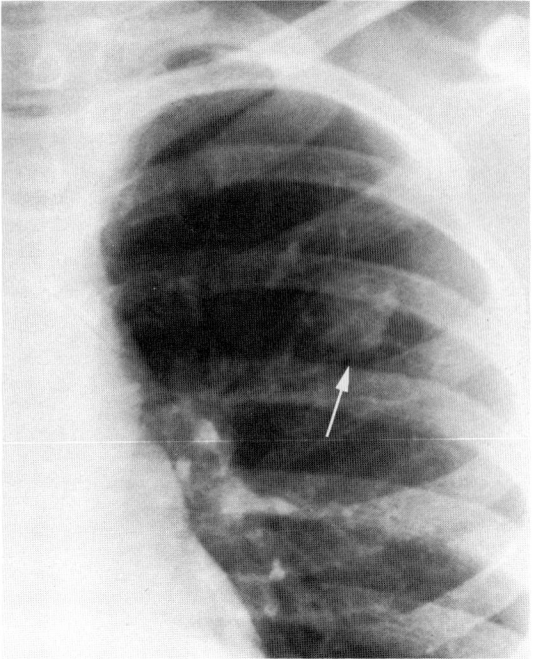

Abb. **234** Persistierende Pneumonie: 8jähriges tuberkulin-negatives Kind. – Von einer pneumonischen Verdichtung an der Oberlappenbasis blieb nach Rückbildung ein weicher Rundherd (Pfeil) über Monate mit der Tendenz zur Verkleinerung bestehen

oder einer interstitiellen Pneumonie entsprechen. Verstreut angeordnete bronchopneumonische Verdichtungsherde können hinzutreten. Die Lymphknoten sind vergrößert (Abb. **235**).
Fleckige Atelektasen und Emphysem sind häufige Begleitsymptome. Mitunter geht das diffuse Em-

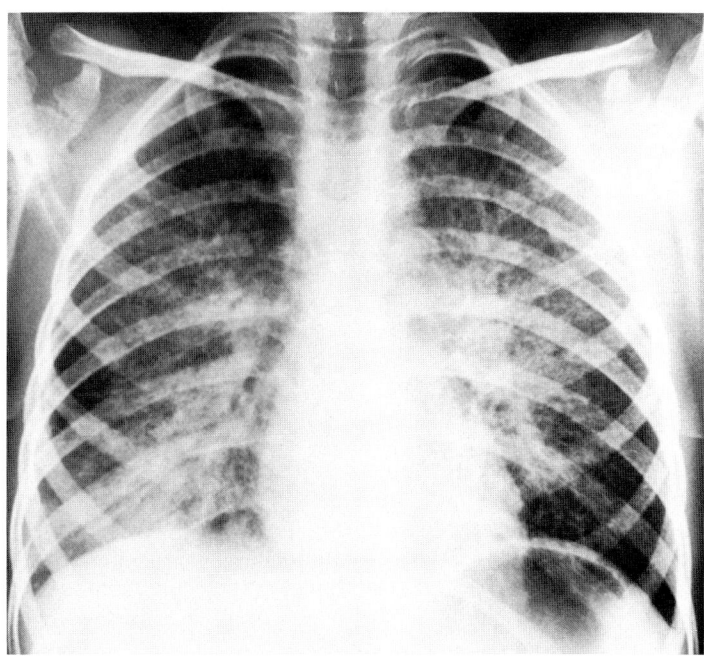

Abb. **235** Interstitielle Pneumonie: 7jähriges Kind. Ausgesprochene Dyspnoe und leichte Zyanose. Abgeschlagenheit und mäßiges Fieber. – Zarte, teilweise netzartige Streifenschatten in der ganzen Lunge, verstärkt im Perihilusgebiet und im rechten Unterfeld. Lungenblähung

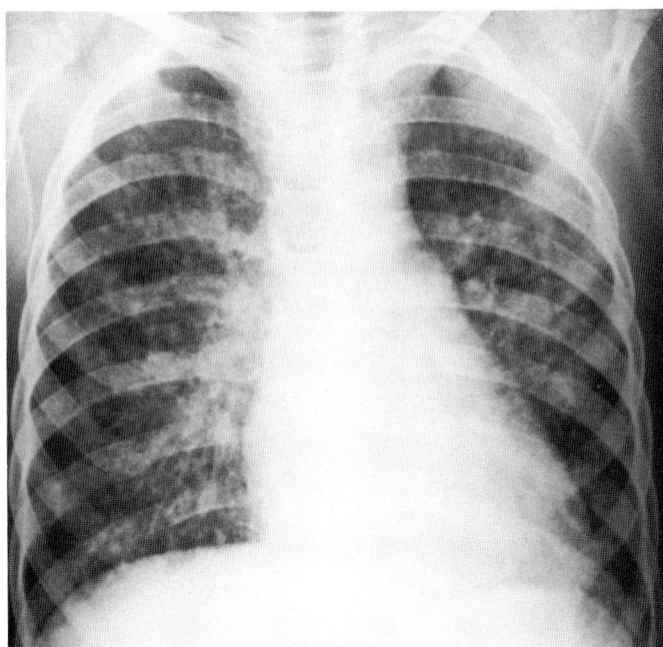

Abb. **236**   Pneumozystis-Pneumonie bei Leukämie: 4jähriges Kind. Während der Remissionsphase plötzlich trockener, quälender Reizhusten. – Die Lunge ist mit kleinen weichen Herdbildungen angefüllt. Mäßige Lungenblähung. Normalisierung innerhalb von 2 Wochen

physem der Ausbildung von Verdichtungen voraus. Weil öfters Schleimpfröpfe oder dickes entzündliches Sekret den Bronchialbaum plötzlich partiell oder vollständig verlegen können, verändert sich das Röntgenbild entsprechend dem abrupten Wandel der Belüftung mitunter rasch. Konfluierende bronchopneumonische Herde imitieren das Bild einer lobären Pneumonie.

Die röntgenologische Unterscheidung zwischen cincr Viruspneumonie und einer bakteriellen Pneumonie gelingt nicht präzise und nur einigermaßen befriedigend während des Krankheitsbeginns, weil sich einer primären Viruserkrankung mit interstitieller Reaktion rasch eine bakterielle Superinfektion aufpfropfen kann.

Die interstitiellen Lungenveränderungen halten oft über Wochen an. Mit zunehmender Dauer droht die Ausbildung einer Fibrose, so daß danach dichte netzartige Strukturen überwiegen. Zudem können sich Bronchiektasen als Folge einer interstitiellen Reaktion ausbilden.

Pneumocystis-carinii-Pneumonie bei älteren Kindern

Diese interstitielle Pneumonieform mit der Einlagerung zahlreicher Riesenzellen wird bei Kindern mit schweren Erkrankungen und stark reduziertem Kräftezustand, bei Immunopathien, vor allem aber bei Kindern mit malignen Systemerkrankungen unter immunsuppressiver Therapie beobachtet. Man findet sie besonders häufig im Verlauf einer Leukämie. Hierbei können während einer Mehrfachbehandlung bis zu 20% der Patienten diese Komplikation aufweisen.

Die Erkrankung beginnt mit hohem Fieber und trockenem Husten. Die Kinder werden tachypnoisch, dyspnoisch und manchmal leicht zyanotisch. Der Allgemeinzustand ist erheblich beeinträchtigt. Der Erreger läßt sich manchmal im Rachensekret oder im Bronchialsekret finden. Eine Lungenpunktion zum Erregernachweis ist zwar besonders ergiebig, bedarf aber einer sehr sorgfältigen Indikationsstellung.

Röntgendiagnostik: Zunächst entwickelt sich eine Hilusvergrößerung. Rasch nimmt die bronchovaskuläre Zeichnung zu, der eine granuläre Struktur mit kleinsten Fleckschatten folgt, die später in ein mehr miliares Bild übergeht (Abb. **236**). Es entstehen zusammen mit einer milchglasartigen Trübung disseminierte fleck- bzw. knötchenförmige Verdichtungen. Die perihiläre Region wird am stärksten betroffen, die Oberfelder werden am geringsten befallen. Manchmal wird ein Luftbronchogramm sichtbar (DOPPMAN u. Mitarb. 1975, STAGNO u. Mitarb. 1980).

Lungenveränderungen bei Masern, Röteln, Varizellen und Keuchhusten

Masern

Primäre Masernpneumonie (Masernpneumonie im engeren Sinne)

Sie wird ausschließlich durch das Virus hervorgerufen und tritt früh, also schon kurz vor oder während des Exanthemausbruches, auf. Ihre Symptome (Husten und Fieber) vermischen sich mit den allgemeinen katarrhalischen Erscheinungen der beginnenden Infektionskrankheit.

Pathologisch-anatomisch finden sich vorwiegend interstitielle Reaktionen und in den Alveolarsepten mehrkernige Riesenzellen sowie lymphozytäre und hämorrhagische Schleimhautentzündungen. Zudem bilden sich Epithelnekrosen und intraalveoläre Blutungen aus. Die bronchopulmonalen Lymphknoten sind manchmal erheblich vergrößert.

Dieser ungewöhnliche Verlauf wird bei Masern von einigen Autoren als eigene und gut definierte Pneumonieform, nämlich als *„Riesenzellpneumonie"*, angesehen (FEHLMEISTER u. Mitarb. 1979). Dabei kann es zu einem klinisch bedrohlichen Verlauf mit schweren Allgemeinsymptomen sowie einer erheblichen Dyspnoe und Zyanose kommen. Eine Lungenfibrose und Bronchiektasen sind die wichtigsten Folgen dieser überwiegend interstitiellen Pneumonie.

Röntgendiagnostik: Bei einer „Riesenzellpneumonie" während der Masernerkrankung findet sich eine diffuse perihiläre Trübung, die später größere Lungenabschnitte erfassen kann. HAUSMANN u. SEYSS (1953) haben systematisch bei masernkranken Kindern (komplikationsloser und typischer Krankheitsverlauf) Thoraxaufnahmen angefertigt. Sie fanden eine Hilusvergrößerung und -verdichtung mit unscharfer Begrenzung zur Lunge hin. Perihilär zeigte sich eine verstärkte Streifenbildung, die unscharf bis verwaschen erschien und durch kleine Emphysembezirke aufgelockert wurde. Diese relativ geringen Veränderungen entsprechen der „Masernlunge", also einem Röntgenbild bei unkomplizierter Erkrankung.

Typische Masernpneumonie

Die üblicherweise als *Masernpneumonie* bezeichnete Erkrankung stellt eine Bronchopneumonie dar, die sich erst nach einer bakteriellen Superinfektion mit Pneumokokken, Staphylo- und Streptokokken sowie anderen Erregern ausbildet. Sie tritt erst dann auf, wenn das Masernexanthem seinen Höhepunkt erreicht hat oder bereits abblaßt. Die klinischen Symptome, nämlich fortbestehender Husten, Fieber und eine Dyspnoe, verschwinden ziemlich langsam; die Prognose ist günstig.

Die Unterscheidung zwischen einer primären Masernpneumonie und der sekundären bakteriellen Pneumonie bei abklingender Erkrankung ist in der akuten klinischen Situation praktisch nicht möglich.

Röntgendiagnostik: Eine beträchtliche Hilusvergrößerung, peribronchiale Verdichtungen sowie klein- und mittelfleckige Herdpneumonien charakterisieren diese Entzündung. In der Frühphase geht den Verdichtungen oft eine erhebliche Lungenblähung voraus. Zusätzlich finden sich häufig fleckförmige Atelektasen. Der Röntgenbefund kann sich rasch durch eine Änderung des Luftgehaltes von der obstruktiven Überblähung zur Atelektase hin wandeln, sobald nämlich durch entzündliches Sekret oder durch einen Schleimpfropf eine plötzliche Bronchusobstruktion entsteht. Durch ein Zusammenfließen bronchopneumonischer Herde bilden sich ausgedehnte Infiltrationen, die an lobäre Pneumonien erinnern. Die hinteren und basalen Lungenabschnitte werden bevorzugt befallen. Oft halten die radiologischen Veränderungen über Wochen an. Die „Masernlunge" bei unkompliziertem Krankheitsverlauf wird also durch eine bakterielle Infektion überlagert (Abb. **237** und **238**).

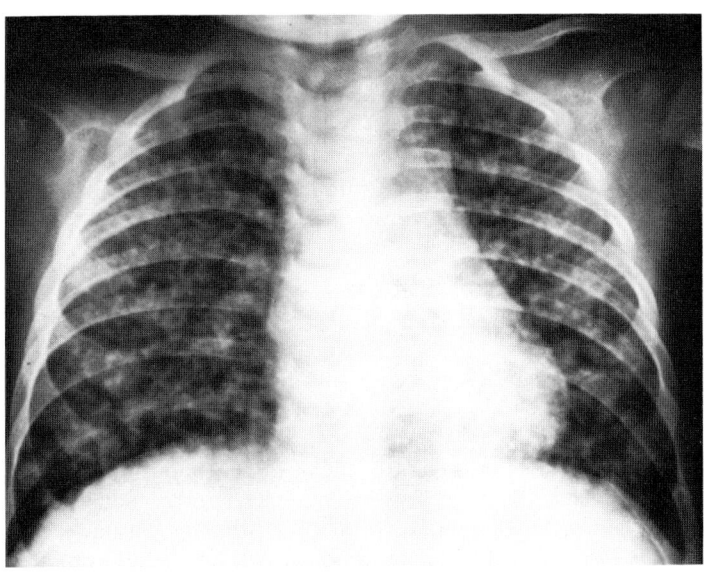

Abb. **237** Masernpneumonie: Einjähriges Kind. Eine Woche nach Ausbruch des Masernexanthems erneut schwer erkrankt. – Linsengroße, gleichmäßig in beiden Lungenhälften verteilte Verdichtungen. Das röntgenologische Bild ähnelt einer Miliartuberkulose, die durch die klinische Diagnostik (Tuberkulinprobe) und Kontrollen auszuschließen ist

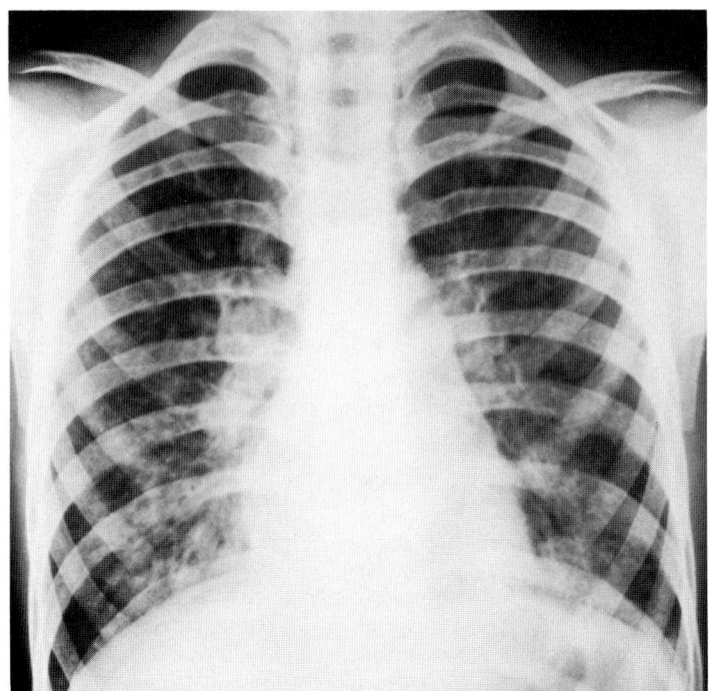

Abb. **238** Masernpneumonie: 5jähriges Kind. Kurzluftigkeit und erneutes Fieber wenige Tage nach Ausbruch des Exanthems. – Dichter und breiter Hilus. Auf beiden Seiten unterschiedlich große Fleck- und Streifenschatten, die in den medialen Unterfeldern konfluieren

Atypische Masernpneumonie

Nach einer Masernschutzimpfung mit Totvakzine werden gelegentlich atypisch verlaufende Masern und eine ebenfalls ungewöhnliche Pneumonieform beobachtet. Die Lungenveränderungen sind radiologisch gekennzeichnet durch lobuläre, gelegentlich segmentale Infiltrationen. Obwohl sie sich meist vollständig zurückbilden, bleiben manchmal *rundliche* tumorähnliche Verdichtungen von 1–4 cm Druchmesser über viele Monate bis Jahre bestehen und können, ohne Kenntnis der Vorgeschichte, zu Fehldeutungen führen. Selbst Kalkeinlagerungen kommen in solchen persistierenden Rundherden vor (Laptook u. Mitarb. 1978).

Röteln

Allgemeines: Bei dieser klinisch leicht verlaufenden, exanthematischen, viralen Infektionskrankheit, kommt es im Rahmen der Prodromalsymptome üblicherweise zu einer Bronchitis, gelegentlich auch zu einer Bronchopneumonie mit geringem Fieber.

Röntgendiagnostik: Augustin u. Fekete (1963) untersuchten systematisch 57 Kinder mit Röteln und fanden während des Exanthemstadiums eine allgemein verstärkte bronchovaskuläre Zeichnung. Fast bei der Hälfte der erkrankten Kinder zeigte sich eine betonte peribronchiale Streifenbildung. 5mal ließ sich eine milchglasartige Trübung der basalen Lungenabschnitte, 4mal sogar eine segmentale Verdichtung aufdecken. Das ist um so erstaunlicher, weil bei dieser Infektions-

krankheit nur milde katarrhalische Symptome vorhanden sind und keine besondere Disposition zu einer bakteriellen Superinfektion besteht. Während der allgemeinen und pathognomonischen Lymphknotenvergrößerung, besonders der okzipitalen und der Halslymphknoten, finden sich auch entsprechende Veränderungen der Hiluslymphknoten.

Varizellen

Allgemeines: Obwohl Windpocken als akute spezifische Viruskrankheit bei Klein- und Schulkindern häufig sind und meist leicht verlaufen, tritt die Varizellenpneumonie ausgesprochen selten auf (0,1% der erkrankten Kinder). Sie ist dann Teilerscheinung einer Generalisierung und kann letal enden.

Zwei Gruppen erkrankter Kinder muß man wegen ernster Krankheitsverläufe besonders beobachten:

1. *Neugeborene*, deren Mütter wenige Tage vor der Geburt an Varizellen erkrankten, sind besonders gefährdet. Die in 20% dieser Kinder auftretende Pneumonie verläuft ungewöhnlich schwer und weist eine Mortalitätsrate von 35% auf.

2. Kinder, die wegen maligner Erkrankungen einer langdauernden *immunsuppressiven Therapie* mit Kortikosteroiden oder Antimetabolithen unterzogen werden, erkranken während einer Varizelleninfektion häufig an einer schweren Pneumonie. Hierzu gehören auch Kinder mit einer Leukämie und anderen Neoplasien, deren Lym-

Abb. **239** Varizellenpneumonie: 5jähriges Kind unter immunsuppressiver Therapie. Während einer Varizellenerkrankung plötzlich Husten und Dyspnoe. – Disseminierte, kleine weiche Herdbildungen. Deutliche Lungenblähung. Langsame Rückbildung

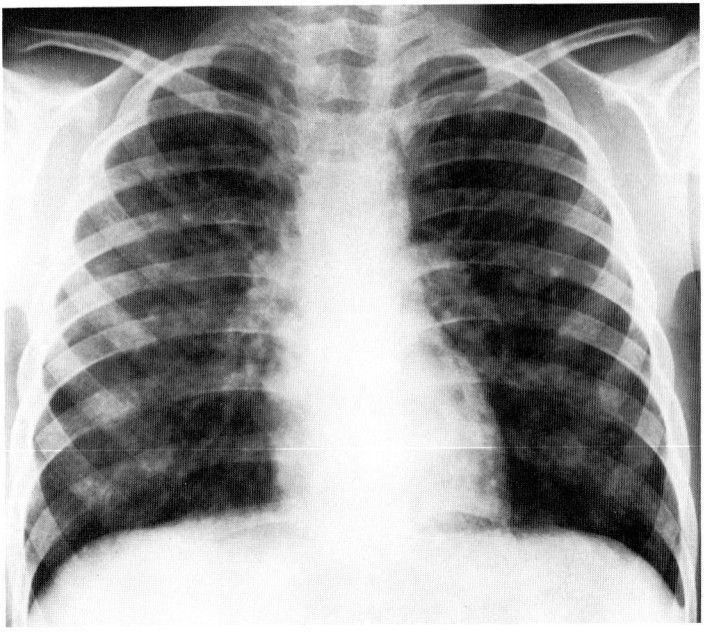

phozytenwerte unter 500/cmm liegen (FELDMAN u. Mitarb. 1975).

Pathologisch-anatomisch finden sich in den Alveolen, neben vermehrter eiweißreicher Ödemflüssigkeit, diffus verteilte knötchenförmige Herde, die hämorrhagisch sein können, sich histologisch aber meist als Nekrosen erweisen. Später kommt es zu einer allmählichen Umwandlung der Nekrosezonen in kalkdichte Herde von 1–2 mm Durchmesser. Autoptisch findet man neben den Verkalkungen auch noch eine größere Zahl unverkalkter Areale, so daß sich dieser Prozeß offenbar über viele Jahre hinziehen kann.

Klinik: Die betroffenen Kinder haben ein stark ausgeprägtes, manchmal hämorrhagisches Exanthem und weisen auch Effloreszenzen im Mund und Rachen auf. 3 bis 5 Tage nach dem Exanthemausbruch beginnt eine schwere pulmonale Symptomatologie mit Husten, Dyspnoe, Zyanose und manchmal mit Hämoptysen.

Röntgendiagnostik: Ausgedehnte herdförmige Verdichtungen kennzeichnen diese Pneumonieform. Die rundlichen weichen Herdschatten von wenigen Millimetern bis zu etwa 1 cm Durchmesser lokalisieren sich in alle Abschnitte der Lunge, bevorzugen aber die basalen Regionen (Abb. 239). Verlaufsuntersuchungen zeigen eine kontinuierliche Rückbildung, die allerdings bis zu 2 Monaten in Anspruch nehmen kann. Geringe Reste bleiben gelegentlich über längere Zeit nachweisbar. Allmählich kommt es zur Umwandlung der weichen Fleckschatten in kalkdichte Herde von 1–2 mm Durchmesser. Der Beginn dieser Kalkeinlagerungen ist mit etwa 2 Jahren anzusetzen.

Bei der Durchführung aller Röntgenuntersuchungen muß man die große *Ansteckungsgefahr* sorg-fältig beachten, die von akut erkrankten Kindern ausgeht. Sie beginnt 1–2 Tage vor Exanthemausbruch, endet etwa 1–2 Wochen nach Exanthemausbruch, kann aber bei herabgesetzter Immunitätslage länger anhalten. Die Virusübertragung erfolgt in Form einer „fliegenden Infektion", die alle Kinder in demselben Raum (Wartezimmer, Röntgenraum), aber auch in Nachbarräumen und Nachbarfluren gefährdet. Daher darf man Kinder mit Varizellen erst dann untersuchen, wenn alle übrigen nichtinfizierten Patienten die Röntgenabteilung verlassen haben. Anschließend sind die Röntgenräume gründlich zu lüften, danach erlischt die Übertragungsgefahr.

Keuchhusten

Allgemeines: Die sich über mehrere Wochen hinziehende Infektionskrankheit (Erreger: Bordetella pertussis) ruft selbst bei klinisch unkompliziertem Verlauf immer Veränderungen im gesamten Respirationstrakt hervor, die im Lungenparenchym mehr den Charakter einer interstitiellen Pneumonie annehmen. Sie beruhen auf der direkten Einwirkung der Erreger. Durch Sekundärinfektionen mit unterschiedlichen Keimen können sich Bronchopneumonien entwickeln. Innerhalb der drei typischen Krankheitsstadien (Stadium catarrhale, convulsivum, decrementi) zeigt sich die stärkste Lungenbeteiligung im Stadium convulsivum. Bei etwa 10% der erkrankten Kinder (bei Patienten unter 1 Jahr häufiger) ist mit einer Pneumonie zu rechnen.

Pathologisch-anatomisch besteht bereits im katarrhalischen Stadium eine generalisierte Schleimhautentzündung der Atemwege. Es kommt stellenweise zu einer Nekrose des Bronchialepithels mit Einlagerungen poly-

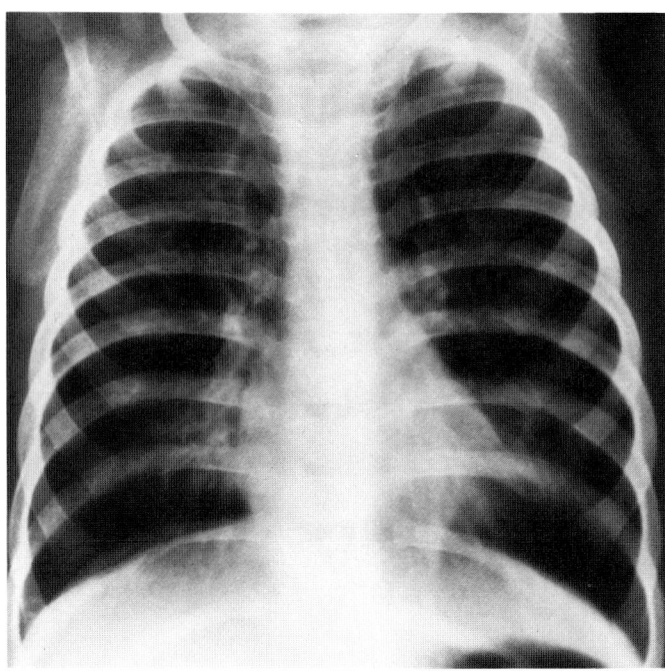

Abb. **240**   Keuchhustenlunge: 14 Monate altes Kleinkind. Zweite Krankheitswoche. – Verstärkte Streifenbildung paramediastinal, vor allem auch parakardial infolge peribronchialer und interstitieller Infiltrationen. Erhebliche Lungenblähung

morphkerniger Leukozyten. Die zellulär infiltrierte Mukosa ist mit glasigem Schleim bedeckt, der bei fortschreitender Erkrankung zäh und dick wird und zahlreiche Bronchiolen verlegen kann. Solche atelektatischen Bezirke bereiten in besonderer Weise den Boden für eine sekundäre Keimbesiedlung. Bei Sektionen findet man peribronchiale Infiltrationen, bronchopneumonische Herde und eine interstitielle Pneumonie.

Klinik: Die von Anfang an bestehende Tracheobronchitis nimmt während der Erkrankung an Intensität zu. Bronchopneumonien treten meist erst im Stadium convulsivum auf. Auch ist infolge des Erbrechens während oder nach den Hustenattakken jederzeit eine Aspiration möglich. Die moderne Therapie mit Antibiotika hat die Häufigkeit und Gefährlichkeit aller Lungenkomplikationen erheblich vermindert. Bei geimpften Kindern kommen manchmal abortive Keuchhustenerkrankungen vor, bei denen auch die Lungenveränderungen gering bleiben.

Die *Ansteckungsgefahr* (Übertragung durch Tröpfcheninfektion) ist im katarrhalischen Stadium und während der ersten 2 Wochen der Hustenparoxysmen am größten. Man muß daher bei entsprechenden Röntgenuntersuchungen strikt den Kontakt zwischen den Kindern unterbinden. Die Infektiosität hält bei Antibiotikatherapie nur wenige Tage an.

Röntgendiagnostik: Bei normal verlaufender Krankheit beginnen meist schon im Stadium catarrhale röntgenologisch nachweisbare Lungenveränderungen, die sich im Stadium convulsivum verstärken und erst nach dem Abklingen der Erkrankung verschwinden. Charakteristisch sind Veränderungen der Hili, die größer und dichter

werden (Infekthilus). Man findet aufgrund der Hyperämie und der Entzündung der Bronchialwände sowie durch die interstitielle Reaktion in allen Lungenabschnitten eine verstärkte Streifenbildung, die radiär vom Hilus ausgeht. Hinzu kommt eine mäßige Lungenblähung („Keuchhustenlunge"). Die Intensität der röntgenologisch faßbaren Lungenveränderungen entspricht direkt der Schwere der Erkrankung (PREUSS u. PADELT 1970).

Die Übergänge von diesen geringfügigen Veränderungen zu einer Keuchhustenpneumonie und kleineren Atelektasen sind fließend. Die verstärkte Schleimproduktion kann durch einen partiellen oder vollständigen Bronchusverschluß umschriebene Atelektasen kleinerer Lungenbezirke oder gar ganzer Lappen und ein entsprechendes kompensatorisches Emphysem hervorrufen. Solche Atelektasen sind klinisch nicht zu erkennen, sind häufig flüchtig, bestehen aber mitunter mehrere Wochen. Die Unterscheidung zwischen einem Alveolarkollaps und einer Alveolarinfiltration ist nicht möglich (Abb. **240**).

Infolge einer Entzündung der Bronchialwände mit zusätzlichen peribronchialen sowie interstitiellen Infiltrationen und kleineren interlobären Ergüssen entstehen in den paravertebralen Lungenbezirken dichtere Streifenschatten. Später zeigen sich, besonders in den medialen Unterfeldern, streifig-fleckige teilweise konfluierende Verdichtungen, die vom verbreiterten Hilus ausgehen und gelegentlich als „basales Dreieck" bezeichnet werden. Diese Konfiguration ist allerdings nicht für einen Keuchhusten pathognomonisch, sondern bei zahlreichen anderen Pneumonieformen

Abb. **241** Keuchhustenpneumonie: 1½jähriges Kleinkind. Während der 3. Krankheitswoche mit erheblicher Dyspnoe und hohem Fieber erkrankt. – Ausgedehnte fleckig-streifige Verdichtungen in beiden medialen Mittel- und Unterfeldern sowie retrokardial. Lungenblähung

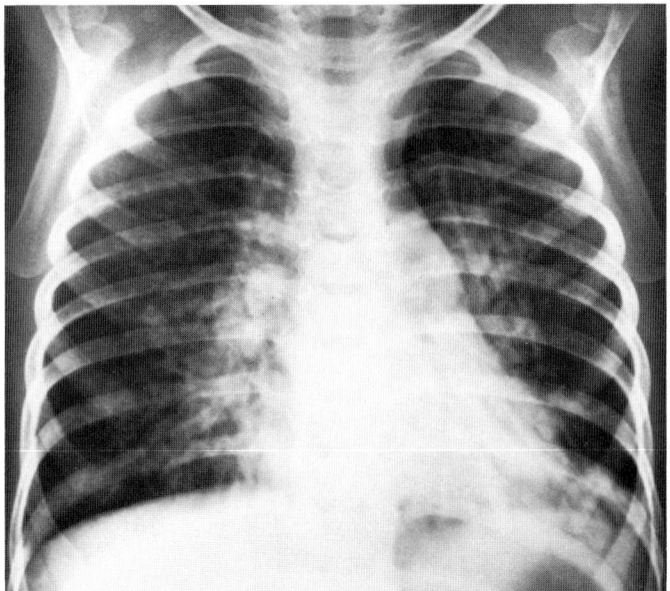

der Kinder vorhanden. Manchmal reichen diese Streifenschatten, besonders bei Säuglingen und Kleinkindern, in den medialen Lungenabschnitten fast von der Lungenspitze bis zum Zwerchfell und werden dann als „langes Dreieck" bezeichnet (Abb. **241**). Pneumothorax und Pneumomediastinum sind seltene Komplikationen.

Den Bronchopneumonien können insbesondere bei Kleinkindern vorübergehende Bronchusdilatationen, später auch Bronchiektasen folgen. Die vollständige Rückbildung derartiger Veränderungen muß daher röntgenologisch sorgfältig überwacht werden, weil die entzündliche Bronchialwandschädigung und die Hustenattacken gemeinsam solch einer Entwicklung Vorschub leisten.

Lungenabszesse
und septisch-pyämische Lungenherde

Allgemeines: Lungenabszesse entstehen auf sehr unterschiedliche Art und Weise und stellen daher kein einheitliches Krankheitsbild dar. Sie entwikkeln sich primär bei einem bis dahin gesunden Kinde oder sekundär nach Infektionen anderer Organe.

Die lokale eitrige Einschmelzung des Lungengewebes erfolgt durch Bakterien- und Phagozytenfermente. Die nekrotische Zone eines solchen Abszesses schmilzt ein und wandelt sich rasch in eine dickwandige, mit Eiter gefüllte Höhle um, die von einem entzündlichen Wall umgeben wird. Staphylokokken gelten als die häufigsten Erreger, aber auch viele andere Keime kommen dafür in Betracht.

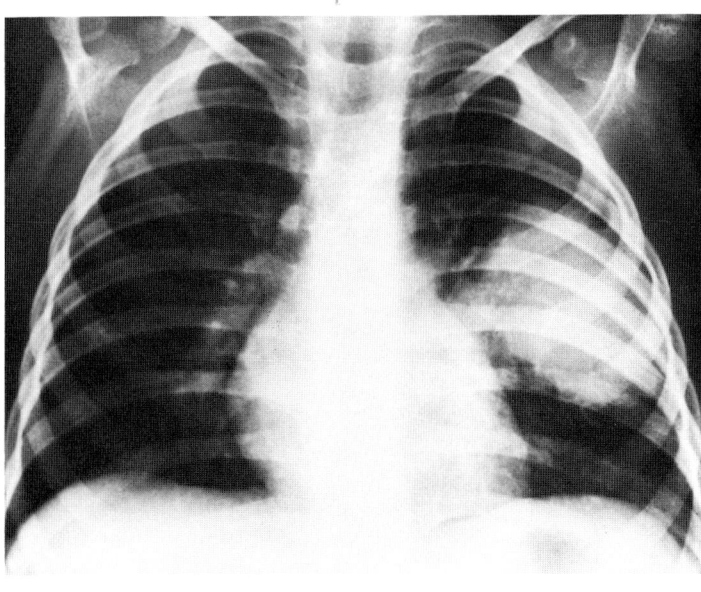

Abb. **242** Lungenabszeß: 2jähriges Kleinkind mit Fieber und Appetitlosigkeit. – Rundliche homogene Verdichtung im linken Mittelgeschoß. Bei der Punktion Staphylokokkeneiter. Allmähliche Rückbildung unter Antibiotikagabe

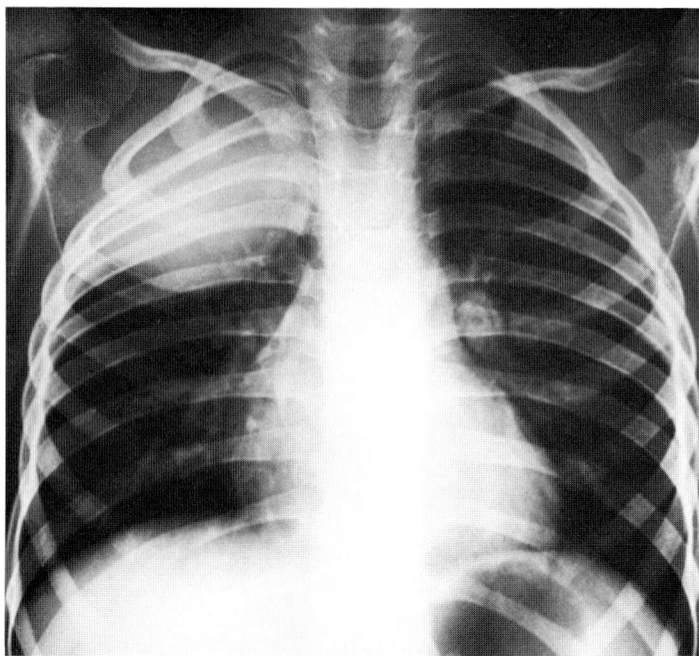

a

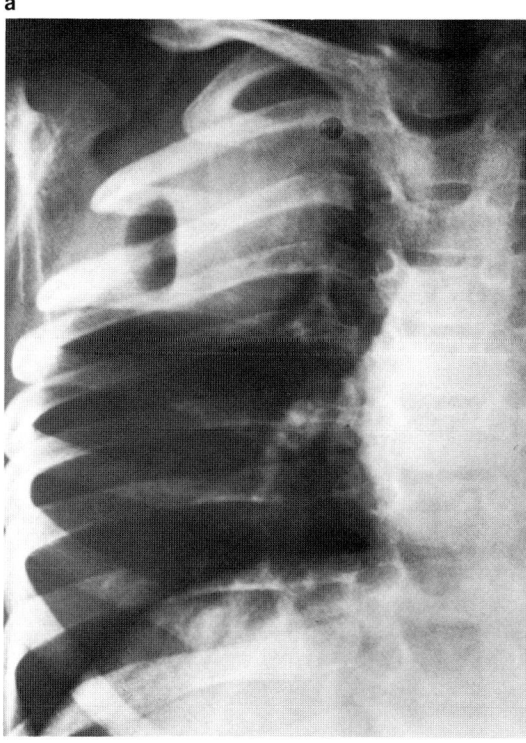

b

Abb. **243a u. b**   Lungenabszeß:
3jähriges fieberndes Kleinkind
a Rundliche homogene Verdichtung im rechten Oberfeld
b Etwas Luft ist in die Abszeßhöhle eingedrungen. Ihre Größe und Wandstärke werden bei einer Aufnahme in linker Seitenlage mit horizontalem Strahlengang erkennbar

nen, Tonsillektomien und Adenotomien, nekrotisierenden Anginen, retropharyngealen Abszessen). Auch bei Schluckstörungen oder nach dem Erbrechen dringen Keime durch die Nahrungsaspiration in die Luftwege und in die Lunge ein. Aber auch die Blockade eines Bronchus durch einen aspirierten und mit Bakterien behafteten *Fremdkörper* hat oft eine lokale Infektion oder eine infizierte Atelektase zur Folge, die rasch einschmelzen kann. Die Entwicklung kleinerer Abszesse bei einer Mukoviszidose beruht ebenfalls auf diesem Mechanismus. Abszedierungen durch *eitrige Einschmelzungen pneumonischer Infiltrate* sind Dank der antibiotischen Therapie heute seltener geworden.

Septisch-embolische Abszesse oder septisch-pyämische Lungenherde entwickeln sich durch eine Keimausbreitung bei Osteomyelitis, Pyodermien, Otitiden, Staphylokokken-Bakteriämien, ferner als Infarkte nach der Verschleppung infizierter Thromben, infizierter Katheter und bei einer allgemeinen Sepsis. Immundefekte können diese Entwicklung begünstigen (WEINGÄRTNER 1967).

Klinik: Die Abszeßentwicklung ist durch akut auftretendes Fieber, Inappetenz, allgemeines schweres Krankheitsgefühl, Schüttelfrost, Kreislaufkollaps, trockenen Husten und Schmerzen beim Atmen gekennzeichnet. Eitriges Sputum wird erst bei einer offenen Verbindung mit dem Tracheobronchialsystem von älteren Kindern abgehustet, von jüngeren Patienten aber verschluckt. Hämatogen entstandene Abszesse verursachen aufgrund der toxisch-septischen Allgemeinerkrankung meist ein besonders schweres Krankheitsbild (WELCH 1979).

Primäre Lungenabszesse entstehen ohne jegliche Vorkrankheit und können sich aus voller Gesundheit entwickeln.

Sekundären Lungenabszessen begegnet man aufgrund sehr unterschiedlicher Mechanismen. Hierzu zählt die *bronchogene Entstehung* nach der Aspiration infektiösen Materials. Es kann aus der Mundhöhle und dem Nasenrachenraum stammen (bei ulzerösen Stomatitiden, Zahnextraktio-

Abb. **244** Lungenabszeß: 12jähriges Kind, abgeschlagen, appetitlos, subfebrile Temperaturen. – Tomographie. Rundliche tumorähnliche Verdichtung retrokardial mit lokaler Pleurareaktion. Bei der Punktion Staphylokokkeneiter

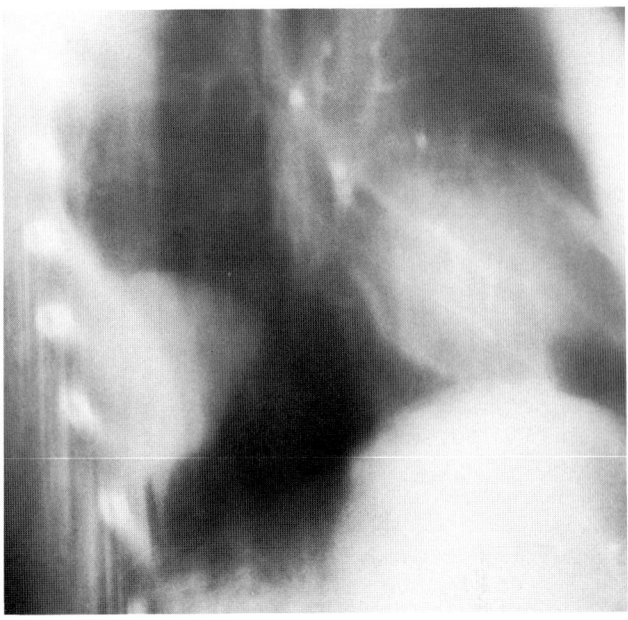

Röntgendiagnostik: Initial ist nur eine rundliche Verdichtung mit unscharfer Begrenzung zu erkennen. Die eigentliche Gewebsnekrose wird nicht diagnostizierbar, weil die Abszeßhöhle ausschließlich mit Flüssigkeit und mit nekrotischem Material gefüllt ist. Die homogene Infiltration bleibt in dieser Form trotz der Einschmelzung so lange bestehen, wie keine offene Verbindung zum Bronchialsystem zustande kommt. Sobald aber Luft eindringt, sieht man einerseits einen Hohlraum, andererseits die umgebende Infiltration, so daß die charakteristische Abszeßhöhle das Bild kennzeichnet. Sie ist dickwandig, bei primären Abszessen solitär, bei sekundären Abszedierungen meist multipel. Flüssigkeit und Luft bilden Spiegel, die sich entsprechend der Position des Kindes einstellen. Ein Flüssigkeitsspiegel, der bei Bewegungen unduliert und sich bei Positionsänderungen (Aufnahme in Seitenlage) entsprechend verändert, läßt die oft überraschende Größe der Höhlenbildung und die Wanddicke gut erkennen. Der Durchmesser liegt etwa zwischen 2 und 10 cm. Manche Abszesse kapseln sich nach einiger Zeit ab, wobei die Abszeßhöhle nach Stillstand der Eiterung allmählich verödet. Bei größeren Abszessen wird das benachbarte Lungengewebe infolge einer Kompressionsatelektase in Mitleidenschaft gezogen. Eine reaktive Hilusvergrößerung ist die Regel. Häufig ist auch eine Pleurabeteiligung in Form einer Verdickung oder eines Ergusses vorhanden. Bei pleuranaher Lokalisation besteht die Gefahr einer Empyembildung (Abb. **242–244**).

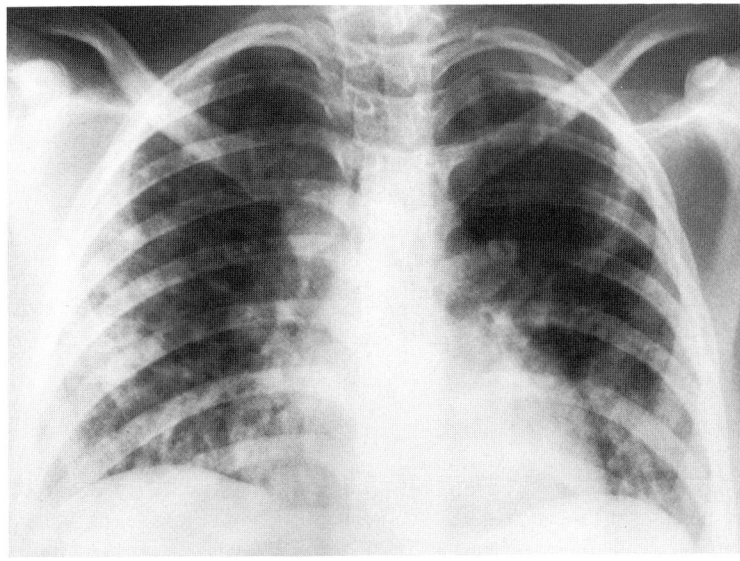

Abb. **245** Septisch-pyämische Lungenherde: 12jähriges Kind mit einer Oberschenkelosteomyelitis. – Hämatogene Erregerausbreitung in die Lunge. Hier entstanden multiple weiche Herdschatten, die sich später teilweise in Abszeßhöhlen umwandelten

Pyämische Lungenherde imponieren als rundliche oder ovaläre Verdichtungen. Sie sind nach Zahl, Größe und Verteilung unterschiedlich und können den Ausgangspunkt multipler kleiner Lungenabszesse bilden oder als „Wanderpneumonien" auftreten. Ihre Ausdehnung schwankt erheblich, gelegentlich wird sogar ein ganzer Lappen vernichtet. Das radiologische Bild ist entsprechend vielgestaltig. Nach der Einschmelzung kann der Eiter ausgehustet und damit die Entwicklung luftgefüllter Höhlen eingeleitet werden (Abb. **245**).

Differentialdiagnostisch muß man an infizierte Lungenzysten, eine tuberkulöse Kaverne, ein abgekapseltes Empyem, bei basal gelegenen Aufhellungen auch an eine Hiatus- und Zwerchfellhernie denken. Solange ein Abszeß keine Luft enthält, kann er das Bild einer Pneumonie oder eines Neoplasmas imitieren. Die CT-Untersuchung ist für die Differenzierung oft unerläßlich. Bei den postpneumonischen Pneumatozelen steht nicht die primäre Nekrose im Vordergrund, sondern ein in der Resorptionsphase auftretender Ventilmechanismus.

Lungenveränderungen bei Mukoviszidose

Allgemeines: Die Mukoviszidose (zystische Pankreasfibrose) ist ein autosomal rezessives Erbleiden. Sie gilt nicht nur als häufigste angeborene Stoffwechselstörung (ca. 1 : 2000), sondern auch als häufigste chronische und schwere Erkrankung des Respirationstraktes bei Kindern. Die Eltern sind heterozygote Merkmalträger, aber phänotypisch gesund.

Den eigentlichen Stoffwechseldefekt kennt man bisher nicht. Er verursacht die Produktion eines abnorm zusammengesetzten zähen Sekrets der Schleimdrüsen aller Organe, insbesondere der Bronchialschleimhaut, des sekretorischen Pankreas und der Drüsen des Magen-Darm-Traktes. Die erhöhte Viskosität der Sekrete hat zur Folge, daß es in den Ausführungsgängen zu Präzipitationen bzw. zur Verlegung kommt und damit schwere Organschäden entstehen.

Bei einer Mukoviszidose finden sich zwei wesentliche Organmanifestationen mit unterschiedlichen Krankheitsbildern:

1. *Vorwiegend pulmonale Verlaufsformen.* Sie sind am häufigsten. Die schweren und fortschreitenden Lungenveränderungen prägen das klinische Bild, während die intestinalen Symptome wenig in Erscheinung treten.

2. *Vorwiegend intestinale Verlaufsformen.* Es dominiert dabei klinisch eine chronische Verdauungsinsuffizienz mit Dystrophie und Minderwuchs sowie eine Mekoniumerkrankung während der Neugeborenenperiode. Die pulmonalen Symptome bleiben dagegen gering.

Morphologisch erweist sich die Lunge bei der Geburt als noch normal. Aber bereits während der ersten Lebenswochen beginnt eine Hypertrophie der submukösen Drüsen und eine Hyperplasie der Becherzellen. Sie produzieren reichlich stark visköses Sekret, das zusammen mit einer Entzündung und Mukosaverdickung eine disseminierte Obstruktion der Bronchiallumina herbeiführt. Aufgrund dieser partiellen Lumenverlegung treten in den nachgeschalteten Parenchymbezirken emphysematöse Areale, lobuläre und segmentale Atelektasen und später eine Fibrose auf. Hinzu kommen rezidivierende eitrige Infektionen der Bronchien sowie peribronchiale Infiltrationen und lobuläre Pneumonien. Die entzündlichen Veränderungen greifen auf die gesamte Bronchialwand über und schwächen deren mechanische Stabilität, so daß die Entwicklung zylindrischer Bronchiektasen erleichtert wird. Aber erst in fortgeschrittenen Stadien entstehen diese makroskopisch sichtbaren Erweiterungen. Sie sind in allen Lungenabschnitten anzutreffen, durch Sekretstauung aber in den Unterlappen am stärksten ausgeprägt.

Klinik: Es gibt von vornherein leichtere, mittelschwere und sehr schwere Krankheitsverläufe, die zu rascher Progredienz neigen. Die Symptome von seiten des Respirationstraktes beginnen bereits im frühen Säuglingsalter in Form eines chronischen, quälenden, pertussiformen Reizhustens. Durchfall und eine Gedeihstörung (Pankreasbeteiligung) können hinzutreten. Es entwickelt sich allmählich im Laufe von Jahren ein schweres asthmaähnliches Krankheitsbild mit einem faßförmig erweiterten Thorax, einer Kyphose der Brustwirbelsäule und einer respiratorischen Insuffizienz. Während schwerer Verläufe sind eine Zyanose, Uhrglasnägel, Trommelschlegelfinger und eine Belastungsdyspnoe zu beobachten. Bakterielle Superinfektionen mit Staphylococcus aureus haemolyticus und pyoceaneus verschlimmern die fortschreitende Lungenzerstörung. Nach längerer Antibiotikabehandlung breiten sich manchmal zusätzlich Mykosen aus. Bei entzündlichen Exazerbationen wird vermehrt eitriges Sputum abgehustet. Hämoptysen oder Blutauflagerungen auf dem Sputum kommen bei schwerem Lungenbefall hinzu.

Als pathognomonisch gilt ein erhöhter Kochsalzgehalt im Schweiß. Diese Veränderungen der Schweißelektrolyte lassen sich mit dem „Schweißtest" nachweisen. Werte über 60 mval Natrium oder Chlor pro Liter Schweiß gelten als beweisend. Aber bereits bei Neugeborenen kann eine Frühdiagnose durch die Untersuchung des Mekonium (Albumin-Test) versucht werden. Sie ist für eine erfolgreiche Behandlung, vor allem auch zur Einleitung präventiver Maßnahmen wichtig.

Abb. 246 Mukoviszidose: 5 Wochen alter Säugling mit ständigem Husten. Mekoniumileus während der Neugeborenenperiode. – Besonders medial und basal streifig fleckige Verdichtungen, die innerhalb kurzer Zeit wechselnde Bilder boten. Deutliche Lungenblähung, kleiner Thymus

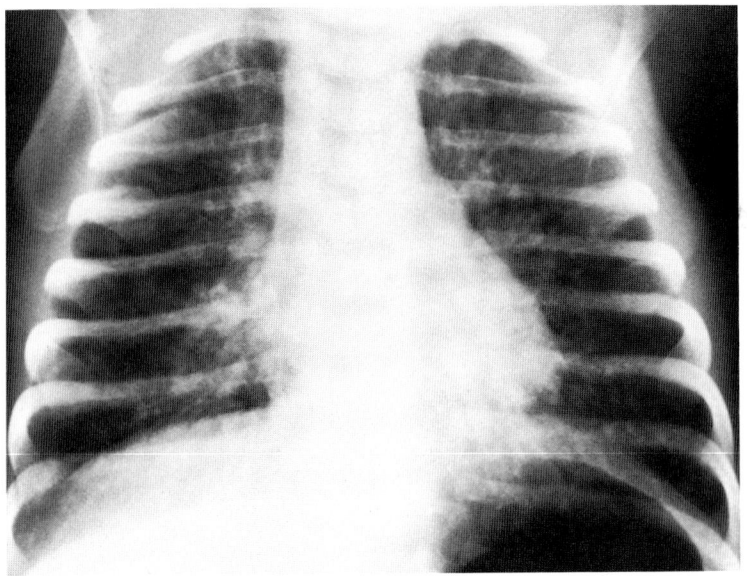

Der Krankheitsverlauf wird durch viele Komplikationen beeinträchtigt. Zu nennen sind insbesondere Bronchopneumonien, ferner ein Kreislaufkollaps bei starker Hitze und Fieber durch den großen Kochsalzverlust im Schweiß. Im 2. Lebensjahrzehnt kann es (durch eine Veränderung der intrahepatischen Gallenwege) zur biliären Leberzirrhose mit portaler Hypertension und der Gefahr einer Ösophagusvarizenblutung kommen. Plötzliche Brustschmerzen, verbunden mit einer verstärkten Dyspnoe, sprechen für die Ausbildung eines Pneumothorax, der durch das Platzen oberflächlicher Emphysemblasen zustande kommt (10 bis 20% der Adoleszenten). Segment- und Lobäratelektasen können überraschend schnell auftreten und wieder verschwinden. Die

akuten klinischen Symptome sind dabei oft minimal. Infolge der zunehmenden pulmonalen Widerstandserhöhung entwickelt sich eine erhebliche Rechtsbelastung, die schließlich in einer Herzdekompensation enden kann (STEPHAN u. Mitarb. 1981).

Eine kausale Therapie fehlt bisher. Die symptomatische Behandlung gestaltet sich schwierig und ist langwierig. Sie verfolgt das Ziel, die Viskosität des Bronchialsekrets herabzusetzen, die Sekretstauung zu beseitigen, Infektionen zu bekämpfen und die Abwehrkräfte des Kindes zu stärken. Mit diesen vielfältigen Maßnahmen kann es gelingen, daß manche Kinder relativ beschwerdefrei das Erwachsenenalter erreichen. Aber ein erheblicher Teil stirbt auch heute noch vor der Pubertät, weil die Diagnose zu spät gestellt wurde und alle therapeutischen Bemühungen zur Verhütung der irreparablen

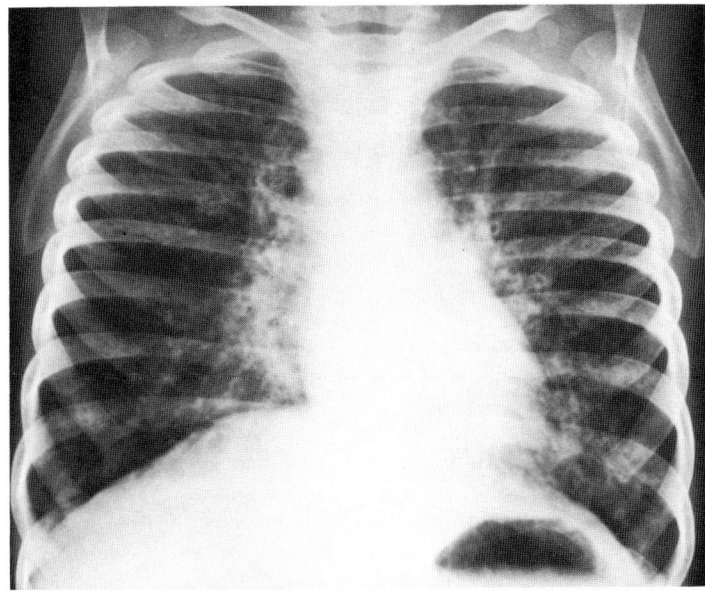

Abb. 247 Mukoviszidose: 2½jähriges Kind. Vom 6. Lebensmonat an ständig Bronchitiden und Pneumonien. Dystrophie, fettig-glänzende Stühle. – In der ganzen Lunge Fleck-, Streifen- und Ringschatten sowie peribronchiale Verdichtungen. Erhebliche Lungenblähung mit Zwerchfelltiefstand, vergrößertem Thoraxraum und schmalem Mittelschatten

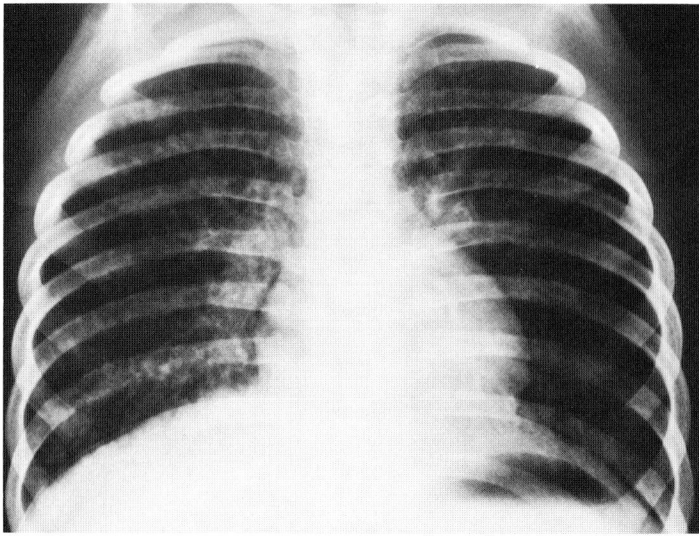

a

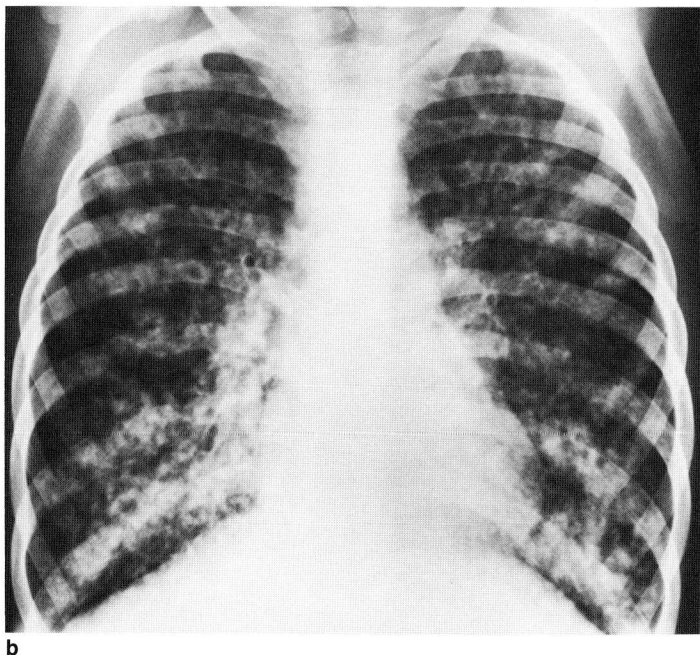

b

Abb. **248a** u. **b**   Mukoviszidose, Verlaufsbeobachtung

a   1½jähriges Kind. Ständig Husten, mangelhafte Gewichtszunahme. – Überwiegend in der rechten Lunge kleinfleckige Herdbildungen. Hilusverdichtung. Lungenblähung

b   Dasselbe Kind im Alter von 7 Jahren. Jetzt ist die ganze Lunge angefüllt mit Fleck-, Streifen- und Ringschatten. Erhebliche Zunahme der Lungenblähung mit stark erweitertem Thoraxraum

Lungenzerstörung verzögert angewandt wurden oder letztlich erfolglos blieben (KOSENOW 1973/74).

Röntgendiagnostik: Als Grundlage der Beurteilung sind Sagittal- und Seitenaufnahmen erforderlich. Man findet bei Krankheitsbeginn im frühen Säuglingsalter bereits ein Emphysem, das bei den untergewichtigen Kindern besonders auffällig ist. Der Tiefstand des Zwerchfells ist dabei oft so ausgeprägt, daß man die Zwerchfellinsertionen an den Rippen erkennt. Die Überblähung bleibt während der ganzen Erkrankung bestehen und vermag einen Teil der intrapulmonalen Verdichtungen auszulöschen. Mitunter kommt es durch das Emphysem zur Herniation von Lungengewebe in das vordere Mediastinum mit einer entsprechenden Aufhellung des Mittelschattens. Der

Thoraxraum ist faßförmig, die Oberfelder sind auffallend breit. Auch der sternovertebrale Durchmesser vergrößert sich. Bei älteren Kindern entwickelt sich eine Kyphose der Brustwirbelsäule. Der Mittelschatten erscheint schmal. Der Herz-Lungen-Quotient liegt unter den Normalwerten (Abb. **246–250**). Bei der Entwicklung einer pulmonalen Hypertension vergrößert sich das Herz allmählich durch eine Rechtshypertrophie. Sobald es zu einer Herzdekompensation durch Rechtsversagen kommt, verbreitert sich der Mittelschatten auffällig stark und schnell.

In allen Lungenabschnitten, besonders aber in den Unterlappen, lassen sich oft vorübergehend *Atelektasen* unterschiedlicher Größe beobachten, die sich immer dann ausbilden, wenn das zähe

Abb. **249** Mukoviszidose: 12jähriges mageres Kind. Eingeschränkte Leistungsfähigkeit, Dyspnoe. Rezidivierende Pneumonien seit der Säuglingszeit. – Grobe Fleckschatten durch bronchopneumonische Herde und peribronchiale Verdichtungen, die links stärker konfluieren. Erhebliche Lungenblähung, schmaler Mittelschatten, erweiterter Thoraxraum

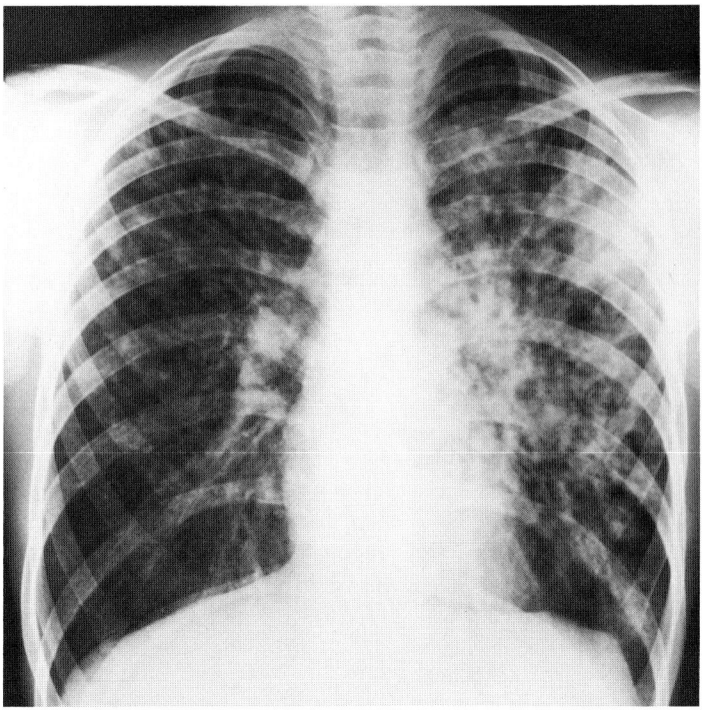

Sekret akut eine Bronchialobstruktion hervorruft. Der Wechsel der Belüftung, das Kommen und Gehen solcher Verschlüsse, trägt zu dem sich rasch ändernden Röntgenbild bei.

In den Spätstadien sind die Lungenfelder oft mit unterschiedlich großen weichen Fleckschatten übersät, die *bronchopneumonischen Herden* entsprechen. Sie können zu ausgedehnteren Verdichtungszonen zusammenfließen. Das Auftreten und Verschwinden dieser Veränderungen ist während des ganzen Krankheitsverlaufs die Regel, insbesondere während pneumonischer Krankheitsschübe. Die Infiltrationen sind unregelmäßig über die Lunge verteilt und ähneln röntgenologisch stark denen einer Tuberkulose (GÖTZ 1985). Besonders bei älteren Kindern und in der Pubertät kommt es durch Pleuraeinrisse, ausgehend von Emphysemblasen, öfters zu einem *Spontanpneumothorax*. Die chronischen Lungenveränderungen verhindern aber den Totalkollaps der Lunge, so daß sich nur eine relativ schmale, mantelartige Luftansammlung im Pleuraraum findet.

Das Röntgenbild variiert außerordentlich und ist vom Alter und von der Schwere der Erkrankung abhängig. Der Hilus ist meist reaktiv vergrößert und verdichtet. Frühzeitig findet man eine radiär angeordnete, vom Hilus ausgehende Streifenbildung, die durch peribronchiale Verdichtungen und die beginnende *Bronchiektasenentwicklung* zustande kommt. Sie fehlt noch bei Säuglingen. Später sieht man basal dichtere Streifenschatten, denen eine Wabenzeichnung folgt. Im Nativbild sichtbare Bronchiektasen treten aber nur selten

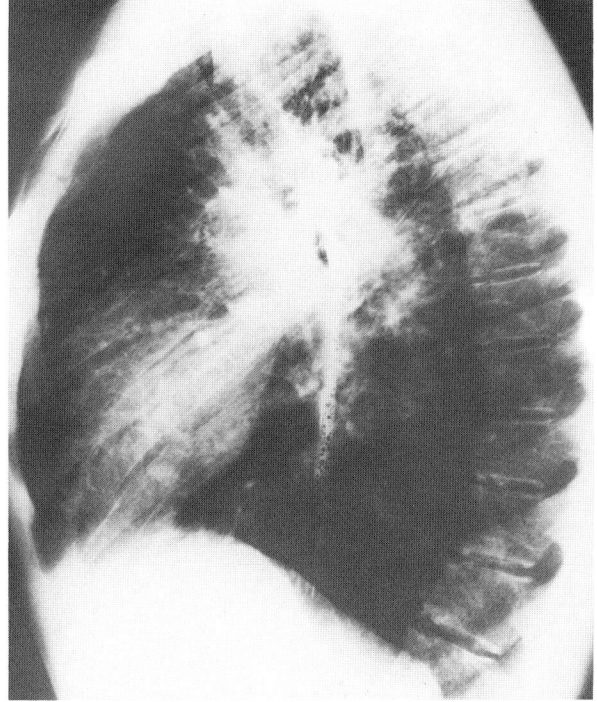

Abb. **250** Mukoviszidose – Seitenaufnahme: 15jähriges Kind. Asthmaähnliche Dyspnoe. Einschränkung der körperlichen Leistungsfähigkeit. – Die Seitenaufnahme ermöglicht, die Schwere der Krankheit und ihre Prognose besser zu beurteilen. Bewertet werden die Vorwölbung des Sternums, die Kyphose der Brustwirbelsäule, der erhöhte Sternovertebraldurchmesser und der Zwerchfelltiefstand

und erst nach jahrelangem Verlauf auf. Auch diese Veränderungen sind symmetrisch und insofern von üblichen erworbenen, meist einseitigen Bronchiektasen zu unterscheiden. Eine Bronchographie zur Darstellung dieser Veränderungen ist kontraindiziert, weil die Bronchiektasen in allen Lappen vorhanden sind und die bereits dyspnoischen Kinder durch die Untersuchung in den Zustand einer hochgradigen Ateminsuffizienz gebracht werden können. Auch ergibt sich danach keine spezielle therapeutische Konsequenz (Operation).

Die *Nasennebenhöhlen* werden immer in den chronisch-entzündlichen Prozeß einbezogen. Man findet daher regelmäßig eine homogene Verschattung der Kieferhöhlen, der übrigen Nasennebenhöhlen und eine entzündliche Schwellung der Nasenschleimhaut.

Zur Gesamtbeurteilung des chronischen Krankheitsverlaufes sollen in größeren Abständen Kontrollaufnahmen angefertigt werden. Jede Exazerbation verlangt natürlich erneut eine Röntgenuntersuchung (KRAEMER u. Mitarb. 1979, HARMS u. Mitarb. 1983).

Die Prognose wird in erster Linie vom Ausmaß der Lungenveränderungen bestimmt. Um den jeweiligen Zustand der Lunge möglichst exakt zu charakterisieren, haben CHRISPIN u. NORMAN (1974) folgende Merkmale berücksichtigt, die sich auf pathologisch-anatomische Veränderungen stützen, nämlich die *Überblähung* und die *Veränderungen des Bronchialsystems sowie des Lungenparenchyms.*

Der *Grad der Überblähung* wird charakterisiert durch die Vorwölbung des Sternums, die Kyphose der Brustwirbelsäule und den Tiefstand des Zwerchfells.

Zu den *Veränderungen des Bronchialsystems und des Lungenparenchyms* gehören streifige Verdichtungen durch peribronchiale Infiltrationen, fleckige Verdichtungen von mindestens ½ cm Durchmesser, ringförmige Verdichtungen (sog. „entleerte" fleckige Verdichtungen) sowie flächige Verdichtungen durch segmentale oder lobäre Atelektasen und Infiltrationen.

Die Autoren schlugen vor, diese genannten Röntgensymptome nach einem festgelegten Punktesystem zu beurteilen (Chrispin-Norman-Score). Dieser Röntgen-Score korreliert gut mit dem klinischen Gesamtzustand und dem Ausmaß der Lungenveränderungen sowie dem arteriellen pO_2-Wert, ferner mit dem Körpergewicht und vor allem mit der Prognose.

Atelektasen

Allgemeines: Diese luftfreien Lungenbezirke kann man bei Kindern aller Altersstufen meist als Begleiterscheinung anderer Lungenerkrankungen

beobachten. Man findet Atelektasen in wechselnder Ausdehnung bei Entzündungen mit einem Schleim- und Sekretverschluß der Bronchien und bei einer Nahrungs- und Fremdkörperaspiration. Aber auch die Bronchialkompression durch Tumoren, vergrößerte Lymphknoten und eine auf den verschiedensten Ursachen beruhende Lungenkompression vermögen die Lungenbelüftung zu drosseln bzw. aufzuheben.

Zwei Mechanismen sind bei einer Atelektaseentwicklung zu unterscheiden, nämlich die Kompression der Lunge und die Obstruktion im Bronchialsystem.

Bei einer *Kompressionsatelektase* (selten) entweicht die Luft aus einem Lungenareal durch Druck. Ursächlich kommen extra- und intrapulmonale Prozesse in Betracht (Ergüsse, Pneumothorax, Tumoren, Zwerchfellähmungen, Zwerchfellhernien).

Bei der wesentlich häufigeren *Obstruktionsatelektase* wird im Bronchialsystem die Luftpassage allmählich oder rasch gedrosselt bzw. ganz unterbrochen. Ein solcher Mechanismus ist in allen Abschnitten möglich. Dementsprechend können eine ganze Lungenhälfte, ein Lappen, ein Segment oder noch kleinere Areale atelektatisch werden. Die Luft verschwindet aus den ausgeschalteten Lungenbezirken unterschiedlich schnell. Bei *plötzlichem kompletten* Verschluß (z.B. Fremdkörperaspiration mit vollständiger Obturation) dauert es nur sehr kurze Zeit, bis die Luft vollständig resorbiert ist. Auch bei einer instrumentellen Blockade eines Hauptbronchus entwickelt sich die Atelektase innerhalb weniger Sekunden. Bei einem *Ventilmechanismus* ist das Einströmen von Luft während der Inspiration noch möglich, das Entweichen der Luft während der Exspiration aber bereits behindert, so daß sich erst bei zunehmender Bronchusobstruktion über eine emphysematöse Zwischenphase die Atelektase langsam ausbildet.

Eine *allmähliche Bronchusverlegung* kommt häufiger vor als der plötzliche Verschluß. Ursächlich sind Schleimpfröpfe bei Asthma bronchiale, eine Schleimhautschwellung mit Lumenverengung bei entzündlichen Erkrankungen, die Mukoviszidose (zäher Schleim) sowie eine zunehmende Bronchuskompression durch vergrößerte Lymphknoten und Tumoren zu nennen. Auch bei dieser Entwicklung wird ein emphysematöses Vorstadium durchlaufen (Abb. **251a u. b**).

Der atelektatische Lungenabschnitt verkleinert sich durch die Retraktionsfähigkeit des Lungengewebes erheblich. Die benachbarten Strukturen verlagern sich zum atelektatischen Bezirk hin. Gleichzeitig dehnen sich die nicht betroffenen Lungenabschnitte kompensatorisch aus und werden emphysematös (Abb. **252**). In die luftleeren

Abb. **251a** u. **b** Kompressionsatelektase: 2½jähriges Kind mit frischer Tuberkulose. Zunehmend spastische Atmung mit bitonalem Husten
a Homogene Verschattung rechts unten durch eine Mittel- und Unterlappenatelektase mit Verziehung des Mittelschattens nach rechts und kompensatorischer Überblähung
b Zielaufnahme der Bifurkation. Ein großes Lymphknotenpaket verschließt fast vollständig den rechten Hauptbronchus (Pfeil) und komprimiert den linken Hauptbronchus

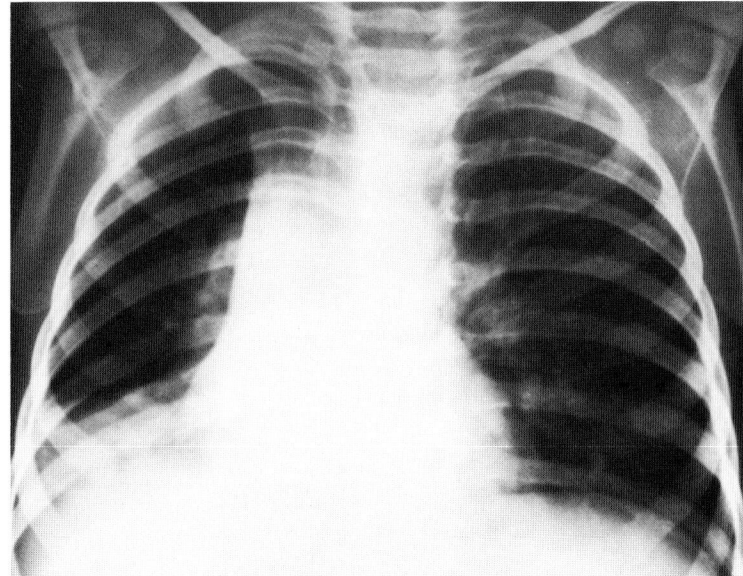

a

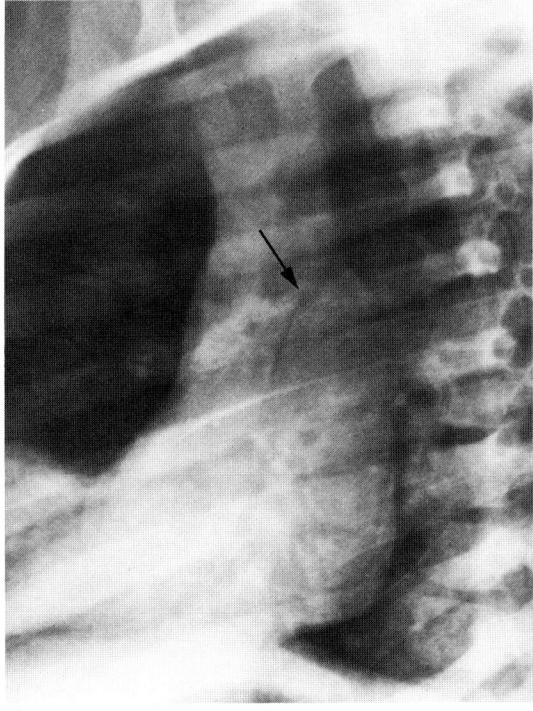

b

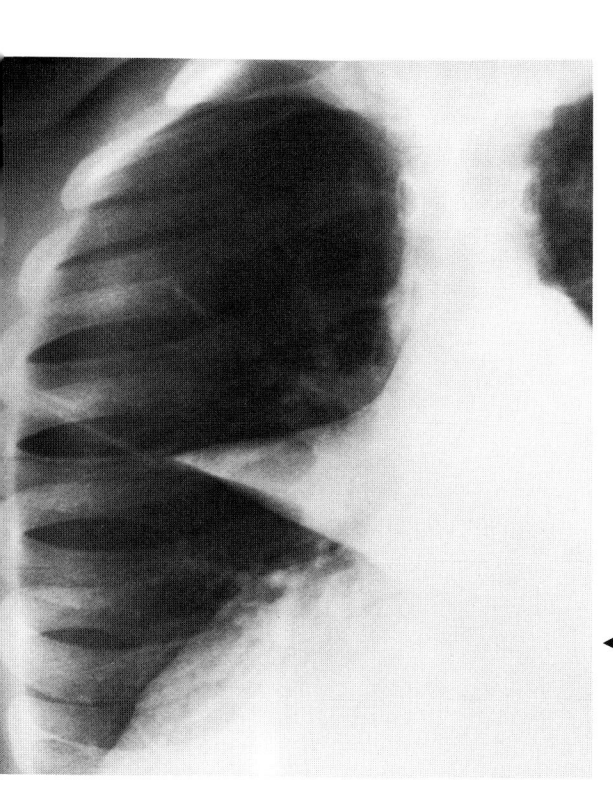

◄ Abb. **252** Mittellappenatelektase: (14jähriges Kind). – Aufnahme in Kreuzhohlstellung. Der atelektatische Mittellappen stellt sich als intensiver Dreieckschatten dar. Die Lappenbasis wird tangential von Röntgenstrahlen getroffen und scharfrandig abgebildet. Überblähung der Umgebung

Alveolen dringen Flüssigkeit und später auch zelluläre Elemente ein. Schließlich wird das Exsudat organisiert und die Lunge karnifiziert. Entzündliche Veränderungen können in jeder Phase hinzutreten. Eine Infektion der voll entwickelten Atelektase führt zur Abszeßbildung oder zu einer Bronchiektasenentwicklung.

Falls die Luftwege vor dem Karnifikationsstadium wieder durchgängig werden, dehnt sich der atelektatische Lungenteil rasch aus. Diese positive Entwicklung ist bei Kindern auch nach wochenlangem Kollaps möglich. Wenn die Atelektase allerdings längere Zeit (über Monate) bestehen bleibt, läßt sie sich nur noch unvollständig oder gar nicht mehr beseitigen.

Klinik: Die Ätiologie und Ausdehnung der Atelektase bestimmen die Symptome. Plötzlicher Husten und Dyspnoe sind für eine Fremdkörperaspiration charakteristisch, wobei diese klinischen Zeichen nicht auf der Atelektase beruhen. Kleinere Atelektasen verursachen überhaupt keine zusätzlichen Symptome. Selbst wenn eine ganze Lungenhälfte allmählich atelektatisch wird, fehlen dramatische klinische Hinweise. Die postoperative Atelektase entsteht meist einige Tage nach Thorax- oder Bauchoperationen und entwickelt sich häufig dann, wenn zähes Sekret der Schmerzen wegen nicht abgehustet werden kann und der Hustenreflex durch die angewandten Narkotika gedämpft ist. Bei ausgedehnten Atelektasen ist das Atemgeräusch über dem betroffenen Lungenabschnitt aufgehoben.

Röntgendiagnostik: Man findet eine milchglasartige, meist scharf begrenzte homogene Verschattung des ausgeschalteten Lungenabschnittes. Hinzu kommen eine Verziehung des Mittelschattens nach der erkrankten Seite hin sowie eine kompensatorische Überblähung der benachbarten Lungenabschnitte. Auch kann dementsprechend ein Lappenspalt seine übliche Position verändern. Diese Symptome sind aber nur bei ausgedehnteren Formen vorhanden. Die Zuordnung der Atelektase zu den einzelnen Lappen erfolgt durch Röntgenaufnahmen in zwei Ebenen.

Die *Atelektase einer ganzen Lungenhälfte* ist durch eine homogene Verschattung einer Thoraxhälfte charakterisiert, wobei alle Strukturen des Mittelschattens zur erkrankten Seite hin gezogen werden und im einzelnen nicht mehr zu differenzieren sind. Auf der betroffenen Seite zeigt sich eine Verschmälerung der Zwischenrippenräume und ein Zwerchfellhochstand. Durch die Verziehung der Mediastinalorgane wird der Wirbelsäulenrand sichtbar und der Thoraxraum einseitig verkleinert. Die Atelektase einer Lungenhälfte kann eine Lungenagenesie vortäuschen (Abb. 253).

Für *Lappenatelektasen* ist eine milchglasartige Verschattung charakteristisch. Die benachbarten Lungenabschnitte sind emphysematös. Der Mittelschatten wird zum atelektatischen Abschnitt gezogen. Diese Symptome der Raumverminderung erlauben meist eine Unterscheidung gegenüber rein infiltrativen Prozessen. Bei jungen schwerkranken Säuglingen wird der rechte Oberlappen besonders häufig betroffen, weil bei permanenter Rückenlage hier die Sekretableitung nicht gewährleistet ist.

Segmentatelektasen ergeben nur kleinflächige Verdichtungen. Da die Bronchusaufteilung und die Segmentbegrenzung zahlreichen Varianten

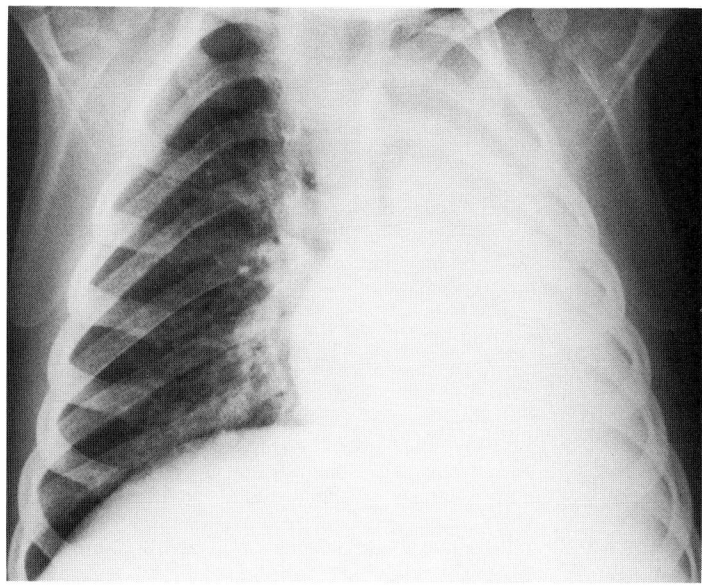

Abb. **253** Obstruktionsatelektase: 2jähriges zerebral geschädigtes Kind, das reichlich zähes und schleimiges Sekret produzierte. Kraftloser Husten. – Homogene Verschattung der ganzen linken Thoraxhälfte. Enge Interkostalräume. Verziehung der Mediastinalstrukturen. Sofortige Wiederbelüftung nach dem Absaugen von Schleim und Sekret

unterliegen, kann man keine eindeutigen Bilder erwarten. Daher ist die Unterscheidung zwischen Segmentpneumonien und Segmentatelektasen nicht immer möglich. Oft bleibt auch die kompensatorische Überblähung der benachbarten Lungenabschnitte gering oder fehlt sogar (FRANKEN u. KLATTE 1977).

Mittellappenatelektase („Mittellappensyndrom"): Die Bronchien des Mittellappens und der Lingula sind besonders lang und dünnwandig, zudem werden sie von zahlreichen Lymphknoten umgeben. Diese anatomischen Besonderheiten bilden die Voraussetzung für einen Verschluß mit der Ausbildung einer Atelektase. Es können beim Kleinkind und Schulkind sowohl akute, die Bronchialwand und das Lumen verändernde Erkrankungen (Bronchitis, Bronchiolitis, Asthma bronchiale, Mukoviszidose) als auch Erkrankungen mit einer reaktiven Vergrößerung der Hiluslymphknoten (Tuberkulose, Morbus Hodgkin) eine solche Atelektase herbeiführen. Bei der Tuberkulose tritt die Gefahr eines Einbruchs verkäsender Lymphknoten hinzu, so daß infektiöses Material das Bronchiallumen verlegen kann (BILLIG u. DARLING 1972).

Wenn sich eine Atelektase nicht rechtzeitig löst, können Bronchiektasen entstehen, die je nach den Abflußverhältnissen für das Sekret und durch Superinfektionen ihren eigenen Verlauf nehmen. Der atelektatische Lungenabschnitt kann auch schrumpfen und karnifizieren, so daß er sich nur noch als schmaler dichter Schatten darstellt.

Ein vollständig geschrumpfter rechter Oberlappen imitiert gelegentlich das Bild eines Lobus venae azygos, einer Pleuritis mediastinalis superior oder täuscht einen Thymuslappen vor. Ein geschrumpfter linker Oberlappen legt sich als dichtes Schattenband an den Mittelschatten an, ohne das Gefäßband wesentlich zu verbreitern. Die Trachea wird dabei meist etwas zur Seite gezogen und vermag durch ihre abnorme Position einen Hinweis auf die durchgemachte Erkrankung zu geben. Die nach Atelektasen erfolgte Schrumpfung der Unterlappen wird häufig fälschlicherweise als Pleuritis mediastinalis inferior angesprochen, weil die stark verkleinerten Unterlappen als dreieckförmige Schattengebilde der Wirbelsäule anliegen. Die kompensatorische Überblähung der übrigen Lunge hilft dann bei der Diagnosestellung.

Streifen- oder *Plattenatelektasen* sind bei Kindern selten. Der Entstehungsmechanismus unterscheidet sich nicht von dem bei Erwachsenen.

Eine länger bestehende Atelektase erfordert häufig aus diagnostischen, vor allem aus therapeutischen Gründen eine Bronchoskopie. Hiermit können aspirierte Fremdkörper entdeckt und entfernt, kann Sekret abgesaugt und der atelektati-

sche Bezirk belüftet werden. Gelegentlich schließt man diesem Eingriff eine Bronchographie an, um Ursachen und mögliche Folgen, vor allem Bronchiektasen in ihrem Ausmaß zu erkennen.

Emphysem

Allgemeines: Fast jede entzündliche Erkrankung des Bronchialsystems und des Lungenparenchyms wird beim Kinde von einer vorübergehenden partiellen oder allgemeinen Überblähung begleitet. Bei länger anhaltender Überblähung entstehen durch den Elastizitätsverlust allerdings bleibende Veränderungen sowohl im Alveolargewebe als auch im Interstitium und an den Gefäßen, so daß der Emphysemzustand fixiert wird und Folgen für den Gasaustausch auftreten. Dann rücken funktionelle Schäden in den Vordergrund, weil die Vitalkapazität abnimmt und das Residualvolumen zunimmt. Entsprechend dem Grad der Überblähung verringern sich der Luftwechsel und die Sauerstoffaufnahme.

Es ist zweckmäßig, bei Kindern die Emphysementwicklung in eine *nicht-obstruktive* und eine *obstruktive* Form zu unterteilen.

Nicht-obstruktives Emphysem

Es entwickelt sich beispielsweise, wenn bei einer Beatmung in geschlossenen Systemen ein zu hoher Druck angewendet wird. Eine kompensatorische partielle Überblähung tritt dann auf, wenn einzelne Teile der Lunge nicht beatmet werden und als Atemfläche ausfallen, also in der Nachbarschaft von Atelektasen und Infiltrationen, sowie bei einer Lungenagenesie. Angeborene oder erworbene Thoraxdeformitäten bewirken eine Verkümmerung einzelner Lungenabschnitte und fördern kompensatorisch eine Größenzunahme und Überblähung der anderen Lungenbezirke.

Klinik: Veränderungen der Atemfrequenz, die solch ein Emphysem vermuten lassen, sind selten. Lediglich bei einer kompensatorischen Überblähung größeren Ausmaßes, etwa bei Lungen- oder Lappenagenesie, bei einer großen Zwerchfellhernie mit Kompression einer Lungenhälfte, nach Lobektomie, bei bronchopulmonaler Dysplasie oder interstitieller Pneumonie findet man eine Dyspnoe bzw. eine Tachypnoe bei Anstrengungen.

Röntgendiagnostik: In der Nachbarschaft geschrumpfter Abschnitte besteht eine größere Strahlentransparenz. Auch das bei Thoraxdeformitäten vorhandene Teilemphysem einerseits und die partielle Unterbelüftung andererseits sind einwandfrei zu erkennen. Das Emphysem einer Lungenhälfte kann sich in Form einer „Mediastinalherniation" auf die andere Lungenhälfte auswirken und eine Aufhellungszone im Mittelschatten

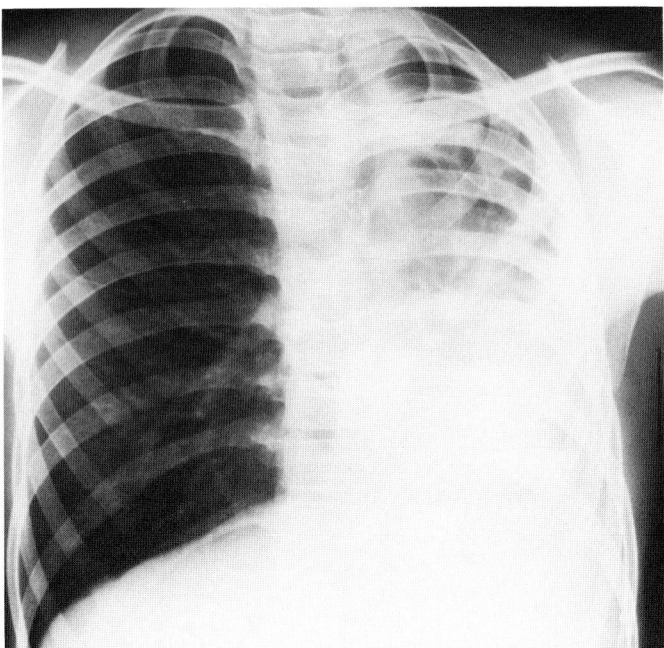

Abb. **254** Kompensatorisches Emphysem: 10jähriges Kind mit infizierter Wabenlunge. – Großflächige Verschattung der linken Lunge mit wabigen Aufhellungen und erheblicher Verkleinerung dieser Thoraxhälfte. Erhebliche Überblähung der Gegenseite

hervorrufen. Man findet entsprechende Veränderungen nach Lappenresektionen, bei der Lungenagenesie, der Atelektase einer Lungenhälfte usw. Infolge der verstärkten Transparenz läßt der überblähte Bezirk fast keine bronchovaskuläre Zeichnung mehr erkennen, so daß gelegentlich fälschlicherweise ein Pneumothorax angenommen wird. Auf der betroffenen Seite besteht ein Zwerchfelltiefstand, zudem wird der Thorax asymmetrisch (Abb. **254**).

Obstruktives Emphysem

Die Pathophysiologie des obstruktiven Emphysems ist weitgehend geklärt (JACKSON 1959). Schleimpfröpfe, entzündliche Schleimhautschwellungen, Spasmen, Fremdkörper in den Luftwegen und eine Kompression von außen bewirken einen Ventileffekt. Solch eine Lumeneinengung mit Ventilwirkung verursacht eine partielle Obstruktion, die zwar das Einströmen von Luft noch zuläßt, das Ausströmen aber behindert. Zudem erweitert sich das Bronchiallumen während der In-

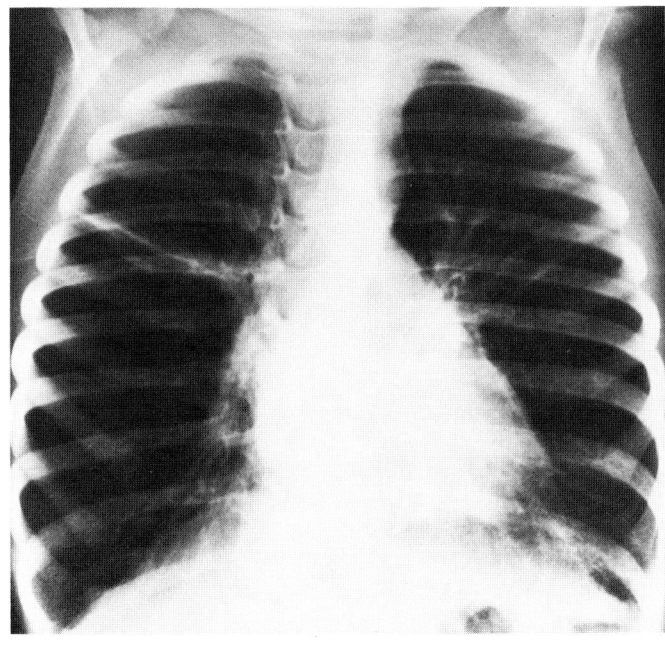

Abb. **255** Emphysem: Kleinkind mit rezidivierender obstruktiver Bronchitis und erheblicher Atemnot. Später Entwicklung eines Asthma bronchiale. – Extremer Zwerchfelltiefstand. Faßförmiger, stark erweiterter Thoraxraum. Stark überblähte Lunge mit streifigen Verdichtungen

spirationsphase, so daß die Luft die verengte Stelle noch passieren kann. Aber während der Exspiration verringert sich das Lumen, so daß die Atemluft nur langsam oder gar nicht mehr zu entweichen vermag. Es resultiert daraufhin eine Überdehnung der Alveolen.

Solche Veränderungen findet man bei Kindern besonders während einer obstruktiven Bronchitis und der Bronchiolitis, bei Asthma bronchiale, bei der Mukoviszidose und bei Pertussis. Seltener entsteht ein Emphysem durch eine von außen wirksame Bronchuskompression, etwa durch langsam wachsende Tumoren oder durch Gefäßanomalien, infolge einer Hiluslymphknotenvergrößerung, beim Abknicken der Bronchien, bei erworbenen echten Bronchusstenosen, nach tuberkulösen Fisteln usw. Manchmal wird in diesen Fällen das Emphysemstadium nicht erfaßt, weil es zu schnell in eine Atelektase übergeht.

Eine Sonderform des bronchiolären Emphysems beruht bei Kindern auf dem seltenen α_1-Antitrypsin-Mangel (TALAMO u. Mitarb. 1971).

Klinik: Ausgeprägte Symptome wie Kurzluftigkeit, verlängertes Exspirium, Inanspruchnahme der Atemhilfsmuskulatur und Husten sind nur bei ausgeprägten Formen vorhanden. Sie entsprechen der Schwere der Erkrankung sowie der Intensität und Lokalisation des emphysematösen Lungenteils (einzelne Lappen, eine Lungenhälfte, die ganze Lunge) und dem Grad der Obstruktion. Sobald bei länger bestehendem Emphysem der Gasaustausch beeinträchtigt wird, kommt es zu einer mäßigen Zyanose. Die Leistungsfähigkeit ist eingeschränkt, besonders bei Belastungen. Der Thorax wird schließlich starr und nimmt eine Faßform an. Perkutorisch hört man einen Schachtelton und auskultatorisch ein abgeschwächtes Atemgeräusch.

Röntgendiagnostik: Man findet überhelle Lungenfelder mit zwar erhaltener Strukturzeichnung, die aber durch die Transparenzsteigerung vermindert erscheint. Die Beurteilung des Blähzustandes bleibt aber subjektiv. Es besteht ein Zwerchfelltiefstand, der besonders auch im Seitenbild erkennbar wird. Die Atemverschieblichkeit ist eingeschränkt. Der sternovertebrale Durchmesser ist vergrößert, das Sternum vorgewölbt. Der Thoraxraum ist insgesamt vergrößert und besonders im oberen Anteil auffällig breit, die Rippen verlaufen fast horizontal, das Herz steht steil und wirkt klein (Abb. **255**).

Bei einseitigem Emphysem ist manchmal die Unterscheidung schwierig, ob nicht etwa eine Atelektase der Gegenseite vorliegt. Das Verhalten des Mittelschattens während der In- und Exspiration klärt dann die Situation: Bei einem Emphysem wandern die Mediastinalorgane während der In-

spiration zur emphysematösen Lungenhälfte hin, um während der Exspiration wieder in die Ausgangsposition zurückzukehren.

Asthma bronchiale

Allgemeines: Bei mehr als der Hälfte der Erwachsenen mit Asthma bronchiale liegt der Krankheitsbeginn bereits im Kindesalter, bei einem Viertel sogar schon innerhalb der ersten 5 Lebensjahre. Jungen werden doppelt so häufig betroffen wie Mädchen. Auch gehören das Säuglingsekzem, die Neurodermitis und der Heuschnupfen als sogenannte atopische Krankheiten zur Vorgeschichte vieler Kinder. Eine erbliche Disposition gilt oft als Voraussetzung, damit sich eine Überempfindlichkeit gegenüber verschiedenen Allergenen (Inhalations- oder Nahrungsmittelallergene) ausbildet, die eine bronchiale Reizüberempfindlichkeit zur Folge hat. Die akuten Expositionen durch eine Allergenzufuhr sind direkt für die Auslösung einer asthmatischen Reaktion verantwortlich. Zu weiteren, einen Anfall provozierenden Ereignissen gehören virale Infektionen der Atemwege, körperliche Belastungen, klimatische sowie hormonelle und psychische Faktoren. Die Erkrankung ist bei Kleinkindern noch selten und nimmt mit steigendem Lebensalter zu. Damit stellt das Asthma bronchiale die häufigste chronische Erkrankung (2–10%) des Atemtraktes bei Kindern dar (NOLTE 1980, VON DER HARDT u. HOFFMANN 1985).

Klinik: Der Asthmaanfall beginnt plötzlich ohne wesentliche Vorsymptome, erreicht in kurzer Zeit seinen Höhepunkt und klingt etwa innerhalb von 24 Stunden wieder ab. Die typische anfallsartige exspiratorische Dyspnoe kommt durch den erhöhten Strömungswiderstand infolge eines Spasmus der glatten Muskulatur innerhalb der kleinen Bronchien zustande. Ein Schleimhautödem und zähflüssiges Sekret verstärken diesen Mechanismus, der einer Ventilbronchostenose ähnelt.

Während des akuten Anfalls sitzen die Kinder aufrecht im Bett, sind aus Erstickungsangst unruhig und ringen nach Luft. Der kurzen, schnappartigen Inspiration folgt das erschwerte und verlängerte Exspirium, wobei es nur noch durch den intensiven Gebrauch der Atemhilfsmuskulatur gelingt, ein ausreichendes Atemvolumen aufzubringen. Die Hypoxie ist an der Lippenzyanose gut zu erkennen. Ein kraftloser, trockener, quälender Reizhusten mit glasigem, zähen Sekret und ein giemendes Exspirium vervollständigen das ernste Krankheitsbild. Ausgesprochen hypersonorer Klopfschall über dem erweiterten Thoraxraum und gering verschiebliche Lungengrenzen sind charakteristisch. Die körperliche Entwicklung wird durch die chronische Erkrankung und die

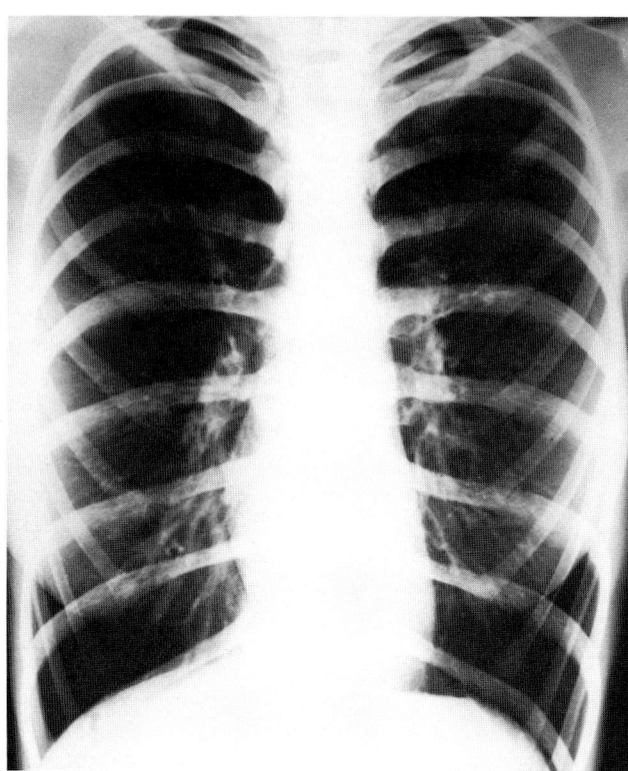

Abb. **256** Asthma bronchiale: 15jähriges sehr mageres Kind. Verminderte Vitalkapazität und Leistungsfähigkeit. Asthmaanfälle seit dem 2. Lebensjahr. – Faßförmige Thoraxerweiterung mit breiten Interkostalräumen. Extremer Zwerchfelltiefstand mit eingeschränkter Atemverschieblichkeit. Starke Lungenblähung. Sehr schmaler Mittelschatten

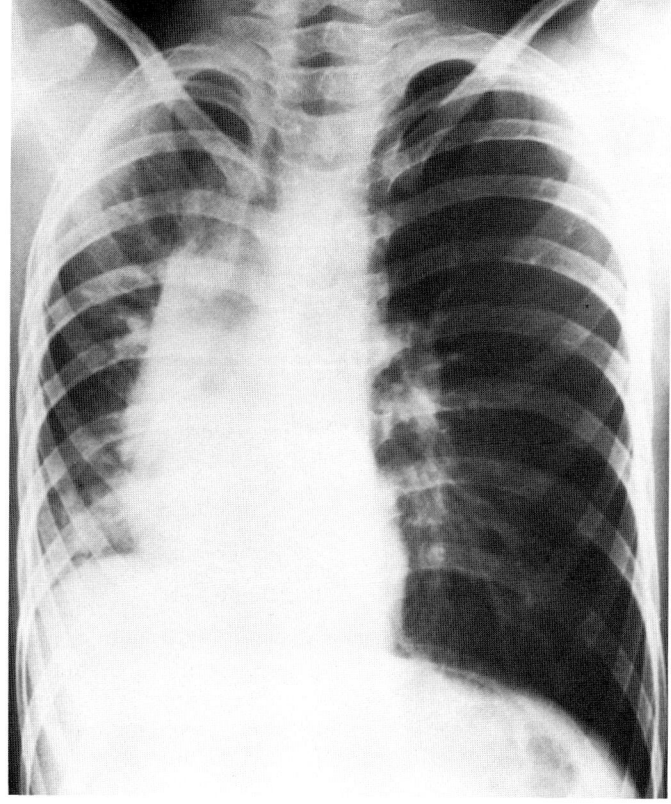

Abb. **257** Asthma bronchiale – passagere Atelektase: 11jähriges Kind mit akutem Asthmaanfall. Dabei wurde sehr zähes Sekret abgehustet. – Teilatelektase der rechten Lunge durch einen zähen Schleimpfropf. Spontane Wiederbelüftung nach 2 Tagen

Störung der Lungenfunktion so beeinträchtigt, daß die Kinder meist untergewichtig und zu klein sind (VON DER HARDT u. OSEID 1985, REINHARDT 1985).

Röntgendiagnostik: Während eines Anfalls oder im Status asthmaticus finden sich die Zeichen eines erheblichen, bilateralen obstruktiven Emphysems. Charakteristisch sind ein tiefstehendes Zwerchfell mit eingeschränkter Atemverschieblichkeit und eine erhebliche bis maximale Lungenblähung mit schmalem Mittelschatten. Es zeigen sich unterschiedlich belüftete Lungenareale. Neben großen Bezirken mit einer Überblähung findet man Zonen mit einer mangelhaften Belüftung. Regionale, aber oft überraschend ausgedehnte Atelektasen eines Lappens oder gar einer Lungenhälfte sind ziemlich häufig und offenbar Folgen eines passageren Bronchialverschlusses durch den zähen Schleim, der nicht ausreichend abgehustet wird. Sie bleiben oft unerkannt bzw. auch in ausgedehnter Form fast ohne zusätzliche klinische Symptome und verschwinden wieder spontan ohne weitere Behandlung, oft allerdings erst nach Tagen (Abb. **256** und **257**).

Der Hilus ist im Sinne eines „Katarrhhilus" verändert. Da bei länger bestehender Erkrankung immer eine chronische Bronchitis vorhanden ist, kommt es zu einer verstärkten, radiär angeordneten Streifenbildung. Ein Teil dieser Schattenbildungen wird durch die Lungenblähung kaum sichtbar oder gar ausgelöscht.

Der Thoraxraum ist nicht nur während des akuten Asthmaanfalls in allen Richtungen erweitert, sondern erscheint starr. Es zeigen sich bei den oft mageren Kindern horizontal stehende Rippen mit geringen Atemexkursionen. Breite Oberfelder, ein erhöhter sternovertebraler Durchmesser und ein vorgewölbtes Sternum, eventuell sogar eine Kielbrust in Verbindung mit einer Kyphose der Brustwirbelsäule vervollständigen das Bild. Die unteren seitlichen Thoraxabschnitte sind häufig eingezogen (Thorax piriformis).

Bei 1–2% der Kinder tritt im Laufe der Erkrankung, besonders während des akuten Anfalls, ein Pneumothorax oder ein Pneumomediastinum mit retrosternalen Schmerzen und einer Einflußstauung auf. Schwere Bronchusdeformitäten bis hin zur Bronchiektasie entwickeln sich dann, wenn asthmatische Symptome über längere Zeit infolge eines ständigen Allergenkontaktes bestehen (Dauerasthma). Die bakterielle Besiedlung der Luftwege und eine entsprechende Bronchialwandschädigung bereiten den Boden für diese Komplikationen.

Zusätzliche Röntgenaufnahmen der *Nasennebenhöhlen* zeigen häufig eine Schleimhautschwellung als Hinweis dafür, daß die erhöhte Irritation auf Allergene die Schleimhaut im gesamten Respirationstrakt betrifft.

Lungenzysten

Über die Pathogenese und Einteilung bestehen unterschiedliche Meinungen, je nachdem, ob man entwicklungsgeschichtliche, histologische, pathophysiologische oder klinische Kriterien bei der Zuordnung in den Vordergrund rückt. CAFFEY (1953) äußerte die Ansicht, daß alle Lungenzysten durch ein lokales Spannungsemphysem, nämlich durch einen Ventilmechanismus, entstehen, weil sie bei Neugeborenen praktisch fehlen und außerdem ohne Therapie meist wieder verschwinden. Aber für einen Teil der Zysten ist die dysontogenetische Entstehung nicht zu bezweifeln (BALE 1979).

Die histologische Klassifikation in angeborene, mit Epithel ausgekleidete Zysten und erworbene Formen (fehlendes Epithel) beruht auf der Bewertung ihres Wandaufbaus. Sie wird dadurch erschwert, daß der ursprüngliche Wandaufbau häufig nach einer Infektion verschwindet. Zudem ist bekannt, daß durch Einschmelzung entstandene Hohlräume epithelialisiert werden und damit angeborene Zysten imitieren. Daher bleibt im Einzelfall die Frage offen, ob Zysten konnatal sind oder erworben wurden.

Legt man als Einteilungsprinzip die Pathogenese zugrunde, so ergeben sich *Blähungszysten durch Ventilstenosen, dysontogenetische Zysten* und *entzündlich bedingte Zysten.*

Bei *Blähungszysten* stellt ein Ventilmechanismus unterschiedlicher Ätiologie den entscheidenden Faktor dar. Er führt zur Aufblähung der Alveolen (lokalisiertes Spannungsemphysem) und zur Zerstörung von Alveolarwänden. Solche Hohlräume findet man meist in der Peripherie. Sie sind dünnwandig, unterschiedlich groß und werden von einem flachen Epithel ausgekleidet (alveoläre Zysten).

Bei *dysontogenetischen Zysten* wird angenommen, daß Hemmungsfaktoren während der Aussprossung und Differenzierung der Bronchien wirksam werden, so daß auch eine reguläre Alveolarentwicklung ausbleibt. Die Bezeichnung „broncholäre Zyste" leitet sich von der Tatsache ab, daß die Wand jeweils Bauelemente eines Bronchus enthält. Zu dieser Gruppe werden auch umschriebene zystische Dilatationen von Bronchien gezählt, die mit „kongenitalen zystischen Bronchiektasen" identisch sind und durch eine knorpelige bzw. gewebliche Abnormität im Aufbau der Bronchialwand verursacht werden. Eine Variante mit diffuser Zystenentwicklung wird „Wabenlunge" genannt.

Entzündlich bedingte Zysten beruhen auf Auswir-

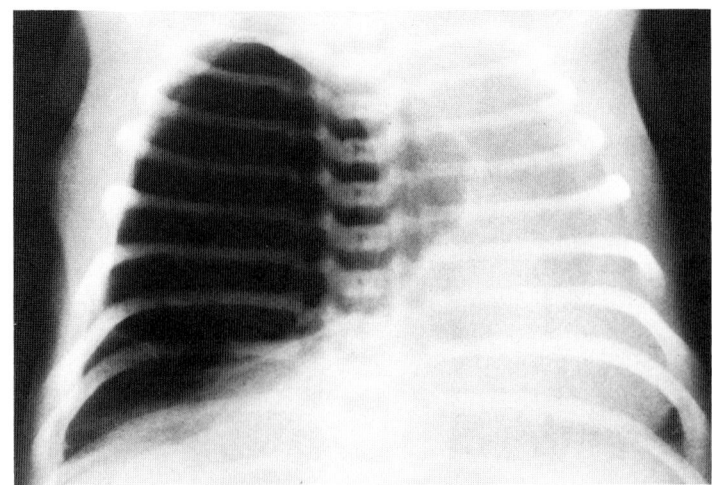

Abb. 258 Kongenitale Lungenzyste: 6 Tage altes Neugeborenes mit schwerem Atemnotsyndrom. – Sehr große dünnwandige Zyste in der rechten Lunge (Oberlappen) mit Totalatelektase der Restlunge. Operativ bestätigt

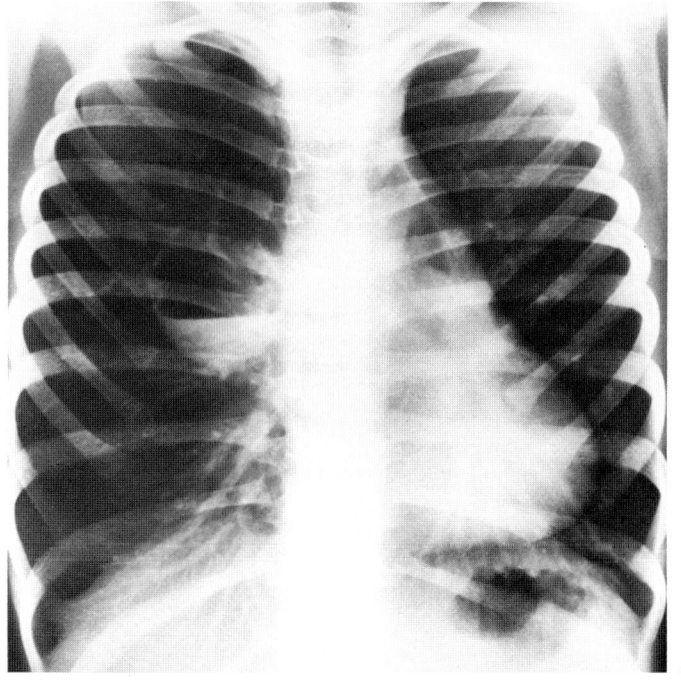

a

b

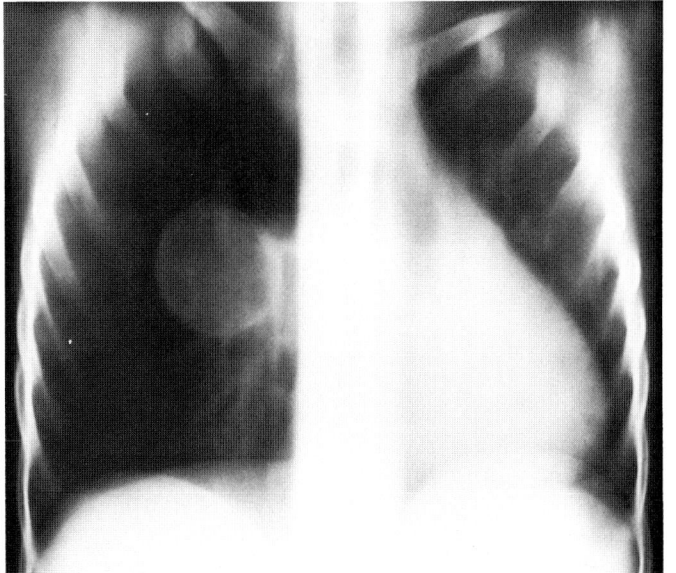

Abb. 259 a u. b Lungenzyste: 5jähriges mageres Kind mit Trichterbrust. Rezidivierende Infekte
a Dünnwandige Zyste mit Flüssigkeitsspiegel in Hilusnähe. Das Herz wird durch die Trichterbrust in die linke Thoraxhälfte verlagert. Erhebliche Lungenblähung mit Zwerchfelltiefstand
b Schichtaufnahme: Rundschatten durch die mit Flüssigkeit gefüllte Zyste (Untersuchung in Rückenlage). Keine entzündliche Umgebungsreaktion

Abb. **260** Spannungspneumothorax nach Zystenruptur: 4jähriges Kind. Seit 3 Jahren bekannte Zyste im rechten Oberlappen. Plötzlich einsetzende Dyspnoe. – Ausgedehnter Spannungspneumothorax mit Totalkollaps der rechten Lunge (Pfeile). Der Pneumothorax reicht bis ins Mediastinum. Verlagerter Mittelschatten. Basal geringes Exsudat

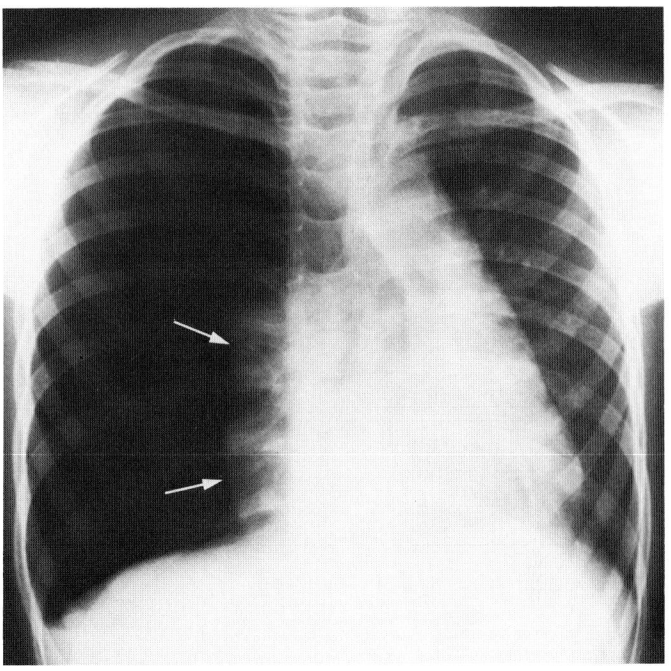

kungen einer Ventilstenose, die im Gefolge von Entzündungen solche zystenartigen Gebilde hervorruft. Sie stellen bei Kindern wahrscheinlich den größten Teil der Zysten dar (postinfektiöse Zysten), bestehen manchmal monatelang und verschwinden spontan durch Ruptur. Nur selten werden diese seifenblasenartigen Gebilde so stark aufgebläht, daß eine Operation erforderlich wird. Ohne Kenntnis der Vorgeschichte werden sie als Solitärzysten interpretiert. Während der Rückbildungsphase von Pneumokokken- oder Staphylokokkenpneumonien können innerhalb der Infiltrationen rasch an Größe zunehmende zystische Aufhellungen entstehen, die gelegentlich sogar einen Flüssigkeitsspiegel aufweisen. Sie imitieren Abszesse und entwickeln sich durch einen lokalen Ventilmechanismus (GIESE 1963, 1970).

Klinik: Eine große Anzahl der Zysten bleibt symptomlos und wird zufällig entdeckt. Selbst sehr große Zysten verursachen kaum nennenswerte Beschwerden und Symptome. Allerdings drohen immer Infektionen, die klinisch den Verdacht auf rezidivierende entzündliche Lungenerkrankungen aufkommen lassen. Eine Dyspnoe und Husten sind nur dann zu erwarten, wenn infolge einer ungewöhnlichen Zystengröße oder bei rascher Aufblähung (Spannungszyste) eine ganze Lungenhälfte komprimiert und funktionslos wird und es zu einer erheblichen Mediastinalverlagerung kommt. Dann sind eine keuchende Atmung, hypersonorer Klopfschall, eine Verlagerung des Herzspitzenstoßes und eventuell eine Zyanose vorhanden. Findet sich solch eine übergroße Zyste kurze Zeit nach der Geburt, so gerät das Neu-

geborene in eine bedrohliche Atemnot, wobei die Beatmung durch Aufblähung der Zyste die Situation noch verschlimmern kann (GÖTZ u. Mitarb. 1976, EHRENSPERGER u. BETTEX 1978).

Röntgendiagnostik: Lungenzysten erscheinen als klar abgegrenzte, rundliche, dünnwandige Gebilde. Man findet sie solitär oder aber in einer Gruppe vereint, manchmal in Form polyzystisch veränderter Segmente, Lappen oder einer ganzen Lungenhälfte (Abb. **258–260**).

Lufthaltige Solitärzysten sind unterschiedlich groß. Ihre Verbindung zum Bronchialbaum ist offen, so daß sie sich bei weitem Zugang aufblähen und zu Riesenzysten werden können, falls ein Ventilmechanismus vorhanden ist. Sie können eine ganze Thoraxhälfte einnehmen, die Lunge fast vollständig komprimieren, einen Pneumothorax vortäuschen und die Mediastinalorgane stark verschieben. Wandständige Zysten ähneln einem abgekapselten Pneumothorax. Hierbei ist differentialdiagnostisch die Anamnese, die Thoraxasymmetrie und die klinische Symptomatologie oft hilfreich (s. Abb. **25** und **26**, S. 662).

Die Zysten können mit Flüssigkeit (Sekret, Eiter) gefüllt sein und erscheinen dann als dichte, glatt begrenzte Rundherde, so daß sie Infiltrationen, Abszessen oder solitären Tumoren ähneln. Die Differenzierung gelingt oft nicht allein mit Nativaufnahmen, so daß erst eine CT-Untersuchung, manchmal auch eine serologische Kontrolle (Echinokokkus) die Situation klärt. Falls sehr große Zysten Flüssigkeit enthalten, werden sie leicht mit einem Hydropneumothorax verwechselt.

Eine *Bronchographie* ist diagnostisch meist nicht

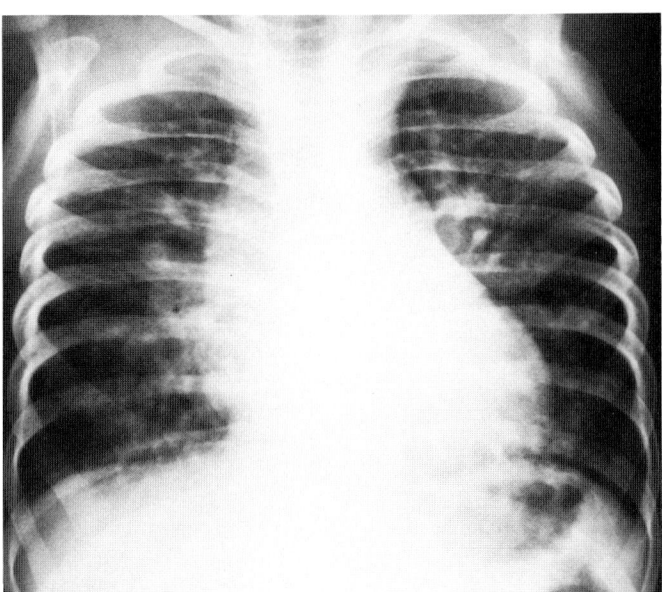

a

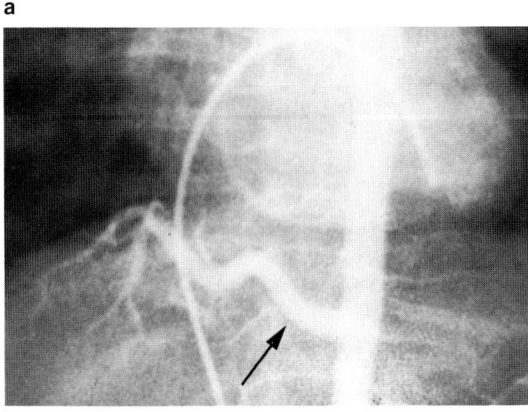

b

Abb. **261 a** u. **b** Lungensequestration:
1½ Jahre altes Kleinkind. Angiokardio-
graphische Untersuchung wegen eines
Shunt-Vitiums (ASD II)
a Rechts zwerchfellnahe, im Seitenbild
dorsal gelegene streifige Verdichtungen
b Cineaortographie nach Kontrastmittelinjektion in den linken Ventrikel. Großer Aortenast rechts (Pfeil), der den basal und dorsal gelegenen Lungensequester
versorgt

erforderlich. Sie kann allerdings exakte Hinweise
für die Lokalisation der Zyste geben, die Verdrängung des Bronchialsystems und gelegentlich auch
die Verbindung zwischen Zysten und Bronchialbaum aufzeigen. Diese Kenntnisse erleichtern eine gezielte Operation. Die *Tomographie* liefert
darüber hinaus präoperativ eine wichtige Information über die gesamte Lungenstruktur beider
Seiten.
Findet man die ganze Lunge zystisch durchsetzt
(Wabenlunge), muß differentialdiagnostisch auch
an die Folgen einer Lungenfibrose, einer Histiozytose X, an eine Wabenstruktur bei Retikulose
oder an eine Xanthomatose gedacht werden. Gegenüber flüssigkeitshaltigen Lungenzysten ist der
Lungenabszeß abzugrenzen, der neben seiner etwas dickeren Membran noch eine begleitende
Verdichtungszone durch unregelmäßige Lungeninfiltrationen im Randgebiet sowie häufig eine
Pleurareaktion aufweist. Dieses Phänomen ist allerdings auch bei infizierten Zysten zu finden. Die
tuberkulöse Kaverne entfällt heute bei Kindern
in den differentialdiagnostischen Erwägungen.

Lungensequestration

Allgemeines: Für diese Anomalie ist charakteristisch,
daß sich aufgrund einer Entwicklungsstörung unbekannter Ätiologie ein umschriebener Lungenabschnitt
völlig aus seinen normalen Beziehungen herauslöst und
sich vom übrigen Organ abschnürt. Er bleibt für die Atmung funktionslos und weist keine Verbindungen zum
Bronchialsystem auf. Es handelt sich dabei um Lungengewebe mit organspezifischen Bauelementen, das unbelüftete Alveolen, Knorpelstücke und Bronchialabschnit-
te enthält und häufig von Zysten durchsetzt wird. Charakteristisch ist außerdem, daß Äste der Brust- oder der
Bauchaorta für den arteriellen Zufluß sorgen, während
der venöse Abfluß über Lungenvenen oder Systemvenen erfolgt. Im Rahmen von Lungenoperationen wird
die Fehlbildung in 0,4–1,8% angetroffen.

Bei der *intralobären Sequestration* (6mal häufiger
als die extralobäre Form) wird der separierte Bezirk von normalem Lungengewebe umgeben, ist
in einen Lappen integriert und liegt meist in der
posterobasalen Region eines Unterlappens, links
häufiger als rechts. Nur über eine Fistel, die erst
nach einer Infektion zustande kommt, wird eine
sekundäre Verbindung mit dem Bronchialsystem
hergestellt. Abszeßbildungen mit Flüssigkeitsspiegeln und einem Empyem sind dann möglich.
Bei der *extralobären Sequestration* (sog. „Neben-
lunge") liegt die rundliche Gewebsmasse meist
zwischen Zwerchfell und linkem Unterlappen
und wird durch eine eigene Pleuraeinhüllung
vom normalen Lungengewebe getrennt. Der venöse Abfluß erfolgt in die Systemvenen. Gelegentlich bestehen weitere Anomalien in der
Nachbarschaft, wie eine Zwerchfellhernie, Dupli-
katuren des Magen-Darm-Traktes, Vitien u. a.
Übergangsformen werden als „hybride Sequester" bezeichnet. Sie liegen weitgehend extrapleural, weisen einen inkompletten eigenen Pleura-
überzug auf und besitzen einen Abfluß in die Sy-

stemvenen (HAMMER u. Mitarb. 1978, RIEBEL u. VON WINDHEIM 1982).

Klinik: Lungensequestrationen bleiben nur so lange symptomlos, bis eine Infektion hinzutritt. Sie erfolgt üblicherweise hämatogen. Danach treten Fieber, Husten und rezidivierende Pneumonien mit eitrigem Auswurf oder gar eine Hämoptoe auf. Die Veränderungen werden dann bei einer Röntgenaufnahme entdeckt, wodurch sich der klinische Verdacht erhärtet.

Röntgendiagnostik: Man findet eine rundliche homogene Verdichtung in den posterobasalen Lungenabschnitten oder im Herz-Zwerchfell-Winkel. Innerhalb dieser Veränderungen können bullöse Aufhellungen durch eine Hohlraumbildung vorhanden sein. Der Nachweis luftgefüllter Räume im Sequester gilt als Indiz für eine Fistelbildung zum Bronchialsystem. Spiegelbildungen sind ein Beweis für Flüssigkeitsansammlungen oder für eine eitrige Infektion. Durch Abhusten des Inhalts wechselt ihr röntgenologisches Erscheinungsbild.

Mit *Schichtaufnahmen* werden die Verdichtungsbezirke und Hohlräume deutlicher, manchmal sind sogar atypische Gefäße sichtbar. Die *Bronchographie* deckt Verlagerungen des sonst normalen Bronchialsystems durch den Sequester auf, der kontrastmittelfrei bleibt. Die Bronchiallumina scheinen dem sequestrierten Areal auszuweichen. Das Eindringen von Kontrastmittel in den veränderten Bezirk beweist die Existenz einer Fistel.

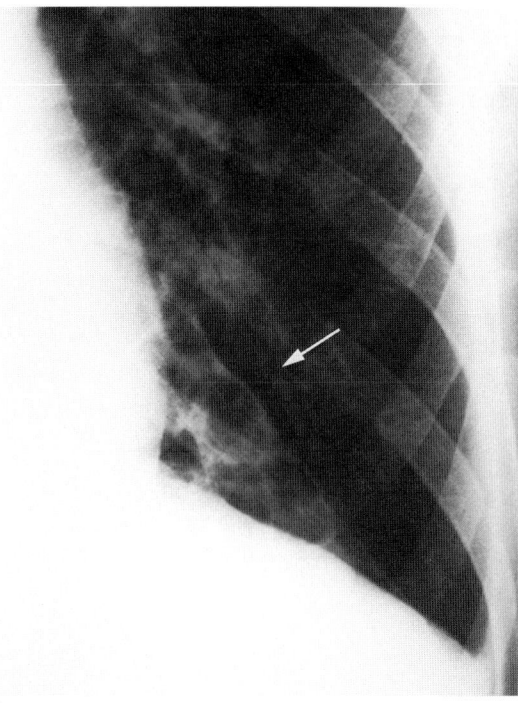

a

Abb. **262 a–c** Lungensequester mit Fisteln: 14jähriger Junge. Seit Jahren rezidivierende Pneumonien mit eitrigem Auswurf
a Links parakardial wabige Formationen (Pfeil), denen sich nach basal eine apfelgroße, fast homogene Verdichtung anschloß
b Bronchographie: Das Bronchialsystem wird durch die Mißbildung verlagert. Kontrastmittelübertritt durch eine Fistel in die Hohlräume des Lungensequesters (Pfeil). Operativ bestätigt
c Aortographie: Darstellung des arteriellen Zuflusses (Pfeil) zum Lungensequester

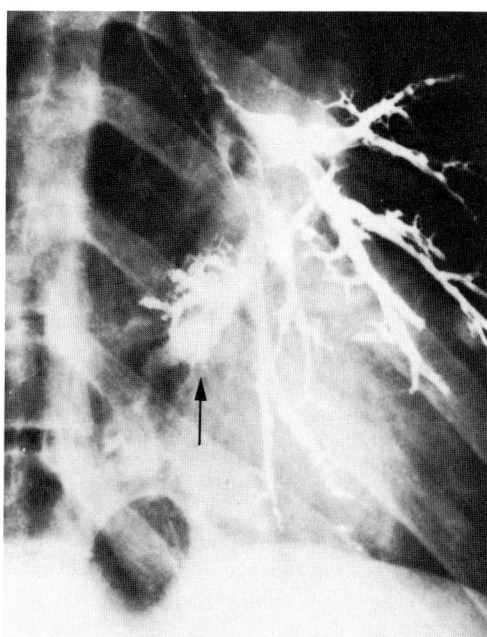

b

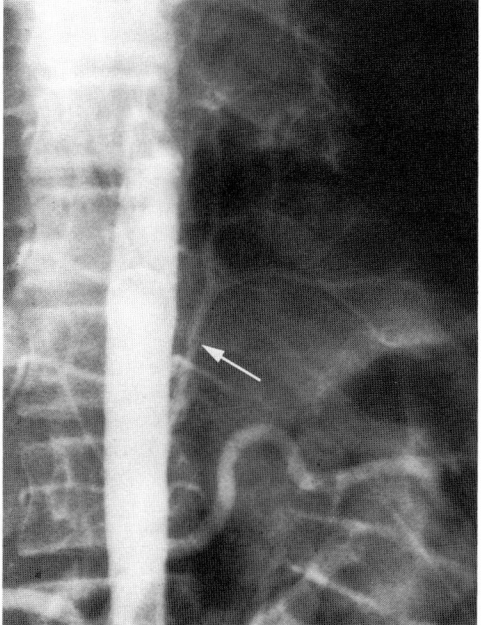

c

Die exakte Diagnose läßt sich nur mit Hilfe eines *Aortogramms* durch den Nachweis der abnormen Gefäßversorgung des Lungensequesters stellen. Der sequestrierte Bezirk erhält arterielles Blut aus Ästen der thorakalen oder der abdominellen Aorta. Diese Untersuchung ist für den Operateur unerläßlich, weil er nur durch Kenntnisse der Gefäßverhältnisse intraoperativ eine schwere oder gar tödliche Blutung vermeiden kann (Abb. **261a, b** und **262a–c**).

Eine Lungensequestration sollte bei allen unklaren und chronisch entzündlichen Veränderungen in den posterobasalen Lungenabschnitten vermutet werden. Differentialdiagnostisch sind hauptsächlich Abszesse, segmentale Verdichtungen, ein abgekapseltes Empyem, eine karnifizierende Pneumonie und Bronchiektasen, auf der rechten Seite basal auch dystopes Lebergewebe zu erwägen (MÄKINEN u. Mitarb. 1981).

Gut- und bösartige Bronchial- und Lungentumoren

Primäre Bronchial- und Lungentumoren sind beim Kinde selten und werden oft nur zufällig bei einer Thoraxaufnahme oder durch Reihenuntersuchungen entdeckt. Darüber hinaus hat das monatelange Fehlen klinischer Symptome zur Folge, daß eine Klärung und damit eine operative Behandlung sich häufig zum Schaden des Kindes verzögert. Nur die wichtigsten dieser Geschwülste sollen hier erwähnt werden (STAUFFER u. SCHWEISGUTH 1984).

Gutartige Lungentumoren

Hamartome

Allgemeines und Klinik: Histologisch bestehen diese Tumoren aus normalen, ortsständigen Gewebselementen, die in atypischer und damit nicht organspezifischer Weise vermischt sind. Die Geschwülste können vom Bronchialsystem, der Lunge oder Pleura ihren Ausgang nehmen. Sitz und Größe wechseln erheblich. Der Durchmesser beträgt im Mittel 0,5–2 cm. Man findet allerdings auch stecknadelkopf- bis faustgroße Tumoren, die sogar gelegentlich einen ganzen Lappen ausfüllen.

Zu den Hamartomen werden auch pulmonale Hämangiome, Lymphangiome und chondromatöse Geschwülste gerechnet, weil sie Anlagen des Bronchialbaumes, der Gefäßmuskulatur, epitheliales und Lymphgewebe, ferner Bindegewebe enthalten. Manche Autoren fügen noch die zystisch-adenomatoide Mißbildung der Lunge hinzu. Sie kann die Symptome eines kongenitalen lobären Emphysems imitieren.

Klinik: Ein auffälliger Reizhusten ist bei entsprechender Lokalisation des Tumors für lange Zeit das einzige klinische Symptom. Vor Beginn solch eines Hustens sind die Kinder symptomfrei.

Röntgendiagnostik: Hamartome stellen sich als rundliche oder ovaläre, glatt begrenzte Gebilde dar, die inmitten des normalen Lungengewebes liegen. Sie sind weichteildicht (CT-Untersuchung) und bleiben über viele Jahre unverändert. Manche enthalten auch Kalkeinschlüsse. Bei Druck auf einen Bronchus muß man durch Ventilwirkung mit einem obstruktiven Emphysem oder einer Atelektase rechnen.

Arteriovenöse Aneurysmen

Allgemeines: Infolge einer embryonalen Entwicklungsstörung während der Trennung des arteriellen vom venösen Gefäßsystem in der Lunge können präkapilläre Verbindungen zwischen beiden Gefäßnetzen bestehen bleiben. Falls sie sich erweitern, bilden sie später arteriovenöse Aneurysmen und funktionieren als Kurzschlußverbindung. Charakteristisch ist ein dilatierter, meist dünnwandiger konvolutähnlicher Ast der Lungenschlagader. Er kann hilusnahe oder mehr in der Peripherie liegen. Zwischen diese hamartomartige Anomalie und die abführenden Venen schaltet sich ein Gefäßknäuel ein, über das ein unterschiedlich großer Rechts-links-Shunt erfolgt. Manchmal sind mehrere dieser Mißbildungen vorhanden. In etwa einem Drittel ist die Anomalie im Rahmen einer Oslerschen Krankheit zu finden. Es zeigen sich dann zusätzlich Teleangiektasien, vor allem an den Lippen und an der Zunge (KROTTMAYER u. Mitarb. 1984).

Klinik: Kleine Fisteln bleiben klinisch unauffällig. Bei größeren Verbindungen resultiert durch den Rechts-links-Shunt eine milde Zyanose, eine Polyzytämie und die Entwicklung von Trommelschlegelfingern. Über einem größeren Gefäßknäuel kann ein leises systolisches Geräusch entstehen. Als wichtige und bedrohliche Komplikation sind eine massive Blutung (Hämoptoe), ferner ein Hämatothorax bekannt geworden. Gelegentlich entwickelt sich eine bakterielle Infektion mit Thrombose und der Gefahr von Embolisationen (Hirnabszeß).

Röntgendiagnostik: Für diese Anomalie sind ein oder mehrere rundliche, gut begrenzte und weichteildichte Verschattungen charakteristisch, die sich häufig in Hilusnähe, aber auch im Lungenfeld finden. Sie weisen breitere Gefäßverbindungen in Form von Streifenschatten zum Hilus hin auf. Der Mittellappen und der rechte Unterlappen werden hauptsächlich betroffen. Kleinere intrapulmonale Rundherde sind bei solchen Kindern ebenfalls auf Aneurysmen verdächtig, falls eine Gefäßverbindung zum Hilus besteht. Übersichtsaufnahmen, vor allem tomographische Untersuchungen geben bereits Hinweise. Die genaue Klärung der anatomischen Situation und der Hä-

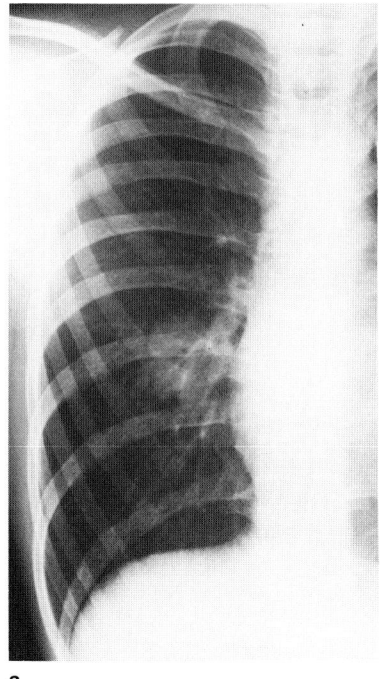

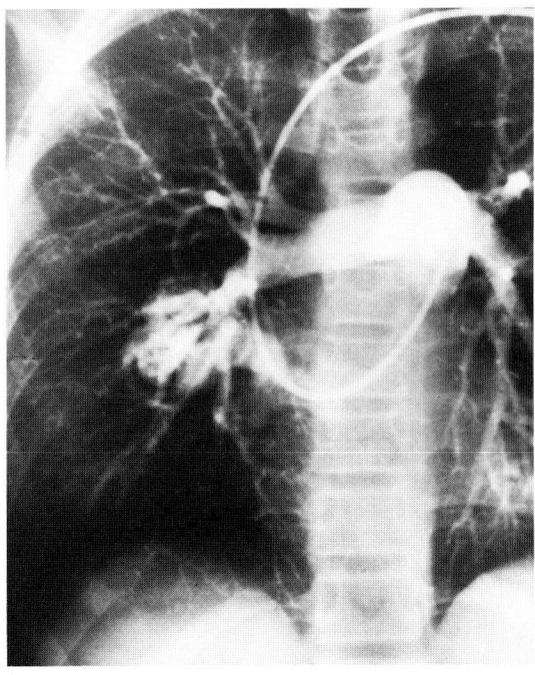

a

b

Abb. **263 a** u. **b** Arteriovenöse Fistel: 14jähriger Junge, bei dem Verdacht auf eine Tuberkulose geäußert wurde. Milde Zyanose, leises Strömungsgeräusch
a Rechts in Hilusnähe polyzyklisch begrenzte Verdichtung

b Lungenangiographie mit Füllung des Fistelsystems. Von hier erfolgte durch die Kurzschlußverbindung ein schneller Abfluß des Kontrastmittels in die Lungenvenen

modynamik erfordert aber in jedem Falle eine Lungenangiographie bzw. eine Angiokardiographie (Abb. **263 a** u. **b**). Dabei füllt sich dieses Gefäßknäuel während der früharteriellen Phase über einen Ast der A. pulmonalis. Der Abstrom des Kontrastmittels erfolgt über breite Lungenve-

nen rasch in den linken Vorhof. Die Therapie besteht in der Exzision der Gefäßmißbildung (LASS-RICH u. Mitarb. 1965).

Hämangiomatose
Diese seltenen Geschwülste können eine ganze

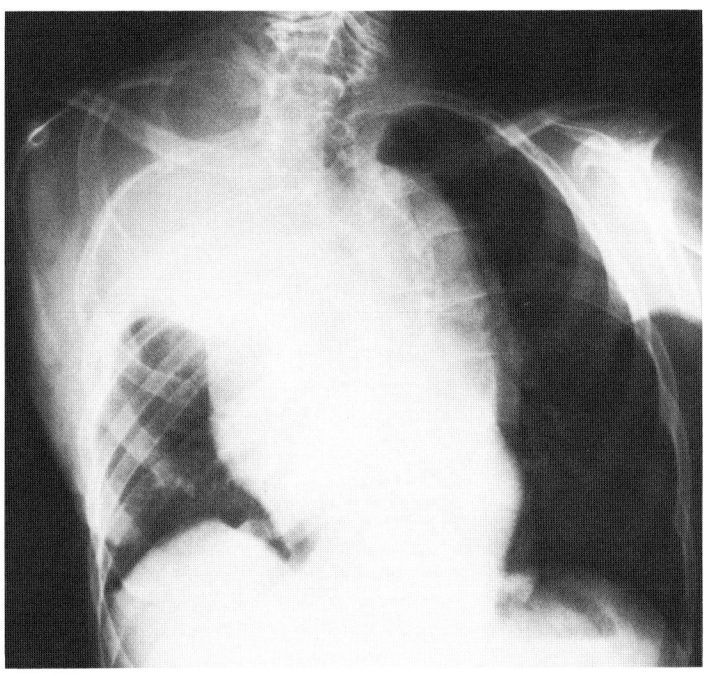

Abb. **264** Neurofibromatose: 10jähriges Kind. Zahlreiche Neurofibrome in der Haut, besonders supraklavikulär. Zunehmende Kyphoskoliose. – Großflächiger weichteildichter Tumor im rechten Oberfeld und in der Spitzenregion mit Deformierung der Rippen. Tumorgewebe auch paravertebral. Erhebliche Thoraxdeformität mit Kyphoskoliose der Brustwirbelsäule

Lungenhälfte oder kleinere Bezirke einnehmen und imponieren als homogene Verdichtung. Sie enthalten gelegentlich Kalkeinlagerungen, die sich in nekrotischen Zonen ausbilden oder durch Phlebolithen zustande kommen.

Neurofibromatose

Bei diesen Kindern, die entsprechende Hautveränderungen aufweisen, findet man gelegentlich auch Neurofibrome in der Lunge. Sie stellen sich röntgenologisch als weichteildichte Verschattungen unterschiedlicher Größe dar und lokalisieren sich manchmal symmetrisch in das Spitzengebiet. Intrabronchiale Neurofibrome wirken infolge einer partiellen Obstruktion wie ein Ventil. Der Verdacht läßt sich nur zusammen mit dem klinischen Bild äußern und die Artdiagnose ausschließlich histologisch stellen (Abb. **264**) (HOLT 1978).

Papillomatose

Während einer Papillomatose des Larynx („Papova"-Virus) können Trachea, Bronchien und Lunge durch einen sekundären Befall ebenfalls Papillome aufweisen. Sie entwickeln sich in der Tracheal- und Bronchialschleimhaut. Abhängig von der Größe und Lokalisation dieser kleinen Tumoren bildet sich häufig eine Ventilbronchostenose aus, die auf deren Lokalisation hinweist. Der direkte Nachweis mit Zielaufnahmen, einer Tomographie oder einer Bronchographie gestaltet sich schwierig. Die Endoskopie ist zur Diagnostik, vor allem zur Abtragung dieser Geschwülste und damit zur Beseitigung der Ventilationsstörung, unentbehrlich (AL-SALEEM u. Mitarb. 1968) (s. Abb. **24**, S. 661).

Histiozytom (Plasmazellgranulom)

Dieser wahrscheinlich durch ein Virus verursachte gutartige Lungentumor wird durch Granulome gekennzeichnet, die einen Durchmesser von etwa 2–5 cm aufweisen, relativ derb sind und aufgeschnitten gelblich-grau erscheinen. Histologisch zeigt sich das Bild einer chronischen Entzündung mit Histiozyten, Plasmazellen und dichten Lymphozyteninfiltrationen, Fremdkörperriesenzellen und Fibroblasten. PEARL u. WOLLEY (1973) berichteten über 18 Beobachtungen, die Kinder zwischen 3 und 16 Jahren betrafen. Die Hälfte der Patienten war symptomfrei, wobei die Geschwulst zufällig während einer Thoraxaufnahme entdeckt wurde. Die andere Hälfte der Kinder wies Husten, Fieber, gelegentlich eine Hämoptoe und pneumonische Schübe auf, so daß man eine chronische Pneumonie vermutete.

Röntgenologisch zeigen sich bei diesem Lungentumor weichteildichte, gut begrenzte Rundherde, die manchmal kleinfleckige Verkalkungen enthalten. Der Verdacht auf diesen Tumor läßt sich am ehesten dann aussprechen, wenn bei symptomfreien Kindern solche Lungenveränderungen nachgewiesen werden. Aber erst die Operation und histologische Untersuchung klären die Art der Erkrankung.

Bösartige Bronchus- und Lungentumoren

Bronchusadenome

Allgemeines und Klinik: Da diese Tumoren häufig infiltrierend wachsen, nach ihrer Entfernung zu Lokalrezidiven und gelegentlich zur Metastasenbildung neigen, werden sie heute mehr den bösartigen Geschwülsten zugerechnet. Sie sind kirschkern- bis bohnengroß, sitzen flach oder gestielt der Bronchialschleimhaut auf oder durchsetzen sogar die Bronchialwand. Histologisch ähneln die Tumoren entweder dem Karzinoid oder einem Zylindrom. – Chronischer Husten mit blutig tingiertem Auswurf sollte an diese Erkrankung denken lassen.

Röntgendiagnostik: Die Symptome sind durch eine zunehmende Bronchialobstruktion mit Ventilstenoseeffekt gekennzeichnet, dem ein obstruktives Emphysem folgt. Später entwickeln sich auch Atelektasen, eine Sekretstauung, atelektatische Pneumonien sowie Bronchiektasen. Bronchographisch kann man zwar solche Geschwülste lokalisieren, aber erst eine Bronchoskopie und Probeexzision bringt die Klärung. Differentialdiagnostisch muß man auch an eine Fremdkörperaspiration denken (DE PAREDES u. Mitarb. 1970).

Bronchuskarzinome

Allgemeines und Klinik: Diese Tumoren sind bei Kindern – verglichen mit der Häufigkeit bei Erwachsenen – sehr selten und in ihrer histologischen Struktur variabel. Als Symptome werden blutiger Auswurf, Schmerzen beim Husten und eine zunehmende Dyspnoe genannt. Metastasen im Skelettsystem führen manchmal zum ersten Verdacht und schließlich zur Diagnose (MARSDEN u. STEWARD 1976).

Röntgendiagnostik: Meist lassen sich nur die ventilatorischen Auswirkungen einer partiellen Bronchialobstruktion, vor allem ein Emphysem, nachweisen, das bei Bronchusverschluß in eine Atelektase übergeht. Die Bronchographie kann den Verdacht auf einen Tumor bekräftigen, aber erst die Endoskopie mit Biopsie vermag die Diagnose zu sichern.

Sarkome des Tracheobronchialsystems und der Lunge

Allgemeines und Klinik: Beim Kind sind nur wenige Beobachtungen derartiger Geschwülste bekannt geworden (LANE 1973). Histologisch können Leiomyosarkome, Fibrosarkome, Rundzel-

Abb. **265** Primäres Lungensarkom: 10jähriges Kind. Seit kurzer Zeit Schmerzen und Stiche links im Rücken. – Faustgroße, rundliche, homogene Verdichtung im linken Mittelfeld. Sie endet nicht an einer Lappengrenze und ist nicht vom Hilus zu trennen. Destruktion der 7. Rippe dorsal. – Histologisch: Rundzellensarkom

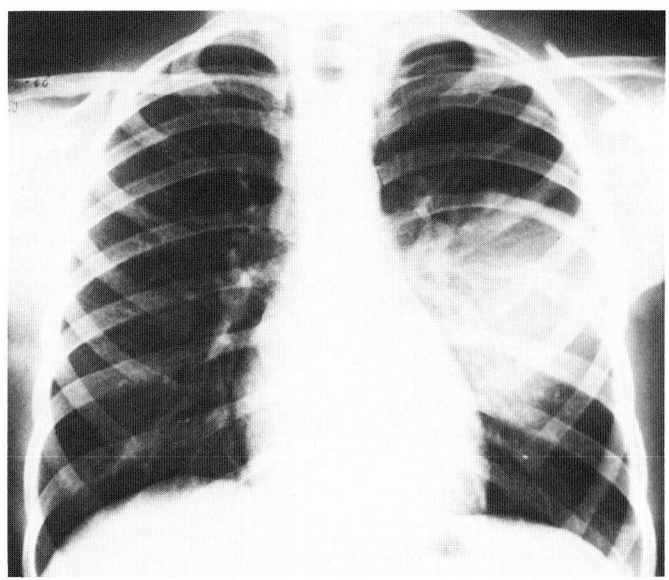

lensarkome, Angiosarkome oder Rhabdomyosarkome vorkommen. – Husten, unklares Fieber, eine zunehmende Dyspnoe und eventuell blutiger Auswurf lassen klinisch den Verdacht auf einen solchen Tumor aufkommen.

Röntgendiagnostik: Es findet sich eine meist großflächige oder gar halbseitige Verdichtung. Der Mittelschatten wird verdrängt, auch die Herzgrenze läßt sich bei einer Tumorinvasion in den Herzbeutel häufig nicht mehr erkennen. Das Neoplasma kann auf das Zwerchfell übergreifen, so daß dessen Kontur verschwindet.

Der klinische und röntgenologische Verdacht wird erst bronchoskopisch und bioptisch bzw. während einer Operation bestätigt. Bisher gibt es keine erfolgreiche Therapie (Abb. **265**).

Hämatogene Lungenmetastasen maligner Tumoren

Allgemeines: Solche Absiedlungen findet man bei Kindern, die an Wilms-Tumoren, Neuroblastomen, hepatozellulären Karzinomen, Malignomen der Testes, Rhabdomyosarkomen, Retinoblastomen, Ewing-Sarkomen und Osteosarkomen erkrankt sind. Die Tumorembolisation in das Lungenkapillarnetz erfolgt über systemische Venen oder auf dem Lymphwege. Metastasen der ersten Generation siedeln sich bevorzugt in den Unterlappen an und verdoppeln ihre Größe in 30 bis 300 Tagen. Rezidivherde, nämlich erneute Herdbildungen nach einer Resektion, finden sich häufiger in den Oberlappen.

Unter der Therapie können Metastasen nach anfänglich oft dramatischer Größenabnahme als weiche Rundherde persistieren, obwohl das Tumorgewebe vollständig vernichtet wurde (sog.

sterilisierte Metastasen) (STAUFFER 1980, SCHALLER u. Mitarb. 1982, HIDALGO u. Mitarb. 1983). Histologisch findet man dann eine Gewebsnekrose oder fibröses Narbengewebe ohne vitales Tumorgewebe. Nur Verlaufskontrollen, die kein weiteres Wachstum mehr erkennen lassen, sowie regressive Veränderungen, wie eine Kalzifikation, erlauben einen klinisch relevanten Rückschluß auf „Sterilisation". Die Entwicklung einer Kaverne als Symptom einer Rückbildung ist nur selten und erfolgt aufgrund einer zentralen Nekrose sowie eines Anschlusses an die Bronchien.

Klinik: Lungenmetastasen verursachen erst dann Symptome, wie Schmerzen und eine Dyspnoe, wenn sie pleuranahe liegen sowie zahlreich und besonders groß geworden sind. Heute ist die präzise Angabe ihrer Zahl und Lokalisation deswegen wichtig, um eventuell die Metastasen der ersten Generation sowie Rezidivherde operativ zu entfernen.

Röntgendiagnostik: Zur möglichst vollständigen Erfassung der Metastasen ist es erforderlich, Übersichtsaufnahmen in mehreren Ebenen anzufertigen sowie eine konventionelle Tomographie und eine CT-Untersuchung durchzuführen. Die Nachweisgrenze liegt bei einer Größe von etwa 5 mm. Nativaufnahmen mit Hartstrahltechnik erlauben, auch Herde zu erkennen, die hinter den Rippen gelegen sind. Die lineare Tomographie ist dann ergiebig, wenn ein Schichtabstand von 1 cm eingehalten wird. Bei CT-Untersuchungen kommen subpleural gelegene Metastasen am besten zur Darstellung. Ein Problem ergibt sich bei Kindern dadurch, daß infolge der nicht zu steuernden Atemphase kleine Herde zwischen den einzelnen Schichten liegen können und damit dem Nachweis entgehen. Das Intervall zwischen Kon-

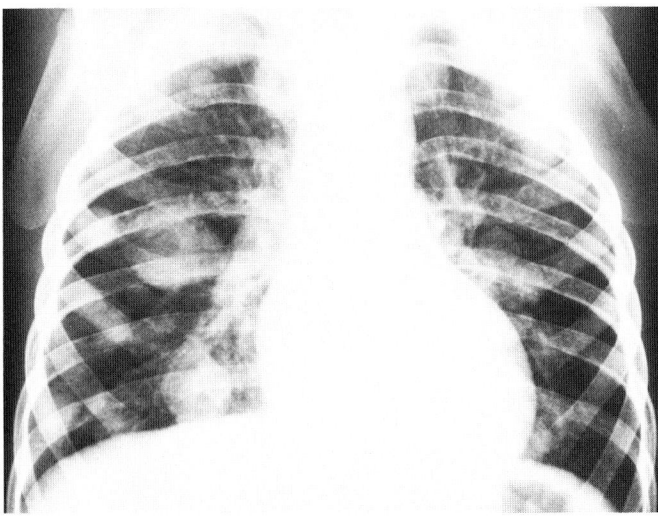

Abb. **266** Lungenmetastasen bei Wilms-Tumor: 6jähriges Kind. – Rundherde unterschiedlicher Größe in der ganzen Lunge 2 Jahre nach der Diagnosestellung und dem Behandlungsbeginn

trolluntersuchungen soll 3 Monate nicht überschreiten (COHEN u. Mitarb. 1982, DINKEL u. Mitarb. 1985, GÜRTLER u. Mitarb. 1984).

Die pulmonalen Metastasen der verschiedenen Tumoren gleichen röntgenologisch einander so stark, daß man von ihnen nicht auf den Primärtumor schließen kann. Oft sieht man gleichzeitig Absiedlungen unterschiedlicher Größe, die alle rund und weichteildicht sind. Ein wichtiges Merkmal dieser Metastasen ist, daß sie – im Gegensatz zu primär bronchialen Neoplasmen – keine obstruktiven Atelektasen und kein entsprechendes Emphysem hervorrufen. Nur selten kommt es innerhalb der Metastasen durch Einschmelzung zur Kavernenbildung, besonders bei Kindern, die neben der Chemotherapie noch eine zusätzliche Strahlenbehandlung der Lunge erhalten. Metastasen von Osteosarkomen können Knochensubstanz aufweisen und sind damit entsprechend schattendicht (Abb. **266–268**).

Im eigenen Krankengut von Kindern und Jugendlichen mit pulmonalen Osteosarkommetastasen, die der Lungenherde wegen operiert wurden, ließen sich bei 29 Beobachtungen Vergleiche zwischen den präoperativen Röntgenbefunden und dem Operationssitus ziehen. Wir konnten dazu jeweils Übersichtsaufnahmen, Schicht-

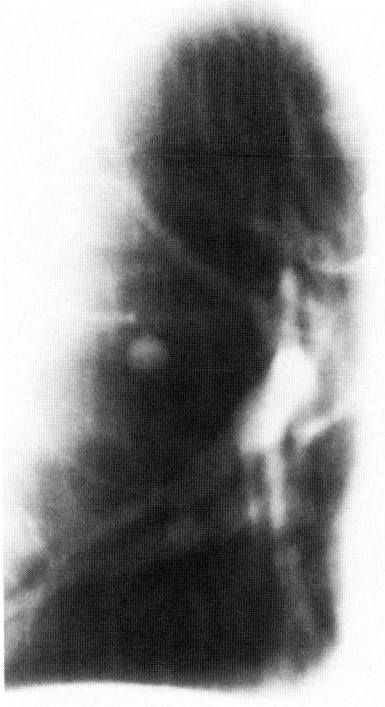

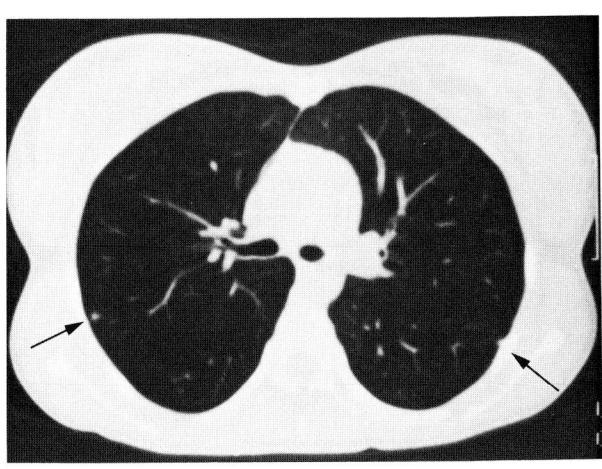

Abb. **267** Lungenmetastase bei Osteosarkom: 12jähriges Kind mit Osteosarkom am Unterschenkel. 1½ Jahre nach Behandlungsbeginn kleiner Rundherd. Er war im Nativbild bereits sichtbar. Tomographie zum Ausschluß weiterer Metastasen

Abb. **268** Subpleurale Metastasen bei Osteosarkom: 13jähriges Kind mit Primärtumor am Bein. – In der Nativaufnahme und mit konventioneller Tomographie nicht erkennbare, sehr kleine subpleurale Metastasen (Pfeile)

aufnahmen und CT-Untersuchungen auswerten. Bei 16 Kindern zeigte sich eine Übereinstimmung zwischen Röntgenbefund und Operationsergebnis (10mal solitäre Metastasen, 5mal je zwei bis drei Metastasen in einer Lungenhälfte, bei einem Kind bilateral gelegene Metastasen). Bei 13 Kindern wurden dagegen intraoperativ mehr Herde entdeckt und entfernt als sich röntgenologisch nachweisen ließen. Diese Diskrepanz war vor allem bei multiplen oder bilateral lokalisierten Metastasen vorhanden.

In einem Viertel unserer Kinder mit pulmonalen Osteosarkommetastasen zeigten sich Verkalkungen in den Rundherden. Wenn man allerdings die Gesamtzahl röntgenologisch erfaßter Metastasen zugrunde legt, fanden sich nur in knapp 4% derartige Verkalkungen in Herdbildungen der ersten Generation und in Rezidivherden.

Sarkoidose

(Besnier-Boeck-Schaumannsche Krankheit, Granulomatosis benigna)

Allgemeines: Die Sarkoidose ist beim Kind ziemlich selten. Sie wird als Systemerkrankung des Mesenchyms aufgefaßt, wobei der retikuläre Anteil besonders betroffen ist. Ätiologie und Pathogenese konnten bisher nicht geklärt werden, eine tuberkulöse Ätiologie hat sich nicht bestätigen lassen.

Das pathologisch-anatomische Substrat ist durch ein epitheloides Knötchen mit Riesenzellen gekennzeichnet, das in der Regel nicht nekrotisiert, sonst aber stark einer Tuberkulose ähnelt. Fast alle Organe können betroffen werden, besonders die intrathorakalen und abdominellen Lymphknoten, die Leber, die Milz usw. Sichtbare und tastbare Lymphknotenvergrößerungen am Hals und in der Axilla kommen vor. Gelegentlich treten Herde in der Haut auf, auch eine Beteiligung der Augen (Iridozyklitis, Chorioiditis) ist möglich. Es be-

steht insofern eine besondere immunologische Situation, als die Tuberkulinempfindlichkeit vorübergehend abgeschwächt oder aufgehoben ist.

Während die Erkrankung innerhalb der ersten 5 Lebensjahre nur vereinzelt vorkommt, nimmt ihre Häufigkeit um die Pubertät zu. Durch Schirmbilduntersuchungen in Japan wurde überraschend eine Frequenz von 5–18 Erkrankungen pro 100 000 Kinder aufgedeckt. Solche Beobachtungen belegen, daß man die klinisch inapparente Krankheit offenbar zu selten diagnostiziert. Bei uns wird die Sarkoidose fast immer bei sonst unauffälligen Kindern während einer interkurrenten Erkrankung entdeckt, die eine Thoraxaufnahme notwendig macht (REDDEMANN u. MARKERT 1971, WISSLER 1972).

Bei der mehr chronischen Form verläuft die Erkrankung häufig symptomlos. Allerdings können nach schleichendem Beginn Hustenreiz und Brustschmerzen, Müdigkeit und Inappetenz mit Gewichtsverlust auftreten. Die mehr akute Form mit ähnlicher, etwas ausgeprägterer Symptomatologie wird seltener beobachtet. Die Spontanremissionsrate ist hoch, die Rückbildung erfolgt in 60–80% innerhalb von 6–24 Monaten.

Röntgendiagnostik: Die Veränderungen im Thoraxbereich betreffen sowohl die intrathorakalen Lymphknoten als auch die Lunge (WURM 1968, SCHERMULY u. BEHREND 1978). Die Differenzierung in einen Hilustyp, eine miliare Form, eine fibröse bzw. retikuläre Form sowie deren Kombinationen ist bei Kindern nicht so klar ausgeprägt wie bei Erwachsenen, insbesondere fehlen fibröse Reaktionen.

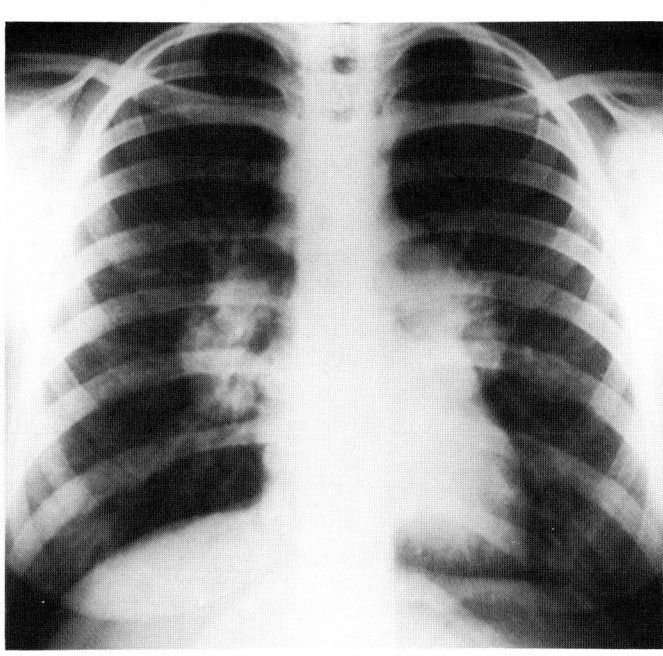

Abb. **269** Sarkoidose: 13jähriges tuberkulin-negatives und beschwerdefreies Mädchen. – Beide Hili sind durch knollige und walnußgroße Lymphknotenpakete dicht und breit. Lungenfelder frei

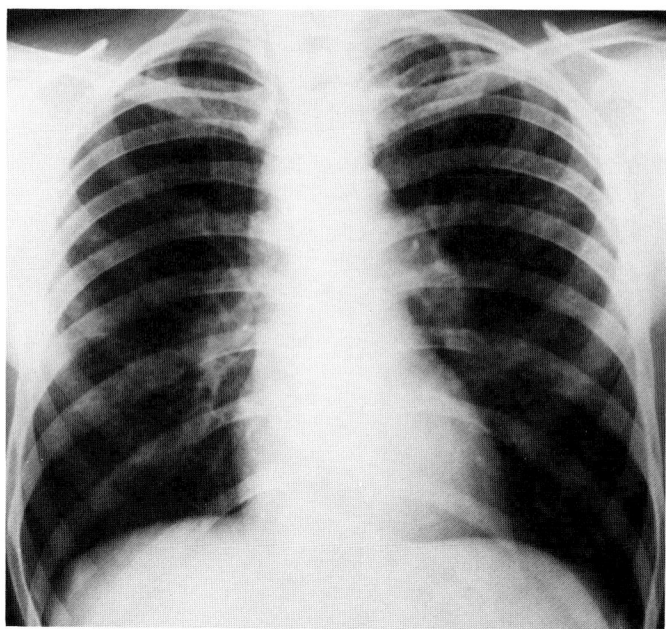

Am häufigsten zeigt sich ein Befall der Hiluslymphknoten beider Seiten mit einer polyzyklischen, scharf begrenzten, knolligen Vergrößerung ohne Lungenbeteiligung. Die paratrachealen Lymphknoten erkranken ebenfalls, sind aber nicht so stark verändert. Gelegentlich resultiert eine Stenosierung der Bronchien, während ihre Verlagerung nicht zustande kommt (Abb. **269**).

Bei der Ausbreitung in die Lungenfelder beobachtet man knötchenförmige Herdbildungen, die an eine Miliartuberkulose erinnern. Die Veränderungen, deren Anordnung als „Schmetterlingsfigur" bezeichnet wird, sind innerhalb der Mittelfelder am stärksten. In ausgeprägten Fällen zeigen sich sowohl große knollige Hili als auch zahlreiche weiche Herde in der Lunge, die rechts meist stärker hervortreten als links. Die Rückbildung der Lymphknotenvergrößerungen erfolgt langsam und benötigt viele Monate oder gar Jahre (Schermuly 1986) (Abb. **270**).

Wichtige Kriterien der Diagnose sind charakteristische Granulome in Lymphknoten, Haut, Leber usw., die als Beweis einer systemischen Erkrankung gelten. Hinzu kommen ein stadiengerechter, röntgenologisch erfaßbarer Krankheitsverlauf und charakteristische immunologische Befunde (Rockoff u. Rohatgi 1985).

Differentialdiagnostisch ist vor allem eine Tuberkulose auszuschließen (Tuberkulindiagnostik, Bazillennachweis, Verlauf). Bei einem Morbus Hodgkin nehmen ähnliche Lymphknotenveränderungen anfangs noch an Größe zu, während sie bei einer Sarkoidose lange Zeit nach der Entdeckung stationär bleiben.

Lungenveränderungen bei Histiozytose

Allgemeines: Die Retikuloendotheliosen (Sammelbegriff: *Histiozytosis X*) rufen beim Kind unterschiedliche Veränderungen hervor, die sich lokal oder disseminiert entwickeln und akut oder chronisch verlaufen. Während die akuten Formen (*Abt-Letterer-Siwe*) meist bei Säuglingen und Kleinkindern vorkommen, überwiegen bei älteren Kindern die lokalisierten und chronisch disseminierten Formen.

Hier werden nur die intrathorakalen Manifestationen, nicht aber die Veränderungen an den visceralen Organen berücksichtigt. Lunge, hiläre und mediastinale Lymphknoten sowie die Pleura sind betroffen. Das peribronchiale und interlobäre Bindegewebe ist reaktiv vermehrt. Die Lymphknoten sind etwas vergrößert und die Pleura wird durch eine Lage granulomatösen Gewebes subpleural verdickt. Bei den akuten, disseminierten Prozessen findet man histologisch variabel zusammengesetzte Infiltrate, während die mehr chronischen Formen histiozytäre, retikuläre sowie xanthomatöse und fibröse Elemente, ferner eosinophile Zellen enthalten. Die pulmonalen Veränderungen in Form miliarer Herdbildungen verteilen sich über die ganze Lunge (Haas u. Mitarb. 1982).

Klinik: Für die akute disseminierte Form mit Lungenbeteiligung sind Fieber, Husten und eine Dyspnoe kennzeichnend, die Tage, Wochen oder noch länger bestehen können. Kutane und subkutane Infiltrationen mit Effloreszenzen in Form eines papulösen Exanthems, periphere Lymphknotenschwellungen und eine Hepatosplenome-

Abb. 271   Retikuloendotheliose: 10jähri-
ges Mädchen mit Fieber, Husten und
Dyspnoe. Diagnosestellung aus kutanen
Effloreszenzen. – Streifig-retikuläre Verdichtungen, die sich besonders asymmetrisch verteilt in den basalen Lungenabschnitten finden. Mäßige Hilusreaktion

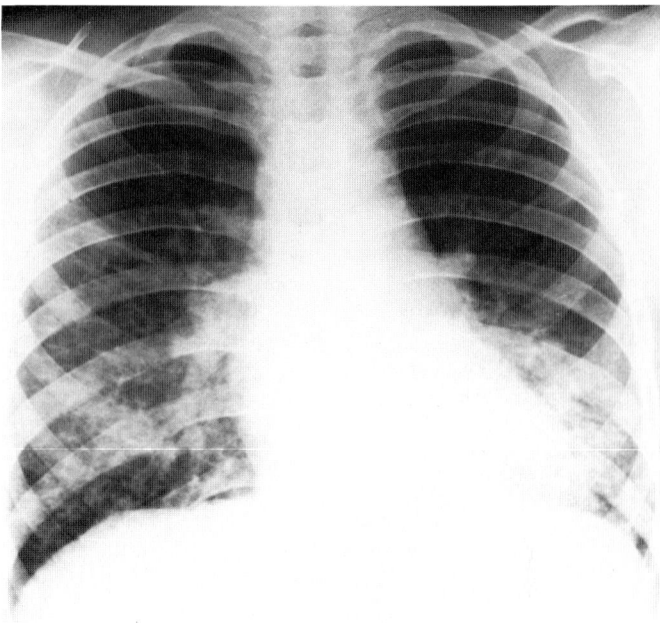

galie kommen hinzu. Die lokalisierten Formen
verursachen in erster Linie örtliche Symptome.

Röntgendiagnostik: Die intrathorakalen Veränderungen sind recht charakteristisch und betreffen
hauptsächlich das peribronchiale und interstitielle Gewebe. Die Röntgensymptome ähneln einerseits denen einer interstitiellen Pneumonie mit einer streifig-retikulären Lungenzeichnung und einer diffusen Transparenzminderung, besonders
basal. Andererseits treten noduläre oder gar miliare Verdichtungen hinzu, die sich über die ganze Lunge verteilen (Abb. 271).

Die proliferative Retikulose kann durch Herdbildungen in der Bronchialwand jeweils Ventilstenosen bewirken, so daß durch lokale Überblähungen wabenähnliche Strukturen oder insgesamt ein
Emphysem zustande kommen. Die Formationen
erinnern an eine Wabenlunge mit zystischen Aufhellungen (Abb. 272). Solche subpleuralen „Zysten" sind bei einer Perforation die Ursache eines

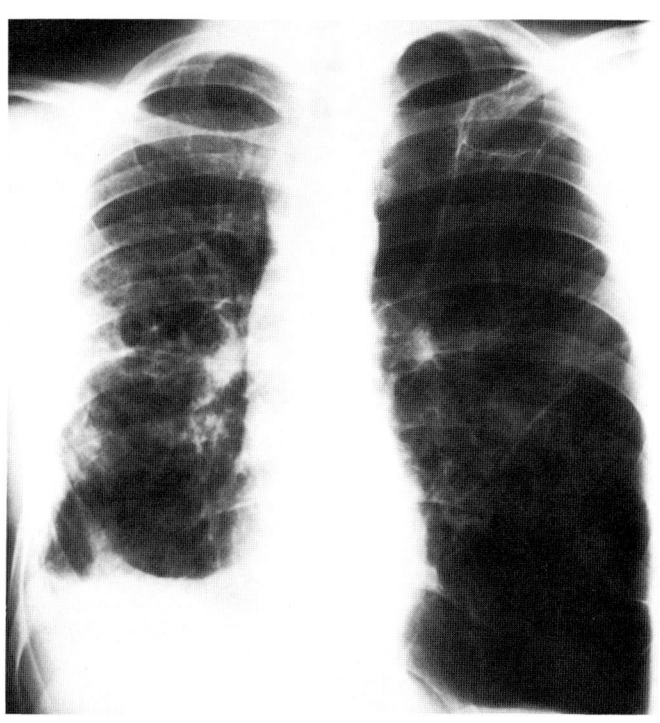

Abb. 272   Maligne Histiozytose: 14jähri-
ges Kind mit Dyspnoe und Leistungsein-
schränkung. Die Krankheit wurde histologisch verifiziert. Durch die Krankheit
bedingte Ventilstenosen führten zur Entwicklung wabenähnlicher Strukturen und
Pseudozysten mit Lungenblähung

Pneumothorax. Die Lungenblähung in Kombination mit zystischen Veränderungen wird als recht charakteristisch angesehen und kann sich nach Kortisongaben gut zurückbilden. Die hilären Lymphknoten sind selten stark vergrößert, meist fehlen aber Pleuraergüsse (WEBER u. Mitarb. 1969).

Bei der *malignen Histiozytose*, deren Differenzierung licht- und elektronenmikroskopisch, ferner zytochemisch erfolgen muß, sind die Hilus- und Mediastinallymphknoten durch eine Tumorzellinfiltration vergrößert. Bei einer Beteiligung des Lungenparenchyms entwickeln sich bei der häufig tödlich endenden Krankheit multiple noduläre Verdichtungen.

Als Komplikation sind eine Lungenfibrose und nach der Ausheilung pulmonaler Infiltrate auch Bronchiektasen zu nennen. *Differentialdiagnostisch* ist vor allem eine Miliartuberkulose, eine Sarkoidose, ferner eine Pneumonie durch Pneumocystis carinii auszuschließen. Anamnestische und klinische Daten helfen bei dieser Differenzierung. In jedem Fall ist aber eine Skelettuntersuchung erforderlich, um die charakteristischen Läsionen aufzudecken.

Idiopathische Lungenhämosiderose

Allgemeines: Rezidivierende, intraalveoläre Blutungen mit Hämosiderinablagerungen im Interstitium kennzeichnen diese Erkrankung. Die Ätiologie ist nicht bekannt. Heute wird unter anderem eine allergische Genese diskutiert, weil sich möglicherweise Autoimmunprozesse abspielen. Die Krankheit ist zwar bei Kindern etwa 3mal häufiger als bei Erwachsenen, bleibt aber insgesamt selten.

Bei Sektionen zeigt sich eine luftarme, dunkelrote bis rotbraune Lunge. Die Veränderungen sind diffus oder multilokulär, die Alveolen mit Erythrozyten und deren Abbauprodukten angefüllt. Die Alveolarsepten erscheinen durch Vermehrung des Bindegewebes etwas verdickt. Man findet reichlich hämosiderinhaltige Makrophagen. Die elastischen Fasern sind im Bereich der Blutungsherde hochgradig degeneriert und aufgefasert. In fortgeschrittenen Stadien kommt es zu einer interstitiellen Fibrose.

Klinik: Die schubweise auftretenden Blutungen führen zu Hämoptysen, einer Dyspnoe und Zyanose und einer Anämie mit ausgeprägter Leistungsschwäche. Kleinkinder verschlucken meist dieses abgehustete Blut und erbrechen es wieder (Hämatemesis) oder setzen es mit dem Stuhl ab (Meläna).

Röntgendiagnostik: Die schweren intraalveolären Blutungen verursachen pneumonieähnliche Bilder. Man sieht ausgedehnte großflächige oder herdförmige Verdichtungen. Sie sind teils homogen, teils fleckig (Abb. 273). Ihre Rückbildung erfolgt innerhalb von 8–10 Tagen. Interstitielle Veränderungen, die auf einer chronischen Schädigung beruhen, sind oft schmetterlingsförmig angeordnet. Man findet sie ausgeprägt in Hilusnähe und in den unteren Lungenabschnitten. Sie beruhen auf den Hämosiderinablagerungen in den Alveolarsepten. Das Röntgenbild erinnert dann an ein Lungenödem, gelegentlich auch an eine miliare Tuberkulose. Subpleurale Blutungen sind als Pleuraerguß zu erkennen. Die Herzgröße bleibt lange Zeit normal, bis durch Dekompensation präfinal eine beträchtliche Herzerweiterung eintritt (DONLAN u. Mitarb. 1975).

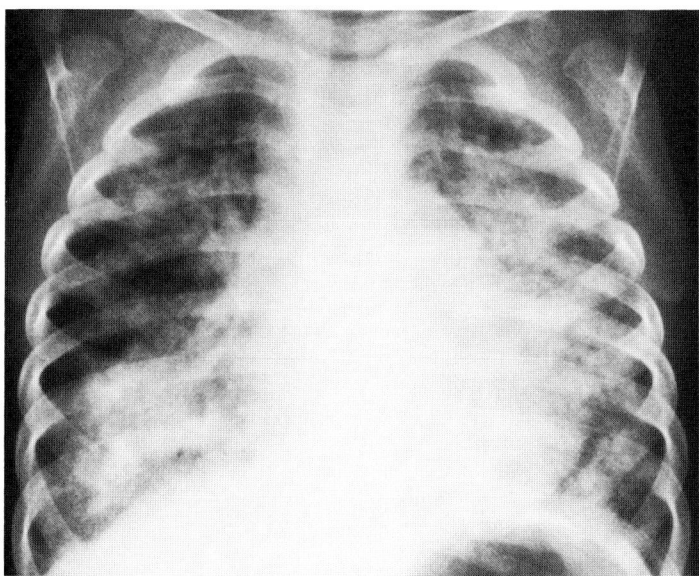

Abb. **273** Lungenhämosiderose: 2 Jahre altes, stark anämisches und dyspnoisches Kleinkind. Durch Lungenpunktion bestätigte Hämosiderose. – Die Lunge ist mit unregelmäßigen, teilweise konfluierenden Verdichtungen angefüllt. Dazwischen einige überblähte Areale

Abb. **274** Diffuse interstitielle Lungenfibrose: 11jähriges Kind mit familiärer, im-
munologisch bedingter Erkrankung. Im
Kleinkindalter bereits beginnende Dyspnoe. Jetzt Zyanose, Trommelschlegelfinger und hartnäckiger Reizhusten. –
Diffuse feinfleckig-retikuläre Verdichtungen, dazwischen größere überblähte
Areale

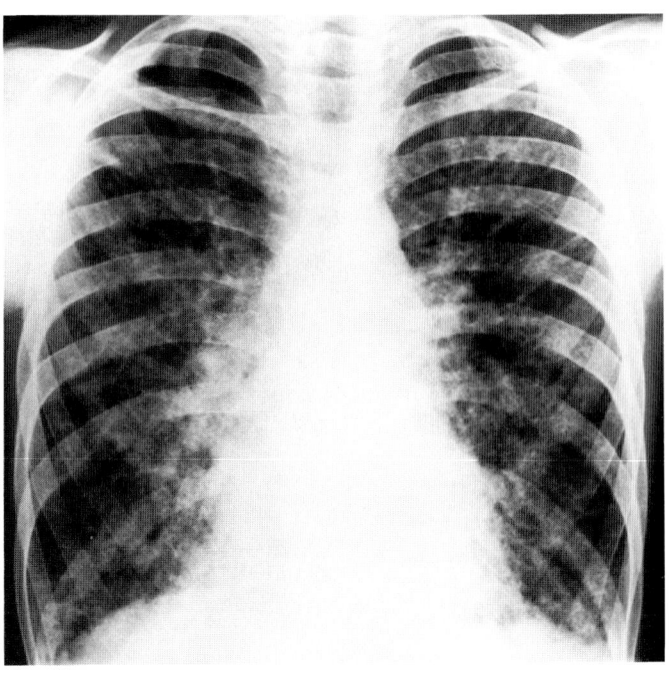

Diffuse interstitielle Lungenfibrose

Allgemeines: Sie wird zu den subakuten bzw.
chronischen Lungengerüsterkrankungen gerechnet. Ein langsamer, sich über viele Monate, meist
über Jahre erstreckender Verlauf ist charakteristisch, wodurch die Zusatzbezeichnung „progres-
siv" gerechtfertigt erscheint. Zwar erkranken Kinder wesentlich seltener als Erwachsene (1:10),
aber in Anbetracht der schwierigen Diagnose ist
die Zahl nicht erkannter Erkrankungen sicher erheblich. Selbst Säuglinge können betroffen werden. Obwohl im Einzelfall als Beginn des Leidens
öfters eine akute Infektionskrankheit wie Pertussis oder Pneumonie angegeben wird, ist über die
eigentliche Ursache nichts bekannt. Aufgrund
von Beobachtungen familiärer Erkrankungen
läßt sich vermuten, daß etwa bei einem Viertel
der Patienten eine erbliche Komponente vorliegt
(unregelmäßig dominanter Erbgang). Auch Autoimmunprozesse werden diskutiert (OSVATH u.
Mitarb. 1973).

Pathologisch-anatomisch zeigt die Lunge eine gum-
miartige Konsistenz und eine gesprenkelte, teilweise
granulierte Oberfläche mit einzelnen Emphysemblasen.
Meist werden alle Abschnitte gleichmäßig befallen. Die
Alveolarsepten sind ödematös verdickt und enthalten
verstärkt kollagene Fasern. Die Alveolarepithelien wandeln sich zu einem mehr kubischen Zellverband um.
Später veröden die Alveolen in steigendem Maße (fibrosierende Alveolitis). Vereinzelt beobachtet man
hyaline Membranen.

Klinik: Die Erkrankung ist gekennzeichnet durch
eine schleichend beginnende, zunehmende
Dyspnoe, die anfangs nur bei Anstrengungen,
später auch in Ruhe vorhanden ist. Bald treten eine Zyanose und Trommelschlegelfinger hinzu.
Quälender und hartnäckiger Reizhusten ist häufig. Immer wieder beobachtet man Fieberschübe,
die vielleicht durch die Erkrankung selbst, möglicherweise durch interkurrente Infektionen bedingt sind. Allmählich kommt es zur Anorexie, einer Dystrophie und einem reduzierten Kräftezustand. Die Vitalkapazität ist eingeschränkt, die
Compliance erniedrigt. Während die mehr akute
Verlaufsform (HAMMAN-RICH 1944) in wenigen
Monaten zum Tode führt, zieht sich üblicherweise
die Erkrankung meist über sehr lange Zeit hin,
verläuft in Schüben und endet bei Kindern fast
immer tödlich. Häufig wird die Diagnose längere
Zeit nicht gestellt. Die Lungenbiopsie ist diagnostisch entscheidend (WEINGÄRTNER 1965).

Röntgendiagnostik: Zu Beginn findet man streifige oder auch diffuse Verdichtungen, besonders in
den Unterfeldern. Später entwickelt sich eine
über die ganze Lunge verteilte retikuläre Zeichnung bzw. es zeigen sich feinfleckige Herdbildungen. Aber auch größere Verdichtungsbezirke mit
unterschiedlicher Lokalisation kommen vor. Die
Veränderungen wechseln, so daß man üblicherweise während der Erkrankung immer wieder
durch ganz normale Thoraxbilder überrascht
wird. Im Laufe der Jahre kommt eine zunehmende Lungenblähung zustande (Abb. **274**). Die Verdachtsdiagnose beruht auf dem Röntgenbild sowie auf der Korrelation von klinischem Bild und
der Verlaufsbeobachtung (EPLER u. Mitarb.
1978).

Allergische Alveolitis

Allgemeines: Dieser nichtinfektiösen Entzündung der kleinen Bronchien und des Lungenparenchyms liegt eine allergische Reaktion zugrunde. Die verantwortlichen Inhalationsallergene stammen von verschiedenen Vögeln (Vogelhalterlunge) oder stellen Pilzsporen dar (Farmerlunge). Oft werden bei den betroffenen Kindern präzipitierende Antikörper im Serum gefunden. Über die Häufigkeit der Erkrankung bei Kindern liegen keine genauen Angaben vor, weil die allergische Alveolitis oft nicht erkannt wird.

Die Intensität der Allergenexposition und das Stadium der Erkrankung bestimmen das histologische Bild. Es ist durch eine Infiltration der Alveolen, der Interstitien und der Bronchialwände mit Lymphozyten, Plasmazellen und Makrophagen gekennzeichnet. Während sich kurze akute Schübe ohne Residuen zurückbilden können, bahnen sich bei längerdauernden Expositionen chronische Veränderungen an, deren Folge die *progressive interstitielle Fibrose* ist. Die Lungenelastizität nimmt daraufhin ebenso ab, wie die Diffusionskapazität durch den Untergang von Alveolen.

Klinik: Die akute Form ähnelt einer bakteriellen Pneumonie. Nach der Inhalation von organischem Staub beginnen innerhalb weniger Stunden (6–10 Stunden) Husten, Fieber, Kurzatmigkeit, Unwohlsein und eventuell ein Schüttelfrost mit erheblichem Krankheitsgefühl. Tachypnoe, Tachykardie und Zyanose treten hinzu. Man hört symmetrisch verteilt feinblasige Rasselgeräusche. Die Symptome verschwinden innerhalb weniger Stunden, falls das Kind aus dem allergenhaltigen Milieu entfernt wird.

Häufiger ist dagegen der schleichende Krankheitsbeginn mit einem Verlauf, der durch die Abnahme der Leistungsfähigkeit, durch Müdigkeit, Appetitlosigkeit und Gewichtsverlust gekennzeichnet ist. Hinzu treten Husten und Kurzatmigkeit bei körperlicher Belastung. Eine Zyanose und Trommelschlegelfinger sind ein Hinweis für eine bereits weit fortgeschrittene Fibrose.

Röntgendiagnostik: Es können beide Lungenhälften, lediglich eine Lungenhälfte oder ein Segment betroffen werden. Man findet im veränderten Lungenareal feine Fleckschatten, die einer Miliartuberkulose ähneln, oder auch größere Fleckschatten, die sich wie Metastasen darstellen (Abb. **275**). Selbst großflächige homogene Verdichtungen wurden beobachtet. Zu diesen Symptomen gesellen sich eine verstärkte bronchovaskuläre Zeichnung und eine Überblähung hinzu. Der Frage einer allergischen Alveolitis muß man immer dann nachgehen, wenn solche Veränderungen flüchtig oder stark wechselnd sind (CHANDRA u. JONES 1972).

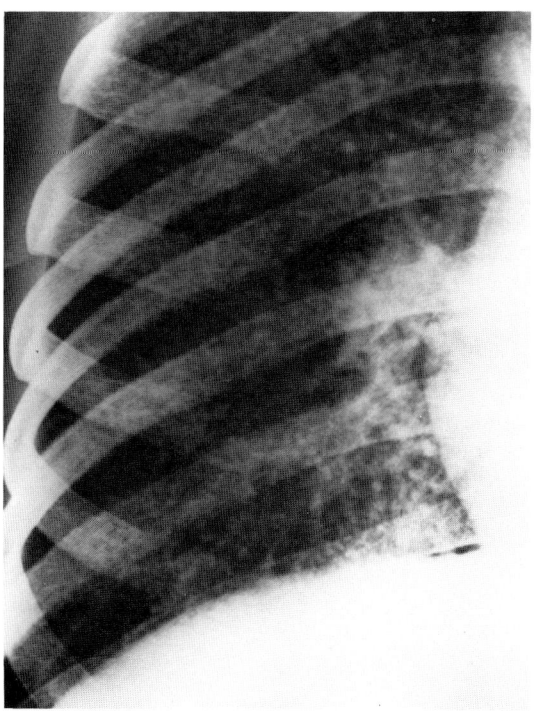

Abb. **275** Allergische Alveolitis: 12jähriges Mädchen. Plötzlich mit Fieber, Husten, Kurzluftigkeit und Schüttelfrost erkrankt. Allergie gegenüber Pilzsporen, im Serum präzipitierende Antikörper. – Die ganze Lunge ist angefüllt mit feinen Fleckschatten. Verstärkte bronchovaskuläre Zeichnung, deutliche Lungenblähung

Literatur

Allgemeine Angaben

Avery, M. E., B. D. Fletcher, R. G. Williams: The Lung and its Disorders in the Newborn Infant, 4th ed. Saunders, Philadelphia 1981

Bartels, H., K. Riegel, J. Wenner, H. Wulf: Perinatale Atmung. Springer, Berlin 1972

Benjamin, B.: Atlas of Paediatric Endoscopy: Upper Respiratory Tract and Oesophagus. Oxford University Press, London 1981

Berry, C. L.: Paediatric Pathology. Springer, Berlin 1981

Bettex, M., N. Genton, M. Stockmann: Kinderchirurgie. Thieme, Stuttgart 1982

Crelin, E. S.: Anatomy of the Newborn. Lea & Febiger, Philadelphia 1965

Darling, D. B.: Radiography of Infants and Children. Thomas, Springfield/Ill. 1971

Dehner, L. P.: Pediatric Surgical Pathology. Mosby, St. Louis 1975

Ebel, K.-D., E. Willich: Die Röntgenuntersuchung im Kindesalter. Springer, Berlin 1979

Engel, St.: Die Lunge des Kindes. Thieme, Stuttgart 1950

Erdmann, G.: Erkältungskrankheiten im Kindesalter – Infekte der Luftwege. Fischer, Stuttgart 1973

Fenner, A., H. von der Hardt: Pädiatrische Pneumologie. Springer, Berlin 1985

Ferguson, C. F., E. L. Kendig: Pediatric Otolaryngology, 2nd ed. Saunders, Philadelphia 1972

Filston, H. C.: Surgical Problems in Children. Mosby, St. Louis 1982

Freundlich, I. M.: Pulmonary Masses, Cysts and Cavities. A Radiologic Approach. Year Book Medical Publishers, Chicago 1981

Gefferth, K.: Röntgendiagnostik der Säuglingspneumonien. Verlag der Ungarischen Akademie der Wissenschaften, Budapest 1962

Gerbeaux, J., J. Couvreur, G. Tournier: Pediatric Respiratory Disease. Wiley, New York 1982

Gordon, I. R. S., F. G. M. Ross: Diagnostic Radiology in Paediatrics. Butterworth, London 1977

Gwinn, J. L., Ph. Stanley: Diagnostic Imaging in Pediatric Trauma. Springer, Berlin 1980

von Harnack, G. A.: Kinderheilkunde, 6. Aufl. Springer, Berlin 1984

Harrison, M. R., et al.: The Unborn Patient. Prenatal Diagnosis and Treatment. Grune & Stratton, New York 1984

Heitzman, E. R.: The Lung. Radiographic-Pathologic Correlations. Moosby, St. Louis 1973

Ivemark, B.: Kinderpathologie. Springer, Berlin 1974

Kassner, E. G.: Iatrogenic Disorders of the Fetus, Infant and Child, vol. I. Springer, New York 1985

Keats, Th. E., Th. H. Smith: An Atlas of Normal Developmental Roentgen Anatomy. Year Book Medical Publishers, Chicago 1977

Keller/Wiskott: Lehrbuch der Kinderheilkunde, 5. Aufl. Thieme, Stuttgart 1984

Kendig, E., V. Chernick: Disorders of the Respiratory Tract in Children. Saunders, Philadelphia 1983

Kirks, D. R.: Practical Pediatric Imaging. Little, Brown, Boston 1984

Kissane, J. M.: Pathology of Infancy and Childhood, 2nd ed. Mosby, St. Louis 1975

Lanzkowsky, Ph.: Pediatric Oncology. McGraw-Hill, New York 1983

Lassrich, M. A., R. Prévôt: Röntgendiagnostik des Verdauungstraktes bei Kindern und Erwachsenen. Thieme, Stuttgart 1983

Lassrich, M. A., R. Prévôt, K. H. Schäfer: Pädiatrischer Röntgenatlas. Thieme, Stuttgart 1955

Marsden, H. B., J. K. Steward: Tumours in Children. Springer, Berlin 1976

Meschan, I.: Analyse der Röntgenbilder, Bd. 2: Atemwege, Herz. Enke, Stuttgart 1981

Miller, J. H.: Imaging in Pediatric Oncology. Williams & Wilkins, Baltimore 1985

Mintzer, R. A.: Chest Imaging. An Integrated Approach. Williams & Wilkins, Baltimore 1981

Nelson: Textbook of Pediatrics, 11th ed. Saunders, Philadelphia 1979

Oestreich, A. E.: Pädiatrische Radiologie. Enke, Stuttgart 1986

Opitz, H., F. Schmid: Handbuch der Kinderheilkunde, Bd. I/2: Physiologie und Pathologie der Neugeborenenperiode. Springer, Berlin 1971

Oppermann, H. C., L. Wille, H. E. Ulmer: Der Neugeborenen-Thorax. Springer, Berlin 1982

Poznanski, A. K.: Practical Approaches to Pediatric Radiology. Year Book Medical Publishers, Chicago 1976

Rabinowitz, J. F.: Pediatric Radiology. Lippincott, Philadelphia 1978

Ravitsch, M. M.: Pediatric Surgery, 3rd ed. Year Book Medical Publishers, Chicago 1979

Rehbein, F.: Kinderchirurgische Operationen. Hippokrates, Stuttgart 1976

Reinhardt, D.: Asthma bronchiale im Kindesalter. Springer, Berlin 1985

Schmid, F., G. Weber: Röntgendiagnostik im Kindesalter. Bergmann, München 1955

Schumacher, G., K. Bühlmeyer: Diagnostik angeborener Herzfehler. Perimed, Erlangen 1978

Schweisguth, O.: Solide Tumoren im Kindesalter. Enke, Stuttgart 1984

Silverman, F. N.: Caffey's Pediatric X-Ray Diagnosis. Year Book Medical Publishers, Chicago 1985

Simon, G.: Principles of Chest X-Ray Diagnosis, 4th ed. Butterworth, London 1978

Singleton, E. B., M. L. Wagner: Radiologic Atlas of Pulmonary Abnormalities in Children. Saunders, Philadelphia 1971

Stanley, Ph., J. H. Miller: Pediatric Angiography. Williams & Wilkins, Baltimore 1982

Starck, D.: Embryologie. Thieme, Stuttgart 1975

Steiner, G. M.: Essential Paediatric Radiology. Blackwell, Oxford 1983

Strome, M.: Differential Diagnosis in Pediatric Otolaryngology. Little, Brown, Boston 1975

Swischuk, L. E.: Emergency Radiology of the Acutely Ill or Injured Child. Williams & Wilkins, Baltimore 1979

Swischuk, L. E.: Radiology of the Newborn and Young Infant, 2nd ed. Williams & Wilkins, Baltimore 1980a

Swischuk, L. E.: Plain Film Interpretation in Congenital Heart Disease, 2nd ed. Williams & Wilkins, Baltimore 1980b

Swischuk, L. E.: Differential Diagnosis in Pediatric Radiology. Williams & Wilkins, Baltimore 1984

Taybi, H.: Radiology of Syndromes and Metabolic Disorders, 2nd ed. Year Book Medical Publishers, Chicago 1983

Thurlebeck, W. M.: Structure of the Lungs. University Park Press, Baltimore 1977

Treves, S. T.: Pediatric Nuclear Medicine. Springer, Berlin 1985

Vogel, H.: Risiken der Röntgendiagnostik. Urban & Schwarzenberg, München 1986

Wassner, U. J.: Lungenfehlbildungen. Schattauer, Stuttgart 1980

Wesenberg, R. L.: The Newborn Chest. Harper & Row, Hagerstown 1973

White, H.: Pitfalls in Pediatric Chest Radiography. Harper & Row, Hagerstown 1980

Wissler, H.: Erkrankungen der Lungen und Bronchien im Kindesalter. Thieme, Stuttgart 1972

Zsebök, Z. B.: Röntgenanatomie der Neugeborenen- und Säuglingslunge. Thieme, Stuttgart 1958

Einleitung

Ball, F.: Qualitätskriterien in der Röntgendiagnostik der Thoraxorgane des Kindes. In H.-St. Stender, F.-E. Stieve: Qualitätssicherung in der Röntgendiagnostik. Thieme, Stuttgart 1985

Hirche, U., D. Roloff: Radiologische Aspekte der Nabelvenenkatheterisierung. Fortschr. Röntgenstr. 120 (1974) 307

Keuth, U.: Zur Position des Nabelvenenkatheters (Röntgenanalyse von 200 Fällen aus dem klinischen Routinebetrieb). Mschr. Kinderheilk. 120 (1972) 175

Kuhns, L. R., A. K. Poznanski: Endotracheal tube position in the infant. J. Pediat. 78 (1971) 991

Stark, D. D., R. C. Brasch, C. A. Gooding: Radiographic assessment of venous catheter position in children: value of the lateral view. Pediat. Radiol. 14 (1984) 76

Strife, J. L., et al.: Chest tube perforation of the lung in premature infants. Amer. J. Roentgenol. 141 (1983) 63

Untersuchungstechnik

Bernard, J., J. Sauvegrain, H. Nahum: Tomography of the lungs in infancy and childhood: Techniques, indications and results. Progr. pediat. Radiol. 1 (1967)

Borchers, H. D., u. Mitarb.: Grundsätzliches zur Dosimetrie bei der Beurteilung der Strahlenexposition und des Strahlenrisikos im Kindesalter. Röntgen-Bl. 34 (1981) 61

Brünner, S.: Tracheography and bronchography: techniques and indications during infancy and childhood. Progr. Pediat. Radiol. 1 (1967)

Davis, L. A.: Standard roentgen examinations in new-borns, infants and children: techniques, "portable" films, immobilization devices and fluoroscopy. Progr. Pediat. Radiol. 1 (1967)

Fearon, Th., J. Vucich: Pediatric patient exposures from CT examinations. Amer. J. Roentgenol. 144 (1985) 805

Fendel, H.: Radiation problems in roentgen examinations of the chest. Progr. Pediat. Radiol. 1 (1967)

Fendel, H., H. Schöfer: Ausrüstung und Organisation des radiologischen Dienstes einer Neugeborenen-Intensivpflegestation. Röntgenstrahlen 41 (1979) 32

Fendel, H., F.-E. Stieve: Strahlenschutz in der Kinderradiologie. Hoffmann, Berlin 1983

Franken, E. A., et al.: Initial chest radiography in the neonatal intensive care unit; value of the lateral view. Amer. J. Roentgenol. 133 (1979) 43

Fritsch, R., H. Müller, H. von der Hardt: Wert der Hilusschichtung bei tuberkulin-positiven, nicht BCG geimpften Kindern. Röntgen-Bl. 36 (1983) 79

Gyepes, M. T., E. Nussbaum: Radiographic-endoscopic correlations in the examination of airway disease in children. Pediat. Radiol. 15 (1985) 291

Harris, G. B. C.: Radiographic features of thoracic complications occurring in infants in the intensive care nursery. In Herman, P. G.: Iatrogenic Thoracic Complications. Springer, Berlin 1983

Kirks, D. R.: The pediatric chest. In Godwin, J. D.: Computed Tomography of the Chest. Lippincott, Philadelphia 1984

Kirks, D. R., M. Korobkin: Chest computed tomography in infants and children. Pediat. Radiol. 10 (1980) 75

Lefebvre, J. E., M. Chr. Plainfosse: Pulmonary angiography in children. Progr. Pediat. Radiol. 1 (1967)

Meradji, M., K. F. Kerrebijn: Functional bronchography in children. Ann. Radiol. 19 (1976) 67

Poznanski, A. K., et al.: Radiation exposure to personnel in a neonatal nursery. Pediatrics 54 (1974) 139

Riegel, K., u. Mitarb.: Intensivtherapie für Neugeborene. Mschr. Kinderheilk. 127 (1979) 1

Schmidt, Th., E. Zeitler: Die Strahlenexposition der Bevölkerung durch Untersuchung der Thoraxorgane. Fortschr. Röntgenstr. 138 (1983) 422

Schuster, W., B. Schorn: Möglichkeiten und Grenzen des Strahlenschutzes in der Kinderradiologie. In Rausch, L., O. Messerschmidt, G. Möhrle, R. Zimmer: Betrieblicher Strahlenschutz aus ärztlicher Sicht. Strahlenschutz in Forschung und Praxis, Bd. XVII. Thieme, Stuttgart 1977

Singleton, E. B.: Radiologic considerations of intensive care in the premature infant. Radiology 140 (1981) 291

Snopek, A. M.: Fundamentals of Special Radiographic Procedures. Saunders, Philadelphia 1984

Stender, H. St., D. Saure: Röntgenuntersuchungstechnik der Lunge. Röntgen-Bl. 35 (1982) 158

Stender, H.-St., F.-E. Stieve: Qualitätssicherung in der Röntgendiagnostik. Thieme, Stuttgart 1985

Werner, A., J. M. Isdale: Radiation hazards in a paediatric intensive care unit. Pediat. Radiol. 16 (1986) 275

Wesenberg, R. L., R. P. Rossi, W. R. Hendee: Radiation exposure in radiographic examinations of the newborn. Radiology 122 (1977) 499

Röntgenanatomie und Röntgenphysiologie

Bar-Ziv, J., et al.: Posterior mediastinal accessory thymus. Pediat. Radiol. 14 (1984) 165

Blasimann, B., F. Kuffer, M. Bettex: Chirurgische Betrachtungen über die Thymushyperplasie. Z. Kinderchir. 21 (1977) 214

Breatnach, E., G. C. Abbott, R. G. Fraser: Dimensions of the normal human trachea. Amer. J. Roentgenol. 141 (1984) 903

Dunnill, M. S.: Postnatal growth of the lung. Thorax 17 (1962) 329

Ebel, K.-D.: Zur Röntgendiagnostik des Thymus im Kindesalter. Radiologe 20 (1980) 379

Edwards, D. K., J. Jacob, L. Gluck: The immature lung: Radiographic appearance, course and complications. Amer. J. Roentgenol. 135 (1980) 659

Gräper, L.: Brustorgane des Kindes. In Peters, K., G. Wetzel, F. Heiderich: Handbuch der Anatomie des Kindes. Bergmann, München 1938

Griscom, N. Th., M. E. B. Wohl: Dimensions of the growing trachea related to age and gender. Amer. J. Roentgenol. 146 (1986) 233

Hislop, A., L. Reid: Development of the acinus in the human lung. Thorax 29 (1974) 90

Jarvis, J. L., F. Castrovinci: Cleidocranial dysostosis. A review of 40 new cases. Amer. J. Roentgenol. 121 (1974) 1

Kim, O.-H., C. A. Gooding: Delayed sternal ossification in infants with congenital heart disease. Pediat. Radiol. 10 (1981) 219

Lamesch, A. J.: Massive thymic hyperplasia in infants. Z. Kinderchir. 38 (1983) 16

Lamesch, A., C. Capesius, M. C. Theisen-Aspesberro: Cervical thymic cysts in infants and children. Z. Kinderchir. 14 (1974) 2

Lind, J., et al.: Roentgenologic studies of the size of the lungs of the newborn baby before and after aeration. Ann. Paediat. Fenn. 12 (1966) 20

Lloyd-Roberts, G. C., et al.: Reflections upon the aetiology of congenital pseudarthroses of the clavicle; with a note on craniocleidal dysostosis. J. Bone Jt Surg. 57 (1975) 25

Moore, A. V., et al.: Age-related changes in the thymus gland: CT-pathologic correlation. Amer. J. Roentgenol. 141 (1983) 241

Odita, J. C., A. A. Okolo, J. A. Omene: Sternal ossification in normal newborn infants. Pediat. Radiol. 15 (1985) 165

von der Oelsnitz, G.: Thymustumoren im Kindesalter. Langenbecks Arch. klin. Chir. 322 (1968) 1247

Oppermann, H. C., E. Willich: Zur Röntgendiagnostik und Differentialdiagnose der Mediastinaltumoren im Kindesalter. Radiologe 18 (1978) 218

Osborne, D. R. S., E. L. Effmann, L. W. Hedlund: Postnatal growth and size of the pulmonary acinus and secondary lobule in man. Amer. J. Roentgenol. 140 (1983) 449

Riegel, K.: Entwicklung der Atmungsfunktion im frühen Kindesalter. Atemw.-Lungenkrankh. 10 (1984) 491

Salonen, O. L. M., M. L. Kivisaari, J. K. Somer: Computed tomography of the thymus of children under 10 years. Pediat. Radiol. 14 (1984) 373

Schulte-Wissermann, H., S. Gardilcic: Die Rolle des Thymus in der Entwicklung der Immunkompetenz. Mschr. Kinderheilk. 129 (1981) 378

Shackelford, G. D., W. H. McAlister: The aberrantly positioned thymus. Amer. J. Roentgenol. 120 (1974) 291

Sone, S., et al.: Normal anatomy of thymus and anterior mediastinum by pneumomediastinography. Amer. J. Roentgenol. 134 (1980) 81

Sone, S., et al.: CT anatomy of hilar lymphadenopathy. Amer. J. Roentgenol. 140 (1983) 887

Töndury, G.: Entwicklung und Anatomie des Zwerchfells beim Menschen. Langenbecks Arch. klin. Chir. 319 (1967) 722

Wexler, H. A., C. A. Poole: Neonatal diaphragmatic dysfunction. Amer. J. Roentgenol. 127 (1976) 617

Röntgendiagnostik bei Erkrankungen der Neugeborenen und der Säuglinge

Alart, I. P.: Röntgenologische Aspekte des Atemnotsyndroms und der bronchopulmonalen Dysplasie. Röntgen-Bl. 35 (1982) 84

Alken, P., H. Becker, E. Ungeheuer: Zur Differentialdiagnose und Therapie des angeborenen lobären Emphysems. Thoraxchirurgie 23 (1975) 246

Amodio, J. B., et al.: Retrocardiac pneumomediastinum in association with tracheal and esophageal perforations. Pediat. Radiol. 16 (1986) 380

Avnet, N. L.: Roentgenologic features of congenital bilateral anterior diaphragmatic eventration. Amer. J. Roentgenol. 88 (1962) 743

Bacsik, R. D.: Meconium aspiration syndrome. Pediat. Clin. N. Amer. 24 (1977)463

Bale, P. M.: Congenital cystic malformation of the lung. A form of congenital bronchiolar ("adenomatoid") malformation. Amer. J. clin. Path. 71 (1979) 411

Bar-Ziv, J., et al.: Rib osteomyelitis in children. Early radiologic and ultrasonic findings. Pediat. Radiol. 15 (1985) 315

Baumgartl, F., H. Erkens: Mißbildungen des Atemapparates. In Kremer, K.: Die chirurgische Behandlung der angeborenen Fehlbildungen. Thieme, Stuttgart 1961

Becker, B., u. Mitarb.: Die Umbaulunge im Säuglingsalter. Mschr. Kinderheilk. 132 (1984) 525

Benson, J. E., M. M. Olsen, B. D. Fletcher: A spectrum of bronchopulmonary anomalies associated with tracheoesophageal malformations. Pediat. Radiol. 15 (1985) 377

Berdon, W. E.: Current concepts in the management of neonatal ICU patients with pulmonary hypertension and localized barotrauma. Radiology 158 (1986) 493

Berdon, W. E., D. H. Baker, R. Amoury: The role of pulmonary hypoplasia in the prognosis of newborn infants with diaphragmatic hernia and eventration. Amer. J. Roentgenol. 103 (1968) 413

Bomsel, F., et al.: Radiologic diagnosis of massive pulmonary haemorrhage of the newborn. Ann. Radiol. 18 (1975) 419

Burney, B., et al.: Chest film diagnosis of patent ductus arteriosus in infants with hyaline membrane disease. Amer. J. Roentgenol. 130 (1978) 1149

Caffey, J.: Infantile cortical hyperostosis. J. Pediat. 29 (1946) 541

Caffey, J.: The parent-infant traumatic stress syndrome (Caffey-Kempe syndrome) (battered babe syndrome). Amer. J. Roentgenol. 114 (1972) 217

Carter, A. R., et al.: Thoracic alterations after cardiac surgery. Amer. J. Roentgenol. 140 (1983) 475

Clarke, T. A., D. K. Edwards: Pulmonary pseudocysts in newborn infants with respiratory distress syndrome. Amer. J. Roentgenol. 133 (1979) 417

Cortina, H., et al.: The wide spectrum of the asphyxiating thoracic dysplasia. Pediat. Radiol. 8 (1979) 93

Cotton, R. T.: Pediatric laryngotracheal stenosis. J. Pediat. Surg. 19 (1984) 699

Cremin, B. J., E. M. Bass: Retrosternal density: a sign of pulmonary hypoplasia. Pediat. Radiol. 3 (1975) 145

Cremin, B. J., H. Movsowitz: Lobar emphysema in infants. Brit. J. Radiol. 44 (1971) 692

Cumming, W. A.: Neonatal skeletal fractures; birth trauma or child abuse? J. Canad. Ass. Radiol. 30 (1979) 30

Cumming, W. A., B. J. Reilly: Fatigue aspiration. A cause of recurrent pneumonia in infants. Radiology 105 (1972) 387

Daum, R., u. Mitarb.: Kongenitale oesophago-laryngo-tracheale Kommunikationen, ein Beitrag zur Differentialdiagnose der oberen Ösophagusfisteln. Z. Kinderchir. 2 (1965) 314

Dixon, B. K., C. S. Houston: Radiographic exhibit; fatal neonatal pulmonary candidiasis. Radiology 129 (1978) 132

Doppman, J. L., et al.: Atypical radiographic features in Pneumocystis carinii pneumonia. Radiology 114 (1975) 39

Ebel, K.-D., H. Fendel: The roentgen changes of pneumocystis pneumonia and their anatomical basis. Progr. Pediat. Radiol. 1 (1967)

Edwards, J. E.: Congenital cardiovascular causes of tracheobronchial and/or esophageal obstruction. In Tucker, Lindesmith: First Clinical Conference on Congenital Heart Disease. Grune & Stratton, New York 1979

Effman, E. L., T. J. Spackman, W. E. Berdon: Tracheal agenesis. Amer. J. Roentgenol. 125 (1975) 767

Ehrensperger, J., M. Bettex: Echte kongenitale multilokuläre Lungenzysten bei einem Neugeborenen. Z. Kinderchir. 23 (1978) 116

Ekengren, K., S. Bergdahl, G. Ekström: Birth injuries to the epiphyseal cartilage. Acta radiol. Diagn. 19 (1978) 197

Eklöf, O., A. Torngren: Pleural fluid in healthy children. Acta radiol. Diagn. 11 (1971) 346

Evers, K. G., F. Huth: Kongenitale Lymphgefäßdysplasie mit intestinaler Lymphangiektasie und chylösem Aszites bei Zwillingen. Mschr. Kinderheilk. 125 (1977) 526

Felman, A. H., J. L. Talbert: Laryngotracheoesophageal cleft. Description of a combined laryngoscopic and roentgenographic diagnostic technique and report of two patients. Radiology 103 (1972) 641

Felson, B.: Pulmonary agenesis and related anomalies. Semin. Roentgenol. 7 (1972) 17

Förster, A.: Neonatal metaphyseal injuries; typical changes and an unusual site. Ann. Radiol. 19 (1971) 315

Frey, G., u. Mitarb.: Der Hydro- und Chylothorax in der Neonatalperiode. Kinderärztl. Prax. 45 (1977) 151

Frisch, H., F. Schnabel: Der Hydrothorax in der Neonatalperiode. Mschr. Kinderheilk. 127 (1979) 207

Galanski, M., Ch. Eickschen: Röntgenbefunde kongenitaler Vitien in der Neugeborenenperiode. Röntgen-Bl. 31 (1978) 519

Giedion, A.: Beidseitiger Hydrothorax als Ursache schwerster initialer Atemnot des Neugeborenen. Fortschr. Röntgenstr. 102 (1965) 29

Giedion, A.: Die Atemnot des Neugeborenen in radiologischer Sicht. Pädiat. Pädol. 3 (1967) 201

Giedion, A.: Radiology of respiratory distress in the newborn. A "gamut of pattern". In Eklöf, O.: Current Concepts in Pediatric Radiology. Springer, Berlin 1977

Giedion, A.: Konstitutionelle Skeletterkrankungen. In: Schinz, H. R., W. E. Baensch, W. Frommhold, R. Glauner, E. Uehlinger, J. Wellauer: Lehrbuch der Röntgendiagnostik, Bd. II/2. Thieme, Stuttgart 1981

Glasson, M. J., et al.: Congenital left posterolateral diaphragmatic hernia. Pediat. Radiol. 3 (1975) 201

Glazer, H. S., et al.: Computed tomography of laryngoceles. Amer. J. Roentgenol. 140 (1983) 549

Gooding, C. A., G. A. Gregory: Roentgenographic analysis of meconium aspiration of newborn. Radiology 100 (1971) 131

Graf-Pinthus, B., M. Bettex: Pierre Robin syndrome: treatment with oral orthopedic appliance. Z. Kinderchir. 10 (1971) 137

Grimm, G., A. Pfefferkorn, H. Taatz: Die klinische Bedeutung des Pierre-Robin-Syndroms und seine Behandlung. Dtsch. Zahn-, Mund- u. Kieferheilk. 43 (1964) 385

Grünebaum, M.: The roentgenologic investigation of congenital subglottic stenosis. Amer. J. Roentgenol. 125 (1975) 877

Haeberlin, P.: Eine seltene Zwerchfellmißbildung (partielle einseitige Doppelbildung). Schweiz. med. Wschr. 75 (1945) 509

Hammersen, G., et al.: Group B streptococci: A new thrat to the newborn. Europ. J. Pediat. 126 (1977) 189

Han, B. K., J. S. Dunbar, K. Bove: Pulmonary vascular sling with tracheobronchial stenosis and hypoplasia of the right pulmonary artery. Pediat. Radiol. 9 (1980) 113

Händel, D., P. Wunderlich: Trachealfehlbildungen und funktionelle Trachealstenose im Säuglings- und Kleinkindalter. Mschr. Kinderheilk. 116 (1968) 436

Heaf, D. P., et al.: Nasopharyngeal airways in Pierre Robin syndrome. J. Pediat. 100 (1982) 698

Hegenbarth, R., H. C. Kallfelz: Wert der konventionellen Röntgendiagnostik in der Differentialdiagnose angeborener Herzfehler im ersten Lebensmonat. Fortschr. Röntgenstr. 120 (1974) 264

Hegenbarth, R., H. von der Hardt, H. Zimmermann: Zur röntgenologischen Differentialdiagnose der einseitigen Lungenüberblähung im Neugeborenen- und Säuglingsalter. Röntgen-Bl. 33 (1980) 539

Heikel, P. E.: Appearance of postmortem hydrothorax in children. 1. Int. Tagung European Society of Pediatric Radiology, Paris 1963

Heneghan, M. A., R. Sosuiski, J. M. Baquero: Persistent pulmonary abnormalities in newborns: the changing picture of bronchopulmonary dysplasia. Pediat. Radiol. 16 (1986) 180

Herzog, B., P. Nars, V. Koller: Kritische Bemerkungen zur Prognose des angeborenen Zwerchfelldefektes. Z. Kinderchir. 23 (1978) 129

Heymer, R., G. Benz-Bohm, G. Arnold: Röntgenbefunde bei kongenitalen zystischen Lungenveränderungen im Säuglingsalter. Fortschr. Röntgenstr. 137 (1982) 451

Heymer, R., G. Benz-Bohm, G. Heimann: Die kongenitale Wabenlunge beim Kind – ein radiologischer Zufallsbefund. Fortschr. Röntgenstr. 135 (1981) 438

Higgins, Ch. B., et al.: Patent ductus arteriosus in preterm infants with idiopathic respiratory distress syndrome. Radiology 124 (1977) 189

Hislop, A., et al.: The lung in congenital bilateral renal agenesis and dysplasia. Arch. Dis. Childh. 54 (1979) 32

Hoffer, F. A., R. C. Ablow: The cross-table lateral view in neonatal pneumothorax. Amer. J. Roentgenol. 142 (1984) 1283

Hoffman, R. R., R. E. Campbell, J. P. Decker: Fetal aspiration syndrome; clinical, roentgenologic and pathologic features. Amer. J. Roentgenol. 122 (1974) 90

Hofner, W., u. Mitarb.: Diagnostische Möglichkeiten bei kombinierter Hemmungsmißbildung der Lunge. Röntgen-Bl. 32 (1979) 384

Hubbard, Ch., et al.: Ligation of the patent ductus arteriosus in newborn respiratory failure. J. Pediat. Surg. 21 (1986) 3

Humphry, A., et al.: Unsuspected esophageal foreign bodies. J. Canad. Ass. Radiol. 32 (1981) 17

Jaussi-Bovet, C., F. Kuffer: Das kongenitale lobäre Lungenemphysem. Z. Kinderchir. 23 (1978) 126

Kallfelz, H. C.: Gefäßfehlbildungen. In: Fenner, A., H. von der Hardt: Pädiatrische Pneumonologie. Springer, Berlin 1985

Kananoglu, A., E. Tuncbilek: Accessory diaphragm on the left side. Pediat. Radiol. 7 (1978) 172

Kaufmann, H. J.: Über eine neue Form von Lungenfibrose bei Frühgeburten. Fortschr. Röntgenstr. 97 (1962) 434

Kawanami, T., A. Bowen: Juvenile laryngeal papillomatosis with pulmonary parenchymal spread. Pediat. Radiol. 15 (1985) 102

Kinsella, J. P., R. C. Brasch, A. A. Ablin: Unilateral hypoplasia of the hemithorax causing "pseudoscoliosis" after lung irradiation in a child with Wilm's tumor. Pediat. Radiol. 15 (1985) 340

Kleinmann, P., P. Winchester: Pseudotumor of the nasal fossa secondary to mucoid impaction in choanal atresia. Pediat. Radiol. 4 (1975) 47

Kniemeyer, H. W., u. Mitarb.: Knöcherne Geburtsverletzungen bei Neugeborenen. Pädiat. Prax. 25 (1981) 693

Knoop, V., M. Gharib, H. Ewerbeck, K.-D. Ebel: Lobäremphysem. Mschr. Kinderheilk. 132 (1984) 780

Kortman, K. E., et al.: Heart size in newborn infants with birth asphyxia. Amer. J. Roentgenol. 143 (1984) 533

Köteles, G., T. Adler: Ösophagusduplikatur. Fortschr. Röntgenstr. 118 (1973) 11

Landing, B. H., L. G. Dixon: Congenital malformations and genetic disorders of the respiratory tract (larynx, trachea, bronchi, and lungs). Amer. Rev. resp. Dis. 120 (1979) 151

Landing, B. H., T. R. Wells: Tracheobronchial anomalies in children. In: Perspectives in Pediatric Pathology. Year Book Medical Publishers, Chicago 1973

Langer, R., u. Mitarb.: Röntgenbefunde bei primärer bilateraler Lungenhypoplasie – Korrelation mit pathologisch-anatomischen Befunden. Klin. Pädiat. 197 (1985) 427

Lassrich, M. A.: Röntgenbefunde beim Atemnotsyndrom. In Mietens, C.: Das Atemnotsyndrom des Neugeborenen. Thieme, Stuttgart 1977

Lindemann, H.: Stridor connatus. Kinderarzt 14 (1983) 1541

Lipinski, J. K., A. Goodman: Pneumothorax complication bronchiolitis in an infant. Pediat. Radiol. 9 (1980) 244

Lischka, A., et al.: Comparison of chest radiography and static respiratory compliance in the assessment of the severity of pulmonary diseases in newborns with respiratory distress. Pediat. Radiol. 14 (1984) 369

Loher, E., A. Giedion: Radiological aspects of massive hemorrhage in the newborn. Report of three surviving cases. Ann. Radiol. 14 (1971) 147

Lörincz, G., E. Scheidhauer, K. Hill: Die angeborene Tracheal- und Bronchialstenose als Ursache eines Atemnotsyndroms. Pädiat. Prax. 24 (1980/81) 649

McAlister, W. H., M. J. Siegel: Fatal aspirations in infancy during gastrointestinal series. Pediat. Radiol. 14 (1984) 81

Madewell, M. J. E., et al.: Cystic adenomatoid malformation of the lung: morphologic analysis. Amer. J. Roentgenol. 124 (1975) 436

Mantel, K., K. Remberger, F. Höpner: Bronchusstenose nach nasotrachealer Langzeitintubation und Tracheotomie bei zwei Frühgeborenen. Klin. Pädiat. 185 (1973) 319

Manz, F., u. Mitarb.: Angeborene hochgradige Trachealstenose durch anomalen Verlauf der Arteria pulmonalis sinistra. Mschr. Kinderheilk. 125 (1977) 668

Marmon, L. M., et al.: Vascular rings and slings: long-term follow-up of pulmonary function. J. pediat. Surg. 19 (1984) 683

Martin, Th. C., R. J. Bower, M. J. Bell: Postoperative fetal circulation: POFC. J. pediat. Surg. 5 (1982) 558

Matzker, J.: Über große Zysten und Zelen des Larynxeinganges und seiner Umgebung. Z. Laryng. Rhinol. 36 (1957) 318

te Meerman, G. J., et al.: A comparison of Shwachman, Chrispin-Norman and Brasfield methods for scoring of chest radiographs of patients with cystic fibrosis. Pediat. Radiol. 15 (1985) 98

Mellins, R. B., et al.: Respiratory distress as the initial manifestation of Werdnig-Hoffmann disease. Pediatrics 53 (1974) 33

Meradji, M., et al.: Congenital cricoid stenosis: radiological findings of laryngotracheography in six cases. Ann. Radiol. 26 (1983) 123

Merten, D. F., et al.: Persistent fetal circulation: an evolving clinical and radiographic concept of pulmonary hypertension of the newborn. Pediat. Radiol. 6 (1977) 74

Merten, D. F., et al.: Anteromedial diaphragmatic defects in infancy: Current approaches to diagnostic imaging. Radiology 142 (1982) 361

Mikity, V. G., J. E. Hodgman, D. Tatter: The radiological findings in delayed pulmonary maturation in premature infants. Progr. pediat. Radiol. 1 (1967)

Miller, K. E., et al.: Acquired lobar emphysema in premature infants with bronchopulmonary dysplasia: an iatrogenic disease? Radiology 138 (1981) 589

Moes, C. A., T. Izukawa, G. A. Trusler: Innominate artery compression of the trachea. Arch. Otolaryng. 101 (1975) 733

Müller, K. M.: Folgen der Respiratorbehandlung an Tracheobronchialsystem und Lunge. In Ahnefeld, F. W., u. Mitarb.: Akutes Lungenversagen. Springer, Berlin 1979

Müller, W. D., u. Mitarb.: Inzidenz und ätiologische Faktoren des persistierenden Ductus arteriosus in Abhängigkeit vom Schweregrad des idiopathischen Atemnotsyndroms. Klin. Pädiat. 195 (1983) 399

Müller, W. D., u. Mitarb.: Ductusverschluß beim Neugeborenen. Mschr. Kinderheilk. 132 (1984) 390

Nagaraj, H. S., et al.: Recurrent lobar atelectasis due to acquired bronchial stenosis in neonates. J. pediat. Surg. 15 (1980) 411

Nakayama, D. K., et al.: Reconstructive surgery for obstructing lesions of the intrathoracic trachea in infants and small children. J. pediat. Surg. 17 (1982) 854

Nakayama, D. K., et al.: Experimental pulmonary hypoplasia due to oligohydramnions and its reversal by relieving thoracic compression. J. pediat. Surg. 4 (1983) 347

Northway, W. H., R. C. Rosan: Radiographic features of pulmonary oxygen toxicity in the newborn: Bronchopulmonary dysplasia. Radiology 41 (1968) 49

Northway, jr., W. H., R. C. Rosan, D. Y. Porter: Pulmonary disease following respirator therapy of hyaline membrane disease. New Engl. J. Med. 276 (1967) 357

Ogden, J. A., G. Lester: The pathology of neonatal osteomyelitis. Pediatrics 55 (1975) 474

Oppermann, H. C., L. Wille: Röntgenologie primär pulmonal bedingter Lungenveränderungen bei Neu- und Frühgeborenen. Pädiat. Prax. 18 (1977) 569

Oppermann, H. C., L. Wille: Hemothorax in the newborn. Pediat. Radiol. 12 (1980) 129

Oppermann, H. C., H. E. Ulmer, L. Wille: Die Atemnot des Neugeborenen aus radiologischer Sicht. Mschr. Kinderheilk. 132 (1984) 378

Oppermann, H. C., et al.: Bronchopulmonary dysplasia in premature infants: A radiological and pathologic correlation. Pediat. Radiol. 5 (1977) 137

Oppermann, H. C., et al.: Systemic air embolism in the respiratory distress syndrome of the newborn. Pediat. Radiol. 8 (1979) 139

Patriquin, H., et al.: Neonatal candidiasis: Renal and pulmonary manifestations. Amer. J. Roentgenol. 135 (1980) 1205

Persigehl, M., H. Hövels-Gürich, G. von Bernuth: Nebenwirkungen am Skelettsystem bei Behandlung mit Prostaglandin E. Fortschr. Röntgenstr. 141 (1984) 427

Petterson, G.: Laryngo-tracheo-oesophageal cleft. Z. Kinderchir. 7 (1969) 43

Peuckert, W., u. Mitarb.: Chlamidien-Pneumonie im jungen Säuglingsalter. Mschr. Kinderheilk. 129 (1981) 575

Plöchl, E., C. Bachmann: Lungenblutung bei Neugeborenen mit angeborenen Störungen der ersten zwei Schritte im Harnstoffzyklus. Mschr. Kinderheilk. 131 (1983) 714

Ponhold, W., H. Coradello: Die bronchopulmonale Dysplasie – Röntgensymptomatik und Stadieneinteilung. Fortschr. Röntgenstr. 133 (1980) 586

Ponhold, W., M. Schlemmer, G. Simbruner: Röntgenuntersuchung der Thoraxorgane bei persistierender fetaler Zirkulation. Fortschr. Röntgenstr. 136 (1982) 665

Propper, R. A., L. W. Young, B. P. Wood: Hemothorax as a complication of costal cartilaginous exostosis. Pediat. Radiol. 9 (1980) 135

Radkowski, M. A., et al.: Chlamidia pneumonia in infants: radiography in 125 cases. Amer. J. Roentgenol. 137 (1981) 703

Richter E.: Larynxcyste beim Neugeborenen. Klin. Pädiat. 185 (1973) 162

Robin, P.: Glossoptose due to atresia and hypotrophy of the mandible. Amer. J. Dis. Child. 48 (1934) 541

Roguin, N., et al.: The value of cardiac catheterization and cineangiography in infantile lobar emphysema. Pediat. Radiol. 10 (1980) 71

Roos, R., u. Mitarb.: Radiologische Befunde bei Neugeborenen mit B-Streptokokken-Sepsis. Herzgröße, Lungenbefunde und ihre klinische Bedeutung. Klin. Pädiat. 191 (1979) 305

Rosenkranz, A., u. Mitarb.: Nachuntersuchungen bei Früh- und Neugeborenen nach maschineller Beatmung. Langzeitstudie bis 3 Jahre nach Beatmungsende. Mschr. Kinderheilk. 127 (1979) 207

Roth, B., et al.: Laryngotracheo-esophageal cleft: clinical features, diagnosis and therapy. Europ. J. Pediat. 140 (1983) 41

Rupprecht, E., H.-J. Dietzsch, P. Wunderlich: Congenital lobar emphysema: diagnosis and course. Progr. resp. Res. 17 (1981) 261

Salzer, G. M.: Die Röntgendiagnostik der Bronchusatresie. Fortschr. Röntgenstr. 133 (1980) 132

Schmidt-Redemann, B., u. Mitarb.: Hämodynamik bei kongenitaler pulmonaler Lymphangiektasie. Klin. Pädiat. 192 (1980) 342

Schneider, K., H. Fendel: Das interstitielle Lungenemphysem bei beatmeten Neugeborenen. Eine Verlaufsuntersuchung. Fortschr. Röntgenstr. 144 (1986) 648

Schober, P. H., u. Mitarb.: Lungenagenesie bei partieller Trisomie 2 p und 21 q. Klin. Pädiat. 195 (1983) 291

Schranz, D., u. Mitarb.: Versorgung schwer asphyktischer Früh- und Termingeborener. Mschr. Kinderheilk. 131 (1983) 587

Schultz-Coulon, H.-J.: Klinik und Therapie der kongenitalen Fehlbildungen des Kehlkopfes. HNO 32 (1984) 135

Scott, A. N., et al.: Experimental pulmonary hypoplasia and oligohydramnios: relative contributions of lung fluid and fetal breathing movements. J. pediat. Surg. 19 (1984) 658

Scott, J. R., S. S. Kramer: Pediatric tracheostomy. I. Radiographic features of normal healing. Amer. J. Roentgenol. 130 (1978 a) 887

Scott, J. R., S. S. Kramer: Pediatric tracheostomy. II. Radiographic features of difficult decannulations. Amer. J. Roentgenol. 130 (1978 b) 893

Shackelford, G. D., W. H. McAlister: Congenital laryngeal cyst. Amer. J. Roentgenol. 114 (1972) 289

Shannon, M. P., et al.: Congenital pulmonary lymphangiectasis. Report of two cases. Pediat. Radiol. 2 (1974) 235

Silverman, F. N.: Achondroplasia. Progr. pediat. Radiol. 4 (1973) 94

Silverstein, E. F., et al.: Persistence of the fetal circulation, radiologic considerations. Amer. J. Roentgenol. 128 (1977) 781

Siplovich, L., S. Cywes: Tracheal Agenesis. Z. Kinderchir. 35 (1982) 12

Slovis, Th. L., et al.: Choanal atresia: precise CT evaluation. Radiology 155 (1985) 345

Spohr, H. L., J. von Lengerke, J. Bein: Akzessorisches Diaphragma. Fortschr. Röntgenstr. 138 (1983) 109

Spranger, J., B. Cremin, P. Beighton: Osteogenesis imperfecta congenita. Features and prognosis of a heterogenous condition. Pediat. Radiol. 12 (1982) 21

Stagno, S., et al.: Pneumocystis carinii pneumonitis in young immunocompetent infants. Pediatrics 66 (1980) 56

Stauffer, U. G.: Die Relaxatio diaphragmatica im Kindesalter. Pädiat. Pädol. 14 (1979) 313

Steele, R. W., et al.: Pneumothorax and pneumomediastinum in the newborn. Radiology 98 (1971) 629

Stopfkuchen, H., H. G. Eckert, P. Tröger: Komplikationen und Überlebensraten bei mechanisch beatmeten Früh- und Neugeborenen. Mschr. Kinderheilk. 127 (1979) 454

Strife, J. L., et al.: Tracheal compression by innominate artery in infancy and childhood. Radiology 139 (1981) 73

Strome, M., P. K. Donahoe: Advances in management of laryngeal and subglottic stenosis. J. pediat. Surg. 5 (1982) 591

Süthoff, U.: Chylothorax beim Neugeborenen. Kinderarzt 16 (1985) 1325

Sutton, T.J., M. B. Nogrady: Radiologic diagnosis of subglottic hemangioma in infants. Pediat. Radiol. 1 (1973) 211

Swischuk, L. E., et al.: Bilateral pulmonary hypoplasia in the neonate. A classification. Amer. J. Roentgenol. 133 (1979 a) 1057

Swischuk, L. E., et al.: Primary pulmonary hypoplasia in the neonate. J. Pediat. 95 (1979 b) 573

Theander, G.: Complications following repair of Bochdalek hernias in newborns. Ann. Radiol. 16 (1973) 287

Tillmann, B., F. Wustrow: Kehlkopf. In Berendes, J., R. Link, F. Zöllner: Hals-Nasen-Ohrenheilkunde in Praxis und Klinik, Bd. IV/1, 2. Aufl. Thieme, Stuttgart 1982

Tipple, M. A., et al.: Clinical characteristics of the afebrile pneumonia associated with Chlamidia trachomatis infection in infants less than 6 month of age. Pediatrics 63 (1979) 192

Toischer, H. P., L. Gortner: Systemische Luftembolie unter Respiratortherapie des Neugeborenen. Fortschr. Röntgenstr. 141 (1984) 414

Tosch, U., C. Becker-Gaab, C. Dachs: Die Häufigkeit der bronchopulmonalen Dysplasie im Verlauf des Atemnotsyndroms bei Frühgeborenen. Fortschr. Röntgenstr. 141 (1984) 167

Touloukian, R. J., R. I. Markowitz: A preoperative x-ray scoring system for risk assessment of newborns with congenital diaphragmatic hernia. J. pediat. Surg. 19 (1984) 252

Versmold, H. T.: Pneumothorax. Pädiat. Prax. 19 (1977) 11

Vielhaber, K., u. Mitarb.: Das Krankheitsbild der Lungenhypoplasie und Lungenaplasie. Mschr. Kinderheilk. 125 (1977) 155

Wagner, I. U., E. Zweymüller: Chylothorax und Hydrothorax beim Neugeborenen. Bruns' Beitr. klin. Chir. 220 (1973) 588

Wallace, D. B.: Intra-pericardial diaphragmatic hernia. Radiology 122 (1977) 296

Wanke, M.: Pathologische Anatomie des Ösophagus. Radiologe 13 (1973) 351

Weigel, W., H. Mentzel: Die angeborene Lymphangiektasie der Lunge. Mschr. Kinderheilk. 122 (1974) 85

Weingärtner, L.: Das kongenitale lobäre Emphysem. Pädiat. Pädol. 12 (1977) 33

Weisenbach, J., u. Mitarb.: Über die Röntgendiagnostik der Meconiumaspiration. Klin. Pädiat. 194 (1982) 100

Wesenberg, R. L., R. A. Struble: Selective bronchial catheterization and lavage in the newborn. A new therapeutic procedure for diagnostic radiology. Radiology 105 (1972) 397

Wesenberg, R. L., S. N. Graven, E. B. McCabe: Radiologic findings in wet-lung disease. Radiology 98 (1971) 69

Wille, L., W. Holthusen, E. Willich: Accessory diaphragm. Report of 6 cases and review of the literature. Pediat. Radiol. 4 (1975) 14

Williams, H. J.: Posterior choanal atresia. Amer. J. Roentgenol. 112 (1971) 1

Willich, E.: The roentgenological appearance of pulmonary listeriosis. Progr. pediat. Radiol. 1 (1967)

Willich, E., J. G. Kundrat: Chylothorax in the newborn. Radiological features. Ann. Radiol. 14 (1971) 155

Wilson, M. G., V. G. Mikity: A new form of respiratory disease in premature infants. Amer. J. Dis. Child. 99 (1960) 489

Wissler, H.: Die Staphylokokkenpneumonie des Kindes. Schweiz. med. Wschr. 91 (1961) 385

Wittenborg, M. H., M. T. Gyepes, D. Crocker: Tracheal dynamics in infants with respiratory distress, stridor and collapsing trachea. Radiology 88 (1967) 653

Wöckel, W.: Zur Morphologie pulmonaler Todesursachen in der Perinatalperiode. Dtsch. med. Wschr. 107 (1982) 1152

Wöckel, W., K. Heller, I. Volkmer: Unilobäre kongenitale pulmonale Lymphangiektasie. Dtsch. med. Wschr. 111 (1986) 264

Wolf, E. L., W. E. Berdon, D. H. Baker: Improved plain film diagnosis of right aortic arch anomalies with high kilovoltage-selective filtration magnification technique. Pediat. Radiol. 7 (1978) 141

Wood, B. P., W. L. Smith: Pulmonary edema in infants following injection of contrastmedia for urography. Radiology 139 (1981) 377

Yu, U. V. Y., et al.: Growth and development of very low birthweight infants recovering from bronchopulmonary dysplasia. Arch. Dis. Childh. 58 (1983) 791

Zach, M., E. Ritschl: Das chlamydienbedingte subakute Pneumoniesyndrom junger Säuglinge. Pädiat. Prax. 26 (1982) 57

Zach, M., u. Mitarb.: Stridor congenitus. Pädiat. Prax. 21 (1979) 39

Zaunbauer, W., u. Mitarb.: Zur Computertomographie der Lungenaplasie. Fortschr. Röntgenstr. 135 (1981) 682

Röntgendiagnostik bei Erkrankungen der Kleinkinder und Schulkinder

Alexander, W. J., J. A. Kadish, J. S. Dunbar: Ingested foreign bodies in children. Progr. pediat. Radiol. 1 (1969)

Al-Saleem, T., A. R. Peale, C. M. Norris: Multiple papillomatosis of the lower respiratory tract. Clinical and pathological study of 11 cases. Cancer (Philad.) 22 (1968) 1173

Bachmann, K. D.: Zur Systematik der kindlichen Pneumonien. Mschr. Kinderheilk. 108 (1960) 91

Beluffi, G., et al.: Primary leiomyosarcoma of the lung in a girl. Pediat. Radiol. 16 (1986) 240

Berdel, D.: Überempfindlichkeit der Atemwege im Kindesalter. Klin. Pädiat. 198 (1986) 71

Billig, D. M., D. B. Darling: Middle lobe atelectasis in children. Amer. J. Dis. Child. 123 (1972) 96

Blazer, S., Y. Naveh, A. Friedman: Foreign body in the airway; a review of 200 cases. Amer. J. Dis. Child. 134 (1980) 68

Bolsinger, G.: Intralobäre Lungensequestration. Fortschr. Röntgenstr. 142 (1985) 690

Caffey, J.: On the natural regression of pulmonary cysts during early infancy. Pediatrics 11 (1953) 48

Chandra, S., H. E. Jones: Pigeon fancier's lung in children. Arch. Dis. Childh. 47 (1972) 716

Chrispin, A. R., A. P. Norman: The systematic evaluation of the chest radiography in cystic fibrosis. Pediat. Radiol. 2 (1974) 101

Cohen, M., et al.: Lung CT for detection of metastases: Solid tissue neoplasms in children. Amer. J. Roentgenol. 139 (1982) 895

Currarino, G., B. Williams: Lateral inspiration and exspiration radiographs of the neck in children with laryngotracheitis (croup). Radiology 145 (1982) 365

Danus, O., et al.: Esophageal reflux – an unrecognized cause of recurrent obstructive bronchitis in children. J. Pediat. 89 (1976) 220

Davis, H., et al.: Acute upper airway obstruction: croup and epiglottitis. Pediat. Clin. N. Amer. 28 (1981) 859

Dinkel, E., H. Uhl, T. Roeren: Lungenmetastasen – Grenzen und Möglichkeiten der radiologischen Diagnostik. Radiologe 25 (1985) 158

Doesel, H.: Das chronisch-bronchitische Syndrom im Kindesalter aus der Sicht des Bronchologen. Prax. Pneumol. 24 (1970) 676

Donlan, C. J., H. C. Srodes, F. D. Duffy: Idiopathic pulmonary hemosiderosis. Chest 68 (1975) 577

Dunbar, J. S.: Upper respiratory tract obstruction in infants and children. Amer. J. Roentgenol. 109 (1970) 227

Ebel, K.-D.: Röntgenologische Befunde bei chronischen broncho-pulmonalen Erkrankungen im Kindesalter. Röntgen-Bl. 37 (1984) 195

Epler, G. R., et al.: Normal chest roentgenograms in chronic diffuse infiltrative lung disease. New Engl. J. Med. 298 (1978) 934

Erikson, J., et al.: Radiological findings in children with respiratory syncytial virus infection: relationship to clinical and bacteriological findings. Pediat. Radiol. 16 (1986) 120

Färber, D.: Die chronische Fremdkörperaspiration. Kinderarzt 12 (1981) 653

Feldman, S., W. T. Hughes, C. B. Daniel: Varicella in children with cancer: 77 cases. Pediatrics 56 (1975) 388

Fohlmeister, I., u. Mitarb.: Masern – Riesenzellpneumonie. Med. Welt 30 (1979) 307

Franken, E., E. C. Klatte: Atypical (peripheral) upper lobe collapse. Ann. Radiol. 28 (1977) 87

Gatzemeier, U., J. Seidenberg: Bronchiektasen bei Kartagener-Syndrom. Mschr. Kinderheilk. 131 (1983) 42

Gharieb, M.: Angeborene Form- und Lageanomalie der Schilddrüse im Kindesalter. Z. Kinderchir. 12 (1981) 194

Giese, W.: Cystische Lungenerkrankungen. Pathologische Anatomie. Pneumonologie 143, (1970) 102

Gottschalk, E., C. H. Lichey: Bronchogene mediale Zysten bei Kindern. Z. Kinderchir. 20 (1977) 14

Götz, M.: Pulmonale Infektionen bei cystischer Fibrose: Pathogenese und Therapie. Mschr. Kinderheilk. 133 (1985) 718

Götz, M., u. Mitarb.: Zystische Lungenveränderungen im Kindesalter. Pädiat. Pädol. 11 (1976) 393

Griscom, N. Th. et al.: Lower respiratory infections: how infants differ from adults. Radiol. Clin. N. Amer. 16 (1978) 367

Grundner, H.-G., H. G. Schroeder: Fremdkörperaspiration im Kindesalter: diagnostische Probleme. Röntgen-Bl. 38 (1984) 343

Grünebaum, M., S. Adler, I. Varsano: The paradoxical movement of the mediastinum: A diagnostic sign of foreign-body-aspiration during childhood. Pediat. Radiol. 8 (1979) 213

Gürtler, K.-F., u. Mitarb.: Vergleich von Röntgenübersichtsaufnahmen, Röntgenschichtaufnahmen und Computertomogrammen bei pulmonalen Rundherden im Kindes- und Jugendalter. Fortschr. Röntgenstr. 140 (1984) 416

Haas, R. J., u. Mitarb. Sogenannte Histiozytose-X und maligne Histiozytose. Onkologie 5 (1982) 4

Hamman, L., A. R. Rich: Acute diffuse interstitial fibrosis of the lung. Bull. Johns Hopk. Hosp. 74 (1944) 177

Hammer, M., u. Mitarb.: Pulmonale Sequestration. Klin. Pädiat. 190 (1978) 301

von der Hardt, H.: Luftverschmutzung und bronchopulmonale Erkrankungen im Kindesalter. Mschr. Kinderheilk. 133 (1985) 2

von der Hardt, H., D. Hoffmann: Das Asthmasyndrom. In Fenner, A., H. von der Hardt: Pädiatrische Pneumonologie. Springer, Berlin 1985

von der Hardt, H., F. Oseid: Das Asthma-Syndrom im Kindesalter. Mschr. Kinderheilk. 133 (1985) 854

von der Hardt, H., J. Wenner: Schadstoffe in der Luft und Erkrankungen des Respirationstraktes im Kindesalter. Dtsch. med. Wschr. 103 (1978) 1419

Harms, H. K., u. Mitarb.: Die Wertigkeit des Chrispin-Norman-Score in der Beurteilung der pulmonalen Situation von Patienten mit Cystischer Fibrose. Klin. Pädiat. 195 (1983) 24

Hausmann, E., R. Seyss: Die Veränderungen der kindlichen Lunge bei Masern im Röntgenbild. Öst. Z. Kinderheilk. 8 (1953) 206

Heikel, P. E., R. Tarvala: Bronchiektasis in children: high-kilovoltage plain radiography as a diagnostic aid. Ann. Radiol. 15 (1972) 175

Hensinger, R. N.: Problems of the shoulder and neck. Pediat. Clin. N. Amer. 24 (1977) 889

Hidalgo, H., et al.: The problem of benign pulmonary nodules in children recieving cytotoxic chemotherapy. Amer. J. Roentgenol. 140 (1983) 21

Holt, J. F.: Neurofibromatosis in children. Amer. J. Roentgenol. 130 (1978) 615

Hopfgartner, L., P. Wurnig: Die chronisch deformierende Bronchitis und Bronchiektasen. Z. Kinderchir. 23 (1978) 149

Kauffmann, S. L., A. P. Stout: Mesothelioma in children. Cancer (Philad.) 17 (1964) 539

Kaufmann, H. J., et al.: Tracheal stenosis as a complication of chondrodysplasia punctata. Ann. Radiol. 19 (1976) 203

Kawanami, T., A. Bowen: Juvenile laryngeal papillomatosis with pulmonary parenchymal spread. Pediat. Radiol. 15 (1985) 102

Kirks, D. R.: Tracheal compression by mediastinal masses in children: CT evaluation. Amer. J. Roentgenol. 141 (1983) 647

Kirks, D. R., E. L. Effmann, D. Osborne: Chest masses in infants and children – A selective overview. In Purman, C. E.: Pulmonary Diagnosis. Appleton-Century-Crofts, New York 1981

Kosenow, W.: Die pulmonale Mukoviszidose. Pädiat. Prax. 13 (1973/74) 51

Kosenow, W.: Luftwegsinfekte und Lungenentzündungen. Mschr. Kinderheilk. 130 (1982) 363

Kraemer, R., u. Mitarb.: Die pulmonale Symptomatik der cystischen Fibrose. Systematisierung des Lungenbefalls. Pädiat. Fortbild. Prax. 48 (1979) 7

Kreplick Fernbach, S., et al.: Radiologic evaluation of adenoids and tonsils in children with obstructive sleep apnea: plain films and fluoroscopy. Pediat. Radiol. 13 (1983) 258

Krieg, H., B. K. Jüngst, S. Hofmann: Lymphangioma cysticum des Mediastinums mit Übergreifen auf Peri- und Epicard. Z. Kinderchir. 12 (1973) 111

Krottmayer, G., u. Mitarb.: Zur Diagnostik kongenitaler AV-Fisteln im Kindesalter – ein Fallbericht. Klin. Pädiat. 196 (1984) 388

Lane, D. M.: Tumours of the respiratory tract. In: Clinical Pediatric Oncology. Mosby, St. Louis 1973

Laptook, A. W. E., M. Nussbaum, I. R. Shenker: Pulmonary lesions in atypical measles. Pediatrics 62 (1978) 42

Lassrich, M. A., G. von Bernuth, E. W. Keck: Über arteriovenöse Lungenfisteln. Mschr. Kinderheilk. 113 (1965) 354

Liebow, A. A.: Definition and classification of interstitial pneumonias in human pathology. Alveolar interstitium of the lung. Progr. resp. Res. 8 (1975)

Lucaya, J., J. A. Garcia-Conesa, L. Bernadó: Pulmonary sequestration associated with unilateral pulmonary hypoplasia and massive pleural effusion. Pediat. Radiol. 14 (1984) 228

McCook, T. A., D. R. Kirks: Epiglottic enlargement in infants and children. Another radiologic look. Pediat. Radiol. 12 (1982) 227

Mäkinen, E. O., et al.: Intralobar pulmonary sequestration occuring without alteration of pulmonary parenchyma. Pediat. Radiol. 10 (1981) 237

Mandell, G. A., et al.: Tracheobronchial compression in Hodgkin lymphoma in children. Amer. J. Roentgenol. 139 (1982) 1167

Mangos, J. A.: Forschung über cystische Fibrose – 1983. Mschr. Kinderheilk. 133 (1985) 6

Mantel, K., I. Butenandt: Stenosierende Laryngitis und Epiglottitis. Münch. med. Wschr. 120 (1978) 1957

Marchal, G., A. L. Baert, L. van der Hauwaert: Calcification of larynx and trachea in infancy. Brit. J. Radiol. 47 (1974) 896

Martini, N., S.I. Haidu, E. J. Beattie jr.: Primary sarcoma of the lung. J. thorac. cardiovasc. Surg. 61 (1971) 33

Mietens, C., C. Severien: Stenosierende Laryngotracheitis (Pseudokrupp) und Schwefeldioxidgehalt der Luft. Dtsch. med. Wschr. 111 (1986) 967

Mietens, C., u. Mitarb.: Epidemiologie und Symptomatik der stenosierenden Laryngotracheitis (Pseudocroup) bei 1322 stationären Patienten in Bochum im Verlauf der letzten 17 Jahre. Mschr. Kinderheilk. 132 (1984) 646

Mimica, I.: Lung puncture in the etiological diagnosis of pneumonia. Amer. J. Dis. Child. 122 (1971) 278

Mitnick, J., et al.: Nodular residua of atypical measles pneumonia. Amer. J. Roentgenol. 134 (1980) 257

Mutz, I.: Chlamydienpneumonie beim Säugling. Fortschr. Röntgenstr. 136 (1982) 473

Osborne, D.: Radiologic appearance of viral disease of the lower respiratory tract in infants and children. Amer. J. Roentgenol. 113 (1978) 29

Osborne, D., P. White: Radiology of epidemic adenovirus 21 infection of the lower respiratory tract in infants and young children. Amer. J. Roentgenol. 133 (1979) 397

Osvath, P., et al.: Autoimmune pneumonitis and Hamman-Rich syndrome. Helv. paediat. Acta 28 (1973) 37

De Paredes, C. G. et al.: Bronchogenic tumours in children. Arch. Surg. 100 (1970) 574

Pearl, M., M. W. Wolley: Pulmonary xanthomatous postinflammatory pseudotumours in children. J. pediat. Surg. 8 (1973) 255

Peters, M. E., et al.: Narrow trachea in mucopolysaccharidosis. Pediat. Radiol. 15 (1985) 225

Pifer, J. W., E. T. Toyooka, R. W. Murray: Neoplasms in children treated with x-rays for thymic enlargement. J. nat. Cancer Inst. 31 (1963) 1333

Preuss, H. J., H. Padelt: Radiologische Aspekte der Pertussis- und Masernpneumonie von 1959–1969. Radiol. Diagn. (Berl.) 11 (1970) 655

van der Put, J. M., et al.: Chest radiographs in cystic fibrosis. A follow-up study with application of a quantitative scoring system. Pediat. Radiol. 12 (1982) 57

Ramillo, J., et al.: Empyema as a complication of retropharyngeal and neck abscesses in children. Radiology 126 (1978) 743

Reddemann, H., J. Markert: Sarkoidose im Kindesalter. Pädiat. Prax. 10 (1971) 223

Refetoff, S., et al.: Continuing occurrence of thyroid carcinoma after irradiation to the neck in infancy and childhood. New Engl. J. Med. 292 (1975) 171

Reither, M.: Gehäuftes Auftreten von Mykoplasmenpneumonien. Röntgenologisches Erscheinungsbild und Verlaufsbeobachtungen im Kindesalter. Röntgen-Bl. 30 (1977) 275

Riebel, Th., K. von Windheim: Pulmonale Sequestration. Mschr. Kinderheilk. 130 (1982) 233

Rockoff, S. D., P. K. Rohatgi: Unusual manifestations of thoracic sarcoidosis. Amer. J. Roentgenol. 144 (1985) 513

Rudnik, J.: Bronchiectasis in children. Progr. resp. Res. 17 (1981) 197

Ryckman, F. C., M. R. Bradley: Thoracoscopy for intrathoracic neoplasia in children. J. pediat. Surg. 5 (1982) 521

Schaller, R. T., et al.: Improved survival in children with osterosarcoma following resection of pulmonary metastases. J. pediat. Surg. 5 (1982) 546

Schermuly, W.: Sarkoidose: Röntgenologische und szintigraphische Aktivitätsbeurteilung. Dtsch. Ärztebl. 44 (1986) 2164

Schermuly, W., H. Behrend: Sarkoidose. In: Handbuch der medizinischen Radiologie, Bd. IX, 5 a. Springer, Berlin 1978

Schmid, F.: Die unspezifischen entzündlichen Lungenerkrankungen des Säuglings und Kleinkindes. Radiologe 2 (1962) 5

Schuster, W.: Pneumonien des Säuglings. Münch. med. Wschr. 108 (1966) 648

Seibert, R. W., J. J. Seibert, S. L. Williamson: The opaque chest: when to suspect a bronchial foreign body. Pediat. Radiol. 16 (1986) 193

Senac, M. O., et al.: Early costochondral calcification in adolescent hyperthyreoidism. Radiology 156 (1985) 375

Shackelford, G. D., M. J. Siegel, W. H. McAlister: Subglottic edema in acute epiglottitis in children. Amer. J. Roentgenol. 131 (1978) 603

Simon, C., C. Lange, D. Harms: Pneumonie als Todesursache von Kindern. Dtsch. med. Wschr. 100 (1975) 990

Stauffer, U. G.: Möglichkeiten der chirurgischen Metastasentherapie im Kindesalter. In Karrer, K., P. Wurnig: Tumoren im Kindesalter. Bd. 25. Verlag für Medizin Dr. Ewald Fischer, 1980

Stauffer, U. G.: Lungentumoren und Lungenmetastasen. In Bettex, M., N. Genton, M. Stockmann: Kinderchirurgie. Thieme, Stuttgart 1982

Stephan, U.: Erkrankungen der Luftwege. In Bachmann, K.-D., H. Ewerbeck, G. Joppich, E. Kleinhauer, E. Rossi, G. Stalder: Pädiatrie in Praxis und Klinik, Bd. I. Fischer, Stuttgart, Thieme, Stuttgart 1978

Stephan, U., u. Mitarb.: Cystic fibrosis. Ergeb. inn. Med. Kinderheilk. 44 (1981) 73

Swischuk, L. E., C. K. Haydebm jr.: Viral vs. bacterial pulmonary infections in children (is roentgenographic differentiation possible?) Pediat. Radiol. 16 (1986) 278

Székely, E.: Die Stenosen im Bronchialbaum: Ihre Bedeutung in der pädiatrischen Diagnostik und Therapie. Prax. Pneumol. 32 (1978) 122

Székely, E., E. Farkas: An important problem of paediatric pneumonology: stenosis of the trachea. Progr. resp. Res. 17 (1981) 219

Talamo, R. C., et al.: Symptomatic pulmonary emphysema in childhood associated with hereditary alpha-1-antitrypsin and elastase inhibitor deficiency. J. Pediat. 79 (1971) 20

Töllner, U., T. Trübenbach: Diagnostik der akuten Epiglottitis und stenosierenden Laryngitis im Kindesalter. Dtsch. med. Wschr. 109 (1984) 303

Vandevivere, J., et al.: Bronchiectasis in childhood. Comparison of chest roentgenograms, bronchography and lung scintigraphy. Pediat. Radiol. 9 (1980) 193

Vergesslich, K. A., M. Götz, D. Kraft: Vogelzüchterlunge mit Übergang in letale fibrosierende Alveolitis. Dtsch. med. Wschr. 108 (1983) 1238

Weber, W. N., F. R. Mar Golin, S. L. Nielsen: Pulmonary histiocytosis X, a review of 18 patients with report of 6 cases. Amer. J. Roentgenol. 107 (1969) 280

Weingärtner, L.: Diffuse interstitielle progressive Lungenfibrose im Kindesalter. Dtsch. med. Wschr. 90 (1965) 511

Weingärtner, L.: Lungenabszedierungen bei Kindern. Münch. med. Wschr. 24 (1967) 289

Weingärtner, L., H. J. Dietzsch: Chronische Bronchitis im Kindesalter. VEB Thieme, Leipzig 1975

Welch, K. J.: Lung abscess. In: Pediatric Surgery, 3rd ed. Year Book Medical Publishers, Chicago 1979

Willich, E.: Röntgendiagnostik der Lungenparenchymerkrankungen im Kindesalter. In Frommhold, W., P. Gerhardt: Klinisch-radiologisches Seminar, Bd. 8. Thieme, Stuttgart 1978

Wiseman, N. E.: The diagnosis of foreign body aspiration in childhood. J. pediat. Surg. 19 (1984) 531

Wissler, H.: Erkrankungen der Lungen und der Pleura. In Bachmann, K.-D., H. Ewerbeck, G. Joppich, E. Kleihauer, E. Rossi, G. Stalder: Pädiatrie in Praxis und Klinik, Bd. I. Fischer, Stuttgart, Thieme, Stuttgart 1978

Wörle, H., B. Köhler: Schadstoffkonzentrationen und Pseudokrupp-Häufigkeit. Kinderarzt 16 (1985) 951

Wurm, K., H. Reindell: Characteristica und Besonderheiten der Lungensarkoidose im Röntgenbild. Radiologe 8 (1968) 103

Young, L. W., D. I. Smith, L. A. Glasgow: Pneumonia of atypical measles: residual nodular lesions. Amer. J. Roentgenol. 110 (1970) 439

Yousefzadeh, D. K., P. Brosnan, J. H. Jackson: Infantile cortical hyperostosis. Caffey's disease, involving two cousins. Skelet. Radiol. 4 (1979) 141

Zucher, J. M., et al.: Malignant histiocytosis in childhood. Cancer (Philad.) 45 (1980) 2821

Sachverzeichnis